中西医结合临床消化病学

主　编　李军祥　冯五金　唐旭东　柯晓

副主编　吕　宾　唐艳萍　杨胜兰　胡玲

常务编委

姚树坤　梁　健　刘成海　肖冰

赵文霞　司银楚　唐文富

人民卫生出版社
·北京·

版权所有，侵权必究！

图书在版编目（CIP）数据

中西医结合临床消化病学 / 李军祥等主编 . —北京：人民卫生出版社，2024.5
ISBN 978-7-117-36294-8

Ⅰ.①中… Ⅱ.①李… Ⅲ.①消化系统疾病 – 中西医结合疗法 Ⅳ.①R570.5

中国国家版本馆 CIP 数据核字（2024）第 090328 号

人卫智网	www.ipmph.com	医学教育、学术、考试、健康，购书智慧智能综合服务平台
人卫官网	www.pmph.com	人卫官方资讯发布平台

中西医结合临床消化病学
Zhongxiyi Jiehe Linchuang Xiaohuabingxue

主　　编： 李军祥　冯五金　唐旭东　柯　晓
出版发行： 人民卫生出版社（中继线 010-59780011）
地　　址： 北京市朝阳区潘家园南里 19 号
邮　　编： 100021
E - mail： pmph @ pmph.com
购书热线： 010-59787592　010-59787584　010-65264830
印　　刷： 北京汇林印务有限公司
经　　销： 新华书店
开　　本： 787 × 1092　1/16　**印张：** 82　**插页：** 4
字　　数： 1996 千字
版　　次： 2024 年 5 月第 1 版
印　　次： 2024 年 6 月第 1 次印刷
标准书号： ISBN 978-7-117-36294-8
定　　价： 229.00 元

主 编 单 位

北京中医药大学东方医院
中国中西医结合学会消化系统疾病专业委员会

主要参加编写单位

（排名不分先后）

北京中医药大学
中国中医科学院
中国中医科学院西苑医院
首都医科大学附属北京中医医院
首都医科大学附属北京佑安医院
中日友好医院
中国人民解放军火箭军特色医学中心
北京市宣武中医医院
天津市中西医结合医院（天津市南开医院）
天津医科大学总医院
天津中医药大学第一附属医院
上海中医药大学中医肝病研究所
上海中医药大学附属曙光医院
上海中医药大学附属岳阳中西医结合医院
上海中医药大学附属上海市中西医结合医院
广州中医药大学脾胃研究所
广东省中医院
河南中医药大学第一附属医院
山西省中医院
山西中医药大学附属医院

山西省肿瘤医院
浙江中医药大学附属第一医院
浙江大学医学院附属第一医院
浙江大学医学院附属第二医院
浙江省立同德医院
南方医科大学南方医院
深圳市中医院
华中科技大学同济医学院附属协和医院
武汉市第一医院
湖北省中医院
福建中医药大学附属人民医院
福建中医药大学附属第二人民医院
福建中医药大学附属第三人民医院
四川大学华西医院
广西大学医学院
广西中医药大学第一附属医院
广西中医药大学附属瑞康医院
黑龙江省中医药科学院
大连医科大学附属第一医院

主编简介

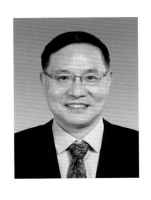

李军祥,博士,教授,博士研究生导师,博士后合作导师。师从首批中国工程院院士董建华教授,现任北京中医药大学消化病研究院院长,中国中西医结合学会消化系统疾病专业委员会主任委员,《中国中西医结合消化杂志》主编,国家临床重点专科(脾胃病)和国家中医药管理局高水平中医药重点学科建设带头人,国家重点研发计划项目首席科学家,国家中医药领军人才"岐黄学者"(首届),首都名中医,第七批全国老中医药专家学术经验继承工作指导老师。在继承董建华院士脾胃"通降论"等学术思想基础上,创立从"太极升降论"论治脾胃病,建立辨证、辨病、辨症、辨相、辨时一体化诊治脾胃病方法,首创中药内服、中医外治与镜下治疗相结合的"消化三维+"治疗新模式,为中西医结合治疗消化病发挥引领示范作用。其发明的清肠温中方、溃结灌肠液和直肠栓等国家创新中药治疗溃疡性结肠炎的方药,临床效果显著。首次建立了溃疡性结肠炎中西医结合全程干预与临床疗效评价体系,全面提升临床诊治水平。

先后主持承担国家重点研发计划项目、科技部"重大新药创制"、"十五"国家科技攻关计划项目和国家自然科学基金等国家和省部级课题 30 余项,发表论文 460 余篇,其中被 SCI 收录 60 余篇,相关研究成果获中国中西医结合学会科学技术奖一等奖等 8 项。主编著作 18 部,其中教材 4 部、专著 1 部,获得国家发明专利 10 项,完成专利成果转让 6 项。

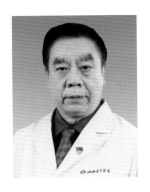

冯五金,主任医师,博士研究生导师,山西省中医院原副院长。全国名中医,山西省名中医,享受国务院政府特殊津贴专家。原国家食品药品监督管理局保健食品审评专家,中国中西医结合学会消化系统疾病专业委员会顾问,全国老中医药专家学术经验继承工作指导老师,山西省中西医结合学会消化专业委员会主任委员。从事中西医结合临床工作 50 余年,擅长治疗消化系统疾病,临床经验丰富。完成科研项目 9 项,其中获得省级科技进步奖二等奖 5 项、三等奖 4 项,发表学术论文 100 余篇。创立"六位一体"理念治疗功能性胃肠病、"二步灌肠法"治疗溃疡性结肠炎、整体论治萎缩性胃炎、从"瘀"论治胃肠道息肉、从"肝"论治心身疾病等,中医特色鲜明,临床疗效显著。

主编简介

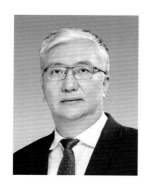

唐旭东，博士，主任医师，博士研究生导师，中国中医科学院首席研究员、学部委员、原副院长，全国老中医药专家学术经验继承工作指导老师，国家级非物质文化遗产代表性传承人，国际欧亚科学院院士，全国政协委员，享受国务院政府特殊津贴专家。从事中医、中西医结合消化内科临床、科研和教学工作40余年。现任中国中医科学院西苑医院北京市中医脾胃病研究所所长、国家中医药管理局脾虚重点研究室主任、中药临床疗效和安全性评价国家工程研究中心主任。国家中医药管理局全国脾胃病重点专科协作组组长、中华中医药学会脾胃病分会主任委员、中国中西医结合学会常务副会长兼消化系统疾病专业委员会副主任委员、中国医师协会中医师分会常务副会长、国家药典委员会执行委员兼中医专业委员会主任委员、国家中药保护品种专家委员会委员。先后获得卫生部有突出贡献中青年专家、国家高层次人才特殊支持计划领军人才（万人计划）、中央保健工作先进个人等荣誉，入选国家中医药管理局中医药传承与创新"百千万"人才工程（岐黄工程）。先后主持国家自然科学基金重点项目、国家科技支撑计划、国家重点研发计划项目等课题20余项。发表学术论文400余篇，其中被SCI收录50余篇。主编《中华脾胃病学》等学术著作12部，荣获中华中医药学会科学技术奖一等奖3项、中国中西医结合学会科学技术奖一等奖1项。

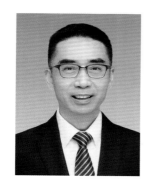

柯晓，主任医师，教授，博士研究生导师，福建省名中医，福建省高层次人才，福建省卫生健康突出贡献中青年专家。福建中医药大学脾胃研究所常务副所长，福建省脾胃临床医学研究中心主任，福建省第二人民医院脾胃病科主任。担任中国中西医结合学会消化系统疾病专业委员会副主任委员兼慢性便秘专家委员会主任委员、世界中医药学会联合会消化病专业委员会和盆底医学专业委员会副会长、中国医师协会中西医结合医师分会第一届消化病学专家委员会副主任委员、中国医疗保健国际交流促进会中西医结合消化病学分会副主任委员。作为课题组长主持了国家自然科学基金项目4项，参与了国家重点研发计划项目和国家科技支撑计划等多项课题。发表学术论文100余篇，主编著作3部。

樊　序

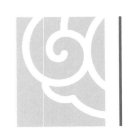

　　本人曾组织数百位学者用了近2年时间写成了逾300万字的《整合消化病学》。该书主要描述西医内部的整合,也有小部分内容是关于中西医整合的,但总觉后者分量不足、程度不深。正在遗憾之际,收到李军祥等主编的《中西医结合临床消化病学》书稿,并邀我作序。该书专写消化病学领域的中西医结合,我从中学习不少,收获很多,感到无比欣慰和满足。

　　中西医结合医学是我国特有的医学模式,自从西方医学传入中国,不少中医学者就开始探索中西医结合,倡导中西医汇通。最具代表性的有清代丁福保《中西医方汇通》、王清任《医林改错》、张锡纯《医学衷中参西录》等。中华人民共和国成立后,党和国家非常重视中西医结合,西医学者开始探索中西医结合,发展至今,已是中西医并重。由此引发了我国中西医结合从人才、理论到实践的蓬勃发展,且成绩斐然。但静观中西医结合现状,也有不尽如人意之处,比如用西医方法研究中医,用西医理论解释中医,用西医观点评价中医……中医与西医这种牵强结合,不仅不能诠释中医药学的内涵,有时所言所行还显不伦不类,不仅不能推动中西医结合的正确发展,还有可能将其导向另途。所以,亟需寻找新的途径实现突破。

　　中医的精髓之一是"整体观",认为人是统一整体,人和自然是统一整体,人和社会也是统一整体。中西医结合医学将中医药学的整体观和西方医学的还原论相结合,最后进一步整合,势将成为未来医学发展的必然方向、必由之路和必定选择。

　　当下,在消化系统疾病诊治中,一方面消化内镜、腹部计算机体层成像(CT)、腹部超声、磁共振等先进设备日新月异;另一方面化学治疗、放射治疗、免疫治疗、靶向治疗等各种疗法层出不穷,但仍不能完全解释或解决患者所有的病症和行为异常,而且患者主观不适的严重程度与各种客观检测结果常不完全一致,甚至完全不一致。随着消化病学的发展,中医对消化病的望、闻、问、切的效果,也显不足。中西医师相聚一堂,各抒己见,相互碰撞,相互切磋,雕成精良玉。西医的消化系统理论和中医的"脾胃学说"有异曲同工之妙,两者不仅需要结合,而且需要整合,共同发力。从结合医学到整合医学是一脉相承,结合促进整合,整合需要结合,从结合到整合相互交融,使中医学与西医学深度融合,创建具有中国贡献的新的世界医学模式。

　　《中西医结合临床消化病学》是中国中西医结合学会消化系统疾病专业委员会组织本学科著名学者编写的专著,该书系统阐述了中西医结合在消化领域的理论进展、科研成果、临床经验、适宜技术。本书内容丰富,资料翔实,贴近临床,有广泛的实用性,值得中医、西医,特别是中西医结合医生学习、参考。该书即将付梓,特向广大读者推荐。

是为序。

中国工程院院士
美国医学科学院外籍院士
法国医学科学院外籍院士
亚太消化联合学会主席
樊代明
2022 年 1 月 25 日

杨　序

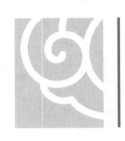

　　中西医结合是毛泽东主席 1956 年提出的一种医学模式,也是中医学走向现代科学的一种途径,它取中医学、西医学各自的优势和特点,针对人的生命全周期,实施养生、保健、医疗、康复服务,在防治疾病的实践中从结合走向融合,展现着"中医好、西医好,中西医结合更好"的医学新象,更好地为人类健康服务。

　　消化系统疾病是常见病、多发病,其中不少是难治病,并且还有一些新出现的疾病。实践证明,中西医结合治疗具有能取长补短、疗效较高、不良反应较轻、能改善体质等优势。2003 年由著名中西医结合专家危北海教授领衔,组织编写出版了首部《中西医结合消化病学》,推进了消化系统疾病中西医结合的进步。近 20 年来,中西医结合治疗消化系统疾病积累了更多新的方法和经验,出现许多新的理论。现任中西医结合学会消化系统疾病专业委员会主任委员,精中融西的著名中西医结合专家李军祥教授,领衔编写了本部《中西医结合临床消化病学》,本书突出临床,实用性强,又是中西医结合的一大成果。

　　本著作内容包括中西医的基础理论、学术进展;中医病症;西医的口腔、食管、胃肠、肝胆、胰等各病的中西医理论认识、检查诊断、辨证治疗和中西药的选用,以及中医药的现代研究等,内容丰富、实用、创新、科学,呈现着中西医结合治疗消化系统疾病的进展、优势和特点,必将推进消化系统疾病治疗的进步,为我国医学科学的发展作出贡献。

　　祝愿中西医结合医学在习近平新时代中国特色社会主义思想的指引下,创造性发展,繁荣进步,为创立中国新医学、为人民健康作出更大贡献!

国医大师、中国中医科学院学部委员
世界中医药学会联合会消化病专业委员会名誉会长
杨春波
壬寅虎年(2022)春节

危　序

　　中西医结合是我国医学发展的重要方向,在医疗卫生系统中发挥着举足轻重的作用。中西医结合医学的先进性就在于它整合了中医和西医的优点并且能最大程度地克服两者的不足,实现了治疗作用最大化,不良反应最小化。经历了多年的临床实践与探索,中西医结合医学的成果是显著的,其发展的道路也是曲折的,但也是广大人民群众所需要的。

　　中国中西医结合学会消化系统疾病专业委员会自 1989 年创立以来,一直致力于促进中西医结合防治消化系统疾病的发展,在各类消化系统常见病和疑难病的诊治方面都取得了丰硕的成果,在现任主任委员李军祥教授的带领下,共组织 60 余名全国中西医结合消化界专家历时 2 年编写《中西医结合临床消化病学》,囊括了消化系统疾病的中西医结合基础理论、学术研究进展、中西医病证的临床诊疗等方面,是对我国近年来中西医结合诊治消化系统疾病进行的一次全面而系统性的总结。

　　该书内容丰富,重点突出,语言简明扼要,语句流畅,以临床应用为导向,突出实用性与先进性,同时又注重创新。在中医内容方面,对从古至今中医对消化病的认识及辨证论治规律进行了归纳,同时选编了当代名家的诊治经验;在西医内容方面,紧跟时代发展,对西医的研究成果进行了科学而规范的整理。纵览全书,让人直观感受到了中西医结合诊治消化系统常见疾病和疑难疾病的优势所在,书中所述内容对临床实践具有指导意义。相信该书的出版将有效地推动我国中西医结合消化病学的进步与发展。

　　今闻《中西医结合临床消化病学》付梓在即,谨作此序,以表祝贺。

首届全国名中医

中国中西医结合学会消化系统疾病专业委员会名誉主任委员

北京市中医研究所前所长

危北海

2022 年 1 月 6 日

前　言

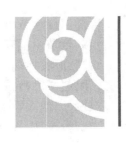

　　消化系统疾病在临床上十分常见,据统计,其引起的疾病负担可达所有疾病的 1/10 左右,给广大人民群众的生活造成了严重的影响。中西医结合诊治消化系统疾病能发挥中医与西医各自的优势,做到优势互补,临床疗效更突出,更具有推广价值。近二十年来,有赖于广大医务工作者和科研人员不断进行的临床实践和科学研究,消化系统疾病的中西医结合诊疗体系得到飞跃式发展,研究取得了丰硕的成果,为了更好地推广中西医结合消化病诊疗研究成果,提高临床诊治水平,促进本学科的快速发展,由中国中西医结合学会消化系统疾病专业委员会牵头,组织本学科领域内的诸多著名专家、教授对近年来本学科的研究成果进行系统性的整理与总结,编著了《中西医结合临床消化病学》一书。全书共分 4 篇,分别为理论基础篇、学术进展篇、中医病证诊疗篇、西医疾病诊疗篇。理论基础篇分别以中西医理论阐述消化系统的解剖、生理功能以及消化系统疾病的病因病理,是消化系统疾病中西医结合诊疗及学术研究的理论基础。学术进展篇将中西医理论、学术观点、研究进展进行了系统归纳与整理,目的是将传统中医药与现代医学有机融合,有利于中医药现代化的发展。中医病证诊疗篇对 24 种中医消化疾病分别按概述、病名沿革、病因病机、临床表现、诊断、鉴别诊断、辨证论治、中成药、中医适宜技术、西药治疗、名医经验、转归及预后等进行论述,对于中西医结合临床实践具有重要的参考价值。西医疾病诊疗篇将 57 种消化系统疾病按发病部位分为食管、胃部、肠道、肝脏、胆系、胰腺及腹膜七个版块进行论述,每种疾病均涵盖概述、流行病学、病因病机、诊断、治疗[治疗原则、西医治疗、中医治疗、中西医结合治疗(诊治)、名医诊治经验、中医适宜技术],预后等,规范了中西医结合诊治消化系统疾病的思路和流程,凸显中西医结合的优势,对提高临床疗效能够发挥非常重要的作用。

　　本书全面反映了近二十年来中西医结合消化系统疾病诊疗领域的新理论、新方法和新技术,重点梳理了中西医结合研究成果和临床诊治经验,便于中西医结合工作者理解与掌握。本书特别适用于广大中医、西医、中西医结合临床医务工作者学习参考,对于医学院校高年级本科生、研究生和医学爱好者亦有一定的指导意义。

　　本书编写分工如下:基础理论篇由北京中医药大学东方医院李军祥教授、北京中医药大学司银楚教授主持编写;学术进展篇由浙江中医药大学附属第一医院吕宾教授、广州中医药大学脾胃研究所胡玲教授主持编写;中医病证诊疗篇由山西省中医院冯五金教授、北京中医药大学东方医院李军祥教授主持编写;西医疾病诊疗篇,其中食管疾病章节由天津市中西医结合医院(天津市南开医院)唐艳萍教授、北京中医药大学东方医院李军祥教授主持编写,胃部疾病章节由山西省中医院冯五金教授、南方医科大学南方医院肖冰教授主持编写,肠道疾病章节由福建中医药大学附属第二人民医院柯晓教授、中国中医科学院唐旭东教授主持编写,肝脏疾病章节由上海中医药大学附属曙光医院刘成海教授、河南中医药大学第一附属医院赵文霞教授主持编写,胆系疾病章节由华中科技大学同济医学院附属协和医院杨胜兰教授、广西大学医学院梁健教授主持编写,胰腺疾病和腹膜疾病章节由四川大学华西医院唐文富教授、中日友好医院姚树坤教授主持编写。韩啸、孙中美、毛堂友、石磊担任本书的学术秘书。

　　在编写过程中,尽管参与本书的编写人员历经艰辛,努力整理、甄别,但由于时间及水平所限以及部分疾病的中西医理论实践体系不够完善,书中难免存在些许错误、遗漏和不足,我们诚恳地希望同道们进行批评指正。

　　本书承蒙中国工程院院士樊代明教授,国医大师杨春波教授和中西医结合消化学科奠基人、全国名中医危北海教授作序,并对本书的编辑整理提出了许多宝贵意见,在此我们谨向他们表示衷心的感谢!同时我们也向所有从事中西医结合诊治消化系统疾病研究的临床与科研工作者们致以崇高的敬意!愿中西医结合事业的未来更加光明!

《中西医结合临床消化病学》编委会

2024 年 1 月

目 录

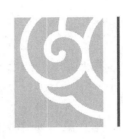

第三篇　中医病证诊疗篇 / 191

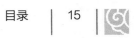

第一篇

理论基础篇

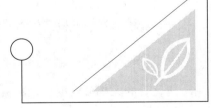

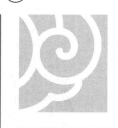

第一章　消化系统的解剖

消化系统（digestive system）由消化管和消化腺两大部分组成。消化管是一条自口腔延至肛门的迂曲管道，包括口腔、咽、食管、胃、小肠（十二指肠、空肠、回肠）和大肠（盲肠、阑尾、结肠、直肠、肛管）。临床上通常把从口腔到十二指肠称为上消化道；空肠到肛门称为下消化道。消化腺有大消化腺和小消化腺两种。其中大消化腺是肉眼可见、独立存在的器官，包括大唾液腺、肝脏和胰腺。小消化腺则分布于消化管壁内，如食管腺、胃腺和肠腺等。

消化系统的主要功能是消化食物，吸收营养物质、水分和无机盐并排出残渣（粪便）。消化过程包括物理性消化和化学性消化。物理性消化是指消化管对食物的机械作用，包括咀嚼、吞咽和各种形式的蠕动运动以磨碎食物，使消化液充分与食物混合，并推动食团或食糜下移等。化学性消化是指消化腺分泌的消化液对食物进行化学分解，如把蛋白质分解为氨基酸、淀粉分解为葡萄糖、脂肪分解为脂肪酸和甘油，这些分解后的营养物质被小肠（主要是空肠）吸收，进入血液和淋巴。残渣通过大肠排出体外。此外，口腔、咽等还与呼吸、发音和语言活动有关。

第一节　主要消化管道的形态结构

一、消化管的一般结构和腹部分区

（一）消化管的一般结构

消化管的大部分管壁由内向外分为黏膜、黏膜下层、肌层和外膜4层结构。

1. 黏膜　位于最内层，由上皮、固有层和黏膜肌层组成。口腔、咽、食管及肛门为复层扁平上皮，其余消化道黏膜由柱状上皮细胞组成。上皮下的黏膜固有层中有毛细血管网、淋巴管和肠相关淋巴组织的免疫细胞，是抵御病原体侵袭的第一道重要防线。黏膜具有保护、吸收和分泌等功能。

2. 黏膜下层　位于黏膜与肌层之间，由疏松结缔组织构成，内含丰富的血管、淋巴管和被称为黏膜下神经丛（Meissner's plexus）的神经网。在食管，此层还包含分泌黏液的腺体。

3. 肌层　位于外膜深面，多由平滑肌构成。大部分消化管壁有两层肌肉，内层是环形肌，外层是外纵肌。但胃壁有三层平滑肌，其管壁最内层为斜行肌，中间层是环形肌，最外层是外纵肌,增加了胃壁的收缩能力。结肠的纵行肌沿结肠纵轴形成三条分散的肌带(结肠带)。胃肠道肌肉一般都是平滑肌纤维,不受意识支配,但食管上段和肛门外括约肌的肌层是由横纹肌纤维组成,受意识支配。

4. 外膜 是一层结缔组织,构成消化器官的外层。腹腔内大部分消化管外膜主要为一层间皮,又称浆膜。浆膜可分泌浆液,减少器官之间的摩擦。

(二)腹部分区

为了便于描述腹腔脏器的位置,一般用两条水平线和两条垂直线将腹部划分为九个区域。两条水平线,上横线是通过左、右肋弓最低点(或第10肋的最低点)的连线,下横线是通过左、右髂结节之间的连线。两条垂直线是通过左、右腹股沟韧带中点向上所作的垂直线。其中两条水平线将腹部分为腹上、中、下三部。再由两条垂直线与上述两条水平线相交,则把腹部分为九区。即腹上部分成中间的腹上区和左、右季肋区;腹中部分成中间的脐区和左、右腹外侧区(腰区);腹下部分成中间的耻区(腹下区)和左、右腹股沟区(髂区)。

二、咽

咽是呼吸和消化的共同通道。呈上宽下窄、前后略扁的漏斗形,其上端达颅底,下端平环状软骨弓(第6颈椎下缘平面)续食管,全长约12cm。以软腭和会厌上缘平面为界,咽腔可分为鼻咽部、口咽部和喉咽部。鼻咽位于鼻腔的后方,向前借鼻后孔与鼻腔相通,在其侧壁上有咽鼓管咽口,空气可经此口进入中耳的鼓室。该口的后上方有一半环形的隆起,称咽鼓管圆枕,在圆枕的后方有一深窝,称咽隐窝,是鼻咽癌的好发部位。口咽位于口腔的后方,向前借咽峡与口腔相通。在其侧壁上,腭舌弓和腭咽弓之间的凹陷,称扁桃体窝,窝内容纳腭扁桃体。喉咽位于喉的后方,向前借喉口与喉腔相通。喉咽下接食管。

咽壁由黏膜、腱膜、肌膜和外膜组成。肌膜由属于横纹肌的咽缩肌和咽提肌互相交织而成,各咽缩肌由上而下依次收缩,将食团推向食管。咽提肌收缩时可使咽、喉上提,协助吞咽。

三、食管

食管是一前后略扁的肌性管道,位于脊柱前方,上端平第6颈椎椎体下缘,与咽相续,下端至第11胸椎左侧,连于胃的贲门。食管在颈部沿脊柱的前方和气管的后方下行入胸腔,继经左主支气管之后,再沿胸主动脉右侧下行,然后穿膈的食管裂孔至腹腔,续于胃的贲门。

食管全长有3个生理性狭窄。第1个狭窄位于咽与食管相续处,距中切牙约15cm。第2个狭窄位于食管与左主支气管交叉处,距中切牙约25cm。第3个狭窄位于食管穿过膈的食管裂孔处,距中切牙约40cm。这些狭窄处异物容易滞留,也是肿瘤好发部位。

食管具有消化管典型四层结构,由黏膜、黏膜下层、肌层和外膜组成。食管空虚时,前后壁贴近,黏膜表面形成7~10条纵行皱襞,当食团通过时,肌膜松弛,皱襞平展。食管肌层由外层纵行、骨层环行的肌纤维组成。肌层上1/3为横纹肌,下1/3为平滑肌,中1/3为横纹肌和平滑肌相混杂,食管起端处环行肌纤维较厚,可起到括约肌作用。外膜为疏松结缔组织。整个食管管壁较薄,仅0.3~0.6cm厚,容易穿孔。

吞咽动作是指食团由舌背经咽和食管进入胃的过程。舌背上的食团由于舌肌收缩贴靠硬腭,将食团经咽峡推向咽腔,此时软腭抬起,咽后壁向前,阻断口咽部和鼻咽部的交通,防止食团进入鼻咽部,舌骨被肌肉收缩而上提并带动喉向前上方移动,舌根被提向后上方,会厌下落,遮盖喉口,因此当食团经过咽腔的一瞬间呼吸停止。食团进入咽和食管,由于肌肉自上向下依次收缩推动食团下行,最后通过贲门入胃。整个吞咽过程包括两个阶段:第一阶段是舌、腭肌肉有意识地收缩压挤食团经咽峡入咽腔;第二阶段是食团由咽腔经食管入胃,完全是反射性活动。

四、胃

胃是消化管中最膨大的部分。食物由食管入胃,混以胃液,经初步消化后,再逐渐被输送至十二指肠。

(一)胃的形态和分部

胃可分为两口、两壁、两缘和四部。两口:入口为食管与胃相连处,称为贲门;出口为胃与十二指肠相续处,称为幽门。两壁:胃前壁朝向前上方;胃后壁朝向后下方。两缘:上缘称为胃小弯;下缘称为胃大弯。四部:靠近贲门的部分,称为贲门部;自贲门向左上方膨出的部分,称为胃底;胃的中间广大部分为胃体;近于幽门的部分,称为幽门部。幽门部中紧接幽门呈管状的部分,称为幽门管;幽门管左侧稍膨大部分,称为幽门窦。

(二)胃的位置

胃大部分位于左季肋区,小部分位于腹上区。胃的前壁在右侧与肝左叶贴近,在左侧与膈相邻,为左肋弓所掩盖。介于肝左叶与左肋弓之间的胃前壁,直接与腹前壁相贴。胃后壁与胰、横结肠、左肾和左肾上腺相邻,胃底与膈和脾相邻。贲门与幽门的位置比较固定,贲门位于第 11 胸椎左侧,幽门在第 1 腰椎右侧附近。胃大弯的位置较低,其最低点一般在脐平面。胃的位置因体型、体位、胃的虚盈等情况的不同而有很大的变化,矮肥体型者的胃位置较高,瘦长型者胃的位置较低。胃壁肌张力低、饱食后站立时,胃大弯最低点向下可达髂嵴水平。

(三)胃壁的构造

由内向外分为黏膜、黏膜下层、肌层和外膜 4 层结构。胃空虚时,由于肌组织的收缩,胃黏膜形成许多高低不一,排列各异的皱襞。胃小弯处约有 4~5 条纵行皱襞;胃大弯处多为横行或斜行皱襞;其他部分的皱襞形状不规则。胃饱满时,皱襞减少甚至消失,黏膜表面则相对平滑。

1. 胃黏膜　成人胃黏膜表面积约为 $800cm^2$,由上皮、固有层及黏膜肌层 3 层组成,呈红色,贲门和幽门处呈苍白色。胃黏膜厚为 0.3~1.5mm,以贲门部最薄,幽门处最厚。胃黏膜上皮由单层柱状上皮细胞组成,上皮下陷形成胃小凹,胃小凹的平均直径为 $70\mu m$,深 $20\mu m$。每平方毫米胃黏膜约有 60 个胃小凹,整个胃有胃小凹 300 万~500 万个。通常一个胃小凹的底部有 3~5 个胃腺开口,胃小凹的深浅各部不同,贲门、胃底及胃体的小凹较浅,占黏膜层厚度的 1/5~1/4,胃窦部较深,占 1/3~1/2。胃黏膜上皮可受多种理化因素及微生物感染的影响,其中萎缩性胃炎可使腺上皮萎缩。固有层富含以结缔组织为基础的血管、平滑肌纤维以及成纤维细胞,还有较多的淋巴细胞,偶见淋巴小结,它们夹在上皮下陷到固有层的胃腺之间。

胃腺是分泌消化液和黏液的腺体,存在于固有层内,其分泌液到胃混合后叫胃液。根据其所在部位、结构和功能的差异,可分为胃底腺、贲门腺和幽门腺。贲门腺部分为单管状腺,部分为分支管状腺。排列疏松,可见小囊扩张的腺体。胃体腺为单管状腺,有少数分支。腺体的上 2/3 呈直管状,底部有些弯曲。胃底及胃体部腺体占据黏膜层厚度的 3/4~4/5。腺体平行紧密排列,间质少,腺腔狭小。幽门腺腺体较短,为分支管状腺。在胃黏膜腺体的基底部有薄层交织肌束,称之为黏膜肌层,一般由内环行、外纵行两层平滑肌组成。内环肌的部分纤维可伸到固有层的腺体之间。在有的部分还可有外环行的平滑肌。黏膜肌收缩有助于紧缩黏膜和排出腺体的分泌物。

2. 黏膜下层 由疏松结缔组织组成,其中含大的血管及淋巴管。黏膜下层还有黏膜下神经丛,主要由一些多级的副交感神经节细胞、神经胶质细胞以及无髓神经纤维等组成,可调节黏膜肌层的收缩和腺体的分泌。

3. 肌层 一般由内斜行、中环行及外纵行三层平滑肌组成。在环行肌与纵行肌层之间的结缔组织内有肌间神经丛,与黏膜下神经丛结构相同,可调节肌层的收缩。环行肌在贲门和幽门部增厚,分别形成贲门括约肌(食管胃括约肌)和幽门括约肌。胃的肌层厚而有力,可增强胃壁的牢固性,与括约肌的功能相配合,有利于接受和贮存食团,并使其经搅拌、研磨后与胃液充分混合,直至将食团消化成食糜后逐步推送小肠。

4. 浆膜层 是腹膜的延续部分,除极少部位(大弯与小弯的网膜附着外)外,表面覆盖间皮。间皮内面为薄层疏松结缔组织或称浆膜下组织,内有较大的血管、淋巴管和神经通过。浆膜赋予胃以光滑的外表面,可以减少胃、肠蠕动时的摩擦。

(四)胃的血管和淋巴

胃的动脉来自腹腔干及其分支,它们分别在胃大、小弯侧各形成一个动脉弓,由弓发出分支至胃,这些分支在胃壁内再分支吻合形成丰富的血管网。

1. 胃的动脉 胃左动脉起于腹腔干,行向左上方至贲门附近,发出食管支,然后转向右下行于肝胃韧带内沿胃小弯右行,沿途发出 5~6 支胃壁支至胃前、后壁。胃大部切除术常以其第 1、2 支之间作为小弯侧切断胃壁的标志。胃右动脉多起于肝固有动脉,也可起于肝总动脉或其他动脉,下行至幽门上缘即转左侧,沿胃小弯在肝胃韧带内左行,与胃左动脉末端吻合形成胃小弯动脉弓,沿途分支至胃前、后壁。胃网膜右动脉在十二指肠上部的下缘处起于胃十二指肠动脉,在胃结肠韧带内沿胃大弯向左行,沿途发出胃壁支和网膜支至大弯侧的胃壁和大网膜。胃网膜左动脉在脾门处起于脾动脉末端或其脾支,经胃脾韧带至胃结肠韧带内,然后沿胃大弯向右行与胃网膜右动脉吻合形成胃大弯动脉弓,沿途发出胃壁支和网膜支至大弯侧的胃壁和大网膜。胃大部切除术常以其第 1 胃壁支与胃短动脉间作为大弯侧切断胃壁的标志。胃短动脉在脾门处起于脾动脉末端或其分支,一般有 3~5 支,经胃脾韧带至胃底部的胃壁。胃后动脉出现率约 72%,常为 1~2 支,起于脾动脉,从网膜囊后壁腹膜后方经胃膈韧带至胃底后壁。此外,左膈下动脉也可发分支至胃底上部和贲门。这些分支对胃大部切除术后保证残留胃的血供具有一定的意义。

2. 胃的静脉 多与同名动脉伴行,汇入肝门静脉或其属支。胃右静脉直接注入肝门静脉,其属支幽门前静脉经幽门前面上行,是辨认幽门的标志。胃左静脉亦汇入肝门静脉,其属支食管支与食管静脉丛交通,构成门静脉与上腔静脉系之间的侧支吻合。胃网膜右静脉沿胃大弯右行注入右结肠静脉或肠系膜上静脉,胃网膜左静脉、胃短静脉与胃后静脉均注入脾静脉。

3. 胃的淋巴 胃大弯、胃小弯淋巴结的输出管最后均汇入腹腔淋巴结。胃左、右淋巴结沿胃左、右血管排列,分别引流同名动脉供血区胃壁的淋巴,其输出管注入腹腔淋巴结。胃网膜左、右淋巴结沿胃网膜左、右血管排列,引流同名动脉供血区的淋巴,胃网膜左淋巴结的输出管注入脾淋巴结,胃网膜右淋巴结的输出管注入幽门下淋巴结。幽门上、下淋巴结,引流幽门部的淋巴,幽门下淋巴结还接受胃网膜右淋巴结的输出管、十二指肠上部和胰头的淋巴管。幽门淋巴结的输出管汇入腹腔淋巴结。贲门淋巴结位于贲门周围,引流贲门附近的淋巴,其输出管注入腹腔淋巴结。脾淋巴结位于脾门附近,接受胃底部的淋巴管和胃网膜左淋巴结的输出管,其输出管汇入胰上淋巴结,后者的输出管汇入腹腔淋巴结。胃的淋巴管在胃壁内有广泛吻合,故胃任何一处癌变皆可侵及胃其他部位的淋巴结。胃的淋巴管与邻近器官的淋巴管也有广泛交通,故胃癌细胞可向邻近器官转移,也可通过食管的淋巴管和胸导管末段转移至左锁骨上淋巴结。

(五)胃的神经

分布至胃的神经有交感神经、副交感神经以及胃的感觉神经。

1. 胃的交感神经 来自腹腔神经丛,随腹腔干的分支至胃壁。交感神经抑制胃的分泌和蠕动,增强幽门括约肌的张力,并使胃的血管收缩。

2. 胃的副交感神经 胃的副交感神经来自迷走神经前、后干,由迷走神经支配,迷走神经随食管至胃分为前、后两干,迷走神经前干一般行于食管腹部前面近其中线之腹膜深面,在胃贲门处分为肝支和胃前支。肝支经肝丛入肝。胃前支伴胃左动脉行于小网膜内距胃小弯约 1cm 处,沿途发出 4~6 条小支至小弯侧的胃前壁,最后在角切迹处以"鸦爪"形分支分布于幽门窦和幽门管的前壁。迷走神经后干贴食管腹部右后方下行,在贲门处分为腹腔支和胃后支。腹腔支沿胃左动脉加入腹腔丛。胃后支沿胃小弯深面右行,发小支至小弯侧的胃后壁,亦以"鸦爪"形分支分布于幽门窦和幽门管的后壁。胃的迷走神经纤维在胃壁神经丛内的神经节换元,节后纤维支配胃腺和胃壁平滑肌,促进胃酸和胃蛋白酶的分泌,增强胃的蠕动和排空活动。行高选择性胃迷走神经切断术时,只切断胃前、后支的胃壁支,保留肝支、腹腔支和胃前、后支的主干及其"鸦爪"支。这样,既可减少胃酸分泌以治疗溃疡,又可保存胃的排空功能,还能保证肝、胆、胰、肠的功能正常。

3. 胃的感觉神经 纤维随交感神经和迷走神经分别进入脊髓和延髓,其中痛觉冲动主要随交感神经传入脊髓第 6~10 胸节段,牵拉和饥饿感之冲动则由迷走神经传入延髓。胃手术时过度牵拉强烈刺激迷走神经,偶可引起心搏骤停,需要重视。

五、小肠

小肠是消化管中最长的一段,也是食物消化吸收的主要部位。其上端起于幽门,下端与盲肠相连,全长 5~7m,由上而下可分为十二指肠、空肠和回肠三部分。

(一)十二指肠

十二指肠为小肠的起始段,约相当于十二个横指并列的距离,位于腹后壁第 1~3 腰椎的高度，呈"C"字形包绕胰头，可分为上部、降部、水平部和升部。上部左侧与幽门相连接的一段肠壁较薄，黏膜面光滑无环状皱襞，称为十二指肠球，是十二指肠溃疡的好发部位。在降部的左后壁上有一纵行的黏膜皱襞，其下端为十二指肠大乳头，有胆总管和胰管的共同开口，胆汁和胰液由此流入十二指肠内。

（二）空肠和回肠

空肠和回肠位于腹腔的中部和下部，周围为大肠所环抱。空肠上端起于十二指肠升部末端，回肠下端借回盲口与大肠的盲肠连通。空肠与回肠之间无明显界限，空肠起于十二指肠空肠曲，主要位于左上腹及右上腹。其管径较大，管壁较厚，长度约占整个小肠的2/5。回肠主要位于右下腹及左下腹和盆腔。在右髂窝处与盲肠连接。其管径较细，管壁较薄，长度约占整个小肠的3/5。从活体上观察，因小肠各段的血管分布不同，所表现的颜色也有差异。空肠上血管分布较丰富，供血多，其颜色较红润。回肠上的血管分布较少，颜色稍浅，略为苍白。此外，空肠有孤立淋巴滤泡，而回肠除有孤立淋巴滤泡外，还有集合淋巴滤泡。空肠和回肠是消化吸收最主要的部位，管壁由内向外分为黏膜、黏膜下层、肌层和外膜4层。

1. 黏膜 空回肠黏膜上有黏膜皱襞，黏膜皱襞上又有绒毛，长0.5~1.5mm，绒毛主要由柱状上皮细胞组成，这种细胞的游离面有很多微绒毛。黏膜皱襞、小肠绒毛、微绒毛这三层结构大大增大了小肠与食物的接触面积，使食物更容易与消化液混合，也更容易被小肠吸收。绒毛上皮细胞主要由吸收细胞、杯状细胞和少量内分泌细胞组成；小肠腺除上述细胞外，还有帕内特细胞和干细胞。

吸收细胞最多，呈高柱状。每个吸收细胞约有微绒毛1 000根，每根长1~1.4μm，粗约80nm，使细胞游离面面积扩大约20倍。小肠腺吸收细胞的微绒毛较少。微绒毛表面尚有一层厚0.1~0.5μm的细胞衣，它是吸收细胞产生的糖蛋白的重要部位。吸收细胞胞质内有丰富的线粒体和滑面内质网。滑面内质网膜含有的酶可将细胞吸收的甘油-酯与脂肪酸合成甘油三酯，后者与胆固醇、磷脂及β-脂蛋白结合后，于高尔基复合体形成乳糜微粒，然后在细胞侧面释出，这是脂肪吸收与转运的方式。相邻细胞顶部之间有紧密连接、中间连接等构成的连接复合体，可阻止肠腔内物质由细胞间隙进入组织，保证选择性吸收的进行。杯状细胞散在于吸收细胞间，分泌黏液，有润滑和保护作用，从十二指肠至回肠末端，杯状细胞逐渐增多。帕内特细胞是小肠腺的特征性细胞，位于腺底部，常三五成群。细胞呈锥体形，胞质顶部充满粗大嗜酸性颗粒，内含溶菌酶等，具有一定的灭菌作用。未分化细胞位于小肠腺下半部，散在于其他细胞之间。胞体较小，呈柱状，胞质嗜碱性。细胞不断增殖、分化、向上迁移，以补充绒毛顶端脱落的吸收细胞和杯状细胞。绒毛上皮细胞的更新周期为2~4天。一般认为，内分泌细胞和帕内特细胞亦来源于未分化细胞。

绒毛中轴的固有层结缔组织内有1~2条纵行毛细淋巴管，称中央乳糜管，它的起始部为盲端，向下穿过黏膜肌进入黏膜下层形成淋巴管丛。中央乳糜管管腔较大，内皮细胞间隙宽，无基膜，故通透性大。吸收细胞释出的乳糜微粒入中央乳糜管输出。此管周围有丰富的有孔毛细血管网，肠上皮吸收的氨基酸、单糖等水溶性物质主要经此入血。绒毛内还有少量来自黏膜肌的平滑肌细胞，可使绒毛收缩，利于物质吸收和淋巴与血液的运行。固有层中除有大量分散的淋巴细胞外，尚有淋巴滤泡。在空肠多为孤立淋巴滤泡，在回肠多为若干淋巴滤泡聚集形成的集合淋巴滤泡，它们可穿过黏膜肌层抵达黏膜下层。

2. 黏膜下层 为疏松结缔组织,含有黏膜下神经丛和较多的血管及淋巴管。

3. 肌层 小肠的肌层由内环、外纵两层平滑肌组成,纵行肌收缩使小肠相应部分增宽,而环形肌收缩使小肠拉长。肌间神经丛位于肌层间,协调小肠运动。在回肠末端突入大肠处环形肌增厚,外覆黏膜形成两个半月形的皱襞叫回盲瓣,具有括约肌的作用。

4. 外膜 由结缔组织构成,空回肠表面覆以腹膜脏层,叫做浆膜。

六、大肠

大肠是消化管最后的一段,起自右髂窝内回肠末端,终于肛门,全长 1.5m,略呈方框形,围绕在空、回肠的周围。根据大肠的位置和特点,可分为盲肠、阑尾、结肠、直肠和肛管。大肠的主要功能是吸收水分,将不消化的残渣以粪便的形式排出体外。

(一)盲肠和阑尾

1. 盲肠 为大肠的起始部,位于右髂窝,下端为盲端,向上延续为升结肠,一般长 6~8cm。盲肠左侧接回肠末端,后内侧壁近下端处有阑尾附着,右侧为右结肠旁沟,后贴髂腰肌,前邻腹前壁,并常为大网膜覆盖。盲肠没有系膜,故活动性较小。回肠末端以回盲口开口于盲肠的左后壁上,开口处的回肠壁突入盲肠腔内,致回盲口处黏膜形成上、下两个漏斗形的皱襞,称回盲瓣。盲肠表面的三条结肠带在阑尾根部汇聚,是手术中寻找阑尾根部的标志。

2. 阑尾 形似蚯蚓,又称蚓突。阑尾与盲肠根部相连,内腔与盲肠相通,末端为盲端,长 6~8cm,它是盲肠末端在进化过程中退化形成的。阑尾位于右髂窝内,以三角形的阑尾系膜悬附于肠系膜下端,为腹膜内位器官,因此其位置变化较大。据统计,国人阑尾常见的位置包括:回肠前位,在回肠末段的前方,尖向左上,约占 28%;盆位,经腰大肌前面伸入盆腔,尖端可触及闭孔内肌或盆腔脏器,约占 26%;盲肠后位,位于盲肠后方的盲肠后隐窝内,髂肌前面,尖端向上,约占 24%;回肠后位,在回肠末段的后方,尖向左上,约占 8%;盲肠下位,在盲肠后下,尖向右下,约占 6%。此外,尚有少数其他特殊位置,如高位阑尾(位于肝右叶的下方)、盲肠壁浆膜下阑尾、左下腹阑尾等。尽管阑尾的位置变化较多,但阑尾根部附着于盲肠的位置一般比较恒定,其体表投影通常选用脐与右髂前上棘连线的中、外 1/3 交界处麦氏点或左、右髂前上棘连线的右、中 1/3 交界处兰茨点,阑尾炎时可有明显压痛。

(二)结肠

结肠为介于盲肠和直肠之间的肠管。按其所在位置和形态,结肠又可分为升结肠、横结肠、降结肠和乙状结肠四部分。升结肠长约 15cm,在右髂窝续于盲肠,沿腹腔右外侧区上行至右季肋区,于肝右叶下方转向左前下形成结肠右曲(肝曲)。升结肠通常为腹膜间位器官,其后壁借疏松结缔组织与腹后壁相贴;其内侧为右肠系膜窦及回肠襻,外侧为右结肠旁沟。横结肠长 40~50cm,起自结肠右曲,从右季肋区向左呈下垂的弓形横过腹腔中部,至左季肋区于脾前端转折下行移行形成结肠左曲(脾曲)。横结肠有系膜,为腹膜内位器官。横结肠左、右两端的系膜短,较固定,中间部系膜较长,活动度大,当其充盈或直立时,横结肠中部可降至腹下区甚至盆腔。横结肠上方与肝、胆囊、胃和脾相邻,下方则与空肠和回肠相邻。降结肠长 25~30cm,上接结肠左曲,沿腹腔左外侧区下降至左髂嵴水平,移行为乙状结肠,属于腹膜间位器官。其内侧为左肠系膜窦和空肠襻，外侧为左结肠旁沟。乙状结肠长约40cm，呈"乙"字形弯曲，在左髂嵴水平续降结肠，经髂腰肌前面，跨左侧髂外血管、睾丸（卵巢）血管和输尿管前方降入盆腔，在第3骶椎前方移行为直肠。乙状结肠属于腹膜内位器官，具有较长的系膜而活动性较大，易发生扭转。

（三）直肠

1. 直肠的位置与形态　位于盆腔内，全长10~14cm。上于第3骶椎平面接乙状结肠，向下穿盆膈延续为肛管。直肠在矢状面上有两个弯曲，上部的弯曲与骶骨的曲度一致，称骶曲；下部绕尾骨尖时形成凸向前的会阴曲。在冠状面上，直肠还有3个侧曲，从上到下依次凸向右、左、右。直肠的上、下两端处于正中平面上。直肠腔内一般有3条由黏膜和环行平滑肌形成的半月形横向皱襞，称直肠横襞。直肠横襞位置与3个侧曲相对，上、中、下三个直肠横襞分别距肛门约11cm、7cm和5cm。在进行直肠或乙状结肠镜检查时，应注意直肠弯曲、直肠横襞的位置和方向，缓慢推进，以免损伤肠壁。

2. 直肠的毗邻　直肠后面借疏松结缔组织与骶骨、尾骨和梨状肌邻接，在疏松结缔组织内有骶正中血管、骶外侧血管、骶静脉丛、骶丛、骶交感干和奇神经节等。直肠两侧的上部为腹膜腔的直肠旁窝，两侧下部与盆丛、直肠上血管、直肠下血管及肛提肌等邻贴。

男女两性直肠前方的毗邻关系有很大的差别。在男性，腹膜反折线以上的直肠隔直肠膀胱陷凹与膀胱底上部和精囊相邻，反折线以下的直肠借直肠膀胱隔与膀胱底下部、前列腺、精囊、输精管壶腹及输尿管盆部相邻。在女性，腹膜反折线以上的直肠隔直肠子宫陷凹与子宫及阴道穹后部相邻，反折线以下的直肠借直肠阴道隔与阴道后壁相邻。

男女两性的直肠与盆腔内结构有密切的毗邻关系，而这些盆腔内结构在体表无法扪及，因此临床上常采用直肠指检的方法以帮助诊断。如直肠膀胱陷凹或直肠子宫陷凹内有液体聚集，还可穿刺或切开直肠前壁进行引流。

3. 直肠的血管和淋巴　直肠由直肠上、下动脉及骶正中动脉分布，彼此间有吻合。直肠上动脉为肠系膜下动脉的直接延续，行于乙状结肠系膜根内，经骶骨岬左前方下降至第3骶椎高度分为左、右两支，由直肠后面绕至两侧下行，分布于直肠。直肠下动脉多起自髂内动脉前干，行向内下，分布于直肠下部。骶正中动脉发出小支经直肠后面分布于直肠后壁。直肠静脉丛可分为内、外两部分，直肠内静脉丛位于直肠和肛管黏膜上皮的深面，直肠外静脉丛位于肌层的外面，两丛之间有广泛的吻合。直肠内静脉丛主要汇入直肠上静脉，经肠系膜下静脉注入门静脉。直肠外静脉丛向下经直肠下静脉和肛静脉回流入髂内静脉，这样建立了门静脉和下腔静脉间的交通。盆腔内静脉丛腔内无瓣膜，各丛之间吻合丰富，可自由交通，有利于血液的回流。直肠肌壁外有直肠旁淋巴结，它上份的输出管沿直肠上血管至直肠上淋巴结、肠系膜下淋巴结；下份的输出管向两侧沿直肠下血管注入髂内淋巴结；部分输出管向后注入骶淋巴结；还有部分输出管穿过肛提肌至坐骨直肠窝，随肛血管、阴部内血管至髂内淋巴结。淋巴转移是直肠癌主要的扩散途径，手术要求彻底清除。

（四）肛管

肛管为大肠的末段，长3~4cm，上端于盆膈处与直肠相连，下端开口于肛门。肛管处的环形平滑肌特别增厚,形成肛门内括约肌;肛门内括约肌的周围有环形的骨骼肌,称肛门外括约肌,可随意括约肛门。

肛管内面有 6~10 条纵向的黏膜皱襞,称肛柱。平肛柱上端的环形线,即肛直肠线。相邻肛柱下端之间呈半月形的黏膜皱襞,称肛瓣。肛瓣与相邻肛柱下端围成的小隐窝,称肛窦。肛窦开口向上,窦内常有粪屑,感染后易致肛窦炎,严重者可形成肛瘘或坐骨直肠窝脓肿等。通过肛柱下端及肛瓣的边缘连成锯齿状的环形线,称齿状线或肛皮线。此线上、下覆盖的上皮、血液供应、淋巴引流以及神经分布完全不同,临床上有实用意义。齿状线稍下方有一呈环状隆起的光滑区,称肛梳,因其上皮深面含有静脉丛,故活体上呈浅蓝色。肛梳的下缘为一条略呈波浪形的线,称白线,距肛门约 1.5cm。临床检查时可触到的浅沟即白线,亦称括约肌间沟,为肛门内、外括约肌的交界处。肛管黏膜及皮下的静脉吻合成丛,可因血流不畅而淤积,以致曲张成痔。位于齿状线以上者为内痔,位于齿状线以下者为外痔,若跨越齿状线上、下者为混合痔。

第二节　主要消化腺的形态结构

一、肝

肝是人体中最大的腺体,也是最大的消化腺,重约 1 350g,相当于体重的 1/50。肝呈棕红色,质软而脆,受暴力打击易破裂引起大出血。

(一)肝的位置和毗邻

肝大部分位于右季肋区和腹上区,小部分位于左季肋区。肝上面与膈相贴,右半部借膈与右侧胸膜腔及右肺底相邻,左半部借膈与心膈面相邻,在左、右肋弓间的部分与腹前壁相贴。肝下面邻胃前壁、十二指肠上部、结肠右曲、右肾上腺及右肾等器官;在右纵沟内,前部有胆囊相贴,后部有下腔静脉通行;在肝后缘近左纵沟处邻食管。在成年人,右肋弓下缘不应触及正常肝脏。但在腹上区,剑突下 3~5cm 范围内,触及肝下缘尚属正常。

(二)肝的形态

肝呈楔形,可分为上、下两面,前、后两缘,左、右两叶。肝的上面隆凸,与膈相贴,肝的下面凹凸不平,与许多内脏相邻。肝的前缘(也称下缘)锐利,后缘钝圆。在肝的上面,可以镰状韧带为界,将肝分为肝左叶和肝右叶。肝右叶大而厚,左叶小而薄。肝下面凹凸不平,有呈"H"形的左、右纵沟和横沟,左纵沟前部有肝圆韧带,后部有静脉韧带通过;右纵沟前部即胆囊窝,容纳胆囊,后部即腔静脉沟,内有下腔静脉上行。横沟即肝门(porta hepatis),又称第一肝门,有肝左、右管,肝门静脉左、右支,肝固有动脉左、右支以及淋巴管、神经丛等出入。这些出入肝门的所有结构及其包被结缔组织总称肝蒂(hepatic pedicle)。在肝门处,肝左、右管位居最前,肝门静脉左、右支居最后,肝固有动脉左、右支居中。在肝蒂内,肝左、右管汇合成肝总管的位置最高,肝固有动脉的分叉点最低,肝门静脉的分叉点居于两者之间。肝的腔静脉沟上端称第二肝门,此处有肝左、中、右静脉出肝注入下腔静脉;腔静脉沟下部则称第三肝门,该处有肝右后下静脉及尾状叶静脉等小静脉出肝注入下腔静脉。

（三）肝的组织结构

肝表面大部分覆盖着浆膜,浆膜深面又有一层较为致密的纤维膜包绕。纤维膜在肝门处增厚,随血管深入肝的实质,将肝脏分隔成许多肝小叶(hepatic lobule)。人的肝小叶周围的结缔组织少,故肝小叶界限不明显。

1. 肝小叶 是肝的基本结构单位,为多角形棱柱体,横切面呈多边形,长约 2mm,宽约 1mm。每个肝小叶都由中央静脉、肝细胞板、肝血窦、窦间隙和胆小管构成,彼此共同构成肝小叶复杂的主体构型。

肝小叶中央有一条沿长轴走行的中央静脉。中央静脉的管壁由一层内皮细胞围成,管壁上有肝血窦的开口。肝细胞以中央静脉为中心呈放射状排列,形成肝板。肝板彼此吻合成网,肝血窦在此分布。肝血窦窦壁由内皮细胞构成,外被网状纤维包绕。窦间隙位于肝细胞与肝血窦之间,内有贮脂细胞,能贮存脂肪和维生素 A 等。胆小管则由两个相邻的肝细胞膜围成。

2. 门管区 从肝门进出的门静脉、肝动脉和肝管,在肝内反复分支,伴行于小叶间结缔组织内。在肝切片中,肝小叶周围的角缘处,可见较多的结缔组织,其中含有小叶间动脉、小叶间静脉和小叶间胆管的断面,称为门管区。每个肝小叶的周围一般有 3~4 个门管区,门管区除了上述三种结构外,还有淋巴管和神经纤维。

3. 肝的血管 肝的血液供应丰富,有两个来源,即肝门静脉和肝固有动脉。

（1）肝门静脉:是肝脏的功能血管,主要汇集来自消化管道的静脉,血液内含丰富的营养物质,输入肝内供肝细胞加工和贮存。肝门静脉入肝后经多次分支形成小叶间静脉。小叶间静脉又不断分支,将血液输入肝血窦。肝血窦的血液从肝小叶周边向小叶中央流动,与肝细胞进行物质交换后,流入中央静脉。中央静脉汇入小叶下静脉,小叶下静脉再汇合成肝静脉,最后注入下腔静脉。

（2）肝固有动脉:是肝的营养动脉,随肝门静脉入肝后,反复分支,形成小叶间动脉。小叶间动脉的血液一部分供应小叶间组织的营养,另一部分则与肝门静脉血液共同进入肝血窦,故肝血窦的血液是混合性的。

（3）门静脉的侧支循环:肝门静脉系与上、下腔静脉系之间有丰富的吻合,其主要吻合部位有食管静脉丛、直肠静脉丛、脐周静脉网和腹膜后静脉丛:

1）经食管静脉丛与上腔静脉吻合:肝门静脉←胃左静脉←食管静脉丛→食管静脉→奇静脉→上腔静脉。

2）经直肠静脉丛与下腔静脉吻合:肝门静脉←脾静脉←肠系膜下静脉←直肠上静脉←直肠静脉丛→直肠下静脉或肛静脉→阴部内静脉→髂内静脉→髂总静脉→下腔静脉。

3）经脐周静脉网与上、下腔静脉吻合:肝门静脉←附脐静脉←脐周静脉网→上、下 2 条途径:

上 { 胸腹壁静脉→腋静脉→锁骨下静脉→头臂静脉→上腔静脉
腹壁上静脉→胸廓内静脉→头臂静脉→上腔静脉

下 { 腹壁浅静脉→大隐静脉→股静脉→髂外静脉→髂总静脉→下腔静脉
腹壁下静脉→髂外静脉→髂总静脉→下腔静脉

4）经腹膜后静脉丛与上、下腔静脉吻合：肝门静脉←肠系膜上、下静脉←胰、十二指肠、升结肠、降结肠的小静脉←腹膜后静脉丛→上腔静脉或下腔静脉。

（四）肝的神经和淋巴

肝的运动神经包括交感神经和副交感神经,神经纤维随血管入肝并发出分支,在门管区的血管周形成神经丛,神经末梢穿入管壁内终止于平滑肌细胞,调节血管的舒缩及肝内血流量。肝的感觉神经末梢主要分布在被膜和小叶间结缔组织内,传递肝的痛觉信号。肝淋巴管分布于被膜内和小叶间管道周围。肝小叶内无淋巴管。肝的淋巴主要来自窦周隙的血浆。窦周隙的血浆从小叶中央流向周边,在小叶边缘沿血管周围间隙流至小叶间结缔组织内,继而被吸收入淋巴管,形成淋巴,故肝淋巴富含蛋白质。当肝细胞坏死或胆道阻塞时,胆汁溢入窦周隙,肝淋巴也含胆汁成分。

（五）肝外胆道

肝外胆道包括胆囊和输胆管道。

1. 胆囊

（1）胆囊的位置与毗邻：胆囊上面借疏松结缔组织贴附于肝脏面的胆囊窝,下面为腹膜所覆盖,故胆囊可与肝随呼吸上下移动。胆囊的上方为肝,下后方与十二指肠上部及横结肠相邻接,左邻幽门,右邻结肠右曲,底的前面为腹前壁。

（2）形态结构：胆囊是略似梨形的囊状器官,长 10~12cm,宽 3~5cm,容量为 40~60ml,可分为底、体、颈、管四部。胆囊底稍突出于肝前缘之胆囊切迹,其体表投影相当于右锁骨中线或右腹直肌外侧缘与肋弓的交点处,该投影点即墨菲征（Murphy sign）检查的部位。胆囊体位于底与颈之间,与底之间无明显界限。胆囊颈与体之间明显弯曲,其上部膨大形成哈氏囊。胆囊管长 2.5~4cm,上端与胆囊颈相续,其相接处明显狭窄,管的下端多呈锐角,与肝总管汇合成胆总管。胆囊管与胆囊颈的黏膜都有螺旋襞,可使胆囊管不致过度膨大或缩小,有利于胆汁的进入与排出。当胆道炎症水肿或有结石嵌顿时,可导致胆绞痛或胆囊积液。

（3）胆囊的血管：胆囊由胆囊动脉（cystic artery）供血,多于胆囊三角内起于肝固有动脉右支,在胆囊颈处分为浅、深两支至胆囊的下面和上面。胆囊三角（Calot triangle）由胆囊管、肝总管和肝脏面三者围成。胆囊动脉变异较多,异常的胆囊动脉常经肝总管或胆总管的前方入胆囊三角,在胆囊切除术或胆总管切开引流术时,均应予以注意。胆囊的静脉支数较多,胆囊上面有数条小静脉经胆囊窝直接入肝,胆囊下面的小静脉汇成 1~2 条静脉经胆囊颈部注入肝内门静脉的分支;有的胆囊静脉也可直接汇入肝门静脉主干或其他属支。

2. 输胆管道　包括肝左管、肝右管、肝总管、胆囊管及胆总管。

肝细胞分泌的胆汁流入胆小管,继而汇入小叶间胆管,肝内小叶间胆管逐渐汇合成肝左管和肝右管,两管出肝门后汇合成肝总管。肝总管末端与位于其右侧的胆囊管汇合,共同形成胆总管。胆总管向下经十二指肠上部的后方,至胰头与十二指肠降部之间,进入十二指肠降部的左后壁,在此与胰管汇合,形成略膨大的肝胰壶腹,又称法特壶腹（Vater ampulla）,开口于十二指肠大乳头。

（1）肝左管（left hepatic duct）与肝右管（right hepatic duct）：肝内胆管逐级汇合,在肝门

处形成肝左管与肝右管。肝右管起于肝门的后上方，较为粗短，长 0.8~1cm，其走行较陡直，与肝总管之间的角度 150° 左右。肝左管较细长，位于肝门之左半，长 2.5~4cm，与肝总管之间的角度 90° 左右（接近水平方向走行），故左半肝胆管系统易发生结石且不易自行排出。

（2）肝总管（common hepatic duct）：在肝门处由肝左、右管汇合形成，长约 3cm，直径 0.4~0.6cm，于肝十二指肠韧带内下行。其下端与胆囊管汇合形成胆总管，其前方有时有肝固有动脉右支或胆囊动脉越过，手术时应予注意。

（3）胆总管（common bile duct）：由肝总管与胆囊管汇合形成，经肝十二指肠韧带、十二指肠上部与胰头的后方下降，其下端与胰管汇为肝胰壶腹而终，长 7~8cm，直径为 0.6~0.8cm。若直径超过 1cm，可视为病理状态。胆总管根据其行程可分为四段。十二指肠上段：自其起始部至十二指肠上部上缘，行于肝十二指肠韧带内肝门静脉前方、肝固有动脉右侧，胆总管切开探查引流术即在此段进行。十二指肠后段：位于十二指肠上部后面，于下腔静脉前方、肝门静脉和胃十二指肠动脉的右侧行向内下。胰腺段：自十二指肠上部后方行向外下，其上部多位于胰头后方；下部则行于胰头的胆总管沟中，多被一薄层胰腺组织覆盖。胰头癌或慢性胰腺炎时，常压迫此段而出现梗阻性黄疸。十二指肠壁段：斜穿十二指肠降部中份的后内侧壁，与胰管末端汇合形成肝胰壶腹。壶腹和胆总管末端、胰管末端的周围均有肝胰壶腹括约肌（Oddi 括约肌）环绕，使十二指肠黏膜隆起形成十二指肠大乳头，乳头顶端的小孔即是肝胰壶腹的开口。临床上肝胰壶腹开口如因各种原因阻塞，胆汁可以逆流入胰管而引起胰腺炎，胰液也可逆流入胆总管而导致重症胆管炎、胆囊炎，病死率可达 80% 左右；内镜胆管造影，也是由此开口用纤维十二指肠镜将导管插入肝胰壶腹向胆道内注入造影剂。

二、胰

（一）胰的位置

平第 1~2 腰椎高度、横卧于腹后壁上，前面有腹膜覆盖。由于胰腺位置深、贴于腹后壁，导致其癌肿的包块体检诊断很困难，发现时多为晚期。

（二）胰的分部与毗邻

通常将胰划分为头、颈、体、尾四部分，其间无明显界限。

1. 胰头　是胰腺右侧端的膨大部，位于第 2 腰椎的右侧，被十二指肠环绕。因胰头紧贴十二指肠壁，故胰头肿瘤可压迫十二指肠引起梗阻。胰头下部向左突出的部分称钩突（uncinate process），其前上方有肠系膜上血管越过。胰头的前面有横结肠系膜根附着，后面有胆总管、下腔静脉及右肾静脉。胰头后面与十二指肠降部之间有胆总管通过，若胰头癌变压迫胆总管则可引起进行性梗阻性黄疸。

2. 胰颈　是胰头与胰体之间较狭窄的部分，宽 2~2.5cm。其前上方邻胃幽门部，后面有肠系膜上静脉上行，并在此与脾静脉汇合形成肝门静脉。

3. 胰体　较长，从第 1 腰椎体前方至左肾前面横卧于腹后壁上，稍向前凸。其前面隔网膜囊邻胃后壁；上缘邻腹腔干、腹腔丛，并有脾动脉沿上缘向左行至脾门；后面邻腹主动脉、左肾上腺、左肾、左肾蒂及脾静脉；下面邻十二指肠空肠曲和空肠。

4. 胰尾   是胰体向左逐渐变窄的部分,末端经脾肾韧带达脾门,被腹膜包裹而有一定的移动性。

(三)胰管和副胰管

1. 胰管   位于胰腺实质内,由各小叶之小管汇成,起自胰尾,纵贯胰腺全长达胰头右缘,与胆总管汇合形成肝胰壶腹,经十二指肠大乳头开口于十二指肠腔。有时,胰管单独开口于十二指肠腔。

2. 副胰管   细小,由胰头前上部的胰小管汇成,开口于十二指肠小乳头;其始端常连于胰管,故当胰管末端发生梗阻时,胰液可经副胰管进入十二指肠腔。

(四)胰的血管

胰的动脉有胰十二指肠上前、后动脉、胰十二指肠下动脉以及脾动脉之胰背动脉、胰支、胰尾动脉等。胰头主要由胰十二指肠上前、后动脉和胰十二指肠下动脉供血,胰颈、胰体及胰尾均由脾动脉的分支供血。至胰体的脾动脉分支为胰支,一般为4~6支,其中最大的一支为胰大动脉;至胰尾的支为胰尾动脉。静脉多与同名动脉伴行汇入肝门静脉系,其中,胰头和胰颈的静脉汇入肠系膜上静脉,胰体与胰尾的静脉注入脾静脉。

(五)胰的组织结构

胰表面包有薄层结缔组织被膜,少量结缔组织伸入腺体内部,将实质分为许多小叶。实质由有导管的外分泌部和无导管的内分泌部组成。外分泌部占胰腺的大部,由腺泡和导管两部分组成。腺泡大小不一,呈泡状或管状。腺上皮细胞呈锥形,核圆形位于细胞基部,顶部胞质内含有分泌颗粒。腺泡腔内可见2~3个扁圆形的泡心细胞和闰管连续。导管分为闰管、小叶内导管,小叶间导管和胰管。闰管由单层扁平或低立方上皮构成,闰管汇入小叶内导管,其管壁由立方状上皮构成。小叶内导管出小叶进入小叶间结缔组织汇入小叶间导管,管壁上皮增高成矮柱状,最后汇入胰管。管壁由高柱状细胞组成,夹有杯状细胞,偶见散在的内分泌细胞。胰外分泌部的腺细胞分泌胰液,经各级导管,流入胰腺管,胰管起自胰尾部,沿途汇集各小叶导管,最后与胆总管合并,共同开口于十二指肠大乳头。胰液中含有多种消化酶,有消化蛋白质、脂肪和糖类的作用。内分泌部是指散在于外分泌部之间的细胞团——胰岛,胰岛细胞排列成不规则的互相吻合的细胞索,索间有丰富的毛细血管和血窦,细胞分泌的胰岛素和胰高血糖素进入细胞间隙或血管周围结缔组织间隙,从而到达循环系统。胰岛细胞主要有 α、β、δ 三种细胞。其中胰岛 α 细胞分泌胰高血糖素,它能促进肝细胞、肌纤维等内的糖原分解成葡萄糖,并抑制糖原合成,使血糖升高;胰岛 β 细胞分泌的激素叫胰岛素,直接进入血液和淋巴,主要参与调节糖代谢,胰岛素分泌不足,可引起糖尿病;胰岛 δ 细胞分泌生长抑素,能抑制胰岛 α、胰岛 β 细胞的分泌,以维持胰岛素的分泌同血糖浓度相适应。

(六)胰的神经

胰岛内可见交感和副交感神经末梢。交感神经兴奋,促进 α 细胞分泌,使血糖升高;副交感神经兴奋,促使胰岛 β 细胞分泌,使血糖降低。

第三节 中医消化系统的解剖

中医的脾系统由肉、口、唇、涎等组成，脾与胃相表里。脾胃系统的运化功能相当于西医的消化系统。

一、中医的脾的位置和形态

脾的位置和形态有多种描述，如像镰刀、鸡冠、马蹄和犬舌等，重约二斤三两，扁广三寸，长五寸，有膜与胃相连，位于左胁，胃的左上方，其上方有膈，与心肺毗邻，附着于脊之第十一椎。

《素问·太阴阳明论》记载："脾与胃以膜相连耳。"

《难经·四十二难》记载："脾重二斤三两，扁广三寸，长五寸，有散膏半斤，主裹血，温五脏。"

张景岳在《类经图翼》中更明确地指出："形如刀镰，与胃同膜而附其上之左，俞当十一椎下。"

《脏腑性鉴》描述"脾之大络，名曰大包，其系自膈下正中，微著左胁，在胃之上，与胃包络相附矣"，以及"其形如刀镰，今豕腹中夹肝者是也。又云其形如马蹄，内包胃脘，象土形也。又曰脾掩乎太仓"。

杨玄操在《难经集注》中认为："脾，俾也，在胃之下，俾助胃气，主化水谷也。"

清代李潆《身经通考》亦补充："脾，裨也，掩乎太仓，裨助胃气也，居心肺之下，故从卑。"

李梴《医学入门》载：脾"扁似马蹄……微着左胁，于胃之上。"

《医纲总枢》有一段描述脾："形如犬舌，状如鸡冠。"

《医学原始》描述脾："其形似马蹄，内包胃脘，象土形也，一曰形如刀镰。与胃同膜，而附其上之左……附着于脊之第十一椎。""脾胃孤脏，位处中宫，以其上有心肺，下有肝肾。"

《人身通考》："脾居中脘一寸二分，上去心三寸六分，下去肾三寸六分。中间一寸二分，名曰黄庭。""扁似马蹏(蹄)，广三寸而长有五寸。形似马蹄，又如刀镰。"

二、中医的胃的位置和形态

中医认为胃是腹腔中的一个形状屈曲的囊状器官，重二斤十四两，位于膈膜之下的胃脘部，上有入口贲门，贴膈，与咽相通，胃之下口为出口幽门，与小肠相连，长二尺六寸，大一尺五寸，径五寸，容纳水谷三斗五升，《医学原始》分开描述为盛谷二斗、水一斗五升，《人身通考》记载胃随着时间而排空。

《灵枢·肠胃》记载："胃纡曲屈，伸之，长二尺六寸，大一尺五寸，径五寸，大容三斗五升。"

《脏腑性鉴》引《难经》曰："胃重二斤一两，大一尺五寸，径五寸，长二尺六寸，其中水谷长留三斗五升。"

《脏腑性鉴》引《卮言》曰："胃者汇也，号为都市也。"引《太素》曰："胃者，大合也，胃有五窍咽，胃，大肠，小肠，膀胱也。"

《脏腑性鉴》描述："胃者仓廪之官，五味出焉，横屈受水谷共三斗五升，其中之谷常留二斗，水留一斗五升而满，故胃为水谷之海……其上口名贲门……其下名幽门，即小肠之上口也。"

《医贯》:"咽至胃,长一尺六寸。通谓之咽门。咽下是膈膜,膈膜之下为胃,盛受饮食而腐熟之。其左有脾,与胃同膜,而附其上,其色如马肝赤紫,其形如刀镰。"

《医学原始》:"其上即咽门也,咽下胃脘也,胃脘下即胃上口也,其处谓之贲门者也……太仓之下口为幽门,其位幽隐,因曰幽门。"

《医学指归》:"胃重二斤十四两,纡曲屈伸,长二尺六寸,大一尺五寸,径五寸,容谷二斗、水一斗五升。"

《人身通考》:"胃号太仓,俗呼为肚。上透咽门而受其所吞,曲接小肠而传其所腐。容三斗五升,而留亦如之。横屈受水谷三斗五升,其中常留谷二斗,水一斗五升。""长二尺六寸,而大一尺五。大一尺五寸,径五寸,重二斤十四两。"

三、关于脾胃的关系

脾胃相互为表里关系的形态证据包括:脾胃以膜相连,位置胃右脾左,脾之大络与胃之包络相附。

《素问·太阴阳明论》:"帝曰:脾与胃,以膜相连耳,而能为之行其津液,何也?岐伯曰:足太阴者三阴也,其脉贯胃属脾,络嗌,故太阴为之行气于三阴……脏腑各因其经,而受气于阳明。"《素问·五脏别论》:"帝曰:气口何以独为五脏主?岐伯曰:胃者水谷之海,六腑之大源也。五味入口,藏于胃以养五脏气,气口亦太阴也,是以五脏六腑之气味,皆出于胃,变见于气口。"《灵枢·经脉》:"谷入于胃,脉道以通,血气乃行。"《素问·经脉别论》:"饮入于胃,游溢精气,上输于脾,脾气散精,上归于肺,通调水道,下输膀胱,水精四布,五经并行,合于四时五脏阴阳,揆度以为常也。"

《难经》记载:"脾助胃气,主化水谷。"《类经图翼》云:"脾与胃同膜而附其上之左,俞当十一椎下。"

《人身通考》:"膜连胃腑重二斤三两而散膏半斤。脾之有大络,其系自膈下正中微着左胁于胃之上,与胃之包络相附。其胃之包在脾之上,与胃相并,结络周回,漫脂遍布,上下有二系。"

四、中医对消化系统其他消化器官的认识

认为消化管由口、咽、胃、小肠、回肠(古指大肠)、广肠等组成,描述了消化管各个器官的大小和长度,经现代医学研究,其与现代认识的消化管的重量和长短是基本一致的,证明古人确实进行过人体解剖,实际测量从而得到真正准确的数据。

《灵枢·肠胃》记载:"唇至齿,长九分,广二寸半;齿以后至会厌,深三寸半,大容五合;舌重十两,长七寸,广二寸半;咽门重十两,广一寸半;至胃,长一尺六寸;胃纡曲屈,伸之,长二尺六寸,大一尺五寸,径五寸,大容三斗五升;小肠,后附脊,左环回周迭积,其注于回肠者,外附于脐,上回运环十六曲,大二寸半,径八分分之少半,长三丈二尺;回肠,当脐左环,回周叶积而下,回运环反十六曲,大四寸,径一寸寸之少半,长二丈一尺;广肠,傅脊以受回肠,左环,叶脊上下辟,大八寸,径二寸,寸之大半,长二尺八寸;肠胃所入至所出,长六丈四寸四分,回曲环反三十二曲也。"

《灵枢·平人绝谷》中还对肠胃之长及其总容量有记述,称"肠胃之长,凡五丈八尺四寸,

受水谷九斗二升一合,合之大半,此肠胃所受水谷之数也"。

《难经·四十二难》指出:"人肠胃长短,受水谷多少各几何?然,胃大一尺五寸,径五寸,长二尺六寸,横屈受水谷三斗五升。其中常留谷二斗,水一斗五升。小肠大二寸半,径八分分之少半,长三丈二尺,受谷二斗四升,水六升三合,合之大半。回肠大四寸,径一寸寸之少半,长二丈一尺。受谷一斗,水七升半。广肠大八寸,径二寸寸之大半,长二尺八寸,受谷九升三合八分合之一。故肠胃凡长五丈八尺四寸,合受水谷九斗二升一合合之大半,此肠胃长短,受水谷之数也……胃重二斤二两,纡曲屈伸,长二尺六寸,大一尺五寸,径五寸,盛谷二斗,水一斗五升。小肠重二斤十四两,长三丈二尺,广二寸半,径八分分之少半,左回叠积十六曲,盛谷二斗四升,水六升三合合之大半。大肠重二斤十二两,长二丈一尺,广四寸,径一寸,当脐右回十六曲,盛谷一斗,水七升半。膀胱重九两二铢,纵广九寸,盛溺九升九合。口广二寸半,唇至齿长九分,齿以后至会厌,深三寸半,大容五合。舌重十两,长七寸,广二寸半。咽门重十二两,广二寸半,至胃长一尺六寸。喉咙重十二两,广二寸,长一尺二寸,九节。肛门重十二两,大八寸,径二寸大半,长二尺八寸,受谷九升三合八分合之一。"

《难经·四十四难》中提出:"唇为飞门,齿为户门,会厌为吸门,胃为贲门,太仓下口为幽门,大肠小肠会为阑门,下极为魄门,故曰七冲门也。"

《医贯》:"胃之左有小肠,后附脊膂,左环回周叠积。其注入回肠者,外附脐上。共盘十六曲。右有大肠,即回肠,当脐左、回周跌积而下,亦盘十六曲。广肠附脊,以受回肠,左环叠积,下辟乃出滓秽之路。广肠左侧为膀胱,乃津液之府。"

宋慈的《洗冤集录》记载牙有"二十四或二十八、或三十二、或三十六"。

五、小结

中医的脾系统按其解剖和功能,与西医的消化系统相似。中医关于脾、胃的位置和形态的描述也基本与西医解剖相同,同时有关消化系统其他器官的大小长度等的记载基本准确。中西医的不同之处如下:一是中医的脾是消化的核心器官,而西医的脾为免疫器官。关于中西医的不同认识后人多有论述,其中清代医家王清任描述"脾中有一管,体象玲珑,易于出水,故曰珑管",将脾描述成了西医的胰腺。二是对回肠的认识,中医认为回肠、广肠属于大肠,而现今西医的回肠属于小肠的一部分,小肠与大肠交接处的阑门是中医脾系统泌别清浊的关键部位。

第一篇 | 第一章
参考文献

第二章 消化系统的生理功能

新陈代谢是生命的基本特征之一,人体在新陈代谢的过程中需要从外界获取必要的营养物质和能量来源,食物的营养物质包括蛋白质、脂肪、糖类、维生素、水和无机盐等。食物通过消化道肌肉的运动被磨碎,与消化液充分混合,并向消化道远端推送;通过消化腺分泌的各种消化酶的作用,食物中的大分子物质分解为可被吸收的小分子物质,然后食物的成分或其消化后的小分子物质透过消化道黏膜进入血液或淋巴液,上述的消化活动通过消化道平滑肌的收缩和消化腺的分泌来实现。

第一节 主要消化管道的生理功能

一、消化道平滑肌的生理特性

在整个消化道中,除口、咽、食管上段和肛门外括约肌的肌肉属骨骼肌外,其余的肌肉均为平滑肌结构。消化道平滑肌细胞之间通过紧密连接可进行同步性活动。消化道平滑肌具有兴奋性、传导性和收缩性等共同特点。但由于其结构、生物电活动和功能的不同又具有自身的特点。

(一)一般生理特性

1. 兴奋性低 消化道平滑肌与骨骼肌相比,兴奋性较低,收缩缓慢。有明显的潜伏期、收缩期、舒张期,但时间比骨骼肌长得多。

2. 自动节律性 即自律性。在适宜环境中,离体的消化道平滑肌在无外来刺激下能进行自律性收缩。但与心肌相比,其节律缓慢且不规则。

3. 紧张性收缩 消化道平滑肌经常保持轻微的持续收缩状态,被称为紧张性或紧张性收缩。它的意义在于:①使消化道管腔保持一定的基础压力;②可以维持胃肠等器官的形态和位置;③是消化道进行各种运动的基础。

4. 富于伸展性 即消化道平滑肌能适应需要进行很大程度的伸展。作为空腔脏器这一特性具有重要的生理意义:使容纳器官(特别是胃)能容纳几倍于原体积的食物,而压力却不发生明显的变化。

5. 对化学、机械牵张和温度等刺激较为敏感 消化道平滑肌对电刺激不敏感,而对化学、温度、机械牵张等刺激却很敏感。例如,用单个电刺激平滑肌往往不引起收缩,用微量乙酰胆碱却能引起其收缩,微量的肾上腺素则使其舒张。而用能引起骨骼肌收缩的电刺激强度作用于消化道平滑肌,常不能引起其收缩。消化道内容物的机械牵张、温度改变等可引起其较强的反应。

（二）电生理特性

消化道平滑肌的收缩活动与其他肌肉活动一样是在电位变化基础上发生的。但平滑肌的电活动更为复杂,其电生理变化可分为三种:静息电位、慢波电位和动作电位。

1. 静息电位　胃肠平滑肌细胞的静息电位为-60~-50mV,其产生的机制主要是 K^+ 由膜内向膜外扩散和生电钠泵的活动,但也与 Na^+、Cl^- 及 Ca^{2+} 等离子的扩散有关,钠泵活动的强弱可改变静息电位的大小。

2. 慢波电位或基本电节律　消化道平滑肌在静息电位的基础上,能自发地有节律地产生去极化和复极化,形成缓慢的节律性电位变化,其频率较慢,故称为慢波电位,慢波可决定消化道平滑肌的收缩节律,故又称基本电节律(basic electrical rhythm),其波幅为 5~15mV。慢波产生的原因可能是由于 Na^+-K^+ 泵活性的周期性改变所致。慢波电位产生的机制尚未完全阐明,一般认为慢波电位的起步点(pacemaker)位于环行肌和纵行肌之间的卡哈尔间质细胞(interstitial cells of cajal,ICC)。ICC 是一种兼有成纤维细胞和平滑肌细胞特性的间质细胞,它与两层平滑肌细胞均形成紧密的缝隙连接,可将慢波电位传给平滑肌细胞。去除平滑肌的神经支配后,慢波电位依然出现,说明慢波电位的产生不依赖于神经存在,但神经和激素可影响慢波的产生。慢波电位本身不引起肌肉收缩,但可影响动作电位的产生,一旦波动电位接近阈电位水平,极易触发动作电位的产生。反之,去极化起点电位偏离阈电位较远,则不易到达阈电位。慢波去极化起点电位水平也与静息电位一样,受机械牵张、神经、体液因素的影响。慢波的频率变动在 3~12 次/min,随消化道的部位而异:胃体约 3 次/min,十二指肠 12 次/min,终末回肠 8~9 次/min。

3. 动作电位　当慢波去极化达阈电位水平(约-40mV)时,便在慢波的基础上产生 1~10 次/s 的动作电位,较大频率的动作电位引起较强的平滑肌收缩。每一动作电位的持续时间为 10~20ms。动作电位产生的主要机制是:去极化相是由慢钙通道开放,Ca^{2+}(以及少量 Na^+)内流造成的;复极化相是由 K^+ 通道开放,K^+ 外流引起的。内流的 Ca^{2+} 又可触发平滑肌收缩,因此,峰电位与收缩之间存在很好的相关性,每个慢波上所出现峰电位的数目,可作为判断收缩力大小的指标。

4. 消化间期复合肌电　在消化间期或禁食期间,人胃肠道能周期性爆发多个动作电位并伴有平滑肌运动,这种电活动称为消化间期复合肌电(interdigestive myoelectric complex,IMC),也被称为移行性复合肌电(migrating myoelectric complex)。在每一个复合肌电周期中,根据负载有峰电位的慢波数量,可以将 IMC 分为四个时相。I 相几乎仅有慢波电位而缺少峰电位,也称为静止期,II 相在 5%~95% 的慢波上负载有数量和振幅均不相同的峰电位,也被称为不规律峰电位活动期;III 相在所有的慢波上几乎都负载有大振幅成丛的强烈的峰电位活动,也称为规律峰电位活动期;在 III 相结束恢复到 I 相过程中,常发生短时间的不规律的峰电位活动,称为 IV 相,完成 I~IV 相整个周期的时间为 90~120 分钟。胃的 IMC 起源于胃的起搏区域,小肠的 IMC 起源于十二指肠,进食引起胃和小肠平滑肌峰电位活动增强,消除

IMC 的周期性活动,使胃肠平滑肌的电活动处于 IMC Ⅱ 相时的稳定水平,可持续 8~12 小时,称此为食物型电活动。此时进行胃电图检查,有可能消除 IMC 不同时相造成的影响。

IMC 有一定的活动规律,进食能很快使其终止。IMC 的生理意义在于消化间期的电活动所伴随的周期性平滑肌收缩,从胃肠道近端向远端移行,可清除其中的残余食物,为后来的进食及消化做好准备。IMC 的出现周期与胃动素的释放周期一致,故认为 IMC 的产生与胃动素活动有关。IMC 因进食而中断,可能与迷走神经活动增强有关。

二、胃肠道的神经支配及其作用

消化道除口腔、咽、食管上段及肛门外括约肌外都受外来神经系统(extrinsic nervous system)和内在神经系统(intrinsic nervous system)的双重支配,共同调节消化道的平滑肌运动、腺体分泌。

(一)外来神经系统

外来神经系统是指源于中枢神经系统,支配消化道的自主神经系统(autonomic nervous system),包括交感神经和副交感神经,由于它不受意识的支配,以前也被称为植物神经系统。除口腔、咽、食管上段和肛门外括约肌外,几乎整个消化道都受交感神经和副交感神经的双重支配。

1. 交感神经 支配胃肠道的交感神经起源于脊髓胸段第 5 节至腰段第 2 节侧角,发出的节前纤维在腹腔神经节、肠系膜神经节或腹下神经节更换神经元,其节后纤维为肾上腺素能纤维,主要与内在神经系统的壁内神经丛神经元构成突触联系,抑制其兴奋性,或直接支配消化道的胃肠平滑肌、血管平滑肌及腺细胞。交感神经节后纤维兴奋,末梢释放去甲肾上腺素,可以使消化道运动减弱,消化液分泌减少。

2. 副交感神经 支配消化道的副交感神经纤维,除支配口腔及咽部的少量纤维外,主要行走在迷走神经和盆神经中。迷走神经纤维分布至横结肠及其以上的消化道,盆神经纤维分布至降结肠及其以下的消化道。副交感神经的节前纤维进入消化道壁后,主要与肌间神经丛和黏膜下神经丛的神经元形成突触,发出节后纤维支配胃肠平滑肌、血管平滑肌及腺体分泌细胞。副交感节后纤维主要为胆碱能纤维。

交感神经与副交感神经都是混合神经,即含有传出纤维和传入纤维。胃肠道感受器的传入纤维可将冲动传导到壁内神经丛,并引起肠壁的局部反射,还可通过脊髓或脑干中的其他反射,调节胃肠活动。如胃-结肠反射是食物扩张胃引起的结肠收缩运动加强;迷走-迷走反射是来自胃和十二指肠的信号沿迷走神经传入纤维传到脑干,其传出冲动又经迷走神经的传出纤维到达胃,调控胃的分泌和运动功能。副交感神经兴奋的作用是使消化液分泌增加,消化道活动加强;交感神经兴奋的作用则相反,但引起消化道括约肌收缩。

(二)内在神经系统

胃肠道的内在神经系统又称肠神经系统(enteric nervous system),包括位于纵行肌与环行肌之间的肌间神经丛和环行肌与黏膜层之间的黏膜下神经丛,这些神经丛有多达 10^8 个的神经元,有运动神经元(支配平滑肌)、感觉神经元(感受消化道内的机械、化学和温度等刺激)

和中间神经元。其中的运动神经元支配消化道的平滑肌、腺体和血管,感觉神经元可以感受胃肠道内化学、机械和温度等刺激。各神经元之间以及两神经丛之间有大量的中间神经元互相联系,共同组成一个独立、完整的局部反射系统。

内在神经系统既接受外来神经的影响,又是一个完整的相对独立的整合系统,能通过局部反射对胃肠活动发挥重要的调节作用。肠神经系统释放的递质,包括一氧化氮(NO)、乙酰胆碱(acetylcholine,Ach)、5-羟色胺(5-HT)、多巴胺(DA)、γ-氨基丁酸(GABA)及肽类,如脑啡肽(enkephalin)、血管活性肠肽(vasoactive intestinal peptide,VIP)、P物质(substance P,SP)等。从功能而言,黏膜下神经丛主要参与消化道腺体和内分泌细胞的分泌,肠内物质的吸收以及对局部血流的控制;肌间神经丛主要参与对消化道平滑肌活动的控制。虽然肠神经系统能独立行使其功能,但外来神经的活动可进一步加强或减弱其活动。

第二节　主要消化腺的生理功能

一、消化腺的分泌功能

消化腺的功能是分泌消化液,这是消化道在机械消化基础上实现化学消化的基础,成人每日分泌消化液的总量为 6~8L。在消化道的不同部位有不同的消化腺,人体内重要的消化腺包括唾液腺、胃腺、肠腺、胰腺、肝等。除此之外,在消化道黏膜内还有许多散在的腺体,它们向消化道内分泌各种消化液,包括唾液、胃液、胆汁、胰液、小肠液和大肠液。消化腺分泌消化液是腺细胞的主动活动,这一过程主要包括:①腺细胞从血液中摄取原料;②在细胞内合成分泌物,经浓缩再以颗粒和小泡等形式储存于细胞内;③腺细胞膜上存在受体,不同的刺激物与相应的受体结合,引起细胞内一系列反应,最终以出胞方式排出分泌物。

二、消化液的主要作用

消化液的主要成分是水、无机盐和有机物,后者包括各种消化酶、黏液、抗体等,特别是消化酶,由它们来完成对食物的化学性消化。

1. 稀释并溶解食物,使其渗透压与血浆相等,有利于消化和吸收。
2. 改变消化道腔内的 pH 值,为消化酶发挥作用提供适宜的环境。
3. 消化液中的消化酶能水解食物中复杂的大分子营养物质,使之成为人体可吸收的小分子物质。
4. 消化液中所含的黏液、抗体等能有效保护消化道黏膜,防止各种机械、化学和生物因素对消化道的损害。

三、消化道的内分泌功能

消化道不仅是消化器官,也是目前所知的体内最大的内分泌器官。由消化道中各种内分泌细胞合成和释放的具有生物活性的特殊化学物质,统称为胃肠激素(gastrointestinal hormone)。胃肠激素是调节消化器官活动的主要体液因素。这类激素在化学结构上都是由氨基酸残基组成的肽类,分子质量大多在 5kDa 以内,故也称之为胃肠肽(gastrointestinal peptide)。

（一）胃肠内分泌细胞

人体从胃到大肠的黏膜内约有 40 多种内分泌细胞（表 1-2-1），它们都具有下列特点：

1. 分布分散　与经典的内分泌器官不同，消化道内分泌细胞总是分散性地分布于胃肠黏膜层的非内分泌细胞之间。

2. 数量巨大　胃肠内分泌细胞的总数大大超过体内所有内分泌腺的内分泌细胞的总和，所以说，消化道是体内最大、最复杂的内分泌器官。

3. 两种类型　胃肠内分泌细胞存在开放型和闭合型两类。前者细胞顶端有微绒毛伸入胃肠腔，可直接感受胃肠腔内食物成分和 pH 值的刺激引起分泌，如分泌促胃液素的 G 细胞；后者细胞无微绒毛，不与肠腔直接接触，是由神经兴奋或局部体液的变化而引起分泌，如分泌生长抑素的 D 细胞。

表 1-2-1　主要胃肠内分泌细胞的名称、分布和分泌产物

细胞名称	分布部位	分泌产物
A 细胞	胰岛	胰高血糖素
B 细胞	胰岛	胰岛素
D 细胞	胰岛、胃、小肠、结肠	生长抑素
G 细胞	胃窦、十二指肠	促胃液素
I 细胞	小肠上部	缩胆囊素
K 细胞	小肠上部	抑胃肽
M_O 细胞	小肠	胃动素
N 细胞	回肠	神经降压素
PP 细胞	胰岛、胰腺外分泌部分、胃、小肠、大肠	胰多肽
ECL 细胞	胃肠	组胺
L 细胞	回肠、结肠	肠高血糖素

一些胃肠肽也存在于中枢神经系统，而原来认为只存在于中枢神经系统的神经肽，也在消化道中发现。这些双重分布的肽类被统称为脑-肠肽（brain-gut peptide）。如促胃液素、缩胆囊素、VIP、P 物质、生长抑素、神经降压素等。

（二）胃肠激素的作用

胃肠激素可作为循环激素起作用，也可经旁分泌或腔内分泌的方式发挥作用。胃肠激素的主要作用是调节消化器官的功能，但对体内其他器官的功能也产生广泛影响。胃肠激素对消化器官的主要作用如下：

1. 调节消化腺分泌和消化道运动　不同的胃肠激素对不同的消化腺、平滑肌和括约肌产生不同的调节作用。五种主要胃肠激素的作用见表 1-2-2。

2. 调节其他激素的释放　例如，抑胃肽有很强的刺激胰岛素分泌的作用。此外，生长抑素、胰多肽、VIP 等对生长素、胰岛素、胰高血糖素和促胃液素等激素的释放均有调节作用。

表 1-2-2　胃肠激素的主要作用及引起释放的刺激因素

激素名称	主要生理作用	引起释放的刺激因素
促胃液素	促进胃酸和胃蛋白酶原分泌,使胃窦和幽门括约肌收缩,加速胃排空,促进胃肠运动	蛋白质分解产物、迷走神经递质、胃扩张
促胰液素	促进胰液及胆汁中 HCO_3^- 分泌,抑制胃酸分泌和胃肠运动,收缩幽门括约肌,抑制胃排空,促进胰腺生长	盐酸、蛋白分解产物、脂肪酸
缩胆囊素	刺激胰液中消化酶分泌和胆囊收缩,增强小肠和结肠运动,抑制胃排空,增强幽门括约肌收缩,松弛 Oddi 括约肌,促进胰腺组织生长	蛋白质分解产物、脂酸钠、盐酸、脂肪酸
抑胃肽	刺激胰岛素分泌,抑制胃酸和胃蛋白酶分泌,抑制胃的排空	葡萄糖、脂肪酸、氨基酸
胃动素	在消化间期刺激胃和小肠的运动	迷走神经、盐酸、脂肪

3. 营养作用　是指一些胃肠激素具有促进消化道组织的代谢和生长的作用,是一种见效较慢的长期作用。

对胃肠激素的研究,已由 20 世纪 50 年代以前侧重于生理方面,发展到 20 世纪 50 年代发现了以胃肠症状为主要临床表现的胰腺内分泌肿瘤,再到 20 世纪 60 年代以后有了迅速的进展。目前已进入了临床应用的阶段。

第三节　消化和吸收

消化包括物理性消化和化学性消化,物理性消化主要是口腔通过咀嚼磨碎食物,胃肠的蠕动将大块的食物变成碎小的食物,并使其与消化液充分混合。化学性消化是指在消化酶的作用下,食物被化学分解成可以吸收的简单的化合物。

食物经过消化后,各种营养物质的分解产物、水、无机盐和维生素,以及大部分消化液即可通过消化道黏膜上皮细胞进入血液和淋巴中,这个过程称为吸收(absorption)。吸收的途径主要包括跨细胞和细胞旁两种:①跨细胞途径,肠腔内的物质通过小肠绒毛上皮细胞的顶端膜进入细胞内,再通过基底侧膜进入细胞外间隙,最后进入血液或淋巴;②细胞旁途径,肠腔内的物质通过小肠上皮细胞间的紧密连接进入细胞间隙,再进入血液。吸收的机制包括:①被动转运,包括单纯扩散、易化扩散和渗透;②主动转运,包括原发性主动转运和继发性主动转运;③入胞和出胞。

一、口腔内消化和吸收

口腔是消化管的起始器官,食物在口腔经过咀嚼被磨碎,并与唾液混合形成食团,经过吞咽入胃。唾液中的淀粉酶可将食物的少量淀粉分解为麦芽糖。

(一)唾液的分泌及其作用

唾液(saliva)是由口腔周围的三对大唾液腺,即腮腺、舌下腺和下颌下腺,以及众多散在的小唾液腺分泌的混合液体。

唾液为无色无味,近中性的(pH 值 6.7~7.1)低渗黏稠液体。正常成人每天分泌 1~1.5L

唾液,其中 99% 为水,其余为有机物和无机物,有机物有黏蛋白、唾液淀粉酶、溶菌酶和免疫球蛋白(Ig)等,无机物有 Na^+、K^+、HCO_3^-、Cl^- 及一些气体分子。

唾液的生理作用包括:①湿润与溶解食物,引起味觉;②清洁和保护口腔;③抗菌作用,唾液中的溶菌酶具有杀菌作用;④消化作用,唾液淀粉酶初步分解淀粉为麦芽糖;⑤排泄作用,经过唾液排出某些有毒物质如碘化钾、铅、汞,以及明显毒性强的微生物,如狂犬病毒可以从唾液排出。

唾液分泌的调节完全是神经反射性的,包括条件反射和非条件反射。在进食之前,食物的形状、颜色、气味和与进食有关的环境刺激,甚至对食物的联想所引起的唾液分泌,都是条件反射性分泌。进食过程中,食物对口腔黏膜的机械、温度和化学刺激所引起的唾液分泌为非条件反射性分泌。支配唾液分泌的传出神经为副交感神经纤维(第Ⅶ、Ⅸ对脑神经中)和交感神经纤维,以前者的作用为主。副交感神经兴奋时,可引起含水量多而含有机物较少的唾液分泌,同时伴有唾液腺的血管扩张,其递质分别为 Ach 和 VIP。阿托品可阻断 Ach 的作用,使唾液分泌减少。支配唾液腺的交感节后纤维释放的递质为去甲肾上腺素,作用于唾液腺的肾上腺素能受体,引起含酶及黏液较多的唾液分泌。

(二)咀嚼与吞咽

1. 咀嚼 咀嚼的作用主要是:①磨碎、混合和润滑食物,使之易于吞咽;也可减少大块、粗糙食物对胃肠黏膜的机械性损伤。②使食物与唾液淀粉酶接触,开始淀粉的化学性消化。③反射性地引起胃、胰、肝和胆囊的活动,为食物的下一步消化过程做好准备。

2. 吞咽 吞咽是由一系列动作组成的复杂的反射活动,使食团从口腔进入胃内。根据食团经过的部位,可将吞咽过程分为三期。第一期:由口腔到咽,是随意运动。第二期:由咽到食管上段。此期历时不到 2 秒。第三期:食团沿食管下移入胃,由食管蠕动完成。蠕动是指空腔器官平滑肌的顺序舒缩,形成一种向前推进的波形运动。食管蠕动时,食团前面有舒张波,食团后面跟随有收缩波。蠕动波起源于咽上缩肌,在吞咽的第二期传到食管上端,再沿食管向胃的方向传播,通常经 8~10 秒便可到达胃。

(三)口腔内的吸收功能

在口腔内,没有营养物质被吸收,但口腔黏膜血管丰富,是临床上一种给药途径。

二、胃内消化和吸收

胃有贮存和消化食物两方面的功能。食物在胃内经过机械性和化学性消化,对蛋白质进行初步分解,形成食糜,然后被少量、分批次逐渐排送入十二指肠。

从功能上通常将胃分为头区和尾区。头区包括胃底和胃体的上端,胃体的下端和胃窦合称为尾区。胃黏膜中有三种外分泌腺:①贲门腺,属黏液腺。②胃底腺,腺体主要有壁细胞、主细胞和颈黏液细胞,它们分别分泌盐酸、胃蛋白酶原和黏液,壁细胞还分泌内因子。③幽门腺,含有黏液细胞和 G 细胞,前者分泌黏液、HCO_3^- 及胃蛋白酶原,后者分泌促胃液素(gastrin)。

(一)胃液的性质、成分和作用

胃液为无色透明的酸性液体,pH 值为 0.9~1.5,成人分泌量为每天 1.5~2.5L。成分除水分外,主要有盐酸、胃蛋白酶、黏液、HCO_3^-、内因子等。

1. 盐酸 由胃底腺的壁细胞分泌,也称胃酸。胃液中的盐酸包括游离酸和与蛋白质结合的结合酸,两者在胃液中的总浓度称为胃液的总酸度。胃液中的盐酸含量通常以单位时间内分泌的毫摩尔(mmol)数表示,称为盐酸排出量,胃液的酸度为 125~165mmol/L。正常人空腹时的盐酸排出量称为基础酸排出量,为 0~5mmol/h。在食物或某些药物刺激下,盐酸排出量明显增加,最大酸排出量可达 20~25mmol/h。

盐酸分泌的过程是一个需要消耗能量的主动转运过程。壁细胞分泌小管膜上的质子泵(H^+-K^+-ATP 酶)是酸分泌的关键结构,而它可被质子泵抑制剂如奥美拉唑(omeprazole)抑制,故临床上可用这类药物来治疗胃酸分泌过多。

胃酸的生理作用包括:①激活胃蛋白酶原,使之变为有活性的胃蛋白酶;②为胃蛋白酶提供适宜的酸性环境;③促进蛋白质变性易于水解;④抑制和杀死进入胃内的细菌;⑤进入小肠后促进胰液、胆汁和小肠液的分泌;⑥有助于钙和镁的吸收。

2. 胃蛋白酶原 胃蛋白酶原有Ⅰ型和Ⅱ型两种,由泌酸腺的主细胞和幽门腺的黏液细胞分泌,两型的功能相同。胃蛋白酶原在 pH 值<5.0 的酸性环境中可转变为有活性的胃蛋白酶(pepsin),其最适 pH 值为 2~3。已激活的胃蛋白酶也能促使胃蛋白酶原转变为胃蛋白酶,即自身催化。胃蛋白酶能使蛋白质水解,生成胨、胨、少量多肽和氨基酸。

3. 黏液和 HCO_3^- 胃黏膜细胞分泌两种类型的黏液:迷走神经兴奋和 Ach 可刺激颈黏液细胞分泌可溶性黏液,它与胃腺分泌的其他成分混合在一起,可润滑胃内食糜;位于胃腺开口之间的表面上皮细胞在受到食物的化学或机械刺激时,可分泌大量黏液,形成一松软的凝胶层(凝胶型黏液),覆盖于胃黏膜表面。从胃黏膜脱落的死亡细胞也被包裹在此黏液层内。表面上皮细胞分泌的 HCO_3^- 也渗入到此凝胶层中,于是形成一层 0.5~1mm 厚的黏液-碳酸氢盐屏障。

4. 内因子 内因子是由壁细胞分泌的分子量为 55 000 的一种糖蛋白。内因子有两个活性部位:一个部位可与食物中的维生素 B_{12} 结合,所形成的内因子-维生素 B_{12} 复合物对蛋白水解酶有很强的抵抗力;另一个活性部位可与远端回肠上皮细胞膜上的受体结合,促进维生素 B_{12} 的吸收。

(二)胃液分泌的调节

1. 影响胃液分泌的主要物质 胃液分泌受到一些内源性物质的调控,刺激胃液分泌的内源性物质,如乙酰胆碱、促胃液素、组胺等;抑制胃酸分泌的内源性物质,如生长抑素、前列腺素(前列腺素 E_2、前列环素)、上皮生长因子等。

2. 胃液分泌的调节 空腹时的胃液分泌为基础胃液分泌或非消化期胃液分泌。进食后刺激胃液大量分泌为消化期胃液分泌。根据感受食物刺激的部位不同,将消化期胃液分泌分为头期、胃期和肠期。

(1)头期:胃液分泌由进食动作引起,其感受器在头部。此期胃液分泌包括条件反射和非条件反射两种机制。条件反射性胃液分泌是由食物的形象、气味、声音等刺激引起。还可以因想到能引起食欲的食物而引起胃液分泌。非条件反射是指在咀嚼、吞咽食物过程中,食物刺激口、咽、喉等处的感受器引起的胃液分泌。反射中枢位于延髓、下丘脑、边缘系统及大脑皮质,传出神经是迷走神经。迷走神经兴奋刺激胃液分泌的机制:①直接刺激壁细胞;

②刺激 G 细胞及嗜铬样细胞（ECL cells），分别释放促胃液素和组胺，间接促进胃液分泌。一般情况下，迷走神经刺激以直接作用为主。支配壁细胞及 ECL 细胞的迷走神经节后纤维释放的递质是 Ach，其作用可被阿托品阻断；而支配 G 细胞的迷走神经节后纤维的递质是促胃液素释放肽，其作用不能被阿托品阻断。

头期胃液分泌受情绪和食欲的影响很大，其分泌量约占整个消化期分泌量的 30%，胃液的酸度和胃蛋白酶含量均很高，持续时间 2~4 小时。

（2）胃期：胃液分泌食物入胃后，食物的机械和化学刺激通过以下三种机制继续引起胃液分泌：①食物机械性扩张刺激胃底、胃体部和幽门部的感受器，经迷走-迷走神经反射，直接或间接通过促胃液素，作用于壁细胞，引起胃液分泌；②扩张幽门部，通过局部神经丛使 G 细胞释放促胃液素；③蛋白质的消化产物肽和氨基酸直接作用于 G 细胞，使后者释放促胃液素，引起壁细胞分泌。

胃期的胃液分泌量占整个消化期分泌量的约 60%，胃液的酸度高，但胃蛋白酶的含量比头期少。

（3）肠期（主要为体液调节）：食物进入小肠后，对肠壁机械扩张，分解产物的化学性刺激引起胃液分泌。其主要机制是通过体液调节来实现的。如小肠黏膜释放肠泌酸素、G 细胞分泌促胃液素等。肠期胃液分泌量少，占总量的 1/10。

（三）胃的运动及其控制

非消化期胃无明显的运动，进食后胃的运动明显加强，完成胃内的机械性消化。胃的头区容纳和储存食物，调节胃内压及促进液体排空；尾区混合、研磨并加快固体食物的排空。

1. 胃运动形式

（1）胃的容受性舒张：当咀嚼和吞咽食物时，食物刺激口、咽、食管等处的感受器，反射性引起胃平滑肌舒张，胃容积增大，能使胃的容积增加而胃内压不变，有利于容纳和储存食物。胃的容受性舒张受迷走-迷走反射调控，其抑制性纤维终末释放 VIP 或 NO、缩胆囊素（cholecystokinin，CCK）等递质。

（2）紧张性收缩：实质胃平滑肌经常处于微弱的持续的收缩状态。其意义是：①维持一定的胃内压，使胃液渗入食糜，有利于胃内消化和排空；②保持胃形态、位置；③进食后头区紧张性收缩增强，推动食糜缓慢进入尾区。

（3）蠕动：进食后，胃开始出现明显的蠕动。蠕动受胃平滑肌的慢波控制，从胃的中部开始，有节律地向幽门方向推进。每分钟约发生 3 次，每次蠕动约需 1 分钟到达幽门。因此，在整个胃上，通常是一波未平，一波又起。胃蠕动的生理作用是在蠕动波产生的压力作用下，使胃窦内少量（数毫升）食糜进入十二指肠。胃蠕动对食糜的回推，非常有利于食物与胃液的充分混合和对食物进行机械与化学性的消化。

2. 胃的排空
食物由胃排入十二指肠的过程称为胃排空。胃排空一般在食物进入胃后 5 分钟开始。不同的食物排空的速度不同，固体食物排空的速度取决于在胃内分解成小颗粒的速度，较快被磨碎为小颗粒的食物，排空也就较快。液体食物的排空远比固体食物快；等张盐溶液比高张或低张盐溶液排空快。在三种主要食物成分中，糖类排空最快，蛋白质次之，脂类最慢。普通的混合食物，每餐后从胃内完全排空需 4~6 小时。

（1）胃排空的动力：胃排空的动力是胃收缩运动造成的胃内压与十二指肠内压之差。胃排空的速度受来自胃和十二指肠两方面因素的控制,以后者的作用更为重要。

（2）胃内容物促进胃排空:胃内促进排空的因素是胃内容物。胃内容物的容量和胃排空速度呈线性关系。胃内容物扩张胃壁的机械刺激通过迷走-迷走反射和壁内神经丛反射使胃运动增强,胃排空加快。胃内容物主要是蛋白质消化产物,可引起促胃液素释放,后者能增强胃体和胃窦的收缩,但由于它同时也增强幽门括约肌的收缩,所以其净作用不是促进而是延缓排空。

（3）十二指肠内容物抑制胃排空:食糜中的盐酸、脂肪及蛋白质消化产物、高渗溶液以及机械性扩张刺激,通过肠-胃反射和刺激小肠上段黏膜释放缩胆囊素、促胃液素、促胰液素、抑胃肽等,可抑制胃排空。

当进入十二指肠的酸性食糜被中和,渗透压降低以及食物的消化产物被吸收后,对胃运动的抑制性影响被消除,胃运动又增强,于是胃又推送一部分食糜进入十二指肠。可见,胃的排空是间断性的,而且与上段小肠内的消化、吸收过程相适应。如果控制胃排空的机制发生障碍,可导致胃排空过快或过慢。

（四）胃的吸收功能

胃的吸收能力很差,因为胃黏膜无绒毛,且上皮细胞之间连接紧密,仅吸收少量高度脂溶性的物质如乙醇及某些药物如阿司匹林等。

三、小肠内消化和吸收

小肠是消化、吸收的主要部位,食糜在小肠内停留 3~8 小时,经胰液、胆汁和小肠液的化学性消化和小肠运动的机械性消化后,变成可吸收的小分子物质而被小肠吸收。

（一）胰液的分泌

胰腺具有内分泌和外分泌两种功能。胰液是由胰腺的腺泡细胞及小导管细胞分泌的,是消化力最强的消化液。

1. 胰液的成分和作用　胰液（pancreatic juice）是一种无色的碱性液体,pH 值约为 8.0,每日分泌约 1.5L,渗透压与血浆相等。胰液的成分包括水、无机物和有机物。无机物主要由小导管的上皮细胞分泌,有 Na^+、K^+、Cl^- 和 HCO_3^- 等离子。HCO_3^- 的主要作用是中和进入十二指肠的胃酸。胰液中的有机物主要是消化酶,其种类繁多,包含有分解三大类营养物质的各种酶,如蛋白水解酶、淀粉酶、脂肪酶等。

（1）蛋白水解酶:胰液中的蛋白水解酶主要有胰蛋白酶、糜蛋白酶、弹性蛋白酶和羧基肽酶等,它们均以酶原的形式贮存于腺泡细胞内并被分泌。胰蛋白酶原在肠液中的肠激酶的作用下,转变为有活性的胰蛋白酶。此外,胰蛋白酶也能激活胰蛋白酶原,即自身催化。胰蛋白酶还能激活糜蛋白酶原、弹性蛋白酶原及羧基肽酶原,使它们分别转化为相对应的酶。胰蛋白酶和糜蛋白酶使蛋白质分解为多肽和氨基酸,前者可再被羧基肽酶、弹性蛋白酶进一步分解。此外,胰液中还含有核糖核酸（RNA）酶、脱氧核糖核苷酸（DNA）酶,可使相应的核酸水解为单核苷酸。

（2）胰淀粉酶:胰淀粉酶可将淀粉、糖原及大多数其他碳水化合物水解为二糖及少量三糖,但不能水解纤维素。其最适 pH 值为 7.0。

（3）胰脂肪酶：主要的胰脂肪酶是三酰甘油水解酶。它是以活性形式分泌的，可将中性脂肪水解为脂肪酸、甘油一酯及甘油。其最适 pH 值为 8.0，但需在辅脂酶的存在下才能充分发挥作用。辅脂酶可把脂肪酶紧密地附着于油-水界面，因而可以增加脂肪酶水解的效力。胰液中还含有胆固醇酯水解酶和磷脂酶 A_2，前者水解胆固醇酯，生成胆固醇和脂肪酸，后者水解磷脂，生成溶血磷脂和脂肪酸。

正常情况下，有少量的胰消化酶进入血液循环，如胰淀粉酶和胰脂肪酶；但在急性胰腺炎时血液中的胰酶水平显著升高，所以测定血浆中的胰淀粉酶或胰脂肪酶浓度是诊断急性胰腺炎的一个有价值的指标。

由于胰液中含有三种主要营养成分的消化酶，因而胰液是最重要的一种消化液。当胰液缺乏时，即使其他消化液分泌正常，食物中的脂肪和蛋白质仍不能完全消化，但糖的消化一般不受影响。由于脂肪不能被消化和吸收，故引起脂肪泻。

在正常情况下，胰液中的蛋白水解酶不会消化胰腺本身，这是由于它是以酶原的形式存在于腺泡细胞及通过导管的。此外，胰腺的腺泡细胞还同时分泌胰蛋白酶抑制物，可以阻止腺细胞、腺泡及胰导管内的胰蛋白酶原激活。在急性胰腺炎时，大量胰液淤积于胰的受损区，胰蛋白酶抑制物的作用受到破坏，使胰蛋白酶原及磷脂酶 A_2 迅速激活，胰蛋白酶的自身催化及激活的其他蛋白水解酶和磷脂酶也可在短时间内引起大量胰腺组织破坏或被消化。

2. 胰液分泌的调节　胰液的分泌也受神经和体液的调节，但以体液调节为主。像胃液分泌的调节一样，胰液分泌的调节也可分为头期、胃期和肠期。头期为神经调节，胃期和肠期主要是体液调节。

（二）胆汁的分泌和排出

肝细胞持续生成和分泌胆汁，胆汁进入肝内的胆小管，后者汇入较大的胆管，最后经由肝管出肝。胆管上皮细胞可分泌大量含水和碳酸氢盐的胆汁入胆管。胆汁可直接经胆总管进入十二指肠；但在消化间期，胆汁经胆囊管进入胆囊并被贮存，于消化期再排入十二指肠。胆汁对于脂肪的消化和吸收具有重要作用。此外，机体通过分泌胆汁还可排泄多种内源性和外源性物质，例如胆固醇、胆色素、碱性磷酸酶、肾上腺皮质类固醇及其他类固醇激素，某些药物和重金属等。

1. 胆汁的成分和作用　正常成人每天分泌胆汁 600~1 200ml。胆汁呈金黄色，pH 值 7.8~8.6；在胆囊中贮存的胆汁，因被浓缩而颜色加深，因碳酸氢盐被吸收而呈中性或弱酸性（pH 值 6.8~7.0）。胆汁中除 97% 是水外，还含有胆盐、磷脂、胆固醇、胆色素等有机物及 Na^+、Cl^-、K^+、HCO_3^- 等无机物，不含消化酶。弱碱性的胆汁有中和部分进入十二指肠内的胃酸的作用。

（1）胆盐：胆盐占胆汁中固体成分的 50%。肝细胞利用胆固醇合成胆汁酸，包括胆酸、鹅脱氧胆酸，两者均为初级胆汁酸。在结肠内细菌的作用下，分别转化为脱氧胆酸和石胆酸，两者均为次级胆汁酸。在肝脏，初级胆汁酸与甘氨酸和牛磺酸结合，形成甘氨胆酸、牛磺胆酸、甘氨鹅脱氧胆酸和牛磺鹅脱氧胆酸。在碱性的胆汁中，再与 Na^+ 和 K^+ 结合，形成胆盐，主要是钠盐。胆盐随肝胆汁排到小肠后，约有 95% 在回肠末端被吸收入血，经门静脉进入肝脏，再组成胆汁排入肠内。这个过程称为胆盐的肠肝循环。

由于胆盐是双嗜性分子，所以在水溶液中易形成聚集物——圆筒形的微胶粒。胆盐的疏水性表面朝向内部,而亲水性一面朝外与水接触,围成圆筒状。胆汁中的胆固醇、磷脂以及食物中的脂肪酸和脂溶性维生素均可渗入到微胶粒的内部,共同组成混合微胶粒。

　　胆盐对脂肪的消化和吸收起重要的作用。在十二指肠,胆盐围绕脂肪微粒呈单层排列,使之分散于水溶液中,形成混悬液(乳化作用)。这可增加脂肪与脂肪酶作用的面积,有利于脂肪的分解。胆盐形成的混合微胶粒,使不溶于水的脂肪酸、甘油一酯及脂溶性维生素等处于溶解状态,并可将它们转运到小肠黏膜纹状缘而被吸收。如肠中缺乏胆汁,将有40%的饮食脂肪不能被消化、吸收,而从粪便排出,甚至引起脂肪泻。通过肠肝循环进入肝脏的胆盐又可刺激胆汁分泌,是一种重要的利胆剂。

　　(2)磷脂:磷脂中主要是卵磷脂,占胆汁固体成分的30%~40%,也是双嗜性分子,因此也有乳化脂肪的作用,并参与混合微胶粒的形成。磷脂越多,能溶解于微胶粒中的胆固醇也越多。

　　(3)胆固醇:胆固醇为体内脂肪代谢的产物之一,占胆汁固体成分的4%,它不溶于水而溶解于微胶粒的内部。如胆汁中的胆固醇含量超过微胶粒的溶解能力,即胆固醇过饱和,则易于在胆汁中形成胆固醇结晶,后者在胆道或胆囊中可促进胆固醇结石的形成。胆汁中胆固醇的含量部分与脂肪的摄入量有关,长期高脂肪饮食者较易发生胆结石。由于胆固醇随粪便丢失是其排泄的主要方式,因此,一些能阻止胆盐肠肝循环的药物可使回收胆盐减少,肝脏需要利用更多的胆固醇合成新的胆汁酸,从而可降低血液胆固醇水平。

　　(4)胆色素:胆色素占胆汁固体成分的2%,是血红蛋白的代谢产物,主要的胆色素是胆红素。胆红素呈金黄色。

　　2. 胆汁分泌与排放的调节　引起肝细胞分泌胆汁的主要刺激物是通过肠肝循环进入肝脏的胆盐。胆盐能促进胆汁分泌,使胆汁流出明显增加。另外,刺激迷走神经以及促胰液素均可使肝胆管分泌富含水、Na^+和HCO_3^-的胆汁。

(三)小肠液的分泌

　　小肠内有两种腺体,即十二指肠腺和小肠腺,前者分布于十二指肠上段,后者分布于整个小肠。

　　1. 十二指肠腺的分泌　十二指肠腺分泌富含黏液和水的碱性液体,其主要作用是保护十二指肠黏膜免受消化液的消化,以及与胰液、肝胆汁一起中和进入十二指肠内的胃酸。

　　2. 小肠腺的分泌　小肠腺和小肠绒毛上皮细胞中的杯状细胞分泌的黏液起润滑和保护小肠黏膜的作用。小肠腺中的肠上皮细胞分泌含大量水和电解质的等渗液,其分泌量约为1.8L/d,分泌液的pH值为7.5~8.0。小肠液分泌后又被小肠绒毛再吸收。这种液体从腺体分泌到绒毛吸收的循环为小肠内营养物质的吸收提供了运载工具。

　　从小肠腺分泌入肠腔内的消化酶可能只有肠激酶一种,它能激活胰蛋白酶原。但在小肠黏膜上皮细胞表面,特别是绒毛的上皮细胞表面含有各种消化酶,如分解小肽的肽酶,分解中性脂肪的脂肪酶和4种分解二糖的酶,即蔗糖酶、麦芽糖酶、异麦芽糖酶和乳糖酶。这些酶可催化在绒毛外表面的食物分解,分解产物随后进入小肠上皮细胞内。因此,小肠本身对食物的消化是在小肠上皮细胞的纹状缘或上皮细胞内进行的。上皮细胞表面的消化酶可随脱落的细胞进入肠腔内,但对小肠内的消化不起作用。

　　3. 小肠分泌的调节　小肠液的分泌是经常性的,但在不同情况下分泌的速率变化很大。食糜对肠黏膜局部的机械性和化学性刺激通过肠壁内神经丛引起局部反射,这是调节小肠分泌的主要机制。小肠黏膜对肠壁的扩张刺激很敏感,小肠内食糜量越多,小肠液的分泌就越多。迷走神经兴奋可引起十二指肠腺分泌增加;交感神经兴奋则抑制十二指肠腺的分泌。因此,长期交感神经兴奋可削弱十二指肠上部(球部)的保护机制,这可能是导致该部位发生溃疡的一个原因。许多体液因素,如促胃液素、促胰液素、缩胆囊素和血管活性肠肽等,都具有刺激小肠液分泌的作用。

(四)小肠的运动

小肠运动的形式除持续的紧张性收缩外,在消化期还有两种主要的运动形式,即分节运动和蠕动。它们都是发生在紧张性收缩的基础上的。在消化间期则有周期性移行性复合运动。

1. 小肠运动的形式

(1)分节运动:当小肠被食糜充盈时,肠壁的牵张刺激可引起该段肠管一定间隔距离的环行肌同时收缩,将小肠分成许多邻接的小节段;随后,原来收缩的部位发生舒张,而原来舒张的部位发生收缩。如此反复进行,使小肠内的食糜不断地被分割,又不断地混合。小肠的这种运动形式称为分节运动。分节运动的主要作用是使食糜与消化液充分混合,使食糜与肠壁紧密接触,有利于消化和吸收,但并不明显地推进食糜。

(2)蠕动:蠕动可发生于小肠的任何部位,但小肠蠕动波的传播速度较慢,仅0.5~2cm/min。蠕动波在小肠上段传播较快,在小肠下段较慢。通常传播3~5cm便消失,极少超过10cm。因此由蠕动推动食糜在小肠内移动的速度也很慢,平均仅1cm/min。

(3)移行性复合运动:在饥饿时或小肠内容物大部分被吸收后,分节运动停止,而出现周期性移行性复合运动(MMC)。小肠的MMC起源于胃的下部,向肛门方向缓慢移行,每60~90分钟发生一次,经60~90分钟可到达回肠末端。当一个波群到达回肠末端时,另一波群又在胃部发生。MMC的主要作用是:①将肠内容物,包括前次进食后遗留的食物残渣、脱落的上皮细胞及细菌等清除干净;②阻止结肠内的细菌迁移到终末回肠。因此MMC被称为小肠的"管家"。MMC减弱或缺乏者,细菌易于在回肠内过度生长;细菌释放的某些物质可刺激小肠上皮细胞分泌NaCl和水,导致腹泻。

2. 回盲瓣的功能

回盲瓣的主要功能是阻止结肠内容物反流入小肠,还可防止小肠内容物过快地进入大肠,有利于小肠内容物的完全消化与吸收。平时回盲瓣是关闭的。进食后,食物入胃,引起胃-回肠反射,使回肠蠕动加强;当回肠蠕动波到达回肠末端时,回盲括约肌舒张,回肠内容物进入结肠。结肠以及盲肠和阑尾充满时,则引起回盲括约肌收缩加强和回肠蠕动减弱,于是可延缓回肠内容物的通过。

3. 小肠运动的调节

(1)内在神经丛的作用:肌间神经丛对小肠运动起重要的调节作用。小肠内容物的机械性和化学性刺激,以及肠管被扩张,都可通过局部神经丛反射引起小肠蠕动加强。

(2)外来神经的作用:一般情况下,副交感神经兴奋可加强小肠的收缩运动,交感神经兴奋则抑制小肠运动。外来神经的作用一般是通过小肠的壁内神经丛实现的。小肠的运动还受神经系统高级中枢的影响,例如情绪可改变肠的运动功能。

(3)体液因素的作用:促胃液素、缩胆囊素、胃动素、胰岛素和5-羟色胺可增强小肠运动。

MMC 可能是由胃动素发动的。进食后 MMC 转变为消化期的运动形式,部分可能是由于促胃液素和缩胆囊素的释放所致。阿片肽也可能是某些收缩反应的中介物。促胰液素和胰高血糖素能抑制小肠运动,而血管活性肠肽和一氧化氮是肠内神经系统释放的引起小肠舒张的递质。

（五）小肠的吸收功能

通常小肠每日吸收约数百克糖、100g 或更多的脂肪,50~100g 氨基酸,50~100g 各种离子和 7~8L 水。但正常的小肠吸收潜力远比上述数值大,每日能吸收多至几千克的糖、500g 脂肪、500~700g 蛋白质、20L 甚至更多的水。

1. 糖的吸收　食物中的糖类一般须被分解为单糖后才能被吸收,只有少量的二糖被吸收。肠道中的单糖主要是葡萄糖、半乳糖和果糖。

葡萄糖和半乳糖是通过同向转运机制吸收的。在肠绒毛上皮细胞的基底侧膜上有 Na^+ 泵,不断将细胞内的 Na^+ 泵入细胞间液,再进入血液,维持细胞内低的 Na^+ 浓度;在其顶端膜上存在有 Na^+-葡萄糖和 Na^+-半乳糖同向转运体,它们分别能与 Na^+-葡萄糖和 Na^+-半乳糖结合,Na^+ 依靠细胞内、外 Na^+ 的浓度差进入细胞,释放的势能将葡萄糖或半乳糖转运入细胞,然后在基底侧膜通过易化扩散进入细胞间液,再进入血液。给予 Na^+ 泵抑制剂毒毛花苷可抑制葡萄糖及半乳糖的吸收。

2. 蛋白质的吸收　蛋白质分解产物,包括二肽、三肽以及氨基酸的吸收,类似葡萄糖、半乳糖的吸收,即通过继发性主动转运而被吸收。在小肠绒毛上皮细胞的顶端膜上,存在多种 Na^+-氨基酸和 Na^+-肽同向转运体,它们分别转运中性、酸性、碱性氨基酸与亚氨基酸,以及二肽、三肽进入细胞。进入细胞的氨基酸以及少量未水解的二肽、三肽,经过基底侧膜上的氨基酸或肽转运体以易化扩散的方式进入细胞间液,然后进入血液。少数氨基酸的吸收不依赖于 Na^+,可通过易化扩散的方式进入肠上皮细胞。

婴儿的肠上皮细胞可通过入胞和出胞方式吸收适量的未经消化的蛋白质。例如,母体初乳中的免疫球蛋白 A(IgA)可以这种方式进入婴儿的血液循环,产生被动免疫。但随着年龄的增大,小肠吸收完整蛋白质的能力减小。外来蛋白质被吸收后,不但无营养价值,而且可引起过敏反应。

3. 脂类的吸收　脂类的消化产物,包括甘油一酯、游离脂肪酸、胆固醇、溶血卵磷脂,以混合微胶粒的形式存在于肠腔内。混合微胶粒通过覆盖在小肠纹状缘表面的非流动水层到达微绒毛,释放出其内的脂类消化产物。脂类消化产物顺浓度梯度扩散入细胞,胆盐则留在肠腔内,形成新的混合微胶粒,反复转运脂类消化产物,最后在回肠被吸收。在肠上皮细胞内,脂类消化产物在滑面内质网再发生酯化,形成甘油三酯、胆固醇酯及卵磷脂。然后它们与肠上皮细胞合成的脱辅基蛋白结合,形成乳糜微粒。乳糜微粒在高尔基复合体包装成分泌颗粒,然后迁移到基底侧膜,通过出胞过程进入绒毛内的乳糜管。

正常情况下,小肠中的胆固醇易于被吸收,但植物固醇如大豆中的固醇,难以吸收,可降低胆固醇的吸收。

4. 水的吸收　成人每天约摄入 2L 水,分泌约 7L 消化液,因此消化道每天吸收约 9L 水,其中空肠吸收 5~6L,回肠吸收 2L,结肠吸收 400~1 000ml,十二指肠净吸收水很少。

水是通过渗透方式被吸收的,即由于肠内营养物质及电解质的吸收,造成肠内容物低渗,从而促进水从肠腔经跨细胞途径和细胞旁途径转入血液。另一方面,水也能从血浆转运到肠腔,例如,当胃排出大量高渗溶液入十二指肠时,水从肠壁渗出到肠腔内,使食糜很快变成等渗。

5. 无机盐的吸收

(1)钠的吸收:小肠每天吸收 25~30g 钠,约等于体内总钠量的 1/7;其中摄入的钠约 5~8g,其余为消化液中的钠。因此,一旦肠分泌的钠大量丢失,例如严重腹泻时,体内储存的钠在几小时内可降至很低甚至危及生命的水平。钠是主动吸收的,即由于肠上皮细胞基底侧膜上 Na^+-K^+ 泵的活动所造成的细胞内低 Na^+ 浓度,促进肠腔内的 Na^+ 顺浓度差进入细胞。

(2)Cl^- 和 HCO_3^- 的吸收:Cl^- 除了一部分与 Na^+ 同向转运而被吸收外,主要是通过被动扩散而迅速吸收的。由于 Na^+ 的吸收,造成肠腔内带负电位,而肠上皮细胞内为正电位,于是 Cl^- 可顺电位差进入细胞。在上段小肠的膜液及胆汁中含有大量的 HCO_3^-,其吸收是以与 H^+ 交换的方式进行的,即通过 Na^+-H^+ 交换进入肠腔内 H^+ 与 HCO_3^- 结合,形成 H_2CO_3,后者解离为 H_2O 和 CO_2,H_2O 留在肠腔内,CO_2 则通过肠上皮细胞而被吸收入血,最后从肺呼出。也就是说,HCO_3^- 是以 CO_2 的形式吸收的。

(3)铁的吸收:铁的吸收量很有限,人每日吸收铁约 1mg,仅为每日摄入膳食铁的 5% 左右。孕妇、儿童及失血等情况下,铁的吸收量增加。食物中的铁包括血红素铁和非血红素铁,后者又包括三价铁(Fe^{3+})和二价铁(Fe^{2+})。由于 Fe^{3+} 易于与小肠分泌液中的负离子形成不溶性盐,如氢氧化物、磷酸盐、碳酸氢盐,以及与食物中的植酸、草酸、鞣酸和谷粒纤维形成不溶性复合物,因此不易被吸收。Fe^{2+} 则不易形成上述复合物,并且在 pH 值高达 8.0 的情况下仍是可溶性的,因而易被吸收。食物中的铁主要是 Fe^{3+}。不溶性铁在较低的 pH 值环境中易于溶解,所以胃酸可促进铁的吸收,而胃酸分泌缺乏时铁的吸收减少,易发生缺铁性贫血。维生素 C 可与铁形成可溶性复合物,并能使 Fe^{3+} 还原为 Fe^{2+},因此可促进铁的吸收。血红蛋白和肌红蛋白中的血红素较容易被吸收,并且是铁的一个重要饮食来源。铁主要在十二指肠及空肠内被吸收。

(4)钙的吸收:从食物中摄入的钙,30%~80% 在肠内被吸收。影响钙吸收的主要因素有维生素 D 和机体对钙的需要状况。维生素 D 促进钙的吸收。机体钙缺少或对钙的需要增加时,如低钙饮食、儿童和哺乳期的妇女,钙的吸收增加。体内钙较多时,钙的吸收减少。葡萄糖可刺激 Ca^{2+} 的吸收,而脂肪、草酸盐、磷酸盐、植酸等由于可与 Ca^{2+} 形成不溶性复合物而抑制 Ca^{2+} 的吸收。酸性环境可增加 Ca^{2+} 的吸收,而碱性环境则降低 Ca^{2+} 的吸收。

6. 胆固醇的吸收 肠道胆固醇主要来源于食物和胆汁。游离胆固醇与胆盐结合形成混合微胶粒,进入肠上皮细胞内,在细胞质内质网中脂肪消化产物又重新合成三酰甘油,并与载脂蛋白合成乳糜微粒,在高尔基体中形成囊泡,以出胞的方式释放乳糜微粒,乳糜微粒扩散进入毛细淋巴管,经胸导管入血。

7. 维生素的吸收 大多数维生素在小肠上段吸收,但维生素 B_{12} 在回肠被吸收。大多数水溶性维生素,包括维生素 B_1、维生素 B_2、维生素 B_6、维生素 PP、维生素 C 以及生物素和叶酸,是通过依赖于 Na^+ 的同向转运体被吸收的。维生素 B_{12} 须先与内因子结合成复合物,再到回肠被主动吸收。脂溶性维生素 A、维生素 D、维生素 E、维生素 K 的吸收与饮食脂类消化产物的吸收相同。

四、大肠内消化和吸收

人类的大肠没有重要的消化功能，其主要功能是：①吸收水分、无机盐及由大肠内细菌合成的维生素 B、K 等物质；②贮存未消化和不消化的食物残渣并形成粪便。食物摄入后直至其消化残渣大部分被排出体外，约需 72 小时。

（一）大肠液的分泌

大肠内含有许多大肠腺，可分泌大量的黏液。此外，大肠上皮细胞还分泌水、HCO_3^-，因此大肠液是一种碱性的黏性液体，pH 值为 8.3~8.4。大肠液作用是润滑粪便、保护肠黏膜。大肠液的分泌主要由食物残渣对肠壁的直接机械刺激或通过局部神经丛反射所引起。刺激副交感神经（盆神经）可引起远端大肠分泌黏液明显增加，刺激结肠的交感神经能使大肠液分泌减少。

（二）大肠的运动和排便

1. 大肠的运动形式　由于大肠的主要功能是吸收食糜中的水和电解质，形成和贮存粪便，因此无需强烈的运动。正常时大肠的运动很微弱，其运动形式类似小肠，主要有混合运动和推进运动两种。

蠕动常见于远端结肠，其传播速度很慢（约 5cm/h）。按此计算，食糜通过结肠约需 48 小时。大肠还有一种行进很快、向前推进距离很长的强烈蠕动，称为集团蠕动，它可将肠内容物从横结肠推至乙状结肠或直肠。阿片类药物如吗啡、可待因、哌替啶，以及抗酸剂氢氧化铝等，可降低结肠集团蠕动的频率，因此使用这些药物后易产生便秘。当结肠黏膜受到强烈刺激如肠炎时，常引起持续的集团蠕动。

2. 粪便的形成及排便反射

（1）粪便的形成：食物残渣在大肠内停留时，一部分水被吸收，同时经过大肠内细菌的发酵与腐败作用以及大肠黏液的黏结作用，形成粪便。

（2）排便反射（defecation reflex）：是受意识控制的脊髓反射。人的直肠内通常是没有粪便的，当胃-结肠反射发动的集团蠕动将粪便推入直肠时，可刺激直肠壁感受器，传入冲动经盆神经和腹下神经到达脊髓腰骶段的初级排便中枢，并上传至大脑皮质，产生便意。如果环境许可，皮质发出下行冲动到脊髓初级排便中枢，传出冲动经盆神经引起降结肠、乙状结肠和直肠收缩，肛门内括约肌舒张；同时阴部神经传出冲动减少，肛门外括约肌舒张，粪便被排出体外。此外，腹肌、膈肌收缩也能促进粪便的排出。如果环境不许可，阴部传出神经兴奋，外括约肌仍维持收缩，几分钟后，排便反射便消失，需经过几小时或到有粪便进入直肠时再发动排便反射。由于胃-结肠反射发生于餐后，故排便常发生于早餐后，尤其是幼儿。在成人，排便时间主要受习惯和环境因素影响。

（三）大肠内细菌的活动

大肠内有大量细菌，它们来自空气和食物。由于大肠内的碱性环境、温度，特别是大肠内容物在大肠滞留的时间较长，很适合于细菌繁殖。大肠内的细菌种类繁多，包括厌氧菌（如产气荚膜梭菌和脆弱拟杆菌）和需氧菌，如产气肠杆菌。肠道细菌对人体的作用较复杂，包括有益的和有害的作用,其主要作用是:①发酵未消化或不消化的碳水化合物(主要是纤维素)和脂类,产生短链脂肪酸和多种气体,例如 H_2、N_2、CO_2、CH_4 及硫化氢。短链脂肪酸易被结肠吸收,可用于供能,并可促进钠的吸收,对结肠上皮细胞还具有营养作用和抗炎作用。②能合成维生素 K、维生素 B_1、维生素 B_2、维生素 B_{12} 和叶酸;另一方面,一些重要的营养物质,如维生素 C、维生素 B_{12} 及胆碱可被某些肠道细菌利用。

(四)大肠的吸收功能

大肠能够吸收少量的水、电解质、部分维生素和其他物质(如氨、胆汁酸等)。

第四节　中医对消化系统生理功能的认识

一、脾主运与胃主纳

脾主运化,运,即输送转运;化,即消化吸收,是指脾具有消化水谷,将其转化为精微并转输至全身的生理功能。脾主运化包括运化水谷和运化水湿两个方面。《素问·太阴阳明论》云:"脾病而四肢不用,何也? 岐伯曰:四肢皆禀气于胃,而不得至经,必因于脾,乃得禀也。今脾病不能为胃行其津液,四肢不得禀水谷气,气日以衰,脉道不利,筋骨肌肉,皆无气以生,故不用焉。"《素问·经脉别论》云:"饮入于胃,游溢精气,上输于脾,脾气散精,上归于肺,通调水道,下输膀胱,水精四布,五经并行。"《素问·奇病论》云:"夫五味入口,藏于胃,脾为之行其精气,津液在脾,故令人口甘也。"即水饮入胃,经初步消化,输运于脾,经过如雾如沤的进一步消化转换,再散气布精,精者上归于心肺,浊者下输于肾与膀胱,并在各脏腑的协调下,水精四布,五经并行,内而灌养五脏六腑,外而滋润肌肤皮毛,从而起到消化与转运的功能。

脾主运化的另一重要含义是脾为气血生化之源,主生血。《黄帝内经》云"脾藏营""营出于中焦",营者,营血也,营出中焦者,指血生于脾胃,饮食水谷经过胃受纳腐熟,脾之运化,上注肺脉,化而为赤。血是人体内重要的生命物质,是人体摄入的食物通过脾胃的运化作用而生成的,脾通过运化输布水谷精微,化生气血,从而营养四肢百骸、五脏六腑。这也是后世之所以称之为"后天之本"的部分原因。如《灵枢·本神》云:"脾藏营,营舍意,脾气虚则四肢不用,五脏不安,实则腹胀,经溲不利。"《灵枢·营卫生会》云:"人受气于谷,谷入于胃,以传与肺,五脏六腑,皆以受气,其清者为营,浊者为卫,营在脉中,卫在脉外,营周不休,五十而复大会,阴阳相贯,如环无端。卫气行于阴二十五度,行于阳二十五度:分为昼夜。故气至而阳起,至阴而止……营出于中焦,卫出于下焦……中焦亦并胃中,出上焦之后,此所受气者,泌糟粕,蒸津液,化其精微,上注于肺脉,乃化而为血,以奉生身,莫贵于此,故独得行于经隧,命曰营气。"

胃主受纳,能腐熟水谷。受纳,是接受容纳饮食水谷的功能。腐熟,是指饮食物经过胃的消化形成食糜的过程。《灵枢·胀论》云:"胃,太仓也,咽喉小肠者,传送也,胃之五窍者,闾里门户也。"《灵枢·玉版》云:"人之所受气者,谷也。谷之所注者,胃也。胃者,水谷气血之海也。"《素问·玉机真脏论》云:"五脏者皆禀气于胃,胃者,五脏之本也。"《灵枢·五味》云:"胃者,五脏六腑之海也。水谷皆入于胃,五脏六腑皆禀气于胃。"《灵枢·动输》:"胃为五脏六腑之海。"

胃受纳、腐熟水谷为脾的运化提供前提,脾运化水谷、水液,亦"为胃行其津液",两者相辅相成,共同完成饮食物的消化吸收及其精微的输布,从而滋养全身。饮食入口,经过食管,容纳于胃,经过胃的腐熟后,下传小肠,其精微经脾之运化而营养全身。正如《景岳全书》所云:"胃司受纳,脾司运化,一纳一运,化生精气。"病理上,胃纳不振、会导致脾运失常;脾运不健,亦会导致胃纳失职,两者相互影响,可出现纳呆脘痞、呕恶腹胀等脾胃不和的症状。

二、脾主升与胃主降

脾主升,因脾气的运动特点以上升为主,故曰"脾主升"。脾主升清,清,是指水谷精微,即脾把水谷精微向上输送至头面、心肺,通过心肺的作用化生气血以营养全身,同时维持内脏位置相对稳定的生理功能。

胃主降,因胃主通降,以降为和,具有通畅下降的生理功能。胃为水谷之海,饮食物入胃,经胃腐熟后,必须下行小肠,才能将饮食物进一步消化,并将其中的营养物质彻底吸收化为气血津液,输送至全身,所以说胃主通降,以降为和。

在生理上,脾胃同居于中焦,两者以膜相连,一脏一腑,一阴一阳,互为表里。脾为阴脏,其用在阳,其气主升,不升则阳无所用;胃为阳腑,其用在阴,其气主降,不降则阴无所用。脾宜升则健,胃宜降则和。脾气升,则水谷之精微得以输布;胃气降,则水谷之糟粕得以下行,只有脾胃的运化受纳、升降出入功能正常,才能维持清阳出上窍、发腠理、实四肢,浊阴出下窍、走五脏、归六腑。脾胃同居中焦,通连上下,为水火之机,金木升降之轴,为人体气机升降出入运动之枢纽。正因为有脾的升清和胃的降浊作用,才维持了人体的正常生命活动。

在病理上,若脾气不升,易导致胃失和降;若胃气不降,亦影响脾气上升,影响人体正常的生理功能。脾气不升,不能输送水谷精微,则易产生脘腹胀闷、四肢无力、肌肉瘦削、大便溏泄等症状。胃气不降,则糟粕不能向下传递,停留于上有噫膈、胀满等症,停留于中则胃脘疼痛、嘈杂等症,停留于下则有便秘、腹泻等症。若胃气上逆,又可见呕吐、呃逆、反胃等。由于脾与胃相表里,脾若病,胃不能独行津液,胃若病,脾则无所禀受,两者病变相互影响。

三、脾喜燥与胃喜润

脾属太阴湿土,以脾阳运化升清为用,故喜燥恶湿,易为湿邪所困;胃属阳明燥土,以胃阴受纳降浊为用,故喜润恶燥,易为燥邪所伤。正如《临证指南医案》所云:"太阴湿土,得阳始运,阳明阳土,得阴自安。"两脏燥湿相济,阴阳相合,共同完成饮食物的传化过程。脾脏与胃腑,虽同属土,但一为阴土,一为阳土,两者在生理上、病理上相互影响。脾主运化功能的实现需要脾阴和脾阳的共同参与。脾气的活动以脾阴为物质基础,脾气可化生阴血,统摄血液而固阴,脾阴又可化生脾气。

病理上,脾阴不足则脾气功能亦减弱。脾阴虚可合并胃阴不足,胃阴虚又常兼见脾阴虚。脾恶湿,脾之为患湿作祟;胃恶燥,胃之为病燥为先。皆是"各随其所不喜者为病"。脾为湿困,则运化失司,清阳不升,进而影响胃的受纳与和降;胃燥伤阴,则胃纳不振,通降失常,进而影响脾的运化和升清,两者均可出现食少便溏、痞满呕吐等症状。

四、脾胃与其他脏腑关系

（一）脾胃与五脏的关系

1. 脾胃与肺　在五行上，肺属金，脾胃属土，脾土可以滋养肺金，肺的生理功能依赖于脾胃的滋养，两者为母子相生关系。在功能上，肺主一身之气，脾胃为气血生化之源；脾主运化为胃行其津液；肺主行水，肺通调水道，脾胃纳运水液。所以脾胃和肺的关系，主要表现在气的生成和水液代谢两个方面。

在气的生成方面，肺主气，脾益气，肺司呼吸，吸入自然界清气；脾胃纳运水谷，化生水谷精微之气，清气与谷气在胸中相合而为宗气，是全身之气的主要物质基础。肺司呼吸和脾主运化功能是否健旺，与气之盛衰关系密切。肺主一身之气需要依靠脾胃化生的水谷精微资助，而脾胃化生的水谷精微也需要依靠肺的宣肃才能布散周身，肺进行生理活动要靠脾运化的水谷精微来充养，故脾能助肺益气。肺气的盛衰在很大程度上取决于脾气的强弱，因此前人有云："脾为生气之源，肺为主气之枢。"病理上，脾胃虚损，气血生化乏源，会导致肺气不足，出现容易感冒、乏力自汗、纳食减少、腹胀便溏等肺脾两虚的症状。

在水液代谢方面，《素问·经脉别论》云："饮入于胃，游溢精气，上输于脾，脾气散精，上归于肺，通调水道，下输膀胱。"即脾胃纳运水液，上输于肺，不仅滋养肺脏，还依靠肺宣发肃降之功，将水液外散至肌肤皮毛，而肺脏亦借胃气下降之功，将水液布散周身，下输于肾与膀胱，由此共同调节水液代谢。病理上，脾失健运，水液停聚，形成痰饮，可以导致肺宣肃失调，出现咳喘痰多，甚则痰涎壅盛等症状。其标在肺，其本在脾，因此前人有云"脾为生痰之源，肺为贮痰之器"。肺主行水而通调水道，脾主运化水湿，为调节水液代谢的重要脏器，人体的津液由脾上输于肺，通过肺的宣发和肃降布散至周身及下输膀胱，脾之运化水湿赖肺气宣降的协助，而肺之宣降靠脾之运化的资助。脾肺两脏互相配合，共同参与水液代谢过程，如果脾失健运，水湿不化，聚湿生痰而为饮、为肿，影响及肺则失宣降而喘咳。其病在肺，而其本在脾。故有"脾为生痰之源，肺为贮痰之器"说。反之肺病久，又可影响于脾，导致脾运化水湿功能失调。

可见，肺脾二脏在病理上相互影响，主要在于气的生成及不足和水液代谢失常两个方面，常表现为脾肺两虚、痰湿阻肺之候等。

2. 脾胃与心　在五行上，心属火，脾胃属土，心火可以温煦脾土，脾胃的纳运依赖于心阳的温煦，两者为母子相生关系。在功能上，心主血而行血，脾胃为气血生化之源，主生血又统血；心行血，脾统血，两者关系主要体现在血液的生成和运行两个方面。所以心与脾的关系，主要是主血与生血、行血与统血的关系。心与脾的关系主要表现为在血的生成和运行，以及心血养神与脾主运化方面的关系。

在血液生成方面，《血证论》云："食气入胃，脾经化汁，上奉心火，心火得之，变化而赤，是之谓血。"心主血脉而又生血，脾主运化、为气血生化之源心血赖脾气转输的水谷精微以化生，而脾的运化功能又有赖于心血的不断滋养和心阳的推动，并在心神的统率下维持其正常的生理活动。故曰："脾之所以能运化饮食者，气也，气寒则凝滞不行，得心火以温之乃健运而不息，是为心火生脾土。"（《医碥·五脏生克说》）脾气健运，化源充足，则心血充盈；心血旺盛，脾得濡养，则脾气健运。病理上，若脾胃虚弱则不能化精，心气不足则不能主血，两者均会影响血液的生成，出现心悸多梦、爪甲色淡等血虚的症状。

在血液运行方面,心主血脉,心气推动血液在脉内循行;脾主统血,脾气固摄血液,防溢脉外,两者一行一摄,共同调节血液的运行。既赖心气的推动,又靠脾气的统摄,方能循经运行而不溢于脉外。可见血能正常运行而不妄行,主要靠脾气的统摄。所以有"诸血皆运于脾"之说。病理上,若脾气不足,会造成脾不统血,血液妄行,从而导致心血不足;脾胃虚弱,亦会造成血液生化无源,从而导致心无所主,两者均会出现心悸失眠、纳呆腹胀等心脾两虚的症状。

在神志活动方面,心藏神,在志为喜,脾藏意,在志为思。五脏藏神,心为主导。人身以气血为本,精神为用。血气者,身之神。心生血而主血脉,脾胃为气血生化之源,生血而统血。血为水谷之精气,总统于心而生化于脾。血之与气,一阴一阳,两相维系,气能生血,血能化气,气非血不和,血非气不运。气血冲和,阴平阳秘,脾气健旺,化源充足,气充血盈,充养心神,则心有所主。心血运于脾,心神统于脾,心火生脾土,脾强则能主运化,而生血统血。病理上,若脾胃虚弱,气血生化不足,心失所养,神失所主,从而导致出现精神恍惚、心神不宁、无故悲伤等症状。

3. 脾胃与肝　在五行上,肝属木,脾胃属土,肝木可以制约脾土,脾胃纳运正常依赖于肝脏的疏泄,两者为相克关系。在功能上,肝主疏泄,脾主运化;肝主藏血,脾主生血统血,两者关系主要体现在消化和血液两个方面。因此,肝与脾的关系主要表现为疏泄与运化、藏血与生血、统血之间的相互关系。

在消化方面,《血证论》云:"木之性主于疏泄。食气入胃。全赖肝木之气以疏泄之。而水谷乃化。"肝主疏泄,分泌胆汁,输入肠道以帮助脾胃对饮食物的消化。所以,脾得肝之疏泄,则升降协调,运化功能健旺。故曰:"木疏土而脾滞以行。"(《医碥》)肝脏亦需要脾胃纳运的水谷精微所濡养,脾气健运,水谷精微充足,才能不断地输送和滋养于肝,肝才能得以发挥正常的作用,即有"肝为木气,全赖土以滋培,水以灌溉"(《医宗金鉴·删补名医方论》)。正如《素问·经脉别论》所云:"食气入胃,散精于肝,淫气于筋。"总之,肝之疏泄功能正常,则脾胃升降适度,脾之运化也就正常了。正所谓"土得木而达","木赖土以培之"。病理上,肝失疏泄,横逆脾胃,会导致脾胃纳运失司,出现胸胁胀满、腹胀便溏等肝脾不和的症状。而脾失健运,也会影响肝的疏泄,出现"土壅侮木"的病理变化。

在血液运行方面,血液的循行,虽由心所主持,但与肝脾关系密切。肝主藏血,能调节血量;脾主统血,为气血生化之源。肝藏之血赖脾之化生,脾气健旺,生血有源,统血有权,则肝有所藏。肝血充足,藏泄有度,气机调畅,使气血运行无阻,亦能促进脾的功能。所以肝脾相互协作,共同维持血液的生成和循行。病理上,脾气不足,会造成生血无源或统血无权,两者均会导致肝血不足。

4. 脾胃与肾　在五行上,肾为水火之脏,脾胃属土,脾土可以制约肾水,命门之火可以温煦脾土,两者具有相克的关系。在功能上,肾为先天之本,脾胃为后天之本;肾主水,脾胃纳运水液,脾与肾的关系即为后天与先天的关系,后天与先天是相互资助,相互促进的,故两者在生理上的关系主要体现在先后天滋生和水液代谢两个方面。

在先后天滋生方面,脾胃纳运水谷,生成水谷精微,为后天之本;肾主藏精,主生长生殖,为先天之本。《傅青主女科》言:"脾为后天,肾为先天,脾非先天之气不能化,肾非后天之气不能生。"脾阳根于肾阳,脾胃健运依赖于肾阳的温煦蒸化,《张聿青医案》言:"脾胃之磨化,尤赖肾中这一点真阳蒸变,炉薪不熄,釜爨方成。"肾中精气也有赖于后天脾胃水谷精微的补养才能不断得到补充,达到充盛的状态。故《医门棒喝》曰:"脾胃之能生化者,实由肾中元阳之鼓舞。而元阳以固密为贵,其所以能固密者,又赖脾胃生化阴精以涵育耳。"病理上,肾阳不足，不能温煦脾阳；或脾阳久虚，损及肾阳。两者均可出现脘腹冷痛、腰膝酸冷，下利清谷，五更泄泻等"脾肾阳虚"的症状。

在水液代谢方面，脾胃受纳运化水液，转输布散周身；肾主水，司开阖；肾阳蒸腾气化水液，贯穿水液代谢的总过程。《素问·水热穴论》云"肾者，胃之关也"，脾主运化水湿，须有肾阳的温煦蒸化；肾司开阖的作用又有赖于脾气的制约，所谓"土能制水"。脾肾两脏相互协作，才能共同完成水液的代谢，使其吸收和排泄正常。病理上，脾阳不足，运化失司；或肾阳不足，气化不利，两者均可导致水湿内生，泛溢肌肤，出现水肿、小便不利等症状。

（二）脾胃与六腑的关系

六腑是胆、胃、小肠、大肠、膀胱、三焦的总称。《灵枢·本脏》云："六腑者，所以化水谷而行津液者也。"因此，脾胃与其他五腑的关系主要体现在饮食物的消化、吸收以及排泄的相互配合中。

饮食入胃，经过胃的腐熟与初步消化，下传小肠，小肠受盛化物，泌别清浊，其清者上传于脾，输布营养周身；其浊者下输大肠，经大肠传导燥化，由肛门排出体外；其水液由小肠吸收，经脾气转输滋养周身，剩余者渗入膀胱形成尿液，经气化排出体外。此外，在饮食物消化、吸收和排泄的过程中，不仅需要胆汁帮助消化，还需要三焦作为水谷运行的通道，推动和支持着传化功能的正常运行。

1. 脾胃与胆　胆附于肝，肝之余气，内藏清净之汁，即胆汁，其来源于肝，下注于小肠，有促进饮食消化的作用。若胆汁不足，则不能帮助脾胃之运化；若脾胃湿热，累及于胆，则可出现上腹部疼、吐苦水、不思纳食等症。

2. 脾胃与小肠　小肠受盛胃中水谷，将食物进一步消化，而且泌别清浊，清者为水谷之精微，浊者则为糟粕。清者由脾转输于周身各部位以资营养；浊气或下注大肠，或渗入于膀胱，成为大小便排出体外。若小肠发生病变，则不能泌别清浊，从而影响胃中食物之下降和脾之运化转输精微，出现大小便异常的症状。

3. 脾胃与大肠　大肠的主要功能是接受小肠所下传的浊物，经过吸收其剩余的水液，变化为粪便，然后通过肛门排出体外，如果大肠发生病变就会影响小肠、胃、脾的功能活动，使食物残渣不能变化成粪便后及时排出体外。而脾胃运化不健，亦能影响大肠的功能活动，使大肠传导失司，引起泄泻或便秘等症。

4. 脾胃与膀胱　膀胱为贮尿和排尿之腑。尿为水液变化而成。水液经过胃的作用下传于膀胱，通过气化而排出体外，膀胱的气化不但与肾中元阳的温煦有关，而且与脾气之充养有关。如脾气虚弱，转输无权，则小便亦可发生异常，所以《灵枢·口问》中说"中气不足，溲便为之变"。

病理上，脾胃与其他五腑之间也会相互影响。如脾胃湿热，熏蒸肝胆，会导致胆汁外溢，出现黄疸；肠燥便秘，腑气不通，会导致胃失和降，胃气上逆，出现恶心、呕吐等症状。

第一篇｜第二章
参考文献

第三章　消化系统疾病的病因病理

第一节　消化系统疾病的病因病理

消化系统疾病（digestive system disease）是指涉及胃肠道的疾病，即食管、胃、小肠、大肠、直肠及其附属消化腺，即肝脏、胆囊、胰腺等消化系统器官的各种疾病。

【概述】

口腔在解剖学上虽然是胃肠道的一部分，但口腔疾病通常不被认为是消化道疾病。这里应指出，与牙垢相关的疾病，如牙龈炎、牙周炎和龋齿可以成为消化系统感染性疾病的来源。而某些胃肠道疾病也可单独或合并在口腔内出现，如胃食管反流病可引起牙齿酸蚀和口臭。吸收不良相关胃肠道疾病，可导致反复发作的口腔溃疡、萎缩性舌炎和角唇炎，克罗恩病有时仅表现为口腔肉芽肿病。

本章的消化系统疾病从食管疾病开始叙述。胃食管反流病在西方国家较我国更为多见，其慢性形式即食管上皮的改变，称为巴雷特食管（Barrett esophagus）。急性食管炎指摄入腐蚀性物质而造成的创伤，食管静脉曲张破裂可引起急性吐血。咽食管憩室、食管蹼是食管先天性疾病，贲门失弛缓、食管痉挛等食管运动障碍往往慢性化，食管的慢性炎症和肿瘤性疾病可以引起食管狭窄。食管疾病可导致咽喉痛、吞咽困难或呕吐。

中国人胃病较为多发。胃炎指由任何原因引起的胃部炎症，而包括肠道的胃炎称为胃肠炎。慢性胃炎持续存在时，常表现为萎缩性胃炎，甚至发生胃癌，这是我国最常见的消化系统恶性肿瘤。消化性溃疡发生在胃时，胃酸侵蚀了保护胃组织免受侵害的胃黏膜时常引发胃窦部溃疡。消化性溃疡通常与幽门螺杆菌感染密切相关。胃窦部血管的异常破裂可能导致呕吐。先天性胃部疾病，如恶性贫血可以导致无法吸收维生素 B_{12}，常常引起消化不良。

小肠的炎症称为小肠炎，如果只局限于局部，分别称为十二指肠炎、空肠炎和回肠炎。消化性溃疡在十二指肠比胃更为常见。慢性吸收不良可累及小肠，包括自身免疫性腹腔疾病、感染性热带腹泻、先天性或手术性短肠综合征。小肠肿瘤包括胃肠道间质瘤、脂肪瘤、错构瘤和类癌综合征。小肠疾病可出现腹泻、营养不良、疲劳和体重减轻等症状。

大肠的疾病可能会影响大肠的全部或部分，在我国远比小肠疾病多见。阑尾炎是一种由阑尾局部发炎引起的疾病，其中以化脓性阑尾炎最为严重，急性阑尾炎是普外科最常见的急腹症。大肠的广泛性炎症被称为结肠炎,而由痢疾志贺菌引起的大肠炎症被称为假膜性结肠炎。由结肠外翻引起的憩室炎是一种常见的腹痛的原因。功能性结肠疾病是指不明原因的肠道疾病,如肠易激综合征。便秘可能是由久坐的生活方式、直肠坚硬粪便嵌塞或老年人和低血钾患者肠道平滑肌无力引起。大肠疾病中多发的血便和便血,可与便秘交替出现,或可能与腹痛或发热同时出现。

影响直肠和肛门的疾病在我国极为常见,尤其是老年人。肛门皮肤血管曲张引起的痔疮在男性中是非常常见的,肛门瘙痒症常与肛门周围卫生不良有关。肛门鳞状细胞癌可能与溃疡性结肠炎或性传播感染有关。直肠的炎症被称为直肠炎,除了溃疡性结肠炎常会涉及直肠外,盆腔恶性肿瘤放疗也是直肠炎的原因之一。排便失禁可由机械和神经系统问题引起。排便疼痛可由肛门脓肿、肛裂和肛瘘引起。直肠和肛门疾病可无症状,或在排便、粪便中有新鲜血液、排空不全或排便细如铅笔的情况下出现疼痛。

肝病包括各种肝炎、慢性肝病、肝脓肿和肝肿瘤,与门静脉高压、肝性脑病和肝肾综合征等病理过程密切相关。病毒性肝炎,如甲型、乙型和丙型肝炎,据估计,目前我国慢性乙型肝炎病毒(hepatitis B virus,HBV)感染者约 7 000 万例。肝炎也可能是不良生活方式的结果,如脂肪肝可发展为脂肪性肝炎。酒精性肝病可由于长期饮酒而从脂肪肝发展,到酒精性肝炎,甚至肝硬化。慢性病毒性肝炎、慢性酒精性肝炎、慢性脂肪性肝炎和其他慢性药物中毒性肝炎通过肝纤维化的过程最终引起肝硬化,甚至并发肝癌。肝脓肿常为急性,分为化脓性和阿米巴性两种。慢性肝病,如肝硬化,可能是肝衰竭的一个原因,在这种状态下,肝脏无法弥补慢性损伤,也无法满足身体的代谢需求。在急性期,这可能是肝性脑病和肝肾综合征的原因。慢性肝病的其他病因有遗传性或自身免疫性疾病,如血色素沉积症、肝豆状核变性、自身免疫性肝炎、原发性胆汁性肝硬化等。传染性肝炎常引起发热。慢性肝病可导致腹水、皮肤或巩膜黄染,容易出现皮肤瘀点瘀斑、免疫抑制和女性化。门静脉高压可能导致身体许多部位静脉曲张,如食管静脉曲张和痔疮。

与消化相关的胰腺疾病是指胰腺外分泌的紊乱。胰腺炎和胰腺癌是胰腺最常见的两种疾病。急性胰腺炎在大多数情况下与胆道胰部受到结石的影响、暴饮暴食、急性或慢性酒精滥用有关。慢性胰腺炎与饮酒密切相关,且可能进展为患胰腺癌。胰腺疾病可伴有或不伴有症状。当症状出现时,如急性胰腺炎,患者可能会出现急性发作、严重的中腹痛、恶心和呕吐。重症胰腺炎可导致快速失血和全身炎症反应综合征。胰腺癌阻塞胰管,可导致黄疸。

肝胆疾病常影响胆道系统,胆囊和胆管疾病通常与饮食有关的胆汁理化性状的改变、胆汁淤滞和细菌感染密切相关,以上因素可能引发胆囊结石、胆总管结石形成,甚至胆囊和胆管的炎症。胆囊炎多由大肠埃希菌、葡萄球菌感染引起,胆结石梗阻是胆囊发炎的常见诱因。单纯胆结石可能会长期良性存在,发展为胆囊癌的可能性较低,慢性胆囊炎长期发展有进展为胆囊癌的可能。胆管炎可能与自身免疫性疾病有关,如原发性硬化性胆管炎;或由细菌感染引起,如上行性胆管炎;慢性胆囊炎可能与胆管上皮癌有关。胆道疾病可引起右上腹部疼痛、恶心、呕吐,梗阻时常有黄疸。

总之,消化系统疾病在我国发病率很高,应当受到重视。尽管随着内镜技术和检验肿瘤血液标志物的技术进步,有少数消化系统的恶性肿瘤能够被早期诊断,但多数消化系统癌症患者的早期发现还有很多困难。许多慢性胃病、胃肠功能紊乱,包括与肝癌发病相关的慢性乙型及丙型肝炎,目前对它们的预防、治疗不够满意。中医的"脾胃",近似现代医学中的消化系统。对多数消化系统疾病,中西医结合治疗效果常优于单用西医治疗,应该积极采用,如清胰汤治疗急性胰腺炎、排石汤治疗胆道结石等疗效显著。对目前病因和发病机制尚未完全阐明或缺乏特效药物的消化系统疾病,不妨在明确诊断后,如果无手术适应证,则立足中医"脾胃"学说,采用中医治疗。这对提高疗效、促进中医现代化是十分必要的。

【病因】

一、生物性因素

俗话讲,病从口入。生物性因素在我国消化系统疾病病因学中,不论是引起疾病的种类还是数量都占据首要地位。目前已知的能引起人类食物中毒和消化系统感染的病原体很多,有些病原体感染还与消化系统恶性肿瘤的发生密切相关。以下主要介绍常见的与胃肠道、肝脏、胆囊、胰腺疾病密切相关的常见致病菌以及病毒性肝炎的病因学和发病机制。

(一)志贺菌属

1. **概述**　志贺菌属(*Shigella*)是肠杆菌科中一个与沙门菌病密切相关的革兰氏阴性杆菌。该菌无运动力、不产生孢子、兼性厌氧。志贺菌在灵长类动物中致病,但在其他哺乳动物中不致病。它只存在于人类和大猩猩身上。在感染期间,通常会引起腹泻,典型表现为痢疾。志贺菌是世界范围内导致腹泻的主要细菌之一。

2. **分类**　志贺菌属分为四个血清组:①血清 A 组即痢疾志贺菌(*S. dysenteriae*),含 10 个血清型;②血清 B 组即福氏志贺菌(*S. flexneri*),含 13 个血清型;③血清 C 组即鲍氏志贺菌,(*S. boydii*),含 18 个血清型;④血清 D 组即宋内志贺菌,(*S.sonnei*),仅含 1 个血清型。血清 B~D 三组志贺菌是人类细菌性痢疾的主要致病菌种,福氏志贺菌是世界上最常见的分离物种。血清 A 组通常是痢疾流行的原因。每一个志贺菌基因组都包含一个毒力质粒,该质粒是主要毒力决定因素。系统发育研究表明,志贺杆菌更适合作为大肠埃希菌的亚属,而 O157:H7 大肠埃希菌,更适合归属志贺菌。

3. **发病机制**　志贺菌感染的典型原因是误食。根据宿主的健康状况,少于 100 个细菌细胞就足以引起感染。志贺菌通常侵袭结肠上皮,引起结肠严重的炎症和结肠上皮细胞的死亡。这种炎症会导致腹泻甚至痢疾,而痢疾是志贺杆菌感染的标志。某些志贺杆菌菌株在感染过程中产生毒素,导致腹泻。痢疾志贺菌菌株产生肠毒素类的志贺毒素,志贺毒素与肠出血性大肠埃希菌产生的肠毒素相似。志贺毒素(痢疾杆菌外毒素)和维罗毒素(志贺样毒素)都与潜在的致死性溶血性尿毒综合征有关。志贺菌可利用作为生物注射器的分泌系统将毒性效应蛋白注入靶细胞内。效应蛋白可以改变靶细胞的代谢,如导致肠上皮细胞内液泡膜的裂解或肌动蛋白聚合的重组,以促进宿主细胞内志贺菌的胞内运动。入侵宿主后,志贺菌在宿主细胞内繁殖并向邻近的上皮细胞扩散,导致组织破坏和志贺菌病的特征性病理改变——结肠的假膜性炎症(临床多引起痢疾)。志贺菌病最常见的症状是腹泻、发热、恶心、呕吐、胃痉挛和胀气。通常会引起排便次数增加和明显疼痛。粪便可能含有血、黏液或脓。在罕见的情况下,幼儿可能会出现惊厥发作。症状可能需要长达 1 周的时间才能出现,但最常见的是在摄入后 2~4 天出现。症状通常持续数天,但也可能持续数周。

（二）沙门菌属

1. 概述 沙门菌属（*Salmonella*）是肠杆菌科中与伤寒、副伤寒和以腹泻为主要表现的食源性疾病密切相关的革兰氏阴性菌，分为肠道沙门菌和邦戈沙门菌两种。该菌不产芽孢，但能运动，菌体周围长满菌毛。它们是化能异养体，可利用有机资源从氧化和还原反应中获取能量，是兼性厌氧菌。大多数沙门菌能产生硫化氢，很容易在含有硫酸亚铁培养基中被检测到。沙门菌属与埃希菌属关系密切，在世界各地的动物、人类以及环境中都发现了沙门菌。健康人群中，每 5 个人中就有 1 人可能携带沙门菌。沙门菌可以在没有宿主的情况下存活一段时间，因此，它们经常出现在被动物粪便污染的水中。据世界卫生组织统计，全世界每年有 1 600 多万人感染肠伤寒，其中 50 万~60 万人死亡。沙门菌感染也可以导致食物中毒。

2. 分类 沙门菌属是一个由超过 1 000 种血清型沙门菌组成的群体，其中大多数从未在人类身上发现。虽然大多数沙门菌从未与特定的宿主有过联系，但能感染人类。沙门菌属常引起人畜共患病。许多人感染是由于摄入了受污染的食物。与人类疾病相关的沙门菌血清型，主要有肠炎沙门菌和伤寒沙门菌/副伤寒沙门菌。伤寒沙门菌已经适应了人类，不会在其他动物身上出现。

3. 发病机制 沙门菌通过消化道进入人体，但必须大量摄入才会导致健康成年人患病。胃酸可以破坏大多数被摄入的细菌，菌落也可能被困在食管黏液中。沙门菌病通常在进食生的或未煮熟的食物后发生。健康成年人的症状通常比较温和。败血症一般不会发生，但在老年或虚弱的患者中，败血症可作为一种并发症发生。婴幼儿更容易在摄入少量沙门菌时感染。婴儿通过吸入充满细菌的灰尘也可能感染。经过几小时到 1 天的短潜伏期后，细菌在肠道内繁殖，引起肠道炎症和腹泻，肠道分泌物通常是黏液脓性和血性的。对于婴儿，脱水可导致严重中毒。也可能伴有沙门菌脑膜炎、骨炎等。肠炎沙门菌可引起腹泻，通常不需要抗生素治疗。然而，在高危人群中，如婴儿、幼儿、老年人和免疫力低下的人，沙门菌感染可能会变得非常严重，如果不治疗可能会并发危重疾病。为防止沙门菌感染，加热食物至少需 10 分钟，食物中心温度必须达到 75℃。多数沙门菌病患者在感染后 12~72 小时内出现腹泻、发热、呕吐和腹部绞痛。以上病情会持续 4~7 天，大多可以自然康复。不过，重症患者的腹泻可能会非常严重，会出现严重脱水，必须送往医院接受静脉补液来治疗脱水，也可能需要接受中西药物治疗来缓解症状。更严重的病例可能发生败血症，此时患者如得不到及时有效的抗生素治疗，很可能导致死亡。

只有活的沙门菌到达胃肠道后，感染才会开始。多数沙门菌在胃中被杀死，幸存的沙门菌进入小肠并在组织中繁殖。潜伏期结束后，大量沙门菌释放内毒素。机体对内毒素的局部反应是肠炎和胃肠紊乱。沙门菌一方面通过肠道的淋巴系统进入患者的血液（伤寒形式），另一方面被带到各种器官（肝脏、脾脏、肾脏）形成继发性病灶（败血症形式）。内毒素首先作用于血管和神经系统，表现为血管通透性增加、血管张力降低、体温调节紊乱、呕吐和腹泻。严重伤寒，患者会丢失大量的液体和电解质，导致水盐代谢紊乱，循环血量减少和动脉压降低，可引起低血容量性休克，不少病例同时发生感染性休克，引起重症沙门菌病。

（三）埃希菌属

1. 概述与分类 埃希菌属（*Escherichia*）是肠杆菌科中革兰氏阴性的肠道杆菌，该属细菌不产生孢子,兼性厌氧。许多种埃希菌具有致病性,大肠埃希菌(*Escherichia coli*,*E. coli*)最为常见,许多血清型不仅与女性下生殖道菌群失衡、尿路感染密切相关,也是许多胃肠道疾病的病原体。一些血清型可引起严重的食物中毒。无害菌株是肠道正常共生菌群的一部分,可通过产生维生素 K_2 和防止肠道致病菌定植而对宿主有益。大肠埃希菌和其他兼性厌氧菌约占肠道菌群的 0.1%,粪-口传播是致病菌株致病的主要途径。目前已知大约 190 个血清型。

2. 发病机制　大多数大肠埃希菌菌株不会引起疾病,但毒性菌株可引起肠胃炎、出血性结肠炎和克罗恩病。常见的症状和体征包括严重的腹部绞痛、腹泻、呕吐和结肠出血,有时还有发热。罕见的病例中,毒性菌株也会导致肠坏死和穿孔,但不会发展成溶血性尿毒症综合征、腹膜炎、败血症和肺炎。幼龄儿童更容易患上严重的疾病,如溶血性尿毒综合征,然而,所有年龄的健康个体都有感染大肠埃希菌并出现严重后果的风险。有一种大肠埃希菌 O157:H7 可以产生志贺毒素,这种毒素会导致红细胞的过早破坏,进而阻塞肾小管,导致溶血性尿毒综合征。25% 的溶血性尿毒综合征患者会出现神经系统并发症和因液体积聚增加引起的多器官功能异常。

(四)弯曲杆菌属

1. 概述和分类　弯曲杆菌属(*Campylobacter*)是弯曲杆菌科中革兰氏阴性细菌的一个属,通常呈逗号或 s 形,可运动。主要宿主是家禽,人类可以通过食用被弯曲杆菌污染的食物或与无症状携带弯曲杆菌的动物接触而感染。至少有 12 种弯曲杆菌与人类疾病有关,其中最常见的是空肠弯曲杆菌和大肠弯曲杆菌。

2. 发病机制　弯曲杆菌可引起胃肠道感染,称为弯曲杆菌病。潜伏期约 24~72 小时。这是一种以炎症为特征的腹泻或痢疾综合征,主要症状包括腹部痉挛、发热和疼痛。最常见的传播途径是粪-口传播。涉及的食物包括生的或未煮熟的家禽、生的乳制品和受污染的农产品。弯曲杆菌对胃酸很敏感,当一个人暴露于少于 10 000 个微生物时,则不易患病。服用抗酸药物的人感染该病的风险较高。感染通常是自限性的,在大多数情况下,通过补充液体和电解质对症治疗就可以康复。症状通常持续 5~7 天。使用抗生素治疗效果甚微。大多数 C 型空肠弯曲杆菌可产生一种毒素(胞嘧啶扩张毒素),通过抑制细胞分裂并激活免疫系统使细菌逃避免疫系统攻击。组织损伤部位包括空肠、回肠和结肠,该病菌可引起弥漫性出血、水肿和渗出性肠炎,胃肠道穿孔罕见。

(五)螺杆菌属

1. 概述　螺杆菌属(*Helicobacter*)是螺杆菌科中革兰氏阴性细菌的一个属,具有典型的螺旋形。螺杆菌属约有 35 种。该属中最广为人知的物种是幽门螺杆菌(*Helicobacter pylori*,Hp)。1982 年,澳大利亚科学家巴里·马歇尔(Barry Marshall)和罗宾·沃伦(Robin Warren)发现,慢性胃炎和胃溃疡患者体内存在这种细菌,而此前人们并不认为这些疾病是由微生物引起的。它还与十二指肠溃疡和胃癌的发展有关。但 80% 以上的个体感染后无症状,可能是天然的胃生态平衡发挥了重要作用。世界上超过 50% 的人口在他们的上消化道中含有幽门螺杆菌。幽门螺杆菌感染在我国目前已经很常见。该属细菌通常对青霉素等抗生素敏感。

2. 微生物学 幽门螺杆菌的主要微生物学特性：①形态。幽门螺杆菌为革兰氏阴性菌，可通过革兰氏染色、吉姆萨（Giemsa）染色、苏木精-伊红染色、吖啶橙染色后在显微镜观察。幽门螺杆菌因鞭毛而具有较高的活性，鞘状鞭毛丝由两种共聚鞭毛蛋白组成，即鞭毛蛋白 A（FlaA）和鞭毛蛋白 B（FlaB）。②生理学。幽门螺杆菌是微嗜氧的，可以通过氧化肠道细菌产生的分子氢（H_2）来产生能量。它产生氧化酶、过氧化氢酶和脲酶。③幽门螺杆菌由多种多样的菌株组成，其中三种菌株的基因组已经完全测序。对幽门螺杆菌基因组研究发现，大约 29% 的基因座发生突变时，会引起细菌的定植缺陷。从有症状的患者分离得到的两个测序菌株有 Cag 毒力岛，而这种毒力岛通常存在于幽门螺杆菌菌株携带者体中，但在无症状的患者中不存在。*CagA* 基因编码一种主要的幽门螺杆菌毒力蛋白，与幽门螺杆菌引起溃疡的能力有关。

3. 发病机制 幽门螺杆菌的发病机制目前认为主要涉及两方面。①适应胃的酸性环境：幽门螺杆菌用它的鞭毛钻入胃黏液层，到达胃黏液下的上皮细胞，那里的酸性较低。幽门螺杆菌能够感知黏液的 pH 值梯度，并向酸性较弱的区域移动（趋化）。幽门螺杆菌一般存在于黏液上皮表面，有时也存在于上皮细胞内。它通过产生黏附素黏附在上皮细胞膜上的脂质和碳水化合物结合，其中一种黏附素 BabA 与胃上皮细胞表面的路易斯 b 抗原结合。幽门螺杆菌还通过产生大量的尿素酶来中和环境中的酸性物质，这种酶能将胃中的尿素分解成二氧化碳和氨，在幽门螺杆菌周围形成一个中和区。②引发胃炎和溃疡：幽门螺杆菌对胃和十二指肠内壁有多种损害机制。上述氨对上皮细胞是有毒的。幽门螺杆菌产生的蛋白酶、空泡毒素 A（VacA）等能破坏上皮细胞的紧密连接，引起细胞凋亡。幽门螺杆菌蛋白 HcpA 会触发免疫反应。幽门螺杆菌会在幽门腔附近定植，以避免在胃底遭遇壁细胞分泌的酸性物质，因此胃窦部是胃溃疡的好发部位。幽门窦附近的细菌引起的炎症反应诱导胃窦中的 G 细胞分泌促胃液素，该激素通过血流到达胃底的壁细胞。促胃液素刺激壁细胞向胃腔分泌更多的酸，随着时间的推移，壁细胞的数量也会增加。酸负荷增加对十二指肠的损害，最终导致十二指肠溃疡的形成。当幽门螺杆菌在胃的其他部位繁殖时，炎症反应会导致胃黏膜萎缩。以上均可能增加胃癌的风险。

（六）肝炎病毒

肝炎病毒是指引起病毒性肝炎的病原体。人类肝炎病毒有甲型（HAV）、乙型（HBV）、丙型（HCV）、丁型（HDV）和戊型（HEV）病毒之分。除了甲型和戊型病毒为通过肠道感染外，其他类型病毒均通过密切接触、血液和注射方式传播。

1. 甲型肝炎病毒 甲型肝炎（简称甲肝）病毒（HAV）是一种核糖核酸（RNA）病毒，属小 RNA 病毒科嗜肝病毒属，直径约 27nm，球形颗粒，内含线型单股 RNA。HAV 具有 4 个主要多肽，即 VP1、VP2、VP3、VP4，其中 VP1 与 VP3 为构成病毒壳蛋白的主要抗原多肽，可诱导抗体产生。HAV 在体外抵抗力较强。

甲型肝炎病毒引起甲型肝炎，传染源主要是患者。病毒通常由患者粪便排出体外，通过被污染的手、水、食物、食具等传染，严重时会引起甲型肝炎流行。为防止甲型肝炎的发生和流行，应重视保护水源，管理好粪便，加强饮食卫生管理，讲究个人卫生，患者排泄物、食具、床单衣物等应认真消毒。

2. 乙型肝炎病毒 乙型肝炎（简称乙肝）病毒（HBV）是一种脱氧核糖核酸（DNA）病

毒,属嗜肝 DNA 病毒科,球形颗粒(又名 Dane 颗粒),分外壳和核心两部分。外壳有表面抗原(HBsAg)。核心含有部分双链、部分单链的环状 DNA,DNA 聚合酶,核心抗原及 e 抗原。乙型肝炎患者血清在显微镜的观察下可查见 3 种颗粒,即小球形颗粒、管状颗粒和大球形颗粒。小球形颗粒及管状颗粒均为过剩的病毒外壳,含表面抗原,大球形颗粒即病毒颗粒,有实心与空心两种,空心颗粒缺乏核酸。HBV 在体外抵抗力很强。但加热 60℃持续 10 小时,煮沸(100℃)20 分钟或高压蒸汽 122℃ 10 分钟,则可以被灭活。

(1)乙型肝炎表面抗原(HBsAg)和表面抗体(HBsAb):HBsAg 存在于病毒颗粒的外壳以及小球形颗粒和管状颗粒。于感染后 2~12 周,丙氨酸转氨酶(ALT)升高前,即可在血内测到,一般持续 4~12 周,至恢复期消失,但感染持续者可长期存在。HBsAg 无感染性而有抗原性,能刺激机体产生 HBsAb。在 HBsAg 自血中消失后不久或数星期或数月,可自血中测到 HBsAb,HBsAb 出现后其滴度逐渐上升,并可持续存在多年。HBsAb 对同型感染具有保护作用。近期感染者所产生的 HBsAb 属免疫球蛋白 M(IgM),而长期存在血中的 HBsAb 为免疫球蛋白 G(IgG)。HBsAg 亚型的测定对流行病学调查以及预防研究有一定意义。完整的 HBV 颗粒含有 S 蛋白及前 S2 蛋白,而缺陷病毒颗粒则无前 S2 蛋白。血清中出现前 S1、前 S2 抗原是 HBV 活动性复制的标志。

(2)乙型肝炎核心抗原(HBcAg)和核心抗体(HBcAb):HBcAg 主要存在于受染的肝细胞核内,复制后被释至胞质中,由胞质中形成的 HBsAg 包裹,装配成完整的病毒颗粒后释放入血。血液中一般不能查到游离的 HBcAg。血中的 Dane 颗粒经去垢剂处理后可以查到其核心部分的 HBcAg 和 DNA 聚合酶。HBcAb 在 HBsAg 出现后 2~5 周,临床症状未出现时,即可由血内测到。早期出现者主要是 HBcAb-IgM,其滴度迅速上升并保持高滴度,至 HBsAg 消失后,HBcAb-IgM 滴度即迅速降低。HBcAb-IgM 一般在血内维持 6~8 个月,是近期感染的重要标志。HBcAb-IgG 出现较迟,但可长期存在。HBcAb 对 HBV 感染无保护作用。血清中 HBcAb-IgM 阳性表明体内有 HBV 复制,且有肝细胞损害;若 HBcAb-IgG 阳性且滴度高,伴以 HBsAb 阳性,则为乙型肝炎恢复期;若 HBcAb-IgG 呈低滴度,HBcAb-IgM 阴性,而 HBsAb 阳性,则是既往感染的标志。HBV DNA 聚合酶存在于 Dane 颗粒核心内,血清中 HBV DNA 聚合酶活性增高常伴有 HBV 增殖。在急性乙肝的潜伏期内,血清 ALT 升高之前,血清 DNA 聚合酶活力即可以升高,因此,DNA 聚合酶活力测定具有早期诊断意义。急性肝炎患者在发病 1 个月后若 HBV DNA 聚合酶活力仍持续升高,是肝炎转为慢性的征兆。

(3)乙型肝炎 e 抗原(HBeAg)和 e 抗体(HBeAb):HBeAg 是以隐蔽形式存在 HBV 核心中的一种可溶性蛋白,是 HBcAg 的亚成分。在感染 HBV 后,HBeAg 可与 HBsAg 同时或稍后出现于血中,其消失则稍早于 HBsAg。HBsAg 仅存在于 HBsAg 阳性者的血液中,通常伴有肝内 HBV DNA 的复制,血中存在较多 Dane 颗粒,HBV DNA 聚合酶活性增高,因此,HBeAg 阳性是病毒活动性复制的重要指标,表明传染性强。急性肝炎患者若 HBeAg 持续阳性 10 周以上,则易转为持续感染。HBeAb 在 HBeAg 消失后很短时间内即在血中出现,其出现表示病毒复制已减少,传染性降低。但 HBeAb 阳性者的血清中仍可查到少数 Dane 颗粒,且在患者肝细胞核内可检出整合的 HBV DNA 片段。HBeAb 在患者临床症状恢复后尚可持续存在 1~2 年。

3. 丙型肝炎病毒 丙型肝炎(简称丙肝)病毒(hepatitis C virus,HCV)是一种具有脂质外壳的 RNA 病毒,直径 50~60nm,其基因组为 10kb 单链 RNA 分子。HCV 的基因编码区可分为结构区与非结构区两部分,其非结构区易发生变异。HCV 与 HBV 及 HDV 无同源性,可能是黄病毒属中分化出来的一种新病毒。本病毒经加热 100℃ 10 分钟或 60℃ 10 小时可灭活。HCV 细胞培养尚未成功,但 HCV 克隆已获成功。HCV 感染者血中的 HCV 浓度极低,抗体反应弱而晚,血清丙肝病毒抗体(抗-HCV)在感染后平均 18 周转阳,至肝功能恢复正常时消退,而慢性患者抗-HCV 可持续存在多年。

4. 丁型肝炎病毒 丁型肝炎(简称丁肝)病毒(HDV)是一种缺陷的嗜肝单链 RNA 病毒,需要 HBV 的辅助才能进行复制,与 HBV 有同源性,因此 HDV 必须与 HBV 同时或重叠感染。直径 35~37nm,小圆球状颗粒,外壳为 HBsAg,内部由 HDV 抗原(HDAg)和一个 1.7kb 的 RNA 分子组成。感染 HDV 后,血液中可出现丁型肝炎病毒抗体(抗-HD)。急性丁型肝炎患者血清中 HDV 抗体-IgM 一过性升高,仅持续 10~20 天,无继发性抗-HD-IgG 产生;慢性丁型肝炎患者血清中抗-HD-IgM 升高多为持续性,并有高滴度的抗-HD-IgG。急性患者若抗-HD-IgM 持续存在说明肝炎的慢性化,且表明 HDAg 仍在肝内合成。HDV 有高度的传染性,及很强的致病力。HDV 感染可直接造成肝细胞损害。

5. 戊型肝炎病毒 戊型肝炎(简称戊肝)病毒(HEV)为直径 27~34nm 的小 RNA 病毒。在氯化铯中不稳定,在蔗糖梯度中的沉降系数为 183S。HEV 对氯仿敏感,在 4℃ 或 −20℃ 下易被破坏,在镁或锰离子存在下可保持其完整性,在碱性环境中较稳定。HEV 存在于潜伏末期及发病初期的患者粪便中。

二、营养性因素

营养性因素是除感染性因素外第二个值得强调的致病因素。消化系统中,胃肠与营养物质的消化吸收直接有关,肝脏和胰腺要么是消化酶的分泌器官,要么是物质代谢的调控中枢。因此,营养性因素虽然不是导致大多数消化系统疾病的直接原因,但一定是疾病发生发展过程中十分重要的因素,因为营养不足会导致机体免疫力的降低,增加疾病的易感性。营养过多和营养不足都可引起疾病。摄入维生素 A 和维生素 D 过多可引起中毒。长期摄入热量过多可以引起肥胖病,这与我国日益增多的脂肪肝密切相关。营养不足可以由营养物质摄入不足引起,也可以是需要增加而供应相对不足的结果。例如,生长发育旺盛的儿童和少年、孕妇和甲状腺功能亢进或长期发热的患者等,营养需要或营养物质的消耗显著增加,如不相应增补,就易发生营养不足。消化、吸收不良所引起的营养不足常常是严重消化系统疾病的直接后果,因而营养性因素与消化系统疾病可以互为因果。营养不足的常见类型是总热量不足,蛋白质不足,各种维生素、必需氨基酸和必需脂肪酸的不足,或其他营养素和微量元素的缺乏。

三、免疫性因素

免疫性因素与许多常见的消化系统疾病密切相关。消化道黏膜免疫系统通过 IgA 调节局部非特异性防御功能,摄食的过程也能产生特异性免疫。但由于个体免疫发育的差异,胃肠过敏性疾病、乳糜泻、病毒和细菌引起的胃肠道感染在人群中时有发生。在慢性萎缩性胃炎和消化性溃疡的发生机制中,幽门螺杆菌感染时机体的不同免疫应答决定了只有部分人群感染会出现临床表现。机体免疫调节失常是非特异性肠炎的主要机制。乙型肝炎病毒感染时机体 T 淋巴细胞(简称 T 细胞)免疫状态的不同,可以有效解释人体感染乙肝病毒后病情轻重不同,以及有的患者仅为携带者。自身免疫反应异常与自身免疫性肝炎、原发性胆汁性肝硬化等多种消化系统疾病的发病机制有关。胃肠道局部的神经-内分泌-免疫网络与肝脏对黏膜免疫系统的调控紧密联系,肠黏膜屏障损害与营养支持不足相关的免疫功能低下会引发不同程度的肝功能不全。肠道寄生虫感染、显微镜下结肠炎、胰腺炎症性疾病等都与免疫因素有关。获得性免疫缺陷综合征可以有消化系统表现,许多自身免疫性疾病都有消化道损害。消化系肿瘤的免疫学分型指标更说明不同特质的消化系恶性肿瘤有其独特的免疫学改变。肝移植免疫反应会涉及很多消化道损伤。

四、心理精神社会因素

心理精神社会因素在消化系统疾病的发生发展中起着重要作用,甚至成为某些消化系统疾病的主要病因。心理状态异常的人,总会伴随茶饭不思、纳谷不馨。很多人还会出现胃脘胀闷、频繁嗳气、进食哽噎、反酸胃灼热等诸多不适。目前已经发现了数十种胃肠道功能性疾病,包括功能性消化不良、肠易激综合征、功能性便秘等。国内大型流行病学调查显示,消化系统疾病患者中存在焦虑和抑郁情绪比较严重的情况,长期遭受病痛的折磨在一定程度上会加剧患者的负面情绪,而负面情绪又会进一步给消化系统疾病造成负面影响。这样就可能形成一种恶性循环。人体内负责主管内脏感觉与运动的神经中枢,与主管情绪反应、睡眠及学习活动的神经中枢,都位于同一个部位,这就是边缘系统。大脑中这个部位的问题会同时影响人的情绪心理和胃肠道功能。内脏的功能紊乱,会通过内脏神经向上影响边缘系统,边缘系统又能将内脏紊乱的信号传递给管理情绪心理的中枢部位,进而引起焦虑、抑郁等不良情绪,反之亦然。学者们已陆续在胃肠道内发现了多种原先认为只存在于大脑内的激素,此后又发现胃肠道内存在着一整套独立的神经系统。这套胃肠道神经系统与大脑脊髓的中枢系统存在密切关系。由此学者提出了脑-肠轴学说,其核心就是大脑与胃肠道可以相互影响。近年研究证明,心理压力对大脑的影响可通过神经及体液下行影响胃肠道,造成诸如黏膜形态、功能、免疫系统改变、胃肠道神经感受以及平滑肌收缩的改变,从而引起胃肠道的功能紊乱和患者主观症状。5-羟色胺是一种同时存在于中枢神经与胃肠道神经中,并同时在调节情绪与胃肠道功能中发挥作用的体液物质。应激性溃疡(stress ulcer)就是一种在严重心理、精神和社会因素等刺激下发生的器质性胃肠疾病。此时,患者发生消化道黏膜溃疡,并发上消化道出血等多种异常。普通消化性溃疡常见于胃窦和十二指肠,应激性溃疡常见于胃底黏膜,可位于胃和十二指肠近端。

【基本病理变化】

一、适应性变化

(一)萎缩

萎缩指发育正常的实质细胞、组织或器官体积缩小,萎缩常有间质细胞增生。人体衰老时会发生消化道的生理性萎缩,与消化系统疾病相关的萎缩分述如下。

1. 分类　①营养不良性萎缩:消化道梗阻、胃肠道恶性肿瘤等引起全身器官萎缩。慢性胃炎时,胃黏膜代谢障碍引起胃黏膜腺体减少,引起胃黏膜变薄萎缩。慢性肝淤血引起的肝细胞萎缩;②失用性萎缩:器官长时间功能和代谢下降所致。例如,长期胃肠外营养后,长期不用的胃肠平滑肌因代谢减慢可逐渐发生萎缩。

2. 病理变化　胃萎缩时胃黏膜上皮和腺体萎缩,数目减少,胃黏膜变薄,黏膜基层增厚。胃黏膜萎缩可导致胃消化功能障碍,引发消化道症状,甚至营养不良。去除病因后,轻度病理性萎缩的胃黏膜有可能恢复常态。

慢性淤血的肝脏肿大饱满,深红或紫色,边缘钝圆,硬度增加。切面见小叶中央为深红色,小叶周围呈灰白或灰黄色。红黄相间,好像槟榔切面的花纹,所以又称为槟榔肝。显微镜下可见,肝小叶中央静脉和周围肝窦充斥大量红细胞,受累肝细胞体积变小甚至消失,肝索变细,肝窦变宽。去除病因后,轻度萎缩的肝细胞有可能恢复常态。

(二) 化生

化生(metaplasia)是一种分化成熟的组织转变成另一种成熟组织的可逆转的适应现象。消化系统疾病常见的化生有肠上皮化生、鳞状上皮化生。化生是一种适应性表现,对人体可能是有益的。胃黏膜的肠上皮化生与胃癌的发生可能有密切关系。胆囊黏膜的腺上皮可以发生鳞状上皮化生,与胆囊鳞癌的发生在理论上可能有一定关系。

1. 肠上皮化生的概念　肠上皮化生(简称肠化生)是指胃黏膜,特别是在幽门腺区的胃黏膜出现了肠腺上皮。化生的肠腺上皮从一般组织病理学观察与小肠上皮的形态及功能非常相似,但也有一部分肠上皮化生则很像大肠上皮。肠化的上皮包括吸收细胞、杯状细胞及帕内特细胞等。化生的肠上皮细胞所分泌的黏液物质与胃黏膜分泌的黏液有所不同,前者主要是酸性黏蛋白,后者主要是中性黏蛋白。肠上皮化生细胞来自胃固有腺体颈部未分化细胞。正常时,它不断分化成胃型上皮细胞,以补充衰老脱落的表面上皮;病理情况下,它可分化为肠型上皮细胞,形成肠化生。肠化灶的组织学始发部位主要在胃小沟。

2. 肠上皮化生的分类

(1) 按化生上皮功能分为:①完全性,有刷状缘,不分泌黏液,具有帕内特细胞、杯状细胞和吸收细胞,含蔗糖酶、海藻糖酶及亮氨酸基肽酶和碱性磷酸酶;②不完全性,刷状缘不明显,微绒毛发育不全,胞质内有黏液分泌颗粒,含蔗糖酶,但氨基肽酶和碱性磷酸酶活性低,无海藻糖酶。

(2) 按黏膜组化染色的方法分为:①小肠型化生,即完全性,其上皮分化好,广泛见于各种良性胃病(检出率为57.8%),尤其多见于慢性胃炎。此时病变胃黏膜构成细胞中发现许多杯状细胞,在腺体之间有增多的淋巴细胞和单核细胞浸润,因而该型化生可能与炎症反应有密切关系;②结肠型化生,即不完全性,其上皮分化差,在肠型胃癌旁的黏膜中检出率很高(88.2%),与胃癌的发生有密切关系。

3. 肠上皮化生与慢性胃炎　一般结肠型化生发生的年龄较小肠型化生更晚,而且均位于较重的小肠化生灶中。两型化生可混合存在,因此结肠型化生可能是在小肠型化生逐渐加重的基础上发生的。慢性萎缩性胃炎常伴有肠化。肠化与萎缩性胃炎部位分布也基本一致,以胃窦部出现率为最高。临床上应高度重视,长期随访,定时复查,以防癌变。

4. 肠上皮化生与胃癌　肠化生可发生于各种不同背景的胃黏膜,不完全型、结肠型肠上皮化生与胃癌关系密切,但并非确定的因果关系。

肠上皮化生是怎样演变为胃癌的呢？目前的假设是：胃黏膜的腺颈部干细胞具有多方面分泌的潜能，在正常时它可以分化成各种胃黏膜的成熟上皮细胞。在炎症刺激下，由于干细胞的异常增殖而发展成为小肠型肠化生，随着炎症的加重，化生加重，随后在小肠型肠化生的基础上，又发生结肠型肠化生。结肠型肠化生更易癌变，癌变后成为肠型胃癌。另外，干细胞在癌变中直接向大肠型细胞分化，也可形成肠型胃癌。

　　肠上皮化生与胃癌高度相关，但并不是唯一机制。证据如下：①有癌的胃与有良性病变的胃相比，其肠上皮化生发生率高而且广泛；②肠上皮化生与癌的发生部位非常相似，同样在胃窦的小弯比大弯及胃底多见；③胃癌高发区比胃癌低发区肠上皮化生多见；④有直接组织学的证据说明癌可能发生在肠上皮化生部位，也有证据表明从肠上皮化生移行为癌组织。⑤有 1/3 胃癌不伴有肠上皮化生，癌细胞由正常黏膜的颈部细胞转化而成，癌为弥漫型，组织学上分化较差。

（三）增生

　　消化道黏膜上皮异型增生，与恶性肿瘤的发生密切相关，处于癌变过程中的最重要的阶段，一直被认为系消化道癌主要的癌前病变。

　　1. 异型增生（dysplasia）　异型增生上皮被定义为明确的肿瘤性非浸润性上皮。与不典型增生或非典型增生在大多数情况下同义，但异型增生特指上皮的肿瘤性增生，而不典型增生有时也包括炎性修复时出现的上皮的异型。有学者提出，当异型增生上皮形成扁平病变，应用术语"胃上皮异型增生"；当异型增生上皮形成隆起性病变则称之为"腺瘤"。

　　按照增生分化程度和范围分为轻、中、重三级，这三种病变之间常是一种逐渐移行、转化的过程，有时难以明确划分。按照组织来源可分为：①腺瘤型异型增生：来源于肠型上皮，起于黏膜浅层，癌变后为高分化腺癌；②隐窝型异型增生：起源于隐窝，癌变后为中分化或高分化腺癌；③再生型异型增生：见于黏膜缺损部的再生上皮，癌变后为低分化或未分化腺癌。

　　2. 上皮内瘤变（intraepithelial neoplasia）　是指基底膜以上上皮的一种非浸润性肿瘤性改变，属于癌前病变。1960 年 Richard 首次将上皮内瘤变用于描述子宫颈黏膜鳞状上皮的癌前变化，它的原始含义是强调这种癌前病变的本质是上皮内肿瘤的形成。但目前这种上皮内肿瘤的形成包含了两重意义：第一，其并不是癌；第二，指其形成还是一个过程，故称为"瘤变"而不是肿瘤。世界卫生组织（WHO）在 2000 年出版的《国际肿瘤组织学分类》中建议对包括胃、结直肠在内的器官的肿瘤统一采用"上皮内瘤变"取代原来所用"异型增生"。2006 年 WHO 正式提议用上皮内瘤变替代异型增生，并将上皮内瘤变分为 2 级，即低级别上皮内瘤变和高级别上皮内瘤变。

　　低级别腺上皮瘤变，腺体轻度拥挤，但大小形状相当类似，核呈梭形，基底排列规律，仅有轻度至中度核深染。如果活检诊断为低级别上皮内瘤变，需要内镜下治疗或随访。高级别上皮内瘤变指黏膜的改变具有恶性的细胞学和结构特征，但无间质浸润，高级别上皮内瘤变包括重度异型增生和原位癌。大多数高级别上皮内瘤变可以通过内镜下治疗的方式进行局部治疗。

　　当前对上皮内瘤变的研究仍存在诸多分歧。对于上皮内瘤变到癌的定义，日本学者认为根据腺体异型程度即可确定是否为癌，欧美学者则认为需要见到明确的细胞浸润证据方可确定为癌。对于增生分类及标准，维也纳国际会议把胃黏膜从反应性增生到浸润癌的系列变化分为反应性增生、不能确定、低级别、高级别和浸润癌五大类,将低级别和高级别上皮内瘤变定为非浸润性癌,将重度异型增生、原位癌、可疑浸润性癌归属于高级别上皮内瘤变。

3."上皮内瘤变"与"异型增生"的关系　异型增生是一动态过程,可以由轻度向重度发展,但也可以保持不变或逆转,而重度异型增生则不易逆转,可以发展成胃癌。因此,对重度异型增生应予及早处理。也有学者认为,广义的"不典型增生"就是上皮内瘤变;狭义来讲,不典型增生不完全等同于上皮内瘤变,因为细胞学上的不典型可以是反应性或修复性改变,也可以是肿瘤性改变。"异型增生"可以看作是上皮内瘤变的同义词,但是异型增生侧重于形态学改变,上皮内瘤变更强调肿瘤演进的过程。上皮内瘤变的范围比异型增生更广泛。在结直肠肿瘤中上皮内瘤变主要分为二级,即低级别和高级别。轻度和中度异型增生归属低级别上皮内瘤变,重度异型增生则属高级别上皮内瘤变。对于直肠腺瘤上皮内瘤变,不论是低级别或高级别,只需经内镜完整摘除或局部切除就已足够。

二、细胞变性或死亡、消化道淤血或出血、消化器官梗死或穿孔和肝脏疾病

消化系统器官疾病涉及的病变不仅可以由消化系统疾病本身引起,也可由许多非消化系统疾病引起。

(一) 变性

变性指可逆性病变或亚致死性细胞损伤,消化系统的组织细胞均可以发生轻中度的损伤,但以肝细胞最为常见。细胞水肿、脂肪变性、玻璃样变性常常累及肝细胞,如病毒性肝炎时肝细胞发生水肿,脂肪肝、酒精性肝炎和中毒性肝炎时常见肝细胞脂肪变性,在 HE 染色(苏木精-伊红染色)下,肝细胞内可见大小不一的脂滴明显增多,有时可将肝细胞核挤到一边,肝小叶结构明显紊乱。马洛里小体(Mallory body)即指酒精性肝病时肝细胞胞质中红染的圆形异常蛋白聚集。全身淀粉样变常累及肝脏。胃肠的恶性肿瘤常可发生黏液样变性。病理性色素沉着也常常发生于许多消化器官,含铁血黄素肝沉着过多往往是慢性肝淤血或溶血性贫血时红细胞被大量破坏的结果,慢性消耗性肝疾病,肝细胞内常见脂褐素,消化系统黑色素瘤,其组织细胞中见黑色素沉着。病理性钙化可以发生在营养不良的胃黏膜和胆囊疾病时瓷性变。

(二) 细胞死亡

细胞死亡指细胞严重的不可逆性病变,消化系统的组织细胞在病情严重时均可以发生这种最严重类型的损伤,但以病毒性肝炎时肝细胞坏死程度与病情相关性最明显。损伤包括坏死和凋亡两大类型。死亡细胞可引发急性炎症反应。坏死可迅速发生,也可由变性发展而来。其基本病变中,胞核一般呈现核固缩、核碎裂和核溶解三种形态学改变,可作为判断细胞坏死的基本依据。由于坏死细胞膜通透性增加,胞质中的器官特异性酶可释放至血液中,临床上可借以作为诊断某些消化器官坏死的参考指标,例如肝细胞坏死时血液丙氨酸转氨酶、天冬氨酸转氨酶升高,胰腺坏死时的血清淀粉酶升高。消化系统疾病涉及的常见坏死类型有肝细胞的凝固性坏死,肝结核时发生的干酪样坏死,肠管和胆囊发生的湿性坏疽,阿米巴痢疾时结肠的液化性坏死,急性胰腺炎时胰腺和周围组织的酶解性脂肪坏死和钙化。

（三）消化道黏膜的淤血与出血

消化道黏膜的充血与淤血在消化道疾病非常常见。食管黏膜的充血和淤血是食管炎的重要表现，肝硬化门静脉高压症患者会因食管下段静脉曲张破裂而引发食管大出血。急性胃肠炎早期胃肠黏膜有明显的充血，慢性期可见淤血；肝硬化时胃肠黏膜可发生持久性的淤血和水肿。心血管疾病如右心衰竭时不仅胃肠黏膜淤血水肿，肝脏也会淤血肿胀。发生胃溃疡、十二指肠溃疡、非特异性肠炎、肠结核、肠伤寒、痢疾、肠道寄生虫病和消化道恶性肿瘤等时，只要病变侵蚀消化道黏膜和黏膜下各种小血管，出血就会经常发生，表现为呕血、便血和黑便。

（四）梗死与穿孔

梗死指器官组织的缺血性坏死，小肠和结肠的梗死在肠扭转、肠套叠持续较长时间时发生率较高，而且坏死的肠管由于组织疏松和常发生淤血以致局部含血量较多，往往呈现出血性坏死，肉眼观暗红色，常合并肠梗阻。肠伤寒患者病情第三周由于回肠下段淋巴组织坏死形成溃疡深及肌层时容易发生肠出血和肠穿孔，是伤寒患者最严重的并发症。化脓性阑尾炎时，阑尾发生坏疽和穿孔的概率很高，应选用敏感抗生素控制感染，并及时手术切除病变阑尾。胆囊化脓和胆囊积脓如未及时手术切除，胆囊壁可发生坏死穿孔。上述消化器官的坏死穿孔，如未及时诊断治疗，进而发生弥漫性腹膜炎和感染性休克的可能性较高，此时再尽力抢救，成功率不高，因而对上述并发严重感染的组织坏死更应该及时用抗生素治疗，并尽快手术。

（五）慢性肝损伤、肝硬化与肝癌

肝脏是实质性器官，又具有多种代谢功能，因而肝病在消化系统疾病中不仅发病率高，而且病情容易恶化，该病末期出现的肝功能不全甚至肝衰竭成为许多消化科患者病死的主要原因。①肝炎和肝病的肝损伤：肝炎是肝脏最常见的疾病，各种肝炎均以肝细胞变质即变性与坏死为其主要病理改变。病毒性肝炎在我国极为常见，细菌性肝脓肿、阿米巴性肝脓肿和肝片吸虫病也是我国常见的肝脏感染疾病。酒精性肝炎和药物性肝炎在我国发病率明显上升，但是自身免疫性疾病或遗传性疾病引起的肝炎在我国占比较小。脂肪肝是一种肝细胞内积聚大量甘油三酯的可逆性疾病，可发生在酒精性肝病和非酒精性肝病之中。酒精性肝病是饮酒过度导致的肝脏表现，包括脂肪肝、酒精性肝炎、酒精性肝硬化等。药物性肝损伤和四氯化碳肝损伤与此相似。非酒精性肝病是一种与肥胖和代谢综合征相关的疾病，也包括脂肪肝、脂肪性肝炎、肝硬化等。与生活方式有关的过量饮酒问题和严重肥胖问题因为可以引发脂肪肝、肝炎、肝硬化等严重肝损伤，近年已经成为影响人们身体健康的急迫问题。②肝硬化的肝损伤：各种肝炎、肝病和肝损伤的进展均可导致肝脏中肝细胞变性坏死，产生肝脏瘢痕，大面积的瘢痕会导致肝硬化，晚期的肝硬化患者大约 3%~10% 会发展成肝细胞癌。③肝脏肿瘤的肝损伤：肝脏肿瘤中最常见的为肝细胞癌、胆管癌，比较少见的包括肝脏血管肉瘤和腺瘤。许多肝脏恶性肿瘤是由原发于胃肠道和其他器官的癌症转移而来的继发性病变。

第二节　中医对消化系统疾病病因病机的认识

【病因认识】

消化系统疾病的病因主要分为外感因素、内伤因素和其他因素三个部分,主要包括六淫、疠气、饮食、劳逸、七情、痰饮、瘀血、其他因素等。上述因素可导致脾胃纳运功能失司、气机升降失常、大小肠传导功能失职,最终导致一系列消化系统疾病的发生。

一、外感六淫

六淫,是指风、寒、暑、湿、燥、火六种外感致病因素的总称。外邪致病,多侵犯肌表,或从口鼻而入,或两者同时受邪,伤脾碍胃。如李东垣《脾胃论》所云:"肠胃为市,无物不受,无物不入,若风、寒、暑、湿、燥一气偏胜,亦能伤脾损胃。"

(一)风邪

风为阳邪,其性开泄,善行而数变。《素问·至真要大论》曰:"风淫所胜……民病胃脘当心而痛,上支两胁,膈咽不通,饮食不下,舌本强,食则呕,冷泄腹胀,溏泄。"外感风邪侵袭人体,若犯于脾,则脾失健运,出现多汗恶风、身体怠惰、不欲饮食等症状,名为脾风;若犯于胃,则胃纳失常,出现多汗恶风、食饮不下、膈塞不通等症状,名为胃风;若久风入中,传于肠胃,则气机逆乱,传导失司,出现腹泻、下血等症状,名为肠风。此外,风为百病之长,多兼寒、热、燥、湿等他邪侵袭人体,共同导致胃痛、痞满、便秘、泄泻等消化系统疾病的发生。

(二)寒邪

寒为阴邪,易伤阳气,其性凝滞、收引。天气骤然变冷之时,机体感受寒邪,由肌表经络而入里内传,经口鼻而入,内客于脾、胃或寒邪直中脾胃。故外感寒邪侵袭人体,若犯于胃,则胃阳受损,气机阻滞,寒凝拘急,浊气上逆,出现痞满胃痛、恶心呕吐等症状。若大肠有寒,传导失司,可出现腹痛、腹泻等症状。如《金匮要略》所云:"大肠有寒者,多鹜溏。"

(三)暑邪

暑为阳邪,其性炎热,易耗气伤津。故外感暑热之邪侵犯中焦,则脾胃气阴耗伤,出现倦怠乏力、纳呆口渴等症状。此外,暑多夹湿,暑湿之邪侵袭人体,若蕴遏中焦,则脾胃气机阻滞,纳运失司,出现不欲饮食、脘痞腹胀、胸闷呕恶等症状;若侵犯肠腑,则传化失司,出现大便黏滞不爽、腹泻等症状。

(四)湿邪

湿为阴邪,损伤阳气,阻遏气机,其性重浊、黏滞。邪之所犯,湿最多见,清代陆廷珍《六因条辨》云:"夫湿乃重浊之邪,其伤人也最广……殆伤则伤其表,表者,乃阳明之表,肌肉也,四肢也;中则中其内,内者,乃太阴之内,脾阴也,湿土也。故伤表则肢节必痛,中里则脘腹必闷。"《素问·阴阳应象大论》："在天为湿,在地为土……在脏为脾。"湿与脾土相应,脾喜燥而恶湿,故湿邪侵袭人体,常困于脾。外感湿邪侵犯脾胃,则困阻脾胃阳气,郁遏气机,致使清气不升,浊气不降,运化失司,受纳失常,出现头重肢倦、纳呆食少、呕恶脘痞、腹泻便溏等症状。

（五）燥邪

燥性干涩,耗伤津液。燥邪多与热邪合而为病,故燥热之邪侵犯人体,传于胃腑,则胃阴耗伤,出现口渴欲饮,甚则干呕等症状。燥易伤肺,肺中燥热下移大肠,则肠道积热,津液耗伤,出现大便干结症状。

（六）火邪

火为热之极。火性炎上,易伤津耗气,生风动血。故外感火热之邪入里,若内结胃肠,腑气不通,耗伤阴液,则出现高热烦渴、便干溲赤等症状;若灼伤脉络,迫血妄行,气机逆乱,则出现吐血、便血等症状。

二、外感疠气

疠气是指一类具有强烈致病性和传染性的外感病邪,又称"疫毒""戾气"等。疠气侵犯人体,若郁遏中焦,则脾胃升降失司,清浊相干,气机逆乱,吐泻交作而发霍乱;若侵及肠胃,则气血阻滞,疫毒与血搏结,化为脓血而为痢疾。

三、饮食内伤

人禀先天之气,赖后天之养,而通过饮食摄取营养,是人类赖以生存和维持健康的基本条件,饮食物的消化吸收主要与脾胃功能相关。因此,饥饱失常、饮食不洁、饮食偏嗜,均会损伤脾胃,导致消化系统疾病的发生。

（一）饥饱失常

摄食不足则过饥,饮食过量则过饱,两者均损伤脾胃。暴饮暴食,超过脾胃的消化吸收和运化能力,亦可使宿食壅滞于胃脘,影响脾胃纳运与升降,进而出现脘腹胀满、嗳腐吞酸、恶闻食气、呕吐、泻下臭秽等症。正如《素问·痹论》曰："饮食自倍,肠胃乃伤。"反之,若过度饥饿,如饥不得食或渴不得饮,则气血生化乏源,后天失养,久之脏腑失养,也会导致脾胃运化功能低下,出现食欲缺乏、体倦乏力、面黄肌瘦等症状。

（二）饮食不洁

《金匮要略·禽兽鱼虫禁忌并治》指出："秽饭、馁肉、臭鱼,食之皆伤人……六畜自死,皆疫死,则有毒,不可食之。"食用不洁或腐败变质之物会损伤胃肠,导致传导失司,气机逆乱,出现呕吐、腹痛、腹泻等症状。体内素有湿热,又饮食不洁,会导致腑气壅阻,气血凝滞,化为脓血,发为痢疾。如误食沾有虫卵的蔬果、生肉或被疫毒污染之物,可引起寄生虫病,如蛔虫病、蛲虫病、绦虫病、姜片虫病等,临床见腹痛、嗜食异物、面黄肌瘦等。

（三）饮食偏嗜

偏嗜五味、饮食偏寒偏热均会损伤脾胃。过食生冷寒凉，损伤脾胃阳气，则寒湿内生，出现腹痛、呕吐、泄泻等症状；过食辛辣燥热，会导致胃肠积热，耗伤津液，出现口渴、便秘或酿成痔疮等症状；过食肥甘厚味，会造成湿热内生，气机阻滞，纳运失司，出现纳呆腹胀、大便黏滞不爽等症状。饮酒过度则易酿生湿热，湿热困脾出现胃痛，甚则伤及胃络引起呕血、便血。嗜好某类食物太过可致机体营养不全，缺乏某些必要的营养，而殃及脏腑为病，例如，脚气病、夜盲症、瘿瘤等。

五味入于五脏，如果过于偏嗜某一味，就会造成五味失衡，营养失调，损伤脾胃。《素问·生气通天论》云："味过于酸，肝气以津，脾气乃绝……味过于苦，脾气不濡，胃气乃厚。"《素问·五脏生成》则指出："多食咸，则脉凝泣而变色；多食苦，则皮槁而毛拔；多食辛，则筋急而爪枯；多食酸，则肉胝䐢而唇揭；多食甘，则骨痛而发落，此五味之所伤也。"

四、劳逸失度

适度的劳动和锻炼，有助于气血运行和脾胃运化。但长时间的过度劳累或过度安逸，会影响脏腑功能和气血运行，导致消化系统疾病的发生。

《素问·举痛论》云"劳则气耗"，"劳则喘息汗出，外内皆越，故气耗矣"。劳力过度则伤气，久之会导致脾胃气虚，纳运无力，出现肢倦、乏力、纳呆等症状。李东垣《脾胃论》认为："形体劳役则脾病……脾既病，则其胃不能独行津液，故亦从而病焉。"可见过度用力、积劳成疾可使脾胃虚弱而致脾胃病的发生。脾在志为思，心主藏神。劳神过度则损伤脾气，暗耗心血，可出现心悸失眠、腹胀便溏等心脾两虚的症状。房劳过度会损伤肾阴，久之阴虚液竭，食管干涩，可发为噎膈。

《素问·宣明五气》云："久卧伤气，久坐伤肉。"如果长期不进行体育锻炼，会导致气血运行不畅，脾胃功能减弱，出现食欲减退、精神萎靡等症状。

五、七情失调

七情是指喜、怒、忧、思、悲、恐、惊七种情志活动。当突然、剧烈或长期持久的情志刺激超过人体正常生理活动时，会引起气机紊乱、脏腑气血功能失调，导致疾病的发生。

七情失调既可直接伤及内脏，又可影响脏腑气机。七情当中，怒和思与脾胃疾病有着较为直接的关系。《素问·阴阳应象大论》云"思伤脾""怒伤肝"，《素问·举痛论》云"思则气结""怒则气上"。思虑过重可以伤脾，导致气机郁结，或津液不布，水湿内停，痰浊内生，痰气交阻于食管，发为噎膈；或升降失常，运化失司，出现痞满、胃痛等症状。愤懑恼怒等情志之伤，可致肝失条达，横逆攻脾，肝脾不和，气机失畅，可引起气滞腹痛。《类证治裁·腹痛》云"七情气郁，攻冲作痛"，或横逆乘脾，脾运失职，水谷不分，混杂而下，变为泄泻。郁怒过重可以伤肝，肝失疏泄，或横逆犯胃，导致肝胃不和，气机阻滞，胃气上逆，出现呕吐、呃逆、脘腹疼痛等症状，《证治要诀》云"食呕多因七情而得"。或肝气横逆侮脾，导致肝脾不和，脾失健运，水谷下趋，出现脘腹胀满、腹泻便溏等症状。忧虑过思，易伤脾气，脾"在志为思"，故思虑太过，脾运迟滞，可出现纳呆腹胀、四肢乏力、便溏等症。

此外，"喜伤心""悲伤肺""恐伤肾"，均可通过影响脏腑气机，从而间接影响脾胃纳运和升降的功能。

六、痰饮瘀血

痰饮是水液代谢障碍形成的病理产物,其多因脾、肺、肾三脏功能失调,水液代谢障碍而形成,与脾胃的关系尤为密切。《景岳全书》云:"盖饮为水液之属,凡呕吐清水及胸腹膨满,吞酸嗳腐,渥渥有声等证,此皆水谷之余,停积不行,是即所谓饮也……水谷不化而停为饮者,其病全由脾胃。"一般较稠者为痰,清稀者为饮,两者合称痰饮。

痰所引起的病机,因病变部位不同而表现各种症状。痰停于胃,胃失和降,可见恶心呕吐、胃脘痞满;痰气结喉,可见咽中梗阻,吐之不出,吞之不下;痰浊内停,阻碍气机,胃气夹痰上逆,又可动膈而呃逆;若痰气交阻,食管不利,还可渐生噎膈。

饮根据其停聚的部位不同,所导致的病证也各异。《金匮要略》就有"痰饮""悬饮""溢饮""支饮"的分类。饮停肠胃,可见脘腹胀满、辘辘有声、呕吐清水痰涎;饮在胸胁,则胸胁胀满、咳唾引痛;饮溢肌肤,则身痛而重,肢体浮肿;饮在胸膈,则胸闷、咳喘、不能平卧,其形如肿。

瘀血是指血行不畅,或停滞局部,或离经之血在体内不能及时消散所形成的病理产物。瘀血形成后,不但失去正常血液的濡养功能,造成机体的损伤,而且又作为新的致病因素,影响全身或局部的血液运行,从而产生疼痛、出血、瘀阻、癥积等新的病理变化。

瘀阻胃肠,可见呕血、便血;瘀在腹内,可见癥块腹痛;瘀阻食管,可见胸膈疼痛,食入即吐或致噎膈;瘀停胸胁,可见胁痛如刺、胁下瘀块等。

七、其他因素

(一)药误

治疗疾病的过程中,用药不当,会损伤脾胃,导致消化系统疾病的发生。如外邪袭表,误用吐下,则脾胃之气受损,外邪乘虚入里,阻塞中焦气机,可出现痞满、呕逆等症状;如过用燥热之剂,会损伤阴液,导致胃阴不足,肠燥津亏,出现胃脘嘈杂、大便秘结等症状;如过用寒凉之品,会损伤脾胃阳气,导致寒凝中焦,运化失司,出现脘腹冷痛、纳呆腹泻等症状。

(二)创伤

因消化道手术所致的病症,近年来不断增加,正逐渐成为一种致病因素。如胃肠吻合术后所致的倾倒综合征、术后胃炎、残胃癌,以及肠粘连、胆道术后综合征等,均可出现恶心呕吐、腹痛、腹胀、腹泻、结石、黄疸,甚或矢气不通等,亦应予关注。此外,因金石利器所致的外伤也是病因之一。

(三)虫积

虫积是指因肠道寄生虫积滞而致发病的因素,常见的有蛔虫、蛲虫、钩虫等,多由饮食不慎、恣食生冷瓜果以及油腻肥甘之品,致湿聚热生,蕴酿生虫,久而成积,或误食染有虫卵的食物所致。王肯堂在《证治准绳》中指出:"九虫皆由脏腑不实,脾胃皆虚,杂食生冷、甘肥油腻、咸藏等物……或食瓜果与畜兽内藏,遗留诸虫子类而生。"饮食不洁,脾胃虚弱可致虫积,而虫积又能作用于人体,引起一系列病变。

虫之为患,种类不同,寄生部位不同,引起的病变也不同。蛔扰肠道则引起脐周腹痛,泄泻;若逆行入胃,随气上逆,则可吐蛔;虫积日久,耗伤气血,则发为疳积;蛔结成团,阻塞肠道,则致肠梗阻;若蛔入胆道,则易引起胆道蛔虫病,表现为胁腹绞痛,四肢逆冷,称为蛔厥。蛲虫寄生,可致肛门奇痒、夜不能寐,日久可出现纳差、厌食、消瘦等症。绦虫不但引起腹痛、腹胀、腹泻,日久还可耗损气血、伤人正气,出现食欲减退、恶心、呕吐、腹痛。正如《景岳全书》所说:"虫之为病,其类不一,或由渐而甚,或由少而多,及其久而为害,则为腹痛,食减,渐致羸瘠而危者有之。"

【病机认识】

一、纳化失常

胃主受纳,脾主运化。若因外邪侵袭,损伤脾胃,或饮食不节,如过度饮酒,过食煎炸、肥甘及膏粱厚味,或情志不畅、忧思郁怒、肝气郁滞,克犯脾胃,或劳逸失度,损伤脾胃,或大病初愈,调养不慎,或先天禀赋不足,素体虚弱,或年老体衰等导致脾胃虚弱。胃的受纳腐熟功能失常,则脾乏生化之源;脾失运化,则胃气失和,受纳不振,食入不消。脾胃纳运失常,则食物不能变成水谷精微,营养不得输布,水湿亦不能运化。临床可见胃脘痛、腹痛、泄泻、呃逆、噎膈等症。

二、气血不调

脾胃为气血生化之源,为气机升降之枢纽,两者一纳一运,一升一降,共同完成对饮食物的消化吸收,使气血化生有源,以营养全身脏腑器官。若脾胃的受纳腐熟及运化转输功能失调,则气血生成减少,进而形成气血亏虚的各种病理变化,临床可见食少纳呆、腹胀便溏、倦怠乏力、头目眩晕、口淡无味、唇舌色淡等。

三、升降失司

脾胃同居中焦,为脏腑气机升降的枢纽。"脾宜升则健,胃宜降则和。"脾气升则肾气、肝气皆升,胃气降则心气、肺气皆降。脾升胃降,协调平衡,共同完成饮食水谷的消化、吸收、转输、排泄,既保证了饮食纳运功能的正常进行,又维护着内脏位置的相对恒定。清代叶天士《临证指南医案》曰:"总之脾胃之病,虚实寒热,宜燥宜润,固当详辨,其于升降二字,尤为紧要。"如若脾胃升降失司,脾气不升,非但清气不得上输头目,散布周身,可见头晕、体弱乏力、中气下陷之久泄脱肛、内脏下垂等,还可影响胃的受纳与和降,出现纳差、呕恶、脘腹胀满等症。胃失通降,则气逆于上,出现嗳腐、呕恶、呃逆;也可影响脾气的升发,引起腹泻、腹胀等症;亦影响小肠的分清泌浊和大肠的传导糟粕,引起腹部胀痛、恶心呕吐、便秘泄泻或肠鸣腹痛、大便溏泄,或里急后重、大便秘结。

四、燥润失常

脾与胃同居中焦,但脾为湿土,恶湿而喜燥,胃为燥土,恶燥而喜润。脾胃燥湿,既各具特性,又互相联系,相辅相成。清代罗浩《医经余论》说:"况脾之湿,每赖胃阳以运之,胃之燥,又借脾阴以和之,是二者有相需之用。"脾胃燥湿适度,水谷乃化。若脾胃功能减弱,或外邪犯及中土,脾胃润燥失济,则可表现一系列相应的病理变化;若水湿凝聚于胃,困遏胃阳,太阴湿土无阳以运,则易产生腹部胀满,胃纳减退、呕吐反胃、泄泻等;胃实燥热,消烁脾之津液,阳明燥土无阴以和,又可见口干唇燥、心烦口臭、嘈杂呃逆、噎膈、腹痛、便秘等。因此,脾胃病论治,必须注重其润燥特点,务使润燥相济。正如《医经余论》指出:"治脾以燥药升之,所谓阳光照之也;治胃以润药降之,所谓雨露滋之也。"

五、阴阳失衡

脾为太阴湿土,胃为阳明燥土。脾的健运依赖脾阳的温煦、推动和脾阴的宁静、濡养、滋润作用。胃以阴气凉润通降用事,胃阴足则能受纳腐熟。正常情况下,脾胃脏腑合和,润燥相济,升降协调,阴平阳秘,气血生化源源不断。若由于各种致病因素的影响,阴阳消长失去相对的平衡协调,势必产生阴阳偏胜偏衰的病理状态从而致病。这就是所谓的"阴阳失调"。

阳气偏胜则损耗阴液,扰乱气机,损伤脉络,可见胃脘灼痛、烦躁易怒、泛酸嘈杂、口干、口苦、口疮、吐血、衄血、便血、腹痛而胀、大便干结或暴注下迫等胃肠实热证。阴气偏胜,则中阳被遏,脾失健运,升降失调,清浊不分,又可见脘闷食少、腹痛肠鸣、水泄便溏等实寒证。

中阳不振、脾胃虚寒,则运化失常、气机逆乱、寒浊内生,更会影响水液代谢,水湿凝聚而成痰浊。其属脾阳虚者多由脾气虚发展而来,临床可见四肢厥冷、脘腹冷痛,甚者脾阳衰极影响肾阳,而见下利清谷,五更泄泻,伴水湿停聚者可见水肿、尿少。胃阳虚者表现为胃脘冷痛、畏寒、喜温喜按、得温则舒、遇寒加重,纳呆食少,口泛清水,腹泻清稀等证候。

胃阴不足,阴不制阳,又可见口干咽燥、烦躁不安、呃逆急促、干呕频作、胃痛隐隐、腹痛绵绵、大便艰难等症状。脾阴不足者肌肉消瘦,四肢无力,疲倦嗜困,口唇干燥,头目晕眩,大便秘结或先坚后溏。

第一篇 | 第三章
参考文献

第二篇

学术进展篇

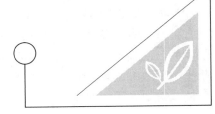

第一章　消化动力与消化系统疾病

第一节　消化道动力学研究

胃肠道全长8~10m,通过复杂的机制相互协同工作。胃肠道动力是消化、吸收和排泄的基础,蠕动是胃肠道主要的运动形式,对维持胃肠道正常功能起着重要作用。胃肠道的蠕动是纵行肌和环行肌协调的顺序收缩和舒张,是一种推进形式,由胃肠腔内的食糜对消化道管壁的刺激,通过壁内神经丛的局部反射而引起,消化道的食物运转及消化吸收,是在神经及体液因素的调节下共同完成的,是一个相当复杂的生理过程。胃肠道的运动形式主要分为消化间期运动和消化期运动两种形式,消化间期的运动类型是消化间期移行性复合运动(migrating motor complex,MMC),进食后消化道运动立即由消化间期运动转化为消化期运动形式。对胃肠动力的研究,早期主要集中于肠壁神经系统和局部调节因子或细胞的变化,如肠神经系统、胃肠道卡哈尔间质细胞、胃肠激素、肠壁微血管病变和微循环障碍、代谢紊乱等。近年来,中枢神经系统在胃肠动力中的调节作用逐渐受到关注,对胃肠动力性疾病的认识由单一的胃肠动力异常转变为包括神经胃肠病学和脑-肠互动、精神心理应激等多方面的调节。在胃肠动力障碍性疾病和功能性胃肠病的发生中,上述各因素并非独立存在,它们之间相互作用、相互影响,共同参与了疾病的发生。食管蠕动功能减弱、食管胃连接部结构或功能改变、食管下括约肌一过性松弛过频、胃排空延缓等是胃食管反流病的主要发病机制,且常存在数种食管动力异常重叠。贲门失弛缓症患者食管缺乏正常蠕动,食管下括约肌松弛障碍。功能性消化不良常存在MMC的Ⅲ相异常、胃容受性舒张受损、胃排空延迟等。结肠平滑肌收缩频率、振幅、张力等异常,脑-肠轴失衡,直肠、盆底肌收缩紊乱可出现肠易激综合征或排便障碍型便秘。

一、胃肠动力的重要解剖和生理基础

胃肠道始发生于胚胎期的原肠胚期,在原肠腔由内胚层细胞构成原始的消化管,其前段为前肠,后段为后肠,与卵黄囊相连的中段为中肠。在胚胎不同的发育阶段,前肠分化为咽、食管、胃和十二指肠的前2/3,中肠分化为十二指肠的后1/3、空肠、回肠、盲肠和横结肠右2/3,后肠分化为横结肠左1/3、直肠及肛管上端的肠管。

胃肠管壁由内向外分为黏膜、黏膜下层、肌层和浆膜层4层。黏膜是管壁的最内层,由上皮、固有层和黏膜肌组成,是进行消化吸收的重要部分。除食管上皮为复层鳞状上皮外,

其余消化道黏膜上皮均为单层柱状上皮。

（一）卡哈尔间质细胞（interstitial cell of Cajal, ICC）

Cajal（卡哈尔）于 1893 年首次在胃肠道中发现了一种具有独立功能的间质细胞。研究发现，ICC 是胃肠道慢波的起搏细胞，在调节胃肠道的电生理活动中起着重要作用，其数量变化、形态结构改变及分布异常均可引起胃肠道动力障碍。ICC 有 2~5 个长的分支细胞突起使其呈纺锤状或卫星样，胞体靠近神经纤维，突起与平滑肌细胞间有缝隙连接。ICC 功能主要有：①参与胃肠慢波起搏。是胃肠道慢波活动的起搏和调节细胞；②参与肌电活动的传播。慢波将肌电活动沿着 ICC 的网络结构传递到胃肠平滑肌细胞，支配胃肠道的蠕动，其网络结构是肌电活动传播的基础；③介导神经信号的传递。ICC 与消化道肠神经系统形成多个网络状联系，并且胃肠 ICC 细胞膜上存在乙酰胆碱、一氧化氮、血管活性肠肽、P 物质等神经递质的受体，参与并介导神经信号的传递；④调节胃肠激素。ICC 与促胃液素、促胰液素、缩胆囊素等多种胃肠激素的分泌有关。ICC 产生的慢波电位是胃肠道肌电活动的起步电位，决定胃肠道平滑肌收缩的节律，是胃肠动力的基础。

（二）食管上括约肌（upper esophageal sphincter, UES）

食管上括约肌是食管上端与咽部连接处的动力性括约肌，由环咽肌组成，环绕上段食管并附着于环状软骨，静息时形成高压带，食管上括约肌静息压（UESP）为 34~104mmHg（1mmHg=0.133kPa），由于压力检测方法和个体差异，其正常范围变化大，并与体位、呼吸、睡眠状态有关。UES 生理功能是封闭食管上口，防止食团从食管反流入咽部，当吞咽时，UES 协调而完全地松弛，使食团顺利进入食管。UES 协调性松弛在吞咽之后 0.2~0.5 秒发生，若松弛欠佳或不能松弛即会发生吞咽困难。

（三）食管下括约肌（lower esophageal sphincter, LES）

食管下括约肌是连接食管和胃的功能性括约肌，由平滑肌构成，一般处于食管由胸腔进入腹腔的横膈水平，其静息压为 10~30mmHg。非进食时，LES 处于关闭状态，压力高于食管静息压和胃内压，有效阻止胃及十二指肠内容物反流进入食管。LES 松弛在吞咽后 2 秒内发生，一般持续 6~10 秒，使食团通过食管胃连接处进入胃腔。

（四）食管胃连接部（esophagogastric junction, EGJ）

食管胃连接部是上消化道的一个重要部位，位于胸腔和腹腔交界处。在解剖结构上 EGJ 包含膈脚、LES、膈食管韧带、食管和胃底间的锐角（His 角），其中 LES 和膈脚是 EGJ 的重要组成部分，LES 膈肌空间分离会促进胃食管反流病的发生。

（五）幽门括约肌（sphincter of pylorus）

幽门括约肌由胃十二指肠连接处的纵行肌和环行肌组成。其远端环行肌起着调节食糜进入十二指肠的重要作用，具有独立的位相性收缩。胃和十二指肠间的压力梯度既保证了胃排空，也防止了胃、十二指肠反流。一旦幽门括约肌功能出现障碍，就会出现胃排空延迟、幽门与十二指肠运动不协调，将导致胆汁或者食物反流进入胃腔。

（六）Oddi 括约肌（Oddi sphincter）

Oddi 括约肌由环形肌、纵行肌及斜行平滑肌组成，与十二指肠壁相连但又独立于十二指肠之外，其功能区长度 8~10mm，其静息压为 10~25mmHg，正常情况下 Oddi 括约肌能适应不同的胆汁和胰液流量并维持一定的压力，胆囊和 Oddi 括约肌的协调作用，能有效地控制胆汁贮存、浓缩、排空并防止十二指肠液反流。一旦发生 Oddi 括约肌结构或功能异常，即 Oddi 括约肌功能障碍（Oddi sphincter dysfunction），则可出现胆汁和胰液排泄受阻，导致胆管、胰管内压力增高，表现为胆源性或胰源性疼痛、转氨酶和/或胰酶升高、胆总管扩张以及反复发作的胰腺炎等一系列临床综合征。

（七）肛门括约肌（anal sphincter）

肛门括约肌由肛门内、外括约肌组成，肛门内括约肌为直肠环行肌的下延并增厚而形成，属平滑肌，厚 0.15~0.5cm，围绕肛管上 2/3 部分，肛门内括约肌的收缩和舒张分别由骨盆神经丛的交感神经和副交感神经支配。成人肛管静息压力为 60~77mmHg，该静息压来自肛门内、外括约肌，其中肛门内括约肌占 50%~75%，主要对液体大便和气体产生正性阻碍作用，对抑制排便有重要作用。肛门外括约肌在肛门内括约肌下方，属横纹肌，静息状态下，肛门外括约肌处于最小收缩状态，以收缩慢、不易疲劳的 I 型肌纤维为主，使其具有特殊的收缩机制，维持较为持久的张力性收缩，当直肠扩张，压力超过 50mmHg 或容量超过 140ml 时，肛门外括约肌收缩受到反射性抑制，产生松弛。

（八）肠神经系统（enteric nervous system，ENS）

肠神经系统是由胃肠道壁内的黏膜下神经丛和肌间神经丛（Auerbach's plexus）以及胰和胆囊内的神经元及其支持细胞组成的系统。ENS 含有大量的感觉、整合和运动神经元，胃肠运动的整合很大部分是在 ENS 进行的。它是一个高度协调的神经集合，具有明显的特征性。ENS 既能接受中枢神经系统（CNS）的调节和控制，同时也具有独立整合信息的功能。其解剖或功能异常，可导致多种胃肠动力障碍性疾病与功能性胃肠病的发病及发展。

（九）移行性复合运动（migrating motor complex，MMC）

移行性复合运动是胃肠道消化间期主要的运动模式。当停止进食，食物已通过远端小肠，消化道开始出现静息和运动循环往复的空腹（消化间期）运动模式。MMC 周期分为 I、II、III、IV 4 个时相，I 相为静止期，此时胃没有收缩波，持续 45~60 分钟；II 相为不规则收缩期，由间歇收缩波组成，持续 30~45 分钟；III 相为强烈收缩期，远端胃强有力地收缩，持续 5~10 分钟；IV 相为收缩消退期，是从 III 相活动期转向 I 相静止期的短暂过渡期，因此期非常短暂，故目前通常采用的分期方法是将 MMC 分为 3 期，整个周期约 90~120 分钟。这种复合运动重复而有规律地出现，主要是由 ENS 调控的。消化间期 MMC 使胃肠道保持断续的运动，特别是 III 相的强力收缩可起到"清道夫"的作用，能将胃肠内容物，包括上次进食后的食物残渣、脱落的细胞碎片和细菌、空腹时吞下的唾液以及胃黏液等清扫干净。若消化间期的这种移行性复合运动减弱，可引起功能性消化不良及肠道内细菌过度生长。

二、胃肠动力的调节因素

(一)脑-肠轴与胃肠动力

1996 年 Wood(伍德)提出中枢神经系统(central nervous system,CNS)可以通过神经及免疫等途径调控胃肠道功能,CNS 和 ENS 可能存在双向调节。近年来研究发现,脑-肠之间存在着一个复杂的神经-内分泌网络,这个网络将脑与胃肠道联系了起来,故被称为脑-肠轴。脑-肠轴是胃肠道功能与中枢神经系统相互作用的双向调节轴,其中神经-内分泌-免疫网络是其重要的连接方式,脑-肠神经内分泌细胞受中枢神经、肠神经和自主神经系统调节,并通过分泌神经递质或相关激素,来维持脑-肠轴的正常运行。ENS 含有大量的感觉、整合和运动神经元,正常情况下,ENS 能够调节消化道运动和感觉,如调节肌层的肠壁蠕动性收缩和黏膜肌的运动,控制黏膜层和黏膜下层腺体的分泌、局部血管的收缩和舒张以及水分的吸收、电解质的交换、局部神经免疫和周围组织的神经营养等。因此,ENS 也被称为"肠道的微型大脑"。ENS 既能接受 CNS 的调节和控制,同时也具有独立整合信息的功能,最新的罗马Ⅳ标准也强调了脑-肠互动异常在功能性胃肠病中的重要作用。

(二)脑-肠肽与胃肠动力

脑-肠肽是由 CNS、ENS 和胃肠道内分泌细胞所分泌的一类小分子多肽物质,参与了消化、吸收、分泌及消化道运动,是脑-肠轴各通路作用的物质基础,对胃肠功能的调节极为关键。脑-肠肽具有神经递质传导和激素分泌的双重功能,其主要作用是通过在 CNS、ENS 和胃肠道效应细胞间传递信息来调节胃肠的运动和分泌,进而实现脑-肠之间的互动与联系。目前已发现的脑-肠肽大约有数十种之多,主要有以下几种。

1. **胃动素(motilin)** 是由 22 个氨基酸组成的多肽。在人体的十二指肠段分布最多,主要作用是促进和影响胃肠运动及胃肠道对水、电解质的运输,可激发消化间期 MMC 的Ⅲ相,促进胃强力收缩和小肠分节运动,从而加速小肠的传递时间。

2. **血管活性肠肽(vasoactive intestinal peptide,VIP)** 是由 28 个氨基酸组成的神经肽,由广泛分布于中枢、外周神经系统和胃肠道肌间和黏膜下神经丛处的特殊内分泌细胞所分泌。它既是胃肠激素,也是一种抑制性神经递质,可使肠道平滑肌舒张,使 LES、Oddi 括约肌松弛,对肠神经丛起稳定和保护的作用。

3. **P 物质(substance P,SP)** 是一种由 11 个氨基酸组成的多肽类脑-肠肽,广泛分布于整个胃肠道。它既可以激素的形式发挥作用,也可作为神经递质参与胃肠运动的调控,主要作用是加强肠道平滑肌收缩、肠蠕动和胃排空,是胃肠运动调节中主要的兴奋性神经递质。

4. **缩胆囊素(cholecystokinin,CCK)** 是由 33 个氨基酸或 8 个氨基酸片段组成的多肽,在十二指肠和空肠近端含量丰富,也存在于肠壁神经丛和中枢神经系统的神经元中。缩胆囊素主要生理功能是引起胆囊收缩、Oddi 括约肌松弛,刺激胰酶分泌。

5. **胰高血糖素样肽-1(glucagon-like peptide-1,GLP-1)** 为肠道 L 细胞合成和分泌的一种肽类激素,由 29 个氨基酸残基构成,属肠促胰液素的一种。GLP-1 通过作用于迷走神经、肠神经系统等多种机制,对胃排空及胃肠动力产生抑制性作用。

6. 5-羟色胺（5-hydroxytryptamine,5-HT）　是参与调节胃肠道应激、运动和分泌功能的重要神经递质和旁分泌信号分子。人体 5-HT 95% 来源于肠道黏膜层的肠嗜铬细胞。主要作用是激发胃肠蠕动反射，并调节肠道分泌功能。

7. 促肾上腺皮质激素释放因子（corticotropin releasing factor,CRF）　广泛分布于下丘脑室旁核及边缘系统，应激时下丘脑的神经内分泌细胞会释放 CRF,通过下丘脑-垂体-肾上腺轴（HPAA）作用于肠道 CRF 相应的受体，促进胃肠蠕动和分泌活动增加。CRF 也是一种胃肠内分泌激素，主要由结肠嗜铬细胞分泌，当机体处于应激状态时，肠嗜铬细胞大量分泌 CRF,促进肠动力和分泌增加，且不依赖于 HPAA 的调控。此外,CRF 还可以促进肥大细胞释放 5-HT,从而激发胃肠蠕动反射，并调节肠道分泌功能。给肠易激综合征（irritable bowel syndrome,IBS）患者静脉注射外源性 CRF,可观察到结肠运动及内脏疼痛敏感性明显增加。有研究指出，肠黏膜的通透性呈 CRF 剂量依赖，且与黏膜肥大细胞功能密切相关。

除此以外，还有胰多肽（pancreatic polypeptide）、生长抑素（somatostatin,SST）、一氧化氮（NO）、一氧化氮合酶（nitric oxide synthase,NOS）等多种激素都参与了胃肠道运动的各个环节。部分胃肠激素对胃肠运动的作用见表 2-1-1。

表 2-1-1　胃肠激素对胃肠运动的作用

胃肠激素	LES	胃	幽门	小肠	结肠	胆囊	Oddi 括约肌
促胃液素	+	+	+	+	+	+	−
CCK	−	+	+	+	+	+	−
促胰液素	−	−	+	−	−	+	−
VIP	−	−	−	−	−	−	−
P 物质	+	+	+	+	+	+	+
生长抑素	−	−	−	−	−	−	+
胃动素	+	+	+	+	+	+	+

（三）线粒体功能异常与胃肠动力

线粒体是细胞内重要的能量代谢场所。近年来研究发现，胃肠动力异常的多个发病环节与线粒体功能密切相关，胃肠道细胞线粒体结构、数目以及功能的改变致三磷酸腺苷（ATP）合成减少，导致胃肠平滑肌收缩动力不足而引起胃肠动力障碍。线粒体病变主要有线粒体膜断裂、嵴分辨不清；糖酵解限速酶、三羧酸循环限速酶、呼吸链复合物亚单位表达减低引起的 ATP 合成减少；电压依赖性阴离子通道-1 异常引起的 ATP 释放减少，以及活性氧（reactive oxygen species,ROS）生成过多引起的氧化应激损伤诱导 ICC 细胞过度自噬和平滑肌细胞收缩障碍，两者综合作用引起胃肠动力的适应性调节异常、排空延迟、胃十二指肠运动协调失常、MMC 的Ⅲ相运动障碍等病理性改变，但具体的机制仍需进一步研究。

（四）胰高血糖素样肽-1 与胃肠动力

GLP-1 为肠道 L 细胞合成和分泌的一种肽类激素，由 29 个氨基酸残基构成，属肠促胰液素的一种。GLP-1 由胰高血糖素基因（*GCG*）表达。在胰岛 α 细胞，*GCG* 的主要表达产物为胰高血糖素；而在肠道 L 细胞，激素转换酶前体将胰高血糖素的羟基端剪切为羧基端的肽链序列，即 GLP-1。肠道 L 细胞，是一种神经内分泌细胞，主要分布于空肠和回肠，可直接感受肠腔内营养物质的浓度，而促进 GLP-1 的合成和分泌，此外也受化学物质、神经和激素的直接或间接调节。胰高血糖素样肽-1 受体（GLP-1R）在胃肠道分布于黏膜层、肌间神经丛及环状平滑肌细胞和迷走神经系统的神经元细胞。有研究指出，迷走神经可能参与介导 GLP-1 对胃肠运动的影响，GLP-1 通过作用于肠神经系统兴奋性胆碱能神经突触前 GLP-1R，调节 NO 释放而发挥作用，减少兴奋性胆碱能神经传递，产生胃松弛和餐后容受性舒张效应。此外，肠道 L 细胞的假足样伸长与肠神经传入神经和传出神经在生理结构上的紧密联系，提示 GLP-1 在胃肠功能调节中存在神经介导作用。新近一项基于健康人群的研究发现，GLP-1 及其类似物作用于肠神经元的 GLP-1R，通过 NO 和环腺苷酸依赖途径，发挥抑制餐后胃肠动力的作用。另有研究认为 GLP-1R 激动剂，可通过 PI3K-ERK-MAPK 介导途径，作用于肠神经系统肌间神经元，发挥对结肠运动的抑制作用。

综上，GLP-1 可能通过作用于迷走神经、肠神经系统等多种机制，对胃排空及胃肠动力产生抑制性作用，其对胃肠动力的影响及作用机制仍有待于进一步研究。

三、胃肠动力的主要检测方法及临床应用

目前胃肠道动力检测技术主要包括食管测压、24 小时食管 pH 监测、多通道阻抗-pH 监测、钡剂造影、功能放射性核素检查、氢呼气试验、结肠内压测定、结肠传输试验、排粪造影等。

（一）高分辨率食管测压

食管测压通过内置测压导管检测食管各部分压力变化，可以了解静息和吞咽时食管各部分结构（食管上括约肌、食管体部、食管下括约肌和胃内）的压力变化，是目前反映食管动力最直观的方法，亦是诊断食管动力障碍性疾病及研究食管病理生理的重要方法。临床常用于某些食管动力障碍性疾病的诊断，胃底折叠术前、术后的评估及预后的判断等。

测压系统可分为水灌注系统和固态测压系统。水灌注测压导管上的侧孔感知压力后，可经导管内腔的水流传导到外置压力传感器，而固态测压系统的导管内具有可以感受压力的电子元件，食管肌肉的收缩或者舒张直接被电子元件感知，从而得出食管的压力。高分辨率食管测压（high resolution esophageal manometry，HREM）由 36 个通道的压力传感器组成，每个通道有 12 个测压点环周均匀分布，详细记录从口咽部到胃部各处的压力。密集分布的压力传感器同步采集的压力数据，通过计算机软件转换为三维压力地形图，以等压图取代了传统测压的单纯曲线变化图，更精确及时地反映全部食管的压力变化，并且测压孔间隔更小，可辨别微小病变位置，使结果分析更简单、直观，提高了诊断的准确性及简便性。

高分辨率食管测压的适应证如下：

（1）食管裂孔疝；

（2）原发性食管运动紊乱（贲门失弛缓症、弥漫性食管痉挛、胡桃夹食管等）；

（3）继发性食管运动功能紊乱（硬皮病、糖尿病等）；

（4）胃食管反流的评估（食管胃连接部屏障、食管下括约肌压力、评估食管体部蠕动功

能、难治性胃食管反流的评估);

（5）非心源性胸痛;

（6）不明原因吞咽困难;

（7）胃底折叠术术前、术后评估;

（8）食管动力障碍性疾病治疗（手术和药物）的疗效评估;

（9）食管下括约肌（LES）定位。

禁忌证:食管有器质性梗阻、鼻中隔偏曲、严重出血、凝血功能障碍、依从性低等。

相对禁忌证:食管静脉曲张、食管肿瘤和溃疡。

高分辨率食管测压作为一项评估食管动力的新技术,实现了从咽部到胃部的全程动态压力检测,可评价食管胃连接部（EGJ）屏障功能及食管蠕动功能,对胃食管反流病（gastroesophageal reflux disease,GERD）患者食管动力的病理生理学分类具有重要意义,亦是诊断贲门失弛缓症的金标准。目前对于食管动力障碍性疾病的诊断已建立统一规范的芝加哥分型标准,其中对贲门失弛缓和食管体部动力障碍进行了分类诊断标准的制定。

（二）内镜下功能性腔道成像探针技术

内镜下功能性腔道成像探针（endolumenal functional lumen imaging probe,EndoFLIP）技术是一种可测量人体内各种空腔器官、组织及腔道括约肌功能状态的新技术。在食管中放置可逐渐充盈的球囊导管,球囊内含有 16 个阻抗感应器,测量所在位置的横截面积和管腔内压力。Kwiatek 等利用 EndoFLIP 技术将 GERD 患者与健康人群的 EGJ 压力及扩张度进行比较,结果发现:静息情况下,GERD 患者 EGJ 的松弛度是健康人群的 2~3 倍;进食 20~30ml 食物时,GERD 患者 EGJ 扩张度是健康人群 2~3 倍。EndoFLIP 技术可检测 GERD 患者的抗反流屏障功能,指导胃底折叠术的角度。

EndoFLIP 的适应证如下:

（1）胃食管反流病手术术中评价食管下端括约肌的扩张容量和直径;

（2）评估患者食管胃连接部（EGJ）的功能;

（3）诊断嗜酸细胞性食管炎;

（4）贲门失弛缓者 POEM（经口内镜下肌切开术）术中监测 EGJ 张力,评估术中肌切开的有效性。

目前对于 EndoFLIP 技术的研究尚少,但是作为一项新型的张力及压力测量技术,在评估括约肌功能上有较大的应用空间,具有能评估人体各个腔道括约肌功能、数据分析快速、图像直观等优点,常用于胃食管反流病及贲门失弛缓患者的术前术后评估。

（三）24 小时食管 pH 监测、阻抗-pH 监测、Bravo 胶囊等

24 小时食管 pH 监测、阻抗-pH（multichannel intraluminal impedance-pH,MII-pH）监测和 Bravo 胶囊可以提供动态的食管、胃内 pH 值数据,量化酸暴露与症状的关系,对诊断和进一步研究酸相关性疾病的发病机制具有重要意义。

1. 24 小时食管 pH 监测与 MII-pH 监测　是诊断 GERD 的重要方法。它能提供食管是否存在过度酸反流的客观证据,通过酸暴露指标（DeMeester 评分,酸暴露时间、频率及连续酸暴露持续时间等）来诊断 GERD。DeMeester 积分正常值<14.72,积分在 14.72~50 之间

为轻度酸反流,在 51~100 之间为中度酸反流,100 以上为重度酸反流。24 小时 MII-pH 检测是带有 pH 电极的 6 通道阻抗导管,不同的物质(气体、液体、固体)阻抗水平不同。将阻抗电极置于食管中,根据其阻抗值的不同和变化情况,了解食管内容物的物理性质及运动方向,进一步将胃食管反流事件分为酸反流(pH 值<4.0)、弱酸反流(4.0<pH 值<7.0)及非酸反流(pH 值>7.0),区分液体、气体及气液混合反流,全面评估胃食管反流事件的发生。2018 年里昂共识提出,MII-pH 是诊断 GERD 的“金标准”,酸暴露时间(acid exposure time,AET)是 pH 值监测参数中可重复性最好的,异常 AET 的百分比和疾病严重程度存在相关性。AET<4% 为正常反流(生理性);AET>6% 为异常反流(病理性);4%~6% 之间则为疑似,即尚无法确定为生理性或病理性。另一监测指标——反流次数,可作为 AET 在 4%~6% 之间时判断生理性还是病理性反流的一种附加方式。

24 小时 pH 监测、MII-pH 监测的适应证如下:

(1)胃食管反流病;

(2)内镜下阴性的胃食管反流患者;

(3)非典型胃食管症状患者(咽痛、咽部不适,咳嗽、哮喘,非心源性胸痛等),明确症状与反流相关性;

(4)难治性胃食管反流病(RGERD)的诊断和评估;

(5)典型反流症状,对抑酸治疗无反应;

(6)抗反流手术前、后评价;

(7)评价抗反流药物疗效。

禁忌证:依从性差、鼻咽部或食管梗阻、严重器质性疾病、凝血功能障碍者等。

单纯 24 小时 pH 监测前需停用质子泵抑制剂(PPI)2 周,MII-pH 监测可用于未用或正在使用 PPI 的患者,对于未停用 PPI 的患者,MII-pH 监测是唯一能评估反流与症状之间关系的检查手段。

2. Bravo pH 胶囊监测系统　是通过负压吸附的方式将其固定于食管下段,通过发射无线信号代替有线信号传输。适用于无法耐受鼻导管、高度怀疑 GERD 但食管 pH 监测阴性的患者。应用 Bravo pH 胶囊监测系统进行无线 pH 值监测,可延长监测时间至 48 小时以上,以提高 GERD 诊断率。对受检者日常活动干扰小,依从性好,且位置稳定,减少了检查误差,延长检测时间可将反流事件检出率提高 12.5%,症状相关性检出率提高 5.2%,从而提高了诊断的敏感性和准确性。但由于成本较高,目前难以普及。

3. Bilitec 2000　是一种新型的便携式光纤分光光度计,用来检测胆红素吸光值。将 Bilitec 胆汁监测仪光纤探头置于食管或胃内,用波长 450nm 作为检测光,胆红素对波长 450nm 的光有特征性吸收高峰,当吸光值≥0.14 时判断胆红素存在。因此 Bilitec 2000 可进行胆汁反流的监测,是临床上诊断碱反流引起十二指肠胃反流的一种方法。但是随着 MII-pH 监测的应用,部分替代了 Bilitec 2000 在临床上的使用。

反流监测被用于评估食管反流负荷,并明确反流事件与症状的相关性,是目前诊断 GERD 的“金标准”。难治性胃食管反流(refractory gastroesophageal reflux disease,RGERD)患者中很大一部分症状与弱酸反流和 DGER 有关,MII-pH 监测有助于分析 RGERD 的原因。Zerbib 等研究发现对于接受 PPI 治疗的患者,MII-pH 监测能更好地进行症状相关性分析,并可提高 15%~20% 的诊断率。食管阻抗联合 HREM 可以在测压的同时监测食管腔内阻抗的变化,了解食管各部分压力状况的同时明确食团被蠕动推进和通过 EGJ 进入胃内的过程,多方位地明确食管动力状况。

(四)咽喉反流检测技术——Restech

Restech 是检测咽喉反流的新技术,是一个含微型 pH 电极的直径为 1mm 的水滴状 pH 检测仪,经鼻腔置入,放置于悬雍垂下方约 1cm 的位置。可同时检测液状及气雾状反流物,可连续检测 24 小时,应用 DataView 软件分析反流情况。

Restech 的适应证如下:

(1)表现为声嘶、发声障碍、咽喉疼痛、咽喉部异物感、慢性咳嗽等症状,疑有咽喉反流疾病的患者,明确是否存在咽喉反流;

(2)用于咽喉反流疾病与其他咽喉部疾病的鉴别。

Restech 作为一种针对气道 pH 值的监测系统,可准确监测咽喉部位的动态 pH 值,反映气道 pH 值 4~6 的实时变化情况,以 Ryan 指数评价监测结果。Ryan 指数值越大,咽喉反流越重。多以直立位时 pH 值<5.5、卧位时 pH 值<5.0 作为病理性咽喉反流的诊断依据,依据上述两个标准得出 24 小时反流事件总次数、反流时间百分比、最长反流时间等参数,然后计算出 Ryan 指数。直立位时 Ryan 指数>9.41 和/或卧位时 Ryan 指数>6.79 为咽喉反流性疾病。

(五)胃排空试验

胃对固体或液体食物的排空是其最为重要的生理功能,胃排空异常可提示胃肠运动功能异常。功能性消化不良、胃食管反流病、糖尿病胃轻瘫、代谢综合征、术后倾倒综合征等存在胃排空异常。目前,临床上检测胃排空的方法主要有实时超声法、呼气试验、磁共振成像法、放射性核素显像法等,其中放射性核素法被认为是检测胃排空的金标准。

1. 实时超声法　采用超声仪动态测定进餐前后胃内容物体积、胃窦体积或胃窦面积等方法评估胃排空时间。可观察胃窦、幽门的运动频率和强度,有无逆蠕动及胃排空。但多用于检测液体胃排空,同时要求检查者熟练掌握 B 超检查技术,不适合于肥胖者和胃内气体较多的患者。

2. 磁共振成像法　让患者摄入造影剂标记的液体或固液混合试餐后,用磁共振成像(MRI)进行多层横断切片,可显示立体影像,随着造影剂和食物一起从胃内排出,MRI 可显示胃立体图像的一系列变化,从而获得胃排空结果。MRI 目前尚缺乏满意的固相造影剂,无法检测固体胃排空,且费用昂贵,耗时长。

3. 呼气试验　利用在胃内不吸收而能在小肠快速吸收的核素碳标记物,在肝中氧化逸出二氧化碳(CO_2),经血液至肺,从呼吸道呼出,通过测定呼出气体中标记的 CO_2 量,来间接反映胃排空情况。目前,常用 ^{13}C 醋酸盐呼气试验测定液体胃排空,^{14}C 或 ^{13}C 标记的辛酸呼气试验测定固体胃排空。呼气试验操作方便,属非侵入性检查,受检者受到的放射性损伤少,易在临床开展。

4. 核素显像法　通过摄入用放射性核素标记的食物,用 γ 相机连续记录胃区放射性下降的情况,以反映胃运动功能。常用的放射性核素是 ^{99m}Tc。患者在检查前禁食 12 小时,进食用示踪剂标记的固体和液体混合试餐,5 分钟内吃完全部试验餐后,患者仰卧位,将单光子发射计算机断层成像(SPECT)探头放置于上腹部,将全胃作为"感兴趣区",采集放射性计数并显影共 60 秒,作为患者进食的总放射量;后继续采集 15 分钟、30 分钟、45 分钟、60 分钟、90 分钟、120 分钟的图像,绘制"时间-胃排空率",计算胃半排空时间。固体食物胃半排空时间为 76~108 分钟,液体食物胃半排空时间为 9~15 分钟,混合试餐半排空时间为 45~120 分钟,平均为 90 分钟;2 小时的胃排空应>40%,4 小时的胃排空应>90%。

胃排空试验适应证:

（1）无法解释的恶心、呕吐及消化不良症状;

（2）胃轻瘫;

（3）胃底折叠术前评估胃动力;

（4）胃手术后的倾倒综合征;

（5）小肠移植术、结肠无力症患者行结肠切除术前评估胃排空功能;

（6）弥漫性全胃肠道动力异常患者评估胃排空功能。

胃排空试验禁忌证:

（1）核素显像法:儿童及孕妇;

（2）呼气试验:某些肺病或小肠吸收不良的患者。

核素显像这一检查方法具有符合人体生理状况、简便、无创伤、可重复、可精确定位等优点,它对胃肠道运动功能的诊断和研究具有重要的价值,是测定胃排空的金标准。但放射性核素显像法也有不足之处,患者要接受小剂量的射线照射,而且价格昂贵。

（六）氢呼气试验

氢呼气试验（hydrogen breath test,HBT）是一项非侵入性的检查方法,开始用于糖类吸收障碍的检测,后被广泛应用于临床胃肠动力功能的检测和评价,同时也用于药物对小肠传输时间影响的研究。HBT 通过测定口盲肠传输时间来检测胃肠动力,最常选用的基质是乳果糖,即乳果糖氢呼气试验。结肠细菌对碳水化合物的酵解产生氢气是人呼气中氢气的唯一来源,人类小肠黏膜中无水解乳果糖的酶,口服一定量的乳果糖可以在到达结肠后,被细菌分解为氢气以及相对分子量较低的有机酸等。氢气通过肠黏膜吸收入血,然后经肺呼出,此时即可检测呼出气体中氢气的含量。患者在行氢呼气试验检查前 24 小时不可进食粗粮、牛奶、豆制品等食物,首先用检测器收集空腹末段呼气 3 次,取平均值为空腹基础氢浓度。空腹口服用温开水稀释的 10g 乳果糖,每隔 10~15 分钟将呼气收集至集气袋内,检测氢呼气浓度,连续 4~6 小时。

口盲肠传输时间是摄入乳果糖开始与出现第一个高于基线水平的 H_2 值（即 10×10^{-6}）之间的时间间隔。正常口盲肠传输时间为 60~120 分钟。当口盲肠传输时间<60 分钟为小肠通过时间过快,>120 分钟为小肠通过时间过慢。但乳果糖可加快肠传输,使测得的口盲肠传输时间稍短于其真实值。腹泻型 IBS 患者胃肠通过时间较正常人明显缩短,而便秘型 IBS 患者则明显延长,因此进行口盲传输时间的检测可用来评估胃肠动力。

HBT 还可用于诊断小肠细菌过度生长（small intestinal bacterial overgrowth,SIBO）。正常人服用乳果糖后出现 1 个氢高峰——结肠峰,若有 SIBO,则会出现双峰——小肠峰及结肠峰,故通过测定呼气中的氢即可反映小肠内细菌生长情况。HBT 还可以用于诊断糖类吸收障碍或糖类分解酶缺乏。

氢呼气试验的主要适应证如下:

（1）糖类吸收障碍患者；

（2）小肠细菌过度生长、可疑肠道感染患者；

（3）功能性消化不良、功能性便秘等患者肠传输时间测定；

（4）先天性或继发性乳糖酶缺乏患者。

（七）高分辨率肛门直肠测压

肛门直肠测压是一项肛门直肠功能检测技术，可以测定直肠肛门在不同状态下肛门括约肌的收缩功能、直肠的感觉及顺应性、直肠肛门抑制反射、排便的协调性等，对肛门直肠动力障碍性疾病的诊断和治疗有重要作用。

高分辨率肛门直肠测压技术较传统测压有较大改进，通过 256 个测压点可检测到肛管括约肌各个方向的压力值，经计算机软件重建与处理，得到立体三维肛管直肠动力图像，可清晰表现其立体解剖及相应结构的动力特点，能精确分辨肛门内括约肌、外括约肌，特别是耻骨直肠肌的压力变化。

高分辨率肛门直肠测压适应证如下：

（1）慢性便秘；

（2）排便障碍型慢性便秘的诊断与分型；

（3）先天性巨结肠；

（4）大便失禁；

（5）生物反馈治疗前、后评估；

（6）药物或手术治疗前、后评价。

禁忌证：

（1）肛管直肠存在易出血性病变或占位性病变致严重梗阻者；

（2）急性下消化道出血；

（3）传染性腹泻和严重系统性疾病；

（4）昏迷、严重精神障碍、不能与检测人员进行交流者；

（5）肛管、直肠内有手术切口，术后未满 1 个月；

（6）女性月经期。

高分辨率肛门直肠测压能提供直肠肛管动力数据（肛管静息压、肛管最大收缩压、排便弛缓反射、直肠肛管收缩反射、直肠肛管抑制反射、直肠感觉功能等），为大便失禁、便秘等肛管直肠疾病的诊断提供依据。根据高分辨率肛门直肠测压和球囊逼出试验重新定义排便障碍型便秘的分型，将排便障碍型便秘分成 4 型：静息状态和模拟排便时肛门压力增高型、仅直肠压力降低型、低直肠排便压伴肛门松弛不良型和暂时性肛门高压型。该分型细化了排便障碍型便秘患者肛门直肠肌动力异常，将诊断排便障碍型便秘的特异度和灵敏度提高至 75%。

（八）结肠传输试验

结肠传输试验是观察结肠传输运动的主要方法，其中不透 X 线标志物法在临床上应用最为广泛。结肠传输试验可判断是否存在结肠传输延缓、排便障碍，该法简易、廉价、安全。

患者一次性吞入含有 20 粒不透 X 线标记物的胶囊，在摄入胶囊后 48 小时拍摄一张腹部立位 X 线片,若 48 小时 70% 的标志物在乙状结肠以上,提示存在结肠慢传输;若 80% 标志物存留于乙状结肠和直肠,则提示出口梗阻型便秘的可能。对于 48 小时 70% 的标志物在乙状结肠以上者,可在 72 小时再摄片一次,如结肠内存留标记物>20%,则为结肠传输障碍,该检查可区别慢传输型便秘和出口梗阻型便秘。

结肠传输试验的适应证如下:

(1)慢性便秘;

(2)结肠慢传输患者行结肠切除术前评估;

(3)功能性便秘的分型。

(九)X 线排粪造影及动态磁共振排粪造影

1. X 线排粪造影 是排便障碍型便秘的主要检查方法,对诊断具有重要意义。排便障碍型便秘因排便过程中腹肌、盆底肌、肛门括约肌不能有效协调运动,致使粪便排出受阻,而其结肠传输功能正常,临床主要表现为排便困难、排便不尽感、肛门直肠坠胀感。排粪造影是通过向患者直肠内注入造影剂,对患者"排便"时肛管直肠做静态和动态 X 线成像,由此能够明确排便过程中结直肠、肛门及盆底的结构改变,粪便的滞留程度。

2. 动态磁共振排粪造影 是近年来的新技术,在排便障碍的诊断中具有明显优势,可多平面成像,分辨率高,能同时对比观察盆腔软组织结构,提供全面的盆底结构及功能信息,发现 X 线排粪造影不能发现的盆底异常,用于指导手术方式的选择及评估手术疗效。并且动态磁共振排粪造影能作为直肠肛门测压、胃肠通过时间的补充检查,帮助明确病变部位、病变程度及病变范围,且无辐射,安全性好。

(十)直肠腔内超声检查

直肠腔内超声检查可测定肛门括约肌厚度及有无损伤,以判断括约肌损伤对肛管直肠动力的影响。对于肛门失禁的诊断有重要的参考价值。而肛门测压结合腔内超声检查能显示肛门括约肌有无局部张力缺陷和解剖异常,为手术定位提供线索。

当前对于胃肠道动力障碍性疾病仍未全面认识,检测手段尚有不足,为认识动力障碍性疾病带来了一定的困难。但是随着科学的发展和医学技术的进步,越来越多检测方法的出现,对胃肠道动力障碍疾病的认识也将不断深入。各种动力检测技术侧重点不同,互为补充,合理使用能更好地了解疾病,更加准确灵敏地诊断疾病,为后续治疗起指导作用。

四、胃肠动力与消化系统疾病

胃肠动力紊乱是胃肠动力障碍性疾病和大多数功能性胃肠病主要的病理生理机制,随着胃肠动力检测手段的进步及丰富,神经胃肠病学和脑-肠互动、精神心理应激的深入研究,对胃肠动力紊乱性疾病的发病机制有了一些新的认识,提高了临床诊断的准确性,并为治疗提供了新的方向。

(一)胃肠动力与胃食管反流病

胃食管反流病(GERD)是上消化道动力障碍性疾病,其发病机制至今仍未完全明确,目前认为是由多种因素共同促成,包括抗反流防御机制减弱和反流物对食管黏膜攻击作用增强,其中抗反流防御机制减弱是主要原因,包括抗反流屏障减弱、食管廓清能力下降、食管黏膜屏障功能损害、食管裂孔疝及酸袋形成、近端胃扩张及胃排空延缓等,往往存在数种食管动力异常重叠。EGJ 高压带是防御胃食管反流发生的重要屏障,其中以 LES 和膈脚尤为重要。当食管裂孔疝、酸袋形成、一过性食管下括约肌松弛(transit lower esophageal sphincter relaxation,TLESR)发生频率增加,可使 LES 压力下降,膈脚收缩受抑制,EGJ 的张力低下,从而造成抗反流结构异常、反流增多。GERD 患者的 LES 静息压明显低于正常,TLESR 发生频率及伴随的酸反流比例高于健康人,约 50% 的 GERD 患者存在食管酸清除能力下降,主要与食管运动障碍有关。对 GERD 患者同步监测食管 pH 值和 HREM,可观察到餐前、餐后食管体部的收缩波幅均显著低于健康对照组。研究显示,部分 GERD 患者存在近端胃扩张或胃排空延缓,导致胃潴留,引起胃内高压,可使 LES 腹段变短,降低 LES 的屏障作用,并引发 TLESR,引起反流。

抗反流防御功能不仅受 CNS、ENS 及自主神经调节,也受脑-肠肽调控。近年脑-肠轴与胃肠动力之间的关系成为关注热点,研究认为 NO、VIP、缩胆囊素八肽(CCK-8)、CRF、5-HT 和 GABA 等参与了 GERD 的发病。NO、VIP、GLP-1 对胃排空及胃肠动力产生抑制性作用, GABA 可致 TLESR 发生增加。

GERD 患者是否存在动力异常的检测方法主要有 HREM、MII-pH 监测、EndoFLIP 技术、X 线钡餐造影及胃排空试验等。HREM 可评价 EGJ 屏障功能及食管蠕动功能,对 GERD 患者食管动力的病理生理学分类具有重要意义。

(二)胃肠动力与贲门失弛缓

贲门失弛缓症(achalasia) 是由食管、胃交界部神经肌肉障碍所致的一种原发性食管动力障碍性疾病,临床主要表现为吞咽困难,动力学改变表现为食管蠕动缺失和 LES 松弛功能受损。贲门失弛缓症病因尚未完全明确,可能与遗传、病毒感染、自身免疫、炎症等有关,食管抑制性神经缺失是贲门失弛缓症主要的发病机制。

研究发现贲门失弛缓症患者食管肌间神经丛存在炎症细胞浸润及大量炎症介质,如白细胞介素-22(IL-22)、白细胞介素-17(IL-17)、γ 干扰素(IFN-γ)等,肌间神经丛炎症,或神经退行性病变,导致抑制性神经元损伤、分布缺失或异常,肌间神经丛兴奋性神经元和抑制性神经元失衡,使得 NO、VIP 等抑制性神经递质减少,LES 松弛能力受损。

食管 X 线钡餐造影可见食管扩张或扭曲,蠕动减弱或消失,钡剂排空障碍,食管下端变窄呈"鸟嘴状"。食管测压作为诊断贲门失弛缓症的"金标准",HREM 能准确地反映食管的运动功能,表现为吞咽时出现 LES 松弛障碍,伴有 LES 基础压力增高,食管失蠕动,食管体部压增高,同步非传导性收缩。芝加哥食管动力障碍分类标准 4.0 版根据 HREM 结果,按 LES 松弛程度及体部异常蠕动情况,将贲门失弛缓症分为 3 型:① Ⅰ 型(经典型),平均整合松弛压(IRP)≥15mmHg,100% 吞咽为无蠕动性收缩;② Ⅱ 型(体部增加型),平均 IRP≥15mmHg,食管蠕动消失,全段食管增压吞咽>20%;③ Ⅲ 型(痉挛型),平均 IRP≥15mmHg,无正常蠕动,≥20% 的吞咽过程存在痉挛并伴远端收缩延迟时间<4.5 秒。

(三)胃肠动力与功能性消化不良

功能性消化不良(functional dyspepsia,FD)包括两种亚型:① 餐后不适综合征

（postprandial distress syndrome,PDS）；②上腹痛综合征（epigastric pain syndrome,EPS）,PDS 与 EPS 可重叠出现。FD 的发病原因至今尚不明确,胃肠动力障碍仍是 FD 发病的重要机制。FD 患者中,40%~50% 存在胃容受性舒张功能下降,一项研究通过对 FD 不同亚型的患者从最小扩张压力、初始感觉压力、初始感觉容积、最大耐受压力、最大耐受容积等指标进行评价,发现 EPS 与 PDS 亚型之间各项指标比较均无显著性差异,表明胃容受性舒张障碍可能是 EPS、PDS 共同的病理生理学基础。有荟萃分析（meta-analysis）显示,约 40% 的 FD 患者存在胃排空延迟,包括固体、液体及混合餐的排空延迟,固体食物胃排空时间是健康对照组的 1.5 倍,PDS 更易出现胃排空延迟。

　　Mearin 在 1991 年发现 FD 患者存在传入感觉通路的缺陷,首次提出了脑-肠轴异常可能是 FD 的发病机制之一,脑-肠轴通过分泌神经递质或相关激素（脑-肠肽）来调节胃肠道运动、感觉和分泌活动。研究发现脑-肠肽的分布与分泌紊乱与 FD 的发病相关,可引起一系列消化不良症状。目前已发现与 FD 有关的脑-肠肽大约有数十种之多,如 FD 患者血浆胃动素含量降低与胃排空能力下降、胃电节律紊乱、胃窦-幽门-十二指肠运动协调失常相关;中枢和胃肠嗜铬细胞释放的 CRF 可作用于胃肠道相应受体,促进胃肠道蠕动及分泌活动增加,CRF 还可以促进肥大细胞释放 5-HT,从而激发胃肠蠕动反射,并调节肠道分泌功能;5-HT 生物合成、释放或再摄取的改变对中枢神经系统及胃肠道的调节有重要影响,参与了情绪、心理状态和胃肠道感觉运动功能的调节;VIP 是一种抑制性神经递质,可使肠道平滑肌舒张,LES、Oddi 括约肌松弛,对肠神经丛起稳定和保护的作用;GLP-1 对胃排空及胃肠动力产生抑制性作用;生长抑素能抑制胃的蠕动,延缓胃排空,抑制小肠纵行肌收缩,减慢小肠内容物的转运。越来越多的证据表明,脑-肠肽与 FD 发病密切相关,有可能成为治疗的潜在靶点。

（四）胃肠动力与肠易激综合征

　　肠易激综合征（irritable bowel syndrome,IBS）分为 4 种亚型,即以便秘为主要症状的便秘型（IBS-C）、以腹泻为主要症状的腹泻型（IBS-D）、便秘腹泻两种症状相当的混合型（IBS-M）及未定型（IBS-U）。IBS 是临床中常见的消化功能紊乱疾病,患病率约为 7%~25%。目前认为其病因和发病机制与遗传及基因多态性、胃肠道动力、脑-肠轴、内脏敏感性、肠道通透性及免疫功能紊乱等因素有关,其中胃肠动力异常是 IBS 研究领域中最早和最多的一个研究方向,是 IBS 症状发生的重要病理生理机制。除结肠外,食管、胃和小肠、肛门直肠都可能存在运动异常,其中结肠运动障碍最为显著,多表现为结肠平滑肌收缩频率、收缩振幅、最大振幅、振幅指数、胃结肠反射等异常,IBS-D 多表现为高振幅收缩波明显增多,结肠推进运动频率加快,小肠转运物质的速度增加,分泌增多;IBS-C 多表现为高振幅收缩波明显减少,结肠慢波频率明显增加,肠内容物推进减慢,水分被吸收过度而致便秘。口-盲传输时间显示 IBS-D 患者胃肠通过时间较正常人明显缩短,而 IBS-C 患者则明显延长。高分辨率肛门直肠测压显示不同类型 IBS 患者肛门直肠静息压、直肠的感觉及顺应性、肛门直肠自控能力存在不同改变。

　　此外,近年来研究发现中枢神经系统对肠道传入信号的处理及脑-肠轴功能障碍可导致胃肠动力紊乱、内脏高敏感等而诱发 IBS。研究显示,IBS 内脏高敏感小鼠脑-肠轴通路中约有 500 多种基因蛋白的表达异常,IBS 患者给予直肠扩张后,大脑多个区域会出现不同程度活化增强或减弱的反应,这些实验证据都从不同角度证实了 IBS 的发生、发展与脑-肠轴密切相关。

（五）胃肠动力与功能性便秘

功能性便秘分为慢传输型便秘（slow transit constipation，STC）、排便障碍型便秘、混合型便秘、正常传输型便秘。结肠动力异常、传输延缓、直肠肛门功能异常、小肠动力异常、肠神经系统改变是主要的发病机制。

STC 结肠集团蠕动减少、结肠收缩及高幅度推进性收缩活动减少、收缩幅度降低，进餐和/或药物刺激的胃-结肠反射迟钝，乙状结肠或直肠非推进性蠕动或逆推进性蠕动明显增加，远端不协调运动增多。卡哈尔间质细胞、肠神经胶质细胞减少及脑-肠肽分泌和调节异常（如 VIP、NO、5-HT 等）导致结肠动力异常，传输延缓。排便障碍型便秘的发病与盆底肌不协调性收缩、肛门内括约肌功能障碍、直肠敏感性降低、肛门直肠解剖异常有关。高分辨率肛门直肠测压表现为盆底肌群张力过高（不能松弛或松弛不良或矛盾运动）或张力过低（巨直肠和严重的盆底下垂），使得排便障碍型便秘患者在排便过程中腹肌、直肠、肛门括约肌和盆底肌肉不能有效地协调运动，直肠推进力不足、感觉功能下降，从而导致直肠排空障碍。

第二节　脾胃虚实理论研究

中医药是一个伟大的宝库，脾胃病学科是此宝库的重要组成部分，随着几千年历史长流的积淀，逐渐形成了中医脾胃病学理论体系。自国家"十一五"规划以来，中医脾胃病学理论尤其是脾胃虚实理论得到了不断传承、创新与发展。

一、脾胃通降论提出及应用

中国工程院院士董建华教授基于长期临床实践，认为脾胃"生理上以降为顺，病理上因滞为病，治疗上以通祛疾"，即"脾胃通降论"，这一理论补充和深化了脾胃虚实理论中"实证"部分。北京中医药大学东方医院李军祥教授在承袭董建华院士治疗脾胃病经验的基础上，总结并归纳脾胃病从"肝"论治十六法；强调临床治疗脾胃病应见微知著、以常达变，灵活运用治肝十六法，方可收获理想疗效；并基于少阳为枢理论，根据胆与脾胃在生理及病理方面的联系，阐释通过调节少阳枢纽论治脾胃病内在关联，从宏观上解决脾胃及全身的复杂症状，为临床从胆论治脾胃病提供理论依据。中国中医科学院西苑医院唐旭东教授在治则上强调"脾胃分治"和"脾胃合治"；治法上强调平调气血，并以辨虚实为要点来明确病证特性；辨证上以"辨脏腑、辨虚实、辨气血、辨寒热"新八纲为纲要，以辨脏腑、辨气血为中心，并结合寒热、虚实发病特点及机体状态，搭建了临床辨治脾胃系统疾病从理论通向临床实践的桥梁，进一步细化了传统八纲辨证，更为契合脾胃生理特点及脾胃系统疾病的辨证要求；"新八纲"不仅是脾胃病中医临床辨治的具体抓手和操作技术路线，也是"通降理论"的落实之法，为脾胃病诊疗提供了行之有效的方法学指导，具有很强的临床实用价值。

二、脾胃太极升降论提出与应用

李军祥教授传承董建华院士脾胃通降论，从医易同源的角度，指出阴阳之气的升降运动在于太极的升降运动，提出"太极升降论"治疗脾胃病。该理论认为，人体气机运转关键在于肝、脾、肾左升，心、肺、胃右降，如此才能形成太极的圆融和合。脾胃居中央，斡旋阴阳，升清降浊，是人体气机升降运动的枢纽。脾胃一阴一阳、一纳一运、一升一降、一燥一湿，相反相成，共同担负着化生水谷精微，濡养五脏六腑、四肢百骸的作用。胃主受纳、和降，病则浊阴不降，而生多燥、多实、多热之证；脾主运化、升清，病则清阳不升，而生多湿、多虚、多寒之证。脾胃气机的升降也有赖于肝气的疏泄、肾阳的蒸腾气化、心火下降之温煦、肺气的肃降。诸脏腑气化功能相互配合，才能完成脾胃的受纳腐熟水谷、化生精微、生气化血、濡养全身四肢百脉的功能。五脏六腑的整体性使得各脏腑在生理上息息相关，病理上环环相扣，任何脏腑之间的平衡被打破，都会直接或间接引发脾胃升降失衡，严重时易导致人体脏腑内部整体气机升降失调，临床上需注意从太极整体气机升降观把握病证，结合调肝、宣肺、调心、温肾、泄胆、润肠等法进行治疗，遵照太极升降理论以解决整体矛盾，往往能收获良效。

三、五脏相关论提出及应用

首届"国医大师"邓铁涛教授依据自己多年临床经验，认为人体脏腑组织器官在生理上相互依存、制约，病理上相互影响，故治疗应以一脏为本，余脏相关，以达到"治一脏以调四脏，调四脏以治一脏"目的，即"五脏相关论"。而脾为后天之本、气血生化之源，处于五脏相关论中的核心地位，常体现在治疗他脏之病时，兼顾脾胃调理可达事半功倍之效。作为邓铁涛教授的嫡传大弟子，广州中医药大学脾胃研究所劳绍贤教授承袭邓老的学术理论思想并借助现代医学技术，专注研究现代脾胃病的辨证及治疗，提出以证型为纲，分析胃黏膜形态学特点并进行宏观与微观相结合的辨证思想，将其融入中医整体辨证理论体系中；同时重视因地制宜，认为脾胃湿热证是岭南脾胃病的一大典型证候，治疗应以清浊安中为要。劳绍贤教授的大弟子胡玲教授则继承与发扬邓铁涛教授、劳绍贤教授的理论思想和学术观点，基于岭南地域特点并结合临床，从横向角度切入分析了幽门螺杆菌（*Helicobacter pylori*，Hp）相关慢性胃病的致病特点，提出了"邪毒致变"及"湿邪黏滞"作为关键环节影响Hp相关胃病发生发展的创新观点；不仅如此，胡玲教授基于临床实际，以脾气虚证和脾胃湿热证为主切入进行Hp相关胃病胃黏膜病理及超微结构改变、体质可变性及基因多态性等关联的探讨，从宏观和微观角度较好地印证了Hp相关胃病脾胃虚实不同证候的群内趋同性生物学表型特征，为其临床客观辨证提供了良好的参考依据。

四、脾虚证标准化研究

早在20世纪70年代中期，广州中医学院（现广州中医药大学）脾胃研究组以脾虚证唾液淀粉酶活性的研究率先拉开临床脾虚证本质研究的序幕；1986年修订的脾虚证诊断标准将其纳入辅助诊断参考指标；1993年制订的脾虚证诊断标准不仅包括气虚和脾虚两部分，还涉及主症轻重程度分级，并将唾液淀粉酶活性负荷和木糖吸收试验列为疗效观测参考指标。之后有研究者在危北海教授与劳绍贤教授的带领与指导下，从临床角度分别对脾虚证与神经内分泌免疫网络、线粒体等的改变进行探讨，发现多数脾虚患者表现有自主神经功能和胃肠激素分泌紊乱及免疫功能的低下、胃黏膜细胞线粒体结构和功能失调，进一步为临床脾虚证的客观存在提供了一定的科学依据。随后，在2002年国家药品监督管理局制订的脾气虚证诊断、症状分级量化和疗效判定标准的基础上，中华中医药学会于2017年再次组织修订完成了《脾虚证中医诊疗专家共识意见》的新一轮全国行业诊疗标准，该共识意见在之前相关脾虚诊疗标准的基础上,创新性地将脾虚分为脾气虚证(依据临床实际尚包括脾虚湿蕴、脾不统血、中气下陷等3种亚型)、脾阳虚证及脾阴虚证3种证型,并对其相关证型的主要症状、舌象、体征进行了Ⅰ、Ⅱ、Ⅲ级量化分级,具体由广州中医药大学脾胃研究所胡玲教授等负责执笔,中华中医药学会脾胃病分会张声生主任委员总协调完成,该共识意见的出台更为完整地反映了临床脾虚证诊治的面貌。

五、"脾虚综合征"提出及应用

全国名中医危北海教授从事中西医结合消化工作60余载,率先开展脾虚证本质研究,认为该证从现代医学来看是以胃肠道分泌、排泄、吸收和运动功能降低为主要表现的神经、体液、免疫调节紊乱与营养代谢低下的一种虚损性疾病状态,类似于现代医学中的综合征(症候群);并系统阐释脾虚理论的发展源流,发现脾虚证特异性指标,提出新的中西医病证结合的诊断学概念"脾虚综合征",通过指导临床开展相关诊治与研究,加深了对脾虚证本质的认识,取得良好的临床疗效,推动了中西医结合消化病学的发展。中国人民解放军第二一一医院陈治水教授基于李东垣"脾胃虚则九窍不通"之说,认为脾胃与九窍是通过直接或间接经络联系而构成的一个有机整体,九窍通利与否主要与脾胃运化及升清降浊功能有关;脾胃功能正常,则气血生化有源,清气得升,浊气得降,则九窍通利如常,反之则闭塞不通。故脾胃失调是九窍不通的主要病机,调理脾胃为治疗九窍病证的主要手段,据此奠定了临床从脾胃论治九窍病证的理论基础。

六、脾虚胃实的研究及应用

南方医科大学第一临床医学院(南方医院)消化疾病研究所张万岱教授认为,中医辨证分型在某种程度上可反映病因学及组织学改变。张教授团队从形态学方面对胃泌素细胞G细胞、生长抑素细胞(D细胞)进行定量研究,进一步证实了慢性胃病脾虚证时D细胞分泌亢进、G细胞释放胃泌素不足、G细胞和D细胞比例失调,结合其前期动物实验结果,认为G细胞、D细胞变化可能是慢性胃病脾虚证胃肠功能障碍的一个重要病理机制。广东省中医院脾胃病科黄穗平教授在治疗脾胃病上有自己的领悟:治疗痞满时认为"脾胃虚弱,气机失调"是其发生的核心病机,故以"健脾理气"为大法,其中"补益脾胃"是治本之法,"调畅气机"是治标之法。并认为脾胃病涵盖"脾胃"二字,说明该病证发生与脾脏和胃腑病变密切相关,一脏一腑互为表里,互因互用;临床上脾脏多虚、胃腑多实,在治疗时首先要明确脾胃虚实的主次,如存在虚实夹杂,在治疗中则应清补兼施,清胃与护胃安中并行。上海中医药大学脾胃病研究所唐志鹏教授师从马贵同教授,擅长运用中药治疗各种消化系统疾病,尤其在溃疡性结肠炎(UC)防治领域研究颇为深入,将健脾补虚理论灵活用于UC治疗中,认为本病虽病位在肠腑,但致病之本仍在脾,临床以健脾益肠、温脾止泻、清脾祛滞、解郁疏脾等理脾助运之法治疗,常获良效。

七、调肝理脾论提出及应用

首都医科大学附属北京中医医院张声生教授基于调肝理脾基本治则,并根据多年临床经验,提出脾胃病辨治"十纲",即"寒热、虚实、气血、湿浊、脏腑",但又各有侧重。对于寒热错杂证,应遵守寒热并调原则治之;对于虚实夹杂证,不仅有因虚致虚实夹杂者,还有因实致虚实夹杂者,虽治疗有虚实之别,但应以补土为先,以恢复及促进脾胃功能为主要治则;对于气血失调证则进一步提出"气虚则气必滞,气滞则血必瘀",将气血同治运用于常见脾胃病治疗中;对于湿浊阻滞证,提出胃虽喜润却不耐湿浊停滞,若湿浊阻滞于胃,则有类似食积表现,但却无食积诱因,故在治疗上应"和胃化湿";对于脏腑辨证,张声生教授所带领的"脾胃病调肝理脾重点研究室"团队对"肝脾相关"理论进行了大量研究,如陶琳教授认为脾胃病发病基本特点源于"肝脾相关"理论而提出"调肝理脾"是其治疗大法。武汉市中西医结合医院时昭红教授根据多年临床经验,在治疗胃食管反流病时认为其病机关键在于脾胃气机失调,与肝脏关系最为密切,情志因素为重要诱因,另辟蹊径从肝论治,采用疏肝气、泄肝热并辅以降胃气、养胃阴之法,根据患者证候特点巧妙化裁经方,辨病与辨证结合,内治与外治并举,临床收获较好疗效。

八、调枢通胃论提出及应用

首届"国医大师"路志正教授结合多年临床经验,创造性地提出"持中央,运四旁,怡情致,调升降,顾润燥,纳化常"为核心的运脾调胃学术思想;认为"持中央、运四旁"是治疗脾胃病的核心,即立足于脾胃,强调脾胃的重要性;辨证使用"怡情致、调升降、顾润燥"三大治法,最终达到"纳化常"的目的。中国中医科学院望京医院脾胃病科魏玮教授继承路老调理脾胃病思想并结合当代病证的临床诊疗特点,提出"调枢通胃"理论。阐释了"调枢""通胃"的内涵及外延,认为"调枢"可看作是调控疾病与病理变化过程的关键环节,具有"位置"及"功能"内涵,包括调节脏腑之枢、开阖之枢及神明之枢。"通胃"中的"胃"包括了现代医学消化系统概念,不仅指病位,更是涵盖脾胃之功能;临床上"通胃"的内涵涉及面广阔,不仅是指"腑以通为用",但凡涵盖脾胃特性及生理功能,以及脾胃与他脏、经络、五官、九窍、津液、气血的生理病理关系,治疗时其治则治法皆可归为"通胃"范畴。该理论临床具体应用包括辛开苦降、温肾健脾、调肝理脾等治法,同时也包括针灸疏通少阳经气、刺激中枢神经调控等非药物治疗,以达到枢机运转流畅和调控稳健,脏腑功能和合;且"调枢通胃"理论与现代医学"脑-肠-微生态轴"有异曲同工之妙。不仅生理上承载"心(脑)-胃(肠)"轴的足阳明胃经联通脑、肠,还在病理上通过调节脾胃、少阳之枢刺激神经中枢,一定程度为中医药治疗功能性胃肠病、慢性胃炎等消化系统疾病及精神心理疾病提供共同的理论基础。

九、脾胃湿热的研究及应用

第三届"国医大师"杨春波教授从事医教科研60余载,对脾胃湿热证有较深入研究,认为脾胃湿热是"脾湿脏"与"胃燥腑"相济共营,"烂谷""运化""升清""降浊"生理功能失调共致"脾湿和胃热交蒸",出现阴阳两性的病理变化,易滞气、伤络,可偏湿重、热重,亦可寒化、热化。不仅如此,杨春波教授将湿热理论由外感温病引入内伤脾胃,整理并创建了系统的脾胃湿热理论体系,认为祛湿热应从三焦分利,化湿热须佐调气舒络,除湿热当辨寒化热化,清湿热尤恐耗气伤津,防湿热则宜补气健脾。福建省第二人民医院柯晓、黄恒青教授传承杨老经验,从临床和基础角度探索脾胃湿热证胃病的机制,发现热休克蛋白60在隆起糜烂性胃炎中表达不仅与 Hp 感染有关,还与湿热之邪有关,而清化饮对此具有较好调控作用,为该方推广应用提供了一定的科学依据。

十、脾胃论治内伤杂病

中国中医科学院中医基础理论研究所胡镜清教授团队为剖析当代"脾胃学说"及其在内伤杂病中的应用特色,传承发展中医脾胃学说,提高临床疗效,系统整理并总结了国医大师脾胃论治多系统内伤杂病的临床实践经验。在病机认识上,诸师治病求本,重视"脾胃虚损为内伤杂病之病本",不仅继承前人脾胃学说基础理论,尤为注重"病邪兼化",指出脾胃虚损日久,随病情迁延可聚湿成痰或化热、致瘀、成毒,因此治疗上在培补与健脾运胃同时,不拘泥于前人"治内伤杂病当补不当泻"之说。中日友好医院姚树坤教授将中西医结合理论与临床融会贯通,具有独特的诊疗思维,通过辨病与辨证相结合,提出胃肠息肉患者前期以湿热夹瘀证居多,后期以虚实夹杂为主的观点;并认为恣意进食膏粱厚味,阻碍脾运化,脾失健运不能为胃行其津液,水湿内停导致胃失和降,痰湿内蕴;肝脏与脾胃紧密相关,病理上肝易横逆犯脾,脾胃之湿也易传肝,加之现代人运动少、压力大,易使肝郁气滞,气滞血瘀易生热化火,共致湿热、血瘀等病理产物的形成,促进了胃肠息肉的产生。新疆医科大学中医学院曾斌芳教授认为胃息肉基本病机是脾胃虚弱,且脾胃气虚和正气不足贯穿疾病始终,也是其复发的重要原因;基于此而提出健脾益气活血、理气化痰祛湿、扶正与祛邪并重的治疗措施,创立益气散结汤经验方,取得较好临床疗效。华中科技大学同济医学院附属协和医院杨胜兰教授总结分析历代医家对高脂血症的认识,结合自身多年临床体会,认为该病病机多虚实证并见。虚证以脾虚、肾亏为主,脾虚不健运、胃弱不受纳可致饮食不归正化,水谷精微失于输布造成膏脂输化障碍而形成高脂血症;肾元亏虚,精气渐衰,肾不化津,肾阴不足,虚火灼津,则清从浊化,或因水不涵木,肝失疏泄,木不疏土,致脂质内聚,困遏脾运,积存于体内而引发高脂血症。故治疗时以健脾利湿、化痰泄浊、滋补肝肾为主,临床方能取得满意疗效。

十一、"肤药治膜"理论的提出及应用

第二届"国医大师"刘尚义教授从医50余载,临床中重视膜的生理功能、病理变化及临证治疗,在疡科经验基础上形成了独特的"膜病"理论辨证思维体系,认为在内之膜如在外之肤,肤膜同病,对临床思维模式有较大的指导作用。贵州中医药大学第一附属医院王敏教授较好地继承了刘尚义教授"肤膜同位"的学术思想,据此提出"肤药疗膜病"的治则,将用疗在外疮疡之药以疗在内膜疡之病,并将此经验应用于临床消化性溃疡、溃疡性结肠炎等脾胃消化系统疾病的治疗,具有一定的优势。

十二、"以痈论治"消化性溃疡

第三届"国医大师"周学文教授据多年临床经验,对消化性溃疡进行系统深入研究后首次提出"以痈论治"的观点,认为外邪伤中,或胆火或情志犯脾挟胃致脾胃气机升降失司,气机郁滞,邪气不解,日久郁而化热,病由毒起,热由毒化,毒热蕴结,热盛毒侵,气血凝滞,血肉腐败致"胃脘痈"即溃疡形成。辽宁中医药大学王垂杰教授团队根据胃溃疡毒热证病理特点,将周学文教授研制的"消痈溃得康颗粒"用于临床,对胃溃疡活动期属毒热证患者疗效确切,其作用机制可能通过提高胃黏膜组织三叶因子及表皮生长因子、血清前列腺素 E_2 水平,降低血清白细胞介素-6(IL-6)和白细胞介素-8(IL-8)水平,从而促进溃疡的愈合。

十三、"虚""瘀""毒"理论提出及运用

第三届"国医大师"李佃贵教授基于多年临床经验,通过分析脾胃疑难病提出"浊毒致病"理论观点,认为浊属阴邪,毒为阳邪,浊阴为不清之意,有形体可见;而毒阳无形可依,浊毒相干,如胶似漆,互助为虐,故将浊与毒并称。浊毒既是对人体脏腑经络及气血阴阳均能造成严重损害的致病因素,同时也是多种原因导致脏腑功能紊乱、气血运行失调、代谢产物蕴积体内而化生的病理产物。江苏省中医院沈洪教授提出"虚""瘀""毒"论治脾胃系相关疾病尤其是慢性萎缩性胃炎,强调五脏六腑相关,注重整体分析与治疗,重视"胃镜象"。具体而言,认为从"虚"论治,当健运脾胃;从"瘀"论治,当活血化瘀通络;从"毒"论治,当清热化湿解毒;同时强调脏腑相关,整体调节;结合胃镜,中西互参。陕西中医药大学刘力教授团队通过细胞自噬从微观角度探讨沈舒文教授提出的"毒瘀交阻"论,揭示胃癌前病变中"毒瘀交阻"病机及"扶正解毒祛瘀法"微观机制,为中医药通过调节自噬以维持机体内环境平衡提供了理论基础,一定程度丰富了中医药对胃癌前病变防治的辨证思路。上海中医药大学刘成海教授基于以上"虚损生积"学术思想,在临床辨治慢性肝病中亦注重"扶正",认为肝纤维化治疗注重扶持气血,肝硬化腹水治疗重视扶阳益阴,脂肪肝治疗尤当健脾助运,自身免疫性肝炎治疗宜补肝益肾。甘肃省中医院舒劲教授在治疗功能性便秘(functional constipation,FC)时也从运脾健脾角度着手,始终遵循"以健助运,以补促运"理论指导,"健脾运脾,运脾调气""以补开塞,补而通之"的治则,常取得较为卓著的临床疗效。

十四、证候病机新模式

上海中医药大学附属龙华医院季光教授团队基于病证结合研究模式,建立大规模临床调查的非酒精性脂肪性肝病(nonalcoholic fatty liver disease,NAFLD)证候表观数据库,根据多元统计分析从临床实践与理论认识的基础上提出NAFLD证候病机创新模式,即脾虚是NAFLD的基本病机,湿热或湿热夹瘀是其早期常见表型;脾虚表型随病情进展逐步突出;脾阳虚是疾病慢性化及复杂化的"拐点",且多数重度NAFLD患者存在明显脾阳虚的表型。同时,该团队用证候分类可视化技术发现尿糖代谢产物是NAFLD脾阳虚的差异性代谢物,可一定程度预测疾病的进展;以方剂作为测量工具进行了多项基础研究,通过疗效来验证病机与治法,其研究结果不仅解读了经典理论"痰饮病,当以温药和之",还为大规模临床研究提供了依据。随后,临床也证实具有温阳利水功效的苓桂术甘汤可提高NAFLD脾阳虚证患者临床疗效,并首次发现温阳化气功效是通过桂枝升高血清甲状腺激素,增加肝组织甲状腺激素受体$\beta 1$(TR$\beta 1$)、肉毒碱棕榈酰基转移酶1A(CPT1A)表达,增强脂肪酸β氧化而实现;利水功效则通过淡渗利湿的茯苓促进甘油三酯(TG)组装极低密度脂蛋白(VLDL),增加脂肪酸的水溶性,提高其代谢活性而实现。季光教授以证候病机为突破口,方-证-效相结合,为现代中医药防治NAFLD提出了新的思考及治疗选择。此外,中南大学湘雅医学院中西医结合研究所李家邦教授依据数十年临床经验与心得,认为炎症细胞因子介导的病理损害往往与中医传统认识的诸多热证如"脾胃湿热""肝胃郁热""肝气郁结"等证候密切相关;而正气内虚主要包括胃黏膜屏障破坏、胃黏膜血流量减少等,往往与中医传统的"脾虚""血瘀"等证候有关。针对消化性溃疡的基本病机与病理过程,李教授潜心摸索出治疗消化性溃疡之疏肝健脾和胃法,并研制出健胃愈疡片及颗粒剂,临床疗效较为理想。

十五、脾胃系疾病 PRO 量表制定

近年来国内外探讨研究健康相关的生活质量时将患者报告结局（patient reported outcomes，PRO）作为其评价指标。为充分发挥中医治疗特色及优势，进一步评价消化系统慢性病与功能性疾病的疗效，研制具有中医特色脾胃系疾病 PRO 量表刻不容缓。广州中医药大学第一附属医院刘凤斌教授以脾胃、五脏相关理论为主线，结合脏腑学说分设各项目，体现引起患者自我不适感觉的各个环节，构建量表理论结构模型。通过调查结果对脾胃系统疾病患者各个环节进行重要性评分、离散趋势分析、因子分析、逐步回归分析、判别分析及克朗巴赫系数法等分析方法筛选条目，最终归纳总结了由 4 个领域、8 个方面及 44 个条目组成的中医脾胃系疾病 PRO 量表。上海中医药大学附属龙华医院季光教授团队基于脾虚证PRO 量表评估，通过分析脾虚证在自然人群的流行规律，探索利用靶向代谢组学建立非酒精性脂肪性肝病脾虚证病证结合疗效评价的方法，预测概率达 83.3%。

十六、"四象脾土和五脏模式"提出及应用

广西中医药大学第一附属医院谢胜教授结合多年的临床实践，探索了脾胃与"治未病"的关系，构建"四象脾土和五脏"论治"脾胃治未病"模式，在具体运用中重视基于"四象脾土和五脏"模式的时补防治、以象补藏之法，如运用五运六气学说、坤土建中三伏治疗及干土建中三九治疗的时补防治；"胃镜病理象"之"土"与慢性萎缩性胃炎（chronic atrophic gastritis，CAG）癌前病变、"透射电镜象"之卡哈尔间质细胞作为"脾胃枢"以调"五脏枢"的以象补藏之法，均旨在强调脾胃调理在养生防病中的意义，对从脾胃角度实施中医治未病的健康工程起到了较大的促进作用。

十七、从脾胃论治肝病

河南中医药大学赵文霞教授继承并发扬首届"国医大师"李振华老先生肝脾相关学术思想，善于从肝辨治脾胃病，灵活运用疏肝和胃、平肝潜阳、清热柔肝等法；同时还明确了"肝位中焦"的概念，认为中焦病离不开脾胃、肝胆，除从肝辨治脾胃病外，还可从脾论治肝病，正如《医学衷中参西录》所云："欲治肝者，原当升脾降胃，培养中宫，俾中官气化敦厚，以听肝木之自理"。河北医科大学第二医院姚希贤教授从事中西医结合消化病学临床及科研工作60 余载，师古而不泥古，勤于思考，在肝病临床治疗中注重辨病与辨证相结合，认为治疗黄疸时不能简单见黄退黄，应辨患者阴阳、寒热、虚实；在辨证治疗急性或慢性肝病中重视祛邪当需扶正，注重"衰其大半而止"，活血化瘀药与益气健脾药常联合应用，使祛瘀不伤正，瘀血得祛，胆络通畅，溢泄有度，有利于黄疸的消退；此法在慢性肝炎治疗中也具有逆转肝纤维化、改善肝功能等作用。

十八、从脾虚内环境探讨肝癌

中山大学附属第一医院张诗军教授团队从脾虚内环境角度研究湿浊转运的发生机制，进而探讨脾虚内环境在肝癌发生发展中的作用，认为肿瘤发生的机制主要由于细胞免疫受到抑制，而脾虚证也存在免疫功能失调；由于脾虚失运可导致湿浊转运障碍，造成机体内环境变化，进而导致肝癌细胞内线粒体数量减少及功能异常，故为肝癌发生发展提供了重要的

微环境。这种新的认识不仅为中医药防治肝癌提供新的治疗策略,也促进了中医水液代谢理论的完善及发展。

十九、脾胃气机升降论的拓展及应用

全国"名中医"冯五金教授精研脾胃气机升降理论,认为功能性肠病最能体现脏腑之间的调和关系,并多伴有脾胃升降失常的临床表现,是脾胃清浊升降乖常之病证。在治疗便秘型肠易激综合征时不仅重视"润"药,从肺论治以达提壶揭盖之效,而且还讲究升降同用以达出入复常;治疗功能性消化不良时主张在未病基础上平调体质,既病情况下纠偏倾,从而降低个体对疾病的易感性,遣方用药注重补泻同施、寒温并用,以益气健脾为基础,平调阴阳,使脾虚得复,痞满自除。

二十、从厥阴论治急性胰腺炎

四川大学华西医院中西医结合科唐文富教授认为重症急性胰腺炎恢复期常有"遗毒为害",病位主要在脾胃,与肝胆关系密切。病情缠绵难愈以脏腑虚损为主,可见湿、热、瘀等实邪,本虚标实,寒热错杂。治疗以伤寒六经为纲,化繁为简,多从虚实寒热错杂之厥阴病论治,投以柴胡桂枝干姜汤合当归芍药散,屡见功效。

综上所述,脾胃虚实理论的现代研究坚持传承与创新并重,以临床研究为主导,以基础研究为支撑,以科学研究指导临床诊疗为目标,历经几代研究者的不懈努力,取得了不少令人瞩目的成果。不仅在一定程度上推动了该领域中医药研究的学术进步,同时也提高了研究成果的临床应用水平。相信随着中西医结合学科的发展,中医脾胃虚实理论的研究一定会取得更加辉煌的成就。

第二篇 | 第一章
参考文献

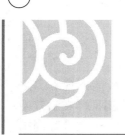

第二章　神经内分泌调控与消化系统疾病

第一节　神经内分泌调控研究

一、神经内分泌调控的基本概念、理论

神经内分泌理论来自神经内分泌学（neuroendocrinology），它是介于神经生物学（neurobiology）和内分泌学（endocrinology）之间的边缘学科，主要研究神经系统和内分泌系统之间的调控关系。1995 年 Geoffrey Harris 提出了下丘脑调节腺垂体分泌的神经-体液学说：各种神经性传入最终将作用于下丘脑的一些具有神经分泌功能的神经元，这些神经元能将神经性传入转变为神经分泌的输出，由垂体门静脉血液流入腺垂体，以调节相应垂体细胞的分泌。他的这一学说具有重要的划时代意义，第一次提出把神经和内分泌两大系统有机地结合起来。随着神经生物学的飞速发展，人们对神经、内分泌和免疫三大调制系统间相互作用的认识不断深入，使神经免疫内分泌学（neuroimmunoendocrinology）成为一大热门研究领域。神经免疫内分泌学集中研究环境、精神、神经、内分泌、免疫间的相互作用及其与健康和疾病的关系。神经、内分泌、免疫这三大调制系统密切配合，组成一个完整的调制网络系统，在更高水平上更有效地维持内环境的稳定，保证机体各项功能的正常进行。

自主神经系统（autonomic nervous system）是外周传出神经系统的一部分，能调节内脏和血管平滑肌、心肌和腺体的活动。由于内脏反射通常是不能随意控制，故名自主神经系统。自主神经系统是由交感神经系统和副交感神经系统两部分组成，支配和调节机体各器官、血管、平滑肌和腺体的活动和分泌，并参与内分泌调节葡萄糖、脂肪、水和电解质代谢，以及体温、睡眠和血压等。两个分系统在大脑皮质及下丘脑的支配下，既拮抗又协调地调节器官的生理活动。

神经系统和内分泌系统是相互协调、相互制约的两大调节系统。在很长的时间里，人们一直认为它们是相互独立的两个系统，因为它们在许多方面存在差异，例如：神经细胞有树突与轴突，与其他神经细胞形成突触联系；内分泌细胞是腺细胞，有很多分泌颗粒。后来研究者发现它们之间还是存在一些联系的，神经系统的许多刺激能引起内分泌腺分泌的改变，例如急性寒冷引起垂体促甲状腺激素（thyroid stimulating hormone，TSH）和甲状腺素的分泌增加。而事实上，中枢神经系统（特别是下丘脑）可通过作用于腺垂体来调节人体主要的内分泌腺（甲状腺、肾上腺、性腺）的分泌功能，后者可通过各类相关的激素和神经内分泌递质与人体脏器中的相应受体结合,从而发挥调节脏器功能的作用,即体现了神经内分泌的调控或调节功能。

二、与消化道相关的神经内分泌调控因子及调控机制

神经内分泌系统与消化系统关系密切,这些关系依靠各类与消化道相关的神经内分泌调控因子来联系。这些调控因子往往是许多种肽类物质,有些肽类在胃肠和神经系统双重分布,故称为脑-肠肽(brain-gut peptide)。目前发现的脑-肠肽包括:胃动素(motilin)、缩胆囊素(cholecystokinin,CCK)、瘦素(leptin)、促生长激素释放素(ghrelin)、促肾上腺皮质激素释放激素(corticotropin releasing hormone,CRH)、降钙素基因相关肽(calcitonin gene-related peptide,CGRP)、5-羟色胺(5-hydroxytryptamine,5-HT)、促胃液素(gastrin)、一氧化氮(NO)、血管活性肠肽(vasoactive intestinal peptide,VIP)、P物质(substance P,SP)、生长抑素(somatostatin)、褪黑激素(melatonin)等。脑-肠肽不仅在外周广泛地调节胃肠道的各种功能,而且在中枢也参与对胃肠道生理活动的调节。脑-肠肽可通过以下五种方式实现其生物作用。①自分泌:脑-肠肽释放后局部作用于分泌细胞自身。②旁分泌:肽类激素释放后,通过细胞间隙从发源细胞弥散至邻近靶细胞。③内分泌:分泌的肽类直接释放入血循环,运送至远隔部位起作用。④神经递质:由肽能神经末梢释放的神经递质经由轴-树突或突触前膜实现神经细胞间传递。⑤神经内分泌:神经末梢释放的肽类进入血流而作用于其他组织。

三、神经内分泌调控与消化系统疾病的基础、临床研究

(一)神经内分泌调控与功能性胃肠病

上述众多的脑-肠肽与功能性胃肠病(functional gastrointestinal disorders,FGIDs)的发病都有一定的关联,但被研究最多的是5-羟色胺(5-HT)。5-HT属于传统意义上的中枢神经递质,是重要的生物活性物质,参与体内多种生理和病理生理过程,与摄食、精神情绪、神经内分泌、心血管活动等密切相关。胃肠道是人体内最大的内分泌器官,亦是与5-HT关系最为密切的部位。目前已知人体约95%的5-HT源自胃肠道,仅5%存在于中枢神经系统(CNS)、血小板等胃肠外组织或细胞中,5-HT对胃肠运动和内脏感觉有重要调节作用,FGIDs的发生、发展与其代谢活动密切相关。5-HT的合成系以食物中的色氨酸为原料,在5-HT能神经元或肠嗜铬细胞(enterochromaffin cell,EC cell)内经色氨酸羟化酶催化生成5-羟色氨酸,后者在色氨酸脱羧酶的作用下生成5-HT。作为5-HT合成限速酶的色氨酸羟化酶有两种同工酶:色氨酸羟化酶1和色氨酸羟化酶2,前者主要存在于外周如EC和肠壁肌间神经丛的5-HT能神经元内,后者主要存在于CNS。因此,5-HT的合成可在CNS、外周肠嗜铬细胞和肠神经系统(ENS)同时进行。外周5-HT无法透过血脑屏障,因此中枢与外周的5-HT合成互不影响,但脑-肠轴的神经内分泌活动存在双向调节。5-HT与胃肠道局部免疫调节密切相关,多种免疫细胞如单核细胞、巨噬细胞、树突细胞、B淋巴细胞、T淋巴细胞等均存在5-HT受体,肥大细胞、巨噬细胞、T细胞还能利用色氨酸合成、释放5-HT。研究显示腹泻型肠易激综合征(IBS-D)患者十二指肠局部免疫活性增强,同时血小板5-羟色胺转运体mRNA(信使RNA)表达下调,两者间呈显著负相关,5-羟色胺转运体下调导致5-HT再摄取减少,黏膜局部5-HT活性增强,提示调节5-HT相关全身或胃肠道局部免疫功能,可能为FGIDs的治疗提

供新的靶点。目前已有多个选择性 5-羟色胺再摄取抑制剂（SSRI）应用于 IBS 的临床治疗，主要包括西酞普兰、帕罗西汀和氟西汀。迄今为止已发现 5-HT 受体家族 7 类共 14 种亚型，其中胃肠道主要有 5-HT$_1$、5-HT$_2$、5-HT$_3$、5-HT$_4$、5-HT$_7$ 五类受体亚型，5-HT$_2$、5-HT$_3$、5-HT$_4$ 受体介导胃肠道平滑肌收缩，5-HT$_1$ 和 5-HT$_7$ 受体则介导胃肠道平滑肌松弛。然而，迄今为止，5-HT 的代谢部位、代谢环节、始动因素以及 5-HT 受体家族的确切作用机制仍未完全阐明。FGIDs 患者外周和中枢的 5-HT 能神经如何借助神经内分泌系统进行互动调节，即脑-肠轴双向调节，也给 FGIDs 发生机制和治疗药物的研究留下了广阔的空间。

功能性消化不良（functional dyspepsia，FD）是临床上常见的功能性胃肠病，其发病机制尚未完全明了，一般认为可能因胃肠动力学紊乱和胃肠内分泌失调所致。上述提到的 5-HT、缩胆囊素（CCK）和瘦素（leptin）等脑-肠肽与 FD 相关，有研究发现 FD 会影响胃的各种分泌功能，包括胃肠激素中促胃液素的产生。促胃液素存在于垂体和大脑皮质中，能够促进胃肠的运动功能，促进胃的收缩和胃肠的蠕动，能够增加幽门括约肌的张力来延缓胃排空。其生理作用主要是能够增加胃酸的分泌，提高胃黏膜的血流速度，从而对胃肠道的黏膜起到营养和保护的作用。同时促胃液素还对胃蛋白酶以及胆汁等的分泌起到促进作用。促胃液素的分泌受到迷走神经的调控，在紧张焦虑环境中产生的冲动通过迷走神经下传，能够增强胃的分泌和运动功能。据报道，FD 组血浆促胃液素明显高于正常组，胃排空延缓 FD 组餐后血浆促胃液素含量明显高于正常人及胃排空正常 FD 组。但也有相反的报道称内源性促胃液素释放可以引起餐后胃电频率升高，进而增加胃收缩，促进胃排空；FD 患者血清促胃液素水平比正常人低，可能是 FD 胃排空延迟的原因。因此，促胃液素对胃肠动力的影响还有待进一步研究。

（二）神经内分泌调控与酸相关性疾病

酸相关疾病是指与酸分泌有关或对胃酸敏感的一组疾病，一般是指消化性溃疡（peptic ulcer）和胃食管反流病（GERD）。

1. 神经内分泌调控与胃溃疡　促胃液素、缩胆囊素（CCK）和胃动素是促胃液素族中公认与消化性溃疡发病有密切关系的指标。促胃液素有刺激胃酸、胃蛋白酶及胆汁分泌的作用；CCK 抑制胃排空，造成胃酸分泌过多；胃动素有促进胃酸分泌的作用。临床上常用的质子泵抑制剂及具有抑酸作用的中药均可通过调节上述因子发挥治疗溃疡的作用。

2. 胃食管反流病　胃食管反流病（gastroesohpageal relux disease，GERD）系指胃内容物反流入食管，引起不适症状和/或并发症的一种疾病。GERD 可分为非糜烂性反流病（non-erosive reflux disease，NERD）、糜烂性食管炎（erosive esophagitis，EE）和巴雷特食管（Barrett esophagus，BE）。促胃液素是一种由胃窦 G 细胞分泌的胃肠道激素，具有刺激胃酸分泌、促进胃肠道细胞增殖和分化等生理功能。食管下端括约肌（lower esophageal sphincter，LES）是食管-胃连接处抗反流的第一道屏障，能在食管与胃交界线之上 3~5cm 范围内形成高压带，防止胃内容物反流入食管。LES 的舒缩受神经、体液和胃肠道激素影响。食管下端括约肌压力降低和一过性食管下括约肌松弛（transient lower esophageal sphincter relax，TLESR）频率增高是 GERD 发病的重要机制。促胃液素是参与调节 LES 舒缩功能的胃肠道激素之一，其可通过结合 LES 平滑肌上的 CCK-2 受体，促进 LES 收缩，从而促进食管平滑肌推进性蠕动。因此低促胃液素血症是 GERD 发生因素之一。与之相反，高促胃液素血症是 GERD 发生的保护因素。

3. 神经内分泌调控与炎症性肠病　炎症性肠病（inflammatory bowel disease，IBD）是一类临床表现以反复发作的腹痛、腹泻和黏液脓血便为特征的慢性非特异性肠道炎症性疾病，主要包括溃疡性结肠炎（ulcerative colitis，UC）和克罗恩病（Crohn disease，CD）。流行病学研究表明，不同国家地区人群中的 IBD 发病率存在显著差异；近年来其在发展中国家，包括在我国的发病率呈逐年升高趋势。IBD 发病的具体原因和机制虽然仍不完全清楚，但其主要是因遗传和环境因素、肠道持续感染、肠黏膜免疫调节的异常和肠道内各种微生物引发的菌群失调等共同导致肠黏膜屏障的缺损，从而诱发 IBD。尽管对炎症性肠病的发病机制有了较多的研究，但治疗手段和效果仍不尽人意。传统的口服药物治疗因其疗效或副作用原因，使得部分患者不得不转向价格昂贵的生物制剂，但据报道大约有 1/3 患者同样面临着对药物的不敏感、不耐受等问题，导致本病病死率的增高，所以寻找新的安全有效的治疗手段一直是这个领域的研究热点和难点。

神经、免疫与炎症三者之间关系十分密切和复杂。早在 2000 年一项发表在 *Nature* 上的研究揭示了迷走神经电刺激可通过"胆碱能抗炎通路"抑制内毒素诱导的炎症因子肿瘤坏死因子-α（TNF-α）、白细胞介素-1β（IL-1β）和白细胞介素-6（IL-6）的释放来减轻全身炎症反应，防止感染性休克的发展。此后，迷走神经及其递质和受体逐渐引起人们的关注，神经系统的免疫调节功能逐渐成为当今的研究热点。有研究表明采用合理的刺激参数，无论是电针刺激足三里穴位还是直接电刺激迷走神经均可通过兴奋迷走神经活性来发挥抑制三硝基苯磺酸（TNBS）灌肠大鼠血清中炎症因子（TNF-α、IL-1β 和 IL-6 等）释放、减轻实验大鼠肠道黏膜炎症反应和病理损伤指数评分等作用；临床上也有报道在常规治疗基础上加用电针刺激足三里穴位能有效改善轻中度溃疡性结肠炎的临床症状。

近来也有一些报道骶神经电刺激可有效降低用 TNBS 和葡聚糖硫酸钠（DSS）造模实验大鼠肠道炎症反应程度，改善病理损伤积分，其作用机制可能与其能降低实验大鼠血清学中炎症因子的释放有关，但仍需更进一步的机制探索和临床研究。

4. 神经内分泌调控与消化道肿瘤　WHO 于 2010 年对神经内分泌肿瘤的最新命名规定，以"neuroendocrine neoplasm（NEN，神经内分泌肿瘤）"泛指所有源自神经内分泌细胞的肿瘤，高分化神经内分泌肿瘤命名为"neuroendocrine tumor（NET，神经内分泌瘤）"。消化道是 NEN 最常见原发部位，其中胃肠胰神经内分泌瘤（GEP-NEN）发病率在消化道肿瘤中排名第二。GEP-NEN 是一个进展性疾病，发生转移者的中位生存时间仅 33 个月。GEP-NEN 早期症状不典型，从起病到明确诊断的时间为 5~7 年。早期诊断和治疗对 GEP-NEN 的治疗至关重要。因神经内分泌细胞可分泌某些生物活性物质，如促胃液素、生长抑素、降钙素等，使得部分患者有相应表现，出现类癌综合征。故根据临床症状可将神经内分泌肿瘤分为功能性及无功能性两大类。但大多数消化道神经内分泌肿瘤为无功能性 NEN，其临床表现多为肿瘤引起的局部症状及体征，如腹部包块、吞咽困难、胃肠道出血、肠梗阻等，以及远处转移所致的类癌综合征。类癌综合征的表现包括皮肤潮红、腹泻、由心内膜纤维化等因素引起的三尖瓣反流和肺动脉瓣狭窄等心脏症状，由于 5-HT 等生物活性胺类对支气管的收缩作用而表现出哮喘样呼吸道症状，皮肤粗糙，流泪、眼部疼痛、视物模糊等眼部症状，以及精神状态改变等。有研究表明，一旦出现类癌综合征，往往提示已属晚期，存在肿瘤的扩散转移，胃肠道神经内分泌肿瘤伴有类癌综合征患者中 90% 存在转移，以肝转移多见，对于出现不典型临床症状的患者也要将神经内分泌肿瘤考虑在内,而若是患者有类癌综合征的表现,则更应该多部位排查以评估是否已有远处转移。

嗜铬粒蛋白 A（chromogranin A）是目前诊断 NEN 最敏感和最特异的标志物。生长抑素受体成像也是重要诊断方法。GEP-NEN 目前尚无统一的治疗规范,早期内镜下微创治疗或手术切除是唯一能达到根治的手段。化疗是晚期 GEP-NEN 一线选择,常用药物有卡培他滨、替莫唑胺等。生长抑素类似物如长效奥曲肽对控制症状效果显著。近年来靶向药物舒尼替尼和西罗莫司在 GEP-NEN 的临床研究中显示出良好的疗效。

四、面临的问题与挑战

机体的神经内分泌功能与消化系统诸多脏器密切相关,其中脑-肠轴的存在是两者关系的最好说明。其实不管是功能性胃肠病还是胃肠道炎症相关疾病、胃肠道部分肿瘤性疾病,都可以发现有神经或内分泌因子的调节或调控作用在内,这为临床上从神经内分泌调控着手寻找新的检测手段或治疗方法提供了可能性,但目前对神经内分泌因子调控消化系统疾病的具体作用、机制网络还未阐述清晰,临床上利用这些调节关系给消化系统疾病带来新的诊治技术方面还有待进一步的深入和转化。当然,我们在拟通过抑制或激动这些神经调节因子来治疗消化系统疾病时还需重视其可能存在的副作用和不良反应,因为这些神经调节因子往往同时作用于多个系统。

第二节　脾胃与神经内分泌关系研究

中医理论认为"脾胃者,仓廪之官,五味出焉",揭示了脾胃主要的生理功能。脾主运化,主统血;胃主受纳,腐熟水谷。脾气主升,胃气主降,一升一降,为一身气机之枢纽。脾胃升降协调,相互为用,共同完成饮食物的消化、吸收、转输。因此,从功能上讲,中医的脾胃很可能包括了人体的整个消化系统,包括了消化管如口腔、咽、食管、胃、小肠、大肠以及相应的消化腺如大唾液腺（腮腺、颌下腺、下颌下腺）、胰腺、肝脏、胆囊等。消化系统受多方面因素的调控,与神经调节和内分泌调节更是密不可分。

一、脾胃与神经调控关系的研究

现代研究发现,消化道的神经支配可分为外来神经和内在神经丛。外来神经包括副交感神经和交感神经;内在神经丛主要为肠神经系统,根据位置分为黏膜下神经丛和肌间神经丛。除此以外,大脑的各级中枢和脊髓能够接受体内、外环境传入的信息,经整合后由自主神经（交感与副交感神经）和神经-内分泌系统将调控信息传递到胃肠道内在的肌间或黏膜下神经丛,或直接作用于胃肠道平滑肌细胞。神经系统对胃肠运动的调控主要通过 3 个层次来实现:中枢神经系统（central nervous system,CNS）、自主神经系统（包括交感与副交感神经）及肠神经系统（enteric nervous system,ENS）。ENS 和 CNS 通过交感和副交感神经以及外周初级感觉神经组成反馈环路,如脑-肠轴,从而影响个体的情绪、食欲和行为等其他功能。

（一）中枢神经系统（CNS）调节

脾胃与脑生理上关系密切,中医学早有描述:《灵枢·动输》指出"胃气上注于肺,其悍气上冲头者,循咽,上走空窍,循眼系,入络脑。"《素问·宣明五气》云:"心藏神,肺藏魄,肝藏魂,脾藏意,肾藏志。"《灵枢·本神》曰:"肝藏血,血舍魂……脾藏营,营舍意,脾气虚则四肢不用,五脏不安,实则腹胀,经溲不利。"《灵枢·平人绝谷》云:"神者,水谷之精气也。"这些均指出了脾与脑神活动即中枢神经系统的密切关系。神志功能的正常活动有赖于脾胃化生的气血濡养,脾胃的正常运转亦离不开脑髓的充盈。脾胃通过经络将五脏精华之血和六腑清阳之气转输于"高巅"为脑神所用,使其发挥"主神明"的作用。

现代医学认为大脑可通过分泌多种神经递质如环磷酸腺苷(cyclic adenosine monophosphate,cAMP)、5-羟色胺(5-hydroxytryptamine,5-HT)等完成对胃肠道的调控。崔世麟等研究发现,脾虚患者的 cAMP 水平偏低,脑中 5-HT 含量亦不足,临床表现为情绪低落,思维迟滞,活动减少,或伴焦虑等症状。张巍云等发现,四君子汤通过对单胺类神经递质如 5-HT、多巴胺等及 β-内啡肽、降钙素基因相关肽和神经肽 Y 等神经肽含量的影响,调节 CNS,达到对脾虚证的治疗作用。此外,大量研究表明精神心理因素与肠道动力失调和内脏敏感机制联系密切,行为和认知可以通过间接复杂的通路影响肠活动,例如焦虑和抑郁可以加重肠易激综合征、非溃疡性消化不良或慢性便秘,而生物反馈治疗和行为放松疗法可以改善这些症状。

（二）自主神经系统调节

自主神经系统是中枢神经系统与肠神经系统的桥梁,主要由交感神经和副交感神经组成。支配消化道的副交感神经主要来自迷走神经和盆神经,其节前纤维直接终止于消化道的壁内神经元,与壁内神经元形成突触,然后发出节后纤维支配消化道的腺细胞、上皮细胞和平滑肌细胞。副交感神经释放的神经递质乙酰胆碱(acetylcholine,ACh),通过激活 M 受体毒蕈碱型受体,促进消化道的运动和消化腺的分泌,对消化道括约肌则起抑制作用。此外少数副交感神经还能释放某些肽类物质,如血管活性肠肽、P 物质、脑啡肽和生长抑素等,在胃的容受性舒张、机械刺激引起的小肠充血中起到重要作用,同时在内脏痛与内脏感觉过敏中发挥重要作用。支配消化道交感神经的节前纤维来自第 5 胸段至第 2 腰段脊髓侧角,在腹腔神经节和肠系膜神经节内换元后,节后纤维分布到胃、小肠和大肠各部。节后纤维末梢释放的递质为去甲肾上腺素,起到抑制胃肠运动和分泌的作用。

中医认为"脾在液为涎",提示脾胃的运纳功能与唾液的分泌息息相关,而现代医学研究表明,唾液中含有一种重要的消化酶,即唾液淀粉酶(salivary amylase)。广州中医药大学脾胃研究组发现脾虚患者安静状态下唾液淀粉酶活性较正常人高,与生理上酸刺激引起的副交感神经兴奋特点一致,提示脾虚患者安静状态时可能存在副交感神经功能偏亢的现象。除唾液以外,胃液和胰液的分泌也受到迷走神经的调控,迷走神经通过末梢释放 ACh,作用于胃壁细胞则引起胃酸分泌;作用于胰腺细胞,通过引起促胃液素的释放,间接引起胰腺分泌。此外,在胃电波等方面的研究证明,脾虚患者的胃电图显示无论是进食前或进食后均较正常人降低,提示脾虚患者的副交感神经功能偏低,其应激能力亦低下。这些研究均表明,脾胃正常的生理功能与自主神经系统调节密不可分,若自主神经功能正常,则脾胃功能正常;否则会导致脾胃功能失常,出现脾虚等证候。

（三）肠神经系统（ENS）调节

ENS 是由大量神经元和神经纤维组成的复杂神经网络,根据其位置又分为黏膜下神经丛和肌间神经丛。前者位于黏膜下层,主要调节腺细胞和上皮细胞的功能;后者分布于环形肌和与纵行肌之间,主要支配平滑肌的活动。ENS 中的神经元包括感觉神经元、运动神经元和大量中间神经元,构成一个完整、相对独立的整合系统,可完成局部反射。ENS 神经元分泌大量神经递质:肠兴奋性运动神经元释放如 ACh 和 P 物质刺激肌肉收缩和黏膜腺分泌;肠抑制性运动神经元释放如 VIP 和一氧化氮(NO)抑制肌肉收缩。肠兴奋性和抑制性运动神经元相互协调制约,形成复杂而精细的平衡。

大量研究表明,ENS 功能在脾气虚证的状态下明显受损。刘凯等使用免疫组化法检测到脾气虚证模型大鼠胃肠各部位的神经型 NO 合酶增加,提示 NO 的抑制平滑肌运动作用增强。赵瑶等发现脾气虚大鼠小肠组织 M2 受体表达增多、控制平滑肌收缩的 M3 受体表达下降,抑制 M2 受体介导的阳离子内流,使小肠平滑肌收缩幅度变小,从而引起小肠运动减慢。宋囡等测得脾气虚证大鼠胃组织 cAMP-PKA-CREB(环磷酸腺苷-蛋白激酶 A-环磷腺苷效应元件结合蛋白)途径整体均有下调,而中药健胃合剂能通过增加乙酰胆碱转运蛋白、乙酰胆碱受体 M1 加快胃肠运动。由此而见,脾胃功能的正常运行与 ENS 有着紧密的联系:若脾胃纳运正常则 ENS 功能运转正常;若脾气虚弱或者脾胃功能受损则表现出明显 ENS 功能运转失常,导致其神经递质分泌紊乱引起肠道应激,肠道感觉、动力发生改变引起腹痛、腹泻、便秘等症状。

二、脾胃与内分泌调控关系的研究

内分泌系统是机体重要的调节系统之一,与神经系统相辅相成,共同维持内环境的稳定,调节机体的生长发育和物质代谢。而内分泌系统主要通过内分泌细胞分泌激素,作用于靶细胞或者靶器官。消化道从胃到大肠的黏膜层内存在 40 多种内分泌细胞,因具有摄取胺的前体、进行脱羧而产生肽类或活性胺的能力,故称胺前体摄取及脱羧细胞(amine precursor uptake and decarboxylation cell),又称 APUD 细胞(APUD cell)。

消化道黏膜中内分泌细胞的总数远超过体内其他内分泌细胞的总和,因此消化道被认为是体内最大也是最复杂的内分泌器官,而这些内分泌细胞合成与释放的激素称为胃肠激素。胃肠激素的生理作用极其广泛,但主要在于调节消化器官的功能,总体上可分为三个方面:一是调节消化腺分泌和消化道运动。这是胃肠激素的主要作用,如促胃液素(gastrin)能促进胃液分泌和胃运动;而促胰液素和抑胃肽(gastric inhibitory polypeptide,GIP)则可抑制胃液分泌及胃运动。二是调节其他激素的释放。如在血糖浓度升高时,GIP 可刺激胰岛素的释放,对防止餐后血糖升高具有重要的意义;此外,生长抑素(Somatostatin,SST)、胰多肽、促胃液素释放肽、VIP 等对生长激素、胰岛素、促胃液素的释放也有调节作用。三是营养作用,有些胃肠激素可促进消化系统组织的生长,如促胃液素和缩胆囊素(cholecystokinin,CCK)分别能促进胃黏膜上皮和胰腺外分泌部组织生长。而胃肠激素中,既存在于胃肠道又存在于脑中,被称为脑-肠肽,如促胃液素、胃动素(motilin)、CCK、P 物质、SST 等。脑-肠肽在脑中由神经细胞合成,沿神经纤维传递到神经末梢释放,调节神经支配的细胞活动。脑-肠肽概念的提出揭示了神经系统和内分泌系统与消化道之间存在密切的内在联系。

脾司运化,胃司受纳、腐熟水谷,这些功能的正常运转均离不开胃肠激素的正常分泌,纳化失常间间常常伴有胃肠激素紊乱。若脾运化失常,水饮食物不能化生水谷精微,气血化生障碍,表现为明显的脾虚症状如口淡,食后脘胀,大便溏,肢倦乏力,少气懒言,面淡白或萎黄,或消瘦,舌质淡白胖嫩,有齿痕,苔白,脉缓弱等。胃气虚则表现为腐熟水谷能力低下及胃排空迟滞、胃逆蠕动增多,导致"胃气滞""胃气逆"等症状。这些症状均与胃肠激素的分泌关系密切。研究表明,在脾气虚证状态下,促胃液素、胃动素及生长素水平均减少,而 SST、CCK 在脾气虚证状态下增加。张万岱等发现脾虚大鼠组织中促胃液素含量低下,SST 含量增高,经四君子汤干预后,促胃液素及 SST 紊乱明显改善,优于自然恢复组。可以认为促胃液素降低与 SST 升高是脾气虚的重要因素之一。苏娟萍等观察 120 例脾胃病患者,发现脾虚组患者血清促胃液素明显低于正常组;可以认定胃虚证的纳呆、呕逆证候与血浆胃动素、促胃液素有关。张航向等使用放射免疫分析(RIA)法检测发现脾气虚证患者血浆及胃窦 SST 含量明显高于胃热证患者及肝火上炎证患者。陈天娥等用免疫组织化学染色检测到脾虚证胃溃疡模型的胃黏膜中 SST 阳性细胞分泌活性增强。多数研究表明,在脾虚状态下,组织中 CCK 含量上升。脾虚组患者血浆和胃窦 CCK 明显高于胃热组,脾虚证模型大鼠下丘脑及结肠黏膜中 CCK-8 含量高于正常组。以上研究均证明了脾胃功能与胃肠激素有着密切的联系:脾胃的正常运转离不开胃肠激素的正常分泌,胃肠激素分泌紊乱是导致脾胃功能失常的重要因素之一。

此外,现代医学研究表明,神经系统和内分泌系统在调节胃肠道的功能过程中,并非单独发挥作用,而是联合起来共同调节胃肠道的运动。随着对 APUD 细胞的深入研究,人们发现神经系统内的许多神经元也合成和分泌与 APUD 细胞分泌物相同的胺和/或肽类物质。因此,将这些具有内分泌功能的神经元和 APUD 统称为弥散神经内分泌系统(diffuse neuroendocrine system,DENS)。DENS 是在 APUD 细胞基础上的进一步发展和扩充,把神经系统和内分泌系统统一起来构成一个整体,共同调节和控制机体的生理活动。

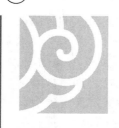

第三章　肥胖-代谢与消化系统疾病

第一节　肥胖-代谢与消化系统疾病研究

一、肥胖-代谢的概述

（一）肥胖的概念

肥胖是指体内脂肪积聚过多和/或分布异常，通常伴有体重增加，是遗传和环境因素共同作用的结果。肥胖是一种慢性代谢疾病，显著增加糖尿病、高血压病、心脑血管意外等慢性疾病的发病风险。世界卫生组织主要推荐使用体重指数、腰围、腰臀比三个指标来测量肥胖，其中体重指数（BMI）是最常用的肥胖界定指标，腰围和腰臀比主要用来筛查腹型肥胖。针对西方人群，体重指数正常范围为 $18.5\sim24.9kg/m^2$，$25.0\sim29.9kg/m^2$ 为超重，$\geq30kg/m^2$ 为肥胖。中国肥胖问题工作组根据我国人群大规模的调查数据，于 2003 年提出中国成年人超重和肥胖的判断界值，建议定义体重指数 $24.0\sim27.9kg/m^2$ 为超重、$\geq28kg/m^2$ 为肥胖。

（二）新陈代谢（代谢）的概念

新陈代谢（metabolism）是机体与环境之间不断进行物质交换以及体内物质不断分解、利用和更新的过程，是维持机体生命活动的基本形式。新陈代谢包括合成代谢和分解代谢两大范畴、物质代谢和能量代谢两个方面。新陈代谢的过程十分复杂，其中某一个或几个环节出现障碍就会引起代谢性疾病；按照代谢物质的不同，可以分为碳水化合物、脂质、蛋白质与氨基酸等产能物质代谢病和核酸、维生素、矿物质等非产能物质代谢病。

（三）代谢综合征的概念

代谢综合征是指由胰岛素抵抗引起的一系列代谢紊乱综合征，包括肥胖、血脂紊乱、血糖升高、血压升高等。胰岛素抵抗是指机体对胰岛素敏感性下降，引起胰岛素降血糖的能力降低，身体组织对葡萄糖的利用障碍。胰岛素抵抗是代谢综合征的中心环节。代谢综合征的发生发展是多因素、多步骤的复杂过程，与遗传、环境、免疫等因素密切相关。其中营养过剩和运动减少导致的肥胖、胰岛素敏感性下降是引发代谢综合征的重要原因。代谢综合征患者存在多种代谢紊乱，与多种消化系统疾病密切相关。

二、肥胖-代谢与消化系统疾病

（一）肥胖-代谢与非酒精性脂肪性肝病

非酒精性脂肪性肝病（nonalcoholic fatty liver disease, NAFLD）是一种与肥胖、胰岛素抵抗和遗传易感性密切相关的慢性获得性代谢性肝病，其疾病谱包括单纯性脂肪肝、脂肪性肝炎及其相关肝硬化和肝细胞癌。流行病学研究表明，肥胖及其相关代谢紊乱与 NAFLD 常常合并存在，互为危险因素。胰岛素抵抗和慢性低度炎症是肥胖及其相关代谢紊乱和 NAFLD 的共同病理生理学基础。鉴于 NAFLD 与代谢紊乱密切相关，近年来有学者提出，建议将 NAFLD 更名为代谢相关脂肪性肝病（metabolic associated fatty liver disease, MAFLD），以期提高民众对 NAFLD 的认识。

（二）肥胖-代谢与病毒性肝病

肥胖和代谢综合征会增加 HBV 感染者肝纤维化和肝硬化的发病风险，且这种风险与代谢综合征组分的多少呈正相关，可能机制是代谢综合征通过高血糖和高胰岛素血症等因素刺激肝星状细胞活化，导致结缔组织生长因子增加，细胞外基质沉积，进而促进肝纤维化和肝硬化发生发展。慢性丙肝患者常伴有代谢紊乱，表现为胰岛素抵抗、糖调节受损、脂肪肝等。不同 HCV 基因型的代谢紊乱风险存在差异，有研究发现，基因 3 型慢性丙肝患者合并脂肪肝的发生率高于其他基因型。肝脏脂肪变性不仅加速了慢性病毒性肝炎进程，还影响抗病毒治疗的效果。

（三）肥胖-代谢与胃食管反流病

肥胖可显著增加胃食管反流病（gastroesophageal reflux disease, GERD）的患病风险，尤其是女性患者。即使体重指数在正常范围内，体重指数升高也与 GERD 患病风险及食管炎严重程度呈正相关。肥胖会增加食管酸暴露时间，降低质子泵抑制剂对反流患者的治疗作用。肥胖还可能通过升高腹压，降低食管胃连接部阻力梯度，从而促进反流。此外，肥胖还可导致脂联素、瘦素、胰岛素及脂肪因子释放增加，促进巴雷特食管的发生。调整饮食结构和减重手术是肥胖的常用治疗方式。减重手术虽然可减轻体重，但可能改变食管生理结构与功能，对 GERD 是否有益尚待证实。

（四）肥胖-代谢与结直肠肿瘤

越来越多的证据表明，肥胖人群结直肠癌患病风险较普通人群升高 30%~60%。肥胖可导致肠道菌群失衡，引起结直肠炎症，最终引发结直肠肿瘤，但其具体机制尚未完全明确。有研究发现，肥胖可通过抑制鸟苷蛋白-鸟苷酸环化酶 C（guanylin cyclase C, GUCY2C）通路，促进结直肠癌的发生。也有研究发现，在肥胖的结直肠癌患者中，锌指蛋白中的 MPS-1 与肿瘤进展相关，MPS-1 可通过瘦素调控 JNK/c-Jun 信号通路促进结直肠癌的恶化进展。最近研究发现，肥胖会促进小鼠结肠细胞发生代谢转变，长链脂肪酸氧化增加；肥胖还可通过下调促细胞增殖的负反馈调控因子，进而促进结直肠肿瘤发生，而长期减重则可以逆转肥胖引起的上述变化。

（五）肥胖-代谢与胆道疾病

肥胖及相关代谢紊乱与胆石症、胆囊炎、胆道肿瘤等胆道疾病均存在联系。一项荟萃分析发现，与正常体重者相比，肥胖人群胆道肿瘤的患病风险升高 1.40 倍，非肿瘤性胆道疾病患病风险升高 2.75 倍。腹型肥胖显著增加了胆道疾病的患病风险，即使体重指数在正常范围内，腹型肥胖人群患胆道疾病的风险也会增加近 2 倍。肥胖可能通过炎症、胰岛素抵抗、氧化应激、胆固醇水平和脂肪因子水平等与胆道疾病直接相关。胆囊胆固醇结石已被证实与肥胖及相关代谢异常有关，胆囊胆固醇结石风险的增加与能量、总脂肪、饱和脂肪酸和单不饱和脂肪酸的高摄入量相关。高胆固醇饮食可快速引起胆汁胆固醇含量的增加，诱发胆固醇结晶的形成。另一项关于胆道肿瘤的研究发现，糖尿病状态与胆道系统肿瘤的高风险相关，并且未接受胰岛素治疗的糖尿病患者的风险似乎更高。

（六）肥胖-代谢与胰腺疾病

越来越多的证据表明，肥胖与胰腺脂肪变性、急性胰腺炎、胰腺癌均密切相关。向心性肥胖人群胰腺脂肪变性的发生风险升高近 2 倍。基于大样本人群的研究表明，体重指数升高或向心性肥胖与急性胰腺炎的发病风险显著正相关，并且肥胖患者更容易发生急性胰腺炎的局部和全身并发症。这些相关性可能归因于肥胖导致的过多脂质在代谢组织或胰腺中积累，直接或间接诱导炎症、细胞应激以及细胞信号传导失调。队列研究和荟萃分析均表明，体重指数升高或向心性肥胖还和胰腺癌的发生风险呈显著正相关。动物实验发现，肥胖可以显著促进胰腺癌的增殖和转移，该相关性可能归因于肥胖者胰腺组织周围的脂肪细胞可产生肥胖相关的慢性炎性环境，浸润的炎症和免疫细胞共同分泌脂肪因子、促炎细胞因子、趋化因子和生长因子，加速胰腺肿瘤发生发展，但具体机制仍待更多研究。

第二节　脾胃与肥胖-代谢综合征研究

代谢综合征（metabolic syndrome，MS）是一组复杂的代谢紊乱症候群，系遗传和环境因素共同作用于人的机体所致，临床常以向心性肥胖（苹果型/内脏型/腹内型）、高血糖、高血压、血脂异常等多种代谢性疾病共见为特点，也是一组以胰岛素抵抗为共同病理基础的临床综合征。该类疾病诱发因素不外乎与过食肥甘厚腻、暴饮酗酒、过逸少劳有关，并易受年龄、遗传及某些特殊药物的影响等，其始动环节往往是向心性肥胖，也是 MS 的源头，故临床上常将之称为肥胖-代谢综合征。

一、病名与病因病机

中医古籍中并无 MS 的病名，根据历代医家经验与记载，可将 MS 归为中医"消渴""痰湿""眩晕"等范畴。通过对相关文献的整理、归纳与总结，仝小林教授认为，MS 的病理机制与《黄帝内经》中关于"脾瘅"的论述具有异曲同工之处。追根溯源，"脾瘅"这一病名源于《素问·奇病论》，"此五气之溢也，名曰脾瘅。夫五味入口，藏于胃，脾为之行其精气，津液在脾，故令人口甘也，此肥美之所发也，此人必数食甘美而多肥也。肥者令人内热，甘者令人中满，故其气上溢，转为消渴"；而《素问·通评虚实论》中"凡治消瘅、仆击、偏枯、痿厥、气满发逆,甘肥贵人,则膏粱之疾也"则是在前述的基础上对之进行了补充与拓展。通过以上论述可以看出,脾胃与脾瘅关系密切,"中满""内热"为脾瘅的核心病机,肥胖是脾瘅的发病源头;糖尿病和其他代谢性疾病是脾瘅的进一步发展,一系列大、微血管并发症则是其最终的进展。这与 MS 因暴饮暴食加上过度安逸、缺乏运动造成的体内热量过剩,从而引发胰岛素抵抗,进而表现为多种代谢紊乱综合征,并最终发展为糖尿病、心脑血管疾病的病理过程不谋而合;因此,可将 MS 归属于中医"脾瘅"之范畴,并认为其发生与脾胃运化受纳功能失调密切相关。

二、脾胃与肥胖-代谢综合征

(一)脾胃与肥胖

《素问·痹论》记载:"饮食自倍,肠胃乃伤。"《素问·经脉别论》曰:"饮入于胃,游溢精气,上输于脾,脾气散精,上归于肺,通调水道,下输膀胱,水精四布,五经并行。"说明肥胖多因脾胃功能失调,水谷精微转输不利引发代谢紊乱,痰湿内生所致。且肥者内热、甘者中满均会损伤中焦脾胃的气机,中焦气机阻滞,脾失健运,胃失和降,无法对精微物质进行较好的消化吸收,水谷不化,终致体内代谢紊乱。或责之于过食膏粱厚味、辛辣刺激,暴饮酗酒,致肠胃积热,化燥伤阴或内蕴痰浊,阻遏经络致清阳不升,浊阴不降,继而发病。清代张乃修《张聿青医案》云"第体丰者多湿多痰";清代冯兆张《冯氏锦囊秘录》述"痰之为物,随气升降,无处不到,或在脏腑,或在经络,所以为病之多者也"。由于痰可常随气之运行而周流全身,上至头,下于足,内达脏腑,外溢肌肤,或滞于血脉,或阻于经络,因而最为容易影响全身体内的代谢。同时,过度安逸缺乏锻炼也是肥胖的一大病因,《素问·宣明五气》曰"久卧伤气,久坐伤肉",战国末年《吕氏春秋·尽数篇》载"形不动则精不流,精不流则气郁"。若长时间躺卧,加之运动不足可影响脾胃的运化受纳功能,致脾不散精,胃乏受纳,聚为痰湿,化为膏脂;由于脾胃受损,膏脂无法进行正常运输转化,进而使体内一系列代谢发生障碍,发为肥胖。

(二)脾胃与糖尿病

《灵枢·本脏》曰"脾脆则善病消瘅易伤",充分说明了脾胃功能失常与消渴病发病之间的关系。而消渴总病机可归纳为阴津亏耗,燥热偏盛;胃火炽盛是该病患者易饥的最常见病机。火热入胃,腐熟水谷功能亢进,故见消谷善饥。《灵枢·大惑论》曰"胃热则消谷,谷消故善饥";《灵枢·师传》云"胃中热则消谷,令人悬心善饥";《丹溪心法·消渴》曰"热蓄于中,脾虚受之,伏阳蒸胃,消谷善饥,饮食倍常"。均说明胃热炽盛可引起多食易饥。脾主运化,脾虚失运则无法正常散精上输于肺,肺不布津则口渴多饮;肺喜润恶燥,脾失健运不能转输水谷精微于全身,燥热内生伤肺,肺既受伤则易使输布津液之功受损,因而水谷精微及津液随小便排出体外,故小便频、量多且味甘;又因脾主肌肉,脾虚失于运化致水谷精微不能濡养肌肉,故可见形体日渐消瘦。由此可见,只有脾气健运、胃受纳有度,才能将饮食水谷精微正常转输至心肺,进而布散四肢百骸,濡养全身的脏器与肌肤。若脾失健运、胃热炽盛,则可致体内代谢异常,而出现多食、多饮、多尿、体重减轻等一系列症状,并进一步导致消渴即糖尿病的发生。

（三）脾胃与高血压

高血压归属于中医"眩晕"之范畴，其发病原因也与脾胃功能的失调密切相关。正如《脾胃论》中记载"百病皆由脾胃衰而生也"，由于脾为生痰之源，脾失健运不能运化水湿，水湿内蕴，精微物质输布壅遏，日久聚为痰饮，痰浊夹风上扰，蒙蔽清窍发为眩晕；或因脾胃虚弱以致气血生化无力，气虚则清阳不升，血虚则脑失濡养，气血俱虚则发为眩晕；或源于恣食厚味，加之劳倦思虑，脾虚失运，痰湿内阻中焦，以致清阳不升，浊阴不降，发为眩晕；或过食咸味，伤及脾胃，致水湿运化无力，聚湿成痰；与此同时，由于咸入血易为瘀为滞，如《素问·五脏生成》曰"多食咸，则脉凝泣而变色"，致痰瘀胶着互阻，也易导致气机升降失常而发为眩晕。由于高血压患者起居无常、饮食无规律，最易伤及脾胃，导致运化受纳失司，从而引起体内一系列代谢功能的紊乱，进而导致高血压及并发症的发生。

（四）脾胃与高脂血症

血浆脂质主要来源于日常饮食，食物中的脂质乃精微营养物质，是为生命所必需。然适则为常，多则为害。若长期嗜食肥厚高脂饮食，致脾胃受损，不能及时运化受纳，则过多的脂质容易在体内堆积，从而引发高脂血症。张志聪《黄帝内经素问集注》指出："中焦之气，蒸津液化其精微……溢于外则皮肉膏肥，余于内则膏肓丰满"即提示源于水谷精微产生的膏脂是由中焦脾胃运化布散，随气血循脉上下营运全身，以滋养人体的五脏六腑、四肢百骸。一旦脾胃功能受损，失于健运，膏脂在体内的布散发生异常，则易衍变为病理性的痰湿脂浊，聚集于体内，从而浸淫血脉，侵犯脏腑而变生此病。首届国医大师路志正老先生也指出，高脂血症"病在血液，其源在脾"。由于血脂如营血津液般，也为人体水谷所化，通过输布全身，贯注血脉，温煦肌肤，故人体的脾胃功能正常则五经并行，痰浊、瘀血无由生聚，血脂自然不会升高。一旦发生异常，脾不升清，胃不降浊，水湿不归正化，则易聚为痰浊，致痰瘀互结，沉积脉内而化为高脂血症。此外，临床该病患者多表现为肥胖乏力、寐则鼾起、头晕困重、脘痞腹胀、头面油垢、大便黏腻不爽等一系列相关症状，也恰好证实了高脂血症是由脾胃功能异常，而导致湿浊内蕴、痰瘀互结等致体内代谢功能紊乱的外在表现。

第二篇｜第三章
参考文献

第四章　免疫与消化系统疾病

第一节　消化系统疾病免疫学研究

一、免疫概述

（一）固有免疫和适应性免疫

免疫系统有两个分支,即固有免疫系统和适应性免疫系统。固有免疫是抵御微生物和其他病原菌进攻的第一道防线,在病原菌致病条件下几个小时内可产生内源性免疫,且没有免疫记忆,因此也被称为非特异性免疫。固有免疫包括多种不同的细胞类型如上皮细胞、中性粒细胞、树突状细胞、单核细胞、巨噬细胞和自然杀伤细胞等,大多数固有免疫细胞出生前即形成,其表面表达有模式识别受体(pattern recognition receptor,PRR),PRR 是一种经过广泛选择的种系编码的受体,它们通过识别病原体相关分子模式(pathogen associated molecular pattern,PAMP)来感知侵入机体的危险信号,与其他免疫组分一起构成了机体的第一道防线,其中 Toll 样受体(Toll-like receptor,TLR)和 NOD 样受体分别作为胞外和胞内模式识别受体得到越来越多关注,在炎症性肠病及感染性肠道疾病的情况下,这些 TLR 和 NOD 样受体与其相应的配体结合,激活下游的细胞因子信号转导,募集炎性细胞、释放自由基,损伤黏膜。

适应性免疫系统由机体后天形成,B 和 T 淋巴细胞为其主要效应细胞,其表面表达特异性抗原受体,针对特定的威胁,学习如何对身体已经接触过的病毒或细菌发起精确的攻击。与固有免疫反应相反,适应性免疫具有高度特异性,通常需要几天的时间才能做出反应。当抗原提呈细胞如树突状细胞等接触外来抗原后,可提呈自身抗原肽给未定型的幼稚 CD4$^+$辅助性 T 细胞(Th0 cell),导致促炎因子(IL-12、IL-6 和 TGF-β)等分泌,Th0 可根据它们所暴露的细胞因子环境成熟分化为不同的辅助性 T 细胞群:在 IL-12 存在的情况下分化为辅助性 T 细胞 1(Th1 cell),在 IL-4 存在下分化为辅助性 T 细胞 2(Th2 cell),而在 TGF-β(转化生长因子-β)存在的情况下可分化为调节性 T 细胞(Treg cell)或 Th17。Th1 细胞主要介导细胞免疫应答,促进细胞毒性 T 淋巴细胞(CTL)的杀伤作用,激活巨噬细胞杀灭细胞内病原体等,辅助 B 淋巴细胞产生与吞噬作用有关的抗体,Th2 细胞主要参与体液免疫,抵御细胞外病原体并介导速发型超敏反应,辅助 IgG 亚类转化为免疫球蛋白 G1(IgG1)、免疫球蛋白 E(IgE)、免疫球蛋白 A（IgA），负责非吞噬作用的宿主防御功能，Treg 细胞是维持免疫耐受的专职免疫调节细胞，可通过接触抑制或分泌抑制性细胞因子 IL-10、TGF-β 等，抑制其他 Th 亚型细胞，发挥免疫抑制作用，Th17 细胞是 T 细胞亚群之一，在 IL-6、TGF-β 和 IL-21 联合诱导下，IL-23 活化 Th17 细胞表面白细胞介素-23 受体（IL-23R），引起 IL-17、IL-21 和 IL-22 分泌。IL-17 是重要促炎因子，有参与诱导 Th1 免疫应答，促进趋化因子、肠上皮黏附因子表达及成纤维细胞增殖等作用。同时，Th17 细胞可以产生高水平 TNF-α。Th17 与 Treg 在肠道黏膜固有层均发挥主导作用，两者的平衡和相互作用对于维持肠道免疫具有重要意义。肠道炎症环境中，激活的树突状细胞及巨噬细胞分泌 IL-6 和 TGF-β，可诱导初始 CD4⁺T 细胞分化为 Th17 细胞。

（二）胃肠道黏膜免疫

胃肠道是宿主接触外界环境的第一道屏障，胃肠道上皮具有选择性及渗透性特质，一方面可消化和吸收营养物质，另一方面，某些微生物及抗原物质通过胃肠道进入体内，而胃肠道中有数以亿计的菌群寄居。因此，胃肠道免疫系统需要在维持胃肠道稳态中发挥重要作用：正常情况下，对正常菌群及其他抗原（如食物等）产生免疫耐受，维持肠道稳态。异常情况下，对抗原敏感性增加，或对适量抗原反应性增强，引起肠黏膜免疫异常激活。其中，肠相关淋巴组织（gut-associated lymphoid tissue，GALT）是黏膜相关淋巴组织的一部分，是人体最大的免疫器官，其中包含了超过 70% 的宿主免疫细胞。

GALT 既有组织性淋巴样组织（派尔集合淋巴结和肠系膜淋巴结）、又有弥散分布的淋巴组织（绒毛和隐窝的上皮和固有层），这些淋巴组织包含树突状细胞、巨噬细胞、B 淋巴细胞、浆细胞、CD4⁺ 和 CD8⁺T 淋巴细胞、自然杀伤细胞（又称"NK 细胞"）、粒细胞。派尔集合淋巴结（Peyer patch）是肠黏膜免疫系统的重要诱导部位，而固有层和上皮细胞则是效应部位，其上分布着特殊的微皱褶细胞（microfold cell，M cell），可以吸收和运送肠腔内抗原，并可将抗原处理，再携带给黏膜下层的淋巴细胞。其中，分布于肠道黏膜固有层、派尔集合淋巴结的树突状细胞可以直接摄取抗原或通过伸出树突进入肠腔内摄取抗原，并迁移肠系膜淋巴结以呈递给 T 淋巴细胞而引起免疫应答反应。B 淋巴细胞在 Treg 细胞和细胞因子的作用下，大量转化成带有膜 IgA 成分的淋巴母细胞，然后，成熟的淋巴细胞离开肠系膜淋巴结从胸导管进入血液循环，最后停留在肠道和呼吸道黏膜部位，即为淋巴细胞归巢，通过这一循环，完成对效应 T 淋巴细胞的诱导，B 淋巴细胞则成熟分化为分泌 IgA 的浆细胞。此外，GALT 内存在一类黏膜免疫系统内特有的 T 细胞群，即上皮内淋巴细胞（intraepithelial lymphocyte，IEL），它们在黏膜的免疫防御中也起到了非常重要的作用。

二、免疫与食管疾病

（一）嗜酸细胞性食管炎

嗜酸细胞性食管炎（eosinophilic esophagitis，EoE）是一种慢性的、免疫介导的食管疾病，以食管黏膜嗜酸性粒细胞浸润为主及食管功能障碍相关症状为临床病理特点，其发病机制尚未明确，普遍认为是由于接触到过敏原后，由 IgE 和非 IgE 联合介导引起的变态反应。其中，Th2 介导的免疫反应及嗜酸性粒细胞效应因子均在 EoE 发病中起关键因素。

EoE 食管黏膜上 CD3$^+$、CD4$^+$、CD8$^+$T 细胞数量均增加。Th2 细胞是过敏反应中典型的 T 淋巴细胞。动物研究提示 EoE 小鼠的食管组织中 Th2 细胞水平升高，CD4$^+$细胞的缺失可以保护小鼠免受嗜酸性粒细胞浸润的刺激，而 CD8$^+$细胞或者 B 淋巴细胞的缺失不会影响疾病状态，这表明在 EoE 中，Th2 细胞是诱导抗原特异性免疫反应的关键细胞。EoE 食管肥大细胞数量增加，对 EoE 组织的微阵列分析显示许多肥大细胞相关基因的表达上调，肥大细胞与 TGF-β 的表达、平滑肌增生及平滑肌功能以及 EoE 症状产生有关。多种细胞因子参与 EoE 的发病，小鼠模型表明，嗜酸性粒细胞来源的 IL-9 促进肥大细胞活化及表达。IL-13 与许多 EoE 关键基因高度相关，其多态性在 EoE 中很常见，临床研究发现，抗 IL-13 可减少组织嗜酸性粒细胞数目。IL-5 可直接或间接促进肥大细胞表达，同时可诱导嗜酸性粒细胞增殖、激活和趋化，临床研究发现抗 IL-5 可以引起食管嗜酸性粒细胞和肥大细胞表达降低。

（二）胃食管反流病

胃食管反流病（gastroesophageal reflux disease，GERD）是指胃十二指肠内容物反流入食管引起的以烧心、反酸为主要特征的临床综合征，传统认为，反流物中尤其是胃酸反流至食管对食管鳞状上皮引起直接的化学损伤，导致急性粒细胞性炎症反应，炎症从上皮细胞开始，逐渐浸润至固有层，溃疡形成的时候可深入黏膜下层。炎症可引起食管上皮细胞坏死、缺失，可进一步引起鳞状上皮的基底细胞增生，是 GERD 重要病理改变。

不同于传统观点，现有研究认为 GERD 可能不是由于胃酸引起的直接化学损伤，而是一种由细胞因子介导的炎症反应的结果。研究发现，早在食管鳞状上皮坏死及中性粒细胞浸润之前，食管黏膜下层中即存在 T 淋巴细胞浸润，并可逐渐浸润至固有层和上皮细胞，而基底细胞增生也早于上皮细胞坏死前发生。在 GERD 患者中，IL-8、IL-1β 以及 IL-10 是已知的可由食管黏膜上皮细胞表达的炎症因子，IL-4、IFN-γ（γ 干扰素）可由固有层中的 T 淋巴细胞分泌，暴露于酸及胆盐的食管鳞状上皮细胞分泌 IL-8、IL-1β 以吸引 T 淋巴细胞、中性粒细胞的迁移。这提示，反流效应可引发炎症细胞因子的启动，产生 T 淋巴细胞为主免疫反应。IL-8 除了可引起炎症细胞趋向性迁移之外，还具有促增生作用，与食管肠化及不典型增生有关。IL-6 对巴雷特食管具有促肿瘤作用，可引起食管发生上皮-间质转化，IL-4 可通过 JAK/PI3K 途径诱导食管黏膜鳞状上皮细胞柱状化生，在巴雷特食管初期可能发挥重要作用。TNF-α 可刺激并诱导中性粒细胞产生活性氧，与酸反流时食管黏膜发生过氧化反应相关，在巴雷特食管的发生过程中起到一定作用。新近研究提示，低氧诱导因子-2α（HIF-2α）在反流性食管炎中发挥重要作用：为了应对酸和胆汁反流，HIF-2α 在食管上皮细胞稳定表达，引起促炎因子释放，吸引 T 淋巴细胞和其他炎症细胞损伤食管。

三、免疫与胃肠道疾病

（一）功能性胃肠病

功能性胃肠病（functional gastrointestinal disorders，FGIDs）是以慢性或反复发作性消化道症状为主要表现但未发生器质性改变的一类胃肠功能紊乱性疾病。罗马Ⅳ共识认为，FGIDs 症状产生多源于脑-肠互动异常引起的胃肠道动力异常及消化道高敏感。功能性消化不良（functional dyspepsia，FD）及肠易激综合征（irritable bowel syndrome，IBS）是最常见的 FGIDs，影响全球高达 16%~26% 人群。

传统定义上认为 FGIDs 为一组功能性胃肠道疾病,近些年研究发现,部分 FGIDs 患者肠道黏膜存在低度炎症及免疫活化现象。FD 及 IBS 存在细胞因子表达水平异常,但是,目前尚无确切依据证实某种细胞因子在 FGIDs 中发挥关键的作用。

有研究对 1 000 余份 IBS 患者肠道标本进行分析,结果发现肥大细胞数量在整个消化道中平均增加 1.2~2.5 倍。食物过敏原、病原微生物抗体及促肾上腺皮质激素释放因子(corticotropin releasing factor,CRF)均可以引起肥大细胞活化,在消化道中,肥大细胞紧密分布在黏膜感觉神经纤维周围,当机体遇到各种刺激,如感染、应激及情绪等影响下,肥大细胞活化脱颗粒,释放多种生物活性物质(如组胺、5-羟色胺、蛋白酶、类胰蛋白酶、前列腺素和细胞因子等),活化和强化内源性及传入性神经元,调控神经肌肉运动,产生痛觉过敏,引起腹泻、便秘及腹痛等症状。肥大细胞活化后,一方面释放类胰蛋白酶,活化肠上皮细胞基底侧蛋白酶激活受体 2(PAR-2),引起紧密连接蛋白结构异常,另一方面通过释放组胺、类糜蛋白酶及前列腺素 D_2,调控肠上皮氯化物及水分泌,引起肠屏障通透性升高,肠腔内大分子物质如细菌内毒素等通过肠道进入体内,进一步诱发免疫炎症反应。

十二指肠是 FD 患者症状产生的关键部位,研究发现十二指肠黏膜存在免疫活化现象,其中嗜酸性粒细胞是关键免疫调控细胞,尽管目前有关嗜酸性粒细胞在 FGIDs 中的机制研究较缺乏,但仍有大量研究报道,嗜酸性粒细胞活化后可通过释放多种炎症介质,参与 FGIDs,尤其是 FD 症状的产生。

众所周知,肥大细胞及嗜酸性粒细胞在联络固有及获得性免疫中发挥重要的桥梁作用,同时,两者是 Th2 型免疫调控中的主要效应细胞,Th2 细胞因子可有效诱导上述免疫细胞活化,这提示 Th2 型免疫调控在 FGIDs 中可能发挥重要作用。FGIDs 中存在 Th1 及 Th2 细胞因子免疫调控失衡,其中 Th1 细胞因子(如 IFN-γ)表达降低,Th2 细胞因子(如 IL-5、IL-13)表达升高。此外,新近研究发现胃肠道免疫稳态失衡会导致 Treg 细胞及 3 型固有淋巴细胞(ILC3)减少,从而引起 Th17/ILC2(2 型固有淋巴细胞)免疫调控反应,前者通过释放 IL-5 及粒-巨噬细胞集落刺激因子,活化巨噬细胞,募集嗜酸性粒细胞;后者作用类似于 Th2 细胞,可分泌 IL-5 及 IL-13,并募集嗜酸性粒细胞介导后续炎症反应。

(二) 炎症性肠病

炎症性肠病(inflammatory bowel disease,IBD)是一组慢性非特异性肠道炎症性疾病,包括溃疡性结肠炎(ulcerative colitis,UC)和克罗恩病(Crohn disease,CD)。IBD 的确切病因尚未明确,目前研究认为,IBD 发病是由环境因素、肠道微生态、免疫系统和个体易感性之间复杂作用的结果。IBD 由于异常固有免疫和适应性免疫的异常,呈现出特异的免疫特征。

IBD 肠道中活化的巨噬细胞比例增高,在急性活动期,巨噬细胞数量明显增加,表达大量协同分子如 CD40、CD80、CD86,参与炎症反应。CD 和 UC 患者中树突状细胞数量不多,但是高表达微生物相关受体可引起促炎因子 IL-6、IL-12 等分泌。IBD 患者肠道 Toll 样受体及 NOD 蛋白表达及功能有显著异常改变。Toll 样受体诱导 NF-κB(核因子 κB)合成与释放,后者参与调控众多炎症因子(如 IL-1、IL-2、IL-6、IL-12 和 TNF-α)的分泌,其中,IL-1 和 TNF-α 在引起 IBD 肠道持续炎症反应中发挥重要作用。全基因组关联分析结果发现 NOD2 基因突变与 CD 相关,NODS 基因突变可以引起 NF-κB 活化降低,减弱肠上皮细胞分泌抗菌肽的能力,弱化黏膜屏障的强度,并诱导产生 Th1 型免疫应答反应,引起过度的免疫炎症反应。IL-23 是固有免疫及适应性免疫应答中的关键细胞因子,IL-23 可活化 Th17 细胞,同时对固有免疫细胞亦具有作用,IL23R 基因多态性与 CD 及 UC 具有相关性。

与 UC 患者或健康对照组的 T 淋巴细胞相比,CD 患者的黏膜 T 淋巴细胞产生更高水平的 IL-2 和 IFN-γ。而与健康对照组或 CD 患者相比,UC 患者的非典型自然杀伤 T 细胞(NKT cell)细胞释放更高水平的 Th2 细胞因子 IL-13。因此,CD 被认为以 Th1 免疫应答为主,而 UC 被认为以 Th2 免疫应答为主。然而,有关 IBD 黏膜中的 Th1 和 Th2 细胞因子表达的研究结果并不一致。Treg 细胞减少或功能异常与 IBD 发生有关,Treg 细胞通过分泌 IL-10 和 TGF-β,抑制其他 Th 亚型如 Th1、Th2 和 Th17 的功能,在肠黏膜稳态中发挥作用。活动期 IBD 患者外周血中的 $CD4^+CD25^+Treg$ 细胞数量均少于稳定期或正常人,T 细胞缺陷小鼠输注缺乏 Treg 细胞的幼稚 T 细胞后,效应 T 细胞可引发肠道过度免疫反应,最终导致肠黏膜损伤,引起自发性结肠炎。Th17 在 CD 和 UC 的肠壁中均有分布,CD 主要分布在肠上皮固有层,UC 则在黏膜下层及肌层,在 CD 和 UC 黏膜中均检测到高表达的 Th17 及 IL-17。IBD 患者外周血 Th17 表达升高,而 Treg 细胞下降,提示 Th17/Treg 失衡可能参与了肠道炎症的发生和发展。

体液免疫调控亦参与 IBD 发病,CD 患者血清和肠黏膜中 IgG-1、IgG-2 和 IgG-3 水平均较高。迄今为止,在 IBD 中发现了数种自身抗体和针对特定微生物的抗体。最著名的是抗中性粒细胞胞质抗体(antineutrophil cytoplasmic antibody,ANCA)和抗酿酒酵母菌抗体(anti-Saccharo-myces cerevisiae antibody,ASCA)。细菌抗原触发 ANCA 的产生,它存在于 65%~70% 的 UC 患者中,成为 UC 少数标记物之一,而 55%~70% 的 CD 患者 ASCA 抗体呈阳性。抗微生物(细菌、真菌和病毒)细胞膜的糖类成分即抗多聚糖抗体(gASCA、ALCA、ACCA、AMCA、anti-L、anti-C),研究显示这些抗体存在于 CD 患者中(10%~28%,gASCA 除外,其敏感性更高,为 46%~60%)。除了有助于 CD 的诊断,这些标记物还可以预测疾病进展。例如,gASCA 和 AMCA 提示病程较短,gASCA 和 ALCA 提示发病年龄较早,ACCA 提示病程较长,而 anti-L 和 anti-C 则提示结肠受累,尽管这些标记物的敏感性并不高,但特异性略高(约 40%)。

四、免疫与肝胆胰疾病

肝脏具有独特肝窦内皮细胞结构,并含有充足的血供,其特殊的解剖结构使其成为一个重要的免疫器官。来源于门静脉系统的血液中富含微生物相关分子模式、病原相关的分子模式、毒素及抗原(含量为外周血 100 倍),肝窦内皮细胞独特的结构延缓了进入肝脏的血流量,使得这些抗原物质与肝细胞接触时间大大延长,为宿主免疫调控提供条件。生理状态下,免疫耐受使得肝脏可以清除来源于肠道中的抗原物质,不引起固有免疫应答,肠道菌群失调或肠黏膜屏障受损引起大量抗原物质移位,破坏免疫稳态,引起肝脏甚至全身慢性炎症。肝脏主要以固有免疫调控为主导,具有一个由固有免疫细胞组成的协调网络。这些细胞包括库普弗细胞(kupffer cell)、树突状细胞(dendritic cell,DC)、自然杀伤细胞(natural killer cell,NK cell)、先天淋巴细胞(Innate lymphoid cells)、恒定型自然杀伤 T 细胞(Invariant natural killer T cells)和黏膜相关恒定 T 细胞(mucosal-associated invariant T cell),构成抵御病原微生物入侵的第一道防线。通常,库普弗细胞可通过模式识别受体最先识别外源性抗原,释放促炎细胞因子(如 IL-1、TNF-α、IL-6)和趋化因子(如 CXCL-1、CCL-2、CCL-4)。细胞因子进一步促进肝窦内皮细胞黏附分子(如 ICAM-1/2、VCAM-1)的表达,并与趋化因子协同,刺激中性粒细胞和单核细胞向肝脏募集。中性粒细胞被认为是固有免疫应答的主要效应细胞,活化的中性粒细胞通过吞噬作用、产生活性氧和形成中性粒细胞胞外网状陷阱,从而捕获和杀死病原体。肝树突状细胞是连接固有和适应性免疫反应的特异性免疫细胞,在正常情况下,其大多数定位于门脉区域,并处于免疫耐受状态,刺激活化后,肝树突状细胞通过门脉系统迁移到淋巴结,与 T 细胞相互作用并将抗原提呈给 T 细胞,介导适应性免疫应答。包括自然杀伤细胞、先天淋巴细胞、恒定型自然杀伤 T 细胞和黏膜相关恒定 T 细胞在内的其他固有淋巴细胞也是多种细胞因子的重要产生者,并可在不同病理条件下影响多种其他类型细胞。然而,由于它们的稀缺性和异质性,以及缺乏明确定义的表面标记,其相关研究较少。

(一)非酒精性脂肪性肝病

非酒精性脂肪性肝病(non-alcoholic fatty liver disease,NAFLD)是常见的慢性肝病,由于存在不同的病理改变,NAFLD 可仅表现为肝脏单纯的脂肪变性(单纯性脂肪肝),或合并炎症(非酒精性脂肪性肝炎),甚至肝纤维化(脂肪性肝硬化),NAFLD 患者常伴有体重过重或肥胖、糖耐量异常或 2 型糖尿病、慢性肾病以及冠心病等。近年来,NAFLD 发病机制研究取得较大进展,大量研究发现,固有免疫在 NAFLD 病程进展中起了关键驱动作用,其同时在肝内病理改变及肝外疾病发病中发挥作用。

在代谢应激环境下,库普弗细胞、树突状细胞、巨噬细胞、肝细胞和肝窦内皮细胞通过模式识别受体(pattern recognition receptor,PRR)识别肠道源性病原体相关分子模式(PAMP)/微生物相关分子模式、内源性损伤相关分子模式和过量代谢物的存在,引起促炎因子和趋化因子的释放,同时,这些应激因子还可上调肝窦内皮细胞表面黏附分子的表达,后者进一步与趋化因子结合,刺激中性粒细胞和单核细胞向肝脏募集。活化的中性粒细胞可通过释放酶和活性氧引起肝损伤,活化的树突状细胞除释放促炎因子外,还向 T 细胞提呈抗原并引发适应性免疫,库普弗细胞和肝细胞介导急相蛋白的释放和内吞,将其固有免疫功能扩展到肝外器官,同时,库普弗细胞、巨噬细胞和肝细胞可促进基质金属蛋白酶(MMPs)、血管紧张素 Ⅱ(Ang Ⅱ)、转化生长因子(TGF)和肝细胞生长因子(HGF)的表达,进一步刺激肝星状细胞活化和肝纤维化形成。固有免疫调控还介导代谢变化(如脂肪生成和胰岛素抵抗)和肝细胞凋亡、焦亡或坏死。库普弗细胞和人胚胎干细胞表达高水平的清道夫受体,可清除循环分子和微生物病原体,亦被认为是触发固有免疫反应的重要机制。此外,包括自然杀伤细胞、先天淋巴细胞、恒定型自然杀伤 T 细胞和黏膜相关恒定 T 细胞在内的其他固有淋巴细胞,可产生多种细胞因子从而影响肝脏的局部微环境。上述免疫反应共同导致了肝脂肪变性、炎症和纤维化,从而导致 NAFLD 以及晚期并发症。

(二)自身免疫性肝炎

自身免疫性肝炎(autoimmune hepatitis,AIH)是一种复杂的由免疫介导的慢性进展性肝脏疾病,近年来,AIH 发病率在世界范围内均有增高趋势。AIH 女性多见,组织学主要特性是界面性肝炎,血清学主要特点是自身抗体阳性、免疫球蛋白 G 和转氨酶水平升高。迄今为止,AIH 病因仍不清楚,遗传易感性、分子模拟及免疫失衡在 AIH 发病中发挥关键作用。

一般认为,遗传易感性的个体在接触诱发因素如细菌、病毒、有害异物后,通过"分子拟态"机制触发了 T 淋巴细胞介导的免疫反应。肝炎的持续时间和严重程度与 Th1、Th17、Treg

和细胞毒性 T 细胞（CTL）之间的平衡有关。Th1 细胞分泌 IL-2 和 IFN-γ，可刺激 CD8⁺细胞活化，诱导肝细胞表达 HLA-Ⅰ及Ⅱ类分子。Treg 细胞和 Th2 细胞分泌 IL-4、IL-10 和 IL-13，刺激 B 淋巴细胞和浆细胞的成熟并产生自身抗体。Th17 细胞数量与肝纤维化程度有关，通过分泌促炎因子可抑制 Treg 细胞功能，导致对自身抗原的免疫耐受作用受损，引起免疫介导肝损伤。有研究发现 AIH 患者 Treg 细胞数量显著减少，Th1、Th17 细胞数量及相应细胞因子水平增高，且 Treg 细胞数量与 Th1、Th17 细胞的数量呈负相关，提示 Treg 细胞和 Th1、Th17 细胞之间的不平衡可能参与 AIH 的致病过程。此外，活化的巨噬细胞、补体以及自然杀伤细胞等也参与破坏肝细胞，导致肝脏炎症坏死以及进一步发展为肝纤维化、肝硬化。

（三）原发性胆汁性胆管炎

原发性胆汁性胆管炎（primary biliary cholangitis，PBC）是一种自身免疫介导的慢性胆汁淤积性肝病，最终可发展为肝纤维化及肝硬化。主要病理特征包括肝内小胆管的非化脓性破坏性改变，汇管区慢性炎症细胞浸润（主要是淋巴细胞及浆细胞）等。血清学特点为抗线粒体抗体（anti-mitochondrial antibody，AMA）阳性及 IgM 水平升高。

免疫耐受缺陷在 PBC 发病机制中起重要作用，细胞和体液免疫均参与 PBC 发病。抗原特异性 T 淋巴细胞与自身抗原、病原体发生交叉反应使 T 淋巴细胞打破自身免疫耐受，激活的 CD4⁺和 CD8⁺T 淋巴细胞持续损伤胆小管。Th1 细胞因子参与 PBC 发病早期，随着疾病的进展，IL-12/Th1 及 IL-23/Th17 细胞发挥重要免疫调控作用，而在疾病晚期，Th1 为主导免疫逐渐变成 Th17 细胞免疫为主。CD8⁺T 淋巴细胞是 PBC 肝组织炎症浸润的主要淋巴细胞，一方面可通过表达 Fas 配体（FasL）及分泌穿孔素引起胆管上皮细胞的凋亡，另一方面，可通过 CD40-CD40L 信号通路产生系列细胞因子，诱导 PBC 的产生。PBC 破坏的胆管上皮细胞具有抗原提呈原性，通过上调表达 HLA-Ⅱ类分子及共刺激因子，增强活化 T 淋巴细胞的敏感性，加重免疫介导的细胞损伤。此外，90% 以上的 PBC 患者 AMA 阳性，此抗体主要识别线粒体内膜上的丙酮酸脱氢酶复合体 E2 亚单位（PDC-E2），胆管上皮凋亡过程中呈现丙酮酸脱氢酶复合体被认为是造成胆管损伤的特异性靶点，AMA 通过与之形成免疫复合物，参与 PBC 的发生，但是，也有研究认为 AMA 具有免疫抑制作用，且对 PBC 胆管破坏可能具有保护作用。B 淋巴细胞活化通过分泌大量 IgM 及 AMA 参与 PBC 发病，抑制 B 淋巴细胞功能的抗 CD20 单克隆抗体作为一种新的免疫治疗手段已在 PBC 患者中得到研究，研究发现，使用抗 CD20 单克隆抗体与 AMA 滴度下降有关，经治疗后的 PBC 患者碱性磷酸酶（ALP）水平可持续下降达 36 周。

（四）原发性硬化性胆管炎

原发性硬化性胆管炎（primary sclerosing cholangitis，PSC）是一种累及肝内外胆管的慢性、进展性自身免疫性肝脏疾病。PSC 患者胆管呈广泛性炎症纤维化、梗阻、狭窄，进而发生胆汁性肝硬化甚至进展至肝衰竭。近年来研究提示，肠道来源内毒素通过受损的肠屏障内移进入门脉系统，与 PSC 发病有关。

PSC 患者固有免疫增强，其胆管上皮细胞表达 TLR 增加，其中，TLR4 信号通路介导肠道来源内毒素破坏胆管上皮细胞屏障，引起毒性胆汁酸直接损伤胆管上皮细胞，进一步通过募集活化的 CD4⁺和 CD8⁺T 淋巴细胞，触发免疫反应，导致黏附分子、促炎细胞因子和受体的过度表达,引起肌成纤维细胞活化及纤维化。此外,TLR5 或 TLR7 信号通路可介导 Th17 细胞分泌 IL-17,参与 PSC 的发病。淋巴细胞归巢异常在 PSC 发病中起重要作用,PSC 引起炎症介质释放,上调多种黏附分子如细胞间黏附分子、血管细胞黏附分子-1(VCAM-1),黏膜地址素细胞黏附分子(MAdCAM-1)及多种趋化因子如 CCL25、CCL28、CXCL12 及 CXCL16 等,炎症状态下,被抗原激活的淋巴细胞通过其表达的归巢受体整合素 α4β7 与肠及肝组织异常表达且具有招募淋巴细胞作用的黏附因子及化学趋化因子结合,介导淋巴细胞异常归巢,进一步导致肝和胆管细胞损伤。

(五)自身免疫性胰腺炎

自身免疫性胰腺炎(autoimmune pancreatitis,AIP)是由自身免疫介导的,以胰腺肿大和胰管不规则狭窄为特征的一种特殊类型的慢性胰腺炎性反应。国际共识诊断标准把它分为两种不同的亚型,1 型 AIP 是 IgG4 相关性疾病在胰腺的表现,其病理特点主要表现为 IgG4⁺阳性浆细胞及淋巴细胞浸润,席纹状样纤维化及闭塞性静脉内膜炎,2 型 AIP 被认为是一种偶尔可并发 UC 的特殊的胰腺疾病。目前,AIP 的免疫机制研究主要聚焦于 1 型 AIP。

细胞免疫在 1 型 AIP 的发病中起重要作用,研究发现部分 1 型 AIP 患者外周血 Th1 型免疫反应强于 Th2 型免疫反应,但是在局部病灶组织 Th2 型免疫反应占优势。在疾病早期,针对自身抗原的异常免疫反应诱导 Th1 细胞释放大量促炎因子(如 IFN-γ、IL-1β、IL-2、TNF-α),Th1 细胞因子可诱发 AIP,而 Th2 细胞因子则在疾病发展中起重要作用,并可促进 B 淋巴细胞及浆细胞的成熟及分化,后者进一步诱导产生 IgG、IgG4 及其他自身抗体,参与激活补体经典途径。1 型 AIP 患者的外周血中胸腺自然分化的天然型 CD4⁺CD25⁺Treg 细胞减少,可诱导 Treg 细胞显著增加,可诱导 Treg 细胞可分泌 IL-10 和 TGF-β,一方面参与抑制炎症免疫反应,另一方面可进一步上调 IgG4 表达,促进胰腺纤维化。综上所述,体液免疫及细胞免疫相互交叉,共同促进 1 型 AIP 的发生、发展,最终引起 AIP 胰管炎性浸润、胰管阻塞及导管周围的纤维化。

第二节　脾胃与消化免疫学研究

脾胃学说源于《黄帝内经》,受金元四大家"补土派"李东垣倡导和发扬,经后世医家运用和完善而成为中医理论体系的重要组成部分。免疫学说为现代医学研究热点,许多消化系统疾病均已研究至免疫层面。在众多学者的努力下,脾胃与消化免疫学相关性已被逐渐证实,主要集中在脾胃相关理论、证候、治法、方药四个方面。

一、脾胃相关理论与消化免疫学

学者们积极探索了脾胃相关理论与消化免疫学的关联,寻求脾胃相关理论的生物学支持及其微观实质,可概述为以下两方面:

(一)脾胃内涵方面

"脾胃"是中医学脏腑概念之一,其相应现代医学具体所指,目前尚未统一,但均认为与免疫系统相关。如郑敏麟通过"中医藏象实质细胞生物学假说"认为中医之"脾"在细胞的微观层面对应着线粒体,在宏观的人体层面对应着肝脏,肝脏具有免疫与解毒功能,中医的"脾"具有类似功能,从这个角度看中医"脾"亦与免疫关系密切。

(二)脾胃功能方面

脾胃为人体后天之本、气血生化之源,脾胃功能在整个人体生命活动中具有重要作用,许多研究对脾胃功能进行了现代医学阐释,发现其与人体免疫密切相关。例如,彭松林等认为"脾为谏议之官,知周出焉"与现代医学的免疫监视相似,脾的运化升清功能是脾发挥免疫监视功能的物质基础,调理脾胃、健脾实脾可增强脾的免疫监视作用而预防疾病;吴同玉等研究一年四时健康成人唾液中免疫球蛋白 sIgA(分泌型免疫球蛋白 A)和 IgG 含量的变化,发现唾液中 sIgA 数值在冬季最低,而 IgG 的含量在冬季最高,表明机体局部的免疫功能在冬季节明显低下或略有紊乱,进而推测中医"脾主涎""脾主四时"理论具有时空性,随着季节更换而有相应的增强和减弱趋势。

二、脾胃相关证候与消化免疫学

脾胃相关证候与消化免疫学研究较多,包括临床与实验研究;相对而言,实验研究较多。

(一)临床研究

目前脾胃相关证候与消化免疫学临床研究较少,开展的研究主要为脾胃相关疾病中证型与免疫间的研究。例如,胡玲等探讨了幽门螺杆菌(Hp)相关胃病不同证候胃黏膜 Hp 感染、病理改变与舌苔热休克蛋白 70(HSP70)、白细胞介素-8(IL-8)mRNA 表达的关联,结果显示 Hp 感染者舌苔 HSP70、IL-8 mRNA 表达高于非感染者,Hp 感染越重 IL-8 表达越明显,脾胃湿热证 HSP70 表达低于脾气虚证,但 IL-8 表达高于脾气虚证,Hp 感染脾气虚证 HSP70 表达较非 Hp 感染脾胃湿热、脾气虚证明显增高,表明舌苔 HSP70、IL-8 mRNA 表达与胃黏膜 Hp 感染及炎症、萎缩伴肠化生和/或异型增生病理改变相关,呈现不同证候差异表达特征;亦有学者探讨了大肠湿热证和脾肾阳虚证溃疡性结肠炎患者的 Th17/Treg 免疫平衡,结果显示大肠湿热证溃疡性结肠炎 Th17 和 IL-17 水平升高,表明炎症反应加剧,伴有脾肾阳虚证的溃疡性结肠炎血清 Treg 和 TGF-β1 水平降低,这表示免疫耐受性降低。

(二)实验研究

脾胃相关证候与消化免疫学实验研究较多,主要围绕脾虚证候展开,亦包括少数其他证候的研究。

1. 脾虚证

(1)脾虚证与免疫器官:许多学者运用脾虚证动物模型进行研究,均发现脾虚动物的脾脏和胸腺等免疫器官的发育受到了限制,说明脾虚证与免疫器官的超微结构之间是密切相关的。例如,王洪海等研究发现脾虚证大鼠胸腺、脾重量大幅降低;陈芝喜等通过观察发现脾虚模型动物脾脏、胸腺等组织增殖减弱;黄秀深等亦观测发现湿困脾胃证大鼠脾脏、胸腺湿重显著减轻,且胸腺皮质厚度及脾脏中央动脉淋巴鞘直径明显变小,表明脾虚大鼠免疫器官的正常发育受到了抑制。

(2)脾虚证与非特异性免疫:脾虚证与非特异性免疫的关系主要表现为脾虚证固有免疫

细胞和固有免疫分子的异常表达。例如,米娜研究利血平制备脾虚模型小鼠发现红细胞 C3b 受体(RBC-C3bR)及红细胞免疫复合物(RBC-IC)花环率(%)、脾 NK 细胞活性、巨噬细胞活性、脾及胸腺指数等指标均明显低于正常值($P<0.01$);段永强等观察到脾虚小鼠腹腔巨噬细胞吞噬率及吞噬指数、T 淋巴细胞及 B 淋巴细胞增殖反应、NK 细胞活性明显受到影响,脾虚证进程中小鼠非特异性免疫功能低下。

(3)脾虚证与特异性免疫:①脾虚证与细胞免疫。脾虚证与细胞免疫的研究主要是探讨脾虚证与淋巴细胞、巨噬细胞等免疫细胞及相关细胞因子间的关联。例如,张声生等发现脾虚证和脾虚痰湿证患者外周血 T 细胞亚群 CD4+T 及 CD4+/CD8+比值较健康人均明显下降,表明脾虚证和脾虚痰湿证细胞免疫功能都明显下降;万生芳观察脾虚模型大鼠,结果显示脾虚证大鼠 CD3+T、CD4+T 细胞较空白对照组明显下降。②脾虚证与体液免疫。脾虚证与体液免疫的关系主要表现为免疫球蛋白和补体含量的异常,脾虚可影响 B 淋巴细胞抗体的表达;而采用健脾法可明显提高体液免疫功能。例如,李家邦等研究发现脾虚模型大鼠的血清 IgM 水平显著降低;聂建华等研究得知脾气虚大鼠 IgM、IgG、C3(补体成分 3)、C4(补体成分 4)水平下降,土人参根水煎液可明显提高前述指标。

(4)脾虚证与局部免疫:有部分学者对脾虚证与局部免疫进行了深入探讨和研究,脾虚证机体局部免疫功能降低。例如,徐世军等检测显示脾虚大鼠胃液中 sIgA 含量明显低于正常对照组;韩晓伟等研究脾虚小鼠肠道感染白念珠菌的局部黏膜免疫机制发现脾虚状态的机体肠道黏膜免疫功能降低,小鼠发生感染后抗感染能力减弱,脾虚小鼠感染白念珠菌后感染程度加深,其小肠黏膜局部免疫功能受损较为严重,从而造成感染进行性加重。

(5)脾虚证与免疫遗传:目前为止,脾虚证与免疫遗传间关联性的系统研究较少,主要集中在基因和细胞凋亡及相关免疫指标的表达研究。如曾益宏研究脾虚证与线粒体基因多态性相关性,结果提示脾虚证存在着基因的多态性及基因的异常表达;徐珊等研究发现气阴两虚型慢性胃炎胃黏膜中促细胞凋亡基因蛋白 Bax、Fax、P16 表达减弱,细胞凋亡受到抑制。

2. 其他证型 张芳艳等探索发现肝郁脾虚型溃疡性结肠炎模型大鼠饮食量、体重明显下降,大便出现黏液及脓血,脾淋巴细胞增殖率、迟发型超敏反应及胸腺指数明显升高,血清溶血素水平、脾溶血空斑形成细胞、脾脏指数及腹腔巨噬细胞吞噬功能有所降低,表明肝郁脾虚型溃疡性结肠炎动物模型细胞免疫功能亢进及体液免疫和非特异性免疫功能低下,提示其发病与机体免疫功能紊乱、神经-内分泌-免疫网络失调密切相关;王琦越等研究可知湿阻中焦证模型大鼠胸腺重量及脏器系数均降低,TNF-α 降低;韩晓春等研究发现脾虚湿阻证模型大鼠 IgA、IgG 下降,表明脾虚湿阻证大鼠免疫水平降低。

三、脾胃相关治法与消化免疫学

"方从法出,法随证立",脾胃相关治法丰富,其与消化免疫学研究较多,亦可分为临床及实验研究两方面。

(一)临床研究

脾胃相关治疗与消化免疫学临床研究,目前主要探讨了脾胃相关治法治疗消化相关疾病所引起的免疫细胞、免疫分子等改变及从免疫学角度阐释其治法作用机制。贾英杰等认为脾虚患者细胞免疫及体液免疫均低下,因此机体免疫监视功能低下,容易导致癌症的发生,因大多数肿瘤患者均有脾胃功能失调的共性,故增强机体免疫力,通过扶正而抗癌,为中医抗癌的重要发展方向,而调理脾胃起到前提和关键作用;刘迎春观察运脾温阳颗粒对小儿迁延性、慢性腹泻免疫功能的影响,发现运脾温阳法能提高患儿血清 IgG 水平,对免疫功能低下的小儿迁延性、慢性腹泻具有良好的调节恢复作用;曾爱华等亦探讨了运脾温阳法治疗小儿慢性腹泻临床疗效以及对 T 淋巴细胞亚群 CD3⁺、CD4⁺、CD8⁺及 NK 细胞的影响,发现试验组 CD4⁺百分率 CD4⁺/CD8⁺比值及 NK 细胞水平均显著升高,与治疗前比较差异有统计意义,CD8⁺百分率与治疗前比较显著降低,说明运脾温阳法能有效治疗小儿慢性腹泻,并且能提高患儿细胞免疫功能。

(二)实验研究

　　脾胃相关治疗与消化免疫学实验研究主要从实验角度验证脾胃相关治法对免疫细胞、免疫分子等作用。如:杨丽秋发现实验兔腹泻后推拿治疗对血液中 CRP(C 反应蛋白)、IgA、IgM 浓度影响较蒙脱石散组更为明显,对 IgG 影响无明显不同,说明推拿手法比蒙脱石散治疗对实验兔血清免疫功能影响更明显;朱萱萱等实验发现运脾温阳法 3 个剂量组可促使小鼠溶血素抗体的生成,与生理盐水组比较具有显著性差异,提示运脾温阳法具有促进体液免疫的作用。

四、脾胃相关方药与消化免疫学

(一)中药研究

　　脾胃相关中药与消化免疫学的研究,目前主要包括中药对免疫系统的影响及不同产地、炮制、配比等对中药作用的影响和区别。例如,刘丽实验研究表明,我国辽宁省、吉林省与朝鲜三地人参煎剂均可提高脾虚模型小鼠的脾指数、脾细胞活性、脾细胞凋亡率,且基本恢复至正常水平,三地人参煎剂作用无明显差异;三地人参煎剂可提高脾虚模型小鼠 IL-4 含量、溶血素的含量,以吉林人参为优;三地人参煎剂均可提高模型鼠的 TNF-α 含量,并可使之恢复至正常水平,三地人参煎剂作用无明显差异。赵文晓等研究黄芪多糖对脾虚湿困大鼠免疫相关因子的影响时发现黄芪多糖低、中、高剂量组十二指肠组织 IL-6 及 IL-10 阳性面积百分比降低,表明黄芪多糖可调节脾虚湿困大鼠免疫系统相关因子进而发挥健脾祛湿功效。韩晓春等探讨了脾虚湿阻证动物免疫水平变化及薏苡仁不同组分健脾利湿作用机制,发现脾虚湿阻证大鼠免疫水平降低,薏苡仁各拆分组分均具有健脾利湿作用,其机制与趋化因子和抑癌因子有关。

(二)方剂研究

1. 临床研究

　　(1)古代经典方剂:治疗脾胃病的经典方剂较多且疗效较好,近年来亦有诸多学者对脾胃相关经典方剂与消化免疫学进行了临床研究,从免疫学角度阐释了经典方剂发挥的作用及作用机制。例如,郭春华等观察参苓白术散加减对脾虚型泄泻患儿临床疗效时评价了其对消化吸收与肠道局部免疫功能的影响,对照组予蒙脱石散及补液盐对症处理,观察组在上述治疗方案基础上加参苓白术散加减,发现观察组淋巴转化率高于对照组,差异有统计学意义,两组 CD4$^+$、CD4$^+$/CD8$^+$ 比值、IgG、IgM 均高于治疗前,CD8$^+$、IgA 含量低于治疗前,其中观察组优于对照组,推测参苓白术散可有效缓解脾虚型泄泻临床症状,可能与其改善免疫功能的作用有关;刘薇等运用四生汤联合补中益气汤治疗脾虚患者后,患者的胃肠道功能积分较治疗前显著降低,免疫功能指标免疫球蛋白 IgG、IgM、IgA 水平均较治疗前显著升高,治疗前、后比较差异有统计学意义,表明四生汤联合补中益气汤治疗脾虚证,可有效改善患者的胃肠道功能及免疫功能。

(2)自拟经验方剂:自拟脾胃相关方剂较多,多为临床经验方,依脾胃相关治法处方用药,从消化免疫学角度探讨自拟经验方剂可能的作用机制。例如,陈思闻自拟健脾合剂治疗脾虚型溃疡性结肠炎,结果显示 CD3$^+$、CD8$^+$、CD4$^+$/CD8$^+$ 治疗后均有改善,表明健脾合剂治疗脾虚型溃疡性结肠炎,具有免疫调节作用,提高抑制性 T 细胞含量,缓解溃疡性结肠炎免疫反应和变态反应导致的临床症状;李伟自拟健脾益胃汤联合化疗治疗晚期胃癌患者,对照组行 FOLFOX 化疗方案(亚叶酸+氟尿嘧啶+奥沙利铂),观察组在此基础上联合健脾益胃汤治疗,经治后观察组 CD3$^+$、CD4$^+$/CD8$^+$ 高于对照组,CD8$^+$ 低于对照组,观察组治疗总有效率为 93.75%,显著高于对照组的 75%,表明健脾益胃汤联合化疗治疗晚期胃癌,可提高疗效,改善患者免疫功能,提高生存质量;黄晓映等自拟健脾和胃方颗粒结合常规西药治疗脾虚气滞型慢性非萎缩性胃炎,所有患者确诊后均行 Hp 检查,阳性患者予雷贝拉唑+阿莫西林+克拉霉素+胶体果胶铋四联疗法,而阴性患者则予雷贝拉唑+胶体果胶铋,而联合组在此基础上加用健脾和胃方颗粒剂,治疗 2 周后,联合组疗效优于对照组,联合组患者 NK、CD3$^+$、CD4$^+$、CD8$^+$ 及 CD4$^+$/CD8$^+$ 比例均高于对照组,表明健脾和胃颗粒剂辅助治疗脾虚气滞型慢性非萎缩性胃炎患者,在提升疗效的同时,还能进一步提升免疫功能。

(3)中成药:脾胃相关中成药较多,诸多研究证明能改善免疫功能而发挥疗效。例如,周继旺等探讨了参芪健胃颗粒对慢性萎缩性胃炎患者免疫功能的影响,对照组给予常规西医对症治疗,观察组在对照组基础上给予参芪健胃颗粒,观察组治疗后 CD4$^+$、CD4$^+$/CD8$^+$ 显著升高,CD8$^+$ 显著降低,观察组 CD4$^+$、CD4$^+$/CD8$^+$ 显著高于对照组,CD8$^+$ 显著低于对照组,说明参芪健胃颗粒能改善慢性萎缩性胃炎患者的免疫功能;王筱颖等运用健脾八珍糕联合蒙脱石散治疗脾虚型小儿腹泻,对照组患儿给予蒙脱石散治疗,观察组患儿在对照组基础上给予健脾八珍糕口服,经治疗后,观察组患儿治疗有效率显著高于对照组,治疗结束后观察组患儿血清免疫球蛋白 IgA、IgG 以及 CD4$^+$/CD8$^+$ 水平明显高于对照组,表明健脾八珍糕联合蒙脱石散可促进脾虚型腹泻小儿症状体征和中医证候好转,提高临床治疗效果,改善患儿的免疫功能可能与其疗效有关;陈永辉观察了脾虚泄泻患儿消化吸收与肠道局部免疫功能以及健脾止泻颗粒的作用机制,发现脾虚泄泻患儿消化吸收与肠道局部免疫功能低下,经治疗后唾液淀粉酶活性、尿 D-木糖排泄率及大便 sIgA 明显好转,健脾止泻颗粒具有促进脾虚泄泻患儿消化吸收功能和提高肠道局部免疫功能的作用。

2. 实验研究

(1)古代经典方剂:脾胃相关经典方剂与消化免疫学实验研究开展较多,主要集中在从实验角度验证疗效及从免疫角度阐释机制。如王珺等探讨了四君子汤对脾虚证小鼠消化和免疫功能的影响及治疗用最佳药物剂量,结果发现高剂量四君子汤(37.5g/kg)可能为治疗脾虚证小鼠消化及免疫功能紊乱的适宜剂量;高秀兰等比较了健脾-健脾渗湿-健脾升阳三方对脾虚证模型大鼠消化系统、甲状腺及免疫功能的影响,结果显示脾虚证模型大鼠存在胃肠、免疫及甲状腺功能的异常,健脾、健脾渗湿、健脾升阳三方对脾虚证模型大鼠的上述异常均有一定的改善作用,但在对甲状腺、脑-肠肽、免疫功能的调节作用上各有侧重,补中益气汤调节作用更为广泛和明显,参苓白术散次之,四君子汤则相对较弱。

(2)自拟经验方剂:自拟方剂均源于临床经验,实验研究亦集中在验证验方效果及阐释作用机制,普遍与免疫学相关。例如,张琦等通过观察大鼠胃切除术后小肠内滴注芪黄煎剂对免疫相关性肠淋巴细胞归巢数量的影响,结果显示芪黄煎剂可以增加淋巴细胞归巢 T 淋巴细胞及 B 淋巴细胞数量,促进完成胃切除术后肠淋巴细胞归巢过程,从而保护肠黏膜免疫屏障。

(3)中成药:脾胃相关中成药与消化免疫学实验研究,主要从实验角度验证了脾胃相关中成药疗效及从免疫学角度阐释其可能作用机制。例如,杨海燕等观察肠安颗粒对脾虚模型动物和免疫功能的影响,结果显示肠安颗粒对脾虚有一定治疗作用,可促进单核巨噬细胞吞噬功能,增强体液免疫;李春霞等探讨了和胃口服液对慢性萎缩性胃炎大鼠免疫功能的影响,提示和胃口服液可以显著调节慢性萎缩性胃炎大鼠外周血 T 淋巴细胞亚群数目,增加胸腺指数和脾脏指数,提高机体免疫功能;李艳等观察了参归软肝胶囊对脾虚小鼠免疫功能的影响,表明能明显提高其腹腔巨噬细胞的吞噬能力和 T 淋巴细胞、B 淋巴细胞增殖反应,提示参归软肝胶囊能提高脾虚小鼠巨噬细胞吞噬能力、细胞免疫及体液免疫功能;邓艳玲等探讨四磨汤口服液对脾虚便秘的疗效机制,结果显示四磨汤口服液能增强脾虚便秘小鼠体质,缓解症状,并且可提升小鼠的胸腺指数和淋巴细胞数,说明四磨汤口服液有增强脾虚便秘小鼠的非特异性免疫功能的作用。

近年来,在众多学者努力下,免疫学发展迅速,消化免疫学亦取得长足发展,在脾胃相关理论、证候、治法、方药四方面亦开展了诸多免疫学研究,脾胃与消化免疫学的密切相关性已被逐渐证实。脾胃与消化免疫学相关性研究,结合现代医学进一步阐明了脾胃相关理论,规范了脾胃相关证候、治法及用药,丰富了脾胃学说内涵,为脾胃学说的应用和发展提供了生物学和微观层面实质的理论支持。今后应进一步加强脾胃与消化免疫学研究,同时注重标准化的制定,让诸多研究实现成果共享,不断丰富和发展脾胃学说。

第二篇 | 第四章
参考文献

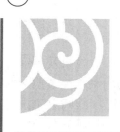

第五章　心身与消化系统疾病

第一节　心身与消化系统疾病研究

心身疾病（psychosomatic disease）或称心理生理疾病，是指心理社会因素在发病、发展过程中起重要作用的躯体器质性疾病和功能性障碍。心身疾病的流行病学目前尚缺乏大样本的流调资料。国内资料显示，在综合性医院的初诊患者中，有近1/3的患者所患的是与心理因素密切相关的躯体疾病。心身疾病的微观机制目前仍不清楚。宏观方面，认为心理应激因素主要通过中枢神经系统影响自主神经系统、内分泌系统和免疫系统等中介机制，继而影响外观内脏器官而导致心身疾病。

心身疾病是一种跨学科的疾病，可见于内科、外科、妇科、儿科、精神科等多个学科。由于它的复杂性和隐蔽性，使得临床不太容易被发现。心身疾病给患者和家庭带来沉重的经济负担，有较高的致死率，给社会和家庭造成巨大危害。非精神科医生在诊治的过程中，除了注意躯体的生理病理变化外，还需要注意患者的心理社会因素在疾病发病过程中的作用，在心理卫生专业医生的指导下，配合心理治疗，有助于心身疾病得以恢复。

消化系统心身疾病的病种和发病率居内科心身疾病的首位，据统计，消化系统心身疾病占本系统所有疾病的42%，而近年来又有逐渐上升趋势，其诊治面临巨大挑战。消化系统心身疾病的发生、发展和转归，与遗传、环境、生活方式、社会文化环境和心理行为等诸多因素有关，是多因素产生的临床疾患，临床表现也多种多样，其病因、发病机制、诊断和治疗等要综合生物-心理-社会因素。各种致病因素可以通过胃肠局部，引起肠神经系统改变，影响高级中枢的功能，即心理应激；致病因素也可以直接影响高级神经中枢，通过中枢神经系统引起肠神经系统改变，进而引起胃肠动力和感知功能的改变，也就是所谓的脑-肠轴（brain-gut axis）。通过脑-肠轴，使心理和胃肠相互作用，影响消化系统疾病的发生、发展和病程的转归。

一、消化系统心身疾病发生的机制

2016年发布的罗马Ⅳ诊断标准将功能性胃肠病（functional gastrointestinal disorders，FGIDs）定义为脑-肠互动紊乱，也适用于对所有消化系统心身疾病发生机制的阐释。强调症状产生与中枢神经系统对肠道信号的调控异常、胃肠动力紊乱、内脏高敏感、肠道菌群失调、黏膜免疫功能受损、精神心理因素等有关。

精神因素通过干扰"皮质-内脏神经"的功能调控影响胃肠道运动、分泌和感觉的生理功能,引发或加重胃肠功能紊乱。精神和神经病学解剖学研究显示,主管情绪的中枢脑区多集中在扣带回皮质(cingulate cortex,CC)、岛叶(insular lobe)、杏仁核(amygdaloid nucleus)、海马(hippocampus)、乳头体(mamillary body)。而功能性胃肠病内脏高敏感脑区异常功能的研究显示,功能性消化不良(functional dyspepsia,FD)和肠易激综合征(irritable bowel syndrome,IBS)等患者存在前扣带回皮质(anterior cingulate cortex,ACC)、岛叶、杏仁核、海马等脑区功能异常。上述皮质与内脏神经的中枢核团(疑核、迷走神经运动核等)具有直接和间接的联络。人类情绪的波动及皮质兴奋性的改变,可以通过这些联系造成包括迷走神经在内的交感和副交感神经系统功能紊乱或失衡,从而引发胃肠生理功能(运动、分泌和感觉)异常。

精神因素通过影响内脏痛神经调控机制参与内脏高敏感状态的形成。参与调控肢体、内脏痛、脊髓下行疼痛反应强度的神经调控通路大致包括中枢内的大脑皮质、中脑止痛核团,以及外周的迷走传入神经和脊髓感觉神经通路。其中,参与疼痛调控的大脑皮质区域是主管情绪反应的皮质中枢。这些皮质区域的功能通过抑制中脑止痛核团的兴奋性,增强脊髓下行疼痛反应通路的敏感性。

精神因素通过影响进食行为和免疫系统功能状态等机制,引发肠腔营养成分-肠道微生态-机体免疫反应或免疫耐受的失衡,从而导致胃肠黏膜炎症,成为FGIDs症状或器质性疾病诸多发病机制之一。而胃肠道持续存在的低度慢性炎症又加重了胃肠道运动紊乱以及内脏高敏感,成为FGIDs症状产生的重要基础。精神因素对食物种类、进食习惯具有显著影响。某些不合理的健康理念,如过分或不恰当的食物添加物(包括营养素),以及对进食节律的破坏等均能够引发消化效率和肠道腔内营养成分改变,从而引发肠道微生态改变。精神应激对免疫系统具有直接影响,激惹性的情绪反应一方面引发辅助性T淋巴细胞系统增殖和功能增强,在对肠道微生物抵抗能力提升的同时,可能启动细胞因子主导的变态反应,与消化领域的自身免疫性疾病有关,如自身免疫性肝病(autoimmune liver disease,AILD)、炎症性肠病(inflammatory bowel disease,IBD)等;另一方面抑制性T淋巴细胞系统功能受到抑制,加剧变态反应性炎症。焦虑情绪或精神应激,也可能抑制包括实施肿瘤免疫监视功能的T淋巴细胞亚群的功能,导致胃肠道肿瘤的发生。而情绪低落往往抑制辅助性T细胞系统的抗感染功能,与胃肠道感染性疾病(如胃肠道结核)有关。

精神因素通过"脑-肠轴"调控通路("脑-肠对话"机制)与胃肠道的功能互相影响,疾病状态下可形成恶性循环,临床可表现为精神心理障碍和胃肠道症状合并存在的现象。承载"脑-肠轴"调控功能的物质基础包括:①神经通路(迷走神经和脊神经);②血液循环途径(神经内分泌),包括:脑-肠肽类激素、神经递质、具有神经调控作用的炎症介质、来源于肠道的营养代谢产物分子、细菌代谢产物等。迷走传出神经支持肠黏膜屏障的结构和功能完整,对肠道炎症具有抑制作用。迷走传入神经向中枢传入的信息具有降低皮质兴奋性、上调中脑止痛核团兴奋性、发挥抑制内脏痛的反应强度等作用。由精神因素引发的胃肠道低度慢性炎症又加重了上述机制紊乱,产生精神-神经免疫炎症-胃肠道功能改变等网络式相互影响的"恶性循环",导致复杂的、不同胃肠道部位的症状重叠,甚至消化系统以外多系统的临床症状重叠。

二、消化系统心身疾病影响因素

早期的生活方式可以影响消化系统心身疾病。在一个人出生后甚至在胚胎期,个人的基因组成及其与环境之间的相互作用就开始影响以后的生活方式和对疾病的易感性。很多研究表明,一些胃肠道功能紊乱可能是这种早期生活方式导致的结果。某些功能性便秘、神经性呕吐、神经性厌食的患者,在儿童时期受到父母过多的约束,是导致他们后来的心理功能紊乱的原因。

文化和家庭影响着消化系统心身疾病。社会文化环境和家庭背景可以对患者的患病经历、患者与医疗机构的相互作用产生影响。文化背景、社会经济地位、教育水平和性别的相互作用影响着患者的叙述模式。

身心状态也是影响因素。身心一致的状态,就是我们的意识与潜意识处于一个完全和谐、共鸣共振的状态。身心状态可以影响胃肠道的生理功能,导致功能紊乱,如影响消化液的分泌,胆囊、胃、肠的运动。例如,一个孩子在考试的那一天从醒来开始,就可能出现焦虑、心动过速、出汗、腹痛等症状。

情绪反应对消化系统心身疾病起着作用。情绪可通过神经系统、内分泌系统和免疫系统的生理反应,对人体的健康产生影响,长期的负性情绪作用可导致心身疾病产生。如焦虑状态是介于焦虑情绪和焦虑障碍之间的一种状态,比焦虑情绪重而较焦虑障碍轻,有明显的焦虑情绪,烦躁、易怒、易激惹、紧张、坐立不安,伴随睡眠障碍以及一些自主神经紊乱的症状,如心慌、心悸、胸闷、乏力、出冷汗,但这些症状一般时间较短,可有一定诱因,且时好时坏,可以通过自我调节缓解。

应激(stress)对消化系统心身疾病的影响很大。应激也称为刺激,是机体在各种内外环境因素及社会、心理因素刺激时所出现的全身性非特异性适应反应,又称为应激反应。这些刺激因素称为应激源。对人类产生不良反应的应激源有3类。①急性应激源:躯体疾病、对自尊的威胁、创伤性经历;②生活事件:居丧、各种类型的损失、移民、退休、失业、失恋、社会状况改变;③慢性应激源:日常的争吵、气恼、需求超负荷或负荷不足、角色紧张、社会隔离等。消化过程的进食、胃肠动力、排便均要通过神经内分泌信息来调控,应激可使这些信息发生紊乱,从而破坏内脏的功能。

患者行为本身对消化系统心身疾病影响。①A型行为:Friedman于1965年提出的A型行为是指容易发生冠心病的行为模式。其特征为:时间紧迫感,如同一时间做两件事,行为急促,说话快、走路快、办事快;脾气暴躁,容易激动;争强好胜;对人有敌意等。具有这种行为的人因经常处于忙碌状态,其血中应激性激素,如儿茶酚胺、抗利尿激素、肾上腺皮质激素均较B型行为人(温和、安静,言行缓慢、不争强好胜,无时间紧迫感)更高,故易引起高血压、动脉硬化、冠心病等。②B型行为:是与A型行为相反的一种类型,缺乏竞争性,更不易感受到压力,喜欢不紧张的工作,喜欢过轻松的生活,无时间紧迫感,有耐心,嫉妒心不强,人际关系和谐,无主动的敌意。③C型行为:Baltrusch于1988年提出C型行为,是指易发生肿瘤的行为模式。其特征为:童年生活挫折、不顺利;性格克制、压抑情绪、压抑愤怒;焦虑、抑郁;谦虚、谨慎、过分合作、调和行为。近来研究发现C型行为还易得消化性溃疡、哮喘、糖尿病和皮肤疾患。

医患关系的实质是"利益共同体"。因为"医"和"患"不仅有着"战胜病魔、早日康复"的共同目标,而且战胜病魔既要靠医生精湛的医术,又要靠患者战胜疾病的信心和积极配合。认识消化系统心身疾病影响因素,加强医患沟通,可以拉近双方的距离,顺应现代医学模式(生物-心理-社会医学模式)的需要。

第二节　脾胃与消化心身疾病研究

一、消化心身疾病

心身医学是 20 世纪 40 年代新兴学科之一，是现代医学科学体系中的重要组成部分。它适应了旧的"生物-医学模式"向新的"生物-心理-社会医学模式"转化形势，从生物、心理、社会三个方面研究健康与疾病相互转化的规律问题。"心身疾病"是指心理社会因素在疾病的发生、发展、防治及预后过程中起重要作用的躯体器质性病理改变和/或功能性障碍的一类疾病。消化心身疾病是指精神心理、社会、环境等因素在消化系统疾病的发生、发展、防治及预后过程中密切相关的器质性病理改变和/或功能障碍。广义的消化心身医学应包括消化系统健康事业相关的精神心理、社会和环境问题。

消化心身疾病的主要特点：①心理社会因素在疾病的发生与发展过程中起重要作用；②临床表现以消化系统为主的躯体症状，包括器质性病理改变和/或功能障碍；③因消化系统疾病所引发或加重精神心理反应。西医消化系统心身疾病的范围较广，既包括功能性胃肠病，也包括器质性胃肠病。迈克·布鲁姆菲尔德，玛利亚·蒂亚姆森-卡萨布主编的《心身医学临床指南》（第 2 版）中消化系统心身疾病包括消化性溃疡、炎症性肠病、胃食管反流病、急性应激性溃疡、肠易激综合征。

二、中医学与消化心身疾病

中医学虽没有心身疾病这一病名，但中医很早就认识到"情志因素"在疾病的病因病机中起主要作用。《黄帝内经》等有关中医文献关于"形神合一"的学说已涵盖现代心身医学的主要内容，且具有较为完整的心身医学思想。"形神合一"的思想，从现代医学角度体现为躯体症状与精神、心理活动的统一性，与"生物-心理-社会医学模式"中"心身合一"的观点基本吻合。中医的"形神合一"论和西医的"心身相关"论都是从整体观念的视角看待疾病的发生。

《素问·天元纪大论》云："人有五脏化五气，以生喜、怒、思、忧、恐"，即人体内存在承担情志活动的整体系统，这个系统的中心是五脏。五脏气血充足才能维持正常的情志活动，而五脏气血的充足，依赖于脾胃化生水谷精微的正常。中医的情志通常是指"七情"，即喜、怒、忧、思、悲、恐、惊。正常的精神活动不会使人致病，只有突然、强烈、反复或持久的情志刺激，超过了人体调节范围，才可能导致疾病的发生。人的精神情志活动过度，会影响脏腑、经络、阴阳、气血的功能失调而发生疾病。《素问·阴阳应象大论》有"怒伤肝""思伤脾""喜伤心""忧伤肺""恐伤肾"之说。过度的情志刺激，可使脏腑气机升降失常，气血功能紊乱。七情之中，尤以忧思对脾胃的影响较大，忧则气郁，思则气结，气机壅滞，可致脘胁胀痛、纳呆食少、呕吐泄泻或大便不爽诸证。怒则气上，悲则气消，恐则气下，久之可致脾胃气机逆乱或升降失常，出现嗳气泛酸、呕恶呃逆、腹痛泄泻等证。若情志抑郁，或恼怒伤肝，肝气横逆犯脾，致脾失健运，水湿内停，日久化热，湿热蕴结，可出现口腻纳呆、脘胁胀痛、便秘溲赤，甚则发热、黄疸、吐血、痢疾等，上述我们也可得知精神因素对于疾病的发生和发展均有很大的影响，不同的情志变化可引起不同的病证，七情内伤是重要的致病因素。因此在脾胃病的辨证中，需重视七情内伤之致病因素。

情志活动分属于五脏,但心主神志,为五脏六腑之大主。《灵枢·口问》曰"心动则五脏六腑皆摇";《素问·灵兰秘典论》曰"心者,君主之官也,神明出焉……主明则下安……主不明则十二官危",情志异常必会伤及心神,心神受损会影响脏腑功能,影响脾主运化,胃主受纳腐熟的功能;出现纳呆、脘胀、便溏等症状;脾胃运化失常,气血化生减少,或痰湿内生也可引起心神失调。心属火,脾属土,火生土,而胃与脾相表里,心胃亦存在相互资生、相辅相成之关系。脾胃为后天之本,气血生化之源,脾胃所化生的水谷精微是化生血液、濡养心脉、心神的基本物质。加之足阳明胃经通过足太阴脾经而交接于心,又有足阳明经别属胃,散之脾,上通于心。因此可得知,消化心身疾病与其他脏腑都有密切关系,其中与心、肝最为密切。常见与情志因素有关的脾胃病证有胃痛、吐酸、嘈杂、痞满、呕吐、呃逆、噎膈、反胃、腹痛、泄泻、便秘等。

三、治疗思路

临床中可以看到很多的消化心身疾病,例如,反复发作的消化性溃疡患者,多有焦虑、抑郁等情志失调状态,这些不良情绪持续存在,进一步因大脑皮质功能失调而引起自主神经系统和内分泌系统兴奋,促进胃酸和胃蛋白酶的分泌,减弱胃肠蠕动,影响消化性溃疡的愈合和诱导其复发。在萎缩性胃炎的发病原因中,心理因素起着不容忽视的作用,有学者提出治疗胃脘病时如果能够以调心(神)以治胃,佐以疏肝健脾并配合畅情、释疑等方法综合运用,其效果往往优于单纯运用疏肝理气、和胃降逆。可选用百合地黄汤、天王补心丹、甘麦大枣汤等养心神,临床效果较佳。特别是慢性萎缩性胃炎病程较长,患者又往往对于疾病的发展趋向深为担忧,有"恐癌"心理,长期的紧张、焦虑、抑郁、恼怒等情绪更加重了患者的心理负担,导致患者精神压抑、忧心忡忡。因此在治疗慢性萎缩性胃炎时宜"治胃先治心"。李军祥教授在传承董建华院士"心身同调论"基础上,提出用太极升降思维认识功能性胃肠病伴抑郁焦虑的病机特点,认为肝木失于条达是病机核心,治疗关键是疏调肝木,恢复脾胃气机升降,临证常以柴胡加龙骨牡蛎汤为基础方加减运用。日本学者对慢性胰腺炎患者进行了精神病学研究,分为确定型和可疑型。对两种类型进行比较分析,结果表明,可疑类型为"实际心身疾病",主要与心身因素有关;确定类型为"性格心身疾病",主要与长期饮酒习惯有关,且主要表现为长期饮酒习惯。可疑类型的患者会对心理社会压力做出直接反应,并表现出精神生理相关,从而出现症状,而心理社会、情境因素对确定型的影响较小。陈翠等对海军军医大学第一附属医院收治的急性胰腺炎患者进行问卷调查,评定患者的心理健康状况,并进行统计学分析,其中抑郁发生率为44.0%,焦虑发生率为20.2%。男性患者的焦虑、抑郁水平显著低于女性,31~50岁患者焦虑、抑郁水平显著低于其他年龄段,有子女的急性胰腺炎患者焦虑水平显著低于无子女的患者。精神因素在肠易激综合征的发生发展过程中起重要作用,如焦虑、困扰、愤怒、恐惧、沮丧等皆可诱发肠易激综合征。黄宗声等人通过相关性分析发现肠易激综合征患者的躯体化症状(除晕厥、痛经或者其他经期问题及性交疼痛外)均与焦虑呈正相关性,通过线性回归分析发现腰痛、肌肉酸痛、疲乏、睡眠障碍是焦虑的影响因素,提示躯体化越严重的肠易激综合征患者越容易出现异常心理应激,存在更严重的焦虑情绪,因此临床上要针对躯体化症状与焦虑采取心身同治策略。胃食管反流病(gastroesophageal reflux disease,GERD)患者,尤其是难治性GERD患者的食管的敏感性增高,而焦虑、抑郁等心理应激因素与高敏感食管又有着密切的联系,应激因素可对食管的传入及传出神经产生一定的影响。任小华等对 90 例 GERD 患者进行研究,结果显示 GERD 患者量表评分均高于正常组,其中巴雷特食管和反流性食管炎患者心理异常状态和临床症状较非糜烂性反流病患者重。Wong 等通过问卷系统地评估抑郁、焦虑和睡眠障碍,并使用上消化道内镜评估每个研究组的糜烂性食管炎,有咽喉部反流症状的 GERD 患者较无反流症状的 GERD 患者有更严重的反流症状、心理困扰和功能性胃肠道疾病,但糜烂性食管炎较少。在炎症性肠病(inflammatory bowel disease,IBD)中,精神心理异常和不良情绪产生的负面影响贯穿了整个病程,是 IBD 的病因和诱发因素:①精神应激、焦虑和/或抑郁的不良情绪是 IBD 发病的重要初始病因。其中,克罗恩病(Crohn's disease,CD)多与焦虑情绪有关,而溃疡性结肠炎似乎更多与抑郁情绪有关。②较高比例的 IBD 患者病程中伴有精神心理异常和/或情绪困扰。IBD 伴有精神心理异常的比例高于其他非 IBD 胃肠炎症性疾病。IBD 活动期伴有精神心理异常的比例高且重于缓解期。

上述常见的消化疾病发病原因或进展与心理状态密切相关,因此,对于消化心身疾病的治疗应该把中医的整体观念贯穿始终,实现心身同治。首先,生物学治疗是基础。对于消化系统的心身疾病,抑酸药、黏膜保护药、胃肠功能调节药等仍然适用,但心理疏导必不可少。耐心细致、有的放矢、巧妙舒畅的医患沟通,可以增强患者对医生的信任度,不仅能增强患者的依从性,也能提高临床疗效。在此基础上适当加用抗焦虑、抗抑郁药。越来越多的研究表明,适当的抗焦虑、抗抑郁药用于治疗消化系统心身疾病疗效是肯定的,特别是功能性胃肠病,优势更加显现。故专科治疗、心理疏导和抗焦虑、抗抑郁药的联合应用是治疗消化心身疾病的基础。

从中医角度来说,脾胃病患者,首先要调情志,少思虑、心情舒畅,避免过劳、忧愁、悲伤、恼怒、恐惧等影响,消除精神刺激,丰富生活情趣。心身疾病的发病原因和精神心理因素密切相关,根据中医"治病必求于本"思想,应当把治"心"放到首位。同时,还要根据具体情况,具体分析,实行因人、因地、因时制宜。脾胃为后天之本,是人体生命活动和气血津液生化的源泉,调理脾胃,可增强机体的抗病能力。《医方考》:"土为万物之母,诸脏百骸受气于脾胃而后能强。"脾胃为气机升降枢纽,调理脾胃,可使气的升降出入趋于正常,达到治疗疾病的目的。另外脾胃与脑的关系密切,通过调理脾胃,可以调节情志。故通过调理脾胃,能起到一定的防治心身疾病的作用。元代朱丹溪《丹溪心法·六郁》曰:"气血冲和,万病不生,一有怫郁,诸病生焉。"清代叶天士在《临证指南医案》曰"郁则气滞,其滞或在形躯,或在脏腑,必有不舒之现症",而中医之肝体阴而用阳,刚柔相济,具有主疏泄的功能,可通过调畅气机来调节情志变化。所以,治疗消化心身疾病,在重视肝主疏泄、调畅情志作用的同时,勿忽视中医"心"为五脏之大主,特别是心主神志对脾胃的影响,需重视"心胃相关",实施"心胃同治"。"心胃相关""心胃同治"新思维的引入,对于扩宽中医治疗消化心身疾病的领域,提高疗效,完善和发展中医情志相关性胃肠病的研究及其以此指导临床用药有着非常重要意义。总之,消化心身疾病的治疗应该把中医的整体观念贯穿始终,针对病、症、证在中医辨证论治的基础上联合西医的抑酸药、黏膜保护药、胃肠功能调节药、抗焦虑抑郁药等实现"心、身""形、神"同治。

第二篇 | 第五章

参考文献

第六章　肠道微生态与消化系统疾病

第一节　肠道微生态与消化系统疾病研究

一、肠道微生态系统的定义

肠道微生态系统是人体内动态定植的最主要的微生态系统,由肠道微生物及宿主微环境,如组织、细胞、代谢产物等组成。广义的肠道微生物包括细菌、真菌与病毒(含噬菌体),其中细菌的含量最丰富,占比达到99%,故而通常所指的肠道微生物专指细菌。人体肠道中含有菌属1 000种以上,菌株多达7 000种,数量更是达到100万亿的惊人数目,占机体微生物总量的78%。由于胃和小肠内酸、胆汁及胰腺分泌液等可杀灭多数肠道微生物,因而肠道菌群在结肠内的丰度最高。肠道细菌大多数为专性厌氧菌,主要包括厚壁菌(firmicutes,即乳杆菌属、链球菌属和梭状芽孢杆菌属)、拟杆菌(bacteroide)、变形菌(proteobacteria,包括大肠埃希菌等)和放线菌(actinomycetes,包括双歧杆菌等),其中厚壁菌和拟杆菌占主要地位,占所有肠道细菌的90%以上。人体内肠道菌群的多样性随着生长发育而增加,最终在2~3周岁形成一个复杂而相对稳定的微生物群落,与机体肠黏膜屏障在长期的协同进化下相互适用,达到动态平衡,这种动态平衡也被称为"肠稳态",肠稳态在人类健康维护和疾病防治中有至关重要的作用。随着分子生物学技术的发展,人们对肠道微生态全系统的研究和肠道微生物的多样性、功能性研究不断深入,肠道微生态与机体健康及疾病发生的关系也成为目前的研究热点。

二、肠道微生态的生理作用

根据其生理功能及与宿主的关系,肠道菌群可分为共生菌、条件致病菌和致病菌。共生菌是指与生物体共同生存的细菌,即我们通常所说的"正常菌群""有益菌",如类杆菌、优杆菌、消化球菌、双歧杆菌等。我国微生态学创始人康白教授将人体的"正常菌群"定义为微生物与其宿主在共同的历史进化中形成的微生态系。"正常菌群"在人体非但无害反而有益,不仅有益而且必需。正常菌群的特点是具有多样性、稳定性,抵抗力和恢复力较强。条件致病菌,如乳酸菌、大肠埃希菌、链球菌等,其数量和作用均介于共生性和致病性菌群之间,具有潜在的危害。致病菌如魏氏梭菌、葡萄球菌、变性杆菌、假单胞菌等,在生态平衡时,这类菌群数量少,不会致病,是保持微生态平衡的必需组成部分。但如果数量异常增多,则会引起机体发病。肠道菌群、宿主与环境之间存在一个相互依存、相互制约的系统,在生理状态下,肠道菌群对宿主不具有致病性。

个体的优势菌群因宿主不同而有所差别,但常见的菌群在大多数人的胃肠道中普遍存在,其中成人的优势肠菌主要包括 5 个菌门:厚壁菌门、拟杆菌门、放线菌门、变形菌门和梭杆菌门。与年轻人群相比,老年人群存在主要优势菌群的失衡,但在正常人群中,短期内微生物的比例是稳定的。

正常菌群与宿主之间不是简单的共存,而是互利共生的关系。宿主为肠道菌群提供营养和生存环境,而肠道菌群作为一个独特的微生物器官,在促进营养物质吸收、上皮细胞的生长发育、肠道黏膜屏障的保护、肠内分泌功能的调节、肠黏膜免疫系统的调节、药物的代谢和毒性等方面起着重要作用,且与多种疾病的发生、发展密切相关。

在营养物质代谢方面,肠道菌群帮助机体吸收膳食中的营养物质。如双歧杆菌通过分泌各种酶,有助于蛋白、脂肪和碳水化合物的分解,还可以产生短链脂肪酸(short-chain fatty acids,SCFA),包括乙酸盐、丙酸盐和丁酸盐,促进维生素和铁、钙矿物质的吸收,进而有利于糖等物质的代谢顺利进行。肠道菌群代谢活动能够影响宿主的整体生理代谢特性,菌群与宿主之间存在活跃的代谢交换及"共代谢"过程。肠道菌群能够通过其自身代谢产物的分泌产生,影响肠道菌群结构及肠道内环境,从而影响肠道的微生态平衡。

在肠上皮细胞的生长发育方面,肠道菌群与肠道整个超微结构的发育密切相关,如肠道上皮细胞会因为菌群的缺失而导致微绒毛形成减弱、糖基化受损以及细胞更新速率降低,这与肠黏膜机械屏障的功能息息相关,而肠道菌群对肠黏膜屏障的保护作用将在后文中详细阐述。

在免疫系统的调节方面,肠道菌群的组成能够影响免疫系统的发育并调节免疫介质,进而影响肠道黏膜稳态乃至整个机体的免疫反应。肠道菌群对于肠道淋巴结的发育极其重要,对肠黏膜免疫系统的发育以及免疫反应有重要的调控作用。肠道菌群对肠上皮细胞的免疫功能有所影响,肠上皮细胞可以分泌和接受多种细胞因子并表达与淋巴细胞直接作用的分子,其胞内模式识别受体的表达和定位也受到肠道菌群定植的影响,防御素和抗菌肽的表达在肠道菌群缺失状态下也存在缺陷。此外,部分共生细菌物种在定植期间可有效拮抗病原菌的入侵,预防炎性疾病的发生。综上,肠道菌群在多个层面上以多种方式来调节和影响先天性和适应性免疫,尤其是肠道黏膜免疫系统。

在药物代谢方面,口服药物在经胃肠道吸收进入血液之前被肠黏液、肠黏膜及肠道微生物所富含的酶代谢,因此,肠道菌群在药物代谢及口服生物利用度等方面起重要作用。肠道菌群可以产生一些酶,如硝基还原酶、偶氮还原酶等,这些酶在药物的生物转化中发挥重要的作用,影响药物的毒性、有效性、生物利用度等。

此外,肠道菌群对胆汁酸的合成与代谢、脂质的代谢等方面也发挥着一定作用。因而维持肠道菌群的稳定对维持肠道稳态和机体健康具有重要意义,而肠菌的紊乱则会导致各种疾病的发生。

三、肠道微生态与肠黏膜屏障

肠黏膜屏障主要由机械屏障、免疫屏障和微生物屏障构成,在肠稳态的维持中发挥着关键作用。肠道菌群与肠道黏膜屏障结构与功能的相互影响,是近年来国内外肠道稳态研究中的热点。肠道菌群在维持肠道上皮屏障功能上起着至关重要的作用。肠道菌群对肠黏膜屏障的影响表现在增加黏液黏度及降低酸渗透,以增强肠道黏膜的防御能力和维持肠道黏膜屏障的完整性、影响紧密连接和肠道上皮通透性、激发肠道黏膜免疫功能,引起免疫反应、调控肠道上皮细胞凋亡进程、影响肠道上皮细胞 DNA 稳定性、产生特殊代谢产物等方面。

肠黏膜机械屏障是由肠黏膜上皮间的紧密连接(tight junction)、上皮细胞及其分泌的黏液、表面的菌膜等构成的一道内毒素和细菌不能自由逾越的物理屏障。肠上皮细胞紧密连接一旦发生变异、减少或缺失,上皮细胞间隙通透性就会增加,细菌、内毒素及大分子物质就可通过紧密连接进入体循环。而肠道菌群可通过刺激 Toll 样受体(Toll-like receptor,TLR)诱导肠上皮细胞增殖,加固肠黏膜上皮紧密连接、减少病原菌对肠黏膜的损害,维护肠屏障功能。另外嗜热链球菌和嗜酸乳杆菌能通过增强细胞骨架蛋白和紧密连接蛋白的磷酸化,阻止大肠埃希菌对肠上皮细胞的侵袭。一旦肠道微生态失衡将导致小肠细菌过度增殖,增殖的致病菌直接损伤肠上皮细胞紧密连接,使肠黏膜通透性增高引起细菌及其产物移位进入肠肝循环而致病。

肠黏膜免疫屏障由肠黏膜分泌的 IgA 和肠相关淋巴组织等构成。大多数肠道中 IgA 是以 sIgA 的形式存在,起到抑制肠道细菌黏附、阻止细菌定植、抑制抗原吸收及中和毒素等作用。肠道正常菌群通过占位效应、营养竞争及分泌各种代谢产物和细菌素等途径抑制条件致病菌的过度增殖,并刺激机体免疫系统发育、成熟。肠道菌群还可通过刺激肠道淋巴滤泡树突状细胞上的髓样分化因子 88 促进 sIgA 的合成。分节丝状菌(segmented filamentous bacterium)作为肠道共生菌黏附于肠上皮细胞,可使小鼠肠道 IgA 水平升高,从而抑制致病菌。菌群失衡时致病菌分泌的肠毒素使肠黏膜通透性增高,其分泌的免疫抑制性蛋白可致黏膜免疫失调。因而,肠菌组成和构成数量与免疫系统的运作息息相关,完整平衡的肠道菌群可维持人体肠道内的免疫应答,使宿主免于疾病。

肠黏膜生物屏障是由肠道内自身菌群与肠道黏膜结合形成的一个相互依赖、相互制约的微生态平衡系统。肠道细菌通过分泌各种酶,参与生物屏障的形成,阻止或抑制致病菌入侵,并刺激机体免疫系统的发育和成熟,调节人体的新陈代谢。如双歧杆菌和乳酸杆菌能通过促进人结直肠腺癌细胞(Caco-2)中黏蛋白的表达并抑制 IL-1β 诱导的 NF-κB 的表达来维持肠道的正常渗透压。此外,肠道厌氧菌能分解植物纤维产生丁酸,丁酸能够作为肠壁细胞的能量来源促进水分吸收,保证机体正常代谢。而抗生素的应用使厌氧菌群被破坏,肠道氧气含量增加,导致沙门菌繁殖而致病。

四、肠道微生态的影响因素

肠道菌群的组成和功能易受多种因素影响,包括先天因素和后天因素,且后天因素发挥的效应更大。菌群失衡已被证明与许多疾病相关,饮食、运动、精神状态等均能直接改变肠道菌群从而对健康产生影响。研究肠道菌群的影响因素,可以从肠道菌群出发,为预防和治疗许多疾病提供一个新途径。影响肠道菌群的因素可以概括为以下三个方面:首先,影响肠道菌群在肠道内的定植及其稳定性的因素包括肠道内环境因素、细菌自身因素和菌群之间的相互作用。其次,影响菌群平衡的生理因素,包括年龄、饮食结构、生活习惯等人体自身因素和居住地、民族、气候、社会压力等环境因素。最后,导致肠道菌群相关的疾病因素,包括抗菌药物的泛用与滥用、黏膜屏障受损、免疫抑制状态、消化系统疾病、全身性疾病等多个方面。

第二节　肠道微生态的失衡与消化系统疾病

生理状态下,肠道菌群在肠稳态的维持下不致病且发挥着重要的生理作用。但一旦受到抗生素使用、饮食失节、炎症感染、外科手术、肿瘤等因素的干扰,肠菌的构成种类、数量、比例、共生部位和代谢特征发生改变,菌群的多样性和稳定性降低,肠稳态被打破,进而引起肠黏膜屏障损伤。肠道菌群的紊乱和肠稳态的破坏可以导致多种疾病的发生,如炎症性肠病(inflammatory bowel disease,IBD)、胃肠道肿瘤、肠易激综合征(irritable bowel syndrome,IBS)、功能性便秘、Hp感染、慢性肝病等消化系统疾病,以及糖尿病、肥胖等代谢性疾病等。本章节主要阐述肠道微生态的紊乱与消化道疾病的密切相关性。

一、肠道微生态紊乱与炎症性肠病

炎症性肠病是发生在肠道的免疫性疾病,包括溃疡性结肠炎(UC)、克罗恩病(CD),主要表现为腹痛、腹泻、黏液血便。近年来,中国IBD的发病率逐年上升。目前认为IBD的发病可能与个体的肠道免疫及肠腔内的抗原(包括食物代谢成分和/或肠内共生微生物)产生异常反应有关,而肠道共生菌的存在对于肠道上皮细胞和免疫系统的发育、黏膜屏障的形成、消化以及营养物质吸收代谢方面有着重要的作用。此外,肠道菌群在IBD的遗传危险因素致病过程中发挥重要的协同作用。易感基因和环境因素通过多种信号通路干扰患者体内肠道菌群与宿主免疫反应的相互作用,引起肠道免疫应答异常,导致IBD的发生。由此可见,IBD的发病与肠道微生态的失衡有着密切的关系。

(一)肠道细菌与IBD

正常人的肠道菌群多样性较高,但IBD患者肠道内菌群种属、菌群数量均有不同程度的改变。多项研究发现,IBD患者肠道菌群谱发生明显改变,菌群多样性降低(其中CD降低50%,UC降低30%),致病菌和条件致病菌相对增多,而有益菌数量明显减少。如变形菌和放线杆菌数量增多,尤其是黏附性和侵袭性较强的肠杆菌增多(如大肠埃希菌),而拟杆菌、厚壁菌和双歧杆菌等有益菌,特别是产生短链脂肪酸的乳杆菌明显减少,这也是引发和加重IBD的重要机制之一。此外,CD患者与UC患者的菌群变化也有所不同,CD患者的粪便中肠杆菌(enterobacter)显著增加,而UC患者的粪便假丝酵母(Candida)数量显著上升,丁酸梭菌减少。

除了菌群的数量和多样性减少,IBD患者肠道菌群的不稳定性增加。正常人肠道菌群在一个有序的范围内处于动态变化过程,而IBD患者的动态变化程度则明显大于正常人群,其中回肠型CD患者波动最大,尤其是CD术后患者。且肠道菌群的剧烈波动变化与病情加重相关,需要进一步的药物治疗。

另外,疾病的部位也与肠道菌群的变化有着一定的关系。结肠型CD患者的肠道菌群与UC患者相似,而与回肠型CD患者不同;回肠型CD患者肠道菌群多样性降低最明显。肠道菌群的紊乱与IBD的发病互为因果、相互影响,但是其具体机制以及IBD不同分型的微生物学特征尚无定论,需进一步研究。

（二）非细菌性肠道微生物与 IBD

IBD 肠道微生物的相关研究多集中于细菌部分，但肠道微生物中还包括真菌和病毒，近年来也有研究探讨了真菌和病毒在 IBD 发病中的可能机制。人类消化道及口腔共检出 158 个真菌菌属和 335 个真菌菌种，大多属于丝状真菌及酵母菌，受年龄、性别、种族、饮食、受检部位等因素的影响。有研究表明，多个 IBD 相关基因参与了针对真菌的免疫反应。另有研究发现，与非炎性黏膜相比，炎性区域真菌菌群丰富度和多样性显著升高，肠黏膜炎性区域真菌菌群组成发生显著改变。肠道病毒的作用目前尚不明确，推测可能与肠道免疫系统形成和成熟以及维持肠道稳态有关。90% 的肠道病毒都是噬菌体（bacteriophage），它能特异性杀死一部分细菌，可能在塑造肠道微生物结构和维持肠道微生物多样性上有一定的作用。CD 患者肠道黏膜活检组织中，噬菌体的数量明显多于健康人群，并且肠道噬菌体的增多和细菌多样性的减少同时存在。利用噬菌体对肠道细菌的调节作用和一定的抗炎作用，噬菌体疗法（PT）可能成为一种可靠、安全和有效的 IBD 治疗方法。

二、肠道微生物紊乱与胃肠道肿瘤的关系及相关机制

近些年以来，在宏基因组学原理和高通量测序分析的迅猛发展下，越来越多的研究证明肠道菌群与人类宿主胃肠道肿瘤的发生和发展密切相关，这也为研究者寻找胃肠道肿瘤治疗药物和方法提供新思路。

（一）肠道菌群紊乱引起癌变的可能机制

研究表明，肠道菌群的紊乱可通过引起慢性炎症、异常免疫反应以及产生致癌代谢产物导致胃肠道肿瘤的发生。

1. 慢性炎症　肠道共生菌群的紊乱和致病菌的侵袭损伤肠黏膜屏障，引起胃肠道的慢性炎症。慢性炎症已被证实是癌症的驱动因素。IL-1、IL-6、IL-10 和 TNF-α 等炎症细胞因子水平升高，启动癌症的发展过程，主要通过活化 NF-κB，Wnt 信号传导途径和丝裂原活化蛋白激酶（MAPK）途径，同时抑制凋亡和增强氧化应激，促进肿瘤进展并加速侵袭和转移。炎症因子还能使抑癌基因如 *P53* 失活，癌基因如 *KRAS* 激活，导致癌症发生。

2. 免疫调节　肠道菌群失调会触发许多固有的和适应性的免疫反应，参与肿瘤形成过程。先天免疫系统可以识别细菌的结构成分，例如鞭毛蛋白、脂多糖（lipopolysaccharide，LPS）和肽聚糖。Toll 样受体（Toll-like receptors，TLR）在先天免疫系统中起着至关重要的作用，因为它们具有区分微生物分子与宿主分子的能力。NOD 样受体也参与调节先天免疫反应，调节微生物组成并激活炎症小体。此外，辅助 T（Th）细胞、调节性 T（Treg）细胞和 B 淋巴细胞共同分泌免疫球蛋白 A（IgA），通过适应性免疫系统参与肿瘤发生。

3. 微生物代谢物　肠道微生物的代谢产物脂磷壁酸（lipoteichoic acid，LTA）、次级胆汁酸和短链脂肪酸（short-chain fatty acid，SCFA）对癌变具有双向调节作用。LTA 可特异性结合 CD14 或 TLR2，导致促炎因子分泌过多。次级胆汁酸激活 G 蛋白偶联胆汁酸受体 1（G protein-coupled to bile acid receptor 1，GPBAR1），从而增加肠道细胞的增殖，加重 DNA 损伤，并诱导细胞衰老。相反，SCFA 能够通过 Treg 细胞介导免疫调节，因此表现出抗炎和抗癌作用。

(二)肠道菌群紊乱与食管癌

我国是食管癌高发国家之一,在食管癌的研究投入了大量人力物力。有研究发现,人乳头状瘤病毒和 EB 病毒感染也会诱发食管癌,但致病机制尚未明确。除了病毒,细菌失调也会导致食管恶性肿瘤。虽然食管在传统意义上被认为是无微生物场所,但是通过 16SrRNA 测序技术,发现食管黏膜中有一些特定的微生物,包括硬毛菌、拟杆菌、变形杆菌、放线菌和门氏梭菌,其中变形杆菌、硬毛菌、拟杆菌菌群在早期食管鳞癌(Ⅰ~Ⅱ期)和食管鳞状上皮异型增生患者中的分布和功能与正常人无异,但当食管微生物群有不良生物时,它们参与致瘤的过程,其致病机制可能与炎症介质、胃排空延迟及食管下括约肌松弛等原因有关。另外在人类远端食管中具有特征微生物群,这类微生物群在正常时以革兰氏阳性菌包括硬毛菌和链球菌占优势;病理状态下,革兰氏阴性菌如变形杆菌、拟杆菌等起主要作用,引起慢性炎症,并通过一系列的信号传导诱发癌变。

(三)肠道菌群紊乱与胃癌

人体胃部的细菌主要是放线菌门、厚壁菌门、拟杆菌门和变形菌门,但由于胃内分泌胃酸,pH 值较低,不适宜细菌生存,故胃内的定植细菌较少。与胃癌关系最密切的胃肠道微生物为幽门螺杆菌(Hp),而非 Hp 菌群与胃癌的关系也有少量的研究涉及。

1. Hp 与胃癌 Hp 可引发多种反应,包括刺激免疫反应和炎症,调节许多信号传导途径,引起胃酸缺乏,上皮萎缩和发育异常。有效根除 Hp 可以预防胃癌的发生。感染 Hp 的个体胃中有干扰素-γ、TNF-α、IL-1、IL-1β、IL-6、IL-7、IL-8、IL-10 和 IL-18 等炎症因子蓄积并有多种类型的免疫细胞受到刺激。Hp 的关键毒力因子包括细胞毒素相关基因 A(cytotoxin-related gene A,CagA)和空泡毒素 A(vacuolar toxin A,VacA)。CagA 阳性菌株感染会增加胃癌的发生风险,使 ERK/MAPK、PI3K/Akt、NF-κB 传导通路表达上调,通过慢性炎症机制促进胃癌的发生发展。VacA 可直接作用于线粒体,上调 MAPK 和 ERK1/2 表达,从而激活人胃上皮细胞的空泡并诱导自噬,上调 Wnt/β-catenin(β-联蛋白)信号通路,影响细胞的生长和分化。

2. 非 Hp 菌群与胃癌 Hp 阳性患者的微生物群落特征较正常人群也有明显改变,其中变形杆菌、螺旋藻和酸性细菌的数量增加,放线菌、拟杆菌和硬菌的数量减少。另有研究者发现除了 Hp,其他一些细菌如鲍曼不动杆菌、肺炎克雷伯菌也有致癌作用,可能与其分泌某种结合蛋白相关,例如外膜蛋白磷脂酶 C-γ2、BAK 蛋白和镍结合蛋白,有助于微生物在胃黏膜定植,促使胃炎发生,提高肿瘤发病可能性。

(四)肠道菌群紊乱与结直肠癌

结直肠癌(colorectal cancer,CRC)是常见的致死率高的恶性肿瘤,其病因和发病机制尚未完全明确。大肠中的肠道微生物组是人体中最复杂的群落。细菌种群主要包括革兰氏阳性菌、革兰氏阴性杆菌和变形杆菌。结直肠癌患者与健康者或癌旁正常组织相比,其癌组织或粪便中的菌群总数及种类均有很大的改变。在 CRC 患者的肠道微生物群中多个属于肠球菌属、埃希菌属/志贺菌属、克雷伯菌属、链球菌属和消化链球菌属的菌种数量增多,而双歧杆菌属、罗氏菌属和毛螺旋菌科的产丁酸盐菌种数量显著降低。CRC 患者的左半结肠或右半结肠的脆弱拟杆菌毒素基因阳性率明显增加,这说明肠道菌群失调在发生 CRC 中起了重要作用。

肠道菌群紊乱可诱发炎症和慢性疾病，炎症、慢性疾病的发生又能诱导肿瘤的形成。炎症反应在 CRC 发病中发挥关键作用，包括 DNA 损伤、刺激细胞因子和趋化因子的产生、促进细胞增殖和/或抑制细胞凋亡诱发癌症。肠道菌群失调导致的代谢产物会对肠道产生影响，能够推动 CRC 发生和发展。在免疫调节方面，大量研究已证明 TLR 可识别微生物中的多种分子并促进肿瘤发生。与健康的周围组织相比，CRC 肿瘤组织中的 TLR2、TLR4、TLR7、TLR8和 TLR9 的蛋白质水平增加，其中 TLR4 的过表达导致 β-catenin 的活化和与结肠炎相关的癌症发展的风险增加，而 TLR4 表达的抑制被证明可以预防 CRC。肠道微生物的代谢产物与CRC 的发生也有密切关系，研究表明，产丁酸盐菌种数量减少和产肠毒素性脆弱拟杆菌增多会导致脆弱拟杆菌毒素产生增加，其激活 Wnt/β 联蛋白信号通路和 NF-κB，促进细胞过度增殖和炎症，诱发了 CRC。此外，一些梭菌参与了脂肪酸代谢过程中各种酶的合成，加速胆汁酸转化为次级胆汁酸，而次级胆汁酸是一种致癌物质，通过各种分子机制促进 CRC 发生。

除了细菌，近期的研究表明真菌在 CRC 致病中的作用也不可忽视。肠道真菌通过识别Toll 样受体、C 型凝集素受体、半乳糖凝集素 3、NOD 样受体及 NKp30 影响宿主免疫系统，从而直接或间接地推动 CRC 发展。研究发现 CRC 患者热带念珠菌增多尤其明显，它与肿瘤内髓系来源的抑制细胞水平呈正相关，这更是直接揭示了真菌失调在 CRC 发病中的重要作用。

三、肠道菌群紊乱与肠易激综合征

肠易激综合征（irritable bowel syndrome，IBS）是一种临床上常见的功能性肠病，其临床表现主要为反复发作的腹痛、腹泻，且与排便或排便习惯改变相关。

大量研究证实，IBS 患者存在肠道微生态的失衡，表现为菌群数量和分布异常、微生物多样性减少，即有益细菌的总体减少和致病菌种类的增加。比较常见的是链球菌的增加，乳酸杆菌属和拟杆菌属的数量减少。非丁酸梭状芽孢杆菌组的增加，有益菌双歧杆菌的减少也可能起着重要作用。但是，各个研究的结果不一致，有些结果相互矛盾。有研究显示 IBS 患者粪便菌群中的甲烷菌目和普雷沃菌分布减少；也有研究发现 IBS 患者粪便中有较高丰度的韦荣球菌科细菌，在其空肠中普雷沃菌科细菌丰度显著升高，但是分枝杆菌科和奈瑟菌科丰度却较健康人群显著降低。另外腹泻型 IBS 与混合型 IBS 患者在菌群比例变化上也存在一定的差异。

IBS 患者肠道菌群的组成及多样性发生改变，这些变化可能增加肠道通透性，影响肠道免疫、中枢神经系统和肠道分泌功能，进而导致胃肠道各种功能紊乱的发生，产生 IBS 症状。在腹泻型 IBS 发生发展中，肠道微生态失调致病机制之一可能是通过活化 TLR4，诱导炎性因子产生，增高内脏敏感性，进而产生或加重 IBS 症状。高 FODMAP［即发酵（fermentation）、寡糖（oligosaccharide）、二糖（disaccharide）、单糖（monosaccharide）、多元醇（polyol）］饮食是引发 IBS 的重要病因，也是目前的研究热点。而肠道菌群似乎在其中也发挥着重要作用，研究表明高 FODMAP 饮食会引起 IBS 患者肠道微生物群的组成不稳定性增加，且在拟杆菌和厚壁菌门中表现出差异，并降低了微生物多样性。这表明 IBS 患者的饮食、症状和肠道微生态失衡之间有很强的相关性。肠道细菌还能与胆汁酸结合，合成次级胆汁酸（secondary bile acid），过量的次级胆汁酸到达结肠，通过减少钠离子吸收和增加氯离子分泌来刺激肠上皮细胞分泌，增加粪便水分引起腹泻。IBS 的发病也与患者的中枢神经系统的调节密切相关，在发育早期，必须进行有益微生物的定植和健康菌群的发育，以确保核心应激轴（下丘脑-垂体-肾上腺轴，HPAA）的正常发育，因而肠道微生物也可能通过脑-肠轴影响中枢神经系统而诱发 IBS 症状的发生。

四、肠道菌群紊乱与功能性便秘

功能性便秘（functional constipation，FC）易引起肠道菌群的紊乱，而肠道菌群也对功能性便秘的发生、发展起重要作用。功能性便秘时食糜在肠道中的推进与积聚关系紊乱，造成近端小肠内食糜与消化酶混合比例改变，影响食物消化吸收效率。未被充分消化吸收的营养成分被输送至结肠，肠道微生物因底物增加而增加，并发生菌种构成比改变。慢性便秘患者肠道菌群的改变可总结为专性厌氧菌（乳酸杆菌、双歧杆菌、拟杆菌等）的相对减少及与之相伴的潜在致病微生物（铜绿假单胞菌及空肠弯曲菌等）的增加，伴（或不伴）其他菌群（如硫酸盐还原细菌、藤黄微球菌和大肠埃希菌等）的相对增多；双歧杆菌属、乳杆菌属等厌氧菌是人体优势菌群，同时也是人体益生菌群，提示 FC 的发生、发展可能与益生菌群减少有密切关系。

肠道菌群可通过各种途径调节肠动力，且至少具有自身发酵代谢产物、参与胃肠激素和神经内分泌因子产生以及调节肠道免疫系统 3 种调节肠动力的机制。如肠道菌群可通过发酵肠腔内的底物产生一系列代谢产物，包括胆汁酸、短链脂肪酸、硫化氢和甲烷等，这些产物通过作用于肠壁影响肠动力。胃肠激素是由机体内分泌器官和肠道内分泌细胞产生的胃肠肽，其中与肠道菌群密切相关的胃肠激素有生长抑素和胰高血糖素样肽 1 等。生长抑素对胃肠运动和消化道激素的分泌均有一定的抑制作用；胰高血糖素样肽 1 由肠道 L 细胞分泌，可延缓胃排空和肠蠕动。在免疫调节方面，有研究表明 IL-1β 和 TNF-α 等促炎症细胞因子能抑制去甲肾上腺素的分泌和释放，而肠腔相关神经递质的异常则会导致肠动力障碍。肠道菌群调节肠动力的确切机制尚未完全阐明，仍需进行进一步研究。

五、肠道菌群与幽门螺杆菌感染

Hp 感染导致疾病的发生除了本身毒力因子的作用外，其诱导的胃肠道菌群失衡可能也参与了疾病的发生、发展。Hp 感染影响肠道菌群结构和功能可能与 Hp 感染引起胃酸和促胃液素分泌的改变，并通过黏膜共同免疫反应等机制改变远端肠道微生态环境有关。有研究表明，Hp 感染 6 个月后小鼠胃和肠道菌群结构明显改变，肠道菌群中与机体免疫反应密切相关的 3 种菌科显著增加。另一项动物研究发现，Hp 感染能改变小鼠的远端肠道菌群，并且感染时间越长，菌群差异越大，但其确切的潜在机制有待进一步解开。在 Hp 根除过程中，抗菌药物的使用会引起肠道菌群的紊乱，其对肠道菌群的影响程度与其种类、疗程、给药途径等有关。有临床观察研究显示用四联疗法根除 Hp 后第 15 天肠道菌群失调，但在第 71 天大部分肠道菌群的变化得以恢复。尽管根除 Hp 治疗成功者的肠道菌群多样性在短期内恢复至治疗前水平，但部分患者在治疗后 4 年内肠道菌群仍处在"易激惹"状态。因此，根除 Hp 可能对健康的肠道菌群产生影响，短期内尤为明显。

六、肠道菌群与慢性肝病

肝脏环境在很大程度上受胃肠道中微生物群通过门静脉系统产生的病原体或代谢产物的影响。通常情况下，当少量的细菌或细菌代谢产物进入肝脏，库普弗（Kupffer）细胞及自身免疫系统可将其清除。肠道微生态失衡，肠黏膜通透性增加、肠道内致病菌及有害代谢产物通过"肝-肠轴"由门静脉入肝，激活肝脏内免疫系统，释放炎症因子等，引起"瀑布样级联反应"，造成肝脏及远部器官损伤，引起多种肝病的发生发展。

（一）脂肪性肝病

脂肪性肝病可分为酒精性脂肪肝和非酒精性脂肪性肝病。酒精性脂肪肝是发病率及病死率均比较高的疾病之一。酒精会导致某些肠道菌群的过度繁殖，与健康人群相比，过度饮酒者自空肠内取样细菌数量明显增多。而且酒精性肝病患者的肠道通透性增加，这将导致更多的细菌及其代谢产物转移到肝脏，加剧酒精引起的脂肪性肝炎。

非酒精性脂肪性肝病（NAFLD）是指不存在过量饮酒或其他已知肝病，肝脏中脂肪堆积，其主要病理特征是干细胞脂肪变性。目前 NAFLD 发病机制尚未完全阐明，其发生发展主要受基因差异、脂肪堆积、胰岛素抵抗和肠道微生物群的变化等因素的影响，其中肠道微生物群被认为起着重要作用。肠道微生态失衡导致肠黏膜通透性增加，大量有害细菌和代谢产物通过门静脉入肝，通过 TLR 刺激肝脏炎症发生。在非酒精性脂肪性肝炎（NASH）患者肠道中，优势菌群拟杆菌门含量明显降低，变形菌门和厚壁菌门含量明显增高。变形菌门大多数是革兰氏阴性菌，死亡后脂多糖（lipopolysaccharide，LPS）从细胞壁释放，引发内毒素血症，刺激肝脏中全身及局部的促炎细胞因子产生和释放，激活 JNK/AP-1（c-Jun 氨基端蛋白激酶/激活子蛋白-1）和 IKK/NF-κB（IκB 激酶/核因子 κB）信号通路，影响急性炎症反应和细胞凋亡。另外，有研究发现非酒精性脂肪性肝炎患者肠道内细菌与正常人肠道内细菌相比，乙醇细菌数量增加，血液中乙醇浓度增加，说明乙醇细菌数量增加导致内源性乙醇合成增加也是 NAFLD 的发病机制之一。

（二）原发性硬化性胆管炎

原发性硬化性胆管炎（primary sclerosing cholangitis，PSC）是一种免疫相关的肝脏疾病，可以逐渐引起胆道系统损害。近年来很多研究表明肠道菌群在该疾病的发生发展中起到重要作用。16SrRNA 基因测序分析显示，与健康人群相比原发性硬化性胆管炎患者的肠道菌群多样性明显降低，其粪便中肠球菌、梭杆菌、乳杆菌的数量明显增加。但目前 PSC 与肠道菌群的相互作用机制研究较少。

（三）肝硬化

肝硬化是由于长期反复的肝细胞慢性炎症、肝纤维化，最后发展为以假小叶形成为主的肝脏病理性改变。研究发现，肝硬化患者存在肠道微生态的失衡。肝硬化状态下，门静脉压力增高，营养胃肠道的毛细血管扩张和淤血，蠕动能力减弱，使肠黏膜发生充血、水肿、糜烂等，肠道黏膜内皮细胞间连接松散，肠黏膜的通透性增加，这就为细菌移位和内毒素的增加提供了可能性。另外肝硬化患者胆汁酸分泌减少，抑制肠道内有害细菌过度增殖的能力减弱，肠道内溶菌酶以及抑制细菌增殖的分泌型 IgA 等都有一定程度的减少，导致了肠道微生物生理环境的改变和菌群的失调。

同时，菌群失调也推动了肝硬化的发生发展。细菌移位（bacterial translocation）被定义为细菌或相关副产物从肠道向肠系膜淋巴结或其他部位的迁移。肝硬化门静脉高压状态引起肠黏膜通透性增加，促进菌群移位。大量细菌及其代谢产物如 LPS、鞭毛蛋白、肽聚糖、细菌 DNA 等，通过门脉系统进入肝脏，引起肝脏及全身的毒性反应，因而细菌的移位在肝硬化的发生发展中有着重要作用。由于细菌的移位,肝硬化患者的 LPS 水平通常会增加,并且与肝功能异常的严重程度呈现出一定的相关性。库普弗细胞能通过 NF-κB 的活化和促炎细胞因子的产生对 LPS 进行应答。活化的肝星状细胞(hepatic stellate cell,HSC)表达的 TLR4 对生理性低浓度的 LPS 也有高度响应。TLR4 将提供肠源性内毒素与肝纤维化之间的潜在通路,从而促进肝纤维化并导致肝硬化发展。

(四)终末期肝病

肠道微生态紊乱会引起肠道的继发感染、内毒素血症等,且加重肝性脑病、自发性腹膜炎及肝脏炎症程度。肠道中存在的梭杆菌、产碱杆菌、链球菌、韦荣球菌等结肠型细菌均富含尿素酶,其主要作用是催化尿素分解产生氨气和氨基甲酸酯,正常情况下由于微生物间的生物竞争导致该部分细菌繁殖及产氨功能受制约。肝硬化患者肠道中产尿激酶微生物增加,肠道分解产氨增加,氨能够导致大脑细胞受损、功能障碍,使肝性脑病加重。此外,肠道菌群失调导致的炎症因子增加也参与了肝性脑病发病。

除了肝性脑病,自发性细菌性腹膜炎也是肝硬化常见并发症之一。由于门静脉高压会使肠道通透性增高,细菌移位至肠系膜淋巴结或其他肠外器官,并有内毒素入血,引发内毒素血症,导致自发性细菌性腹膜炎。研究发现,引起自发性细菌性腹膜炎的细菌大多为革兰氏阴性杆菌如大肠埃希菌和肠杆菌科的部分成员。

(五)原发性肝癌

肝细胞癌是最常见的原发性肝癌,是慢性肝病的严重并发症。肝脏通过门静脉从肠道接受血液供应,细菌代谢物、毒素和细胞因子等会通过门静脉循环进入肝脏,对肝脏具有毒害作用。肠道微生物在促进肝病进展和原发性肝癌发展中起关键作用。近期研究证实,肠道微生态失调和细菌移位增加导致慢性肝病和肝癌的发生,细菌能将胆汁酸代谢为次级胆汁酸,而次级胆汁酸对人体有毒性作用,尤其以脱氧胆酸常见。次级胆汁酸被重新吸收后会使 DNA 断裂,进而导致肝细胞老化。此外,肠道菌群内毒素可以和肝细胞上的 Toll 样受体结合,启动一系列信号传导,活化 NF-κB,引起 TNF-α、IL-1、IL-6 等炎症因子的合成和分泌,并促进致癌物质诱导肝癌的发生。

第三节　肠道菌群的调控在消化系统疾病防治中的应用

以肠道微生物作为治疗靶点,改变肠道菌群结构组成及丰度、控制功效性代谢产物的靶向递送,从而预防和治疗消化系统疾病,是目前的研究热点之一,也是肠道微生态学未来的发展方向。目前,基于调节肠道菌群治疗消化系统疾病的方案主要有益生菌、粪菌移植、细菌改造、中医药治疗等。

一、益生菌

大量研究证明,益生菌有利于调节肠道微生态,在消化系统疾病的治疗中发挥重要作用。乳杆菌、双歧杆菌等肠道益生菌具有多重维护肠道黏膜屏障的效应,如阻止病原菌定植、促进黏液分泌、增强紧密连接、维持肠道免疫、抑制上皮细胞凋亡等。此外,益生菌还能够减弱 LPS 上调的肠道上皮细胞的自噬作用,从而缓解黏膜屏障的损伤。这些研究结果提示,以适当方法补充益生菌有望抵抗致病菌对肠道黏膜屏障的损伤。如益生菌在 UC 活动期诱导缓解和缓解期维持缓解方面均有较好疗效。国内多项研究认为,应用美沙拉秦与益生菌联合治疗炎症性肠病患者,可以明显提升临床治疗效果,改善患者炎症指标水平,有效控制病情,并减少不良反应发生。此外,进行结肠镜检查前,必须进行肠道准备,现有研究发现,肠道准备会通过改变肠道菌群的丰度和多样性破坏肠稳态,因而术后应及时干预、恢复肠稳态,否则易引发炎症性疾病,益生菌有利于肠道准备后肠道微生态的恢复。另有研究表明益生菌对便秘患者具有一定的疗效,越来越多地被用作慢性便秘的替代治疗方案。目前广泛使用的益生菌主要是双歧杆菌属和乳酸杆菌属。国内市场共有 31 个国产和进口活菌药品,如双歧三联活菌、枯草杆菌活菌、双歧杆菌活菌等,共涉及枯草杆菌、双歧杆菌、酪酸梭菌等 16 个菌种,但目前益生菌的安全性及功能性评价体系有待完善,且受宿主肠道菌群定植抗力等因素影响,口服活菌的生物利用度、效果稳定性不容乐观,并有传递耐药基因的风险。

二、粪菌移植

粪菌移植即将健康人粪便中的功能菌群,通过一定方式(经内镜下/鼻胃管或鼻肠管植入,口服丸剂,结肠镜植入近端结肠,灌肠植入远端结肠、直肠或多种途结合等),移植到患者的肠道内,调节肠道菌群失衡,重建具有正常功能的肠道微生态系统,被广泛应用于艰难梭菌感染、炎症性肠病、肠易激综合征、慢性便秘的治疗。其中粪菌移植治疗 IBD 的作用机制尚不明确。目前认为,粪菌移植在 IBD 治疗中的作用主要是有效重建患者肠道菌群平衡,使肠道内菌群结构和数量逐渐向供体靠近,并维持相对稳定。另有研究证实,粪菌移植可增加患者每周排便次数、改善大便性状、缩短结肠传输时间,改善便秘症状。

三、中医药

中药作为中华民族的瑰宝,对消化系统疾病具有独特的治疗作用和防治疗效。多年研究已经证实,多种传统中药复方及有效组分能够通过调节肠道微生态系统来预防和治疗炎症性肠病、胃肠道肿瘤、肠易激综合征、便秘、慢性肝病等消化系统疾病。一方面中药有效成分与肠道菌群发生接触,直接促进有益菌繁殖而排斥致病菌,另一方面中药有效成分可以促进宿主合成与分泌抗菌酶、抗菌肽等抗菌产物,从而间接对肠道菌群产生影响。临床上治疗肠道菌群失调的常用中药复方有参苓白术散、四君子汤、乌梅丸加味等。但中药的复方研究目前面临诸多问题,如缺乏符合中医证型的动物模型、中药复方成分的鉴定及探究其有效成分的难度高、中药有效组分的提取工艺不够完善等问题导致其作用机制难以进一步阐明,仍需要开展更深入的临床试验和研究。相信随着检测技术的进步,中药调控肠道菌群的作用机制研究将更加系统和深入。

第四节　脾胃与肠道微生态研究

一、脾胃与肠道微生态

人体微生态系统包括口腔、皮肤、泌尿、胃肠道,以肠道微生态系统最为主要、最为复杂。

肠道微生态系统由肠道正常菌群及其所生活的环境共同构成,肠道正常菌群是其核心部分,而肠黏膜结构及功能对这个系统的正常运行有很大影响。肠道微生态具有包括保护、营养、吸收、免疫等诸多重要的功能,对维持人体正常功能和肠道内环境的稳态具有重要意义。

（一）肠道微生态的生理构成

肠道微生态是由肠道黏膜组织、肠道免疫系统与肠道微生物共同构成的一个有机整体,三者相互影响、相互作用以达到动态平衡。肠道上皮屏障由一个健康的、多样化的肠道微生物群维持,平衡的细菌组成是保持肠道免疫和体内平衡的关键。健康人肠道内寄居着以细菌为主的数量巨大、种类众多的微生物群,统称为肠道菌群;其细胞总量为人体细胞总和的10倍,数量达10^{14},种类大于1 000种。肠道菌群主要由拟杆菌门、厚壁菌门、变形菌门、梭杆菌门、蓝藻菌门、疣微菌门和放线菌门这7个门组成。按照肠道菌群对宿主的作用,可将其分为以下3种:①多为过路菌的病原菌,主要是变形杆菌、假单胞菌和梭状芽孢杆菌;②以兼性需氧菌为主的条件致病菌,其能够与宿主共栖,多为肠杆菌、肠球菌;③以专性厌氧菌为主的生理性菌群,其能够与宿主共生,主要为双歧杆菌、类杆菌、消化球菌。这些菌群在对致病菌的拮抗或抑制、肠黏膜免疫及通透性等屏障功能的调节、发酵多糖产生短链脂肪酸、营养吸收与代谢及维生素合成等方面起着非常重要的作用。肠道微生态的结构及平衡受到多重因素的影响,主要受到肠道微环境的直接作用,而机体的内环境、饮食及疾病都会通过影响肠道微环境而影响肠道菌群。

（二）肠道微生态的生理作用

作为人体最复杂的微生态系统之一,肠道菌群参与人体重要的生理活动,如营养物质的消化与吸收、调节机体免疫反应、药物的吸收代谢与转化等。正常情况下,肠道内不同菌群与宿主处于动态平衡,共同维持正常的生命活动。当机体受到各种因素干扰时,这种平衡被打破,肠道菌群出现紊乱,人体自身免疫力下降。中医认为脾为后天之本,四季脾旺而不受邪,而肠道菌群对于机体免疫能力及功能代谢的调节与中医"脾"的抗邪和运化功能十分相似;且肠道微生态学与中医学在整体观与平衡观上具有一致性,中医学强调"治病求本,本于阴阳",注重机体的整体阴阳平衡,其中就包括了机体微生物系统的动态平衡。肠道菌群是机体微生物的重要组成部分,参与肠道的消化吸收过程及免疫过程,与脾主运化的功能相吻合。因此,现代研究认为肠道微生态与脾胃的关系密切,把肠道微生物参与代谢的功能归入了中医脾胃理论。

（三）脾胃与肠道微生态关系的研究

在中医藏象理论中,脾位于中焦,五行属土,与胃相表里,主司运化,为气血生化之源;胃虽为腑,但其与脾相表里,主司受纳,两者相互协调,共同作用,共司受纳腐熟水谷及运化输布精微之职,以营养全身,故脾胃为后天之本,升降之枢纽。金元时期李东垣认为,脾胃属土居中,与其他四脏关系密切,不论何脏受邪或劳损内伤,都会伤及脾胃。人体其他脏腑功能的正常运转,皆离不开脾胃功能的调节。《素问·灵兰秘典论》云:"脾胃者,仓廪之官,五味出焉。"《素问·玉机真脏论》云:"脾脉者土也,孤脏,以灌四傍者也。"《灵枢·五味》云:"胃者,五脏六腑之海也,水谷皆入于胃,五脏六腑皆禀气于胃。"明末张景岳在《类经》曰:"脾胃为脏腑之本,故上至头,下至足,无所不及。"小肠属腑,主受盛化物、泌别清浊,《类经》云:"小肠居胃之下,受盛胃中水谷而厘清浊,水液由此而渗于前,糟粕由此而归于后,脾气化而上升,小肠化而下降,故曰化物出焉。"饮食物入胃以后,经过胃的受纳腐熟,其主要的消化与吸收部位则在小肠。故小肠的受盛化物与泌别清浊实为饮食物的消化吸收,是整个消化过程中重要的一环,是脾胃腐熟受纳、运化输布的具体体现,故应将其归于脾胃纳运范畴。明代李梴在《医学入门·脏腑相通篇》里提出"脾与小肠相通",以及清代唐宗海在《中西汇通医经精义》记载"脾病宜泄小肠火,小肠病宜润脾为主",故脾、胃、肠三者在生理功能相互联系和病理方面相互影响。脾升胃降,脾胃的气机运行正常,则肠胃功能协调;脾胃气机失调,则胃肠功能紊乱,清气不升,浊气不降。浊气在上,患者则出现腹胀、腹痛、便秘、呕吐等症状,清气在下患者则出现腹泻、便溏等症状。

中医学把人体抵抗病原微生物,适应外界环境并自我调节的能力称为"正气",把一切可以导致人体发生疾病的因素称为"邪气"。现代微生物学研究发现,在肠道微生态环境中,肠道菌群的稳定对宿主机体产生的影响,与中医学的"正邪理论"高度契合。正常情况下,机体肠道菌群处于动态平衡的状态,并维持机体生命活动的正常进行,属"正气",而当机体受到某些外界不良因素而导致肠道菌群发生紊乱时,其所引起的代谢、免疫异常会导致机体疾病的发生和发展,则属"邪气"。脾胃为后天之本,人体正气的充盈,得益于脾胃运化功能的正常运行,而肠道菌群的平衡稳定亦得益于脾胃与肠的相互作用。脾主运化,主升清,主四肢肌肉,为气血生化之源,其不仅与肠道的营养吸收相关,而且还与机体免疫关系密切。良好的脾胃功能和肠道菌群平衡,是人体正气充足的基本保证。

二、脾胃疾病与肠道菌群的变化

微生物学研究显示,人体肠道对于食物营养的吸收主要依赖于肠道菌群对其的分解转化与代谢,脾胃功能发生异常,则会引起肠道菌群的紊乱,而紊乱的肠道菌群也会反过来进一步影响异常脾胃功能,导致机体代谢、免疫功能的紊乱,并引起相关疾病。肠道微生态在中医药学领域的研究主要集中在脾虚证、脾虚湿盛证、湿热证、肾阳虚衰证等中医证候。黄文武等人通过研究发现大鼠经灌胃番泻叶塑造脾虚模型后,肠道菌群微生态平衡遭到破坏,肠道益生菌数量减少、菌群种类下降,提示肠道菌群组成发生了明显改变。连秋华等人通过稀释曲线比较样品的物种多样性,发现造模后脾虚型 IBS-D 小鼠的微生物群落明显和正常对照组不同,且粪便样本中微生物多样性明显减少,小鼠肠道中的变形菌门显著增加,而药物干预后抑制了该菌门的生长,说明脾虚型 IBS-D 小鼠的肠道菌群处于失衡状态,药物干预后使其恢复稳态。高擎等人研究显示,脾虚复合抗生素大鼠肠道菌群结构发生明显变化,益生菌属包括双歧杆菌属、乳杆菌属等比例明显降低,而条件致病菌属如沙雷氏菌属、克雷伯菌属、不动杆菌属、梭菌属、假单胞菌属、黄杆菌属等比例显著增高。IBS-D 脾胃湿热证患者存在肠道菌群失调,且和 IBS-D 脾虚证的菌群失调有明显差异,表现为脾胃湿热证的需氧菌(肠杆菌、肠球菌)与厌氧菌(双歧杆菌、乳杆菌、拟杆菌、消化球菌)明显多于脾虚证。与健康人组比较,需氧菌方面,脾胃湿热证以肠杆菌、肠球菌增加明显,而脾虚证以酵母菌增加为主;厌氧菌方面,两证比健康人组均减少,但脾虚证患者减少更明显。以上结果表明两种不同证候呈现不同的菌群失调趋势,即脾胃湿热证以需氧菌增加为主,伴有厌氧菌的减少;而脾虚证以厌氧菌减少为主,伴有需氧菌的增加。张旖晴等人对 IBS-D 脾肾阳虚证患者进行研究时,发现有益菌双歧杆菌和乳杆菌降低,有害菌肠杆菌和肠球菌升高。赵恩春等人在研究中发现,肝郁脾虚型溃疡性结肠炎发病机制与肠道菌群失调具有密切关系,当患者机体肠道菌群失衡时,患者体内乳酸杆菌、双歧杆菌减少,患者肠黏膜对各组致病因素的预防作用减弱,导致肠杆菌等增加,内外毒素释放,患者肠内炎性因子水平上升,免疫功能紊乱。

三、结合肠道微生态探讨脾胃病的临床治疗

微生态学认为,宿主、环境、微生物三者之间的动态平衡是保持肠道微生态平衡的基本因素。维系肠道环境的最后一关是远端肠道内的微生态环境,目前较有效的手段是抗菌药物和微生态制剂。微生态制剂在实践中的应用尚存在诸多未确定的领域。微生物的免疫原性、感染、耐药(抗菌药物)基因传递、不良代谢相关问题等均应是肠道疾病治疗中首要考虑的问题。

中医药治疗肠道菌群失调症的方剂用药规律大数据分析显示,治疗肠道菌群失调症的药物主要以补气健脾、渗湿利水类药物为常见。如四君子汤、补中益气汤、参苓白术散、七味白术散等健脾益气类中药复方可调节肠道菌群、维持肠道微生态平衡。在《肠易激综合征中医诊疗共识意见》中对于便秘肝郁气滞型所推荐的四磨汤,则可通过调节肠道菌群,调整肠道酶活性达到治疗便秘的目的。吴秀等采用番泻叶灌胃加饥饱失常复制小鼠脾虚模型,检测其盲肠内容物中双歧杆菌、乳酸杆菌、脆弱拟杆菌及大肠埃希菌的数量,经四君子多糖治疗后,小鼠肠道双歧杆菌、乳酸杆菌、脆弱拟杆菌及大肠埃希菌菌落数及 B/E(双歧杆菌/肠杆菌)值趋于正常。观察香砂六君子汤对大黄致脾虚泄泻小鼠模型肠道微生态紊乱的调节作用,发现给予香砂六君子汤治疗后,模型组双歧杆菌、乳酸杆菌、拟杆菌等均明显升高;肠杆菌、肠球菌则显著减少。董开忠等观察参苓白术散对抗生素头孢曲松致肠道菌群失调小鼠模型的干预作用,通过对肠道总厌氧菌、嗜酸乳杆菌、双歧杆菌、肠球菌和肠杆菌进行活菌计数,血清免疫球蛋白 G(IgG),内毒素,血管活性肠肽和 P 物质等指标的检测,发现参苓白术散可以抑制致病菌或条件致病菌的过度增殖,并明显促进肠道乳酸杆菌、双歧杆菌等益生菌的增殖,并在一定程度上揭示了肠道菌群与肠道内毒素、炎症因子以及胃肠激素水平之间存在的相互联系。

总而言之,作为生命科学重要的分支,微生态学与中医基础理论存在很多相似点,肠道微生态体现了中医整体观和中医平衡观,通过现代肠道微生态理论,中医思想的科学内涵得以部分解析和揭示,这将有助于更好地理解中医基础理论,为促进中医现代化研究提供思路和方法。

第二篇 ｜ 第六章

参考文献

第七章 脑-肠轴与消化系统疾病

第一节 脑-肠轴在消化系统疾病的研究

一、脑-肠轴（brain-gut axis）的概念

随着神经胃肠病学的不断发展，肠-脑的概念和研究也越来越深入。在胚胎发育过程中，颅脑与肠脑都发源于早期胚胎的神经嵴。随着胚胎的发育，一部分进入中枢神经系统（central nervous system，CNS），另一部分变成肠神经系统（enteric nervous system，ENS）。肠脑位于食管、胃、小肠与结肠内层组织的鞘中，含有神经细胞、神经递质和复杂的环形线路。胃肠道即由 CNS、ENS 和自主神经系统（autonomic nervous system，ANS）共同支配。大脑接收传入信息整合后经自主神经和神经-内分泌系统将调控信息传递到胃肠道内的神经丛，或直接作用于胃肠道平滑肌细胞，这种将大脑 CNS、ENS 及 ANS 连接的神经双向通路称为脑-肠轴（brain-gut axis）。机体通过脑-肠轴之间神经-内分泌网络的双向环路进行胃肠道功能的调节称为脑-肠互动。

脑-肠轴的概念于 20 世纪 80 年代在关于铃蟾素对缩胆囊素调节作用的研究中首次提出。"脑-肠轴"或"肠-脑轴"，不同的名称只是强调在该交互系统中不同的作用方向。随着 2008 年人类微生物组计划的开展，人们对肠道微生物有了更多的认识。此后越来越多的证据均表明微生物群通过与脑-肠轴的相互作用，在人类健康和疾病中起到了重要作用，参与影响人体生理病理等多个方面。

二、脑-肠轴组成

大脑是影响脑-肠轴最大的器官，且具有双向反馈作用。目前认为神经系统对胃肠道调控在三个层次（CNS、ANS、ENS）的相互作用下实现。第一层次是肠神经系统的局部调控；第二层次是位于椎前神经节，接受和调控来自肠神经系统和中枢神经系统两方面的信息；第三层次是中枢神经系统，由脑的各级中枢和脊髓接受内外环境变化时传入的各种信息，经过整合，再由自主神经系统和神经-内分泌系统将其调控信息传送到肠神经系统或直接作用于胃肠效应细胞。此外下丘脑-垂体-肾上腺轴（hypothalamic-pituitary-adrenal axis，HPAA）在介导应激对胃肠道作用及胃肠道炎症中起到关键作用，脑-肠肽作为脑-肠轴中重要的因子，在脑-肠轴各个环节中，起着调控作用。

（一）肠神经系统（enteric nervous system，ENS）

ENS 是胃肠道中存在的一个从一级感觉神经元、中间神经元再到支配胃肠效应的运动神经元组成的神经系统。可分为肌间神经丛与黏膜下神经丛；也分为感觉神经元、中间神经元、运动神经元。它由胚胎时期来源于神经嵴的神经母细胞沿肠壁移行而形成。ENS 及其邻近结构的功能障碍构成了消化道疾病的主要病理生理学基础。ENS 具有独立性，研究发现，切断肠管以外的所有外来神经后，肠壁神经丛的功能仍能保持，胃肠道的运动仍能规律地发生，加之其神经元成分、分泌的神经递质以及独立完成神经反射的功能上都与大脑有极大的相似性，体现在无中枢神经系统支配情况下仍具有调节胃肠功能的作用，也被称为"胃肠微脑"。

ENS 对调控胃肠的收缩和舒张活动以及分泌具有很重要的作用，同时参与胃肠道的血流量、肠道上皮物质转运以及胃肠免疫反应和炎症过程的调节。ENS 引起胃肠蠕动的初始刺激可能是胃肠壁的扩张。在此过程中 5-HT 发挥了重要的作用。另有研究证实 ENS 与胃肠道黏膜功能的调节有关，包括黏膜通透性、黏膜细胞的增殖和构建等，参与胃肠道屏障。ENS 也可通过投射神经元向外传递胃肠感觉到中枢神经系统和交感神经节。

（二）自主神经系统（autonomic nervous system，ANS）

ANS 可由交感神经和副交感神经两条途径完成对胃肠运动的调节。交感神经主要起抑制作用，副交感神经主要起兴奋作用。此外，迷走神经在支配胃肠运动中也发挥重要作用，它可增加胃肠的蠕动，促进消化道腺体的分泌，并可影响消化管的黏膜病变和黏膜保护作用。

（三）中枢神经系统（central nervous system，CNS）

一般认为，CNS 对胃肠道的调节主要是由脑的各级中枢和脊髓接受体内、外环境传入的信息，经整合后由自主神经和神经内分泌系统将调控信息传递到胃肠道的肠道神经丛或直接作用于胃肠道平滑肌细胞，调整胃肠道各段平滑肌的活动。

（四）自主神经系统（ANS）和下丘脑-垂体-肾上腺轴（hypothalamic-pituitary-adrenal axis，HPAA）

脑和肠通过 ANS 和 HPAA 来进行双向调节。当个体知觉到心理或生理上的应激或压力时，大脑会激活两个防御系统以应对需要及恢复内环境的平衡：快速活动的 ANS 和活动较慢的 HPAA 轴，同时产生强烈的主观情绪体验，如生气、激动、愤怒和痛苦。ANS 主要支配不受意识控制的组织和器官，如胃肠道的活动，它通过交感和副交感神经系统改变机体的生理状态对应激源做出快速的应答，包括肠道的区域性动力、酸分泌、碳酸氢盐和黏液的产生、上皮液相层和肠道通透性的维持及黏膜免疫反应。下丘脑整合来自脑干和边缘前脑的信息后激活交感神经系统活动，从而引起肾上腺髓质分泌大量的肾上腺素和去甲肾上腺素，诱导促炎反应，增加肠道和血脑屏障的通透性，从而促进肠道微生物与 CNS 之间的相互交流。因此，肠道微生物受 ANS 调控，也受到 HPAA 的调控。

三、脑-肠-微生物轴(brain-gut-microbiota axis,BGMA)

随着对脑-肠轴机制研究的深入,目前已经从中枢神经疾病与肠道菌群组成的变化以及功能性胃肠病的关联甚至饮食失调的联系获得人类的脑-肠-微生物轴相互作用的证据,扩大了脑-肠轴定义。肠道微生物群调节大脑的发育和功能,大脑反过来通过神经免疫、神经内分泌通路和神经系统与肠道细菌相互作用。这种双向通信系统通常被称为脑-肠-微生物轴。

肠道微生物及其代谢产物与 CNS 交流的重要途径涉及组成肠道内分泌系统的细胞。肠内分泌细胞在整个肠道散布于肠道上皮细胞之间,并包含 20 多种不同类型的信号分子,这些信号分子通常是共定位并共释放的。其在响应化学和机械刺激后释放,可以进入全身循环并到达参与进食行为的中枢神经系统中心,或在局部起作用并激活肠道中邻近的传入迷走神经末梢产生脑信号。信号分子需要与广泛分布在肠内分泌细胞和肠嗜铬细胞(EC cell)上的受体相结合。

肠嗜铬细胞信号是微生物发出的最具特征的代谢信号,5-HT 是由胃肠道的肠嗜铬细胞产生的,人体 95% 的 5-HT 存储在肠嗜铬细胞和肠神经元中,而只有 5% 存储在 CNS 中。必需氨基酸色氨酸是 BGMA 的关键分子,因为其为神经递质 5-HT 和许多其他代谢物的前体,这些代谢物有助于 BGMA 中的神经内分泌信号传导。由于宿主无法产生色氨酸,因此从饮食中摄取包含其的蛋白质将成为其可用性的主要调节剂。肠道菌群有助于氨基酸色氨酸的外围可用性,这对 5-HT 的 CNS 合成至关重要。

四、脑-肠轴调控的影响因素

肠道菌群组成的变化与宿主认知和行为的改变密切相关。肠道菌群不仅参与碳水化合物代谢、纤维降解和免疫应答等,也参与调节宿主的神经生理功能。肠道菌群主要通过免疫、内分泌和神经通路等途径调控神经生理功能。在脑-肠轴中,一方面,肠道微生物菌群结构的改变会影响宿主的行为;另一方面,宿主行为上的变化能够影响肠道菌群的组成。因此在调节脑-肠轴的潜在因素中,肠道微生物是重要的调节因子。

人类基因、饮食、环境等因素均会影响肠道菌群的组成和功能,从而进一步影响神经功能。Bercik 等认为饮食作为影响肠道菌群组成及功能的关键核心,参与脑-肠轴各项调节通路,调控大脑与神经系统功能发挥。哈佛大学 Peter 研究小组从基因层面的研究进一步揭示:相比于宿主基因型,饮食对个体肠道菌群环境改变起了更为重要的作用。

抗生素可抑制微生物,引起肠道微生物菌群紊乱。有研究发现,抗生素混剂灌胃新生小鼠,其肠道微生物数量和菌群多样性减少,成年后的小鼠焦虑样行为减少以及有认知功能障碍、脑部色氨酸代谢途径改变。

在微生态稳定调控方面,益生菌、益生元及合生元被认为具有调节脑-肠-微生物轴双向作用,能有效影响大脑活性与行为。动物及临床研究表明益生菌与益生元制剂可发挥间接作用,增加肠道有益菌数量,改善肠道菌群结构,在保护胃肠黏膜屏障完整性的同时发挥免疫调节作用,能有效调节肠道菌群失衡引起的各类胃肠道疾病与精神疾病。

粪菌移植(fecal microbiota transplantation,FMT)作为新兴靶向微生物疗法也被应用于代谢、神经、自身免疫甚至肿瘤防治领域,并取得一定疗效。但相关研究仍局限于独立病例,临床应用仍需更严谨的科学依据与大样本量人体试验验证。

虽然如此，肠道微生物通过脑-肠轴调控神经功能的复杂机制还不明晰，仍需要进一步的探索。

五、脑-肠轴与消化系统疾病

我国胃肠疾病患者约占总人口的 10%~12%，并有逐年升高的趋势。体内胃肠道是唯一一个由中枢神经、肠神经和自主神经共同支配的系统，正是这种复杂而精细的调控使得胃肠道能正常进行对内外环境的适应性活动，以完成其生理功能，而其中任何一个环节出现异常，都会引起胃肠功能或结构的损害而产生疾病。

（一）脑-肠轴与功能性消化不良（functional dyspepsia，FD）

FD 是消化内科常见病症，具有上腹痛、上腹烧灼感、早饱、餐后饱胀等慢性消化不良症状，但不能用器质性、系统性或代谢性疾病等来解释症状产生原因的疾病。我国消化不良患者约占普通内科门诊的 10%，占消化科门诊的 50%，机制涉及胃肠动力、内脏敏感性、精神心理、肠道免疫与微生态等多种因素，罗马委员会认为 FD 是一种脑-肠相互作用的疾病。

下丘脑外侧区的摄食中枢和下丘脑腹内侧核的饱中枢控制人们的摄食行为。胃肠道周围神经接受胃肠道的各感受器的信息，传导至脊髓及延髓等各级神经中枢，在相应的中枢进行整合后，将效应信息传至相应效应器。中枢神经系统、肠神经系统及相关脑-肠肽所组成的脑-肠肽机制在 FD 的演变过程中起着非常重要的作用。脑-肠肽兼具有神经递质和激素双重作用，在脑-肠轴与 FD 各个环节的交互作用中起到了搭建桥梁和调控功能的作用。目前发现与 FD 有关的脑-肠肽多达 10 余种。已经明确 FD 患者血浆胃动素含量降低与胃排空能力下降、胃电节律紊乱、胃窦-幽门-十二指肠运动协调失常相关。5-HT 参与了情绪、心理状态和胃肠道感觉运动功能的调节，其生物合成、释放或再摄取的改变对中枢神经系统及胃肠道的控制有重要影响。研究结果发现 FD 患者中脑及丘脑内的 5-HT 转运蛋白表达水平显著升高，其中丘脑 5-HT 转运蛋白高表达与 FD 患者的抑郁程度呈正相关。

（二）脑-肠轴与肠易激综合征（irritable bowel syndrome，IBS）

IBS 是临床常见的一组以腹痛、腹胀、腹部不适伴排便习惯改变为主要症状的临床综合征，是临床上的常见病和多发病，严重影响人类的生活质量，其发病机制尚未完全阐明。遗传因素、精神心理异常、肠道感染、黏膜免疫和炎性反应、脑-肠轴功能紊乱、胃肠道动力异常、内脏高敏感、食物不耐受和肠道菌群紊乱等多种因素参与 IBS 发病。基于现有的研究数据，肠道微生物在肠道与神经系统的相互联系中起到关键的桥梁作用，研究表明 BGMA 紊乱和小肠细菌过度生长是 IBS 发病的重要机制。宿主基因、压力、饮食、抗生素和童年经历等因素均可影响肠道菌群的组成和功能。上述多因素的相互作用导致了 IBS 的胃肠道症状和其他躯体、内脏及精神合并症，不同程度地损害了 IBS 患者的生活质量，给患者、医师和医疗保健系统带来沉重的负担。

脑肠之间相互联系的变化也导致了肠道微生物的变化，形成不同的 IBS 患者亚群。临床研究证实干预肠道微生态，如益生元、益生菌、抗生素、膳食调整，甚至尝试对 IBS 患者进行粪便移植，可改善 IBS 症状。同时也证实，调节 CNS 和 ENS 的许多疗法都可有效治疗 IBS 患者，进一步支持脑-肠互动及脑-肠轴失调在 IBS 发病中的重要作用，抗抑郁药的应用及粪菌移植为临床治疗 IBS 提供了新的手段。

（三）脑-肠轴与功能性便秘（functional constipation，FC）

功能性便秘的发病率高，亚太地区发生率约为 8.75%，西方国家约为 27%。其机制涉及菌群、肠道和自主神经、中枢神经系统间复杂的交互作用。患者存在不同程度的精神和心理等脑功能障碍的表现，脑功能的异常可导致结肠动力、分泌及免疫功能的紊乱；同时，功能性便秘患者存在显著的肠道菌群失衡，肠道菌群通过自主神经系统及信号分子影响中枢神经系统的生长、发育和活性，反向调节结肠动力、分泌和免疫功能。2016 年罗马 IV 分类标准将功能性胃肠疾病定义为"肠-脑功能互动异常"。

BGMA 对大脑和肠道运动的调控可以通过上皮细胞、相关受体介导的信号转导通路及直接刺激固有层细胞等多种方式实现，其中肠嗜铬细胞作为重要的双向换能器，其分泌的 5-HT 在 ENS 中作为神经递质可诱导肠道平滑肌的收缩，调节肠道运动和分泌功能。肠道菌群可通过影响肠道中色氨酸羟化酶 2（TPH2）的表达，改变肠道中 5-HT 含量，从而干扰局部肠神经反射，延缓肠道分泌和推进运动。有研究将 FC 患者粪便中的菌群移植至经抗生素处理后的小鼠模型（实验组）肠道中，发现实验组小鼠在肠蠕动减少的同时，其排便频率、粪便质量和粪便含水量较对照组（移植健康者粪便菌群）明显下降；与对照组相比较，实验组小鼠结肠组织 Caco-2（人结直肠腺癌细胞）中 5-羟色胺转运体表达显著上调，5-HT 含量降低。该研究表明肠道菌群可通过调节 5-羟色胺转运体的表达而改变 5-HT 的含量，从而参与 FC 的发生。

有动物实验表明益生菌可通过纠正肠道菌群紊乱，恢复肠道运动的传入神经，并与大鼠脑-肠轴相互作用。目前尚缺少人类通过 CNS 调节肠道菌群、影响肠道运动的相关研究。此外，胃肠道菌群在 ANS 和 ENS 的正常发育过程中也起着至关重要的作用。

许多研究已经报道，功能性便秘患者益生菌减少、致病菌增加，存在明显的肠道菌群紊乱。通过粪菌移植手段，慢传输型便秘患者 4 周临床改善率可达到 66.7%~76.2%，同时对部分合并抑郁症的便秘患者有一定的改善作用。肠道菌群是肠道和脑功能之间联系的重要因素，目前仍难以鉴定何种菌群对结肠和大脑产生何种影响。随着当今生物技术、高通量测序、分子影像技术的快速发展，将进一步认识脑-肠-微生物轴间相互作用，为功能性便秘的诊断和治疗提供更为广阔的思路。

（四）脑-肠轴与炎症性肠病

炎症性肠病（inflammatory bowel disease，IBD）是一种慢性非特异性肠道炎性疾病，患者若未经积极治疗易造成生活质量、心理健康和社会功能下降。根据流行病学统计，全球 IBD 的发病率呈逐年上升趋势，其在中国正逐渐成为患者数庞大的消化系统疾病。目前 IBD 的病因尚未完全明确，临床上亦无根治方案。以往 IBD 的内科治疗策略强调以抗炎为主导，辅以抗感染、营养支持等综合治疗。随着各类生物制剂和新型小分子药物的研发，IBD 的治疗目标不断提高，不仅追求症状缓解，更致力于肠黏膜愈合、减少并发症发生以及维持患者长期良好的肠道和社会功能。在上述治疗理念的革新中，IBD 患者的心理健康日益受到关注，临床医师逐渐认识到心理因素与肠道炎性反应之间存在双向关系。

IBD 患者具有一些共同的心理特点，如强迫行为、神经质、依赖、焦虑、抑郁、不适当的激进或愤怒等，其中较为突出的心理异常是焦虑和抑郁。流行病学调查显示，在缓解期约有

35% 合并有抑郁或焦虑状态,而在疾病活动期,则会有 60% 的患者合并有抑郁,而高达 80% 的患者存在焦虑状态(在美国正常人群的普查中,抑郁和焦虑的发生率约为 7% 和 18%),且 IBD 抑郁发生率随病程延长而升高。心理因素对 IBD 的症状迁延和炎性反应加重也具有影响。有研究显示伴有心理疾病的 IBD 患者的内科治疗失败风险更高,治疗缓解后更易复发,故心理因素可作为 IBD 预后的预测因素。这种双向通路是肠道微环境与中枢神经系统之间通过调节心理-神经-内分泌-免疫等因素进行相互作用的,即脑-肠轴。

脑-肠轴是心理因素与肠道炎性反应相互作用的桥梁。心理因素通过脑-肠轴介导增加患者肠道通透性、改变肠道菌群、增强免疫反应从而加重 IBD 病情,此为脑-肠轴介导的自上而下的通路;IBD 与心理疾病之间还可能存在自下而上的通路,即肠道炎性反应引起心理疾病。目前脑-肠轴在 IBD 中的双向作用机制研究大多局限于动物研究和体外研究,但临床研究甚少,IBD 患者的脑肠互动机制有待进一步研究明确。

综上所述,脑-肠轴可实现大脑和胃肠道之间的双向连接。肠道微生物群不仅与神经系统的正常发育和功能有关,而且与一系列影响肠道和神经系统的急性和慢性疾病有关。虽然肠道微生物群和中枢神经系统的研究已经取得了相当大的进展,但仍然还存在许多问题,值得我们进一步探讨和研究。相信脑-肠轴将为人们在大脑和消化系统的认知、治疗和保护中提供更多信息和可能的途径。

第二节　脾胃与脑-肠轴在消化系统疾病的研究

一、脾胃与脑-肠轴关系的研究

脑-肠轴(brain-gut axis)是指中枢神经系统(central nervous system,CNS)、自主神经系统(automatic nervous system,ANS)与肠神经系统(enteric nervous system,ENS)之间形成的双向通路,涉及神经、内分泌、免疫等多个方面。2002 年世界胃肠病学大会制定了胃肠动力性疾病分类的新体系,提出了心因性动力病(psychomotor disorder)这一概念,从神经胃肠病学角度将与身心疾病相关的情感综合归入此范畴,如抑郁、焦虑和应激诱发疾病,再次强调了心理因素在胃肠疾病发病机制中的重要作用。脑-肠轴的提出为进一步认识精神心理因素对胃肠道病理生理的影响提供了理论基础,将对此类疾病发生的认识从胃肠局部提升到全身整体角度,为探索胃肠病发病机制提供了新的研究层面。在脑-肠轴中,脑-肠肽(brain-gut peptide,BGP)有着重要的调控作用,兼具有神经递质与内分泌激素的双重身份。如血管活性肠肽、胃动素、一氧化氮、促胃液素、P 物质、5-羟色胺等均与胃肠动力相关。这些脑-肠肽在脑-肠轴的各个环节中起搭接桥梁及调控的作用。机体通过脑-肠轴的双向网状环路调节胃肠功能的过程被称为"脑-肠互动"。脑-肠轴在正常的胃肠功能中起重要作用,其信号传导中的异常则与许多疾病相关,主要包括功能性胃肠道疾病(functional gastrointestinal diseases,FGIDs)、炎症性肠病(inflammatory bowel disease,IBD)以及进食障碍等。

中医学中虽无"脑-肠轴"这一名词,但关于脑肠相关的论述早在两千多年前《黄帝内经》就有记载。《灵枢·平人绝谷》记载"五脏安定,血脉和利,精神乃居,故神者,水谷之精气也",说明脾胃化生的气血是神志活动的物质基础;同时,神志活动反过来也会影响胃肠功能的正常运行,如《素问·举痛论》曰"思则心有所存,神有所归,正气留而不行,故气结矣",过度思虑会伤脾，导致脾失运化，脾气郁结，出现纳差、腹胀、便秘或便溏，甚至抑郁的表现。此外，《素问·热论》中论述"阳明受之，阳明主肉，其脉侠鼻，络于目，故身热……不得卧也"说明了阳明胃经受邪可导致失眠。《伤寒论》云"阳明病，其人多汗，以津液外出，胃中燥，大便必硬，硬则谵语"，意为胃肠系统疾病可能会导致神志的异常。由此可见，脾胃与脑密切相连，脑-肠轴在消化系统的疾病中具有重要意义。

二、脾胃与脑-肠轴在功能性胃肠病中的研究

FGID 是一组表现为慢性或反复发作的胃肠道症状，而无器质性病理改变，由生理、精神心理和社会因素相互作用而产生的胃肠道功能性疾病。该病以脑肠交互作用紊乱为主要发病机制，由肠道微生态失调、免疫功能异常、内脏超敏感、中枢神经失调等导致肠道信号调节和胃肠动力受损引起，进而出现一系列临床症状。临床上以功能性消化不良（functional dyspepsia，FD）和肠易激综合征（irritable bowel syndrome，IBS）多见。魏玮等提出应以"调枢通胃"为指导，结合中医基础理论和现代研究，FGID 病机为"神明之枢失衡（脑）""胃肠腑气不通（肠）"，具体治法为"脑肠同调"。

（一）脾胃及脑-肠轴在 FD 中的研究

FD 是指由胃和十二指肠功能紊乱引起的症状，而无器质性病变的一组临床综合征，是消化系统常见疾病，严重影响患者的生活质量。罗马Ⅳ共识关于功能性胃肠病中强调脑-肠轴的功能失调会导致胃肠道功能障碍，焦虑、抑郁可使 FD 患者脑-肠轴功能异常，其机制可能是因为抑郁等心理因素通过大脑皮质影响自主神经，再通过脑-肠轴使胃肠运动功能及内分泌功能发生紊乱进而出现一系列 FD 症状包括餐后饱胀、早饱感、上腹胀痛、上腹灼热感、嗳气、食欲缺乏、恶心等。汪江波等研究发现，FD 患者的各收缩期间胃动素水平降低，食用脂餐后缩胆囊素（CCK）水平升高，提示脑-肠肽水平的变化在 FD 中起着重要作用。此外，现代医学研究发现，CNS、ANS 与 ENS 联合作用以发挥大脑对胃肠系统的调节功能，而胃肠道则通过 CNS、免疫系统等途径，将信息传递至大脑。结构与功能密切相关的大脑与胃肠道系统共同构成人体脑-肠轴的两极，并在其生理及病理机制中起重要作用。VIP 作为脑-肠轴的重要因子之一，分布于神经系统和胃肠道，调节肠道动力及肠道分泌。

FD 在中医学中根据其临床症状可归为"胃脘痛""痞满""嘈杂""积滞"等范畴。上腹痛和胀满为 FD 最常见的临床表现，多数患者伴有情志异常。脾虚气滞是导致 FD 发病的核心病机之一。田茸等使用苦寒破气与游泳法相结合成功地复制了脾气虚证 FD 大鼠模型，其血清和小肠组织中促胃液素、胃动素降低，SST、VIP 升高，在使用四君子汤干预后 4 种脑-肠肽的水平均有明显的恢复，且在实验过程中大鼠的进食量、胃残留率和小肠推进率等指标均有所改善。4 种脑-肠肽呈现了时相的一致性，间接体现了 4 种脑-肠肽的内在联系，为中医健脾疗法可以通过调节脑-肠肽水平治疗 FD 提供了实验基础。

（二）脾胃及脑-肠轴在 IBS 中的研究

IBS 是一种以腹痛或腹部不适伴排便习惯改变为特征而无器质性病变的常见功能性肠病，根据罗马Ⅳ标准，临床上将 IBS 分为腹泻型（IBS-D）、便秘型（IBS-C）、混合型（IBS-M）以及未分类（IBS-U）四种类型。IBS 发病机制尚不明确，目前认为是多种因素和多种发病机制

共同作用的结果,其中与脑-肠轴的功能紊乱有着密切关系。Wilder-Smith 等在对 26 例 IBS 患者和 11 例正常对照者的研究中,通过功能性磁共振成像(fMRI)检查刺激时脑功能区域的变化,发现直肠扩张刺激使扣带前回皮质、岛叶皮质、额前皮质、丘脑等区域的兴奋性增强,IBS 患者上述区域的兴奋激活面积和 MRI 信号变化强度较正常对照组显著增加。Drossman 等在用 fMRI 技术研究大脑的功能时发现,IBS 患者的大脑皮质的活动性、内脏感觉与 IBS 临床症状呈现同步改变的现象,进一步证明脑-肠轴在 IBS 发病中起着重要作用。李宁宁等研究发现,IBS 中脑-肠轴的作用通路主要包括:内脏刺激神经传导通路、ENS 和 CNS 的共同递质脑-肠肽、神经-内分泌-免疫调节通路、应激作用通路以及神经-情感通路。

IBS 主要归属于中医"泄泻""便秘"和"腹痛"等范畴,其主要基本病机为脾虚湿盛和肝郁脾虚。《素问·阴阳应象大论》中有云"湿胜则濡泄",湿邪作祟,本于脾虚,故脾虚湿盛,为泄泻之基本病机;由于肝旺脾虚,木郁乘土,而使肝脾不和,脾虚不运,清气不升,清浊不分,混杂而下,则见泄泻。梁金等研究发现,痛泻四神汤治疗 IBS-D 患者,治疗后 2 组胃动素、NO 较治疗前显著升高,CGRP、VIP、SST 显著下降;治疗后观察组 CGRP、VIP、SST 显著低于对照组,胃动素、NO 显著高于对照组。何力等研究发现,脑源性神经营养因子/酪氨酸激酶受体 B 通路(BDNF/TrkB 通路)能够影响肠道菌群结构的改变,从而缓解 IBS-D 患者的内脏高敏感性,缓解腹痛腹泻等症状。

三、脾胃与脑-肠轴在 IBD 中的研究

IBD 是一类多种病因引起的、异常免疫介导的肠道慢性及复发性炎症,包括溃疡性结肠炎(ulcerative colitis,UC)和克罗恩病(Crohn disease,CD)。现代研究将 IBD 的发病机制概括为:环境因素作用于遗传易感者,在肠道菌群的参与下,启动了难以停止的、发作与缓解交替的肠道固有免疫及获得性免疫反应,导致肠黏膜屏障损伤、溃疡经久不愈、炎性增生等病理改变。

但是临床实践发现,IBD 患者常出现情绪障碍、对应激过度反应、适应不良以及肠道菌群失调的表现,而保持良好的情绪、给患者心理疏导及肠道菌群调节则可减少疾病复发频率,提高活动期诱导缓解效率。这些证据提示脑-肠轴的心理-神经-内分泌-免疫调节在 IBD 的发生、发展中起着重要作用。近年来研究不断揭示心理因素通过脑-肠轴的作用,在 IBD 的病程中扮演着重要角色。一项欧洲的大型队列研究显示,高达 47.4% 的青少年 IBD 患者存在焦虑或抑郁症状,而女性患者和活动期患者出现焦虑或抑郁症状的概率明显高于男性患者和缓解期患者。Mawdsley 等提出精神心理因素是通过改变下丘脑-垂体-肾上腺轴、细菌和黏膜的作用、增加黏膜肥大细胞的活性、多种激素的生成或释放增加及自主神经系统的兴奋等途径导致 UC 的发生或复发。李茂涓等进一步将脑-肠轴与 IBD 的相互作用机制可归纳为以下方面:交感神经系统、迷走神经、肠道微生态、促肾上腺皮质激素释放因子系统以及精神因素。

在治疗方面,近 20 年来随着治疗药物的研发和治疗理念的革新,IBD 的治疗目标不断发生变化。2015 年一项由世界 IBD 研究组织发起的关于制定 IBD 治疗目标的专家共识中确立了 12 条 IBD 治疗达标的推荐意见,将临床缓解、患者主诉缓解和内镜缓解共同设定为 IBD 治疗的目标,治疗手段从生物制剂、糖皮质激素、免疫抑制剂等抗炎治疗逐渐向以脑-肠轴为靶点的各种非传统治疗方案,包括补充益生菌,低聚糖、双糖、单糖和多元醇饮食,抗抑郁药

物以及认知行为治疗。

根据临床症状,中医学将 IBD 归属"休息痢""久痢""泄泻""痢疾""肠澼"等范畴。历代医家认为情志失调为重要病因,且情志失调为溃疡性结肠炎反复发作的重要诱因之一。《症因脉治》曰:"七情内伤痢之因,忧愁思虑则伤脾,脾阴既伤……气凝血泣,与稽留之水谷互相胶固,则脾家壅滞,而贼邪传肾之症作矣"。丹波元坚《杂病广要》载:"至于七情伤感,脏气不平,亦致溏泄。"陈无择在《三因极一病证方论·滞下三因证治》言:"古方有五泄,因脏气郁结,随其所发,便利脓血,作青黄赤白黑之不同者,即内所因也。"情志伤及五脏,脏腑功能失调,气血津液运行失常,湿浊、气滞等病理产物与肠中气血搏结,大肠脂膜血络受损,传导失司,进而导致 IBD 的发生。这与现代医学研究中精神心理因素在疾病的发生发展过程中起重要作用的观点不谋而合。

而在治疗方面,无论是中药复方,还是中医外治法均在临床实践中取得了很好的疗效。魏玮研究团队前期研究显示,与美沙拉秦比较,国医大师路志正经验方乌梅败酱方能够较好地缓解轻中度 UC 患者临床症状,提高中医证候疗效,修复肠黏膜,改善患者生存质量。张北平等研究认为,治疗 IBD 应以解伏毒、健脾利湿为根本,同时从气血论治,调气血,护肠络;从肝脾肾论治,肝脾肾同调安五脏,临床上使用肠涤清液灌肠内外合治 UC 患者,总有效率最高达 93.67%,复测免疫球蛋白 IgG、IgA、IgM 水平均较治疗前明显降低。国外一项随机对照试验纳入 224 例轻中度 UC 患者以评估穿心莲提取物(HMPL-004)的有效性,结果显示治疗 8 周 HMPL-004 临床有效率 60%,优于安慰剂组。一项纳入 28 项随机对照试验(randomized controlled trial,RCT)包含 2 477 例患者的荟萃分析显示,中药保留灌肠治疗 UC 总体疗效优于柳氮磺吡啶和美沙拉秦,并且复发率低,不良事件少。

总之,脑-肠轴是联系认知感情中枢与神经内分泌、肠神经系统和免疫系统的双向交通通路。加强脑-肠轴的研究,结合中医脏腑相关理论,有利于更好地理解一些胃肠疾病的发病机制,揭示药物作用的新靶点,为研究新的治疗胃肠疾病的方法以及探索老药新用提供更多理论依据。

第二篇 ｜ 第七章
参 考 文 献

第八章 肠-肝轴与消化系统疾病

第一节 肠-肝轴在消化系统疾病中的研究

一、肠-肝轴的概述

（一）肠-肝轴的概念

1998年，马歇尔（Marshall）提出了"肠-肝轴"的概念，即肠道遭受打击后，肠屏障功能受损，肠道内细菌和内毒素大量进入门静脉系统，肝脏内的巨噬细胞等被这些内毒素激活，释放一系列炎性因子，造成肝脏免疫损伤；另一方面，肝脏受损后，库普弗细胞吞噬能力下降，免疫蛋白合成减少，血流动力学改变，各种细胞因子炎症介质之间相互作用和相互影响，构成了一个复杂的网络结构，也进一步造成肠道黏膜及远隔器官的损伤。肝脏和肠道起源于同一胚层，有着很多解剖和功能上的联系。肠-肝轴的概念被提出之后，关于肠道与肝脏疾病物质代谢和免疫调节关系的研究越来越引起人们的关注。目前认为肠道与肝脏是相互影响的，一个受损的肠道能够使肝脏直接暴露于肠源性内毒素，而一旦正常的肝脏生理学遭到破坏就很可能造成肠道功能障碍。因此，在肝脏疾病的治疗过程中，保护肠道黏膜屏障可能成为开创性和辅助性的治疗方法；且研究肠道与肝脏发病机制之间的关系能够更好地指导肝脏疾病的临床治疗，并进一步完善其机制。

（二）肠-肝轴的主要理论

肠道和肝脏共同起源于胚胎前肠，两者解剖位置相邻，通过门静脉循环系统、肝肠淋巴系统、胆汁的肝肠循环等多条途径相互联系，在生理与病理上相互影响。肠道菌群失衡、肠黏膜屏障功能受损、肝肠免疫交互作用是肠-肝轴领域最受关注的研究方向，三者相互联系、密不可分。

肠道菌群在肠-肝轴中发挥重要作用。人类肠道中有800种以上菌属、7 000多种菌株、约100万亿个细菌，肠道细菌数量约是人体细胞总数的10倍。正常情况下，肠道菌群与肠黏膜结合形成机械屏障、免疫屏障和微生物屏障，维护机体内环境稳定。在病理条件下，肠道菌群的种类、数量、比例、共生部位和代谢特征发生改变，可造成肠黏膜屏障功能受损、肠道菌群移位、肠道免疫失衡等改变，并进一步导致多种疾病的发生发展。肠道菌群失衡引发肠肝及全身多系统疾病的具体机制是目前研究的热点。

肠黏膜屏障包括机械屏障、化学屏障、微生物屏障和免疫屏障。在机械屏障方面,肠黏膜上皮细胞是机械屏障的主要组成部分,完整的肠黏膜上皮细胞和细胞间紧密连接能阻止细菌及大分子物质的侵入。肠黏膜屏障功能受损可导致细菌和内毒素移位入血,进而损伤肝脏甚至全身多个组织器官。新近有学者指出,肠道血管屏障(gut vascular barrier)受损也参与肠道菌群失衡导致的肝脏及全身代谢改变。肝肠免疫交互作用也是近年来的研究热点。肝肠免疫的基础是肝肠间淋巴细胞归巢和再循环,肠道来源淋巴细胞可在肝脏和肠道之间迁移。当肝肠间淋巴细胞归巢发生紊乱时,可引起肠肝病变及其相关并发症的发生,但具体机制仍有待更多研究。

二、肠-肝轴与消化系统疾病

(一)肠-肝轴与慢性肝病

1. 酒精性肝病 长期过量酒精摄入可导致肝细胞脂变、炎症、纤维化甚至肝硬化。肠黏膜屏障功能受损、肠道菌群失衡和内毒素血症,是酒精性肝病发生发展的三个重要环节。与健康者相比,酒精性肝病患者肠黏膜屏障通透性显著增加。酒精摄入不仅对胃肠道上皮细胞有直接毒副作用,还可以降低紧密连接蛋白表达,导致肠黏膜屏障功能受损。长期饮酒可引起肠道细菌过度生长,改变肠道菌群结构。肝脏长期暴露于大量肠源性微生物及其代谢产物,最终引起肝损伤。粪菌移植、益生菌和抗生素治疗等靶向肠道菌群,对酒精性肝病的治疗有积极作用。动物研究发现,鼠李糖乳杆菌 GG 补充剂可改善酒精对小鼠和大鼠的肝损伤。临床研究结果表明,来自健康供体的粪菌移植可以改善重症酒精性肝炎患者生存率。利福昔明治疗 8 周可有效改善肝硬化和轻度肝性脑病患者的内毒素血症和认知功能。

2. 非酒精性脂肪性肝病 非酒精性脂肪性肝病(nonalcoholic fatty liver disease,NAFLD)的发病是遗传、环境、代谢等因素综合作用的结果,"多重打击学说"越来越得到认可。肠-肝轴失衡对 NAFLD 的发病意义重大,是目前研究的热点。在 NAFLD 中,紧密连接蛋白的破坏增加了肠道通透性和细菌移位至肝脏。肠道通透性和小肠细菌过度生长的发生率与肝脏脂变程度正相关。NAFLD 患者粪便中拟杆菌属丰度与脂肪性肝炎独立相关,瘤胃球菌属丰度与进展期肝纤维化独立相关。肠道细菌及其代谢产物,目前研究较多是革兰氏阴性菌细胞壁脂多糖,通过门静脉到达肝脏,通过激活 Toll 样信号通路导致促炎细胞因子的产生,引起肝脏的损伤。此外,肠道菌群失调还可通过调节胆碱代谢、胆汁酸代谢和内源性乙醇含量参与 NAFLD 发病。

3. 自身免疫性肝病 自身免疫性肝病包括自身免疫性肝炎(autoimmune hepatitis,AIH)、原发性胆汁性胆管炎(primary biliary cholangitis,PBC)和原发性硬化性胆管炎(primary sclerosing cholangitis,PSC)。越来越多的证据表明,肠道菌群失调与自身免疫性肝病发病密切相关。研究表明,PSC 和 PBC 患者粪便中的菌群多样性明显减少,其中 PSC 患者肠球菌和韦荣球菌的丰度明显增加,PBC 患者嗜血杆菌属、韦荣球菌属、梭菌属等 8 个菌属丰度明显增加。熊去氧胆酸(UDCA)治疗 6 个月能有效改善 PBC 患者肠道菌群失衡,提示肠道菌群在 PBC 发病机制中的重要作用和临床意义。

4. 病毒性肝病 病毒性肝病患者的肠道菌群组成与健康者相比发生明显的变化。粪菌移植可以调节菌群组成、加强肠道屏障功能、抑制病原体、调节免疫功能。最新研究证实，粪菌移植对慢性乙型肝炎的治疗有积极作用。对于长期抗病毒治疗仍持续 HBeAg 阳性的慢性乙型肝炎患者，粪菌移植可诱导 HBeAg 清除。对于 HBV 或 HCV 引起的肝硬化，益生菌治疗也能显著降低血氨水平和住院率。

5. 终末期肝病　失代偿期肝硬化的特征为全身和内脏血流动力学紊乱、免疫功能障碍、感染风险高。肠道细菌及其代谢产物移位被认为是该过程的关键驱动因子。抗生素如利福昔明、益生菌和粪菌移植均可改善肝硬化进展并降低肝性脑病发病风险。研究表明，肝细胞癌患者常伴有肠道菌群失衡。如前所述，肠道菌群失衡参与肝损伤、肝纤维化、肝硬化等慢性肝病发生发展全过程，其中肠道微生物-脂多糖-TLR4 轴和肠道微生物-胆汁酸-胆汁酸相关受体轴在肝病发生发展中的作用受到较多关注。抗生素、益生菌治疗以及一些特定靶点药物如 TLR4 阻滞剂和法尼酯受体（FXR）激活剂，都可能成为阻断慢性肝病向肝细胞癌进展的重要手段或靶点。

（二）肠-肝轴与炎症性肠病

炎症性肠病（inflammatory bowel disease，IBD）主要包括溃疡性结肠炎（ulcerative colitis，UC）和克罗恩病（Crohn disease，CD）。UC 患者中有 0.8%~5.6% 合并 PSC，CD 患者中有 0.4%~6.4% 合并 PSC，约有 60%~80% 的 PSC 患者病程中会出现 IBD，提示 IBD 与肝肠病变可能存在相互关联的发病机制。近年研究发现，胆汁酸肠-肝循环异常、肠道细菌和内毒素移位以及淋巴细胞归巢紊乱可能通过肠-肝轴参与 IBD 的发病。

1. 肠道菌群与 IBD　肠道菌群在 IBD 发生发展中的作用近年来备受关注。一方面，IBD 患者存在肠黏膜受损，为肠道菌群及其代谢产物通过门静脉系统到达肝脏提供可能。肠道菌群来源的脂多糖进入肝脏后，立即激活肝脏细胞内的 TLR4 信号通路，释放一系列促炎细胞因子，引发炎症反应和组织损伤。另一方面，肝脏损伤进一步导致肠道屏障功能受损，进而加重肠道病变，促进 IBD 发生发展。靶向肠道菌群的干预方法或许是防治 IBD 的新策略。

2. 胆汁酸与 IBD　胆汁酸的肠肝循环是肠-肝轴的重要组成部分。胆汁酸除了可以促进肠道脂肪和脂溶性维生素的吸收外，还能作为一种信号分子通过与特殊的细胞受体结合，调节肝肠免疫应答。胆汁酸还可调控肠道菌群的组成，激活小肠法尼酯 X 受体（FXR）抑制细菌过度生长和移位。此外，胆汁酸还可能有直接抗菌作用。最新研究发现，石胆酸的代谢产物可通过直接调节小鼠的 Th17 和 Treg 细胞平衡，从而调控宿主免疫。胆汁酸还可与肠道干细胞 G 蛋白偶联胆汁酸受体 5（TGR5）结合，导致 SRC 和 YAP 信号通路的激活，促进肠道干细胞的更新和增殖，对于肠上皮损伤修复和抑制肠道炎症至关重要。胆汁酸还能激活 FXR，改善小鼠肠道通透性、减轻肠道炎症反应、减少杯状细胞消亡并改善结肠炎症状。胆汁酸的肠-肝循环异常可导致 TGR5 和 FXR 功能异常，影响 IBD 进程，但具体机制仍有待进一步研究。

3. 淋巴细胞归巢与 IBD　近年研究发现，肠肝间淋巴细胞归巢紊乱可能参与 IBD 肠道炎症和肝胆疾病的发生。有研究发现，在 IBD 患者中原本特异性表达于肠道和肝脏的黏附素出现交叉表达。IBD 患者肝脏内皮细胞表面 CCL25 和 MAdCAM-1 表达上调，募集存活期长的记忆 T 细胞至肝脏，进而引起肝脏并发症。肝窦内皮细胞高表达视黄醛脱氢酶基因，能激活 CD4+T 细胞并使之获得稳定的肠道趋向性。IBD 发病过程中可能涉及较为复杂的肠-肝间相互免疫调节,相关机制有待进一步研究探索。

第二节 脾胃与肠-肝轴在消化系统疾病中的研究

一、肠-肝轴学说

"肠-肝轴"即肠道屏障功能受损后,肠道内细菌和内毒素大量进入门静脉系统,肝脏内的巨噬细胞等被激活,释放一系列炎性因子,造成肝脏免疫损伤,肝脏受损后,各种细胞因子炎症介质之间相互作用及影响,进一步造成肠道功能的损伤。此概念被提出后,受到广泛关注,逐渐成为研究的热点。

(一)肠道机械屏障

正常情况下,完整的肠道上皮细胞间的紧密连接能够阻止细菌、毒素及一些其他大分子进入人体,从而阻止其移位的发生。当上皮细胞间的紧密连接遭到破坏时,会引起肠黏膜通透性增加,革兰氏阴性细菌细胞壁的脂多糖成分进入门脉系统,如果肝脏的库普弗细胞(Kupffer cell)功能发生障碍,超过肝脏的内毒素清除能力时,内毒素大量溢出进入体循环,内毒素血症也因此可能发生。对于肝细胞来说这不仅是一个直接的毒性作用,而且还能够刺激库普弗细胞的增殖。近来发现在某些肝脏疾病的发病机制当中,库普弗细胞的形态和数量发生了变化。发病时库普弗细胞会相对集中在中央静脉区域,体积增大并且细胞内出现大的脂肪空泡,并且呈激活状态,库普弗细胞还会通过分泌炎性细胞因子参与到肝脏疾病的进程中,其中肿瘤坏死因子-α(tumor necrosis factor-α,TNF-α)起着关键作用。

(二)肠道化学屏障

胆汁酸是肠道化学屏障最重要的组成成分,胆汁酸不仅在脂肪类食物的乳化和脂溶类维生素的吸收中起重要作用,而且还能抑制肠道细菌的过度生长和移位,帮助人体维持肠黏膜功能并创造出一个稳定的肠道内环境。有研究表明胆汁酸疗法能降低高果糖饮食诱导的脂肪肝疾病。除了胆汁酸能通过与法尼酯 X 受体(FXR),固醇调节元件结合蛋白-1c(SREBP-1c)结合产生的瀑布样信号调节肝脏甘油三酯的代谢来降低肝脏脂肪化程度外,肠道菌群和内毒素的改变也都起着不可忽视的作用。肠道某些微生物通过影响胆盐的合成进而影响胆汁酸代谢,导致脂质代谢和能量代谢通路紊乱,从而引起脂质过氧化和脂肪酸在肝脏中沉积,最终导致肝脏疾病的发生。

(三)肠道免疫屏障

肠道细菌化合物的促炎能力是通过一类特定的模式识别受体调节的,这类受体被命名为 Toll 样受体(Toll like receptor,TLR)。TLR 是一种在进化上保守的 I 型跨膜糖蛋白,它通过两种模式识别配体,即病原体相关分子模式(pathogen associated molecular pattern,PAMP)和内源性损伤相关分子模式,具体而言,每一种 TLR 都有特定的病原体相关分子模式或者内源性损伤相关分子模式。在肝脏中,TLR 在不同的细胞内均有表达,这些细胞包括肝细胞、造血干细胞和库普弗细胞。目前研究已经发现了 13 种 TLR，这些 TLR 除了 TLR3 外，其余都有一个共同的调节分子髓样分化因子 88（myeloid differentiation factor，MyD88）。而在所有的 TLR 中，TLR4 被研究得最多。TLR4 是唯一既能通过 MyD88 依赖性途径又能通过 MyD88 非依赖性途径向细胞内传递信号的 TLR 受体。通过各级通路产生的炎症因子使库普弗细胞、中性粒细胞和肝星状细胞聚集、增殖、活化，并产生炎症因子、趋化因子及活性氧，诱导下游各种级联反应，导致细胞损伤，促进肝脏病变的进程。

（四）肠道生物屏障

肠道的生物屏障主要依赖于肠道菌群，肠道菌群的主要功能是营养作用、代谢活动、免疫和保护宿主免受外来微生物的入侵。发酵食物残渣中不能消化的部分是肠道菌群最为特殊的代谢功能，肠道菌群在碳水化合物的发酵过程中起着重要作用，大部分的多糖、某些寡糖及没有吸收的糖和醇都需要借助肠道菌群发酵。细菌水解发酵蛋白时的产物多酚具有诱导抗炎、抗氧化、抗衰老作用。肠道细菌厌氧代谢多肽和蛋白（腐败作用）产生一系列潜在的有毒物质，包括氨、胺、酚、硫醇和二元醇。肠道微生物群落的另一个主要功能是保护宿主免受外源微生物的侵袭。通过分泌抗菌物质或通过营养竞争来抑制外源致病菌的生长。

（五）"肠-肝轴"与选择性肠道去污

长期以来，对危重病患者是否进行选择性肠道去污（selective digestive decontamination，SDD）治疗一直是一个备受争议的问题。尽管国际上进行了大量相关方面的研究，总体倾向认为选择性肠道去污治疗对于预防肠源性感染及改善生存率方面有一定的积极作用。但鉴于长期以来都缺乏大规模的临床试验研究结果的支持和易诱发耐药菌株的产生等原因，使得对是否选择 SDD 治疗一直持保守态度。2009 年在新英格兰杂志上一项总例数为 5 939 例的大规模临床研究得出结论，认为 SDD 可以使 ICU（重症医学病房）内的重症患者 28 d 的死亡率降低 3.5%，基于对肠-肝轴理论体系的认识，该研究没有对是否伴有肝功能异常情况进行亚组分析。即在肝功能正常的情况下，通过肠黏膜的细菌或内毒素可被肝脏网状内皮系统清除，不会引起进一步的炎症放大和介质进入血液，通过 SDD 预防肠原性感染意义不大。而只有在肝功能受损情况下，失去了"第二水平保护"时，选择进行 SDD 应为必须且更有临床意义。

二、脾胃与肠-肝轴

脾胃主运化腐熟，负责人体的消化、吸收及代谢，为人体活动、脏腑功能提供物质基础。脾脏亦可保养正气，抵抗外邪，是以消化系统为主的多系统综合功能单位，与内分泌、免疫系统等密切相连。肝与脾相互为用，肝主疏泄，调节脾胃气机升降，疏利胆汁分泌，辅助脾胃对饮食物的消化吸收；脾气健旺，肝气得以濡养而其气调达，此亦为中医学五脏相关理论之肝脾相关理论的体现。胃与大肠相表里，胃肠相连，脾胃的疾病常常引起肠道功能的紊乱。肠道以其特有的机械、生物、免疫和化学屏障功能"构筑"了人体与外源性物质接触的第一道"防线"。肝脏是人体内最大的实质性器官，具有一系列复杂的代谢和免疫功能，其中肝脏中和、清除外来毒素的功能与其对细菌毒素和其他大分子的免疫反应间存在着微妙的平衡关系，而这种关系的失衡不仅会引起局部而且会导致全身的中毒和组织损伤。独特的解剖构成让来自胃肠道的血液在流入体循环前必须经门静脉系统进入肝脏,这使得肝脏在代谢、免疫监视、排泄胃肠道毒素等方面都发挥关键作用。

在正常情况下,肠道机械、生物、免疫和化学屏障"构筑"了人体与外源性物质接触的第一道防线,对于逃逸胃肠黏膜免疫监视的抗原和炎性因子,肝脏则提供第二道防线。目前,很多研究表明酒精性或非酒精性脂肪性肝病、肝硬化等肝脏疾病,其发生、发展都与脾胃和肠-肝轴有着密切关系。酒精等致病因素致肠屏障功能受损,大量内毒素通过肠-肝轴引起肝脏免疫损伤,并通过免疫机制进一步损伤肠屏障功能,形成恶性循环。因此肠-肝轴在酒精性肝病、肝硬化发生发展中的作用已日益受到重视,并已成为目前研究的热点。

三、中医学对肠-肝轴的认识

中医学认为,在解剖位置上,肝在右,大肠上连于小肠,下延魄门。在藏象方面,肝为风木之脏,性喜条达,具有协调人体气机,推动血液运行等作用。肝的疏泄功能对全身各脏腑的气机升降起着平衡、协调作用,且要通过协调脾胃气机升降来完成,使清阳之气上升以助脾的运化,浊阴之气下降以助胃之受纳腐熟,脾之运化、升清以及大肠的传导排泄,使之清升浊降,魄门启闭有常,又促进了气机的和畅顺达。大肠为传导之腑,主要功能是将水谷糟粕化为粪便排出体外,也可将其看作是胃的降浊功能的延伸。

(一)肠-肝轴学说与"肝脾相关"理论

藏象学说是中医学理论的核心,以五脏为中心通过阴阳五行和经络将五脏、六腑、五体、五神等联系起来。中医学认为肝肠学说中的"肠"即"脾"。肠-肝轴学说被认为是肝脾相关理论的丰富和补充。《黄帝内经》认为肝脾之间在生理上相互联系,如《素问·玉机真脏论》曰:"五脏相通,移皆有次;五脏有病,则各传其所胜"。《素问·宝命全形论》曰"土得木而达",土之宣达全赖肝木生发疏泄。脾气得肝之疏泄,则运化功能正常;若肝气不疏,脾主运化之功得不到肝气调达,则易见肠胃功能失调的症状。其次,肝脾两脏在调节气机方面关系更为密切,正如《素问·六微旨大论》中曰"出入废则神机化灭,升降息则气立孤危。"肝脾两脏密切配合,共同维持人体气机的运行。在气血运行方面,肝脾相关主要表现在肝藏血与脾统血之间的密切配合,肝脾在病理上则按照相克次序传变。《难经·第七十七难》中言:"见肝之病,则知肝当传之于脾,故先实其脾气。"《素问·至真要大论》中云:"厥阴之胜,耳鸣头眩,愦愦欲吐,胃鬲如寒……胃脘当心而痛,上支两胁……甚则呕吐,鬲咽不通。"此虽言运气之理,其中即蕴涵肝木乘脾胃之土的意思。《金匮要略》对肝脾相关理论的继承和发挥主要体现在治则和方证的运用上。《金匮要略·脏腑经络先后病脉证》指出"上工治未病……见肝之病,知肝传脾,当先实脾,四季脾旺不受邪,即勿补之",充分说明了"脾实,则肝自愈"。《金匮要略·黄疸病脉证并治第十五》中论述黄疸病时,着重说明脾在发病中的重要地位,以及在治疗时要重视调理脾胃,体现了治肝实脾的思想。《伤寒论》中的四逆散是张仲景常用的和解法之一,被后世医家尊称为调和肝脾之基础方,认为本方寒温并用,肝脾双调,恰合肝郁脾虚、寒热错杂之病机。

(二)肠-肝轴学说与"肝与大肠相通"理论

"肝与大肠相通"理论是中医整体观学术思想的体现,始载于明朝著名医家李梴《医学入门》;《医学入门·脏腑条分》通过转引《五脏穿凿论》的内容,首次记载了脏腑别通的相关理论。肝与大肠虽在解剖位置、肝肠经络上均未发现关联,但在《董氏奇穴》中记载"肝与大肠相通,由六经开阖枢理论推衍而来,实乃脏腑气化相通",即是说明肝肠相通要从气机开阖的机制来阐述。五行及脏腑学说认为肝属木,主疏泄,调节气机,大肠属金,且又属土,如《素问·六节脏象论》所说:"脾、胃、大肠、小肠、三焦、膀胱……此至阴之类,通于土气。"大肠具有金与土双重属性,其为"传道之官",排泄浊物,其土性顺肝气疏泄而运行,其金性降而魄门开启,使肝之浊气、肠之浊物随之排泄;反之,大肠的金性收敛,又可抑制肝木之气,以防疏泄过度伤肝气。这可能是肝与大肠生理上互助互制的关系。《医学入门》也明确指出"肝与大肠相通""肝病宜疏通大肠",认为脏腑之间不仅存在表里配合关系,且存在着互通互制关系。因此,"肝与大肠相通"的生理意义就在于肝脏借助于大肠降泄浊气使肝保持正常的生理功能;而肝疏泄功能正常又能保证大肠的顺利降浊。肝与大肠生理上的相互密切关系,病理上也肯定会相互影响,肝失疏泄,气机不通,会影响大肠的开阖排浊功能,最常见的表现是大便秘结或泄泻;反之,如果大肠排浊障碍,浊气上升,则会影响肝主疏泄功能,进而可能犯脑,出现肝风、臌胀、昏迷等症,如肝硬化、重型肝炎合并肠源性内毒素血症、自发性腹膜炎、肝性脑病大多与此相类似,故而"肝与大肠相通"具有一定的中医理论基础及临床实践验证。该理论的提出使现代医家对肝脏和肠道疾病之间的密切关系有了新的认识,给肝脏疾病和肠道疾病的治疗带来新的概念和思路。现代医学肿瘤病学科对此观点则有更直观的认识,研究发现肝脏是结直肠癌最常见的转移部位,有 60%~70% 的结直肠癌可发生肝转移,而 15%~25% 的结直肠癌在初诊时就已存在肝转移。

(三)基于"肝与大肠相通"的倒仓法

朱丹溪《格致余论》曾言:"肠胃为市,以其无物不有,而谷为最多,故谓之仓,若积谷之室也。倒者,倾去积旧而涤濯,使之洁净也……糟粕之余,停痰瘀血,互相纠缠,日积月深,郁结成聚……发为痈疽……为无名奇病。"至此,朱丹溪创立了"倒仓法"。"倒仓法"的意义在于及时排除肠胃内的糟粕,以保持肠胃清洁,从而减少疾病,延缓衰老。正如《灵枢·天年》所说:"六腑化谷,津液布扬,各如其常,故能长久。"朱丹溪创立的"倒仓法"与中医"八法"中的下法有其相似之处,可通过清除弥散在胃肠道的毒性物质而有效阻断肝肠循环。有研究证实通过给予腹膜炎模型大鼠灌胃大承气汤,结果发现大承气汤可稳定肝细胞溶酶体膜,抑制肠源性内毒素血症发生时的溶酶体酶合成及溢出活化,以达到保护组织脏器的目的。另有研究证实运用"肝与大肠相通"理论来治疗慢性肝病,可明显降低患者内毒素水平,提高生存率。

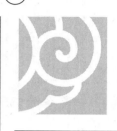

第九章　消化内镜新技术与消化系统疾病

第一节　消化内镜新技术临床应用

一、染色内镜

广义的染色内镜包括化学染色内镜检查术和电子染色内镜检查术。

（一）化学染色内镜检查术

化学染色内镜检查术（chromoendoscopy），指通过各种途径，如口服、直接喷洒、注射等，将色素染料导入内镜下要观察的黏膜，使病灶与正常黏膜颜色对比更加突出，有利于病变的检出与诊断。1966年日本学者Yamakawa最先发明了内镜染色技术，至20世纪90年代以后，随着染色、显色技术的不断发展，这种技术在临床得到了广泛应用。

常用染色方法

（1）卢戈氏液染色：也称为碘染色，正常食管鳞状上皮细胞富含糖原，糖原遇碘后呈棕色，而癌变组织、异型增生上皮细胞因糖原明显减少或消失而成染色不良的淡染状态或不染状态。碘染色常用浓度为1.5%~3%，通常在常规胃镜检查后使用喷洒管均匀地进行全消化道染色，建议从肛侧到口侧，边喷洒边吸引，床头抬高避免呛咳窒息。内镜下正常食管黏膜染成褐色草席纹状，病变部位多呈不染区或淡染区。碘染色模式分为4级：Ⅰ级为浓染区，比正常食管黏膜染色深，多见于糖原棘皮症；Ⅱ级为正常表现，呈棕褐色；Ⅲ级为淡染区，多见于低级别上皮内瘤变（low-grade intraepithelial neoplasia）或急、慢性炎症；Ⅳ级为不染区，多见于浸润癌、原位癌和高级别上皮内瘤变（high-grade intraepithelial neoplasia）。内镜下对食管进行碘染色可以清晰显示病变的部位和范围，使活检取材部位更加明确，从而提高早期食管鳞癌及癌前病变的检出率。然而在食管黏膜炎症、低级别上皮内瘤变、高级别上皮内瘤变以及癌变部位都可以出现碘溶液不染区，此时可借助于"粉色征"进行区分，即在喷洒碘溶液后病变部位呈不染或者淡黄色，2~3分钟后，高级别上皮内瘤变和癌变部位可变为粉红色。"粉色征"在窄带成像技术（NBI）下观察可以被强化，呈闪亮的银色，称为"银色征"。利用粉色征或银色征来判断高级别上皮内瘤变和癌变的灵敏度和特异度可达88%和95%。因碘溶液具有刺激性，可引起患者胸痛、恶心、呕吐、胃灼热等症状，故在操作前应向患者充分说明；染色时应选用稀释的溶液，尽量减少碘溶液的用量，结束后可用清水冲洗干净并将胃内残留的碘液吸掉,必要时可用硫代硫酸钠中和。

（2）亚甲蓝（methylene blue）染色:亚甲蓝曾称美蓝,是一种吸收性染料,它可使肠上皮化生组织、坏死组织以及白苔着色,但正常胃黏膜不染色,此方法不易发现异型增生及癌变,因此亚甲蓝染色主要用于诊断巴雷特食管及胃部的肠上皮化生。通常使用 0.25%~0.5% 亚甲蓝喷洒,2 分钟后以清水冲洗再进行观察,较难着色的部位可用 0.5% 碳酸氢钠冲洗后再喷洒。

（3）靛胭脂染色:靛胭脂是一种对比性染料,它是目前最常用的染色剂,常用浓度为 0.2%~0.4%,应用喷洒管或直接将其喷洒在胃、肠黏膜上,2~3 分钟后观察,可见蓝色的靛胭脂沉积于胃小凹和黏膜皱襞沟纹之间,以及肠黏膜的沟纹与息肉的腺窝开口,黏膜上皮不能吸收,在内镜下为青蓝色,由于色素贮留在凹陷部,使得病灶凹凸明显,从而显示隆起、凹陷、平坦的微小病灶边界,病灶的立体结构也可显示出来,使原来普通内镜下不能显示出的病变显现,特别是在结直肠病变中结合放大肠镜和腺管开口形态（pit pattern）,可判断结肠息肉的恶性程度。

（4）醋酸染色:常用冰醋酸或白醋在内镜下喷洒于胃内可疑部位黏膜,喷洒醋酸溶液后,可导致细胞内蛋白可逆性变性,从而使黏膜表面呈现一过性白化,此外,醋酸还可使黏膜肿胀,以上效应可使黏膜的表面结构更易被识别。常用浓度为 1.5%~2%。黏膜喷洒醋酸后,不典型增生区域（通常伴有黏膜炎症和腺瘤）可凸显出来,可增加扁平病变的检出率,并可以帮助判断早期胃癌病灶边界,研究显示白光识别边界的总体准确性为 66.0%,醋酸-靛胭脂复合染色为 84.1%（P<0.001）。对分化型癌,两者准确性差异较大,分别为 68.5% 和 89.8%（P<0.001）。

目前醋酸染色法分为四种:醋酸轮廓法、醋酸动态化学法、AIM 三明治法和醋酸 NBI 观察法。①醋酸轮廓法:喷洒醋酸后用放大内镜观察黏膜构造。喷洒 1.5% 醋酸数秒后黏膜产生白色化,进行放大观察。②醋酸动态化学方法:喷洒醋酸后,依据癌部位白色化会较早消失原理的方法。在喷洒 1.5% 醋酸后,癌部位和非癌部位都发生白色化,但癌的部位较非癌的部位消失更早。一般经过 10 秒左右癌部位的白色化消失,非癌部位白色化持续约 1 分钟左右消失,癌部位呈现出有透明感的发红改变,根据红色和白色的对比来进行范围诊断和精准活检。高分化腺癌约 10 秒白色化消失,但中分化腺癌常常 2~3 秒就消失,异型度较低的高分化腺癌或因肿瘤白色化会持续数十秒,范围有时反而不清,会出现和非癌黏膜对比不明显的情况。③AIM（活化诱导标记）三明治法:病变部位先喷洒 1.5% 醋酸,癌部位白色化开始消失后,再追加喷洒稀释 2 倍的靛胭脂,几秒到几十秒后癌部位的靛胭脂会消失,而非癌部位持续附着靛胭脂,必要时用清水轻柔冲洗癌部位的靛胭脂,此法对醋酸动态化学法显示不清的病变往往有效。但对未分化癌和部分中分化腺癌效果欠佳。④醋酸喷洒后 NBI 染色法:喷洒 1.5% 醋酸后用 NBI 观察病变的方法。癌部位呈茶色,非癌部位呈绿色,醋酸喷洒后在白光下消失的不明显病变在切换到 NBI 后,通过茶色和绿色的对比来判断。此外还有一种 AIM 染色法:1.5% 醋酸 15ml+0.1% 靛胭脂 10ml+15ml 清水,混合后共 40ml 喷洒,因在不同组织里酸的代谢不同,所以肿瘤部分的色素会被洗去,而非肿瘤的部分色素会沉着,因此病灶的边界会显示清楚,用于侧向范围的判定。

（5）结晶紫染色:结晶紫的浓度一般是 0.03%~0.05%,原液可用 1% 甲紫溶液（龙胆紫）,结晶紫为致癌物,因此仅用于如下情况:术后胃黏膜 ESD（内镜黏膜下剥离术）标本观察腺体和术前肠道 ESD 观察腺体的分型。一般是用于怀疑恶性侵袭性病变的染色。结晶紫是一种吸收型的染料,使上皮细胞的细胞质而非细胞核发生着色,而肿瘤的表面上皮以及腺体破坏导致固有层和黏膜下层的间质(纤维蛋白+黏液)开始显露,所以肿瘤部分并不显示。

(二) 电子染色内镜检查术

随着内镜技术的不断发展,出现了分光内镜,它是与分光技术相结合,在没有染色剂的情况下,内镜下能显示出不同的颜色,颠覆了内镜染色的传统技术。常用电子染色内镜检查术有如下几种:

1. 窄带成像内镜　又称为内镜窄带成像技术(NBI),是一种光学图像强调技术,它利用滤光器过滤掉内镜光源所发出的红蓝绿光波中的宽带光谱,仅留下窄带光谱,能够强调血管和黏膜表面的细微变化。因为消化道内壁黏膜内含有丰富血管和血红蛋白,血红蛋白拥有很强的吸收窄波光的能力,通过血红蛋白的强吸收和黏膜表面的强反射形成鲜明对比,血管形态和黏膜构造被清晰地展现出来。黏膜表面血管显示为褐色,黏膜下层的血管显示为青色。因此,NBI 具有相当于黏膜染色的功效,应用时仅需按键切换无须喷洒染色剂,故被称为电子染色内镜。

具有 NBI 功能的内镜其外形和常规操作与普通内镜基本一致,在操作中可随时切换至 NBI 模式观察病灶。对于附带 NBI 功能的变焦放大内镜而言,在对病灶近距离放大观察后再开启 NBI 模式,能更清晰地了解病灶表面的黏膜凹窝形态及血管等,方便对病灶进行定性与靶向活检。目前,NBI 在临床工作中的应用包括:①微小病灶的早期发现与诊断;②联合放大内镜观察其细微结构,进一步评价其特性并预测组织病理学结果;③作为病灶靶向活检及内镜下治疗的定位手段。

NBI 技术的应用大大提高了中下咽部早期癌、食管上皮内癌、巴雷特食管、早期胃癌、早期十二指肠癌、早期结肠癌的诊断及检出率。NBI 图像中血管和黏膜的颜色对比率明显更大,易于对食管上皮内乳头状毛细血管祥(intraepithelial papillary capillary loop,IPCL)的形态观察和评价,尤其对于无经验的内镜医师更易于发现病变。与组织学金标准相比,使用 NBI 内镜对 IPCL 的评价预测肿瘤浸润深度的精确性可达 85%,因此,日本内镜学会建议在食管鳞癌的筛检中应常规使用 NBI。巴雷特食管(Barrett esophagus)是食管腺癌唯一癌前病变,使用 NBI 加放大内镜联合检查巴雷特食管,较传统电子内镜更容易呈现鳞柱上皮交界处,能更清晰地显示巴雷特食管上皮血管网的形态,并能较好地对 B 巴雷特食管上皮进行黏膜腺凹形态分型。资料显示,放大内镜、NBI 加放大内镜和靛胭脂染色放大内镜能清楚地显示上皮腺凹的比例分别为 14%、61% 和 70%。另外,通过活检证实,其对异型增生诊断的准确性分别为 42%、73% 和 79%。表明 NBI 加放大内镜优于普通放大内镜,具有与染色放大内镜相近的诊断率。NBI 放大内镜通过照射到胃黏膜中肠化上皮顶端可产生亮蓝嵴,根据这一特点应用 NBI 放大内镜在萎缩性胃炎中识别肠上皮化生的区域。临床观察结果显示,NBI 识别肠上皮化生的敏感性为 89%,特异性为 93%。因此,NBI 放大内镜通过亮蓝嵴这一特点,能较准确地发现胃黏膜中的肠上皮化生。此外,NBI 系统对结肠疾病的鉴别和诊断也帮助较大。NBI 系统通过观察黏膜表面腺管开口形态(pit pattern),判断肿瘤或非肿瘤病变的符合率比普通内镜和染色内镜高、敏感性强。NBI 对结肠增生性息肉、腺瘤和早期癌的诊断敏感性为 95.7%,特异性为 87.5%,准确性为 92.7%。

2. 智能分光比色技术 智能分光比色技术（FICE），通过模拟色素内镜，可以再现黏膜表层细微结构及毛细血管走向。由日本千叶大学 Yoichi Miyake 发明，其通过电子分光技术将彩色 CCD（电荷耦合器件）采集到的不同色彩元素进行分解、纯化，根据内镜主机预设置的参数，从白光显像的全部光谱信息中抽提出相应信息后进行图像再合成，不仅能形成以上波段的组合光谱，更可提供 400~600nm 间任意波长组合的图像处理模式，并能通过位于内镜操作部的按键快速切换。波长组合亦可根据操作者喜好及经验进行个性化调整，并可为每位操作者预存不同参数，以期达到最佳观察效果。

利用 FICE，可以更清晰地观察黏膜腺管开口的形态，扩大观察胃黏膜的微血管，可明显获得正常胃底蜂窝状、胃体卷曲状、胃窦部弹簧状毛细血管和相差较大的集合静脉走行，可提供更为可靠的诊断信息。FICE 最多可设定 50 个不同的波长组合，不同组合的三原色（红绿蓝）可呈现不同的颜色及不同层次的深度，有利于观察黏膜表层结构、毛细血管形态结构，反映黏膜微细凹凸变化，增强黏膜表面血管和其他结构的可见度，更有利于分析和判断病变的性质。

3. 智能染色技术 智能染色技术（i-scan）染色是动态的、针对各解剖部位的染色功能。有针对血管形态、表面黏膜形态、微细边界、病灶的大体边界等的染色功能，还有针对食管、巴雷特食管、胃、肠道的模式。其染色原理：正常黏膜与异常黏膜的反光性质是不同的。在白光模式下，因整个胃肠道均显示为红色，病变的显示并不十分明显。通过光学染色后病变部位基本不改变颜色，而周围正常黏膜则变为暗青色，达到病变部位与正常黏膜的对比作用，在不使用色素染色的情况下使病变清晰呈现，使初学者更容易发现病变。与 NBI 相比，i-scan 具有多种观察模式，如 p 模式为微腺管模式。v 模式为微血管模式。此外，还有 e 模式（食管模式）、g 模式（胃模式）、c 模式（肠道模式）。

4. 自体荧光成像技术 自体荧光成像技术（AFI），能够在荧光下准确捕捉黏膜细微变化，发现常规观察下容易疏漏的病变。蓝光照射到黏膜下层后，会产生强荧光。荧光如果遇到发育异常的病灶（例如表浅血管的异常聚集或黏膜增厚），光线减少，荧光变暗。AFI 功能会将这些细微变化转换成色彩信息，在荧光下，正常黏膜和病灶之间的细微区别得以强调。正常组织呈现绿色调，而荧光被削弱的部位呈紫红色。黏膜表面荧光强度不同、蓝光照射到黏膜组织上产生绿色的荧光，正常黏膜和病变组织反射回的图像会有区别，通过 AFI 功能，可以准确感知正常黏膜与病变黏膜之间的细微差别。

二、放大内镜

放大内镜观察是对消化道黏膜细微形态的内镜观察，对以腺管开口部小窝和绒毛的形态为中心进行的观察定义为放大观察。放大内镜兼有常规内镜和放大观察的双重功能，放大内镜可通过调节内镜前端的可动镜头将常规内镜观察状态转变成窄角、放大倍率高的放大观察状态，它可以将常规内镜所见病变放大 35~170 倍再行观察，一般在常规镜检发现病变后再用放大内镜进行近距离观察。放大内镜分为光学放大和电子放大两种。光学放大是指通过调整安装在内镜镜头内部的可移动镜片，实现光学变焦，这和具有光学调焦功能的望远镜及照相机的原理是一样的。通过光学放大，我们可以观察到裸眼无法看到的细微解剖学构造。与此相比，电子放大只是单纯地把图像拉伸扩大而已，所以，只有通过光学放大，才能真正提高对观察物的分辨率。目前临床上所使用的几款放大内镜的最高分辨率：

GIF-Q240Z 是 7.9μm,GIF-H260Z 是 5.6μm,GIF-H290Z 是 5.6μm,EG-590ZW 为 6.2μm。人体血管中最细的是毛细血管,其直径约 8μm,所以用放大内镜能够观察消化道黏膜的毛细血管,这一点具有重要的临床意义。为了获得最大放大倍数下稳定地放大内镜图像,应该在内镜先端安置柔软的黑色橡皮帽。

(一)放大内镜在食管疾病的诊断应用

1. 在早期食管癌中的应用 食管黏膜为复层鳞状上皮所覆盖,没有胃肠道黏膜那样由腺体开口形成的小凹。放大内镜主要有以下几个方面的作用:①与卢戈氏液染色相结合便于发现微小病变;②通过对微小血管的观察有助于分辨正常黏膜和病变黏膜;③有助于了解食管癌的浸润深度;④对巴雷特食管的诊断。Kumagai 等结合对手术标本的实体显微镜观察和对应的病理结果,对放大内镜下食管黏膜表面的微小血管形态进行分类研究,提出 IPCL 的形态变化对区分正常、异常黏膜以及判断癌肿的浸润深度具有重要意义。IPCL 是由黏膜下引流静脉分出的树状血管发出的,正常为环形。文献报道 IPCL 常见的形态改变有交织、扩张、直径不规则和 IPCL 多形等 4 种改变。根据 IPCL 形态改变的程度和局部黏膜碘染色的情况,可分为 5 种类型:1 型,正常黏膜,碘染色阳性,IPCL 形态正常;2 型,炎症浸润,碘染色阳性,IPCL 有扩张和/或延长;3 型,轻度不典型增生,碘染色淡染,IPCL 形态无明显改变或改变轻微;4 型,重度不典型增生,碘染色淡染或不染,IPCL 在上面所述的 4 种形态改变中占 2~3 种以上;5 型,食管癌,碘染色不染色,IPCL 4 种形态改变全有,即交织、扩张、直径不规则和 IPCL 呈多形状均出现。但是,Kumagai 认为并不是所有食管癌黏膜的 IPCL 都呈现第 5 型表现,并认为 IPCL 形态改变的程度与癌肿浸润的深度有关。根据浸润深度将其分为黏膜内癌(m 型)和黏膜下癌(sm 型),前者又可分为 m1、m2、m3 型。m1 型只有 IPCL 的扩张,m2 型的 IPCL 既有扩张又有延长,m3 型为变形的 IPCL 和有较粗直径的肿瘤血管混杂,sm 型则只见到粗大的肿瘤血管。组织病理学证明这种分法的符合率达到 83.3%。

2. 在巴雷特食管中的应用 放大内镜用于诊断巴雷特食管的研究报道较多。食管的鳞状上皮和单层柱状上皮在放大内镜下区别是明显的,目前的研究主要集中在判断化生的柱状上皮是胃型还是肠型,以及不同形态的柱状上皮癌变的危险程度。Endo 等利用放大内镜结合亚甲蓝染色将化生的上皮根据小凹形态分为 5 型:圆点型、长线型、长卵圆/曲线型、管型和绒毛型。并通过免疫组化的方法证明圆点型和长线型多为胃型上皮,而管型和绒毛型多为肠型上皮,长卵圆/曲线型则介于两者之间的。以 Ki-67 为指标的免疫组织化学证明,后两种上皮的增殖活性大于前两种,而以前也有文献报道巴雷特食管的这种肠化上皮的癌变率比胃型上皮高。因此,放大内镜对巴雷特食管的诊断和预后判断可能有重要意义。

(二)放大内镜在胃黏膜病变的诊断应用

胃黏膜表面微细形态的基本单位为胃小凹(gastric pit),无数的小凹组成胃小区,小区与小区之间由胃小沟(又叫区间沟)分隔。小凹为腺体的开口。放大内镜观察的对象主要为小凹和黏膜上的一些小血管,在不同部位、不同的病理条件下这些微细结构形态有一定的改变。Sakaki 等认为作为胃腺的开口,胃腺的分布决定了不同部位小凹的形态特点,胃底腺分布于胃底和胃体,幽门腺分布于幽门部宽 4~5cm 的区域。胃底腺多为单支管状腺,其颈部短而细。而幽门腺分支较多而弯曲,且常为 3~5 条幽门腺共同开口于一个小凹。

1. 在幽门螺杆菌(Hp)相关性胃炎诊断中的应用　放大内镜用于诊断 Hp 感染也是目前研究较多的一个方向,主要通过观察集合静脉规则排列(regular arrangement of collecting venules,RAC)的有无和形态变化判断有无 Hp 感染。Hp 相关性胃炎多表现为 RAC 减少或消失,在炎症比较重的 Hp 相关性胃炎的胃黏膜,其毛细血管网甚至可以消失,但是其具体机制目前尚不太清楚。2002 年,Yagi 等人用 VS 分型(vessel plus surface)把放大内镜观察到的胃体前壁和大弯侧黏膜分为 4 型:Z-0、Z-1、Z-2 和 Z-3。放大内镜下表现胃 Z-0 型者,经细菌培养、尿素酶快速试验等证实 90% 不存在 Hp 感染,非 Z-0 型者 100%Hp 阳性,提示该分型表现能预测 Hp 感染。其中 Z-0 型表现为胃体部:普通内镜观察黏膜呈规则的微细发红点,微细发红点是 RAC;放大内镜观察 RAC,周围网状结构形成真性微血管,中央针孔状为腺开口,胃体微细点抓光发红,排列规则,微细点状发红为集合细静脉。放大内镜还可用于观察 Hp 根除治疗的效果。成功根除 Hp 后放大内镜可观察到下列三种变化:胃小凹之间的红斑和/或肿胀消失;白的小凹变成针孔状;集合静脉重新出现。2003 年 Nakagawa 等人针对胃窦大弯侧和胃体大弯侧集合细静脉的形态,将其分为三类:规则型(regular,R)、不规则型(irregular,I)和模糊型(O),研究显示,放大内镜在胃体大弯侧观察到 R 型结构预测 Hp 阴性的准确性达到 100%,非 R 型结构(O 型或 I 型)预测 Hp 感染阳性的准确性为 82.4%。此外,通过与病理组织学之间的对比研究发现 I 型结构常提示黏膜存在组织学高度萎缩。

2. 在早期胃癌的诊断中的应用　放大内镜用于诊断早期胃肿瘤的目的主要是判断病变的良恶性、区分其组织学类型以及判断恶性病变的浸润深度和广度。早期胃癌的微血管构造特点如下:

分化型(肠型)胃癌:在分化型胃癌的病灶中,规则的上皮下毛细血管网(subepithelial capillary net,SECN)消失,代之以不规则微血管构造(IMVP),以形态、大小及分布不一的微血管增生为特征,癌变黏膜的 IMVP 和周边正常黏膜的规则 SECN 之间形成清晰的边界线(demarcation line,DL)。IMVP 是由癌变细胞间质内增生的肿瘤血管形成,而规则的 SECN 的消失和 DL 的形成体现了分化型癌膨胀替代式的生长方式。

未分化型(弥漫型)胃癌:表现为背景黏膜中规则 SECN 的减少或消失,也就是微血管构造缺失。这是由于癌细胞的组织学生长方式是增殖侵犯上皮下层,并破坏黏膜固有层,而不伴有间质组织包括血管的增生,因此,未分化型胃癌既没有明显的 IMVP,也没有清晰的 DL。

应用放大内镜观察微血管作为诊断标志对于确定分化型胃癌的边界非常有意义。在白光内镜联合放大内镜基础上联合窄带成像技术(NBI),确定肿瘤边界时能使微血管更为清晰,且程序更为简便。

3. 用于观察消化性溃疡的愈合过程　在糜烂、溃疡的急性期,病灶中央部位由于黏膜的破坏,放大内镜下看不见小凹和微小血管,一般只见炎性渗出和坏死物构成的苔样覆盖物。Sakaki 等根据放大观察及病理学研究,划分了放大内镜下胃溃疡的分期:白苔覆盖的再生期和瘢痕期。再生期再分为 R0(无再生黏膜)、R1(有细小的再生黏膜结构)及 R2(粗大的再生黏膜结构)型。瘢痕期分为 Sa、Sb 及 Sc 三型,Sa 中央有凹陷,而凹陷中心无再生黏膜;Sb 的凹陷中心有粗大的再生黏膜;Sc 则变为与周围黏膜类似的微细形态。研究表明瘢痕的内镜下形态与组织学再生程度密切相关,即使经过较长的时间,Sa 和 Sb 型的再生仍是不充分的。胃镜下瘢痕的形态变化与组织缺损的修复过程相关,组织缺损仅局限于黏膜下层者呈 Sc 型外观,溃疡在固有肌层以内者开始为 Sa 和 Sb 型,以后逐渐演变为 Sc 型,穿透肌层的溃疡则停留在 Sa 和 Sb 状态。Takemoto 等在研究了 58 例胃溃疡患者的黏膜再生模式和活检标本的组织学检查的关系后发现,Sa 型有足够黏膜再生占 26.7%,Sb 型 79.2%、Sc 型 100%。随后又研究了 80 例胃溃疡和 56 例十二指肠球部溃疡患者内镜下瘢痕外观和复发的关系,结果显示溃疡瘢痕从 Sa 型到 Sb 型再到 Sc 型,完成这一愈合过程的患者很少复发,相反,Sa 型瘢痕的患者有很高的复发率,胃溃疡为 88.8%,十二指肠球部溃疡为 88.0%。因此,认为用放大内镜来观察胃和十二指肠球部溃疡愈合有很重要的显示预后和指导治疗的价值。

(三)放大内镜在结肠疾病的诊断应用

放大结肠镜检查方法基本同单人结肠镜操作法,因为使用变焦放大观察时,必须精确掌握镜头先端部与黏膜间的距离,最适距离约 2mm,且要保持镜身稳定,只有单人操作才能精确控制镜身及先端部。放大结肠镜检查前同样先行常规结肠镜检查,然后再针对病变部位进行染色以便进行放大内镜的观察。常用染色剂为 0.2% 靛胭脂。

1. 在结肠息肉诊断中应用　放大内镜对结肠黏膜病变的诊断主要观察腺管开口(pit)形态。常用的分型是工藤分型,具体如下: Ⅰ 型圆点状 pit; Ⅱ 型呈星芒状 pit; Ⅲs 型小型类圆形 pit; Ⅲ L 型管状型 pit; Ⅳ 型树枝状、脑回状 pit; Ⅴ I 型小窝不规则; Ⅴ N 型小窝缺如无结构。Ⅰ 型为正常结肠黏膜,Ⅱ 型为炎症,Ⅲ L 型见于管状腺瘤,Ⅲ S 型小管圆形为肿瘤压迫所致,见于凹陷性癌,Ⅳ 型见于绒毛状腺瘤,Ⅴ I 型见于早期癌变,Ⅴ N 型为肿瘤破坏腺体所致,见于进展期癌变。放大结肠镜还可对病变的深度进行初步判断,根据隐窝类型分为非肿瘤性隐窝(Ⅰ、Ⅱ 型隐窝)、肿瘤非浸润型隐窝(Ⅲs、Ⅲ L、Ⅳ 型)、肿瘤浸润型隐窝(Ⅴ 型隐窝)。按照放大内镜判断肿瘤的浸润深度,非浸润性病变的准确性可达 99.4%,浸润型病变为 80.0%。SANO 等将 NBI 结合放大镜下观察到的黏膜微血管分为三型: Ⅰ 型:微血管排列规则,血管呈浅褐色,无树枝状血管网,见于正常结肠黏膜和增生性息肉; Ⅱ 型:微血管密度较为稀松,血管结构类似正常黏膜,但血管较长较粗,见于结肠腺瘤性病灶; Ⅲ 型:微血管明显增长增粗,密度增加,伴有分支、弯曲和不规则改变,有深褐色的树枝状血管网及许多深绿色血管,部分血管网破坏多见于结肠癌。

2. 在炎症性肠病诊断中的应用　炎症性肠病(IBD)相关结肠癌通常经历"炎症-异型增生-癌"的恶变途径,内镜筛查有助于及时发现癌前病变,从而降低结肠癌的风险。然而,IBD 异型增生的形态大多扁平,周围黏膜多有水肿、充血、糜烂或瘢痕改变,早期诊断有一定难度,对内镜技术和医生经验要求较高。

溃疡性结肠炎(UC)在放大内镜下表现为典型的隐窝病变,以隐窝肿大、破坏及融合为特征,可表现为典型的颗粒状结构、筛状结构及形成溃疡,残留的正常隐窝可增生形成粗绒毛状结构。放大内镜联合色素内镜检查已被证明对慢性 UC 患者结肠炎相关肿瘤的检测是有用的。此外,在预测疾病范围方面,放大色素内镜显著优于常规结肠镜。这些结果提示,在评估疾病严重程度和检测结肠炎相关的异型增生/癌时,可以考虑用结肠镜进行组织学检查。随着超细胞放大内镜的发展,可以通过放大 1 000 倍来观察浅层黏膜层。超细胞放大内镜能够检测到隐窝和黏膜发炎的细胞。即使没有进行病理检查,这种新内镜也可以区分黏膜愈合患者的溃疡性结肠炎组织学严重程度（如梅奥内镜评分 0）。

普通内镜只能分辨正常和受损黏膜，在观察毛细血管异常方面却略显不足。有研究报道，普通内镜观察 UC 患者正常区域的肠黏膜，但其炎症活动可能仍持续存在。同时亦有研究表明，常规结肠镜下表现为缓解期的患者的黏膜组织病理结果仍可能为活动期。说明普通内镜对 UC 患者的病变范围、病情分期及严重程度的准确判断尚有一定的局限性。病情严重程度的确立可协助临床医生进一步采取有效的治疗措施。NBI 联合放大内镜观察有助于对 UC 进行活动性分级：①轻度或缓解期，正常毛细血管结构和蜂窝样毛细血管结构；②中度，不规则毛细血管结构和绒毛样毛细微血管结构；③重度，无残存黏膜结构和息肉样黏膜结构。因此，临床上，应用 NBI 联合放大内镜有助于对 UC 的黏膜情况做出更为精确的评估。

三、激光共聚焦显微内镜（confocal laser endomicroscopy，CLE）

（一）概述

激光共聚焦显微内镜（CLE）是一种全新的内镜检查技术，常被称为"光活检"或"虚拟活检"。可以在白光内镜检查的同时，通过静脉注射或黏膜表面喷洒荧光造影剂，实时观察消化道黏膜上皮细胞、腺体及血管等显微结构，获取消化道黏膜最高达 1 000 倍放大的横切面显微内镜图像，做出即时的组织学诊断。目前有 2 种激光共聚焦显微内镜系统，一种是整合式 CLE，另一种是探头式 CLE，研究表明，CLE 对消化道黏膜早期肿瘤具有较好的诊断价值。目前应用于 CLE 的对比剂有多种，使用较为广泛的有静脉注射剂荧光素钠（10% 溶液 5~10ml）和局部应用的盐酸吖啶黄（0.05% 盐水溶液，大约成像前 30s 局部喷洒，每个检查部位 1~2ml）。这两种对比剂都可以帮助 CLE 辨认柱状上皮细胞、杯状细胞和隐窝结构。荧光素钠是一种微酸性、亲水染色剂，静脉注射后可以广泛结合于血清蛋白，未结合的染色分子可随静脉输入逐渐渗透入黏膜全层，标记表面上皮的细胞外基质和基底膜，显示结肠隐窝结构、上皮细胞、固有膜的结缔组织基质、血管和红细胞，使固有膜的结缔组织基质与微血管系统产生强烈对比。但是荧光素钠不能穿过细胞的类脂膜与细胞核的酸性物质结合，故不能清楚显示细胞核。相反，吖啶黄可以穿过细胞膜与细胞核的酸性物质结合，更适于标记表层上皮细胞、显示细胞核，但是不能逐渐渗入黏膜全层产生上皮下深层对比，且其分布随时间的变化小。

（二）CLE 在消化道疾病诊断中的应用

1. 在诊断巴雷特食管（BE）中的应用 巴雷特食管由于有杯状细胞的存在，在 CLE 下有特征性的改变，因此，CLE 在诊断巴雷特食管方面有一定的优势，组织病理学仍然是确诊的金标准。但在共聚焦成像系统下，可以对可疑病变进行靶向活检，提高巴雷特食管的检出率。在 CLE 下，可以直接观察到巴雷特食管相关肿瘤的特征：带有异型细胞的不规则上皮层和正常基底膜的丢失。Kiesslich 等应用 CLE 对 63 例巴雷特食管患者进行了观察，结果显示 CLE 对巴雷特食管和巴雷特食管相关肿瘤的敏感性分别为 98.1% 和 92.9%，特异性分别为 94.1% 和 98.4%，表明 CLE 对巴雷特食管具有重要的诊断价值。

2. 在幽门螺杆菌感染诊断中的应用 目前有个案报道使用 CLE 在活体内检测 Hp 获

得成功,Kiesslich 等使用 CLE 在 1 例 70 岁男性患者体内观察到了聚集的和单个细菌,具有 Hp 的鞭毛等形态特征。报道中应用了荧光素钠和盐酸吖啶黄两种不同的对比剂检测胃上皮和深层存在的 Hp。从胃窦和胃角取得活检标本行尿素酶试验、组织学检查及细菌培养。培养的 Hp 在体外行 CLE 检查,同时比较使用盐酸吖啶黄染色和未使用盐酸吖啶黄染色的结果。组织学检查证实了 Hp 的感染,体外细菌培养也证实了 Hp 的存在和 Hp 对盐酸吖啶黄的主动摄取。该研究表明,应用 CLE 可以在内镜检查过程中及时诊断 Hp 的感染,了解 Hp 在胃内的分布。另一项研究提示:应用 CLE 可对幽门螺杆菌感染相关性胃炎的组织学改变进行观察。研究共纳入了 118 例 Hp 相关性胃炎患者,CLE 观察后进行病理组织学验证,结果显示:CLE 诊断 Hp 相关性胃炎的敏感性和特异性分别为 82.9% 和 90.9%;预测正常胃黏膜的敏感性和特异性分别为 94.6% 和 97.4%;预测胃体萎缩的敏感性和特异性为 92.9% 和 95.2%;诊断肠上皮化生的敏感性和特异性分别为 98.6% 和 100%。CLE 图像分析显示,杯状细胞和吸收细胞是 CLE 诊断肠上皮化生图像中最常见的两个参数。CLE 比白光内镜能发现更多的胃组织学病变。

3. 在早期胃癌诊断中的应用 Kakeji 等人分别进行了 CLE 对胃癌体外和体内的研究,并应用影像软件分析,体外结果显示在 CLE 影像中,瘤细胞的核区面积均数大于正常细胞,在体研究表明,CLE 影像可以显示胃癌病灶中特征性不规则细胞结构和血管分布。在这项研究中,研究者进行了 CLE 对胃黏膜肠上皮化生、异型增生的诊断价值的研究,还评价了 CLE 靶向活检对提高溃疡型胃癌组织学检出率的作用,结果显示,CLE 对早期胃癌的筛查和提高胃癌确诊率具有重要意义。

4. 在结肠上皮内瘤变和早期癌诊断中的应用 Kiesslich 等首先对 27 例患者应用盐酸吖啶黄或荧光素钠作对比剂进行研究,又对 42 例患者使用荧光素钠作对比剂进行研究,对标准部位和可见的病变进行共聚焦成像,然后对该部位活检。对大肠 390 个不同部位的 13 020 帧共聚焦影像和 1 038 块活检的病理结果进行比较,结果 CLE 能准确地发现上皮内瘤变(敏感性为 97.4%,特异性为 99.4%,准确性为 99.2%)。因而,CLE 可以对大肠黏膜进行准确的虚拟活组织检查,为早期大肠癌的研究提供了快速、可靠的诊断工具。结肠腺瘤是结肠腺癌的癌前病变,CLE 可以帮助区分炎症性息肉和腺瘤性息肉。应用 CLE 对溃疡性结肠炎的随访观察有助于早期发现结肠癌。色素内镜可以提示病变的轮廓范围和显示腺窝形态,CLE 可预测上皮内瘤变,两者结合可以快速预测新生组织样的改变,并对病变进行靶向活检。有研究结果显示亚甲蓝染色对共聚焦扫描系统无干扰,两者结合应用有助于提高上皮内瘤变的检出率。

5. 辅助体内诊断胶原性结肠炎 胶原性结肠炎是一种原因不明的非特异性炎症性肠病。临床主要症状为慢性水样泻,钡剂灌肠和内镜检查无异常发现,诊断主要依靠活组织检查,其特征为上皮下胶原带增厚。因而临床上诊断较为困难。Kiesslich 等报道使用 CLE 很容易识别上皮下增厚胶原带。该报道应用荧光素钠作为对比剂采集共聚焦图像,根据有无胶原带进行靶向活检。经病理证实,表明 CLE 有助于鉴别受侵袭的结肠黏膜和正常的黏膜部位,靶向活检与随机活检相比,能提高黏膜活检的阳性率。

相信随着内镜技术、激光扫描技术和计算机图像处理技术的进步,以及对其他对比剂的进一步研究,CLE 可以逐步完善,并大量应用于消化道早期肿瘤的筛检和确诊,开创分子水平及细胞水平实时诊断消化道疾病的新纪元。

四、胶囊内镜和小肠镜的进展

(一)胶囊内镜

1981 年,以色列光电工程师 Gavriel J. Iddan 教授首次提出"可吞服型小肠内镜"。1994 年,伦敦帝国理工学院 Paul Swain 教授在洛杉矶世界胃肠病大会首次提出"胶囊相机机器人"的概念。两位教授的想法不谋而合,于 1998 年试制出第一颗胶囊内镜,并完成了动物实验;1999 年 Paul Swain 教授吞下了人类历史上第 1 颗胶囊内镜,并进行小肠检查;小肠胶囊内镜诞生至今,胶囊性能、视野清晰度以及阅片适配软件等方面均获得了显著进步。小肠胶囊内镜从第 1 代到第 3 代,胶囊内镜的拍摄频率、续航时间、亮度调节方式等方面获得了极大的改良。传统的胶囊内镜纯依靠重力和胃肠道蠕动为动力,无法全面有效地观察胃腔,因此,Carpi 等于 2006 年提出了磁控胶囊内镜技术的概念,希望通过磁场提供一种控制胶囊运动和定向的手段。根据体外磁场来源的不同,磁控胶囊内镜可分为 3 类:手柄式、MRI 式和机器臂式。我国率先研制出全球首台利用机械臂精准多维旋转移动、自适应匹配实现精准磁控的胶囊胃镜系统,该系统由一个 C 型机器臂式的永磁体在体外控制胶囊在胃腔内实现精确的运动和控制,经临床研究证实诊断准确性高。2017 年,中国磁控胶囊内镜专家共识发布,明确了磁控胶囊内镜的适应证、禁忌证,规范化了操作流程。同时,多项研究证实磁控胶囊内镜应用于 6 岁以上儿童、老年人群、传统胃镜检查禁忌人群以及服用双联抗血小板药物患者等安全可行。继我国之后,英国、匈牙利等国家相继应用国产机器臂式磁控胶囊内镜并得到积极评价。近来,我国学者通过磁控辅助胶囊内镜通过幽门,进一步提高了小肠检查完成率,人工智能技术的应用也大幅提高了医生阅片的效率和准确性。

胃肠动力疾病因其发病率高、诊治困难的特点,一直获得胶囊内镜研发者的广泛关注。2006 年美国 FDA(食品药品监督管理局)批准上市的"Smart Pill"动力胶囊可实时采集胃肠道腔内 pH 值、温度、压力数据,为诊断胃轻瘫和慢性便秘等胃肠动力障碍性疾病提供了新的思路。2014 年,Ron 等发明了消化道振动胶囊并进行了首例临床试验,结果表明所有受试者的周均排便次数由原来的 2.19 提高至 3.79,证实振动胶囊在治疗慢性便秘方面安全、有效。我国学者也于 2017 年发明了智能手机控制的振动胶囊系统,在动物实验中发现该系统可显著增加比格犬的排便次数和排便重量,临床初步研究亦得到一致结果。振动胶囊能够大大减少化学药物对肠道功能和肠壁结构的损伤,有望成为针对功能性便秘的创新疗法。

各国学者充分利用胶囊内镜的"微型"特质,提出许多新颖观点与设想。2013 年 Yim 等提出定向释放药物的遥控胶囊内镜,利用外部磁脉冲频率控制胶囊在胃肠道特定位置局部释放药物,达到靶向给药的目的。2016 年问世的磁控减重胶囊可在胃腔内磁控充气,增加吞服者的饱腹感,减少饮食能量摄入从而达到减重效果。为了留出更大的空间装载药物,2001 年 RF SYSTEM 实验室成功研发出无电池胶囊内镜,变传统锂电池为电容供电,提升了 40% 的自由空间。为解决在结肠中由于肠腔过粗而容易漏诊病变的问题,2006 年 Filip 等提出自稳定胶囊内镜,可通过扩张球囊,对空间较大的肠管进行更为仔细的观察。为获得稳定的视野,Bourbakis 等于 2010 年提出精确定位胶囊内镜模型。为了进一步解决胶囊体积小和结肠容积大、皱襞多的问题,2014 年 Lucarini 等研发出球形胶囊内镜可通过磁控经肛逆行,贴合结肠壁进行细致检查。

目前,胶囊内镜已广泛应用于临床,国内外指南推荐在以下情况使用胶囊内镜:为了进一步明确不明原因消化道出血(obscure gastrointestinal bleeding,OGIB)及不明原因贫血的原因、监测和指导克罗恩病的诊断和治疗、明确小肠肿瘤以及进一步除外可能存在的小肠疾病等。

1. 不明原因消化道出血(OGIB) OGIB 通常是指患者已完成一般内镜(胃镜、肠镜)、小肠计算机体层成像(CT)等常规检查,但仍不能确定其存在持续或反复出血的原因,一般占消化道出血的 3%~5%。目前国内外指南已经推荐胶囊内镜作为明确 OGIB 原因的一线方法。既往文献报道,为明确 OGIB 原因而行胶囊内镜检查患者的阳性诊断率为 30%~92%,其出血原因最常见的小肠病变表现为毛细血管扩张症、小肠糜烂、溃疡。但并不是所有 OGIB 患者通过胶囊检查后都能明确病因,Koji Otani 等通过对比分析患者在初次使用胶囊内镜检查阴性后使用胶囊内镜或小肠镜进行复查,结果显示通过使用胶囊内镜复查的阳性检出率明显高于使用小肠镜。因此临床上建议对于怀疑存在持续出血的 OGIB 患者,即使初次胶囊内镜检查结果显示阴性,在综合评估受检者病情后建议重复使用胶囊内镜进行检查,将会提高明确小肠病变的概率。并建议胶囊内镜检查时间越早,其明确病因的概率越高,随着发病时间的延长,胶囊内镜确诊率会逐步下降。

2. 克罗恩病 克罗恩病(Crohn disease,CD)是一种慢性炎症性的肉芽肿病,病变累及口腔至肛门各段的消化道,一般情况下小肠受累概率为 70%~80%。由于小肠特殊的解剖结构,加上传统检查方式所存在的局限性,胶囊内镜在 CD 的诊断及评估病情方面发挥出独特的价值。研究发现,胶囊内镜在 CD 诊断方面有较好的优势,其敏感性和特异性分别达到89.6% 和 100%。国内外研究发现,胶囊内镜在 CD 诊断率方面明显高于 CT 和 MRI。但需要注意的是,CD 患者容易合并肠腔狭窄,较易发生胶囊潴留情况。研究发现,CD 患者在行胶囊内镜检查过程中发生胶囊潴留的概率达到 5%~13%,明显高于一般受检者。因此在使用胶囊内镜前注意评估患者病情,以防胶囊滞留引起急性肠梗阻。

3. 小肠肿瘤 小肠肿瘤发生概率比较低,仅为 3% 左右,通常大部分患者在接受多种检查后依旧不能明确原因。但是胶囊内镜的使用,使小肠肿瘤的发现率明显提高,其诊断率可达到 6%~9%。

4. 遗传性息肉综合征和乳糜泻 当临床上考虑为遗传性息肉综合征时,胶囊内镜的小肠息肉检出率明显高于钡餐造影。乳糜泻患者主要以小肠吸收不良为主要表现,其小肠病变主要表现为小肠绒毛的萎缩,通过胶囊内镜观察小肠黏膜的情况有助于诊断。研究发现,胶囊内镜发现小肠绒毛萎缩的敏感性为 70%~87.5%,特异性为 90.9%~100%。

虽然胶囊内镜有助于提高胃肠道疾病的诊断率,但其仍具有较多的局限性。①通常有1.3%~1.4% 患者会出现胶囊内镜潴留的并发症,引起胶囊潴留常见的原因是 CD、肿瘤性病变、非甾体抗炎药相关肠病。由于患者在出现胶囊潴留情况后常常需要通过外科手术来解除,因此在行胶囊内镜检查前首先要除外小肠梗阻及狭窄性改变。目前有公司开发出一款可溶性探路胶囊,其本身是可以自行溶解的,可以用于诊断可疑的肠腔狭窄。研究发现,可疑肠腔狭窄患者在使用可溶性胶囊内镜中未发生胶囊潴留情况,但这并不意味就是绝对安全的,在使用之前仍然需要评估患者病情。②胶囊内镜在肠道中的运动是借助胃肠道的蠕动功能来实现的,拍摄图像也属于随机性的行为,不能人为进行操控,容易出现漏诊。虽然现在出现了磁控胶囊内镜,医生能够借助磁场的变化来控制胶囊的运动,但其主要应用于胃部疾病的检查。③胶囊内镜不能像传统内镜一样的操作，不能完成反复观察、活检及内镜下治疗，临床应用范围比较局限。④一次胶囊内镜检查完成后，会产生上万张图片，医师在阅片过程中所耗费的时间较多，容易出现视觉疲劳及精力下降，会出现一定漏诊率。

（二）小肠镜

小肠是人体中最长的消化管道，位于消化道的中段，成人全长约 5~7m，距口和肛门都很远，小肠管腔长而游离、迂曲，使内镜进镜和观察均很困难。小肠的特殊解剖结构给疾病的诊断带来一定的难度。过去小肠疾病的诊断主要依赖影像学检查，全消化道钡餐、小肠气钡双重造影、核素扫描、选择性动脉造影、CT、MRI、正电子发射体层成像（PET）等方法，这些检查解决了临床部分问题，但都有其局限性，敏感性和准确性较低，无法满足临床诊断的要求。1977 年 Tada 等首次报道探条式小肠镜开始对小肠进行检查，并不断对小肠内镜检查方法进行改进和完善。但推进式小肠镜的进镜深度有限，难以完成对整个小肠的检查。单气囊小肠镜（single-balloon enteroscope）是近年开展起来的诊断和治疗小肠疾病的重要检查方法，使消化内镜对消化道的检查拓展至全部小肠，单气囊小肠镜镜端灵活，视角大，图像连贯清晰，可单人操作，同时可反复观察病灶、活检、治疗及定位，显著提高小肠疾病的诊断和治疗水平。单气囊小肠镜诊断阴性率仍较高，且其费用昂贵，患者依从性差。2001 年山本博德在世界上率先报道了使用双气囊推进式小肠镜进行全小肠检查。双气囊小肠镜是在原先的推进式小肠镜外加上一个顶端带气囊的外套管，同时也在小肠镜顶端加装一个气囊。使用外套管后，可避免小肠镜在胃内盘曲，提高小肠镜经屈氏韧带进入空肠的插入性。在通常情况下可抵达回肠中下段，部分可达末端回肠，检查范围大大扩展，经口或经肛侧分别进镜的方式相结合就可能使整个小肠得到全面、彻底的检查。电子小肠镜具有视野广、图像清晰，并可行内镜下活检及相关治疗。小肠镜在临床中的应用情况如下：

1. 在不明原因消化道出血中的应用　不明原因消化道出血是小肠镜最主要、最常见的适应证，最常见的介入性操作是对血管畸形的患者行氩等离子体凝固术。任丽楠等对 163 例不明原因消化道出血患者行 173 例次小肠镜检查，检查成功率为 100%，诊断率为 77.46%（134/173），且一旦双气囊小肠镜明确了小肠出血的病因，大部分患者病情能够得到合理、有效的治疗。在非急性的 OGIB 中可先行胶囊内镜检查再行小肠镜检查，此时可根据胶囊内镜的结果选择合适的进镜方式，同时小肠镜还可以对病变部位进行治疗，包括氩气凝固、电灼、止血夹夹闭止血等，当胶囊内镜发生胶囊滞留时还可使用小肠镜将胶囊取出。

2. 在克罗恩病中的应用　随着消化内镜技术和相关治疗药物的发展以及对克罗恩病的认识越来越深入，人们逐渐认识到过去将临床症状的缓解作为治疗目标的方法不足以改变克罗恩病的疾病发展进程，而肠道黏膜的愈合不仅可以给克罗恩病患者带来持续的临床缓解期，也可降低克罗恩病患者的住院率和手术发生率，肠道黏膜的愈合可以改变克罗恩病的发展进程，应该作为克罗恩病患者的最低治疗目标。胶囊内镜在评估小肠黏膜的损伤方面比影像学检查更具优势，但胶囊内镜也具有不少缺点，如不能人为地操控胶囊前进的方向以便对小肠进行更为细致的观察、缺少进行组织病理学诊断和镜下治疗的能力，而且胶囊内镜可能滞留于克罗恩病造成的小肠肠腔狭窄处。与胶囊内镜相比，小肠镜除了具有取组织活检的能力，还对克罗恩病具有相应的治疗能力，如对狭窄部位的扩张。小肠镜还具有将滞留于小肠狭窄处的胶囊内镜取出的能力，安全有效且成功率高。所以，小肠镜对克罗恩病患者的诊断及病情评估具有重要作用,根据小肠镜的结果调整治疗方案能更有效地治疗克罗恩病,随着小肠镜技术的不断发展与进步,其已成为克罗恩病患者必不可少的重要检查方法。

3. 在小肠肿瘤中的临床应用　Honda 等对 159 例小肠肿瘤的患者行小肠镜、胶囊内镜和增强 CT 结果的对比研究表明,小肠镜的诊断率明显高于胶囊内镜和增强 CT。该研究还表明,增强 CT 在直径≤10mm 的小肠肿瘤中的诊断率明显降低,而小肠镜和胶囊内镜对所有大小的小肠肿瘤都有很高的诊断率。增强 CT 对于上皮细胞瘤的诊断率明显低于上皮下的肿瘤,胶囊内镜在十二指肠远端及近端空肠的诊断率明显低于其他区域,而小肠镜在对各个类型及位置的小肠肿瘤的诊断率差异无统计学意义。

4. 在小肠息肉中的临床应用　Rahmi 等对 25 例小肠息肉患者进行的回顾性研究显示,小肠镜和胶囊内镜在发现小肠息肉的大小和位置上基本一致,但在发现小肠息肉的数量上小肠镜更有优势。该研究还认为,在小肠息肉患者的诊治中,行小肠镜检查并在必要时镜下行息肉切除术是安全、有效的,在此之前可行胶囊内镜检查,可以为选择进镜方式和预测息肉切除术难度提供帮助。与胶囊内镜等其他检查方法相比,小肠镜具有可以在检查时同时进行息肉切除的优势。

5. 其他疾病　Osoegawa 等对 28 例消化道改道手术后的患者进行小肠镜辅助下的内镜逆行胰胆管造影术(ERCP)检查和治疗,其中包括鲁氏 Y 形(Roux-en-Y)胃旁路手术、鲁氏 Y 形胰胆手术及毕Ⅱ式胃大部切除术后的患者,使这些用标准方法无法完成 ERCP 的患者绝大多数成功地进行了 ERCP 的诊治。

五、超声内镜

超声内镜检查术(endoscopic ultrasonography,EUS)是将内镜和超声相结合的消化道检查技术,将微型高频超声探头安置在内镜顶端,当内镜插入体腔后,在内镜直接观察消化道黏膜病变的同时,可利用内镜下的超声行实时扫描,获得胃肠道层次结构的组织学特征及周围邻近脏器的超声图像,从而进一步提高内镜和超声的诊断水平。超声内镜的临床应用主要有以下几方面:

(一)确定消化道黏膜下肿瘤的起源与性质

超声内镜将消化道壁分成五层(与其解剖结构相对应),可分辨出壁内肿瘤的生长层次,根据五层结构中任意层次的中断及异常变化,可判断肿瘤浸润的深度。对于食管、胃、十二指肠及结直肠生长的黏膜下肿瘤,超声内镜是诊断消化道黏膜下肿瘤的金标准,可以通过肿瘤起源层次、大小、回声特点等初步判定肿瘤性质,可以鉴别消化道的隆起是否为黏膜下肿瘤或壁外病变压迫所致。

(二)判断消化系肿瘤的侵犯深度及外科手术切除的可能性

超声内镜可应用于食管癌、胃癌、结直肠癌的术前分期,对判断消化道早癌的黏膜下浸润情况有一定的参考意义。对于进展期的消化道癌可进行较准确的术前 TNM 分期,以便于制定手术方案或进行术前新辅助放化疗。超声内镜对于肿瘤局部浸润深度的判断及壁外淋巴结肿大的诊断较准确,优于腹部 CT 等影像学检查。

（三）胰胆系统肿瘤

超声内镜可紧贴胃壁或十二指肠壁进行扫描，与胰腺、胆道仅一壁之隔，可清晰显示全部胰腺组织、胆管全长及胆囊。对于发现胰腺小的肿瘤、胆管末端肿瘤或十二指肠乳头部肿瘤有不可替代的作用。对于超声内镜诊断胰腺、胆道肿瘤浸润大血管或周围重要脏器的可靠性较高，可避免不必要的开腹手术探查。

目前所有诊断慢性胰腺炎的实验室检查或影像学检查都难以判断早期胰腺炎，尚无诊断慢性胰腺炎的金标准。超声内镜可清晰地显示胰腺的实质结构和胰管的细小改变，如胰腺实质内高回声、腺体呈小叶样结构、囊性变、钙化，胰管扩张、胰管结石等征象。超声内镜是诊断慢性胰腺炎的敏感工具。

（四）十二指肠壶腹部肿瘤的鉴别诊断

EUS 可帮助诊断壶腹部肿块的性质，壶腹部良性肿瘤极少发生，在壶腹部肿瘤中比例不到 10%，最多见的良性肿瘤是绒毛状腺瘤、绒毛状管状腺瘤，其他少见的肿瘤包括血管瘤、间质瘤、脂肪瘤、淋巴管瘤和神经内分泌肿瘤等。EUS 可以显示壶腹、十二指肠、邻近的胰腺结构，通过病变回声特点以及对周围组织是否有浸润表现来判断壶腹病变的部位、有无恶变的表现，EUS 对壶腹癌可进行较为准确的分级分期诊断，尤其是胰腺浸润，还可检测近端血管的肿瘤浸润。

（五）纵隔病变

EUS 检查能在食管腔内对纵隔病变进行近距离的探查，清晰地显示病变的位置、与周围组织器官的关系、病变内部的细节等，在纵隔疾病的诊断及评估中发挥了重要作用。而且，超声内镜引导细针穿刺抽吸术（endoscopic ultrasound guided fine-needle aspiration，EUS-FNA）能够在超声实时引导下对食管周围的纵隔疾病进行穿刺，因其创伤小、风险低，花费相对于纵隔镜等定性诊断手段低，已成为纵隔疾病的重要定性诊断手段。但是，当纵隔疾病考虑为囊肿时，行 EUS-FNA 应谨慎，容易发生感染、纵隔破裂等并发症。此外，EUS-FNA 可通过穿刺食管周围的淋巴结，对肺癌的诊断及分期也有重要的应用价值。文献报道 EUS-FNA 在肺癌 N 分期中的敏感性、特异性、阴性预测值及准确性分别为 92.5%、100%、94% 及 97%，远高于 CT 及 PET/CT。对非小细胞肺癌患者 CT 阴性的淋巴结行 EUS-FNA，发现 11% 的患者存在同侧纵隔淋巴结的转移。

（六）判断食管胃底静脉曲张程度与栓塞治疗的效果

食管静脉曲张的诊断方法有 X 线钡餐、胃镜、EUS、CT、门静脉造影、CT 血管成像（CTA）、MRA 等，其中 EUS 既具有腔内直视，又具有腔外超声扫描的优点，不但可直视诊断食管静脉曲张，还可观测食管壁内、壁外的血管，且敏感性、特异性均很高，基本综合了其他食管静脉曲张诊断手段的优点，缺点是操作没有普通胃镜灵巧，不能同时行镜下治疗。EUS 在诊断食管静脉曲张及门静脉高压方面具有很高的准确性，还可对食管静脉曲张的疗效进行预测。研究发现，食管周围静脉及穿通支的出现与食管静脉曲张发生发展有密切关系，食管周围静脉及穿通支越多、越粗大（≥5mm），食管静脉曲张内镜治疗后越易于复发或再出血，应考虑再次行内镜下治疗或其他综合治疗，为临床医师做好必要的预防工作及采取相应治疗措施提供重要的参考价值。

EUS 诊断胃底静脉曲张检出率高于胃镜，不仅能清晰地显示静脉曲张的程度和范围，还对寻找孤立性胃底静脉曲张的病因有帮助，特别是胰尾癌或胰尾的假性囊肿压迫脾静脉导致的胃底静脉曲张；并可同时对内镜下可疑胃底静脉曲张行鉴别诊断，对胃壁外的曲张静脉、穿通支、脾静脉及门静脉高压的诊断均有很好的准确性。此外，EUS 对胃底静脉曲张治疗后是否完全闭塞，也能做出很准确的判断，对继续治疗有指导价值。缺点是 EUS 镜头胃底 U 形反转不易，镜下观察欠清。

第二节　消化内镜诊疗新技术

一、内镜下黏膜切除术

消化道肿瘤（食管癌、胃癌、结直肠癌）的转归与临床分期密切相关。进展期肿瘤患者根治性切除率低，进展期胃癌 5 年肿瘤生存率不足 30%，而早期胃癌患者 5 年生存率可达 90% 以上。内镜下黏膜切除术对无淋巴结转移风险早期消化道肿瘤的治疗效果和传统外科治疗 5 年生存率相仿，且创伤更小，生活质量更好。内镜下黏膜切除术可作为消化道早癌首选的治疗方式。

早癌内镜下切除术前内镜必须评估病变形态、范围、性质以及浸润深度等。EUS 检查对病变的浸润深度、区域淋巴结转移有较大的指导意义，但在进一步鉴别早期胃癌 T1a 和 T1b 方面有局限性。早期胃癌内镜切除术前，建议行增强 CT 等影像学检查，明确有无区域淋巴结转移及远处转移。

（一）早期胃癌

早期胃癌指仅局限于胃黏膜层或黏膜下层，而不论有无淋巴结转移的胃癌。我国相关指南建议的早期胃癌内镜下切除的适应证为：

绝对适应证：①无合并溃疡的分化型黏膜内癌（cT_{1a}）；②病灶大小 ≤3cm、有溃疡的分化型黏膜内癌（cT_{1a}）；③胃黏膜高级别上皮内瘤变。

扩大适应证：病灶大小 ≤2cm、无溃疡的未分化型黏膜内癌（cT_{1a}）。

在临床实践中，如果有以下因素的早期胃癌或癌前病变的患者，可以进行诊断性内镜下切除：①伴有高危因素的低级别上皮内瘤变患者；②病变可疑黏膜下浅层浸润，但内镜下评估困难，内镜切除或外科手术难以决策的患者；③适应证以外的早期胃癌，但一般状况差，存在外科手术禁忌或拒绝外科手术的患者。

对于胃低级别上皮内瘤变患者，由于每年约 0.6% 的患者进展为胃癌，且在术后病理标本提示部分患者出现病理升级，其中 16% 的患者病理提示胃黏膜高级别上皮内瘤变，有 6% 的患者病理提示早期胃癌。活检提示胃低级别上皮内瘤变的患者，伴有以下高危因素时，多出现病理升级：①病变大小>2cm；②病变表面发红的凹陷型病变；③病变表面伴有结节样改变的病变。对于活检提示胃低级别上皮内瘤变且合并高危因素的患者，在获得患者知情同意后,可进行内镜下诊断性切除。

内镜下黏膜切除治疗方法主要包括:内镜黏膜切除术(endoscopic mucosal resection,EMR)和内镜黏膜下剥离术(endoscopic submucosal dissection,ESD),已被广泛使用;隧道法内镜黏膜下剥离术(endoscopic submucosal tunnel dissection,ESTD)在我国也得到了一定的应用。

EMR 是最早用于早期胃癌的内镜下治疗方法,主要适用于无溃疡性病变,且拟切除黏膜直径≤2cm。EMR 治疗早期胃癌的整块切除率 42.1%~77.7%,完全切除率 41.0%~75.7%。

ESD 是内镜下早期胃癌治疗的首选方式。标准操作包括以下步骤:①病灶边界标记,在距离内镜下确定的病变外侧 3~5mm 处,使用电刀或氩等离子体凝固术(argon-plasma coagulation,APC)标记,两个标记点间隔一般建议约 2mm;②病灶注射隆起,按先远后近的顺序,于病变周围多点行黏膜下注射,使黏膜层与固有肌层分离,病变充分抬举;③病灶环周切开,注射完成后,使用电刀沿标记点外约 3mm 环周切开病变黏膜,一般由远端开始切开,过程中一旦出现出血,首先进行冲洗明确出血点,再进行止血;④病灶黏膜下剥离,电刀于病变下方进行黏膜下逐步剥离,可间断进行黏膜下注射以保证黏膜下抬举充分,同时电刀或电凝钳及时处理暴露的血管,直至完全剥离病变。在剥离过程中,如果剥离视野不理想,可采用钛夹联合丝线等牵引方法,改善黏膜下剥离视野,降低 ESD 操作难度,提高手术效率;⑤病灶创面处理,可使用电凝钳或 APC 等对创面,尤其是切缘周围暴露血管进行充分电凝处理。

同 EMR 相比,ESD 不受病变大小和溃疡的限制,实现了病变的整块切除,利于病灶完整准确的病理评估,有利于肿瘤的治愈性切除。ESD 整块切除率和完全切除率明显高于 EMR(92.4% vs 51.7%),局部复发率也明显降低(0.6% vs 6%),在治愈性切除率方面,ESD 具有明显优势(79.5% vs 59.0%)。ESD 在患者术后生存率等远期疗效方面与外科手术相当,但在术后住院时间、花费、远期并发症及生活质量方面明显优于外科切除。

ESTD 是消化内镜隧道技术的分支之一,是通过建立黏膜下隧道,完整切除消化道早癌的新方法,主要适用于切除病变横径≥3cm 的大面积早期胃癌,贲门部、胃体小弯侧和胃窦大弯侧等适宜的操作部位。

ESTD 的操作步骤开始部分和 ESD 相仿,都由病灶标记、黏膜下注射和黏膜切开开始。ESTD 操作关键点是隧道建立,一般从口侧开始建立一条至肛侧的黏膜下隧道,建立隧道过程中要注意观察两侧病灶边界,保证隧道建立方向同病变形态及走行一致,避免黏膜下层的过多分离;接着沿边界电刀同步切开两侧黏膜,完整切除病变;最后处理创面。与标准 ESD 相比,ESTD 在隧道内剥离可减少黏膜下注射次数、有助于视野暴露,内镜透明帽也具有一定的钝性分离作用,可提高效率、降低并发症发生率。ESTD 对大面积早期胃癌和伴有溃疡、严重纤维化的早癌都是安全有效的。

早期胃癌内镜下切除的并发症主要包括出血、穿孔和狭窄。出血分为急性出血和迟发性出血,发生率 0.5%~13.8%,止血方式首选内镜下止血,绝大多数可内镜下成功止血,仅少数患者需要外科手术。穿孔发生率为 0.5%~4.1%。病灶超过 2.0cm、病变位于胃腔上 1/3 和术中频繁电凝止血是发生穿孔的危险因素。穿孔首选内镜下封闭,多数获得成功,必要时手术治疗。术后狭窄少见,主要见于贲门与幽门区病灶,常见于术后黏膜缺损程度≥3/4 周的患者。还有一些少见并发症,如肺部感染、气体栓塞、胃旁脓肿、胃腔血肿等。

早期胃癌内镜下切除后临床随访非常重要,临床需根据治愈性评估进行随访。我国早期胃癌内镜下切除的治愈性评估标准中,治愈性切除仅指直径≤2cm、分化型无溃疡的黏膜内癌。相对治愈性切除是指以下这些情况:病灶直径>2cm、分化型无溃疡的黏膜内癌;病灶直径≤2cm、未分化型无溃疡的黏膜内癌;病灶直径≤3cm、分化型有溃疡的黏膜内癌;病灶直径≤3cm、分化型有溃疡的黏膜下癌(SM_1)。除治愈性切除和相对治愈性切除外,皆为非治愈性切除。

而相对治愈性切除中,如出现以下情况,则考虑非治愈性切除:①早期胃癌直径>2cm,无溃疡的分化型为主的黏膜内癌,但未分化成分超过>2cm;②直径≤3cm,无溃疡的分化型浅层黏膜下癌,但未分化成分侵及黏膜下层。

治愈性切除的监测与随访:治愈性切除和相对治愈性切除患者,仍存在潜在的复发风险。其局部复发率为0.13%~1.3%;同时性癌发生率为4.0%~12.9%,异时性癌的发生率为2.5%~5.1%;5年、7年、10年累积复发风险率分别为9.5%,13.1%和22.7%。因而我国指南建议早癌术后第3个月、6个月、12个月进行内镜随访,此后每年复查一次胃镜,并同步进行肿瘤标记物和CT等相关影像学检查。治愈性切除和相对治愈性切除患者,规范化的内镜随访可发现95%以上的异时癌,建议每隔6~12个月进行腹部超声、CT等影像学检查以监测有无淋巴结及远处转移。

非治愈性切除由于存在较高的复发或转移风险,建议追加外科手术治疗。其局部复发或远处转移的发生率在7%~10%之间,超过1/3患者死于复发。但非治愈性切除的患者追加手术仅5%~10%的患者有淋巴结转移。临床实践中29%~68%的非治愈性切除患者,常由于一般状况差,难以耐受手术或拒绝手术切除等原因,无法进一步追加手术治疗。一项多中心回顾性研究发现,非治愈性切除随访组患者的3年、5年胃癌生存率分别为98.7%和97.5%,分别同追加手术组相比(99.4%和98.8%),尽管有统计学意义,但临床上差异不大。因此,对于非治愈性切除的患者,应根据病变特点进行其淋巴结转移的危险分层等,有助于更为合理地选择个体化治疗策略。根据我国早期胃癌筛查及内镜诊治共识意见,以下病变可再次行内镜下切除或者密切观察随访:①水平切缘阳性且病变长度<6mm的分化型癌,但满足其他治愈性切除的标准;②分块切除的分化型癌,但满足其他治愈性切除的标准。

日本近期针对非治愈性患者提出"eCura"评分系统,有助于更为准确地评估内镜切除术后淋巴结转移风险。"eCura"评价系统(A/B/C1/C2)主要围绕完整切除情况和淋巴结转移风险进行评估,重点强调了分化类型、肿瘤大小、水平切缘阳性对治愈性评估的影响,有望成为一种对早期胃癌内镜切除术治愈性评估更加合理的新方法。

对于随访中出现的复发,由于其淋巴结转移率与单癌灶无明显差异,可评估后再次行ESD或直接外科手术。而原位复发的患者,由于再次ESD困难大,并发症风险增大,也可由具有丰富经验的内镜专家再次行ESD切除,或外科治疗。

(二)早期食管癌

早期食管癌指病灶局限于黏膜层和黏膜下层,不伴有淋巴结转移的食管癌。

由于食管癌在疾病发展过程中,淋巴结转移概率远高于胃癌,内镜下早期诊断和切除的挑战高于早期胃癌的内镜下治疗。内镜下切除治疗主要用于淋巴结转移风险低且可能完整切除的食管癌病变。与外科手术相比,早期食管癌及癌前病变的内镜下切除具有创伤小、并发症少、恢复快、费用低等优点,且临床疗效相仿。

治疗前的评估非常重要，是选择合理治疗方式和评估预后的先决条件。早期食管癌评估内容包括病灶范围、病变层次及淋巴结转移情况。判断肿瘤范围主要借助色素内镜和电子染色内镜，对病变层次的评估主要依靠 IPCL 分型、病变内镜下形态、超声内镜检查结果等。术前评估目前缺乏统一的标准，准确的评估仍依赖切除标本的完整病理学诊断。

　　日本食道学会食管癌诊治指南推荐早期食管癌内镜下切除的绝对适应证为：病变局限在上皮层或黏膜固有层的 T_{1a} 期食管癌，淋巴结转移风险极低，内镜下切除可获得根治；内镜下切除的相对适应证为：病变浸润黏膜肌层（M_3）或黏膜下浅层（T_{1b}~SM_1，黏膜下浸润深度<200μm）。黏膜下浸润深度超过 200μm 的病变发生淋巴结转移的风险高。

　　我国早期食管癌内镜下切除的指征包括：

　　绝对适应证：病变局限在上皮层或黏膜固有层（M_1、M_2）；食管黏膜重度异型增生。

　　相对适应证：病变浸润黏膜肌层或黏膜下浅层（M_3、SM_1），未发现淋巴结转移的临床证据；范围大于 3/4 环周、切除后狭窄风险大的病变可视为内镜下切除的相对适应证，但应向患者充分告知术后狭窄等风险。

　　禁忌证：

　　内镜下切除的绝对禁忌证为：明确发生淋巴结转移的病变；若术前判断病变浸润至黏膜下深层，有相当比例患者内镜下切除无法根治，原则上应行外科手术治疗；一般情况差、无法耐受内镜手术者。

　　内镜下切除的相对禁忌证为：非抬举征阳性；伴发凝血功能障碍及服用抗凝剂的患者，在凝血功能纠正前不宜手术；术前判断病变浸润至黏膜下深层，患者拒绝或不适合外科手术者。

　　早期食管癌常用的内镜切除技术和早期胃癌内镜下切除技术相通，主要包括 EMR、EPMR 和 ESD，ESD 为首选治疗方式。在我国 ESTD 也用于食管早癌超过 3/4 周的切除，但将引起不可避免的食管狭窄。早期食管癌患者内镜下治疗 5 年生存率可达 95% 以上。在日本，ESD 整块切除率约 93%~100%，完全切除率为 88% 以上。国内整块切除率约 80%~100%，完全切除率为 74%~100%。

　　早期食管癌的内镜下切除主要并发症有出血、穿孔和狭窄。国内 EMR 术中出血率为 1.52%~1.7%，病灶>2.0cm 者 EMR 出血概率增加。而 ESD 术中出血较为常见，为 22.9%~59.6%，迟发性出血率为 0~4.88%。食管 ESD 出血可能与病变部位、大小及类型、剥离层次、病变的粘连程度、血管分布、操作者的熟练程度等相关。采用混合电流切除者易发生术中出血，凝固电流切除者易发生穿孔。

　　国外 EMR 穿孔率不超过 2%，ESD 穿孔率为 2%~10%。国内 EMR 穿孔率小于 6.3%，ESD 穿孔率 0~11.5%。与操作者经验、病变部位及大小、病变处有无溃疡形成等相关。创面肌层暴露是穿孔的危险因素，食管穿孔可在切除结束后行内镜下夹闭，术后保守治疗，极少需要外科干预。

　　食管狭窄指内镜切除术后需要内镜下治疗的狭窄，常伴吞咽困难，多在术后 1 个月出现。狭窄和病变大小、浸润深度及创面的环周比例和纵向长度密切相关，环周性病灶及浸润深度超过 M2 是术后狭窄的独立危险因素。大于 3/4 环周的病变内镜切除术后狭窄发生率可达 88%~100%。内镜下食管扩张术是狭窄最常规的治疗方法，多数狭窄经数次内镜下扩张可缓解。狭窄高危患者行预防性食管扩张可降低狭窄发生率，预防性覆膜支架置入可作为难治性病例的选择,但肉芽组织致支架再狭窄及支架取出困难是目前临床难题。生物可降解支架也被尝试用于预防狭窄,但因支架降解、支架移位等问题导致长期效果不理想;糖皮质激素使用未有共识。

早期食管癌内镜下切除后病理评估至关重要,如出现以下情况,需要根据患者病情及意愿追加手术等治疗:黏膜下浸润深度≥200μm;淋巴管血管浸润阳性;低分化或未分化癌;垂直切缘阳性。食管早癌 ESD 术后病理切缘阳性率为 11.4%。病灶越大、浸润越深,切缘阳性风险越大。病灶局部复发,ESD 组明显低于 EMR 组(0.55% vs 13.76%)。因而,我国指南建议内镜切除后 3、6、12 个月各复查 1 次内镜,若无复发,此后每年复查 1 次内镜。内镜检查需结合染色和/或放大内镜检查,也不能忽视影像学检查和肿瘤标记物测定。

(三)早期结直肠癌

我国普遍将早期结直肠癌(early colorectal cancer,ECC)定义为癌细胞局限于黏膜层,或穿透结直肠黏膜肌层浸润至黏膜下层,但未累及固有肌层,无论有无淋巴结转移。日本 JSCCR(日本结直肠癌研究学会)2019 年指南将早期结直肠癌 T_1 期分为 T_{1a}(黏膜下浸润<1 000μm)和 T_{1b}(>1 000μm),该分类有助于为 ECC 选择合适的治疗,包括内镜下治疗。

ECC 的内镜下治疗创伤小且 5 年生存率达 90% 以上,因而,原则上无淋巴结转移或淋巴结转移风险极低、内镜下可完整切除、残留和复发风险低的病变均适合行内镜下切除。内镜下切除前评估病灶切除指征非常重要。需准确判断病灶浸润深度、范围以及有无淋巴结侵犯。对病灶浸润范围的判断主要借助染色内镜和电子染色内镜,浸润深度的判断则主要依据病变大体形态、放大染色观察病变腺管开口分型、NBI 分型等,超声内镜也有一定助益,但缺乏统一的标准,准确的评估仍依赖术后病理诊断。

早期结直肠肿瘤内镜下切除常用的技术包括结肠息肉切除术,EMR、EPMR 和 ESD。高频电圈套法息肉切除术是切除直径>5mm 隆起型病变的常用方法,但对于直径>1cm 的广基病变有不完全切除风险,如怀疑腺瘤伴绒毛成分、无蒂锯齿状腺瘤/息肉(SSA/P)、癌变,可以采用 EMR。EMR 最大切除病灶直径在 2cm 之内,国外 EMR 治疗早期结直肠癌的整块切除率约为 85%,国内整块切除率为 71.7%~87.4%。当直径>2cm,整块切除率迅速下降,仅为 19.9%~30.7%,需要进行内镜下分片黏膜切除(EPMR),但 EPMR 可能会造成病灶残留或切除不全。

对于 EMR、EPMR 不能切除的 ECC,ESD 的整块切除率和完全切除率更高,局部复发率更低,ESD 整块切除率为 88.0%~98.3%,完全切除率为 89.0%~92.0%。结直肠 ESD 与腹腔镜辅助外科手术疗效相当,但并发症风险更小。

JSCCR 2019 年指南建议将结直肠腺瘤、术前临床判断为 T_{is} 以及 T_{1a} 的病变作为内镜治疗适应证。我国指南适应证为:①符合内镜切除标准但直径>20mm,EMR 难以整块切除的病变;大肠侧向发育型肿瘤(LST)-非颗粒型>20mm,特别是假凹陷型;LST-颗粒型>30mm;腺管开口分型呈Ⅵ特征的病变;黏膜下轻度浸润癌;大的凹陷型肿瘤;大的隆起型病变怀疑癌变。②伴有黏膜下纤维化的黏膜病变。③慢性炎症伴发的单发局部肿瘤(如 UC)。④内镜切除后局部残留的早期癌。

禁忌证包括:术前判断发生黏膜下深度浸润、固有肌层侵犯、淋巴结转移甚至远处转移;无法耐受内镜手术;无法行肠道准备(如肠梗阻等);有其他结肠镜检查禁忌证。

有以下情况者应慎行内镜治疗:结直肠环周病变、累及多个皱襞等评估技术难度大、穿孔风险高的病变;家族性结直肠息肉病;同时伴发结直肠另一部位进展期癌,预计手术可一次性切除者;伴其他器官恶性肿瘤,预期寿命短者;肿瘤位置不利于内镜治疗者。

有以下情况应择期内镜治疗:伴血液系统疾病、凝血功能障碍和服用抗凝剂,凝血功能尚未纠正者;肠道急性炎症活动期,如活动性 UC 患者;高热、衰弱、严重腹痛、低血压者;肠道准备不良、无法配合的患者。

结直肠 ESD 操作步骤和食管、胃的标准 ESD 流程相仿,但结直肠肿瘤边缘在注射前后都清晰可辨,可不予标记。结直肠 ESD 相对于上消化道 ESD 操作难度大。临床增加 ESD 难度的因素包括:游离肠段,病变累及>2 个皱襞、巨大肿瘤(如直径>4cm 或>5cm)、有瘢痕的病变或局部复发的病变(严重纤维化)等。

结直肠内镜下切除并发症主要包括出血、穿孔、电凝综合征,较胃、食管等部位发生率高。国内 EMR 术中出血率为 1.0%~3.1%,术后出血率为 0.6%~3.0%;ESD 的术中出血率为 0~15.6%,术后出血率为 1.4%~12.5%。EMR 术中出血与病变大小、0-Ⅱa+Ⅰs 病变、病变含绒毛成分以及操作者因素有关;而病变位于右半结肠、近期服用阿司匹林、器械模式和术中出血是发生术后出血的危险因素。直肠病变是 ESD 迟发出血的独立危险因素。

国内结肠 ESD 穿孔率为 2.9%~14.5%。复杂 EMR 和 ESD 是穿孔的高危因素;LST 病变、病灶大小和病变纤维化是 ESD 穿孔的危险因素,黏膜下注射透明质酸有助于减少穿孔。操作中控制肠道内气体,可预防穿孔发生。穿孔早期应立即内镜下夹闭创面,如肠道准备良好、无肠内容物漏入腹腔,保守治疗有望成功。内镜下使用金属夹早期夹闭 10mm 以内的穿孔成功率>90%。内镜吻合夹(OTSC)有助于闭合更大的创面,但需临床进一步证实。

电凝综合征表现为结肠病变高频电切除后出现的局限性腹痛、发热、白细胞升高、腹膜炎而无明显穿孔征象,发生率为 0.003%~0.1%。高血压、病灶较大、形态平坦是电凝综合征的独立危险因素。直肠和乙状结肠病变 ESD 术后电凝综合征发生风险较低;非直乙肠段、病灶直径>30mm 者此并发症发生率增加。如发生,采取保守治疗能获得良好预后。

结直肠早癌内镜下切除后病理评估是后续治疗和随访选择的关键。EMR 局部复发率为 0.8%~7.2%,EMR 或 EPMR 切除较大病灶后局部复发率较高,困难病例的局部残留/复发率甚至高达 20.4%~27%。EMR 切除结直肠无蒂病变的中位局部复发率为 15%,EPMR 复发率可高达 20%,分片切除是复发的唯一独立危险因素。结直肠 ESD 的局部复发率仅为 0~2.0%。癌组织浸润至黏膜下层中 1/3 或>1 000μm、血管浸润、淋巴浸润、低分化癌或肿瘤出芽是 ECC 患者淋巴结转移的高危因素。

我国指南建议,当垂直切缘阳性时,需追加外科手术。如存在以下征象,建议外科治疗:黏膜下浸润深度>1 000μm,淋巴管、血管浸润阳性;低分化腺癌,印戒细胞癌或黏液癌,浸润最深部位有高级别肿瘤芽(2 或 3 级),带蒂息肉如有蒂浸润。日本多中心研究发现对行内镜切除的黏膜下浸润结直肠癌患者进行长期随访,发现垂直切缘阴性、中或高分化腺癌、无淋巴、血管侵犯和黏膜下浸润深度<1 000μm 的患者(低危组),内镜切除术后追加与不追加外科手术远期预后相当,而高危组特别是高危直肠癌患者推荐追加外科手术,综合分析预测因素可能有助于减少追加手术。

内镜下 ECC 治疗后随访不可或缺,国内相关指南建议,治愈性切除后 6、12 个月各复查 1 次结肠镜,此后每年复查 1 次,并行肿瘤标记物和相关影像学检查。一般认为分片切除的病例,按评估复发风险不同在 3~6 个月内行首次复查。

二、内镜黏膜下肿瘤切除治疗

消化道黏膜下肿瘤(submucosal tumor,SMT)泛指一类来源于消化道黏膜上皮层以下组织的消化道肿瘤,主要包括起源于黏膜肌层、黏膜下层和固有肌层等的隆起型病变。SMT 的组织病理学类型复杂,大多为良性病变,仅不足 15% 的 SMT 表现为恶性。食管 SMT 中以平滑肌瘤最为常见,约占所有食管良性肿瘤的 2/3,好发于食管中下段;胃是消化道 SMT 最好发部位,常规胃镜下 SMT 的检出率为 0.33%~0.76%。临床具有恶性潜能的 SMT 是胃肠道间质瘤,为最常见的 SMT,胃部多见,恶变与肿瘤直径的大小呈显著相关;其他有潜在恶性潜能的肿瘤如神经内分泌肿瘤等。属于良性 SMT 的是平滑肌瘤,食管多见,其他良性肿瘤如脂肪瘤、异位胰腺、纤维瘤等。虽然美国消化内镜协会 2017 发布的相关指南建议,消化道 SMT 直径不超过 3cm 的病灶无须治疗,只需定期进行内镜和影像学随访。但随访增加患者经济负担,失访率高也有误诊风险,内镜技术的发展和创新为 SMT 治疗提供了新的选择。

SMT 起源和生长方式对内镜下切除方式选择非常重要。传统内镜对 SMT 的诊断灵敏度和特异度分别为 87% 和 29%,并不理想。EUS 是评估消化道 SMT 最准确的方法,研究显示 EUS 鉴别良恶性肿瘤的灵敏度和特异度分别为 64% 和 80%。对于小于 2cm 的 SMT EUS 优于 CT、MRI 等检查。但 CT 和 MRI 有助于发现病灶邻近结构有无侵犯以及周围腹膜、淋巴结和其他脏器有无转移。目前认为术前病理检查非必须,包括活检和 EUS-FNA 等。

2018 年我国制定的胃肠道黏膜下肿瘤内镜下切除的适应证为:①对于术前检查怀疑或活检病理证实存在恶性潜能的肿瘤,在内镜切除技术允许的前提下,考虑内镜切除。②对于有症状(如出血、梗阻)的 SMT,考虑内镜切除。③对于术前检查怀疑或病理证实良性,但患者不能规律随访或随访期内瘤体短时间增大及内镜治疗意愿强烈的患者可选择行内镜下切除。

内镜下切除的禁忌证包括:①明确发生淋巴结或远处转移的病变。但对于部分 SMT 为获取病理需大块活检,可视为相对禁忌证。②一般情况差、无法耐受内镜手术者。

内镜下 SMT 治疗方法包括:尼龙绳结扎切除治疗、圈套器切除治疗、EMR、内镜黏膜下挖除术(endoscopic submucosal excavation,ESE)和内镜全层切除术(endoscopic full thickness resection,EFR)。在 SMT 治疗中,ESE 和 EFR 技术越来越成为一项重要的治疗方式。内镜切除过程中应遵循无瘤治疗原则,需完整切除肿瘤,且切除时应保证瘤体包膜完整。

尼龙绳结扎适用小于 1.5cm 的 SMT,优点为穿孔发生率低,缺点为无法获得完整病理标本,临床极少使用。内镜圈套切除术适用于表浅、突向腔内且通过圈套器可以完整切除的 SMT。EMR 对于来源于黏膜肌层和黏膜下层的体积较小的 SMT 切除有优势,极少出现穿孔。2006 年我国学者首先应用 ESD 技术切除胃肠道间质瘤,并逐步应用于消化道固有肌层起源或和固有肌层紧密连接的 SMT,从而使大部分来源于消化道固有肌层的肿瘤可以实现内镜下切除,达到外科手术治疗的效果,并将此方法命名为内镜黏膜下挖除术(ESE)。ESE 实施方法和 ESD 相仿。ESE 的完整切除率均大于 90%,并发症主要表现为穿孔,发生率为 0~14%,且大部分可在内镜下处理,穿孔发生的危险因素包括肿瘤固定和肿瘤位于固有肌层及以下。

EFR 技术是在 ESE 基础上发展起来的内镜技术,包括腹腔镜辅助内镜下全层切除术和无腹腔镜辅助内镜下全层切除术 2 种。在腹腔镜辅助下可以增加手术的安全系数。

我国 2018 年相关指南建议,EFR 一般适用于起源于固有肌层、CT 检查发现肿瘤突向浆膜下或部分腔外生长以及 ESE 术中发现瘤体与浆膜层紧密粘连而无法分离的胃、十二指肠、结直肠 SMT,及直径大于 5cm 不能行隧道法内镜黏膜下肿物切除术(STER)治疗的食管 SMT。EFR 治疗 SMT 的完整切除率可达 87% 且并发症发生率低,仅有少数报道 EFR 术后发生腹腔感染。早期报道切除最大肿瘤 4.5cm,手术切除率 100%。近期报道切除最大肿瘤直径为 12cm。EFR 绝大多数用于胃部肿瘤的治疗。内镜下成功修补穿孔,避免外科手术以及术后腹膜炎的发生,是 EFR 治疗成功的关键。

总体而言,ESE、EFR 技术多用于胃 SMT 的治疗,尤其是胃间质瘤的治疗。我国也有学者对食管固有肌层肿瘤行 ESE 治疗,最大病变直径为 3.0cm,完整切除率为 96.3%,穿孔发生率为 7.4%。虽然适应证更广的 EFR 技术可以完整切除起源于固有肌层深层或者突向腔内外生长并与浆膜层紧密相连的消化道 SMT,但相对创伤较大,目前也暂未见有更多相关文献报道其用于食管 SMT 的治疗。相较于外科手术,内镜下治疗胃黏膜下肿瘤的安全性、有效性仍存在争议。对于不同部位、不同起源层次、不同大小的胃黏膜下肿瘤采用 ESE 或 EFTR 仍未形成指南共识。

内镜治疗 SMT 的主要并发症多为出血、穿孔、气体相关并发症和消化道瘘等。术后出血与术后血压控制不佳,胃酸对创面血管侵蚀有关,也和病变的部位有关,多见于胃窦部。术后延迟性穿孔多与创面缝合不严、频繁电凝、过早下床活动、过早进食、血糖控制不佳、胃酸对创面侵蚀等因素有关。气体相关并发症,包括皮下气肿、纵隔气肿、气胸、气腹等。术中皮下气肿和纵隔气肿常无需特殊处理,气肿一般会自行消退。消化道瘘常见食管纵隔瘘和食管胸腔瘘等,保守治疗可获得满意效果。少见并发症包括消化道狭窄及肿瘤残留、复发。

病灶完整切除 SMT 是准确充分的病理学评估的基础,临床根据不同病理类型,选择不同处理随访方式,我国指南推荐如下:①病理提示为良性病变者,术后常规处理及随访,如脂肪瘤、平滑肌瘤等。②无恶性潜能 SMT,如<1cm 且分化良好的直肠神经内分泌肿瘤,完整切除后五年生存率约为 98%,且复发率极低,术后病理检查确定边缘阴性后,常规随访。③低恶性潜能 SMT,如低风险胃肠道间质瘤(GIST),需在治疗后每 6~12 个月进行 EUS 或影像学评估,再按照临床指示进行处理。④中/高恶性潜能 SMT,如术后病理证实为 3、4 型胃神经内分泌肿瘤,>2cm 的结直肠神经内分泌肿瘤及中高风险 GIST,需追加治疗。

三、内镜下隧道技术

内镜下隧道技术中最经典的是经口内镜食管下括约肌切开术(peroral endoscopic myotomy,POEM)、经口内镜幽门括约肌切开术(gastric peroral endoscopic myotomy,G-POEM)和隧道法内镜黏膜下肿物切除术(submucosal tunnel endoscopic resection,STER),后两者都是 POEM 技术的延伸。

(一) POEM

POEM 主要用于贲门失弛缓症治疗。贲门失弛缓症的经典治疗包括外科 Heller 贲门肌切开术、内镜下肉毒素注射和球囊扩张术。肉毒素注射治疗贲门失弛缓症近期疗效确切,但患者多于 1 年内复发,不推荐作为一线治疗手段。球囊扩张 3 年有效率为 74%~90%,但 5 年以上有效率降至 40%,多次扩张疗效优于单次扩张。约有 33% 的患者在球囊扩张治疗后出现轻微并发症。

2008 年日本专家首次将 POEM 术用于贲门失弛缓症治疗,经过 10 余年的发展,POEM 已逐渐成为治疗贲门失弛缓症的一种重要方法。海勒(Heller)肌切开术、内镜下肉毒素注射和球囊扩张术治疗贲门失弛缓症的成功率根据芝加哥分型的不同而有区别,其中成功率最高的是 Ⅱ 型贲门失弛缓症,其次为 Ⅰ 型,Ⅲ 型最差。而对于 POEM,芝加哥分型间成功率无差异,且均能取得较高的成功率,所以,对于 Ⅲ 型贲门失弛缓症,POEM 疗效好于肌切开术、内镜下肉毒素注射和球囊扩张术。一项纳入 500 例贲门失弛缓症患者的大样本临床研究表明 POEM 的近、远期疗效均显著,术后 2 个月症状评分和 LES 压力显著降低并可持续至术后 3 年。但 POEM 的术后长期疗效仍有待于大样本、前瞻性随机对照临床研究的进一步验证。国外报道,POEM 对弥漫性食管痉挛的成功率为 88%,胡桃夹食管的成功率为 72%,其他食管动力障碍性疾病行 POEM 术报道数量有限,目前主要在临床研究范围内开展。

根据 2018 年日本 POEM 术相关指南建议的适应证为:贲门失弛缓症和其他食管动力障碍性疾病,包括弥漫性食管痉挛、胡桃夹食管。既往外科 Heller 肌切开术和 POEM 失败或症状复发者,术前曾接受过其他治疗(如球囊扩张、肉毒素注射等)失败者,都可进行 POEM 手术,但手术难度增加。

POEM 禁忌证包括一般内镜禁忌证:如严重凝血功能障碍、严重心肺功能障碍等器质性疾病无法耐受手术者;食管黏膜下层严重纤维化而无法成功建立黏膜下隧道者为 POEM 手术的绝对禁忌证;食管下段或食管胃连接部明显炎症或巨大溃疡者,作为 POEM 手术的相对禁忌证。

POEM 术前进行相关的辅助检查是必要的,包括内镜检查、上消化道造影检查及高分辨率食管测压。内镜检查可排除食管癌、胃癌等假性贲门失弛缓;上消化道造影检查对于了解食管积食或积液量、决定患者禁水时间和是否需要食管灌洗很有必要。同时,上消化道造影检查可将贲门失弛缓分为平直型、乙状结肠型和更弯曲的乙状结肠型,前者操作难度小,后两者操作难度逐步加大,需要操作熟练的医生完成。而高分辨率食管测压可用于区分贲门失弛缓症与其他类似的食管动力障碍性疾病,并根据芝加哥分型将贲门失弛缓症分为 Ⅰ 型、Ⅱ 型和 Ⅲ 型。在疾病早期,胃镜检查和上消化道造影对贲门失弛缓症诊断的敏感性较低,高分辨食管测压是不可或缺的。

POEM 作为一项隧道技术,和其他隧道建立技术有相通之处,但其建立隧道长度要求更高,一般在 10cm 以上,直至胃食管联合下方 1~2cm。完全、有效、足够长度的肌切开是保证 POEM 疗效的关键,切开的位置一般推荐食管前壁和后壁,食管侧壁切开由于缺乏食管外支撑,容易发生食管憩室。胃镜直视下从隧道入口下方 2cm 开始,从上而下、由浅至深纵行切开环形肌束至食管胃连接部下方 1~2cm,为保证手术疗效,肌切开长度常规为 8~10cm,如果是芝加哥分型 Ⅲ 型贲门失弛缓、弥漫性食管痉挛和胡桃夹食管,可适当延长肌切开长度。通过退镜可观察肌切开长度是否已达到胃侧,并确认贲门是否足够松弛;一般情况切开内环肌就能达到理想的临床症状缓解目的,必要时可进行全层肌切开。最后是关闭黏膜层切口,将黏膜下隧道内和食管胃腔内气液体吸尽,冲洗创面并电凝创面出血点和小血管,多枚金属夹对缝黏膜层切口。

POEM 手术的主要术中并发症包括黏膜层损伤、穿孔、出血、术中气肿、气胸、气腹、胸腔积液、感染和消化道瘘。其中黏膜层损伤发生率为 4.8%，穿孔发生率为 0.2%，大出血发生率为 0.2%，气胸发生率为 1.2%，胸腔积液发生率为 1.2%。术后反流发生率高是 POEM 的技术缺陷，其中异常酸反流发生率达 39%~43%，症状性胃食管反流病为 8.5%，糜烂性食管炎为 13%~19%。

　　一般来说，术后随访和内镜检查在 POEM 术后 2~3 个月进行，根据患者病情可加上消化道造影和高分辨率食管测压，此后每年进行一次。同时要随访患者的症状、进食量和体重变化。

（二）G-POEM

　　G-POEM 目前仅用于胃轻瘫的治疗。胃轻瘫是在无机械梗阻的情况下出现胃排空延迟的临床综合征。胃轻瘫的病理生理机制尚不清楚，幽门痉挛一直被认为是部分胃轻瘫患者的潜在致病机制。特发性、糖尿病或术后是胃轻瘫的主要病因。药物对胃轻瘫的改善效果不理想，且不良反应较多；外科手术创伤大，疗效不确定。因而，内镜下治疗越来越多被关注和研究。

　　内镜下治疗胃轻瘫包括非针对幽门的疗法，主要指胃肠造瘘管放置，解决进食和吸入性肺炎预防问题；以及针对幽门的疗法，如内镜下幽门内肉毒素注射、幽门支架置入和 G-POEM。内镜下肉毒素注射是首个广泛应用的内镜疗法。注射后患者症状和胃排空均有所改善，但存在作用时间短、需反复注射、长期疗效不佳的问题。美国胃肠病协会（AGA）在其最新的指南中并不推荐使用肉毒素注射治疗胃轻瘫。幽门支架置入术治疗难治性胃轻瘫，可使 75% 患者的胃排空和症状得到改善。但支架置入的临时性和支架移位的风险使得经幽门支架置入术只是内镜医师治疗顽固性胃轻瘫患者的一个有限选择。

　　2013 年临床将 G-POEM 用于治疗顽固性胃轻瘫。迄今 G-POEM 成功率为 100%，手术时间多在 1~2 小时之间，手术创伤小，患者通常在术后 1~2d 出院，患者症状缓解明显，G-POEM 前后的胃轻瘫症状评分指数（GCSI）由 3.3 分降至 0.8 分；患者胃排空明显改善，平均胃排空时间由术前 222.4 分钟降低至术后 143.16 分钟，均有明显的统计学意义。在为期 3 个月的随访中，G-POEM 显著改善了胃轻瘫症状、生活质量以及胃排空功能和 2 小时、4 小时食物残留率。另外，将 G-POEM 与腹腔镜幽门成形术对比发现，G-POEM 治疗后的患者具有较短的手术和住院时间以及较少的失血量和并发症，并且预后较后者好。

　　G-POEM 的适应证尚未完全达成共识，显然，从发病机制来看，不是所有的胃轻瘫都适合 G-POEM 治疗。一般建议 G-POEM 用于治疗重度难治性胃轻瘫，病程短，以恶心、呕吐症状为主者效果会更好。在单因素分析中，糖尿病和女性与治疗后症状无缓解显著相关；临床改善与病程明显相关，病程越长治疗效果越差；相反，特发性和术后等病因则是成功的预测因素，但在多因素分析中未证实。目前来看，G-POEM 是治疗难治性胃轻瘫的一种安全有效的方法，但仍需要前瞻性、随机对照研究来进一步证实。

　　G-POEM 前建议患者进行胃镜、腹部 CT 检查，排除其他原因所导致的假性胃轻瘫，尤其伴有腹痛者；建议患者行放射性核素胃排空检查，作为胃排空检查的金标准，可准确评估治疗前后胃排空情况。

　　G-POEM 类似 POEM，同样需在黏膜下注射、黏膜切开和建立隧道，一般在胃大弯距幽门

5cm 建立黏膜下隧道,最后在离幽门近端 2~3cm 至十二指肠球部 1cm 处进行全层肌切开术,幽门括约肌完全、全层切开非常重要,但要注意避免损伤球部肌层。由于 G-POEM 处于探索中,目前仍缺乏标准化的技术,幽门肌切开术的范围和深度主要取决于内镜医师的水平和在黏膜下隧道中识别幽门环的情况。G-POEM 主要并发症是出血。

一般建议术后 2~3 个月进行症状、内镜及放射性核素胃排空检查。此后每年进行症状随访。

(三) STER

鉴于 ESE、EFR 技术在食管 SMT 内镜下治疗的局限性,隧道法内镜黏膜下肿物切除术(STER)于 2010 年由我国学者提出并应用于上消化道固有肌层来源的 SMT,是 POEM 的延伸,其创新之处在于通过内镜技术建立黏膜下隧道,通过隧道将肿瘤挖除。隧道建立有助于缩小创面,并使得消化道黏膜层保持完整,从而明显减少术后消化道瘘及继发感染发生的风险。手术切除率为 100%,STER 治疗 SMT 的整块切除率达 78%~100%,没有发现严重并发症,发生的气腹及气胸也经过保守治疗可以治愈。

我国相关指南建议,STER 的适应证为起源于固有肌层、直径小于 5cm 的食管及胃 SMT。STER 的手术方法和 POEM 方向相仿,其并发症主要包括出血、穿孔、胸腔积液及气体相关并发症,大部分只需保守治疗。肿瘤形态不规则、起源于固有肌层深层、术中空气灌注和手术时间长于 60 分钟是发生术后主要并发症的独立风险因素。

STER 的主要局限在于某些部位隧道建立困难,如肠道壁薄弱,早期动物实验证实其隧道技术并不可行。一般在距肿瘤口侧 4~6cm 处行黏膜下注射、打开黏膜层至黏膜下层;接着建立黏膜下隧道至完全暴露瘤体,分离、切开、游离瘤体;最后取出瘤体,钛夹封闭隧道口,并留置胃肠减压管。

四、消化道狭窄治疗技术

消化道狭窄是指消化道良、恶性病变所引起的消化道完全或不完全梗阻。内镜下消化道狭窄治疗方式有:狭窄扩张术、支架置入术和内镜下切开治疗。

(一) 恶性狭窄

恶性狭窄的内镜治疗主要选择消化道支架置入术。1983 年食管支架用于临床,支架已由初期的食管癌姑息治疗,逐步推广应用到结肠癌、胃窦癌、胃底-贲门癌、十二指肠肿瘤的姑息治疗。

食管支架置入在食管癌狭窄姑息治疗中应用最多。2016 年欧洲消化内镜协会(ESGE)指南建议将食管支架置入作为姑息性治疗恶性食管狭窄以及恶性气管-食管瘘的首选方案。食管支架缓解吞咽困难的近期有效率可达 98.5%,但不能改善恶性肿瘤患者的预后。恶性食管狭窄支架置入术的适应证包括食管癌、纵隔肿瘤、转移性肿瘤及肿瘤复发引起的食管狭窄;或者肿瘤导致的食管瘘、食管-气管瘘。

十二指肠支架多用于胃十二指肠恶性狭窄,多数是由胃窦部、十二指肠恶性肿瘤或胰腺等周围脏器恶性肿瘤浸润或压迫所造成。患者多为肿瘤进展晚期,常失去姑息性外科胃肠改道的可能,十二指肠支架置入术极大改善患者生存质量。内镜钳道释放支架系统进一步提高了支架置入成功率。

结肠支架在结肠恶性梗阻中的应用主要分为两类。对于肿瘤可根治性切除者,通过支架置入恢复肠道通畅,可使患者能够择期行肿瘤根治性切除,避免两次手术创伤;二是作为肿瘤晚期姑息性治疗的措施,适用于有结肠梗阻而不能手术、患者不能耐受手术和拒绝手术者。

(二) 良性狭窄

消化道良性狭窄常见病因有先天性、外科或内镜术后、化学性烧伤、炎症性肠病等。内镜治疗是消化道良性狭窄的首选治疗。可用的治疗方式包括内镜球囊扩张术(endoscopic balloon dilation,EBD)、内镜下药物注射、支架置入、内镜下切开术以及联合治疗。

内镜球囊或分级扩张器扩张食管已成为治疗食管良性狭窄的首选方法,短期可获得满意疗效;但长期随访复发率21%~61%,复发取决于狭窄的原因和类型。球囊扩张应用于十二指肠和结肠时风险明显增加。

消化道良性狭窄支架置入治疗很早已进入临床,但支架置入的临时性和不可避免的再狭窄限制了其在良性狭窄中的临床应用。生物可降解支架的出现,为消化道良性狭窄的支架治疗带来新的选择,有望使患者避免二次手术取出支架及永久性支架引起的并发症。

欧洲唯一可用于良性食管狭窄的可降解支架是聚二氧杂环丁酮覆膜支架,它在低 pH 值环境降解速率会增加,并可持续约 3 周,在置入 11~12 周开始分解。为期 4 年的研究显示,支架置入成功率100%,置入后约 20% 的患者在随访结束前无需二次干预,没有患者因支架置入出现死亡,支架移位率为 0%,这可能与生物可降解支架组织反应温和,有助于锚定支架和防止迁移有关,也有报道称置入生物可降解支架后可降低术后扩张频率。

克罗恩病(CD)狭窄发生率高,狭窄分为炎症性、纤维性及混合性狭窄 3 种类型,纤维性肠腔狭窄需要内镜和手术治疗,近 80% 的 CD 患者在确诊后 10 年内至少需要一次手术切除治疗。虽然外科手术可以缓解狭窄所引起的症状,但复发率高,内镜下治疗 CD 合并肠腔狭窄成为重要的治疗手段。目前内镜治疗手段主要包括内镜球囊扩张术、支架置入及针刀狭窄切开术等。

对于 CD 患者的纤维性狭窄,EBD 已成为临床最常用的治疗方式,EBD 技术成功率为89%,81% 的患者临床症状得到了相应缓解。EBD 治疗后,CD 患者在第 1、3、5 年分别有80%、57%、52% 的机会免除外科手术。但 EBD 术后狭窄的复发率很高。随访中,47.5% 的患者再次出现症状,28.6% 的患者需要手术治疗。

对于哪些伴有肠腔狭窄的 CD 患者可纳入内镜治疗,临床仍在探索中。2010 年 ECCO(欧洲克罗恩病和结肠炎组织)指南建议,具有回盲部病灶切除的 CD 患者,在吻合口狭窄的情况下可选择 EBD 治疗;结肠型 CD 患者,建议首选扩张治疗。指南建议的 EBD 应用条件是长度较短的狭窄(<4cm),且镜身可通过。因为当短狭窄长度<4cm 时,可接受的严重并发症发生率为 2%。2013 年日本指南提出 CD 合并肠腔狭窄的患者 EBD 治疗的适应证:短而直的狭窄(<4cm),无深溃疡或瘘管并发的胃肠道良性狭窄。通常,扩张球囊的选择根据患者的狭窄情况而定,但最大直径为 20mm,伴有瘘管的狭窄通常是内镜扩张禁忌证。

吻合口狭窄约 98.6% 在回肠,且直径一般不超过 2cm,是内镜下治疗较好的适应证。但传统肠镜无法触及小肠狭窄,小肠镜下可顺行或逆行进行治疗,但需要特殊的器械。目前虽然只有少数的小型研究评估了 EBD 在小肠 CD 狭窄中的应用,但结果仍是令人鼓舞的。一项 2006 年至 2015 年的回顾性研究证实,对 CD 小肠狭窄使用小肠镜进行小肠 EBD 是可行的,但多处狭窄患者治疗的风险更大,单独的狭窄可能更适合采用小肠镜下 EBD。

EBD 常见并发症包括穿孔、出血、脓肿、瘘管形成及再次狭窄,并发症发生率为 2%,也间接证明了 EBD 的安全性。

内镜下支架置入治疗 CD 相关狭窄安全有效,支架置入治疗的优点为:其一,可使狭窄管腔获得长时间持续扩张;其二,不像 EBD 治疗一样受到狭窄长度的限制。支架置入已经被证实对 EBD 难治性狭窄有效。对于不适合 EBD 的患者是一种可行的替代治疗方法。但理想的支架类型是另一个未解决的问题,使用生物可降解支架理论上具有更广阔的前景,但使用的经验非常有限,现阶段还无生物可降解的经内镜钳道支架,生物可降解支架目前只能在直肠远端使用。而且,可降解支架的降解产物对 CD 患者组织的影响还不清楚。生物可降解支架治疗 CD 胃肠道狭窄的临床观察中,11 例置入支架的 CD 患者,随访中 3 例患者出现早期支架移位,早期支架的移位率高有望通过支架技术更新来解决。支架置入术在治疗 CD 狭窄是有效的,但支架移位和并发症的发生率高,其长期疗效和安全性需要进一步的研究证实。

针刀狭窄切开术用于先前对 EBD 反应不佳或狭窄解除不完全的难治性狭窄患者。一项关于内镜下狭窄切除术回顾性研究表明,85 例炎症性肠病相关性狭窄行针刀狭窄切开术治疗后,操作成功率可达 100%,仅有 13 例(15.3%)患者需接受手术治疗,其中针刀狭窄切开术操作相关性并发症为 3.7%,主要包括出血及穿孔。其治疗费用较手术费用低。内镜下针刀狭窄切开术治疗原发性和继发性 CD 相关狭窄安全有效,可为内镜下球囊扩张和手术干预提供替代方案。

五、消化道出血止血技术

(一)非静脉曲张性上消化道出血

非静脉曲张性上消化道出血病因多种多样,但消化性溃疡出血占上消化道出血的 52.7%,近年来出血高危溃疡(Forrest Ⅰa、Ⅰb、Ⅱa 和 Ⅱb)的检出率增加。非静脉曲张性上消化道出血的治疗措施包括药物止血、内镜下止血、介入治疗止血和手术止血。内镜下止血具有疗效及时、确切的特点。

我国 2018 年《急性非静脉曲张性上消化道出血诊治指南》推荐对 Forrest 分级 Ⅰa~Ⅱb 的出血病变行内镜下止血治疗。常用的内镜止血方法包括:药物局部注射、热凝止血和机械止血 3 种。注射止血优点为简便易行。热凝止血包括高频电凝、氩等离子体凝固术、热探头、微波等方法,止血效果可靠,但各种热凝止血方法之间止血效果无差异;机械止血主要采用各种止血夹,尤其适用于活动性出血。临床证据表明,3 种常用的内镜下止血措施联合使用疗效高于任何单一内镜止血措施,如在药物注射治疗的基础上,联合一种热凝或机械止血方法,可以进一步提高局部病灶的止血效果。对于常规方法难以控制出血者,OTSC 系统是有效的补救手段。OTSC 对复发性消化性溃疡出血进行止血效果满意,与标准内镜治疗相比,接受 OTSC 治疗的患者再出血率明显下降(15% vs 58%),因此对于常规止血方法无效的出血病灶或复发性出血,可采用 OTSC 进行补救治疗。对于其他止血方法,例如喷洒止血、硬化剂、组织胶注射止血等,尚需进一步临床研究。

（二）静脉曲张性上消化道出血

食管胃静脉曲张（gastroesophageal varices）多见于肝硬化。食管胃静脉曲张出血（esophagogastric variceal bleeding,EVB）病死率高,是最常见的消化系统急诊。静脉曲张性上消化道出血治疗方法包括:药物止血、内镜下治疗、介入治疗和手术止血。内镜下治疗主要包括内镜曲张静脉套扎术（EVL）,内镜下硬化剂注射术,以及钳夹法或组织黏合剂注射治疗胃静脉曲张。内镜 EVB 的防治目的包括预防首次 EVB（一级预防）、控制急性 EVB 和预防再次 EVB（二级预防）。

对于内镜治疗用于食管曲张静脉出血的一级预防,我国指南建议,对于中、重度食管静脉曲张而出血风险较大者,如肝功能 Child-Pugh 分级（蔡尔德-皮尤改良评分）为 B、C 级或有红色征阳性者,推荐使用 EVL 预防首次静脉曲张出血。EVL 和非选择性 β 受体阻滞剂相比,两者在出血率、病死率等方面无统计学差异。药物联合 EVL 治疗并不优于单用药物或 EVL,且联合使用增加不良事件发生率。内镜下硬化剂注射术用于食管静脉曲张一级预防可能会增加患者病死率,目前不推荐内镜下硬化剂治疗用于一级预防。

对于内镜治疗用于胃静脉曲张出血的一级预防,临床研究不多,但仍显示组织黏合剂组的胃静脉曲张出血率显著低于非选择性 β 受体阻滞剂组和无治疗组,与无治疗组相比,组织黏合剂组的生存率也更高。但胃静脉曲张患者内镜治疗作为一级预防的安全性和有效性尚需临床进一步研究。

食管胃静脉曲张的内镜随访已作为内镜治疗预防首次出血的重要组成部分。一般认为,如果曲张静脉直径小于 3mm 的患者,若无其他风险因素,不建议内镜下套扎,仅建议每年内镜随访一次。如曲张静脉直径在 3~10mm 的患者,建议择期行 EVL 治疗,或者每半年内镜随访一次,在风险增大后及时内镜干预。如果曲张静脉直径在 10~15mm,建议择期 EVL 联合贲门部组织胶注射,或每 3 个月到半年进行内镜检查一次。胃曲张静脉可选择组织胶注射,或每 3 个月到半年进行内镜检查一次。

对于急性出血患者尤其是大出血患者,药物治疗不理想,只要条件允许,应尽早进行内镜治疗。可根据患者病情选择 EVL、内镜下硬化剂注射术、组织胶注射及食管支架治疗。

EVL 适用于急性食管静脉曲张出血、其他方法治疗后食管静脉曲张再出血,以及既往有食管静脉曲张破裂出血史。食管曲张静脉直径在 1.0~2.0cm 适合 EVL,当曲张静脉直径大于 2.0cm,内镜套扎治疗后近期再发大出血风险增加。急诊套扎止血成功后迅速进入二级预防的治疗,在首次套扎间隔 2~4 周可行第 2 次套扎治疗,直至静脉曲张消失或基本消失。

内镜下硬化剂注射术治疗适用于不适合 EVL 治疗的食管静脉曲张,首次内镜下硬化剂注射术后,间隔 1~2 周再次行内镜下硬化剂注射术,直至静脉曲张消失或基本消失。目前硬化剂常用聚桂醇。一般建议静脉内注射,每次注射 1~4 点,每条血管不超过 10ml,每次注射总量一般不超过 40ml。

经内镜治疗后,仍有 15%~20% 患者反复出血或出血难以控制,在介入治疗（如经颈静脉肝内门体静脉分流术）和外科手术无法获得,大出血危及生命时,可以选择内镜下覆膜食管支架进行止血。最早报告的 5 例采用覆膜金属支架治疗难以控制的食管静脉曲张破裂出血,即时止血成功率达 100%,持续控制出血 90%。2 例患者 14 天取出支架,3 例患者直到死亡（6~214 天）。后续类似的临床研究显示,采用覆膜金属支架治疗难治性静脉曲张大出血的止血成功率93.7%,初始控制出血成功率87.5%,但是患者最后病死率仍达25%。覆膜食管金属支架仅作为无法急诊经颈静脉肝内门体静脉分流术或手术患者暂时的挽救治疗方法。

鉴于EVB大出血后再出血率和病死率高,后续的二级预防至关重要。未行二级预防治疗的患者,1~2年内再出血率高达60%,病死率达33%。如果患者为肝硬化Child-Pugh分级为C级,伴有门静脉血栓或癌栓,食管静脉曲张直径>20mm,或伴有红色征、血疱征是胃食管静脉曲张再出血的高危因素。肝静脉压力梯度(HVPG)>18mmHg是食管胃静脉曲张再出血最可靠的预测指标。二级预防措施包括药物治疗、内镜治疗、外科或放射介入治疗。内镜治疗是二级预防的重要方法,主要包括内镜下硬化剂注射术、EVL。内镜二级预防的目的是消除或基本消除曲张静脉。如果有既往出血史或急性出血5天后建议开始二级预防治疗,更早开始二级预防患者是否获益尚不明确。是选择内镜下硬化剂、套扎还是两者联合治疗,目前尚无定论,要根据医院条件、医生的经验和患者具体病情而定。

不管是一级预防还是二级预防,在内镜治疗前,应该常规行增强CT/MRI检查及门脉系统血管重建,了解肝动脉血供及门脉系统侧支循环情况。常规B超检查明确门脉系统有无血栓。

EVL常见并发症有食管狭窄、出血和发热等。内镜下硬化剂注射术和组织胶注射的并发症包括溃疡、出血、穿孔、狭窄、纵隔炎、异位栓塞等。

六、内镜逆行胰胆管造影术

内镜逆行胰胆管造影术(ERCP)目前极少用于诊断目的,主要应用在胆胰系统的结石、肿瘤、狭窄及Oddi括约肌功能障碍等疾病的治疗。

(一)胆管结石

ERCP是单纯性胆总管结石的首选治疗。单发、多发的直径小于10mm的胆总管结石,ERCP下乳头括约肌切开取石成功率大于90%,并发症为5%,病死率1%,均优于手术治疗。随着内镜下乳头括约肌气囊扩张术(endoscopic papillary balloon dilation,EPBD)进入临床,代替内镜十二指肠乳头括约肌切开术(EST),一些更大的胆管结石也进入了ERCP的治疗范畴,尤其有凝血功能异常者。EST和EPBD比较,EPBD出血更少见,两者胆总管结石复发率、病死率方面无明显差异,但EPBD较EST出现胆囊炎的概率低(1.3% vs 5.0%),且EPBD术后胆管感染较EST更为少见。

随着ERCP技术的发展,既往认为需要外科取石的困难结石也可以在ERCP下获得治疗。一般认为,困难胆管结石涵盖以下一项或多项:结石直径>15mm;结石数量大于10枚;结石形态不规则;胆管结构复杂(如胆管结石远端狭窄、成角等);肝内胆管结石。消化道解剖结构异常所导致的也属于困难胆管结石。对非消化道解剖结构异常所导致的困难胆管结石,可采用内镜下乳头括约肌大球囊扩张术(endoscopic papillary large balloon dilation,EPLBD)治疗。EPLBD指应用直径12~20mm的大球囊扩张乳头,目前已应用于临床内镜下取石。相较于EST,EPLBD术后出血较EST显著降低,而术后胰腺炎和穿孔发生率和EST相比无显著性差异。

EPLBD通常在乳头小切开后进行,EST与EST+EPLBD对巨大或多发胆总管结石的治疗,两者的最后取石成功率无显著性差异,但Ⅰ期取石成功率EST+EPLBD组要高于EST组

（88% vs 56%），且操作时间缩短，明显低于 EST 组（42 分钟 vs 67 分钟），两组不良事件发生率无明显差异。EST+EPLBD 可作为困难结石时 EST 的一项替代手段，但仍需临床进一步观察。

如果困难结石取石失败，除采用传统的机械碎石，还可以采用激光碎石、液电碎石以提高取石成功率。传统的机械碎石成功率在 80% 以上，仍是临床常用手段。对机械碎石失败的病例，可采用激光碎石，激光对巨大坚硬或嵌顿的肝外结石，部分肝内 1、2 级肝管内结石优势明显，并可 I 期清除。液电碎石在我国应用多，大部分患者只需 1 次碎石治疗即可完全清除结石。经口胆道镜作为治疗难治性胆总管结石的一种辅助技术，为困难胆总管结石的治疗开辟了新途径。比较经口胆道镜监视下与传统 X 线监视下激光碎石的结石取净率和并发症发生率，结石取净率分别为 85.0% 和 84.2%，差异无显著性；两组之间并发症发生率差异也无显著性。

对于高龄或者存在多种基础疾病，不能耐受内镜或手术的患者，胆管支架可作为替代手段。当胆道支架作为胆总管结石的唯一治疗手段时，有 40% 患者出现胆管炎等并发症，治疗期间仍有较高概率死于胆管相关疾病。因此，支架治疗作为胆总管结石的唯一治疗手段应限于选定的一组预期寿命有限和/或过高手术风险的患者。

（二）恶性胆道狭窄

ERCP 对胆管恶性狭窄的诊断具有较高的敏感性和特异性，是诊断胰胆管疾病的金标准。但对于原发性硬化性胆管炎（PSC），不推荐常规行 ERCP 检查，文献报道 PSC 患者 ERCP 相关并发症发生率极高。

ERCP 可通过活检、细胞刷获得细胞学诊断。细胞刷检获得细胞学诊断率不足 30%，ERCP 术中胆管活检的诊断率约为 40%，两者联合可将阳性率提高到 40%~70%，诊断特异性可达 100%。ERCP 下经口胆道镜检查，给良恶性胆道狭窄鉴别诊断提供了新方法。经口胆道镜通常可以在恶性病变处发现特征性内镜下表现，同时，胆道镜下直视活检也可以提高诊断率，经口胆道镜对胆管癌的诊断率可达 90% 以上。对于怀疑胆管癌的患者，ERCP 同时进行管腔内超声检查术（IDUS）有助于难以确诊的胆管狭窄的辅助诊断及恶性肿瘤的分期，与标准 EUS 相比，IDUS 对于肝门胆管癌分期更准确，IDUS 联合胆道镜对于肝门肿瘤分期的准确率达 95%~100%。ERCP 术中使用探头式共聚焦激光显微内镜在胆管良恶性狭窄的鉴别诊断中具有潜在价值，但在临床实践中尚未得到公认。

胆道恶性狭窄的治疗方式包括鼻胆管引流、塑料支架和自膨式金属胆道支架置入，当内镜无法到达十二指肠乳头或插管困难的患者，可采用超声内镜辅助下胆道引流。内镜下射频消融术（endoscopic radiofrequency ablation，ERFA）能改善恶性胆管狭窄患者的支架通畅性，安全有效。ERFA 联合胆道支架置入相比传统单纯支架置入，可增加置入支架的通畅时间，提高患者生存率。支架联合 ERFA 治疗并不增加术后急性胆管炎、急性胆囊炎、胰腺炎和出血风险。但 ERFA 用于良性胆道狭窄需谨慎。

ERCP 是胆管恶性狭窄姑息性引流的首选方法，只有当不具备 ERCP 条件、操作失败或内镜治疗效果不佳时才考虑采用经皮肝穿刺胆道引流术（PTCD）。对于外科手术前是否需要经内镜胆管引流，现有的研究结论不一，因而在手术前常规实施经内镜胆管引流并无必要，除非患者肝功能严重受损、胆道感染、凝血功能障碍、营养状况不佳或其他原因需推迟手术。

（三）胆管良性狭窄

胆管良性狭窄最常见的病因是手术相关胆管狭窄及慢性炎性狭窄。手术相关性胆道狭窄最常见的是胆囊切除术和肝移植。胆管狭窄是肝移植术后最常见的并发症之一，发生率为 12%~24%，多见于胆道吻合口狭窄；胆囊切除术所致胆管良性狭窄主要是术中胆道的直接损伤，发生率低，约为 0.5%。导致胆管良性狭窄的非手术相关病因中，慢性胰腺炎引起的胆道狭窄多见，多位于胆管远端。

ERCP 是胆管良性狭窄首选的治疗方法。我国 ERCP 指南建议对胆管良性狭窄采用气囊或探条扩张狭窄段胆管，再置入多根塑料支架，塑料支架需每 3 个月定期更换，一般支架置入总疗程在 1 年以上，这是胆管良性狭窄标准的治疗。对于肝移植术后胆管吻合口狭窄，ERCP 胆管多支架置入不仅是推荐的一线治疗，而且建议延长支架留置时间，多根塑料支架置入时间大于 12 个月的患者，其狭窄缓解率优于小于 12 个月的患者，且复发率低。只有内镜治疗失败或效果欠佳的胆管良性狭窄，临床才考虑手术治疗。

胆道金属支架曾不建议用于胆管良性狭窄，但现有临床研究发现，非肝门部胆管良性狭窄置入全覆膜自膨胀式金属支架与置入多根塑料支架相比，两者疗效相同，可作为塑料支架治疗失败后的补充措施。对于肝移植术后胆管吻合口狭窄，自膨式金属支架与多根塑料支架治疗疗效相当。但覆膜自膨式金属支架最佳的留置时间仍未确定。有报道在肝移植术后胆管吻合口狭窄中置入全覆膜自膨式金属支架约 6 个月可达到理想的疗效。对于慢性胰腺炎引起的胆总管狭窄，胆管扩张联合多支架置入治疗术后胆道狭窄有效率达 80%~90%，有研究显示全覆膜自膨式金属支架治疗能获得更好的缓解率。对慢性胰腺炎所致胆管狭窄，建议支架需要留置的时间更长，但需进一步研究。全覆膜胆道金属支架治疗胆管良性狭窄，总费用较多根塑料支架更低，狭窄缓解率相同，而操作次数及其相关不良事件的发生更少。主要不良事件是自膨式全覆膜金属支架移位。

对于胆囊管、胆总管或肝总管胆瘘，胆道支架或鼻胆引流管引流、括约肌切开或不切开均可获得满意效果。支架通常放置 4~6 周，胆管损伤严重，须放置更长时间。困难病例可考虑经皮穿刺引流。内镜治疗胆瘘闭合率取决于胆瘘的位置、大小，闭合率为 80%~100%。

（四）Oddi 括约肌功能障碍

Oddi 括约肌功能障碍（oddi sphincter dysfunction）表现为胆道疾病型或胰腺疾病型。根据改良 Milwaukee 分类标准，胆管型 Oddi 括约肌功能障碍分为：Ⅰ型，表现为同时具有胆总管扩张、转氨酶异常（>2 次）和胆性疼痛；Ⅱ型，患者具有典型胆性腹痛，转氨酶异常（>2 次）或胆总管扩张，后两者具有一项改变；Ⅲ型，患者仅有胆性腹痛，但无转氨酶异常和胆总管扩张。Ⅰ型 Oddi 括约肌功能障碍应行乳头括约肌切开，无需事先测压，90% 以上患者括约肌切开后疼痛消失；Ⅱ型患者，有测压异常者，括约肌切开后疼痛大部分减轻；对于Ⅲ型患者，不建议胆管括约肌切开。胰腺疾病型 Oddi 括约肌功能障碍也分为三型：Ⅰ型，表现为同时具有胰管扩张、胰酶异常（>2 次）和胰性疼痛；Ⅱ型，患者具有典型胰源性腹痛，胰酶异常（>2 次）或胰管扩张，后两者具有一项改变；Ⅲ型，患者仅有腹痛，但无胰酶异常和胰管扩张。胰型 Oddi 括约肌功能障碍一旦确诊，建议 ERCP 下括约肌切开治疗，但对于Ⅲ型胰型 Oddi 括约肌功能障碍，不建议胰管括约肌切开。Oddi 括约肌基础压增高的复发性急性胰腺炎患者应接受适当的内镜治疗(括约肌切开或支架植入),有效率在 28%~90% 之间。对于 Oddi 括约肌功能障碍患者,ERCP 术后总体并发症发生率高,尤其是重症急性胰腺炎。

(五)急性胆源性胰腺炎

急性胆源性胰腺炎(acute biliary pancreatitis,ABP)占所有急性胰腺炎病例的 40%~50% 左右。有以下情况可确诊或高度怀疑 ABP:胆红素、转氨酶、转肽酶升高;影像检查发现胆管结石或胆管扩张;临床同时具有急性胆管炎表现。

对轻型 ABP 患者,除非存在胆道感染或梗阻,应先行保守治疗,不推荐急诊 ERCP,应待病情稳定后行磁共振胆胰管成像(magnetic resonance cholangiopancreatography,MRCP)评估,决定是否需行 ERCP。当 ABP 恢复后,存在胆管结石的患者应行 ERCP 取石术,有胆囊结石者建议尽早行胆囊切除术。对于 ABP 合并急性胆管炎或胆道梗阻患者,应行急诊 ERCP,并予 EST;如果仅临床预期患者病情较重,是否行 ERCP 尚存争议。重症胆源性胰腺炎患者早期进行 ERCP 联合或不联合 EST 与保守疗法相比,可显著降低并发症发生率,但并不显著降低重症患者病死率。

(六)胰腺分裂

胰腺分裂(pancreas divisum)是指腹侧胰管和背侧胰管在发育过程中不融合或融合不完全而导致的一种先天性变异,发病率约为 7%。胰腺分裂可分为急性复发性胰腺炎型、慢性胰腺炎型和单纯腹痛型 3 类。ERCP 是诊断胰腺分裂的金标准,需要进行主、副乳头分别插管造影,根据背侧胰管与腹侧胰管是否完全分离,分成完全型和不完全型两个亚型。高清晰的 MRCP 和 EUS 亦可用于胰腺分裂的检查,并有替代 ERCP 诊断的前景。

无症状的胰腺分裂无需干预,有症状的胰腺分裂建议首选 ERCP 治疗。对于慢性胰腺炎型,治疗方法是副乳头切开、背侧胰管支架置入或两者联合应用,可延长支架置入时间以充分扩张狭窄,胰管结石尽可能清除。内镜治疗无效或失败才考虑手术治疗。对于胰腺分离复发型胰腺炎,一般建议置入副胰管支架、副乳头切开及两者联合治疗。与胰腺分离造成的慢性胰腺炎及胰腺型腹痛相比,内镜治疗对胰腺分离所致急性胰腺炎的临床缓解帮助更大,包括疼痛减轻、住院时间缩短、减少急诊治疗次数。延长支架置入时间而不做副胰管切开,可能获得与括约肌切开同样的效果。胰腺分裂内镜治疗主要并发症是副胰管内镜治疗术后胰腺炎发生率增加。

(七)慢性胰腺炎

慢性胰腺炎有症状的胰管结石、胰管狭窄和假性囊肿首选内镜下治疗。ERCP 主要治疗方法有胰管括约肌切开、胰管扩张及胰管支架置入。对于胰管狭窄,单纯的胰管括约肌切开或狭窄扩张不能获得理想效果,通常需要胰管支架置入;主乳头插管失败者,可尝试经副乳头置管引流。胰管狭窄的患者,内镜下支架置入的成功率 90% 以上,扩张及支架置入可以有效缓解患者腹痛症状,短时缓解率为 65%~95%,持续缓解率为 32%~68%,但拔除支架后症状缓解率下降明显,降至 33.3%。普通可膨式金属支架不推荐用于良性胰管狭窄的治疗。

对于胰管结石患者,常因伴发胰管狭窄致取石困难,内镜下胰管取石的成功率只有 60% 左右。胰管取石的病例选择非常重要,ERCP 取石获得长期成功疗效的因素包括:结石位于胰头段胰管,病程较短而疼痛发作频率相对较低,初次行 ERCP 时主胰管无狭窄,结石可完全取净,以及患者戒烟和戒酒。较大的结石需要先行体外冲击波碎石术(extracorporeal shock wave lithotripsy,ESWL)后再行 ERCP 取石。对于直径>5mm 的胰管结石,ESWL 碎石治疗是推荐的一线方案。而一些严重胰管狭窄伴大结石的患者,ERCP 内镜下取石是不可能的。胰管结石内镜治疗后腹痛缓解的效果各不相同,短期缓解率为 77%~100%,长期有效率为 54%~86%。而大样本长期随访的研究表明胰管狭窄、结石或两者均有的患者,内镜治疗后腹痛缓解率 65%,但胰腺功能无法改善,最后 24% 的患者还是接受了手术治疗。

胰管内镜治疗的并发症包括腹痛、术后胰腺炎、胰腺感染、支架阻塞、支架移位等,另外还可能引起胰管周组织损伤和瘢痕化,导致狭窄进展和局灶慢性胰腺炎。

(八)胰管破裂与胰瘘

胰管破裂或胰瘘多由急性胰腺炎、慢性胰腺炎、胰腺外伤及手术损伤造成。胰瘘可出现胰源性腹水、假性囊肿形成或两者同时存在。一旦怀疑或确诊胰管破裂,如条件许可,应首先考虑行 ERCP,经乳头胰管引流是优先考虑的治疗方式,引流管应尽量越过破裂区域,将断裂的胰管或胰腺组织通过支架连接起来,促使瘘口愈合及防止胰管狭窄的发生。

七、超声内镜治疗技术

超声内镜检查术(endoscopic ultrasonography,EUS)相较于经腹超声,更易发现微小病灶并进行定位。超声内镜引导下细针穿刺术是超声内镜介入技术的基础,EUS 也由诊断技术阶段进入治疗性阶段,EUS 诊断水平也由影像诊断阶段进入组织学诊断阶段。

超声内镜引导细针穿刺抽吸术(endoscopic ultrasound-guided fine needle aspiration,EUS-FNA)通过对病变穿刺取得的细胞和组织进行病理学研究,帮助确定穿刺病变的性质、组织来源和病理学特征。当肿瘤的性质已经确定时,通过 EUS-FNA 的穿刺和病理学检查鉴别淋巴结和其他器官的转移病灶,有助于临床肿瘤的分期诊断,准确的分期对治疗方案的选择至关重要。超声内镜和穿刺器械的发展大大拓展了 EUS-FNA 的应用范围,涵盖几乎所有胃肠道毗邻病变的穿刺,组织细胞病理学诊断能力也显著提高。EUS-FNA 对胰腺、淋巴结、肝脏、胆道系统疾病的诊断有特别重要价值。

EUS-FNA 对胰腺癌、胰腺内分泌肿瘤、淋巴结的穿刺阳性率高,诊断价值大。对于胰腺癌等实性病灶,EUS-FNA 诊断灵敏度、特异度和准确度分别为 98.9%、93.3% 和 98.1%;对于胰腺神经内分泌肿瘤则分别为 94.8%、99.4% 和 98.7%;而对于胰腺囊性病变诊断灵敏度差异较大,多为 51%~81% 之间,但特异度可达 94%~97%。EUS-FNA 对判定淋巴结转移作用大,对于纵隔、上腹部淋巴结,EUS-FNA 的灵敏度为 91.3%,特异度 100%,准确度为 95.8%。对于不明原因的肝外胆管梗阻,行 EUS-FNA 诊断为胆管癌的灵敏度差异很大,在 29%~89% 之间,其价值有待临床进一步确认,临床报道其对上段胆管梗阻诊断灵敏度为 81%,而对上段胆管梗阻诊断的灵敏度仅为 59%。

EUS-FNA 的适应证主要包括:部分消化道黏膜下肿瘤;弥漫性的食管或胃壁增厚,常规病理活检阴性者;胰腺实性、囊实性病变;与原发的肺和食管癌无关的纵隔病变;需明确诊断的消化道周围肿大淋巴结;部分消化道旁肿块(如肾上腺肿物、肝脏实性肿块和胆管恶性肿瘤)的组织细胞学获得。

禁忌证分为绝对禁忌证和相对禁忌证。绝对禁忌证和普通内镜检查的绝对禁忌证相同,但严重的食管静脉曲张、透壁性溃疡、食管畸形和胸廓畸形为相对禁忌证。

EUS-FNA 并发症的发生率低,约为 1%,主要是感染和出血。少见的并发症包括食管或十二指肠穿孔、胆汁性腹膜炎、针道的肿瘤种植转移。

以 EUS 引导下穿刺技术为基础,超声内镜介入治疗技术得到了迅速发展,临床开展的超声内镜介入治疗如下:

(一) EUS 引导下胰腺假性囊肿的穿刺和引流

胰腺假性囊肿的治疗有外科手术、CT/体表超声引导下穿刺引流及 EUS 引导下假性囊肿的穿刺和引流。EUS 引导下胰腺囊肿内引流已成为胰腺假性囊肿引流的首选治疗。外科假性囊肿胃或空肠吻合术存在创伤大、容易复发等问题。CT/体表超声引导下穿刺引流术也存在穿刺距离大,并发症发生率高等问题。手术引流并发症发生率 28%~34%,病死率 1.0%~8.5%;经皮穿刺引流并发症发生率 18%,病死率 2%;EUS 引导下穿刺引流并发症发生率 1.5%,病死率约为 0。

EUS 引导下胰腺假性囊肿引流特别强调治疗的个体化,术前应进行完善的病情评估,并根据患者病情、经济条件等因素选择合适的方法。术前完善病史,进行超声内镜、CT 或 MRI 检查是有益的,可明确假性囊肿壁是否成熟及可能的最佳穿刺点,EUS 引导下胰腺假性囊肿引流术适应证为:胰腺假性囊肿持续 4~6 周以上,囊肿壁成熟,囊壁与消化道管壁距离<1cm,囊肿直径>6cm,或假性囊肿导致症状和并发症者。

EUS 引导下胰腺假性囊肿引流可采用塑料支架及金属支架,塑料双猪尾支架是胰腺假性囊肿引流的标准支架,塑料支架置入技术成熟且成功率超过 90%,具有很高的经济性和安全性。金属支架的优点在于孔径大、引流迅速、支架阻塞率低,可缩短操作时间。虽然使用塑料支架和金属支架引流在技术和临床效果上没有发现显著差异,但金属支架不良事件的发生率为 0~44.4%,而使用双猪尾支架时不良事件的发生率为 6.7%~11.1%。因而除特殊病情患者和临床试验外,并不建议首选金属支架引流胰腺假性囊肿。但最近的一项回顾性临床研究显示,新型蘑菇头全覆膜金属支架引流成功率和安全性均高于传统金属支架。

EUS 引导下胰腺假性囊肿引流并发症包括出血、感染和支架移位。

(二) 超声内镜引导腹腔神经丛毁损术

超声内镜引导腹腔神经丛毁损术(endoscopic ultrasound-guided celiac plexus neurolysis, EUS-CPN)是应用超声内镜引导,通过穿刺针将药物注射于腹腔神经节或神经丛,用于治疗由于胰腺癌、慢性胰腺炎等上腹部疾病引起的剧烈或持续性疼痛的一项技术。运用超声穿刺技术,在腹腔神经节区域注射局部麻醉药、神经破坏剂或类固醇类药物,达到止痛目的。与 CT 引导下穿刺和体表超声引导下穿刺相比,由于腹腔神经节与胃腔仅一壁相隔,EUS-CPN 穿刺具有距离更近、定位更准确的优点,并发症也相应减少。

EUS-CPN 的适应证包括:确诊腹腔恶性肿瘤且已无法外科切除、患者不愿或不能耐受手术者;疼痛症状明显、止痛药疗效不佳、预计生存期不长的患者;伴有持续性、顽固性腹痛的慢性胰腺炎患者。EUS-CPN 对胰腺癌患者疼痛缓解率可达 79%~88%,而对慢性胰腺炎患者疼痛缓解率为 50%。多数患者在接受 EUS-CPN 后,可减少止痛药用量。

EUS-CPN 目前有单侧注射和双侧注射两种方法。两种方法在疼痛缓解持续时间、完全缓解患者比例及麻醉药物使用剂量减低等疗效评估指标的差异均没有统计学意义。传统意义上的 EUS-CPN 是进行腹腔神经丛注射，由于 80% 患者的腹腔神经节在超声内镜下可见，有学者认为直接进行腹腔神经节注射效果会更好。最近一项随机对照研究结果显示，腹腔神经节注射效果优于腹腔神经丛注射。首次行 EUS-CPN 治疗疼痛缓解率为 69%，再次行 EUS-CPN 治疗疼痛缓解率仅为 24%，因此无论首次 EUS-CPN 治疗是否有效，再次进行 EUS-CPN 治疗价值有限。

EUS-CPN 术后常见并发症包括腹泻、低血压、腹痛加重。罕见并发症文献报道有截瘫、胃瘫、肾上腺动脉损伤、脏器梗死（肝脏、脾脏、小肠）、脑脓肿。

（三）EUS 引导下肿瘤治疗

近年来，以超声穿刺技术为基础的肿瘤介入治疗迅速发展，主要包括超声内镜引导射频消融术（EUS-RFA）、超声内镜引导无水乙醇消融术（EUS-EA）、超声内镜引导细针注射术（EUS-FNI）。

EUS-RFA 是在 EUS 引导下将电极针插入到瘤体内，通过电磁能对病灶产生热损伤，杀死肿瘤组织，获得肿瘤组织全部或部分消失。以往的 RFA 主要通过经皮途径实施，难以准确将电极插入到胰腺肿瘤内，而 EUS-RFA 通过 EUS 的引导，穿刺距离短，定位更加精确，安全性更高。治疗晚期胰腺癌技术成功率 100%，可操作性强且安全性良好，但目前没有疗效相关研究。在 EUS-RFA 应用于胰腺囊性肿瘤及胰腺神经内分泌肿瘤的临床研究中，结果显示治疗后病灶完全消失或直径减少一半以上，其安全性良好。EUS-RFA 治疗胰岛素瘤的报道显示，接受治疗的 3 例患者在 3 个月后症状完全消失。EUS-RFA 用于治疗胰腺肿瘤的主要并发症是胰腺炎及胃壁、肠管等胰腺周围组织的热损伤。

EUS-EA 是在 EUS 引导下将无水乙醇直接注射至病灶内，使病灶组织细胞产生凝固性坏死，以灭活靶病灶细胞。EUS-EA 主要临床应用包括 EUS 引导下胰腺神经内分泌肿瘤和胰腺囊性肿瘤乙醇消融术。胰腺神经内分泌肿瘤乙醇消融术适用于患者拒绝手术或不能耐受手术的良性症状性胰岛细胞瘤。胰腺囊性肿瘤乙醇消融术适用于患者不愿手术或手术风险较高，且排除恶性胰腺囊性肿瘤。EUS-EA 操作成功率极高，达 100%，对于有症状的胰岛细胞瘤患者，临床症状缓解率达 100%，对于无症状的患者，肿瘤完全消除率为 70%。荟萃分析显示 EUS-EA 病灶完全缓解率为 52.6%，部分缓解率为 23.7%，术后并发症主要包括腹痛和术后胰腺炎。

EUS-FNI 即在超声内镜实时引导下穿刺，直接将抗肿瘤药物注入瘤体内。胰腺癌 EUS-FNI 作为一种姑息性辅助治疗方法，相关研究还处于起步阶段，文献报道自 2000 年以来，分别有将吉西他滨、T 淋巴细胞、树突状细胞和包含人类肿瘤坏死因子基因的腺病毒在 EUS 引导下注入晚期胰腺癌患者瘤体，临床疗效报道不一。

EUS 引导下穿刺不仅可以向肿瘤内部注射药物，还可以植入放射性粒子，进行近距离持续放疗，临床报道应用的放射性粒子包括碘 125、钯 103、铱 192。我国使用碘 125 的报道最多，EUS 引导下碘 125 的植入是通过 EUS 引导下穿刺技术在瘤体内、亚肿瘤区域和可能转移的淋巴途径永久植入放射性碘 125 粒子，进行持续的放射治疗，目前仍是一种姑息性治疗。胰腺癌患者植入放射性粒子后，平均生存时间为 10.6 个月，其中 27% 的患者达到局部缓解。

EUS引导下碘125植入的优势在于比外科植入术创伤小和并发症少。

EUS引导下碘125粒子植入术主要适用于无法进行手术或拒绝手术的患者,或疼痛症状明显且止痛药无法控制的胰腺癌患者。该技术的主要并发症为胰瘘。

(四)EUS引导下胆管引流

超声内镜引导胆管引流术(EUS-BD)指在EUS实时引导下,通过穿刺扩张的肝内外胆管,置入支架重建胆管与消化道之间通道的一项技术,用于内镜治疗梗阻性黄疸、胆管结石、胆管狭窄等疾病,但ERCP仍是胆管梗阻引流的首选方法。仅对于消化道改建后、消化道狭窄无法到达乳头者,或ERCP插管困难、操作失败者,作为即时的补救措施,可选用EUS-BD,其并发症远高于ERCP术。

EUS-BD方法包括对接技术和直接引流技术。对接技术是指EUS下穿刺胆总管,穿刺后将导丝从胆总管经乳头引出实现对接,完成经乳头支架置入。直接引流包括超声内镜引导胆总管十二指肠吻合术(EUS-CDS)和超声内镜引导肝胃吻合术(EUS-HGS)。EUS-CDS使用最多,由十二指肠球部或降部进行超声探查确定目标胆管,在胆总管和十二指肠的第一部分之间进行穿刺,形成瘘管以置入支架。对于EUS-HGS,于贲门或胃体小弯侧扫查肝内胆管情况,确定穿刺目标胆管,在左肝内导管和胃之间穿刺形成瘘管,最后置入支架引流。

EUS-BD可以让患者免于经皮穿刺引流的不便,并且可以在ERCP失败后立刻进行操作,减少了患者获得有效治疗的等待时间。EUS-BD的成功率较高,在93%~100%之间。但EUS-BD的高成功率主要是针对胆总管远端梗阻,即肝外胆管引流,肝内胆管穿刺引流并发症较高且成功率较低。EUS-CDS与EUS-HGS相比,在操作成功率、治疗成功率、总体支架通畅期和患者生存期上无显著性差异。

EUS-BD不良事件包括穿孔、胆漏和出血,术后并发症发生率9%~19%,因此,在开展EUS-BD时需要外科和介入放射科提供多学科支持。

(五)EUS引导下胰管引流术

超声内镜引导胰管引流术(EUS-PD)是指在EUS实时引导下穿刺入扩张的胰管,并置入胰管支架以引流胰液的操作。ERCP仍是胰管引流的首选治疗。EUS-PD仅适用于胃肠术后消化道解剖结构改变或消化道狭窄而无法找到乳头的患者,或ERCP下胰管引流失败的患者。和EUS-BD相仿,EUS-PD也分为对接技术和直接引流技术。对接技术是在EUS引导下,穿刺进入胰管并将导丝插入胰管,然后进行ERCP,通过交换导丝完成操作。直接引流包括经胃胰造瘘胰管引流术或经十二指肠胰造瘘胰管引流术。EUS-PD技术成功率为76.6%,不良事件发生率为18.9%,包括胰腺炎、穿孔、出血、胰周假性囊肿和/或脓肿形成、假性动脉瘤等。EUS-PD的安全性和疗效仍需临床进一步明确,EUS-PD较EUS-BD的技术要求更高,临床适应证的选择要更加审慎。而且,关于EUS-PD的最佳手术时机、支架置入的最佳方法、支架移除或更换的最佳时间等诸多问题也未形成共识。

(六)EUS引导下胃空肠吻合术

超声内镜引导胃空肠吻合术(EUS-GE)通过使用辅助器械确定胃腔与空肠距离最近的部位为穿刺点,然后在EUS引导下穿刺目标肠管并植入双蘑菇头金属支架建立胃肠吻合通路。EUS-GE 目前仅用于临床研究,其适应证仅限于拒绝或无法外科手术的胃流出道梗阻患者,或不宜行消化道金属支架置入者,或消化道金属支架置入失败的胃流出道梗阻患者。EUS-GE 成功率约为 92%,临床有效率约为 85%。而且,支架置入成功的患者均未出现支架闭合或移位的现象。

(七) EUS 引导下血管介入治疗

EUS 下血管介入治疗主要指 EUS 引导下的食管胃底曲张静脉出血的治疗,包括 EUS 引导下组织胶注射和弹簧圈置入,适用于门静脉高压所致胃食管静脉曲张、其他异位静脉曲张,以及门静脉高压所致的消化道出血。EUS 引导下组织胶注射,具有血管选择更精准、注入剂量更恰当等优点,能提高止血成功率和降低异位栓塞的发生率。EUS 引导下的弹簧圈置入治疗处于临床研究阶段,目前仅作为胃静脉曲张治疗的备选方法。EUS 引导下组织胶注射治疗和弹簧圈置入治疗胃静脉曲张相比,两者栓塞成功率分别为 94.7% 和 90.9%,不良事件发生率都较高,主要并发症为出血、感染和异位栓塞等。

(八) EUS 引导下标记术

EUS 引导下标记术是 EUS 引导下,实时将标记物置入病灶内作为立体定向放射治疗的靶标。国内报道可置入标记物的靶病灶包括胰腺癌、肝左叶癌、腹膜后肿瘤、腹腔肿瘤等。EUS 引导标记置入的有效率较高,达 84.6%~100%。EUS 引导下标记术并发症发生率均很低,包括急性胰腺炎、出血、发热和转氨酶升高。标记物移位率低,目前没有因标记物移位造成不良后果的临床报道。

随着 EUS 的日益普及,EUS 引导下介入治疗将迎来迅猛发展的时代,EUS 也将具有更广阔的发展前景。

八、其他内镜新技术

经自然腔道内镜手术(natural orifice translumenal endoscopic surgery,NOTES)。NOTES 是指不经皮肤切口,内镜经过胃、结(直)肠或者阴道等人体自然腔道进入胸腔或腹腔内进行诊断和治疗的技术。理论上,NOTES 具有体表无瘢痕、麻醉风险小、住院时间短、术后疼痛轻和腹腔粘连少等优势。

关于 NOTES 的适应证,尚无明确共识,目前倾向对于一些如全身严重烧伤、皮肤严重感染、病理性肥胖以及有较高全身麻醉风险的特殊人群,或存在常规手术和腹腔镜手术禁忌证的患者,NOTES 可能是一个较好的选择。此外,NOTES 被认为是 ICU 床旁诊断和治疗的理想选择,ICU 患者由于病情所限,虽有床旁腹腔镜的应用报道,但 NOTES 相比床旁腹腔镜,属于床旁即时可获得的治疗技术,具有麻醉时间短、风险小、能快速准确诊断和治疗的优点。

进入途径是 NOTES 的第一个临床难题。对 NOTES 进入途径,美国相关指南要求其首先具有安全性和可重复性。目前应用报道最多的方法是经阴道途径置入内镜,兼具安全和易关闭的优点,但缺点是后续内镜操作困难,且仅针对女性患者。经结(直)肠径路,优点是对上腹部手术视野清楚、无回屈角度等优势,但易并发感染。目前最佳路径是经胃途径,不仅适用所有人群,而且胃壁很厚,操作重复性好。胃酸环境有助于减少术后感染,由胃进入腹腔后可直达上腹部手术区域,但经胃途径由于内镜采用屈曲的方式,视野和操作都受到影响。目前没有绝对安全进入途径，需要结合患者及疾病情况决定。

手术结束后穿刺孔的闭合是 NOTES 进入临床的第二个难题。最常用的阴道穿刺孔的闭合相较而言最容易，且手术视野是直视的，因此也是比较安全的。但对于经结(直)肠或胃入路的 NOTES 来说，安全地闭合穿刺点在技术上要求较高。闭合技术可有缝合、钉合、内镜止血夹夹闭、生物胶和特殊设计的闭合装置，如法国将封闭心脏瓣膜缺损的装置用于 NOTES 后空腔脏器孔道的封闭。目前，对采用何种闭合方法临床未达成共识。

术后的感染率高是 NOTES 进入临床的最大障碍。在 NOTES 研究的初始阶段，大多数实验动物都死于术后感染。如何有效地预防感染显得尤为重要，包括在 NOTES 整个操作过程中器械和环境的无菌；围手术期抗生素的使用；术后手术切口、穿刺口的可靠闭合，防止消化道内容物污染等。NOTES 的开展和推广，需要内镜设备更新和技术创新的支持，已有相关的器械进入临床研究。

NOTES 的不良事件包括术中操作引发的医源性损伤，以及近期和远期并发症。这些并发症包括感染、出血、内脏损伤、吻合口瘘和穿刺口瘘，并且这些并发症可能有致命性后果。临床仍在不断地探究如何预防和处理由手术引发的相关并发症。NOTES 技术体现了现代医学微创和高效的诊疗核心。

消化内镜经过百余年的发展，已成为消化道疾病诊断和治疗的重要手段。随着内镜新理念的提出，内镜技术的发展，术式和器械的丰富，内镜正逐步补充和部分替代传统外科手术，尤其是 ERCP、ESD 等技术，已变成全球性共识和指南推荐的一线治疗方案。而近年来 POEM 治疗贲门失弛缓、G-POEM 对胃轻瘫的治疗、超声内镜下介入治疗的开展，以及对 NOTES 新术式的不断探索，内镜完全具备了融合内外科精髓，颠覆传统的潜能。我们相信，随着内镜研究的不断深入和现有内镜诊疗技术的完善，消化内镜必将在消化系统疾病的诊疗中发挥更加重要的作用。

第三节　人工智能在消化内镜中的应用

人工智能(artificial intelligence, AI)是计算机科学的一个分支，通过研发智能系统和智能传感仪器来模仿、延伸和扩展人的智能，包括视觉听觉感知、模式识别、自然语言处理、机械延伸和决策制定等智能行为。20 世纪 40 年代，研究人员就开始尝试研发出能作为医学顾问的计算机程序用以辅助临床医师的诊疗工作，这是人工智能在医学领域的最早报道。在医学领域，人工智能已经渐渐出现在我们日常的医疗工作中，逐渐改变着我们的工作方式。近几年来，人工智能在医学领域的应用激增，如手术机器人、影像图文诊断、健康管理等多个领域，人工智能已显示了卓越的诊断效率和分析能力；另外随着网络和信息化技术的发展，患者可以网上挂号，手机缴费，用手机应用程序(APP)阅览个人病历、化验检查报告等。信息化时代下人工智能的发展极大地推进了医疗卫生的发展。

神经网络的奠基人教授杰弗里·辛顿(Geoffrey Hinton)定义"深度学习"(deep learning)说：深度学习是机器学习的一种特定技术，之所以称之为"深度"，是因为它可以由很多层结构。传统的电脑神经网络层数少，采用完全的链接，有大量参数需要计算。而深度学习利用多层链接，每一层完成的任务有限，从像素到物体的边缘再到核心，直到辨认出清晰的图像，这样就减少了每一层的计算量。卷积神经网络(convolutional neural networks, CNN)是一类包含卷积计算且具有深度结构的前馈神经网络,是深度学习的代表算法之一。随着深度学习理论的提出和数值计算设备的改进,卷积神经网络得到了快速发展,并被应用于计算机视觉、自然语言处理等领域。深度学习技术现已经成为医学图像分析中很多机器学习问题的主要解决方案。而 CNN 作为深度学习技术中最重要的分支,现被广泛应用到各种计算机辅助诊疗技术中。

随着计算机科技的发展,AI 展现出了更强大的数据处理能力,适用于医学图像的识别和复杂临床数据的分析。在消化内镜领域,国内外近几年来已发展出了多种 AI 技术,极大地提升内镜检查的效率和质量,笔者在此作一简要的概述。

一、AI 技术辅助胃镜检查

消化道早癌指浸润深度未超过黏膜下层,或只是局限于黏膜层的一种消化道癌症,因为其自身特点,在临床发病时没有相关症状,因此对消化道早癌的诊断与治疗,内镜技术在临床上被广泛应用。高质量的内镜检查能够观察分辨患者消化道黏膜上的微小变化,特别是可以放大黏膜微血管结构,进而帮助医师对其全面观察,使诊断效果显著提高。孙善明等指出,早期胃癌应以普通白光内镜检查为基础,并与放大内镜、超声内镜、荧光内镜等特殊内镜相结合,以全面、清晰地发现可疑病灶变化,如局部黏膜颜色、表面结构改变等,从而提高早期胃癌的检出率和准确率,并为治疗方案提供病变深度、范围及组织病理学等信息。

在早期胃癌识别方面,2018 年 Hirasawa 等构建了一个基于 CNN 的诊断系统,该系统接受了 13 000 多个胃癌内镜图像的训练,然后在 2 296 张图像上测试该系统:在 77 个胃癌病变中,CNN 正确诊断 71 个,总灵敏度为 92.2%;检出 161 个非癌性病变为胃癌,阳性预测值为 30.6%;71 个直径≥6mm 的病灶中有 70 个(98.6%)被正确检测到;所有侵袭性癌症均被正确检测到;漏诊的病变均为浅表凹陷病灶或黏膜内癌,即使是经验丰富的内镜医师也很难将其与胃炎区分开;近一半的假阳性病变为胃炎,伴有色调改变或黏膜表面不规则。我国一项类似的研究中,选取 4 449 张图像(其中早期胃癌图像 768 张,良性病变及正常图像 3 681 张)用于深度学习模型的训练,将剩余的 710 张图像用于模型的验证,同时再交给 4 名内镜医师进行诊断,最后统计得出深度学习模型用于早期胃癌诊断的准确率为 89.4%,灵敏度为88.8%,特异度为 89.7%,每张图像的诊断时间为(0.30±0.02)s,均优于相比较的 4 名内镜医师。

内镜检查是早期发现消化道肿瘤的最主要手段,但由于内镜医师检查水平参差不齐,高水平内镜医师稀缺,我国早期胃癌的诊断率仍低于 20%。近年来,于红刚等研发的"内镜精灵"系统成功投入临床使用,使用 107 个真实的胃镜检查视频测试"内镜精灵"系统,结果表明该系统监测胃镜检查盲区的平均准确率为 90%,平均灵敏度为 88%,平均特异度为95%。在一项随机试验中,分配到"内镜精灵"辅助胃镜检查 153 例患者的盲点率(5.9%),显著低于常规检查组 150 例患者(22.5%);"内镜精灵"辅助胃镜组的平均检查时间(5.03 分钟)明显长于对照组(4.24 分钟)。同时,"内镜精灵"可以抓取并储存胃镜不同部位的典型图片,自动产生患者的图片报告。研究表明,"内镜精灵"自动产生的图片报告文件完整性(90.64%),显著高于内镜医师(79.14%)。因此,人工智能可以辅助内镜医师减少检查中的盲区,在内镜的质控方面起到推动作用。

在幽门螺杆菌诊断方面,临床上通常用尿素呼气试验诊断幽门螺杆菌的现症感染,但是患者服用质子泵抑制剂或抗生素、铋剂等药物可能造成假阴性表现，容易漏诊；事实上，幽门螺杆菌感染患者内镜下可能出现黏膜弥漫发红、黏液增多、胃窦黏膜鸡皮样改变、胃集合小静脉消失等特征，因此有文献报道 CNN 能通过内镜图像分析，诊断幽门螺杆菌感染。Shichijo 等使用了 32 000 多张胃镜图片构建了一级 CNN 系统，再用胃的 8 个解剖位置分类的图像构建二级 CNN 系统，使用 11 481 张测试集图像将 CNN 系统与 23 位内镜医师进行对比，发现一级 CNN 准确率为 83.1%，二级 CNN 准确率为 87.7%，均高于 23 位内镜医师的平均准确率（82.4%）；另外有文献报道 CNN 诊断幽门螺杆菌的灵敏度为 86.7%，提示了人工智能对内镜下诊断幽门螺杆菌有较好的远期前景。

二、AI 技术辅助结肠镜检查

在早期大肠癌的诊治中，普通白光内镜下易识别出隆起型早期结肠癌或癌前病变，而扁平型病变检出较难，内镜检查时可观察到黏膜的局部色泽改变、表面轻微隆起或凹陷、毛细血管网中断或消失、黏膜质脆、肠壁僵硬等细微变化。目前内镜医师结肠镜的腺瘤漏诊率仍然相对较高，估计为 6%~27%。漏诊息肉的原因有很多，比如不理想的肠道准备、不充分的黏膜检查（例如右半结肠的褶皱背后）、缺乏对代表扁平息肉的细微黏膜改变的识别等。因而结肠息肉自动检测成为 AI 在胃肠内镜检查中应用的主要关注领域之一。一般而言，息肉自动检测被设计成通过数字视觉标记或声音，提醒内镜医师在屏幕上存在息肉。

有学者开发了一款结肠直肠病变检测软件（colorectal lesions detector，CoLD），是早期的息肉检测软件之一，利用每幅肠镜图像的小波变换计算出的二阶统计特征来区分正常组织和异常组织的区域，通过人工神经网络对特征进行分类。该系统的检测精度估计在 95% 以上。2003 年，Karkanis 等基于彩色小波协方差特征的二阶纹理测度协方差，开发了一种计算机辅助检测方法，在检测与腺瘤性息肉相对应的结肠异常区域方面，特异度可达 97%，灵敏度可达 90%。2006 年，Iakovidis 等开发了一种模式识别框架，该框架接受标准的低分辨率视频输入，并实现了大于 94% 的检测精度。Ribeiro 等建立的神经网络模型将结肠息肉区分为健康组（正常黏膜或增生性息肉）和非正常组（瘤变、腺瘤性或癌性结构）的准确率可达 90.96%，灵敏度和特异度分别为 95.16% 和 74.19%。

以上早期肠镜 AI 方法多基于静态内镜图像和视频帧的分析，后期则逐步引入了实时视频数据分析功能。2015 年 Wang 等开发了一种方法，利用边缘截面视觉特征和基于规则的分类来检测"息肉边缘"，该 Polyp-Alert 软件在 8 个完整的结肠镜检查视频上进行了训练，随后在 53 个随机选择的完整视频中进行了测试，系统在屏幕上正确检测到 43 个（97.7%）息肉中的 42 个，并且延迟非常短。然而，该软件每个结肠镜检查视频分析平均有 36 个假阳性，假阳性通常由突出的黏膜褶皱、阑尾孔、回盲瓣以及结肠残留液体区域引起。2018 年，Misawa 等开发了一个基于深度学习的 AI 系统，该系统接受了 105 个阳性息肉和 306 个阴性息肉视频的训练，在一个单独的数据集上进行测试，能够检测到 94% 的息肉，假阳性为 60%。

一旦检测到病变，计算分析可以帮助预测息肉组织学而无需组织活检，被称为计算机辅助诊断。通过光学活检诊断息肉是否为腺瘤性息肉，判断是否需要内镜下治疗，而不需要依赖组织病理学检查。光学活检技术包括染色内镜、窄谱技术（窄带光成像、高清智能电子染色和智能色彩增强）、细胞内镜检查和激光诱导荧光光谱等技术。计算机辅助诊断模式的使用可以提高标准化，目前已被广泛采用。

2012年Takemura等开发了一种定制软件(HuPAS3.1版),该软件利用"特征包"表示窄带光成像图像和局部特征的分群法,在使用静态图像的初步研究中,对肿瘤病变诊断的灵敏度为97.8%,特异度为97.9%,计算机辅助分类系统与两位经验丰富的内镜医师之间的诊断一致性为98.7%。在一项后续研究中,开发了一种实时软件来自动识别息肉,然后将其分析并分类为肿瘤性或非肿瘤性,该方法灵敏度为93.0%,特异度为93.3%,软件与内镜医师诊断的一致性为97.5%。2015年Mori等开发了细胞内镜检查术-计算机辅助诊断系统,这是一种细胞内镜结合AI的诊断系统,它使用细胞核分割和特征提取来预测病理分类,在一项包含来自176个息肉和152例患者图像的初步研究中,该系统的灵敏度为92.0%,特异度为79.5%,而内镜医师的灵敏度为92.7%,特异度为91%。2018年Mori等的一项前瞻性研究,基于实时输出与切除标本病理诊断(金标准)的比较,染色模式下的计算机辅助诊断对325例患者的466个小息肉(包括250个直肠、乙状结肠息肉)进行评估,病理预测率为98.1%。

AI最近被引入用于息肉和腺瘤检测以及分类,这项技术已在初步研究中显示出令人振奋的结果。王璞等使用了随机对照试验的方式测定AI在结肠镜检查中对于息肉、腺瘤的检查率,结果显示AI系统显著增加腺瘤检出率(29.1% vs 20.3%,$P<0.001$)和每例患者的腺瘤平均数(0.53个 vs 0.31个,$P<0.001$),这是由于发现了更多的小腺瘤(185个 vs 102个,$P<0.001$),而较大的腺瘤(77个 vs 58个,$P=0.075$)没有统计学差异。

浙江大学医学院附属第二医院消化内科蔡建庭教授团队在AI辅助结肠镜检查的临床研究显示,单张图像的诊断时长为(0.5 ± 0.03)s,该模型对结肠息肉的灵敏度为98.30%,特异度为88.10%,总体准确率为92.92%。该团队后续将进一步开展更多的相关研究,验证AI为内镜工作带来更多的帮助。与之前单纯从内镜图片识别技术相关的人工智能不同,该团队目前在开发人工智能辅助胃肠镜诊断的新型内镜图文工作站系统,该系统在以下方面有显著优势:①在内镜医师操作实时精准分析内镜所见病灶并准确标注、智能判读并自动生成内镜诊断报告,大大减少了内镜医师的工作量,减少胃肠镜检查中的漏诊现象,提高工作效率;②通过人工智能辅助的内镜系统完善内镜质控水平,降低漏诊率,智能完成各项内镜质控指标的检测,如肠道清洁度评估、内镜退镜时间等,可持续性地提高诊断水平;③通过实时对内镜识别的病灶进行诊断,提高年轻医生对各种胃肠疾病的内镜下诊断准确率,并降低误诊率;④利用人工智能,通过互联网和大数据系统进一步提高基层医院内镜医师的诊断水平。目前该系统仍在上市前的进一步完善中。

三、AI技术辅助胶囊内镜检查

无线胶囊内镜可以检查传统内镜无法到达的小肠部位,是消化内镜的一个重要突破。但其一个主要问题就是需要分析大量数据,费时且繁重。而深度学习提供了对大量数据的快速分析,并通过表征学习从非结构化图像中提取特征。Zhou等使用来自有和无乳糜泻患者的胶囊内镜结果训练CNN,并在一组由10例患者组成的测试中,将乳糜泻患者与对照组区分开来的灵敏度和特异度均为100%。在检测胃肠出血方面,Jung等采用了自适应性算法(该算法可根据不同患者而调整相应颜色参数),对消化道出血的灵敏度和特异度分别为94.8%和96.1%。Xiao等使用深度学习和特征学习,在10 000幅胶囊内镜图像的扩展数据集上对该方法进行了评价,结果表明,该方法在胶囊内镜出血检测方面优于目前常规的方法,综合评价分值提高了约2个百分点,所获得的综合评价分值达到0.995 5。Hassan等基于一种纹理特征描述的算法开发了新的识别模式,训练集由 600 个出血和 600 个非出血帧组成,由 860 幅出血图像和 860 幅非出血图像组成检测集,得到的准确率为 99.19%,灵敏度为 99.41%,特异度为 98.95%。

　　Karargyris 等采用一种融合了图像颜色特征和纹理特征的检测方法识别溃疡,灵敏度和特异度分别为 75% 和 73.3%。随后,Yu 等使用更复杂的特征融合技术检测溃疡,灵敏度和特异度分别为 99.17% 和 80.00%。在检测息肉方面,Yuan 提出一种全新的图像特征算法"SSAEIM",对 35 例小肠胶囊内镜检查共 4 000 张检查图片(3 000 张正常图片及 1 000 张小肠或结肠息肉图片)的特征进行深度学习,学习后,基于 SSAEIM 算法的 AI 系统对于胶囊内镜下肠道息肉的整体识别率达 98%,对息肉、气泡、浑浊图像和清晰图像的准确率分别为 98.00%、99.50%、99.00% 和 95.50%。

　　胃肠道血管畸形是最常见的小肠血管病变,胶囊内镜是目前公认的小肠血管畸形的首选诊断方法。Leenhardt 等利用 CNN 对图像进行深度特征提取和分类,创建了两个静止帧数据集,用于机器学习和算法测试,检测算法的灵敏度为 100%,特异度为 96%,阳性预测值为 96%,阴性预测值为 100%。在目前临床工作中,平均每个胶囊内镜受检者有 4 万~6 万帧内镜图片,临床医师对每例患者的读片时间需 1~2 小时,工作量巨大,丁震教授团队利用 CNN 的人工智能图像辅助阅读模型来进行小肠胶囊内镜图片的阅读,经过大样本验证,结果显示与传统的阅读模式相比,CNN 为基础的图像辅助阅读模型可将平均诊断时间由 96.6 分钟/例下降到 5.9 分钟/例,平均人工读片数量由 22 654 张/例下降到 578 张/例,对小肠异常病灶检出的灵敏度由 74.57% 提高至 99.88%。该研究成果大大降低了内镜医师胶囊内镜检查的读片工作量,对今后胶囊内镜的检查将产生极为重要的影响。

四、结语

　　AI 技术在消化内镜的诊断方面已经给我们带来了很多的惊喜,但仍有需改进的地方:①不同内镜中心的消化道病灶图像存在明显的个体差异性,难以保证诊断性能的兼容性和可推广性;②目前绝大多数消化内镜领域的 AI 探索没有经过系统筹划,普遍是基于单中心有限数据集的回顾性研究,数据异质性较大;③缺乏第三方的大样本高质量数据集对不同的诊断模型进行统一测试,难以在同一水平对 AI 的诊断效能进行客观一致的评价。为解决这些发展瓶颈,未来应该开展更多的大样本多中心前瞻性研究以建立高质量数据集和诊断性能稳定且优异的计算机辅助诊断系统。此外,深度学习算法有"黑箱"的性质,结果缺乏可解释性,未来应该有更多的研究致力于解释结果的合理性,以进一步提高计算机辅助诊断系统诊断的安全性及临床医生和患者对诊断结果的接受度。但借助 AI 技术强大的数据分析能力,能帮助内镜医师更迅速、更精确地发现病灶,能够对患者做出更准确和全面的判断,有利于个体化临床决策的制定。未来 AI 将会成为消化病诊治领域不可或缺的技术。

第四节　中医望闻问切与消化内镜技术结合研究

　　"望闻问切四字,诚为医之纲领。"望、闻、问、切是临床中医诊断疾病的四种途径,是中医诊断学的重要组成部分。望诊主要是指通过视觉,观察患者的神、色、形、态、舌象等;闻诊主要指通过听觉、嗅觉,包括听声音和嗅气味两方面;问诊则是通过交流,询问患者或其陪诊者疾病的相关情况；切诊主要包括触诊及切脉，指的是医者用手触按患者身体病变相关部位及用手指感受其脉象变化。中医通过望、闻、问、切四种不同方法，从各个角度获取疾病相关信息，从而评估病情，做出诊断，亦为疾病的治疗提供依据。

消化内镜技术是现代临床医学中的一门新兴技术，其对消化系统疾病的诊断与治疗起到了革命性的推动作用。近年来，随着电子计算机技术的应用、成像技术质量的提高、新型消化内镜的研发，消化内镜技术得到了快速提高，利用消化内镜进行疾病的诊断、辅助治疗成为了当下诸多消化道疾病的首选方法。

古代由于科学技术发展受限，更多是依靠医者自身的视、听、触、嗅等感官来对病患的情况做出判断，诊断线索多停留在包括神情、形态、面色、舌脉等体表状态；而消化内镜检查弥补了古代诊断方法的局限，使医者借助仪器看到了在古代无法直接观察的消化道内部表现，因此，某种程度上可以认为消化内镜检查是中医望诊的延伸，扩大了中医望诊的范围。除此之外，临床将消化内镜技术与中医闻诊、问诊、切诊进一步结合，在消化系统疾病的诊断、治疗上均有所应用。

一、中医望闻问切与消化内镜技术结合的理论基础

消化内镜检查是借助内镜仪器观察消化道内部的情况，如电子胃镜对胃黏膜情况的观察，发现细微病变从而进行疾病的辨别与诊断；而中医望、闻、问、切是通过人体感官，直接获取病患信息，以判断内部脏腑病变情况；两者既有联系，又有区别，途径方法不同，然共奏殊途同归之妙。为深入挖掘中医望、闻、问、切与消化内镜技术之间的关系，尤其是舌、脉象与内镜下黏膜象之间的联系，现代研究从理论上寻找到了更多依据。

中医认为，"舌为脾胃之外候"，"苔乃胃气之所蒸熏"，脾开窍于口，舌居于口中，脾胃运化受纳功能的强弱、脾胃气血阴阳的盛衰皆可通过舌象表现，脾与舌关系紧密，此乃有诸内必形诸外。当脾胃发生病变时，首先表现在自身的异常，继而反映在舌象上。有观点认为消化内镜技术下得到的征象是本、内，舌象展现出的征象则是标、外，临床将中医望闻问切与消化内镜技术结合，可谓是标与本、内与外的兼顾。

从西医角度观，消化道与舌具有共同的物质基础，两者解剖结构相似、功能相关。舌位于口腔内，是消化道的起始端，舌体的构成为平滑肌覆以黏膜，舌体周围有舌下腺、下颌下腺等腺体；消化道亦以平滑肌表面覆以黏膜为基本结构，消化管壁内分布有消化腺，如胃壁黏膜中含大量分泌胃酸、胃蛋白酶等胃液的腺体。舌具有协助咀嚼、吞咽、初步消化食物的功能，脾与胃亦具有消化食物、吸收营养、运输排空的功能。临床观察舌象及内镜下黏膜象时，均需要从黏膜的神（整体印象）、色（颜色）、形（形态）、态（运动功能）等方面进行分析辨别，从而诊断疾病。基于此，从表现形式上，舌象与消化内镜象在一定程度上具有一致性。

关于舌苔与消化道疾病的联系，已有研究关注于舌苔上皮细胞的生长、增殖、分化、脱落，舌苔上微生物菌群及舌苔微环境，舌苔细胞蛋白组学，甚至舌苔凋亡细胞的基因表达，从微观层面一定程度揭示其"司外揣内"的本质。

西汉司马迁《史记》有言，"意治病人，必先切其脉，乃治之"，中医四诊之脉诊是诊断疾病的有效方法，医者用指腹感受患者脉搏的缓急、脉势的强弱、脉形的宽窄、脉位的深浅等，借以评估脏腑的气血运行情况，疾病的病位、病性，机体邪正盛衰的关系。现代研究多认为，中医脉诊的物质基础是血流。血液在血管里周而复始地流动，通过循环系统与全身各系统

构建联系,为机体组织器官功能的正常发挥、物质交换、新陈代谢等生命活动提供物质基础。消化系统亦不例外,消化道血流既表现在内镜观的黏膜下血管上,也表现在脉诊时寸关尺的脉象上。基于此,有研究通过对消化道疾病患者脉象及血流动力学指标的测定结果进行比较分析,探讨内镜下消化道疾病血流与中医脉象的关系,发现消化道疾病患者脉象的主波高、升支斜率、降支在主波与降中峡间的斜率比正常对照组均低,而且,其心脏每搏输出量、心脏指数、左室射血时间、动脉顺应性均减少,射血前期及总外周阻力增大。结合脉象来看,消化道疾病早期,内镜下黏膜病理改变尚轻,切诊以数脉、滑脉为主,此时血流动力学的改变为心肌收缩力减弱、心输出量下降,动脉顺应性降低和总外周阻力增大;中后期内镜下出现黏膜出血、糜烂、溃疡等病理改变较重的表现,切诊以弦脉、数脉为主,主波高、升支斜率继续降低,此时血流动力学的改变为心肌收缩力、心输出量进一步下降。随着内镜下胃黏膜病变加重,脉象指标也发生相应的变化,脉诊呈现出数脉、滑脉、弦脉、细脉、濡脉的变化趋势,由此可认为,消化道疾病脉象的形成机制可能与心肌收缩力减弱、心输出量下降、动脉顺应性降低和总外周阻力增大有一定关联,这或许是消化道疾病患者血流动力学在脉象上的体现。

除此之外,尚有从血流振动波、血液瞬时波强度、血流动力学等方面探究中医脉诊的物质基础,为中医望闻问切与消化内镜技术结合的理论研究提供了一定的借鉴意义。

二、中医望闻问切与消化内镜技术结合的临床应用

古代认为人体外在所表现出的种种征象是内部脏腑病变的表现,故通过望闻问切以司外揣内。而今,借助于消化内镜技术,使得中医四诊得到延伸,尤其是丰富了望诊的内容。外望诊舌脉,内望诊胃黏膜,两者结合,互相补充,为临床消化系统疾病的诊断、治疗提供指导。

(一) 中医望闻问切与消化内镜技术在疾病诊断上的结合

舌诊、脉诊是中医四诊的灵魂,舌脉之象与脾胃的关系极为密切。有临床大样本研究利用消化内镜对胃黏膜病变情况进行观察,并结合四诊中的舌诊、脉诊,进一步探究内镜象与中医舌脉象的联系。研究发现,舌诊黄苔者,内镜下胃黏膜多有糜烂、溃疡或呈现出活动性炎症的病理改变,溃疡基底部及边缘往往有充血、水肿、糜烂,提示胃热明显;内镜下观察为慢性萎缩性胃炎者,胃黏膜变薄、皱襞变浅、黏膜分泌物变少,表现在舌象上则以舌质淡、薄苔或剥脱苔多见,提示津液不足;慢性活动性胃炎、胃溃疡者内镜下以"充血"为特征,舌诊则以暗红舌为主要表现,提示久病多瘀;厚苔与胃黏膜的肿胀、分泌物黏稠有关,提示有积滞浊邪;舌质淡与胃黏膜苍白有关,提示气血不足。通过中医四诊之舌诊与消化内镜下黏膜相对比,发现两者具有一致性,舌象结合内镜观,能够更好指导中医对证候寒热虚实的诊断。

有研究将中医望诊之舌象、切诊之脉象与消化内镜象相结合,试图为临床疾病的诊断提供更多依据。研究结果表明,消化道黏膜病变程度与舌象、脉象的表现皆有联系。内镜下观,若黏膜充血、水肿较轻,以红相为主要病理改变,舌诊以淡红舌、白苔为主,脉诊以迟、缓脉为主,究其病因,与寒邪、湿邪关系密切;若黏膜糜烂、出血、溃疡、癌变,病理改变较重者,舌色以红、暗、紫舌为主,舌苔以白厚、黄厚腻、黄苔为主,脉诊以数脉、弦脉、滑脉多见,与湿热瘀邪关系密切。

有研究根据慢性胃炎患者的四诊资料进行辨证分型,再根据悉尼系统胃炎分类法进行

镜下观的疾病分类,寻找中医证候分型与西医疾病分类之间的联系。发现内镜下胃黏膜表现为隆起糜烂、皱襞水肿、红斑渗出、胃腔内存在反流胆汁者中医辨证多属肝胃不和;胃黏膜表现为显性出血点、点状瘀斑者多为胃络瘀血证;胃黏膜表现为黏膜色白变薄、皱襞变小、黏膜下血管纹理显露可见者脾胃虚弱、胃阴不足、脾虚气滞证型多见。由此得出,以望闻问切四诊资料为基础的中医辨证分型,与以内镜下病理改变为基础的西医疾病分类,具有较好的相关性,提示对于临床无法进行消化内镜检查的患者,可借助于中医辨证分型对疾病做出推断。

借鉴中医浮沉、清浊、微甚、散搏、泽夭——"望诊十法"的要素,观察胃镜下胃黏膜色泽的深浅、黏液的多少、表面覆盖物的厚薄、整体蠕动情况、黏膜下血管显露情况等多个方面,结合中医四诊进行辨证分型,为临床提供了一定参考。脾胃湿热证的中医四诊主要为:口苦,口中黏腻,嗳腐吞酸,恶心纳呆,大便不调,舌红苔黄腻,脉弦滑或滑数;内镜象多为:胃黏膜色泽红,光泽增强,黏液分泌增多,黏液湖混浊,黏膜充血水肿并存,散在糜烂。肝胃不和证的中医四诊主要为:情志郁闷,善叹息,或烦躁易怒,胁肋部的胀满疼痛、反酸、嗳气,脉弦;内镜象多为:胃黏膜充血水肿,胃蠕动增快,蠕动的节律紊乱,胃内可见黄染胆汁。脾胃虚寒证的中医四诊主要为:面色苍白、肢寒怕冷、胃脘冷痛,喜温喜按,食欲缺乏、腹痛腹泻,舌淡苔白腻,脉虚弱或迟缓;内镜象多为:胃黏膜色白,部分伴有黏膜水肿,黏液湖质地清稀。胃阴亏虚证的中医四诊主要为:胃脘隐痛或灼痛,嘈杂不舒,饥不欲食,口干舌燥,舌红少苔或剥苔、脉细数;内镜象多为:胃黏膜色泽偏红,黏膜湿润度低、欠光泽,黏膜质地粗糙、菲薄,黏膜下血管纹理可见,黏液湖较混浊、量少。胃络瘀血证的中医四诊主要为:胃脘疼痛,痛有定处,胃痛拒按,面色暗滞,舌质紫或暗红,有瘀斑或瘀点,脉弦涩;内镜象多为:胃黏膜色泽暗红,黏膜质地粗糙、颗粒或结节样增生,部分伴有糜烂,黏膜下血管色紫暗。镜下辨证辅助传统中医辨证,两者从不同侧面对病变进行描述和判断,互相弥补,共同服务于临床消化系统疾病的诊疗。

(二)中医望闻问切与消化内镜技术在疾病治疗上的结合

通过中医望闻问切收集"外部"四诊资料,消化内镜技术收集"内部"四诊资料,整体合参,兼顾局部,大大提高了辨证的准确率,为论治奠定了基础。两者结合优势不仅体现在对疾病的诊断上,在治疗上亦起到了取长补短的作用。

有研究依据消化内镜下黏膜镜像观,对反流性食管炎进行分级,结合四诊资料进行辨证论治:洛杉矶分级标准诊断为黏膜无明显异常者,四诊合参多为郁证,情志作祟,症状反复,治疗以疏肝理气解郁为原则,以香砂六君丸为主方,加以素馨花、合欢花、玫瑰花等畅达气机;内镜下诊断为 A 级或 B 级者,四诊辨证多归属于实热证范畴,治疗以清热解毒为原则,予蒲公英、鱼腥草清热解毒,加郁金、柴胡疏肝理气,牡蛎、瓦楞子制酸降逆,竹茹、沙参养阴和胃;镜下诊断为 C 级或 D 级者,虚实均可见,虚者以胃阴亏虚为主,实者以湿热内蕴为主,治疗以养胃阴、清湿热为原则,予北沙参、太子参益气养阴,石斛、玉竹养胃滋阴,石菖蒲、藿香、佩兰、黄连清热祛湿。除此之外,对于慢性胃炎(包括非萎缩性胃炎、糜烂性胃炎、出血性胃炎、萎缩性胃炎)、消化性溃疡、胆汁反流性胃炎、溃疡性结肠炎、胃肠息肉等常见消化系统疾病,亦有研究结合内镜技术,进行疾病的辨证治疗。

有对比发现,中医舌脉观察与消化内镜对疾病的诊断正确率相近,因此,在临床中可灵活运用中医观察舌脉的方法进行疾病的诊断。在疾病初次诊断时,可选择消化内镜技术,此方法对病变部位的观察较快捷、直观,且内镜下发现病变时,可取活检进一步明确诊断;治疗后可借助中医四诊尤其是舌脉象进行疗效评估,亦可同时结合消化内镜检查,根据不同情况,灵活变通,减轻患者痛苦,提高临床诊疗效率。

三、问题与展望

中西医结合,取长补短,共同服务于临床,是现代医学的发展方向。中医望闻问切与消化内镜技术的结合,为临床消化系统疾病的诊疗开辟了新途径。但是,两者来源于不同的理论体系,临床应用时需找到两者的最佳结合点。

中医望闻问切与消化内镜技术结合具有诸多优势,为推动中西医结合消化病学的不断完善与发展做出了积极贡献。首先,中医望闻问切主要利用外在表观,快速直接收集到患者信息,进行辨证诊疗,但四诊信息采集具有一定主观性,也易受外界因素干扰,如饮食对舌苔的干扰、光线对望诊的干扰等;而消化内镜技术主要利用仪器进入消化道,采集到中医四诊无法直接获取的信息,其不会受外环境光照干扰,操作严格,结果客观、一致性较高。其次,中医四诊是无创性操作,而消化内镜检查属于有创性操作,可依据患者情况进行选择,对于不愿意行内镜检查者、年老体衰等不适合内镜检查者,可通过中医望闻问切协助诊断及疗效评估,对于需要取病理活检者,则需内镜操作。再者,消化内镜技术立足于消化道黏膜的生理病理表现,注重局部和疾病;中医望闻问切立足于患者气血阴阳、正邪盛衰,注重整体和证候,两者从不同角度相互补充,兼顾病与证、整体与局部、宏观与微观。最后,中医望闻问切与消化内镜技术的思维方式不同,可相互借鉴,如运用中医望诊的神、色、形、态四个要点观察内镜下胃黏膜的神、色、形、态,利用内镜下黏膜病理改变印证不同中医证候,中西医均要突破自身局限性,不断创新,形成中西医结合的诊疗体系。

然而,虽然中医望闻问切与消化内镜技术结合是现代中西医结合不断发展的产物,但存在一些问题。中医望闻问切与消化内镜技术来源于不同的诊疗体系,两者的思维方式、理论基础、应用模式均不同,故不能简单将中医望闻问切在收集临床资料时的操作要点直接照搬到消化内镜观上,尽管两者对临床消化系统疾病的诊断吻合度较高,但无法做到相互取代,临床宜灵活变通,各取所长。在反映疾病病理变化上,内镜技术对消化道黏膜象的诊断价值高于舌脉象,而在对患者气血阴阳的整体把握上,中医四诊可提供更佳诊断。此外,内镜下诊断为同一种疾病者,存在不同的舌脉象;同一种舌脉象者,内镜下诊断亦不尽相同,临床疾病的多样性及复杂性决定了两者不能简单类比,寻找中医望闻问切与消化内镜技术的最佳结合模式仍在不断探索中。

第二篇｜第九章

参考文献

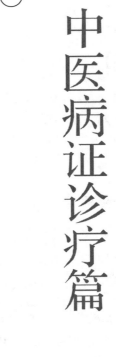

第三篇　中医病证诊疗篇

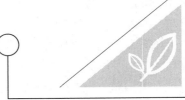

第一章　口疮

【概述】

　　口疮，指口腔黏膜、舌体及齿龈等处出现大小不等淡黄色或灰白色溃疡，伴随局部灼热疼痛的口腔疾病。本病多见于现代医学之复发性阿弗他口炎、白塞综合征、放射性口炎、口腔结核性溃疡、疱疹性口炎等疾病。"口疮"一词首见于《黄帝内经》，历代医家认为其病因病机多责之于"火"，论治以疏风泄热、清心泻脾、滋阴降火、温补脾胃、补肾敛火为主。

【病名沿革】

　　"口疮"一词作为病名首见于《黄帝内经》。《素问·气交变大论》曰："复则寒雨暴至，乃零冰雹霜雪杀物，阴厥且格，阳反上行，头脑户痛，延及囟顶发热，上应辰星，丹谷不成，民病口疮，甚则心痛。"《黄帝内经》中亦提出"口疡"一词，《素问·五常政大论》中云："少阳司天，火气下临，肺气上从，白起金用，草木眚，火见燔焫，革金且耗，大暑以行，咳嚏鼽衄鼻窒，曰疡，寒热胕肿。"然"口疮"与"口疡"并无区别，后世医家较少用"口疡"。《诸病源候论》中曰："气冲于口与舌，故令口舌生疮也。"其疮生于口与舌，称为"口舌生疮"。明代陈实功《外科正宗·大人口破》曰："口破者，有虚火、实火之分。"清代《医宗金鉴》里也常用"口破"来代替"口疮"，有"大人口破分虚实，艳红为实淡红虚"之谓。

　　隋代巢元方《诸病源候论》将口疮分为"伤寒口疮""时气口疮""热病口疮"。其中"伤寒口疮"为"夫伤寒，冬时发其汗，必吐利，口中烂生疮"，冬季患伤寒，误用汗法后而口中生疮；"时气口疮"为"发汗下后，表里俱虚，而毒未尽，熏于上焦，故喉口生疮也"，指外感时邪，误治体虚，热毒上冲而致口疮；"热病口疮"为"此由脾脏有热，冲于上焦，故口生疮也"，指脾热上冲而生口疮。唐代王焘《外台秘要》又提出"天行口疮"与"石发口疮"。"天行口疮"与《诸病源候论》中"时气口疮"大致相同，"石发口疮"是由于唐朝时期服石成风，引起口疮。

【病因病机】

　　口疮可以由多种因素导致，如外感热邪、饮食不节、情志抑郁、先天禀赋不足。火热内生是口疮的基本病机。该病病位在口,但多脏腑均可通过经络的输布、运行循行于口,正如明代李梴《医学入门·口舌唇》所载:"心之本脉,系于舌根;脾之络,系于舌两旁;肝脉循阴器,络于舌本;肾之津液,出于舌端。分布五脏,心实主之,故曰:诸经皆会于口。"因此口疮的病变部位与五脏均有关,但主要病位在心、脾、肾三脏,尤以脾脏为重。根据历代医家对口疮病因病机的阐述,可归纳为以下5种类型。

一、外感风热

口鼻为肺胃之门户,风热邪气易通过口鼻进入人体,热侵肺胃,邪热上攻口舌,则发口疮。宋代《太平圣惠方·治热病口疮诸方》曰:"夫热病,发汗吐下之后,表里俱虚,毒气未除,伏热在脏,热毒乘虚,攻于心脾,上焦烦壅,头痛咽干,故口舌生疮也。"此外感热邪,而后误治,热邪未清,上攻心脾,而后口疮。清代高秉均《疡科心得集·辨口疮口糜论》中亦记载:"夫口疮与口糜者,乃心脾气滞,更外感风热所致。"

二、心脾积热

过食辛辣厚味,热积心脾;或郁闷恼怒,火热内生,心脾郁热皆可引发口疮。《灵枢·脉度》云:"心气通于舌……脾气通于口。"脾开窍于口,心开窍于舌,热积心脾而日久不解,热邪上蒸口舌,故口舌生疮。《诸病源候论·口舌疮候》载:"腑脏热盛,热乘心脾,气冲于口与舌,故令口舌生疮也。"《太平圣惠方》云"脾气通于口,腑有热,乘于心脾",认为口疮与心脾积热密切相关;又云"夫口者,脾脉之所通,舌者,心气之所主。若经络否涩,气血壅滞,则生于热,热毒之气,在于脏腑,搏于心脾,蕴热积蓄,日久不能消散,上攻于口舌,故生疮久不瘥也",认为心脾内热,上冲口舌,而致口疮。宋代赵佶《圣济总录·口齿门》曰"口舌生疮者,心脾经蕴热所致也",认为心者火,脾者土,积热于心火,下传脾土,心脾俱蓄热毒,热毒攻冲上焦,故生口疮。宋代杨士瀛《仁斋直指方》指出:"唇舌焦燥,口破生疮者,盖心脾受热所致也。"北宋《圣济总录》言:"口疮者,由心脾有热,气冲上焦,熏发口舌。故作疮也。"明代孙文胤《丹台玉案·口门》:"脾开窍于口,饮食厚味,则脾气凝滞,加之七情烦扰过度,则心火炎盛,而口疮生矣。"以上医著均明确指出口疮发作与心脾积热密切相关。

三、阴虚火旺

素体阴虚内热,或病久及阴,阴液亏损,阴虚则内热;或过劳伤肾,肾阴亏损,水不济火,阴火上炎而致口疮。明代龚廷贤《寿世保元》云:"口疮连年不愈者,此虚火也。"《医宗金鉴·大人口破》认为口疮的病机是"思虑太过,多醒少睡,以致心肾不交,虚火上炎"。此型口疮多反复发作、经久不愈,多伴有头晕耳鸣、失眠多梦、心悸健忘、腰膝酸软、手足心热等阴虚火旺之证。

四、阳虚火浮

病久、久服寒凉之品,或先天禀赋不足而致脾肾阳虚,阳虚则无根之火上浮,故口疮生矣。元代朱丹溪在《丹溪心法》记载"口疮,服凉药不愈者,因中焦土虚,且不能食,相火冲上无制",认为服用寒凉药物后口疮仍未愈合者,盖由中焦脾虚,且不能食,相火无制上冲所致。清代冯兆张《冯氏锦囊秘录》中提出脾胃虚衰,不能敛纳下焦之阴火,下焦阴火上炎,而致

"虚阳口疮"。清代尤怡《金匮翼》曰："胃虚食少,肾水之气逆而承之,则为寒中,脾胃虚衰之火,被迫上炎,作为口疮。"《圣济总录·口齿门》中记载"治元脏虚冷上攻口疮,巴戟散方"以及"治下冷口疮,神圣膏方",指出脾肾阳虚亦可致口疮。

此外,其他医家对口疮的病因病机有不同认识,如明代戴思恭《秘传证治要诀及类方》云："下虚上盛,致口舌生疮。"其认为上焦心气热盛,下焦肾元不足,从而导致口疮。明代龚廷贤《寿世保元》曰："论上焦虚热,发热作渴,饮食劳役则体倦,此内伤气血,而作口舌生疮者",指出气血亏虚而引起口疮。明代吴崑《医方考》中记载："肝主谋虑,胆主决断,劳于谋虑决断,故令气虚。咽门为胆之使,胆汁上溢于咽,故令口苦。木能生火,故令舌疮",认为忧思肝郁则生肝火,肝火上炎而致口疮。清代庆恕《医学摘粹》曰："脾胃湿寒,胆火上炎,而生口疮。"指出寒湿郁而化热,湿热上蒸而致口舌生疮。总之,虽口疮病因病机繁多,但"火热"是其共同致病因素。口疮皆属火热上炎,又有实火与虚火之分。辨证时,可根据起病、病程、疮疡溃烂程度以及伴随症状辨清虚实。

【临床表现】

口疮是一种常见的发生于口腔黏膜的溃疡性损伤病症,症见口腔之唇颊等处黏膜出现圆形或椭圆形淡黄色或灰白色之小点,单个或多个不等,周围红晕,表面凹陷,局部灼痛,反复发作,饮食吞咽有碍。本病发作时疼痛剧烈,局部灼痛明显,严重者还会影响饮食、说话,对日常生活造成极大不便;可并发口臭、慢性咽炎、便秘、头痛、头晕、恶心、乏力、烦躁、发热、淋巴结肿大等全身症状。本病可单独发生,亦可因其他疾患导致机体抵抗力低下时伴发,无明显季节性,一年四季均可发病。

【诊断】

1. 口腔黏膜、舌体及齿龈等处出现大小不等淡黄色或灰白色溃疡,伴随局部灼热疼痛等症状,甚则伴随吞咽困难。
2. 外感引起者,初起有时可见口腔疱疹,继则破溃成溃疡,常伴发热,颌下淋巴结肿大。
3. 发病常由感受外邪,饮食不节,情志不遂,劳累等诱因引起。

【鉴别诊断】

1. **与口糜鉴别**   口糜指口腔黏膜糜烂成片状,上附白色腐物如糜粥样,而口疮是指口舌出现点状溃烂。《医宗金鉴》中指出"以致满口糜烂,甚于口疮,色红作痛,甚则连及咽喉,不能饮食",将口疮和口糜进行初步鉴别。
2. **与鹅口疮鉴别**   鹅口疮指口腔黏膜、舌上散在或布满白屑,状如鹅口,又称"雪口",好发于新生儿或体弱多病的婴幼儿。《冯氏锦囊秘录》曰："白者,名曰白口疮,又名鹅口疮,热在心肺二经也。"
3. **与狐惑病鉴别**   狐惑病亦有口疮,其口舌溃烂表现与一般口疮相似,然狐惑病兼有眼病、二阴疮疡,还伴有默默欲眠、恍惚不安、发热状如伤寒、关节疼痛等全身症状。清代沈金鳌《杂病源流犀烛·口齿唇舌病源流》曰:"伤寒狐惑,虫蚀其脏则上唇生疮,虫蚀其肛则下唇生疮,是脏腑之病,未尝不应诸口。凡口疮者,皆病之标也,治病当推求其本焉。"临床应予注意。

4. 与口腔癌鉴别　口腔癌常以迁延不愈的口腔溃疡为首发症状。溃疡好发于舌腹、舌缘、口角区、软腭复合体。溃疡直径常达 1cm 以上,部位固定,边缘隆起、不整齐,中央凹陷,触诊质地较硬。溃疡期一般在 3 周以上,无自限性,初期疼痛较轻,对常规治疗无效。病理检查可明确诊断。

【辨证论治】

一、辨证要点

(一) 辨虚火与实火

口疮有实火与虚火之分,辨证可从病史、全身症状及局部病变三方面着手。实火口疮有风热在表、脾胃积热、心火上炎之别。起病急,常有外感或伤食史,病程短,容易治愈;虚火口疮,常有素体阳虚,或久患他病造成体质虚弱病史,病程长,易反复发作。全身症状方面,风热在表多有发热,恶寒;脾胃积热有发热口臭、大便干结等症;心火上炎有心烦不安,小便短赤;虚火上浮则神疲颧红,手足心热。

(二) 审病灶

口疮作为局部病变,是脏腑功能失调的重要表现,局部病变是辨证的重要依据。辨证时要注意局部与整体的统一,注重局部病变,但必须结合全身症状详察明审。局部辨证主要通过望诊,其辨证要点如下:

1. 溃疡　周边见红色斑块多为实火,见淡红或淡白斑块多为虚火,肿而不红为湿盛。

2. 疮面　黄色脓膜为热毒,黄而黏腻为湿热。

3. 鳞屑　疮周起鳞屑,急性发作者多为实证,日久口疮起鳞屑或见龟裂者多为血虚阴亏。

4. 疼痛　疼痛较甚,灼热,多为实火,疼痛轻微,或饮食受刺激时痛,多为虚火之证。

5. 深浅　疮浅者病轻,疮深者病重,深陷如穴如坑者更重。

(三) 循经辨证

心开窍于舌,手少阴之别系舌本而行,故邪犯手少阴心经的口疮常长于舌体。足少阴之脉挟舌本,足少阴肾经之正系舌本,邪犯足少阴肾经的口疮多见于舌根两侧及齿龈,病常伴随舌干、咽痛等症。脾足太阴之脉"连舌本,散舌下",手足阳明经均挟口而行且手阳明大肠经"入下齿中",足阳明胃经"入上齿中"。故三经常合而致病,且好发部位常见舌中、舌下、牙龈及口唇。《灵枢·经脉》有云"肝足厥阴之脉……从目系下颊里,环唇内",故邪犯足厥阴肝经的口疮好发于两颊、唇内。

（四）辨识轻重

口疮轻证，一般发热不高，纳食稍差，精神尚好，口疮浅、小、少，愈合快。重证者，发热高，精神萎靡，影响进食，口疮深、大、遍布满口，愈合迟，甚则反复发作，日久不愈。

二、治疗原则

治疗口疮，以清热泻火为基本法则，内治外治相结合。口疮是心脾胃肾诸脏腑功能失调的局部表现，而口疮的局部刺激，又可进一步致使脏腑失调。内治治其本而撤其源，外治祛腐生肌，直接作用于溃疡病灶。内治实热证虽宜清热泻火，但不可一清到底，后期应以调理为主；虚热以补虚为要，但急性发作时，应清补结合，甚则以清热为主，病情控制后，再用补养之法，调治其本。此外，针对火性炎上及病变在口腔的特点，在辨证的基础上，适当选用一些引热下行之品，可提高疗效。外治同样要遵循辨证论治的原则，可应用敷脐、推拿、针灸等疗法。重症患者还应中西药联合用药以提高疗效。

三、辨证分型

1. 外感风热证

主症：①病势急骤，疮疡红肿较重，甚则疮面多黄色分泌物；②以口颊、上腭、齿龈、口角溃疡为主，甚则满口糜烂，或为疱疹转为溃疡；③周围焮红疼痛拒食。

次症：①口干口渴；②身痛体倦；③发热恶风；④头痛咽痛。

舌脉：舌红，苔黄，脉浮数。

2. 心脾积热证

主症：①口疮红肿疼痛，溃疡基底部呈深黄色，边缘平坦，周围充血明显；②舌尖及舌下为主。

次症：①口渴；②心烦失眠；③口臭；④便秘尿赤。

舌脉：舌质红，苔黄腻，或黄燥，脉滑数，或弦数，或数而有力。

3. 阴虚火旺证

主症：①病程较长，疮面周围色淡红或微红；②溃烂点此起彼伏，绵延不绝。

次症：①手足心热；②齿衄；③盗汗。

舌脉：舌红、绛，苔干，无苔或少苔而干，脉细数，或弦数，或弦而无力。

4. 肾阳虚衰证

主症：①口腔溃疡反复发作，经久不愈；②疮面色淡红；③自汗体倦，少气无力。

次症：①大便溏泄；②小便清长；③畏寒肢冷；④腰膝酸软。

舌脉：舌淡，苔白，脉沉细无力。

证候诊断：主症必备，加次症2项及以上，结合舌脉，即可诊断。

四、辨证治疗

1. 外感风热证

治法：疏风散热。

代表方：银翘散（《温病条辨》）合口痒八味汤（《中国当代名医验方大全》）。

常用药:连翘、银花、桔梗、薄荷、竹叶、生甘草、荆芥穗、淡豆豉、牛蒡子、大青叶、玄参、石膏、元参、丹皮、赤芍。

加减:发热者加柴胡,小便短赤加通草、滑石,夏令夹暑湿加佩兰、荷叶,口干欲饮加芦根、天花粉。

现代医学研究表明,银翘散具有很强的抗炎与抗过敏作用,能增强巨噬细胞对异物的吞噬能力,对多型变态反应均有明显的抗过敏作用。其抗过敏活性主要是通过抗组胺作用而实现,对 5-羟色胺无明显抑制,对前列腺素作用也较弱。口疮八味汤是原上海中医学院附属曙光医院徐小洲主任医师的经验方,与银翘散合用,可增强养阴清热解毒之功,兼有透热转气之效。

2. 心脾积热证

治法:清心泻脾。

代表方:导赤散(《小儿药证直诀》)合泻黄散(《小儿药证直诀》)。

常用药:竹叶、生甘草、通草、生地黄、藿香、栀子、防风、生石膏。

加减:大便秘结者,可加大黄、芒硝通腑泄热;津伤阴虚者,可加入玄参、石斛等养阴生津;若心火上炎证见心烦、失眠者可合用黄连阿胶汤或朱砂安神丸以清心安神。溃烂不收者加人中白、五倍子;热重阴液已伤可合沙参麦冬汤清肺养胃阴、生津润燥。兼有湿热者,可选甘露消毒丹治疗。本证外治可青黛散或绿袍散涂敷患处。

现代医学研究表明,生甘草具有抗炎、调节免疫的作用,而竹叶能扩张毛细血管并疏通微循环,竹叶、生地黄、通草和石膏中含有的钾、镁、锰、锌等多种微量元素与复发性口腔溃疡密切相关。也有研究表明氧自由基的产生和清除失调与复发性口腔溃疡的发病有关,而加味导赤散联合维生素 B_{12} 可上调超氧化物歧化酶(SOD)、谷胱甘肽过氧化物酶(GSH-Px)水平,进而清除丙二醛(MDA)等自由基,促进口腔溃疡的修复。

3. 阴虚火旺证

治法:滋阴降火。

代表方:三才封髓丹(《医学发明》)。

常用药:天冬、生地、黄柏(盐水炒)、炙甘草、沙参、砂仁、竹叶、生龙骨。

加减:邪热稽留,耗伤津液可加石斛、旱莲草等;肝肾阴虚者,可加肉苁蓉、女贞子、菟丝子。脾阴虚口疮合甘露饮滋阴生津,泄热利湿。热病后期,热邪灼阴,阴液亏耗,虚火上炎所致口疮,可用养阴清肺汤治疗。本证外治,可锡类散或养阴生肌散涂患处。

在三才封髓丹对小鼠免疫功能影响的实验中,观察小鼠玫瑰花结形成率、淋巴细胞转化率,抗体溶血素、巨噬细胞吞噬率均明显提高,提示三才封髓丹具有增强免疫功能的作用。

4. 肾阳虚衰证

治法:补肾敛火。

代表方:肾气丸(《金匮要略》)。

常用药:地黄、山药、山茱萸(酒炙)、茯苓、牡丹皮、泽泻、桂枝、附子(制)、牛膝、车前子。若吐泻之后,脾肾阳虚,无根之火上浮而见口舌生疮,神疲面白,小便清长,大便溏薄,舌淡苔白者,可用理中汤加肉桂以温补脾肾,引火归原。

实验研究表明,肾气丸具有抗衰老与促智作用,还能提高免疫功能,增强性腺功能,提高性激素水平以及抗骨质疏松。研究证实肾气丸可调节下丘脑-垂体肾上腺轴,可有效抑制肌内注射氢化可的松致肾阳虚雌性大鼠肾上腺、子宫、卵巢等的萎缩,增加卵泡总数,减少病理性卵泡数,降低肿瘤坏死因子-α 和细胞凋亡因子 Bax 表达水平。药理实验研究证明,肾气方可以从多个方面提高人体的免疫功能,肾气丸对老年人淋巴细胞亚群的比例有调节作用,并能防治老年人 IgG 低下,使 IgM 上升,提高补体的活性。有实验证明肾气丸可诱导 IFN-γ 的生成,调节 Th1/Th2 的细胞平衡,能够增强机体的免疫应答,有效控制肾阳虚的发展。肾气丸证患者服药以后,CD3⁺、CD4⁺淋巴细胞(%)及 CD4⁺/CD8⁺比值较治疗前明显升高,CD8⁺淋巴细胞(%)较治疗前明显下降,从而提示肾气丸能有效纠正 T 淋巴细胞亚群紊乱,显著改善其细胞免疫功能。

【中成药】

一、清热解毒类

1. 黄连上清丸　散风清热,泻火止痛。用于风热上攻、肺胃热盛所致的头晕目眩、牙齿疼痛、口舌生疮、咽喉肿痛、耳痛耳鸣、大便秘结、小便短赤。口服。大蜜丸每次 1~2 丸,每日 2 次。

2. 牛黄清胃丸　清胃泻火,润燥通便。用于心胃火盛,头晕目眩,口舌生疮,牙龈肿痛,乳蛾咽痛,便秘尿赤。口服。每次 2 丸,每日 2 次。

3. 六神丸　清凉解毒,消炎止痛。用于烂喉丹痧,咽喉肿痛,喉风喉痛,单双乳蛾,小儿热疖,痈疡疔疮,乳痈发背,无名肿毒。口服。每日 3 次,温开水吞服;1 岁每次服 1 粒,2 岁每次服 2 粒,3 岁每次服 3~4 粒,4~8 岁每次服 5~6 粒,9~10 岁每次服 8~9 粒,成年每次服 10 粒。另可外敷在皮肤红肿处,取丸十数粒,用冷开水或米醋少许,盛食匙中化散,敷搽 4 周,每日数次常保潮润,直至肿退为止。如红肿已将出脓或已穿烂,切勿再敷。

二、滋阴清热类

1. 口炎清颗粒　滋阴清热,解毒消肿之功效。主治阴虚火旺所致的口腔炎症。口服。每次 2 袋(20g),每日 1~2 次。

2. 知柏地黄丸　滋阴降火。用于阴虚火旺,潮热盗汗,口干咽痛,耳鸣遗精,小便短赤。口服。水蜜丸每次 30 粒(6g),每日 2 次。

三、清热敛疮类(外用)

1. 桂林西瓜霜　清热解毒,消肿止痛。用于风热上攻。肺胃热盛所致的乳蛾、喉痹、口糜,症见咽喉肿痛、喉核肿大、口舌生疮、牙龈肿痛或出血;急、慢性咽炎,扁桃体炎,口腔炎,口腔溃疡,牙龈炎见上述证候者及轻度烫伤(表皮未破)者。外用,喷、吹或敷于患处,每次适量,每日数次;重症者兼服,每次 1~2g,每日 3 次。

2. 冰硼散　清热解毒,消肿止痛。用于热毒蕴结所致的咽喉疼痛、牙龈肿痛、口舌生疮。吹敷患处,每次少量,每日数次。

3. 双料喉风散　清热解毒,消肿利咽。用于肺胃热毒炽盛所致咽喉肿痛,口腔糜烂,齿龈肿痛,鼻窦脓肿,皮肤溃烂等症。口腔咽喉诸症:吹敷患处,每日 3 次;鼻窦脓肿:取少许药吸入鼻内,每日5次;皮肤溃烂;先用浓茶洗净患处,后敷药粉于患处,每日1次。

4. 康复新液 通利血脉,养阴生肌。外用:用于金疮、外伤、溃疡、瘘管、烧伤、烫伤、压疮之创面。口服,每次10ml,每日3次,或遵医嘱。外用,用医用纱布浸透药液后敷患处,感染创面先清创后再用本品冲洗,并用浸透本品的纱布填塞或敷用。

5. 金喉健喷雾剂 祛风解毒,消肿止痛,清咽利喉。用于风热所致咽痛、咽干、咽喉红肿、牙龈肿痛、口腔溃疡。喷患处,每次适量,每日数次。

【中医适宜技术】

一、针刺

1. 心脾积热证 清心泻脾,消肿止痛。
取穴:通里、公孙、内庭、合谷、劳宫、地仓、颊车、足三里。

2. 胃火炽盛证 清泻胃火,消肿止痛。
取穴:颊车、下关、合谷、二间、厉兑、内庭。

3. 阴虚火旺证 滋阴降火,引火归原。
取穴:肾俞、命门、太溪、三阴交、合谷、照海、通里。

4. 脾虚阴火证 温补脾胃,升阳降火。
取穴:三阴交、阴陵泉、脾俞、足三里、合谷。

其他证型如脾虚湿困证取脾俞、阴陵泉;脾胃伏火证取内庭、胃俞;心火上炎证取心俞、内关;阴虚火旺者取太溪、涌泉;气血不足者加膈俞、脾俞;肝郁化热者加行间、期门。上唇口疮者配人中、地仓;下唇口疮者配颊车、承浆、地仓;颊、龈口疮者配地仓、颊车;舌部口疮者配廉泉。

二、穴位贴敷取穴(双涌泉穴)

操作:将吴茱萸200g捣碎研成细末(不需过筛),分成每包10g,共20包,放干燥处备用。每晚睡觉前,洗净双脚。取吴茱萸末1包,加食醋适量,调成稀糊状,贴敷于双足涌泉穴。用塑料纸覆盖,纱布包缠,次日早晨取下,连用10次为1个疗程,两疗程间隔2~3天。

三、点刺放血

操作:常规消毒,用毫针或三棱针在溃疡面上点刺放血,使血液将溃疡面遮盖以止痛,缓解局部症状,促进愈合。用于溃疡面红肿较重者或愈合较慢的口疮。粟粒样小而多发的溃疡不适宜使用。舌体溃疡者可刺金津、玉液或廉泉。点刺出血,以血能覆盖创面为度,而后漱口,血不止则应压迫止血,每日2次。

【西药治疗】

中医的口疮可见于西医的多种疾病,西药治疗应根据现代医学的客观检查进一步明确诊断,规范、合理地选择用药。对症治疗可选择的药物有:

1. 蒙脱石散　对消化道黏膜较强覆盖能力,并能有效修复消化道黏膜,加速溃疡面愈合。同时,局部涂敷能迅速覆盖溃疡面,明显减轻局部疼痛。用法:用蒙脱石散加少量温水调成糊状涂于溃疡面,每日 3 次,涂药后禁水 30 分钟。

2. 西地碘含片　1.5mg/片,本品活性成分为分子碘,在唾液作用下迅速释放,直接卤化菌体蛋白质,杀灭各种微生物,用于慢性咽喉炎、口腔溃疡、慢性牙龈炎、牙周炎。用法:口含,成年人,每次 1 片,每日 3~5 次。

3. 复合维生素 B 片　口服,成人每次 1~3 片,儿童每次 1~2 片;每日 3 次。用于预防和治疗 B 族维生素缺乏所致的营养不良、厌食、脚气病、糙皮病等。

 【名医经验】

国医大师李佃贵教授从浊毒论治口腔溃疡经验

李佃贵教授在临床实践中提出了从浊毒论治口腔溃疡,他认为浊毒既是一种致病因素,也是一种病理产物。浊毒既可外感又可内生,外感毒邪或浊毒内蕴,毒热蒸腾上炎,热盛则肉腐,则可见口疮,浊毒其性黏滞,致病则见病程缠绵反复难愈。

浊毒致病,因其病程、病位之不同,在口腔溃疡的发生发展过程中又可划分为以下四大证型。

第一型:浊毒蕴结,胃火炽盛。

症见:口腔内或口角处可见黏膜破损溃烂,色白或黄,呈圆形或椭圆形,大小不一,溃疡较深,边缘鲜红,灼热疼痛,可伴有口咽干燥,口臭或口中异味,心烦,夜寐欠安,大便秘结,舌红苔黄或黄燥,脉滑数或弦滑数。

治以化浊清胃,泻火解毒。

用药:半枝莲、半边莲、白花蛇舌草、黄连、黄芩、黄柏、栀子加减。

第二型:浊毒闭阻,火热内郁。

症见:溃疡反复发作,大小不等,可融合成片,局部灼热疼痛,可伴有双目红赤痒痛,咽喉干燥、红肿疼痛,甚则头面肿痛,手足不温甚或四肢厥冷,舌形薄瘦而舌面少津,甚则扪之干燥或舌面干裂,脉沉而燥数。

治以化浊通络,宣发郁热。

用药:酒大黄、三七粉、僵蚕、蝉蜕、姜黄加减。

第三型:浊毒郁滞,上热下寒。

症见:溃疡灼痛不已,大小不等,疮面灰白色,周边淡红,局部灼热疼痛,反复发作,迁延不愈,伴见神疲乏力,少气懒言,大便溏稀,小便清冷,夜尿频,舌淡,苔薄,脉沉细。

治以清上温下,化浊通滞。

用药:豆蔻、黄连、黄柏、乌梅、细辛、干姜、乌药、附子、蜀椒、桂枝加减。

第四型:浊毒伤阴,相火上炎。

症见:溃疡大小不等,圆或椭圆形,溃疡数目较多或可相互融合成片,反复发作或迁延不愈,周围红肿不甚,局部隐痛,可伴有胃痛隐隐,烧灼感,口干不渴,烦热,盗汗,腰酸头晕等,舌红,苔薄,脉沉细数。

治以化浊坚阴,泻火凉血。

方药:百合、天门冬、生地黄、太子参、当归、丹参、黄柏、生甘草加减。

【转归及预后】

本病可发于任何年龄,以青壮年为多。病程呈自限性,发作持续 7~10 天,周期性反复发作,一般预后良好,若失治、误治、体质虚弱,可导致重症,或反复发作,迁延难愈。如溃疡面深大,基底部坚硬伴不可移动硬块,疼痛剧烈,体重下降明显或伴有区域淋巴结肿大及低热等症状时,需及时到医院进行检查,以明确病因。

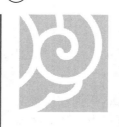

第二章　口味异常

【概述】

口味异常是指患者口腔内出现口气或味觉的异常，是临床常见病症，分为口气异常和味觉异常：前者为他觉或自觉症状，以口臭、口腥为多见；后者为自觉症状，主观感觉为口酸、口苦、口甘(甜)、口咸、口淡，亦存在口辣、口涩感、食甜为酸、食咸为苦，以及口中铁锈味、血腥味、烂苹果味等。上述各种口味异常既可单独出现，亦可复合、兼夹出现。此类症状较轻者，经生活方式干预等可自行缓解，若症状较重、病情顽固，严重影响患者的生活质量。

西医在口气异常方面论述较少，而在味觉异常方面研究较为深入。在第11版国际疾病分类(international classification of diseases，ICD)中的定义是以味觉改变为特征的异常状态。由此可见，味觉异常可以作为独立的诊断名称在临床使用。味觉异常从程度上可分为完全性味觉丧失、味觉功能减退和味觉敏感，从性质上可分为味觉障碍和幻味。

【病名沿革】

早在战国时代，我国就有口味异常的记载。比如《黄帝内经》中提到过的，"脾瘅""胆瘅""口辛"均为口味异常的原始记载。

"口苦"首载于《黄帝内经》，名为"胆瘅"，如《素问·奇病论》记载："口苦者，病名为何？……病名曰胆瘅。"

口甜亦名"口甘"，首载于《黄帝内经》，名为"脾瘅"。《素问·奇病论》曰："夫五味入口，藏于胃，脾为之行其精气，津液在脾，故令人口甘也……此人必数食甘美而多肥也。"清代张璐《张氏医通·七窍门下·口》："脾热则口甘……俱属土中湿热，脾津上乘。"清代王孟英《温热经纬·叶香岩外感温热篇》："脾瘅而浊泛口甜者……由脾虚不能摄涎而上泛。"

口腥，古代称为"口辛"。《素问·金匮真言论》载："西方白色，入通于肺……其味辛……其臭腥。"《张氏医通·七窍门下·口》说："肺热则口辛……口辛，肺气上溢也。"

口咸见于《张氏医通》，言："口咸，肾液上乘也。"提出当肾精肾气亏虚，封藏无力，可致肾中精气外泄，发为口咸。清代唐容川《血证论·口舌》曰："口咸是脾湿，润下作咸，脾不化水，故咸也。"

口淡见于《医学入门》，言"胃寒则口淡"。

口臭可归于中医"臭息""出气臭""口气秽恶"等范畴。宋代王怀隐在《太平圣惠方·治口臭方》中记载:"夫口臭者,由五脏六腑不调,壅滞之气,上攻胸膈,然脏腑之燥腐不同,蕴积胸膈之间而生热,冲发于口,故令臭也。"清代王清任《医林改错·通窍活血汤所治证目·出气臭》指出口臭亦可由血瘀所致,并提出早服血府逐瘀汤,晚服通窍活血汤,三五日必效,无论何病,闻出臭气,照此法治。

【病因病机】

中医认为此类病证是由于脏腑之气偏盛或偏衰,而致脏腑失和之气上逸于口所形成的口有异味的病证。

正常情况下,人体脏腑气血平和,口中津液润泽,无异常之口味,称"口中和"。《素问·灵兰秘典论》说:"脾胃者,仓廪之官,五味出焉。"《素问·六节藏象论》又云:"五气入鼻,藏于心肺……五味入口,藏于肠胃,味有所藏,以养五气。"

口味异常的形成多与感受外邪、饮食所伤、情志不遂、劳倦过度、久病体虚等有关。宋代陈言《三因极一病证方论·口病证治》所说:"夫口,乃一身之都门,出入荣养之要道,节宣微爽,病必生焉。故热则苦,寒则咸,宿食则酸,烦躁则涩,虚则淡,疸则甘。"一旦有恙在身,脏腑功能失调,则会出现口味异常。

口气异常以"口臭"以及"口腥"为多见。口臭俗称"口气重",其发病与五脏六腑有关,尤其与脾胃功能失调相关。如摄生不慎,感受湿热邪气或过食肥甘厚腻,生痰化热,瘀血内阻,阻遏脾胃气机,脾胃功能失常,升降失常,浊气内生上攻,而生口臭。口腥(辛)是指口中有铁腥味。《素问·金匮真言论》载:"西方白色,入通于肺……其味辛,其臭腥。"《张氏医通·七窍门下·口》说:"肺热则口辛……口辛,肺气上溢也。"肺热有虚实,可因阴虚火旺,热伤肺络,而致口腥(辛);亦可由痰热壅结于肺,血败肉腐,成痈成脓,上熏口鼻,而致口腥(辛)。

味觉异常临床上可见口酸、口苦、口甜(甘)、口咸、口淡等。

口酸是指口中自觉有酸味,甚则闻之有酸腐气味,但无酸水流出。《四圣心源》云:"木曰曲直,曲直作酸。"王冰曰:"凡物之味酸者,皆木气之所生。"《证治准绳》谓:"肝热则口酸。"《三因极一病证方论》曰:"宿食则酸。"明代虞抟《医学正传》:"亦有脾胃气弱,木乘土位而口酸者。"故口酸之病多在于肝,脾胃素虚,或肝气不舒,肝木乘克脾土,致脾虚肝旺,脾胃运化失司,浊气上冲于口致口味发酸;情志不舒致肝气郁结,肝郁化火,久而化热,或邪热郁于肝胆,肝热上蒸而致口酸;另可因饮食不节,食滞胃脘,水谷不化,胃失和降、浊气上冲者而致口酸或嗳气酸腐。

口苦是指口中自觉有苦味。《黄帝内经》认为"胆虚气上溢,而口为之苦"。《灵枢·邪气脏腑病形》云:"胆病者,善太息,口苦。"《灵枢·四时气》云:"胆液泄,则口苦。"王冰注:"凡物之味苦者,皆火气之所生也。"《素问·奇病论》:"此人者,数谋虑不决,故胆虚,气上溢,而口为之苦。"《素问·痿论》提出"肝气热,则胆泄口苦",清代《张氏医通·七窍门下·口》认为"心热则口苦"。因为肝胆互为表里,肝随脾升,胆随胃降,胆汁味苦,胆气随火上逆而口苦,故口苦与心肝脾胃病变相关。情志郁结,肝胆郁热化火横逆上泛而致口苦;另伤寒太阳病不解,邪传少阳,少阳经乃胆经,胆为少阳之府,邪入少阳,致使胆热上蒸而引起口苦。

口甜在《黄帝内经》名为"脾瘅",甜味属脾之本味,乃脾气外泄之象,脾与胃表里相关,故口甜病在脾胃。临床多由饮食不节、湿热壅脾、伏火上炎所致,也有少数属痰热壅结胃肠所致者。多因过食肥甘,损伤脾胃,滋生湿热,或外感湿热,蕴结于脾胃,与谷气相搏,上蒸于口,致口中甜。《素问·奇病论》解释"此人必数食甘美而多肥也""夫五味入口,藏于胃,脾为之行其精气,津液在脾,故令人口甘也"。《张氏医通·七窍门下·口》"脾热则口甘……俱属土中湿热,脾津上乘";《温热经纬·叶香岩外感温热篇》"乃湿热气聚与谷气相搏,土有余地,盈满则上泛"。《张氏医通·七窍门下·口》:"燥渴甚者,为肾虚……老人虚人,脾胃虚热不能收敛津液而口甘者。"《温热经纬·叶香岩外感温热篇》"脾瘅而浊泛口甜者……由脾虚不能摄涩而上泛"。

口咸是指不吃咸味食物,而口中自觉有咸味,或时有咸味痰涎排出。中医学认为口咸与肾虚关系密切,《素问·宣明五气》指出:"酸入肝,辛入肺,苦入心,咸入肾,甘入脾。"明确提出了咸味与肾的配属关系。《张氏医通》言:"口咸,肾液上乘也。"提出当肾精肾气亏虚,封藏无力,可致肾中精气外泄,发为口咸。但口咸亦可责之于脾,如《血证论·口舌》曰:"口咸是脾湿,润下作咸,脾不化水,故咸也。"

口淡是指口中味觉减退,口淡无味,饮食不馨。中医认为人之味觉,与脾胃有关。《灵枢·脉度》曰:"脾气通于口,脾和则口能知五谷矣"。口淡无味,谷味不知,提示病在脾。多因外感病邪、饮食不节、劳累过度,或情志不畅、损伤脾胃,致脾胃呆滞。素体虚弱或久病脾胃受损,致使脾胃之气虚怠,运化转输失职,故可见口淡。

现代医学认为,导致口味异常的原因很多,比如年龄因素、药物、放化疗等:①年龄因素。65岁后,人体的味觉功能开始退化,老年人更易出现味觉敏感性下降或幻味。②药物影响。已知的可影响味觉的药物共有200余种,包括:抗生素,如大环内酯类药物、四环素类药物;神经调节剂,例如三环类抗抑郁药、抗焦虑药;内分泌调节剂,例如甲状腺调节药物;其他如抗肿瘤药、抗炎药、抗组胺药等。③放化疗的影响。放疗患者的放疗剂量、照射部位对于患者的味觉有重要影响。如果放疗损伤神经,味觉异常则可能是永久性的。化疗药物会直接损伤味觉上皮或使人体的锌离子与巯基结合导致人体缺锌而引起味觉异常。

【临床表现】

口气异常是患者自己或他人闻到患者口腔内异常气味,主要表现为口臭、口腥等,可同时合并口苦,口黏腻,口渴喜冷饮、脘腹胀满、纳呆食少等症状。味觉异常为患者自觉口腔内出现异常的味觉,表现为口酸、口苦、口甘(甜)、口咸、口淡,可同时合并纳呆呕恶、多食善饥等症状。两者有时也可以同时互见。除了常见的口气异常与味觉异常外,亦存在口辣、口涩感、食甜为酸、食咸为苦,以及口中铁锈味、血腥味、烂苹果味等口味异常病症。

【诊断】

味觉异常以患者自觉口腔内出现异常的味觉为主要诊断依据;口气异常以患者或他人闻到患者口腔内异常气味为主要诊断依据,临床上结合患者年龄、所患疾病,合并使用药物及放化疗情况等即可诊断。

【鉴别诊断】

口气异常临床上需鉴别口臭、口腥的不同。味觉异常则需鉴别口酸、口苦、口甘（甜）、口咸、口淡，口辣、口涩感、食甜为酸、食咸为苦，以及铁锈味、血腥味、烂苹果味等不同，主要通过患者自身的感觉及他人的感受进行鉴别。

其中应注意：口酸不同于吐酸、吞酸、泛酸。胃中酸水上泛而吐出者为吐酸，上泛至咽随即咽下者为吞酸，不吞不吐为泛酸。泛酸可以包括吞酸与吐酸，但不能包括口酸在内。

【辨证论治】

一、口气异常

（一）口臭

1. 辨证要点　本病主要以口臭、伴随症状以及舌脉作为辨证依据，分为虚实两类，实证以胃热上蒸证、痰热壅肺证、肠胃食积证、瘀血内阻证为主，虚证为心脾两虚证。

2. 治疗原则　本病以"虚则补之，实则泻之"为治疗原则。实证重在祛邪，分别施以清热、化痰、消食、活血之法以祛除邪气。胃热上蒸者予清胃泄热；痰热壅肺者予清热肃肺化痰。肠胃食积者，予消食化积导滞。瘀血内阻者，予活血行气，散瘀通窍。虚证重在扶正，心脾两虚者，予补脾益气，养血宁心。虚实夹杂者，祛邪与扶正并用。

3. 辨证分型

（1）胃热上蒸证

主症：①口臭；②口渴喜冷饮。

次症：①口舌生疮；②牙龈肿痛；③大便干结；④小便短黄。

舌脉：舌红、苔黄腻，脉滑数。

（2）痰热壅肺证

主症：①口气腥臭；②口渴喜冷饮。

次症：①胸痛胸闷，咳黄痰；②大便干结；③小便短黄。

舌脉：舌红、苔黄腻，脉滑数。

（3）肠胃食积证

主症：①口气酸臭；②脘腹胀满。

次症：①嗳气吞酸；②厌食；③大便臭秽；④矢气便溏。

舌脉：舌淡、苔厚浊腻，脉滑。

（4）心脾两虚证

主症：①口臭；②纳呆食少；③失眠。

次症：①倦怠乏力；②心悸；③腹胀便溏；④面色萎黄。

舌脉：舌质淡嫩，脉细弱。

（5）瘀血内阻证

主症：口臭。

次症：①面色黧黑；②腹痛，夜间加剧；③妇女可见闭经。

舌脉：舌暗红，舌边尖瘀斑，舌下静脉曲张，苔薄白腻，脉涩。

证候诊断：主症必备，加次症2项及以上，结合舌脉，即可诊断。

4. 辨证治疗

（1）胃热上蒸证

治法：清胃泄热。

代表方：清胃散（《脾胃论》）。

常用药：升麻、黄连、当归、生地、丹皮。

加减：肠燥便秘者，加大黄；口渴饮冷者，加石膏；胃火炽盛之齿衄者，加川牛膝。

清胃散能增加胃热证模型小鼠机体清除氧自由基的能力；改善胃热证模型小鼠胃黏膜下血管扩张、充血、水肿状态；改善舌黏膜颗粒层细胞空泡变性和舌黏膜上皮组织及其下各层组织角化状态；延长胃热证模型小鼠排便时间。

（2）痰热壅肺证

治法：清热肃肺化痰。

代表方：清金化痰汤（《医学统旨》）。

常用药：黄芩、山栀子、知母、桑白皮、瓜蒌仁、贝母、麦冬、橘红、茯苓、桔梗、甘草。

加减：肺热较盛者，加石膏；痰多气急者，加鱼腥草。

清金化痰汤中桔梗具有抗炎、增强免疫力、解毒、保护血管等作用。麦冬能增强免疫功能，保护胃黏膜等作用。桑白皮主要有利尿、降血压、镇咳、祛痰、平喘、抑菌抗炎和降糖等药理作用。瓜蒌的壳和仁等中药均含有黄酮苷类、甾醇类、油脂类及蛋白质等多种主要成分，具有化痰镇咳的作用，对革兰氏阴性菌及幽门螺杆菌有明显抑制作用。黄芩素和黄芩苷具有促进吞噬细胞的吞噬功能抑制干扰素分泌、减少炎症、抑制变态反应、治疗多种病原微生物感染、抑制氧化脂质体形成、清热等作用。知母具有抑制病原微生物、解热、抗肿瘤的作用，甘草不仅具有镇咳祛痰平喘的功效，还具有抑菌、抗病毒、消炎、抗过敏的作用。

（3）肠胃食积证

治法：消食化积导滞。

代表方：保和丸（《丹溪心法》）。

常用药：焦山楂、六神曲、制半夏、茯苓、陈皮、连翘、炒莱菔子、炒麦芽。

加减：食滞较重者，加枳实、槟榔；食积化热者，加黄芩、黄连。

保和丸能显著促进胃肠动力障碍性疾病模型小鼠的胃排空和小肠推进率。胃动素和促胃液素是两种重要的胃肠激素，前者与胃排空活动密切相关，后者与胃酸、胃蛋白酶、胰液、促胰液素和胆汁中水、盐等分泌活动有关。陈建峰等的研究显示保和丸中剂量组（0.75g/kg）以及保和丸大剂量组（1.5g/kg）均能显著提高SD正常大鼠血清促胃液素和血浆GMT的含量（$P<0.05$）。食积的一个重要的病因就是消化功能减弱，多种消化酶活性下降。

保和丸能显著降低食积小鼠的乳酸菌、大肠埃希菌等细菌的数目，同时能降低木聚糖酶、淀粉酶、蛋白酶以及蔗糖酶等酶的活性。

（4）心脾两虚证

治法：补脾益气，养血宁心。

代表方：归脾汤（《济生方》）。

常用药：白术、人参、黄芪、当归、甘草、茯苓、远志、酸枣仁、木香、龙眼肉、生姜、大枣。

加减：偏寒者加炮姜、附子；偏热者，加生地；伴失眠者，加夜交藤。

归脾汤能提高小鼠抗应激能力，延长小鼠游泳时间，提高耐缺氧、耐低温、耐高温能力。提高动物体内防御自由基酶系中两种酶 SOD、过氧化氢酶（CAT）的活性，提示该方具有抑制过氧化脂质和脂褐素生成的作用。提高血清促胃液素、胃动素、5-HT 水平，降低生长抑素水平。

（5）瘀血内阻证

治法：活血行气，散瘀通窍。

代表方：通窍活血汤或血府逐瘀汤（《医林改错》）。

常用药：赤芍、川芎、桃仁、红枣、红花、老葱、鲜姜、麝香。

加减：胁下痞块者，加郁金、丹参；血瘀经闭者，加香附、益母草。

血府逐瘀汤能使结缔组织软化，促进胶原成分代谢，使胶原增加，并能参与免疫应答调节作用，通过提高网状内皮系统的活力，阻断和清除促凝因子入血和清除血中被激活的凝血物质，同时还有抗炎、抗感染和镇痛作用。

（二）口腥（辛）

1. 辨证要点　本病病位在口鼻，系肺脏为病。口腥伴干咳无痰或痰少质黏，口干咽燥，形体消瘦，舌红少津，脉细数属肺阴虚证。口腥伴咯痰量多色黄胸痛，发热恶寒，舌暗红、苔黄厚腻，脉滑或兼数属痰热壅肺证。

2. 治疗原则　以"虚则补之，实则泻之"为治疗原则。肺阴虚证，治以养阴补肺，清热止血。痰热壅肺证，治以清热宣肺。

3. 辨证分型

（1）肺阴虚证

主症：①口腥；②干咳无痰或痰少质黏。

次症：①口干咽燥；②形体消瘦；③午后潮热；④五心烦热；⑤盗汗，颧红。

舌脉：舌红少津，脉细数。

（2）痰热壅肺证

主症：①口中腥臭；②咯痰量多色黄。

次症：①胸痛；②发热恶寒。

舌脉：舌暗红、苔黄厚腻，脉滑或兼数。

证候诊断：主症必备，加次症 2 项及以上，结合舌脉，即可诊断。

4. 辨证论治

（1）肺阴虚证

治法：养阴补肺，清热止血。

代表方：补肺阿胶汤（《医方考》）。

常用药：阿胶、杏仁、牛蒡子、枇杷叶、知母、百部、糯米，麦冬、五味子。

加减：五心烦热者，加地骨皮、生地；咳血者，加白及、仙鹤草。

（2）痰热壅肺证

治法：清热宣肺。

代表方：千金苇茎汤（《金匮要略》）。

常用药：苇茎、冬瓜子、薏苡仁、桃仁。

加减：咳吐脓痰者，加桔梗、浙贝母；热毒内盛者，加金银花、鱼腥草。

苇茎汤可通过抑制炎症细胞释放炎症因子而起到抗炎作用，对肺功能有不同程度的改善，有明显止咳、平喘、解热作用。亦具保护血管内皮系统，清除体内过多氧自由基，增强机体的免疫力，抑制癌细胞生长等作用。

二、味觉异常

（一）口酸

1. 辨证要点　本病病位在肝脾胃，以口酸及伴随症状为辨证要点。兼纳呆，吞酸，胁肋胀痛，舌淡苔薄和脉弦为脾虚肝旺证。兼嗳气酸腐，脘腹胀满，厌食嗳气，舌淡、苔厚浊腻和脉滑属宿食停滞证。口酸而苦，兼烦躁易怒，眩晕耳鸣，胸胁胀痛，舌苔薄白，脉弦数属肝郁化热证。

2. 治疗原则　本病需从肝、脾、胃治之，治肝以疏肝清肝为主，治脾以健脾扶脾为主，治胃以消食和胃为主。

3. 辨证分型

（1）脾虚肝旺证

主症：①口酸；②纳呆。

次症：①吞酸；②胁肋胀痛；③腹胀便溏；④两胁胀痛；⑤善太息。

舌脉：舌淡苔薄，脉弦。

（2）宿食停滞证

主症：①口酸；②嗳气酸腐。

次症：①脘腹胀满；②厌食嗳气；③大便臭秽；④矢气便溏。

舌脉：舌淡、苔厚浊腻，脉滑。

（3）肝郁化热证

主症：①口酸而苦；②烦躁易怒。

次症：①眩晕耳鸣；②胸胁胀痛；③面红目赤；④便干尿黄。

舌脉：舌苔薄白，脉弦数。

证候诊断：主症必备，加次症 2 项及以上，结合舌脉，即可诊断。

4. 辨证治疗

（1）脾虚肝旺证

治法：健脾疏肝。

代表方：逍遥散（《太平惠民和剂局方》）。

常用药：白术、白芍、茯苓、当归、柴胡、煨姜、炙甘草、薄荷。

加减：肝郁化热者，加栀子、丹皮；气滞较重者，加香附、陈皮；血虚者，加熟地。

本方具有自由基净化作用,能减少体内自由基浓度,降低自由基的氧化作用,使体内SOD消耗减少,失活速度减慢,利于SOD回升,促进机体抗氧化防御体系的提高或恢复功能,加速红细胞的代谢,避免自由基及其产物在细胞内积聚。逍遥散可降低模型大鼠血浆血栓素B2(TXB2),升高6-酮前列腺素F1α,改善肝微区、胃微区微循环血流速度。

　　(2)宿食停滞证

　　治法:消食化积导滞。

　　代表方:保和丸(《丹溪心法》)。

　　常用药:焦山楂、六神曲、制半夏、茯苓、陈皮、连翘、炒莱菔子、炒麦芽。

　　加减:脾虚者,加生白术;大便秘结者,加大黄。

　　保和丸对高脂饮食SD大鼠血脂和肠道菌群的影响中发现,高脂饮食保和丸组中的红蝽菌目、疣微菌目等菌群数量显著减少,双歧杆菌目、梭菌目、脱硫弧菌目、产氢细菌目菌群数量显著增加。

　　大剂量保和丸(20g/kg)能减少大鼠胃酸分泌量和总酸分泌量,此外小剂量、中剂量以及大剂量的保和丸均能轻度增加大鼠胰液、胆汁分泌量和胰蛋白浓度,并能明显增加胰蛋白排出量。保和丸可使大白鼠胃液酸度增大。

　　(3)肝郁化热证

　　治法:清肝和胃。

　　代表方:左金丸(《丹溪心法》)。

　　常用药:黄连、吴茱萸。

　　加减:吞酸重者,加乌贼骨;胁痛者,可合四逆散。

　　左金丸具有抗溃疡及抑制胃酸分泌,明显抑制小鼠胃排空和抑制小鼠小肠推进运动,抑菌,镇痛,抗炎等药理作用,其所含生物碱是其镇痛,保护胃黏膜,抑制胃酸,抑制小肠推进运动和胃液分泌的主要活性部位。

(二)口苦

　　1. 辨证要点　本病病位主要在肝胆,与心有关,以口苦及伴随症状为辨证要点。兼急躁易怒,口干,面红目赤,舌质偏红,苔薄黄,脉弦数为肝胆郁热证。兼面红舌燥,心烦,失眠,小便短赤,舌红苔薄黄,脉数为心火亢盛证。兼咽干,胸胁苦满,头晕目眩,食欲缺乏,寒热往来,心烦喜呕,舌苔薄白,脉弦为邪入少阳证。

　　2. 治疗原则　本病的治疗遵循"实则泻之"的原则,肝胆郁热证,治以疏肝解郁,清胆泄热。心火亢盛证,治以清泻心火。邪入少阳证,治以和解少阳。

　　3. 辨证分型

　　(1)肝胆郁热证

　　主症:①口苦;②急躁易怒。

　　次症:①口干;②面红目赤;③头痛胁胀;④大便干结。

　　舌脉:舌质偏红,苔薄黄,脉弦数。

　　(2)心火亢盛证

　　主症:①口苦;②面红舌燥。

　　次症:①心烦;②失眠;③小便短赤。

舌脉:舌红苔薄黄,脉数。

(3)邪入少阳证

主症:①口苦咽干;②胸胁苦满。

次症:①头晕目眩;②食欲缺乏;③寒热往来;④心烦喜呕。

舌脉:舌苔薄白,脉弦。

证候诊断:主症必备,加次症2项及以上,结合舌脉,即可诊断。

4.辨证治疗

(1)肝胆郁热证

治法:疏肝解郁,清胆泄热。

代表方:龙胆泻肝汤(《医方集解》)。

常用药:龙胆草、栀子、黄芩、木通、泽泻、车前子、柴胡、甘草、当归、生地。

加减:湿盛热轻者,去黄芩、生地,加滑石、生薏米;肝胆实火较盛者,去木通、车前子,加黄连。

本方具有抗炎作用:本方煎剂给小鼠灌服对毛细血管通透性增高有明显抑制作用,给大鼠腹腔注射本药对蛋清性足肿胀有明显而缓慢的抗炎作用。抗感染与抑菌作用:本方对乙型链球菌感染小鼠有一定保护作用,体外抑菌实验结果也表明对乙型链球菌有一定的抑制作用。对免疫系统的作用:本方煎剂能增强小鼠腹腔巨噬细胞的吞噬功能,促进淋巴细胞转化,还能明显增加幼鼠胸腺重量。龙胆泻肝汤煎液对大鼠腹腔巨噬细胞内诱生性一氧化氮的产生具有抑制作用。

(2)心火亢盛证

治法:清泻心火。

代表方:导赤散(《小儿药证直诀》)。

常用药:木通、生地黄、生甘草梢、竹叶。

加减:心火较盛者,加黄连;小便不通者,加车前子、赤茯苓。

导赤散方中生地黄对机体环苷酸系统反应性调节,可使环磷酸腺苷(cyclic adenosine monophosphate,cAMP)明显降低。木通对大鼠、小鼠有利尿作用,还可使尿酸与电解排泄增加,对中枢神经系统有一定抑制作用,可产生解热与镇痛效果。甘草酸与甘草次酸具有保泰松或氢化可的松样的抗炎作用,对抗体的免疫功能有增强作用;有肾上腺皮质激素样作用。竹叶具有抗菌作用,对金黄色葡萄球菌、铜绿假单胞菌均有抑制作用。

(3)邪入少阳证

治法:和解少阳。

代表方:小柴胡汤(《伤寒杂病论》)。

常用药:柴胡、半夏、人参、甘草、黄芩、生姜、大枣。

加减:渴者,去半夏,加天花粉;腹中痛,去黄芩,加芍药;心下悸动,小便不利,去黄芩,加茯苓。

小柴胡汤除了具有良好的解热作用,还有很好的抗炎作用。大多数的研究认为柴胡中的柴胡皂苷和黄芩中的黄芩素具有明显的解热作用,对酵母致热大鼠有明显的退热作用,80.0g/kg剂量组的退热作用可持续至药后4小时,3个剂量组呈现出一定的量效关系,小柴胡汤对伤寒副伤寒混合菌致家兔实验性发热有明显的解热作用。小柴胡汤口服液能显著降低家兔体温,解热效果类似于小柴胡汤原方煎液和阿司匹林。

胸胁苦满的出现显然还与肝、胆系疾病有关。除胸胁苦满外,这些疾病还常伴寒热往来,不欲食,心烦喜呕,口苦咽干等小柴胡汤证。实验表明,本方有良好的保肝作用。还能改善 Oddi 括约肌痉挛、胆管末端水肿所导致的胆汁流量减少、胆道压力增高、胆管增粗、胆汁停滞等问题。

(三)口甘(甜)

1. 辨证要点 本病病位主要在脾胃,以口甜及伴随症状为辨证要点。兼有纳呆呕恶、脘腹痞闷、肢体困重,舌或淡或红、苔腻,脉濡的为湿滞脾胃证。兼有多食易饥、口干思饮,唇舌生疮,大便干结,舌红苔燥,脉数有力者为脾胃热蒸证。兼有消瘦、面色㿠白、乏力口干、食少脘胀,舌瘦少津,脉细数者为脾胃气阴两虚证。

2. 治疗原则 本病的治疗遵循"虚则补之,实则泻之"的原则,湿困脾胃证治以芳香化湿、醒脾健胃。脾胃热蒸证治以清脾泻火。脾胃气阴两虚证治以益气生津,滋阴降火。

3. 辨证分型

(1)湿困脾胃证

主症:①口甜不渴;②纳呆呕恶。

次症:①脘腹痞闷;②形体多肥胖;③肢体困重;④大便稀溏。

舌脉:舌或淡或红、苔腻,脉濡。

(2)脾胃热蒸证

主症:①口甜而渴;②多食易饥。

次症:①口干思饮;②唇舌生疮;③大便干结。

舌脉:舌红苔燥,脉数有力。

(3)脾胃气阴两虚证

主症:①口甜;②消瘦。

次症:①面色㿠白;②乏力口干;③食少脘胀;④胃痛隐隐。

舌脉:舌瘦少津,脉细数。

证候诊断:主症必备,加次症 2 项及以上,结合舌脉,即可诊断。

4. 辨证治疗

(1)湿困脾胃证

治法:芳香化湿,醒脾健胃。

代表方:平胃散(《太平惠民和剂局方》)。

常用药:苍术、厚朴、陈皮、甘草。

加减:偏热者,加黄芩、黄连;偏寒者,加豆蔻、干姜;泄泻者,加茯苓、泽泻。

平胃散为治疗湿困脾胃证的经典方,方中苍术具有调整胃肠运动功能、抗溃疡、抑菌等多重功效。厚朴具有调整胃肠运动功能、促进消化液分泌、抗溃疡、抗菌抗病毒等。陈皮具有抑制胃肠道平滑肌收缩、助消化、抗溃疡等功效。该方用于湿困中焦其证属实者,使湿去脾健而胃气得平,故名"平胃"。不可误以为此方为健脾补虚之品而常服。

(2)脾胃热蒸证

治法:清脾泻火。

代表方：泻黄散（《小儿药证直诀》）。

常用药：藿香叶、山栀仁、石膏、甘草、防风。

加减：口渴饮冷者，重用石膏；牙痛口疮者，加连翘、黄连。

泻黄散具有抗炎作用；石膏对内毒素发热有明显的解热效果，能增强巨噬细胞的吞噬能力，并促进吞噬细胞的成熟，另有抗炎、抗过敏等作用；山栀解热、镇痛、抑菌作用；防风可增加方中石膏、山栀等药的抗炎作用；藿香有防腐和抗菌、消炎及镇痛作用；甘草有抗炎、抗菌、解热作用。

（3）脾胃气阴两虚证

治法：益气生津，滋阴降火。

代表方：六君子汤（《医学正传》）合玉女煎（《景岳全书》）。

常用药：人参、甘草、茯苓、白术、陈皮、半夏、石膏、熟地黄、麦冬、知母、牛膝。

加减：火盛者，加栀子、地骨皮；血分热盛，齿衄出血者，去熟地，加生地、玄参；痰湿气滞者，加木香、砂仁；阳气不足者，加肉桂。

现代药理学证实六君子汤能加强胃肠道吸收，调节胃液分泌，缓解胃肠道痉挛，尤其对消化道平滑肌张力及收缩幅度具有较强的抑制作用。玉女煎中石膏、知母、熟地、麦冬、牛膝等药具有抗菌消炎，增强免疫力功能作用；麦冬有类皮质激素作用。牛膝还有扩张血管，改善微循环功能。

（四）口咸

1. 辨证要点 本病病位主要在脾肾，以口咸及伴随症状为辨证要点。兼有腰膝酸软、面白神疲、听力减退、早泄，带下清稀，小便频数或遗尿。舌淡苔白，脉沉弱者为肾气虚证。兼有畏寒肢冷。面色㿠白或黧黑，舌淡胖苔白，脉沉弱者为肾阳虚证。兼有纳呆呕恶、脘腹痞闷、肢体困重，口舌生疮，大便干结，舌红苔燥，脉数有力者为脾胃热蒸证。兼有消瘦、面色㿠白，舌或淡或红、苔腻，脉濡的为湿滞脾胃证。兼有多食易饥、口干思饮，乏力口干、食少脘胀，舌瘦少津，脉细数者为脾胃气阴两虚证。兼有腰膝酸软，眩晕耳鸣，失眠多梦，形体消瘦，五心烦热。舌红少津，脉细数者为肾阴虚证；兼有心悸眩晕，渴不欲饮，胸脘痞满，恶心吐涎，舌苔白滑，脉弦滑者为水饮内停证。

2. 治疗原则 本病的治疗遵循"虚则补之，实则泻之"的原则，肾气虚证治疗以补益肾气。肾阳虚证治以温补肾阳。肾阴虚证治以滋补肾阴。水饮内停治疗以温阳化饮，健脾利湿。

3. 辨证分型

（1）肾气虚证

主症：①口咸；②腰膝酸软。

次症：①面白神疲；②听力减退；③男子滑精早泄，女子带下清稀；④小便频数或遗尿。

舌脉：舌淡苔白，脉沉弱等。

（2）肾阳虚证

主症：①口咸；②腰膝酸软而痛，畏寒肢冷。

次症：①畏寒肢冷，下肢甚；②精神萎靡；③面色㿠白或黧黑。

舌脉：舌淡胖苔白，脉沉弱等。

（3）肾阴虚证

主症：①口咸；②腰膝酸软；③眩晕耳鸣。

次症：①失眠多梦；②男子遗精，女子经少经闭；③形体消瘦；④五心烦热。

舌脉：舌红少津，脉细数等。

（4）水饮内停证

主症：①口咸；②心悸眩晕；③渴不欲饮。

次症：①胸脘痞满；②形寒肢冷；③下肢浮肿；④恶心吐涎；⑤小便短少。

舌脉：舌苔白滑，脉弦滑等。

证候诊断：主症必备，加次症 2 项及以上，结合舌脉，即可诊断。

4. 辨证治疗

（1）肾气虚证

治法：补益肾气。

代表方：肾气丸（《金匮要略》）。

常用药：干地黄、山药、山茱萸、泽泻、茯苓、牡丹皮、桂枝、附子。

加减：水肿者，加车前子、川牛膝、益母草；精血不足者，加鹿角霜。

肾气丸可改善肠道组织结构，延缓肠道功能衰退。肾气丸可使衰老模型大鼠小肠绒毛长度加长、绒毛宽度增宽、隐窝深度变浅、绒毛/隐窝值（V/C 值）显著升高；可明显提高衰老大鼠小肠黏膜内 CD4$^+$T 细胞的数量，其机制与提高大鼠肠黏膜局部免疫功能，促进小肠黏膜修复相关。

肾气丸可增加衰老大鼠十二指肠消化吸收相关酶碱性磷酸酶（ALP）、乳糖酶（lactase，LCT）基因、寡肽转运体 1 基因表达，促进小肠消化吸收功能。肾气丸可使衰老大鼠小肠干细胞数量增加，上调小肠 Bmi1、Lgr5、Olfm4、β-连环素（β-catenin）的表达量。肾气丸可通过增强胃排空及小肠推进功能，增强胃窦肌间神经丛 P 物质的表达。

（2）肾阳虚证

治法：温补肾阳。

代表方：右归丸（《景岳全书》）。

常用药：熟地黄、附子、肉桂、山药、山茱萸、菟丝子、鹿角胶、枸杞子、当归、杜仲。

加减：腰膝酸软者，加胡桃肉；腹痛不止者，加吴茱萸。

右归丸中已鉴定或初步鉴定出绿原酸、莫诺苷、松脂醇二葡萄糖苷、马钱苷、阿魏酸、肉桂酸、金丝桃苷等 83 种化合物，由于各活性成分口服生物利用度较低，右归丸药理作用可能来源于多种活性成分的叠加作用，涉及免疫系统、神经系统、能量代谢等多个方面。网络药理学研究表明，肾阳虚证与这些系统功能异常关系密切。右归丸作用于机体可抗炎、抗氧化、改善血清肌酐（SCr）、血尿素氮（BUN）等生理指标水平。

（3）肾阴虚证

治法：滋补肾阴。

代表方：六味地黄丸（《小儿药证直诀》）。

常用药：熟地黄、山萸肉、山药、泽泻、牡丹皮、茯苓。

加减：眼睛干涩、两目昏花者，加枸杞、菊花；骨蒸潮热、虚烦盗汗者，加知母、黄柏。

六味地黄丸能显著增加老年小鼠红细胞过氧化氢酶的活性，增加肝脏非蛋白巯基

（NPSH）的含量，减少脑丙二醛（MDA）的含量，即明显改善老年小鼠的自由基代谢紊乱。六味地黄汤剂能明显增加老年小鼠血清中超氧化物歧化酶（SOD）的活性，且能显著降低氧化脂质的含量，提示此汤有抗氧化、抗衰老的作用。

（4）水饮内停证

治法：温阳化饮，健脾利湿。

代表方：苓桂术甘汤（《金匮要略》）。

常用药：茯苓、桂枝、白术、炙甘草。

加减：水肿者，加车前子、冬瓜仁、泽泻；心悸者，加附子。

苓桂术甘汤可以通过多种机制调理体内糖脂代谢。加味苓桂术甘汤有调节体内糖脂代谢的作用，其作用的发挥与调节体内瘦素、改善体内胰岛素抵抗以及调节体内脂肪的细胞因子表达有关。加味苓桂术甘汤可以改善代谢综合征大鼠体内糖脂代谢紊乱的状态，具有抗氧化和调节脂肪代谢的作用。

（五）口淡

1. 辨证要点 本病病位主要在脾胃肺，以口淡无味及伴随症状为辨证要点。兼有纳呆倦怠，少气懒言，腹胀、便溏，舌淡苔白，脉细弱者为脾气虚证。兼有胸闷纳呆，肢倦乏力，大便溏薄，舌质淡苔腻，脉濡者为湿阻脾胃证。兼有纳谷不香，畏寒，胃脘冷痛，大便溏薄，舌质淡胖或有齿痕，苔白滑，脉沉迟无力者为脾阳虚弱证。兼有恶寒，鼻塞身重，身痛或咽痛，舌淡，苔白，脉浮紧者为风寒束表证。

2. 治疗原则 本病的治疗遵循"虚则补之，实则泻之"的原则，脾气虚证治以健脾益气。湿阻脾胃证治以芳香辟浊、化湿醒脾。脾阳虚弱证治以温运脾阳。风寒束表治以解表散寒。

3. 辨证分型

（1）脾气虚证

主症：①口淡乏味；②纳呆倦怠；③少气懒言。

次症：①腹胀，饭后尤甚；②消瘦；③大便溏薄。

舌脉：舌淡苔白，脉细弱。

（2）湿阻脾胃证

主症：①口淡黏腻；②胸闷纳呆。

次症：①肢倦乏力；②恶心；③大便溏薄。

舌脉：舌质淡苔腻，脉濡。

（3）脾阳虚弱证

主症：①口淡；②纳谷不香；③畏寒。

次症：①胃脘冷痛；②四肢不温；③大便溏薄。

舌脉：舌质淡胖或有齿痕，苔白滑，脉沉迟无力。

（4）风寒束表证

主症：①口淡无味；②纳谷不香；③恶寒。

次症：①鼻塞身重；②少汗或无汗；③身痛或咽痛。

舌脉：舌淡，苔白，脉浮紧。

证候诊断：主症必备，加次症2项及以上，结合舌脉，即可诊断。

4. 辨证治疗

（1）脾气虚证

治法：健脾益气。

代表方：六君子汤（《医学正传》）。

常用药：人参、甘草、茯苓、白术、陈皮、半夏。

加减：大便溏薄者，加白扁豆、山药、葛根；神疲、乏力者，加黄芪。

六君子汤可明显改善鼠肠绒毛、微绒毛萎缩变形，增加消化吸收面积，降低肠黏膜固有层上皮细胞转化率，抑制肠上皮细胞内线粒体、粗面内质网肿胀扩张。

（2）湿阻脾胃证

治法：芳香辟浊，化湿醒脾。

代表方：藿朴夏苓汤（《医原》）。

常用药：藿香、川朴、姜半夏、赤苓、杏仁、生苡仁、白蔻仁、猪苓、淡豆豉、泽泻、通草。

加减：食欲缺乏者，加麦芽、鸡内金、焦三仙；恶心、呕吐者，加枳壳、陈皮。

藿朴夏苓汤通过清除湿热、健运脾胃，促进舌上皮细胞凋亡增加，维持舌上皮细胞生长、分化、凋亡之间平衡的状态，促使舌苔细菌总数、菌群密集度和菌群多样性下降，恢复单一真菌构成而重建舌面正常菌群，脾胃湿热证舌苔恢复正常。

（3）脾阳虚弱证

治法：温运脾阳。

代表方：理中汤（《伤寒论》）。

常用药：人参、白术、炙甘草、干姜。

加减：四肢厥逆者，加附子；心悸者，加茯苓；渴者，重用白术。

理中汤具有促进胃肠道的消化吸收、调节胃肠运动和保护胃黏膜的作用。理中汤对肝硬化大鼠肠道微生态有影响，理中汤通过降低血清内毒素、炎症因子水平，从而起到调节肠道菌群的作用。

（4）风寒束表

治法：解表散寒。

代表方：荆防败毒散（《摄生众妙方》）。

常用药：荆芥、防风、茯苓、独活、柴胡、前胡、川芎、枳壳、羌活、桔梗、薄荷、甘草。

加减：咳嗽有痰者，加白前、浙贝；头痛者加细辛、白芷。

荆防败毒散中的柴胡主含柴胡皂苷，有镇静、抗惊厥、解热、抗病毒、免疫调节、抗炎、保肝护肾以及抗肿瘤等多方面药理活性；羌活主要含有羌活挥发油，有抗炎、抗过敏、解热、镇痛等作用；茯苓含有茯苓聚糖、胆碱、酶等多种成分，对金黄色葡萄球菌、大肠埃希菌、变形杆菌有抗菌作用，减轻动物的炎症损伤；荆芥含挥发油，对伤寒、副伤寒菌苗、精制破伤风类毒素混合剂引起的体温升高家兔有解热作用，对小鼠热板法有镇痛作用。

【中成药】

1. 疏风清热类

（1）咽立爽口含滴丸：疏风散热，消肿止痛，清利咽喉。用于急性咽炎，慢性咽炎急性发作,咽痛,咽黏膜红肿,咽干,口臭等症。含服,每次 2~4 丸,每日 4 次。

（2）齿痛消炎灵颗粒:疏风清热,凉血止痛。用于脾胃积热、风热上攻所致的头痛身热、口干口臭、便秘燥结、牙龈肿痛;急性齿根尖周炎、智齿冠周炎、急性牙龈(周)炎见上述证候者。开水冲服。每次 10g,每日 3 次,首次加倍。

2. 清热化湿类

（1）藿香清胃胶囊:清热化湿,醒脾消滞。用于脾胃伏火引起的消化不良,脘腹胀满,不思饮食、口苦口臭等症。口服,每次 3 粒,每日 3 次。

（2）消炎利胆片:有清热,祛湿,利胆,用于肝胆湿热所致的胁痛,口苦;急性胆囊炎、胆管炎见上述证候者。口服,每次 6 片(0.25g/片),每日 3 次。

（3）龙胆泻肝丸:清肝胆,利湿热。用于肝胆湿热,头晕目赤,耳鸣耳聋,胁痛口苦,尿赤,湿热带下。口服。水丸每次 3~6g,每日 2 次。

3. 清热解毒类

（1）复方一枝黄花喷雾剂:清热解毒,宣散风热,清利咽喉。用于上呼吸道感染,急、慢性咽炎,口舌生疮,牙龈肿痛,口臭。喷于口腔、鼻腔,每次喷 5 下,每日 3~4 次,3 日为 1 个疗程。

（2）清热化毒丸:清火化毒,消肿止痛。用于小儿身热烦躁,咽喉肿痛,口舌生疮,皮肤疮疖,口臭便秘,疹后余毒未尽。口服。大蜜丸每次 1 丸,每日 2~3 次。

（3）克癀胶囊:清热解毒,化瘀散结,适用于胁肋胀痛或刺痛,胁下痞块,口苦口黏,纳呆腹胀,面目黄染,小便短赤,舌质暗红或瘀斑、瘀点,舌苔黄腻,脉弦滑或涩等湿热毒邪内蕴、瘀血阻络证及急、慢性肝炎。口服。每次 4 粒,病重者适加至 6 粒,每日 3 次,小儿减半或遵医嘱,1 个月为 1 个疗程,一般用药 3 个疗程。

4. 清热泻火类

（1）清肺抑火片:清肺止嗽,降火生津。用于肺热咳嗽,痰涎壅盛,咽喉肿痛,口鼻生疮,牙齿疼痛,牙根出血,大便干燥,小便赤黄。口服,每次 4 片(0.6g/片),每日 2 次。

（2）养阴口香合剂:清胃泻火,滋阴生津,行气消积。用于胃热津亏,阴虚郁热上蒸所致的口臭,口舌生疮,齿龈肿痛,咽干口苦,胃灼热痛,肠燥便秘。口服,每次 30ml,2 每日次。

5. 疏肝解郁类

舒肝颗粒:舒肝理气,散郁调经。用于肝气不舒的两胁疼痛,胸腹胀闷,月经不调,头痛目眩,心烦意乱,口苦咽干,以及肝郁气滞所致的面部鳖黑斑(黄褐斑)。口服,每次 1 袋(10g),每日 2 次,用温开水或姜汤送服。

6. 清热解郁类

达立通颗粒:清热解郁,和胃降逆,通利消滞,用于肝胃郁热所致痞满证,症见胃脘胀满、嗳气、纳差、胃中灼热、嘈杂泛酸、脘腹疼痛、口干口苦;运动障碍型功能性消化不良见上述症状者。温开水冲服,每次 6g,每日 3 次。于饭前服用。

7. 滋阴养血类

天麻首乌胶囊:养血息风,滋补肝肾。用于肝肾阴虚所致的头痛,头晕,目眩,口苦咽干,舌红苔少,脉弦,视力、听力减退,腰酸乏力,脱发,白发;脑动脉硬化,早期高血压,血管神经性头痛,脂溢性脱发等病见以上证候者。口服,每次 3 粒,每日 3 次。

【 中医适宜技术 】

一、体针针刺

《灵枢·邪气脏腑病形》说："十二经脉,三百六十五络,其血气皆上于面而走空窍……其浊气出于胃,走唇舌而为味。"认为口为肺胃之门户,脾开窍于口,脾气通于口,心气通于舌,肾脉循咽挟舌本,能知五谷之味。又诸经皆会于口,病则口中之味随各经而异。如《黄帝内经》中已经提出治疗口苦主要是从胆经取穴;《素问·奇病论》就提到"有病口苦,取阳陵泉"及"治之以胆募(俞)"。

二、含漱疗法

常用芳香之品含于口中,如茴香、藿香、豆蔻、沉香等,可有清新口气,芳香辟秽的功效。

三、喷雾疗法

将芳香之品研成粉末,经喷雾装置局部喷洒。

【 西药治疗 】

西医对于本病目前尚无明确有效的治疗方法,文献报道的治疗方法包括:

1. 去除病因,改善口腔环境　进行口腔检查时,需注意患者口腔卫生状况、不良修复体、局部炎症等刺激因素以及唾液情况。对于口腔卫生状况不佳者,应当改善其口腔卫生环境。患者口内的局部刺激因素,如因不良修复体、黏膜病导致的局部炎症,应当去除或进行相应治疗。对于口腔湿润度较差的患者,应当恢复其口内湿润度。

2. 了解系统病史及用药史　询问患者全身情况时,应当注意患者近期是否有手术、创伤史,排查全身疾病,例如胃食管反流、糖尿病等,以及近期用药情况。有全身疾病的患者,应当接受相应治疗。由药物引起的味觉异常在患者停药后多可自行好转。

3. 排查嗅觉、精神心理因素　味觉异常的患者,应当首先排除嗅觉异常,若伴有嗅觉异常,即便患者味觉功能恢复正常,可能仍会表现为味觉异常。若患者伴有抑郁症等较严重的精神疾病,应当转诊接受专业治疗,情绪好转后,味觉也可能随之恢复,若精神疾病持续加重,味觉症状也会随之加重。

放疗和化疗患者可以尝试补锌,放化疗期间患者可服用硫酸锌(每日 3 次,每次 45mg),以助味觉恢复。研究表明,味觉异常的患者服用硫酸锌(每日 3 次,每次 100mg),4 周后,50%的患者出现好转,8 周后,80% 的患者有所好转。但也有学者认为,尚无足够的证据证实补锌可以改善味觉异常。

【名医经验】

一、国医大师王庆国教授病证结合辨治口臭经验

王庆国教授认为,在口臭的治疗上,应注意"以病为纲,辨证遣方"。中医典籍中对口臭的病机早有论述,认为口臭的产生是五脏六腑功能失调的结果,其中尤其与脾胃关系最为密切。治疗该病,根据患者实际病情,以"平胃散"和"甘露饮"两首方剂加减,取得了一定的疗效。

王庆国教授认为平胃散功专燥湿和胃,为治疗脾胃不和,痰湿阻滞中焦所致口臭基本方剂。该方的着眼点当为湿、食所致的积滞之证。临床以舌苔厚腻为指征,不论何种疾病,凡有胃部症状而因于湿滞、食积所致者,均可在辨证的基础上合用该方,使湿化胃开,积滞去而气机畅。而甘露饮则体现了养阴为主,清热为辅,佐以宣肺除湿的这一配伍原则。"此方二地、二冬等药,即猪苓汤用阿胶以育阴意也。茵陈、黄芩之折热而去湿,即猪苓汤中之用滑、泽以除垢意也。"方中生地、熟地、天冬、麦冬、甘草、石斛,治胃中虚热,或伤及肾阴;茵陈、黄芩苦寒折热又祛湿,另枳壳、枇杷叶能降上行火热,宽中理气。故此方能够清理湿热的同时兼顾阴液,寓泻于补,契合口臭脾胃湿热,日久伤阴的病机特点。王教授临床应用时,在口臭辨病的基础上,针对患者的不同病情,辨证"痰湿阻滞"和"脾胃湿热",分别选方"平胃散"和"甘露饮",形成了治疗口臭的病证结合诊疗模式。

二、王国斌教授辨治口苦医案拾萃

王国斌教授认为口苦以肝热熏蒸、胆汁上溢为患,肝热有虚实之异,实者多为肝胆湿热,虚者多因阴虚内热或中焦不运导致上焦郁热而口苦。肝热不息,脾土受困,口苦常夹湿邪,而湿邪莫不源于脾胃,如此往复,更盛更虚,迁延不愈。其常见证型有肝胆湿热、肝阴虚、肝郁脾虚等类型。予小柴胡汤合香砂六君丸治疗脾胃虚弱,中焦不运,上焦郁热型口苦效果明显。如王教授治口苦案:一诊患者口苦口干,烦躁易怒,食多腹胀,予小柴胡汤,用柴胡10g,量小以达到调达肝胆之气的目的。柴胡、黄芩一清一升,和解肝胆。用香砂六君汤加佛手理气健脾,加焦三仙、炒鸡内金消食和胃,加枳壳以通胃腑。二诊中患者口苦已减,且非整日持续性,贼邪欲归,急当自固城池,故以健脾通胃腑为主,方以香砂六君汤加减,枳实、枳壳、炒槟榔、莱菔子、大黄通降胃肠郁滞。枳壳、枳实直通上下,功能行气消胀。

三、蒋健活血化瘀法治疗口味异常

蒋健教授认为口苦属肝胆湿热者最为多见,口甘以脾胃伏热或脾胃湿热者为多见,口酸以肝胆湿热、宿食积滞、脾胃虚弱为多见。然而,仍有小部分患者的口味异常症情十分顽固,一般辨证论治难以见效。针对难治性口味异常的患者,若采取常规辨证论治无效,或可试用活血化瘀法进行治疗。

蒋健教授以活血化瘀法治疗口味异常,可提示以下3点:①古人有"怪症从瘀论治""怪症从痰论治",蒋健教授则提出"怪症从郁论治"观点。其临床价值在于,当采取一般、常规辨证论治无效时,可试从活血、化痰、解郁等方面着手进行治疗。②进行试探性治疗时,可不

必过分拘泥于常规辨证论治种种规矩的限制。虽患者并未存在明显瘀血征象,亦不具备瘀血证典型的舌脉表现,依然可选用本法进行尝试性治疗而获效。③现代研究表明,口味障碍或异常与患者抑郁状态有关。临床亦可见口酸、口苦等症受患者情绪影响而加重或反复的现象,以及精神性或神经性疾病所致口味异常表现的患者。大量文献提示,血府逐瘀汤类活血化瘀方药可有效地治疗失眠、焦虑、郁证、更年期综合征等与情感性精神障碍以及神经衰弱等有关的病证。从这一角度来看,经活血化瘀法治疗有效的口味异常,或许不能排除其由郁证(精神性)引起的可能性。

【转归及预后】

临床上,一般的口味异常经过一段时间可自行缓解或消失。然而,症状较重、病情顽固者,需注意口味异常可能只是全身疾病(如糖尿病、胃炎、胃及十二指肠溃疡病、慢性肝炎、胆囊炎、胆结石和肝胆肿瘤、神经症、慢性肾炎、慢性咽炎、牙龈炎、龋齿、口腔溃疡等)的伴发症状,应当仔细查证口味异常所反映的全身疾病,针对原发疾病进行治疗才能奏效。

第三篇 ｜ 第二章

参考文献

第三章　噎膈

【概述】

噎膈,指食管干涩、食管狭窄导致的以吞咽食物哽噎不顺,甚则食物不能下咽入胃、食入即吐为主要表现的一种病证。噎即噎塞,指食物下咽时滞涩不顺;膈为格拒,指食管阻塞,饮食格拒不能下咽入胃,食入即吐。噎可单独出现,又可为膈证的前期。噎轻而膈重,所谓"噎是膈之始,膈为噎之渐"。清代张璐《千金方衍义》云:"噎之与膈,本同一气,膈病之始,靡不由噎而成。"故往往以噎膈并称。现代医学中的食管癌、贲门癌、食管炎、食管溃疡、巴雷特食管以及贲门痉挛、食管憩室、弥漫性食管痉挛、贲门失弛缓症、食管狭窄、食管术后吻合口水肿、狭窄出现吞咽困难等表现时,多属中医"噎膈病"范畴。历代医家认为本病基本病机为脾胃肝肾功能失调,导致津枯血燥,气郁、痰阻、血瘀互结,而致食管干涩,食管、贲门狭窄,其治疗原则为理气开郁,化痰消瘀,滋阴养血润燥,分清标本虚实而治。

【病名沿革】

噎膈之病,首见于《黄帝内经》,称为"膈咽""膈""膈塞""膈中""膈塞"等。噎膈的形成,《黄帝内经》首先指出与精神因素有关,如《素问·通评虚实论》云:"隔塞闭绝,上下不通,则暴忧之病也。"《灵枢·上膈》云:"气为上膈者,食饮入而还出。"还认为噎膈的形成与木盛伤土、胃脘受损有关。如《素问·至真要大论》云:"厥阴之胜……胃脘当心而痛,上支两胁……甚则呕吐,膈咽不通。"《素问·六元正纪大论》云:"木郁之发……膈咽不通,食饮不下。"而《素问·血气形志》云:"形苦志苦,病生于咽嗌,治之以百药。"实已为后世治噎膈立润养之大法。

隋代巢元方则将噎膈分为"五噎""五膈"。如《诸病源候论·五噎候》云:"夫五噎,谓一曰气噎,二曰忧噎,三曰食噎,四曰劳噎,五曰思噎。虽有五名,皆由阴阳不和,三焦隔绝,津液不行,忧恚嗔怒所生,谓之五噎。噎者,噎塞不通也。"《诸病源候论·五膈气候》云:"五膈气者,谓忧膈、恚膈、气膈、寒膈、热膈也。忧膈之病,胸中气结烦闷,津液不通,饮食不下,羸瘦,不为气力。恚膈之为病,心下苦实满,噫辄酢心,食不消,心下积结,牢在胃中,大小便不利。气膈之为病,胸胁逆满,咽塞胸膈不通,恶闻食臭。寒膈之为病,心腹胀满,咳逆,腹上苦冷,雷鸣绕脐痛,食不消,不能食肥。热膈之为病,脏有热气,五心中热,口中烂生疮,骨烦四支重,唇口干燥,身体头面手足或热,腰背皆疼痛,胸痹引背,食不消,不能多食,羸瘦少气及癖也。"认为噎膈之因,除忧、恚、气、思等情志因素外,又与饮食、寒、热等因素有关,对噎膈病源作了进一步探讨,"五噎""五膈"具体描述了各种噎、膈证的证候,多为唐、宋医家所推崇沿用。

宋代陈自明《妇人大全良方》中有"血膈"之治,首涉瘀血为致膈病因之一。张锐在《鸡峰普济方》中谓噎膈为"神思间病",强调精神因素,指出治疗应重视"内观自养",为元、明医家所推崇。严用和《济生方》有噎膈病之正名,认为除情志因素外,"寒温失宜,食饮乖度"亦为噎膈病之重要成因。

明代楼英在《医学纲目》中云:"咽膈之间,壅遏之甚,不得交通者,皆冲脉上行,逆气所作也。盖胃病者,上冲两胁,膈咽不通,饮食不下……塞者,五脏之所生,阴也,血也;噎者,六腑之所生,阳也,气也。二者皆由阴中伏阳而作也。"不但为临床上使用和胃降冲法提供了理论根据,而且提纲挈领地阐述了从气血角度论治噎膈。

元代朱丹溪在《脉因证治》中云噎膈乃"血液俱耗,胃脘亦槁""主于血干",认为"液燥血亏"为噎膈之因。提出治疗大法:宜润养津血、降阴火。此外,《丹溪心法》中还载"又有积血停于内而致,当消息逐之","有痰,二陈汤主之……加竹沥,清痰",认识到血瘀、痰凝亦为噎膈病病因病机之一,并立治疗之法。丹溪还对噎膈的预后作了论述:"年高者不治,粪如羊屎者,断不可治。"

迨至明代,对噎膈的病因病机的认识、辨证论治的研究均有了新的发展。如李梴《医学入门·膈噎论治》中载:"膈噎……其槁在上焦贲门者,食不能下。"这和现代认识相近,即噎膈病位所在为"贲门"。王肯堂《证治准绳·胃反》中云:"瘀血在膈间,阻碍气道而成者居多,以代抵当丸……令其搜逐停积。"更为明确地指出瘀血为噎膈病因之一,并列有专门治疗方药。而万全《保命歌括·膈噎》云:"治法宜养血生津,清痰降火,调气补脾,抑肝开郁。"实为噎膈治法之要领。

赵献可、张景岳不但对噎膈、反胃、关格三病证辨析详尽,而且均基于对《黄帝内经》"三阳结谓之膈"的重新理解,特别强调从肾论治。从而使中医对噎膈的认识益臻完备。赵献可《医贯·噎膈论》云:"三阳何以致结热,皆肾之病也。盖肾主五液,又肾主大小便。肾与膀胱为一脏一腑,肾水既干,阳火偏盛,熬煎津液,三阳热结,则前后闭涩,下既不通,必反于上,直犯清道,上冲吸门喉咽,所以噎食不下也……此证多是男子年高五十以外得之……但老人天真已绝,只有孤阳,只以养阴为主……直须以六味地黄丸料大煎饮,久服可挽于十中之一二。"《景岳全书·噎膈》云:"剋《内经》之言三阳结者,乃止言小肠、膀胱,全与大肠无涉……小肠属火,膀胱属水,火不化则阳气不行,而传导失职,水不化则阴气不行而清浊不分,此皆致结之由也……盖阴结者,正以命门无火,气不化精,所以凝结于下,而治节不行……即噎膈之属是也。"赵、张二氏深究经旨之意,从肾阴、肾阳亏虚论治噎膈,实为图本之论。张景岳还重视噎膈治脾,在《景岳全书·噎膈》中说:"凡治噎膈大法,当以脾肾为主。盖脾主运化,而脾之大络布于胸膈……故上焦之噎膈,其责在脾……治脾者宜从温养。"

到了清代,对噎膈病之认识、论治则更为深入全面。张璐《千金方衍义》指出:"好热饮人,每患酒膈。"何梦瑶《医碥》云:"酒客多噎膈,饮热酒者尤多。以热伤津液,咽管干涩,食不得入也。"对常食热物灼伤咽管致噎膈病的认识,与现代认识相一致。而更值得一提的是,叶天士《临证指南医案·噎膈反胃》杨案中载:"气滞痰聚日拥,清阳莫展,脘管窄隘,不能食物,噎膈渐至矣。"林珮琴《类证治裁》中云:"膈者胃脘窄隘。"均较明确地指出了噎膈病之病位所在为(胃)脘(食)管窄隘,这种认识确属难能可贵。此外,徐灵胎在《增补临证指南医案》后评云:"不知噎膈之症,必有瘀血顽痰逆气,阻隔胃气,其已成者,百无一治。若未成者,用消瘀去痰降气之药。"其对噎膈病因、病机、治疗、预后的论述,亦为卓识。

【病因病机】

噎膈的病因以内伤饮食、情志,年老肾虚,脏腑失调为主,且三者之间常相互影响,互为因果,共同致病,形成本虚标实的病理变化。初起以邪实为主,随着病情发展,气结、痰阻、血瘀愈显,食管、贲门狭窄更甚,邪实有加;又因胃津亏耗,进而损及肾阴,以致精血虚衰,虚者愈虚,两种因素相合,而成噎膈重证。部分患者病情继续发展,由阴损以致阳衰,则肾之精气并耗,脾之化源告竭,终成不救。噎膈的病位在食管,属胃气所主,与肝脾肾也有密切关系。基本病机是脾胃肝肾功能失调,导致津枯血燥,气郁、痰阻、血瘀互结,而致食管干涩,食管、贲门狭窄。

一、忧思郁怒

在七情失调导致噎膈的七情因素中,以忧思恼怒多见。忧思伤脾则气结,脾伤则水湿失运,滋生痰浊,痰气相搏;恼怒伤肝则气郁,气结气郁则津行不畅,瘀血内停,已结之气,与后生之痰、瘀交阻于食管、贲门,使食管不畅,久则使食管、贲门狭窄,而成噎膈。如明代李中梓《医宗必读·反胃噎塞》说:"大抵气血亏损,复因悲思忧恚,则脾胃受伤,血液渐耗,郁气生痰,痰则塞而不通,气则上而不下,妨碍道路,饮食难进,噎塞所由成也。"清代徐灵胎《增补临证指南医案·噎膈反胃》谓:"噎膈之症,必有瘀血、顽痰、逆气,阻隔胃气。"

二、酒食所伤

嗜酒无度,过食肥甘,恣食辛辣,助湿生热,酿成痰浊,阻于食管、贲门,或津伤血燥,失于濡润,使食管干涩,均可引起进食噎塞,而成噎膈。如清代何梦瑶《医碥·反胃噎膈》说:"酒客多噎膈,饮热酒者尤多,以热伤津液,咽管干涩,食不得入也。"又如《临证指南医案·噎膈反胃》谓:"酒湿厚味,酿痰阻气,遂令胃失下行为顺之旨,脘窄不能纳物。"此外,饮食过热,食物粗糙发霉,既可损伤食管脉络,又可损伤胃气,气滞血瘀阻于食管、贲门,也可成噎膈。

三、寒温失宜

感受寒、热之邪,损伤脾胃,亦是产生噎膈的一个因素。如寒气上入胸膈,噎塞不通;或脏气冷而不调,不能传化饮食,而致饮食格拒不入;热结脾胃,津亏血燥,纳化失常,久之则隔塞不通,食入反出。

四、年老肾虚

年老肾虚,精血渐枯,食管失养,干涩枯槁,发为此病。如明代赵献可《医贯·噎膈论》

曰："惟男子年高者有之,少无噎膈。"又如清代尤怡《金匮翼·膈噎反胃统论》曰："噎膈之证,大都年逾五十者,是津液枯槁者居多。"若阴损及阳,命门火衰,脾胃失于温煦,脾胃阳虚,运化无力,痰瘀互结,阻于食管,也可形成噎膈。

【临床表现】

1. 初起咽部或食管内有异物感,进食时有停滞感,或感咽部干燥,或感咽部灼热,或感咽部紧缩感等,进而汤水不下,吞咽米、面、菜等食物时有梗塞感,甚者下咽哽噎,或食不得入,或食入即吐,常伴有胃脘不适,胸膈疼痛,甚者形体消瘦,精神疲惫、肌肤甲错。

2. 起病缓慢,常表现为由梗塞到哽噎,再到阻膈的病变过程,常常由于情志刺激或饮食失调等因素诱发,多发于中老年男性,常有区域性。

【诊 断】

1. 初起进食时有停滞感,或食管内有异物感,或咽部紧缩感。
2. 继则咽下哽噎,甚至食不得入或食入即吐。
3. 常伴有胃脘不适,胸膈疼痛,甚则形体消瘦、神疲乏力等。
4. 起病缓慢,常表现为由噎致膈的病变过程。
5. 常由饮食、情志等因素诱发。
6. 结合辅助检查如胃镜、组织病理检查、上消化道钡剂造影、胸腹部 CT 等确定由何种疾病引起的噎膈。

【鉴别诊断】

1. **与呕吐鉴别** 两者均有呕吐症状。呕吐无吞咽困难和梗阻症状;噎膈表现为饮食难下,食管、胃有噎塞梗阻感,并且呈进行性加重。

2. **与反胃鉴别** 反胃又称胃反,两者均有呕吐的症状。噎膈初起无呕吐,后期格拒,系食管狭窄而致,吞咽食物阻塞不下,食入即吐;噎膈至食入即吐的格拒阶段,病情较重,预后不良。反胃多系阳虚有寒,饮食可顺利咽下入胃,经久复出,朝食暮吐,暮食朝吐,宿谷不化。

3. **与梅核气鉴别** 两者均有咽中噎塞不舒的症状。噎膈多为气、痰、血交阻于食管,乃有形之物瘀阻食管,自觉咽中噎塞,饮食咽下梗阻,甚则食饮不下。梅核气则属痰气交阻于咽喉,自觉咽中有物梗塞,吐之不出,咽之不下,但饮食咽下顺利,无噎塞感,系气逆痰阻于咽喉,为无形之邪。

4. **与关格鉴别** 关格是指小便不通与呕吐不止并见或呕吐而渐见大小便不通之病证,与噎膈初期见症有别。但噎膈后期,可出现滴水不下,羸瘦疲惫,大便不通等阳衰阴竭,阴阳离决之危候,与关格相似。

【辨证论治】

一、辨证要点

1. 辨虚与实　因忧思恼怒、饮食所伤、寒温失宜而致气滞血瘀、痰浊内阻者为实。热饮伤津、房劳伤肾而致津枯血燥,气虚阳微者为虚。新病多实或实多虚少,久病多虚或虚中夹实。吞咽困难、梗塞不顺、胸膈胀痛者为实。食管干涩、饮食难下或食入即吐者多虚。正如《金匮翼·膈噎反胃统论》云:"噎膈之病,有虚有实。实者,或痰,或血,附着胃脘,与气相搏,翳膜外裹,或复吐出,膈气暂宽,旋复如初。虚者,津枯不泽,气少不充,胃脘干瘪,食涩不下。虚则润养,实则疏瀹,不可不辨也。"

2. 别标与本　噎膈正虚为主,兼有气郁、痰阻、血瘀等标实之症。

初起以标实为主,可见:①气郁。梗塞不舒,胸膈胀满,嗳气频作;②血瘀。胸膈疼痛、痛如针刺、痛处不移。③痰阻。胸膈满闷,泛吐痰涎。

后期以正虚为主,可见:①津亏血燥。形体消瘦、皮肤干枯、舌质红、少津。②气虚阳微。面色㿠白、形寒气短、面浮足肿。

二、治疗原则

噎膈的病性为本虚标实,治当扶正与祛邪兼顾。初起以标实为主,重在祛邪,以理气、化痰、降火、消瘀为法,并可少佐滋阴、养血、润燥之品。后期以正虚为主,重在扶正,以滋阴养血、益气温阳为法,也可少佐理气、化痰、降火、消瘀之药。在临床上还应注意治标当兼顾护津液,不可过用辛散香燥之品;攻伐勿伤正气,补勿呆补塞滞,不宜多用滋腻之品;以清润和降为顺,顾护胃气为先。

三、辨证分型

1. 痰气交阻证

主症:①吞咽时自觉食管哽噎不舒;②胸膈痞满,甚则疼痛,情志舒畅可减轻,精神抑郁则加重。

次症:①嗳气;②呕吐痰涎;③口干咽燥;④大便艰涩。

舌脉:舌淡红,苔薄腻或黄,脉弦细而滑。

2. 津亏热结证

主症:①吞咽梗塞而痛,水饮可下,食物难进,食后大部分食物吐出;②胸背灼痛;③口干咽燥,欲饮凉水。

次症:①夹有黏痰,形体消瘦,肌肤枯燥;②脘中灼热;③五心烦热,潮热盗汗;④大便干结。

舌脉:舌质红而干,少苔或无苔,或有裂纹,脉弦细数。

3. 瘀血内结证

主症:①吞咽梗阻,胸膈疼痛,食不得下,甚则滴水难进;②食入即吐;③面色暗黑;④形体羸瘦。

次症：①肌肤甲错；②大便坚如羊屎或便血。

舌脉：舌质紫暗，有瘀点或瘀斑或舌质暗红而少津，脉细涩。

4. 气虚阳微证

主症：①长期吞咽受阻，饮食不下；②面色㿠白；③精神疲惫；④形寒气短。

次症：①面浮足肿；②泛吐清涎；③腹胀便溏。

舌脉：舌质淡胖，苔白，脉细弱或沉细。

证候诊断：主症必备，加次症 2 项及以上，结合舌脉，即可诊断。

四、辨证治疗

1. 痰气交阻证

治法：开郁化痰，润燥降气。

代表方：启膈散（《医学心悟》）。

常用药：北沙参、丹参、郁金、砂仁、川贝母、茯苓、荷叶、杵头糠。

加减：痰多腹胀者加瓜蒌、莱菔子或瓜蒌、陈皮等以增行气化痰之力；加半枝莲、白花蛇舌草等以清热解毒；加麦冬、玄参、天花粉、白蜜等以增生津润燥之功。嗳气可加旋覆花、代赭石、陈皮等以和胃降逆；痰气郁结、痞塞满闷，还可选用四七汤、导痰汤以理气化痰；大便不通，可选用增液承气汤以生津润下。

启膈散主要用于噎膈症见咽下梗塞，食入即吐，或朝食暮吐，胃脘胀痛等病症。以开郁消瘀与润燥生津之品同用，并于降逆散结之中伍以醒胃升阳之品，主要用于治疗痰气郁滞于胸膈之证，乃"通噎膈，开关之剂"（《医学心悟》）。方中北沙参具有滋阴润燥的功效，川贝母能化痰散结，两药合用，能润燥化痰，解郁开结，共为本方的君药。郁金具有活血散结，行气开郁的功效；砂仁能行气畅中，和胃降逆，两味药同为臣药。茯苓渗湿化痰，助脾健运；丹参能活血消瘀，以助散结；杵头糠开胃下气；荷叶能升阳健脾，祛湿和胃，为本方的佐药。诸药合用，即能行气活血，又能化痰散结、养阴生津，为理气开郁，润燥化痰的良方。

基于网络药理学方法探讨启膈散治疗食管癌的可能作用机制，从启膈散中共得到 88 个候选活性成分，包括槲皮素、β-谷固醇、木犀草素、丹参酮ⅡA、柚皮素等 142 个潜在作用靶标，包括 RAC-α 丝氨酸/苏氨酸蛋白激酶、肿瘤抑制因子、白细胞介素-6（IL-6）、重组人半胱天冬酶-3、血管内皮生长因子 A 等，主要通路有蛋白酪氨酸激酶/信号转导转录激活因子（JAK-STAT）、磷脂酰肌醇-3-激酶/蛋白激酶 B（PI3K-Akt）、丝裂原活化蛋白激酶（MAPK）、核转录因子（NF-κB）、肿瘤抑制基因 *p53* 等信号通路。表明启膈散治疗食管癌的作用机制可能与 RAC-α 丝氨酸/苏氨酸蛋白激酶、肿瘤抑制因子、IL-6、重组人半胱天冬酶-3、血管内皮生长因子 A 等靶标以及调节 Jak-STAT、PI3K-Akt、MAPK、NF-κB、p53 等信号通路有关。另有研究表明，启膈散明显抑制食管癌细胞生长、诱导细胞凋亡，其作用机制与磷脂酶 C-γ1 介导的细胞信号转导相关。

2. 津亏热结证

治法：滋养津液，泄热散结。

代表方：五汁安中饮（《新增汤头歌诀》引张任候方）。

常用药：牛乳、韭汁、生姜汁、藕汁、梨汁。

加减：肠燥便干，加当归、生首乌、黑芝麻；胃火盛，饮食格拒不入，合用黄芩、黄连、栀子、竹茹、枇杷叶、芦根、花粉降火止吐;火灼津伤,合用滋阴清膈饮;大便秘结,腹中胀满已甚,可暂用通利,合用玉烛散养血通下,人参利膈丸益气通下,亦可用大黄甘草汤、四顺饮、三一承气汤因证而施;若因血燥阴虚而便秘者,宜合用五福饮,或大营煎加酒洗肉苁蓉,并合用牛乳、羊乳汁,以滋其枯槁,切忌妄用通下。

本方可养血润燥,消瘀化痰。方中韭汁和胃消瘀,降逆除噎;牛乳、梨汁、藕汁生津润燥,增液益胃;生姜汁和胃止呕、化痰畅膈。本方现代药理研究文献未检出。

3. 瘀血内结证

治法:破结行瘀,滋阴养血。

代表方:通幽汤(《脾胃论》)。

常用药:当归、桃仁、红花、炙甘草、升麻、生地黄、熟地黄。

加减:可加三七粉、丹参、赤芍、五灵脂等以祛瘀通络;可加昆布、浙贝母、瓜蒌等以软坚化痰。呕吐痰涎,加莱菔子、生姜汁等以行气化痰止呕;气虚,加黄芪、党参以益气健脾;气滞血瘀、胸膈胀痛,用血府逐瘀汤以活血破瘀;服药即吐,难于下咽,可先服玉枢丹以开膈降逆,其后再服汤剂。若出现呕血、黑便,建议参照中医内科"血证"辨证论治。

通幽汤,出自《脾胃论》卷下,具有润燥通塞之功效。主治胃肠燥热,阴液损伤,通降失司,噎塞,便秘,胀满。脾胃初受热中,幽门不通,上冲,吸门不开,噎塞,气不得上下,大便难。本方所治乃瘀血内停,血燥津枯,幽门不通之证,治宜养血润燥,活血通幽。方中生地黄、熟地黄、当归滋阴补血润燥;桃仁、红花又可协助当归,活血祛瘀,润肠通便;升麻为阳明引经药,既可引诸药直达病所,又能升阳散郁,使清阳升,浊阴自降,从而加强通幽通便之功;炙甘草调药和中。诸药相合,共奏养血润燥、活血通幽之功。

研究发现,通幽汤对食管鳞癌细胞的增殖、迁移及侵袭影响明显,运用血清药理学方法观察通幽汤含药血清对食管鳞癌细胞 TGF-β1/Smad 信号通路的影响,证明通幽汤能够作用于 TGF-β/Smad 信号通路关键分子的表达,从而抑制食管鳞癌细胞的侵袭和转移。研究通幽汤及拆方对食管癌 EC9706 细胞 PI3K/AKT 信号通路影响显示,通幽汤及活血行气拆方可显著抑制 EC9706 细胞增殖,表明通幽汤抑制食管癌细胞增殖主要为活血行气类药物,根据"以方测证"理论,瘀血内结证与 PI3K/AKT 信号通路表达增强有关。

4. 气虚阳微证

治法:温补脾肾,益气回阳。

代表方:温脾用补气运脾汤(《证治准绳》),温肾用右归丸(《景岳全书》)。

常用药:人参、黄芪、白术、茯苓、橘红、生姜、炙甘草、熟地黄、山茱萸、当归、枸杞子、鹿角胶、肉桂、炮附子、杜仲、山药、菟丝子。

加减:胃气上逆者,可加旋覆花、代赭石、韭汁等以增强降逆止呕之功;中气下陷,少气懒言者,可用葛根、升麻升提阳气;中阳不足,痰凝瘀阻,可用理中汤加姜汁、竹沥、韭汁;气血两亏,形体羸瘦,肢倦气短,梗阻严重,水饮难下,以八珍汤加黄芪、丹参、天葵子、夏枯草,白花蛇舌草,补益气血,兼以散结。

补气运脾汤,出自明代王肯堂《证治准绳·类方》卷三引《统旨》。具有益气和中之功效。主治脾虚不运之噎膈。症见水饮不下,泛吐大量黏液白沫,或面浮足肿,面色苍白,形寒气短,精神疲惫,腹胀,舌质淡,苔白,脉细弱。方中人参、白术、黄芪、炙甘草、茯苓补脾益气;橘红和胃降逆;煎药时加生姜调和脾胃。诸药合用,共奏补脾益气之功。右归丸出自名医张景岳的《景岳全书》，为一经典的补益复方制剂。方中以炮附子、肉桂、鹿角胶为君药主补肾阳；以熟地黄、山茱萸、枸杞子、山药为臣药滋阴益肾；佐以菟丝子、杜仲、当归补肝养血，使之具有温补肾阳、填精止遗的功效，用于治疗肾阳不足、命门火衰证，临床常应用治疗腰膝酸冷、精神不振、怯寒畏冷和阳痿遗精等症状。

补气运脾汤的药理资料较少，而现代药理研究表明右归丸具有明显的免疫调节作用。右归丸保护氢化可的松致小鼠胸腺细胞过度凋亡，使早期和晚期凋亡的细胞所占的比率恢复到接近正常水平，这可能与调节 Bcl-2/Bax 表达有关，对小鼠组织相容性复合体Ⅱ分子下调和黏附分子转录水平下降有显著的抑制。

【中成药】

1. 清热解毒类

（1）西黄丸：清热解毒，消肿散结。用于热毒壅结所致的痈疽疔毒，瘰疬，流注，癌肿。口服，糊丸每次 3g，每日 2 次。

（2）六神丸：清凉解毒，消炎止痛。用于烂喉丹痧，咽喉肿痛，喉风喉痈，单双乳蛾，小儿热疖，痈疡疔疮，乳痈发背，无名肿毒。口服，每日 3 次，温开水吞服；1 岁每服 1 粒，2 岁每服 2 粒，3 岁每服 3~4 粒，4~8 岁每服 5~6 粒，9~10 岁每服 8~9 粒，成年每服 10 粒。另可外敷在皮肤红肿处，取丸十数粒，用冷开水或米醋少许，盛食匙中化散，敷搽四周，每日数次常保潮润，直至肿退为止。如红肿已将出脓或已穿烂，切勿再敷。

（3）复方天仙胶囊：清热解毒，活血化瘀，散结止痛。对食管癌、胃癌有一定抑制作用；配合化疗、放疗，可提高其疗效。口服，每次 2~3 粒，每日 3 次。饭后半小时用蜂蜜水或温水送下（吞咽困难可将药粉倒出服用）。1 个月为 1 个疗程。停药 3~7 日再继续服用。

2. 活血化瘀类

（1）平消胶囊：活血化瘀，散结消肿，解毒止痛。对毒瘀内结所致的肿瘤患者具有缓解症状、缩小瘤体、提高机体免疫力、延长患者生存时间的作用。口服，每次 4~8 粒，每日 3 次。

（2）食道平散：益气破瘀，解毒散结。用于中晚期食管癌而致食管狭窄梗阻，吞咽困难，疼痛，噎膈反涎等病症。口服，每次 0.3~0.5g，每日 3~5 次；或遵医嘱。

3. 抗癌类

（1）消癌平片：抗癌、消炎、平喘。用于食管癌、胃癌、肺癌，对大肠癌、宫颈癌、白血病等多种恶性肿瘤，亦有一定疗效，亦可配合放疗、化疗及手术后治疗。并用于治疗慢性气管炎和支气管哮喘。口服，每次 8~10 片（0.3g/片），每日 3 次。

（2）鸦胆子油软胶囊：抗癌药。用于肺癌，肺癌脑转移，消化道肿瘤及肝癌的辅助治疗剂。口服，每次 4 粒（0.53g/粒），每日 2~3 次，30 日为 1 个疗程。

【中医适宜技术】

一、体针

痰气交阻者，取穴：期门、太冲、阳陵泉、支沟、中脘、丰隆。针用平补平泻法。气虚阳微者,取穴:气海、命门、肾俞、足三里、脾俞、胃俞、膻中。针用补法加灸。

二、耳针

取穴:神门、胃、食道、膈。

操作:针刺双侧,毫针中等强度刺激。适用于各证噎膈之轻证。

三、穴位注射

取穴:内关、足三里。

操作:予维生素 B_{12} 注射液注射,每次 0.5ml,交替注射。适用于噎膈痰气交阻证。

【 西药治疗 】

中医的噎膈可见于西医的多种疾病,西药治疗应根据现代医学的客观检查进一步明确诊断,规范、合理地选择用药。本病多因食管狭窄或动力异常等引起,可供选择的口服西药较少,多为缓解食管痉挛药物,且在用法用量上缺乏共识。此外,存在焦虑因素者可根据具体情况使用抗焦虑药物。

硝酸甘油或硝酸异山梨酯:理论上可松弛食管平滑肌,对解除食管痉挛有效,但其临床应用效果尚有争议。用法为舌下含服,可间断或规则用药,一般餐前应用效果好。

肼屈嗪(肼酞嗪):可制止氯贝胆碱(bethanechol chloride)引起的食管痉挛和疼痛。成人常用量:口服,每次 10mg,每日 4 次,饭后服用。

普萘洛尔片:能减少肌肉收缩频率,口服 10mg,每日 3~4 次。

食管癌的药物治疗包括化疗药物、靶向药物、免疫药物治疗等,具体治疗需要综合患者具体病情制定个体化的治疗方案。

需要说明的是除药物外,尚有内镜下治疗、介入治疗及放射治疗等许多非药物疗法在噎膈病的治疗中得到重视并取得了良好的疗效。如 POEM 术(经口内镜食管下括约肌切开术)已经成为治疗贲门失弛症的主流治疗手段。此外,内镜下药物注射、探条或球囊扩张及内镜(或介入)下食管支架置入也为导致食管痉挛及狭窄等多种疾病提供了丰富的选择,必要时行手术治疗。

【 名医经验 】

一、国医大师徐景藩教授治疗噎膈经验

徐老认为本病发生多与情志及阴液有关,噎膈关键之所在,起初在于痰气交阻,气机郁滞。指出本病初起气郁痰阻,久则瘀血内停,阴阳互结,引起噎证甚至膈证。辨证治疗应重视通利,升降气机,润燥相伍,攻补兼施。噎证初期表现为咽中不适或胸闷不畅,舌苔薄白,脉象弦或弦细,证属痰气交阻,治当化痰理气,可选半夏厚朴汤为主方,取"日三夜一服"之法。针对噎膈久病之证,选用李东垣《脾胃论》"通幽汤"治疗,此时治疗应兼进润养之品,寓扶正于祛邪之中,攻守兼备。

噎膈实证常见明显的气滞气逆病机,但若脾气亦虚,阳微不升,胃气亦随脾气以陷,而噎膈久虚之证亦可伴见气滞。徐老重视脾阳之生发,结合食管柔空特点,临床治疗援引升降为法,胃降而脾得以升,阳升而胃体得充。噎膈根源在于阴阳两伤,每多虚实兼杂,需注重阴平阳秘,用润用燥必须妥为兼顾,润燥皆不可过,或甘寒育阴,或甘凉濡润,或急下存阴。若脾胃气虚而兼阴虚之证,补气与养阴可不同侧重,选用山药、扁豆花、无花果等甘平(甘凉)濡润之品。润剂之中,还需酌加枳壳、陈皮等微辛理气之品,相辅相成,相得益彰。

若患者受纳饮食正常,脉弦有力,平素感觉常似有形骨鲠在喉,可酌加急性子或威灵仙开噎塞,对于痰核浊邪积聚,痰涎甚多,吞咽困难者用之效宏。若脾胃阴虚夹湿证候,则养阴润燥与化湿药相配伍,或取权宜之计,先化其湿,湿去后护阴。若患者出现阴液内枯、胃气伤败之征,应取甘寒育阴之法,以养阴润燥之品石斛、麦冬、玉竹、沙参等为君,用量宜大,佐以佛手花、绿萼梅等理气不伤阴之品,强调灵活变通。

二、张鹳一用通润法治疗噎膈病经验

张老认为噎膈病的发生尽管从病程上看有早、中、晚期之别,从病机上分又有本虚标实之不同,但在临床实践中很难截然划分。晚期正气的虚损极易招致病理产物的堆积,故常见虚实相兼、错综复杂的病理变化。张老根据这一特点提出扶正与祛邪并进,通降与润养结合的治疗原则。扶正重在益气养阴,润滑食管;祛邪重在和胃通降,化痰逐瘀。他自创通润利膈汤为基本方:太子参30g,菌灵芝(先煎)30g,当归30g,茯苓20g,川贝母15g,枳实12g,厚朴12g,藿香10g,白豆蔻10g,代赭石(先煎)30g,旋覆花(布包)30g,蜈蚣2条。方中太子参、菌灵芝益气养阴,补虚益损;茯苓、川贝母化痰降浊,开郁散结;枳实、厚朴、藿香、白豆蔻理气和胃,调畅气机;旋覆花、代赭石降逆除噎、通关利膈;当归、蜈蚣活血化瘀,通络破癥。全方立法中正,药性平和,补消结合,通润兼施。

在主方的基础上随症加减:①病由忧患而起,气结不宣,症见吞咽哽噎,脘部痞胀,嗳气连连,遇怒加重,脉弦细,舌苔薄白者,加佛手、沉香、郁金、紫苏梗、合欢皮以疏肝解郁,通畅膈道;②病由湿聚成痰,痹阻中焦,症见吞咽梗阻,频唾痰涎,胸膈不爽,呕吐嗳呃,脉弦滑而舌苔腻者,加半夏、海浮石、杏仁、瓜蒌子、枇杷叶、生姜汁、薤白以辛滑通痹,降痰化浊;③病由瘀血内结,阻于食管,症见胸膈疼痛,固定不移,食不得下,或水亦难咽,脉细涩,舌质暗有瘀点者,加丹参、三七粉、红花、桃仁、三棱、莪术、延胡索以活血破瘀,通络利膈,亦可将蜈蚣研为细粉混入鲜鹅血中服之;④病由热毒聚结,阻于谷道,症见吞咽哽噎不顺,胸膈烧灼烦闷,口渴饮冷,大便干结,小便黄赤,脉滑数,舌苔黄燥者,加金银花、半枝莲、威灵仙、山慈菇、石燕、重楼、大黄、栀子、天花粉以解毒消癌,通腑降火;⑤病由阴津耗伤,食管干涩,症见吞咽梗塞不畅,饮食难下,口干咽燥,五心烦热,大便干燥,脉弦细数,舌红少苔者,去厚朴、藿香,加生地黄、玄参、石斛、肉苁蓉、麦冬、乌梅、蔗汁、牛乳、蜂蜜以养阴润燥,滑利食管;⑥病由脾肾两衰,气虚阳微,而长期吞咽受阻,饮食难下,泛吐清涎,形销骨立,面色苍白,气短言弱,肢冷浮肿,腹胀便溏,脉细弱,舌胖淡者,加黄芪、党参、山药、五加皮、肉桂、附子、枸杞子、菟丝子以温补脾肾,挽救衰颓。

【转归及预后】

　　噎膈起病缓慢,多发于中年以上的男性,病变初期仅有噎塞不适感觉,易被忽视,所以凡有咽部不适或食管内异物感,饮食时有停滞感,或有吞咽困难感,应尽快进行检查,早期诊断,早期施治。若由阴损及阳,肾之精气并耗,脾之生化告竭,形体消疲日甚,或伴肢体浮肿,此为病情危重。在此阶段,如因阳竭于上而水谷不入,阴竭于下而二便不通,称为关格,是开合之机已废,阴阳离决的表现。"关则小便不利,格则吐逆",预后凶险。

第三篇 | 第三章

参考文献

第四章　呕吐

【概述】

呕吐是指胃气上逆,迫使胃中之物从口中吐出的一种病证。一般以有物有声谓之呕,有物无声谓之吐,无物有声谓之干呕,故合称为呕吐。呕吐是临床常见的病证,多见于西医的神经性呕吐、急性胃炎、幽门梗阻、贲门痉挛、十二指肠壅积症、急性胆囊炎等。

【病名沿革】

在先秦时期,就有关于呕吐症状的记载,当时呕与吐并称。如左丘明《左传·哀公二年》"简子曰:吾伏弢呕血,鼓音不衰。"

《黄帝内经》对本病作了详细的记载,如《素问·举痛论》曰:"寒气客于肠胃,厥逆上出,故痛而呕也。"如《素问·脉解》谓"所谓食则呕者,物盛满而上溢,故呕也。"《黄帝内经》还记载了呕苦、呕胆、呕逆、呕汁、吐利、吐酸、呕沫、呕变、呕涌、呕衄、呕酸等相关病名。

汉代张仲景在《伤寒论》《金匮要略》中所提到的呕吐主要包括干呕、欲呕吐、呕多、呕逆、吐逆、吐利、吐脓血、吐涎沫、吐蛔、胃反等。其在《金匮要略》中,列"呕吐哕下利病脉证"专篇,对"呕吐"进行讨论,如"夫呕家有痈脓,不可治呕,脓尽自愈"。

唐代孙思邈根据呕吐病因的不同或伴随症状的差异,提出"漏气""走哺"之名。其在《备急千金要方·膀胱腑·三焦虚实》中曰:"此气剽悍滑疾,见开而出,故不得从其道,名曰漏气。其病则肘挛痛,食先吐而后下,其气不续,膈间厌闷,所以饮食先吐而后下也";"下焦如渎……若实,则大小便不通利,气逆不续,呕吐不禁,故曰走哺。"

宋金元时期刘完素根据呕吐病位的不同,提出"上焦呕吐""中焦呕吐""下焦呕吐"等呕吐病名。陈无择《三因极一病证方论》在承袭《备急千金要方》的命名基础上,根据呕吐的病因提出"寒呕""热呕""痰呕""食呕""血呕""气呕"等病名。朱丹溪在《丹溪心法·呕吐》中则将两者的区别归纳极为简略"凡有声有物,谓之呕吐。有声无物,谓之哕"。

明代张景岳在《景岳全书》中把呕吐分为"实呕"与"虚呕"。认为实呕的病因主要是为寒凉、饮食、胃火、痰饮、表邪传于少阳等所伤而引起;指出胃虚是引起虚呕的主要原因。又列虚呕证治三条,实呕证治六条,对后世影响较大。

总之,呕吐之名,早在春秋时的文学作品中就可见到;《黄帝内经》《伤寒杂病论》中呕、吐、呕苦、呕胆、呕逆、呕汁、吐利、吐酸、干呕、吐逆、吐脓血、吐涎沫、吐蛔、胃反等对呕吐症状的称呼,基本上奠定了后代病名的基础。虽其后有"哕""漏气""走哺"等称谓,但较少得到后世医家认可。时至近现代,医者多以呕吐指称。

【病因病机】

一、外邪犯胃

六淫之邪皆可致呕吐发作。《素问·举痛论》指出:"寒气客于肠胃,厥逆上出,故痛而呕也。"论述了寒邪致呕。《素问·至真要大论》"厥阴司天,风淫所胜……民病……食则呕"论述了风邪致呕。"少阴之胜……炎暑至……呕逆"论述了暑邪致呕。"少阳之胜,热客于胃……呕酸善饥"论述了热邪致呕。"燥淫所胜……民病喜呕"论述了燥邪致呕。"太阴之复,湿变乃举……呕而密默,唾吐清液"论述了湿邪致呕。金代刘完素《素问玄机原病式·热类·喘呕》曰"胃膈热甚则为呕,火气炎上之象也",认为呕吐以火热之邪引起者居多。明代徐春甫《古今医统大全》曰"卒然而呕吐,定是邪客胃腑,在长夏暑邪所干,在秋冬风寒所犯",论述了风、寒、暑、湿之邪外袭,或秽浊之气犯人,均可导致营卫失和,气机逆乱,胃失和降而致呕吐。

风寒暑湿燥火六淫之邪或秽浊之气,侵犯胃腑,阻滞胃脘,胃失和降,胃气上逆而致呕吐。但由于季节的不同,感受的病邪亦不同。如冬春易感风寒,夏秋易感暑湿秽浊。因寒邪最易损耗中阳之气,凝敛气机,扰动胃腑,故寒邪致病者居多。

二、饮食失宜

暴饮生冷、醇酒辛辣、肥甘及不洁的食物等是导致呕吐的重要原因。《素问·脉解》指出:"太阴……所谓食则呕,物盛满而上溢,故呕也。"指出饮食停滞,胃气上逆,故发生呕吐。后世在此基础上认识到,呕吐者,病位在脾胃,所以饮食与呕吐有着密切的关系。《诸病源候论》提出:"呕哕之病者,由脾胃有邪,谷气不治所为也,胃受邪,气逆则呕。"

胃主受纳,腐熟水谷,其气以和降为顺,故呕吐的发生与饮食失宜关系最为密切。暴饮暴食、饮食过量、过食生冷、醇酒辛辣、肥甘及不洁的食物等伤胃滞脾,食滞不化,胃气不降,上逆而为呕吐;或饮食不节,脾胃受损,水谷不归正化,变生痰饮,停积胃中,饮邪上逆,则发生呕吐。

三、情志失调

肝气横逆犯胃是导致呕吐的重要原因。《灵枢·经脉》曰:"肝足厥阴之脉……是主肝所生病者,胸满呕逆。"《灵枢·四时气》曰:"邪在胆,逆在胃,胆液泄,则口苦,胃气逆,则呕苦。"提出呕吐可由肝胆之气犯胃而引起。中医认为,肝主疏泄,主情志,后世在此基础上认识到情志失调可以导致呕吐。如宋代医家严用和《重订严氏济生方·呕吐反胃噎膈》中说:"夫人受天地之中以生,莫不以胃为主……又如忧思伤感,宿寒在胃,中脘伏痰,胃受邪热,瘀血停蓄,亦能令人呕吐。"

肝属木,体阴用阳,主疏泄,具有调畅气机之功,与脾胃同居中焦,两者关系也最为密切。恼怒伤肝,肝失条达,横逆犯胃,胃气上逆;忧思伤脾,脾失健运,食停难化,胃失和降,导致呕吐。

四、脾胃虚弱

脾胃素虚,或病后脾弱是导致本病发病的基本病机。《诸病源候论》:"呕吐者,皆由脾胃虚弱。"《证治汇补·卷之五·呕吐》所言"有久病气虚,胃气衰微,闻食则呕",《景岳全书·呕吐》所言"盖邪实胃强,能胜毒药,故无论气味优劣,皆可容受"表示若胃气充足,能胜毒邪,则呕吐不见。

脾与胃相表里,同居中焦,共奏受纳运化水谷之功。脾气主升,胃气主降,胃之受纳腐熟,赖脾之运化升清,所以胃病常累及于脾,脾病常累及于胃。若素体不足,或劳倦过度,或饮食所伤,或久病脾胃受损,均可引起脾胃虚弱,胃虚不能盛受水谷,脾虚不能化生精微,食滞胃中,上逆成呕。

本病的病因,初则多由外邪、饮食、痰饮、情志不遂所致,病因单一,病机也单纯,常见于外邪犯胃、食积内停、痰饮中阻、肝气犯胃等证候,表现为实证;久则常见由实转虚,如寒邪日久损伤脾阳,热邪日久耗伤胃阴,多见脾胃虚寒、胃阴不足等证候。虚实可以互相转化与兼夹,如实证呕吐剧烈,津气耗伤,或呕吐不止,饮食水谷不能化生津微,每易转为虚证。本病的病位在胃,与肝、胆、脾有密切关系。基本病机为胃失和降,胃气上逆。

【临床表现】

呕吐是指胃气上逆,迫使胃中之物从口中吐出的一种病证,以呕吐宿食、痰涎、水液或黄绿色液体,或干呕无物为主症,一日数次或数日一次不等,持续反复发作。本病常伴有恶心、纳呆、泛酸嘈杂、胸脘痞闷等症状。

【诊断】

初起呕吐量多,呕出物多有酸臭气味,久病呕吐,时作时止,呕出物不多,酸臭气味不甚。

新病邪实多见,呕吐频频,常伴有恶寒、发热、脉实有力。久病正虚,呕吐无力,常伴有精神萎靡,倦怠乏力,面色萎黄,脉弱无力等症。

常有饮食不节、过食生冷、恼怒气郁,或久病不愈等病史。

【鉴别诊断】

1. 与反胃鉴别　呕吐与反胃同属胃部的病变,其病机都是胃失和降,气逆于上,而且都有呕吐的临床表现。反胃是脾胃虚寒,胃中无火,难于腐熟,食入不化所致。以朝食暮吐,暮食朝吐,宿食不化,吐后转舒为特征。大多起病缓慢,病情反复,可伴有形体消瘦、面色少华、神疲乏力等症。呕吐有虚实之不同,实证呕吐为邪气犯胃所致,多起病急,食入即吐,或不食亦吐;虚证呕吐属胃虚失和,多时吐时止,无一定规律,或干呕恶心,但多吐出当日之食物。由此可见,反胃属呕吐的一种特殊类型。

2. **与呃逆鉴别**　两者都有胃气上逆的病机。呕吐以胃失和降,胃气上逆为病机要点,以胃内容物从口而出为特点。呃逆则以胃气上逆动膈为病机要点,以气冲喉间,呃呃连声,声短而频,不能自制为临床特点。

3. **与噎膈鉴别**　都具有呕吐的症状。然呕吐之病,进食顺畅,吐无定时。噎膈之病,进食哽噎不顺或食不得入,或食入即吐,甚则因噎废食。一般而言,呕吐大多病情较轻,病程较短,预后尚好。而噎膈多因内伤所致,病情较重,病程较长,预后欠佳。

 【辨证论治】

一、辨证要点

1. **辨虚实**　本病的辨证以虚实为纲。如病程短,来势急,吐出物较多,多偏于邪实,属实者应进一步辨别外感、食滞、痰饮以及气火的不同。反之,若病程较长,来势徐缓,吐出物较少,或伴有倦怠乏力等症者,多属于虚证,属虚者有脾胃气虚、脾胃虚寒和胃阴不足之区别。

2. **辨呕吐特点**　若发病急,伴有表证者,属于外邪犯胃;若呕吐酸腐量多,气味难闻者,多为饮食停滞,食积内腐;若呕吐清水痰涎,胃脘如囊裹水者,多属于痰饮内停;若呕吐泛酸,抑郁善怒者,则多属肝气郁结;若呕吐苦水、黄水者,多因胆热犯胃,胃失和降;反复发作,纳多即吐者,多属脾胃气虚;干呕嘈杂,或伴有口干、似饥而不欲食者,多为胃阴不足。

二、治疗原则

呕吐总的病机因胃气上逆所致,故以和胃降逆止呕为基本治疗原则,但尚需结合标本虚实进行辨证。实者重在祛邪,分别施以解表、消食、化痰、理气之法,以求邪去胃安呕止之效。虚者重在扶正,分别施以益气、温阳、养阴之法,以求正复胃和呕止之功。如属虚实夹杂者,应适当兼顾治之。在辨证基础上,辅以和胃降逆之品,以止呕治标,提高疗效。

三、辨证分型

1. **外邪犯胃证**
主症:①突然呕吐;②频频泛恶。
次症:①恶寒发热;②头身疼痛;③胃脘满闷。
舌脉:舌苔白腻,脉濡。

2. **饮食停滞证**
主症:①呕吐酸腐;②嗳气厌食。
次症:①脘腹胀满;②大便秘结或溏泻。
舌脉:舌苔厚腻,脉滑实有力。

3. **痰饮内阻证**
主症:①呕吐清水痰涎;②恶心。
次症:①纳谷不佳;②头眩;③心悸;④脘痞满闷。
舌脉:舌苔白滑而腻,脉沉弦滑。

4. 肝气犯胃证

主症:①呕吐吞酸;②情绪失调而发作或加重。

次症:①脘腹胀痛;②嗳气频频;③心烦;④失眠。

舌脉:舌边红,苔薄腻或微黄,脉弦。

5. 脾胃气虚证

主症:①恶心呕吐;②食欲缺乏。

次症:①胃脘痞闷;②大便不畅;③食入难化;④少气懒言;⑤神疲乏力。

舌脉:舌苔白滑,脉虚弦。

6. 脾胃阳虚证

主症:①呕吐时作时止;②喜暖畏寒。

次症:①面色㿠白;②四肢不温;③口干不欲饮;④大便溏薄。

舌脉:舌质淡,脉濡弱。

7. 胃阴不足证

主症:①呕吐反复发作或时作干呕;②似饥而不欲食。

次症:①胃脘嘈杂;②口干咽燥。

舌脉:舌红少津,苔少,脉细数。

证候诊断:主症必备,加次症 2 项及以上,结合舌脉,即可诊断。

四、辨证治疗

1. 外邪犯胃证

治法:疏邪解表,化浊和中。

代表方:藿香正气散(《太平惠民和剂局方》)。

常用药:大腹皮、白芷、紫苏、茯苓、半夏、白术、陈皮、厚朴、桔梗、藿香、甘草。

加减:表邪甚者,加荆芥、防风;脘闷腹胀者,加木香、枳壳;若夹有宿食积滞者,加神曲、鸡内金、莱菔子。

藿香正气散的药理研究表明,具有提高促胃液素、胃动素等激素水平的含量,对胃肠道蠕动具有促进和抑制的双向调节作用。

2. 饮食停滞证

治法:消食化滞,和胃降逆。

代表方:保和丸(《丹溪心法》)。

常用药:山楂、半夏、茯苓、神曲、陈皮、连翘、莱菔子。

加减:伤于肉食而吐者,重用山楂;伤于米食而吐者,加谷芽;伤于面食而吐者,重用莱菔子,加麦芽;伤于豆制品而吐者,加生萝卜汁;酒积者,重用神曲,加蔻仁、葛花。

保和丸具有消食导滞行气,调节胃肠运动的作用。给胃肠动力障碍性疾病模型小鼠灌胃不同剂量的保和丸,发现保和丸能显著促进小鼠的胃排空和小肠推进率。

3. 痰饮内阻证

治法:温化痰饮,和胃降逆。

代表方:小半夏汤(《金匮要略》)合苓桂术甘汤(《金匮要略》)。

常用药:半夏、生姜、茯苓、桂枝、白术、甘草。

加减：脘闷不食者，加白蔻仁、砂仁；脘腹胀满，舌苔厚腻者可去白术，加苍术、厚朴。

现代实验研究和临床研究表明小半夏汤具有止呕作用，对化疗性恶心呕吐具有防治作用。研究发现苓桂术甘汤对胃肠道水通道蛋白有较强调节作用。并可以通过降低血清胃饥饿素水平可以调节间歇性断食的高脂血症大鼠的能量代谢和食欲。

4. 肝气犯胃证

治法：疏肝和胃，降逆止呕。

代表方：四七汤（《三因极一病证方论》）。

常用药：半夏、厚朴、茯苓、紫苏。

加减：胸胁胀满疼痛者，加柴胡、香附、川楝子；胸胁刺痛，舌有瘀斑者，加桃仁、红花。

药理研究表明半夏可显著抑制胃液中前列腺素 E_2 的分泌及胃酸、胃蛋白酶的活性，对胃黏膜损伤较小；厚朴能抑制应激引起的胃酸分泌，促进正常胃肠运动，增强胃肠节律运动，加强消化道输送功能，促进胃排空。

5. 脾胃气虚证

治法：健脾益气，和胃降逆。

代表方：香砂六君子汤（《古今名医方论》）。

常用药：人参、白术、茯苓、陈皮、半夏、甘草、砂仁、木香。

加减：呕吐频作，嗳气连连者，加代赭石、旋覆花；脘冷肢凉者，加肉桂、吴茱萸。

研究表明香砂六君子汤合益胃汤的药物中含有甾醇类、生物碱、皂苷类成分，它可抑制生长抑制素的水平，具有乙酰胆碱类作用，能减轻胃肠道的张力，缓解脾胃不适症状；还可调节细胞的免疫功能，增强机体免疫力。

6. 脾胃阳虚证

治法：温中健脾，和胃降逆。

代表方：理中汤（《伤寒论》）。

常用药：人参、甘草、白术、干姜。

加减：嗳气频作者，加代赭石、旋覆花、枳壳；胃脘冷胀，四肢清冷者，加附子、桂枝、川椒。

研究表明理中汤具有增强实验小鼠的耐寒能力、镇痛作用，拮抗肾上腺素所致的回肠运动，抑制乙酰胆碱所致的回肠痉挛等。

7. 胃阴不足证

治法：滋养胃阴，降逆止呕。

代表方：麦门冬汤（《金匮要略》）。

常用药：麦门冬、半夏、人参、甘草、粳米、大枣。

加减：呕吐甚者，加竹茹、陈皮、枇杷叶；大便燥结，舌红无苔者，加生地黄、天花粉、火麻仁、白蜜；倦怠乏力者，加白术、山药。

研究表明，麦门冬汤具有抗肿瘤、调节免疫、抗过敏、改善心肌缺血、保护胃黏膜等作用。麦门冬汤能明显改善慢性萎缩性胃炎病理状态，可用于慢性萎缩性胃炎的治疗，有明显加速胃排空、改善胃肠功能紊乱的作用，能治疗胃排空延迟性疾病。

【中成药】

一、解表化湿,理气和中类

1. 藿香正气软胶囊　解表化湿,理气和中。用于外感风寒、内伤湿滞或夏伤暑湿所致的感冒,症见头痛昏重、胸膈痞闷、脘腹胀痛、呕吐泄泻;胃肠型感冒见上述证候者。口服。每次 2~4 粒,每日 2 次。

2. 龙虎人丹　开窍醒神,祛暑化浊,和中止呕。用于中暑头晕,恶心呕吐,腹泻及晕车、晕船。口服或含服,每次 4~8 粒。

二、消食导滞,健胃和中类

1. 保和丸　消食导滞和胃。用于食积停滞,脘腹胀满,嗳腐吞酸,不欲饮食。口服。浓缩丸每次 8 丸,每日 3 次。

2. 大山楂丸　开胃消食,主治食积内停所致的食欲缺乏,消化不良,脘腹胀闷。口服。大蜜丸每次 1~2 丸,每日 1~3 次;小儿酌减。

三、清热除湿、消积化滞类

1. 枳实导滞丸　消积导滞,清利湿热。用于饮食积滞、湿热内阻所致的脘腹胀痛、不思饮食、大便秘结、痢疾里急后重。口服。每次 6~9g,每日 2 次。

2. 枫蓼肠胃康颗粒　清热除湿化滞。用于急性胃肠炎,属伤食泄泻型及湿热泄泻型者,症见腹痛腹满、泄泻臭秽、恶心呕腐或有发热恶寒苔黄脉数等。亦可用于食滞胃痛而症见胃脘痛、拒按、恶食欲吐、嗳腐吞酸、舌苔厚腻或黄腻脉滑数者。开水冲服,每次 8g(1 袋),每日 3 次。浅表性胃炎,15 日为 1 个疗程。

四、疏肝理气、降逆止呕类

1. 舒肝平胃丸　疏肝和胃,化湿导滞,用于肝胃不和,湿浊中阻所致的胸胁胀满,胃脘痞塞疼痛,嘈杂嗳气,呕吐酸水,大便不调。口服,每次 4.5g,每日 2 次。

2. 沉香舒气丸　舒气化郁,和胃止痛。用于肝郁气滞、肝胃不和引起的胃脘胀痛,两胁胀满疼痛或刺痛,烦躁易怒,呕吐吞酸,呃逆嗳气,倒饱嘈杂,不思饮食。口服。大蜜丸每次 2 丸,每日 2~3 次。

3. 左金丸　泻火,疏肝,和胃,止痛。用于肝火犯胃,脘胁疼痛,口苦嘈杂,呕吐酸水,不喜热饮。口服。水丸每次 3~6g,每日 2 次。

五、燥湿化痰,理气和胃类

二陈丸　燥湿化痰,理气和胃。用于痰湿停滞导致的咳嗽痰多,胸脘胀闷,恶心呕吐。口服。水丸每次 9~15g,每日 2 次。

六、益气健脾,和胃止呕类

1. 香砂六君丸　益气健脾,和胃。用于脾虚气滞,消化不良,嗳气食少,脘腹胀满,大便溏泄。水丸每次 6~9g,每日 2~3 次。

2. 香砂和胃丸　健脾开胃,行气化滞。用于脾胃虚弱,消化不良引起的食欲缺乏,脘腹胀痛,吞酸嘈杂,大便不调。口服。每次 6g,每日 2 次。

七、温中健脾,和胃降逆类

1. 附子理中丸　温中健脾。用于脾胃虚寒,脘腹冷痛,呕吐泄泻,手足不温。口服。大蜜丸每次 1 丸,每日 2~3 次。

2. 温胃降逆颗粒　温中散寒,缓急止痛。用于胃寒所致的胃脘疼痛,食欲缺乏,恶心呕吐;慢性浅表性胃炎见上述症状者。口服。每次 1.2g(1 袋),每日 3 次。

八、养阴益胃、降逆止呕类

阴虚胃痛颗粒　养阴益胃,缓急止痛。用于胃阴不足所致的胃脘隐隐灼痛、口干舌燥、纳呆干呕;慢性胃炎见上述症状者。开水冲服。每次 10g,每日 3 次。

 【中医适宜技术】

一、针刺

取足阳明经、手厥阴经、任脉穴。处方:中脘、足三里、内关。配穴:外邪犯胃者加外关、合谷;食滞内停者加下脘、梁门;肝气犯胃者加太冲、期门;痰饮内阻者加丰隆、公孙;脾胃虚弱者加脾俞、胃俞;胃阴不足者加三阴交、太溪操作:毫针刺,实证用泻法,虚证用补法。

二、灸法

寒邪客胃和脾胃虚寒者,取中脘、神阙、足三里、脾俞、胃俞穴施行艾条灸法,或取一枚大小适宜生姜,用刀切成厚度 0.2cm 的薄片,放置上述穴位上,然后取艾绒一小撮制成艾炷放在姜片上点燃进行隔姜灸。

三、穴位敷贴

穴位敷贴具有畅通经络气血、调和阴阳功效。将中药散剂以水调匀并以 1.0cm×1.0cm×0.3cm 平摊于敷贴胶布上,一次性外敷固定于穴位上。取穴:中脘、内关、足三里、神阙等。

四、推拿疗法

采用降逆止呕治法。采用一指禅推法、点按法、指揉法、掌揉法等。取穴部位:中脘、天枢、神阙、内关、足三里、脾俞、胃俞、脘腹部及背部。

五、耳针

取胃、贲门、食道、交感、神门、脾、肝，每次选用3~4穴，毫针刺法，或埋针法、压丸法。

六、拔罐

取中脘、胃俞、膈俞。常规拔罐。

针灸在呕吐的治疗中运用广泛，具有操作简便、见效快及预后好等优点，值得临床推广运用。针刺疗法多用于外邪犯胃型呕吐；艾灸以及穴位敷贴疗法多用于脾胃虚寒型呕吐。总结分析针灸治疗呕吐现代临床文献的经穴选用规律，发现足三里、中脘、内关、胃俞、乳根和膈俞是最常用腧穴；腧穴所属经脉主要集中于足阳明胃经、任脉、足太阳膀胱经和手厥阴心包经；选取腧穴主要分布在上、下肢部、胸腹部和背腰部。针灸治疗呕吐的选穴规律有着循经取穴、分部取穴、辨证取穴和特定穴的特点。

研究表明：穴位区的微血管、神经及淋巴管十分丰富，针刺刺激可使穴区微血管灌注量增加、血液运行改善、功能增强，神经末梢兴奋性增高，其或通过神经，或通过血液、淋巴液，最终都启动神经-内分泌-免疫网络而对机体进行调整，从而实现针灸的神经-内分泌-免疫网络的整合。针刺内关、足三里可刺激机体免疫功能，反馈至大脑呕吐中枢；促使内啡肽释放止吐；也可通过神经-内分泌系统调节，影响 $5-HT_3$ 转运；针刺时大脑中枢特定区域会发生相应神经系统改变；增强迷走神经调节作用。针刺有很好地调节胃肠功能的作用，具有良好的止呕作用。

【西药治疗】

中医的呕吐可见于西医的多种疾病，西药治疗应根据现代医学的客观检查进一步明确诊断，规范、合理地选择用药。对症止呕可选择的药物有：

1. **多潘立酮片**　10mg/片。用于胃排空延缓、胃食管反流、食管炎引起的消化不良。上腹部胀闷感、腹胀、上腹疼痛；嗳气、肠胃胀气；恶心、呕吐；口中带有或不带有反流胃内容物的胃烧灼感。用法用量：口服。成人每日3次，每次10mg，每日不得超过40mg。儿童每日最多3次，每次10mg。

2. **枸橼酸莫沙必利片**　5mg/片。用于缓解胃炎伴有的消化系统症状（胃灼热、早饱、上腹胀、恶心、呕吐）。用法用量：成人通常用量为每次1片，每日3次，饭前或饭后口服。

3. **盐酸甲氧氯普胺注射液**　10mg（1ml）。用于化疗、放疗、手术、颅脑损伤、脑外伤后遗症、海空作业以及药物引起的呕吐；急性胃肠炎、尿毒症等各种疾患之恶心、呕吐症状的对症治疗；诊断性十二指肠插管前用，有助于顺利插管；胃肠钡剂X线检查，可减轻恶心、呕吐反应，促进钡剂通过。用法用量：肌内或静脉注射。成人，每次10~20mg，每日剂量不超过0.5mg/kg；小儿，6岁以下每次0.1mg/kg，6~14岁每次2.5~5mg。肾功能不全者，剂量减半。

4. **盐酸昂丹司琼注射液**　4mg（2ml）；8mg（4ml）。用于止吐。细胞毒性药物化疗和放射治疗引起的恶心呕吐；预防和治疗手术后的恶心呕吐。用法用量：静脉、肌内注射给药，剂量可以灵活掌握。放疗、化疗所致的呕吐：用药剂量和途径应视化疗、放疗所致的恶心、呕吐严重程度而定。

K 【名医经验】

一、张介眉名老中医治疗呕吐经验

常用方剂：对于神经性呕吐，张介眉常用大黄甘草汤合旋覆代赭汤加味（《方剂心得十讲》）。若因恐惧每服汤即吐者，可服药前用大黄、甘草各1g，煎水一小杯，慢慢喝下，15~20分钟后如不吐，赶紧服药。对于不同的证型的呕吐，张师常用小半夏汤、生姜半夏汤、半夏泻心汤、橘皮竹茹汤、吴茱萸汤、小柴胡汤等。

妙用连翘：张介眉临床常妙用连翘止呕。研究表明连翘煎剂灌胃能明显减少其呕吐次数并延长洋地黄起效的时间。

二、邹澍老中医辨治呕吐的临床经验

1. **生姜** 邹澍对《伤寒论》《金匮要略》中运用生姜与干姜治呕吐的方证进行深入研究，提出张仲景两书中用干姜治呕者有16方，用生姜治呕者与之相等，然而为什么说"治呕必用生姜"，生姜专以治呕，呕而不用生姜系因他证所忌；若以干姜治呕则为兼有他证而用。

2. **半夏** 邹澍认为半夏为治呕专剂。他指出凡"主上气"的药物都能使逆气自上焦而降，凡"主下气"的药物仅能令气不自中焦上逆。半夏降逆下气之功在中焦而非上焦，呕吐由中焦水气搏击，气逆而成者，半夏为对证之药。

3. **陈皮** 邹澍认为陈皮治呕吐，一在通散中焦浊气，浊气散则逆气无法形成；一在助中焦运化复常，水谷利则真气充。

三、国医大师李士懋应用连苏饮治疗呕吐经验

国医大师李士懋应用连苏饮治疗呕吐，其组成为黄连2g、紫苏叶3g。他认为连苏饮治疗呕吐，可用于外感所致肺胃不和而吐者、内伤气郁化火所致肺胃不和而吐者、胎热上攻胃气上逆所致妊娠吐者。若不吐而见胸脘满闷、嗳气吞酸、烦躁不眠等诸症，属胃中郁热、肺胃不和者，皆可用连苏饮治之。

四、龙祖宏名老中医调胃降逆汤治呕经验

龙祖宏名老中医应用自组调胃降逆汤方治疗呕吐，有效率可达80%以上，其组成：潞党参、炒白术、茯苓、川楝子、延胡索、枳实、代赭石、旋覆花、苏梗、佩兰、法半夏、砂仁、郁金、粉葛根、竹茹、白芍等药。方中潞党参、茯苓、砂仁、竹茹益气健脾利湿化痰；代赭石能镇潜浊阴，旋覆花、苏梗及佩兰可以开胸和胃升清，法半夏能和胃燥湿；白术、白芍平肝健脾燥湿，粉葛根生津解肌而升清阳，郁金解郁行气；使用川楝子、延胡索、枳实，取行气止痛之功。

【转归及预后】

暴病呕吐一般多属邪实,治疗较易,治疗及时则预后良好。唯痰饮与肝气犯胃之呕吐,每易复发。呕吐日久,病情可由实转虚,或虚实夹杂,病程较长,且易反复发作,较为难治。久病、大病之中出现呕吐,其轻重进退取决于原发疾病的控制。若呕吐不止,饮食难进,脾胃衰败,后天乏源,易变生他证,或致阴竭阳亡。

第三篇 | 第四章
参考文献

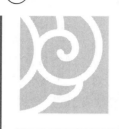

第五章　反胃

【概述】

反胃是以脘腹痞胀、宿食不化、朝食暮吐、暮食朝吐为主要临床表现的一种病证。多由饮食不节、饥饱无常，或嗜食生冷、损及脾阳，或长期忧思郁怒使脾胃之气损伤，或房事不节，以致气滞、血瘀、痰凝而成。又称胃反。西医无"反胃"病名，现代医学所讲的胃、十二指肠溃疡病、急性胃炎、胃食管反流病、胃下垂、胃部肿瘤、胃神经症等疾病，凡并发胃幽门部痉挛、水肿、狭窄，从而引起胃排空障碍，临床上主要出现脘腹痞满、宿食不化、朝食暮吐、暮食朝吐等症状者，均可以参照"反胃"进行辨证治疗。

【病名沿革】

反胃又称胃反。胃反之名，首见于汉代张仲景《金匮要略·呕吐哕下利病脉证治》，篇中记载："趺阳脉浮而涩，浮则为虚，涩则伤脾，脾伤则不磨，朝食暮吐，暮食朝吐，宿谷不化，名曰胃反。"明确指出本病的病机主要是脾胃损伤，不能腐熟水谷。治疗方面，提出使用大半夏汤和茯苓泽泻汤，至今仍为临床所常用。

隋代巢元方《诸病源候论·胃反候》对《金匮要略》之说有所发挥，"荣卫俱虚，其血气不足，停水积饮，在胃脘则脏冷，脏冷则脾不磨，脾不磨则宿谷不化。其气逆而成胃反也。"强调了荣卫俱虚、血气不足这些因素在致病中的作用。

唐代王冰在《素问》注文中指出："食入反出，是无火也。"这是对本病病理的一个精辟总结。宋代《圣济总录·呕吐门》也说："食久反出，是无火也。"

宋代《太平圣惠方·治反胃呕吐诸方》称本病为"反胃"。其后亦多以反胃名之。

金元时期，朱丹溪《丹溪心法·翻胃》提出"翻胃大约有四：血虚、气虚、有热、有痰"之说，治法方药则更趋丰富全面。

明代张景岳对于反胃的病因、病机、治法、方药等均有较多的阐发，他在《景岳全书》一节中说："或以酷饮无度，伤于酒湿，或以纵食生冷，败其真阳，或因七情忧郁，竭其中气；总之，无非内伤之甚，致损胃气而然。"又说："反胃一证，本属火虚，盖食入于胃，使果胃暖脾强，则食无不化，何至复出……然无火之由，则犹有上中下三焦之辨，又当察也。若寒在上焦，则多为恶心或泛泛欲吐者，此胃脘之阳虚也。若寒在中焦，则食入不化，每食至中脘,或少顷或半日复出者,此胃中之阳虚也。若寒在下焦,则朝食暮吐,或暮食朝吐,乃以食入幽门,丙火不能传化,故久而复出,此命门之阳虚也。""虚在上焦,微寒呕恶者,惟姜汤为最佳,或橘皮汤亦可……虚在中焦而食入反出者,宜五君子煎、理中汤……虚在下焦而朝食暮吐……其责在阴,非补命门以扶脾土之母,则火无以化,土无以生,亦犹釜底无薪,不能腐熟水谷,终无济也。宜六味回阳饮,或人参附子理阴煎,或右归饮之类主之。此屡用之妙法,不可忽也。""反胃由于酒湿伤脾者,宜葛花解酲汤主之,若湿多成热,而见胃火上冲者,宜黄芩汤或半夏泻心汤之类主之。"其中补命门火之说是他对本病治疗上的一大创见。

【病因病机】

一、病因

1. 饮食不节　饮食不当,饥饱失常,嗜食寒凉生冷,损及脾阳,以致脾胃虚寒,不能消化谷食,终致尽吐而出。饮酒无度,或喜饮热酒、烈酒,嗜食膏粱肥甘厚味,均可积热成毒,损伤胃气,而成反胃之证。

2. 情志失调　七情所伤,思虑不解,郁怒难伸,均能影响肝脾两脏之功能,而致谷食难化。

3. 房事劳倦　劳倦伤脾,房劳伤肾,脾伤则运化无能,不能腐熟水谷;肾伤则命火衰微,不能温煦脾土,则脾失健运。

4. 跌仆损伤　遭受外伤,或手术创伤等原因,可致气滞血瘀,饮食积结于胃腑而成反胃。

二、病机

1. 脾胃虚寒　由于饮食不节、劳倦、情志失调等病因,致脾胃功能损伤,表现为脾胃虚寒,不能腐熟水谷,饮食停滞于胃内,宿食不化,而成反胃。

2. 胃中积热　多由于长期大量饮酒、吸烟、进食油炸辛辣饮食等引起;亦可由胃中虚寒,痰浊阻胃,瘀血积结等转化而来。因郁久化热,邪热在胃,不能消化饮食,临床上虽然同属朝食暮吐,暮食朝吐,但脉、舌、症均表现为热象。此即《素问·至真要大论》病机十九条中所说"诸逆冲上,皆属于火""诸呕吐酸……皆属于热"之意。

3. 痰浊阻胃　酒食不节、七情所伤、房事劳倦等病因,均可损伤脾胃,因此水谷不能化为精微而成湿浊,积湿生痰,痰阻于胃,遂使胃腑失其通降下行之功能,宿食不化而成反胃。

4. 瘀血积结　脾胃虚寒、胃中积热、痰浊阻胃等均可使气虚、气滞、食停、痰阻,久病入络,而成瘀血积结。跌仆损伤、手术创伤等亦可导致血瘀。

【临床表现】

本病以脘腹痞胀、宿食不化、呕吐为常见。常伴有胃脘痛、吐酸、嘈杂、食欲缺乏、日渐消瘦、面色萎黄、倦怠无力等症状,有时可触及包块,振摇腹部,可听到辘辘水声,严重患者也可见呕血。

【诊断】

1. 临床多以脘腹痞胀、宿食不化、朝食暮吐、暮食朝吐为主要临床表现。

2. 常伴有胃脘痛、吐酸、嘈杂、食欲缺乏、日见消瘦、面色萎黄、倦怠无力等症状,有时可触及包块,振摇腹部,可听到辘辘水声,严重患者也可见呕血。

3. 发病常由饮食不节,酒色过度,或长期忧思郁怒,使脾胃之气损伤,以致气滞、血瘀、痰凝而成。

【鉴别诊断】

1. **与呕吐鉴别**　从广义言,呕吐可以包括反胃,反胃也主要表现为呕吐。但一般呕吐多是食已即吐,或不食亦吐,呕吐物为食物、痰涎、酸水等,一般数量不多。反胃则主要是朝食暮吐,暮食朝吐,患者一般进食后不致立即呕吐,但因进食后食物停积于胃腑不能下行,故至一定时间尽吐而出,吐后始稍感舒畅。所吐之物多为未经消化的饮食,而且数量较多。

2. **与噎膈鉴别**　噎膈是指吞咽时哽噎不顺,饮食在胸膈部阻塞不下,和反胃不同。反胃一般多无吞咽哽噎;饮食不下是饮食不能下通幽门,在食管则无障碍。噎膈则主要表现为吞咽困难,饮食不能进入贲门。噎膈虽然也会出现呕吐,但都是食入即吐,呕吐物量不多。据此亦不难做出鉴别。

【辨证论治】

一、辨证要点

1. 反胃的辨证要点是朝食暮吐、暮食朝吐,要注意呕吐的性质及呕吐物的情况,详细询问病史,包括呕吐时间、呕吐频次、呕吐物性质、呕吐量等,这对于正确辨证具有重要的意义。

2. 正确辨别反胃的证候,反胃的辨证可分为寒、热、痰、瘀四个主要证型。除从呕吐物的性质内容判断外,其他症状、舌脉、既往史等,均有助于辨证。

二、治疗原则

治法以温中健脾,降逆和胃为基本原则。当分清寒热痰瘀,分别施以散寒、清热、化痰、祛瘀之法。若反复呕吐,气阴两虚,可加益气养阴之品;日久不愈,肾阳不足,宜加温补肾阳之品。另外,掌握服药时机,也是治疗反胃的关键之处。由于反胃患者,宿食停滞胃腑,此时服药往往不易吸收,影响疗效。故反胃患者应在空腹时服药,或在宿食吐净后再服,疗效较佳。

三、辨证分型

1. 脾胃虚寒证

主症：①朝食暮吐，暮食朝吐；②食后脘腹胀满；③宿谷不化。

次症：①神疲乏力；②面色少华；③手足不温；④大便溏薄。

舌脉：舌淡苔白滑，脉细缓无力。

2. 胃中积热证

主症：①朝食暮吐，暮食朝吐；②食后脘腹胀满；③吐出宿食不化或混浊酸臭之黏液。

次症：①便秘；②溲赤；③心烦口渴。

舌脉：舌红苔黄腻，脉滑数。

3. 痰浊阻胃证

主症：①朝食暮吐，暮食朝吐；②脘腹胀满；③吐出宿食不化或吐出黏稠或清稀痰液。

次症：①眩晕；②心悸、胸闷。

舌脉：舌淡苔白滑，脉滑或舌红苔黄腻，脉滑数。

4. 瘀血内结证

主症：①朝食暮吐，暮食朝吐；②脘腹胀满，食后尤甚；③上腹积块，疼痛拒按。

次症：①吐血便血；②腹部刺痛拒按；③积块推之不移。

舌脉：舌质暗红或有瘀点，脉弦涩。

证候诊断：主症必备，加次症 2 项及以上，结合舌脉，即可诊断。

四、辨证治疗

1. 脾胃虚寒证

治法：温中健脾，降气和胃。

代表方：丁蔻理中汤［《全国中药成药处方集》（南昌方）］。

常用药：党参、白术、干姜、炙甘草、丁香、白豆蔻。

加减：吐甚者，加半夏、砂仁；脾肾阳虚者，加附子、肉桂、吴茱萸等；寒热错杂者，可用乌梅丸。

调查研究显示，丁蔻理中汤联合放化疗治疗晚期胃癌具有一定的优势，对于改善患者生存质量及延长生存期具有重要的意义。中医学虽无胃癌一词，但根据其临床表现，可属于中医学中"噎膈""反胃""积聚"等范畴。现代医家多认为忧思恼怒、情志不遂、饮食不节等因素可导致肝失疏泄、胃失和降，从而使脾胃功能失常，日久可发生癌变，或久病伤及脾胃，运化失职，气痰瘀毒交阻于胃，积聚成块而发病。胃主受纳，胃气虚衰，不能受纳腐熟水谷，脾不得水谷精微以致脾气衰弱，生化受损，从而导致心肺肝肾四脏失于濡养，功能受损。因此在治疗过程中既要重点治"胃"，也要注意五脏的整体调治。胃癌与脾的关系最为密切，曾有报道六君子汤联合化疗治疗中晚期胃癌疗效显著，临床实践中发现晚期胃癌患者多会出现脾胃虚寒之证，同时化疗可导致患者出现呃逆、呕吐、纳差等症状。丁蔻理中汤有补益脾胃，温中散寒，降逆止呕，化湿和中的功效。方中党参益气健脾养胃；白术健脾燥湿；干姜温中散寒；炙甘草益气和中；丁香降逆止呕；白豆蔻化湿和中。临床研究以 DCF 方案（多西他赛 + 顺铂 + 氟尿嘧啶）化疗为基础，西药组加用奥美拉唑镁肠溶片，治疗组加用奥美拉唑镁肠溶片和加味丁蔻理中汤,结果表明,经化疗后,治疗组、西药组与空白组3组患者的中医临床证候表现、血清癌胚抗原(CEA)水平、糖类抗原19-9(CA19-9)水平及生存质量较前均有好转,3组治疗后中医临床证候表现、血清CEA水平、CA19-9水平及生存质量比较均有差异,以治疗组效果最好。因此丁蔻理中汤可以加强机体的消化功能,减轻患者胃肠道症状,提高患者生活质量。

2. 胃中积热证

治法:清胃泄热,和胃降浊。

代表方:橘皮竹茹汤(《金匮要略》)。

常用药:竹茹、橘皮、生姜、大枣、甘草、人参。

加减:热重者,可加黄芩、黄连等;大便秘结者,可加大黄、枳实、芒硝等;口干舌燥者,可加麦冬、沙参等。

橘皮竹茹汤出自《金匮要略》,是治疗胃气上逆的代表方剂。橘皮竹茹汤所治乃久病或吐利伤中,胃虚有热,气逆不降。针对胃虚有热,气逆不降的病机,治宜补、清、降三法合用。方中橘皮辛苦而温,行气和胃以止呃;竹茹甘寒,清热安胃以止呕,二药相伍,既能降逆止呕,又可清热安胃,且用量俱重,共为君药。生姜为呕家圣药,助君药以降胃逆;人参益气补中,与橘皮相合,则行中有补,同为臣药。甘草、大枣益气健脾养胃,合人参补中以复胃气之虚,俱为佐药。甘草调和药性,兼做使药。诸药合用,共奏降逆止呕,益气清热之功。

左金丸是治疗肝火犯胃的主要方剂,黄连、吴茱萸合用,苦降辛开,一清一温,有清肝降逆,行气止痛的功效。有研究证明,橘皮竹茹汤联合左金丸加减能够有效改善胆汁反流性胃炎的临床症状,可用于治疗胃中积热证之反胃。

3. 痰浊阻胃证

治法:涤痰化浊,和胃降逆。

代表方:导痰汤(《济生方》)。

常用药:茯苓、人参、炙甘草、陈皮、胆南星、半夏、竹茹、枳实、石菖蒲。

加减:若痰郁化热,可加黄芩、黄连等;若痰湿兼寒,可加干姜、细辛、附子等。

导痰汤由二陈汤去乌梅,加胆南星、枳实而成。二陈汤出自北宋《太平惠民和剂局方》,是历代公认的祛痰之祖方,该方组方严谨,配伍精当,具有燥湿化痰、理气和中的功效,对痰饮证及相关疾病的疗效确切,适用于胸膈胀满、恶心呕吐、头目眩晕、心悸、咳嗽痰多等症。二陈汤由半夏、陈皮、白茯苓、炙甘草、生姜、乌梅组成。方中半夏化痰,陈皮行气,茯苓利水,生姜降逆且制半夏之毒,炙甘草调和诸药;又恐辛燥耗伤津液,故用乌梅,既可生津润燥,又能缓解诸药对津液的耗伤。此方具有健脾化痰、和中理气的功效。导痰汤燥湿化痰之力更强,长于祛痰降逆,主治痰湿停阻而兼气逆之证。消化系统疾病在中医范畴中多属脾胃病,中医认为"脾为生痰之源",且脾胃主中焦,升降失疏,则气机滞塞不通,因此化痰理气是治疗脾胃疾病的常用方法。

4. 瘀血内结证

治法:祛瘀活血,和胃降逆。

代表方:膈下逐瘀汤(《医林改错》)。

常用药:五灵脂、当归、川芎、桃仁、丹皮、赤芍、乌药、延胡索、香附、甘草、红花、枳壳。

加减：若吐血、便血者，可加三七、降香等；若上腹剧痛，可加乳香、没药等；若上腹结块坚硬者，可加三棱、莪术、鳖甲、牡蛎等。

膈下逐瘀汤配有香附、延胡索、乌药、枳壳等疏肝行气止痛之药，故行气止痛作用较好，主治瘀阻膈下，肝郁气滞证。方中五灵脂、当归、桃仁、红花、赤芍、川芎活血化瘀止痛，香附、延胡索、乌药、枳壳疏肝调气宽中，丹皮清血分之伏热，共奏祛瘀活血、和胃降逆之功。膈下逐瘀汤临床广泛用于治疗消化系统疾病，有研究证明膈下逐瘀汤可以改善全身及胃黏膜局部的循环，使萎缩的胃黏膜得到充分灌注，增强胃黏膜的修复和屏障作用，并能预防肠化生和不典型增生，因此膈下逐瘀汤是治疗慢性萎缩性胃炎的有效方药；其次膈下逐瘀汤具有抗幽门螺杆菌、抑制胃酸、保护胃黏膜等作用。

【中成药】

1. 温胃散寒类

（1）理中丸：温中祛寒、补气健脾的功效，主治中焦虚寒证反胃，临床表现为脘腹冷痛、喜温喜按、下利呕吐、腹满不食等症状。大蜜丸每次 1 丸（9g/丸），每日 3 次。

（2）附子理中丸：温阳祛寒、益气健脾，用于脾胃虚寒证的反胃患者，主要表现为脘腹冷痛，朝食暮吐、暮食朝吐，下利清谷，恶心呕吐，畏寒肢冷等不适，具有较好的临床效果。大蜜丸每次 1 丸（9g/丸），每日 3 次。

2. 理气活血类

（1）血府逐瘀丸：活血祛瘀、行气止痛的，用于治疗瘀血内阻，表现为头痛或胸痛，脘腹胀满，失眠多梦，心悸怔忡，急躁善怒的反胃患者。大蜜丸每次 1 丸（9g/丸），每日 2 次。

（2）胃康胶囊：行气健胃，化瘀止血，制酸止痛的功效，用于治疗气滞血瘀所致的胃脘嘈杂不适、胃痛、恶心呕吐等不适。每次 2~3 粒，每日 3 次。

3. 清胃泄热类

黄连清胃丸：具有清胃泄热、和胃降浊的功效，对于具有口舌生疮、朝食暮吐、暮食朝吐、牙龈肿痛等症状的反胃患者具有良好的效果。口服，每次 10g，每日 2 次。

【中医适宜技术】

一、艾灸

艾灸有温经通络活血的功效，多适用于脾胃虚寒证患者。艾叶气味芳香，具有温经通络、行气活血、祛湿逐寒、消肿散结、回阳救逆等功效；生姜性味辛温，为呕家之圣药，具有和胃降逆止呕的功效。因此反胃辨证属脾胃虚寒证的患者，利用艾条灸、隔姜灸的治疗方式，可起到温中健脾、降气和胃的效果，能有效减轻其临床症状。

二、针刺疗法

针灸疗法对不同证型的反胃患者均有一定的疗效。临床上多以足三里、中脘、胃俞、脾俞、内关等为主穴。肝胃不和者可加肝俞、太冲、期门；热重者可加天枢、丰隆；脾胃虚弱者可加脾俞、梁丘、气海;胃阴不足者可加三阴交、太溪;气滞血瘀者可加血海、膈俞。

三、穴位注射法

主取中脘、足三里、肝俞、胃俞、脾俞等穴位,每次选 2 穴,诸穴可交替使用。用黄芪注射液、丹参注射液、当归注射液、生脉注射液、维生素 B_1 注射液、维生素 B_{12} 注射液,每穴注入药液 0.5~1ml,每日或隔日 1 次,可以起到温胃散寒、和胃降逆的功效,对脾胃虚寒、瘀血内结证反胃患者均有良好的治疗效果。

四、耳针法

取胃、肝、脾、神门、交感、十二指肠等。毫针针刺用中等强度,或用埋针法、压丸法,对于改善反胃症状具有明显的疗效,此法多适用于实证患者。

五、穴位埋线法

主取中脘、足三里、肝俞、胃俞、脾俞、至阳等穴位,适用于脾胃虚寒、肾阳虚证的反胃患者。

六、推拿疗法

推拿疗法主要适用于脾胃虚寒证反胃患者。推拿配合针灸治疗能够显著改善脾胃虚弱型功能性消化不良患者的临床症状,同时能够提高胃肠动力,相较于传统的药物治疗,能够更好地改善患者的胃肠激素水平,帮助恢复消化功能。作为传统中医治疗方式,其安全性更高,推拿配合针灸治疗值得在临床治疗中推广使用。

【 西药治疗 】

中医的反胃可见于西医的多种疾病,西药治疗应根据现代医学的客观检查进一步明确诊断,规范、合理地选择用药。对症止吐可选择的药物有:

一、多巴胺受体拮抗剂

1. 甲氧氯普胺 片剂:5mg/片;注射剂:10mg(1ml)。镇吐药,也可促进胃肠动力。主要用于各种原因所致恶心、呕吐、嗳气、消化不良、胃酸分泌过多等症状的对症治疗,如反流性食管炎、胆汁反流性胃炎、功能性胃滞留、胃下垂等疾病。口服:成人每次 5~10mg,每日 3 次。肌内注射/静脉注射:每次 10~20mg,每日 1~2 次。对普鲁卡因或普鲁卡因胺过敏者禁用,癫痫发作者禁用,胃肠道出血、机械性肠梗阻或穿孔者禁用,嗜铬细胞瘤患者禁用,因化疗和放疗而呕吐的乳腺癌患者禁用。肝功能或肾功能衰竭者慎用。

2. 多潘立酮 10mg/片。用于各种原因所致的消化不良、腹胀、嗳气、恶心、呕吐及腹痛。口服:成人每次 10mg,每日 3 次,饭前 15~30 分钟服用。嗜铬细胞瘤、乳腺癌、机械性肠梗阻、胃肠出血等疾病患者禁用。

二、吩噻嗪类

1. 氯丙嗪　50mg/片。用于各种原因所致的呕吐或顽固性呃逆。口服：成人每次12.5~25mg，每日2~3次。基底神经节病变、帕金森病、帕金森综合征、骨髓抑制、青光眼、昏迷及对吩噻嗪类药过敏者禁用。

2. 异丙嗪　12.5mg/片；25mg/片。用于各种原因所致的恶心、呕吐。口服：成人每次1片，每日2~3次。新生儿、早产儿禁用。

三、抗组胺药

苯海拉明　片剂：25mg；注射剂：20mg（1ml）。用于皮肤黏膜的过敏，亦可用于预防和治疗晕动病。口服：成人每次25mg，每日2~3次。肌内注射：每次20mg，每日1~2次。对其他乙醇胺类药物高度过敏者禁用，新生儿、早产儿禁用，重症肌无力者、闭角型青光眼、前列腺肥大患者禁用。

四、5-HT$_3$受体拮抗剂

1. 托烷司琼　片剂/胶囊：5mg/片（粒）；注射剂：2mg（2ml），5mg（5ml）。用于肿瘤化疗引起的恶心和呕吐，治疗手术后的恶心和呕吐。口服：成人每次5mg，每日1次。静脉注射：每次5mg，每日1次。疗程为6日，第1日静脉给药，第2~6日改为口服给药。对盐酸托烷司琼过敏者禁用。

2. 昂丹司琼　片剂：4mg/片，8mg/片；注射剂：4mg（2ml），8mg（4ml）。止吐药，用于细胞毒性药物化疗和放疗引起的恶心和呕吐，预防和治疗手术后的恶心和呕吐。用法：对于高度催吐化疗药引起的呕吐，化疗前15分钟、化疗后4小时、8小时各静脉注射昂丹司琼8mg，停止化疗后每8~12小时口服8mg，连用5日。对于催吐程度不太强的化疗药引起的呕吐：化疗前15分钟静脉注射8mg，以后每8~12小时口服8mg，连用5日。对于放疗引起的呕吐：首剂须于放疗前1~2小时口服片剂8mg，以后每8小时口服8mg，疗程视放疗的疗程而定。对于预防手术后的恶心呕吐：在麻醉前1小时口服片剂8mg，随后每8小时口服8mg。对本品过敏者及胃肠梗阻者禁用。

3. 雷莫司琼　片剂：0.1mg/片；注射剂：0.3mg（2ml）。用于预防和治疗抗肿瘤治疗引起的恶心、呕吐等消化道症状。口服：成人每次0.1mg，每日1次。静脉注射：每次0.3mg，每日1次。对本品过敏者禁用。

4. 阿扎司琼　片剂：10mg/片；注射剂：10mg（2ml）。用于细胞毒类药物化疗引起的呕吐。口服：成人每次10mg，每日1次，于化疗前1小时口服。对于高度催吐化疗药引起的呕吐，可于化疗后8~12小时加服5~10mg。静脉注射：每次10mg，每日1次，于化疗前30分钟静脉注射。对本品过敏者禁用。

5. 帕洛诺司琼　胶囊：0.5mg/片；注射剂：0.25mg（5ml）。用于预防中毒致吐，化疗引起的急性恶心和呕吐。口服：成人每次0.5mg，每日1次，于化疗前1小时口服。静脉注射：每次0.25mg，每日1次，于化疗前30分钟静脉注射。对本品过敏者禁用。

五、神经激肽-1（NK-1）受体拮抗剂

阿瑞匹坦　胶囊：80mg/片，125mg/片。与其他止吐药联合给药，用于预防高度催吐性抗肿瘤化疗药的初次和重复治疗过程中出现的急性和迟发性恶心和呕吐。口服：成人第1日，每次125mg，每日1次；第2~3日，每次80mg，每日1次。对本品过敏者禁用。

六、其他

1. 曲美布汀　0.1g/片。用于胃肠道功能紊乱引起的食欲缺乏、恶心、呕吐、嗳气、腹胀等症状，亦可用于肠易激综合征。口服：成人每次0.1~0.2g，每日3次。对本品过敏者禁用。

2. 地芬尼多　25mg/片。用于防治多种原因或疾病引起的眩晕、恶心、呕吐。口服：成人每次25~50mg，每日3次。对本品过敏者禁用。青光眼、胃肠梗阻或尿道梗阻性疾病及心动过速者慎用。

3. 舒必利片　100mg/片。适用于精神分裂症单纯型、偏执型、紧张型及慢性精神分裂症的孤僻、退缩、淡漠等症状。对抑郁症有一定疗效。其他用途有止呕。口服：成人每次100~200mg，每日2~3次。

【名医经验】

一、王旭高反胃治法经验

王旭高认为反胃的关键病机在于痰气交阻于胸膈胃脘，气机不利，因此提出化痰镇逆是治疗反胃之法。脾胃为气机升降枢纽，是生痰之源，而反胃病机多为本虚标实，在治疗时需要温脾和胃，补益中气。在选方用药上首选旋覆代赭汤，并常合用理中汤、四七汤、丁香柿蒂汤。同时，王氏认为，反胃虽病位在中焦脾胃，然而关乎上、中、下焦。上焦痰壅，中焦气滞，下焦肾阳不足均可导致本病，并且可能出现肺胃同病、胃肾同病和三焦同病的情况。病涉上焦和中焦，处以肺胃同治；中、下焦同病，处以胃肾同治或肝脾胃同治；三焦同病则三焦并治，化上焦之痰，运中焦之气，益下焦之火，使得三焦各司其职。

二、阮怀清反胃治法经验

阮怀清认为反胃一病，病位在中焦，脾胃不足、痰湿困阻、胃气上逆是常见病机，而正治之法是健脾化痰，降逆和胃。常用旋覆代赭汤加减以健脾温阳助运，化痰和胃止吐。对于反胃病久者，阮氏根据《黄帝内经》胃肾相关理论，从肾论治，或温肾生火，或滋肾补阴。温肾补火生土，阮氏常用附桂八丸化裁（熟地、山萸肉、茯苓、附子、肉桂、炮姜、山药、益智仁），滋肾水养胃阴，治疗肾阴不足之反胃；常用六味地黄丸加减（沙参、远志、山萸肉、泽泻、麦冬、生地、牡丹皮、茯神、石斛、山药）治疗肾阴不足之反胃。

三、郑寿全治疗反胃经验

郑寿全对反胃的辨证以"逆"字为中心，以阴阳之机相判，只列有阳虚证和阴虚证两个证型。曰"按反胃一症，有阳虚、阴虚之别"，临证时不必在疾病细枝末节纠缠，只需认定阴阳

大法。对于阳虚阴盛者,郑氏善用吴萸四逆汤或半夏生姜汤来回阳降逆,对于阴虚火旺者,郑氏善用大小承气汤来苦寒降逆、急下存阴。

【 转归及预后 】

反胃之病,起病缓慢,变化亦慢,临床所分四证,可以独见,亦可兼见。病初多表现为单纯的脾胃虚寒或胃中积热;其病变在无形之气,温之清之,适当调治,较易治疗。本病多表现为痰浊阻胃或瘀血积结,其病变皆在有形之积,较难治疗。全身日见衰弱,四种证候可交错兼见,进而发展为真阴枯竭或真火衰微之危证,则预后多不良,故临床诊断、明确疾病良恶尤为重要。

第三篇 ｜ 第五章
参考文献

第六章　嗳气

【概述】

嗳气指气从胃中上逆,从口出而作声,多见于饱食之后,嗳声沉而长,可伴有脘腹胀满、纳呆等症状。偶发嗳气属于正常生理现象,只有频发嗳气才被认为是病态。嗳气是各种消化道疾病常见的症状之一,尤其是胃食管反流病、慢性胃炎、消化性溃疡和功能性消化不良等疾病多伴有嗳气症状。另外功能性胃肠病的分类中,也有嗳气的独立诊断,又分为吞气症和非特异性过度嗳气两个亚型。本病多因中虚、胃气不和,或夹气、火、痰、食,致使清气下陷,浊气上泛而发,亦可因肺气不降所致。和胃降逆为治疗大法。

【病名沿革】

《黄帝内经》无嗳气之名,称其为"噫",《素问·宣明五气》曰:"五气所病,心为噫"。《说文解字》释义为"饱食息也",即饱食之气。《伤寒论》曰:"伤寒发汗。若吐若下,解后心下痞硬,噫气不除,旋覆代赭汤主之。"《诸病源候论·噫醋候》:"谷不消,则胀满而气逆,所以好噫而吞酸。"嗳气之病名首见于《丹溪心法》,并提出本证乃"胃中有火有痰"所致。《景岳全书·恶心嗳气》:"嗳气者,即《内经》之所谓噫也,此实脾胃之气滞,起自中焦而出于上焦,故经曰:上走心为噫也。据丹溪曰:嗳气,以胃中有痰有火,愚谓此说未必皆然。盖嗳气多由滞逆,滞逆多由气不行,气逆不行者,多寒少热,可皆谓之火耶? 故凡人之饮食太饱者,多有此证,及饮食不易消化者,亦有此证。但太饱作嗳者,此系实滞,治宜行气化食;食不消化,时多虚闷作嗳者,此系胃气虚寒,治宜温补。若痰火作嗳者,亦或有之,但停痰必以胃弱,胃弱多因无火,此当详辨脉证而酌治之也。"指出嗳气病因可虚可实,而气滞为病机之关键。《临证指南医案》:"《内经》止有噫字,而无嗳字。故经云:五气所病,心为噫。又云:寒气客于胃,厥逆从下上散,复出于胃,故为噫。夫噫嗳一症,或伤寒病后及大病后,多有此症。盖以汗吐下后,大邪虽解,胃气弱而不和,三焦因以失职,故清无所归而不升,浊无所纳而不降,是以邪气留连,嗳酸作饱,胸膈不爽,而为心下痞硬,噫气不除,乃胃阳虚而为阴所格阻,阳足则充周流动,不足则胶固格阻矣。"认为嗳气之病机在于胃阳不足。清代吴崑《伤寒指掌》卷三引邵仙根谓:"嗳气者,因气抑遏不宣,上逆作声而嗳气,每有饱食之后而作者,可知其因于胃气郁滞也。"

【病因病机】

1. 饮食不节　恣食生冷水果或黏滑难消化等物，致使损伤脾胃，其物滞于中焦，宿食不化故为嗳气。《诸病源候论》曰："谷不消，则胀满而气逆，所以好噫而吞酸。"

2. 外感风寒　气候失常，风寒侵袭，寒气客于胃腑，使中焦气滞不行，上逆而为嗳气。如《伤寒论》曰："伤寒发汗。若吐若下，解后心下痞硬，噫气不除。"

3. 情志不畅　忧愁思虑过度，因伤脾胃，脾胃升降失常，发为嗳气。或忧思恼怒，肝气郁结，横逆犯胃，胃气上逆，见嗳声响亮，嗳气频繁。

4. 脾胃虚弱　病后或年迈脾胃虚弱，胃虚气逆，可致嗳气；素体虚弱或病后失调，脾胃气虚，纳运失常，胃气不和，见嗳气断续，嗳声低弱。

【临床表现】

本病表现为胃中气体上逆，经口而出所发出的声响，其声长而缓，古代称为噫气，可伴有脘腹胀满、食欲缺乏、恶心、呕吐等症状，或可闻及酸腐臭味。

【诊断】

嗳气偶然发作，往往属于胃气一度失常，不作为疾病诊断，亦不需特殊治疗，待其胃气自然和顺即愈。如反复发作，则可诊断为"嗳气病"，宜及时治疗。本病一年四季均可发病，发病可急骤，亦可反复发作，可伴有胃胀、食欲缺乏、恶心等症状，多由外邪、饮食不节、情志失调、脾胃虚弱等诱因引起。

【鉴别诊断】

1. 与呃逆鉴别　呃逆是胃气上逆，从喉部冲出，发出的不由自主的冲击声，为胃气上逆，横膈拘挛所致，症见喉间呃呃连声，声短而频，不能自制。而嗳气是指浊气上逆从胃中而出，声音低沉且长的证候。嗳气与呃逆两者均属胃气上逆之证，鉴别的关键在于气逆之声音高低和声发自何处。

2. 与叹息相鉴别　叹息又称"太息"，是指患者自觉胸中憋闷而长嘘气，嘘后胸中略舒的一种表现，是气机不畅所致，以肝郁和气虚多见，临床多兼见胸膈满闷，牵及两胁，与情绪变化密切相关，而嗳气多与进食相关，可兼酸腐气味。

【辨证论治】

一、辨证要点

1. 辨虚实　嗳气响亮，伴有酸腐臭味，兼脘腹胀满，嗳后则舒者，多为宿食停滞，属实证；

嗳气低沉断续,无酸腐臭味,兼见纳呆、食少者为虚证。

2. 辨寒热　咳吐热痰,时嗳热臭,伴有面赤而热,口干唇燥者为热证;嗳气频频,畏寒不渴,喜唾涎沫者为寒证。

3. 辨脏腑　嗳声频作,嗳气后脘腹胀减,嗳气发作因情志变化而增减者,多为肝气犯胃。心下痞硬,饮食不化,时时嗳气者,多为胃气不降。

二、治疗原则

嗳气的治疗,以和胃降逆为基本治疗原则。由于病机之异,病变涉及的脏器不同,故而临床上需根据病情的特点不同,酌情选用宣、通、平、降、健脾诸法。"宣"能宣发肺气,以利腑气的通降,常用桔梗、杏仁。"降"能顺和胃气,常用陈皮、半夏以恢复胃气的通降功能。"通"能通腑导下,常用大黄、川朴等使腑通逆降。"平"则平肝敛降,重用白芍,以制肝气横逆,使中焦升降自主。"健脾"培中,恢复脾之运化功能,使升降协调,则诸证可除。

三、辨证分型

1. 痰火扰胃证

主症:①嗳气声浊;②胸闷不舒。

次症:①呕吐痰涎;②咳嗽,痰质黏稠;③口渴唇干。

舌脉:舌质红苔黄腻,脉滑数。

2. 饮食停滞证

主症:①食后嗳气频作,有酸腐气味;②胸脘痞闷。

次症:①恶心,呕吐宿食;②腹痛不适;③大便有酸腐臭味或便秘不通。

舌脉:舌质红苔厚腻,脉滑实。

3. 肝气犯胃证

主症:嗳气频繁,嗳声响亮,常因精神刺激诱发或加重。

次症:①两胁胀痛,得嗳则舒;②吞酸;③烧心;④失眠多梦。

舌脉:舌质淡红,舌苔薄白或薄黄,脉弦。

4. 脾胃虚弱证

主症:①嗳声断续;②嗳声低弱;③食欲不振;④脘腹胀满。

次症:①神疲无力;②呕泛清水;③四肢不温;④面色萎黄。

舌脉:舌质淡胖,苔白润,脉迟缓。

证候诊断:主症必备,加次症 2 项及以上,结合舌脉,即可诊断。

四、辨证治疗

1. 痰火扰胃证

治法:清热化痰,和胃降逆。

代表方:黄连温胆汤(《六因条辨》)。

常用药:黄连、竹茹、枳实、半夏、陈皮、甘草、生姜、茯苓。

加减:痰多腹胀者加瓜蒌、莱菔子。

黄连温胆汤胆郁痰热、胆胃不和的代表方剂。方中半夏、竹茹化痰降逆、清热和胃,枳实、陈皮理气化湿,茯苓健脾利湿,生姜和胃化痰,黄连清热燥湿与半夏为伍,辛开苦降,甘草调和诸药,诸药相伍,痰热得清,气机宣畅。现代医学研究表明,黄连温胆汤能显著改善胃动力,保护胃黏膜,促进损伤黏膜和腺体的再生与修复,较单用西药能提高幽门螺杆菌根除率。

2. 饮食停滞证

治法:健脾和胃,消食导滞。

代表方:保和丸(《丹溪心法》)。

常用药:山楂、神曲、半夏、茯苓、陈皮、莱菔子、连翘。

加减:脘腹胀甚者,加砂仁、厚朴;纳呆者加炒白术、木香。

保和丸是重要的消食导滞行气药,调节胃肠运动是其主要药理作用之一。给胃肠动力障碍性疾病模型小鼠灌胃不同剂量的保和丸,发现保和丸能显著促进小鼠的胃排空和小肠推进率。有人研究还发现,小剂量、中剂量以及大剂量的保和丸均能轻度增加大鼠胰液、胆汁分泌量和胰蛋白浓度,并能明显增加胰蛋白排出量。方中神曲、山楂、莱菔子、消食导滞,茯苓、半夏、陈皮和胃化湿,连翘散结清热,七药相伍,共奏健脾消食之效。

3. 肝气犯胃证

治法:疏肝理气,降逆和胃。

代表方:四逆散(《伤寒论》)。

常用药:柴胡、芍药、枳实、甘草。

加减:嗳气频频者加沉香、旋覆花、代赭石;反酸者,加乌贝散、煅瓦楞子;脘胁胀满、便溏者合六君子汤。

四逆散是治疗肝郁气滞证的基础方剂,临床工作中常将其应用于消化系统疾病的治疗中,主要包括慢性胆囊炎、胃炎、胆道功能紊乱、消化性溃疡等,均取得显著疗效。四逆散能升清降浊,调和肝胃。其中柴胡疏肝升清,枳实消滞降浊,芍药甘草合用柔肝和脾。方中还可加入香附、青皮,以增强理气解郁作用。若肝气疏泄太过,横逆犯胃,嗳气频作,可在四逆散中去柴胡,加上旋覆花、代赭石等以平肝降逆。方中柴胡与枳实能够有效增强小肠的推进作用,同时显著增强胃排空作用,在改善胃动力方面的功效与西药莫必利大致相同。

四逆散治疗功能性消化不良(FD)的实验研究结果表明,四逆散能增加小鼠胃排空流体和固体的能力,提高大鼠离体胃条的兴奋性和整体动物胃运动的频率,促进胃壁平滑肌细胞的收缩,达到治疗 FD 的目的。有学者进行了四逆散对小鼠胃排空及小肠推进功能的拆方研究,结果表明,四逆散及其组成药物柴胡、柴胡枳实煎剂,均有增强胃肠排空及小肠推进功能的作用。

4. 脾胃虚弱证

治法:健脾益气,降逆和胃。

代表方:旋覆代赭汤(《伤寒论》)合六君子汤(《医学正传》)加减,中阳虚衰者改六君子汤为理中丸(《伤寒论》)。

常用药:旋覆花、代赭石、生姜、人参、白术、茯苓、甘草、陈皮、半夏。

加减:恶心呕吐者,加竹茹、陈皮;畏寒、便溏者,加桂枝、丁香、高良姜;肢体困倦、舌苔白腻者,加薏苡仁、豆蔻、佩兰。

方中旋覆花、代赭石降逆下气,生姜、人参、白术、茯苓、甘草健脾益气,陈皮、半夏燥湿化痰,共奏下气消痰,健脾和胃之功。

旋覆代赭汤在配伍上具有补降结合、宣降同施、扶正与祛邪兼顾、标本同治的特点。有研究表明旋覆代赭汤是通过治疗胃气上逆这一基本病理环节来实现对消化道运动异常中诸如贲门痉挛、肠梗阻、胃扩张等的调节,或通过缓解,或通过促进,以达到症状的缓解或消除。本方治疗肺胃不和引起的胃气上逆证可能与其松弛支气管平滑肌、抑制迷走神经兴奋性,降低腹内压有关。本方治疗肝胃不和引起的上逆证可能与调节胰岛分泌素和胆囊收缩激素有关。实验研究表明:本方能缓解大鼠离体膈肌、气管、胃和空回肠平滑肌痉挛,从而证实旋复代赭汤所治之肺、胃气上逆证与气管、胃肠平滑肌和膈肌痉挛有关。其生化机制可能与本方拮抗或阻断 Ach(或 Ach 样物质)、组胺与相应受体的结合密切相关。

六君子汤是在四君子汤加陈皮、半夏发展而来的,是临床健脾的基础方。现代研究表明饮用香砂六君子汤能抑制胃黏膜水肿,充血及瘀血等病变,减轻炎细胞浸润及腺体增生性改变,能明显减少肠上皮化生的发生例数,但不能降低胃内胆酸含量。香砂六君子汤能促进大鼠胃液分泌,显著提高胃液游离酸度,酸度和总的排出量,对胃蛋白酶活性无显著影响。香砂六君子汤对水杨酸钠诱导的胃黏膜慢性损伤有较好的拮抗作用。其表现在不仅能保护胃浅层上皮细胞,而且使深层腺体免遭水杨酸钠的侵害,其保护胃黏膜的作用是通过使前列腺素(prostaglandin,PG)的合成增加而实现的。实验还表明,香砂六君子汤能提高已减少的胃窦 G 细胞,从而改善胃肠道的内分泌功能。

【中成药】

1. 消食化积类

(1)保和丸:消食导滞和胃。用于食积停滞,脘腹胀满,嗳腐吞酸,不欲饮食。口服。浓缩丸每次 8 丸,每日 3 次。

(2)大山楂丸:开胃消食,主治食积内停所致的食欲缺乏,消化不良,脘腹胀闷。口服。大蜜丸每次 1~2 丸,每日 1~3 次;小儿酌减。

(3)健胃消食口服液:健胃消食。用于脾胃虚弱所致的食积,症见不思饮食,嗳腐酸臭,脘腹胀满;消化不良见上述证候者。口服,每次 10ml,每日 2 次,在餐间或饭后服用,2 周为 1 个疗程。

2. 疏肝行气类

(1)舒肝平胃丸:疏肝和胃,化湿导滞,用于肝胃不和,湿浊中阻所致的胸胁胀满,胃脘痞塞疼痛,嘈杂嗳气,呕吐酸水,大便不调。口服。每次 4.5g,每日 2 次。

(2)沉香舒气丸:舒气化郁,和胃止痛。用于肝郁气滞、肝胃不和引起的胃脘胀痛,两胁胀满疼痛或刺痛,烦躁易怒,呕吐吞酸,呃逆嗳气,倒饱嘈杂,不思饮食。口服。大蜜丸每次 2 丸,每日 2~3 次。

3. 温中散寒类

温胃舒胶囊:温中养胃,行气止痛。用于中焦虚寒所致的胃痛,症见胃脘冷痛、腹胀嗳气、纳差食少、畏寒无力;浅表性胃炎见上述证候者。口服。每次 3 粒,每日 2 次。

【中医适宜技术】

一、针刺

主穴：中脘、内关、足三里。

配穴：食滞胃肠加内庭；肝气犯胃加太冲、期门；脾气虚弱加脾俞、胃俞。

操作：中脘直刺 1~1.5 寸，内关直刺 0.3~0.5 寸；足三里直刺 1~1.5 寸，均采用平补平泻法；脾俞、胃俞可采用温针灸法；其他配穴均采用泻法，留针 30 分钟。

中脘为胃之募穴，可降气和胃；内关可健胃和中，降逆止呕；足三里健脾和胃，通经活络；食滞胃肠加内庭消食导滞，理气和中；肝气犯胃加太冲、期门疏肝理气，降逆和胃；脾气虚弱加脾俞、胃俞补益脾胃。

二、拔罐

取穴：背部膀胱经和督脉。

操作：先将背部涂适量润滑油，再将火罐拔于背部，然后沿着膀胱经和督脉上下推拉走罐，至皮肤出现红色瘀斑为止，留罐 20 分钟。

本法可疏通脏腑的气机。气机调和，清气得升，浊气得降，则嗳气自除。3 日一次，皮肤不耐受者可适当延长间隔。

三、推拿、按摩

1. **推拿法** 点按足三里、中脘以健脾和胃，调理胃肠功能。

2. **按摩** 揉中脘，用双手掌重叠紧贴于中脘穴，先以顺时针方向旋转按揉 1~2 分钟，再按逆时针方向旋转按揉 1~2 分钟，使局部有温热舒适感。

【西药治疗】

中医的嗳气可见于西医的多种疾病，西药治疗应根据现代医学的客观检查进一步明确诊断，规范、合理地选择用药。对症治疗可选择的药物有：

1. **米曲菌胰酶片** 作为一种中等活性的药品，本药具有改善消化功能的作用。口服：成人每次 1 片，饭中或饭后吞服。必要时 4 小时后可重复 1 次。对本品过敏者，急性胰腺炎和慢性胰腺炎急性发作期禁用。

2. **枸橼酸莫沙必利分散片** 5mg/片。适用于功能性消化不良、慢性胃炎伴有胃灼热、嗳气、恶心、呕吐、早饱、上腹胀、上腹痛等消化道症状者。口服：每次 5mg，每日 3 次，饭前或饭后服用。孕妇、哺乳期的妇女慎用，对本品过敏者禁用。

3. **马来酸曲美布汀片** 0.1g/片。适用于胃肠道运动功能紊乱引起的食欲缺乏、恶心、呕吐、嗳气、腹胀、腹鸣、腹痛、腹泻便秘等症状及肠易激综合征。口服：每次 0.1g，每日 3 次。

【名医经验】

一、国医大师徐景藩教授治疗难治性嗳气经验

徐景藩教授认为,难治性嗳气在临床不常见,究其病因,主要还是与胃失和降、胃气上逆有关,治疗用药主要从理气、和胃、降逆入手。难治性嗳气病理性质虚实夹杂,脾气虚弱为本,湿热气滞血瘀为标,病机属气滞血瘀,胆汁不随胃降而逆流,损伤胃膜,病理因素以气滞为主,久病及血;其次肝胆湿热,肝气失于疏泄,木不疏土,以致胃气受损影响纳谷、腐熟功能,故治当清利肝胆,疏肝和胃。治疗多用清利肝胆、理气和胃之品,辅以针灸等加强理气和胃之功。

二、周亨德教授治疗嗳气经验

嗳气的主要病机是胃失和降、胃气上逆,周亨德教授仿《伤寒论》旋覆代赭汤意,常用基本药物为旋覆花、赭石、制半夏等。由于嗳气常出现在各种不同的消化道疾病过程中,故临床上多见不同的兼夹症状,治疗上也要作适当的调整。如嗳气兼见胃中似痛非痛、似辣非辣、似饥非饥,莫可名状,即嘈杂者,加黄连、吴茱萸、煅瓦楞子、乌贼骨等和中抑酸之药;嗳气兼见喉间异物感者,加紫苏叶、紫苏梗开胸醒脾之品;嗳气兼见得食胃痞者,加神曲、鸡内金、莱菔子等消导药;嗳气兼见苔厚腻、脉滑、口干不欲饮等湿胜症状者,加苍术、厚朴、砂仁、白豆蔻等芳香化湿药;嗳气兼见倦怠乏力、四肢不温、舌淡苔薄者,加黄芪、白术、党参、茯苓、山药等益气健脾药;嗳气发作与情绪变化有密切关系者,加柴胡、芍药、郁金、佛手等疏肝之品。

本病病机是由于脾胃虚弱,胃气上逆,胃失和降,故治疗嗳气的根本在于健脾益胃。当夹有湿热、气郁等实证时应先祛邪,待邪去八九即予健脾扶正为主,以助祛邪,所谓"正气存内,邪不可干"。周亨德教授强调嗳气症状控制后仍需在较长时间内健脾气、养胃阴、调胃气,以巩固治疗。

三、刘启泉教授治疗嗳气经验五则

刘启泉教授认为嗳气一证,总由胃气上逆而成,故和降胃气为其基本治法,并总结了治疗嗳气的五则经验。

1. 和降胃气慎用开破　胃为阳腑,与脾互为表里,主受纳和腐熟水谷,以通为用,以通为补,通降为其生理特点,降则和,不降则滞,滞则嗳气作。临证之时常用清半夏、瓜蒌、厚朴、枳实、陈皮、蒲公英、砂仁等和胃降逆、通腑化浊而不伤正之品;同时可加鸡内金、茯苓、炒谷麦芽、炒山药等顾护胃气之属。慎用三棱、莪术等开破之剂,以防耗伤气血;且对于龙骨、磁石、代赭石等金石重剂,不宜妄用,恐重镇之品损伤胃气。

2. 调达肝气忌用辛燥　嗳气虽病位在胃,但与肝亦密切相关,若肝失疏泄,横逆犯胃,则易致胃气上逆而发嗳气,故疏肝理气为其常用治法,治以疏肝和胃、调达气机为主。药选白梅花、八月札、香附、柴胡、青皮、荔枝核等。阳明胃腑易从热化,热则伤阴,故常配以败酱草、茵陈、沙参、麦冬、白芍等清热养阴之品。若因胃脘发凉或怕冷而臆断为"寒",投干姜、附子、肉桂等辛燥之品,则易耗气伤阴。

3. 轻开上窍宣发肺气　肺为娇脏，易受邪侵，慢性胃炎患者常因感受外邪而致肺气郁闭，使胃气上逆，嗳气发作或加重，治疗宜宣肺和胃。肺居上焦，用药宜轻，即"治上焦如羽，非轻不举"。可选桑叶、苏叶、藿香、薄荷、荆芥、芦根等轻灵之品，以轻剂宣发郁闭之肺气；临证常配炒杏仁、枳壳、木香、百合、乌药等以理气和胃降逆。

4. 火土之郁清心降火　临床上有些慢性胃炎患者发生嗳气是由于"火土之郁"所致。心火不降、心气不行，而滞结于阳明中土，导致气机升降失常，则发嗳气。此种患者临床多表现为脘腹疼痛、心胸满闷、心悸、失眠、多梦、口咽干燥，舌尖红、舌质暗、舌苔薄黄，脉细或弦细。临床上药用石菖蒲、郁金、连翘、黄连、栀子等物，并配以合欢皮、合欢花、酸枣仁、夜交藤、玫瑰花等养心安神之品。

5. 分时选药效专力宏　嗳气的发生不仅受饮食、情志、气候等因素的影响，还与时辰密切相关。部分嗳气患者常有定时发作或定时加重的规律。此时可根据十二经脉主时理论，按其发作时间选药，往往事半功倍。治当针对主时之经，选其入经之药，使本经气机通畅，经脉和调，嗳气得止。此时用药常有奇效。具体运用时，应结合病证之特点、主时经脉之虚实，在辨证基础上辨时选药。

四、蒋健教授芍药甘草汤为主治疗嗳气经验

芍药甘草汤降逆止嗳的功效乃基于其能够调整消化道平滑肌蠕动节律、缓解平滑肌痉挛的药理机制。

蒋健教授临证使用芍药甘草汤治疗嗳气时，认为需量大力专，否则难以止其上逆之势。故芍药用量一般在30~60g（30g为平均用量），甘草多用12~20g。

蒋健教授曾提出芍药甘草汤具有一定的"通腑"作用。临证发现，大剂量芍药甘草汤可致患者大便增多或不成形，这主要由白芍引起。因此，用大剂量芍药甘草汤治疗嗳气时，需注意患者大便情况，必要时可加入莲子、芡实、山药等健脾药物，预防泻利。需要特别说明的是，大便次数多并不等于腹泻，如果伴有大便不尽感或后重感，这种情况并非源于脾虚湿盛，而是肠道痰凝积滞所致。蒋健教授将此定义为"滞泄"。

【转归及预后】

临床上，嗳气证候较为单一，其病机的关键在于胃气上逆，与呃逆、呕吐相比，嗳气病情较轻，预后较好。胃为水谷之海，无物不受，病之初起，多因饮食不调，起居不时，情志失调，致脾胃阴阳不和，脾之清阳不升，胃之浊阴不降，或胃中生痰生火，致使胃气上逆而为嗳气，若病程日久而至脾胃虚衰，亦可发展为危候。

第三篇｜第六章
参考文献

第七章　泛酸

【概述】

泛酸是指胃中酸水上泛为临床表现的一种病证，随即咽下称为吞酸，随即吐出则称为吐酸，常单独出现，亦可与胃灼热、胃痛兼见。多见于西医病证中的胃食管反流病、慢性胃炎、胃或十二指肠溃疡、胃癌等病。

【病名沿革】

泛酸，古医籍中称"噫醋""吞酸""咽酸""呕胆"等，《灵枢·四时气》曰："善呕，呕有苦……邪在胆，逆在胃，胆液泄则口苦，胃气逆则呕苦，故曰呕胆。"晋代王叔和《脉经》称此病为"吞酸"，并指出："关上沉，心痛，上吞酸。"《诸病源候论·呕哕诸病》："噫醋者，由上焦有停痰，脾胃有宿冷。"北宋王怀隐《太平圣惠方》有"醋咽"之名，有似于食管炎。《三因极一病证方论》卷十一说："食后噫酸吞酸，皆宿食证，俗谓之咽酸是也。"明代吴勉学《河间六书》有"中酸"之称。明代方隅《医林绳墨》曰："吞酸者，胃口酸水攻激于上，以致咽嗌之间不及吐出而咽下，酸味刺心，自若吞酸之状也。吐酸者，吐出酸苦之水。"

【病因病机】

泛酸的病因与情志失调、感受邪气、脾胃虚弱、饮食不节、药物损害等有关。基本病机为中焦气机不利，升降失职。

一、情志失调

情志失调是导致泛酸的重要病因。《素问玄机原病式》指出："气逆冲上，火气炎上故也。"明代龚廷贤在《寿世保元·吞酸》中提及："夫酸者，肝木之味也，由火盛制金，不能平木，则肝木自甚，故为酸也。"

情志失调，忧思恼怒，肝郁气滞，肝失疏泄，横逆犯胃，以致胃气上逆，即可发为泛酸。

二、感受邪气

《素问·至真要大论》云："诸呕吐酸，暴注下迫，皆属于热。""少阳之胜，热客于胃，烦心心痛，目赤欲呕，呕酸善饥。""燥淫所胜……民病喜呕，呕有苦。"元代朱丹溪《丹溪心法·吞酸》说："吞酸者，湿热郁积于肝而出，伏于肺胃之间。"清代李用粹在《证治汇补·吞酸》提及："大凡积滞中焦，久郁成热，则本从火化，因而作酸者，酸之热也；若客寒犯胃，顷刻成酸，本无郁热，因寒所化者，酸之寒也。"

肝胆郁热，横逆犯胃，胃气上逆，而致泛酸。脘腹受凉或寒邪直中，内客于胃，致使寒凝气滞，胃气失和，气机上逆，发为本病。

三、脾胃虚弱

《诸病源候论·呕哕病诸候》曰："噫醋者，由上焦有停痰，脾胃有宿冷，故不能消谷。谷不消则胀满而气逆，所以好噫而吞酸，气息醋臭"。明代张景岳认为："人之饮食入胃，惟速化为贵，若胃中阳气不衰而健运如常，何酸之有"。明代薛己《内科摘要》："脾胃亏损，吞酸嗳腐。"清代黄元御《四圣心源》曰："木生于水而长于土，土气冲和则肝随脾升，胆随胃降"。

脾气主升，胃气主降，升降协调，纳运如常，脾与胃相表里，同居中焦，共奏受纳运化水谷之功。若素体不足，或劳倦过度，或饮食所伤，或久病致脾胃受损，而致气机升降失司。

四、饮食不节

饮食不节，宿食停滞是导致泛酸的主要病因之一。《素问·痹论》曰："饮食自倍，肠胃乃伤。"《灵枢·小针解》说："寒温不适，饮食不节，而病生于肠胃。"而五味偏嗜，可直接损伤五脏，《素问·生气通天论》曰："味过于酸，肝气以津，脾气乃绝……味过于苦，脾气不濡，胃气乃厚。"《伤寒论》云："胃气有余，噫而吞酸。"《三因极一病证方论》有言："食后噫醋吞酸，皆宿食证。"《素问玄机原病式》有云："如饮食热，则易于酸矣。"

胃主受纳，腐熟水谷，其气以和降为顺，故泛酸的发生与饮食失宜关系最为密切。若饮食不节，暴饮暴食，致饮食停滞，损伤脾胃，胃中气机阻滞，失于和降；或五味过极，辛辣无度，或恣食肥甘厚味，或饮酒如浆，则伤脾碍胃，蕴湿生热，阻滞气机，以致胃失通降，皆可导致泛酸。

五、药物损害

过服寒凉、香燥理气的药物，伤胃体，耗胃气，损胃阴，使脾失健运，胃失和降，气机上逆。

此外，若气滞日久，血行瘀滞，或久病入络，胃络受阻，或胃出血后，离经之血未除，以致瘀血内停，胃络气滞不通，均可引起气滞血瘀之泛酸。若脾阳不足，失于健运，湿邪内生，聚湿成痰成饮，蓄留胃脘，又可致气郁痰阻之泛酸。

泛酸初期则多由感受邪气、饮食不节、情志失调所致，表现为实证；病久可因实致虚，亦可形成虚实并见证，如胃热兼有阴虚，脾胃阳虚兼见内寒，以及兼夹瘀、食、气滞、痰饮等。本病的病位在胃，与肝、脾关系密切，亦与胆相关。

【临床表现】

本病以吐酸、胃灼热为常见症状，兼有胃痛、呕吐、两胁胀满、嗳气、恶心等消化不良症状，少数患者可表现为胸骨后疼痛、灼热不适感等症。

 【诊断】

1. 临床以胃中酸水上泛，或随即咽下，或由口中吐出为主要特征。

2. 常伴有上腹痛、胃胀、上腹部烧灼感、嗳气、恶心等消化不良症状，或同时伴有咽喉不适、慢性咳嗽、慢性喉炎、牙侵蚀症等食管外症状。

 【鉴别诊断】

1. **与呕吐鉴别**　呕吐与泛酸皆为胃部疾病。呕吐是以有声有物为特征，因胃气上逆所致，有感受外邪、饮食不节、情志失调和胃虚失和的不同。泛酸以胃中酸水上泛为主要临床表现，兼有脘腹胀满等症，其病因与情志失调、感受邪气、脾胃虚弱、饮食不节、药物损害等有关，两者可相鉴别。

2. **与反胃鉴别**　反胃是以朝食暮吐、暮食朝吐为主症，其呕吐物多为胃内容物，多因饮食不节、嗜食生冷、忧思伤脾等致脾胃虚寒，难以腐熟水谷，食入不化所致。而泛酸多为酸水上泛，两者可相鉴别。

 【辨证论治】

一、辨证要点

泛酸属热者，多由肝郁化热，热犯肺胃，肺胃气逆所致。属寒者，多因脾胃虚弱，肝气犯胃而成，但总以肝气横逆、邪犯肺胃、气机失和为基本病机。泛酸的病因、病机与胃痛相同，且常为胃痛的伴随症状，故临床辨证论治可参照胃痛进行。

1. **辨虚实**　实者多为嗳腐吞酸，口干口苦，脉弦数；虚者为泛酸时作，喜热食热饮，脉沉迟。

2. **辨寒热**　热证临床表现为泛酸，嗳腐气秽，胃脘闷胀，两胁胀满，时有呛咳，心烦易怒，口干口苦，咽干；舌红，苔黄，脉弦数。寒证多表现为泛酸，嗳气酸腐，胸脘胀闷，喜唾涎沫，饮食喜热，四肢不温，大便溏泄；舌淡苔白，脉沉迟。

二、治疗原则

泛酸的治疗，以疏肝理气、和胃降逆为基本原则。旨在疏通气机，降逆和中，从而抑制酸水上逆。泛酸属实者，治以祛邪为主，依据气滞、郁热、血瘀等病因之不同，分别用疏肝理气、泄热和胃、活血化瘀诸法；属虚者，治以扶正为主，予健脾和胃，温中散寒之法。虚实并见者，当扶正祛邪。

三、辨证分型

参照中国中西医结合学会消化系统疾病专业委员会《胃食管反流病中西医结合诊疗共识意见（2017年）》。

1. 肝胃不和证

主症：①泛酸；②胸胁胀满；③嗳气。

次症：①纳差；②情绪不畅则加重；③腹胀；④胸闷喜太息。

舌脉：舌质淡红，舌苔白或薄白，脉弦。

2. 肝胃郁热证

主症：①泛酸；②胸骨后灼痛；③嘈杂。

次症：①心烦易怒；②两胁胀满；③口干口苦；④大便秘结。

舌脉：舌质红，舌苔黄，脉弦滑。

3. 中虚气逆证

主症：①泛酸；②泛吐清涎。

次症：①食少纳差；②胃脘痞满；③神疲乏力；④大便稀溏。

舌脉：舌质淡红，苔薄白或白腻，脉沉细或细弱。

4. 气郁痰阻证

主症：①泛酸胃灼热；②胸膺不适；③情志不畅则加重。

次症：①嗳气或反流；②声音嘶哑；③胃脘胀满；④精神抑郁。

舌脉：舌质淡红，舌苔腻或白厚，脉弦滑。

5. 气滞血瘀证

主症：①泛酸时久；②胸骨后刺痛或疼痛部位固定；③吞咽困难。

次症：①嗳气；②胸胁胀满；③呕血便血；④情绪不畅则加重。

舌脉：舌质暗或有瘀斑，舌苔白，脉弦细或弦涩。

6. 寒热错杂证

主症：①泛酸或泛吐清水；②胸骨后或胃脘部烧灼不适；③胃脘隐痛，喜温喜按。

次症：①食欲缺乏；②神疲乏力；③肠鸣便溏；④手足不温。

舌脉：舌质红，苔白，脉虚弱。

证候诊断：主症必备，加次症2项及以上，结合舌脉，即可诊断。

四、辨证治疗

1. 肝胃不和证

治法：疏肝理气，和胃降逆。

代表方：柴胡疏肝散（《景岳全书》）。

常用药：柴胡、白芍、陈皮、枳实、香附、川芎、海螵蛸、浙贝母。

加减：胸骨后或胃脘部疼痛者，加川楝子、延胡索行气止痛；大便秘结者，加火麻仁、决明子泄热通便；嗳气频作者，加砂仁、旋覆花下气降逆；伴脘腹胀满者，加厚朴、佛手行气除满；泛酸胃灼热甚者，加龙胆草清肝泻火。

柴胡疏肝散为疏肝理气之代表方剂,根据临床试验研究报道,对于肝胃不和型胃食管反流病,此方从总有效率、症状积分改善及复发率等方面均明显优于西药组,而在改善内镜下黏膜表现方面,其与西药组基本相似。研究发现柴胡疏肝散与质子泵抑制剂联合使用,不仅可以修复胃黏膜病变,还可以明显改善NERD的临床症状,其疗效显著,复发率低,安全性高。

2. 肝胃郁热证

治法:清肝泻火,和胃降逆。

代表方:左金丸(《丹溪心法》)合大柴胡汤(《伤寒论》)。

常用药:黄连、吴茱萸、柴胡、黄芩、半夏、白芍、枳实、浙贝母、煅瓦楞子、大黄。

加减:大便秘结者,加决明子、全瓜蒌泄热导滞;反流口苦者,加龙胆草、旋覆花清胆和胃。

　　左金丸治疗肝火犯胃型反流性食管炎可有效调节患者的胃肠道自主神经功能,缓解泛酸、胸骨后灼痛等临床症状,提高临床疗效。药理机制研究表明,左金丸可通过药物的作用改善食管下端括约肌的抗反流功能,同时抑制减少胃液的分泌,从而达到治愈反流性食管炎的目的。大量临床试验表明,对于肝胃郁热型反流性食管炎患者,大柴胡汤的治疗效果优于西医治疗,且其复发率低,临床上值得推广应用。

3. 中虚气逆证

治法:和胃降逆,健脾益气。

代表方:六君子汤(《医学正传》)合旋覆代赭汤(《伤寒论》)。

常用药:党参、茯苓、炒白术、半夏、陈皮、生姜、旋覆花、代赭石。

加减:呕吐清水者,加竹茹和胃止呕;神疲乏力,大便溏薄者,加(炮)干姜温中补虚;胀连胁肋或背痛者,加川楝子、延胡索行气止痛。

　　现代药理研究表明,香砂六君子汤具有保护胃黏膜,抑制胃黏膜瘀血、水肿等病理变化的作用,且能抑制胃酸及胃蛋白酶分泌,促进胃排空,有助于反流性胃炎的治疗。旋覆代赭汤能够通过抑制TLR4、核因子κB(NF-κB)的表达减轻食管黏膜的炎症反应,修复食管黏膜的损伤,从而起到治疗反流性食管炎的作用。相关实验研究表明,中药六君子合旋覆代赭汤治疗脾虚型反流性食管炎,可通过上调SCF(干细胞因子)/c-kit信号通道,促进 *c-kit* 基因、*SCF*mRNA 及蛋白的表达,使食管括约肌功能恢复正常,从而起到治疗反流性食管炎的作用。

4. 气郁痰阻证

治法:化痰祛湿,和胃降逆。

代表方:温胆汤(《三因极一病证方论》)合半夏厚朴汤(《金匮要略》)。

常用药:陈皮、法半夏、茯苓、生姜、竹茹、炒枳实、厚朴、苏梗、旋覆花。

加减:心神失养者,加炙甘草、浮小麦、大枣以甘缓养心;咽部红肿、痒痛者,加金银花、连翘、板蓝根清热利咽。

　　温胆汤燥湿化痰,调理脾胃;半夏厚朴汤行气散结、降逆化痰。研究发现,温胆汤和半夏厚朴汤均可有效改善GERD患者的临床症状,对于治疗多种脾胃系统疾病有较好的疗效。

5. 气滞血瘀证

治法:疏肝理气,活血化瘀。

代表方:血府逐瘀汤(《医林改错》)。

常用药:柴胡、赤芍、枳壳、桔梗、牛膝、当归、川芎、桃仁、红花、地黄、旋覆花、郁金、煅瓦楞子。

加减:胸痛明显者,加丹参、降香、(炙)乳香、(炙)没药活血化瘀;呕血便血者,加三七粉、白及、仙鹤草活血止血;吞咽困难者,加威灵仙、王不留行破瘀开咽。

血府逐瘀汤出自清代王清任《医林改错》,具有疏肝行气、活血化瘀作用。临床试验发现,血府逐瘀汤加减对于治疗伴抑郁症的反流性食管炎患者,其疗效佳,且复发率低。

6. 寒热错杂证

治法:辛开苦降,和胃降气。

代表方:半夏泻心汤(《伤寒论》)。

常用药:法半夏、黄连、黄芩、干姜、煅瓦楞子、陈皮、茯苓、吴茱萸、白术、海螵蛸、浙贝母。

加减:便溏者,加山药、炒薏苡仁健脾渗湿止泻;不寐者,加合欢皮、夜交藤养血安神;胸痛重者,加川楝子、延胡索行气止痛。

半夏泻心汤具有和胃降逆、散结开痞之功。近年来,实验研究表明,半夏泻心汤加减在改善消化道炎症、调节胃肠动力、抗溃疡、抗 Hp 及抗癌方面有很好的疗效。一项关于半夏泻心汤加减治疗反流性食管炎疗效的荟萃分析结果显示:与常规西医治疗相比,半夏泻心汤加减治疗反流性食管炎可显著提高临床疗效以及降低复发率。通过荟萃分析发现本方对慢性萎缩性胃炎、消化性溃疡、胆汁反流性胃炎具有很好疗效,临床上常与西医联合治疗。

【中成药】

1. 疏肝泄热,和胃降逆类

(1)达立通颗粒:清热解郁,和胃降逆,通利消滞,用于肝胃郁热所致痞满证,症见胃脘胀满、嗳气、纳差、胃中灼热、嘈杂泛酸、脘腹疼痛、口干口苦;运动障碍型功能性消化不良见上述症状者。口服。每次 6g,每日 3 次。

(2)左金胶囊:泻火疏肝,和胃止痛,用于症见肝火犯胃,脘胁疼痛,口苦嘈杂,呕吐酸水,不喜热饮者。口服。每次 0.7~1.4g,每日 2 次。

2. 疏肝解郁,和胃止痛类

(1)舒肝和胃丸:疏肝解郁,和胃止痛的功效,症见肝胃不和,两胁胀满,胃脘疼痛,食欲缺乏,呃逆呕吐,大便失调者。口服。大蜜丸每次 12g,每日 2 次。

(2)乌贝散:制酸止痛,收敛止血,用于肝胃不和所致的胃脘疼痛、泛吐酸水、嘈杂似饥;胃及十二指肠溃疡见上述证候者。口服。每次 3g,每日 3 次。

(3)气滞胃痛颗粒:疏肝理气,和胃止痛,用于肝郁气滞,胸痞胀满,脘腹疼痛者。口服。每次 5g,每日 3 次。

3. 疏肝利胆,清利湿热类

胆胃康胶囊:疏肝利胆,清利湿热,用于肝胆湿热所致的胁痛,黄疸,以及胆汁反流性胃炎,胆囊炎见上述症状者。口服。每次 0.3~0.6g,每日 3 次。

4. 健脾和胃,收敛止痛类

甘海胃康胶囊:健脾和胃,收敛止痛,用于脾虚气滞所致的胃脘痛,及慢性浅表性胃炎见上述症状。口服。每次 2.4g,每日 3 次。

5. 行气健胃,化瘀止血类

胃康胶囊:行气健胃,化瘀止血,制酸止痛,用于气滞血瘀所致的胃脘疼痛、痛处固定、吞酸嘈杂,或见吐血、黑便;胃及十二指肠溃疡、慢性胃炎、上消化道出血见上述证候者。口服。每次 0.6~1.2g,每日 3 次。

6. 消积化滞,行气止痛类

(1)越鞠丸:理气解郁,宽中除满。用于症见胸脘痞闷,腹中胀满,饮食停滞,嗳气吞酸者。口服。每次 6~9g,每日 2 次。

(2)荆花胃康胶丸:理气散寒,清热化瘀。用于寒热错杂证,气滞血瘀所致的胃脘胀闷、疼痛、嗳气、反酸、嘈杂、口苦;十二指肠溃疡见上述证候者。口服。每次 2 粒,每日 3 次。

 【中医适宜技术】

一、针刺体针疗法

针刺常取双侧足三里、上巨虚、下巨虚、阳陵泉、委中、委阳,手法根据辨证虚实选用迎随补泻法,实证用泻法,虚证用补法,以针下沉紧、患者自觉酸胀得气为准。也可采用电针治疗,取穴:膻中、天突、中脘、期门、足三里、内关、太冲。以上穴位得气后,行电针治疗,采用连续波,根据患者的耐受程度,调整电流强度,逐渐增大,以所刺穴位局部肌肉轻微颤动为度。

二、热敏灸疗法

热敏灸疗法主要适用于中虚气逆所致的泛酸,探测足阳明胃经穴位,以及中脘、天枢两水平线间区域。手持点燃的艾条,在距皮肤 3cm 左右实施温和灸,患者感到热感从皮肤表面向深层穿透或扩散、传热等,即为腧穴热敏化现象,该探测点即为热敏点。然后分别在热敏点上施行温和灸,直至透热、扩热,甚至感传现象消失为一次施灸剂量。

三、穴位敷贴

穴位敷贴疗治疗以中药脐疗,组方为生大黄、干姜、丁香、乌药、木香、肉桂、姜半夏、冰片,按照一定比例配成中药贴剂,每次取 5g,每日用药 1 次,适用于中虚气逆所致的泛酸。或以壮药穴位贴敷,组方为:八角茴香、两面针、穿破石、丁香、吴茱萸、肉桂、香附、沙姜,适用于寒热错杂所致的泛酸。上述药物粉碎后,加入鲜姜汁调和成膏状,选穴:脾俞、胃俞、膈俞、三焦俞、天枢、足三里、气海。

四、推拿疗法

推拿疗法适用于各种证型的泛酸。部位选上腹部、神阙穴及周围、背部夹脊穴,具体操作:①患者取仰卧位,两手自然放在身体两旁,医者立于患者左侧,用摩法或揉法,按顺时针方向在上腹部神阙穴及周围反复操作 20~30 次,腹部手法要深透有力,以患者自感腹部出现灼热为宜。②患者取坐位,医者站于患者背后,用双手捏、拿、提脊柱两侧的夹脊穴,从下至上反复操作 20~30 次,以皮肤潮红为度。

五、穴位注射疗法

穴位注射疗法适用于各种证型的泛酸。半夏泻心汤加味口服,同时给予维生素 B_6 注射液于双足三里穴位注射,每穴 50mg,隔日 1 次,连续治疗 4 周。

六、穴位按压法

穴位按压法适用于治疗各种证型的泛酸。按耳穴定位标准取神门、皮质下、小肠、大肠、胃,以及双侧缺盆、气舍、水突、气户、公孙、肝俞、足三里、脾俞、胃俞、委中、太溪、期门、行间、太冲、气海、膻中、中脘等穴位,先后进行揉法、点按法操作。

针灸治疗泛酸具有见效快、副作用小、便于操作、限制条件少等优势,应用广泛。热敏灸疗法、穴位敷贴疗法、推拿法具有操作快捷简便、患者易于接受等优势;穴位注射疗法具有起效快和副作用小的优点。

【 西药治疗 】

中医的泛酸可见于西医的多种疾病,西药治疗应根据现代医学的客观检查进一步明确诊断,规范、合理地选择用药。

1. 质子泵抑制剂

(1)雷贝拉唑钠肠溶片:10mg/片;20mg/片。可用于胃溃疡、十二指肠溃疡、吻合口溃疡、反流性食管炎、佐林格-埃利森综合征。成人每次口服 10mg,每日 1 次,在一般情况下,反流性食管炎的疗程不超过 8 周。对于持续发作和复发性反流性食管炎的维持治疗,每次口服本品 10mg,每日 1 次。

(2)泮托拉唑钠肠溶片:20mg/片;40mg/片。可用于胃溃疡,十二指肠溃疡,中、重度反流性食管炎。口服,每日早餐前 40mg。十二指肠溃疡疗程通常为 2~4 周,胃溃疡和反流性食管炎疗程通常为 4~8 周。

(3)兰索拉唑肠溶片:15mg/片;30mg/片。用于胃溃疡、十二指肠溃疡、吻合口溃疡、反流性食管炎、佐林格-埃利森综合征。口服,每次 30mg,每日 1 次。十二指肠溃疡,需连续服用 4~6 周;胃溃疡、反流性食管炎、佐林格-埃利森综合征,需连续服用 6~8 周。

(4)艾普拉唑肠溶片:5mg/片。本品适用于十二指肠溃疡。口服,晨起空腹吞服(不可咀嚼),每次 10mg,每日 1 次,疗程为 4 周。

(5)奥美拉唑肠溶片:20mg/粒。本品用于消化性溃疡出血、急性胃黏膜损害、手术后预防再出血、反流性胃炎、严重烧心患者等。口服,成人每次 20mg,每日 1~2 次。对本品过敏者、严重肝肾功能不全者慎用。

(6)艾司奥美拉唑:片剂/注射剂,20mg,40mg;胶囊,20mg,40mg。用于胃食管反流性疾病、糜烂性反流性食管炎、已经治愈的食管炎患者长期维持治疗、根除幽门螺杆菌,防止消化性溃疡复发等。口服,成人每次 20mg,每日 1 次。对奥美拉唑、其他苯并咪唑类化合物过敏者,伴有罕见的遗传性疾病,如果糖耐受不良,葡萄糖-半乳糖吸收障碍或蔗糖酶-异麦芽糖酶不足的患者禁用。

2. H₂受体拮抗剂

（1）法莫替丁片：20mg/片。适用于消化性溃疡，急性胃黏膜病变，反流性食管炎及瘤。口服。每次20mg，每日2次；或每次40mg，临睡前使用；4~6周为1个疗程。溃疡愈合后的维持量减半。肾功能不全者应调整剂量。

（2）尼扎替丁：150mg/片。应用于胃食管反流性疾病，以及糜烂性食管炎、溃疡性食管炎出现的胃灼热症状。口服。成人每次150mg，每日2次，可用至12周。

（3）枸橼酸铋雷尼替丁片：0.2g/片。适用于十二指肠溃疡、良性胃溃疡以及抗Hp治疗。口服。十二指肠溃疡，成人每次0.4g，每日2次，饭前或饭后服。治疗良性胃溃疡，每次0.4g，每日2次，疗程6~8周。治疗幽门螺杆菌阳性的十二指肠溃疡：枸橼酸铋雷尼替丁片每次0.4g，每日2次，疗程4周；首2周联用克拉霉素0.5g，每日2~3次（每日总剂量1~1.5g）。

（4）西咪替丁：0.2g/片。用于治疗胃溃疡、十二指肠溃疡及上消化道出血，降低胰腺功能不全患者胰酶补充剂的降解，治疗短肠综合征，预防上消化道应激性溃疡，反流性食管炎、胃泌素瘤及佐林格-埃利森综合征，缓解胃酸过多引起的胃痛、胃灼热感（烧心）、泛酸。口服。成人每次0.4g，每日4次。对本品过敏者、哺乳期妇女禁用。

3. 促胃肠动力药

（1）马来酸曲美布汀胶囊：0.1g/粒。适用于胃肠功能紊乱所致的食欲缺乏、恶心、呕吐、嗳气、肠鸣、腹痛、腹泻、便秘等症状。也可用于肠易激综合征。口服。每次100~200mg，每日3次，根据年龄、症状适当增减剂量。

（2）枸橼酸莫沙必利分散片：5mg/片。本品用于功能性消化不良、慢性胃炎伴有胃灼热、嗳气、恶心、呕吐、早饱、上腹胀、上腹痛等消化道症状者。口服。每次5mg，每日3次。

（3）伊托必利片：50mg/片。本品用于治疗上腹部不适、餐后饱胀、早饱、食欲缺乏、恶心、呕吐等功能性消化不良引起的各种症状及其他疾病引起的胃排空延迟。口服。成人每次50mg，每日3次。对本品过敏者、有胃肠道出血、机械性梗阻或穿孔的患者、妊娠期妇女禁用，严重肝肾功能不全者、哺乳期妇女、儿童慎用。

【名医经验】

一、董建华院士对泛酸辨证用药经验

董老认为泛酸最基本的病机为胆邪上逆犯胃，临床辨治时要根据舌脉症而分。胆热犯胃者，治疗上胆胃同治，清胆和胃，理气通降，使胆热随胃气下泄。常用药物有柴胡、黄芩、竹茹、陈皮、枳壳、紫苏梗、香橼、茯苓、清半夏等。

气滞血瘀者，采用理气和胃通降法或化瘀行气和降法。前者用胃苏饮加减，后者用金铃子散合失笑散加减。脾胃虚弱者，治以健脾和胃，恢复脾主运化之功，临床用药上常在健脾之剂中佐理气通降之品，使补而不滞，能升能降。寒热错杂者，采用苦辛通降以调其寒热，如纯用清热，则胃热未除而中寒更甚；单予温剂，则寒邪未散而胃火更炽，故以温清并用而调寒热，苦辛合方而调升降。

二、国医大师徐景藩治疗泛酸经验

徐景藩认为泛酸乃由肝失疏泄,郁久化热,横逆犯胃,胃失和降,胃气上逆所致。胃者以通为用,以降为和。故其治在肝胃,解其郁,平其气,泄其热,使上逆者下行,中结者旁达。

治法:以清泄肝胃之热兼理气和胃降逆为主。

方选:左金丸合济生橘皮竹茹汤加减为泄肝和胃汤。

药用:川连 3g,吴茱萸 2g,橘皮 6g,竹茹 10g,麦冬 10g,法(姜)半夏 10g,枇杷叶(布包)10g,茯苓 15g,甘草 3g,太子参 15g。

三、国医大师张镜人用清胃颗粒治疗泛酸经验

组成:连翘 9g、旋覆花 9g、代赭石 15g、赤芍 12g、丹参 15g、徐长卿 15g、玄胡 9g、香附 12g、炙甘草 5g。

功效:清热理气,和胃止痛。

主治:反流性食管炎,属肝胃郁热者。

经验:张镜人教授认为,泛酸与"热"的关系较密切。其一,因热邪而引起泛酸,如恣食辛辣煎炸,喜饮烈酒,或情志不遂,气郁而化热,内扰于胃,或感受六淫之邪,化热内传胃腑,或湿与热结,病久阴虚生热化火等因素,胃气火上逆引起泛酸、胃灼热、心下烦。其二,临床表现以热象居多,如泛酸、烧心伴灼热、心下烦、口干、口苦、舌红苔黄等。

四、李军祥教授用和胃降逆方治疗泛酸经验

李军祥教授认为胃失和降、气机上逆为泛酸总体病机,治以调节阴阳平衡、恢复气机升降,创和胃降逆方。组成:黄芩、黄连、干姜、清半夏、浙贝母、蒲公英、龙胆草、枳实、全瓜蒌、炙甘草。取法于半夏泻心汤,具辛开苦降、寒热平调之意,以恢复气机升降、阴阳平衡为旨。泛酸明显,肝气犯胃,加左金丸、乌贼骨、煅瓦楞等抑肝制酸之品;若情志不遂、肝郁气滞,症见胸胁满闷、口苦咽干者,于四逆散、小柴胡汤、越鞠丸、逍遥散中取法,摘入数味,以调畅肝之疏泄;嗳气、反流为主者,视气逆与痰饮轻重,合入二陈汤、旋覆代赭汤、苓桂术甘汤等,降气化痰;若肝胆不利,胆郁痰盛,热扰心神,取意黄连温胆汤、蒿芩清胆汤,以泄胆安神和胃;食积气滞,合木香槟榔丸、枳实导滞丸、升降散等;阳气虚弱,视脾肾不同,佐以黄芪建中汤、良附丸、肾气丸等,益脾温肾;情志不畅,神明不安,焦虑躁扰者,选甘麦大枣汤、柴胡加龙骨牡蛎汤等。

五、国医大师李佃贵用姜黄散与小承气汤合方治疗泛酸经验

组成:姜黄、羌活、白术、甘草、大黄、厚朴、枳实。

功效:疏肝理气兼止痛。

主治:肝气犯胃之泛酸、胃痛。

经验:方中姜黄辛散温通,能活血行气止痛,为芳香健胃药,并降胃之浊气,枳实、厚朴辛行苦降,长于行气,白术补气健脾。诸药合用,使肝气条达,脾胃健运,气机通畅,升降正常,共奏疏肝健脾、和胃降逆之功。临证治疗时可以在上述基本方的基础上酌加煅乌贼骨、瓦楞粉、煅龙骨、煅牡蛎等中药制酸药,偏肝气不舒者可加柴胡、香附、广木香、郁金、佛手、香橼等

疏肝行气解郁;偏火热者加生石膏、黄连、黄芩、龙胆草、栀子、蒲公英等清热泻火;伤食者加焦三仙、内金、莱菔子等消食化积;呕吐者加半夏、降香等降逆止呕;偏寒者加良姜、草艾、附子、肉桂等温中散寒;阴虚者加沙参、石斛、玉竹、麦冬、黄精、山萸肉、乌梅等养阴清热、益胃生津;偏血瘀者加延胡索、丹参、鸡血藤、五灵脂、三七等活血化瘀、行气止痛。

K【转归及预后】

1. 泛酸初起为实证居多,随着病情的发展逐渐转变为虚实夹杂或虚证表现,其虚以阳虚为主,其实以气滞、食滞、痰阻、郁热、湿阻多见,且兼夹证多。

2. 本病容易复发,但一般预后较好。

第三篇 | 第七章

参考文献

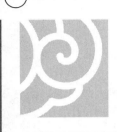

第八章 嘈杂

【概述】

嘈杂是指胃中空虚，似饥非饥，似辣非辣，似痛非痛，莫可名状，时作时止的一种病证。可单独出现，又常与胃痛、吞酸兼见。嘈杂是临床上常见的病症，可见于西医功能性消化不良、胃食管反流病、慢性萎缩性胃炎及慢性非萎缩性胃炎等疾病中。

【病名沿革】

嘈杂一证的描述最早见于《黄帝内经》，在《素问·至真要大论》有云："少阳之胜，热客于胃，烦心心痛，目赤欲呕，呕酸善饥"，经后代医家考证，其中"烦心"即指"嘈杂"之意。

宋代陈自明在《妇人大全良方·卷之六·妇人心胸嘈杂方论第十六》中概括了妇人嘈杂的发病机制，提出了"血嘈"病名，其曰："夫心胸嘈杂，妇人多有此证。原疾之由，多是痰也。皆血、液、泪、汗变成。或云是血嘈。"此时，唐宋时期的医家多将嘈杂一证作为妇科兼夹证或杂症来认识。

嘈杂的病名及具体论述始见于元代朱丹溪《丹溪心法》，其曰："嘈杂，是痰因火动，治痰为先"。

明代张景岳在《景岳全书·杂证谟·嘈杂》中对此症作了较全面的概述："嘈杂一证，或作或止，其为病也，则腹中空空，若无一物，似饥非饥，似辣非辣，似痛非痛，而胸膈懊侬，莫可名状，或得食而暂止，或食已而复嘈，或兼恶心，而渐见胃脘作痛。"

清代冯兆张在《冯氏锦囊秘录·杂症大小合参卷十四·方脉嘈杂合参》提出了"心嘈"的病名，其曰："嘈杂者，俗名心嘈。似饥非饥，似痛非痛，而有懊侬不宁之状。"著名医家叶天士在《临证指南医案》中对于"心嘈"一证提出了不同的看法，其曰："若夫所云心嘈者，误也；心但有烦而无嘈，胃但有嘈而无烦，亦不可不辨明之。"从而将心嘈之证与胃脘嘈杂之证进一步区别。

清末时期，日本著名医家丹波元坚在所著书籍中提到了嘈杂一证的通俗名称，其所著《杂病广要·内因类·痰涎》提到"嘈杂是痰。凡人胸膈一时如火烘炙，似痛非痛，忽然饥甚，北人呼为心刺，此火动其痰也。"阐述了北方人俗称的"心刺"即嘈杂一证。

概之，嘈杂一名，自《黄帝内经》始见，到清末近现代，经历数代医家的总结与沉淀，最终确定其病名,为后世所用。

 【病因病机】

一、饮食失宜

饮食伤胃是导致嘈杂重要病因之一。朱丹溪在《丹溪心法·嘈杂》指出"嘈杂……食郁有热";张景岳在《景岳全书》提到:"大抵食已即饥,或虽食不饱者,火嘈也。"饮食不节,暴饮暴食,或过食辛辣香燥,醇酒肥甘,或食生冷黏滑难消化之食物,积滞中焦,郁而化热,发为嘈杂。

二、情志不和

《证治准绳·杂病·第五册·杂门·嘈杂》曰:"嘈杂与吞酸一类,皆由肺受火伤,不能平木,木挟相火乘肺,则脾冲和之气索矣。"《医碥·卷之四·杂症·嘈杂》提到:"嘈杂,俗名心嘈……由肝火乘于脾胃,土虚不禁木摇,故烦扰不安。火盛则谷易消,食已则饥,得食则安,少顷又饥,又复嘈矣。"清代徐玉台《医学举要·卷三·杂症合论》有记载:"嘈杂与吞酸一类……皆由肝气不舒,相火乘及脾胃,治法不必用伐肝之剂,以六君子汤补脾运痰。"

情志因素也是导致嘈杂重要原因之一,忧郁恼怒,肝失条达,横逆犯胃,致肝胃不和,气失顺降而致嘈杂。

三、脾胃虚弱

脾胃虚弱是导致本病发生的基本病机。明代龚廷贤《寿世保元》说:"夫胃为水谷之海,无物不受,若夫湿面鱼腥,水果生冷,以及烹饪不调,粘滑难化等物,恣食无节,朝伤暮损,而成清痰稠饮,滞于中宫,故为嘈杂。"《景岳全书》曰:"嘈杂一证,多由脾气不和或受伤,脾虚而然。"清代李用粹《证治汇补》曰:"若夫大病后,每于夜分,心嘈如饥,殊难容忍者,此阴虚血少,或阳气下陷,阴火沸腾,此嘈杂之属气血虚而有火也。"另,宋代陈自明《妇人大全良方·卷之六·妇人心胸嘈杂方论第十六》论述了妇人嘈杂之证,主因为胃气虚寒,其曰:"……心腹中脘痰水冷气,心下中清水自出,胁肋急胀,此胃气虚冷所致。其脉沉迟弦细,是其证也。"

脾胃为仓廪之官,主受纳、腐熟、运化水谷。由于脾胃素虚,或病后胃气未复,阴分受损,或过食寒凉生冷,致脾胃虚弱,食滞中焦而发生嘈杂。

四、营血不足

营血不足是嘈杂发病重要原因之一,《景岳全书·杂症谟·嘈杂》曰:"又有误用消伐等药,以致脾胃亏损,血少嘈杂,中虚则烦杂不饥,脾弱则食不运化,此宜专养脾胃。"

由于素体脾虚,或思虑过度,劳伤心脾,或因失血过多,导致营血不足,使胃失濡润致嘈杂。

本病的病因,初则多为饮食失宜、情志不和等因素,病因多单一,病机也单纯,常见胃热证候,表现为实证;久则常见由实转虚,多见胃虚证候、血虚证候。本病病位在胃,与肝脾关系密切。

【临床表现】

嘈杂是指患者自觉胸骨后中、下段至上腹部之间饥嘈不适的一种病证,以胃中空虚、似饥非饥、似辣非辣、似痛非痛、莫可名状、时作时止等为主症。多由饮食失宜、情志不和及素体虚弱等因素而诱发,可伴有嗳气、反酸、胃胀、食欲缺乏、胃痛等症状。

【诊断】

1. 胃脘部空虚感,似饥非饥,似辣非辣,似痛非痛,胸膈懊恼,可伴有上腹部压痛。
2. 可伴有泛酸、嗳气、恶心、食欲缺乏、胃痛等上消化道症状。
3. 多有反复发作病史,发病前多有明显的诱因,如天气变化、情志不畅、劳累、饮食不当等。

【鉴别诊断】

与吞酸鉴别　《张氏医通·嘈杂》曰:"嘈杂与吞酸一类,皆由肝气不舒……中脘有饮则嘈,有宿食则酸。"指出嘈杂与吞酸病位相同,并具有相同的肝气不舒的病机,区别在于病因不同:嘈杂为脾虚留饮邪所致,而吞酸的关键在于有宿食留滞。从临床来看,两者的临床表现明显不同,吞酸常自觉有酸水上泛到达口腔而不能及时吐出,嘈杂主要症状是胃中空虚,似饥非饥,莫可名状,两者可兼并出现,主次不同。

【辨证论治】

一、辨证要点

1. **辨虚实**　本病首先当分虚实。实证分为胃热证,虚证又可分为胃虚证、血虚证。胃热证者,嘈杂而兼恶心吐酸,口渴喜冷,口臭心烦,舌质红,舌苔黄干,脉滑数;胃虚证者,嘈杂时作时止,兼口淡无味,食后脘胀,体倦乏力,舌质淡苔白,脉虚;血虚证者,嘈杂而兼血虚征象。

2. **辨病势缓急**　凡嘈杂起病急骤者,病程较短,多由饮食不节、暴饮暴食、饮酒或恼怒等情绪激动诱发,致寒伤中阳,食滞不化,肝气郁结,胃失和降而致。凡嘈杂起病缓慢者,疼痛渐发,病程较长,多由脾胃虚弱,失于调治,或重病大病,损伤脾胃,造成中气不足,升降失司,脾虚不能运化滞浊,胃气不和而致。

二、治疗原则

脾胃位居中焦,胃气宜通、宜降、宜和,通则胃气降,降则气机和,和则纳运正常,纳运和,则嘈杂自除,故治疗嘈杂以健运脾胃为主,实者治以清热化痰之法,以求邪去胃安,嘈杂止之效;虚者重在补气、健脾、补血等,应注意,治疗嘈杂的过程中,应时时注意顾护胃气。清代林佩琴《类证治裁》曰:"嘈症属胃,渐吞酸停饮,胸前隐痛"。程国彭《医学心悟》曰:"嘈杂之症,治失其宜,变为噎塞者众矣。"皆言嘈杂失治误治的后果。

三、辨证分型

1. 胃热证

主症:①嘈杂;②恶心吞酸。

次症:①脘闷痰多;②似饥非饥;③口臭心烦;④口渴喜冷。

舌脉:舌质红,苔黄干,脉滑数。

2. 胃虚证

主症:①嘈杂时作时止;②口淡无味。

次症:①体倦乏力;②不思饮食;③食后脘胀。

舌脉:舌淡苔白,脉虚。

3. 血虚证

主症:①胃中嘈杂;②面白唇淡。

次症:①失眠多梦;②头晕心悸。

舌脉:舌淡苔薄白,脉细弱。

证候诊断:主症必备,加次症 2 项及以上,结合舌脉,即可诊断。

四、辨证治疗

1. 胃热证

治法:清热化痰和中。

代表方:黄连温胆汤(《六因条辨》)。

常用药:黄连、半夏、竹茹、枳实、陈皮、茯苓、生姜、甘草。

加减:胃痛者加延胡索、五灵脂;腹胀者加川厚朴、莱菔子;嗳气者加代赭石、旋覆花;泛酸者加瓦楞子、海螵蛸;纳呆者加山楂、神曲;便秘者加大黄;舌红郁热者加黄芩;苔腻湿重者加苍术、佩兰;热盛者,可加黄芩、山栀。

研究发现黄连温胆汤及其加减方可适用于临床脾胃湿热型消化系统疾病,现代药理学证实黄连温胆汤有抑制胃酸分泌,缓解胃肠平滑肌痉挛、抑制 Hp 生长繁殖等药理作用。方中黄连具有抗菌消炎的作用,既能促进营养物质的吸收,又能促进体内代谢废物的排泄,提高胃肠黏膜血运功能;半夏有显著的抑制胃液分泌的作用,也能抑制胃酸过多分泌;枳实能促进胃肠的排空,故临床用之疗效显著。也有研究证实黄连温胆汤有促进血管内皮生长因子表达的效果,从而促进胃肠黏膜上皮细胞增生及维持胃肠道的完整性,能显著增加胃黏膜血流量,在防御中起重要作用。

2. 胃虚证

治法:健脾益胃和中。

代表方:四君子汤(《太平惠民和剂局方》)。

常用药:党参、白术、茯苓、甘草、怀山药、白扁豆。

加减:兼气滞者加木香、砂仁;胃寒明显者,加干姜。

四君子汤为中医健脾益气的代表方剂,现代实验研究表明该方通过调整胃肠的电活动节律和振幅,改善胃肠电活动,进而调节胃肠运动的速度、方向和节律从而使胃排空率及胃电节律等胃动力指标明显改善;也有研究表明四君子汤能刺激胃酸分泌,提高动物消化吸收功能,发挥健脾益气作用;且通过小鼠实验发现四君子汤可以使唾液淀粉酶活性和酶原颗粒基本恢复正常;并且具有调节胃肠激素分泌和增强机体免疫力的功效。

3. 血虚证

治法:益气补血和中。

代表方:归脾汤(《济生方》)。

常用药:黄芪、党参、当归、升麻、白术、茯苓、木香、生姜、大枣、龙眼肉、酸枣仁、远志。

加减:泛吐清水者加吴茱萸、高良姜;便溏甚者,加薏苡仁;腹胀明显者,加枳壳、厚朴。

归脾汤可以有效改善腹胀、厌食、上消化道不适等症状,可降低胃肠激素,增加胃电图参数的主频及振幅,从而有效改善胃肠动力状态。

【中成药】

1. 清热燥湿类

枫蓼肠胃康颗粒:清热除湿化滞。用于急性胃肠炎,属伤食泄泻型及湿热泄泻型者,症见腹痛腹满、泄泻臭秽、恶心呕腐或有发热恶寒苔黄脉数等。亦可用于食滞胃痛而症见胃脘痛、拒按、恶心欲吐、嗳腐吞酸、舌苔厚腻或黄腻脉滑数者。开水冲服,每次8g(1袋),每日3次。浅表性胃炎15日为1个疗程。

2. 消食导滞类

(1)保和丸:消食导滞和胃。用于食积停滞,脘腹胀满,嗳腐吞酸,不欲饮食。口服。浓缩丸每次8丸,每日3次。

(2)大山楂丸:开胃消食,主治食积内停所致的食欲缺乏,消化不良,脘腹胀闷。口服。大蜜丸每次1~2丸,每日1~3次;小儿酌减。

(3)健胃消食口服液:健胃消食。用于脾胃虚弱所致的食积,症见不思饮食,嗳腐酸臭,脘腹胀满;消化不良见上述证候者。口服,每次10ml,每日2次,在餐间或饭后服用,2周为1个疗程。

3. 疏肝理气类

(1)香砂六君丸:益气健脾,和胃。用于脾虚气滞,消化不良,嗳气食少,脘腹胀满,大便溏泄。口服。水丸每次6~9g,每日2~3次。

(2)沉香舒气丸:舒气化郁,和胃止痛。用于肝郁气滞、肝胃不和引起的胃脘胀痛,两胁胀满疼痛或刺痛,烦躁易怒,呕吐吞酸,呃逆嗳气,倒饱嘈杂,不思饮食。口服。大蜜丸每次2丸,每日2~3次。

4. 健脾益气类

(1)胃复春片:健脾益气,活血解毒。用于胃癌癌前病变及胃癌手术后辅助治疗、慢性浅表性胃炎属脾胃虚弱证者。口服,每次4片,每日3次。

(2)香砂和胃丸:健脾开胃,行气化滞。用于脾胃虚弱,消化不良引起的食欲缺乏,脘腹胀痛,吞酸嘈杂,大便不调。口服,每次6g,每日2次。

5. 滋阴养胃类

(1)阴虚胃痛颗粒:养阴益胃,缓急止痛。用于胃阴不足所致的胃脘隐隐灼痛、口干舌燥、纳呆干呕;慢性胃炎见上述症状者。开水冲服。每次10g,每日3次。

(2)养胃舒胶囊:滋阴养胃。用于慢性胃炎,胃脘灼热,隐隐作痛。口服。每次3粒,每日 2 次。

6. 温中补虚类

（1）小建中颗粒：温中补虚，缓急止痛。用于脾胃虚寒，脘腹疼痛，喜温喜按，嘈杂吞酸，食少心悸及腹泻与便秘交替症状的慢性结肠炎，胃及十二指肠溃疡。口服。每次 15g（1 袋），每日 3 次。

（2）附子理中丸：温阳祛寒、益气健脾，用于脾胃虚寒证的反胃患者，主要表现为脘腹冷痛，朝食暮吐，暮食朝吐，下利清谷，恶心呕吐，畏寒肢冷等不适，具有较好的临床效果。9g/丸，口服，大蜜丸每次 1 丸（9g/丸），每日 3 次。

【中医适宜技术】

一、针刺

取足阳明经、手厥阴经、足太阴经、任脉穴。处方：足三里、梁丘、公孙、内关、中脘。配穴：胃热者加内庭；胃虚者加气海、脾俞；血虚者加三阴交、血海。脾胃虚寒者选穴：足三里、梁丘、公孙、内关、中脘、气海、脾俞。操作：毫针刺，实证用泻法，虚证用补法。

二、穴位贴敷

取吴茱萸 25g 研末，过 200 目筛，用适量食醋和匀，外敷涌泉穴，每日 1 次，每次 30 分钟。取吴茱萸 5g、白芥子 3g 研为细末，用纱布包扎，外敷中脘穴，每次 20 分钟，并以特定电磁波治疗仪照射。

三、灸法

脾胃虚寒者可隔姜灸中脘、神阙、天枢（双）、足三里（双）、脾俞（双）等。

四、耳穴疗法

取胃、脾、肝、十二指肠、小肠、交感、神门、耳迷根等耳穴，每次贴单侧耳，每日饭后自行按压 3 次。

五、推拿疗法

采用顺时针的推拿方法按摩患者的腹部，选择天枢、章门、足三里、中脘等穴位，或进行顺时针的揉按、搓摩，点揉上脘、中脘、建里、梁门、天枢、气海、关元等穴位。

【西药治疗】

中医的嘈杂可见于西医的诸多疾病，对于以嘈杂为主症的患者，西药治疗应根据现代医学的客观检查进一步明确诊断，规范、合理地选择用药，对症治疗。嘈杂可选择的药物有：

1. 雷贝拉唑钠肠溶片 10mg/片、20mg/片。本品用于胃溃疡、十二指肠溃疡、吻合口溃疡、反流性食管炎、佐林格-埃利森综合征（胃泌素瘤），辅助用于胃溃疡或十二指肠溃疡患者根除幽门螺杆菌。胃溃疡、十二指肠溃疡、吻合口溃疡、佐林格-埃利森综合征：通常，成人每次口服本品 10mg，每日 1 次；根据病情也可每次口服 20mg，每日 1 次。反流性食管炎：通常，成人每次口服本品 10mg，每日 1 次。根据病情也可每次口服 20mg，每日 1 次。在一般情况下，反流性食管炎的疗程不超过 8 周。对于持续发作和复发性反流性食管炎的维持治疗，每次口服本品 10mg，每日 1 次。

2. **枸橼酸莫沙必利片**　5mg/片。用于缓解胃炎伴有的消化系统症状（胃灼热、早饱、上腹胀、恶心、呕吐）。成人通常用量为每次 1 片，每日 3 次，饭前或饭后口服。

3. **马来酸曲美布汀片**　0.1g/片。用于胃肠道运动功能紊乱引起的胃痛。口服，每次 100~200mg，每日 3 次。孕妇、哺乳期的妇女慎用。

4. **米曲菌胰酶片**　24mg/片。用于消化酶减少引起的消化不良。口服，每次 24mg，每日 3 次。

【名医经验】

一、国医大师梅国强利用柴胡陷胸汤化裁治疗嘈杂经验

梅国强利用柴胡陷胸汤化裁治疗嘈杂，具有和解枢机、清化痰热、活血通络的功效。方药组成是柴胡 10g，黄芩 10g，法半夏 10g，全瓜蒌 10g，黄连 10g，吴茱萸 6g，乌贼骨 15g，延胡索 15g，郁金 10g，炒川楝 10g，姜黄 10g，青皮 10g，当归 10g，川芎 10g。

二、名老中医赵冠英应用参柴黄连汤治疗嘈杂经验

赵冠英用参柴黄连汤治疗嘈杂，该方具有健胃益气、疏肝理气、降逆止呕、清热燥湿的功效。组成：党参 15g，白术 15g，茯苓 15g，甘草 6g，柴胡 10g，枳壳 15g，白芍 15g，黄连 6g，吴茱萸 6g，乌药 15g，莪术 15g，白花蛇舌草 15g，生三仙（生山楂、生神曲、生麦芽）各 10g。他认为参柴黄连汤在四君子汤、左金丸、四逆散、芍药甘草汤等方的基础上化裁而来，能显著改善慢性胃炎患者胃脘疼痛、脘腹胀闷、嗳气呃逆、嘈杂泛酸、纳呆食少等临床症状，改善胃镜征象和舌象，抑制或杀灭 Hp，对萎缩性胃炎的腺体萎缩、肠化生和异型增生也有一定的减轻和逆转作用，从而起到降低或阻断萎缩性胃炎癌变的作用。

【转归及预后】

嘈杂系消化系统疾病的一个症状，一般来讲，病情轻浅。若不予重视，或治疗不当，病情发展，亦可演变为重病。《类证治裁》指出，嘈杂日久，"渐至吞酸停饮，胸前隐痛"。《医学心悟》云："嘈杂之症，治失其宜，变为噎塞者众矣。"《医方考》认为"终身嘈杂者，必夭天年"。中医历来重视未病先防、有病早治的治未病思想，临床应当重视本病的早期治疗。

第三篇 | 第八章

参考文献

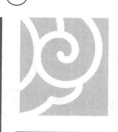

第九章 胃脘痛

【概述】

胃脘痛,又称胃痛、脘痛,是指以上腹部近心窝处疼痛为主症的病证。常伴有上腹胀、纳呆、恶心、呕吐、嘈杂、反酸、嗳气等症状。胃脘痛是临床上常见的病证,多见于西医病证中的消化性溃疡、胃炎(急性胃炎、慢性胃炎)、反流性食管炎、食管-贲门失弛缓症、胃癌、胃痉挛、胃黏膜脱垂、胰腺炎、胰腺癌、十二指肠肠炎、肠系膜上动脉综合征、胆石症、胆囊炎、胃神经症、胃泌素瘤等。

【病名沿革】

《黄帝内经》最早记载“胃脘痛”的症状。《素问·五常政大论》云:“少阳司天,……心痛,胃脘痛。”《素问·六元正纪大论》:“木郁之发……故民病胃脘当心而痛。”《灵枢·经脉》有:“脾足太阴脉……是动则病舌本强,食则呕,胃脘痛。”《灵枢·胀论》:“六腑胀,胃胀者,腹满,胃脘痛,鼻闻焦臭,妨于食,大便难。”《黄帝内经》中与胃脘痛相关的病名主要有“心痛”“厥心痛”“胃心痛”等。如《素问·至真要大论》说:“寒厥入胃,则内生心痛。”《灵枢·厥病》:“厥心痛,腹胀胸满,心尤痛甚,胃心痛也。”由于《黄帝内经》各篇对胃脘痛与心痛并未作明确区分,常常“心痛”与“胃痛”混称,从而使后世对胃脘痛的病名产生歧义。

汉代张仲景在《伤寒论》《金匮要略》中所指“心下”部位,实则胃脘。并分为“心下痞”“心下急”“心下痛”“心下满微痛”“心下满痛”“心下满痛”等不同类型。

隋唐时期医家仍将本病称为“心痛”“胃心痛”“心腹痛”“心腹俱痛”,但在病机、病位、治疗上开始与心经心痛相区别。如巢元方《诸病源候论·心腹痛病诸候》:“足太阴之经与络俱虚……为邪所乘,正气与邪气交争,在于经则胃脘急痛,在于络则心下急痛。”王焘《外台秘要·心痛方》:“足阳明为胃之经,气虚逆乘心而痛,其状腹胀,归受于心而痛甚,谓之胃心痛也。”唐代孙思邈提出九种心痛之说,《千金要方·心腹痛》载:“九种心痛,一虫心痛,二注心痛,三风心痛,四悸心痛,五食心痛,六饮心痛,七冷心痛,八热心痛,九去来心痛。”“九种心痛”多是指胃脘痛。

宋代,陈无择《三因极一病证方论·九痛叙论》首次从病因、病机、病位、治疗等角度区别胃脘痛之心痛与心经之心痛,指出:“夫心痛者,在方论则曰九痛。《内经》则曰举痛,一曰卒痛,种种不同。以其痛在中脘,故总而言之心痛,其实非心痛也。"

金元医家首先将胃脘痛作为病证名提出。张元素在《医学启源·主治心法》首载"胃脘痛"病证名。张从正在《儒门事亲·十形三疗》医案中也提到胃脘痛病证名:"胃脘痛。一将军病心痛不可忍,戴人曰:此非心痛也,乃胃脘当心而痛也。"朱丹溪则指出"心痛即胃脘痛"。李东垣在《兰室秘藏》中首次将胃脘痛作为独立病证单设一门,明确指出胃脘痛的病位在脾胃。

明清时期,胃脘痛的辨证论治体系渐趋完善,胃脘痛病名正式确立。虞抟在《医学正传·胃脘痛》中分析造成前代医家将胃脘与心痛混称的原因说:《内经》曰:木郁之发……民病胃脘当心而痛……古方名为脾疼者是也。胃之上口名曰贲门,贲门与心相连,故《经》所谓胃脘当心而痛,今俗呼为心痛者,未达此义耳……古方九种心痛……详其所由,皆在胃脘,而实不在于心也。"并进一步论述胃脘痛的病因、病机和治疗。秦景明在明确区分胃脘痛与心痛的基础上,扩大心痛的范围,使胃脘痛的内涵和外延更加准确。他在《症因脉治·胃脘痛论》中云:"大抵痛而能饮食者,心胞络痛也;痛而不能饮食者,胃脘痛也。"明清医家在著作中把胃脘痛作为正式病证名广泛使用,即使只设"心痛"或"心腹痛"门,也多在文中明确区分胃脘痛非心痛。至此,中医学胃脘痛病证名正式确立。

总之,宋代以前中医学把胃脘痛归属于心痛病,金元时期开始成为独立病名,在明清两代则作为独立的病证名广泛使用,近现代对"胃脘痛"病证名的界定更加准确科学,最终形成今天胃脘痛病名。

【病因病机】

一、外邪犯胃

六淫之邪皆可单独或相兼犯胃,导致胃脘痛发作。如《素问·举痛论》云:"寒气客于肠胃……故痛而呕也。"《素问·至真要大论》曰:"少阳之胜,热客于胃,烦心心痛。"《素问·五常政大论》云:"少阳司天,火气下临……心痛,胃脘痛。"又云:"太阴司天,湿气下临……大寒且至……心下否痛。"《诸病源候论》分析外感之邪导致胃脘痛,多从"风冷"立论,如《诸病源候论·风病诸候》:"风入腹,拘急切痛者,是体虚受风冷。"《太平惠民和剂局方》更强调寒邪致病,认为胃脘痛多由"足太阴之经与络俱虚,为寒冷邪气所乘"引发。《三因极一病证方论》曰"十二经络外感六淫,则其气闭塞,郁于中焦,气与邪争,发为疼痛",认为六淫皆可致胃脘痛。李东垣、朱丹溪等在总结前人外感学说的基础上,把"客寒犯胃"作为致病的主要外因,并认为寒邪犯胃常兼湿邪。

总之,对于导致胃脘痛的外因,历代医家观点各有不同。《黄帝内经》认为风寒湿热之邪皆可致病,外邪客于胃,阻滞胃脘,气机不畅,而致胃痛。自隋唐以后,"客寒犯胃"说成为外邪致病的主流,多数著作论外感病因只言寒邪或寒湿。寒邪属阴邪,其性凝滞收引。胃脘上部以口与外界相通,气候寒冷,寒邪由口吸入,或脘腹受凉,寒邪直中,内客于胃,致使寒凝气滞,胃气失和,胃气阻滞,不通则痛。

二、饮食失宜

饮食不节,饮食伤胃是导致胃脘痛的主要原因之一。《素问·痹论》云:"饮食自倍,肠胃乃伤。"《灵枢·小针解》谓:"寒温不适,饮食不节,而病生于肠胃。"五味偏嗜,可直接损伤五脏,《素问·生气通天论》曰:"味过于酸,肝气以津,脾气乃绝……味过于苦,脾气不濡,胃气乃厚。"《医学正传·胃脘痛》曰:"初致病之由,多因纵恣口腹,喜好辛酸,恣饮热酒煎煿,复餐寒凉生冷,朝伤暮损,日积月深……故胃脘疼痛。"宋代陈师文《太平惠民和剂局方·伤寒》曰:"因饥饱食,饮酒过多,心下坚满……心腹大疼。"李东垣在《东垣试效方》中也指出:"夫心胃痛及腹中诸痛,皆因劳役过甚,饮食失节,中气不足,寒邪乘虚而入客之,故卒然而作大痛。"

胃主受纳,腐熟水谷,其气以和降为顺,故胃痛的发生与饮食失宜关系最为密切。若饮食不节,暴饮暴食,损伤脾胃。饮食停滞,致使胃气失和,胃中气机阻滞,不通则痛;或五味过极,辛辣无度,或恣食肥甘厚味,或饮酒如浆,则伤脾碍胃;蕴湿生热,阻滞气机,以致胃失通降,不通则痛,皆可导致胃痛。

三、情志不畅

情志郁结致气机逆乱是导致胃脘痛的重要原因之一。元代医家危亦林在《世医得效方·大方脉杂医科》中认为"忧气、喜气、惊气、怒气"皆可致"心腹刺痛,不能饮食"。明代方贤在《奇效良方·心痛》中曰:"胃心痛者……皆脏气不平,喜怒忧郁所致,属内因。"又云:"喜、怒、忧、思、悲、恐、惊七气为病,发则心腹刺痛不可忍。"肝失疏泄,肝气犯胃,中焦气机升降失常。《素问·宝命全形论》所说的"土得木而达"即是这个意思。忧思恼怒,情志不遂,肝失疏泄,肝郁气滞,横逆犯胃,以致胃气失和,胃气阻滞,即可发为胃痛。所以《杂病源流犀烛·胃病源流》谓:"胃痛,邪干胃脘病也……唯肝气相乘为尤甚,以木性暴,且正克也。"肝郁日久,又可化火生热,邪热犯胃,导致肝胃郁热而痛。汪机在《医学原理·心痛门》曰:"有因心事郁结……有因七情内郁,以致清阳不升,浊阴不降,清浊混淆而痛者。"秦昌遇认为"怒则气上,思则气结,忧思日积,气不宣行,则气滞而成痛"。此外,还在《症因脉治·胃脘痛论》云:"七情六欲之火,时动于中……热久成燥,积热之痛作矣。"刘完素认为气结不散,阳气不得下通、气逆上攻是本病基本病机,提出了郁热致痛的病机,"热郁则闭塞而不通畅也""热甚则痛",为后世胃脘痛胃热炽盛证的确立奠定了理论基础。

综合历代文献观点,情志因素既是导致胃脘痛的直接病因,也是引起胃脘痛发作的重要诱因。其中怒、忧、思过度造成气机逆乱致病最为常见,其他情志过极,在一定条件下也可致病。

四、脾胃虚弱

脾胃虚弱、气机不畅是本病的基本病机。如《诸病源候论》云:"虚劳者,脏气不足,复为风邪所乘……故心腹俱痛。"《太平圣惠方》云:"夫脏腑气虚,脾胃衰弱,阳气不足,阴气有余,邪冷之气内搏于足太阴之经……正气与邪气交争,上下相击,故令心腹疼痛也。"金代李东垣认为"内伤脾胃,生气不足"是胃脘痛发病的基础。

脾与胃相表里,同居中焦,共奏受纳运化水谷之功。脾气主升,胃气主降,胃之受纳腐熟,赖脾之运化升清,所以胃病常累及于脾,脾病常累及于胃。若素体不足,或劳倦过度,或饮食所伤,或久病脾胃受损,均可引起脾胃虚弱,中焦虚寒,致使胃失温养,发生胃痛。若是热病伤阴,或胃热火郁,灼伤胃阴,胃失濡养,也可引起胃痛。

五、药物损害

过服寒凉、温燥中西药物,伤胃体,耗胃气,损胃阴,使脾失健运,胃失和降,不通则痛。《证治汇补·心痛》言:"服寒药过多,致脾胃虚弱,胃脘作痛。"即过服寒凉药物,引起脾胃虚弱,中焦虚寒;或久服香燥理气之品,耗伤胃阴,均可致胃失濡养,引起胃痛。

此外,若气滞日久,血行瘀滞,或久痛入络,胃络受阻,或胃出血后,离经之血未除,以致瘀血内停,胃络阻滞不通,均可引起瘀血胃痛。若脾阳不足,失于健运,湿邪内生,聚湿成痰成饮,蓄留胃脘,可致痰饮胃痛。《临证指南医案·胃脘痛》早已有关于这种病机的论述:"胃痛久而屡发,必有凝痰聚瘀。"

本病病因,初则多由外邪、饮食、情志不遂所致,病因多单一,病机也单纯,常见寒邪客胃、饮食停滞、肝气犯胃、肝胃郁热、脾胃湿热等证候,表现为实证;久则常见由实转虚,如寒邪日久损伤脾阳,热邪日久耗伤胃阴,多见脾胃虚寒、胃阴不足等证候,则属虚证。因实致虚,或因虚致实,皆可形成虚实并见证,如胃热兼有阴虚,脾胃阳虚兼见内寒,以及兼夹瘀、食、气滞、痰饮等。本病的病位在胃,与肝脾关系密切,也与胆肾有关。基本病机为胃气阻滞,胃络瘀阻,胃失所养,不通则痛。

【临床表现】

胃痛的部位在上腹部胃脘处,俗称心窝部。其疼痛的性质表现为胀痛、隐痛、刺痛、灼痛、闷痛、绞痛等,常因病因病机的不同而异,其中尤以胀痛、隐痛、刺痛常见。可有压痛,按之其痛或增或减,但无反跳痛。其痛有呈持续性者,也有时作时止者。其痛常因寒温失宜,饮食失节,情志不舒,劳累等诱因而发作或加重。本病证常伴有食欲缺乏,恶心呕吐,吞酸嘈杂等症状。

【诊断】

1. 上腹胃脘部疼痛及压痛。
2. 常伴有食欲缺乏,胃脘痞闷胀满,恶心呕吐,吞酸嘈杂等症状。
3. 发病常由感受外邪,饮食不节,情志不遂,劳累等诱因引起。

【鉴别诊断】

1. **与真心痛鉴别**　古代文献中所说的心痛、心下痛等,亦多包括胃脘疼痛,但本症应与真心痛相鉴别,后者疼痛常在左侧胸膺部,每突然发作,疼痛剧烈,或如锥刺,或心胸闷痛窒塞,难以忍受。疼痛可向左侧肩背或左臂内侧放射,即所谓"心痛彻背"。病情严重者则如《灵枢·厥病》所描述:"真心痛,手足清至节,心痛甚,旦发夕死,夕发旦死。"其预后和治疗与胃脘痛截然不同,不可混为一谈。真心痛系心经病变所引起的心痛病症,其病变部位、疼痛程度、临床特征和预后转归等均与胃脘痛有明显区别。

2. **与胁痛鉴别**　胁痛是指一侧或两侧胁肋部发生疼痛为主症的病证。两胁为足厥阴肝经和足少阳胆经循行所过,故胁痛多与肝胆胰疾患有关。一般疼痛较剧,每每于进油腻饮食后诱发或胁痛加剧。

3. 与腹痛鉴别   胃脘痛与腹痛的鉴别,主要是部位不同,胃脘痛的部位在肚脐以上腹部,而腹痛的部位则在肚脐以下、耻骨毛际以上整个腹部发生疼痛,包括胁腹痛、上腹部痛和小腹部痛。

4. 与结胸证鉴别   《伤寒论》中大结胸证之心下痛与本症虽同属心下,但受邪性质和部位大小有别。大结胸疼痛部位为心下至少腹,本症只限于上腹部。前者为风寒之邪内传化热,水热互结所致,后者多见于内伤杂病。

5. 与肠痈鉴别   肠痈病变初起,多表现为突发性上腹胃脘部疼痛,随着病情的变化,疼痛可由胃脘部转移至右下腹部,且痛处拒按,腹皮拘紧,右腿屈曲不伸,转侧牵引时加剧,多伴恶寒、发热。胃痛患者则始终局限于胃脘,一般无发热。

6. 与痞满鉴别   两者病位同在胃脘部,且常相兼出现。然胃痛以疼痛为主,胃痞以满闷不适为患,可累及胸膈;胃痛病势多急,压之可痛,而胃痞起病较缓,压无痛感,两者差别显著。

K 【辨证论治】

一、辨证要点

1. 辨急缓   胃痛暴作者,多因外感寒邪,或进食生冷,或暴饮暴食,致寒伤中阳,积滞不化,胃失和降,不通则痛。胃痛渐发者,常由肝郁气滞,木旺乘土,或脾胃虚弱,木壅土郁,而致肝胃不和,气滞血瘀。

2. 辨寒热   寒证胃痛多见胃脘冷痛,因饮冷受寒而发作或加重,得热则痛减,遇寒则痛增,舌淡,苔白等;热证胃痛多见胃脘灼热疼痛,进食辛辣燥热食物易于诱发或加重,喜冷恶热,胃脘得凉则舒,伴有口干口渴,大便干结,舌红,苔黄少津,脉数等症。

3. 辨虚实   虚证胃痛多见于久病体虚者,其胃痛隐隐,痛势徐缓而无定处,或摸之不得其所,时作时止,痛而不胀或胀而时减,饥饿或过劳时易诱发疼痛或致疼痛加重,揉按或得食则疼痛减轻,伴有食少乏力,脉虚等症;实证胃痛多见于新病体壮者,其胃痛兼胀,表现胀痛、刺痛,痛势急剧而拒按,痛有定处,食后痛甚,伴有大便秘结,脉实等症。

4. 辨气血   初痛在气,久痛在血。胃痛且胀,以胀为主,痛无定处,时痛时止,常由情志不舒引起,伴胸脘痞满,喜叹息,得嗳气或矢气则痛减者,多属气分;胃痛久延不愈,其痛如刺如锥,持续不解,痛有定处,痛而拒按,伴食后痛增,舌质紫暗,舌下脉络紫暗迂曲者,多属血分。

5. 辨脏腑   在胃者,多属胃病初发,常因外感、伤食引起,症见胃脘胀痛,闷痛,嗳气等。在肝胃者,多属反复发作,每与情志不遂有关,症见胃脘胀痛连及胸胁,走窜不定,太息为快,脉弦等。在脾胃者,多属久病、休息则轻,面色萎黄,疲乏无力,大便溏薄,脉缓等。

二、治疗原则

胃痛的治疗,以理气和胃止痛为基本原则。旨在疏通气机,恢复胃腑和顺通降之性,通则不痛,从而达到止痛的目的。胃痛属实者,治以祛邪为主,根据寒凝、食停、气滞、郁热、血瘀、湿热之不同,分别用温胃散寒、消食导滞、疏肝理气、泄热和胃、活血化瘀、清热化湿诸法;属虚者,治以扶正为主,根据虚寒、阴虚之异,分别用温中益气、养阴益胃之法。虚实并见者,则扶正祛邪之法兼而用之。

三、辨证分型

1. 寒邪客胃证

主症:①胃痛暴作;②遇冷痛重。

次症:①畏寒;②喜暖。

舌脉:舌淡苔白,脉弦紧。

2. 饮食伤胃证

主症:①胃胀痛拒按;②嗳腐酸臭。

次症:①恶心欲吐;②不思饮食;③恶嗅;④大便或矢气酸臭。

舌脉:舌苔厚腻,脉弦滑。

3. 肝胃不和证

主症:①胃脘胀满或疼痛;②两胁胀满。

次症:①每因情志不畅而发作或加重;②心烦;③嗳气频作;④善叹息。

舌脉:舌淡红,苔薄白,脉弦。

4. 脾胃湿热证

主症:①脘腹满或疼痛;②口苦或口臭。

次症:①口干不欲饮,身重倦怠;②纳呆;③恶心或呕吐;④小便短黄,大便不畅。

舌脉:舌红,苔黄厚腻,脉滑。

5. 寒热错杂证

主症:①胃脘胀满疼痛,遇冷加重;②口干或口苦。

次症:①纳呆;②嘈杂;③恶心或呕吐。

舌脉:舌淡,苔黄,脉弦细滑。

6. 瘀血阻胃证

主症:胃脘刺痛,痛处不移。或见呕血、黑便。

次症:①胃痛入夜加重;②面色黧黑。

舌脉:舌质紫暗,舌体瘀斑,脉弦涩。

7. 胃阴亏虚证

主症:①胃脘痛隐隐;②饥而不欲食。

次症:①口干渴;②消瘦;③五心烦热。

舌脉:舌红少津或舌裂纹无苔,脉细。

8. 脾胃虚寒证

主症:①胃脘隐痛,喜温喜按;②得食痛减。

次症:①四肢困倦;②畏寒肢冷;③口淡流涎;④便溏。

舌脉:舌淡或舌边齿痕,舌苔薄白;脉虚弱或迟。

证候诊断: 主症必备,加次症2项及以上,结合舌脉,即可诊断。

利用现代医学先进设备的方法,研究胃脘痛不同证型的表现规律,取得大量研究成果,对指导临床实践很有实用价值,综合文献报道主要有:

X线观察表明:脾胃虚寒型多表现为,胃蠕动亢进,胃的张力和位置偏低,空腹积液较多;肝胃不和型,胃蠕动减弱,胃的张力增高;胃阴虚型,胃黏膜皱襞变细、变少。胃络瘀阻型,龛影、占位性病变、球部变形,黏膜聚集或黏膜中断。

胃脘痛胃电波幅值:气滞型空腹和餐后波幅明显增高,虚寒型空腹和餐后波幅值均显著降低。

不同中医证型Hp的检出率不同,提示幽门螺杆菌感染与湿证及虚证有一定的相关性。脾胃湿热型及肝气犯胃型胃痛患者的Hp检出率最高;脾胃虚寒型较低,Hp阳性的胃痛患者黄腻苔及红舌的检出率最高。

胃痛与相关生化指标的关系:脾胃湿热证、肝胃不和证血清促胃液素-17、胃蛋白酶原(pepsinogen,PG)较高,其中,PGⅠ以脾胃湿热证最高。血清PGⅠ、Ⅱ含量升高可作为消化性溃疡中医辨证脾胃虚寒证或肝胃不和证的临床依据之一。以实证为主的胃脘痛患者血清、胃窦黏膜生长抑素的分泌量显著升高,胃阴不足型和脾胃虚寒型患者则明显下降。脾胃虚弱证促胃液素最低;肝胃不和证型胃动素显著升高;湿热证P物质(SP)最高。

胃镜是望诊的延伸,依据胃镜所见可进行临床分型,脾胃虚弱(寒)可见黏膜变薄、苍白、胃壁蠕动减弱等表现;脾胃湿热可见黏膜红白相间,以红为主,局部黏膜充血、水肿、糜烂,分泌物增多等表现;胃阴不足可见黏膜光滑、变薄变脆,分泌物少等表现;肝胃不和多见幽门括约肌舒缩障碍,胆汁反流等表现;痰湿阻滞则多见胃黏膜分泌黏液量多而稀薄;瘀阻胃络则在胃镜下多见黏膜颗粒状结节等。溃疡病活动期胃热炽盛型,其胃镜下可见溃疡底被厚白苔或黄苔,苔面污秽。溃疡周围黏膜隆起、充血、水肿、糜烂。消化性溃疡愈合瘢疤期,中医辨证以脾胃虚寒型多见。胃镜下可见溃疡缩小,白苔边缘光滑,周边水肿轻,再生上皮及皱襞集中明显,炎症分泌物减少,或见白苔消失,呈瘢痕或线状。

组织病理学:胃的慢性炎症以脾胃气虚型最高;而中、重度炎症以脾胃湿热型最高;萎缩、肠上皮化生以脾虚气滞型最高;中、重度萎缩,肠上皮化生以脾胃湿热型、肝胃郁热型为主。肠化生Ⅱ型以气滞型最多,血瘀型次之,胃热型最少;而肠化生Ⅲ型和异型增生都以血瘀型为最多。

值得注意的是,这些变化受医生主观因素影响较多,文献报道也不一致,仅供临床医生参考。

四、辨证治疗

1. 寒邪客胃证

治法:温胃散寒,理气止痛。

代表方:良附丸(《良方集腋》)合香苏散(《太平惠民和剂局方》)。

常用药:高良姜、香附、紫苏、陈皮、炙甘草。

加减:恶寒、头痛者,加丁香、川芎;胃纳呆滞者,加神曲、鸡内金。

高良姜具有温胃散寒、消食止痛等功效,常用于胃寒呕吐、脘腹冷痛、嗳气吞酸等病证的治疗。研究显示,高良姜粗提取物具有抑制肠平滑肌运动的作用。高良姜提取物中活性组分可抑制肠肌自发性运动,比山莨菪碱作用更强。

一项良附丸对实验性胃溃疡模型大鼠防治效果的研究中显示,良附丸对幽门结扎型和束缚-水浸应激型胃溃疡均有一定的防治作用,而对水浸应激型胃溃疡的疗效最好。该胃溃疡模型类似于中医寒邪客胃型胃脘痛,其防治效果明显可能与良附丸具有祛寒作用有关。良附丸对胃溃疡模型大鼠的疗效不明显,且对溃疡有加重表现,良附丸对醋酸涂抹型胃溃疡模型大鼠治疗效果不佳,可能是该模型类似于中医胃热型胃脘痛,良附丸具有的散寒作用与其病机相悖有关。

加味香苏散对肝胃气滞引起的胃脘痛疗效显著,有人临床观察应用本方治疗慢性浅表性胃炎,疗效明显优于常规西药治疗,能明显改善患者临床症状。

2. 饮食伤胃证

治法:消食导滞,和胃止痛。

代表方:保和丸(《丹溪心法》)或枳实导滞丸(《内外伤辨惑论》)。

常用药:山楂、神曲、半夏、茯苓、陈皮、莱菔子、麦芽、枳实、大黄、黄芩、黄连、白术、泽泻。

加减:脘腹胀甚者,加砂仁、槟榔;便秘者,加芒硝;胸满痞闷者,加紫苏叶、荆芥穗。

保和丸是重要的消食导滞行气药,调节胃肠运动是其主要药理作用之一。给胃肠动力障碍性疾病模型小鼠灌胃不同剂量的保和丸,发现保和丸能显著促进小鼠的胃排空和小肠推进率。有研究发现,小剂量、中剂量以及大剂量的保和丸均能轻度增加大鼠胰液、胆汁分泌量和胰蛋白浓度,并能明显增加胰蛋白排出量。

临床上常用含有枳实白术药对的方剂有枳术汤、枳术丸、白术茯苓汤、枳实消痞丸、枳实导滞汤、枳实薤白桂枝汤、旋覆枳实汤等,多用于治疗慢性萎缩性胃炎、胃肠神经症、部分肠梗阻、胃潴留、功能性消化不良、反流性食管炎等疾病的胃痛。

3. 肝胃不和证

治法:理气解郁,和胃止痛。

代表方:柴胡疏肝散(《医学统旨》)。

常用药:陈皮、柴胡、川芎、香附、枳壳、芍药、甘草。

加减:嗳气频频者加沉香、旋覆花;反酸者,加海螵蛸、煅瓦楞子;脘胁胀满、便溏者,加党参、炒白术。

柴胡疏肝散对肝胃不和型胃溃疡的治疗效果肯定。具有抑制炎症反应;降低胃溃疡相关胃肠激素;减少胃酸分泌等作用。有研究表明:柴胡疏肝散有效部位组方能不同程度地提高胃排空率和小肠推进率。作为经典的疏肝解郁复方,柴胡疏肝散在临床抑郁症治疗中得到广泛应用。药理机制研究表明,本方可调节神经递质、细胞因子、内分泌系统、神经细胞损伤信号通路,抗氧化应激等,在抑郁症治疗中发挥重要作用。

4. 脾胃湿热证

治法:清热化湿,理气和胃。

代表方:王氏连朴饮(《霍乱论》)。

常用药:制厚朴、黄连、石菖蒲、制半夏、香豉、焦栀子、芦根。

加减:恶心呕吐者,加竹茹、陈皮;纳呆食少者,加神曲、谷芽、麦芽;肢体困倦、舌苔白腻者,加薏苡仁、佩兰。

王氏连朴饮具有清热化湿,理气和中的功效。对脾胃湿热证大鼠有显著的治疗作用,其作用机制可能与其通过神经内分泌系统,调节下丘脑-垂体-肾上腺轴(HPAA)功能,降低促肾上腺皮质激素释放激素(CRH)、促肾上腺皮质激素(ACTH)、血清皮质醇的水平有关。王氏连朴饮可使胃组织中异常升高的 IL-6 及 NF-κB 水平降低,减少胃组织中的炎症反应,恢复 NF-κB 的正常调控功能。还可使细胞的增殖与凋亡恢复平衡,阻断胃癌前病变的发生发展。

5. 寒热错杂证

治法:辛开苦降,和胃开痞。

代表方:半夏泻心汤(《伤寒论》)。

常用药:半夏、黄芩、干姜、人参、炙甘草、黄连、大枣。

加减:湿重、口黏较甚者,加薏苡仁、佩兰;脘胁胀满者,加佛手、香橼。

通过临床用药的疗效观察发现,半夏泻心汤能在保证高安全性的前提下提高对疾病的治疗效果,同时降低复发风险,可保障患者的预后,缓解患者的不良情绪。半夏泻心汤可显著对抗应激性胃黏膜损伤,抑制胃黏膜上皮细胞的过度凋亡。

6. 瘀血阻胃证

治法:活血化瘀,理气和胃。

代表方:丹参饮(《时方歌括》)合失笑散(《太平惠民和剂局方》)。

常用药:丹参、蒲黄、五灵脂、檀香、三七、砂仁。

加减:胃脘痛甚者,加延胡索、郁金;四肢不温、舌淡脉弱者,加黄芪、桂枝;口干咽燥、舌光无苔者,加生地黄、麦冬。

根据"胃病久发,必有聚瘀""久病入络"理论,慢性萎缩性胃炎常有胃络瘀阻。丹参饮三药相合,活血养血,行气止痛,温凉互补,是治疗顽固性气滞血瘀的有效良方。临床用于治疗湿邪凝滞或气滞血瘀的冠心病、胆石症、胆囊炎、肝炎、胃炎、胃及十二指肠溃疡等心血管系统和消化系统疾病。胃肠道系统方面,丹参饮具有保护黏膜的作用,临床用于治疗多种消化性溃疡、慢性萎缩性胃炎、原发性贲门失弛缓症等。药理研究表明,丹参饮对各种胃溃疡模型动物具有明显的保护作用,包括促进溃疡底部血管生成,清除自由基发挥抗氧化作用,保护胃黏膜。失笑散具有活血化瘀、散结止痛的功效,可用于治疗由于瘀证引起的各类疾病。现代研究表明,失笑散具有镇痛、镇静、改善血流动力学、抗血小板聚集、抗动脉粥样硬化等药理作用。

7. 胃阴亏虚证

治法:养阴生津,益胃止痛。

代表方:益胃汤(《温病条辨》)合芍药甘草汤(《伤寒论》)。

常用药:沙参、麦冬、生地黄、玉竹、白芍、甘草。

加减:嘈杂者,加黄连、吴茱萸;胃脘胀痛较剧者,加厚朴、玫瑰花;大便干燥难解者,加火麻仁、瓜蒌仁。

益胃汤尤善治疗慢性阴虚型胃疾病,对阴虚胃热型功能性消化不良患者采取加减益胃汤中药治疗,通过 B 超观察患者胃与胆囊形态变化,结果显示,治疗两周后患者中医证候积分明显低于同期对照组,有效改善患者胃动力以及胆囊生理功能。

芍药与甘草配伍为经典名方,也是常用药对,治疗气血虚损、阴阳失调、营卫不和导致的拘挛性疼痛,现代用于治疗各种疼痛性疾病。中药白芍在抗炎镇痛方面有着很好的疗效,临床上多用于无菌性炎症和各种痛症的治疗。有经验提示,偏于瘀邪阻滞者重用芍药;偏于体虚不荣者重用甘草。研究显示芍药甘草汤有效组分能抑制慢性压迫性损伤大鼠的机械痛敏和热痛敏作用,其镇痛作用可能与降低白细胞介素-6(IL-6)、白细胞介素-1β(IL-1β)、肿瘤坏死因子-α(TNF-α)的水平有关。

8. 脾胃虚寒证

治法:益气健脾,温胃止痛。

代表方:黄芪建中汤(《金匮要略》)。

常用药:黄芪、桂枝、白芍、甘草、饴糖、大枣、生姜。

加减:泛吐痰者,加白术、姜半夏;反酸者,加海螵蛸、煅瓦楞子;形寒肢冷、腰膝酸软者,加附子、蜀椒。

黄芪建中汤临床广泛应用于脾气虚证的治疗。研究表明:本方具有明显的促进溃疡愈合的效应,黄芪建中汤能提高脾虚证大鼠胃黏膜组织细胞中酶的活性,恢复壁细胞的代谢活动,改善脾气虚证大鼠的贫血、低蛋白血症等。黄芪建中汤也可直接或间接通过调节机体免疫及细胞因子和氧自由基等途径抑杀 Hp。黄芪建中汤加减治疗脾胃虚寒型胃溃疡疗效显著,可更好地调节胃肠激素水平,抑制胃酸分泌,有助于根除 Hp 感染,从而促进溃疡修复。

【中成药】

1. 理气类

(1)气滞胃痛颗粒:疏肝理气,和胃止痛。用于肝胃气滞,胸痞胀满,胃脘疼痛;开水冲服。每次 5g,每日 3 次。

(2)延胡胃安胶囊:疏肝和胃,制酸止痛。用于肝胃不和所致的呕吐吞酸,脘腹胀痛,不思饮食。口服,每次 1~2 粒,每日 3 次;饭前服。

(3)胃苏颗粒:理气消胀,和胃止痛。主治气滞型胃脘痛,症见胃脘胀痛,窜及两胁,得嗳气或矢气则舒,情绪郁怒则加重,胸闷食少,排便不畅及慢性胃炎见上述证候者。每次 1 袋,每日 3 次,15 日为 1 个疗程。

2. 清热类

达立通颗粒:清热解郁、和胃降逆、通利消滞。用于肝胃郁热所致痞满证,症见胃脘胀满、嗳气、纳差、胃中灼热、嘈杂泛酸、脘腹疼痛、口干口苦;动力障碍型功能性消化不良见上述症状者。温开水冲服,每次 1 袋,每日 3 次。饭前服用。

3. 温里类

(1)温胃舒胶囊:温中养胃,行气止痛。用于中焦虚寒所致的胃痛,症见胃脘冷痛、腹胀嗳气、纳差食少、畏寒无力;浅表性胃炎见上述证候者。口服。每次 3 粒,每日 2 次。

(2)荆花胃康胶丸:理气散寒,清热化瘀。用于寒热错杂、气滞血瘀所致的胃脘胀闷疼痛、嗳气、反酸、嘈杂、口苦。饭前服,每次 2 粒,每日 3 次。

4. 健胃消食类

(1)健胃消食口服液:健胃消食。用于脾胃虚弱所致的食积,症见不思饮食,嗳腐酸臭,脘腹胀满;消化不良见上述证候者。每次 10ml,每日 2 次,饭间或饭后服用,2 周为 1 个疗程。

(2)保和丸:消食导滞和胃。用于食积停滞,脘腹胀满,嗳腐吞酸,不欲饮食。口服。浓缩丸每次 8 丸,每日 3 次。

（3）大山楂丸:开胃消食,主治食积内停所致的食欲缺乏,消化不良,脘腹胀闷。口服。大蜜丸每次 1~2 丸,每日 1~3 次;小儿酌减。

5. 健脾消胀类

（1）摩罗丹:和胃降逆,健脾消胀,通络定痛。用于胃疼,胀满,痞闷,纳呆,嗳气、胃灼热。口服。大蜜丸每次 1~2 丸,每日 3 次,饭前用米汤或温开水送下。

（2）枳术宽中胶囊:健脾和胃,理气消痞。用于胃痞(脾胃气滞),症见呕吐、反胃、纳呆、反酸等,以及功能性消化不良见以上症状者。口服,每次 3 粒,每日 3 次,疗程为 2 周。

6. 益气健脾类

（1）香砂六君丸:益气健脾,和胃。用于脾虚气滞,消化不良,嗳气食少,脘腹胀满,大便溏泄。口服。水丸每次 6~9g,每日 2~3 次。

（2）香砂和胃丸:健脾开胃,行气化滞。用于脾胃虚弱,消化不良引起的食欲缺乏,脘腹胀痛,吞酸嘈杂,大便不调。口服。每次 6g,每日 2 次。

7. 滋阴养胃类

（1）阴虚胃痛颗粒:养阴益胃,缓急止痛。用于胃阴不足所致的胃脘隐隐灼痛、口干舌燥、纳呆干呕;慢性胃炎见上述症状者。开水冲服。每次 10g,每日 3 次。

（2）养胃舒胶囊:滋阴养胃。用于慢性胃炎,胃脘灼热,隐隐作痛。口服。每次 3 粒,每日 2 次。

【中医适宜技术】

一、针刺

取足阳明经、手厥阴经、足太阴经、任脉穴。处方:足三里、梁丘、公孙、内关、中脘。配穴:胃寒者加梁门;胃热者加内庭;肝郁者加期门、太冲;脾胃虚寒者加气海、脾俞;胃阴不足者加三阴交、太溪;血瘀者加血海、膈俞。操作:毫针刺,实证用泻法,虚证用补法。

二、灸法

寒邪客胃和脾胃虚寒者,取中脘、气海、神阙、足三里、脾俞、胃俞穴施行艾条灸法或隔姜灸(中脘、气海、足三里穴还可施行温针灸)。

三、烫熨疗法

对脾胃虚寒胃痛,可以采用烫熨疗法。将肉桂、丁香研为细末,用纱布包扎,外敷中脘穴,每次 10~20 分钟。将吴茱萸用白酒适量拌匀,用绢布包成数包,蒸 20 分钟左右,趁热以药包熨脘腹、脐下、足心,药包冷则更换,每日 2 次,每次 30 分钟;或以疼痛缓解为度。除脾胃虚寒证外,其他胃痛用此法疗效欠佳。

四、穴位敷贴治疗

穴位敷贴具有畅通经络气血、调和阴阳功效。选用当归、乳香、没药、吴茱萸等药物研成粉末，用酒和蜂蜜拌匀，制成 1.5~2cm 的圆形药丸。取穴：胃俞、上脘、中脘、至阳、足三里等。本法适用于寒凝、气滞、血瘀和脾胃虚寒型胃痛。

五、推拿疗法

采用行气止痛治法。用一指禅推按、揉、摩、拿、搓、擦等法。取穴及部位：中脘、天枢、肝俞、脾俞、胃俞、三焦俞、肩中俞、手三里、内关、合谷、足三里、气海，胃脘部、背部、肩及胁部。

针灸在胃脘痛的治疗中运用广泛，具有操作简便、见效快及预后好等优点，值得临床推广运用。艾灸及针灸疗法多用于寒性胃脘痛；穴位注射疗法具有起效快和快速镇痛的优点；拔罐结合穴位敷贴疗法多用于脾胃虚弱型胃脘痛。总结分析针灸治疗胃脘痛现代临床文献的经穴选用规律，发现足三里、中脘、内关、太冲、胃俞、脾俞和公孙是最常用腧穴；腧穴所属经脉主要集中于足阳明胃经、任脉、足太阳膀胱经、足厥阴肝经和足太阴脾经；选取腧穴主要分布在下肢部、胸腹部和背腰部。针灸治疗胃脘痛的选穴规律有着循经取穴、分部取穴、辨证取穴和特定穴的特点。

研究表明：穴位区的微血管分支、神经分支及淋巴管分支十分丰富，针灸刺激可使穴区微血管灌注量增加，血液运行改善、功能增强，神经末梢兴奋性增高，其或通过神经，或通过血液、淋巴液最终都启动神经-内分泌-免疫网络而对机体进行调整，从而实现针灸的神经-内分泌-免疫网络的整合。电针足三里穴可明显增强胃窦、十二指肠和近端空肠的胃肠消化间期移行性复合运动的收缩活动，可促进胃运动抑制状态得以恢复；对胃电慢波高活动相振幅及快波振幅有明显的兴奋作用；可使外周脑-肠肽的释放发生变化，提高胃动素、促胃液素在血液及胃窦平滑肌中的含量，同时对胃运动、胃黏膜损伤有明显的调整和保护作用。针刺梁丘和胃俞对急性胃脘痛患者止痛效果良好，而且还可以调整胃电图的异常波幅。许多学者用不同的手法、工具或药物刺激足三里穴位治疗急性胰腺炎取得良好的效果，能显著抑制胰蛋白酶、胰脂肪酶及与本病发病直接有关的胰酶。抑制炎性因子过表达。内关、内庭二穴相配，调理肠胃气机，对胃肠功能紊乱而出现胃痛、痞胀、腹痛、腹胀满、吐泻交作、食入即吐等症，可取速效。脾胃虚寒型胃脘痛患者应用雷火灸中脘穴辅助治疗疗效显著。公孙穴治疗胃脘痛、腹痛等病证中具有较强的行气止痛功能。天枢穴是临床治疗消化系统疾病的首选穴位，能够兴奋胃动力、降低内脏敏感性，调整胃肌电活动，提高迷走神经功能的张力。针刺足三里、太冲、合谷穴配合三阶梯止痛法治疗胃癌痛的效果明显优于单用三阶梯止痛法。

【西药治疗】

中医的胃脘痛可见于西医的多种疾病，西药治疗应根据现代医学的客观检查进一步明确诊断，规范、合理地选择用药。对症止痛可选择的药物有：

1. 颠茄片　10mg/片。用于胃及十二指肠溃疡，胃肠道、肾、胆绞痛等。口服，成人每次1 片，疼痛时服，必要时 4 小时后可重复 1 次。对本品过敏者、哺乳期妇女、前列腺肥大、青光眼患者禁用，哺乳期妇女禁用。

2. 山莨菪碱　片剂：5mg，10mg；注射剂：5mg（1ml），10mg。用于胃溃疡、十二指肠溃疬、胆管、胰管、输尿管痉挛引起的绞痛。口服：每次 5~10mg，每日 3 次。肌内注射：每次 5~10mg。颅内压增高、脑出血急性期患者、青光眼患者、前列腺肥大者、新鲜眼底出血者、恶性肿瘤患者、孕妇禁用。

3. 马来酸曲美布汀片　0.1g/片。用于胃肠道运动功能紊乱引起的胃痛。口服，每次 100~200mg，每日 3 次。孕妇、哺乳期的妇女慎用。

4. 度洛西汀　片剂/胶囊：20mg/20mg，30mg，60mg。是一种选择性的 5-羟色胺和去甲肾上腺素再摄取抑制药。用于伴焦虑、抑郁状态的胃痛。应在精神科医生的指导下使用。

5. 吗啡控释片　10mg/片。为强效中枢性镇痛药，作用时间可持续 12 小时。用于晚期癌症患者第三阶梯止痛及缓解剧痛。呼吸抑制、阻塞性肺疾患、急性肝病、脑外伤、颅内压增高、支气管哮喘、肺源性心脏病、急性酒精中毒者，孕妇、哺乳妇女禁用。须明确诊断，严格掌握适应证，并依据麻醉药品管理的相关法规开具处方。

【名医经验】

一、秦伯未名老中医治气、寒、虚三种胃痛经验

1. 胃气痛　常见两种类型，一种是本身脾胃气滞导致的胃痛，另一种是由于肝气犯胃导致的胃痛。脾胃气滞者多有脾胃虚弱的慢性病基础，饮食不当引起气滞疼痛，症见胃脘胀痛，嗳气后缓解，或伴见腹胀，大便难解等，脉多弦滑。治疗当行气散滞，症轻者方用香砂枳术丸；较重者合沉香降气散。肝气横逆犯胃所致的胃痛，常兼见胁满、善太息、烦躁易怒等。治以疏肝健脾和胃，方用柴胡疏肝散或调气散。凡肝气引起的胃痛，经久不愈，极易化火，治宜辛泄苦降，方用化肝煎合左金丸。

2. 胃寒痛　多由过食生冷，中焦受寒所致，患者多喜手按、热饮，痛常持续，伴吐清水，畏寒，手足冷，脉沉迟，舌苔白腻，属实证。治宜温中散寒，方用厚朴温中汤。兼饮食不慎，寒湿交阻，疼痛加剧者，酌加神曲、山楂等以消食滞。秦伯未认为：胃寒痛如恶寒或呕吐白沫，宜用桂枝，不宜用紫苏。紫苏行气宽中，可用治脾胃气滞、胸闷、呕恶等症，但偏于寒者解表，不若桂枝通阳化气，治里虚寒证最适宜。

3. 胃虚痛　常空腹痛，得食或得温则缓解，伴泛酸畏寒喜暖，舌质淡，苔薄白，脉沉细无力或虚弦。秦伯未谓此证与脾关系密切。因胃主纳，脾主运；胃宜降，脾宜升；胃喜凉，脾喜温；胃当通，脾当守；两者作用不同，但相互为用。胃虚痛，其病机偏重脾气虚寒，治拟黄芪建中汤温养中气。根据秦伯未的经验，患者出血时，生姜改为炮姜，加阿胶，效果更好。

二、董建华院士对胃脘痛辨证用药经验

董建华将中医胃脘痛分为胀痛、饥饿痛、食后痛、瘀痛、热痛、寒痛等。

1. 胀痛　临床表现为脘腹闷胀痞塞，嗳气频频，又称为气痛。慢性胃炎、反流性食管炎、功能性消化不良多见此症。董建华认为，胃主降，赖肝气之条达，胀痛多与肝气不舒有关，因此治疗上注意调肝降胃，常用方剂为四逆散、香苏散、半夏泻心汤、旋覆代赭汤等。常用药物有旋覆花、代赭石、柴胡、白芍、陈皮、青皮、枳壳、厚朴、香附、砂仁、香橼、佛手。

2. 饥饿痛　临床表现为饥饿时疼痛加重，进食可缓解，也称空腹痛。十二指肠溃疡、

十二指肠炎多见,慢性胃炎如果在胃窦部有明显炎症、同时胃酸偏高者,也多出现饥饿痛。董建华认为,叶天士"得食痛甚为实,得食痛缓为虚"的论断确是经验之谈。饥饿痛是脾胃虚弱的重要辨证依据之一,胃脘痛的虚实以得食痛甚或得食痛缓来判断,较以形体胖瘦来判断更有价值。对饥饿痛,董建华多采用温补的治法,用药甘缓,主张通补,守补则非所宜。常用小建中汤、黄芪建中汤,常用药物有黄芪、肉桂、白术、白芍、当归、饴糖、甘草等,黄芪建中汤是治疗饥饿痛最有效的方剂。

3. 食后痛　临床表现为进食后疼痛加重。慢性胃炎进食后疼痛比较多见胃溃疡也多表现为食后1小时疼痛。董建华认为,得食痛甚多为实证,是由于有形之邪积于胃中,如食滞、气滞、湿阻、痰结等,使胃失通降,受纳传导失司。食滞多用保和丸,常用药物有山楂、神曲、鸡内金、麦芽;气滞多用香苏饮,常用药物有紫苏梗、香附、旋覆花、代赭石、佛手、香橼皮、乌药、砂仁、厚朴、枳壳、陈皮;湿阻多用二陈汤,常用药物有白术、茯苓、苍术、藿香、佩兰、砂仁,对湿阻胃脘,舌苔厚腻,董建华擅用藿香、佩兰、砂仁芳香化湿,少用苦寒燥湿,疗效显著;痰结多用小陷胸汤,常用药物有半夏、陈皮、竹茹、瓜蒌、黄连。

4. 瘀痛　临床表现为胃脘久痛,持续痛,刺痛,痛有定处,疼痛拒按,舌质紫暗或有瘀斑。对于瘀痛,董建华重视舌诊。中医舌色一般分为淡红、淡白、红、绛、紫、青6种。董建华根据自己多年临床观察发现,有一种介于红舌和紫舌之间的舌色——暗舌。暗舌是血流不畅,内有瘀滞的早期表现,更应引起临床重视。瘀痛多用失笑散、金铃子散,常用药物有当归、酒制大黄、丹参、赤芍、延胡索、川楝子、乳香、没药、三棱、莪术、九香虫、刺猬皮。董建华喜用酒制大黄,认为酒制大黄祛瘀而不伤正。久痛不愈者,用九香虫、刺猬皮。

5. 热痛　所谓热痛,是指胃脘灼热疼痛,痛势急迫,口渴,喜热饮,舌苔黄。即除了疼痛之外,有热的表现。董建华对热痛的辨证注重舌苔,认为黄苔是胃热辨证的眼目。随着生活条件的改善,胃脘热痛日渐增多。热痛多用大黄黄连泻心汤、小陷胸汤、白虎汤,常用药物有黄连、黄芩、酒制大黄、蒲公英、紫花地丁、郁金、金银花、半枝莲等。

6. 寒痛　所谓寒痛,是指胃脘疼痛因受寒而发,喜暖喜按,口不渴,得热则痛减,即胃痛伴有寒象。胃脘寒痛少有形寒肢冷。董建华辨认寒痛,注重胃痛是否因寒而发,其次注意舌苔。寒痛多用良附丸,寒郁化热用左金丸,常用药物有肉桂、吴茱萸、荜澄茄、生姜、木香、高良姜、香附。寒性胃痛不可久用温热药,否则可伤阴化燥,使胃黏膜的炎症加重。

三、国医大师张镜人清胃方治疗胃脘痛经验

基本方药组成:徐长卿15g,平地木15g,旋覆花(包煎)9g,代赭石(先煎)15g,丹参15g,赤芍12g,制香附12g,延胡索9g,连翘9g,炙甘草5g。

功效:和胃清热,理气止痛。

主治:慢性浅表性胃炎,属肝气犯胃者。

经验:肝气失于疏泄,郁热犯胃,症见纳减神疲,中脘胀满,隐隐疼痛,得嗳气稍舒。方中徐长卿、平地木健胃止痛,制香附、延胡索理气行滞,旋覆花、代赭石平逆除噫,丹参、赤芍调营活血,连翘、甘草清热缓急。

四、国医大师徐景藩治疗胃脘痛经验方

基本方药组成：桂枝 5g，白术 10g，茯苓 15g，炙甘草 5g，高良姜 10g，制香附 10g，五灵脂 10g，延胡索 10g，广木香 10g，荜澄茄 10g，白芍 15g，谷芽 30g。

功效：温中化饮，行气活血。

主治：浅表性胃炎，属中虚胃寒者。症见胃脘痛，喜温喜按，饮水不多，饮食均需热，背恶寒，上腹觉冷，上腹下脘附近轻度压痛，胃部稍有振水声，大便正常，舌质偏淡，苔薄白，脉细弦。

用法：水煎服，每日 1 剂。服药后静坐约 30 分钟。配合外治，丁桂散 0.5g 贴敷中脘穴。

经验：徐老认为本方证由中虚胃寒，寒凝气滞，久痛入络所致，继而饮停中脘，并有血瘀，故治以温中化饮、行气活血。本方以苓桂术甘汤、良附丸、失笑散等复方加减而成，方中荜澄茄辛温，入脾、胃、肾、膀胱四经，擅治脘腹冷痛、反胃、呕吐，对内寒而确无热象之脘腹冷痛者，疗效颇佳。方中桂枝、白术、茯苓、炙甘草配荜澄茄，以冷痛为重，温中为主法。另配以外治之"丁桂散"，由公丁香与肉桂等量组成，以利窜通入皮，行气活血，温中祛寒。内服与外治相合，故可获良效。

五、国医大师李振华用沙参养胃汤治疗胃脘痛经验

基本方药组成：辽沙参 20g，麦冬 15g，石斛 15g，白芍 20g，山楂 15g，知母 12g，鸡内金 10g，天花粉 12g，牡丹皮 10g，乌梅肉 10g，陈皮 10g，生甘草 3g。

功效：养阴和胃，理气清热。

主治：慢性胃炎，属脾胃阴虚者。症见胃脘隐痛，脘腹胀满或牵及两胁，嗳气，纳呆食少，少食即饱，胃中灼热嘈杂，便干，身倦乏力，舌体瘦小，舌质红而少津，少苔或花剥，脉细弱或细数等。

用法：水煎服，每日 1 剂。

经验：李振华认为，脾胃阴虚证，其病机变化侧重在胃，胃主受纳水谷，其性以通降下行为顺，喜润恶燥，燥则胃气热，失于通降，治当以甘凉清补，酸甘养阴，理气和胃。方中辽沙参、麦冬、石斛、天花粉甘凉濡润，滋胃养阴；白芍、生甘草、乌梅肉酸甘化阴；知母清胃中燥热；山楂、鸡内金、陈皮理气和胃，以防甘凉滋腻碍脾；牡丹皮清血热并行血中之气。全方甘淡味薄，滋而不腻，清而不泄，针对脾虚病机本质，顺其升降之性，重在健运脾胃，选药精当，配方严谨，故疗效显著。兼气滞者，加枳壳 10g、川楝子 12g、郁金 10g；兼血瘀者，加丹参 15g、桃仁 10g、延胡索 10g；阴虚内热、胃逆嗳气者，加竹茹 10g、柿蒂 15g；心烦易怒、失眠多梦者，加焦栀子 10g、夜交藤 30g；大便干结者加火麻仁 15g；兼脾气虚者，加党参 12g；大便出血者，加白及 10g、黑地榆 15g。

【转归及预后】

临床上，胃痛虽表现为不同的证候，但各证候之间常相互关联和相互影响，甚至互为因果。如病之初起多属实证，有寒凝、食积、气滞之异，三者之间，既有共同的病理基础，即脾胃气机为外邪壅滞，又相互影响。寒凝气滞，胃阳不振，则易于停食；而食积胃脘，土壅木郁，亦

可加重气滞。如疾病进一步发展，气郁可以化火，寒邪久郁也可以转化为热，积滞亦可变生湿热；或初病在气，久病延及血络等等，则成虚实夹杂、寒热互见、气滞血瘀之证。邪气久羁，消耗正气，病机由实转虚，或为阳虚，或为阴虚，或阴阳两虚；气血不足，运行无力，久则留瘀生痰，遂致夹痰夹瘀；或因脾不统血，或因血热妄行，或因瘀久伤络，可见吐血、便血，终致正气愈虚。

第十章　痞满

【概述】

痞满，是以自觉胃脘部痞塞不通、胸膈满闷不舒，外无胀急之形、触之濡软、按之不痛为主症的病证。心下即胃脘部，故又可称为胃痞。痞满的发生多数由胃肠本身的病变引起，部分可由其他系统的病变引起，在临床治疗方面具有一定的复杂性。常见引起痞满的疾病有功能性消化不良、慢性胃炎、胃下垂、慢性胆囊炎、糖尿病胃轻瘫、术后胃肠功能紊乱等。急性心血管疾病或其他病因明确的全身性疾病不属于本病证范围。

【病名沿革】

《黄帝内经》中有"否""否膈""痞""心下否""否满""满""痞塞"等多种称谓，主要指胸膈满闷，心下痞塞的症状。如《素问·五常政大论》："备化之纪，气协天休，德流四政，五化齐修，其气平，其性顺……其病否。"《素问·五常政大论》："太阴司天，湿气下临，肾气上从，黑起水变，埃冒云雨，胸中不利，阴痿，气大衰，而不起不用。当其时，反腰脽痛，动转不便也，厥逆。地乃藏阴，大寒且至，蛰虫早附，心下否痛。""卑监之纪……其病留满痞塞。"《素问·六元正纪大论》："太阴所至，为积饮否隔。"否与痞同，否满即是痞满。

汉代张仲景明确指出痞证的病位在心下，并提出"心下满而不痛者，此为痞"的概念。如《伤寒论·辨太阳病脉证并治下》："若心下满而硬痛者，此为结胸也，大陷胸汤主之。但满而不痛者，此为痞，柴胡不中与之，宜半夏泻心汤。"其所创诸泻心汤为治疗痞满之祖方，为后世医家所效仿。

隋代巢元方《诸病源候论·痞噎病诸候》提出"八痞""诸痞"之名。如《诸病源候论·痞噎病诸候·八痞候》："夫八痞者，荣卫不和，阴阳隔绝，而风邪外入，与卫气相搏，血气壅塞不通，而成痞也。痞者，塞也，言腑脏痞塞不宣通也。"《诸病源候论·诸痞候》云："诸痞者，荣卫不和，阴阳隔绝，腑脏痞塞而不宣通，故谓之痞……其病之候，但腹内气结胀满，闭塞不通，有时壮热，与前八痞之势不殊，故云诸痞。"并对痞做了初步解释："痞者，塞也。言脏腑痞塞不宣通也。"

宋朝陈言所著《三因极一病证方论》提出胸痞："胸痞证者，胃中不和，心下坚硬，干呕，恶寒汗出，噫气不除；亦有因伤寒身冷，医反下之，遂成胸痞……三黄汤，治伤寒阴证，下之太早,致心下痞,按之软,其脉关上浮者主之……半夏泻心汤,治心下痞满而不痛者。"由论述内容可见陈言所言"胸痞"实际仍为心下痞。

元代朱丹溪所著《丹溪心法》指出:"痞者与否同,不通泰也。"并对痞满与胀满做出鉴别,指出:"胀满内胀而外亦有形,痞则内觉痞闷,而外无胀急之形。"认为两者相类似而痞满轻,胀满重。

明代张景岳所著《景岳全书·杂证谟》中列痞满专篇,从经义、证治、述古、列方等阐述其对痞满的认识,指出:"痞者,痞塞不开之谓;满者,胀满不行之谓。盖满则近胀,而痞则不必胀也。"并将痞满分为虚实两端:"凡有邪有滞而痞者,实痞也,无物无滞而痞者;虚痞也。有胀有痛而满者,实满也;无胀无痛而满者,虚满也。实痞实满者,可消可散,虚痞虚满者,非大加温补不可。"王肯堂在《证治准绳·痞》中对痞与胀进行鉴别,认为胀在腹中,其病有形,而痞在心下,其病无形。

清代林珮琴《类证治裁·痞满论治》中将痞满分为伤寒之痞和杂病之痞,并指出:"伤寒之痞,从外之内,故宜苦泄。杂病之痞,从内之外,故宜辛散。"

【病因病机】

脾胃同居中焦,脾主升清,胃主降浊,共司水谷的纳运和吸收,清升浊降,纳运如常,则胃气调畅。若因表邪内陷入里,饮食不节,痰湿阻滞,情志失调,或脾胃虚弱等各种原因导致脾胃损伤,升降失司,胃气壅塞,即可发生痞满。

一、外感传变

外感六淫,表邪入里,或误下伤中,邪气乘虚内陷,结于胃脘,阻塞中焦气机,升降失司,遂成痞满。如《素问·气交变大论》曰:"岁土太过,雨湿流行,肾水受邪。民病腹痛,清厥意不乐,体重烦冤……饮发中满食减,四肢不举。"此言岁土太过,雨湿流行,人体外受土湿之邪,内合脾胃,而发中满之病。《素问·阴阳应象大论》言:"寒气生浊……浊气在上,则生䐜胀。"《伤寒论》云:"脉浮而紧,而复下之,紧反入里,则作痞,按之自濡,但气痞耳。"指出误下后,邪气由表入里,聚于心下而无结实之象者,谓之痞证。《伤寒论》:"胃中不和,心下痞硬,干噫食臭。"

二、饮食失宜

暴饮暴食,饥饱无常;或恣食生冷,寒温失调,寒凝胃脘,损伤脾胃之阳气;或过食肥甘厚味,过饮烈酒,伤及脾胃,而致中焦通降失司,食滞内停,阻滞胃脘,气机壅塞,而生痞满。如《素问·奇病论》:"甘者令人中满。"

三、情志不畅

七情失和,均可导致气机逆乱,升降失调。抑郁恼怒,情志不遂,肝气横逆犯胃,胃气失于和降,或忧思伤脾,脾气受损,运化不利,脾胃升降失常,发为痞满。如《景岳全书·杂病谟·痞满》云:"怒气暴伤,肝气未平而痞。"《类证治裁·痞满》:"暴怒伤肝,气逆而痞。"《诸病源候论·八痞候》言:"夫八痞者,荣卫不和,阴阳隔绝,而风邪外入,与卫气相搏,血气壅塞不通,而成痞也。痞者,塞也,言腑脏痞塞不宣通也。由忧恚气积,或坠堕内损所致。"

四、脾胃虚弱

素体脾胃虚弱或劳倦内伤,中伤脾胃;或久病损及脾胃;或用药不当致使中阳不运,纳运失职,升降失调,胃气壅塞,而生痞满。如《素问·异法方宜论》言:"脏寒生满病。"《诸病源候论·虚劳病诸候·虚劳心腹痞满候》:"虚劳损伤,血气皆虚,复为寒邪所乘,腑脏之气不宣发于外,停积在里,故令心腹痞满也。"《兰室秘藏·中满腹胀论》云:"脾湿有余,腹满食不化……亦有膏粱之人,湿热郁于内而成胀满者……或多食寒凉,及脾胃久虚之人,胃中寒则胀满,或脏寒生满病。"

本病的病理性质不外虚实两端。属实者为实邪内阻,如外邪由表入里,食滞中阻,痰湿内郁,气机郁滞,影响中焦气机升降;属虚者为脾胃虚弱,气机不运,升降无力。实痞日久,正气日渐消耗,损伤脾胃,或素体脾胃虚弱,而致中焦运化无力,可由实转虚。本病的基本病机可归结为中焦气机壅滞,升降失常。

【临床表现】

痞满以患者自觉胃脘部痞塞不通、胸膈满闷不舒,外无胀急之形、触之濡软、按之不痛为主要临床表现。每于餐后、午后或夜间加重,胀满重者连及两胁胸背,常伴嗳气频作,嗳气或矢气后得减。饮食、情志、起居、寒温等因素可诱发或加重病情。

【诊断】

1. 以胃脘痞塞,满闷不舒为主要临床表现,其痞按之柔软,压之不痛,视之无胀大之形。
2. 常伴有胸膈满闷,饮食减少,得食则胀,嗳气则舒等症。
3. 发病和加重常与饮食、情志、起居、冷暖失调等诱因有关。
4. 多为慢性起病,时轻时重,反复发作,缠绵难愈。
5. 电子胃镜检查、上消化道造影检查、胃液分析等的异常,有助于本病的诊断。

【鉴别诊断】

1. **与胃痛鉴别**   两者病位皆在胃脘,且常相兼出现。然胃痛以疼痛为主,胃痞以满闷不适为主;胃痛者在胃脘部可有压痛,痞满者则无压痛。
2. **与臌胀鉴别**   两者均自觉腹部胀满,臌胀早期易与胃痞混淆。臌胀以腹部胀大如鼓,皮色苍黄,脉络暴露为主,胀大之形外现为特征;胃痞则以自觉满闷不舒,外无胀形为特征。臌胀发于大腹,胃痞则在胃脘。臌胀按之腹皮绷急,胃痞则按之柔软。
3. **与胸痹鉴别**   胸痹是指胸中痞塞不通,胸膺部内外疼痛的一类病症,临床以胸闷、胸痛、气短三大症为主症。胃痞则是指心下胃脘部痞塞满闷,虽然也影响胸中清阳流畅,但无胸痛症状,且有病在心胸和病在胃脘之不同,以此鉴别。
4. **与结胸鉴别**   两者病位皆在脘部,然结胸证是有形之邪气凝结于胸膈,以胸脘部疼痛为主症的一种病证,《伤寒论》云:"伤寒六七日,结胸热实,脉沉而紧,心下痛,按之石硬者,大陷胸汤主之"。说明了结胸证的3个典型症状:脉沉而紧,心下痛,按之石硬。"心下满而硬痛者,此为结胸也;但满而不痛者,此为痞"。痞证为无形之邪,由气机痞塞而成,按之柔软而不硬不痛。这是区别"痞证"与"结胸证"的要点。

5. **与胃缓鉴别** 胃缓是指胃体迟缓,失却固托,而出现脘腹胀满、嗳气、呃逆等症。一般多在食后出现症状,并伴有肠鸣辘辘,重坠隐痛。平卧后或用手向上托脘腹部时坠痛缓解,站立或剧烈活动时加剧。胃痞患者有胃脘痞塞胀满感,但无隐痛及活动后加剧的表现,且轻微适度的活动可使痞满症状缓解,以此为辨。

【辨证论治】

一、辨证要点

1. **辨虚实** 虚痞多因脾胃气虚,无力运化,或胃阴不足,失于濡养所致,多表现为痞满能食,饥饱均满,食少纳呆,大便清利,脉虚无力。实痞多因外邪所犯,食滞内停,痰湿中阻,湿热内蕴,气机失调所致,痞满能食,食后尤甚,饥时可缓,伴便秘,舌苔厚腻,脉实有力。

2. **辨寒热** 痞满绵绵,得热则减,口淡不渴,或渴不欲饮,舌淡苔白,脉沉迟或沉涩者属寒证;而痞满势急,口渴喜冷,舌红苔黄脉数者为热证。

二、治疗原则

痞满的治疗以调理脾胃升降,行气除痞消满为基本法则。痞满属实者,分别施以消食导滞、除湿化痰、理气解郁、清热祛湿等法。痞满属虚者,重在健脾益胃,补中益气,或养阴益胃。

三、辨证分型

1. 肝胃气滞证
主症:①胸脘痞满;②胁腹作胀。
次症:①症状因情绪因素诱发或加重;②时作太息;③嗳气频作;④纳差。
舌脉:舌质淡红、舌苔薄白,脉弦或弦数。

2. 脾胃湿热证
主症:①胃脘痞满;②大便黏滞不爽。
次症:①口干不欲饮;②口苦;③食少纳呆;④恶心欲呕;⑤身重困倦;⑥小便短黄。
舌脉:舌质红、舌苔黄腻,脉滑数。

3. 痰湿内阻证
主症:①胸脘痞塞;②满闷不舒。
次症:①恶心欲吐;②痰多或咯出不爽;③口淡不渴或泛吐清涎;④头重如裹;⑤四肢倦怠。
舌脉:舌质淡红、苔浊厚腻,脉滑或弦滑。

4. 饮食积滞证
主症:进食后胸脘满闷,痞塞不舒。

次症：①嗳腐吞酸；②不思饮食；③恶心或呕吐，呕吐物为胃中宿食积滞。

舌脉：舌质淡红、舌苔厚腻，脉滑。

5. 脾胃虚弱证

主症：①胸脘痞满不舒；②餐后加重。

次症：①纳呆；②倦怠懒言；③气短乏力；④四肢不温；⑤大便溏薄。

舌脉：舌质淡、舌体胖大或兼齿痕、舌苔薄白，脉沉细或虚大无力。

6. 胃阴不足证

主症：①胃脘痞满、灼热；②胃中嘈杂。

次症：①似饥不欲食；②口燥咽干；③手足心热；④大便干结。

舌脉：舌质红、苔少或光红无苔少津，脉细数。

7. 寒热错杂证

主症：①胃脘痞满；②胃脘嘈杂不适；③胃脘喜温怕冷。

次症：①呕恶欲吐；②口渴心烦；③脘腹不适；④肠鸣下利。

舌脉：舌质淡红、舌苔白或黄腻，脉沉弦。

证候诊断：主症必备，加次症 2 项及以上，结合舌脉，即可诊断。

四、辨证治疗

1. 肝胃气滞证

治法：疏肝解郁，理气和胃。

代表方：柴胡疏肝散（《证治准绳》）。

常用药：柴胡、川芎、陈皮、香附、枳壳、白芍、甘草。

加减：郁而化火，口苦而干，加黄连、黄芩泻火解郁；呕恶明显加制半夏、生姜和胃止呕；嗳气加竹茹、沉香和胃降逆。

采用柴胡疏肝散为基础方治疗慢性胃炎引起的痞满，中医证候总有效率达 88.33%，可有效改善痞满、胃脘痛、嗳气等症状，并有促进胃排空、改善内镜下胃黏膜充血、水肿、出血点及糜烂等情况的作用。对于慢性胆囊炎引起的痞满，以柴胡疏肝散加减治疗后其影像学、综合疗效总有效率分别为 96.67%、93.33%，治疗后中医症状积分明显下降，且效果均优于茴三硫片。加味柴胡疏肝散联合黛力新、多潘立酮治疗肝郁气滞证功能性消化不良疗效显著，可有效减轻患者症状，改善患者负面情绪，且复发率低，预后良好。

2. 脾胃湿热证

治法：清热化湿，和胃消痞。

代表方：连朴饮（《霍乱论》）。

常用药：制厚朴、黄连、石菖蒲、制半夏、香豉、焦栀子、芦根。

加减：恶心、呕吐明显加竹茹、生姜、旋覆花止呕；嘈杂不适，合用左金丸。

连朴饮加减联合标准四联疗法治疗 Hp 相关性胃炎脾胃湿热证临床有效率为 94.9%，优于单纯 Hp 根除治疗，可有效改善临床症状，提高 Hp 根除率。研究表明王氏连朴饮可能通过下调脾胃湿热模型大鼠胃黏膜 P53、Bcl-2 及 COX-2 蛋白水平的表达，在一定程度上调节其胃黏膜细胞增殖与凋亡的失衡，进而起到对胃黏膜损伤的修复作用。此外，王氏连朴饮对脾胃湿热证大鼠胃肠道黏膜细胞损伤有保护和修复作用，其清热祛湿的作用机制还可能与其调节 Th1/Th2 平衡、诱导脾胃湿热证大鼠胃黏膜上皮细胞凋亡及抑制机体炎症反应相关。

3. 痰湿内阻证

治法：化痰祛湿，理气和胃。

代表方：二陈汤（《太平惠民和剂局方》）。

常用药：半夏、橘红、茯苓、炙甘草、生姜、乌梅。

加减：痰湿盛而胀满盛者，加枳实、紫苏梗、桔梗或合半夏厚朴汤以加强化痰理气；气逆不降，嗳气不止，加旋覆花、代赭石、枳实、沉香；痰湿郁久化热，口苦、舌苔黄，改用黄连温胆汤；兼脾胃虚弱加党参、白术、砂仁健脾和中。

有研究显示，以二陈汤为基础方，随症加减，可有效改善功能性消化不良症状，疗效优于多潘立酮。以二陈汤及平胃散合方加减联合西药治疗慢性胃炎，总有效率 88.57%，且在改善症状、消除胃黏膜炎症及提高 Hp 清除率方面均优于西药组。

4. 饮食积滞证

治法：消食导滞，和胃降逆。

代表方：保和丸（《丹溪心法》）。

常用药：神曲、山楂、茯苓、半夏、陈皮、连翘、莱菔子。

加减：食积较重加鸡内金、谷芽、麦芽消食导滞；脘腹胀满加枳实、厚朴、槟榔理气除满；食积化热，大便秘结，加大黄、枳实通腑消胀，或用枳实导滞丸推荡积滞，清利湿热；脾虚便溏，加白术、扁豆健脾助运，化湿和中。

保和丸的主要成分为有机酸、橙皮苷以及连翘苷等，具有增加胃肠运动、提高胃蛋白酶活性、增加消化液分泌、抗动脉粥样硬化、抗炎、降血脂等药理作用。研究发现保和丸能通过促进胃排空和小肠推进率，提高胃动素和促胃液素含量，增加胰液、胆汁分泌量和胰蛋白浓度，增加胰蛋白排出量等多途径调节胃肠运动。采用保和丸为基础方，与莫沙必利对照，随症加减治疗餐后不适综合征，总有效率为 87.10%，并可有效改善患者早饱、厌食、嗳气等症状，疗效优于西药组。

5. 脾胃虚弱证

治法：健脾益气，消痞和胃。

代表方：六君子汤（《太平惠民和剂局方》）。

常用药：陈皮、半夏、茯苓、甘草、人参、白术。

加减：四肢不温，阳虚明显，加制附子、干姜温胃助阳；纳呆厌食加砂仁、炒神曲理气开胃；胀闷较重加枳壳、木香、厚朴理气运脾。

六君子汤在临床上应用广泛，在此基础上加减化裁而成的香砂六君子汤、柴芍六君子汤可用于慢性胃炎及功能性消化不良等多种消化系统疾病，症状改善均优于西药组。药理研究表明香砂六君子汤具有保护胃黏膜、调节胃肠道内分泌功能、促进胃黏膜异型增生的上皮细胞凋亡以及抗抑郁等作用。采用香砂六君子汤联合辨证治疗慢性萎缩性胃炎，在改善临床症状、胃镜表现及病理组织学评价方面均有一定疗效。

6. 胃阴不足证

治法：养阴益胃，疏利气机。

代表方：益胃汤（《温病条辨》）。

常用药：沙参、麦冬、冰糖、细生地、玉竹。

加减:津伤较重加石斛、天花粉生津止渴;腹胀明显加枳壳、厚朴理气消胀;食滞加谷芽、麦芽消食导滞;便秘加火麻仁、玄参润肠通便。

益胃汤加减治疗可改善胃阴不足型慢性萎缩性胃炎临床症状。报道显示,三联疗法基础上加用益胃汤治疗 Hp 相关性胃炎有快速改善症状的作用。

7. 寒热错杂证

治法:辛开苦降,和中消痞。

代表方:半夏泻心汤(《伤寒论》)。

常用药:半夏、黄芩、黄连、干姜、党参、炙甘草、大枣。

加减:若脾胃虚寒较甚者,可加大党参用量,同时酌加炙黄芪以温补中焦;若郁热较甚,证见口干口苦,口舌生疮糜烂,可加栀子、蒲公英以清热;若下元虚寒,证见腹泻、便溏,加附片、艾叶以温补下元。胃痛明显加香橼、延胡索;嗳气、矢气不畅加佛手、枳壳;食少难消加鸡内金、焦三仙。

多项临床研究及系统评价表明,采用半夏泻心汤加减化裁,对慢性浅表性胃炎、慢性萎缩性胃炎、胆汁反流性胃炎、功能性消化不良、糖尿病性胃轻瘫等均有肯定疗效,在提高临床总有效率、改善胃动力、修复胃黏膜、减少胆汁反流、降低复发率等方面均优于西药。半夏泻心汤加减也可治疗 Hp 感染,提高 Hp 清除率,减少不良反应。

【中成药】

1. 清热化湿类

达立通颗粒:清热解郁、和胃降逆、通利消滞。用于肝胃郁热所致痞满证,症见胃脘胀满、嗳气、纳差、胃中灼热、嘈杂泛酸、脘腹疼痛、口干口苦;动力障碍型功能性消化不良见上述症状者。温开水冲服,每次 1 袋,每日 3 次。饭前服用。

2. 理气和胃类

(1)双姜胃痛丸:理气止痛,和胃降逆。用于中焦气滞所致胃脘痞满胀痛,嗳气吞酸,慢性浅表性胃炎见上述证候者。口服。每次 1.5~3g,每日 3 次。

(2)复方陈香胃片:行气和胃,制酸止痛。用于脾胃气滞所致的胃脘疼痛、脘腹痞满、嗳气吞酸;慢性胃炎见上述证候者。口服。每次 4 片(0.28g/片),每日 3 次。

3. 疏肝和胃类

(1)胆石片:疏肝利胆、行气止痛。用于气滞所致胁痛,症见:胁痛腹胀,阵发绞痛,痛引肩背,胃脘痞满,厌食油腻;胆结石和肝内胆管结石见上述证候者。口服。每次 6 片,每日 3 次,3 个月为 1 个疗程。

(2)元胡胃舒胶囊:疏肝和胃,制酸止痛。用于胃溃疡、胃炎、十二指肠溃疡属肝胃不和证,症见胃痛,痞满,纳差,反酸,恶心,呕吐等。口服。每次 2~4 粒,每日 3 次。

(3)沉香化气片:理气疏肝,消积和胃。用于肝胃气滞,脘腹胀痛,胸膈痞满,不思饮食,嗳气泛酸。口服。每次 3~5 片,每日 2 次。

4. 健脾和胃类

(1)健胃消炎颗粒:健脾和胃,理气活血。用于脾胃不和所致的上腹疼痛,痞满纳差以及慢性胃炎见上述证候者。饭前开水冲服,每次 20g(10g/袋),每日 3 次。

（2）益气和胃胶囊：健脾和胃，通络止痛。用于慢性非萎缩性胃炎脾胃虚弱兼胃热瘀阻证，症见胃脘痞满胀痛、食少纳呆、大便溏薄、体倦乏力、舌淡苔薄黄、脉细。口服。每次4粒，每日3次。

5. 温中和胃类

（1）香砂养胃丸：温中和胃之功效。主治胃阳不足、湿阻气滞所致的胃痛、痞满，症见胃痛隐隐、脘闷不舒、呕吐酸水、嘈杂不适、不思饮食、四肢倦怠。口服。水丸每次9g，每日2次。

（2）丹桂香胶囊：益气温胃，散寒行气，活血止痛。用于脾胃虚寒，气滞血瘀所致的胃脘痞满疼痛、食少纳差、嘈杂嗳气、腹胀；慢性萎缩性胃炎见上述证候者。口服。每次4粒，每日3次，饭前半小时服用，8周为1个疗程，或遵医嘱。

6. 益气养阴类

（1）胃乐宁片：养阴和胃。用于胃脘疼痛，痞满，腹胀。口服。每次4片（0.13g/片），每日3次。

（2）胃脘舒片：益气阴，健脾胃，消痞满。用于中虚气滞所致胃脘痞满，嗳气纳差，时有隐痛。口服。每次2片，每日2次，或遵医嘱。

【 中医适宜技术 】

一、针刺

实证：取足厥阴肝经、足阳明胃经。处方：足三里、天枢、气海、中脘、内关、期门、阳陵泉等。

虚证：取背俞穴、任脉、足太阴脾经、足阳明胃经。处方：脾俞、胃俞、中脘、内关、足三里。

配穴：气滞血瘀者加血海；肝郁脾虚加内关、合谷、太冲；脾虚痰湿加巨阙、丰隆；寒热错杂加行间、内庭、三阴交；肝郁化热证加行间、期门。操作：毫针刺，实证用泻法，虚证用补法。

二、灸法

实痞取中脘、梁门、足三里；虚痞取中脘、胃俞、脾俞、足三里、内关。行艾条悬灸。

三、穴位敷贴治疗

选用川椒、炮姜、生附子、檀香、苍术等药共研细末，混匀备用。每次取药30g，用生姜汁调成稀糊状，分别敷贴在穴位上。取穴：中脘、足三里、脾俞、胃俞。

四、推拿疗法

用一指禅推按、揉、摩、拿、搓、擦等法。取穴及部位：足三里、脾俞、胃俞、中脘、内关、章门。配穴：伴恶心者加内关；伴腹胀配天枢、腹结。

研究表明电针肝俞、足三里穴能够改善痞满肝郁大鼠模型的肝郁状态，同时电针肝俞穴、足三里穴可上调大鼠海马CREB/p-CREB、ERK/p-ERK蛋白的表达从而改善大鼠肝郁状态。

【西药治疗】

西药治疗痞满需要明确病因。对于原发病的检查主要考虑功能性消化不良、慢性胃炎、胃下垂、胃癌、慢性胆囊炎及部分其他疾病。应根据现代医学检查结果规范、合理地选择用药。

1. Hp 根除治疗 我国第五次全国幽门螺杆菌感染处理共识推荐 Hp 根除方案为铋剂四联方案,即质子泵抑制剂(PPI)+铋剂+两种抗菌药物,疗程为 10 日或 14 日。

2. 促胃动力药

(1)盐酸伊托必利片:50mg/片,用于因胃肠动力减慢引起的消化不良症状,包括上腹部饱胀感、上腹痛、食欲缺乏、恶心和呕吐等症状,如功能性消化不良、慢性胃炎等。口服:成人每次 50mg,每日 3 次,饭前服用。儿童避免应用,老人及孕妇慎用,哺乳期妇女禁用。

(2)枸橼酸莫沙必利片:5mg/片。主要用于功能性消化不良伴有胃灼热、嗳气、恶心、呕吐、早饱、上腹胀等消化道症状;也可用于胃食管反流性疾病、糖尿病胃轻瘫及部分胃切除患者的胃功能障碍。口服,每次 1 片,每日 3 次,饭前服用。儿童、老年人、孕妇及哺乳期妇女避免使用。

【名医经验】

一、董建华院士治痞满经验

董建华在本病认识的基础上以“通降论”为主要指导思想,认为胃在生理上以降为顺、病理上因滞而病,胃气壅滞为基本病机。治以理气和胃,以调理气血为中心,旨在恢复胃的通降功能。方用加味香苏饮,常用药物有紫苏梗、香附、陈皮、枳壳、大腹皮、香橼皮等。脾虚者加用党参、白术、茯苓、甘草等药物;湿盛者加用佩兰、厚朴、清半夏、茯苓、滑石等药物;肝郁者加用延胡索、川楝子、柴胡、青皮等药物;血瘀者加用五灵脂、生蒲黄等药物;胃阴虚者加用北沙参、麦冬、石斛等。

二、国医大师徐景藩治疗痞满经验

徐景藩认为胃居膈下,位于中焦,与脾同为上下升降之枢纽,脾胃升其清而降其浊,且提出“上脘清阳居多,下脘浊阴居多”,以此为基础指导临床治疗。徐老认为痞病虽有虚实、寒热之分,在气在血之异,然其基本发病机制均为脾胃阴阳偏颇,清浊气机升降失调,以化浊消痞、醒阳通窍,清利湿热、通利三焦,脾胃同治、润燥相伍,调摄有度、情志畅达为治法。

徐老临床治疗上推崇“辛温通阳”法以醒阳通窍,和降胃气,促胃消化。若患者脉细濡,此为郁阻中州,脾清不升,胃浊不降,六腑以通为用,宜辛以开之,可选用瓜蒌薤白白酒汤加减治疗。若患者饮食不节,阳气失展,遇阴雨天发作或气短加重,肢体沉重感明显,苔浊腻,脉关部滑,可选用瓜蒌薤白半夏汤加减治疗。若患者表证明显,可取藿朴夏苓汤加减,以三仁、二苓配伍藿香、淡豆豉化气利湿兼以疏表。

如痞满由于脾胃阴阳偏颇,清浊气机升降失调引起,则以湿热之证多见,徐老多选用质轻味薄、芳香之品以治疗湿热之邪,湿热同治。重视三焦在水液输布代谢中的重要作用,若三焦气化正常,则清气得升,浊者自降,脏腑功能正常,疏畅三焦气机,代表方剂三仁汤。若为气机郁滞或湿浊内停,徐老临床喜用质轻味薄苏梗理气,具有轻灵之性的藿香、佩兰等芳香化湿,或苍术、半夏、厚朴苦温燥湿,或泽泻淡渗利湿以分消走泄。

三、国医大师朱良春治疗痞满经验

朱良春认为:本病病机错综复杂,既有胃失和降、脾胃湿热、胃阴不足之征象,又有脾胃虚寒、脾失健运,或脾不升清、肝气郁滞的证候。大致可分为脾虚夹瘀、阳虚夹湿、阴虚木横三型。应治以健脾助阳,滋阴平木。常用舒胃散:生黄芪120g,莪术、党参、怀山药、鸡内金、刺猬皮、生蒲黄、五灵脂、徐长卿、三七各60g,炮山甲(现有以豕甲代替者)、玉蝴蝶、凤凰衣各45g,甘草30g。共碾极细末,每服4g,每日3次,饭前服用。阴虚者加北沙参、麦冬、白芍,偏阳虚则加高良姜、荜茇、炒苍术。

四、国医大师李佃贵治疗痞满经验

李佃贵认为本病基本病机为胃失通降,浊邪内停,日久脾失健运,水湿不化,郁而化热,热壅血瘀而成毒,形成"浊""毒"内壅之势。浊毒进一步影响脾胃气机升降,气机阻滞则发为痞满。临证主要有芳香化浊毒、苦寒解浊毒、畅气散浊毒及通下祛浊毒四种基本治法。浊重毒轻证采用芳香化浊毒法,以藿香、佩兰、砂仁、豆蔻四药合用以化湿醒脾、消胀除痞。浊轻毒重证采用苦寒解浊毒法,以茵陈、黄芩、黄连、苦参苦寒燥湿。畅气散浊毒法以香附、青皮、柴胡、姜黄"横行"肝气,枳实、厚朴、木香、槟榔、炒莱菔子"纵行"胃气。通下祛浊毒法常以当归、川芎、生蒲黄、五灵脂等活血化瘀,全蝎、蜈蚣、穿山甲(现有以豕甲代替者)等通络散结;大便干结难解、黏滞不爽者,常以芦荟、白芍润肠通便。阴虚者加当归、白芍、百合、玄参等滋阴养血;火毒重者加白花蛇舌草、蒲公英、青黛等清热解毒。

【转归及预后】

痞满在临床上多见于功能性消化不良和慢性胃炎等疾病,其症状可反复或间断发作,一般预后良好;若症状持续不缓解或出现报警症状,应定期复查电子胃镜,排除其他器质性疾病。《中国慢性胃炎共识意见》(2017,上海)认为,不伴肠上皮化生和异型增生的慢性胃炎患者可酌情内镜和病理随访,有中-重度萎缩并伴有肠上皮化生的慢性萎缩性胃炎患者1年左右随访1次,伴轻、中度异型增生并证实此标本并非来源于癌旁者,根据内镜及临床情况缩短至6个月左右随访1次,重度异型增生需立即确认,证实后行内镜下治疗或手术治疗。

第三篇 | 第十章
参考文献

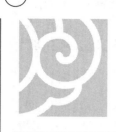

第十一章　胃缓

【概述】

胃缓，指胃腑松弛与胃动延迟，是一种以脘腹胀满、嗳气不舒、呕吐、胃脘疼痛、辘辘有声等为主要临床表现的一种病证。以现代医学术语来说，即胃紧张度低与胃排空延迟，这与西医胃轻瘫的含义基本一致。

胃缓一词的含义，其关键在一个"缓"字上，缓字在《黄帝内经》中与"急"字相对，主要包含有两种意义：一是表示松、舒，与紧、缩相对，如《灵枢·本脏》："五脏者，固有小大、高下、坚脆、端正、偏倾者，六腑亦有小大、长短、厚薄、结直、缓急。"《灵枢·口问》："饮食者，皆入于胃，胃中有热则虫动，虫动则胃缓，胃缓则廉泉开，故涎下。"上述语句中的"缓"字，皆表示松、舒之义；缓字的另一个含义是表示慢、迟，与快、速相对，如《灵枢·邪气脏腑病形》："调其脉之缓急小大滑涩，而病变定矣。"《素问·至真要大论》："气有多少，病有盛衰，治有缓急。"上述语句中的"缓"字，皆表示慢、迟之义。综合上述缓字的两种含义，可推理出胃缓一词亦应有两种含义：一是表示胃腑（壁）松弛；二是表示胃降（排空）延缓。现代医学研究已证实：胃壁松弛，胃内压低，必然引起胃排空延缓，这提示胃缓的两个含义之间有必然的因果关系，这一特征，恰与现代医学之胃轻瘫的特征相吻合。因此，胃缓一词作为与胃轻瘫相对应的中医疾病的名称，确实是名副其实，十分恰当。

【病名沿革】

胃缓一词，首载于《黄帝内经》。《灵枢·本脏》："肉䐃小而么者胃不坚，肉䐃不称身者胃下，胃下者下管约不利。肉䐃不坚者胃缓。"《灵枢·五癃津液别》："水谷入于口，输于肠胃，其液别为五……中热胃缓则为唾。"《灵枢·五味》："甘入于胃……而与谷留于胃中者，令人柔润者也，胃柔则缓，缓则虫动。"这些记载指出，全身肌肉不坚实，或胃中有热，或味过于甘等皆可引起胃缓，而非全身肌肉不坚实一端。

自《黄帝内经》以后，历代医家均未将其列入专论研讨，直至1985年版《实用中医内科学》首列其为病证名，并以患胃缓者亦必然有"胃下"立论，把胃缓病作为与现代医学之胃下垂病相对应的中医病证，还以此为绳墨，论述胃缓病的因机证治，提出初步分型，以供中西结合治疗胃下垂时参考。1996年版《实用中医脾胃病学》胃缓病项，宗其观点，续其内容，如出一辙。其后学者大多沿用此观点。

在时隔二十多年后的今天，现代医学研究与中西医结合工作又有了长足的进展，大多数学者认为以"患胃缓者亦必有胃下"为由而增设的"胃缓"一病，再充任与胃下垂相对应的中医病证已不适合了。

【病因病机】

纵观古今医家对该病病因的认识，一般认为与饮食不节、情志失调、素体亏虚等有关，其病位虽在胃，但主要是脾的生理功能失常所致，脾虚失运是其发病的根本病机。

一、病因

1. 饮食不节　暴饮暴食，或恣食生冷，或过食肥甘，或嗜酒无度，损伤脾胃，纳运无力，食滞内停，痰湿中阻，而生胃缓。

2. 情志失调　恼怒伤肝，肝气郁滞，失于疏泄，横逆乘脾犯胃，脾胃升降失常；或肝郁克脾，或忧思伤脾，脾气受损，运化无力发为胃缓。

3. 素体亏虚　由于先天不足，禀赋虚弱，或素体脾胃虚弱，后天失养，不能受纳运化水谷，终成胃缓。

二、病机

1. 脾虚失运　《素问·太阴阳明论》："饮食不节，起居不时者，阴受之……入五脏则䐜满闭塞。"《素问病机气宜保命集》云："脾不能行气于脾胃，结而不散，则为痞。"《脾胃论》中曰："呕吐哕皆属脾胃虚弱，或寒热所侵或饮食所伤。致气上逆而食不得下。"又如《张氏医通》亦云："脾胃虚弱，转运不及。"脾主运化，一主运化水谷精微，使其输布于五脏六腑，充养机体，二主运化水湿，维持水液代谢平衡，脾助胃受纳水谷，为胃行其津液，两者一运一纳，相互配合，若脾主运化功能减退，脾气亏虚则出现脘腹胀满，大便溏泻等；再则脾主肌肉，一身肌肉之营养均靠脾主运化水谷精微而得，《素问·痿论》："脾主身之肌肉。"脾气健运，则肌肉丰盈充满活力，若脾功能失调，则肌肉萎缩不用。《素问·灵兰秘典论》："脾胃者，仓廪之官，五味出焉。"脾胃为仓廪之官，为供养全身营养之根本，是维持人体正常生命活动的重要环节，张仲景提出"四季脾旺不受邪"，李东垣云："脾胃之气既伤，元气亦不能充，而诸病之由生，扶正必先补脾土。"又《张氏医通》记载："气之源头在于脾。"脾健则胃和，正气充沛，便不易受到外邪侵袭，即使感受病邪也较易恢复，然而倘若病症反复日久，失治误治，脾气日渐亏虚，胃失和降，运化失司，水谷精微不得纳化，气血生化乏源，即出现饮食不化、神疲乏力等脾虚之候；清阳之气不能输布，清阳不升，浊阴不降，升降失和，发为本病，故出现脘腹胀满、嗳气、恶心呕吐、纳少等胃失和降之象。

2. 脾虚邪实，虚实夹杂　本病以中气虚弱脾胃升降失调为主，脾胃虚弱运化无力为本。脾运化水液、水谷的功能失常，水液不能布散而停滞体内，就可产生水湿、痰饮、食积等病理产物，气滞、食积、痰湿、胃失和降为标，而成虚实夹杂之症，这种观点被普遍认同。

3. 胃阴不足为其重要因素　胃以降为贵，喜润恶燥，胃气包涵胃阴、胃阳，胃阴属阴血（液）之一，故其具有濡润脏腑的作用，胃阴为胃气滋养、濡润、下行的部分，同时也制约了脾之燥性。《灵枢·决气》曰："中焦受气取汁,变化而赤是谓血。"胃阴成形化血,在脾胃共同作用下,布散全身,使机体得到营养。一旦因饮食不节、情志失调、外邪侵袭、他病累及等因素造成胃之阴液不足,不能受纳、腐熟、通降水谷,阴津亦不能上濡下润,故出现干呕、口燥咽干、大便干结等症状。

【临床表现】

胃缓的临床表现以胃脘胀满、嗳气不舒、胃脘疼痛、或辘辘有声,大便秘结为主,今分述之:

胃脘痞满:进食后则自觉腹部胀满,同时亦连及心下痞满,因病程延绵,脘腹痞满,定位不移,自觉胀闷,烦甚,且腹部外形不满。

嗳气不舒:与脘腹痞满同时存在,甚则还可以恶心、呕吐。

胃脘疼痛:由于胃松弛无力,食后坠痛,平卧则坠痛消失,这是胃缓的一个特点。

辘辘有声:《金匮要略》之"水走肠间,沥沥有声",指出了脾胃阳气衰弱,以致水饮停于胃,下走肠间,所以辘辘有声。

大便秘结:大便秘结可因气虚无力运行,亦可因胃津耗伤所致,胃津耗损一则由胃失和降,胃纳减少,呕吐伤津,以致胃阴内耗;一则可由过多使用温燥药物而使胃阴暗伤,临床上详加辨别。

【诊断】

胃缓的诊断主要根据临床表现,一般根据以上症状特点,再结合患者的体质和基础疾病,不难做出诊断。

【鉴别诊断】

1. 与胃反鉴别 两者都可见胃脘痞满、呕吐,但胃反多以朝食暮吐、暮食朝吐、腹部膨胀、反复呕吐为主要表现。

2. 与食痕鉴别 两者都可见胃脘痞满、胃脘疼痛,但食痕为间歇性反复发作胃脘痞满疼痛,为食结在腹,其病寒,口中常有水出,四肢洒洒如疟,饮食不能,郁郁而痛。发作时可以见到或扪及蠕动的痕块,呕吐物中有胆汁及宿食。

【辨证论治】

一、辨证要点

胃缓多见本虚标实,寒热错杂,因此在辨证要点上要注意以下几点:

1. 辨虚实 胃缓一证多本虚标实,虚证者,多以脾虚气陷为主,常见面色苍白或萎黄无华,气短、纳呆,脉缓弱;实证者,多夹气滞、血瘀、食滞、痰浊,常见脘腹坠胀,痞满疼痛,甚或拒按,苔腻,脉弦滑,或弦紧。若夹气滞者局部坠胀较甚;夹瘀血者舌质紫暗或有瘀斑、瘀点;夹痰饮者,可有水走肠间,辘辘有声;夹食滞者,胃脘坠胀嗳腐吞酸;夹痰热者,心下痞满,口黏口苦,苔黄腻。

2. 辨寒热 脾虚气陷多伴寒象,如面色萎黄,口淡不渴,呕吐清水痰涎;胃阴不足多伴热象,如面色微红,口苦唇燥,烦渴喜饮,大便干结。

二、治疗原则

胃缓的基本病机是脾虚失运,所以治疗总以调理脾胃升降,健脾行气为基本大法。根据其虚、实分治,实者泻之,虚者补之,虚实夹杂者消补并用。扶正重在健脾益胃,补中益气,或养阴益胃。祛邪则视具体证候,分别施以消食导滞、除湿化痰、理气解郁等法。

三、辨证分型

1. 脾虚气陷证
主症:①食后脘腹痞满;②气短;③不思饮食。
次证:①脘腹坠胀;②呕吐清水痰涎;③肌肉瘦弱,面色萎黄。
舌脉:舌淡苔白,脉缓弱。

2. 胃阴亏虚证
主症:①食后脘腹坠满;②口苦口臭;③烦渴喜饮。
次证:①面色略红,唇红而干;②烦闷不舒,大便干结。
舌脉:舌红少苔,脉细数。

3. 脾虚食滞证
主症:①胃脘胀满,疼痛拒按;②嗳腐吞酸,或呕吐不消化食物。
次证:①不思饮食;②大便不爽,或伴下利,利后腹满如前。
舌脉:舌淡,苔白腻,脉弦滑。

4. 肝郁脾虚证
主症:①腹胀痞满;②食后坠痛;③胸胁不舒;④烦躁易怒。
次证:①纳呆食少;②嗳气频作。
舌脉:舌淡,苔薄白,脉弦缓。

5. 脾虚饮停证
主症:①脘腹痞满,辘辘有声;②口淡不渴;③呕吐清水。
次证:①神疲乏力;②面色萎黄;③纳呆食少;④大便溏薄。
舌脉:舌质淡胖,苔白滑,脉沉弱。

证候诊断:主症必备,加次症 2 项及以上,结合舌脉,即可诊断。

四、辨证治疗

1. 脾虚气陷证
治法:健脾益气升陷。
代表方:补中益气汤(《脾胃论》)。
常用药:黄芪、白术、陈皮、升麻、柴胡、当归、党参、甘草。

加减:夹气滞者,加广木香;夹瘀血,加桃仁、生蒲黄、红花;夹痰湿,加法半夏、茯苓;夹食滞,加鸡内金、炒山楂、炒麦芽;夹痰热,加竹茹、黄连、法半夏。偏于虚寒,加制附片、干姜。

现代药理研究证明,白术通过抑制胃酸及胃蛋白酶的排出,促进胃黏膜细胞增殖,促进胃肠道蠕动。陈皮有抑制胃肠道平滑肌、促进胃液分泌、抗胃溃疡、促进胃排空等作用。枳壳是临床常用的理气药,具有激动胃肠平滑肌、刺激肠胃的蠕动以及降低胃肠平滑肌张力的双向调节功能。

大量的临床药理实验表明,补中益气汤具有以下作用:①促进肠道蠕动及排空的功能,以抑制胃食管反流,促进小肠吸收。②保护胃黏膜。③调节提高免疫功能,可促进小鼠 T 淋巴细胞、B 淋巴细胞亚群的增殖能力。④抗肿瘤、抗过敏。

2. 胃阴亏虚证

治法:滋养胃阴。

代表方:益胃汤(《温病条辨》)合一贯煎(《续名医类案》)。

常用药:生地黄、麦冬、玉竹、北沙参、枸杞子、当归、川楝子。

加减:若兼气虚者,可加黄芪、党参。

现代药理研究显示,北沙参具有免疫调节、抗肿瘤、抗炎、抗氧化、保肝等方面的活性;生地中的多种成分均能够通过调控 T 淋巴细胞亚群的水平增强免疫力,改善促炎症和抑炎症因子的平衡状态。

益胃汤源自经典医学专著《温病条辨》,尤善治疗慢性阴虚型胃疾病,在一项研究中,对阴虚胃热型功能性消化不良患者采取加减益胃汤中药治疗,通过 B 超观察患者胃与胆囊形态变化,结果显示,治疗两周后患者中医证候积分明显低于同期对照组,并且患者胃动力以及胆囊生理功能得到有效改善。

3. 脾虚食滞证

治法:消食导滞。

代表方:保和丸(《丹溪心法》)。

常用药:山楂、神曲、半夏、茯苓、陈皮、连翘、莱菔子。

加减:胃脘胀痛不减,加广木香、枳实;食积化热,苔黄,便秘,加芒硝、制大黄。

保和丸出自《丹溪心法》,是比较常用的消食导滞行气药,它的主要药理作用是调节胃肠运动,能促进胃动素、促胃液素的分泌,胃动素和促胃液素是两种重要的胃肠激素,前者与胃排空活动密切相关,而后者与胃酸、胃蛋白酶、胰液、胰泌素和胆汁中水、盐等分泌活动有关。给胃肠动力障碍性疾病模型小鼠灌胃不同剂量的保和丸,发现保和丸能显著促进小鼠的胃排空和提高小肠推进率。

4. 肝郁脾虚证

治法:疏肝健脾。

代表方:逍遥散(《太平惠民和剂局方》)。

常用药:柴胡、当归、白芍、白术、茯苓、炙甘草、生姜、薄荷。

加减:气滞较甚,腹胀明显,加枳壳、川楝子;脾虚甚,加炙黄芪、党参;肝郁化火,口苦吞酸,泛恶欲吐,加黄连、吴茱萸;纳少,脘腹痞闷,加鸡内金、山楂;兼瘀血,加生蒲黄、五灵脂。

逍遥丸出自宋代《太平惠民和剂局方》。有一项动物实验,以静脉注射新斯的明建立肠痉挛动物模型,再以静脉注射逍遥丸溶液,观察肠肌活动,发现逍遥丸能使肠平滑肌节律性收缩,血管扩张,颜色变红。说明逍遥丸可以促进肠道蠕动,改善胃肠道供血。

5. 脾虚饮停证

治法:温化痰饮。

代表方:苓桂术甘汤(《金匮要略》)。

常用药:茯苓、桂枝、白术、甘草。

加减:气虚下陷,脘腹坠胀甚,加黄芪、党参;中阳不足,形寒肢冷,加制附片、干姜;饮停瘀阻,加桃仁、莪术;饮郁化热,加黄连、竹茹。

现代医学认为苓桂术甘汤治疗的水饮停聚与组织器官的水肿及炎症有关,该方的药理作用可归纳为:利尿、镇痛、祛痰、止咳、增强血液循环、促进机体消化及免疫功能。故现代医学中的某些眩晕,支气管炎,心血管疾病,关节炎、泌尿系统、消化系统、神经系统及内分泌系统疾病中所出现的痰饮病证候,只要中医辨证属脾胃阳虚、痰饮为患者,均可用苓桂术甘汤治疗。

【中成药】

1. 健脾和胃,理气消胀类

(1)枳术宽中胶囊:健脾和胃,理气消痞。用于胃痞(脾虚气滞),症见呕吐、反胃、纳呆、反酸等,以及功能性消化不良见以上症状者。口服,每次3粒,每日3次,疗程为2周。

(2)香砂六君丸:益气健脾和胃。用于脾虚气滞,消化不良,嗳气食少,脘腹胀满,大便溏泄。口服,浓缩丸每次12丸,每日3次。

(3)香砂平胃颗粒:健脾,燥湿。用于胃脘胀痛。开水冲服,每次1袋(10g),每日2次。

2. 疏肝解郁,理气和胃类

(1)气滞胃痛颗粒:疏肝理气,和胃止痛。用于肝郁气滞,胸痞胀满,胃脘疼痛。开水冲服。每次5g,每日3次。

(2)越鞠保和丸:疏肝解郁,开胃消食之功效。主治气食郁滞所致的胃痛,症见脘腹胀痛,倒饱嘈杂,纳呆食少,大便不调;消化不良见上述证候者。口服,水丸每次6g,每日1~2次。

(3)胃苏颗粒:理气消胀,和胃止痛。主治气滞型胃脘痛,症见胃脘胀痛,窜及两胁,得嗳气或矢气则舒,情绪郁怒则加重,胸闷食少,排便不畅及慢性胃炎见上述证候者。口服,每次1袋,每日3次,15日为1个疗程。

3. 平调寒热类

荆花胃康胶丸:理气散寒,清热化瘀。用于寒热错杂、气滞血瘀所致的胃脘胀闷疼痛、嗳气、反酸、嘈杂、口苦。饭前服,每次2粒,每日3次。

4. 健脾和胃,温中散寒类

(1)温胃舒胶囊:温中养胃,行气止痛。用于中焦虚寒所致的胃痛,症见胃脘冷痛、腹胀嗳气、纳差食少、畏寒无力;浅表性胃炎见上述证候者。口服,每次3粒,每日2次。

(2)附子理中丸:温中健脾。用于脾胃虚寒,脘腹冷痛,呕吐泄泻,手足不温。口服,大蜜丸每次1丸,每日2~3次。

5. 清热化湿,理气和胃类

(1)胃肠安丸:芳香化浊,理气止痛,健胃导滞。用于湿浊中阻、食滞不化所致的腹泻、纳差、恶心、呕吐、腹胀、腹痛;消化不良、肠炎、痢疾见上述证候者。口服,每次 4 丸,每日 3 次。

（2）达立通颗粒:清热解郁、和胃降逆、通利消滞。用于肝胃郁热所致痞满证,症见胃脘胀满、嗳气、纳差、胃中灼热、嘈杂泛酸、脘腹疼痛、口干口苦;动力障碍型功能性消化不良见上述症状者。温开水冲服,每次 1 袋,每日 3 次。饭前服用。

6. 健脾消食,理气和胃类

（1）健胃消食口服液:健胃消食。用于脾胃虚弱所致的食积,症见不思饮食,嗳腐酸臭,脘腹胀满;消化不良见上述证候者。口服,每次 1 支,每日 2 次。

（2）四磨汤口服液:顺气降逆,消积止痛。用于婴幼儿乳食内滞证,症见腹胀、腹痛、啼哭不安、厌食纳差、腹泻或便秘;中老年气滞、食积证,症见脘腹胀满、腹痛、便秘;腹部手术后促进肠胃功能的恢复。口服,每次 20ml,每日 3 次,疗程 1 周。

7. 行气活血,和胃止痛类

（1）荜铃胃痛颗粒:行气活血,和胃止痛。用于气滞血瘀所致的胃脘痛;慢性胃炎见有上述证候者。开水冲服。每次 5g,每日 3 次。

（2）金胃泰胶囊:行气活血,和胃止痛。用于肝胃气滞、湿热瘀阻所致的急性或慢性胃肠炎、胃及十二指肠溃疡、慢性结肠炎。口服,每次 3 粒,每日 3 次。

【中医适宜技术】

一、穴位贴敷

1. 附子 25g,蓖麻籽仁 30g,五倍子 18g,共捣烂,敷于百会穴及鸠尾穴,每日 2 次,每次 30 分钟,10 日为 1 个疗程。适用于脾虚饮停之胃缓。

2. 三棱 15g,莪术 15g,肉桂 10g,陈艾 45g,木香 10g,草果 10g,公丁香 10g,水仙子 15g,红花 15g,高良姜 12g,砂仁 6g,共研细末,置于布袋内,日夜兜于胃脘部,每月换药 1 次,连用半年。只用于肝胃不和,胃肠停饮之胃缓。

3. 蓖麻籽仁 2 份,五倍子 1 份。共捣烂制成药团敷脐部,外以关节止痛膏固定,每日早中晚各加热敷 1 次,1 剂用 4 日,6 剂为 1 个疗程。适用于胃缓各型。

二、针刺

1. 针足三里、中脘、关元、中极、梁门、解溪、脾俞、胃俞等穴。用补法加灸。每日 1 次,10 日为 1 个疗程。适用于脾虚气陷之胃缓。

2. 足三里、中脘、复溜、大横、阴陵泉,毫针刺,用补法。每日 1 次,10 日为 1 个疗程。适用于胃阴不足之胃缓。

3. 中脘、天枢、足三里、气海、阴陵泉。毫针刺,用泻法。每日 1 次,10 日为 1 个疗程。适用于脾虚食滞之胃缓。

4. 三阴交、足三里、气海、天枢、太冲。毫针刺,用泻法。每日 1 次,10 日为 1 个疗程。适用于脾虚饮停之胃缓。

三、灸法：灸足三里、天枢、气海、关元等穴

患者通过灸疗相关腧穴，可以振奋胃肠道的功能，从而改善糖尿病胃轻瘫患者的临床症状，并且容易被广大患者所接受，值得在临床上推广使用。

陈继玲采用中药联合艾灸治疗糖尿病胃轻瘫，将40例随机分为两组，每组各20例，治疗组在常规治疗的基础上加用健脾理气消食中药，并配合艾灸中脘及双侧足三里；对照组仅常规治疗，结果中药联合艾灸治疗能够明显改善胃轻瘫患者临床症状，疗效优于对照组。

四、耳针及耳穴压豆

1. 耳针 用毫针柄在耳郭的胃肠区按压，寻找敏感点，然后在此点上加压2~3分钟，每日1次。

2. 耳穴压豆 脾、胃、肝、交感、神门、皮质下。每次选用2~3穴中等强度刺激。隔日1次，10次为1个疗程。适用于各型胃缓之轻症。

五、推拿疗法

患者仰卧。先以轻手法推中脘、鸠尾、气海、天枢3分钟，再以双手四指沿肋缘反复横摩5分钟，并轻轻推拿腹部肌肉至微胀感；以拇指在腹中线脐以上，由下至上，反复横摩推按数次，再以四指并拢，螺纹面着力，自下而上托之。同时，用指振法轻轻振动3分钟；将双手拇指的指腹分别按压在两侧的章门穴上，按揉双侧章门穴3分钟，按揉足三里5分钟，以酸胀为度。患者俯卧，以双手拇指点按肝俞、脾俞、胃俞，再以双手拇指自下而上沿脊柱将两侧肌肉由外向内按、挤、弹、拨至酸胀感。最后沿膀胱经、督脉由上而下轻轻揉3分钟，放松紧张的肌肉。上述方法，每日2次，15日为1个疗程。适用于胃缓各型。

【 西药治疗 】

目前尚缺乏对胃轻瘫治疗安全有效的药物，主要以促动力药和止吐药为主。

一、促动力药

增加胃窦收缩力，改善胃窦和十二指肠间的协调运动，促进胃排空。

1. 多巴胺 D_2 受体拮抗剂 对胃动力有一定影响，亦作用于呕吐中枢。

（1）甲氧氯普胺：苯甲酰胺的衍生物。拮抗 D_2 受体，刺激 5-羟色胺（5-HT_4）受体，促进胃肠壁内乙酰胆碱释放，继而增高食管下括约肌张力、胃窦收缩性、胃底张力以及胃窦-十二指肠张力，加速胃排空。但该药能通过血-脑屏障，长期使用有一定的锥体外系不良反应。片剂：5mg/片，口服，成人 5~10mg，每日3次。注射剂：10mg（1ml），肌内或静脉注射；成人，每次 10~20mg（1~2支），每日剂量不超过 0.5mg/kg；小儿，6岁以下每次 0.1mg/kg，6~14岁每次 2.5~5mg（0.25~0.5支）。肾功能不全者，剂量减半。

（2）舒必利：作用于下丘脑、桥脑和延髓，选择性阻断 D_1、D_2 受体，具有一定的促胃肠动力作用以及止吐效应，但目前主要用于有心理障碍的患者，长期使用可有轻度锥体外系不良反应。由于该药剂型及规格不同，用法用量请仔细阅读药品说明书。注意事项：躁狂症患者

慎用,因可能使症状加重。增加剂量不宜过快,否则可能发生心电图变化、血压不稳、脉频等症状。患有癫痫、基底神经节病变、帕金森综合征、严重中枢神经抑制状态者慎用。患有心血管疾患、低血压、肝功能不全者慎用。用药期间不可从事伴有机械运转的危险性操作。本品对妊娠期妇女及新生儿的安全性尚未肯定,应慎用。

2. 5-HT$_4$受体激动剂　西沙必利、替加色罗因心脏不良反应而退市。目前使用的普芦卡必利是一种高度选择性5-HT$_4$受体激动剂,具有促胃肠动力作用,但对胃轻瘫的疗效尚需研究。

3. 胃动素受体激动剂

(1)红霉素:具有强力的促胃肠动力效应,目前已研发出多种具有促动力作用而无胃肠道不良反应的衍生物。

(2)米坦西诺:大环内酯衍生的胃动素受体激动剂,具有促动力特性,可改善糖尿病患者的上消化道症状,目前未在我国上市。

(3)阿替莫汀:胃动素受体激动剂,静脉给药可促进液体和固体胃排空,但缺乏对胃轻瘫的研究,目前未在我国上市。

4. 胃促生长素　结构类似于胃动素,具有促动力特性,对食欲和体重调节可能起重要作用。可促进特发性胃轻瘫患者、糖尿病胃轻瘫患者胃排空,TZP-102是一种口服型胃促生长素受体激动剂,可改善胃轻瘫症状,但对胃排空无效。

二、止吐药

包括硫乙拉嗪、阿瑞匹坦、异丙嗪、奋乃静、昂丹司琼、米氮平等。

1. 昂丹司琼　5-HT$_4$受体拮抗剂,用于控制症状,但不改善胃排空。片剂:4mg;注射液:8mg(4ml)。用药剂量和途径应视病情严重程度而定。

2. 米氮平　抗抑郁药,作用于5-HT$_4$受体,对其他药物治疗无效的胃轻瘫患者可能有效。片剂:5mg,10mg,15mg,30mg;口腔崩解片:15mg,30mg。每日15~45mg,每日1次。

3. 三环抗抑郁药　对慢性呕吐有效。治疗胃轻瘫的三环类抗抑郁药剂量应低于治疗抑郁症的剂量,一般起始剂量为每日10~25mg,若治疗几周后无效则以每日10~25mg的梯度逐渐增加剂量,但最高剂量不超过每日75mg。

近年来,新型止吐药阿瑞匹坦、胃底松弛剂阿考替胺(我国未上市)和丁螺环酮、胃动素受体激动剂卡米西林、5-HT$_4$激动剂维司曲格及胃饥饿素激动剂(如TZP-102、RM-131、TZP-101)等正在逐步用于胃轻瘫的治疗和临床试验研究。

K 【名医经验】

一、潘旭东从"脾主肉"论治胃缓

胃缓,首见于《灵枢·本脏》,云:"脾应肉,肉䐃坚大者,胃厚;肉䐃么者,胃薄。肉䐃小而么者胃不坚,肉䐃不称身者胃下。胃下者,下管约不利。肉䐃不坚者胃缓。"说明全身肌肉坚壮者胃厚,肌肉瘦削者胃薄,肌肉瘦弱与身形不相称者,则胃的位置偏下。"脾主肉",采用益气养阴之法,健其脾胃气阴,滋其生化之源,使肌肉坚壮,则病自愈。胃缓的形成均为素禀瘦弱,饮食失节,寒冷不适,劳累过度,乃伤脾胃,使脾胃气阴不足,升降之机失常,久而夹瘀,致纳食减少,又因脾不运化,味不归于形,更使形体瘦削,肌肉不坚,从而形成胃缓。纵观舌脉证,以益气健脾,养阴化瘀,并且加强调养,使体重明显增加,肌肉坚强,故能收到良效。

常用处方:人参、黄芪、白术各15g,陈皮、枸杞、当归、沙参、竹茹、生地、云茯苓、桃仁、旋覆花(包煎)各10g,麦冬12g,红花、枳壳各6g。

二、李寿山名老中医治疗胃缓的经验

1. 病之根本为中气下陷　中医学认为胃缓的形成是由于肉不坚,胃薄而病。验之临床,多见于禀赋瘦弱,胸廓脘腹狭长之体。究其病因,多由先天禀赋不足,后天失于调养;或由长期饮食不节,劳倦过度,伤其中气,脾虚气陷,升降失调所致。如《黄帝内经》所谓:"清气在下则生飧泄,浊气在上则腹胀。"故病者多见脘腹坠胀隐痛,嗳气不舒,肠鸣辘辘有声,纳呆少,大便不调,倦怠消瘦,得卧则舒适,久立或劳累则加重。

2. 病之治疗大法为升陷益胃　临床上多认为胃缓是由脾胃虚弱,中气下陷、脾胃失和所致,当今医家多以补中益气、升阳举陷为治疗大法,常用补中益气汤加减治之。李老自拟升陷益胃汤为治疗胃缓的主方。升陷益胃汤组成:黄芪15~30g,党参15~30g,升麻10~15g,葛根10~15g,白术10~15g,生山药15~20g,枳实15~30g,甘草6~10g,水煎早晚分服,随证加减,常服多有疗效。本方宗张景岳之举元煎,用参、芪、术、草以益气补中,摄血固脱;辅以升麻升阳举陷;加生山药健脾益肺以助中气;葛根生津益胃以助升举之力;配枳实于益气升举药中,调升降出入之气机,寓降于升。另外,有些学者认为枳实有调节平滑肌之功能。

3. 升举无效,必夹痰瘀　临床上治疗胃缓常用升举中气之剂,但有很多病例一味升提并不能获得满意的疗效。李老认为,本病的发生不仅与脾胃虚弱、中气下陷有关,还与痰、瘀有关,应注意结合舌脉辨证治疗。《素问·至真要大论》说:"诸湿肿满,皆属于脾。"脾虚生湿,脾为生痰之源,因此中气不足者,常生痰饮之患。另一方面久病多瘀,气虚运血无力,血行不畅而形成血瘀亦是常见之证。李老指出治疗胃缓应用升举中气之方药超过两旬而不效者,应仔细观察舌脉。如舌苔滑腻、舌质淡胖边有齿痕,是为痰湿之候,可予升陷益胃汤加桂枝、茯苓,即合苓桂术甘汤化裁,临床用之多有效。若见舌质暗赤有紫气,或舌下络脉淡紫粗长,脉弦或涩者,此为有血瘀之象,可先服当归芍药散得小效,继服升陷益胃汤以巩固之,或两方化裁应用,根据虚与瘀的主次缓急而定。收效后仍应固本,可以继续服用参苓白术散、人参健脾丸等以健脾益气,巩固疗效。

三、邱保国教授治疗糖尿病胃轻瘫经验

邱老以整体观念认识本病,病位在胃,其病因病机在全身,主要病理表现为脾肾阳虚,胃阳衰败,痰湿内阻;或因脾胃气虚,无力运化;或胃阴不足,失于濡养,致使脾胃虚弱,中焦气机不利,脾胃升降失职而发病。

邱老在临床中注重养胃气:①保护胃中津液。胃性喜润恶燥,胃的受纳腐熟,不仅依赖胃气的推动和蒸化,亦需胃中津液的濡润;②胃以通降为用,润降则可和胃。胃的通降作用主要体现在食物的消化和糟粕的排泄,胃若失通降,则出现纳呆、胃脘胀满、大便秘结等症状;③滋养胃阴,养阴消痞。胃阴亏虚,不能腐熟水谷,出现食后反胃、呕恶,治疗时宜益胃。不宜动辄用香燥药伤阴,或苦寒之品伤胃,而是运用甘平或甘寒濡润,以养胃阴,如用益胃

汤、沙参麦冬汤、增液汤治疗胃阴不足证。临床上阴虚为主导的疾病常常是慢性难治性疾病,病程长,多属本虚,需守方待效。

【转归及预后】

临床上,胃缓虽表现为不同的证候,但各证候之间常相互关联和相互影响,甚至互为因果。如脾虚气陷用燥湿药过久,可因耗伤胃阴,转变为气阴两虚,甚则转变为胃阴不足;胃阴不足用甘寒滋腻药时间较长,也可使脾虚更为显著,甚则转变为脾虚气陷。脾胃虚弱运化无力,则有气滞、食积、痰湿,而成虚实夹杂之症。因此,在辨证中要经常考虑脾与胃的特性,在调治中注意两者的关系,做到以平为期,则有利于病情的好转。本病的预后一般良好,但若久延失治,则缠绵加剧。

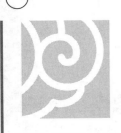

第十二章 呃逆

【概述】

呃逆，古称哕、哕逆，是指胃气上逆动膈，以气逆上冲，喉间呃呃连声，声短而频，令人不能自制为主要表现的一种病证。临床上比较常见，多见于西医病症中的单纯性膈肌痉挛、功能性胃肠病、胃炎、胃扩张、胸腹腔肿瘤、肝硬化晚期、脑血管疾病、尿毒症以及胸腹手术后等引起的膈肌痉挛等疾病。

【病名沿革】

《黄帝内经》无呃逆之名，其记载的"哕"即包含本病，认为哕的病机为胃气上逆，病及肺、胃。《素问·宣明五气》云："胃为气逆，为哕。"《灵枢·口问》云："谷入于胃，胃气上注于肺，今有故寒气与新谷气，俱还入于胃，新故相乱，真邪相攻，气并相逆，复出于胃，故为哕。"《黄帝内经》中还指出呃逆是病情危重的一种征兆，如《素问·宝命全形论》曰："病深者，其为哕。"在治疗方面，《黄帝内经》提出三种简易疗法，如《灵枢·杂病》云："哕，以草刺鼻，嚏，嚏而已；无息，而疾迎引之，立已；大惊之，亦可已。"

汉代张仲景在《金匮要略·呕吐哕下利病脉证治》中将呃逆分为三种：一为实证，即"哕而腹满，视其前后，知何部不利，利之则愈"；二为寒证，即"干呕哕，若手足厥者，橘皮汤主之"；三为虚热证，即"哕逆者，橘皮竹茹汤主之"，为后世寒热虚实分类奠定了基础。

元代朱丹溪始称之为"呃"，《格致余论·呃逆论》云："呃，病气逆也，气自脐下直冲，上出于口，而作声之名也。"

明代张景岳进一步确定呃逆病名，《景岳全书·杂证谟·呃逆》指出大病时"虚脱之呃，则诚危之证"。秦昌遇《症因脉治·呃逆论》把本病分为外感、内伤两类，颇有参考价值。

清代李用粹《证治汇补·呃逆》系统提出治疗法则："治当降气化痰和胃为主，随其所感而用药。气逆者，疏导之；食滞者，涌吐之；热郁者，清下之；血瘀者，破导之；若汗吐下后，服凉药过多者，当温补；阴火上冲者，当平补；虚而夹热者，当凉补。"至今仍有指导意义。

总之，元代以前中医学把呃逆称之为"哕"，元代朱丹溪始称之为"呃"，明代张景岳进一步确定呃逆病名，之后广泛用之。近现代对"呃逆"病证名的界定更加准确科学，最终形成今天呃逆病名。

【病因病机】

一、感受寒邪

寒邪是导致呃逆重要原因之一。如《杂病源流犀烛·呃逆源流》曰："故人有寻常并无疾病，或一张口而寒气相袭，立时发呃者，俗名之曰冷呃……然此偶然感发，不足为病，非若前文三因之症，必须调治也。"《冯氏锦囊秘录·杂症大小合参·伤寒呃逆》中："呕逆属胃寒者，人果知用丁香柿蒂散温之矣。然有其气自脐下直冲于胸嗌间呃忒者，此阴证呃忒也。其病本不在胃，因内有伏阴，或误服寒药，遂至冷极于下，迫火上冲，发为呃忒而欲尽也。"

胃气以降为和，喜通降，风寒之邪侵袭，或寒邪直中胃肠，阻遏胃阳，壅滞气机，胃失和降，膈气不利，寒气上冲，逆气动膈冲喉而成呃逆。

二、饮食不当

饮食不节，饮食伤胃是导致呃逆的主要原因之一。胃气以降为顺，饮食不当可致胃气上逆动膈发为呃逆。如《景岳全书·呃逆》中提到："皆其胃中有火，所以上冲为呃。"《素问·痹论》云："饮食自倍，肠胃乃伤。"《灵枢·小针解》谓："寒温不适，饮食不节，而病生于肠胃。"五味偏嗜，可直接损伤五脏，《素问·生气通天论》曰："是故味过于酸，肝气以津，脾气乃绝……味过于苦，脾气不濡，胃气乃厚。"

胃主受纳，腐熟水谷，其气以和降为顺，故呃逆的发生与饮食失宜关系最为密切。若进食太快，过食生冷或滥服寒凉药物，寒气蓄于胃中，循手太阴之脉上动于膈，导致呃逆。或过食辛热煎炸，醇酒厚味，或过用温补之剂，燥热内生，腑气不行，气逆动膈，发生呃逆。

三、情志不畅

情志郁结致气机逆乱是导致呃逆的重要原因。《素问·宝命全形论》所说的"土得木而达"即是这个意思。忧思恼怒，情志不遂，肝失疏泄，肝郁气滞，横逆犯胃，以致胃气失和，胃气阻滞，上逆动膈即可发为呃逆。从五行角度理解，《医述》载："故《灵枢》云：足厥阴肝所生病者，胸满呕逆。况五行生克，木动则必犯土，胃病治肝，不过隔一之治。"肝属木，胃属土，若木气过于亢盛势必克伤胃土，即"木旺乘土"；从经脉运行角度考虑，《灵枢·经脉》曰："肝足厥阴之脉……挟胃，属肝，络胆，上贯膈，布胁肋。"肝胃之气通过经脉相连而运行全身气血，若肝经气血郁滞，会影响其相连络的胃腑。清代唐宗海在《血证论·脏腑病机论》中提到："木之性主于疏泄，食气入胃，全赖肝木之气以疏泄之，而水谷乃化；设肝之清阳不升，则不能疏泄水谷，渗泄中满之证，在所难免。"故肝失于疏泄可致脾升胃降气机失常而出现呃逆不止。

综合历代文献观点，情志因素是导致呃逆的重要诱因之一。其中以怒、忧、思最为常见，其他情志过极，在一定条件下也可致病。怒伤肝，气机不和，横逆犯胃，逆气动膈；或情志抑郁，木不疏土，或忧思气结，脾运失职，内生痰湿；或素有痰饮，复加恼怒气逆，逆气加痰浊上逆动膈，发生呃逆。

四、体虚病后

年老久病，中气不足，脾阳虚衰，脾失健运，胃失和降，气机升降失常，浊气上逆动膈，亦成呃逆。李东垣认为脾胃为元气之本，并首倡补脾胃以益元气，正如他在《内外伤辨惑论》中所说："元气、谷气、荣气、清气、卫气，升发诸阳上升之气，此六者，皆饮食入胃，谷气上行，胃气之异名，其实一也。"从而提出"内伤脾胃，百病由生"的观点，并秉承《黄帝内经》中"正气存内，邪不可干"的思想，认为无论内伤还是外伤，皆由脾胃虚弱、中气不足所致，若正气充足则不易发病。

总之，素体不足，年高体弱，或久病大病，正气未复，或吐下太过，虚损误攻均会损伤正气，损伤胃阴，使胃失和降，气逆动膈，发生呃逆。甚者，肾病日久，气失摄纳，浊气上乘，上逆动膈，均可发生呃逆。

本病病因，初则多由外邪、饮食、情志不遂所致，病因多单一，病机也单纯，常见寒邪客胃、饮食不当、情志刺激等病因，表现为实证；或是体虚病后而导致寒气、郁热、气滞、痰阻等虚实夹杂之证。或病久正气虚弱，皆可引起胃失和降，气逆上冲动膈，膈间气机不利，而成呃逆。

本病病位在胃，与肺、脾、肝、肾关系密切。肺主肃降，肺胃之气均以降为顺。若上焦肺气郁闭，或肺气虚衰，宣降无力，势必会影响胃气之和降，膈间气机不利，逆气上冲于喉间，致呃逆作。脾主升清，胃之和降有赖于脾之升清。若饮食劳倦、年老久病，脾气、脾阳虚衰，脾失健运，胃失和降，清浊升降失常，浊气上逆动膈，亦成呃逆。肝主疏泄，胃主降浊。如情志不畅，肝气郁结，升发太过，横逆犯胃，胃气夹膈气上逆而致呃。肺之肃降和胃之和降，还有赖于肾之摄纳。若久病及肾，或肾气不足，肾失摄纳，虚气上冲，夹胃气动膈，亦可致呃。

本病病理性质有虚实之分。初期以实证为主，多由寒凝、火郁、气滞、痰阻等邪气扰乱，胃失和降；日久则为虚实夹杂证或是纯为虚证，以脾肾阳虚、胃阴不足等正虚气逆为多见。

【临床表现】

呃逆常表现为喉间呃呃连声，声短而频，难以自制。多与病因有关，或呃逆声高，气涌有力，连续发作；或时断时续，气怯声低乏力；或呃声洪亮，冲逆而出，口臭烦渴；或呃声沉缓有力，得寒则甚，得热则减。此外本病证还常伴有食欲缺乏、反酸、烧心、腹胀、胃痛等消化系统症状。

【诊断】

1. 呃逆以气逆上冲，喉间呃呃连声，声短而频，不能自止为主症，其呃声或高或低，或疏或密，间歇时间不定。

2. 常伴有胸膈痞闷、脘中不适、情绪不安等症状。

3. 多有受凉、饮食不当、情志不调等诱发因素，起病多较急。

【鉴别诊断】

1. 与干呕鉴别　同属胃气上逆的表现。干呕属于有声无物的呕吐,乃胃气上逆,冲咽而出,发出呕吐之声。呃逆则从膈间上逆,气冲喉间,呃呃连声,声短而频,不能自止。

2. 与嗳气鉴别　均为胃气上逆的表现。嗳气乃胃气阻郁,气逆于上,冲咽而出,发出沉缓的嗳气声,多伴酸腐气味,食后多发,与喉间气逆而发出的呃呃之声不难区分。

3. 与生理性呃逆鉴别　呃逆一定要分清是生理性呃逆还是病理性呃逆。一时气逆而发暂时性呃逆,属于生理现象;若呃逆反复发作,或出现在急性或慢性疾病过程中,则多属病理反射引起的。

4. 与反流性食管炎鉴别　患者多有反酸胃灼热的典型临床表现,根据反流性食管炎的不同类型可分别通过胃镜或食管 24 小时 pH 值监测来帮助诊断。

【辨证论治】

一、辨证要点

1. 辨虚实　呃逆声高,气涌有力,连续发作,多属实证;呃逆时断时续,气怯声低乏力,多属虚证。

2. 辨寒热　呃声沉缓有力,得寒则甚,得热则减,多属寒证;呃声洪亮,冲逆而出,口臭烦渴,多属热证。

3. 辨急危重症　呃逆持续不解,呃声低微,气不得续,饮食难进,脉细沉伏,多为病情恶化,胃气将绝的危候。

二、治疗原则

呃逆一证,总由胃气上逆动膈而成,所以理气和胃、降逆止呃为基本治法。辨证时当分清寒热虚实,分别施以散寒、清热、补虚、泻实之法,并结合和胃降逆。对于危重病证中出现的呃逆,治当大补元气、急救胃气。

三、辨证分型

1. 胃寒气逆证
主症:①呃声沉闷有力;②遇寒则甚。
次症:①喜食热饮;②口淡不渴。
舌脉:舌苔白润,脉迟缓或弦紧。

2. 胃火上逆证
主症:①呃声连作,洪亮有力;②多喜冷饮。
次症:①口臭烦渴;②脘腹满闷;③大便秘结;④小便短赤。
舌脉:舌苔黄燥,脉滑数。

3. 气机郁滞证

主症：①呃逆连声；②胸胁满闷。

次症：①每因情志不畅而发作或加重；②嗳气；③纳减；④肠鸣矢气。

舌脉：舌淡红,苔薄白,脉弦。

4. 脾胃阳虚证

主症：①呃声低长无力,气不得续；②喜温喜按。

次症：①泛吐清水,脘腹不舒；②面色㿠白；③手足不温；④食少乏力,大便溏薄。

舌脉：舌质淡,苔薄白,脉细弱。

5. 胃阴不足证

主症：①呃声短促而不得续；②口干咽燥。

次症：①烦躁不安；②不思饮食或少食即胀；③大便干结。

舌脉：舌质红,苔少而干,脉细数。

证候诊断：主症必备,加次症 2 项及以上,结合舌脉,即可诊断。

呃逆病因尚不明确,现代医学认为呃逆发生的直接原因是膈肌痉挛,常由胃、肠、纵隔、食管等功能紊乱引发,主要有四种类型：神经性呃逆(多为功能性,如饮食、寒冷刺激)、反射性呃逆(膈神经受刺激,如胃肠病)、中枢性呃逆(如中风)、中毒性呃逆(如药物中毒、尿毒症)。因此,治疗呃逆在于解除膈肌痉挛,调节胃肠功能。呃逆相当于西医膈肌痉挛,病因很多,涉及神经系统疾病,消化系统疾病,呼吸系统、横膈或纵隔附近组织病变,药物因素,心理疾病等。国内一项对 68 例呃逆患者病因回顾分析显示,68 例患者中,消化系统疾病 21 例(30.88%)、脑血管疾病 23 例(33.82%)、心血管疾病 6 例(8.82%)、呼吸系统疾病 7 例(10.29%)、药物引起者 4 例(5.88%)、功能性呃逆 7 例(10.29%),引起呃逆的病因以消化系统及脑血管疾病居多。呃逆被认为是一个无意识的脊髓反射,具有完整的反射弧。其传入支神经由膈神经、迷走神经和由 $T_6 \sim T_{12}$ 发出的交感神经束组成；反射中枢由脑干、膈神经核、延髓网状结构、下丘脑组成；传出神经由膈神经、肋间神经、前斜角肌组成；效应器则由膈肌、肋间肌、前斜角肌组成。反射弧中的任何环节受到刺激皆可能导致呃逆。呃逆的过程被证实是由多个神经递质参与,包括 γ-氨基丁酸(GABA)和多巴胺。

如果怀疑呃逆是由于胸部疾病导致的,可行胸部 X 线或胸部 CT 检查,如肺炎、肺癌等；若怀疑为呃逆是由于腹部相关疾病导致的膈肌痉挛引起的,可通过腹部超声进行相关检查；同时通过胃镜检查可诊断是否存在胃、食管病变；可通过行脑电图的检查诊断是否伴有中枢神经系统的改变。

四、辨证治疗

1. 胃寒气逆证

治法：温中散寒,降逆止呃。

代表方：丁香散(《三因极一病证方论》)。

常用药：丁香、柿蒂、高良姜、甘草。

加减：若寒气较重,脘腹胀满者,加吴茱萸、肉桂、乌药散寒降逆；若寒凝食滞,脘闷嗳腐者,加莱菔子、制半夏、槟榔行气降逆导滞；若寒凝气滞,脘腹痞满者,加枳壳、厚朴、陈皮以行气消痞；若气逆较甚,呃逆频作者,加刀豆子、旋覆花、代赭石以理气降逆。

丁香,取其温胃散寒、透膈气以止呃逆之功,柿蒂性平味苦涩,理气降逆,专降逆气,两药相配为治疗呃逆之要药,高良姜温中散寒,降逆止呃,甘草调和诸药。《本草求真》中指出:"柿蒂虽与丁香同为止呃之味,然一辛热一苦平,合用深得寒热兼济之妙。如系有寒无热,则丁香在所必用,不得固执从治,必当佐以柿蒂。"

丁香含挥发油即丁香油,油中主要含有丁香油酚,丁香为芳香健胃剂,可缓解腹部气胀、增强消化能力、减轻恶心呕吐。研究表明:丁香浸出液有刺激胃酸和胃蛋白酶分泌的作用,其刺激胃液分泌的作用与乙酰胆碱不同,前者刺激分泌的胃液酸度高,消化力较强,而后者刺激分泌的胃液酸度低,消化力较弱。丁香刺激胃液分泌的作用似与胆碱能神经参与有关。丁香酚乳剂亦可使胃黏液分泌显著增加,而酸度不增强。丁香油的作用稍差。连续应用可使黏液耗竭,而只分泌非黏液性的渗出物。丁香又入肾经,温可壮阳,补命门火,治疗腰膝酸软,冷气腹痛。柿蒂含鞣质、羟基三萜酸、葡萄糖、果糖及中性脂肪油等,有报道柿蒂提取物对大鼠膈肌标本的收缩呈现先增强后抑制的作用,并且随浓度增高,增强效应持续的时间越短,抑制效应出现的时间越早,抑制作用越强。

高良姜具有温胃散寒、消食止痛等功效,常用于胃寒呕吐、脘腹冷痛、嗳气吞酸等病症的治疗。研究显示,高良姜粗提取物具有抑制肠平滑肌运动的作用。高良姜提取物中活性组分可抑制肠肌自发性运动,比山莨菪碱作用更强。

2. 胃火上逆证

治法:清胃泄热,降逆止呃。

代表方:竹叶石膏汤(《伤寒论》)。

常用药:竹叶、生石膏、沙参、麦冬、半夏、粳米、甘草、竹茹、柿蒂。

加减:若腑气不通,痞满便秘者,可合用小承气汤通腑泄热,使腑气通,胃气降,呃自止;若胸膈烦热,大便秘结,可用凉膈散以攻下泄热。

有观察显示,用竹叶石膏汤治疗胃火上逆证型的呃逆,有效率达到88%,足以说明竹叶石膏汤在治疗此病证中效果显著。正如《景岳全书·呃逆》曰:"皆其胃中有火,所以上冲为呃。"治宜清胃泄热,降逆止呃。方中石膏清肺胃之热;竹叶禀阴气最盛,清虚热,合竹茹治心烦,止呕吐;沙参、麦冬养阴生津;半夏和胃降逆;粳米、甘草和中养胃。加柿蒂增强降逆之功,使腑气通,胃气降,呃自止。诸药合用,共奏清热和胃,养阴生津,降逆止呕之功。

3. 气机郁滞证

治法:顺气解郁,和胃降逆。

代表方:五磨饮子(《医方考》)。

常用药:木香、乌药、枳实、沉香、槟榔、丁香、代赭石。

加减:肝郁明显者,加川楝子、柴胡疏肝解郁;若心烦口苦,气郁化热者,加栀子、黄连泄肝和胃;若气逆痰阻,昏眩恶心者,可用旋覆代赭汤加陈皮、茯苓,以顺气降逆,化痰和胃;若气滞日久成瘀,瘀血内结,胸胁刺痛,久呃不止者,可用血府逐瘀汤加减以活血化瘀。

有临床观察显示五磨饮子配合针灸治疗癌症患者顽固性呃逆证属气机郁滞者56例,有效率高达93.3%。呃逆为膈肌轻度痉挛的表现,其受胆碱能神经支配。五磨饮子为破气降气、行气理气之峻品,正可治疗气滞上逆之顽症。方中沉香、槟榔降气平逆快膈,其中槟榔具有兴奋胆碱受体而增强胃平滑肌的自动节律性和紧张性的作用;枳实破气散结,在一定条件下对肠胃具有抑制或兴奋的双向作用;木香行气而导滞,能降低胃平滑肌自动节律性和紧张性,能对抗乙酰胆碱、组胺所致的肌痉挛;乌药理气,具有兴奋迷走神经而提高胃的自动节律性和紧张性的作用。所以数味中药共用,可收良性调整自主神经功能及其胃肠平滑肌运动之效,使其恢复正常的生理功能活动,则功能性呃逆或其他因素所引起的呃逆得以缓解或完全解除。

4. 脾胃阳虚证

治法:温补脾胃,降逆止呃。

代表方:理中丸(《伤寒论》)。

常用药:人参、白术、甘草、干姜、吴茱萸、丁香、柿蒂。

加减:若嗳腐吞酸,夹有食滞者,可加神曲、麦芽消食导滞;若脘腹胀满,脾虚气滞者,可加法半夏、陈皮理气化浊;若呃声难续,气短乏力,中气大亏者,可加黄芪、党参或改用补中益气汤;若病久及肾,肾阳亏虚,形寒肢冷,腰膝酸软,呃声难续者,为肾失摄纳,可加肉桂、补骨脂、山萸肉、刀豆子补肾纳气。

有文献报道,在临床观察旋覆代赭汤合理中汤治疗胃癌术后顽固性呃逆 27 例中,有效率达到了 96.3%。理中丸加味配合生姜贴内关穴治疗顽固性呃逆 23 例中,临床痊愈 19 例,好转 4 例。顽固性呃逆者,病程均较长,久病无实症,故虚寒者多见,正如《丹溪心法·呃逆》认为:"古谓之哕,近谓之呃,乃胃寒所生,寒气自逆而呃上。"《景岳全书·呃逆》云:"寒呃可温可散,寒去则气自舒也。"故方用温中散寒,益气健脾之理中汤以加强温中散寒之力,使寒去呃逆自止。方中人参、白术、甘草甘温益气,干姜温中散寒,吴茱萸、丁香、柿蒂温胃止呃。

5. 胃阴不足证

治法:养胃生津,降逆止呃。

代表方:益胃汤(《温病条辨》)合橘皮竹茹汤(《金匮要略》)。

常用药:沙参、麦冬、玉竹、生地、橘皮、竹茹、枇杷叶、柿蒂、生姜、大枣、人参、甘草。

加减:若咽喉不利,阴虚火旺,胃火上炎者,可加石斛、芦根以养阴清热;若神疲乏力、气阴两虚者,可加党参或西洋参、山药以益气生津;若胃气大虚,不思饮食,则合用橘皮竹茹汤以益气和中。

益胃汤中沙参、麦冬、玉竹、生地黄甘寒生津,滋养胃阴。有文献报道,顽固性呃逆有阴虚症状时,选方益胃汤加减治疗,疗效显著。症见呃声短促不得续,虚烦少气,舌红苔少,脉细数。治宜益气清热、和胃降逆,常用橘皮竹茹汤,以橘皮、生姜、竹茹为主药治之,并加用人参、大枣、甘草。方中橘皮、竹茹和降胃气,清解止呃;生姜和胃降逆,增强止呃;人参、大枣、甘草温补中气;另加枇杷叶、柿蒂清热除烦,降逆止呃。橘皮竹茹汤清而不寒,补而不滞,用之胃和气顺,痰化热消,呃逆自除。

【中成药】

1. 祛风化痰类

蛇胆陈皮口服液:顺气化痰,祛风健胃。用于风寒咳嗽,痰多呃逆。口服,每次 10ml,每日 2~3 次。小儿酌减或遵医嘱。

2. 温中健脾类

参芪健胃颗粒:温中健脾,理气和胃。主治脾胃虚寒型胃脘胀痛,痞闷不适,喜热喜按,嗳气呃逆等症。饭前开水冲服,每次 16g,每日 3 次或遵医嘱。

3. 疏肝和胃类

(1)舒肝和胃丸:疏肝解郁,和胃止痛。主治肝胃不和,两肋胀满,胃脘疼痛,食欲缺乏,呃逆呕吐,大便失调。口服,大蜜丸每次 2 丸(6g/丸),每日 2 次。

(2)沉香舒气丸:舒气化郁,和胃止痛。用于肝郁气滞、肝胃不和引起的胃脘胀痛,两胁胀满疼痛或刺痛,烦躁易怒,呕吐吞酸,呃逆嗳气,倒饱嘈杂,不思饮食。口服,大蜜丸每次 2丸,每日 2~3 次。

(3)双金胃肠胶囊:疏肝和胃、制酸止痛。用于胃、十二指肠溃疡属肝胃气滞兼血瘀证,症见胃脘疼痛、胀满不适,两胁胀痛,嗳气呃逆,嘈杂泛酸,食欲缺乏等。每次 4 粒,每日 3 次,饭后温开水送服。

4. 理气和胃类

宽胸利膈丸:开郁顺气,消食除胀。用于气郁不舒,胸腹胀满,宿食停水,呕逆腹痛。口服,大蜜丸每次 1 丸,每日 2 次。

5. 清热和胃类

胃友新片:泄热和胃,制酸止痛。用于肝胃郁热引起的胃脘灼痛、脘腹胀满、吞酸嘈杂、嗳气呃逆,口干口苦、恶心呕吐、大便干燥、舌红苔黄等症及消化性溃疡、慢性胃炎等见上述证候者。口服,每次 4~5 片,每日 3 次;亦可嚼碎服用。

6. 养阴清热类

砂连和胃胶囊:清热养阴,理气和胃。用于胃热阴伤,兼有气滞所致的胃脘疼痛、口臭、呃逆、胁痛。口服,每次 4 粒,每日 3 次;饭前半小时服用;痛时可临时加服 4 粒。

【中医适宜技术】

一、针刺

取阳明经、厥阴经、任脉穴。处方:足三里、膻中、内关、太冲、中脘、期门、天突。配穴:胃寒积滞者加胃俞、建里;胃火上逆者加内庭、天枢;气机郁滞加太冲、期门;脾胃虚弱者加胃俞、脾俞;胃阴不足者加三阴交、胃俞;气滞血瘀者加血海、合谷。操作:毫针刺,实证用泻法,虚证用补法。

二、灸法

取穴:膈俞、脾俞、胃俞、中脘、足三里。用艾条各灸 5~10 分钟,以穴位表面皮肤微红润为度。胃寒气逆者灸梁门;脾胃阳虚者灸气海、关元;胃阴不足、胃火上逆者忌灸。

治疗胃寒气逆型、脾胃阳虚型呃逆,针刺与灸法结合可获良效,胃寒气逆者取中脘、内关、梁门、脾俞,得气后强刺激 5 分钟,不留针,出针后灸 10 分钟;脾胃阳虚者取中脘、气海、胃俞、脾俞,得气后留针 20 分钟,气海穴旋灸 15 分钟,10 日为 1 个疗程。

三、穴位按压

选穴:攒竹、鱼腰、翳风、天突、天宗、内关、膈俞。任取一穴,用拇指或中指重力按压,以患者耐受为度,连续按揉 1~3 分钟,同时令患者做深吸气之后屏住呼吸的动作。

四、耳穴疗法

选穴:脾、胃、神门、口、交感、皮质下、肾上腺、耳中。操作:选中耳穴后,用 75% 乙醇棉球消毒耳郭皮肤,用 8mm×8mm 的胶布将王不留行籽固定在所选的耳穴上,嘱患者每日每穴按压 3 次以上,每次按 10 秒以上,4 日更换 1 次耳穴贴。亦可选用耳针法:选取耳穴:耳中、胃、神门、相应病变脏腑(肺、脾、肝、肾)。操作:毫针刺,也可用埋针法。

五、穴位注射

选穴:双侧足三里。操作:患者取端坐位或仰卧位,屈膝,常规消毒皮肤后,用 5ml 注射器安装 7 号针头,抽取甲氧氯普胺 1ml,垂直快速刺入穴位处皮肤,缓慢进针,达一定深度得气后,回抽无血后缓慢注射药物,每穴注药 1ml,每日或隔日注射 1 次,6~10 日为 1 个疗程。

六、推拿疗法

1. 胸腹部操作 患者仰卧位,直推任脉循行上膻中至关元这一段;环推腹;顺时针摩腹(以中脘为中心);按揉天突、膻中、中脘穴;摩两肋(以章门、期门为主);摩关元。

2. 背部操作 患者俯卧位,推背部两侧膀胱经;拨、搓背部膀胱经内侧线膈俞至大肠俞这一段;揉压膈俞、肝俞、脾俞、胃俞、大肠俞、八髎穴等;再次左右分推背部两侧膀胱经及两肋。

3. 四肢部操作 揉压双内关、双合谷;拨揉双足三里、双阳陵泉;揉压双三阴交、双太冲穴。

七、拔罐疗法

操作:患者先取俯卧位,暴露腰背部皮肤,在腰背部膀胱经循行线上涂抹润滑油或凡士林油膏之后行走罐法。走罐时速度要均匀,力度以患者能耐受为度,实证用泻法:力度稍重,时间相对虚证较长;虚证用补法:力度相对实证较轻,时间稍短。待皮肤潮红、充血或有瘀血时,将罐取下。

八、刮痧疗法

操作:患者取舒适体位,用植物油少许涂抹在颈背部、脊柱两侧足太阳经的循环线,用刮痧板按照经脉循行走向进行刮拭,以局部出痧为度。

九、穴位敷贴治疗

穴位敷贴具有畅通经络气血、调和阴阳功效。选用麝香粉 0.5g,放入神阙穴,用伤湿止痛膏(其他止痛药膏亦可)固定,用手掌做顺时针摩腹 5 分钟,再用 TDP 照射 10 分钟,以促进血液循环,使气机顺畅。此法适用于胃寒气逆、气机郁滞和脾胃阳虚型呃逆,尤以气机郁滞者为佳;脾胃阳虚者可使用吴茱萸 10g,研细末后,用醋调成膏状,敷于双侧涌泉穴后用胶布固定。

针刺在呃逆的治疗中操作方便且见效快,值得临床推广运用;艾灸疗法多用于脾胃阳虚型呃逆患者;穴位注射疗法具有起效快的优点;拔罐结合穴位敷贴疗法具有操作简单、安全性高的优点。总结分析针灸治疗呃逆现代临床文献的经穴选用规律,发现中脘、膈俞、膻中、胃俞是最常用腧穴;腧穴所属经脉主要集中于任脉、足阳明胃经、足太阳膀胱经、足厥阴肝经;选取腧穴主要分布在胸腹部和背腰部。

 【西药治疗】

1. **巴氯芬**　片剂:10mg。用于缓解多种疾病造成的骨骼肌痉挛。口服,每次 10mg,每日 3 次。

2. **甲氧氯普胺**　片剂:5mg/片;注射剂:10mg(1ml)。镇吐药。主要用于各种原因所致恶心、呕吐、嗳气、消化不良、胃酸分泌过多等症状的对症治疗。口服:成人每次 5~10mg,每日 3 次。肌内注射/静脉注射:每次 10~20mg,每日 1~2 次。对普鲁卡因或普鲁卡因胺过敏者禁用,癫痫发作者禁用,胃肠道出血、机械性肠梗阻或穿孔者禁用,嗜铬细胞瘤患者禁用,因化疗和放疗而呕吐的乳腺癌患者禁用。肝功能或肾功能衰竭者慎用。

3. **氯丙嗪**　片剂:50mg/片。用于各种原因所致的呕吐或顽固性呃逆。口服,成人每次 12.5~25mg,每日 2~3 次。基底神经节病变、帕金森病、帕金森综合征、骨髓抑制、青光眼、昏迷及对吩噻嗪类药过敏者禁用。

4. **华蟾素**　注射剂:5ml。用于治疗临床顽固性呃逆,文献报道具有一定疗效。肌内注射:每次 2~4ml,每日 2 次;静脉滴注:每次 10~20ml,每日 1 次。

5. **盐酸乙哌立松片**　片剂:50mg/片。饭后口服,每次 50mg,每日 3 次,该药属于中枢性肌肉松弛药物,主要是通过作用于中枢达到镇静的作用,从而缓解痉挛的膈肌,使呃逆停止。

 【名医经验】

一、姜春华治呃经验

姜春华认为呃逆之由,总为气逆,而气之所以上逆,其因多端。呃逆的治疗,以理气和胃降逆为常法。寒呃用丁香柿蒂汤温降;热呃用泻心汤辛开苦降;肝火旺用栀子、黄芩之类;虚呃用旋覆代赭汤和胃降逆;食滞用大黄甘草汤通泄腑气;湿痰用小半夏加茯苓汤化痰利湿。

二、任达然治疗呃逆经验

任达然治疗因寒致呃,常用丁香、柿蒂等温中降逆类中药,里寒较甚者酌加吴茱萸、肉桂心。治疗胃热呃逆,可加栀子清泄胃火,辅以竹茹、柿蒂、赭石降逆止呃,佐以麦冬、芦根护养胃阴,使以陈皮、法半夏、炙杷叶理气调中,从而使火静气平,脾胃不伤,呃逆自愈。使用“通利腑气”一法,使腑气通畅,热从下泻,气机升降有常,呃逆遂止。对于中风继发呃逆患者,用石决明、牡蛎等配以赭石、陈皮、竹茹降逆止呃。对于胃阴不足这一类型患者,宜用沙参、麦冬、玉竹、石斛等,辅以陈皮、竹茹、柿蒂、刀豆子降气止呃逆,乌梅配甘草,酸甘化阴,增强滋养胃阴之功。

三、李桂贤教授治疗呃逆经验

李桂贤教授认为，呃逆总由胃失和降、膈间气机不利、胃气上逆动膈所致，并常与肺气是否通降、肝气是否条达、肾气是否摄纳有关。李教授强调舌诊，重视情志的调摄，临床治疗将调气和胃、降逆止呃贯穿始终，常用自拟方调气降逆汤调和上下，通达内外。药物组成：柴胡9g，升麻9g，淡豆豉15g，姜半夏12g，厚朴12g，陈皮9g，砂仁6g，木香6g，丁香3g，柿蒂15g，赭石30g，甘草6g。

四、白兆芝治疗老年顽固性呃逆经验

人到老年阶段，正气虚衰，在虚的基础上出现痰浊、瘀血等病理产物。此时呃逆反复不愈则当注意辨其虚实，若辨证以虚为主时，采用相应扶正之法，并佐以祛邪降逆之品方可奏效，同时也要注意本病在某些情况下以标实为主时，急当祛邪治标。因老年性呃逆患者既往常有慢性病史，其病程较长，可久病入络，波及血分，使胃络瘀阻或膈间瘀阻，对于此类老年患者，如从气分论治，用和胃降逆之法无效时，当注意察其有无血瘀征兆，如见舌暗有瘀斑者，可从血分论治，采用活血化瘀法，如血府逐瘀汤之类。

【转归及预后】

《医学心悟》曰："至于大病中见呃逆者，是谓土败木贼，为胃绝，多难治也。"提示转归预后不良，如肝硬化晚期、脑血管病、尿毒症等危急重症所引起的呃逆，需要考虑为危象。

第十三章　纳呆

【概述】

纳呆，又称纳少或食少，是指胃的受纳功能呆滞，以不思饮食、饮食减少、不饥不纳等为主要表现的病证。纳呆是临床上常见的病症，西医学中慢性胃炎、功能性消化不良、胃下垂等疾病，若以食欲缺乏、消化不良等为主症时，均属于中医学纳呆范畴，可参考本节进行辨证论治。肝硬化、肿瘤等患者可能出现食欲缺乏等类似主症，不属于该疾病范畴。

【病名沿革】

中医对于纳呆的认识源远流长，可以追溯至《黄帝内经》时代，《黄帝内经》虽未提出"纳呆"一症，但论述了相关症状，如《素问·气交变大论》云"岁木太过，风气流行，脾土受邪，民病飧泄食减"，《素问·五常政大论》称"民病洒洒振寒，善伸数欠……饮食不下"，《灵枢·邪气脏腑病形》称为"食不下"，《灵枢·大惑论》称"胃气逆上，则胃脘寒，故不嗜食也"。《难经》亦云："虚为不欲食，实为欲食。"尽管名称不尽相同，但均是食欲下降、饮食减少，与纳呆有着密切的联系。

汉代张仲景在《伤寒论》《金匮要略》中称之为"食不下""不能食"，如《伤寒论》第273条云"太阴之为病，腹满而吐，食不下"，第215条云"阳明病，谵语，有潮热，反不能食者，胃中必有燥屎五六枚也"，由此指明寒、热、虚、实均可致病。

隋唐时期，医家逐渐认识到脾胃虚弱与纳呆发病重要关系。如隋代巢元方《诸病源候论·脾胀病候》云："脾胃为表里，脾主消水谷，胃为谷之海，脾虚寒气积久，脾气虚弱，故食消也。"唐代王焘在《外台秘要·脾胃弱不能食方三首》中讲："病源脾者，脏也，胃者，腑也，脾胃二气，相为表里，胃为水谷之海，主受盛饮食者也，脾气磨而消之则能食，今脾胃二气俱虚弱，故不能食也。""食消""不能食"也与纳呆有密切联系。

宋代，有部分医家认识到纳呆有时是某些难治病的前驱症状，如不及时治疗，往往成为难症，严用和《济生方》讲："久则积结为癥瘕，面黄羸瘦，此皆宿滞不消而生病焉……不可后时养成沉疴也。"

金元时期，是各家争鸣的时代。此时期，对于纳呆的认识也逐渐完善，虽然没有纳呆病名的存在，但是部分医家将"伤食"进行专门的讨论。如朱丹溪《丹溪心法·伤食》云："伤食者,恶食,胸中有物……抑郁伤脾,不思饮食。"刘完素将伤食按多少分为轻症、重症,如《河间六书》云:"夫伤者有多少,有轻重,如气口一盛,脉得六至,则伤于厥阴,乃伤之轻也,煮黄丸、厚朴丸主之。"李东垣则强调了饮食劳倦乃是纳呆的重要原因,《脾胃论·饮食伤脾论》云:"胃既伤,则饮食不化,口不知味,四肢倦困,心腹痞满,兀兀欲吐而恶食,或为飧泄,或为肠澼,此胃伤脾亦伤明矣。"同时,李东垣并强调需要辨别"恶食"和"不能食"的不同。如《内外伤辨惑论·辨外伤不恶食》云:"中风能食,伤寒不能食,二者皆口中和而不恶食。若劳役所伤及饮食失节、寒温不适三者,俱恶食,口不知五味,亦不知五谷之味。"

明清时期,纳呆的辨证治疗体系渐趋完善,但纳呆之名并未作为病名正式确立。各医家皆延续前人的认识,将其归于"不能食""伤食"之中。孙一奎《赤水玄珠全集·伤饮伤食》云:"不能食者,由脾胃馁弱……以故不思食,非心下痞满而恶食也。"李中梓则发展了病因理论,认为命门火衰,火不生土也可引起纳呆,《医宗必读·不能食门》云:"土强则出纳自如,火强则转输不息,故不能食皆属脾虚……当补其母,八味地黄丸、二神丸。"同时,"纳呆"一词作为症状,则频繁出现于医案记载之中。《陈莲舫医案·十九湿》云:"内热未清,纳呆咳呛,耳聋盗汗,脉见弦滑。"《慎五堂治验录》讲:"嗽痰多作呕,腰间酸痛作肿,纳呆便秘。"

直至近代,"纳呆"作为确定的病名,首见于《中医胃肠病学》之中,并对此病进行了详细的论述。

总之,对于纳呆的认识由来已久,但是明清以前,对其病名的描述并不统一,直到近现代才对"纳呆"病证名的有所界定,最终形成今日的"纳呆"病名。

【病因病机】

一、外邪犯胃

外感风、寒、暑、湿诸邪,内客于胃,皆可导致胃脘气机升降失常,运化失职,导致纳呆为病。如《素问·风论》云:"风者,善行而数变,腠理开……其寒也,则衰食饮。"又"脾风之状,多汗恶风……不嗜食,诊在鼻上,其色黄。"又《素问·气交变大论》云:"岁木太过,风气流行,脾土受邪,民病飧泄食减。"《类经·虚实之反者病》云:"气虚身寒,得之伤寒……邪在胃则不能食,故谷入少。"《诸病源候论》认为不仅风、寒可致纳呆,伤于湿亦可,如《诸病源候论·湿病诸候》:"湿病,由脾胃虚弱,为水湿所乘……其状,不能饮食。"故外感风寒湿邪客胃,使胃之受纳功能受损,同时胃的消化吸收功能发生障碍,导致不思饮食,纳食减少。

二、饮食所伤

饮食伤胃是发生纳呆的主要原因之一。《素问·痹论》云:"饮食自倍,肠胃乃伤。"《灵枢·小针解》谓:"寒温不适,饮食不节,而病生于肠胃。"五味偏嗜,可直接损伤五脏,《素问·生气通天论》曰:"味过于酸,肝气以津,脾气乃绝……味过于苦,脾气不濡,胃气乃厚。"《证治汇补·脾胃》云:"胃可纳受,脾主消导,一纳一消,运行不息,生化气液……若饮食饥饱,寒暑不调,则伤胃,胃伤则不能纳。"饮食不节,饥饱无常,暴饮暴食;或过食肥甘油腻不洁之物;或恣食生冷;或过食煎炒;或酗酒,均可伤及脾胃,运化失常,升降失调,不能消化水谷,而致纳呆。

三、情志失调

抑郁恼怒,情志不遂,肝失疏泄,横逆犯胃,脾胃升降失常,或忧思伤脾,脾失健运,运化无力,胃腑失和,气机不畅,均可致纳呆。如元代医家危亦林在《世医得效方·大方脉杂医科》中认为"忧气、喜气、惊气、怒气"皆可致"心腹刺痛,不能饮食"。清代李用粹《证治汇补·脾胃》云:"忧思恚怒,劳役过度,则伤脾,脾伤则不能化。"故情志因素也是纳呆发病的重要原因之一。

四、脾胃虚弱

脾胃为后天之本,中运之轴,纳呆的发生与脾胃功能息息相关。隋唐时期,医家逐渐认识到脾胃虚弱在本病发病中重要作用。如隋代巢元方《诸病源候论·脾胀病候》云:"脾胃为表里,脾主消水谷,胃为谷之海,脾虚寒气积久,脾气虚弱,故食消也。"唐代王焘在《外台秘要·脾胃弱不能食方三首》中讲:"病源脾者,脏也,胃者,腑也,脾胃二气,相为表里,胃为水谷之海,主受盛饮食者也,脾气磨而消之则能食,今脾胃二气俱虚弱,故不能食也。"清代陈修园《医学三字经》说"中央健,四旁如",讲的就是脾胃功能健旺,才能体健安康。若素体不足,或劳倦过度,或饮食所伤,或久病脾胃受损,均可引起脾胃虚弱,脾虚则运化不及,胃虚则少纳难化,致纳呆食减。《难经·四十九难》云"虚为不欲食",脾虚则易致纳少食减之病。明代孙一奎《赤水玄珠全集·伤饮伤食》云:"不能食者,由脾胃馁弱,或病后而脾胃之气未复,或痰客中焦,以故不思食,非心下痞满而恶食也。"清代张璐《张氏医通》云:"若不思饮食,食不克化,食后反饱,脾虚不能健运也。"可见,脾胃虚弱是导致纳呆的重要因素。

五、脾肾阳虚

脾肾阳虚,失于温煦,水谷腐熟不能,此为纳呆的另一个重要病因。许叔微认为纳呆除脾虚之外,还有肾气亏虚,其在《普济本事方·卷二·心小肠脾胃病》指出:"有人全不进食,服补脾药皆不验……此病不可全用脾虚,盖因肾气怯弱,真元衰劣,自是不能消化饮食,譬如鼎釜之中,置诸米谷,下无火力,终日米不熟,其何能化。"明代李中梓在《医宗必读·不能食门》指出"土强则出纳自如,火强则转输不息",他认为胃纳不仅与脾土有关,而且也有赖了肾火的温煦。年老久病,脾阳不振,日久脾虚及肾,命门火衰,肾阳虚不能助脾胃腐熟水谷,水反为湿,谷反为滞,湿浊之邪内停,气机升降失调,清浊不分,常致纳呆。

总之,纳呆的发生与五脏六腑功能失调有关,但与脾胃肝肾关系最为密切。胃为水谷之海,以降为顺,若饮食失节,胃失和降,必纳呆无味。脾主运化,腐熟水谷,若劳倦过度,或忧思伤脾,脾失健运,无所输布,必纳谷呆滞;肝主疏泄,助脾胃消化水谷,如抑郁恼怒,肝失条畅、肝气横逆犯胃,胃失和降,必纳呆食少。肾为先天之本,胃之关也。脾腐熟水谷,赖肾阳的温煦,如久病及肾,肾阳亏虚,脾失温养,必纳呆食减。本病的病位在脾胃,与肝肾关系密切。基本病机为脾胃气机升降失常。

【临床表现】

纳呆主要是以食欲明显减退,不思进食,食不知味为主要表现,常伴有食后胃脘痞满胀痛、嗳腐吞酸,恶心呕吐、乏力消瘦、情绪不畅、大便不调等症状。本病一年四季均可出现,但以长夏多见,常因外感寒热、饮食失宜、情志不遂,劳累等诱因而发作或加重,起病或急或缓,或起病突然,病程较短;或起病缓慢,病程较长,病情逐渐加重。

【诊断】

1. 胃纳呆滞,食欲减退,食量减少,不思饮食。
2. 常伴有腹胀、恶心、胃脘痛、泛酸、嗳气等上消化道症状。
3. 发病前多有明显的诱因,如饮食不节、情志不遂、劳累等。

【鉴别诊断】

1. **与噎膈鉴别**　噎膈常伴有食欲缺乏、胃纳减少的表现,但更为主要的症状是吞咽之时哽噎不顺,甚至格拒食物,食不能下,食而复出或食入即吐。常进行性加重,最终饮食难入。

2. **与反胃鉴别**　反胃是指饮食入胃,宿谷不化,经过良久,由胃反出的病证,以"朝食暮吐,暮食朝吐,吐出不消化食物"为特点,常常伴有食欲减退,纳食减少的表现。而纳呆常常没有呕吐胃内容物的表现,两者差别显著,容易鉴别。

3. **与痞满鉴别**　两者均可见食欲减退,纳食减少,但痞满是以心下胃脘部痞塞满闷不舒、胸腹闷塞为主症,满而不痛,进食后则痞满更甚,导致患者纳少、不食以减轻痞满症状。而纳呆所表现的饮食减少,不思饮食,并不一定会伴有痞满的表现。

4. **与疰夏鉴别**　疰夏与纳呆均可见饮食减少,食欲缺乏,但疰夏有明显的季节性,常常于夏季发病,一般夏季过后,病情可自行改善,部分患者可呈现出逢暑必发的周期性特点,且伴有乏力倦怠、眩晕心烦、恶心胸闷、低热等全身症状。而纳呆虽可在夏季起病,但不会在夏季之后自行缓解,且常不伴有胸闷、心烦、低热等表现。

【辨证论治】

一、辨证要点

1. **辨虚实**　凡起病急骤,病程较短,伴有脘腹胀痛,嗳气酸腐,大便不调,舌苔厚腻者,多属实证;凡病程较长,不思饮食,少气懒言,乏力、倦怠者,多属虚证。实有湿热、寒湿、食滞、气滞等因,虚有气虚、阴虚、阳虚之异。

2. **辨脏腑**　纳呆病变脏腑主要在脾胃,与肝、肾等密切相关,辨证时要注意辨别病变脏腑的不同。如嗳气、恶心,苔腻,多食后脘腹作胀呕吐,多属脾失健运;食而不化,大便偏稀,伴面色㿠白,形瘦,多汗易感者,多属脾胃气虚;食少饮多,大便干结,伴面色萎黄者多胃阴不足;与情志因素有关,痛及两胁,心烦易怒、嗳气频频,多肝气犯胃;伴肢冷、畏寒,小便清长,腰膝酸软者,多为久病及肾,脾肾两虚。

二、治疗原则

纳呆的治疗原则为调整脾胃气机升降,兼顾活血和络,消补并用,润燥相宜,动静结合。具体治疗大法宜根据其病因及不同的证候特点,灵活运用。以湿热内蕴为主者,宜以清化湿热为主;寒湿盛者,宜温中散寒,理气化湿;食滞所致者,应着重消积导滞;肝气克犯脾胃者,宜疏肝理气和胃;脾胃虚弱者,宜健脾益气;胃阴不足者,养阴益胃为主;脾肾阳虚者,当温补脾肾。

三、辨证分型

1. 外邪犯胃证

主症:①突发纳食减少;②发热恶寒。

次症:①头痛汗出或无汗;②恶心呕吐;③身重体倦。

舌脉:舌红,苔薄白或薄黄,脉浮紧或滑数。

2. 脾胃湿热证

主症:①胃纳呆滞,食欲下降;②口黏口苦。

次症:①大便黏滞不爽;②脘腹痞胀;③身重体倦;④身热不扬,渴不多饮。

舌脉:舌红苔黄腻,脉滑数。

3. 食滞胃脘证

主症:①厌食纳呆,不思饮食;②嗳腐酸臭。

次症:①恶心欲吐;②脘腹胀满拒按;③矢气酸臭;④大便不畅,便下恶臭。

舌脉:舌苔厚腻,脉弦滑。

4. 肝胃不和证

主症:①不欲饮食,纳食减少;②两胁胀满疼痛。

次症:①每因情志不畅而发作或加重;②心烦,情绪抑郁;③嗳气频作;④善叹息。

舌脉:舌淡红,苔薄白或薄黄,脉弦。

5. 胃阴亏虚证

主症:①饥不欲食;②胃脘隐痛或灼痛。

次症:①口燥咽干;②形体消瘦;③五心烦热;④便干溲短。

舌脉:舌红少津或舌裂纹无苔,脉细数。

6. 脾胃气虚证

主症:①食少纳呆;②脘腹胀满,食后尤甚。

次症:①面黄肌瘦;②口淡乏味;③神疲乏力;④大便溏薄。

舌脉:舌淡或边有齿痕,苔白,脉缓无力。

7. 脾肾阳虚证

主症:①胃呆纳减,不饥不食;②畏冷肢凉。

次症:①腰膝酸软;②腹部冷痛;③恶心或呕吐,时呕清水或夹不消化食物;④大便溏薄,完谷不化;⑤夜尿频多,小便清长。

舌脉:舌淡胖,苔白滑,脉沉迟无力。

证候诊断:主症必备,加次症 2 项及以上,结合舌脉,即可诊断。

四、辨证治疗

1. 外邪犯胃证

治法:疏解外邪,和胃运脾。

代表方:藿香正气散(《太平惠民和剂局方》)。

常用药:藿香、大腹皮、白芷、紫苏、茯苓、半夏曲、白术、陈皮、厚朴、苦桔梗、甘草。

加减:发热恶寒重者,加荆芥、防风;感受风热者,加银花、连翘;感受暑湿者,加重藿香、佩兰;头痛者,加羌活、川芎等。

藿香正气散具有解表化湿,理气和中的功效。药理研究表明,藿香正气散及其多种制剂具有胃肠蠕动推进、保护肠屏障、增强胃肠道吸收等多种功能。实验研究表明灌胃藿香正气散水煎液,可以明显改善湿困脾胃型大鼠血清促胃液素、胃动素含量,使其接近正常水平值,并可促进胃排空及小肠推进,促进营养物质吸收,提高血清糖、蛋白、脂类等营养物质的含量,其中大剂量组的改善作用最为明显。

2. 脾胃湿热证

治法:清热化湿,健脾和胃。

代表方:王氏连朴饮(《霍乱论》)。

常用药:制厚朴、黄连、石菖蒲、制半夏、香豉、焦栀子、芦根。

加减:湿偏盛者,加藿香、苍术;热偏盛者,加黄芩、蒲公英等。

王氏连朴饮对脾胃湿热证功能性消化不良患者疗效显著,多项临床观察表明治疗脾胃湿热型功能性消化不良,其对食欲缺乏、上腹部饱胀、恶心呕吐等症状的改善明显优于常规西药治疗。其作用机制可能与通过神经内分泌系统,调节下丘脑-垂体-肾上腺轴功能,降低促肾上腺皮质激素释放激素(CRH)、促肾上腺皮激素(ACTH)、血清皮质醇的水平等激素分泌有关。同时,有研究显示,其能通过下调脾胃湿热胃癌前病变大鼠胃黏膜IL-6、NF-κb水平的表达,一定程度减少胃黏膜的炎症反应,调节其胃黏膜细胞增殖与凋亡的失衡,进而达到阻断胃癌前病变的目的。

3. 食滞胃脘证

治法:消食导滞,和胃健脾。

代表方:保和丸(《丹溪心法》)。

常用药:山楂、神曲、半夏、茯苓、陈皮、莱菔子、麦芽、枳实、大黄、黄芩、黄连、白术、泽泻。

加减:脘腹胀甚者,加砂仁、槟榔;便闭者,加芒硝;胸满痞闷者,加紫苏叶、荆芥穗。

保和丸是重要的消食导滞行气药,调节胃肠运动是其主要药理作用之一。给胃肠动力障碍性疾病模型小鼠灌胃不同剂量的保和丸,发现保和丸能显著促进小鼠的胃排空和小肠推进率。其作用机制可能是保和丸能阻断多巴胺受体和β2受体,增强胃肠平滑肌,从而兴奋胃肠道,促进小鼠胃排空和小肠推进。有研究发现,保和丸联合三联疗法治疗Hp相关的胃炎,可以显著提高患儿症状体征的改善率,并降低三联疗法的不良反应发生率。

4. 肝胃不和证

治法:疏肝理气,健脾和胃。

代表方:柴胡疏肝散(《景岳全书》)。

常用药:柴胡、芍药、川芎、香附、陈皮、枳壳、甘草。

加减：目赤口苦、急躁易怒者，加丹皮、川黄连；嗳气频发者，加沉香、旋覆花；反酸者，加海螵蛸、煅瓦楞子；脘胁胀满、便溏者，加党参、炒白术。

柴胡疏肝解散是经典的疏肝解郁的方剂，其对肝胃不和型慢性胃炎和功能性消化不良的治疗效果肯定。其降低机体免疫炎症反应、改善脂质代谢、调节胃肠激素水平、减少胃酸分泌等作用。有研究表明：柴胡疏肝散有效部位组方能不同程度地提高胃排空率和小肠推进率。药理机制研究表明，它可通过调节神经递质、细胞因子、内分泌系统、神经细胞损伤信号通路、抗氧化应激等多层面机制，在抑郁症治疗中发挥重要作用。

5. 胃阴亏虚证

治法：养阴生津，益胃和中。

代表方：益胃汤（《温病条辨》）。

常用药：沙参、麦冬、生地黄、玉竹。

加减：胃中嘈杂、反酸，加川黄连、吴茱萸；恶心呕吐者，加竹茹、芦根、姜半夏；饮食积滞者，可加焦三仙；大便艰涩不畅者，可加大黄、槟榔等。

益胃汤是滋养胃阴的常用方剂，常用于治疗慢性萎缩性胃炎、小儿厌食症等属胃阴亏损者。其能提高胃黏膜的屏障功能，对胃黏膜损伤具有保护和修复作用，随机对照双盲试验表明益胃汤对慢性萎缩性胃炎患者的症状学改善疗效显著而持久，且从对胃黏膜萎缩的胃镜下分级及病理学分级的改善情况来看益胃汤与常规西药治疗效果相近。同时对阴虚胃热型功能性消化不良患者采取加减益胃汤中药治疗，通过 B 超观察患者胃与胆囊形态变化，结果显示，治疗 2 周后患者中医证候积分明显低于同期对照组，并且有效改善患者胃动力以及胆囊生理功能。

6. 脾胃气虚证

治法：益气健脾，和胃消食。

代表方：异功散（《小儿药证直诀》）。

常用药：人参、炙甘草、茯苓、白术、陈皮。

加减：胃脘胀满，加木香、佛手；大便质稀不成形，加藿香、山药、肉豆蔻；食欲不佳加砂仁、鸡内金、焦三仙等。

异功散是治疗脾胃气虚型厌食的常用方剂，临床研究表明，异功散加减可以明显改善患者的食欲、食量、面色及精神状态。现代药理研究发现，其有抗胃黏膜损伤、调节胃肠道活动、促进消化吸收、增强胃肠道黏膜免疫功能、调节胃肠激素等作用。

7. 脾肾阳虚证

治法：温补肾阳，益气健脾。

代表方：附子理中丸（《太平惠民和剂局方》）。

常用药：党参、白术、附子、干姜、肉桂、甘草。

加减：气短乏力者，加黄芪；腰膝酸软冷痛者，加杜仲、续断、巴戟天；食滞脘腹作胀者，加神曲、麦芽、砂仁、佛手。

附子理中汤具有补虚回阳，温中散寒的功效，常用于脾肾阳虚型消化系统疾病，如慢性胃炎、消化性溃疡、溃疡性结肠炎等。研究表明：对慢性胃炎采用加减附子理中汤治疗，更能有效改善患者的临床症状和促进胃黏膜的修复，比常规西药对幽门螺杆菌的清除率更高，且不良反应发生率较低，有利于提高患者的治疗效果。实验结果显示附子理中汤可增加小鼠的胃肠动力,促进胃排空,其机制可能是通过提高血清中胃动素、P 物质、促生长激素释放素等胃肠道兴奋性激素水平,从而发挥作用。

【中成药】

1. 消食健脾开胃类

（1）保和丸:消食导滞和胃。用于食积停滞,脘腹胀满,嗳腐吞酸,不欲饮食。口服,浓缩丸每次 8 丸,每日 3 次。

（2）大山楂丸:开胃消食,用于食积内停所致的食欲缺乏,消化不良,脘腹胀闷。口服,大蜜丸每次 1~2 丸,每日 1~3 次;小儿酌减。

（3）健胃消食片:具有健胃消食之功效。主治脾胃虚弱所致的食积,症见不思饮食,嗳腐酸臭,脘腹胀满;消化不良见上述证候者。口服,可以咀嚼。规格一（0.8g/片）:每次 3 片,每日 3 次,小儿酌减。规格二（0.5g/片）:成人每次 4~6 片,儿童 2~4 岁每次 2 片,5~8 岁每次 3 片,9~14 岁每次 4 片;每日 3 次。小儿酌减。

（4）复方鸡内金片:健脾开胃,消食化积。用于脾胃不和引起的食积胀满,饮食停滞,呕吐泄泻。口服,每次 2~4 片,每日 3 次。

2. 化湿和中助运类

（1）藿香正气胶囊:解表化湿,理气和中。用于外感风寒,内伤湿滞,头痛昏重,胸膈痞闷,脘腹胀痛,呕吐泄泻。口服,每次 4 粒,每日 2 次。

（2）枫蓼肠胃康颗粒:清热除湿化滞。用于急性胃肠炎,属伤食泄泻型及湿热泄泻型者,症见腹痛腹满、泄泻臭秽、恶心呕吐或有发热恶寒苔黄脉数等。亦可用于食滞胃痛而症见胃脘痛、拒按、恶食欲吐、嗳腐吞酸、舌苔厚腻或黄腻脉滑数者。开水冲服,每次 8g（1 袋）,每日 3 次。浅表性胃炎,15 日为 1 个疗程。

3. 理气和胃类

（1）木香顺气丸:行气化湿,健脾和胃,用于湿浊中阻、脾胃不和所致的胸膈痞闷、脘腹胀痛、呕吐恶心、嗳气纳呆。口服,水丸每次 6~9g,每日 2~3 次。

（2）开胸顺气胶囊:消积化滞,行气止痛,用于饮食内停、气郁不舒导致的胸胁胀满,胃脘疼痛。口服,每次 3 粒,每日 2 次。

（3）越鞠保和丸:疏肝解郁,开胃消食,用于气食郁滞所致的胃痛,症见脘腹胀痛,倒饱嘈杂,纳呆食少,大便不调;消化不良见上述证候者。口服,水丸每次 6g,每日 1~2 次。

（4）枳术宽中胶囊:健脾和胃,理气消痞。用于胃痞（脾虚气滞）,症见呕吐、反胃、纳呆、反酸等,以及功能性消化不良见以上症状者。口服,每次 3 粒,每日 3 次,疗程为 2 周。

4. 益气健脾和胃类

（1）四君子颗粒:益气健脾。用于脾胃气虚,胃纳不佳,食少便溏。用开水冲服,每次 15g,每日 3 次。

（2）养胃颗粒:养胃健脾,理气和中,用于脾虚气滞所致的胃痛,症见胃脘不舒、胀满疼痛、嗳气食少;慢性萎缩性胃炎见上述证候者。开水冲服,每次 1 袋（5g）,每日 3 次。

5. 温中健脾和胃类

香砂养胃丸:有温中和胃之功效。主治胃阳不足、湿阻气滞所致的胃痛、痞满,症见胃痛隐隐、脘闷不舒、呕吐酸水、嘈杂不适、不思饮食、四肢倦怠。口服,水丸每次 9g,每日 2 次。

【中医适宜技术】

一、针刺

取足阳明经、手厥阴经、足太阴经、任脉穴。处方:足三里、脾俞、胃俞、内关、中脘。配穴:脾胃气虚者加太白;脾胃湿热者加内庭;肝郁者加期门、太冲;脾胃虚寒者加气海;胃阴不足者加三阴交、太溪。操作:毫针刺,实证用泻法,虚证用补法。

二、灸法

外邪犯胃和脾肾阳虚者,取中脘、神阙、足三里、脾俞、胃俞、肾俞穴施行艾条灸法或隔姜灸(中脘、足三里穴可施行温针灸)。

三、耳穴治疗

取胃、脾、大肠、神门、交感。使用毫针刺,予中等强度刺激,或用王不留行籽贴压,左右交替,每日按压 3~4 次。

四、穴位敷贴治疗

穴位敷贴具有畅通经络气血、调和阴阳功效。选用艾叶、吴茱萸、川椒、干姜、香附、细辛、肉桂、丁香、荜澄茄,与少许独头蒜泥混合而成膏状,用酒和蜂蜜拌匀,制成 1.5~2cm 的圆形药丸,7 天为 1 个疗程,每 2~3 天换药 1 次。取穴:胃俞、肾俞、足三里、神阙穴等。本法适用于阳虚、肝郁气滞型纳呆。

五、推拿疗法

采用健脾理气消导治法为主。用一指禅推、按、揉、摩、拿、搓、擦等法。取穴及部位:脾俞、胃俞、中脘、合谷、天枢、手三里、内关、足三里、气海、胃脘部、背部、肩及胁部;或使用捏脊疗法,用摩法顺督脉走行方向摩整个脊柱,由下到上 3~5 遍;并按揉督脉、足太阳膀胱经背部第一侧线和第二侧线,由上到下 3~5 遍。

针灸在纳呆的治疗中运用广泛,具有操作简便、早期起效迅速、远期疗效稳定等优点,值得临床推广运用。针刺治疗适用于多种性质的纳呆病证,艾灸疗法多用于虚寒性纳呆;推拿捏脊常常用于饮食积滞型纳呆;穴位敷贴疗法多用于脾胃气虚型纳呆。总结分析针灸治疗纳呆现代临床文献的经穴选用规律,发现足三里、中脘、内关、胃俞、脾俞是最常用腧穴;腧穴所属经脉主要集中于足阳明胃经、任脉、足太阳膀胱经、足厥阴肝经和足太阴脾经;选取腧穴主要分布在下肢部、胸腹部和背腰部。针灸治疗纳呆的选穴规律有着循经取穴、分部取穴、辨证取穴和特定穴的特点。

研究表明:不同穴位的周围存在着丰富的神经、微血管以及淋巴管,通过针灸进行局部刺激可使穴区微血管灌注量增加,神经及淋巴管的血液运行改善、功能增强,神经末梢兴奋性增高,通过神经系统传导至中枢核团,进而启动神经-内分泌-免疫网络而对机体进行调整,从而实现针灸的神经-内分泌-免疫网络的整合。针刺足三里穴可提高中枢延髓孤束核与迷走神经运动背核的神经元活性,使神经元放电频率趋于规范,胃电紊乱趋于正常,良性调节胃肠运动。明显增强胃窦、十二指肠和近端空肠的胃肠消化间期移行性复合运动之收缩活动;同时电针刺激足三里可使外周脑-肠肽的释放发生变化,提高胃动素、促胃液素在血液及胃窦平滑肌中的含量,同时对胃运动、胃黏膜损伤有明显的调整和保护作用。针刺足三里、内关、天枢等穴位可以提高迷走神经兴奋性,降低交感神经兴奋性,恢复自主神经的平衡状态。内关、内庭二穴相配,调理肠胃气机,对胃肠功能紊乱而出现纳呆、痞胀、腹痛、腹胀满、吐泻交作、食入即吐等症有较好的效果。天枢穴也是临床治疗消化系统疾病的首选穴位,能够兴奋胃动力、降低内脏敏感性,调整胃肌电活动,提高迷走神经功能的张力。针刺胃俞、脾俞、章门、足三里,能够有效调节慢性萎缩性胃炎患者肠激素,增强胃蠕动,改善胃电节律,促进胃排空。

【西药治疗】

中医的纳呆可见于西医的多种疾病,与多种因素相关,西药治疗应根据现代医学的客观检查进一步明确诊断,做到规范、合理地选择用药。常见改善食欲的药物选择有以下几种:

1. 复方消化酶胶囊　每粒含胃蛋白酶 25mg、木瓜酶 50mg、淀粉酶 15mg、熊去氧胆酸 25mg、纤维素酶 15mg、胰酶 50mg、胰脂酶 13mg。用于食欲缺乏、消化不良,包括腹部不适、嗳气、早饱、餐后腹胀、恶心、排气过多、脂肪便,也可用于胆囊炎和胆结石以及胆囊切除患者的消化不良。口服,每次 1~2 粒,每日 3 次,饭后服。铝制剂可能影响本品疗效,故不宜合用。

2. 复方阿嗪米特肠溶片　每片含有阿嗪米特 75mg、胰酶 100mg(胰淀粉酶 5850 活力单位、胰蛋白酶 185 活力单位、胰脂肪酶 3320 活力单位)、纤维素酶-4 000 10mg(含纤维素酶 25 单位)、二钾硅油 50mg。用于因胆汁分泌不足或消化酶缺乏而引起的症状。口服,每次 1~2 片,每日 3 次,餐后服用。

3. 米曲菌胰酶片　每片含胰酶 220mg 和米曲菌霉提取物 24mg。本品用于消化酶减少引起的消化不良。成人和 12 岁以上的儿童于饭中或饭后吞服 1 片。本品禁用于急性胰腺炎和慢性胰腺炎的急性发作期。

4. 胃蛋白酶片　120 单位/片。用于治疗胃蛋白酶缺乏或消化功能减退引起的消化不良。口服:每次 2~4 片,每日 3 次,饭前服用。在碱性环境中活性降低,故不宜与抗酸药同服。

5. 多酶片　每片含胰酶 300mg、胃蛋白酶 13mg。用于消化不良,食欲缺乏。口服,每次 1~2 片,每日 3 次,饭前服。本品在酸性条件下易被破坏,故服用时切勿嚼碎;铝制剂可能影响本品疗效,故不宜合用。

6. 乳酶生片　0.3g。用于消化不良、腹胀及小儿饮食失调所引起的腹泻、绿便等;亦可用作长期使用广谱抗生素所致二重感染的辅助治疗。口服,每次 1~3 片,每日 3 次,饭前用。注意与抗生素、磺胺类药服用,应分开使用,相隔 2~3 小时。不能与铋剂、鞣酸、活性炭、酊剂等联合应用。

7. 干酵母片　0.3g。用于食欲缺乏,消化不良及防治 B 族维生素缺乏症。口服,成人每次 3~6 片,每日 3 次;儿童每次 1~3 片,每日 3 次。剂量过大可有腹泻,合用单胺氧化酶抑制剂时可引起血压升高。

8. 马来酸曲美布汀片 0.1g/片。用于胃肠道运动功能紊乱引起的食欲缺乏、恶心、呕吐、嗳气、腹胀、腹鸣、腹痛、腹泻、便秘等症状的改善及肠易激综合征。口服,每次 1~2 片,每日 3 次。老年患者减量服用。

9. 多潘立酮片 10mg。用于:①由胃排空延缓、胃食管反流、食管炎引起的消化不良症(如腹胀、嗳气、恶心、呕吐等);②功能性、器质性、感染性、饮食性、放射性治疗或化疗所引起的恶心、呕吐。口服,成人每次 10mg,每日 3 次,每日不得超过 40mg。儿童每次 10mg,每日口服最多 3 次,饭前服。机械性消化道梗阻,消化道出血、穿孔患者禁用。分泌催乳素的垂体肿瘤(催乳素瘤)、嗜铬细胞瘤、乳腺癌患者禁用。禁止与酮康唑口服制剂、红霉素或其他可能会延长 Q-T 间期的 CYP3A4 酶强效抑制剂合用。中重度肝功能不全的患者禁用。

10. 枸橼酸莫沙必利片 5mg/片,主要成分为枸橼酸莫沙必利。本品为消化道促动力剂,主要用于功能性消化不良伴有胃灼热、嗳气、恶心、呕吐、早饱、上腹胀等消化道症状;也可用于胃食管反流性疾病、糖尿病性胃轻瘫及部分胃切除患者的胃功能障碍。口服,每次 5mg(1 片),每日 3 次,饭前服用。与抗胆碱药物(如硫酸阿托品、溴化丁基东莨菪碱等)合用可能减弱本品的作用。

【名医经验】

一、施今墨名老中医临床治疗胃阴亏虚型纳呆

施老常使用三组对药。一为白术配鸡内金,白术甘温补中,补脾化湿,益气生血;鸡内金甘平,能升发胃气,养胃阴、生胃津、消食积、助消化,二药一补一消,补消兼施,健脾开胃之力更彰。二是乌梅与木瓜,其配伍出自《临证指南医案》"纳食主胃,运化主脾,脾宜升则健,胃宜降则和"的理论,乌梅清凉生津,益胃止渴,木瓜和肝脾、助消化,二药相伍,疏肝和胃,健脾益气,开胃之力更强。三是生谷、麦芽同用,谷芽与麦芽功效类同,均可宽中消积,启脾进食,但谷芽和养力强,麦芽消食力胜,常相须为用。

二、张学文国医大师治疗纳呆

张老认为,纳呆辨证应首辨病位。在脾者,以脾阳不足、失其健运为主,证见食欲缺乏、面色少华,四肢不温,腹胀便溏,舌淡苔白或白腻、水滑等;在胃者,以胃阴不足、虚火旺盛为主,证见饥不欲食,口干多饮,呃呕咽燥,大便干结,舌红少津或舌苔剥脱。因此治疗当脾胃分治。脾失健运者,当以温阳健脾为法;胃阴虚者,当以甘寒凉润为法。临床上,脾阳不足,胃有寒湿者,可以东垣温燥升运,升阳益胃之法;脾阳不亏,胃阴亏虚,内有燥火者,则当用叶氏养胃阴之法。

三、岳美中老中医治疗纳呆

岳老认为因先天不足,脾胃虚损以致进食极少,系先天禀赋不足累及后天,以致脾胃不足,纳运失常,谷气少化精气,治疗上宜采用益气健脾,以培后天生化之源,方取资生丸,重在

补而辅以调,配伍相宜而补通得当;二则采用散剂,轻量缓图,而不致滋腻伤脾碍胃,临床收效甚佳。

四、李玉奇国医大师"清热消疳,健脾助运"法治疗纳呆

李老认为小儿纳呆的根本病机是饮食或情志伤脾,小儿脏腑娇嫩,造成脾胃受损,脾胃运化失司,食积不化,久则蕴湿生热,阻滞气机,致气血生成障碍,终至厌食及发育迟缓。并把它归为"小儿疳积"病,治疗不单以健脾和胃为法,更注重清热凉血,并以此自拟除疳汤加减治疗,方中重用胡黄连为君药,除疳积发热,凉血导滞,此一味即可统领千军万马;麦芽、鸡内金、山楂消食健胃;藿香、苍术芳香醒脾,助运化湿;砂仁行气调中,和胃健脾;山药健脾益气,补虚固本。

五、董建华院士从通降治疗胃呆

董老论治脾胃病,善从胃之和降的生理特点入手,胃之和降,与脾之运化升清、肝之疏泄升发、胆火之通降、肺之宣发肃降、大小肠之传化下行等其他脏腑的功能密切相关。以通降治法为主,所谓通,就是调畅气血、疏其壅塞、散其郁滞,以承胃腑通降下行之性,使气机调畅。胃腑实者,宜祛邪导滞,和胃通降;胃气虚者,气机不运,虚中有滞,宜补虚行滞,和胃通降。

根据胃呆的临床症状,常以清化湿热、理气通降、散寒通降、滋阴通降为法,进行治疗。

1. 清化湿热 饮食劳倦导致脾胃内伤,水湿内停,蕴而化热,或与外界湿热之邪相感,出现湿热阻滞中焦,出现胸脘痞闷,食后胀痛,纳呆欲呕,口干不欲饮,舌质红、苔黄白相间而腻,脉滑。治疗以清热化湿和胃治疗,常以连朴饮加减,常用药:厚朴、竹茹、黄连、半夏、茯苓、焦山楂、焦神曲、焦麦芽、芦根。苔腻明显者,加佩兰、蔻仁;小便黄者,加通草;泛恶欲吐者,加重竹茹;胀闷明显,加苏梗、荷叶;热重,加黄连。

2. 理气通降 情绪变化导致食欲缺乏、胃脘作胀、时轻时重、多因情绪而加重。脾胃气运常赖肝木疏泄。若情志不遂,肝郁气滞,则胃失和降。或由于饮食不节,饥饱失常而使胃气壅滞,出现食欲缺乏,胃脘胀闷,偶有疼痛,情绪变化后加重,舌淡红苔薄白,脉弦。治疗应理气通降,常用药:苏梗、香附、陈皮、枳壳、大腹皮、砂仁、香橼皮、佛手。偏寒加良姜、荜澄茄;气滞重者加鸡内金、沉香;兼胁胀加柴胡、郁金;食滞加焦三仙;兼痛加金铃子、延胡索;吞酸加乌贼骨、煅瓦楞子;热重加黄连,痰热加全瓜蒌,便秘加酒军;嗳气、呃逆明显者,可直接采用旋覆代赭汤加减应用。

3. 散寒通降 身受外寒或饮食生冷,则寒积于中,胃中阳气被遏而胃失和降,适于寒邪犯胃或素有胃病,食欲缺乏,呕吐清水痰涎,喜暖喜按,胃脘疼痛,舌淡红苔薄白,脉弦。治宜温散宣通,常用药:良姜、香附、吴茱萸、苏梗、荜澄茄、陈皮、生姜、砂仁。若寒食交阻,酌加焦三仙;若夹有痰湿者,可加用陈皮、法半夏、茯苓等。

4. 滋阴通降 胃为燥土,饮食、情绪客之,多从而化热,日久易化燥伤阴,或胃阴素虚,出现胃失和降,出现纳少,隐隐灼痛,口干,便干,舌红少苔。胃阴一亏,胃失濡润,则胃失和降,只有津液来复,胃气才能下行。常用药:沙参、麦冬、丹参、白芍、石斛、香橼皮、佛手、枳壳、香附、甘草。若饮食停滞,酌加焦三仙、鸡内金。

【转归及预后】

　　纳呆病的转归及预后与病变虚实息息相关。部分医家认识到一部分纳呆是某些难治病的前驱症状，如不及时治疗，往往成为难症，严用和《济生方》讲："久则积结为癥瘕，面黄羸瘦，此皆宿滞不消而生病焉……不可后时养成沉疴也。"病变初起，常以实证为主，如外邪犯胃，饮食积滞，肝气犯胃等，经失治误治，病程迁延，常可由实转虚、由脾及肾，而致脾胃气虚、胃阴亏虚，甚则导致脾肾阳虚，如再延误治疗，导致脾肾运化布散功能失调，可发展成水肿、臌胀，或化生不足，阳损及阴者可发展成虚劳；胃阴不足，缠绵不愈，胃失润降，食管失于濡养，可发展成噎膈，预后不佳。本病的预后，一般认为起病较急，病程较短，如外邪犯胃，饮食积滞，肝气犯胃三者邪气虽实，但正气未衰，属实证，若经及时治疗，预后良好；而缓慢起病，或久病迁延，可导致脾肾阳虚，温煦乏力，若邪郁化热，伤及阴津，导致脾胃阴虚，属虚证，预后较差。

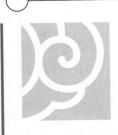

第十四章　腹痛

【概述】

　　腹痛是指以胃脘以下、耻骨毛际以上部位发生疼痛为主要表现的病证。腹部涉及范围较广，根据其部位一般分为大腹、小腹和少腹。脐以上为大腹，属脾胃；脐以下为小腹，属肾、大小肠、膀胱、胞宫；小腹两侧为少腹，属肝胆。腹痛相当于西医学的肠易激综合征、消化不良、胃肠痉挛、不完全性肠梗阻、肠粘连、肠系膜和腹膜病变、急性胰腺炎、慢性胰腺炎、肠道寄生虫等。因肾绞痛、膀胱炎、痢疾、宫外孕等引起的腹痛不在本病证范围。

【病名沿革】

　　腹痛是一种独立的病证，也可以作为一个症状见于多种疾病。从相关文献记载来看，腹痛在最初是作为一个临床症状被记载的，其后逐渐演变为一个独立的病。在整个演变过程中，医家对腹痛使用了多种不同的称谓。

　　先秦时期，腹痛主要作为一个临床症状在相关文献中出现，而不是一个独立的病。腹痛一词，较早的记载见于《山海经》。较为详细的论述则在马王堆汉墓出土的《足臂十一脉灸经》中，描述了腹痛、腹胀、不嗜食等脾胃虚寒症状。

　　两汉至南北朝时期，腹痛从一个症状逐渐向一个病名演变。比如《素问·气交变大论》载"岁土太过，雨湿流行，肾水受邪，民病腹痛"。另外，《黄帝内经》中还记载了与腹痛相关的不同名称，比如"环脐而痛""肠鸣腹痛""腹皮痛""腹中切痛""腹满痛"等。在张仲景的著作中，则有"绕脐痛""少腹急结""少腹里急""少腹弦急""腹中疠痛"等名称。值得一提的是，《金匮要略》对腹痛已有了较为全面的论述，明确指出腹痛虚实辨证的具体方法和实者当下，开创了腹痛论治的先河。《中藏经》中有"腹中痛"之名，《脉经》则多是沿用前人所提出的"腹中绞痛""腹中满痛""少腹弦急""少腹里急""少腹急结"等名称。《肘后备急方》中有"心腹烦痛""腹内坚痛"之名。

　　隋唐时期，腹痛已经作为一个独立病名出现。《诸病源候论》将腹痛作为一个独立的病名，并总结了前人提出的腹痛其他名称，比如"腹中痛""绕脐痛""腹满痛""腹疼痛""腹急痛""腹绞痛""少腹肿痛""腹内苦痛""肠内切痛""少腹痛""腹中尽痛""腹内急痛""心腹绞痛""心腹刺痛""心腹㤞痛""小腹切痛""腹中苦痛""腹内胀痛""肠内结痛""腹内苦痛"等名称。在这些名称中,有的描述了腹痛的性质和疼痛程度,有的表述了腹痛的病位。其中以"腹痛"为最为常见的表述称谓。《诸病源候论》将"腹痛""心痛"相提并论,说明两者是不同的两种病证,不能将其混为一谈。但是在某些医著中,腹痛与胃脘痛的界限尚未完全划清,呈现出两者混称为"心腹痛"的局面。如《备急千金要方》中,将"心腹痛"作为单独的病证名提出,就包括了腹痛和胃脘痛的内容。可见当时对两个病证的区分还不太明确,所载内容的重复和交叉不可避免。

宋金元时期,各个医家对腹痛的相关病名又有了不同的论述。如《仁斋直指方论》中的"肚皮痛",《类证活人书》中的"腹满时痛",《丹溪心法》中的"腹冷痛",《世医得效方》中的"冷气腹痛",《圣济总录》和《素问病机气宜保命集》中的"腹中虚痛",《脾胃论》中的"腹中刺痛",《太平圣惠方》中的"腹内坚痛"等名称。明代所提出的腹痛相关病名,例如《普济方》"腹皮痛""拘急切痛",《类经》"腹暴痛",《古今医统大全》"腹中绞痛",《类经》"腹满痛",《医方考》"腹中干痛"等。这些病名大多沿用前人论述,并无创新之处。明代仍有腹痛与胃脘痛混称为"心腹痛"的情况,例如《景岳全书》中的"心腹痛",即包括"胃脘痛"在内。直到《症因脉治》明确了腹痛的病位,"痛在胃之下,脐之四旁,毛际之上,名曰腹痛"。这样就确立了腹痛的病位,将腹痛和胃脘痛明确区分开来,并且一直沿用至今。

清代及近现代时期,所出现的腹痛相关病名,多是沿用前人论述,而少创新之处。例如张璐《张氏医通》中的"心腹暴痛""当脐痛""腹中急痛",陈士铎《辨证玉函》中的"环脐而痛",潘楫《医灯续焰》中的"少腹弦急",汪宏《望诊遵经》中的"腹中切痛"等名称。现代的《中医内科疾病名称规范研究》中,提出腹痛病的正名为腹痛,别名为肚皮痛,备考名为心腹痛。指出腹痛是由外感寒暑湿热,饮食不当,情志失调,阳虚脏寒等原因,使腹部脏腑经脉痹阻,或经脉失于温养,气血运行无力,而致气机阻滞不通而痛。其痛发生在肚脐周围为大腹痛,脐下正中为小腹痛,脐下两侧为少腹痛。

【病因病机】

腹内有肝、胆、脾、肾、大肠、小肠、膀胱等诸多脏腑,并是足三阴、足少阳、手阳明、足阳明、冲、任、带等诸多经脉循行之处,因此,腹痛的病因病机也比较复杂。凡外邪入侵,饮食所伤,情志失调,跌仆损伤,以及气血不足,阳气虚弱等原因,引起腹部脏腑气机不利,经脉气血阻滞,脏腑经络失养,均可发生腹痛。

一、外邪入侵

六淫外邪,侵入腹中,可引起腹痛。伤于风寒,则寒凝气滞,导致脏腑经脉气机阻滞,不通则痛。因寒性收引,故寒邪外袭,最易引起腹痛。如《素问·举痛论》曰:"寒气客于肠胃,厥逆上出,故痛而呕也。寒气客于小肠,小肠不得成聚,故后泄腹痛矣。"若伤于暑热,外感湿热,或寒邪不解,郁久化热,热结于肠,腑气不通,气机阻滞,也可发为腹痛。

二、饮食所伤

饮食不节,暴饮暴食,损伤脾胃,饮食停滞;恣食肥甘厚腻辛辣,酿生湿热,蕴蓄肠胃;误食馊腐,饮食不洁,或过食生冷,致寒湿内停等,均可损伤脾胃,腑气通降不利,气机阻滞,而发生腹痛。如《素问·痹论》曰："饮食自倍,肠胃乃伤。"

三、情志失调

抑郁恼怒,肝失条达,气机不畅;或忧思伤脾,或肝郁克脾,肝脾不和,气机不利,均可引起脏腑经络气血郁滞,引起腹痛。如《证治汇补·腹痛》谓："暴触怒气,则两胁先痛而后入腹。"若气滞日久,还可致血行不畅,形成气滞血瘀腹痛。

四、瘀血内阻

跌仆损伤,络脉瘀阻,或腹部手术,血络受损,或气滞日久,血行不畅,或腹部脏腑经络疾病迁延不愈,久病入络,皆可导致瘀血内阻,而成腹痛。《血证论·瘀血》云："瘀血在中焦,则腹痛胁痛;瘀血在下焦,则季胁、少腹胀满刺痛,大便色黑。"

五、阳气虚弱

素体脾阳不足,或过服寒凉,损伤脾阳,内寒自生,渐至脾阳虚衰,气血不足,或肾阳素虚,或久病伤及肾阳,而致肾阳虚衰,均可致脏腑经络失养,阴寒内生,寒阻气滞而生腹痛。正如《诸病源候论·久腹痛》所说："久腹痛者,脏腑虚而有寒,客于腹内,连滞不歇,发作有时。发则肠鸣而腹绞痛,谓之寒中。"

综上所述,腹痛的病因病机,不外寒、热、虚、实、气滞、血瘀等六个方面,但其间常常相互联系,相互影响,相因为病,或相兼为病,病变复杂。如寒邪客久,郁而化热,可致热邪内结腹痛;气滞日久,可成血瘀腹痛等。腹痛的部位在腹部,脏腑病位或在脾,或在肠,或在气在血,或在经脉,需视具体病情而定,所在不一。形成本病的基本病机是脏腑气机不利,经脉气血阻滞,脏腑经络失养,不通则痛。

【临床表现】

腹痛部位在胃脘以下,耻骨毛际以上,疼痛范围可以较广,也可局限在大腹、胁腹、少腹或小腹。疼痛性质可表现为隐痛、胀痛、冷痛、灼痛、绞痛、刺痛等,腹部外无胀大之形,腹壁按之柔软,可有压痛,但无反跳痛,其痛可呈持续性,亦可时缓时急,时作时止,或反复发作。疼痛的发作和加重,常与饮食、情志、受凉、劳累等诱因有关。起病或缓或急,病程有长有短,常伴有腹胀,嗳气,矢气,以及饮食、大便异常等脾胃症状。

【诊断】

1. 以胃脘以下,耻骨毛际以上部位的疼痛为主要表现,腹壁按之柔软,可有压痛,但无肌紧张及反跳痛。
2. 常伴有腹胀,矢气,以及饮食、大便的异常等脾胃症状。
3. 起病有缓有急,腹痛的发作和加重,常与饮食、情志、受凉、劳累等诱因有关。
4. 腹部 X 线、B 超、结肠镜、大便常规等有关实验室检查以明确病因。

【 鉴别诊断 】

1. 与胃痛鉴别 胃处腹中,与肠相连,腹痛与胃痛从大范围看均为腹部的疼痛,腹痛常伴胃痛的症状,胃痛亦时伴腹痛的表现,故有心腹痛的提法,因此两者需要鉴别。胃痛在上腹胃脘部,位置相对较高;腹痛在胃脘以下,耻骨毛际以上部位,位置相对较低。胃痛常伴脘闷、嗳气、泛酸等胃失和降,胃气上逆之症;而腹痛常伴有腹胀、矢气、大便性状改变等腹疾症状。相关部位的 X 线检查、纤维胃镜或肠镜检查、B 超检查等有助于鉴别诊断。

2. 与内科其他疾病中的腹痛鉴别 许多内科疾病中出现的腹痛为该病的一个症状,其临床表现均以该病的特征为主。如痢疾虽有腹痛,但以里急后重,下痢赤白脓血为特征;积聚虽有腹痛,但以腹中有包块为特征,而腹痛则以腹痛为特征,鉴别不难。但若这些内科疾病以腹痛为首发症状时,仍应注意鉴别,必要时应做有关检查。

3. 与外科腹痛鉴别 外科腹痛多在腹痛过程中出现发热,即先腹痛后发热,其热势逐渐加重,疼痛剧烈,痛处固定,压痛明显,伴有腹肌紧张和反跳痛,血象常明显升高,经内科正确治疗,病情不能缓解,甚至逐渐加重者,多为外科腹痛。而内科腹痛常先发热后腹痛,疼痛不剧,压痛不明显,痛无定处,腹部柔软,血象多无明显升高,经内科正确治疗,病情可逐渐得到控制。

另外,若为女性患者,还应与妇科腹痛相鉴别。妇科腹痛多在小腹,与经、带、胎、产有关,伴有诸如痛经、流产、异位妊娠、输卵管破裂等经、带、胎、产的异常。若疑为妇科腹痛,应及时进行妇科检查,以明确鉴别诊断。

【 辨证论治 】

一、辨证要点

1. 辨寒热虚实 腹痛拘急冷痛,疼痛暴作,痛无间断,腹部胀满,肠鸣切痛,遇冷痛剧,得热则痛减者,为寒痛;腹痛灼热,时轻时重,腹胀便秘,得凉痛减者,为热痛;痛势绵绵,喜揉喜按,时缓时急,痛而无形,饥则痛增,得食痛减者,为虚痛;痛势急剧,痛时拒按,痛而有形,疼痛持续不减,得食则甚者,为实痛。

2. 辨在气在血 腹痛胀满,时轻时重,痛处不定,攻撑作痛,得嗳气矢气则胀痛减轻者,为气滞痛;腹部刺痛,痛无休止,痛处不移,痛处拒按,入夜尤甚者,为血瘀痛。

3. 辨急缓 突然发病,腹痛较剧,伴随症状明显,因外邪入侵,饮食所伤而致者,属急性腹痛;发病缓慢,病程迁延,腹痛绵绵,痛势不甚,多由内伤情志,脏腑虚弱,气血不足所致者,属慢性腹痛。

4. 辨部位 诊断腹痛,辨其发生在哪一位置往往不难,辨证时主要应明确与脏腑的关系。大腹疼痛,多为脾胃、大小肠受病;胁腹、少腹疼痛,多为厥阴肝经及大肠受病;小腹疼痛,多为肾、膀胱病变;绕脐疼痛,多属虫病。

二、治疗原则

腹痛的治疗以"通"为大法,进行辨证论治:实则泻之,虚则补之,热者寒之,寒者热之,滞者通之,瘀者散之。腹痛以"通"为治疗大法,系据"痛则不通,通则不痛"的病理生理而制定的。肠腑以通为顺,以降为和,肠腑病变而用通利,因势利导,使邪有出路,腑气得通,腹痛自止。但通常所说的治疗腹痛的通法,属广义的"通",并非单指攻下通利,而是在辨明寒热虚实而辨证用药的基础上适当辅以理气、活血、通阳等疏导之法,标本兼治。如《景岳全书·心腹痛》曰:"凡治心腹痛证,古云痛随利减,又曰通则不痛,此以闭结坚实者为言。若腹无坚满,痛无结聚,则此说不可用也。其有因虚而作痛者,则此说更如冰炭。"《医学真传·心腹痛》谓:"夫通则不痛,理也。但通之之法,各有不同,调气以和血,调血以和气,通也;下逆者使之上行,中结者使之旁达,亦通也;虚者助之使通,寒者温之使通,无非通之之法也。若必以下泄为通,则妄矣。"

三、辨证分型

1. 寒邪内阻证
主症:①腹痛急迫、剧烈拘急;②得温痛减,遇寒更甚。
次症:①恶寒身蜷;②手足不温;③口淡不渴;④小便清长。
舌脉:舌苔白腻,脉弦紧。

2. 湿热积滞证
主症:①腹部胀痛,痞满拒按;②大便秘结,或溏滞不爽。
次症:①胸闷不舒,或口苦,或身热;②小便短赤。
舌脉:舌苔黄腻或黄燥,脉滑数。

3. 饮食停滞证
主症:①脘腹胀满;②疼痛拒按;③嗳腐吞酸。
次症:①厌食;②痛而欲泻;③泻后痛减;④粪便奇臭,或大便秘结。
舌脉:舌苔厚腻,脉滑。

4. 气机郁滞证
主症:①脘腹疼痛,胀满不舒;②攻窜两肋。
次症:①痛引少腹,时聚时散;②得嗳气矢气则舒;③遇忧思恼怒则剧。
舌脉:舌苔薄白,脉弦。

5. 瘀血阻滞证
主症:①少腹疼痛,痛势较剧;②痛如针刺。
次症:①甚则腹有包块;②经久不愈。
舌脉:舌质紫暗,脉细涩。

6. 中脏虚寒证
主症:①腹痛绵绵,时作时止;②喜热恶冷,痛时喜按。
次症:①饥饿、劳累后加剧,得食、休息后减轻;②神疲乏力;③气短懒言;④形寒肢冷;⑤面色无华;⑥大便溏泄。
舌脉:舌苔白,脉沉细。

证候诊断：主症必备，加次症 2 项及以上，结合舌脉，即可诊断。

四、辨证论治

1. 寒邪内阻证

治法：温里散寒，理气止痛。

代表方：良附丸（《良方集腋》）合正气天香散（《医学纲目》）。

常用药：高良姜、干姜、紫苏、乌药、香附、陈皮。

方中高良姜、干姜、紫苏温中散寒，乌药、香附、陈皮理气止痛。若腹中雷鸣切痛，胸胁逆满，呕吐，为寒气上逆者，用附子粳米汤温中降逆；若腹中冷痛，周身疼痛，内外皆寒者，用乌头桂枝汤温里散寒；若少腹拘急冷痛，寒滞肝脉者，用暖肝煎暖肝散寒；若腹痛拘急，大便不通，寒实积聚者，用大黄附子汤以泻寒积；若脐中痛不可忍，喜温喜按者，为肾阳不足，寒邪内侵，用通脉四逆汤温通肾阳。

良附丸可温中祛寒，行气止痛，常用于腹痛剧烈、得温痛减的病证治疗。研究显示，良附丸对寒邪凝滞所致的腹腔术后肠粘连引起的腹痛及肠易激综合征的治疗效果显著。正气天香散可以治疗小儿原发性肠痉挛。

2. 湿热积滞证

治法：通腑泄热，行气导滞。

代表方：大承气汤（《伤寒论》）。

常用药：大黄、芒硝、厚朴、枳实。

方中大黄苦寒泄热，攻下燥屎；芒硝咸寒润燥，软坚散结；厚朴、枳实破气导滞，消痞除满，四味相合，有峻下热结之功。本方适宜热结肠中，或热偏盛者。若燥结不甚，大便溏滞不爽，苔黄腻，湿象较显者，可去芒硝，加栀子、黄芩、黄柏苦寒清热燥湿；若少阳阳明合病，两胁胀痛，大便秘结者，可用大柴胡汤；若兼食积者，可加莱菔子、山楂以消食导滞；病程迁延者，可加桃仁、赤芍以活血化瘀。

大承气汤对实热内滞引起的腹痛疗效显著，有人临床观察治疗小儿食积腹痛，疗效明显优于常规西药治疗，能明显改善患者临床症状。大承气汤对以痞、满、燥、实为临床表现的肠梗阻治疗效果显著。

3. 饮食停滞证

治法：消食导滞。

代表方：枳实导滞丸（《内外伤辨惑论》）。

常用药：大黄、枳实、神曲、黄芩、黄连、泽泻、白术、茯苓、木香、莱菔子、槟榔。

方中大黄、枳实、神曲消食导滞，黄芩、黄连、泽泻清热化湿，白术、茯苓健脾和胃，加木香、莱菔子、槟榔以助消食理气之力。若食滞较轻，脘腹胀闷者，可用保和丸消食化滞。若食积较重，也可用枳实导滞丸合保和丸化裁。

枳实导滞丸是通因通用的代表方之一，其功用在于轻法频下胶结于胃肠的湿热积滞，因为湿热与肠中积滞相互搏结所致，非轻化不能尽祛湿热，非攻下不能除其积滞，故用"通因通用"之法。有研究发现，枳实导滞丸加减治疗慢性传输型热积秘证可明显减轻便秘等症状，增加自发完全排便次数，调节胃肠激素和肠道内菌群，提高结肠传输功能，临床疗效好，并具有复发率低的特点，值得临床使用。枳实导滞丸还可以改善患者术后肠道运输功能，从而治疗术后胃肠紊乱。

4. 气机郁滞证

治法：疏肝解郁，理气止痛。

代表方：柴胡疏肝散（《医学统旨》）。

常用药：柴胡、枳壳、香附、陈皮、芍药、甘草、川芎。

方中柴胡、枳壳、香附、陈皮疏肝理气，芍药、甘草缓急止痛，川芎行气活血。若气滞较重，胁肋胀痛者，加川楝子、郁金以助疏肝理气止痛；若痛引少腹睾丸者，加橘核、川楝子以理气散结止痛；若腹痛肠鸣，气滞腹泻者，可用痛泻要方以疏肝调脾，理气止痛；若少腹绞痛，阴囊寒疝者，可用天台乌药散以暖肝温经，理气止痛；肠胃气滞，腹胀肠鸣较著，矢气即减者，可用四逆散合五磨饮子疏肝理气降气，调中止痛。

柴胡疏肝散通过调节胃动素来抑制慢性应激对大鼠胃肠功能的不良影响，提升胃肠激素水平，从而增强胃肠蠕动。柴胡疏肝散组胃窦生长抑素（SST）表达明显下降。提示柴胡疏肝散能通过下调胃窦 SST 表达，发挥对功能性消化不良的治疗作用。

5. 瘀血阻滞证

治法：活血化瘀，理气止痛。

代表方：少腹逐瘀汤（《医林改错》）。

常用药：当归、川芎、赤芍、蒲黄、五灵脂、没药、延胡索、小茴香、肉桂、干姜。

方中当归、川芎、赤芍等养血活血，蒲黄、五灵脂、没药、延胡索化瘀止痛，小茴香、肉桂、干姜温经止痛。若瘀热互结者，可去肉桂、干姜，加丹参、丹皮等化瘀清热；若腹痛气滞明显者，加香附、柴胡以行气解郁；若腹部术后作痛，可加泽兰、红花、三棱、莪术，并合用四逆散以增破气化瘀之力；若跌仆损伤作痛，可加丹参、王不留行，或吞服三七粉、云南白药以活血化瘀；若少腹胀满刺痛，大便色黑，属下焦蓄血者，可用桃核承气汤活血化瘀，通腑泄热。

活血祛瘀，温经止痛，主治少腹瘀血积块疼痛，或痛而无积块，或少腹胀满等病症，有研究表明：本方对慢性腹痛、腹泻治疗效果显著，对由于血液凝滞、血脉阻塞不通所致的脐周疼痛治疗效果显著。肠痉挛是较常见的小儿腹痛疾病，少腹逐瘀汤对小儿频发性肠痉挛有很好的治疗作用。

6. 中脏虚寒证

治法：温中补虚，缓急止痛。

代表方：小建中汤（《伤寒论》）。

常用药：桂枝、饴糖、生姜、大枣、芍药、甘草。

方中桂枝、饴糖、生姜、大枣温中补虚，芍药、甘草缓急止痛。尚可加黄芪、茯苓、人参、白术等助益气健脾之力，加吴茱萸、干姜、川椒、乌药等助散寒理气之功；若产后或失血后，证见血虚者，可加当归养血止痛；食少，饭后腹胀者，可加谷麦芽、鸡内金健胃消食；大便溏薄者，可加芡实、山药健脾止泻；若寒偏重，症见形寒肢冷，肠鸣便稀，手足不温者，则用附子理中汤温中散寒止痛；腰酸膝软，夜尿增多者，加补骨脂、肉桂温补肾阳；若腹中大寒痛，呕吐肢冷者可用大建中汤温中散寒。

小建中汤广泛用于胃脘痛、腹痛等多种痛证，对虚寒腹痛轻证、虚寒腹痛重证、脾虚肝乘腹痛治疗效果较好，功在甘补温运，调和营卫，建中缓急止痛。有研究发现，小建中汤对功能性腹痛、血管神经性腹痛、小儿虚寒性腹痛效果显著。

【中成药】

1. 温胃理气类

（1）良附丸：温胃理气。用于寒凝气滞,脘痛吐酸,胸腹胀满。每次 3~6g,每日 2 次。

（2）附子理中丸：温中健脾。用于脾胃虚寒,脘腹冷痛,呕吐泄泻,手足不温。口服,水蜜丸每次 6g,大蜜丸每次 1 丸（9g/丸）,每日 2~3 次。

2. 清热化湿类

藿香清胃胶囊：清热化湿,醒脾消滞。用于脾胃伏火引起的消化不良,脘腹胀满,不思饮食、口苦口臭等症。口服,每次 3 粒,每日 3 次。

3. 健胃消积类

（1）枳实导滞丸：消积导滞,清利湿热。用于饮食积滞、湿热内阻所致的脘腹胀痛、不思饮食、大便秘结、痢疾里急后重。每次 6~9g,每日 2 次。

（2）四磨汤口服液：顺气降逆,消积止痛。用于婴幼儿乳食内滞证,症见腹胀、腹痛、啼哭不安、厌食纳差、腹泻或便秘；中老年气滞、食积证,症见脘腹胀满、腹痛、便秘,以及腹部手术后促进肠胃功能的恢复。成人每次 20ml,每日 3 次。

（3）保和丸：消食,导滞,和胃。用于食积停滞,脘腹胀满,嗳腐吞酸,不欲饮食。口服,水丸每次 6~9g,每日 2 次,小儿酌减。

（4）健胃消食片：健胃消食。用于脾胃虚弱所致的食积,症见不思饮食、嗳腐酸臭、脘腹胀满；消化不良见上述证候者。口服,可以咀嚼。每次 3 片（0.8g/片）,每日 3 次。

4. 疏肝解郁类

开郁舒肝丸：开郁疏肝,顺气止痛。用于肝郁气滞,胸胁胀满,腹痛,嗳气吞酸。口服,水蜜丸每次 8g,每日 2~3 次。

5. 行气化湿类

（1）木香顺气丸：行气化湿,健脾和胃。用于湿浊中阻、脾胃不和所致的胸膈痞闷、脘腹胀痛、呕吐恶心、嗳气纳呆。口服,水丸每次 6~9g,每日 2~3 次。

（2）枫蓼肠胃康片：理气健胃,除湿化滞。用于中运不健、气滞湿困而致的急性胃肠炎及其所引起的腹胀、腹痛和腹泻等消化不良症。口服,每次 4~6 片,每日 3 次。

（3）胃肠安丸：芳香化浊,理气止痛,健胃导滞。用于湿浊中阻、食滞不化所致的腹泻、纳差、恶心、呕吐、腹胀、腹痛；消化不良、肠炎、痢疾见上述证候者。口服,每次 4 丸,每日 3 次。

6. 活血化瘀类

元胡止痛片：理气,活血,止痛。用于行经腹痛、胃痛、胁痛、头痛。口服,每次 4~6 片（0.25g/片）,每日 3 次。

7. 清肝泻火类

戊己丸：泻肝和胃,降逆止呕。用于肝火犯胃、肝胃不和所致的胃脘灼热疼痛、呕吐吞酸、口苦嘈杂、腹痛泄泻。口服,每次 3~6g,每日 2 次。

8. 健脾益气类

（1）人参健脾丸：健脾益气,和胃止泻。用于脾胃虚弱所致的饮食不化、脘闷嘈杂、恶心呕吐、腹痛便溏、不思饮食、体弱倦怠。口服,大蜜丸每次 2 丸,每日 2 次。

（2）启脾丸:健脾和胃。用于脾胃虚弱,消化不良,腹胀便溏。口服,每次 1 丸,每日 2~3 次。

（3）香砂养胃丸:温中和胃。用于不思饮食,胃脘满闷或泛吐酸水。口服,浓缩丸每次 8 丸,每日 3 次。

【中医适宜技术】

一、针刺疗法

1. 电针　取穴主穴:足三里、天枢。配穴:中脘、日月、上巨虚、胆囊穴、阿是穴。阿是穴位置:压痛点。

2. 体针　取穴主穴:神阙、丘墟透照海、阿是穴。配穴:内关、足三里、阳陵泉。阿是穴位置:腹部压痛点。

3. 手针　取穴:肝穴、胃肠点。肝点为:位于环指第一、二指骨间横纹中点。胃肠点位置:手掌大陵与劳宫穴连线的中点。

4. 指针　取穴主穴:阿是穴、至阳。配穴:下脘。阿是穴位置:用拇指在第六胸夹脊穴至第五腰夹脊穴之间寻找的阳性反应点。操作:毫针刺,实证用泻法,虚证用补法。

二、艾灸疗法

寒邪内阻或中脏虚寒者取神阙、气海、关元、水分、中脘、下脘、三阴交、天枢（双）、阴陵泉（双）、足三里（双）施行艾条灸法或隔姜灸。

三、刮痧治疗

刮痧的部位分为头部:全息穴区——额旁 2 带（双侧）、额顶带中 1/3;背部:膀胱经——双侧脾俞至大肠俞;腹部:任脉——中脘至关元;胃经——双侧天枢;上肢:心包经——双侧内关;下肢:胃经——双侧梁丘、足三里至上巨虚。

四、穴位注射治疗

取穴阿是穴、三阴交。阿是穴位置:患侧腰部最明显的痛点。治法药液:注射用水、黄体酮。

五、推拿疗法

采用行气止痛治法。按压足三里、公孙穴,推揉曲池、阳陵泉穴,按拿内庭穴,点按太冲穴。

【西药治疗】

中医的腹痛可见于西医的多种疾病,西药治疗应根据现代医学的客观检查进一步明确诊断,规范、合理地选择用药。对症止痛可选择的药物有:

1. 消旋山莨菪碱片（654-2）　每片 10mg,主要成分为消旋山莨菪碱。主要用于解除平滑肌痉挛、胃肠绞痛、胆道痉挛以及有机磷中毒等。口服：成人每次 5~10mg，每日 3 次；小儿每次 0.1~0.2mg/kg，每日 3 次。颅内压增高、脑出血急性期、青光眼、幽门梗阻、肠梗阻及前列腺肥大者禁用。

2. **马来酸曲美布汀片**　每片 0.1g，主要含（±）-3,4,5-三甲氧基苯甲酸（2-二甲胺基-2-苯基）丁酯马来酸盐。临床治疗胃肠道运动功能紊乱引起的食欲缺乏、恶心、呕吐、嗳气、腹胀、腹鸣、腹痛、腹泻、便秘等症状以及肠易激综合征。口服：每次 0.1~0.2g（1~2 片），每日 3 次，根据年龄、症状适当增减剂量。

3. **匹维溴铵片**　每片 50mg，本品主要成分为匹维溴铵。对症治疗与肠道功能紊乱有关的疼痛、排便异常和肠道不适；对症治疗与胆道功能紊乱有关的疼痛。口服：常用推荐剂量每日 3~4 片，少数情况下，如有必要可增至每日 6 片。切勿咀嚼或掰碎药片，宜在进餐时用水吞服。不要在卧位时或临睡前服用。

4. **奥替溴铵片**　每片 40mg，主要含奥替溴铵。适用于胃肠道痉挛和运动功能障碍（肠易激综合征、胃炎、胃十二指肠炎、肠炎、食管病变）。口服：每次 1~2 片，每日 2~3 次。青光眼、前列腺增生、幽门狭窄的患者在使用此药时应慎重。

5. **复方枸橼酸阿尔维林胶囊**　每粒胶囊含枸橼酸阿尔维林 60mg，二甲硅油 300mg。主要用于治疗胃肠胀气和疼痛等症状。口服：每次 1 粒，每日 2~3 次，饭前服用，只供成年人使用。

6. **颠茄片**　每片含颠茄浸膏 10mg。功效为解除平滑肌痉挛，抑制腺体分泌，用于胃及十二指肠溃疡，胃肠道、肾、胆绞痛等。口服：每次 1 片，疼痛时服。必要时 4 小时后可重复 1 次。前列腺肥大、青光眼患者禁用。

7. **哌替啶（度冷丁）**　其作用机制与吗啡基本相同。镇痛作用比吗啡弱（约相当于吗啡镇痛功能的 1/10~1/8）。主要用于内脏剧烈绞痛，也需与抗胆碱药物合用。肌内注射 50~100mg 后，10 分钟产生镇痛效果，维持 2~4 小时，半衰期为 3 小时。也在肝内代谢。

8. **阿托品**　口服：每次 0.3~0.5mg，每日 3 次。肌内注射、静脉注射或皮下注射：每次 0.5mg。适用于缓解内脏绞痛，包括胃肠痉挛引起的疼痛、肾绞痛、胆绞痛、胃及十二指肠溃疡；也可用于窦性心动过缓、房室传导阻滞。

【名医经验】

一、李中梓辨治腹痛经验

1. **脾积腹痛，益气攻积**　于鉴如……每酒后腹痛，渐至坚硬，得食辄痛。余诊其脉浮大而长，但两尺按之软，不可峻攻，令服四君子汤七日，投以自制攻积丸三钱，但微下，更以四钱服之，下积十余次，皆黑而韧者。察其形不倦，又进四钱，于是腹大痛，而所下甚多，服四君子汤十日，又进丸药四钱，去积三次，又进二钱，而积下遂至六七碗许，脉大而虚，按之关部豁如矣。乃以补中益气调补，一月痊愈。（《医宗必读·积聚》）

2. **伤食腹痛，补气行滞**　杨方壶夫人，怒余伤食腹痛，枳、朴、楂、芽饮之，不效……以人参五钱，白术三钱，陈皮、山楂、神曲各二钱，玄明粉二钱服之，宿垢消、腹胀痛止，但昏倦甚，食下便泻，日用人参一两，熟附二钱，芪、术、肉果各二钱，甘草八分，间服补中益气汤，参必一

两,附必三钱,百日之内未尝少间,服人参八斤,姜、附二斤方愈。(《里中医案·杨方壶夫人伤食腹痛》)

二、国医大师颜正华治顽固性腹痛医案

患者2岁半时,因患阑尾炎而接受手术治疗,创伤愈合后遗患腹痛,绵绵不已,西医诊为"肠粘连",屡经中、西医治疗罔效。今症见右下腹隐痛,上牵胁肋,下控阴股,遇寒或阴雨天加重,畏寒。舌暗淡有齿痕,苔薄白,脉沉弦。病系寒凝瘀滞,气机不畅。治当散寒化瘀,调畅气机。方用金铃子散、天台乌药散、桃红四物汤合方加减:川楝子12g、延胡索、台乌药各10g、赤芍12g、当归10g、木香6g、丹参30g、桃仁、红花各10g、川芎6g、附片、生姜各10g。水煎服。服药6剂,即见殊功,续进7剂,诸证豁然。停药观察2个月余,腹痛没有反复。

按:本例腹痛,起于外伤(手术),阴血离于脉道而不归经,瘀结脉外,阻碍气机,导致腹痛缠绵不已,故方中用桃仁、红花、赤芍、川芎、丹参等大队活血之品以促进瘀血消散。颜老指出,凡疼痛有牵引感觉者多系寒邪为病,因寒性凝敛、收引,寒则脉缩蜷,缩蜷则脉细急,故见牵引作痛。本例胁、腹、阴股牵引疼痛,结合脉舌,属寒证无疑,故用台乌药、生姜、附片散寒止痛。寒凝血滞,每易致气失调畅,故方中又用金铃子散、木香疏理气机。药证相合,寒邪得散,瘀血得行,气滞得调,因此获得满意疗效。

三、章次公治腹痛经验

王男两旬以来,腹痛阵作,自诉得之于感寒之后,痛时即欲大便,其便先硬后溏,其痛得暖则舒,得矢气亦舒,口唇干燥,不欲食,时感怯冷,当温脾肾之阳。附子二钱、炮姜三钱、薤白头三钱、青皮三钱、白术四钱、桂心六分、益智仁四钱、云苓六钱。

二诊:服药期间,腹痛瘥可,停药三天,其痛复作,昨日工作较忙,其痛更剧。且于清晨五时泄泻二次,坚持前法勿失。附块二钱、白术三钱、炮姜三钱、薤白头四钱、乌药三钱、云苓六钱、紫桂一钱、木瓜四钱、艾叶三钱。另:附子理中丸二两四钱,每服二钱,日二次。

三诊:泄泻腹痛已基本好转,体力尚未恢复。附块二钱、白术三钱、紫桂一钱、党参三钱、艾叶三钱、云苓四钱、炮姜二钱、薤白头三钱、木瓜三钱、扁豆衣四钱。

按:《黄帝内经》:"必伏其所主,而先其所因。"此案腹痛阵作已经两旬,得之感寒以后,其痛喜暖,先硬后溏,中寒何疑。痛即欲便,得矢气而舒者,乃阴寒凝聚,气不得通,得矢气而暂通故也。阴寒阻塞,枢机不畅,故不欲食;气机不畅,津不上承,故口唇干燥。首方用姜、附、益智、桂心温阳散寒;白术、茯苓,燥脾利湿,青皮、薤白,疏畅气机。二诊因停药三天,工作繁忙,其症复作,坚守前方,而收佳效。三诊仍用附子理中加味,温振脾肾之阳,木瓜酸涩,兼可疏肝,艾叶苦温,大能止虚寒腹痛,为标本兼顾,善后调理之方。

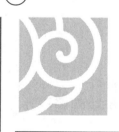

第十五章 泄泻

【概述】

泄泻是以大便次数增多,粪质稀薄,甚至泻出如水样为主症的病证。大便溏薄而势缓者为泄,大便清稀如水而势急者为泻,临床统称为泄泻。

泄泻是一种常见的胃肠道疾病,一年四季均可发生,但以夏秋两季较为多见。泄泻可见于多种疾病,如现代医学的急性胃肠炎、腹泻型肠易激综合征、短肠综合征、胆囊切除术后综合征等疾病均可参照本证辨证论治。

【病名沿革】

本病病名首载于《黄帝内经》,有"濡泄""飧泄""洞泄""注下""鹜溏""肠澼"等病名,《素问·阴阳应象大论》:"春伤于风,夏生飧泄。"《素问·六元正纪大论》:"湿胜则濡泄。"《素问·生气通天论》曰:"因于露风,乃生寒热,是以春伤于风,邪气留连,乃为洞泄。"《素问·至真要大论》曰:"寒清于中,感而疟,大凉革候,咳,腹中鸣,注泄鹜溏。"《素问·太阴阳明论》曰:"食饮不节,起居不时者,阴受之……阴受之则入五脏……入五脏则膜满闭塞,下为飧泄,久为肠澼。"《难经·第五十七难》谓"泄凡有五,其名不同:有胃泄,有脾泄,有大肠泄,有小肠泄,有大瘕泄",从脏腑辨证角度提出了五泄的病名,同时指出本病主要病变部位在大肠小肠。东汉张仲景在《金匮要略·呕吐哕下利病脉证治》中将泄泻和痢疾统称为下利,将本病分为虚寒、实热积滞和湿阻气滞三型,提出对实热积滞所致的下利,采取攻下通便法,即所谓"通因通用"法。篇中还对湿邪内盛,阻滞气机,不得宣畅,水气并下而致"下利气者",提出"当利其小便",以分利肠中湿邪,即所谓"急开支河"之法,为后世泄泻的辨证论治奠定了基础。至隋代巢元方《诸病源候论》开始,明确将泄泻与痢疾分述。宋代以后,"泄""泻"合称,《太平圣惠方·治脾劳诸方》云:"治脾劳、胃气不和,时有泄泻,食少无力,宜服松脂圆方。"《景岳全书·泄泻》指出"凡泄泻之病,多由水谷不分,故以利水为上策",提出分利之法治疗泄泻的原则。李中梓在《医宗必读·泄泻》提出了著名的治泻九法,即淡渗、升提、清凉、疏利、甘缓、酸收、燥脾、温肾、固涩,全面系统地论述了泄泻的治法,是泄泻治疗学上的里程碑。清代叶天士在《临证指南医案·泄泻》中提出久患泄泻,"阳明胃土已虚,厥阴肝风振动",故以甘养胃、以酸制肝,创泄木安土之法。

【病因病机】

泄泻的病因是多方面的,主要有感受外邪,饮食所伤,情志失调,脾胃虚弱,命门火衰等。这些病因导致脾虚湿盛,脾失健运,小肠失于泌别清浊,大肠传导失司,水谷混杂而下,而成泄泻。

1. 感受外邪　引起泄泻的外邪以暑、湿、寒、热较为常见,其中又以感受湿邪致泄者最多。脾喜燥而恶湿,外来湿邪,最易困阻脾土,以致升降失调,清浊不分,水谷杂下而发生泄泻,故有"湿多成五泄"之说。寒邪和暑热之邪,虽然除了侵袭皮毛肺卫之外,亦能直接损伤脾胃肠,使其发生功能障碍,但若引起泄泻,必夹湿邪才能为患,即所谓"无湿不成泄",故清代沈金鳌《杂病源流犀烛·泄泻源流》说:"湿盛则飧泄,乃独由于湿耳。不知风寒热虚,虽皆能为病,苟脾强无湿,四者均不得而干之,何自成泄? 是泄虽有风寒热虚之不同,要未有不源于湿者也。"

2. 饮食不节　饮食过量,停滞肠胃;或恣食肥甘,湿热内生;或过食生冷,寒邪伤中;或误食腐馊不洁,食伤脾胃肠,化生食滞、寒湿、湿热之邪,致运化失职,升降失调,清浊不分,而发生泄泻。正如明代张景岳《景岳全书·泄泻》所说:"若饮食失节,起居不时,以致脾胃受伤,则水反为湿,谷反为滞,精华之气不能输化,乃致合污下降而泻痢作矣。"

3. 情志失调　烦恼郁怒,肝气不舒,横逆克脾,脾失健运,升降失调;或忧郁思虑,脾气不运,土虚木乘,升降失职;或素体脾虚,逢怒进食,更伤脾土,引起脾失健运,升降失调,清浊不分,而成泄泻。故《景岳全书·泄泻》曰:"凡遇怒气便作泄泻者,必先以怒时夹食,致伤脾胃,故但有所犯,即随触而发,此肝脾二脏之病也。盖以肝木克土,脾气受伤而然。"

4. 脾胃虚弱　长期饮食不节,饥饱失调,或劳倦内伤,或久病体虚,或素体脾胃肠虚弱,使胃肠功能减退,不能受纳水谷,也不能运化精微,反聚水成湿,积谷为滞,致脾胃升降失司,清浊不分,混杂而下,遂成泄泻。如《景岳全书·泄泻》曰:"泄泻之本,无不由于脾胃。"

5. 命门火衰　命门之火,助脾胃之运化以腐熟水谷。若年老体弱,肾气不足;或久病之后,肾阳受损;或房事无度,命门火衰,致脾失温煦,运化失职,水谷不化,升降失调,清浊不分,而成泄泻。且肾为胃之关,主司二便,若肾气不足,关门不利,则可发生大便滑泄、洞泄。如《景岳全书·泄泻》曰:"肾为胃关,开窍于二阴,所以二便之开闭,皆肾脏之所主,今肾中阳气不足,则命门火衰,而阴寒独盛,故于子丑五更之后,当阳气未复,阴气盛极之时,即令人洞泄不止也。"

【临床表现】

泄泻以大便清稀为临床特征,或大便次数增多,粪质清稀;或便次不多,但粪质清稀,甚至如水状;或大便溏薄,完谷不化,便中无脓血。泄泻之量或多或少,泄泻之势或缓或急。常兼有脘腹不适,腹胀腹痛肠鸣,食少纳呆,小便不利等症状。起病或缓或急,常有反复发作史。

【诊断】

1. 具有大便次数增多,粪质稀薄,甚至泻出如水样的临床特征。其中以粪质清稀为必备条件。
2. 大便常规、大便细菌培养、结肠 X 线及内镜等检查有助于诊断和鉴别诊断。
3. 需除外其他病证中出现的泄泻症状。

【鉴别诊断】

1. **与痢疾鉴别**　两者均系大便次数增多,粪质稀薄的病证。痢疾以腹痛,里急后重,便下赤白脓血为主症,而泄泻以大便次数增多,粪质稀薄,甚至泻出如水样为主症,其大便中无脓血,也无里急后重,腹痛也或有或无。
2. **与霍乱鉴别**　霍乱是一种猝然起病,剧烈上吐下泻,吐泻并作的病证。泄泻与霍乱同有大便清稀如水的症状,故需鉴别。霍乱的发病特点是来势急骤,变化迅速,病情凶险,起病时常先突然腹痛,继则吐泻交作,所吐之物均为未消化之食物,气味酸腐热臭,所泻之物多为黄色粪水,或如米泔,常伴恶寒发热,部分患者在吐泻之后,津液耗伤,迅速消瘦,或发生转筋,腹中绞痛,若吐泻剧烈,则见面色苍白,目眶凹陷,汗出肢冷等津竭阳衰之危候。而泄泻只以大便次数增多,粪质稀薄,甚至泻出如水样为主症,一般起病不急骤,泻水量不大,无米泔水样便,津伤较轻,无危证。

【辨证论治】

一、辨证要点

1. **辨脏腑**　稍有饮食不慎或劳倦过度泄泻即作或复发,食后脘闷不舒,面色萎黄,倦怠乏力,多属病在脾;泄泻反复不愈,每因情志因素使泄泻发作或加重,腹痛肠鸣即泻,泻后痛减,矢气频作,胸胁胀闷者,多属病在肝;五更泄泻,完谷不化,小腹冷痛,腰酸肢冷者,多属病在肾。
2. **辨虚实**　病程较长,腹痛不甚且喜按,小便利,口不渴,稍进油腻或饮食稍多即泻者,多属虚证;起病急,病程短,脘腹胀满,腹痛拒按,泻后痛减,泻下物臭秽者,多属实证。
3. **辨寒热**　粪质清稀如水,或稀薄清冷,完谷不化,腹中冷痛,肠鸣,畏寒喜温,常因饮食生冷而诱发者,多属寒证;粪便黄褐,臭味较重,泻下急迫,肛门灼热,常因进食辛辣燥热食物而诱发者,多属热证。
4. **辨泻下物**　大便清稀,或如水样,泻物腥秽者,多属寒湿之证;大便稀溏,其色黄褐,泻物臭秽者,多系湿热之证;大便溏垢,完谷不化,臭如败卵,多为伤食之证。
5. **辨轻重缓急**　泄泻而饮食如常为轻证;泄泻而不能食,消瘦,或暴泻无度,或久泄滑脱不禁为重证;急性起病,病程短为急性泄泻;病程长,病势缓为慢性泄泻。

二、治疗原则

根据泄泻脾虚湿盛,脾失健运的病机特点,治疗应以运脾祛湿为原则。急性泄泻以湿盛为主,重用祛湿,辅以健脾,再依寒湿、湿热的不同,分别采用温化寒湿与清化湿热之法。兼夹表邪、暑邪、食滞者,又应分别佐以疏表、清暑、消导之剂。慢性泄泻以脾虚为主,当予运脾补虚,辅以祛湿,并根据不同证候,分别施以益气健脾升提、温肾健脾、抑肝扶脾之法,久泻不止者,尚宜固涩。同时还应注意急性泄泻不可骤用补涩,以免闭留邪气;慢性泄泻不可分利太过,以防耗其津气;清热不可过用苦寒,以免损伤脾阳;补虚不可纯用甘温,以免助湿。若病情处于寒热虚实兼夹或互相转化时,当随证而施治。

三、辨证分型

(一) 急性泄泻

1. 寒湿困脾证
主症:①大便清稀或如水样;②腹痛肠鸣。
次症:①食欲缺乏;②脘腹闷胀;③胃寒。
舌脉:舌苔薄白或白腻,脉濡缓。

2. 肠道湿热证
主症:①腹痛即泻,泻下急迫;②粪色黄褐臭秽。
次症:①肛门灼热;②腹痛;③烦热口渴;④小便短黄。
舌脉:舌苔黄腻,脉濡数或滑数。

3. 食滞胃肠证
主症:①泻下大便臭如败卵,或伴不消化食物;②腹胀疼痛,泻后痛减。
次症:①脘腹痞满;②嗳腐吞酸;③纳呆。
舌脉:舌苔厚腻,脉滑。

(二) 慢性泄泻

1. 脾气亏虚证
主症:①大便时溏时泻;②稍进油腻则便次增多。
次症:①食后腹胀;②纳呆;③神疲乏力。
舌脉:舌质淡,苔薄白,脉细弱。

2. 肾阳亏虚证
主症:①晨起泄泻;②大便清稀,或完谷不化。
次症:①脐腹冷痛,喜暖喜按;②形寒肢冷;③腰膝酸软。
舌脉:舌淡胖,苔白,脉沉细。

3. 肝气乘脾证
主症:①泄泻伴肠鸣;②腹痛、泻后痛缓。
次症:①每因情志不畅而发;②胸胁胀闷;③食欲缺乏;④神疲乏力。
舌脉:苔薄白,脉弦。

证候诊断：主症 2 项，加次症 2 项及以上，参照舌脉，即可诊断。

四、辨证治疗

（一）急性泄泻

1. 寒湿困脾证

治法：芳香化湿，解表散寒。

代表方：藿香正气散（《太平惠民和剂局方》）。

常用药：藿香、苍术、茯苓、半夏、陈皮、厚朴、大腹皮、紫苏、白芷、桔梗、木香。

加减：恶寒重者，加荆芥、防风；发热、头痛者，加金银花、连翘、薄荷。

2. 肠道湿热证

治法：清热燥湿，分利止泻。

代表方：葛根芩连汤（《伤寒论》）。

常用药：葛根、黄芩、黄连、甘草。

加减：肛门灼热重者，加金银花、地榆、槐花；嗳腐吞酸、大便酸臭者，加神曲、山楂、麦芽。

3. 食滞胃肠证

治法：消食导滞，和中止泻。

代表方：保和丸（《丹溪心法》）。

常用药：神曲、山楂、莱菔子、半夏、陈皮、茯苓、连翘。

加减：脘腹胀满重者，加大黄、枳实；兼呕吐者，加砂仁、紫苏叶。

（二）慢性泄泻

1. 脾气亏虚证

治法：健脾益气，化湿止泻。

代表方：参苓白术散（《太平惠民和剂局方》）。

常用药：人参、白术、茯苓、甘草、砂仁、陈皮、桔梗、白扁豆、山药、莲子肉、薏苡仁。

加减：泻势严重者，加赤石脂、诃子、陈皮炭、石榴皮炭；肛门下坠者，加黄芪、党参；畏寒重者，加炮姜。

2. 肾阳亏虚证

治法：温肾健脾，固涩止泻。

代表方：四神丸（《证治准绳》）。

常用药：补骨脂、吴茱萸、肉豆蔻、五味子、大枣、生姜。

加减：中气下陷、久泻不止者，加黄芪、党参、诃子、赤石脂；小腹冷痛者，加炮附片、肉桂；面色黧黑、舌质瘀斑者，加蒲黄、五灵脂。

3. 肝气乘脾证

治法：抑肝扶脾。

代表方：痛泻要方（《丹溪心法》）。

常用药：白芍、白术、陈皮、防风。

加减：情志抑郁者，加合欢花、郁金、玫瑰花；性情急躁者，加牡丹皮、炒栀子、黄芩；伴失眠者,加酸枣仁、远志、煅龙骨、珍珠母。

【中成药】

1. 解表化湿类　藿香正气口服液(水、软胶囊):解表化湿,理气和中。用于外感风寒、内伤湿滞或夏伤暑湿所致的感冒,症见头痛昏重、胸膈痞闷、脘腹胀痛、呕吐泄泻;胃肠型感冒见上述证候者。口服液、水:口服,每次 5~10ml,每日 2 次,用时摇匀;软胶囊:口服,每次 2~4粒,每日 2 次。

2. 清热化湿类

(1)胃肠安丸:芳香化浊,理气止痛,健胃导滞。用于湿浊中阻、食滞不化所致的腹泻、纳差、恶心、呕吐、腹胀、腹痛;消化不良、肠炎、痢疾见上述证候者。口服,每次 4 丸,每日 3 次,小儿酌减。

(2)葛根芩连丸(片):解肌,清热,止泻。用于泄泻腹痛,便黄而黏,肛门灼热。丸:口服,每次 3g;小儿每次 1g,每日 3 次。片:口服,每次 3~4 片(0.3g/片),每日 3 次。

(3)枫蓼肠胃康颗粒:理气健胃,除湿化滞。用于中运不健、气滞湿困而致的急性胃肠炎及其所引起的腹胀、腹痛和腹泻等消化不良症。口服,每次 8g(1 袋),每日 3 次。

(4)肠炎宁颗粒:清热利湿、行气。用于急、慢性胃肠炎,腹泻,小儿消化不良。口服,每次 10g(1 袋),每日 3~4 次,小儿酌减。

3. 消食导滞类

(1)保和丸:消食,导滞,和胃。用于食积停滞,脘腹胀满,嗳腐吞酸,不欲饮食。口服,水丸每次 1 袋(6g)~1 袋半(9g),每日 2 次;小儿酌减。

(2)枳实导滞丸:消积导滞,清利湿热。用于饮食积滞、湿热内阻所致的脘腹胀痛、不思饮食、大便秘结、痢疾里急后重。口服,每次 6~9g,每日 2 次。

4. 健脾益气类

(1)参苓白术散:补脾胃,益肺气。用于脾胃虚弱,食少便溏,气短咳嗽,肢倦乏力。口服,每次 6~9g,每日 2~3 次。

(2)补脾益肠丸:益气养血,温阳行气,涩肠止泻。用于脾虚气滞所致的泄泻,症见腹胀疼痛、肠鸣泄泻。口服,每次 6g,每日 3 次。

5. 健脾温肾类

(1)四神丸:温肾散寒,涩肠止泻。用于肾阳不足所致的泄泻,症见肠鸣腹胀、五更溏泻、食少不化、久泻不止、面黄肢冷。口服,水丸每次 9g,每日 1~2 次。

(2)固本益肠片:健脾温肾,涩肠止泻。用于脾肾阳虚所致的泄泻,症见腹痛绵绵、大便清稀或有黏液及黏液血便、食少腹胀、腰酸乏力、形寒肢冷、舌淡苔白、脉虚;慢性肠炎见上述证候者。口服,每次 4 片(0.6g/片),每日 3 次。

(3)参倍固肠胶囊:固肠止泻,健脾温肾。用于因脾肾阳虚所致的慢性腹泻,腹痛,肢体倦怠,神疲懒言,形寒肢冷,食少,腰膝酸软;肠易激综合征(腹泻型)见上述证候者。口服,每次 4 粒,每日 3 次。

6. 疏肝健脾类

(1)固肠止泻丸:调和肝脾,涩肠止痛。用于肝脾不和,泻痢腹痛,慢性非特异性溃疡性结肠炎见上述证候者。口服,浓缩丸每次 4g,每日 3 次;水丸每次 5g,每日 3 次。

(2)痛泻宁颗粒:柔肝缓急,疏肝行气,理脾运湿。用于肝气犯脾所致的腹痛、腹泻、腹胀、腹部不适等症,肠易激综合征(腹泻型)见上述证候者。口服,每次 1 袋,每日 3 次。

 【中医适宜技术】

一、针灸

1. 体针

急性泄泻:主穴为中脘、天枢、上巨虚、阴陵泉、足三里。寒湿者,加神阙、关元;湿热者,加内庭、曲池;食滞者,加梁门。神阙隔姜灸,其余毫针泻法,留针 20~30 分钟。

慢性泄泻:主穴为天枢、中脘、足三里、大肠俞。脾虚湿盛者,加脾俞、三阴交、阴陵泉;肝郁乘脾者,加太冲、行间;肾阳虚衰者,加肾俞、命门、关元。采用平补平泻法,留针 20~30 分钟。

2. 耳针
选取脾、胃、大肠、小肠、肾、交感。毫针针刺,中等刺激,亦可选用王不留行籽穴位贴敷。

3. 艾灸
可灸中脘、足三里、神阙、命门等穴,以助阳祛邪,温经散寒止泻。

二、推拿

推拿是治疗小儿腹泻的中医特色外治疗法,操作简单,疗效显著,患儿无痛苦易于接受。
推拿手法包括:分阴阳、补脾经、补大肠、按揉阑门、揉脐、摩腹、推上七节骨、揉龟尾、捏脊、按揉足三里、运土入水等手法。
配合手法:呕吐者配板门穴、加揉内关;风寒泻配推三关;湿热泻配退六腑,将主穴补大肠改为清大肠;寒湿泻加按神阙穴;伤食泻配中脘、天枢穴、清大肠;久泻不愈者加补肾经、揉百会;易惊者加平肝等。
疗程:5~6 日为 1 个疗程。

三、贴敷

药物组成:吴茱萸、肉桂、干姜、丁香、制附子、白芥子、小茴香等药物。
穴位选取:中脘、神阙、关元、气海、双侧天枢。
适应证:脾胃虚寒型泄泻。
治疗疗程:夏季三伏,每伏前 3 日,连续贴敷,每日 4 小时。

四、埋线

选取中脘、天枢、足三里、大肠俞、上巨虚等穴进行埋线,以持续刺激穴位,达到止泻的功效。

【西药治疗】

由于本病见于西医的多种疾病,因此治疗多为对症处理,症状明显时可使用止泻药。

1. 盐酸小檗碱片 每片 0.1g，主要成分为盐酸小檗碱。用于治疗肠道感染、腹泻。口服：每次 1~3 片，每日 3 次。溶血性贫血患者及葡萄糖-6-磷酸脱氢酶缺乏患者禁用。

2. 利福昔明片 每片 0.2g，主要成分为利福昔明。用于对利福昔明敏感的病原菌引起的肠道感染，包括急性和慢性肠道感染、腹泻综合征、夏季腹泻、旅行者腹泻和小肠结膜炎等。口服：成人每次 1 片，每日 4 次；儿童每次 0.5~1 片，每日 4 次。

3. 蒙脱石散 每袋 3g，主要成分为蒙脱石。用于成人及儿童急、慢性腹泻。口服：儿童 1 岁以下每日 1 袋，1~2 岁每日 1~2 袋，2 岁以上每日 2~3 袋，均分 3 次服用；成人每次 1 袋，每日 3 次。

4. 微生物制剂

（1）双歧杆菌三联活菌胶囊：每粒胶囊含药粉 210mg，含活菌数不低于 1.0×10^7CFU，其组分为长型双歧杆菌、嗜酸乳杆菌和粪肠球菌。主治因肠道菌群失调引起的急性或慢性腹泻、便秘，也可用于治疗轻中型急性腹泻，慢性腹泻及消化不良、腹胀，以及辅助治疗肠道菌群失调引起的内毒素血症。口服：每次 2~4 粒，每日 2 次，重症加倍，饭后半小时温水服用。

（2）酪酸梭菌活菌胶囊：每粒 420mg，含酪酸梭菌活菌数不低于 6.3×10^6CFU。用于因肠道菌群紊乱而引起的各种消化道症状及相关的急、慢性腹泻和消化不良等。口服：每次 3 粒，每日 2 次。

（3）布拉氏酵母菌散：每袋装药粉 765mg，含菌粉 250mg；每 1g 药粉含活菌数应不低于 1.3×10^9CFU。用于治疗成人和儿童腹泻，及肠道菌群失调所引起的腹泻症状。口服：成人每次 2 袋，每日 2 次；3 岁及以上儿童每次 1 袋，每日 2 次；3 岁以下儿童每次 1 袋，每日 1 次。本品不可与全身性或口服抗真菌药物同时使用。

（4）盐酸洛哌丁胺胶囊：每粒 2mg，主要成分为盐酸洛哌丁胺。用于控制急、慢性腹泻的症状；用于回肠造瘘术患者可减少排便量及次数，增加大便稠硬度。本品适用于成人和 5 岁以上的儿童。急性腹泻：起始剂量，成人 2 粒，5 岁以上儿童 1 粒，以后每次不成形便后服用 1 粒；慢性腹泻：起始剂量，成人 2 粒，5 岁以上儿童 1 粒，以后可调节每日剂量以维持每日 1~2 次正常大便。一般维持剂量每日 1~6 粒。每日最大剂量：成人不超过 8 粒，儿童不超过 3 粒/20kg 体重。

【名医经验】

一、董建华院士对泄泻辨证用药经验

（一）从脾论治

慢性泄泻多由脾、肝、肾三脏功能失调所致，以脾胃功能失调为主。故董老治疗慢性泄泻，总是健脾为主，辅以抑肝、温阳之品，以白术、山药、扁豆、茯苓、白芍、陈皮、炮姜、肉桂等为基本方。方中白术、山药、扁豆、茯苓健脾化湿，配白芍以抑肝，炮姜、肉桂以温运脾肾阳气。全方轻灵而不腻滞，随证加减，疗效显著。如食少纳差，脾虚明显者，加党参、莲子肉、砂仁；肠鸣腹痛，肝气乘脾明显者，加防风、木香；形寒肢冷，五更泄泻明显者，加补骨脂、肉豆蔻。

（二）疏理消导

古云：暴泻属实，久泻属虚，这是指一般而言。由于至虚之处，常是容邪之所，故久泻每易出现虚中夹滞；或湿热未净，或气机壅滞，或入络留瘀，或湿浊不化。此时不宜滋补固涩，以免"闭门留寇"。董老常取疏理消导之法，俾"陈莝去而肠胃洁"。基本方：大黄、槟榔、大腹皮、枳壳、木香、焦三仙。用大黄者，取其消积导滞、化瘀清热之功。

（三）温清并用

慢性泄泻形成寒热错杂局面，可见形寒肢冷，遇冷腹痛加剧，便下黏液或脓血，口苦，苔黄，脉沉而有力等症。董老常温清并用以治之。基本方：炮姜、肉桂、木香、山药、扁豆、黄连、陈皮炭、白术、茯苓。热重加白头翁，寒重加补骨脂，气滞加槟榔，夹瘀加大黄。

（四）升清降浊

久泻而致脾胃升降功能失调，则清浊相干，出现大便稀薄，或如鸭粪，或见完谷不化，脘腹痞满，纳差，苔腻等症。泄泻与胃痞同时并见是辨证要点，董老认为治疗要升降并调而有所侧重。基本方：柴胡、升麻、葛根、荷叶、党参、白术、陈皮、焦三仙、槟榔、木香。其中荷叶是常用之品，取其升发清阳、开胃消食、利湿止泻之功。

（五）燥润相济

久泻不止而见口干舌红，苔剥脱，是脾阴虚亏之象，应燥润相济。基本方：白术、薏米、山药、扁豆、莲子肉、陈皮、石斛、沙参、五味子、茯苓。

二、国医大师朱良春仙桔汤治疗泄泻的经验方

组成：仙鹤草 30g，桔梗 8g，乌梅炭 4.5g，白槿花 9g，炒白术 9g，木香 5g，炒白芍 9g，秦艽 10g，炒槟榔 1.2g，甘草 4.5g。

功效：补脾敛阴，清化湿热。

主治：慢性腹泻，属脾胃湿热者。

经验：方选仙鹤草为主药，仙鹤草性平，味苦、涩，取其止痢、截疟、补虚之效，其涩中有补，止中寓通，亦有补虚强壮之功。桔梗性味苦平，功效宣肺祛痰，排脓。木槿花性寒，味苦、甘、平，能清热利湿凉血，常用于肠风泻血、血痢、带下。朱老认为桔梗能排肠中之痰，木槿花轻清滑利，能升能降，拨动气机，上清肺热，下利水道，祛风、通络、化湿、清热、利尿，宣通诸腑，引导湿热，直走二阴而出，善治湿热滞留、泻痢溏垢臭秽。故桔梗与木槿花合用可治疗慢性泄泻、痢疾见有黏冻臭秽、解之不尽者，具有清解滑利、解毒祛秽之功。且肺与大肠相表里，桔梗以宣肺气通调大肠气机，导大肠壅滞，更增解毒排脓止痢功效。白术、木香健脾调气，白芍、乌梅、甘草酸甘敛阴，善疗泻痢而缓解腹痛，槟榔散结破滞，下泄杀虫。桔梗伍槟榔，升清降浊；槟榔伍乌梅炭，通塞互用；木香伍白芍，气营兼调。诸药合之，共奏其补脾敛阴、清化湿热之功。

Ｋ 【转归及预后】

急性泄泻经过恰当治疗,绝大多数能够治愈;只有少数患者失治误治,或反复发作,导致病程迁延,日久不愈,由实转虚,变为慢性泄泻;亦有极少数患者因暴泻无度,耗气伤津,会造成亡阴亡阳之变。慢性泄泻一般经正确治疗,亦能获愈;部分病例反复发作,可由脾虚而致中气下陷;脾虚可以及肾,或脾肾相互影响,以致脾肾同病,则病情趋向加重;若久泻者,突见泄泻无度,水浆不入,呼吸微弱,形体消瘦,身寒肢冷,脉微细欲绝,是脾气下陷,肾失固摄,阴阳离决之危候,预后多不良。

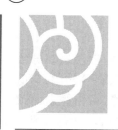

第十六章　痢疾

【概述】

由于气血邪毒凝滞于肠腑脂膜，传导失司，以下痢赤白脓血、腹痛和里急后重为主症的病证称为痢疾。病类分急、慢性两类，急性者，称之为暴痢；慢性者，称之为久痢，常见反复发作黏液脓血便，腹部隐痛，虚坐努责，甚至脱肛，肌肉消瘦，神疲乏力，食欲减退等。西医学中的炎症性肠病、肠型白塞综合征、细菌性痢疾等，均可参考"痢疾"辨证论治。

【病名沿革】

本病《素问》中称为"赤沃""肠澼"，其发病与饮食不节及湿热下注有关。《难经·五十七难》称之为"大瘕泄"，指出"大瘕泄者，里急后重，数至圊而不能便，茎中痛"。

汉代张仲景《伤寒杂病论》将泄泻与痢疾统称为"下利"，不但制定了治疗热痢的白头翁汤，而且还提出了"下利便脓血者，桃花汤主之"的虚寒久痢主方。隋代巢元方《诸病源候论·痢病候》将痢疾分为"赤白痢""脓血痢""冷热痢""休息痢"等病候，并在病机方面提出"痢由脾弱肠虚……肠虚不复，故赤白连滞……血痢者，热毒折于血，入大肠故也"，强调了热毒致病。

痢疾病名首见于宋代严用和《济生方·痢疾论治》："今之所谓痢疾者，古所谓滞下是也。"本病在隋唐以前还称为"滞下"。金代刘完素提出的"调气则后重自除，行血则便脓自愈"的法则，至今仍属治痢之常法。

明清时期对痢疾的认识更趋深入，进一步阐发了痢疾的病因病机和辨证论治。明代张景岳特别强调，治疗痢疾"最当察虚实，辨寒热"。明代李中梓《医宗必读·痢疾》云："痢之为证，多本脾肾……在脾者病浅，在肾者病深……未有久痢而肾不损者。"在治疗上，《医宗必读·痢疾》指出："至治法，须求何邪所伤，何脏受病。如因于湿热者，去其湿热；因于积滞者，去其积滞。因于气者调之；因于血者和之。新感而实者，可以通因通用；久病而虚者，可以塞因塞用。"

清代喻昌创"逆流挽舟"之法，并在《医门法律·痢疾论》中云"引其邪而出之于外"，创活人败毒散。李用粹《证治汇补·痢疾》曰"无积不成痢"，并详尽地提出了辨寒热、辨虚实、辨五色等，特别对休息痢的认识更为深刻，认为"屡止屡发，经年不愈，名曰休息。多因兜涩太早,积热未清所致。亦有调理失宜,亦有过服寒凉,亦有元气下陷,亦有肾虚不固,均能患此"。

【病因病机】

1. 时邪疫毒　时邪,主要指感受暑湿热之邪,痢疾多发于夏秋之交,气候正值热郁湿蒸之际,湿热之邪内侵人体,蕴于肠腑,乃是本病发生的重要因素。《景岳全书·痢疾》说:"痢疾之病,多病于夏秋之交,古法相传,皆谓炎暑大行,相火司令,酷热之毒蓄积为痢。"疫毒,非风、非寒、非暑、非湿,"乃天地间别有一种异气"(《温疫论·序》),"此气之来,无论老少强弱,触之者即病"(《温疫论·原病》),即疫毒为一种具有强烈传染性的致病邪气,故称之疠气。疫毒的传播,与岁运、地区、季节有关。时邪疫毒,混杂伤人,造成痢疾流行。

2. 饮食不节　一是指平素饮食过于肥甘厚味或夏月恣食生冷瓜果,损伤脾胃;二是指食用馊腐不洁的食物,疫邪病毒从口而入,积滞腐败于肠间,发为痢疾。痢疾为病,发于夏秋之交,这个季节暑、湿、热三气交蒸,互结而侵袭人体,加之饮食不节和不洁,邪从口入,滞于脾胃,积于肠腑。故痢疾的病理因素有湿、热(或寒)、毒、食等,湿热疫毒之邪为多,寒湿之邪较少。病位在肠腑,与脾胃有关,这是因邪从口而入,经胃脾而滞于肠之故。故《医碥·痢》说:"不论何脏腑之湿热,皆得入肠胃,以胃为中土,主容受而传之肠也。"随着疾病的演化,疫毒太盛也可累及心、肝,病情迁延,也可穷及于肾,《景岳全书·痢疾》说:"凡里急后重者,病在广肠最下之处,而其病本则不在广肠而在脾肾。"痢疾的病机,主要是时邪疫毒积滞于肠间,壅滞气血,妨碍传导,肠道脂膜血络受伤,腐败化为脓血而成痢。肠司传导之职,传送糟粕,又主津液的进一步吸收,湿、热、疫毒等病邪积滞于大肠,以致肠腑气机阻滞,津液再吸收障碍,肠道不能正常传导糟粕,因而产生腹痛、大便失常之症。邪滞于肠间,湿蒸热郁,气血凝滞腐败,肠间脂膜血络受损,化为脓血下痢,所谓"盖伤其脏腑之脂膏,动其肠胃之脉络,故或寒或热,皆有脓血"。肠腑传导失司,由于气机阻滞而不利,肠中有滞而不通,不通则痛,腹痛而欲大便则里急,大便次数增加,便又不爽则后重,这些都是由于大肠通降不利,传导功能失调之故。

3. 病机　由于感邪有湿热、寒湿之异,体质有阴阳盛衰之不同,治疗有正确与否,故临床表现各有差异。病邪以湿热为主,或为阳盛之体受邪,邪从热化则为湿热痢。病邪因疫毒太盛,则为疫毒痢。病邪以寒湿为主,或阳虚之体受邪,邪从寒化则为寒湿痢。热伤阴,寒伤阳,下痢脓血必耗伤正气。寒湿痢日久伤阳,或过用寒凉药物,或阳虚之体再感寒湿之邪,则病虚寒痢。湿热痢日久伤阴,或素体阴虚再感湿热之邪,则病阴虚痢。或体质素虚,或治疗不彻底,或收涩过早,致正虚邪恋,虚实互见,寒热错杂,使病情迁延难愈,为时发时止的休息痢。若影响胃失和降而不能进食,则为噤口痢。

【临床表现】

痢疾以腹痛腹泻、里急后重,便下赤白脓血为主要表现,但临床症状轻重差异较大。轻者,腹痛不著,里急后重不明显,大便每日次数在 10 次以下,或被误诊为泄泻;重者,腹痛、里急后重均甚,下痢次数频繁,甚至在未出现泻痢之前即有高热、神疲、面青、肢冷以至昏迷惊厥。多数发病较急,急性起病者,以发热伴呕吐开始,继而阵发性腹痛、腹泻,里急后重,下痢赤白黏冻或脓血。也有缓慢发病者,缓慢发病则发热不甚或无发热,只有腹痛、里急后重,下痢赤白黏冻或脓血的主症,下痢的次数与量均少于急性发病者。急性发病者,病程较短,一般在2周左右;缓慢发病者,病程较长,多数迁延难愈,甚至病程可达数月、数年之久。痢疾可散在发生,也可在同一地区形成流行。

【诊断】

一、诊断依据

1. 夏秋流行季节发病,发病前有不洁饮食史,或有疫痢患者接触史。

2. 具有大便次数增多而量少,下痢赤白黏冻或脓血,腹痛,里急后重等主症,或伴有不同程度的恶寒、发热等症。疫毒痢病情严重而病势凶险,以儿童为多见,急骤起病,在腹痛、腹泻尚未出现之时,即有高热神疲,四肢厥冷,面色青灰,呼吸浅表,神昏惊厥,而痢下、呕吐并不一定严重。

3. **实验室检查** 大便中可见大量红细胞、脓细胞,并有巨噬细胞或新鲜大便中发现有阿米巴滋养体、阿米巴包囊;大便或病变部位分泌物培养可有痢疾杆菌生长,或阿米巴培养阳性;钡剂灌肠X线检查及直肠、结肠镜检查,提示慢性痢疾、非特异性溃疡性结肠炎或结肠癌、直肠癌等改变。儿童在夏秋季节出现高热惊厥等症而未排大便时,应清洁灌肠,取便送常规检查和细菌培养。

二、辅助检查

1. 血常规、生化检查可帮助判断疾病严重程度;免疫学检查可测出相关抗体,利于诊断及鉴别。

2. 粪便常规检查可明确诊断,反复大便常规检查、培养和孵化可判断有无痢疾杆菌、阿米巴等病原体。

3. 结肠镜及黏膜病理学检查可诊断炎症性肠病,明确病变范围,并鉴别溃疡性结肠炎、克罗恩病等。溃疡性结肠炎病变多从直肠开始,呈连续性、弥漫性分布,结肠镜表现为黏膜质脆、点状出血、弥漫性炎性糜烂、溃疡,活动期炎性细胞浸润、隐窝脓肿、杯状细胞缺失,缓解期隐窝结构异常(扭曲分支)、隐窝萎缩。克罗恩病结肠镜检查可见节段性、非对称性的黏膜炎症、纵行或阿弗他溃疡、鹅卵石样改变,可有肠腔狭窄和肠壁僵硬等。两者均伴有明确的黏膜组织学改变。

【鉴别诊断】

1. **与泄泻鉴别** 两者均多发于夏秋季节,均为排便次数增多,皆由外感时邪、内伤饮食而发病。泄泻是粪便稀薄、无脓血,腹痛、肠鸣并见,泻后痛减,其病机为脾失健运,湿邪内盛。痢疾则便脓血、腹痛、里急后重并见,便后不减,其病机为邪客大肠,与气血搏结,气血壅滞,腐败化为脓血,以资鉴别。见诸临床,泻痢两者,可以相互转化。有先泻后转痢者,病情加重;亦有先痢而后转泻者,病情减轻,临证时须仔细辨别。

2. 与霍乱鉴别　霍乱是指以起病急骤,猝然发生上吐下泻,腹痛或不痛为特征的一种病证。其病也有下泄,但与上吐并见,且病情凶险,来势急暴,变化迅速。所吐之物均为未消化之食物,气味酸腐热臭,所泻之物多为黄色粪水,或吐下如米泔水,或如洗肉水。常伴有恶寒、发热,部分患者在吐泻之后,津液耗伤,迅速消瘦,或发生转筋,腹中绞痛。若吐泻剧烈,可致面色苍白,目眶凹陷,汗出肢冷等津竭阳衰之危候。而痢疾以便脓血、腹痛、里急后重为特征,易于鉴别。

【辨证论治】

一、辨证要点

1. 辨实痢、虚痢　"痢疾最当察虚实,辨寒热。"(《景岳全书·痢疾》)起病急骤,病程短者属实;起病缓慢,病程长者多虚。形体强壮,脉滑实有力者属实;形体薄弱,脉虚弱无力者属虚。腹痛胀满,痛而拒按,痛时窘迫欲便,便后里急后重暂时减轻者为实;腹痛绵绵,痛而喜按,便后里急后重不减,坠胀甚者为虚。

2. 识寒痢、热痢　痢下脓血鲜红,或赤多白少者属热;痢下白色黏冻涕状,或赤少白多者属寒。痢下黏稠臭秽者属热;痢下清稀而不甚臭秽者属寒。身热面赤,口渴喜饮者属热;面白肢冷形寒,口不渴者属寒。舌红苔黄腻,脉滑数者属热;舌淡苔白,脉沉细者属寒。

二、治疗原则

1. 祛邪导滞　痢疾的基本病机是邪气壅滞肠中,只有祛除邪气之壅滞,才能恢复肠腑传导之职,避免气血之凝滞,脂膜血络之损伤,故为治本之法。因此,清除肠中之湿热、疫毒、冷积、饮食等滞邪颇为重要。常用祛湿、清热、温中、解毒、消食、导滞、通下等法,以达祛邪导滞之目的。

2. 调气和血　调气和血即是顺畅肠腑凝滞之气血,祛除腐败之脂脓,恢复肠道传送功能,促进损伤之脂膜血络尽早修复,以改善腹痛、里急后重、下痢脓血等临床症状。正如刘完素所说:"调气则后重自除,行血则便脓自愈"。常采用理气行滞、凉血止血、活血化瘀、去腐生肌等治法。

3. 顾护胃气　"人以胃气为本,而治痢尤要"。这是由于治疗实证初期、湿热痢、疫毒痢的方药之中,苦寒之品较多,长时间大剂量使用,有损伤胃气之弊。因此,治痢应注意顾护胃气,并贯穿于治痢的始终。

虚证痢疾应扶正祛邪。因虚证久痢,虚实错杂,若单纯补益,则滞积不去,贸然予以通导,又恐伤正气,故应虚实兼顾,扶正祛邪。中焦气虚,阳气不振者,应温养阳气;阴液亏虚者,应养阴清肠;久痢滑脱者,可佐固脱治疗。

此外,古今学者提出有关治疗痢疾之禁忌,如忌过早补涩,以免关门留寇,病势缠绵不已;忌峻下攻伐,忌分利小便,以免重伤阴津,戕害正气等,都值得临床时参考借鉴。

总之,痢疾的治疗,热痢清之,寒痢温之,初痢则通之,久痢虚则补之。寒热交错者,清温并用;虚实夹杂者,通涩兼施。赤多者重用血药,白多者重用气药。始终把握祛邪与扶正的辩证关系,将顾护胃气贯穿于治疗的全过程。

三、辨证分型

1. 湿热痢
主症:①腹痛阵阵;②痛而拒按;③便后腹痛暂缓;④痢下赤白脓血。
次症:①大便腥臭;②肛门灼热;③小便短赤。
舌脉:舌苔黄腻,脉滑数。

2. 疫毒痢
主症:①发病急骤;②腹痛剧烈;③里急后重频繁;④痢下鲜紫脓血;⑤壮热。
次症:①口渴;②烦躁;③头痛;④精神萎靡;⑤四肢厥冷;⑥神志昏蒙;⑦惊厥抽搐。
舌脉:舌质红绛,苔黄腻或燥,脉滑数或微细欲绝。

3. 寒湿痢
主症:①腹痛拘急;②痢下赤白黏冻;③白多赤少,或纯为白冻;④里急后重。
次症:①脘胀腹满;②头身困重;③饮食乏味。
舌脉:舌苔白腻,脉濡缓。

4. 虚寒痢
主症:①久痢缠绵不已;②痢下赤白清稀或白色黏冻;③腹部隐痛,喜按喜温;④四肢不温;⑤腰膝酸软。
次症:①食少神疲;②肛门坠胀;③虚坐努责;④形寒畏冷。
舌脉:舌淡苔薄白,脉沉细而弱。

5. 休息痢
主症:①下痢时发时止,日久难愈;②常因饮食不当、感受外邪或劳累而诱发。
次症:①发作时大便次数增多,便中带有赤白黏冻,腹痛,里急后重;②休止时常有腹胀食少,倦怠怯冷。
舌脉:舌质淡苔腻,脉濡软或虚数。

证候诊断:主症必备,加次症2项及以上,结合舌脉,即可诊断。

利用现代医学的先进设备研究痢疾不同证型的表现规律,取得了大量的研究成果,对指导临床实践很有实用价值。

研究发现中医证候与黏膜充血、水肿、糜烂、溃疡、颗粒样增粗、黏膜颜色及表面脓苔颜色具有相关性。黏膜充血水肿、糜烂溃疡是炎症反应的外在表现,溃疡性结肠炎是炎症性肠病,主要以肠道黏膜炎症反应为病理基础。炎症的发生是外源因子与内源因子参与的复杂反应过程,病理变化是组织变质、渗出、增生;参与炎症过程的促炎因子可促进组胺、缓激肽、PGE_2分泌,使局部血管扩张,毛细血管通透性增加,故可见黏膜充血、水肿,分泌物增多,糜烂溃疡形成。炎症的向愈与否是抑炎因子和促炎因子的抗争过程,抑炎因子占优势则炎症向愈,这与中医邪正相争的理论相似。

四、辨证治疗

1. 湿热痢
治法:清肠化湿,解毒,调气行血。

代表方：芍药汤（《素问病机气宜保命集》）。

常用药：芍药、黄芩、黄连、大黄炭、槟榔、当归炭、木香、肉桂。

方中黄芩、黄连清热燥湿，解毒止痢；大黄、槟榔荡热去滞，通因通用；木香、槟榔调气行滞；当归、芍药行血和营，缓急止痛；肉桂辛温，反佐芩、连。大黄之苦寒，共成辛开苦降之势，以散邪气之结滞。痢疾初起，去肉桂，加银花、穿心莲等加强清热解毒之力。有表证者，加荆芥、防风解表散邪，或用荆防败毒散逆流挽舟。兼食滞者，加莱菔子、山楂、神曲消食导滞。痢下赤多白少，肛门灼热，口渴喜冷饮，证属热重于湿者，加白头翁、黄柏、秦皮直清里热。痢下白多赤少，舌苔白腻，证属湿重于热者，去黄芩、当归，加茯苓、苍术、厚朴、陈皮等运脾燥湿。痢下鲜红者，加地榆、丹皮、仙鹤草、侧柏叶等凉血止血。

2. 疫毒痢

治法：清热凉血，解毒清肠。

代表方：白头翁汤（《伤寒论》）合芍药汤（《素问病机气宜保命集》）。

常用药：白头翁、黄连、黄柏、秦皮、当归、芍药、木香、槟榔、大黄。

本方以白头翁清热解毒凉血，配黄连、黄芩、黄柏、秦皮清热解毒化湿；当归、芍药行血；木香、槟榔、大黄行气导滞。临床可加金银花、丹皮、地榆、穿心莲、贯众等以加强清热解毒的功效。高热神昏，热毒入营血者，合犀角地黄汤（犀角已禁用，现多以水牛角代），另服神犀丹（犀角已禁用，现多用水牛角代）或紫雪丹以清营开窍。痉厥抽搐者，加羚羊角、钩藤、石决明、生地等息风镇痉。壮热神昏，烦躁惊厥而下痢不甚者，合大承气汤清热解毒，荡涤内闭。症见面色苍白，四肢厥冷而冷汗出，唇指紫暗，尿少，脉细欲绝，加用生脉（或参麦）注射液、参附注射液静脉滴注或推注，以益气固脱。

疫毒痢（或湿热痢）可用白头翁汤加大黄等，煎水保留灌肠配合治疗，以增强涤泻邪毒之功效。若厥脱、神昏、惊厥同时出现者，则最为险候，必须采用综合性抢救措施，中西医结合治疗，以挽其危急。

3. 寒湿痢

治法：温中燥湿，调气和血。

代表方：不换金正气散（《太平惠民和剂局方》）。

常用药：厚朴、藿香、甘草、半夏、苍术、陈皮。

本方以藿香芳香化湿；苍术、厚朴、法半夏运脾燥湿；陈皮理气行滞，甘草调和诸药。兼有表证者，加荆芥、苏叶、葛根解表祛邪。夹食滞者，加山楂、神曲消食导滞。若湿邪偏重，白痢如胶冻，腰膝酸软，腹胀满，里急后重甚者，改用胃苓汤加减，以温中化湿健脾。

4. 虚寒痢

治法：温补脾肾，收涩固脱。

代表方：桃花汤（《伤寒论》）合真人养脏汤（《太平惠民和剂局方》）。

常用药：赤石脂、干姜、粳米、人参、当归、白术、肉豆蔻、芍药、诃子、肉桂、木香、罂粟壳、甘草。

两方以人参或党参、白术、粳米益气健脾；干姜、肉桂温阳散寒；当归、芍药和血缓急止痛；木香行气导滞；赤石脂、诃子、罂粟壳、肉豆蔻收涩固脱，两方合用，兼具温补、收涩、固脱之功，颇合病情。肾阳虚衰者，加附子、破故纸温补肾阳。肛门下坠者，去木香，加黄芪、升麻益气举陷。下痢不爽者，减用收涩之品。滑脱不禁者，加芡实、莲米、龙骨、牡蛎收敛固脱。

5. 休息痢

治法:温中清肠,佐以调气化滞。

代表方:连理汤(《证治要诀类方》)。

常用药:人参、干姜、甘草、白术、黄连、茯苓。

本方以人参、白术、干姜、甘草温中健脾;黄连清除肠中余邪,茯苓健脾利湿。可加木香、槟榔、枳实调气行滞;加当归和血。发作期,偏湿热者,加白头翁、黄柏清湿热;偏寒湿者,加苍术、草果温中化湿。

休息痢多因寒热错杂,虚实互见,病情顽固者,也可用成药乌梅丸治疗。若大便呈果酱色而量多者,用鸦胆子仁治疗效果较好,成人每服15粒,每日3次,胶囊分装或用龙眼肉包裹,饭后服用,连服7~10日,可单独服用或配合上述方药使用。

休息痢中,若脾胃阳气不足,积滞未尽,遇寒即发,症见下痢白冻,倦怠少食,舌淡苔白,脉沉者,治宜温中导下,方用温脾汤加减。

若久痢伤阴,或素体阴虚,阴液亏虚,余邪未净,阴虚作痢,痢下赤白,或下鲜血黏稠,虚坐努责,量少难出,午后低热,口干心烦,舌红绛或光红,治宜养阴清肠,方用驻车丸加减。

临床上,还可见噤口痢,即下痢而不能进食,或下痢呕恶不能食者。朱丹溪说:"噤口痢者,大虚大热。"基本病机是大实或大虚,致胃失和降,气机升降失常。属于实证者,多由湿热或疫毒上犯于胃,胃失和降所致,症见下痢,胸闷,呕恶不食,口气秽臭,舌苔黄腻,脉滑数,治宜泄热和胃,苦辛通降,方用开噤散加减。药取黄连、石菖蒲、茯苓、冬瓜仁苦辛通降,泄热化湿;陈皮、陈仓米、石莲子、荷叶蒂健脾养胃。全方合用,升清降浊,开噤进食。属于虚证者,以脾胃素虚,或久痢伤胃,胃虚气弱,失于和降所致,病见下痢频频,呕恶不食,或食入即吐,神疲乏力,舌淡苔白,脉弱无力,治宜健脾和胃。方用六君子汤健脾和胃,再加石菖蒲、姜汁醒脾降逆。若下痢无度,饮食不进,肢冷脉微,当急用独参汤或参附汤以益气固脱。

【中成药】

1. 清利湿热类

(1)香连丸:清热燥湿,行气止痛,用于大肠湿热所致的痢疾,症见大便脓血、里急后重、发热腹痛;肠炎、细菌性痢疾见上述证候者。口服。水丸每次3~6g,每日2~3次。

(2)虎地肠溶胶囊:清热、利温、凉血。用于非特异性溃疡性结肠炎、慢性细菌性痢疾温热蕴结证,症见腹痛,下痢脓血,里急后重。口服。每次4粒,每日3次,4~6周为1个疗程。

(3)五味苦参肠溶胶囊:清热燥湿,解毒敛疮,凉血止血。用于轻、中度溃疡性结肠炎(活动期),中医辨证属于湿热内蕴者,症见腹泻、黏液脓血便、腹痛、里急后重、肛门灼热、发热、食少纳呆、口干口苦、大便秽臭、舌苔黄腻、脉滑数。口服。每次4粒,每日3次。疗程8周。

(4)加味香连丸:清热祛湿,化滞止痛。用于大肠湿热所致的痢疾,症见大便脓血、腹痛下坠、里急后重。口服。每次6g,每日3次。

2. 活血化瘀类

(1)结肠宁:活血化瘀,清肠止泻。湿热内蕴、肠胃失和、传导失职所致痢下赤白脓血、里急后重等症慢性结肠性腹泻的有效成药。灌肠用。取药膏5g,溶于50~80ml温开水中,放冷至约37℃时保留灌肠,每日大便后1次。

（2）龙血竭片（肠溶衣）：活血散瘀，定痛止血，敛疮生肌。用于跌打损伤，瘀血作痛，妇女气血凝滞，外伤出血，脓疮久不收口，以及慢性结肠炎所致的腹痛、腹泻等症。口服。每次4~6片，每日3次；或遵医嘱。

3. 健脾益气类

（1）参苓白术颗粒：健脾，益气。用于体倦乏力，食少便溏。开水冲服，每次1袋，每日3次。

（2）四君子合剂：益气健脾。用于脾胃气虚，胃纳不佳，食少便溏。口服。每次15~20ml，每日3次，用时摇匀。

4. 平调寒热类

乌梅丸：缓肝调中，清上温下。用于蛔厥，久痢，厥阴头痛，症见腹痛下痢、颠顶头痛、时发时止、躁烦呕吐、手足厥冷。口服。大蜜丸每次2丸，每日2~3次。

5. 肝郁脾虚证

固肠止泻丸：调和肝脾，涩肠止痛。用于肝脾不和，泻痢腹痛，慢性非特异性溃疡性结肠炎见上述证候者。口服。浓缩丸每次4g（36粒），每日3次。

6. 温补脾肾类

（1）肉蔻四神丸：温中散寒，补脾止泻。用于大便失调，黎明泄泻，肠泻腹痛，不思饮食，面黄体瘦，腰酸腿软。口服。每次1袋（6g），每日2次。

（2）肠胃宁片：健脾益肾，温中止痛，涩肠止泻。用于脾肾阳虚泄泻日久，大便不调，五更泄泻，时带黏液，伴有腹胀腹痛，胃脘疼痛，小腹坠胀，饮食不佳，属上述证候者。每次4~5片，每日3次。

（3）固本益肠片：健脾温肾，涩肠止泻。用于脾肾阳虚所致的泄泻，症见腹痛绵绵、大便清稀或有黏液及黏液血便，食少腹胀，腰酸乏力，形寒肢冷，舌淡苔白，脉虚；慢性肠炎见上述证候者。口服。每次4片，每日3次。

7. 敛疮生肌类

（1）康复新液：通利血脉，养阴生肌。内服：用于瘀血阻滞，胃痛出血，胃、十二指肠溃疡，以及阴虚肺痨，肺结核的辅助治疗。外用：用于金疮、外伤、溃疡、瘘管、烧伤、烫伤、压疮之创面。口服：每次10ml，每日3次。或50~100ml保留灌肠，每日1次。

（2）锡类散：解毒化腐。保留灌肠，1.5g加100ml生理盐水，每日1次。

【中医适宜技术】

一、针灸疗法

1. 体针 常用脾俞、天枢、足三里、大肠俞、气海、关元、太冲、肺俞、神阙、上巨虚、阴陵泉、中脘、丰隆等。若大肠湿热，取曲池、足三里、上巨虚，用泻法；若脾肾阳虚，艾灸脾俞、中脘、神阙、足三里、三阴交等穴。

2. 水针 取脾俞、大肠俞、足三里、上巨虚，选取黄芪注射液或当归注射液2ml，行穴位注射，后两穴交替使用，隔日1次，10次为1个疗程。

3. 耳针 取大肠、小肠、胃、脾、肾、交感、神门，每次3~5穴，隔日1次，10次为1个疗程。有研究表明针灸对溃疡性结肠炎肠道肠黏膜屏障、肠神经递质、炎症因子、肠道菌群等均有明显调节作用。研究证实针灸可明显增加杯状细胞的数量,减少结肠黏膜慢性炎细胞的浸润,恢复黏蛋白的比例,减少隐窝脓肿和溃疡,改善结肠黏膜的形态,从而治疗溃疡性结肠炎。

二、外治疗法

1. 灌肠疗法 痢疾除内服药物外,亦可用灌肠疗法,使药物直达病所,提高疗效。凡下痢赤白脓血,里急后重者,常用:

(1)苦参、马齿苋以1:2比例,水煎收滤液150ml保留灌肠。

(2)黄连、黄柏、马齿苋、白头翁等量,水煎收滤液150ml保留灌肠。

(3)马齿苋60g,地榆、黄柏各15g,半枝莲30g,煎至150ml保留灌肠。

(4)白头翁根茎30~50g,煎至100ml保留灌肠。

(5)黄柏15g,地榆15g,马齿苋60g,水煎100ml加入锡类散1g,云南白药2粒,保留灌肠。

上述疗程一般7日,每日1次,以脓血尽、里急后重除为度。

2. 栓剂疗法 若病变主要累及近肛门的直肠及乙状结肠段,用栓剂直肠给药可使之与病灶直接接触,达到内病外治的效果,且方法简单,使用方便,更易被广大患者接受。如清肠栓(马齿苋、青黛散、参三七、五倍子等),功在清热解毒,化瘀止血,收湿敛疮,1粒,纳肛,每日1~2次。

三、推拿疗法

推拿治疗具有益气健脾、祛瘀除湿、和中止痛之功。能改善局部微循环,减轻肠黏膜的炎性反应,促进溃疡面血管新生,使肠黏膜修复,溃疡愈合,且能缓解平滑肌痉挛,解痉止痛,并能增强机体免疫力。

取穴及部位:中脘、天枢、肝俞、胆俞、脾俞、胃俞、三焦俞、肾俞、大肠俞、神阙、关元、气海、腹部、背部、肩及胁部。

1. 腹部操作 患者仰卧,医者以沉着缓和的全掌按揉法施于腹部,由中脘穴渐移至关元穴,往返5遍,继以柔和深透的一指禅推法施于以上部位,时间约10分钟;拇指按揉关元、气海、双侧天枢穴各3分钟;摩腹5分钟;施掌振法于神阙穴1~3分钟。

2. 背部操作 患者俯卧,以按揉法沿脊柱两旁足太阳膀胱经循行部位治疗,自肝俞至大肠俞,时间3分钟;点按两侧脾俞、胃俞、三焦俞、肾俞、大肠俞诸穴,时间共5分钟;沿两侧腰部夹脊穴或膀胱经循行部位施平推法,透热为度。

【 西药治疗 】

中医的痢疾可见于西医的多种疾病,西药治疗应根据现代医学的客观检查进一步明确诊断,规范、合理地选择用药。对症治疗主要包括以下几个方面:

1. 止泻治疗 止泻药物包括盐酸小檗碱、蒙脱石散、地芬诺酯和盐酸氯哌丁胺等,但切忌单用止泻药。因为腹泻是集体防御功能的一种体现,可排出一定数量的致病菌和肠毒素,使用止泻剂、解痉剂或抑制肠道蠕动的药物可能延长病程和排菌时间,特别对伴高热、毒血症或黏液脓血便患者和婴幼儿,应避免应用,否则有可能加重病情。高热者可用退热药或物理降温。

2. 抗菌治疗 可根据药敏试验或当地流行株药敏选药。抗菌药物宜选择易被肠道吸收的口服品种,病重无法口服药物或吸收不良时加用肌内注射或静脉滴注抗菌药物。喹诺酮类:该类药物抗菌谱广,对痢疾杆菌有良好杀菌作用,不良反应少,为成人菌痢的首选药。常用诺氟沙星 400mg,每日 2 次,口服。环丙沙星 500mg,每日 2 次。儿童、妊娠及哺乳期患者不建议使用,可选用第三代头孢菌素作为替代。磺胺类药物如复方磺胺甲噁唑 2 片,每日 2 次,儿童酌减。但该药耐药菌株有逐年增加的趋势。严重肝病、肾病、磺胺过敏及白细胞减少症者忌用。

3. 肠道菌群紊乱的治疗 限制乳类和豆制品,微生态制剂如酪酸杆菌、地衣芽孢杆菌、双歧杆菌、嗜酸性乳酸杆菌可补充正常生理性细菌,调整肠道菌群。以上药物均为活菌制剂,不宜与抗菌药物同时使用。

【名医经验】

一、国医大师李振华教授治疗痢疾经验

李老认为因过食生冷、饮食不节,损伤脾胃,又失于根治,以致反复下痢,脾气亏虚,寒湿内蕴,而成虚寒湿之久痢。依据病机,治宜健脾益气,温中祛寒,燥湿止痢,治以温中止痢汤,白术、苍术、茯苓、炒薏苡仁健脾益气化湿,陈皮、半夏、香附、木香、厚朴、乌药、砂仁理气燥湿止痛,小茴香、吴茱萸、桂枝祛寒理气通阳,诃子涩肠止痢,白芍、甘草缓急止痛。除用健脾燥湿、理气收涩药物外,重点用桂枝、吴茱萸、炮姜,非此辛温大热之品,不能温脾阳而祛年久之寒湿,尤其用温守之力独强之炮姜配合诸药,方能治愈年久痼疾之虚寒湿痢。

二、国医大师朱良春教授治疗慢性痢泻经验

朱老以仙桔汤(仙鹤草 30g,桔梗 8g,白槿花、炒白术、炒白芍各 9g,乌梅炭、广木香各 4.5g,炒槟榔 1.2g,甘草 4.5g)治疗慢性菌痢、泄泻日久不愈者。方中仙鹤草味苦,辛而涩,涩则能止,辛则能行,为止血之要药,且止中有行,是止血不留瘀、活血治痢之佳药;桔梗不是取其升提之功,而是用其排脓治痢,泻痢大便溏薄、夹有黏冻者用之效著;白术、木香健脾调气;白芍、乌梅、甘草酸甘敛阴,善治泻痢而缓腹痛。白槿花清热解毒入血分,活血排脓,其性滑还能缓解下痢之后重,用于热毒痢及湿热泄泻效佳;少佐槟榔行气消胀,全方健脾运中,渗化湿热,标本兼顾,不失为治痢之妙方。

三、田德禄教授治疗溃疡性结肠炎经验

(一)田德禄教授基于"内疡理论"治疗溃疡性结肠炎

田德禄教授以愈疡灵(生黄芪 30g,连翘 15g,赤白芍各 10g,败酱草 20g,炒薏苡仁 30g,焦三仙各 10g)治疗溃疡性结肠炎久痢诸症,偏于湿热者,加黄芩、黄连,热毒炽盛者加白头翁、金银花、蒲公英,偏于寒湿者加苍术、干姜、木香、砂仁等,偏于虚寒者加党参、干姜、肉桂等。灌肠方:苦参 10g,五倍子 10g,黄柏 10g,白及粉 3g,三七粉 2g,珍珠粉 0.3g。

(二)田德禄教授以"消、托、补"三个原则治疗溃疡性结肠炎

田德禄教授在董建华院士"通降法"治疗胃肠疾病的基础上,首倡"清降法",与消法相

结合,基于溃疡性结肠炎发病脾虚为本的特点,临证治疗往往加入温阳益气的药物,与托法和补法相通。常用焦四仙、鸡内金、枳实以消食导滞,多用于痢疾初期有食积者;和血药常用当归、桃仁、红花、莪术、刺猬皮、三七粉等;行气药常用青陈皮、香附、苏梗、木香等,临床根据患者利下脓血、里急后重等情况酌情应用。

四、王长洪教授论治溃疡性结肠炎经验

王长洪教授治疗溃疡性结肠炎,治以益气健脾,清热解毒,化瘀通络。方药:黄芪 30g、肉桂 10g、炮姜 10g、败酱草 20g、白头翁 15g、黄连 10g、青黛 3g、苦参 15g、白术 15g、苍术 15g、川芎 10g、丹参 15g、炙甘草 10g,水煎服,每日 1 剂。病变在左半结肠者,睡前保留灌肠,组方为苦参 20g、败酱草 20g、秦皮 20g、黄连 15g、白头翁 20g、白及 15g、黄柏 15g、地丁 15g、地榆 20g。方中黄芪、白术、肉桂、炮姜、苍术补脾益气,健脾温中;青黛、苦参、败酱草、白头翁、黄连清热解毒,凉血止痢;川芎、丹参化瘀通络,不止血而血自止。脓血便重者加秦皮 15g、地榆 15g;大便干燥加酒军 5g、厚朴 15g、枳实 15g;腹部拘急而痛,加小茴香 10g、白芍 15g;便前腹痛、腹痛欲泻、泻后痛减,加木香 10g、防风 10g、陈皮 10g;少腹胀满,加乌药 10g、小茴香 10g;肾阳虚腰酸怕冷,加补骨脂 15g、熟附片 6g;肝郁气胀窜痛明显,加柴胡 10g、香附 10g、青皮 10g;息肉形成加莪术 15g、薏苡仁 20g。

五、董建华院士授制定久痢六法

董建华根据痢疾的不同病证制定久痢六法,认为肝气横逆犯脾,下迫大肠,治当调肝理气,扶脾助运;内外之湿合邪,流注大肠,治当芳香化湿,燥湿泄浊;蕴湿生热,湿热滞肠者,治当清热利湿,理肠导滞;久病入络,气血凝滞,络脉不通者,治当活血化瘀,通络止痛;脾气虚弱,清气下陷,治当健脾益气,升阳止泻;泻痢日久,邪祛正虚,脾肾阳衰,治当温肾暖脾,涩肠固脱。

【转归及预后】

痢疾的转归预后,古人常以下痢的色、量等情况判断。下痢有粪者轻,无粪者重,痢色如鱼脑,如猪肝,如赤豆汁,下痢纯血者重。同时应根据其临床表现,分辨病情轻重,判断病者预后,特别注意观察其邪毒炽盛情况,胃气有无衰败,阴津是否涸竭,阳气是否虚脱。一般来说,能食者轻,不能食者重。下痢兼见发热不休,口渴烦躁,气急息粗,甚或神昏谵语,虽下痢次数减少,而反见腹胀如鼓者,常见于疫毒痢及湿热痢邪毒炽盛,热入营血之重证,如不及时救治,可发展为内闭外脱证。

第三篇｜第十六章

参考文献

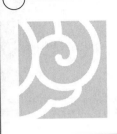

第十七章 便秘

【概述】

便秘是临床常见病与多发病,是主要表现为排便次数明显减少,两次排便时间间隔超过3天,或超过自己排便习惯1天,大便排出困难,粪质干燥坚硬,秘结不通,艰涩不畅,或虽有便意而排便无力、粪便不干亦难排出的病症。主要包括西医学中的功能性便秘、便秘型肠易激综合征、各种原因引起的肠黏膜应激能力减弱,或因直肠、肛周疾病,神经性疾病,慢性消耗性疾病,内分泌代谢疾病,结缔组织性疾病,药物作用,精神因素,医源性因素等而出现的便秘。

【病名沿革】

在《黄帝内经》中,与便秘相关的称谓有"大便难""后不利""不得前后""膈肠不便""不得大小便""大便干燥""前后不通""前后痛涩""大小便不利""大便不利""便溲难""不能大便""时窘之后""大肠结"等;在《伤寒杂病论》中,与便秘相关的称谓有"不更衣""阴结""阳结""大便硬""大便难""脾约""闭""大便必坚""不大便"等;在《脉经》中则有"不得大小便""大便难""大便不利""九窍闭塞不能""不得前后""闭塞不通""泾溲不利""秘塞之病""大便坚""大便则坚"等相关记载。张仲景在《伤寒论·辨脉法》提出"其脉浮而数,能食,不大便者,此为实,名曰阳结也……其脉沉而迟,不能食,身体重,大便反硬,名曰阴结也",将本病分为阳结与阴结两类,并提出了治疗便秘的外导法,如蜜煎导和猪胆汁导法。《金匮要略·五脏风寒积聚病脉证并治》阐明胃热过盛,脾阴不足,以致大便干燥而坚的病机与证治。言:"趺阳脉浮而涩,浮则胃气强,涩则小便数,浮涩相搏,大便则坚,其脾为约,麻子仁丸主之。"

宋代《圣济总录·大便秘涩》指出:"大便秘涩,盖非一证,皆荣卫不调,阴阳之气相持也。若风气壅滞,肠胃干涩,是谓风秘;胃蕴客热,口糜体黄,是谓热秘;下焦虚冷,窘迫后重,是谓冷秘。或肾虚小水过多,大肠枯竭,渴而多秘者,亡津液也。或胃燥结,时作寒热者,中有宿食也。"将本病的证治分类概括为寒、热、虚、实四个方面。

金元时期,张元素首倡实秘、虚秘之别。《医学启源·六气方治》说:"凡治脏腑之秘,不可一概论治,有虚秘,有实秘。有胃实而秘者,能饮食,小便赤。有胃虚而秘者,不能饮食,小便清利。"且主张实秘责物,虚秘责气。这种虚实分类法,经后世不断充实和发展,至今仍是临床论治便秘的纲领。

明代张景岳在《景岳全书·秘结》主张把便秘分为"阴结""阳结"两类,有火的是阳结,无火的是阴结,进一步阐明了两者的病机与治则。

【病因病机】

一、病因

便秘主要由饮食不节、情志失调、年老体虚、感受外邪等因素导致热结、气滞、寒凝、气血阴阳亏虚引起肠道传导失司。

1. 饮食不节　饮酒过多,过食辛辣肥甘厚味,导致肠胃积热,大便干结;或恣食生冷,致阴寒凝滞,胃肠传导失司,造成便秘。

2. 情志失调　忧愁思虑过度,或久坐少动,致气机郁滞,不能宣达,胃肠通降失常,传导失职,糟粕内停,不得下行,而致大便秘结。

3. 年老体虚　素体虚弱,或病后、产后及年老体虚之人,气血两亏,气虚则大肠传送无力,血虚则津枯,甚则致阴阳俱虚,阴亏则肠道失荣,阳虚则肠道失于温煦,阴寒内结,导致便下无力,大便艰涩。

4. 感受外邪　外感寒邪可导致阴寒内盛,凝滞胃肠,失于传导,糟粕不行而成冷秘。若热病之后,肠胃燥热,耗伤津液,大肠失润,亦可致大便干燥,排便困难。

二、病机

1. 病机关键为大肠传导失常　大肠属六腑之一,主传化糟粕,主津液。饮食不节,胃肠积热或阴寒凝滞,传导失司,导致便秘;或情志失调,气机郁滞,大肠传导失常而致便秘;或年老体虚,气血阴阳亏虚而便秘;或感受外邪,阻滞胃肠,失于传导而致便秘。以上各种原因造成大肠的传导失司,产生便秘。

2. 病位在大肠,与肺、脾、胃、肝、肾等脏腑的功能失调有关　胃热过盛,津伤液耗,则肠失濡润;脾肺气虚,则大肠传送无力;肝气郁结,气机壅滞,或气郁化火伤津,则腑失通利;肾阴不足,则肠道失润;肾阳不足,则阴寒凝滞,津液不通,皆可影响大肠的传导而发为本病。

3. 病理性质有虚实寒热之异,且可相互转化　兼夹便秘的病性可概括为寒、热、虚、实四个方面。燥热内结于肠胃者,属热秘;气机郁滞者,属实秘;气血阴阳亏虚者,为虚秘;阴寒积滞者,为冷秘或寒秘。四者之中,又以虚实为纲,热秘、气秘、冷秘属实,气血阴阳不足的便秘属虚。而寒、热、虚、实之间,常又相互转化或相互兼夹。如热秘久延不愈,津液渐耗,可致阴津亏虚,肠失濡润,病情由实转虚。气机郁滞,久而化火,则气滞与热结并存。气血不足者,如受饮食所伤或情志刺激,则虚实相兼。阳气虚衰与阴寒凝结可以互为因果,见阴阳俱虚之证。

4. 病程有新久之分、病位有在气在血之别　便秘初起,常由外邪、饮食、情志所致,以气机郁滞为主,病位较浅,多在气分;"久病入络",气郁血瘀,病位较深,多为气血同病。

5. 病延日久,重视疾病危害　便秘临床症状轻重不一,很多人常常不去特殊理会,但实际上便秘的危害很大。部分便秘和肛肠疾病如痔、肛裂等有密切的关系；便秘是某些疾病如结肠癌、肝性脑病、乳腺疾病、阿尔茨海默病发生的重要影响因素。除此之外，便秘在急性心肌梗死、脑血管意外中可导致生命意外。

因此，早期预防和合理治疗便秘将会大大减轻其带来的严重后果，改善生活质量，减轻社会和家庭负担。

【临床表现】

便秘主要表现为排便次数明显减少，两次排便时间间隔超过 3 天，或超过自己排便习惯 1 天，大便排出困难，粪质干燥坚硬，秘结不通，艰涩不畅，或排便周期延长，或虽有便意而排便无力、粪便不干亦难排出。由于燥屎内结，可在左下腹扪及质地较硬的条索状包块，排便后消失。本病起病缓慢，多属慢性病变过程，多发于中老年和女性。

【诊断】

一、诊断依据

1. 大便排出困难，排便时间和/或排便间隔时间延长，粪质干结，或欲大便而艰涩不畅。
2. 常伴腹胀、腹痛、口臭、纳差及神疲乏力、头眩心悸等症状。
3. 本病常有饮食不节、情志内伤、劳倦过度等病史，与坐卧少动、年老体弱等因素有关。
4. 大便常规、钡剂灌肠及电子肠镜等检查可以明确诊断，内分泌及功能检查排除其他引起便秘的疾病。

二、辅助检查

临床上大便常规、隐血试验和直肠指检应是常规检查的内容。直肠指检有助于发现直肠癌、痔、肛裂、炎症及外来压迫、肛门括约肌痉挛等。腹部 X 线片有助于确定肠梗阻的部位，对假性肠梗阻的诊断尤有价值。钡剂灌肠通过了解钡剂通过胃肠道的时间、小肠与结肠的功能状态，明确器质性病变的性质、部位与范围。电子结肠镜可将非器质性病变造成的便秘与肿瘤、巨结肠病、梗阻等器质性病变所造成的便秘进行鉴别诊断。胃肠传输试验是确诊便秘后进一步分型的常用方法，简单易行。肛门直肠测压可以帮助明确便秘的病因及分型。排粪造影有助于诊断直肠、肛管解剖及局部功能障碍，在便秘诊断中有重要价值，并为选择治疗方法提供依据。

【鉴别诊断】

1. **与肠结鉴别** 两者皆为大便秘结不通。但肠结多为急病，因大肠通降受阻所致，表现为腹部疼痛拒按，大便完全不通，且无矢气和肠鸣音，严重者可吐出粪便。便秘多为慢性久病，因大肠传导失常所致，表现为腹部胀满，大便干结艰行，可有矢气和肠鸣音，或有恶心欲吐，食纳减少。

2. 与积聚鉴别　两者均可在腹部出现包块。但便秘者,常出现在左下腹,而积聚的包块在腹部各处均可出现;便秘多可扪及条索状物,积聚则形状不定;便秘之包块排便后消失,积聚之包块则与排便无关。

【辨证论治】

一、辨证要点

1. 辨虚实　临床以虚实区分,实者包括热秘、气秘和冷秘,虚者包括气虚、血虚、阴虚和阳虚。便秘伴小便短赤,面红心烦,口干口臭,大便干燥,胁腹痞满,甚则胀痛,苔黄燥,脉滑实者多为实证,治则为清热泻火,泻利通便;便软,排便无力,常虚坐半日而终不得解,便后疲乏,伴短气汗出,头晕目眩,心悸,小便清长,四肢不温,舌淡苔白,脉细弱者多为虚证,治则为益气温阳,滋阴养血,润肠通便。

2. 辨寒热　热秘表现为大便干结,腹部胀满,甚则疼痛拒按;小便短赤,面红心烦,或有身热,口干口臭,舌苔黄燥,脉滑实。甚则舌质红赤,舌苔黄腻或黄燥,焦黑燥裂,脉滑实有力。或兼见身体壮热,溅然汗出,不恶寒而恶热,重者可见神昏谵语的燥热腑实之征。而冷秘则出现大便秘结涩滞,大便干或不干,排出困难;面色㿠白,时作眩晕心悸,甚则腹中冷痛,喜热怕冷,小便清长,面色青淡,畏寒肢冷,或腰脊冷重。舌质淡,苔白润,脉沉迟。

3. 辨脏腑　本病病位在大肠,与肺、脾、胃、肝、肾等脏腑的功能失调有关。胃热过盛,津伤液耗,则肠失濡润;脾肺气虚,则大肠传送无力;肝气郁结,气机壅滞,或气郁化火伤津,则腑失通利;肾阴不足,则肠道失润;肾阳不足,则阴寒凝滞,津液不通,故皆可影响大肠的传导,而发为本病。

二、治疗原则

便秘的治疗应以通下为主,但决不可单纯用泻下药,应针对不同的病因采取相应的治法。实秘为邪滞肠胃、壅塞不通所致,故以祛邪为主,给予泄热、温散、通导之法,使邪去便通;虚秘为肠失润养、推动无力而致,故以扶正为先,给予益气温阳、滋阴养血之法,使正盛便通。如《景岳全书·秘结》曰:"阳结者邪有余,宜攻宜泻者也;阴结者正不足,宜补宜滋者也。知斯二者即知秘结之纲领矣。"

三、辨证分型

（一）实秘

1. 热秘
主症:①大便干结;②腹胀腹痛。
次症:①口干口臭;②面红心烦;③或有身热;④小便短赤。
舌脉:舌红,苔黄燥,脉滑数。
2. 气秘
主症:①大便干结或不干;②排便不畅,欲解不得;③肠鸣矢气,腹中胀痛。

次症：①嗳气频作；②纳食减少；③胸胁满闷。

舌脉：舌苔薄腻，脉弦。

3. 冷秘

主症：①大便秘结滞下；②腹痛拘急，腹满拒按，胁下偏重。

次症：①手足不温；②呃逆呕吐。

舌脉：舌苔白腻，脉弦紧。

（二）虚秘

1. 气虚

主症：①大便并不干硬；②虽有便意，但排便困难。

次症：①用力努挣则汗出短气，便后乏力；②面白神疲，肢倦懒言。

舌脉：舌淡苔白，脉弱。

2. 血虚

主症：①大便干结；②面色无华，头晕目眩。

次症：①心悸气短；②失眠，多梦健忘；③唇甲色淡。

舌脉：舌淡苔白少津，脉细。

3. 阴虚

主症：①大便干结，状如羊屎；②形体消瘦，颧红面赤。

次症：①头晕耳鸣；②五心烦热，潮热盗汗；③腰膝酸软。

舌脉：舌红少苔，脉细数。

4. 阳虚

主症：①大便干或不干；②大便排出困难。

次症：①小便清长；②面色㿠白；③四肢不温；④腹中冷痛，或腰膝酸冷。

舌脉：舌淡苔白，脉沉迟。

证候诊断：主症必备，加次症2项及以上，结合舌脉，即可诊断。

应用现代医学设备研究便秘不同证型的表现规律，取得了大量的研究成果，对指导临床实践有实用价值。

有研究表明功能性便秘患者的中医证候分布与年龄、性别无关，其中以单纯证候多见，其分布特点为：肠道气滞证＞脾肾阳虚证＞脾气虚弱证＞瘀血内阻证＞肠道实热证＞肠道湿滞证，其中肠道气滞证是最常见的中医证候，脾虚证是最多的兼夹证型。

梁惠海等结合结肠测压检查，发现慢传输型便秘（肠道气滞型）患者结肠的高振幅传导性收缩波、餐后动力以及白天压力波均减少，说明慢传输型便秘（肠道气滞型）表现为结肠运动的异常，结肠活动减少从而导致肠内容物的传运下降。陶琳等测定不同证型便秘患者的肛门直肠动力及感觉功能，同时选择健康人作对照，发现虚证及实证便秘均存在肛门括约肌动力障碍、直肠推动力不足等问题，而虚秘患者的动力障碍更严重；虚秘组感觉功能敏感性下降，而实秘组则变化不明显。叶凤君等研究发现功能性便秘患者存在肛门括约肌松弛不良和反向矛盾运动，且其直肠初始感受阈值、最大耐受量高于健康人，提示患者努挣无力、排便困难症状突出可能与此机制相关。

四、辨证治疗

（一）实秘

1. 热秘

治法：泄热导滞，润肠通便。

代表方：麻子仁丸（《伤寒论》）。

常用药：麻子仁、白芍、枳实、大黄、厚朴、杏仁、白蜜。

加减：伴咳喘者，可加瓜蒌仁、苏子、黄芩等清肺降气以通便；伴痔疮、便血者，可加槐花、地榆等清肠止血；伴热势较盛，痞满燥实坚者，可用大承气汤以急下存阴。

方中大黄、枳实、厚朴通腑泄热，麻子仁、杏仁、白蜜润肠通便，芍药养阴和营。研究表明润下类药物火麻仁能使乳酸菌、丁酸梭菌、经黏液真杆菌属及罗氏菌等菌群丰度增加，产生短链脂肪酸（short-chain fatty acid，SCFA）增多，降低肠腔内 pH 值，并可修复损伤的肠黏膜，即中医的"补泻兼施"法，使便秘大鼠的症状得到有效缓解。有研究证实麻子仁丸能有效改善便秘型小鼠排便功能，提高小鼠胃液蛋白酶活性，其疗效机制可能与提高了淋巴细胞增殖能力有关。

大承气汤为中医经典名方，具有泻下、峻下热结之功效，是泻法的代表方剂。大黄含有蒽醌及其苷类、蒽酮及其苷类、二苯乙烯类、多糖类、鞣质类等化学物质，具清热泻下、调节胃肠功能、抗肿瘤、保护心脑血管、抗炎和抗病原微生物、保肝利胆及抗衰老等作用；而芒硝所含的硫酸钠中硫酸根离子不易被肠黏膜吸收，在肠道内形成高渗盐溶液，吸附大量水分，使肠道扩张，引起机械刺激，促进肠蠕动，从而发生排便效应。因此，大承气汤除了具有泻下、抗菌、抗内毒素、降低炎性细胞因子、解热和解毒作用外，还对胃肠功能、免疫功能以及消化系统功能有显著的影响，对脑、肺等重要脏器具有明显的保护作用。

2. 气秘

治法：顺气导滞。

代表方：六磨汤（《证治准绳》）。

常用药：槟榔、沉香、木香、乌药、大黄、枳实。

加减：伴腹部胀痛甚者，可加厚朴、柴胡、莱菔子以助理气；伴气逆呕吐者，可加半夏、陈皮、代赭石以降逆止呕；伴七情郁结，忧郁寡言者，加白芍、柴胡、合欢皮以疏肝解郁；伴跌仆损伤，腹部术后，便秘不通者，可加红花、赤芍、桃仁等以活血化瘀。

本方中木香调气，乌药顺气，沉香降气，大黄、槟榔、枳实破气行滞。四磨汤方药组成：槟榔、沉香、乌药、人参。五磨饮子方药为四磨汤去人参加木香、枳实。六磨汤为五磨饮子加大黄。四磨汤、五磨饮子与六磨汤均有行气降逆作用，均能主治肝郁气逆证。四磨汤中用人参，既能益正又能兼防降逆药伤气；五磨饮子旨在行气降逆；六磨汤中用大黄，以通泄降逆，主治病证以气逆不通为主。

研究表明六磨汤可以显著改善慢传输型便秘（气秘型）患者的生活质量、抑郁焦虑症状，降低便秘总积分，且复发率较西药组更低。可能通过提高慢传输型便秘（STC）大鼠肠道淀粉酶与木聚糖酶的活性来改善便秘症状，且能够修复 STC 大鼠受损的结肠肌间神经丛结构，通过降低 STC 大鼠结肠组织内一氧化氮合酶表达，减少 NO 的生成，解除对平滑肌的抑制，恢复结肠蠕动,从而改善肠道传输功能。

3. 冷秘

治法:温里散寒,通便止痛。

代表方:温脾汤(《备急千金要方》)合半硫丸(《太平惠民和剂局方》)。

常用药:大黄、附子、人参、干姜、炙甘草、半夏、硫黄。

加减:伴便秘腹痛者,可加枳实、厚朴、木香以助泻下之力;伴腹部冷痛,手足不温,可加高良姜、小茴香以助散寒。半硫丸由半夏、硫黄组成,多用于老年阳虚便秘。

方中附子温里散寒,大黄荡涤积滞,人参、干姜、炙甘草温中益气,硫黄温肾祛寒,半夏降逆通腑。温脾汤属温下之剂,常用于急性单纯性肠梗阻或不全梗阻等属中阳虚寒,冷积内阻者。现代常用于治疗肠梗阻、幽门梗阻、慢性痢疾等属于脾阳不足,冷积内停者。温脾汤能促进调节胃肠运动,具有抗炎、抗氧化、提高免疫功能的作用,又有强大的抗感染作用,同时能改善心脏和血液循环,对神经、内分泌功能进行有力的调节,对肠梗阻也有一定的治疗作用。与大承气汤比较,本方在治疗肠梗阻方面加强了免疫功能的调节和心脏、循环、血液流变学的改善作用。有研究表明半硫丸合理中汤可以明显改善脾肾阳虚型便秘的症状。

(二)虚秘

1. 气虚

治法:益气润肠。

代表方:黄芪汤(《金匮翼》)。

常用药:黄芪、麻子仁、白蜜、陈皮。

加减:伴脘腹痞满,舌苔白腻者,可加白扁豆、生薏苡仁以健脾祛湿;伴脘胀纳少者,可加炒麦芽、砂仁以和胃消导;伴乏力汗出者,可加白术、党参以补中益气;伴肢倦腰酸者,可加大补元煎以滋补肾气。

方中黄芪补脾肺之气,麻仁、白蜜润肠通便,陈皮理气。黄芪为扶正固本的中药,自古就有很多重要应用。现代药理研究发现黄芪的有效成分主要有皂苷类、黄酮类、氨基酸类、多糖类、微量元素和其他多种化学成分,对机体免疫系统、循环系统、泌尿系统、内分泌系统等多种系统具有营养、调节和保护作用,各种剂型在临床应用广泛。研究表明气虚型老年功能性便秘患者采取加减黄芪汤治疗后能够有效改善血浆 P 物质水平,同时能够纠正患者的排便状态。

2. 血虚

治法:养血润燥。

代表方:润肠丸(《沈氏尊生书》)。

常用药:当归、生地、麻仁、桃仁、枳壳。

加减:伴面白,眩晕甚者,可加玄参、何首乌、枸杞子以养血润肠;伴手足心热,午后潮热者,可加知母、胡黄连等以清虚热;伴阴血已复,便仍干燥者,可加五仁丸以润滑肠道。

方中当归、生地滋阴养血,麻仁、桃仁润肠通便,枳壳引气下行。药理学研究发现,当归的主要活性成分有挥发油、多糖类等,其具有改善贫血、降脂、调节血液循环、抗肿瘤、止痛消炎及抗辐射伤害等作用,当归挥发油可提高 STC 小鼠肠道运动功能。有研究表明润肠丸与琥珀酸普芦卡必利片均对治疗慢传输型便秘有效,疗效相当。在症状改善方面,润肠丸要优于琥珀酸普芦卡必利片,远期效果较好,且复发率较低,无明显不良反应,表明润肠丸治疗慢传输型便秘疗效明显,临床上值得推广。

3. 阴虚

治法:滋阴通便。

代表方:增液汤加减(《温病条辨》)。

常用药:玄参、麦冬、生地、当归、石斛、沙参。

加减:伴口干面红,心烦盗汗者,可加芍药、玉竹以助养阴;便秘干结如羊屎状者,可加火麻仁、柏子仁、瓜蒌仁以增润肠之效;胃阴不足,口干口渴者,可用益胃汤;肾阴不足,腰膝酸软者,可用六味地黄丸;阴亏燥结,热盛伤津者,可用增液承气汤以增水行舟。

方中玄参、麦冬、生地滋阴生津;当归、石斛、沙参滋阴养血,润肠通便。现代药理学表明增液汤主要有增强免疫,提高机体适应性,抗炎,降低血管通透性,提高耐缺氧能力等作用。生地提取物能改善便秘模型小鼠的肠推进功能,而高剂量提取物可增加粪便的粒数、质量。增液汤现代常用于温热病津亏肠燥便秘,以及习惯性便秘、慢性咽喉炎、复发性口腔溃疡、糖尿病、干燥综合征、肛裂、慢性牙周炎等证属阴津不足者。

4. 阳虚

治法:温阳通便。

代表方:济川煎(《景岳全书》)。

常用药:当归、牛膝、肉苁蓉、泽泻、升麻、枳壳。

加减:伴寒凝气滞、腹痛较甚者,可加肉桂、木香以温中行气止痛;伴胃气不和,恶心呕吐者,可加半夏、砂仁以和胃降逆。

方中肉苁蓉、牛膝温补肾阳;当归养血润肠;升麻、泽泻升清降浊;枳壳宽肠下气。药理学研究表明肉苁蓉主要化学成分有苯乙醇苷类、环烯醚萜及其苷类、木脂素及其苷类、多糖等,具有抗衰老、保护肝脏、缓解体力疲劳、抗骨质疏松、润肠通便等多种生物活性。济川煎能明显缓解老年慢性功能性便秘患者症状,增强胃肠功能,调控肠神经递质表达水平,维持肠道菌群稳态,疗效明显,安全性高。

【中成药】

1. 清热泻火类

(1)新复方芦荟胶囊:清肝泻热,润肠通便,宁心安神。用于心肝火盛,大便秘结,腹胀腹痛,烦躁失眠。口服,每次 1~2 粒,每日 1~2 次。

(2)栀子金花丸:清热泻火,凉血解毒。用于肺胃热盛,口舌生疮,牙龈肿痛,目赤眩晕,咽喉肿痛,大便秘结。口服,每次 9g,每日 1 次。

(3)一清颗粒:清热泻火解毒,化瘀凉血止血。用于火毒血热所致的身热烦躁、目赤口疮、咽喉牙龈肿痛、大便秘结、吐血、咯血、衄血、痔血;咽炎、扁桃体炎、牙龈炎见上述证候者。开水冲服,每次 7.5g(1 袋),每日 3~4 次。

(4)黄连上清片:散风清热,泻火止痛。用于风热上攻、肺胃热盛所致的头晕目眩、暴发火眼、牙齿疼痛、口舌生疮、咽喉肿痛、耳痛耳鸣、大便秘结、小便短赤。口服,每次 6 片(0.3g/片),每日 2 次。

2. 理气降逆类

（1）四磨汤口服液:顺气降逆,消积止痛。用于婴幼儿乳食内滞证,症见腹胀、腹痛、啼哭不安、厌食纳差、腹泻或便秘;中老年气滞、食积证,症见脘腹胀满、腹痛、便秘;腹部手术后促进肠胃功能的恢复。口服,成人每次 20ml,每日 3 次,疗程 1 周;新生儿每次 3~5ml,每日 3 次,疗程 2 日;幼儿每次 10ml,每日 3 次,疗程 3~5 日。

（2）木香槟榔丸:行气导滞,泄热通便。用于湿热内停,赤白痢疾,里急后重,胃肠积滞,脘腹胀痛,大便不通。口服,水丸每次 3g(半袋)~6g(1 袋),每日 2~3 次。

3. 消食导滞类

（1）枳实导滞丸:消积导滞,清利湿热。用于饮食积滞、湿热内阻所致的脘腹胀痛、不思饮食、大便秘结、痢疾里急后重。口服,每次 6~9g,每日 2 次。

（2）消积化滞片:清理肠胃,消积化滞。用于消化不良,胸闷胀满,肚腹疼痛,恶心倒饱,大便不通。口服,每次 4 片,每日 2 次,小儿减半。

4. 润肠通便类

（1）麻仁丸:润肠通便。用于肠热津亏所致的便秘,症见大便干结难下,腹部胀满不舒,习惯性便秘见上述证候者。口服。水蜜丸每次 6g,每日 1~2 次。

（2）麻仁软胶囊:润肠通便,用于肠燥便秘。口服,平时每次 1~2 粒,每日 1 次,急用时每次 2 粒,每日 3 次。

（3）蓖麻油:润肠通便。用于肠燥便秘。口服,每次 10~20ml。

5. 益气润肠类

（1）益气润肠膏:润肠通便、健胃利气。用于大便秘结引起的腹胀,饮食无味,口干舌燥,对老年人便秘效果尤佳。口服,每次 30g,每日 3 次。

（2）芪蓉润肠口服液:益气养阴,健脾滋肾,润肠通便。用于气阴两虚,脾肾不足,大肠失于濡润而致的虚证便秘。口服,每次 20ml(1 支),每日 3 次,或遵医嘱。

6. 养血生津类

（1）地黄润通口服液:养血生津、润肠通便。用于血热阴虚所致肠燥便秘的辅助治疗。口服,每次 20ml,每日 2 次,早晚服用。

（2）润燥止痒胶囊:养血滋阴,祛风止痒,润肠通便。用于血虚风燥所致的皮肤瘙痒,痤疮,便秘。口服,每次 4 粒,每日 3 次,2 周为 1 个疗程。

7. 养阴生津类

（1）增液颗粒:养阴生津,清热润燥。用于热邪伤阴、津液不足所引起的阴虚内热,口干咽燥,大便燥结;亦可用于感染性疾患高热所致体液耗损的辅助用药。开水冲服,每次 20g,每日 3 次。

（2）津力达颗粒:益气养阴,健脾运津。用于 2 型糖尿病气阴两虚证,症见:口渴多饮,消谷易饥,尿多,形体渐瘦,倦怠乏力,自汗盗汗,五心烦热,便秘等。开水冲服,每次 1 袋,每日 3 次。8 周为 1 个疗程,或遵医嘱。

8. 滋阴补肾类

通乐颗粒:滋阴补肾,润肠通便之功效。主治阴虚便秘,症见大便秘结,口干,咽燥,烦热,习惯性、功能性便秘见于上述证候者。口服,每次 12g,每日 2 次,2 周为 1 个疗程。

【中医适宜技术】

一、针灸疗法

1. 体针　常用穴位天枢、上巨虚、足三里、大肠俞等。热秘配合谷、曲池;气秘配中脘、阳陵泉、行间、内关;脾胃气虚配中脘、足三里、胃俞、脾俞;血虚肠燥和肝肾阴虚配三阴交、照海、复溜、次髎;冷秘配太溪、照海,或选神阙、关元、气海,用灸法。每日 1 次,10 次为 1 个疗程。

2. 耳针　常用穴位胃、大肠、小肠、直肠、交感、皮质下、三焦等。每次取 3~4 穴,按摩穴位,中等刺激,两耳交替进行,每日按压 5 次,每次 3 分钟。

二、外治疗法

1. 敷贴疗法　穴位药敷就是将药物研末,用一定的溶媒(水、醋汁、姜汁、黄酒等)调成膏状或糊状,或将药物煎煮取汁浓缩后,加入附加剂,制成糊状药膏,敷贴固定于选定穴位或脐部,通过皮肤吸收,作用于肠道,从而达到通便目的。前者多根据证候选用单味药或多味药一起使用,实秘、热秘可选大黄粉、芒硝、甘遂末等;寒实凝结者可选附子、乌头、丁香、胡椒、麝香等。后者多根据辨证处方用药。每日或隔日换药 1 次,每日如能热敷数次,效果更佳。

2. 灌肠疗法　灌肠疗法是用导管自肛门经直肠插入结肠灌注液体,以达到通便排气的治疗方法。能刺激肠蠕动,软化、清除粪便,并有降温、催产、稀释肠内毒物、减少吸收的作用。此外,亦可达到供给药物、营养、水分等治疗目的。

较多采用的灌肠药物:番泻叶 30g 水煎成 150~200ml,灌肠;或大黄 10g 加沸水 150~200ml,浸泡 10 分钟后,加玄明粉 10g 搅拌至完全溶解,去渣,药液温度控制在 40℃ 左右,灌肠。患者取左侧卧位,暴露臀部,将肛管插入 10~15cm 后,徐徐注入药液,保留 20 分钟后排出大便。如无效,间隔 3~4 小时再重复灌肠。

3. 穴位埋线　穴位埋线将羊肠线置入穴位,产生持久的刺激作用。穴位埋线治疗便秘的主要穴位包括足三里、天枢、气海、大肠俞、八髎穴等。

三、推拿疗法

推拿属于物理疗法的一种,通过体外施加一定的机械性刺激,促进患者机体的气血经络的运行,起到调节自身脏腑功能的作用。推拿结合振腹疗法治疗小儿肠道实热引起的便秘;药穴指诊疗法治疗出口梗阻型便秘,在改善患者胃肠动力、促进排便等方面,具有较好的临床疗效。

中医药以中药、针灸、推拿、灌肠等治疗方式为基础,多种方式协同的治疗方案缓解患者便秘症状、改善大便性质和调节患者胃肠功能,调节机体阴阳气血津液的平衡,具有促进胃肠道蠕动、调节卡哈尔间质细胞、调节肠神经激素分泌、调节水通道蛋白和调节肠道菌群等作用,达到促进肠道运动和促进排便的目的。研究表明推拿、电针、穴位贴敷等均可以有效提高功能性便秘患者自主排便次数,同时提高患者的生活质量,疗效确切,值得在临床中推广应用;但其作用机制和安全性等问题,仍需要进一步的规范化和深入的研究。

【西药治疗】

一、治疗原则

便秘临床治疗目标为缓解症状,恢复正常的排便功能,改善患者的生活质量。注意区分功能性便秘和器质性便秘。器质性便秘者,应积极治疗原发病;饮食因素所致者,应及时调整饮食结构;药物所致者,应酌情停用或者调整相关药物。功能性便秘(functional constipation,FC)患者应保证摄入充足水分以及足够的膳食纤维,适量食用能润肠通便的食物,如芝麻、蜂蜜、甜杏仁等,适度运动并建立良好的排便习惯也有助于改善便秘。

二、药物治疗

1. **容积性泻药(膨松药)**　通过滞留粪便中的水分,增加粪便含水量和粪便体积,促进肠道蠕动,从而起通便作用;主要用于轻度 FC 患者,服药时应补充足够的液体。常用容积性药物包括欧车前、聚卡波非钙、小麦纤维素颗粒等。

2. **渗透性泻药**　渗透性泻剂产生的肠腔内渗透压梯度可促进水和电解质分泌,从而降低粪便的硬度、增加粪便体积,继而促进肠道蠕动。药物包括聚乙二醇、不被吸收的糖类(如乳果糖、拉克替醇、甘露醇)和盐类泻药(如硫酸镁、柠檬酸镁、磷酸钠和磷酸氢二钠)。乳果糖每次 15~30ml,每日 2 次,能够改善轻度至中度 FC 患者的症状,不良反应包括剂量依赖的腹部绞痛和腹胀。过量应用盐类泻药可引起电解质紊乱,老年人和肾功能减退者应慎用。

3. **刺激性泻药**　刺激性泻药是一类通过刺激结肠黏膜中的感觉神经末梢,增强肠道蠕动和肠道分泌的泻剂。包括二苯基甲烷类(如比沙可啶、匹可硫酸钠、酚酞类),蒽醌类(如鼠李皮、芦荟、番泻叶、大黄等)、蓖麻油等。短期按需服用比沙可啶安全有效。因在动物实验中发现酚酞可能有致癌作用,该药已被撤出市场。目前对长期使用蒽醌类泻剂能导致肠道结构性或者功能性的不良反应尚有争议。临床上应继续观察刺激性泻药的不良反应,尤其要注意长期应用刺激性泻剂可能引起的肠神经损害、结肠黑变病等问题。

4. **促动力药**　作用于肠神经末梢,释放运动性神经递质、拮抗抑制性神经递质或直接作用于平滑肌,增加肠道动力,对慢传输型便秘有较好的效果。研究表明,高选择性 5-羟色胺 4 受体激动剂普芦卡必利能缩短结肠传输时间,安全性和耐受性良好。

5. **氯离子通道激活剂**　鲁比前列酮能激活 2 型氯离子通道,致大量液体进入肠腔,其常见的不良反应为恶心、腹泻。但鲁比前列酮在我国尚未被用于临床治疗。

6. **鸟苷酸环化酶C(guanylate cyclase C)激动剂**　利那洛肽作用机制为激活鸟苷酸环化酶 C,促进肠腔内液体分泌,加快肠传输。利那洛肽主要作用于消化道,口服生物利用度低,全身不良反应较小,常见不良反应为腹泻。

7. **回肠胆汁酸转运抑制剂**　Elobixibat(依洛西巴特)是一类高选择性回肠胆汁酸转运抑制剂,常见不良反应为剂量依赖型腹部绞痛和腹泻。在日本进行了 Elobixibat III期临床试验验证了其对慢性便秘有效。

8. 灌肠药和栓剂　通过肛内给药,润滑并刺激肠壁,软化粪便,使其易于排出,适用于粪便干结、粪便嵌塞患者临时使用。便秘合并痔者可用复方角菜酸酯制剂。

9. 微生态制剂　多项荟萃分析显示益生菌、益生元、合生元能够改善 FC 患者的临床症状。

10. A 型肉毒素注射治疗　A 型肉毒素注射可以在肌电图或超声引导下注射于耻骨直肠肌环处,分别在截石位 3 点、6 点、9 点位置注射。可以暂时阻断错误的条件反射,降低肛管压力。适用于肌张力较高,肌肉弹性好,不伴有直肠感觉功能减退者。常与生物反馈联合使用,可缩短疗程及提高远期疗效。

11. 精神心理治疗　可给予合并精神心理障碍、睡眠障碍的慢性便秘患者心理指导和认知治疗等,使患者充分认识到良好的心理状态和睡眠对缓解便秘症状的重要性;可予合并明显心理障碍的患者抗抑郁焦虑药物治疗;存在严重精神心理异常的患者应转至精神心理科接受专科治疗。注意避免选择多靶点作用的抗抑郁焦虑药物,注意个体敏感性和耐受性的差异。

三、非药物治疗

1. 生物反馈治疗　生物反馈疗法是根据操作性条件反射的原理建立起来的一种心理治疗方法,是盆底肌功能障碍所致便秘的有效治疗方法,可用于短期和长期治疗不协调排便,但尚不推荐将其用于无排便障碍型便秘患者。生物反馈训练就是在模拟排便的情况下或是将气囊塞进直肠并予充气再试图将其排出,同时观察肛门内外括约肌的压力和肌电活动。让患者了解哪些指标不正常,然后通过增加腹压,用力排便,协调肛门内外括约肌运动等训练,观察上述指标的变化,并不断调整、训练,学会有意识地控制收缩障碍、肛门矛盾收缩或肛门不恰当地松弛,从而达到调整机体、防治疾病的目的。一般安排每周 2 次治疗,持续 5 周以上。

2. 骶神经刺激治疗　骶神经刺激(sacral nerve stimulation)治疗功能性便秘的疗效尚有争议,2015 年发表的《骶神经刺激治疗粪尿失禁和便秘的欧洲共同声明》认为骶神经刺激治疗慢性便秘的证据尚不充分,仍需进一步研究证实。当慢传输型便秘和/或功能性排便障碍患者(排除器质性梗阻)的便秘症状持续超过 1 年且其他治疗无效时,可考虑行骶神经刺激。

此外还有结、直肠电刺激、体表电刺激等新方法。

四、手术治疗

对极少数便秘症状严重的、对药物治疗无效的结肠无力患者来说,次全结肠切除术并回肠-结肠吻合术是一种治疗选择。手术治疗后 50%~90% 患者临床症状改善,但并发症也较常见,包括小肠梗阻(约 1/3 患者出现)、腹泻、大便失禁和便秘复发。尽管排便频率能够获得改善,但其他症状包括腹胀、腹痛症状没有明显改善,因此结肠切除术联合回肠-结肠吻合术,仅仅适用于那些其他非手术治疗方法均无效且胃排空正常和小肠运动功能正常的患者。

【名医经验】

一、国医大师王绵之王氏通便汤治疗便秘经验

组成：炒白术为君，炒枳实、槟榔、制香附为臣，焦山楂、炙内金、黄连、使君子肉、炙甘草为佐。

功效：健脾助运，消积通便。

主治：经常大便不通，饮食不香（包括择食）。时为脘腹胀痛，舌苔中部以后腻而欠津，脉细滑，或兼数。

用法：水煎服，每日1剂。

经验：王老认为便秘一证，不论其虚实寒热，在脏在腑，归根结底都是影响到胃肠的传导，因此，对便秘的辨证紧紧围绕大肠气机不利这一基本病机，本着六腑以通为用的原则，立法围绕通畅大肠气机恢复其传导，或温而通之，或补而通之，或清而通之，并不拘于一法。王氏通便汤综合了枳术丸、枳实导滞丸、健脾丸、木香槟榔丸等方的组方特点，共奏健脾助运、消积通便之功，临床上应用，每获良效。

二、国医大师朱良春自拟皂角牵牛丸治疗顽固性便秘

组成：炙皂荚子、炒枳壳、砂仁、广木香、牵牛子、莱菔子等份，为末，炼蜜为丸，每丸约重3g。

功效：理气化浊，润燥通便。

主治：治肥人风秘、痰秘、气秘。

用法：早晚饭前枣汤或米饮送吞1丸。

经验：朱良春教授认为治肥人风秘、痰秘、气秘时，痰为阴邪，攻伐滋补愈益其疾，治不对证，便秘久延不已，遂成顽固便秘。治疗此证，取金匮皂荚丸合危亦林皂角丸之意，皂荚合牵牛子能刮垢、涤瑕、促助分泌、融释秽浊痰黏。用枣汤或米饮送服，乃取十枣汤之意，在峻悍药中寓润沃缓和之法。方中用砂仁平调脾胃乃取仲景大半夏汤之意，盖太阴湿土，得阳始运，阳明燥土得阴方安，砂仁得白蜜，两扼其要，可润阳明之燥，可降太阴之逆；加木香以行三焦之滞气，助砂仁通脾肾之元气，痰郁可开也，且有"善治痰者，不治痰而治气"之意。此方峻药轻投，缓缓斡旋，故治痰秘、风秘或老年性便秘无副作用，取效甚佳。

三、国医大师方和谦运用和肝汤治疗肝郁脾虚型便秘

组成：当归12g，白芍12g，白术9g，柴胡9g，茯苓9g，生姜3g，薄荷（后下）3g，炙甘草6g，党参9g，苏梗9g，香附9g，大枣4枚。

功效：调和肝脾，培补疏利。

主治：肝郁脾虚型便秘。症见大便秘结，脘腹胀满，腹痛纳呆，偶有呃逆，腹痛。舌淡红，苔薄白，脉缓。

用法：水煎服，每日1剂。

经验：方和谦教授十分重视便秘与肝脾的关系，针对肝郁脾虚型便秘，方老抓住"疏气令

调"的原则,用调和舒畅之品,复肝脾自然升降之能,在逍遥散的基础上根据自己多年的临床实践经验,制成"和肝汤"。和肝汤既保留了逍遥散疏肝解郁、健脾和营之内涵,又加重了培补疏利之特色,体用兼顾,两和肝脾,气血双调。在具体应用中针对患者是肝气旺而克脾土者,或脾气虚而肝气来乘者,亦或肝旺脾虚皆有者,在临症中分辨孰先孰后,孰轻孰重,"先其所因而伏其所主",随症治之,每每恰中病机,效如桴鼓。

四、国医大师李佃贵从浊毒论治便秘

用药规律:最常用的药物为枳实,其次依次为大黄、厚朴、川芎、生石膏、当归、瓜蒌、知母、乌药、藿香。

功效:清热化湿,化浊解毒。

主治:便秘病证属浊毒内蕴。

用法:水煎服,每日 1 剂。

经验:李佃贵教授认为便秘与浊毒有关,湿淫所胜则大便难,湿久易致浊瘀,血瘀日久,肠道不通,血瘀与糟粕内结,停于肠道时间过长,蕴结成毒,浊毒蕴结于肠腑,津液耗损,肠道失于濡润,引起大便干结不通。用药特色以辛开苦降为主,具体由清热行气药组成,化湿与活血化瘀药为辅,两者相结合以祛浊毒。李教授喜用化湿药治疗湿滞肠腑导致大便重浊黏腻,大便困难,脘腹胀满痞闷之便秘;活血化瘀药以解毒活血,使邪去而毒邪清,用药如当归、川芎、丹参、桃仁等,使血脉通畅,瘀滞消散,大便得解。

五、唐学贵教授升清降浊法治疗老年功能性便秘

组成:白术 60~80g,枳实 15~20g,生地黄 30~90g,肉苁蓉 30~40g。

功效:升清降浊,滋阴润肠。

主治:老年人阴虚、血热肠燥之便秘。

用法:水煎服,每日 1 剂。

经验:唐学贵教授认为便秘治疗重点在于升清降浊,临床采用补气健脾、调和脾胃、升清降浊之法,促进胃肠运动、加速胃肠排空,方用枳术丸加生地黄为主方进行治疗,若气虚甚者加黄芪补脾肺之气,党参益气补中,和胃生津;血虚甚者加当归补血、活血、兼润燥滑肠;阴虚甚者加女贞子滋补肝肾、益阴养血;阳虚甚者可加肉苁蓉、锁阳补肾阳、益精血、润肠道。方中重用白术,用量为枳实的 4 倍;生地黄甘寒无毒,为补肾滋阴之上品,量少则 30g,多则60~90g;肉苁蓉为滋肾补精血之要药,量须用至 30~40g 方能显效。

【 转归及预后 】

便秘一病,若积极治疗,并结合饮食、情志、运动等调护,多能在短期内治愈。由于腑气不通,浊气不降,便秘常可引起腹胀,腹痛,头晕头胀,食欲减退,睡眠不安等症,便秘日久,可引起肛裂、痔疮。单纯性便秘,只需要用心调治,预后较佳。若属其他疾病兼便秘者,则须观察病情的新久轻重。若热病之后,余热未清,伤津耗液而大便秘结者,调治得法,预后易佳。噎膈重症,常兼便秘,甚则粪质坚硬如羊屎,预后甚差。年老体弱及产后病后等体虚便秘,多为气血不足,阴寒凝聚,治疗宜缓缓图之,难求速效。

老年人过分用力排便时,可导致冠状动脉和脑血流的改变。由于脑血流量的降低,排便时可发生昏厥。冠状动脉供血不足者可能发生心绞痛、心肌梗死。高血压者可引起脑血管意外,还可引起动脉瘤或室壁瘤的破裂、心脏附壁血栓脱落、心律失常甚至发生猝死。由于结肠肌层张力低下,可发生巨结肠症。用力排便时,腹腔内压升高可引起或加重痔疮,强行排便时损伤肛管,可引起肛裂等其他肛周疾病。粪便嵌塞后会产生肠梗阻、粪性溃疡、尿潴留及大便失禁。因此,对便秘的治疗不容忽视。

第三篇｜第十七章

参考文献

第十八章 吐血

【概述】

吐血是指血由胃而来,经口呕吐而出,血色红或紫暗,常夹有食物残渣,也称为呕血,是临床上常见的危重病症。本病相当于西医肝硬化门静脉高压所致的食管胃底静脉曲张破裂、消化性溃疡、急性胃炎、贲门撕裂、胃癌等引起的上消化道出血。

【病名沿革】

《黄帝内经》中无吐血之名,而有呕血之名。吐血病名最早见于《金匮要略》,并设有专篇进行论述。古时曾将吐血有声者称为呕血,无声者称为吐血。但清代何梦瑶在《医碥·血》中说:"吐血即呕血。"并认为不必将两者分开。也有人将吐血范围扩大,认为凡血从口中而出,皆称为吐血。如清代吴鞠通《医医病书·吐血论》云:"吐血之症,有吐血,有咳血,有呕血。"但大多数医家认为吐血之血出于胃,而咳血责之于肺,两者不可并论。如明代张景岳《景岳全书·杂证谟·血证》曰:"失血于口者,有咽喉之异……咽为胃之上窍,故由于咽者,必出于胃。喉为肺之上窍,故由于喉者,必出于肺。""吐血失血等证,凡见喘满、咳嗽……此病在肺也。"清代傅山提出"吐白血",他认为久病之人,吐痰皆白沫,其状似蟹涎,无败痰存其中,实血而非痰,乃白血也,实为肾中之精血。

【病因病机】

一、饮酒过度

因嗜酒无度,损伤脾胃,湿热内生,蕴于阳明,则阳明热盛,损伤血络,迫血妄行,血溢脉外,而成吐血。如《金匮要略·惊悸吐衄下血胸满瘀血病脉证治》云:"夫酒客咳者,必致吐血,此因极饮过度所致也。"《张氏医通·诸血门·诸见血证》亦云:"酒性大热伤胃,胃气不守……中焦之血,不布于经络……随气溢出也,此即千金所谓由伤胃吐血也。"

二、情志不畅

若恼怒过度,肝失疏泄,肝气郁滞,日久郁而化火,肝火横逆犯胃,胃气上逆,血随气逆,可致吐血。如《素问·举痛论》曰:"怒则气逆,甚则呕血及飧泄,故气上矣。"若忧思太过,耗伤心脾,脾虚则气血生化无源,中气亏虚不能固摄营血,血溢脉外,引起吐血。张景岳《景岳全书·杂证谟·血证》指出:"忧思过度,损伤心脾,以致吐血、咯血者……是皆中气亏损不能收摄所致。"

三、饮食不节

平素嗜食肥甘厚味、辛辣炙煿,损伤脾胃,湿热内生,蕴积脾胃,热伤血络,血随胃气上逆,从口吐出;或平素饥饱失常,脾胃受损,中气虚不能摄血,引起吐血。《仁斋直指方·血》云:"有饮食伤胃,或胃虚不能传化,其气逆上,令吐衄。"此外,《诸病源候论·血病诸候·诸血》中亦记载,因饱食后,脾胃运化不及,饮食不能消化,强呕吐之,损伤胃口,而致吐血。

四、劳欲久病

房劳过度,肾之精血亏虚,阴虚火旺,迫血妄行;或肾阳虚衰,不能温助脾阳,脾胃虚寒,脾不统血,引起吐血。故清代林珮琴《类证治裁·吐血》云:"房劳竭力,伤肾呕血。"《临证指南医案·吐血》也指出"恣情纵欲以贼肾脏之真阴真阳"可导致吐血。此外,久病及肾,或久病入络,亦可导致吐血。

五、感受外邪

外感风火暑燥之邪,或外邪入里化热,损伤上部血络,迫血妄行,血溢脉外,可致吐血。如宋代朱肱《类证活人书·问吐血》云:"伤寒吐血,由诸阳受邪,热初在表……热毒入深……故吐血也。"《类证治裁·吐血》亦云:"吐血……外因系火风暑燥之邪。"

六、瘀血内阻

离经之血未排出体外,或久病入络,瘀血阻滞经络,血行不畅,血不循经,血溢脉外,积于胃中,随胃气上逆,则吐血。清代唐容川《医学见能·失血》记载:"瘀血而吐,必先胸痛,血色如紫,或黑而成块,脉必滞涩,宜四物汤。"

【临床表现】

吐血发病急骤,吐血前多有恶心、胃脘不适、头晕等症。血随呕吐而出,常伴有食物残渣等胃内容物,血色多为咖啡色或紫暗色,也可为鲜红色,大便色黑如漆,或呈暗红色,常有胃痛、胁痛、黄疸、癥积等病史。吐血主要见于上消化道出血,常见的原因有消化性溃疡、急性或慢性胃炎、出血性糜烂性胃炎、胃黏膜脱垂、十二指肠球炎、门静脉高压引起的食管与胃底静脉曲张破裂、应激性溃疡、胃肠胰胆等器官的肿瘤、胆道疾患及某些全身性疾病(如血液病和尿毒症)等。

【诊断】

吐血主要见于上消化道出血。上消化道出血的诊断,首要问题是出血的部位和病因诊断,其次是出血量的估计,最后为出血是否停止的估计。诊断步骤应包括详细询问病史、查体、实验室及特殊检查。

1. 病史与体征

（1）出血部位:根据典型的病史,可对出血部位做出初步判断。

胃腔出血与十二指肠出血的鉴别:一般说,幽门以上出血的患者,多先有呕血,后有黑便;幽门以下出血多表现黑便。但这也取决于出血的量,如幽门以上出血量较小,可能只表现为黑便或隐血;相反如幽门以下出血量较大,可反流到胃出现呕血,甚至先有呕血而后出现黑便。呕血和便血的颜色取决于出血的量及在胃和肠停留的时间。对于呕血来说,出血量大,在胃内停留时间短,即成为鲜红色;而量小,相对在胃内停留时间较长,呕吐物即为咖啡色。便血亦然,出血量大,相对在肠内停留时间短,便血可为紫红色;出血量小,在肠内停留时间长,即成为黑便(或隐血试验阳性)。

食管出血和胃腔出血的鉴别:食管大出血常见于门静脉高压食管静脉曲张破裂出血,特点是量大、色鲜红、多无凝血块、无食物残渣,血液 pH 值检测呈中性反应,呕血时多无恶心动作,呈涌吐。而胃内大出血时,色亦可鲜红,多含有血凝块和食物残渣,呈酸性反应,呕血时多有恶心动作。

（2）病因诊断:根据病史的不同特点对病因做出判断。

有慢性、周期性、节律性上腹痛发作史,疼痛于出血前加剧,而出血后减轻,多提示消化性溃疡的出血。

有慢性肝炎或长期酗酒史,查体见肝病面容,腹壁静脉曲张、腹水和脾大者,则出血原因可能是肝硬化合并食管静脉曲张破裂出血。

中年以上患者近期出现上腹疼痛,伴有厌食、消瘦者,有利于胃癌的诊断。有发热、黄疸、右上腹疼痛,继之出血者有利于胆道出血的诊断。

出血前,有服药物史,如肾上腺皮质激素、非甾体抗炎药等。

（3）出血量的估计:出血量的估计,目的是判断病情的严重程度,主要依据呕血及便血的量和患者的临床表现。

粪便隐血试验阳性说明每天出血量在 5ml 以上;出现黑便时,每天出血量在 60ml 以上;呕血说明出血在胃腔内积存 250~300ml 以上;一般出血量小于 400ml 时不引起全身症状;短时间内大出血,量达 1 000ml(或全血量的 20%)以上时可出现周围循环衰竭,表现为头昏、出汗、心悸、脉快、血压降低(收缩压低于 12kPa 或比基础血压降低 25% 以上)、晕厥等。

（4）出血持续或停止的判断:判断出血是否停止,可参考下列因素:48 小时内未再有新的出血者可能停止;第一次出血量大者易再出血;呕血者比仅有黑便者易再出血;门静脉高压出血比溃疡病出血者易再出血;老年人易再出血。

有下列迹象者,应认为有继续出血或再出血:反复呕血及黑便次数增多、粪质稀薄、色转暗红色,伴有肠鸣音亢进;周围循环衰竭,经输血补液不改善者;红细胞、血红蛋白、红细胞压积继续下降者;补液与尿量足够的情况下,血尿素氮持续或再次增高者。

2. 粪便隐血试验 应用便隐血试验,可以发现上消化道少量出血。消化性溃疡粪便隐血试验为短期阳性,治疗后转阴;消化道肿瘤为持续性阳性。

3. 特殊检查

(1)内镜检查:近10年,急症内镜检查已被列为急性上消化道出血的首选诊断方法,其诊断正确率高达80%~90%,并可根据出血表现分活动性出血、近期出血和非出血性病灶。为提高诊断率,内镜检查时机十分重要。于末次呕血或便血后24小时内检查者诊断率显著高于24~48小时内镜检查者,故多数研究认为,如病情允许,内镜检查时间越早越好。

(2)X线钡餐检查:X线钡剂造影有助于发现肠道憩室及较大的隆起或凹陷样肿瘤。诊断未明的急性上消化道出血,吞钡检查一般在出血停止后一段时期进行,以免诱发再次出血。

(3)^{99m}Tc-RBC:核素显像确定胃肠道出血的部位:用^{99m}Tc体内标记红细胞核素显像的方法对胃肠道出血进行定位诊断是一种比较灵敏的方法。此法采用静脉注射^{99m}Tc标记红细胞,之后进行腹部扫描,依据放射性浓聚区所在部位来判断消化道出血的可能部位。该方法适用于活动出血的患者,出血速率为0.1ml/min以上。该方法简单、无创伤性,可作为选择性动脉造影的初筛方法。

(4)选择性动脉造影:原因不明的上消化道出血,可考虑行选择性动脉造影。动脉造影是明确血管病变的唯一方法。多数人主张动脉造影应在活动出血时进行,即出血量在0.5ml/min以上才能显示造影剂自血管外溢,从而确定出血部位。也有人认为非活动出血期,依据血管形态的变异足以明确病变。动脉造影具有定位和定性的优点,但同时又是一种创伤性检查,故应掌握适应证。

(5)术中胃镜检查:尽管采用各种新的诊断技术,也仍有少数上消化道出血病例不能找到出血的病因。必要时可采用术中胃镜检查的方法。在胃窦部切开1cm长的切口,冲洗胃腔,插入胃镜,医生经胃镜检查胃内壁,尤其是胃底及贲门部。还可改变胃镜方向,进入十二指肠内,借助内镜灯光对肠壁做透照法检查。

【鉴别诊断】

一、中医鉴别诊断

因吐血与咳血两者均是血经口而出,而且在古代及近代的一些书籍中,吐血项下包括了吐血及咳血的内容,故有必要对吐血与咳血加以鉴别。《症因脉治·吐血咳血总论》云:"胃中呕出名吐血,肺中嗽出名咳血。吐血阳明胃家症,咳血太阴肺家症。"吐血是自胃而来,经呕吐而出,血色紫暗,常夹有食物残渣,吐血之前多有胃脘不适或胃痛、恶心等症状,吐血之后无痰中带血,但大便多呈黑色。咳血是由肺来,经气道随咳嗽而出,血色多为鲜红,常混有痰液,咳血之前多有咳嗽、胸闷、喉痒等症状,大量咳血后,可见痰中带血数天,大便一般不呈黑色。

二、西医鉴别诊断

在上消化道出血过程中,应注意以下几个问题。

1. 排除消化道以外的出血因素

排除呼吸道出血：大咯血时，可吞咽入消化道，引起呕血或黑便。排除口鼻部、咽喉部出血，注意询问病史和局部检查。

排除进食引起的黑便：如动物血、活性炭、铋剂、铁剂等，仔细询问病史即可鉴别。

2. 判断上消化道还是下消化道出血

上消化道出血：多有溃疡和肝胆病史；出血前有上腹不适，恶心反胃；出血表现为呕血和黑便。便血为柏油样便，无血块。

下消化道出血：多有下腹部疼痛及排便异常史；出血前有下坠感，欲排大便；出血表现为便血，无呕血；便血特点为暗红色或鲜红，不成形，有血块。

【辨证论治】

一、辨证要点及治疗原则

吐血一证，由胃络受损所致。胃腑本身或他脏疾患的影响，导致胃络损伤。血溢胃内，以致胃气上逆，血随气逆，经口吐出而形成吐血。其中以暴饮暴食，饥饱失常，过食辛辣厚味，以致胃中积热，胃络受损，肝气郁结，郁久化火，逆乘于胃，胃络损伤；以及劳倦过度，中气亏虚，气不摄血，血溢胃内等几种情况所致的吐血为多见。

对于吐血的治疗当分火热之有无及证候之虚实缓急。吐血初起，以热盛所致者为多，故当清火降逆，但应注意治胃治肝之别。吐血量多时，容易导致气随血脱，当急用益气固脱之法，气虚不摄者，则当大剂健脾益气，以复统摄之权。吐血之后及日久不止者，则需补养心脾，益气生血。

二、辨证分型

1. 胃热炽盛证
主症：吐血量多，色红或紫暗，常夹有食物残渣。
次症：①脘腹胀满，甚则疼痛；②口臭；③便秘；④大便色黑。
舌脉：舌质红，苔黄，脉滑数。

2. 肝火犯胃证
主症：吐血色鲜红或紫暗。
次症：①呕哕频作，嘈杂泛酸；②胃脘痞胀灼热；③口苦胁痛；④烦躁易怒；⑤寐少梦多。
舌脉：舌质红，苔黄，脉弦数。

3. 瘀阻胃络证
主症：吐血紫暗。
次症：①胃脘疼痛，固定不移，痛如针刺或刀割；②口干不欲饮。
舌脉：舌质紫或有瘀斑，苔薄，脉涩。

4. 脾不统血证
主症：①吐血反复不止，时轻时重；②血色暗淡。
次症：①胃脘隐痛；②喜按；③神疲畏寒；④心悸气短，自汗；⑤便溏色黑；⑥面色苍白。

舌脉:舌质淡,苔白,脉细弱。

5. 阴虚火旺证

主症:吐血量多色红。

次症:①脘胁隐痛;②嘈杂泛酸;③烦热颧红;④盗汗;⑤咽干口燥。

舌脉:舌红无苔,脉细弦数。

证候诊断:主症必备,加次症 2 项及以上,结合舌脉,即可诊断。

吐血的相关检查:纤维胃镜、上消化道钡餐造影、B 型超声波、胃液分析等检查可进一步明确引起吐血的病因。

三、辨证治疗

1. 胃热炽盛证

治法:清胃泻火,化瘀止血。

代表方:泻心汤(《金匮要略》)合十灰散(《十药神书》)。

常用药:黄连、黄芩、大黄、大蓟、小蓟、侧柏叶、茜草根、白茅根、牡丹皮、栀子。

加减:胃气上逆而见恶心呕吐者,加代赭石、竹茹、旋覆花;热伤胃阴而表现口渴、舌红而干、脉象细数者,加麦冬、石斛、天花粉;积滞表现为嗳腐吞酸夹不消化食物者,加山楂、神曲、莱菔子。

大黄能抑制胃酸的分泌,降低蛋白酶活性,治疗和预防溃疡,还可以加强胃黏膜屏障,能有效抑杀幽门螺杆菌,促进溃疡的愈合。大黄中的大黄酚是其主要的止血成分,能够缩短凝血的时间,降低毛细血管的通透性,改善血管脆性,并且能使纤维蛋白原增加,使血管的收缩活动增加,能够促进骨髓制造血小板,因而促进血液凝固,起到止血的作用。

有研究表明,泻心汤合十灰散加减可减轻消化性溃疡伴出血的炎症反应而发挥保护黏膜的作用;十灰散生品、炭药均有促进血凝系统止血、凝血作用。

2. 肝火犯胃证

治法:泻肝清胃,凉血止血。

代表方:龙胆泻肝汤(《医方集解》)。

常用药:龙胆草、黄芩、山栀、柴胡、甘草、木通、泽泻、车前草、当归、生地、白茅根、藕节、墨旱莲、茜草。

加减:胁痛甚者,加郁金、制香附;血热妄行,吐血量多,加水牛角、赤芍。

现代研究表明,龙胆泻肝汤有抗炎、抗病毒、利尿作用,可改善血液循环及组织的血氧供应,增强机体的非特异性免疫,有提高细胞免疫和体液免疫的作用。

3. 瘀阻胃络证

治法:活血化瘀,和络止血。

代表方:血府逐瘀汤(《医林改错》)。

常用药:桃仁、红花、当归、生地黄、川芎、赤芍、牛膝、桔梗、柴胡、枳壳、甘草。

加减:胃脘刺痛者,加延胡索、乳香、没药;兼寒者,加艾叶炭、炮姜炭;兼热者,加大黄、虎杖;兼气虚者,加党参、黄芪;兼血虚者,加鸡血藤。

有研究发现血府逐瘀汤具有降低门静脉压力、预防门静脉高压性食管静脉曲张出血及再出血的作用。

4. 脾不统血证

治法：补中健脾，益气摄血。

代表方：归脾汤（《济生方》）。

常用药：人参、茯苓、白术、黄芪、当归、龙眼肉、酸枣仁、远志、木香、甘草。

加减：偏于脾阳虚者，加炮姜、炮附子、灶心黄土，或用黄土汤加减；兼有肝郁者，加佛手、郁金、柴胡等。

《金匮翼》曰："脾统血，脾虚则不能摄血；脾化血，脾虚则不能运化，是皆血无所主，因而脱陷妄行。"《景岳全书·血证》言："凡治血证，须知其要，而血动之由，惟火惟气耳……知此四者而得其所以，则治血之法无余义矣。"故知脾虚不摄之血证，以治气为其基本原则，因气为血之帅，气行则血行，对气实之证，当予清气降气，气虚之证，当予补气益气。西医药理学认为归脾汤具有改善骨髓微循环，增加骨髓造血组织，促进多能干细胞增殖分化和幼稚中性粒细胞发育成熟，延长中性粒细胞寿命等作用。还有促进白蛋白合成，增加血红蛋白量，补充多种维生素和微量元素等作用。有研究表明归脾汤治疗特发性血小板减少性紫癜的作用机制可能是通过降低脾脏中协同刺激分子 CD80 及 CD86 的表达，抑制血小板自身抗体产生，进而保护血小板。还有临床研究表明归脾汤加减方能调整机体免疫力，提高血小板的数量，改善出血症状。

现代药理研究显示：黄芪在提高机体免疫力的同时，有广泛的抗菌抑菌作用，白术、生姜能促进消化液分泌，保护胃黏膜，加强巩固胃肠黏液屏障，具有抗溃疡、抗菌、镇痛、镇吐作用。酸枣仁有抗炎、增强免疫和抗肿瘤和抗脂质过氧化作用。甘草有抑制胃酸分泌、抗溃疡、缓解胃肠平滑肌痉挛并镇痛的作用。

5. 阴虚火旺证

治法：滋阴降火，宁络止血。

代表方：茜根散（《济生方》）。

常用药：茜草根、黄芩、侧柏叶、生地、阿胶、甘草。

加减：阴虚较甚者，加玄参、龟甲、女贞子、旱莲草；兼气虚者加党参，或合生脉散；潮热者，加地骨皮、青蒿、鳖甲、白薇等；盗汗者，加五味子、牡蛎、浮小麦等；烦躁难眠者，加酸枣仁、知母。

应高度重视吐血预后的严重性。上述五种证候的吐血，若出血过多，导致气随血脱，表现面色苍白、四肢厥冷、汗出、脉微等症者，亟当用独参汤等益气固脱，并结合西医方法积极救治。

【中成药】

1. 清热凉血，收敛止血类

（1）紫地宁血散：清热凉血，收敛止血，主治胃中积热所致的吐血、便血；胃及十二指肠溃疡出血见上述证候者，口服，每次 8g，每日 3~4 次。

（2）裸花紫珠胶囊：清热解毒，收敛止血。用于血热毒盛所致的呼吸道、消化道出血及细菌感染性炎症。口服，每次 3~5 粒（0.3g/粒），每日 3~4 次。

（3）四红丹：清热凉血。用于热邪引起的吐血、衄血，便血，尿血及妇女崩漏等。蜜丸，每丸重 9g,口服,每次 1 丸,每日 2 次。

（4）荷叶丸:凉血止血。用于血热所致的咯血、衄血、尿血、便血、崩漏。口服,每丸重 9g,每次 1 丸,每日 2~3 次。

（5）止血宝颗粒:凉血止血,祛瘀消肿。用于血热妄行所致鼻出血、吐血、尿血、便血、崩漏下血。口服,每次 1 袋,每日 2~3 次。

2. 收敛止血类

复方大红袍止血片:收敛止血。用于功能性子宫出血,人工流产术后出血、放取环术后出血、鼻衄、胃出血及内痔出血等。口服,每次 3~4 片,每日 3 次。

3. 化瘀止血,活血止痛类

云南白药胶囊:化瘀止血,活血止痛,解毒消肿。用于跌打损伤,瘀血肿痛,吐血、咳血、便血、痔血、崩漏下血,手术出血,疮疡肿毒及软组织挫伤,闭合性骨折,支气管扩张及肺结核咳血,溃疡出血,以及皮肤感染性疾病。口服,每次 1~2 粒,每日 4 次。

4. 清热散寒,消瘀止血类

十五味黑药胶囊:散寒消食,破瘀消积。用于慢性肠胃炎,胃出血,胃冷痛,消化不良,食欲缺乏,呕吐泄泻,腹部有痞块及嗳气频作。口服,每次 4 粒,每日 2 次。

5. 益气止血类

（1）归脾丸:益气健脾,养血安神。用于心脾两虚,气短心悸,失眠多梦、头昏头晕、肢倦乏力、食欲缺乏。口服,水蜜丸每次 6g,小蜜丸每次 9g,大蜜丸每次 1 丸（9g/丸）,每日 3 次。

（2）补中益气丸:补中益气,升阳举陷。用于脾胃虚弱、中气下陷所致的食少腹胀、体倦乏力、动辄气喘、身热有汗、头痛恶寒、久泻、脱肛、子宫脱垂。口服,小蜜丸每次 9g,大蜜丸每次 1 丸（9g/丸）,每日 2~3 次。

（3）益气止血颗粒:益气,止血,固表,健脾。用于咯血、吐血、久服可预防感冒。口服,每次 20g,每日 3~4 次;儿童用量酌减。

【中医适宜技术】

一、针灸疗法

主要取足阳明、足太阴经穴。处方:足三里、公孙、膈俞、内关。配穴:胃热者,加内庭;肝火者,加行间;久病体虚者,加关元、气海、隐白。操作:足三里、公孙用补法;膈俞、内关用泻法。配穴按虚补实泻法操作。隐白可用灸法。

二、耳针或耳穴贴压

取耳穴心、肺、肾、神门、肝、脾、肾上腺及出血相应部位（如胃出血用胃区）。

三、穴位注射

取血海、足三里穴,用肾上腺色腙注射液或蛇毒血凝酶做穴位注射。

四、贴敷疗法

1. 生栀子 15g,生大黄 15g,陈米醋适量。生药研极细末,醋调成膏状,敷脐。每日 1 次,待脐发痒,吐血止时可去掉,2 日为 1 个疗程。适用于胃热炽盛之吐血。

2. 生地黄 15g,咸附子 15g。将药烘干,共研细末,过筛,用醋或盐水调成膏,敷双足涌泉穴。每日 1 次,3 日为 1 个疗程。适用于肝火犯胃之吐血。

五、推拿按摩疗法

1. 因热迫血行出血者,让患者取坐位,医者以双拇指点按郄门,以清营凉血;让患者取仰卧位,施用提拿足三阴法,点按血海、内庭、上巨虚,以清阳明胃热,通腑下气,泻肠胃火,清营凉血止血,适合于胃热壅盛者。

2. 肝火犯胃者,可让患者取坐位,医者以双手拇指点按肝俞、膈俞,以调理肝经,调和气血;施用揉拿手三阴法,点按内关、大陵,以和胃宽胸、清营凉血;复取仰卧位,点按中脘,以和胃降逆;以双手拇指点按期门,以疏泄肝气,降逆;施用提足三阴法,点按太冲、行间,以泻肝经之热,共达泻肝清热、凉血止血之效。

3. 气虚血溢者,可让患者取坐位,医者以双手拇指点按脾俞,以健脾。再取仰卧位,施用点鸠掐里法,加点中脘、气海,以扶助元气,培补中土,健脾和胃,培元补气,共达健脾益气、摄血止血;施用提足三阴法,提拿足三阳法,点按阴陵泉、公孙,以健脾和胃,补脾统血。

针灸治疗呕血早在《针灸甲乙经》中就有记载:"心下有膈,呕血,上脘主之。"膈俞,血之会穴。取其以理血宁血;公孙为肺之络穴,通于冲脉,属八脉交会穴之一,冲为血海,故此穴能统血止血;内关通阴维络胃,本能和胃止呕,更与公孙属父母相配,二穴合用,其效益彰。

现代研究表明,针刺可以调节下丘脑胃酸分泌调节中枢损伤、延髓消化中枢损伤、神经内分泌功能,降低血浆皮质醇、内皮素、一氧化氮水平,调节自主神经功能紊乱,降低交感神经系统兴奋性,使体内儿茶酚胺类物质、糖皮质激素及促胃液素减少,从而达到治疗溃疡出血的目的。穴位注射可能通过调节自主神经引起浅表及内脏小血管收缩,降低静脉压力而有利于止血,继而影响体内各种凝血因子变化而使凝血时间缩短。

【 西药治疗 】

中医的吐血可见于西医的多种疾病,西药治疗应根据现代医学的客观检查进一步明确诊断,规范、合理地选择用药。

一、临床观察

1. 观察血压、体温、脉搏的变化。

2. 观察呕血、黑便情况。

3. 观察四肢、神志变化及尿量情况,观察肢体是否温暖,观察皮肤与甲床色泽,观察有无有头晕、心悸、出冷汗等表现。

4. 定期复查红细胞计数、血红蛋白、红细胞压积与血尿素氮。

5. 观察有无再出血迹象。

二、常规治疗

1. 一般处理 让上消化道出血患者卧床休息,保持安静平卧位,下肢抬高,保持呼吸道通畅,头偏向一侧,避免呕血时血液吸入引起窒息。必要时吸氧、禁食。少量出血可适当进流食,对肝病患者忌用吗啡、巴比妥类药物。应加强护理,记录血压、脉搏、出血量及每小时尿量,保持静脉通路,必要时进行中心静脉压测定和心电图监护。

2. 补充血容量 建立通畅的静脉补液通道,积极补充血容量,立即配血,大号针静脉输液或经锁骨下静脉插管输液与测量中心静脉压。输液开始宜快,用 5% 葡萄糖生理盐水、林格液、右旋糖酐或其他血浆代用品,尽快补充血容量,以维持重要脏器的有效灌注,改善急性失血性周围循环衰竭。补液量根据失血量确定但右旋糖酐 24 小时内不宜超过 1 000ml,以免抑制网状内皮系统,加重出血倾向,应尽早输入足量全血以恢复血容量及有效血循环,最好保持血红蛋白不低于 90~100g/L。库血含氨量较多,易诱发肝硬化患者肝性脑病,故宜用鲜血,注意避免因输血输液过多而引起肺水肿,老年患者最好根据中心静脉压调整输液量,输液过快可导致肺水肿。

3. 药物治疗

(1)止血药常用的有以下几种:

①孟氏液:为碱性硫酸亚铁 $Fe_4(OH)_2[(SO_4)_5]$ 溶液,常用 5% 溶液作为收敛止血药局部应用,能迅速形成血痂。多内镜下注射,不能口服。②去甲肾上腺素:血管收缩剂,常以 4~8mg 加入生理盐水中,口服、胃管或内镜下注入。③凝血酶:使纤维蛋白原转变为纤维蛋白,促进凝血过程,口服、胃管或内镜下注入。④酚磺乙胺:降低毛细血管通透性,增强血小板凝聚性和黏附性,使血管收缩。⑤氨甲苯酸:抗纤溶作用,有血栓形成倾向者慎用。⑥维生素 K_1:为肝脏合成凝血因子 Ⅱ、Ⅶ、Ⅸ、Ⅹ 所必需的物质。⑦复方五倍子液:可使内镜下局部小血管温和而持久地收缩,且无反跳性血管扩张出血。

(2)抑酸药:使用抑酸药以提高胃内 pH 值至 6 以上,从而促进凝血。常用药物有 H_2 受体拮抗剂如西咪替丁、雷尼替丁、法莫替丁;质子泵抑制剂(PPI)如奥美拉唑、兰索拉唑、泮托拉唑、雷贝拉唑、艾司奥美拉唑。

(3)修复药:用胃黏膜保护剂修复和保护胃黏膜,这类药物以硫糖铝为代表,在上消化道出血停止后 2 天,可经胃管注入。

4. 物理治疗 常用的方法有气囊压迫治疗法、内镜治疗法、介入疗法三种。

气囊压迫治疗法:主要用于适用于食管、胃底静脉曲张破裂出血。即时止血效果明显,但必须严格遵守技术操作规程以保证止血效果,并防止窒息、吸入性肺炎等并发症发生。气囊压迫治疗法宜用在药物不能控制出血时暂时止血用,为准备其他更有效的治疗措施赢得时间。

内镜治疗法:是经内镜作高频电凝止血或激光止血,成功率可达 90% 以上,适用于不宜手术的高危患者,特别是血管硬化不宜止血的老年患者。内镜直视下注射硬化剂或组织黏合剂至曲张的静脉(前者用于食管曲张静脉、后者用于胃底曲张静脉),或用皮圈套扎曲张静脉,不但能达到止血目的,而且可有效防止早期再出血,是目前治疗食管胃底静脉曲张破裂出血的重要手段。如果患者出现休克、大量出血,不宜进行内镜疗法。

介入疗法:适用于无法进行内镜治疗,又不能耐受手术治疗的患者。这种治疗方法有创伤少、适应证广、并发症少、疗效确切的特点,常应用于严重上消化道出血。

5. 手术治疗 经上述处理后,大多数上消化道大出血可停止。以下几种情况适宜采用手术治疗:经以上治疗仍无效果甚至危及患者生命的;出血症状复发或血压稳定后又出现休克的;老年患者或合并其他严重疾病以及身体条件差对失血耐受性差的患者;并发溃疡穿孔、幽门梗阻或疑有恶变的患者。手术方式根据病因来选择,如食管、胃底静脉曲张破裂可考虑脾肾静脉吻合等手术。胃、十二指肠溃疡大出血患者,采用胃部切除手术。胃癌引起的大出血则可根据局部、全身情况及肿瘤进展程度进行根治性切除、姑息性切除或血管结扎术。

【名医经验】

一、国医大师张琪治疗血证经验

张老经过大量临床实践发现,阳明经为多气多血之经,经气运行以下行为顺,若阳明热盛,导致其气上逆,气为血之帅,则可以引起血随气而上行,溢出脉外,发为吐血、衄血,甚则如泉涌,用一般止血药往往效果一般,而且经常复发。生大黄苦寒泄热降逆,能使邪热除,逆气降,而血归其经。《金匮要略》泻心汤中,大黄与黄连、黄芩合用,即以大黄为主药,直入阳明之腑,降逆清热。临床常见因郁怒伤肝,肝气怫郁夹胃气上冲,出现吐血衄血,则以代赭石为首选药物,李时珍谓"代赭石乃肝与心包络二经血分药"。张锡纯谓"赭石能凉血止血"。张老治疗吐血衄血,常用三七、白及等止血;属血热妄行夹有气逆上冲者,则配伍清热凉血之品,如生地、焦栀子、丹皮、侧柏叶、白茅根、仙鹤草、茜草等;如见胸胁痛,肝郁气滞,可加郁金、降香、瓜蒌、青皮之类,气顺则血自归经,纯用止血药则不能取效。

二、符思教授治疗吐血经验

符教授在治疗吐血时,主张运用凉血止血法,常用药物为大蓟、小蓟、侧柏叶、白茅根;符教授常在凉血止血药基础上加收敛止血药,以增强止血的功效,常用药物为棕榈炭、血余炭、藕节炭、黄芩炭等。同时,在治疗吐血时,符教授注重益气法的运用,认为"有形之血不能速生,无形之气所当速固","气固则已失之血渐生,未失之血再旺",益气可以固摄血液,防止再出血。

三、陈长华教授治疗吐血三要法经验总结

治血包括止血、养血、活血。古人云:"若见血证,或吐血大盛者,宜先治血。"对于吐血、便血患者,应及时采用治血方法,止血药物的应用更不宜迟。根据现代实验研究,中药止血原理大概与下列因素有关:一是作用于凝血过程,缩短凝血时间,如白及。二是使局部血管收缩,缩短出血时间,如三七。中医认为"血见黑则止",止血药经炒黑后止血效果更好。实验研究证实:止血药如茜草根、槐花、地榆等,炒炭后其缩短出血时间的作用确实较生品为优。应用止血药要注意几个问题:①根据寒热虚实用药,寒证止血常用炮姜、伏龙肝等,热证止血常用侧柏叶、地榆、槐花、紫珠草等。血热妄行属于实证的,应与清热凉血药同用,如水牛角、丹皮、赤芍等;属于阴虚阳亢的,须配养阴药,如阿胶、熟地等。②根据出血部位用药,

吐血宜用白及、侧柏叶、灶心土;便血宜用槐花、地榆。还有因瘀血内留而出血,中医学认为,"瘀血不去,血不归经",对这类出血,既要止血,又要祛瘀,而重点在于祛瘀,多采用祛瘀理气药物。例如香附、丹参等。祛瘀活血药具有扩张血管、缓解局部充血、改善血液循环的作用,使血归经达到止血的目的。

四、邱家廷教授治疗吐血经验

方药组成:黄连 3g,黄芩炭 15g,生大黄 10g,侧柏叶 10g,荷叶炭 10g,艾叶炭 15g,生地黄 20g,紫珠草 15g,煅瓦楞子 20g,海螵蛸 20g,白及 20g,谷芽、麦芽各 20g。

功效:清胃泻火,凉血止血。

主治:胃热炽盛,血热妄行吐血者。

经验:胃中积热,化火灼伤脉络,血溢脉外,迫血妄行所致,症见突然呕血,血色紫暗或呈咖啡色,量多,或黑便如漆色光亮,伴有平时烦热渴饮,胃脘灼热疼痛,或胸脘痞闷,胃中嘈杂,泛酸,口干口苦,大便秘结或解之不畅。方中黄芩、黄连、大黄苦寒泻火;侧柏叶、荷叶炭清热凉血止血;海螵蛸、白及收敛止血。

五、蒲辅周名老中医用侧柏叶汤治疗吐血经验

组成:侧柏叶 10g,炮干姜 6g,艾叶 6g,浓煎取汁,兑童便 60ml。

功效:温通胃阳,消瘀止血。

主治:胃出血,旧有胃损,受寒饮酒致血上溢,寒热相攻者。

经验:此非热极吐血,热邪传经迫血妄行,故不用寒凉止血之法,以免血凝气阻。童便咸寒降逆消瘀,侧柏叶清热止血,姜、艾温通,温通清降可行。

【转归及预后】

据临床资料统计,约 80%~85% 大量出血患者除支持治疗法外,无需特殊治疗,出血可在短期内自然停止。仅有 15%~20% 患者持续出血或反复出血,而主要是这类患者因出血并发症死亡。临床上要尽早识别再出血及死亡危险性高的患者,并予加强监护和积极治疗。

第三篇 | 第十八章

参考文献

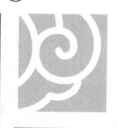

第十九章　便血

【概述】

便血，古代也称"下血""泻血""肠风""脏毒""结阴"等，是胃、肠络脉受损，出现血液随大便而下，或大便呈柏油样为主要临床表现的病证。主要涵盖了西医学中因消化性溃疡、胃肠道急性或慢性炎症、肿瘤、息肉、憩室炎等引起的消化道出血。

【病名沿革】

便血的记载，最早可追溯至《黄帝内经》，《灵枢·百病始生》云："阴络伤则血内溢，血内溢则后血。"指出下部的脉络损伤，血内溢而引起便血。《素问·阴阳别论》说："结阴者，便血一升，再结二升，三结三升。"《素问·气交变大论》则曰："岁火太过，炎暑流行，肺金受邪。民病疟，少气、咳喘、血溢、血泄、注下、嗌燥、耳聋、中热、肩背热，上应荧惑星。"提出火热太盛而引起便血。

至汉代，张仲景在《金匮要略》中将便血称为"下血"，并将其分为"远血""近血"进行分型论治，如《金匮要略·惊悸吐衄下血胸满瘀血病脉证治》所言"下血，先便后血，此远血也，黄土汤主之"，"下血，先血后便，此近血也，赤小豆当归散主之"。这两首方剂至今仍在临床广为使用。此外，华佗《中藏经》论述了热邪和风邪在便血形成中的关键作用，如"大肠热极则便血，又风中大肠则下血"，这对后世进一步阐释便血的病因病机产生了较大的影响。

隋代巢元方对便血的病因病机进行了更加深入地阐述，如《诸病源候论·虚劳吐下血候》记载："脏腑伤损，血则妄行。若胸膈气逆，则吐血也；流于肠胃，肠虚则下血也；若肠虚而气复逆者，则吐血、下血。"《诸病源候论·大便下血候》也说："此由五脏伤损所为，脏气既伤，则风邪易入，热气在内，亦大便下血。"提出了劳伤脏腑及风邪、热邪入侵是引起便血的重要原因，脏腑伤损，病及胃肠则引起便血。同时，他认为便血的性质有寒热之分，属热者"大便下血鲜而腹痛"，属寒者"大便血下其色如小豆汁，出时疼而不甚痛"。

宋代许叔微《普济本事方·肠风泻血痔漏脏毒》根据便血的颜色而将其分为肠风和脏毒，如其文中有言："如下清血色鲜者，肠风也；血浊而色黯者，脏毒也。"陈言《三因极一病证方论·便血证治》则对便血的定义作了很好的概括，如："病者大便下血，或清或浊，或鲜或黑，或在便前，或在便后，或与泄物并下……亦妄行之类，故曰便血。"严用和《济生方·便血评治》对便血的病因进行了进一步阐述,如"夫大便下血者,多因过饱,饮酒无度,房事劳损,荣卫生虚,风冷易入,邪热易蕴,流注大肠则为下血";对治法也做了概括,如"治之之法,风则散之,热则清之,寒则温之,虚则补之。"此外,《圣济总录》《太平惠民和剂局方》《太平圣惠方》《严氏济生方》等书均收载了许多治疗便血的方剂,对后世便血的治疗提供了较好的借鉴。

金代刘完素在《素问玄机原病式》中提出了"血泄者、热客下焦,而大小便血泄也",强调便血多由热邪所致。元代朱丹溪对便血的病因病机和治法有了更深入的认识,如《丹溪心法·肠风脏毒》中:"坐卧风湿、醉饱房劳、生冷停寒、酒面积热,以致荣血失道,渗入大肠,此肠风脏毒之所由作也。挟热下血,清而色鲜,腹中有痛;挟冷下血,浊以色暗,腹中略痛。清则为肠风,浊则为脏毒……治法大要,先当解散肠胃风邪,热则用败毒散,冷者用不换金正气散,加川芎、当归,后随其冷热而治之。"提出了其病位在大肠与胃,因寒热性质的差异而有肠风与脏毒的不同,并提出了相应的治法和方药。

明清时期医家对便血的认识逐渐系统,龚廷贤《寿世保元·便血》认为湿热在便血形成中具有关键作用,提出便血"乃脏腑蕴积湿热之毒而成"。张景岳对便血部位的鉴别进行了阐述,《景岳全书·杂证谟·血证·便血论治》:"血在便前者,其来近,近者或在广肠,或在肛门;血在便后者,其来远,远者或在小肠,或在于胃。"同时,他在《景岳全书·便血论治》中也阐述了便血和痢疾两者间的鉴别,如"便血之与肠澼本非同类,盖便血者大便多实而血自下也。肠澼者因泻痢而见脓血,即痢疾也。"此外,戴思恭在《证治要诀·泻血》中对便血的辨证论治进行了较为详细的阐述,如其文中有言"泻血,当辨其色,色鲜为热,色瘀为寒。热血连蒲饮,寒血理物汤";"泻血或淡或浊,或鲜或瘀,亦宜胃风汤,吞驻车丸。或独泻血,或与粪俱出,当辨其色与所感施治"。清代程国彭对便血的寒热辨证进行了补充,其在《医学心悟·便血》中提出:"凡下血症,脉数有力,唇焦口燥,喜冷畏热,是为有火。若脉细无力,唇淡口和,喜热畏寒,或四肢厥冷,是为有寒。"李用粹进一步根据便血的颜色来辨别病机,如《证治汇补·便血》中以纯下清血、血色鲜红为热,色暗为寒,色黑为瘀,对临床有一定的指导意义。此外,吴谦认为热邪是便血的主要病因,因为夹湿或夹风的不同而表现出不同的临床证候,如其在《医宗金鉴·杂病心法要诀·失血治法》所说:"便血二证,肠风、脏毒,其本皆热伤阴络,热与风合为肠风,下血多清;热与湿合为脏毒,下血多浊。"

综上所述,对于便血的论述最早可追溯至《黄帝内经》,《金匮要略》将便血分为近血、远血,并分别拟订了有效的治疗方剂,开创了便血临床分型和治疗的先河。隋唐时期对便血的病因病机有了进一步的认识和阐述;宋金时期的医著中提出了许多治疗便血的有效方剂;明清医家对便血的理论认识及临床治疗又有了进一步的发展,丰富了辨证论治的内涵。

【病因病机】

1. 外邪侵犯　感受外界六淫之邪,蕴结于肠胃,酿生火热,灼伤阴络,迫血妄行,血溢脉外,下渗肠道而出现便血。清代林珮琴《类证治裁·便血》指出:"便血由肠胃火伤阴络,血与便下。"清代陈士铎《石室秘录·通治法》也说:"血之下也,必非无故,非湿热之相浸,即酒毒之深结。"

2. 饮食失宜　饮食不节,嗜酒无度,或嗜食辛辣肥厚之品,致脾胃受损,湿热内生,湿热蕴蓄而下注大肠,损伤肠道络脉,血逸脉外而致便血。明代李梴《医学入门·下血》指出:"酒面积热,触动脏腑,以致荣血失道,渗入大肠。"

3. 情志过极 忧思恼怒,情志不遂,伤及肝脾,肝之疏泄功能失常,脾之统摄无力,肝气郁结日久则气滞血瘀,以致血行瘀滞,络破血溢,血液下渗肠道而致便血;肝气郁滞,日久化火,肝火亢盛灼伤脉络,致血不循经,逸出脉外,下渗肠道而成便血;此外,脾气损伤日久无力统摄血液,而致血溢脉外,下渗于肠道亦可致便血。

4. 劳倦过度 神劳伤心,体劳伤脾,房劳伤肾。劳倦过度可致心、脾、肾的损伤。气伤则无以摄血统血而致血溢脉外,下渗肠道而致便血;阴伤则虚火内生,迫血妄行而致便血。

5. 素体或久病体虚 素体脾胃虚弱,或因疾病耗伤、或因外邪侵犯、或因饮食不节、或因劳倦过度等,导致脾气愈虚,无力统摄血液,血不循经,溢出脉外,下渗肠道而致便血。或久病阴精耗损,虚火内生而迫血妄行,致血溢脉外而便血;或久病入络,血脉瘀阻,血行不畅而溢出脉外致便血。

总之,便血的病位主要在肠和胃,与肝、脾、肾密切相关。引起便血的原因很多,正如《景岳全书·杂证谟·血证·便血论治》所说:"大便下血,多由肠胃之火,然未必尽由于火也。故于火证之外,则有脾胃阳虚而不能统血者,有气陷而血亦陷者,有病久滑泄而血因以动者,有风邪结于阴分而为便血者。"当各种原因损伤了胃及肠道的脉络,以致血不循经,溢入胃肠即可导致便血。然而,其病理因素无外乎"火"与"虚",火盛则伤血络,迫血妄行;气虚则失于统血,血溢脉外,离经之血渗于肠道而致便血。

【临床表现】

大便下血,血色可表现为鲜红、暗红、紫暗,甚至为柏油样大便,常伴腹痛、大便次数增多;也可有乏力体倦、心悸、面色不华等失血后表现。常因病因病机的不同而表现出不同的血色及伴随症状。因肠道湿热所致的便血多为鲜红色,并伴腹痛腹胀等;因气虚不摄所致的便血多为暗红或紫暗色,伴有食少、体倦、心悸等。

【诊断】

1. 血液随大便而下,或血与粪便夹杂,或下纯血。出血部位偏下消化道者多见便下鲜血,出血部位偏上消化道者,血色污浊而暗,色黑呈柏油状。

2. 可伴有畏寒、头晕、心慌、气短及腹痛等症。

3. 出血过多可现昏厥、肢冷汗出,心率增快,血压下降,腹部按痛。

4. 内镜、X线钡剂造影、肛门指检、乙状结肠直肠镜、腹部CT检查、血管造影等检查,可助于明确出血部位及性质。

5. 询问有无传染病及疫水接触史,血、尿、粪便病原体检查及培养,有助于鉴别诊断。

【鉴别诊断】

1. 便血与痢疾 痢疾初起有发热、恶寒等症,其便血为脓血相兼,且有腹痛、里急后重、肛门灼热等症。便血无里急后重,无脓血相兼,与痢疾不同。

2. 便血与痔疮　痔疮属外科疾病,其大便下血特点为便时或便后出血,血色鲜红,常伴有肛门异物感或疼痛,肛门直肠检查时,可发现内痔或外痔,与内科所论之便血不难鉴别。

3. 远血与近血　便血之远近是指出血部位距肛门的远近而言。远血的病位在胃、小肠(上消化道),血与粪便相混,血色如黑漆色或暗紫色。近血来自乙状结肠、直肠、肛门(下消化道),血便分开,或是便外裹血,血色多鲜红或暗红。

4. 肠风与脏毒　两者均属便血。肠风血色鲜泽清稀,其下如溅,属风热为患。脏毒血色暗浊黏稠,点滴不畅,因湿热(毒)所致。

【辨证论治】

一、辨证要点

1. 辨部位　即辨远血与近血,远血病位一般在上消化道和小肠,包括食管、十二指肠和空、回肠,其血往往与粪便相混,或先便后血,或纯下黑汁,因血自离经到排出体外需要较长时间,便出之血已属于瘀血,因此血色多为暗紫色,或为柏油样。近血病位在下消化道,包括结肠、直肠和肛门,往往血与便分开,或先血后便,或便中夹有血丝,血色多为鲜红或暗红。

2. 辨虚实　便血症见大便干结,脘腹胀闷疼痛,口干而渴,口苦,舌红,或有紫斑或紫点,少苔或苔黄腻,脉数有力者多为实证。便血症见大便稀溏,面色不华,脘腹隐痛,纳谷无味,怯寒肢冷,喜温喜按,倦怠乏力,心悸少寐,舌淡,苔薄,脉细无力者,多属虚证。

3. 辨寒热　火热毒邪熏灼胃肠,迫血妄行,血溢脉外可见血色鲜红,或血下如溅,或先血后便,或纯下鲜血,常伴有大便干结,肛门灼热,口干口苦,舌红苔少或黄,脉弦数等表现。便血属寒者,多为中焦虚寒,血液统摄无权所致,故见血色紫暗或黑便,且多有受寒或饮食寒凉史,多在受凉后或寒热交替时出现,常伴腹部隐痛,喜温喜按,舌质淡,苔白,脉弦或细弱等表现。

4. 辨缓急顺逆　初病正气尚盛,出血量少,病情较轻,经过治疗可在短时间内止血者为顺,一般预后良好。若出血量多,吐血和便血并见,或泻下如黑豆汁,量多次频,伴精神疲惫、头晕心慌、汗出者为逆,多为大量出血后所致的气随血脱之危候。

二、治疗原则

便血的病机复杂,应针对病因,结合证候的虚实、病情的轻重缓急进行辨证论治,并以"急则治其标,缓则治其本"为原则,以血止病安为要。若病程较短,出血量大,兼有神志恍惚、汗出肢冷、脉微欲绝者,当急以益气固脱止血为先,待病情缓解,再徐图治本。若病程较长,出血量较少,临床症状不明显者,以治本为主,兼治其标,属实热者,清热泻火,凉血止血;湿热内蕴者则清化湿热;气滞血瘀者需疏肝理气,化瘀止血;脾胃虚寒者则要温中健脾,养血止血;气虚不摄者需健脾益气,养血摄血。

三、辨证分型

1. 肠道湿热证
主症:①便血色红黏稠;②大便黏滞不畅或溏。

次症:①腹部隐痛;②胸膈胀闷;③纳呆食少。

舌脉:舌红,苔黄厚或黄腻,脉濡数。

2. 胃热炽盛证

主症:①便血紫暗或柏油样;②胃脘胀痛。

次症:①口渴喜冷饮;②口苦;③胃部灼热感;④烦躁。

舌脉:舌燥,苔黄,脉数。

3. 气滞血瘀证

主症:①便血紫暗;②胸胁或脘腹刺痛。

次症:①腹胀;②面色晦暗。

舌脉:舌有紫斑或紫点,苔薄白或黄,脉弦涩。

4. 脾胃虚寒证

主症:①便血紫暗,甚则黑色;②腹部隐痛,喜温喜按。

次症:①大便溏薄;②面色不华;③神倦懒言。

舌脉:舌淡,苔薄白,脉细缓无力。

5. 气虚不摄证

主症:①便血色红或紫暗;②倦怠乏力。

次症:①食少纳呆;②面色萎黄;③心悸;④少寐。

舌脉:舌质淡,苔薄白,脉细。

证候诊断:主症必备,加次症2项及以上,结合舌脉,即可诊断。

四、辨证治疗

1. 肠道湿热证

治法:清热化湿,凉血止血。

代表方:地榆散(《太平圣惠方》)合槐角丸(《太平惠民和剂局方》)。

常用药:地榆、茜草、槐角、栀子、黄芩、黄连、茯苓、防风、枳壳、当归。

加减:大便不畅者,加大黄通腑泄热、化瘀止血;气滞腹胀者加木香行气消胀;腹痛者,加制香附、白芍、甘草理气缓急止痛;大便夹有黏液者,加败酱草、银花藤清热解毒。

地榆具有清热解毒、凉血止血的功效,常用于治疗吐血、咯血、衄血、尿血、便血、痔血等各种热性血证。研究显示,地榆中的鞣质及其多元酚对纤维蛋白溶酶有较强的抑制作用,地榆粉或炒地榆粉按照5g/kg给小鼠灌胃,出血时间分别缩短31.9%和45.5%。

加味地榆散对动物内脏创面出血有止血作用,能够显著减少动物内脏创面的出血量,并对动物凝血纤维蛋白丝出现时间有显著缩短作用。

槐角丸可明显缩短小鼠断尾后的出血时间及血管内凝血时间,并能抑制冰醋酸所致小鼠腹腔毛细血管通透性的增加。临床观察发现槐角胶囊治疗慢性非特异性结肠炎的总有效率为95%。

2. 胃热炽盛证

治法:清胃泻火,凉血止血。

代表方:泻心汤(《金匮要略》)合十灰散(《十药神书》)。

常用药:大黄、黄连、黄芩、大蓟、小蓟、荷叶、侧柏叶、白茅根、茜草根、栀子、牡丹皮、棕桐皮。

加减：口渴喜饮者加石斛、天花粉；便秘者，加玄参、麦冬、生地。

泻心汤是经典的泻火止血方剂，主治邪火内炽，迫血妄行所致的出血病证。研究者观察泻心汤加味治疗50例便血患者的临床疗效，发现经口服泻心汤加味3天后粪便隐血试验连续2次复查阴性的患者有49例，止血有效率为98%。另有研究者将131例肛管直肠内出血患者分成2组，分别采用泻心汤口服及常规西药治疗5天，发现泻心汤组显效率为95.1%，平均治愈天数为3.3天，均高于西药组。

十灰散是止血的经典方剂。研究显示，十灰散生品、炭药均可缩短小鼠、大鼠及家兔的凝血酶原、凝血酶时间和血浆复钙时间；其可激活多种凝血因子，使凝血时间缩短，并能促进血小板功能，使扩大型血小板数量增多，利于血小板形成血栓。

3. 气滞血瘀证

治法：疏肝理气，化瘀止血。

代表方：膈下逐瘀汤（《医林改错》）。

常用药：五灵脂、当归、川芎、桃仁、丹皮、赤芍、乌药、延胡索、甘草、香附、红花、枳壳。

加减：胁痛且有癥块者，加郁金、丹参、鳖甲；唇干口渴者，加生地、麦冬、五味子。

4. 脾胃虚寒证

治法：温中健脾，养血止血。

代表方：黄土汤（《金匮要略》）。

常用药：灶心土、地黄、白术、附子、阿胶、黄芩、甘草。

加减：形寒肢冷者，加鹿茸、炮姜；大便滑泄不禁，腰膝酸软，舌质淡胖，脉虚细无力者，加淫羊藿、仙茅、肉豆蔻、补骨脂。

黄土汤具有温补脾胃，坚阴止血的作用，常用于消化道出血属脾胃虚寒者。药理研究表明，灶心土主要由硅酸、氧化铝、氧化铁组成，另含氧化钠、氧化钾、氧化镁等多种微量元素，能缩短凝血时间，增加血小板活性，减轻洋地黄酊引起的呕吐。另外，研究者运用改良黄土汤联合西药治疗老年消化性溃疡出血患者，发现改良黄土汤联合西医治疗较单纯西医治疗能更明显改善胃肠黏膜血供，缓解缺血缺氧状态，降低肠黏膜通透性，改善肠屏障功能，从而减少细菌及内毒素移位的发生。

5. 气虚不摄证

治法：健脾益气，养血摄血。

代表方：归脾汤（《济生方》）。

常用药：白术、人参、黄芪、当归、甘草、茯苓、远志、酸枣仁、木香、龙眼肉、生姜、大枣。

加减：大便稀溏者，加炮姜；腹痛明显者，加甘松、良姜、香附；出血较多者，加阿胶、槐花、地榆、仙鹤草；中气下陷，神疲气短，肛门坠胀者，加柴胡、升麻；若面色苍白，汗出肢冷，脉细弱者，乃气随血脱之候，急用独参汤益气固脱。

归脾汤是临床广泛使用的经典处方，其对神经系统、血液系统、消化系统、心血管系统等均有影响。药理研究显示，归脾汤能显著缩短脾不统血模型小鼠的出凝血时间，能增加小鼠的纤维蛋白原含量，减少凝血酶时间、部分凝血活酶时间，并增加血小板聚集率。另有研究发现，运用归脾汤联合奥美拉唑胶囊治疗消化性溃疡并出血患者的总体有效率为96.77%，高于单纯使用奥美拉唑治疗组，且联合治疗组患者内镜下胃黏膜形态恢复更好。

K 【中成药】

1. 凉血止血类

（1）槐角丸：清肠疏风，凉血止血。用于血热所致的肠风便血、痔疮肿痛。口服，水蜜丸每次 6g（约 33 丸），每日 2 次。

（2）致康胶囊：清热凉血止血，化瘀生肌定痛。用于创伤性出血，崩漏、呕血及便血等。口服，每次 2~4 粒，每日 3 次；或遵医嘱。

（3）荷叶丸：凉血止血。用于血热所致的咯血，衄血，尿血，便血，崩漏。口服，每次 1 丸，每日 2~3 次。

（4）止血宝片：凉血止血，祛瘀消肿。用于鼻出血、吐血、尿血、便血、崩漏下血。口服，每次 2~4 片，每日 2~3 次。

（5）断血流胶囊：凉血止血。用于血热妄行所致的月经过多、崩漏、吐血、衄血、咯血、尿血、便血、血色鲜红或紫红；功能失调性子宫出血、子宫肌瘤出血及多种出血证、单纯性紫癜、原发性血小板减少性紫癜见上述证候者。口服，每次 3~6 粒，每日 3 次。

（6）普济痔疮栓：清热解毒，凉血止血，用于热证便血。对各期内痔、便血及混合痔肿胀等有较好的疗效。直肠给药，每次 1 粒，每日 2 次。

2. 滋阴养血类

维血宁颗粒：滋阴养血，清热凉血。用于阴虚血热所致的出血；血小板减少症见上述证候者。开水冲服。每次 1 袋，每日 3 次。

3. 化瘀止血类

（1）云南白药胶囊：化瘀止血，活血止痛、解毒消肿。用于跌打损伤，瘀血肿痛，吐血、咳血、便血、痔血、崩漏下血，手术出血，疮疡肿毒及软组织挫伤，闭合性骨折，支气管扩张及肺结核咳血，溃疡出血，以及皮肤感染性疾病。口服，每次 1~2 粒，每日 4 次。

（2）云南白药痔疮膏：化瘀止血，活血止痛，解毒消肿。用于内痔Ⅰ、Ⅱ、Ⅲ期及其混合痔之便血、痔黏膜改变，炎性外痔之红肿及痔疮之肛门肿痛等。用药前排便，清水清洗患部，外敷或纳肛，每次 1~1.5g，每日 2 次，10 日为 1 个疗程。

4. 益气养血类

（1）人参归脾丸：益气补血，健脾养心。用于气血不足，心悸，失眠，食少乏力，面色萎黄，月经量少，色淡。口服，大蜜丸每次 1 丸，每日 2 次。

（2）气血双补丸：补气养血。用于气虚血亏引起的少气懒言，语言低微，面色萎黄，四肢无力，形体消瘦，经血不调。口服，每次 1 袋，每日 2 次。

（3）金薯叶止血合剂：健脾益气，凉血止血。用于脾虚气弱兼有血热证的原发性血小板减少性紫癜和放、化疗引起的血小板减少的辅助治疗，症见乏力、气短、纳差、皮肤紫癜等。口服，每次 5~10ml，每日 2~3 次；或遵医嘱。

【中医适宜技术】

一、体针

取足太阴经、手阳明经、足阳明经及督脉穴。处方:天枢、上巨虚、承山、长强、合谷。配穴:湿热甚者加曲池、阴陵泉;脾胃虚寒者加中脘、足三里;气虚不摄者加气海、百会;气滞血瘀者加白环俞、次髎、支沟、太冲、关元;气血亏虚者,加三阴交、脾俞、隐白。操作:毫针刺,实证用泻法,虚证用补法,脾胃虚寒及气虚不摄者宜加灸法。

二、耳针

取耳穴心、肺、神门、肝、脾、肾上腺及出血相应部位(如胃出血选胃区)。操作:进行针刺刺激或王不留行压穴刺激。每次取 2~3 穴,强刺激,每日或隔日 1 次。

三、穴位注射

取双侧血海、足三里、膈俞。操作:每穴用黄芪注射液 0.5ml 注射,每日 1 次,每次选用一组穴位,并换用不同穴位。1 周为 1 个疗程。

四、贴敷疗法

生栀子 15g,生大黄 15g,陈米醋适量。生药研极细末,米醋调成膏状,置凉冷敷脐。每日 1 次,待脐发痒,血止时可去掉,2 日为 1 个疗程。适用于上消化道出血所致的便血。

五、灌肠法

取云南白药 30g 溶于 150~200ml 生理盐水中,保留灌肠。每日 1 次,连用 3~5 日。适用于下消化道尤其是乙状结肠及直肠出血所致的便血。

六、药膳疗法

1. **柏叶粳米粥**　取柏叶 30g,粳米 100g。先用水煎柏叶,去渣取汁,入粳米煮粥。每日 1 剂,空腹食用,连用数次。适用于热伤血络之消化道出血患者。

2. **白及羹**　取红枣 10 枚加水煮烂,调入白及粉 10g,煮熟制成羹,适量饮服。适用于脾虚型消化性溃疡出血患者。

【西药治疗】

对于便血患者的治疗,首先应评估出血的严重程度、及早恢复血流动力学、纠正休克,尽快探明出血部位及原因,并评估是否应转诊。目前,国内外指南均推荐内镜检查作为急性消化道出血患者的首要检查手段。对于可疑中消化道出血的患者,有条件的科室可先行上消化道内镜检查和大肠镜检查除外上、下消化道病变后,可考虑转入上级医院行小肠相关检查;对于下消化道出血者,2016 年美国《急性下消化道出血患者的管理》指南推荐行结肠镜检查并进镜至末端回肠以除外小肠远端病变,必要时可行内镜下止血治疗。

1. 补液、纠正循环血量的不足　对于消化道出血患者的治疗,尤其对失血性休克患者,应及早进行液体复苏。注意在输血过程中及时补充一定量的晶体液和胶体液,以维持生命体征平稳并创造条件进行病因诊断。在输血方面应遵循限制性的输血原则,即血红蛋白<70g/L 时输血,使患者血红蛋白水平达到 70~90g/L。对有严重伴随疾病(如缺血性心血管疾病)患者,可考虑提高目标血红蛋白值。此外,应对多数慢性或间歇性失血患者辅助补铁治疗以纠正缺铁性贫血。

2. 药物治疗　尽管内镜下治疗是干预消化道出血的有效措施,然而,在临床实践过程中,可首先考虑内科药物治疗,以便为内镜、介入或手术治疗创造条件。主要包括,①抑酸药:主要适用于上消化道出血患者。推荐静脉应用大剂量艾司奥美拉唑(80mg 静脉推注+8mg/h 持续静脉输注 72 小时),对于低危患者可采用常规剂量质子泵抑制剂(PPI),如艾司奥美拉唑 40mg 静脉输注,每天 2 次。②血管收缩剂:包括血管升压素和生长抑素,可抑制血管生成,减少内脏血流。③止血药物:主要包括凝血酶和巴曲酶,可作为凝血功能障碍患者的首选药物。其中,巴曲酶为蝮蛇毒液中的提取物,有较好的止血效果。此外,云南白药因含白及、三七等止血成分,亦可局部应用以达到止血效果。但不推荐止血药物作为消化道出血的常规治疗药物。④血管活性药物:对于急性消化道出血且血流动力学不稳定的患者,在积极补充血容量的前提下可适当选用多巴胺或去甲肾上腺素,以维持重要脏器的血液灌注;⑤抗生素:国内外指南推荐对肝硬化消化道出血患者,在给予 PPI 及生长抑素的基础上可预防性应用氟喹诺酮类、头孢菌素和甲硝唑类抗生素,疗程 1~2 周,有助于降低再出血率,增加止血率,改善预后。

3. 手术治疗　对于活动性出血内科治疗效果欠佳或出血病因不明的患者,建议行内镜下治疗、血管介入治疗及外科手术治疗等。

【名医经验】

一、陆渊雷名老中医便血鉴别及临证经验

首先,以血色来判别远血或近血,或是以先血后便或先便后血判断出血部位的远近,两者皆是比较笼统的说法,据观察实际情况不尽符合。其次,根据病理,征之实验,血色的鲜红与暗黑,其实与血留肠内的时间长短有关;而便与血的先后,则与肠道中出血部位以下有无积粪相关。最后,"直肠出血,血与便常分离;小肠出血,血与便常混合;小肠之下部出血,血常包被粪便之表面",而兼下利者,则血与便会混合而不易推断。

对于黄土汤证治方义,陆老认为,肠出血者止血后无须消瘀,即可补益。伏龙肝质重味淡,量少则不效,须重用,功能镇静而止血;干地黄去瘀生新而续绝伤;阿胶止血补血。此 3 味为黄土汤主药,相偕共奏止血补血之功。白术能促进肠管的吸收作用,则渗出量自然减少;黄芩能舒缓肠组织之充血现象,使其血压下降,则血易止;大量肠出血后,必有肢冷脉细色白等虚寒现象,故加附子温阳。

二、国医大师徐景藩治疗上消化道出血诊疗经验

徐老认为治疗必先静卧。用白及粉 1.5~3g，参三七 1.5~2g，每日 3 次或 6 小时一次，温开水调成糊状内服（按 1g 粉剂加 8ml 水的比例）。服后半小时内不饮水。血止后续服 3 日，酌减其量后再服 3 日。如无参三七，单味白及适当加量，效亦相仿。白及性涩而收，历代本草均载其入肺经，内服疗肺疾，治咳血，但近代已广泛用于治疗上消化道出血。徐老认为，该药属于"阻遏"止血之品，其止血用途广，故不限于肺。凡吐血胃热证，常用清热凉血法，药如黄芩、黄连、大黄、生甘草、赤芍、丹皮等。便血气虚证当以益气摄血为要，药如党参、焦白术、炒山药、炙甘草、白芍等，如气虚显著加炙黄芪、当归。山药甘而不温，补而不滞，与黄芪相伍，补气止血而兼"护膜"，有利于胃及十二指肠溃疡的愈合。上述两证均可配用地榆、侧柏叶以加强止血作用。夹湿者常加陈皮、法半夏；气滞者酌加煨木香、炒枳壳。汤剂应浓煎，每次服量以 100~150ml 为宜。吐血胃热证如血出过多，常随之而见气血两虚，病机亦每由实转虚。故血热证常为早期证候，在一定意义上说，脾虚是本，胃热是标。如不谙此要领，对血热之证过用苦寒清热，使脾气更伤，血亦难止。反之，若一见出血，泥于脾虚当补之见，动辄参芪甘温升阳，则尤增血热，亦可导致血出不止。

三、国医大师熊继柏辨治便血经验

便血，即大便下血，但痔疮、肛裂引起的便血不属于内科之便血范畴。《金匮要略·惊悸吐衄下血胸满瘀血病脉证治》曰"下血，先血后便，此近血也，赤小豆当归散主之"，"下血，先便后血，此远血也，黄土汤主之"。这里所讲的便血主要指远血，即因肠、胃病变引起的便血。一种是实证，因肠中湿热损伤肠中脉络造成出血；一种是虚证，胃中虚寒，气虚不能摄血造成出血。

肠中湿热：临床表现为便血，伴口苦，尿黄，大便溏而热，肛门灼热感，或者大便结，舌红，苔黄（腻），脉数。方用槐花散，也可合地榆散。

中焦虚寒：临床表现为下血色暗黑，伴疲乏，食少，便溏，畏冷，口淡不渴，面色淡黄无华，舌淡，脉细。若出血不严重，方用黄土汤，若没有灶心黄土，可以用赤石脂、干姜炭代替，取《金匮要略》桃花汤之意。如果患者已出现严重贫血，面色淡黄无华，少气无力，舌淡，则方用归脾汤合桃花汤。

四、国医大师李振华活血愈疡汤治疗便血经验

李振华先生认为因肝气不舒，气机阻滞，瘀血内停，溢于脉外，便症见便血。治疗上主张疏肝理气，活血散瘀，行气止血。常以当归、赤芍、川芎、香附、小茴香、木香、延胡索、五灵脂、炒蒲黄各 10g、三七粉、甘草各 3g 等治疗。方中当归、川芎、赤芍、五灵脂、炒蒲黄、延胡索、三七粉活血散瘀，行气止血；香附、木香、小茴香疏肝理气。诸药合用，可使气血畅通，则疼痛与出血自解。

【转归及预后】

临床上，便血的病理演变往往是虚实夹杂，且有偏于实和偏于虚的不同。偏于实者，多

表现为内热炽盛、湿热内蕴或气滞血瘀,日久由于血失气耗导致正气损伤,可转化为虚证或虚实夹杂之证;或因湿热留恋而使便血反复发作;或因气滞血瘀,瘀血留滞内扰神明而出现"恍惚、善忘、甚则谵语如狂"等精神障碍的证候。而偏于虚者,常见于出血量较大的患者,多表现为血虚气少,轻则头晕、面色苍白、心慌气短,重则四肢厥冷、大汗淋漓、神识不清、尿闭;失血严重者甚至出现气随血脱而出现亡阴之证。

第三篇｜第十九章

参考文献

第二十章　胁痛

【概述】

胁痛是以一侧或两侧胁肋部疼痛为主症的一种疾病。本病主要涵盖了西医学中肝胆系统以胁痛为主要临床表现的疾病，如急、慢性肝炎，急、慢性胆囊炎，胆系结石，胆道蛔虫，肋间神经痛等；因肝癌、胸膜炎等疾病引起的胁肋部疼痛不在本病证范围。

【病名沿革】

本病证早在《黄帝内经》就有记载，并明确指出胁痛的发生主要是肝胆的病变，病因主要以寒、热、郁、瘀为主。如《素问·缪刺》云："邪客于足少阳之络，令人胁痛不得息。"《素问·脏气法时论》云："肝病者，两胁下痛引少腹"如《素问·举痛论》云："寒气客于厥阴之脉……故胁肋与少腹相引痛矣。"《素问·刺热》云："肝热病者，小便先黄……胁满痛，手足躁，不得安卧。"《灵枢·邪气脏腑病形》云："若有所大怒，气上而不下，积于胁下，则伤肝。"《灵枢·五邪》曰："邪在肝，则两胁中痛……恶血在内。"

汉代张仲景提出了因悬饮致胁痛的观点，并创立了许多治疗胁痛的疗效显著的方剂，至今仍在临床广泛使用。如《金匮要略·痰饮咳嗽病脉证并治》云："饮后水流在胁下，咳唾引痛，谓之悬饮。"处方如用于少阳枢机不利而致胁痛的小柴胡汤；湿热之邪蕴结肝胆的茵陈蒿汤；悬饮所致胁痛的十枣汤。此外，还有大黄䗪虫丸等方药，均为后世治疗胁痛的有效方药。

隋代巢元方《诸病源候论·胸胁痛候》指出胁痛的发生与肝胆肾相关，初步认识到"邪气"可致胁痛，并提出胁痛日久可变生他证，逐步完善了胁痛的病因病机。如："胸胁痛者，由胆与肝及肾之支脉虚，为寒气所乘故也……此三经之支脉并循行胸胁，邪气乘于胸胁，故伤其经脉。邪气之与正气交击，故令胸胁相引而急痛也。"《诸病源候论·卒苦烦满又胸胁痛欲死候》曰："此由手少阳之络脉虚，为风邪所乘……风邪在其经，邪气迫于心络，心气不得宣畅，故烦满。乍上攻于胸，或下引于胁，故烦满而又胸胁痛也，若经久邪气留连，搏于脏则成积，搏于腑则成聚也。"

宋代严用和《济生方·胁痛评治》认为胁痛病因主要由情志不遂所致，言："夫胁痛之病……多因疲极嗔怒，悲哀烦恼，谋虑惊扰，致伤肝脏，肝脏既伤，积气攻注，攻于左则左胁痛，攻于右则右胁痛，移逆两胁则两胁俱痛。"

金元时期,胁痛的治疗方法进一步完善,创立了许多有效的方药。处方如:用于跌仆损伤、血流胁下作痛的复元活血汤;用于食积停滞、胃失和降、腑气不畅的枳实导滞丸;用于水饮痰浊流注厥阴经、气机痹阻所致胁痛的香附旋覆花汤。

明代医家进一步完善了胁痛病因,指出为外感、内伤两大类,并提出以内伤为多见,明确提出了"疠气"致病学说,应辨证治疗的法则。张景岳《景岳全书》中指出,胁痛主要与情志、饮食、房劳等关系最为密切,并将胁痛分为外感与内伤两大类。如《景岳全书·胁痛》曰:"胁痛有内伤、外感之辨,凡寒邪在少阳经……然必有寒热表证者方是外感,如无表证,悉属内伤。但内伤胁痛者十居八九,外感胁痛则间有之耳。"其中用于肝气郁滞之胁痛的柴胡疏肝散,现在仍为临床广泛应用。《症因脉治》云"病起于仓卒,暴发寒热,胁肋刺痛,沿门相似,或在一边,或在两边,痛之不已",所谓疠气流行之疫症。《古今医鉴·胁痛》提出胁痛应辨证治疗,"脉双弦者,肝气有余,两胁作痛,病夫胁痛者,厥阴肝经为病也,其病自两胁下痛引小腹,亦当视内外所感之邪而治之",并将病因分类,"若因暴怒伤触,悲哀气结,饮食过度,冷热失调,颠仆伤形,或痰积流注于血,与血相搏,皆能为痛,此内因也。若伤寒少阳,耳聋作痛,风寒所袭而为胁痛,此外因也。治之当以散结顺气,化痰和血为主,平其肝而导其气,则无有不愈矣"。

清代医家对胁痛的病因及治疗原则进行了比较全面系统的描述,胁痛的治疗方法趋于完备。《金匮翼·肝虚胁痛》云:"肝虚者,肝阴虚也,阴虚则脉细急,肝之脉贯膈布胁肋,阴虚血燥则经脉失养而痛。"明确提出肝阴不足致胁痛的观点。《证治汇补·胁痛》曰:"治宜伐肝泻火为要,不可骤用补气之剂,虽因于气虚者,亦宜补泻兼施……故凡木郁不舒,而气无所泄,火无所越,胀甚惧按者,又当疏散升发以达之,不可用过降气,致木愈郁而痛愈甚也。"《临证指南医案·胁痛》对胁痛之属久病入络者,善用辛香通络、甘缓补虚、辛泄祛瘀等法,立方遣药,颇为实用,对后世医家影响较大。处方如用于肝阴不足、络脉不荣胁痛的一贯煎,气滞日久、瘀血阻滞肝络的血府逐瘀汤等。

在现代,随着对胁痛病因的深入认识和常见疾病的明确诊断,诊断和治疗均有进一步的发展,明确了胁痛的基本病机为肝络失和,病机变化为"不通则痛""不荣则痛",治疗当以疏肝和络、养血柔肝为基本法则。国医大师周仲瑛认为慢性病毒性肝炎所致胁痛的病理特点为湿热疫毒互结,土壅木郁,久则肝脾两伤,求因施治当清化瘀毒,扶正祛邪须调理肝脾。

【病因病机】

胁痛主要由情志不舒、跌仆损伤、饮食不节,久病耗伤,劳倦过度,或外感湿热等病因,导致肝气郁结、血瘀阻络,湿热蕴结、肝失疏泄,肝阴不足、络脉失养等,最终导致胁痛发生。

1. 情志不遂 若情志不舒,或抑郁,或暴怒气逆,均可导致肝脉不畅,肝气郁结,气机阻滞,不通则痛,发为胁痛。如《金匮翼·胁痛统论》说:"肝郁胁痛者,悲哀恼怒,郁伤肝气。"肝气郁结胁痛,日久有化火、伤阴、血瘀之变。故《杂病源流犀烛·肝病源流》又说:"气郁,由大怒气逆,或谋虑不决,皆令肝火动甚,以致胠胁肋痛。"

2. 跌仆损伤 因强力负重,致使胁络受伤,瘀血停留,阻塞胁络,发为胁痛;或跌仆闪挫,恶血不化,均可致瘀血阻滞胁络,不通则痛,而成胁痛。故《临证指南医案·胁痛》曰:"久病在络,气血皆窒。"《类证治裁·胁痛》谓:"血瘀者,跌仆闪挫,恶血停留,按之痛甚。"

3. 饮食所伤　饮食不节，过食肥甘，损伤脾胃，湿热内生，郁于肝胆，肝胆失于疏泄，可发为胁痛。如《景岳全书·胁痛》指出："以饮食劳倦而致胁痛者，此脾胃之所传也。"

4. 外感湿热　外感湿热之邪，侵袭肝胆，枢机不利，肝胆经气失于疏泄，气机阻滞，不通则痛，而成胁痛。《素问·刺热》说："肝热病者……胁满痛。"《证治汇补·胁痛》也曾谓胁痛"至于湿热郁火，劳役房色而病者，间亦有之"。

5. 过劳久病　素体肾虚，或久病耗伤，或劳欲过度，均可使精血亏损，导致水不涵木，肝阴不足，络脉失养，不荣则痛，而成胁痛。正如《金匮翼·胁痛统论》所说："肝虚者，肝阴虚也，阴虚则脉细急，肝之脉贯膈布胁肋，阴虚血燥则经脉失养而痛。"《景岳全书·胁痛》指出："凡房劳过度，肾虚羸弱之人，多有胸胁间隐隐作痛，此肝肾精虚。"

基本病机为肝络失和，"不通则痛"或"不荣则痛"，胁痛初病在气，由肝郁气滞、气机不畅所致；气为血帅，气则血行，故气滞日久，血行不畅，病变由气滞转为血瘀，或气滞、血瘀并见；气滞日久，易于化火伤阴；因饮食所伤，肝胆湿热所致之胁痛，日久亦可耗伤阴津，皆可致肝阴耗伤，脉络失养，而转为虚证或虚实夹杂证。外邪、饮食、情志所致，以气机郁滞为主，病位较浅，多在气分；日久由经入络，气郁血瘀，病位较深，多为气血同病。病位在肝胆，与脾胃肾密切相关。

【临床表现】

以一侧或两侧胁肋部疼痛为主要临床表现，疼痛性质可表现为胀痛、窜痛、刺痛、隐痛，多为拒按，间有喜按者。本症伴见胸闷、腹胀、嗳气、呃逆、急躁易怒、口苦纳呆、厌食恶心等症。

【诊断】

1. 以一侧或两侧胁肋部疼痛为主要临床表现，疼痛性质可表现为胀痛、窜痛、刺痛、隐痛，多为拒按，间有喜按者。

2. 可伴见胸闷、腹胀、嗳气、呃逆、急躁易怒、口苦纳呆、厌食恶心等症。

3. 常有情志不舒，跌仆损伤，饮食不节，久病耗伤，劳倦过度，或外感湿热等病因。

【鉴别诊断】

1. 胁痛与悬饮　胁痛发病与情志不遂、饮食不节、跌仆损伤、久病体虚有关，其病机为肝络失和，主要表现为一侧或两侧胁肋部疼痛。悬饮多因素体虚弱，时邪外袭，肺失宣通，饮停胸胁，而致络气不和，其表现为饮停胸胁，胸胁咳唾引痛，呼吸或转侧加重，患侧肋间饱满，叩诊呈浊音，或兼见发热。

2. 胁痛与胃痛　两者疼痛主要部位不同。胁痛是以一侧或两侧胁肋部疼痛为主证，可伴发热恶寒，或目黄肤黄，或胸闷太息。肝气犯胃之胃痛可有攻痛连胁，但仍以上腹中部胃脘部疼痛为主症，且常伴嘈杂反酸，嗳气吐腐。

3. 胁痛与黄疸、臌胀、肝癌　黄疸、臌胀、肝癌在病程中或早或晚均伴有一侧或两侧胁肋部疼痛。其鉴别要点在于：黄疸以身目发黄为主症；臌胀为气、血、水互结，腹大如鼓；肝癌有胁下积块。

【辨证论治】

一、辨证要点

1. 辨气血 胁痛在气，以胀痛为主，且痛无定处，游走不定，时轻时重，症状的轻重每与情绪变化有关；胁痛在血，以刺痛为主，且痛处固定不移，疼痛持续不已，局部拒按，入夜尤甚，或胁下有积块。

2. 辨虚实 实证多由肝郁气滞，瘀血阻络，外感湿热之邪所致，起病急，病程短，疼痛剧烈而拒按，脉实有力；虚证多属肝阴不足，络脉失养所引起，常因劳累而诱发，起病缓，病程长，疼痛隐隐，绵绵不休而喜按，脉虚无力。

3. 辨表里 外感胁痛是由湿热外邪侵袭肝胆，肝胆失于疏泄条达而致，伴有寒、热表证，且起病急骤，同时可出现恶心呕吐，目睛发黄，苔黄腻等肝胆湿热症状；内伤胁痛则由肝郁气滞，瘀血内阻，或肝阴不足所引起，不伴恶寒、发热等表证，且起病缓慢，病程较长。

4. 辨脏腑 胁痛病位主要在肝胆，但与脾、胃、肾密切相关，辨证时要注意辨别病变脏腑的不同。如肝郁气滞证发病多与情志因素有关，胁痛以胀痛为主，痛无定处，心烦易怒、胸闷腹胀、嗳气频作，属于肝脏病；肝胆湿热证口干口苦，胸闷纳呆，或兼有身热恶寒，身目发黄，为肝胆脏腑同病；若肝胃不和症见胸脘痞闷，恶心呕吐，胁痛隐隐，为肝胃同病。

二、治疗原则

胁痛的治疗原则当基于肝络失和的基本病机，根据"不通则痛""不荣则痛"的理论，以疏肝活络止痛为基本治则，结合肝胆的生理特点，灵活应用。实证宜理气、活血通络、清热祛湿，通则不痛；虚证宜补中寓通，滋阴、养血、柔肝，荣则不痛。

三、辨证分型

1. 肝郁气滞证
主症：①胁肋胀痛或窜痛，随情志变化；②胸闷，善太息，得嗳气则舒。
次症：①纳食减少；②脘腹胀满。
舌脉：舌苔薄白，脉弦。

2. 肝胆湿热证
主症：①胁肋胀痛触痛明显而拒按，或引及肩背；②恶心呕吐，厌食油腻。
次症：①口干口苦；②腹胀尿少；③脘闷纳呆；④兼有身热恶寒，或有黄疸。
舌脉：舌苔黄腻，脉弦滑。

3. 瘀血阻络证
主症：①胁肋刺痛，痛处固定而拒按；②胁下有积块。
次症：①疼痛持续不已，入夜尤甚；②面色晦暗。
舌脉：舌质紫暗，脉沉弦。

4. 胆腑郁热证

主症：①右胁灼热疼痛；②面红目赤，口苦咽干。

次症：①大便秘结，小便短赤；②心烦、失眠易怒。

舌脉：舌红，苔黄厚而干，脉弦数。

5. 肝络失养证

主症：①胁肋隐痛，绵绵不已；②遇劳加重。

次症：①口干咽燥；②两目干涩，头晕目眩；③心中烦热。

舌脉：舌红少苔，脉弦细数。

证候诊断：主症必备，加次症 2 项及以上，结合舌脉，即可诊断。

利用现代医学的先进设备的方法，研究胁痛不同证型的表现规律，取得大量研究成果，对指导临床实践很有实用价值，综合文献报道主要有：

近年的研究显示，中医辨证对肝组织炎症及纤维化程度的判断具有较高的敏感性、特异性及准确性。慢性肝炎瘀血证和非瘀血证患者肝组织炎症和纤维化程度有所不同。瘀血证患者肝组织炎症分级和纤维化显著高于非瘀血证患者，可能由于非瘀血证型处于慢性乙型肝炎的早期，而瘀血证型多处于疾病的进展期。

ALT 和 AST 是主要反映肝细胞炎症损伤的酶类，其升高的水平反映肝细胞膜及肝细胞线粒体损伤的程度。血清白蛋白（Alb）主要由肝细胞合成，其含量与有功能的肝细胞数量成正相关，Alb 逐渐下降者多见于疾病中晚期，预后多不良。瘀血证患者 Alb 较低，ALT 和 AST 明显升高，与非瘀血证患者比较差别有统计学意义，提示瘀血证患者肝功能损伤较严重。因此，我们认为瘀血证型慢性乙型肝炎肝组织病变多较严重，可能处于疾病的进展期。总胆红素和直接胆红素多在湿热内结证中水平最高，外感湿热之邪，或湿浊内生，蕴而化热，阻遏肝胆气机，导致驱邪无力、邪毒聚增，故而肝细胞被不断破坏，临床表现为炎性反应显著，ALT、AST 明显升高。"湿热相搏，民病黄疸"，湿热阻滞气机，肝胆疏泄失调，或湿热熏蒸肝胆，胆汁不循常道，外溢肌肤，发为黄疸，故在临床可见总胆红素和直接胆红素升高。

影像学检查：不同证型中腹部彩超积分及门静脉内径、肝纤维四项比较具有显著统计学意义，瘀血阻络证与其他证型比较差异明显，脾大情况无明显差异。不同证型间肝脏硬度具有显著的统计学差异，瘀血阻络证最为明显，病变轻重与肝脏硬度、肝纤维四项、腹部彩超诊断、天门冬氨酸氨基转移酶和血小板比率指数呈正相关，与血小板值呈负相关，肝脏硬度与透明质酸酶、Ⅳ型胶原、Ⅲ型前胶原、层粘连蛋白、天冬氨酸转氨酶与血小板比值（APRI）、腹部彩超积分、门静脉内径成正比，与血小板、白蛋白、前白蛋白成反比，这些因素与肝脏硬度有显著相关性。肝脏瞬时弹性成像检测对慢性乙型肝炎中医辨证分型的客观化具有一定的参考依据，肝脏瞬时弹性成像检测联合腹部彩超及肝纤维四项、肝功能、血小板检测值等可进一步提高慢性乙型肝炎中医辨证准确性。

从免疫功能与正邪虚实角度来讲，慢性乙型肝炎虚证、实证及虚实夹杂 3 个组的 $CD4^+T$ 细胞百分比均较健康人群（对照组）低；$CD8^+T$ 细胞百分比由高至低依次为实证组、虚实夹杂证组、对照组、虚证组，实证组 $CD4^+/CD8^+$ 比值显著低于虚证组或对照组，3 个组的 B 淋巴细胞百分比均高于对照组、NK 细胞百分比低于对照组。慢性乙型肝炎存在着免疫调节紊乱，证候虚实分类与外周血淋巴细胞亚群之间存在一定的相关性，中医虚实辨证结合免疫功能检测具有一定的临床意义。

四、辨证治疗

1. 肝郁气滞证

治法:疏肝解郁,理气止痛。

代表方:柴胡疏肝散(《证治准绳》)。

常用药:柴胡、香附、枳壳、陈皮、川芎、白芍、炙甘草。

加减:气滞及血,胁痛重者,加郁金、川楝子、延胡索、青皮;气郁化火,加栀子、黄芩、龙胆草;肠鸣、腹泻,加白术、茯苓、泽泻、薏苡仁;恶心呕吐,加半夏、陈皮、藿香、生姜。

柴胡疏肝解散对肝郁气滞型的慢性乙型肝炎的治疗效果肯定,具有抑制炎症反应、降低转氨酶、提高免疫力等作用。作为经典的疏肝解郁复方,柴胡疏肝散在临床抑郁症治疗中得到广泛的应用。药理机制研究表明,给药组小鼠肝组织超氧化物歧化酶(SOD)和过氧化氢酶(CAT)活性明显增加;全血中谷胱甘肽(GSH)含量增加,肝组织丙二醛、SOD、CAT水平降低。提示柴胡疏肝散具有抑制脂质过氧化、缓解氧化应激损伤、调控机体抗氧化水平作用。

2. 肝胆湿热证

治法:疏肝利胆,清热利湿。

代表方:龙胆泻肝汤(《医方集解》)。

常用药:龙胆草、栀子、黄芩、柴胡、木通、泽泻、车前子、生地、当归。

加减:便秘,腹胀满,加大黄、芒硝。目黄,尿黄,发热口渴,加茵陈、黄柏、金钱草。血瘀,加三棱、莪术、丹参、当归尾。

龙胆泻肝汤对肝炎肝胆湿热证疗效显著。龙胆泻肝汤加减联合恩替卡韦可有效改善肝胆湿热型胁痛的慢性乙型肝炎患者的中医证候症状,总有效率也有明显提高。并且配合恩替卡韦治疗,患者的胁痛、恶心呕吐等症状减弱,主要是与龙胆泻肝汤中龙胆草等药物的抑制病毒及菌群作用相关联。该疗法缓解患者临床症状,使肝功能得到有效改善,抗肝脏纤维化效果明显。龙胆泻肝汤通过调节AMPK-α的表达,分别调节SREBP-1c和PPAR-α介导的肝新生脂肪形成和脂肪酸β-氧化相关的基因表达,从而改善病情。

3. 瘀血阻络证

治法:活血化瘀,通络止痛。

代表方:血府逐瘀汤(《医林改错》)或复元活血汤(《医学发明》)。

常用药:桃仁、红花、当归、生地黄、川芎、赤芍、柴胡、桔梗、枳壳、牛膝。

加减:还可加三七粉另服,以助祛瘀生新之效。

血府逐瘀汤加味治疗慢性乙型肝炎肝纤维化(瘀血阻络证),可明显改善患者胁痛、腹胀等症状,修复受损肝细胞,改善肝纤维化病变程度,提高患者生存质量。实验研究表明血府逐瘀汤可诱导雄性大鼠谷胱甘肽过氧化物酶(GSH-Px)、过氧化氢酶(CAT)、超氧化物歧化酶(SOD)、谷胱甘肽-S-转移酶蛋白(GST)表达和升高GSH,提示血府逐瘀汤可能具有解毒和抗氧化功能。

4. 胆腑郁热证

治法:清泻肝胆,解郁通腑。

代表方:清胆汤(《伤寒大白》)。

常用药：柴胡、黄芩、竹茹、厚朴、广陈皮、甘草。

加减：心烦失眠，加丹参、炒枣仁；黄疸，加茵陈、枳壳；口渴喜饮，加天花粉、麦冬；恶心呕吐，加半夏、竹茹。

大黄能促进胆汁分泌，加强胆囊收缩，松弛 Oddi 括约肌，增加胆汁酸的分泌和胆汁流量。实验证明，大黄的利胆作用主要来源于胆汁分泌的增加。采用二甲苯致炎、醋酸致痛及干酵母所致发热的 3 种动物模型，观察清胆汤对 3 种动物模型的抗炎、镇痛、解热作用，实验结果表明，清胆汤的三个剂量均有较为明显的抗炎、镇痛及解热作用。黄芩对多种革兰氏阳性和阴性细菌如大肠埃希菌、葡萄球菌、链球菌、伤寒沙门菌、副伤寒沙门菌、痢疾杆菌等均有显著抑制作用。

5. 肝络失养证

治法：养阴柔肝，理气止痛。

代表方：一贯煎（《续名医类案》）。

常用药：生地、枸杞、沙参、麦冬、当归、川楝子。

加减：舌红而干，加石斛、玄参、天冬；两目干涩，视物昏花，加草决明、女贞子；头晕目眩，加钩藤、天麻、菊花；心中烦热，口苦，加炒栀子、丹参。

慢性乙型肝炎在中医古籍中属于"黄疸""胁痛""积聚""臌胀"等病证范畴。慢性乙型肝炎中期多是肝阴亏虚，伴有肝气郁滞。一贯煎方中用生地黄滋养肝肾，为主药，辅以北沙参、麦冬、枸杞滋阴养肝，以加强养阴作用；佐以当归养血和肝；使以川楝子疏肝泄热，使肝气条达，则肝郁可除。药物研究表明一贯煎能够抑制肝星状细胞活化，其机制可能是通过提高肝星状细胞的雌激素受体表达而起作用。临床研究显示 40 例慢性乙型肝炎患者经一贯煎加味辨证治疗后，症状均得以不同程度的改善，肝功能也得以不同程度的恢复，乙肝病毒脱氧核糖核酸（HBV-DNA）水平降低或阴转。提示一贯煎可使肝体得养、肝气条达，能有效减轻患者的病情，值得推广应用。

【中成药】

1. 理气活血类

（1）胰胆舒颗粒：散瘀行气，活血止痛。用于急、慢性胰腺炎或胆囊炎属气滞血瘀，热毒内盛者。开水冲服，每次 10g，每日 2~3 次。

（2）天舒胶囊：活血平肝，通络止痛。用于瘀血阻络或肝阳上亢所致的头痛日久、痛有定处，或头晕胁痛、失眠烦躁，舌质暗或有瘀斑；血管神经性头痛、紧张性头痛见上述证候者。饭后口服，每次 4 粒，每日 3 次。

（3）元胡止痛片：理气，活血，止痛。用于气滞血瘀的胃痛，胁痛，头疼及痛经。口服，每次 4~6 片（0.25g/片），每日 3 次，或遵医嘱。

（4）红花逍遥片：疏肝、理气、活血。用于肝气不舒，胸胁胀痛，头晕目眩，食欲减退，月经不调，乳房胀痛或伴见颜面黄褐斑。口服，每次 2~4 片，每日 3 次。

2. 清热利湿类

（1）龙胆泻肝丸：清肝胆，利湿热。用于肝胆湿热，头晕目赤，耳鸣耳聋，胁痛口苦，尿赤，湿热带下。口服，水丸每次 3~6g，每日 2 次。

（2）苦胆草片：清热燥湿，泻肝胆火。用于湿热黄疸，阴肿阴痒，带下，强中，湿疹瘙痒，目赤，耳聋，胁痛，口苦，惊风抽搐。口服，每次 4 片，每日 3 次。

（3）复方三叶香茶菜片：清热利湿，活血化瘀。用于肝胆湿热所引起的胁痛，纳差，呕吐，恶心，腹胀，身重，倦怠，黄疸等症（急性或慢性肝炎和乙肝病毒携带者）。口服，每次 4 片，每日 3 次，饭后服用。

（4）利胆止痛胶囊：清热利胆，理气止痛。用于肝胆湿热所致的胁痛，黄疸（如急性肝炎、慢性肝炎、胆囊炎）。口服，每次 3 粒，每日 3 次。

（5）消炎利胆片：清热，祛湿，利胆。用于肝胆湿热所致的胁痛、口苦；急性胆囊炎、胆管炎见上述证候者。口服，每次 6 片，每日 3 次。

（6）金龙舒胆胶囊：清热利胆，疏肝理气。用于湿热型及湿热兼气滞型的急、慢性胆囊炎。口服，每次 6 粒，每日 3 次。

3. 消炎利胆类

（1）金胆片：利胆消炎。用于急性、慢性胆囊炎，胆石症，以及胆道感染。口服，每次 5 片，每日 2~3 次。

（2）舒胆片：清热化湿，利胆排石，行气止痛。用于肝胆湿热，黄疸胁痛，发热口苦，尿赤便燥；胆囊炎、胆道感染、胆石症见上述证候者。口服，每次 5~6 片，每日 3 次，小儿酌减，或遵医嘱。

4. 疏肝利胆类

（1）胆康胶囊：疏肝利胆，清热解毒，理气止痛。用于急、慢性胆囊炎，胆道结石。口服，每次 4 粒，每日 3 次，30 日为 1 个疗程。

（2）胆宁片：疏肝利胆，清热通下。用于肝郁气滞、湿热未清所致的右上腹隐隐作痛、食入作胀、胃纳不香、嗳气、便秘；慢性胆囊炎及上述证候者。口服，每次 5 片（0.36g/片），每日 3 次。饭后服用。

（3）乌军治胆片：疏肝解郁，利胆排石，泄热止痛。用于肝胆湿热所致的胁痛、胆胀，症见胁肋胀痛、发热、尿黄、胆囊炎、胆道感染或胆道手术后见上述证候者。口服，每次 4 片，每日 3 次。

5. 清热解毒类

（1）新癀片：清热解毒，活血化瘀，消肿止痛。用于热毒瘀血所致的咽喉肿痛、牙痛、痹痛、胁痛、黄疸、无名肿毒等症。口服，每次 2~4 片，每日 3 次，小儿酌减。外用，用冷开水调化，敷患处。

（2）四逆散：透解郁热，疏肝理脾。用于热厥手足不温，脘腹胁痛，泻痢下重。开水冲泡或炖服，每次 9g（1 袋），每日 2 次。

【中医适宜技术】

一、针灸疗法

取足厥阴肝经、足少阳胆经、足阳明胃经为主。处方：主穴，期门、支沟、阳陵泉、足三里。配穴：肝郁气滞者，加行间、太冲；血瘀阻络者，加膈俞、血海；湿热蕴结者，加中脘、三阴交；肝阴不足者,加肝俞、肾俞。操作:毫针刺,实证用泻法,虚证用补法。

二、穴位贴敷

（1）双柏散:大黄、侧柏叶、黄柏、泽兰、薄荷,适用于证属湿热蕴结者。用法:药末以蜜调和,敷贴胆囊区,每次 7 小时,每日 2 次,每个疗程 7 日。

（2）肝舒贴:黄芪、夏枯草、莪术、穿山甲(现有以豕甲代替者)等,适用于证属肝郁脾虚血瘀者。取穴:肝俞、足三里、章门、期门、日月。用法:将药物敷贴于相应穴位,2 日 1 次,每个疗程 2 周。

（3）消炎化瘀膏:黄柏、桃仁、玄胡、冰片,适用于证属湿热瘀血互结者。用法:药末用凡士林调成膏剂,直径 3~5cm,以纱布覆盖,外敷于胆囊区,每日 1 次,每个疗程 7 日。

三、烫熨疗法

针对肝络失养胁痛,取琥珀末或吴茱萸 5g,盐少许,炒热后,热敷疼痛部位,药包冷则更换,每日 2 次,每次 30 分钟;或以疼痛缓解为度。

四、推拿疗法

背俞穴综合手法:首先在背俞穴上寻找压痛敏感点,找到后即以此为输行指揉法,得气为度。以右掌根置于患者右肋下,行掌揉法,顺逆时针均可,轻重以病位得气,患者感觉舒适为度,行 10~15 分钟。胆囊穴点按法:点按双侧胆囊穴、足三里、内关,得气为度。

经络是人体运行气血、联络脏腑、沟通内外、贯通上下之路径,亦为病邪出入之路。运用针灸为主结合中西医治疗,CD3、CD4 明显下降,CD4、CD4/CD8 较前升高,提示针药并用可明显提高机体免疫功能,改善肝功能。

【 西药治疗 】

中医的胁痛可见于西医的多种疾病,西药治疗应根据现代医学的客观检查进一步明确诊断,规范、合理地选择用药。对症止痛可选择的药物有:

1. 颠茄片　10mg/片。用于胃及十二指肠溃疡,胃肠道、肾、胆绞痛等。口服:成人每次 1 片,疼痛时服。必要时 4 小时后可重复 1 次。对本品过敏者、哺乳期妇女、前列腺肥大、青光眼患者禁用,哺乳期妇女禁用。

2. 山莨菪碱　片剂:5mg,10mg;注射剂:5mg(1ml),10mg(1ml)。用于胃溃疡、十二指肠溃疡、胆管、胰管、输尿管痉挛引起的绞痛。口服:每次 5~10mg,每日 3 次。肌内注射:每次 5~10mg。颅内压增高、脑出血急性期患者、青光眼患者、前列腺肥大者、新鲜眼底出血者、恶性肿瘤患者、孕妇禁用。

3. 硫酸吗啡缓释片　10mg/片。为强效中枢性镇痛药,作用时间可持续 12 小时。用于晚期癌症患者第三阶梯止痛及缓解剧痛。呼吸抑制、阻塞性肺疾患、急性肝病、脑外伤、颅内压增高、支气管哮喘、肺源性心脏病、急性酒精中毒者,孕妇、哺乳妇女禁用。须明确诊断,严格掌握适应证,并依据麻醉药品管理的相关法规开具处方。

4. 布洛芬缓释胶囊　每粒含主要成分布洛芬 0.3g。用于缓解轻至中度疼痛如头痛、偏头痛、牙痛、痛经、关节痛、肌肉痛、神经痛,也用于普通感冒或流行性感冒引起的发热。口服:成人,每次 1 片,每日 2 次(早晚各一次)。老年患者由于肝、肾功能发生减退,易发生不良反应,应慎用或适当减量使用。

5. 普瑞巴林胶囊　每粒 100mg,主要成分为普瑞巴林。本品用于治疗带状疱疹后神经痛。本品推荐剂量为每次 75 或 150mg,每日 2 次;或者每次 50mg 或 100mg,每日 3 次。本品可与食物同时服用,也可单独服用。本品可能引起外周水肿,心功能Ⅲ或Ⅳ级的充血性心衰患者应慎用。

【名医经验】

一、关幼波名老中医痰瘀论治疗胁痛经验

组成:生芪 30g,丹参 15g,旋覆花 15g,生赭石 15g,杏仁 10g,橘红 10g,赤白芍各 10g,香附 10g,茅根 30g,小蓟 10g,泽兰 30g,茯苓 10g,苍白术各 10g,醋柴胡 10g,生牡蛎 10g,山药 10g,草河车 30g,藕节 10g,生甘草 10g。

功效:健脾利湿,活血化瘀。

主治:慢性乙型肝炎,属脾虚湿困,痰瘀互结之者。症见右胁刺痛,体倦乏力,脘痞腹胀,恶心纳差,嗜睡便稀,舌质暗,舌体胖有齿痕,苔白腻,脉沉滑。

用法:水煎服,每日 1 剂。

经验:关老认为慢性肝炎多由急性肝炎失治误治发展而来:病重药轻,祛邪不尽等致使湿热疫毒残留;又因正气不足,不能抗邪,湿热疫毒,郁于肝胆,滞留脾胃,中阳不振,聚而生痰,肝脾受损,气血亏虚,气不帅血,出现瘀血,痰湿和瘀血交阻,致肝、脾、肾气血失和,形成恶性循环。故活血化瘀治则贯穿始终。

二、陈建杰名老中医治疗胁痛经验

组成:柴胡、虎杖、八月札、制香附、菊花、陈皮、青皮各 9g,蒲公英、黄芩炭、芦茅根各 12g,茵陈、牡蛎(先煎)各 30g,金钱草 15g,苍术 20g,黄连 3g。

功效:疏肝清热利湿。

主治:慢性乙型肝炎属肝经湿热者。症见时有胁痛,口干口苦明显,偶有齿衄,胃纳尚可,二便调,夜寐安。苔白腻,舌质偏红,脉小弦。

用法:水煎服,每日 1 剂。

经验:"治病必求于本",陈老认为慢性乙型肝炎病因病机核心在湿,肝病最易侵犯脾胃,脾失健运,清气不升,浊气不降,导致中焦湿热蕴结,加之湿热疫毒内侵,迁延日久,肝胆失疏,络脉失和而致胁痛。故用方遣药以疏肝、清热化湿为主,方中柴胡疏肝解郁,清泄厥少之郁,具有"木郁达之"之功效,配伍八月札、制香附、陈皮、青皮共奏疏肝理气解郁之效;"治湿不利小便,非其治也",故茵陈、金钱草、虎杖、芦茅根清利肝胆湿热,使邪热由小便而出,给邪以出路;配伍菊花、蒲公英清解肝毒;苍术健脾利湿;黄连清热燥湿,黄芩炭清热凉血,两者合用,加强其燥湿祛邪之功效;牡蛎咸寒质重,平抑肝阳。全方配伍,立法周全,则诸症可愈。

三、国医大师朱良春治疗胁痛经验

组成:生黄芪 18g,炒白术、当归各 12g,陈皮 6g,升麻、柴胡、炙甘草、乌梅各 5g,党参、炒川楝子、生白芍各 15g,鹿角霜 30g。

功效:补中益气,补肝敛肝。

主治:肝占位,属虚者。症见右侧及左右两侧腋下至腰部疼痛。舌胖,苔白,脉弱。

用法:水煎服,每日 1 剂。

经验:朱老认为,B 超显示肝内光点,回声增强、增粗,血管网络不清并伴有胁痛较剧者,多为中气不足所致。朱老常以补中益气汤加鹿角霜、炒川楝子、生白芍、乌梅,或加少量独活,治疗占位积聚、胁痛久治不愈者。

四、国医大师熊继柏治疗胁痛经验

组成:柴胡 10g,白芍 10g,枳实 15g,甘草 6g,川楝子 10g,延胡索 10g,黄连 5g,吴茱萸 2g,木香 6g,鸡内金 15g。

功效:疏肝清热,理气止痛。

主治:胆囊炎,属胁痛肝气郁滞,郁而化热者。症见右侧胁肋胀痛,伴胃脘胀满,口干,口苦,舌红苔薄黄,脉弦。

用法:水煎服,每日 1 剂。

经验:熊教授认为,胁痛一证,最当辨清属虚、属实、在气、在血。胁痛实证分为气滞胁痛、瘀血胁痛、湿热胁痛;胁痛虚证主要有肝阴不足、肝郁脾虚。熊教授个人经验有 4 点:①辨治胁痛,首察证候虚实;②细观疼痛特点,辨识胁痛性质;③用药注重疏肝利胆;④结合现代医学知识,辨病用药。

【转归及预后】

肝郁胁痛如久延不愈,或治疗不当,日久气滞血瘀,可转化为瘀血胁痛;湿热蕴结胁痛日久不愈,热邪伤阴,可转化为肝阴不足胁痛;邪伤正气,久病致虚,各实证胁痛皆可转化为虚实并见之证;而虚证胁痛若情志失调,或重感湿热之邪,也可转化为阴虚气滞,或阴虚湿热之虚实并见证。胁痛病延日久,可衍生变证,如气血壅结,肝体失和,腹内结块,形成积聚;如湿热壅滞,肝失疏泄,胆汁泛滥,则发生黄疸;肝脾肾失调,气血水互结,酿生臌胀;胁痛日久,痰瘀互结,阻于肝络,或酿毒生变,转为肝癌。无论外感或内伤胁痛,只要调治得法,一般预后良好。若治疗不当,转为黄疸、积聚、臌胀者,治疗较为困难。

第三篇 | 第二十章
参考文献

第二十一章　胆胀

【概述】

胆胀是指胆腑气郁,胆失通降所引起的以右胁胀痛为主要临床表现的一种疾病。胆胀为肝胆系病证中常见的疾病。其临床表现与西医学所称的慢性胆囊炎、慢性胆管炎、胆石症等相似,临床上见有以右胁胀痛、反复发作为主症的疾病,均可参考本节辨证论治。

【病名沿革】

胆胀病始见于《黄帝内经》。《灵枢·胀论》载:"胆胀者,胁下痛胀,口中苦,善太息。"不仅提出了病名,而且对症状描述也很准确。《伤寒论》中虽无胆胀之名,但其所论述的一些症状,如《辨太阳病脉证并治》中的"呕不止,心下急,郁郁微烦者",《辨少阳病脉证并治》中的"本太阳病,不解,转入少阳者,胁下硬满,干呕不能食,往来寒热"等都类似本病,该书中所立的大柴胡汤、大陷胸汤、茵陈蒿汤等皆为临床治疗胆胀的有效方剂。其后《症因脉治》治疗胆胀的柴胡疏肝饮、清代魏之琇《柳州医话》所创的一贯煎也属临床治疗胆胀习用的效方;叶天士《临证指南医案》首载胆胀医案,为后世临床辨证治疗积累了经验。近年来,在辨证治疗胆胀方面取得了不少经验,同时也在古方的基础上创建了一些有效方剂,既往多主张用外科手术治疗的病例,现在也可用中医药综合治疗,取得成功。国医大师任继学认为胆胀病位以胆腑为本、肝脾膏肓为标,其病性病脏为实、病程短,病腑多虚中夹实、病程长,治疗既要疏利肝胆,又要调和脾胃,自拟利胆解郁汤治之。

【病因病机】

胆腑内藏精汁,若胆道通降功能正常,在肝胆疏泄作用下,胆液经胆道排入肠中,助脾胃腐熟消化水谷。若因饮食偏嗜、忧思暴怒、外感湿热、虚损劳倦、胆石等原因导致胆腑气机郁滞,或郁而化火,胆液失于通降,即可发生胆胀。

1. **情志不遂**　胆腑气郁忧思暴怒,情志不遂,肝脏疏泄失常,累及胆腑,气机郁滞,或郁而化火,胆液通达降泄失常,郁滞于胆,则发为胆胀。

2. **饮食偏嗜**　湿热蕴结饮食偏嗜,过食肥甘厚腻,久则生湿蕴热,或邪热外袭,或感受湿邪化热,或湿热内侵,蕴结胆腑,气机郁滞,胆液通降失常而为之郁滞,气郁胆郁则引起胀痛,痛胀发于右胁,而为胆胀。

3. 胆石阻滞 湿热久蕴,煎熬胆液,聚而为石,阻滞胆道,胆腑气郁,胆液通降失常,郁滞则胀,不通则痛,形成胆胀。此外,也有由瘀血积块阻滞胆道而致者,其机制同胆石阻滞。

4. 胆道蛔虫 多由于误食沾有蛔虫卵的生冷蔬菜、瓜果或其他不洁之物而引起的。蛔虫寄生在小肠内,扰乱脾胃气机,吸食水谷精微。由于蛔虫具有喜温、恶寒怕热、性动好窜、善于钻孔的特性,若蛔虫钻入胆道,缠结成团,则见右胁及右上腹突发性钻顶样绞痛,伴恶心呕吐、辗转反侧、大汗淋漓,时作时止,间歇期可如常人。

胆胀病病机主要是气滞、湿热、胆石、瘀血等导致胆腑气郁,胆液失于通降。病位在胆腑,与肝胃关系最为密切。日久不愈,反复发作,邪伤正气,正气日虚,加之邪恋不去,痰浊湿热,损伤脾胃,脾胃生化不足,正气愈虚,最后可致肝肾阴虚或脾肾阳虚的正虚邪实之候。

【临床表现】

本病以右胁胀痛为主,也可兼有刺痛、灼热痛,久病者也可表现为隐痛,常伴有脘腹胀满、恶心口苦、嗳气、善太息等胆胃气逆之症,病情重者可伴往来寒热、呕吐、右胁剧烈胀痛、痛引肩背等症。本病一般起病缓慢,多反复发作,时作时止,部分病例为急性起病。复发者多有诸如过食油腻、恼怒、劳累等诱因。好发年龄多在40岁以上。

【诊断】

1. 以右胁胀痛为主症。
2. 常伴有脘腹胀满,恶心口苦,嗳气,善太息等胆胃气逆之症。
3. 起病缓慢,多反复发作,时作时止,复发者多有诸如过食油腻、恼怒、劳累等诱因。

【鉴别诊断】

1. 与胁痛鉴别 胆胀实为一种特殊类型的胁痛,以胆腑气郁,胆失通降而致的右胁胀痛为特征,伴有恶心口苦、嗳气等胆失通降,胆胃气逆之症,常因过食肥腻迅即引起发作,病位局限于胆腑。其余的胁肋疼痛,则为一般的胁痛,病变以肝病为主。

2. 与胃痛鉴别 胆胀与胃痛因其疼痛位置相近,症状互兼,常致诊断混淆。胃痛在上腹中部胃脘部;胆胀位于右上腹胁肋部。胃痛常伴嘈杂吞酸,胆胀常伴恶心口苦。胃痛常因暴饮暴食,过食生冷、辛辣而诱发,胆胀常为肥腻饮食而诱发。胃痛任何年龄皆可发病,胆胀多在40岁以上发病。纤维胃镜等检查发现胃的病变,有助于胃痛的诊断;B超等检查发现胆囊病变,则有助于胆胀的诊断。

3. 与真心痛鉴别 胆胀与真心痛,两者皆可突然发生,疼痛剧烈,而真心痛预后凶险,故需仔细鉴别。真心痛疼痛在胸膺部或左前胸,疼痛突然发生而剧烈,且痛引肩背及手少阴循行部位,可由饮酒饱食诱发,常伴有心悸、短气、汗出、身寒肢冷、"手足清至节"、脉结代等心脏病症状,心电图等心脏检查异常;胆胀疼痛则在右胁,痛势多较轻,可由过食肥腻诱发,常伴恶心口苦、嗳气等胆胃气逆之症,B超等胆系检查可见异常。

【辨证论治】

一、辨证要点

1. 辨虚实　起病较急,病程较短,或病程虽长而属急性发作,胀痛持续不解,痛处拒按,口苦发热,苔厚脉实者,多属实。起病较缓,病程较长,胁痛隐隐,胀而不甚,时作时止,或绵绵不休,遇劳则发,苔少脉虚者,多属虚。

2. 辨缓急　右胁胀痛,痛势剧烈,甚或绞痛,辗转反侧,呻吟不止,往来寒热,呕吐频繁,苔黄脉数者,则为急证;痛势较缓,无发热呕吐及黄疸者,则病情较缓。

二、治疗原则

胆胀的治疗原则为疏肝利胆,和降通腑。临床当据虚实而施治,实证宜疏肝利胆通腑,根据病情的不同,分别合用理气、化瘀、清热、利湿、排石等法;虚证宜补中疏通,根据虚损的差异,合用滋阴或益气温阳等法,以扶正祛邪。

三、辨证分型

1. 肝胆气郁证
主症:①右胁胀满疼痛,痛引右肩;②遇怒加重。
次症:①胸闷脘胀,善太息;②嗳气频作,吞酸嗳腐。
舌脉:苔白腻,脉弦大。

2. 气滞血瘀证
主症:①右胁刺痛较剧;②痛有定处而拒按。
次症:①面色晦暗;②口干口苦。
舌脉:舌质紫暗或舌边有瘀斑,脉弦细涩。

3. 胆腑郁热证
主症:①右胁灼热疼痛;②面红目赤,心烦失眠易怒。
次症:①口苦咽干;②大便秘结,小便短赤。
舌脉:舌红,苔黄厚而干,脉弦数。

4. 肝胆湿热证
主症:①右胁胀满疼痛;②口苦心烦,或见黄疸。
次症:①胸闷纳呆,恶心呕吐;②大便黏滞。
舌脉:舌红苔黄腻,脉弦滑。

5. 阴虚郁滞证
主症:①右胁隐隐作痛,或略有灼热感;②午后低热,口燥咽干。
次症:①急躁易怒,胸中烦热;②头晕目眩。
舌脉:舌红少苔,脉细数。

6. 阳虚郁滞证

主症：①右胁隐隐胀痛，时作时止；②脘腹胀痛，畏寒肢凉。

次症：①呕吐清涎；②神疲乏力，气短懒言。

舌脉：舌淡苔白，脉弦弱无力。

证候诊断：主症必备，加次症2项及以上，结合舌脉，即可诊断。

利用现代医学的先进设备的方法，研究积聚不同证型的表现规律，取得大量研究成果，对指导临床实践很有实用价值，综合文献报道主要有：

研究表明肝胆湿热证在慢性胆囊炎患者的中医辨证分型中最为常见，其次为肝郁气滞证、瘀血停着证，肝阴不足证最少。其中肝胆湿热组的体重指数（BMI）水平、胆囊纵横径比值、γ-谷氨酰转移酶、总胆红素、结合胆红素、甘油三酯、胆固醇、低密度脂蛋白水平显著大于肝郁气滞证、瘀血停着证，肝阴不足证，而高密度脂蛋白一指标显著低于肝郁气滞证、瘀血停着证和肝阴不足证。肝郁气滞组平均BMI均显著高于肝阴不足组，平均胆囊纵横径比值著高于瘀血停着组，瘀血停着组胆囊壁厚度显著高于其余三组，平均BMI均显著高于肝阴不足组。慢性胆囊炎患者中医证型中以肝胆湿热证多见。BMI、胆囊横径与纵径之比、γ-谷氨酰转移酶、总胆红素、结合胆红素、甘油三酯、胆固醇、高密度脂蛋白、低密度脂蛋白等反映脂质代谢和胆囊张力的理化指标与慢性胆囊炎肝胆湿热证密切相关，上述指标可为慢性胆囊炎临床微观辨证提供参考。

四、辨证治疗

1. 肝胆气郁证

治法：疏肝利胆，理气通降。

代表方：柴胡疏肝散（《医学统旨》）。

常用药：柴胡、白芍、川芎、枳壳、香附、陈皮、甘草。

加减：大便干结，加大黄、槟榔；腹部胀满，加川朴、草蔻；口苦心烦，加黄芩、栀子；嗳气，呕吐，加代赭石、炒莱菔子；胆石加鸡内金、金钱草、海金沙。

采用柴胡疏肝散加减治疗慢性胆囊炎，可显著改善患者症状，用药安全可靠，疗效显著。柴胡疏肝散联合西药治疗急性结石性胆囊炎（肝气郁滞）的随机平行对照试验中，可明显改善患者疼痛程度，提高其生活质量，无严重不良反应，患者的社会、生理、心理、环境领域生活质量均有改善。

2. 气滞血瘀证

治法：疏肝利胆，理气活血。

代表方：四逆散（《伤寒论》）合失笑散（《太平惠民和剂局方》）。

常用药：柴胡、枳实、白芍、甘草、炒五灵脂、生蒲黄。

加减：口苦心烦，加龙胆草、黄芩；脘腹胀甚，加枳壳、木香；恶心呕吐，加半夏、竹茹。

加味四逆散能明显改善患者的临床症状，且具有明显排石、化石的作用，治疗肝郁气滞型胆石症可有效地缓解其临床症状，疗效确切，具有较高的临床实用价值。

3. 胆腑郁热证

治法：清泻肝胆之火，解郁通腑。

代表方：清胆汤（《伤寒大白》）。

常用药：柴胡、黄芩、竹茹、厚朴、广陈皮、甘草。

加减：心烦失眠，加丹参、炒枣仁；黄疸加大黄、茵陈、枳壳；口渴喜饮，加天花粉、麦冬；恶心呕吐，加半夏、竹茹。

大黄能促进胆汁分泌，加强胆囊收缩，松弛 Oddi 括约肌，增加胆汁酸的分泌和胆汁流量。实验证明，大黄的利胆作用主要来源于肝胆汁分泌的增加。采用二甲苯致炎、醋酸致痛及干酵母所致发热的 3 种动物模型，观察清胆汤对 3 种动物模型的抗炎、镇痛、解热作用，实验结果表明，清胆汤的三个剂量均有较为明显的抗炎、镇痛及解热作用。黄芩对多种革兰氏阳性和阴性细菌如大肠埃希菌、葡萄球菌、链球菌、伤寒沙门菌、副伤寒沙门菌、痢疾杆菌等均有显著抑制作用。

4. 肝胆湿热证

治法：清热利湿，疏肝利胆。

代表方：茵陈蒿汤（《伤寒论》）。

常用药：茵陈、栀子、大黄。

加减：胆石者，加鸡内金、金钱草、海金沙、山甲（现有以豕甲代替者）；小便黄赤，加滑石、车前子、白通草；苔白腻而湿重者，去大黄、栀子，加茯苓、白蔻仁、砂仁；痛势较剧，或持续性疼痛阵发性加剧，往来寒热，加黄连、金银花、蒲公英，重用大黄。

观察茵陈蒿汤治疗急性胆囊炎的临床疗效，结果显示茵陈蒿汤治疗急性胆囊炎有较好的疗效。腹腔镜胆囊切除术联合茵陈蒿汤治疗急性结石性胆囊炎可有效缓解患者临床症状，降低术后炎性反应及血清淀粉酶水平，具有较高的安全性，临床疗效显著优于术后常规治疗。

5. 阴虚郁滞证

治法：滋阴清热，疏肝利胆。

代表方：一贯煎（《续名医类案》）。

常用药：生地黄、北沙参、麦冬、当归身、枸杞子、川楝子。

加减：心烦失眠，加柏子仁、夜交藤、枣仁；灼痛者，加白芍、甘草；急躁易怒，加栀子、青皮、珍珠母；胀痛，加佛手、香橼。

相较于长期应用抗生素带来的耐药等一系列的副作用，一贯煎加减治疗急性或慢性胆囊炎效果明显，后遗症少，并发症发生率低，其副作用低，不良反应小，值得临床推广使用。

6. 阳虚郁滞证

治法：温阳益气，疏肝利胆。

代表方：理中汤（《伤寒论》）。

常用药：党参、白术、茯苓、甘草、干姜、制附子。

加减：腹中冷痛，加吴茱萸、乌药；胆石者，加金钱草、鸡内金。气血两亏者可选用八珍汤化裁。

临床观察结果显示，理中汤加减可有利于阳虚胆石症的保守治疗减少疼痛复发，有效缓解恶心、厌食、纳差等症状，有助于胆囊收缩功能恢复正常。

【中成药】

1. 散瘀行气类

胰胆舒颗粒:散瘀行气,活血止痛。用于急、慢性胰腺炎或胆囊炎属气滞血瘀,热毒内盛者。开水冲服,每次 10g,每日 2~3 次。

2. 清热利胆类

(1)复方胆通胶囊:清热利胆,解痉止痛。用于急、慢性胆囊炎,胆管炎,胆囊、胆道结石合并感染,胆囊切除术后综合征,胆道功能性疾患等。口服,每次 2 粒,每日 3 次。

(2)消炎利胆片:清热,祛湿,利胆。用于肝胆湿热所致的胁痛、口苦;急性胆囊炎、胆管炎见上述证候者。口服,每次 6 片(0.25g/片),每日 3 次。

(3)金龙舒胆胶囊:清热利胆,疏肝理气。用于湿热型及湿热兼气滞型的急、慢性胆囊炎。口服,每次 6 粒,每日 3 次。

3. 消炎利胆类

(1)金胆片:利胆消炎。用于急性、慢性胆囊炎,胆石症,以及胆道感染。口服,每次 5片,每日 2~3 次。

(2)舒胆片:清热化湿,利胆排石,行气止痛。用于肝胆湿热,黄疸胁痛,发热口苦,尿赤便燥;胆囊炎、胆道感染、胆石症见上述证候者。口服,每次 5~6 片,每日 3 次,小儿酌减,或遵医嘱。

4. 疏肝利胆类

(1)胆康胶囊:疏肝利胆,清热解毒,理气止痛。用于急、慢性胆囊炎,胆道结石。口服,每次 4 粒,每日 3 次,30 日为 1 个疗程。

(2)胆宁片:疏肝利胆,清热通下。用于肝郁气滞、湿热未清所致的右上腹隐隐作痛、食入作胀、胃纳不香、嗳气、便秘;慢性胆囊炎及上述证候者。口服,每次 5 片(0.36g/片),每日 3次,饭后服用。

(3)舒胆胶囊:疏肝理气,利胆。主要用于慢性结石性胆囊炎、慢性胆囊炎及胆结石肝胆郁结,湿热胃滞证。口服,每次 1~2 粒,每日 3 次,或遵医嘱。

(4)消石利胆胶囊:疏肝利胆,行气止痛。清热解毒排石,用于慢性胆囊炎、胆囊结石、胆管炎、胆囊切除手术后综合征及胆道功能性疾病。口服,每次 3 粒,每日 3 次。

【中医适宜技术】

一、针灸疗法

取胆经、肝经及膀胱经上的穴位为主。处方:阳陵泉、日月、期门、胆俞、肝俞。配穴:肝郁气滞者取肩井、日月和阳陵泉,脾虚胆瘀者取期门、章门和梁门,肝胆湿热者取肝俞、胆俞、脾俞、期门、日月和章门。操作:毫针刺,实证用泻法,虚证用补法。

二、耳穴贴敷

耳穴埋豆治疗,取双耳的神门、皮质下、肝、胆、脾。

三、推拿疗法

背俞穴综合手法:首先在背俞穴上寻找压痛敏感点,找到后即以此为输行指揉法,得气为度。以右掌根置于患者右肋下,行掌揉法,顺逆时针均可,轻重以病位得气,患者感觉舒适为度,行 10~15 分钟。胆囊穴点按法:点按双侧胆囊穴、足三里、内关,得气为度。

胆囊功能异常是胆石症形成的因素之一。研究发现针刺对于胆道系统运动功能的神经调节作用是由交感神经和迷走神经协调完成的。刺激交感神经维持胆囊的张力,刺激迷走神经则使胆囊处于兴奋性状态,两者共同调节胆囊和 Oddi 括约肌的舒缩活动,以促进胆汁的分泌。阳陵泉是足少阳胆经的合穴,是治疗胆腑疾病的首选穴位。针刺阳陵泉可以通过提高血液中缩胆囊素水平,降低胆囊动脉血流速度,增加阻力指数,以达到促进胆囊排空的作用。动物实验也证实,电针刺激阳陵泉可以减轻急性胆囊炎家兔的炎性反应,降低白细胞(WBC)水平,修复增厚的胆囊壁。

【 西药治疗 】

中医的胆胀多见于西医的胆囊炎、胆石症,西药治疗应根据现代医学的客观检查进一步明确诊断,规范、合理地选择用药。对症可选择的药物有:

1. **茴三硫**　每片 25mg。主要用于:利胆,胆囊炎、胆管炎、胆石症以及高胆固醇血症;保肝,急、慢性肝炎,初期肝硬化;促消化,腹胀、便秘、口臭、恶心,闷痛等消化不适。口服,成人每次 1 片,每日 3 次;5~10 岁儿童,每日 1~2 片;10~15 岁儿童,每日 2~3 片。

2. **阿嗪米特**　75mg/片。用于因胆汁分泌不足或消化酶缺乏而引起的症状。口服:成人每次 1~2 片,餐后服用,每日 3 次。肝功能障碍患者;因胆石症引起胆绞痛的患者;胆管阻塞患者;急性肝炎患者等禁用本品。

3. **吲哚美辛**　25mg/片。用于解热镇痛。首剂每次 25~50mg(1~2 片),继之 25mg(1 片),每日 3 次,直到疼痛缓解,可停药。对本品及其他解热镇痛药过敏者、有血管性水肿或支气管痉挛时禁用。应用非甾体抗炎药后发生胃肠道出血或穿孔病史,有活动性消化道溃疡/出血,或者既往曾复发溃疡/出血、重度心力衰竭患者禁用。

4. **盐酸哌替啶**　本品为强效镇痛药,适用于各种剧痛。成人常用量:肌内注射每次 50~100mg,每日 200~400mg。中毒性腹泻患者、严重肺功能不全者、室上性心动过速者、颅脑损伤、颅内占位性病变、颅内高压者禁用。

5. **经验性抗生素**　主要选择的是青霉素或头孢一类的抗生素。在病原体的药物敏感试验回报后,确定致病菌的药物敏感试验结果,以便选择合适的抗感染药物治疗。临床诊断若明确为寄生虫和病毒所致感染,可进行相应的杀虫和抗病毒治疗。

6. **熊去氧胆酸**　250mg/片。主要用于胆囊胆固醇结石、胆汁淤积性肝病、胆汁反流性胃炎。按体重每日剂量为 10mg/kg,溶石治疗,一般需 6~24 个月,服用 12 个月后结石未见变小者,停止服用。急性胆囊炎和胆管炎及胆道阻塞(胆总管和胆囊管)禁用;如果胆囊不能在

X 射线下被看到、胆结石钙化、胆囊不能正常收缩以及经常性的胆绞痛等禁用。

【名医经验】

一、国医大师徐景藩治疗胆囊炎、胆石症六法

1. 清利通导法　适用于肝胆湿热证。肝胆湿热证是胆囊炎、胆石症最常见的一个证型，常见于慢性胆囊炎急性发作期。湿热的产生多与脾胃有关，饮食不节，偏嗜油腻，嗜酒辛辣，戕伤脾胃，运化失健，积湿生热，蕴于肝胆，或平素心情烦躁，肝经郁热，化火犯胃，与脾湿相合，湿热互结，缠绵不解。在胆囊炎、胆石症的治疗中，徐老特别重视通导腑气，因为胆为六腑之一，"六腑以通为用"，徐老常用大黄，必要时配芒硝，除汤剂外还可加服大黄粉 1~2g。

2. 疏肝理气法　适用于肝郁气滞证。肝之余气泄于胆而为胆汁，胆附于肝，有经脉互相络属而为表里，肝之疏泄功能直接控制和调节着胆汁的排泄，肝失疏泄，导致胆汁排泄不利，胆汁郁结，肝胆气机不利，还可影响脾胃气机，出现右胁上腹胀痛，痛及肩背，胸胁痞闷，嗳气则舒，或兼微热，舌苔薄白，脉弦或细弦。据徐老统计此证型占 28.8%。方选柴胡疏肝散合香苏饮加减。

3. 疏肝健脾法　适用于肝郁脾虚证。肝有排泄胆汁、疏土助运功能，木不疏土，可以导致脾胃虚弱，脾运失健，表现为脘腹痞胀，食少神倦，大便经常溏泄，舌质稍淡、苔薄白，脉细弦或濡，常同时兼有肝郁气滞证的表现。这类患者据徐老统计约占 11.2%。方选逍遥散加减。

4. 降胆和胃法　适用于胆胃不和证，临床胆胃同病者胃病兼有胆病者占 35%，胆病兼胃炎、消化性溃疡者占 40%，临床上很多上腹痛的患者，运用多药治胃不效，查 B 超发现胆囊炎、胆石症，经利胆和胃治疗，胃痛很快缓解。还有慢性胃炎伴胆汁反流也是常见病，需要降胆和胃治疗。徐老认为：胆胃同病的病因都有饮食不节，情志失调，饮食不节既伤胃又伤胆，往往两者同时受损，而情志因素则是肝胆先病，继及于胃。针对残胃炎后胆汁反流创制了降胆通瘀颗粒(江苏省中医院院内制剂)。常用药物有：苏梗、枳壳(或枳实)、青皮、陈皮、广木香、佛手片、香附、白芍、甘草、大黄、柿蒂、刀豆壳、旋覆花、代赭石、怀牛膝等。

5. 寒温并用法　适用于寒热错杂证，胆囊炎、胆石症属热证居多，但也有部分患者或因素体脾阳不足，寒从中生，或因过用苦寒药物伤及脾胃阳气，导致寒热错杂的病理变化。如不注意辨证，妄投苦寒清利之品，使阳气更伤，不仅不能缓解疼痛，而且愈发加重病情，需要特别加以注意。这类患者临床表现如舌质淡，苔黄白相间，脉象沉细，上腹右胁下痛处喜暖，大便易溏，口干口苦不欲饮，投以通腑药则便泄不已。

6. 利胆通心法　适用于胆心同病的患者，这类患者临床常能见到。临床上很多胆囊炎、胆石症的患者可以出现心悸、胸痹，类似西医所说胆心综合征，这时不仅要治胆，而且要治心，胆心同治，利胆养心通络，或先治心，保护生命安全；反之遇到心痛、胸痹时发的患者，也要注意检查有无胆囊炎、胆石症，及时治疗有助缓解心痛、胸痹。

二、郁惠兴名中医治疗胆囊炎经验

经验方组成：川郁金 30g，广木香 15g，炒枳壳 10g，川朴 10g，姜黄 15g，威灵仙 30g，炙鸡

金15g,生锦纹10g,青皮10g,陈皮10g,制香附10g,蒲公英30g。

功效:疏肝和胃,理气通瘀。

主治:胆囊炎,属胆胀肝胃郁滞,郁而化瘀者。症见右上腹短暂的或轻度的隐性钝痛,间歇时如常人,常有口苦、恶心、食欲不佳或食后心窝部不适,或有轻度巩膜黄染,上腹部有压痛,小便清利或黄,大便如常,舌苔薄白或淡红,脉弦或弦滑。

用法:水煎服,每日1剂。

经验:郁老认为慢性胆囊炎的主要病机是肝胆气机受阻,脾胃升降失常,治法当疏利肝胆,不过应疏利有度,疏利过度则伤及脾胃之气,故治疗当疏肝利胆与健脾和胃相合。治疗应早期使用化瘀药,有助于改善胆系功能的恢复,故方中重用郁金、威灵仙,郁金能活血祛瘀,行气解郁,利胆退黄,威灵仙其性善达,宣通五脏,去腹内之气滞。根据现代药理研究,两者皆具有利胆解痉,并能调整胆内脂质代谢,降低胆固醇含量。

三、赵文霞名中医用加味柴胡四金汤治疗胆石症经验

组成:醋北柴胡6g,炒白芍15g,枳壳10g,黄芩10g,党参片15g,清半夏15g,焦麦芽30g,焦神曲30g,焦山楂30g,海金沙15g,金钱草15g,郁金15g,鸡内金10g,茯苓15g,丹参15g,檀香10g,砂仁6g,厚朴10g,海螵蛸30g。

功效:疏肝利胆,清热利湿。

主治:胆石症,属湿热内蕴者。症见右上腹胀痛甚,向右肩放射,伴脐周胀满,嗳气频,口干、口苦,纳可,眠差,小便黄,大便可,舌质暗淡,苔黄腻,舌下脉络稍显露,脉弦滑。

用法:水煎服,每日1剂。

经验:加味柴胡四金汤方中柴胡性平,禀少阳升发之气,故为少阳之主药;白芍味酸,性凉多液,能柔肝泻胆,与黄芩同用,为赵教授清利肝胆湿热的常用药对组合;枳壳行气散痞,有较强的利胆作用;党参和茯苓、半夏和焦三仙为健脾和胃的常用药对组合;半夏、厚朴性温,力能下达,为和胃除满之要药;四金汤为临床常用验方,疏肝利胆效果显著。因患者舌下络脉稍显,考虑气病及血,故合用丹参饮以气血同治;加用海螵蛸制酸止痛。

【转归及预后】

本病的转归主要为实证向虚证转化而成虚实夹杂之证。实证之初多为气郁,在外邪侵袭,饮食不节等条件下可转为郁热或湿热,久则由实转虚,郁热不解,灼耗阴津,致肝肾阴虚,可转化为阴虚郁滞;过服寒凉,过劳伤气,又可转化为气虚郁滞,进而转化为阳虚郁滞,形成虚实并见的证候。若失治误治,可致阴液耗损,阴损及阳导致厥脱。本病久延不愈,胆木克土,还可引起胃痛等病证。胆胀病患者,如正气充足,一般预后良好,若迁延不愈,则反复发作,殊难根治。若急性发作之时,出现危证、坏证,则预后较差。

第三篇 | 第二十一章

参考文献

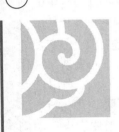

第二十二章　黄疸

【概述】

黄疸是以目黄、身黄、小便黄为主症的一种病证，其中尤以目睛黄染为主要特征。本病证可涉及西医学中以黄疸为主要表现的疾病，如：

①病毒性肝炎：包括乙型病毒性肝炎、丙型病毒性肝炎等急性或慢性及重症肝炎；②肝脏感染性疾病：包括阿米巴性肝脓肿、细菌性肝脓肿、布鲁氏菌病、钩端螺旋体病、败血症、伤寒等；③自身免疫性肝病：包括自身免疫性肝炎、原发性胆汁性胆管炎、原发性硬化性胆管炎等；④酒精性肝病：包括酒精性肝炎、酒精性肝硬化；⑤药物性肝病；⑥中毒性肝病；⑦原发性肝癌和肝脏转移瘤；⑧静脉流出道阻塞：如巴德-吉亚利综合征、肝小静脉闭塞病；⑨妊娠急性脂肪肝；⑩循环障碍：充血性心力衰竭、缩窄性心包炎等；⑪结缔组织病所致的肝坏死和肝梗死，如结节性多动脉炎、系统性红斑狼疮等；⑫胆道疾病：如急性胆囊炎、胆囊结石、化脓性胆管炎、肝内外胆管结石等；⑬溶血性黄疸：包括先天性、后天性；⑭先天性非溶血性黄疸，如吉尔伯特综合征、杜宾-约翰逊综合征等。

【病名沿革】

《黄帝内经》首次提出黄疸病，并描述了其目黄、身黄、小便黄、爪甲黄并伴寒热、不嗜食等一系列临床表现。如《素问·平人气象论》云："溺黄赤安卧者，黄疸……目黄者曰黄疸。"《灵枢·经脉》云："脾足太阴之脉……水闭，黄疸，不能卧。"《灵枢·论疾诊尺》云："面色微黄，齿垢黄，爪甲上黄，黄疸也；安卧，小便黄赤，脉小而涩者，不嗜食。"对于病因病机，《黄帝内经》中已有初步认识，并概括为四方面：湿热相搏、外邪内传、他脏之病或久病体虚所致。如《素问·六元正纪大论》云："溽暑湿热相薄，争于左之上，民病黄瘅而为胕肿。"提出了黄疸由"溽暑湿热"所致。《素问·玉机真脏论》云："病入舍于肺……弗治，肺即传而行之肝……弗治，肝传之脾，病名曰脾风，发瘅，腹中热，烦心，出黄。"《灵枢·经脉》云："脾所生病者……溏瘕泄，水闭，黄疸。""肾所生病者……黄疸，肠澼。"《素问·通评虚实论》中提出黄疸是"久逆之所生也"。

汉代张仲景首次根据病因将其分为"黑疸""谷疸""酒疸""女劳疸"四类，并分别阐述其病因病机，谷疸、酒疸与湿热有关，病位在脾，故"脾色必黄，瘀热以行"；女劳疸因纵欲过度,阴亏火旺,症状表现为"额上黑,微汗出,手足中热,薄暮即发,膀胱急,小便自利";黑疸则由酒疸、女劳疸久不愈,邪气伤及下焦真元而致。张仲景认为黄疸总的病理基础是"从湿得之",并在《黄帝内经》的基础上发展了"寒湿"和"瘀热"致发黄的学术思想,如"伤寒发汗已,身目为黄,所以然者,以寒湿在里不解故也""阳明病……此为瘀热在里,身必发黄"(《伤寒论·辨阳明病脉证并治》)。张仲景提出"诸病黄家,但当利其小便,假令脉浮,当以汗解之""热在里,当下之",以此作为总的治疗原则,并创立了清热利湿、淡渗利尿、通腑泄热、解表清里、和解少阳、补益脾肾等多种治法的方剂。对于黄疸的病程和预后,张仲景也有明确的阐述,如"伤寒七八日,身黄如橘子色,小便不利,腹微满者","黄疸之病,当以十八日为期,治之十日以上瘥,反剧为难治"。其学术思想至今仍指导着临床。

晋代皇甫谧在《针灸甲乙经》中对黄疸的针灸取穴和配伍进行了专篇讨论。隋代巢元方在《诸病源候论·黄疸诸候》中根据发病情况和不同症状将黄疸分为二十八候,并专设"急黄候"篇阐述黄疸危候,如"故卒然发黄,心满气喘,命在顷刻"。唐代孙思邈《千金翼方·黄疸》则首次认识到黄疸具有传染性。唐代王焘《外台秘要》也将黄疸分为九疸三十六黄。宋代《圣济总录》首次明确黄疸的发病与肝胆有关;宋代韩祗和在《伤寒微旨论》中专门设立《阴黄证篇》,针对"伤寒病发黄者,古今皆为阳证治之……无治阴黄法",首次创立阴黄的辨治方法,并认为阳黄下之太过可转化为阴黄。朱肱则在《黄帝内经》和张仲景的基础上,区分了湿热发黄和瘀热发黄的表现,如《类证活人书·疸病证治》云:"病人寒湿在里不散,热蓄于脾胃,腠理不开,瘀热与宿谷相搏,郁蒸不消化,故发黄。然发黄与瘀血,外证及脉俱相似,但小便不利为黄,小便自利为瘀血。"

金代成无己《伤寒明理论》提出黄疸有湿盛和热盛之别,区分了"身黄如烟熏"和"身黄如橘子色"。刘完素则认为黄疸是由于"怫然在表,燥而无汗,湿热在里,气甚不得散越于外"所致。元代以后的学者,对于黄疸的辨证,主张执简驭繁。如朱丹溪多以病情轻重、湿热多少作为辨证思路,如《丹溪心法·疸》云:"疸不用分其五,同是湿热……轻者小温中丸,重者大温中丸。热多加芩、连;湿多者,茵陈五苓散加食积药。"他在治疗上则强调"但利小便为先"。罗天益则从阴、阳两方面辨证,如《卫生宝鉴·发黄》云:"阳证,身热不大便,而发黄者,用仲景茵陈蒿汤。身热大便如常,小便不利而发黄者,治用茵陈五苓散。身热大小便如常者,治用仲景栀子柏皮汤加茵陈。""阴证,皮肤凉又烦热,欲卧水中,喘呕,脉沉细迟无力而发黄者,治用茵陈四逆汤。"明代王肯堂则根据病程新久、病情虚实辨证选方,如《证治准绳·黄疸通治》云:"治疸需分新久,新病初起,即当消导攻渗久病又当变法也。脾胃受伤,日久则气血虚弱,必用补剂……使正气盛则邪气退,庶可收功。"

明代张景岳认为黄疸的发病是由于"盖胆伤则胆气败而胆液泄",首次提出黄疸是因胆汁外泄所致。他还在前人基础上,将黄疸归纳为四种类型。如《景岳全书·黄疸》云:"曰阳黄,曰阴黄,曰表邪发黄,曰胆黄也。"并详细阐述了阴黄、阳黄的病因病机云:"大都阳证多实,阴证多虚,虚实弗失,得其要矣。"张景岳还阐述了阴黄的病因病机,如"阴黄之病,何以致然? 盖必以七情伤脏,或劳倦伤形,因致中气大伤,脾不化血,故脾土之色自见于外"。明代戴思恭《证治要诀》提出酗酒是黄疸重要成因之一,如"酒疸因饮酒过伤而黄,俗名酒疸"。

清朝沈金鳌《沈氏尊生书·黄疸》中已认识到黄疸具有起病急、病情凶险、传染性的特征,并首次提出"瘟黄"的概念。吴谦在《医宗金鉴》中对黄疸危证作了描述,"疸过十日而反剧,色若烟熏目暗青,喘满烦渴如啖蒜,面黧汗冷及天行",提示本病治疗不及时可迅速加重危及生命。林珮琴则阐述了寒湿内蕴致发黄的病因病机，如《类证治裁·黄疸》云："伤寒汗已，身目为黄，以寒湿在里，不解，非但湿热发黄，寒湿亦发黄也。"黄元御则提出黄疸的起病与脾土、肝木有关，如《四圣心源》曰："其病起于湿土，而成于风木。"叶天士则明确提出了阳黄、阴黄的发病机制，如《临证医案指南·疸》云"阳黄之作，湿从火化，瘀热在里，胆热液泄""阴黄之作，湿从寒水，脾阳不能化热，胆液为湿所阻，渍于脾，浸淫于肌肉，溢于皮肤，色如熏黄"；他还提出"阳黄病重在胃，阴黄重在脾"，并创立了分消三焦的治法，如"开上焦，佐中焦，利肠间"。

现代随着对黄疸病因的深入认识和常见疾病的明确诊断，在诊断和治疗上均有进一步的发展，如名老中医关幼波提出辨治黄疸在于"三辨"，即首辨湿热轻重，二辨在气在血，三辨三焦部位。其治疗概括为"三要"：治黄要治血，血行黄易却；治黄要解毒，毒解黄易除；治黄要化痰，痰化黄易散。康良石对于"急黄"的治疗，主张采用"四早"的措施：早清里祛邪、早用凉血救阴、泻火解毒、早开窍醒神、泻火解毒、早化瘀逐水、泻火解毒，以此防止热毒内陷，伤耗真元。

【病因病机】

黄疸主要由外感疫毒、饮食不节、积聚转化和脾胃虚弱等因素导致肝气阻滞、湿热内蕴，胆汁不循常道而致发黄。

1. 外感疫毒 疫毒由表入里，或直中于里，郁而不散，阻滞中焦脾胃气机，使肝木不能条达，肝失疏泄，胆汁外溢，故身目、小便发黄；或疫毒蕴而化热，热毒熏蒸肝胆，迫气动血，使肝胆疏泄失常，胆汁外溢，致身目、小便发黄。如《诸病源候论》云："脾胃有热，谷气郁蒸，因为热毒所加，故卒然发黄。"

2. 饮食不节 嗜食辛辣、肥甘厚腻，致中焦湿热内蕴，火毒炽盛；饮食不节，饥饱无常，损伤脾胃；或嗜食辛辣、肥甘厚腻，过嗜烟酒，蕴湿生热，伤脾碍胃。两者均可使脾胃气虚，水谷不化，湿浊内生。《金匮要略·黄疸病脉证并治》云："谷气不消，胃中苦浊，浊气下流，小便不通……名曰谷疸。"《景岳全书·黄疸》曰："因饮食伤脾而得者，曰谷疸；因酒后伤湿而得者，曰酒疸。"

3. 病后续发 胁痛、癥积、臌胀等其他疾病之后，湿热残留，瘀血阻滞，日久损伤肝脾，湿遏瘀阻，肝胆失疏，胆汁泛溢肌肤，从而产生黄疸。如清代张璐《张氏医通·杂门》所说："以诸黄虽多湿热，然经脉久病，不无瘀血阻滞也。"并云："有瘀血发黄，大便必黑，腹胁有块或胀，脉沉或弦。"《伤寒论·辨阳明病脉证并治》也说"伤寒瘀热在里，身必发黄"。此为久病入络，或病入血分，瘀血阻滞气机，导致肝胆失疏，胆汁不循常道溢于脉外而发生黄疸。另外还有因砂石、虫体阻滞胆道而导致胆汁外溢而发为黄疸者。

4. 脾胃虚弱 素体脾胃阳虚，或病久脾阳受损，日久伤津耗气，损伤脾胃，导致脾胃气虚，肝胆失于疏泄，则亦可见胆汁外溢而发黄。运化失司，津液聚而成湿，湿从寒化，致寒湿阻滞中焦，胆汁排泄受阻，溢于皮肤。如《类证治裁》云："阴黄系脾脏寒湿不运，与胆液浸淫，外渍肌肉，则发而为黄。"同时，脾虚不能化生气血，血败不能华色，可以发黄。如《景岳全书·黄疸》云："全非湿热，而总由血今之败。盖气不生血，所以血败；血不华色，所以色败。"

综合历代文献观点，湿邪是导致黄疸的关键因素。黄疸的病因分为外感、内伤两个方面,外感多属湿热、疫毒或寒湿之邪,内伤常与饮食、劳倦、病后有关,导致肝胆失疏,甚至气滞血瘀。病理因素有湿邪、热邪、寒邪、疫毒、气滞、血瘀六种,但病机关键是湿邪。由于湿邪壅阻中焦,脾胃失运,土壅木郁,肝失疏泄,导致胆汁疏泄失常,不循常道而外溢肌肤,下注膀胱,而发为目黄、身黄、小便黄之黄疸证候。其病位在脾胃肝胆,由于致病因素不同及个体素质差异,湿邪可以热化或寒化,表现为湿热、寒湿两端。因于湿热所伤或过食甘肥酒热,或素体胃热偏盛,则湿从热化,湿热交蒸,发为阳黄,由于湿和热偏盛不同,阳黄又有热重于湿或湿重于热区别,湿热之邪多发于阳黄;疫毒炽盛,深入营血,内陷心肝,多发为急黄。寒湿伤人,或素体脾胃虚寒,则湿从寒化,多发为阴黄。

阳黄、急黄、阴黄在一定条件下可以相互转化。阳黄病程较短,消退较易;阴黄病程缠绵,收效较搜。若阳黄治疗不当,病状急剧加重,侵犯营血,内蒙心窍,则可发为急黄。急黄若救治得当,亦可转危为安。若阳黄误治失治,迁延日久,脾阳损伤,湿从寒化,则可转为阴黄。阴黄复感外邪,湿郁化热,又可呈阳黄表现。若湿浊瘀阻肝胆脉络,黄疸可能数月或经年不退,可伤及肝脾,有酿成癥积、臌胀、出血、昏迷之可能。

脾喜燥而恶湿,中焦脾胃气机运转,是运化水谷、化生气血的源泉,若脾胃气虚,运化不利,则水谷停聚中焦,津液不散而聚成湿,水谷不化而酿成热,湿热内蕴于中焦,阻滞气机枢纽,则影响肝木疏泄、条达,肝气失于疏泄,胆汁则不循常道,外溢于皮肤,循于尿道,因而出现身、目、溲发黄。

本病病位在脾胃,与肝胆相关,可涉及肾。同时脾胃气虚,不能化生气血,肝血不足,肝失濡养,则阴不涵阳,肝阳亢于上,阳亢则易化火,火热胁迫胆汁,则胆汁易溢于外。另外,水谷停聚,湿浊内生,久而易于生热化火,火热更加重气血伤耗,日久则损及肾中真元,肾水亏虚,肝阳失于涵养,肝阳则更加上亢;肾阳不足,火不暖土,脾胃无力运转,更加重水谷、津液停聚。兼夹黄疸的病理因素多见于湿浊、热毒、瘀血、痰饮、气滞、气虚、血虚、阳虚等。本病可因虚致实,也可因实致虚,最后虚实相互转化、兼夹。本病后期,常见虚实夹杂,气血虚弱和湿浊、热毒、瘀血等常相互为因,相互为果。

【临床表现】

本病的证候特征是目黄、身黄、小便黄,其中以目黄为主要特征。患病初起,目黄、身黄不一定出现,而以恶寒发热,食欲缺乏,恶心呕吐,腹胀肠鸣,肢体困重等类似感冒的症状为主,三五日后,才逐渐出现目黄,随之出现尿黄与身黄。亦有先出现胁肋剧痛,然后发黄者。病程或长或短。发黄程度或浅或深,其色或鲜明或晦暗,急黄者,其色甚则如金。急黄患者还可出现壮热神昏,衄血吐血等症。常有饮食不节,外感疫毒,或素体虚弱等病史。

【诊断】

1. 目黄、肤黄、小便黄,其中目睛黄染为本病的重要特征。
2. 常伴食欲减退,恶心呕吐,胁痛腹胀等症状。
3. 常有外感湿热疫毒,内伤酒食不节,或有胁痛、癥积、臌胀等病史。
4. 相关血液生化检测及影像学检查有助于诊断。

【鉴别诊断】

1. 黄疸与萎黄 萎黄多因脾胃虚弱,气血精微化生不足,或由于失血、大病后期,气血虚弱,不能濡养肌肤,血败不能华色导致,表现为肌肤淡黄,干萎枯燥无华,双目和小便均不黄。如《证治要诀·五疸证治》云:"诸失血后,多令面黄……亦有遍身黄者,但黄不及耳目。"此病与黄疸的目黄、小便黄可做鉴别。

2. 黄疸与湿病 湿病是由于湿热蕴蒸而出现的面色发黄的病症,但湿病仅有身黄如烟熏,伴有全身酸痛、重着,屈伸不利,并无两目发黄,可与黄疸相鉴别,且黄疸无全身酸痛不适。《医学入门》说:"湿病与黄病相似,但湿病在表,一身尽痛;黄病在里,一身不痛。"陈邦贤《医学纲要》也指出:"色如烟熏黄,乃湿病也,一身尽痛;色如橘子黄,乃黄病也,一身不痛。"

3. 黄疸与黄胖病 黄胖病是因钩虫蛰伏肠中,蚕食气血日久,导致气血亏虚,而引起面部肿胖色黄,全身皮肤色黄而带白的病症。如《杂病源流犀烛·黄胖》云:"黄胖宿病也……色黄中带白,眼目如故,或洋洋少神。虽病根都发于脾,然黄疸则由脾经湿热郁蒸而成;黄胖则湿热未甚,多虫与食积所致,必吐黄水,毛发皆直,或好食生米茶叶土炭之类。"

4. 黄疸与黄汗 黄汗属水气病,是以汗出色黄如柏汁,染衣着色为临床特征,并伴有身肿、寒热等症状,亦无目黄、小便黄等表现。如《金匮要略》云:"黄汗之为病,身体肿,发热汗出而渴,状如风水,汗沾衣,色正黄如柏汁,脉自沉","黄汗之病,两胫自冷……又从腰以上必汗出,下无汗,腰髋弛痛,如有物在皮中状,剧者不能食,身疼重,烦躁,小便不利。"

5. 黄疸与风气 风气目黄是因风邪侵足阳明胃经,循经自胃上袭目眦,风气不得外泄所致。表现为只有目黄,且以内眦较为明显,表面凹凸不平,身体皮肤不黄,也无其他症状,多见于肥胖及老年人,相当于西医学的球结膜脂肪沉积。

6. 黄疸与饮食过度发黄 食用胡萝卜、南瓜、菠菜、柑橘、木瓜等富含胡萝卜素的食物,可导致色素沉积而发黄,其特点为发黄多位于手掌、足底、前额、鼻等处,无目睛黄,也没有其他症状。

【辨证论治】

一、辨证要点

1. 辨别证候性质 阳黄证起病迅速,病程短,黄色鲜明如橘色,属实热证;阴黄起病缓慢,病程长,黄色晦暗如烟熏或黧黑,属虚寒证;急黄起病急骤,病情变化迅速,全身色黄如金,常伴有热盛动血、火炽扰神的表现,如出血、神志异常等,属虚实夹杂、寒热错杂之危证。

2. 辨主要发病部位 黄疸病位主要与脾胃、肝胆有关,并可涉及多个脏腑。畏寒发热,头重身困,呕恶纳差,舌苔腻,黄色鲜明,病位多以中焦脾胃为主;胁肋胀痛,口苦恶心厌油腻,黄疸色黄鲜明,脉弦,病位多以肝胆为主;黄疸病势急迫,烦躁高热,神昏谵语,甚至吐血便血,皮肤瘀斑,病位在肝胆脾胃,并深入营血分;色黄晦暗,畏寒肢冷,神疲食少、乏力,胁下痞块,大便溏,病位多在肝脾。

3. 辨阳黄之湿热轻重 阳黄者,由于感受湿邪和热邪的程度不同,证候表现会有差异,所以首先需要判断湿、热的轻重。热偏重则多见身目色黄而鲜明,发热、口渴口苦、心烦、恶心、呕吐,小便短赤,大便干结难出,舌红苔黄,脉弦数;湿偏重则多见身目色黄不如热重者鲜明,身热不扬,头身重着,胸闷脘痞,口中黏腻,纳差,大便溏,舌苔白厚腻,边可见齿痕,脉滑而缓。

4. 辨阴黄之虚实不同　阴黄寒湿阻滞、气滞血瘀证者,多属实证;而肝脾亏虚,气血不足证者,多为虚证。色黄晦暗如烟熏,伴脘腹痞满,神疲乏力、头身困重,苔白腻,脉沉滑者,属寒湿证;若色黄而黧黑,脘腹刺痛,口渴不欲饮,舌紫暗有瘀点瘀斑,脉弦涩者,属气滞血瘀证;若色黄无华,面色淡暗,乏力气短,精神差,纳差便溏,舌淡苔薄,脉细,属肝脾亏虚、气血不足证。

5. 辨病势轻重顺逆　以黄疸色泽变化为主要标志,黄疸减退不明显,甚至持续加深,提示病势进展,病情危重;黄疸加深不明显,甚或逐渐变淡,提示病情向愈、好转。黄疸色泽鲜明,神志清楚,属顺证,病轻;黄疸色泽晦暗,躁扰不宁或神昏,属逆证,病重。

二、治疗原则

黄疸的治疗以祛湿利小便为大法,以求湿邪从小便而去,如《金匮要略》有"诸病黄家,但利其小便"。黄疸是以湿热、寒湿、疫毒为患,故治疗当根据情况分别以清热利湿、温化寒湿、清热解毒为具体方法。湿为阴邪,其性黏腻重着,易于耗损阳气,故祛湿须注意顾护体内阳气;热为阳邪,易于灼烤津液,故清热时需要顾护阴液;同时,湿邪容易阻滞气机,所以在化湿的同时需要顾护中焦气机,使肝气条达,脾气健运,以使气血通畅,防止转变为积聚、臌胀证。

三、辨证分型

(一)阳黄

1. 湿热兼表证
主症:①黄疸初起,目睛不黄或轻度黄染;②发热恶寒,头痛身重。
次症:①胸闷脘痞,纳差恶心;②倦怠乏力;③小便黄。
舌脉:舌苔薄腻,脉浮弦或弦数。

2. 热重于湿证
主症:①色黄鲜明如橘色,迅速遍及全身;②发热口渴。
次症:①心烦,恶心呕吐;②脘腹胀满,疼痛拒按;③小便短赤,大便秘结。
舌脉:舌质红,苔黄腻或黄糙,脉弦数或滑数。

3. 湿重于热证
主症:①身目色黄而不鲜亮;②身热不扬,头身困重。
次症:①胸闷脘痞,纳差腹胀;②口不渴或口渴不多饮;③便黏不爽,小便短黄。
舌脉:舌苔白厚腻或黄白相间,脉濡缓或弦滑。

4. 胆腑郁热证
主症:①身目发黄,壮热或寒热往来;②右胁痛或放射至肩背。
次症:①烦躁,口干口苦;②腹胀纳呆,恶心呕吐,厌油腻;③大便秘结,小便短赤。

舌脉:舌黄糙,脉弦滑数。

(二) 阴黄

1. 寒湿阻遏证
主症:①身目色黄如烟熏,无光泽;②身困头重,畏寒喜暖。
次症:①胸闷脘痞;②纳差泛恶,食欲减退;③大便溏薄。
舌脉:舌质淡或暗,舌体胖或有齿痕,苔白腻,脉沉细濡缓。

2. 瘀血内结证
主症:①身目发黄而晦暗;②胁下有痞块,胀痛或刺痛拒按。
次症:①面色黧黑,肌肤甲错;②皮肤可见赤丝红缕,手掌色赤如朱砂;③腹部青筋显露。
舌脉:舌质紫暗或有瘀点瘀斑,苔薄润,脉细涩。

3. 脾虚血亏证
主症:①身目发黄,色泽淡白无泽;②神疲乏力。
次症:①心悸气短,肢体无力;②纳差便溏。
舌脉:舌质淡,或胖大有齿痕,苔薄白或薄腻,脉濡细或沉弱。

(三) 急黄

1. 热毒炽盛证
主症:①身目发黄,黄色深而鲜明并迅速加深;②高热烦躁;③剧烈呕吐。
次症:①精神萎靡,极度乏力;②脘腹胀痛拒按,纳呆;③大便秘结,小便短赤。
舌脉:舌质红绛,苔黄糙而厚或焦黄起刺,脉弦数或洪数。

2. 热毒内陷证
主症:①身目色黄如金,起病急骤;②高热;③神昏谵语。
次症:①呕血便血,皮下瘀斑;②不思食或索食如狂,恶心呕吐频作;③腹胀如鼓,青筋暴露;④大小便闭。
舌脉:舌质红绛,脉弦细而数。

证候诊断:主症必备,加次症2项及以上,结合舌脉,即可诊断。

利用现代医学的先进设备的方法,研究黄疸不同证型的表现规律,取得大量研究成果,对指导临床实践很有实用价值,综合文献报道主要有:

实验室指标与证型:新生儿高胆红素血症常见证型为湿热型、寒湿型、气滞血瘀型。新生儿病理性黄疸、母乳性黄疸,其血清总胆红素(TBil)≤205μmol/L者以寒湿阻滞证为主;血清总胆红素为205~342μmol/L者以湿热郁蒸证居多;伴直接胆红素升高者以气滞血瘀证为主。慢性乙型病毒性肝炎黄疸患者直接胆红素/间接胆红素≥1者多湿重于热,直接胆红素/间接胆红素<1者多热重于湿,直接胆红素/间接胆红素≥1患者如出现脉数、苔黄提示湿郁化热。慢性乙型肝炎阳黄证中热重于湿证患者ALT、HBV-DNA明显高于湿重于热证患者。慢性乙型重型肝炎黄疸湿热证、瘀热证较气虚证、复合证(指两种或两种以上上述证型的部分主症及次症同时出现的证型)患者的丙种球蛋白数值低,甲胎蛋白(AFP)、血清胆碱酯酶(CHE)的数值高。湿重于热证、热重于湿证患者的血清腺苷脱氨酶(ADA)数值明显高于胆腑郁热证。

检查方法与证型：阳黄与炎症、胆管结石密切相关，阴黄与胆管癌、胰头癌、壶腹周围癌、汇管区胆管癌等肿瘤疾病密切相关。在超高场强 MRCP 中，阳黄者肝内胆管扩张分级以轻度、中度多见，肝内胆管扩张形态以"枯枝征""倒杯口征""鼠尾征"等为主；阴黄者肝内胆管扩张分级以中度、重度多见，肝内胆管扩张形态以"软藤征""空虚征""双管征""截断征"等为主。基于血清胆红素水平可发现阳黄患者多可见隐性黄疸及轻度黄疸，阴黄患者多可见中度黄疸。（梗阻性黄疸患者胆红素排泄数值在隐性黄疸和轻度黄疸范围内与阳黄密切相关；在轻度黄疸、中度黄疸范围内与阴黄密切相关。）

操作技术与证型：恶性梗阻性黄疸经皮肝穿刺胆管引流术术前证型以湿热阻滞、肝胆湿热、湿瘀互结等为多，术后以湿热阻滞、湿重于热、阴虚内热等为多，湿、热、瘀之邪贯穿前后。

其他方面：辅助生殖技术新生儿胎黄的主证为阳黄，但其阴黄占比高于自然妊娠新生儿，此项技术可能是阴黄发生的危险因素。新生儿体质也与病理性黄疸的发生相关，偏热状态的新生儿较平衡状态的新生儿更易出现病理性黄疸。面色与肝原性黄疸分型相关，通过 CIELAB 颜色空间可显示肝原性黄疸阴黄与阳黄患者的面色存在着明显色差及分布特点。乙型肝炎相关性肝衰竭"阳黄-阴阳黄-阴黄"的黄疸演变过程中，肠道菌群失调程度、血浆内毒素水平随着脾虚症状的加重分别逐渐加重和提高，存在阴黄化机制的病理生理基础。

值得注意的是，这些变化受医生主观因素影响较多，文献报道也不一致，仅供临床医生参考。

四、辨证治疗

（一）阳黄

1. 湿热兼表证

治法：清热化湿，兼以解表。

代表方：麻黄连翘赤小豆汤（《伤寒论》）合甘露消毒丹（《温热经纬》）。

常用药：麻黄、薄荷、藿香、蔻仁、石菖蒲、黄芩、滑石、木通、赤小豆、茵陈、生姜、大枣、甘草。

加减：目黄甚，加金钱草；表热重，加金银花、蒲公英；里热重，加黄连、栀子。

实验研究表明麻黄连翘赤小豆汤对四氯化碳所致小鼠急性化学肝损伤引起的肝细胞性黄疸具有保肝退黄作用，可以抑制脂质过氧化反应，血清胆红素、肝脏转氨酶较模型组显著降低。清热化湿的代表方甘露消毒丹通过保护细胞膜，能够减轻炎症的反应，从而发挥治疗肝炎湿热证的作用，调节恢复温病湿热证大鼠模型的脂质代谢异常，对 D-氨基半乳糖、内毒素脂多糖导致的急性肝衰竭大鼠有一定的保护作用。临床随机对照研究显示加减甘露消毒丹联合西药治疗阳黄较单纯西药治疗具有更好疗效，血清胆红素及转氨酶指标明显好转。

2. 热重于湿证

治法：清热化湿，解毒通腑。

代表方：茵陈蒿汤（《伤寒论》）。

常用药：茵陈、栀子、大黄。

加减：壮热烦渴，口干舌燥，可合龙胆泻肝汤；壮热神昏，躁扰不宁，皮肤瘀斑瘀点，加升麻、赤芍、丹皮、虎杖、大青叶、紫草。

茵陈蒿汤对大鼠黄疸模型的保肝利胆退黄的作用可能与降低肝细胞 β-葡糖醛酸糖苷酶含量、诱导尿苷二磷酸葡萄糖醛酸转移酶活性、促进胆红素排泄,从而改善胆红素代谢有关。茵陈蒿汤对治疗肝细胞性黄疸、胆汁淤积性黄疸、溶血性黄疸及新生儿病理性黄疸等均有疗效,尤其对肝细胞性黄疸、肝内胆汁性黄疸、新生儿黄疸等疗效显著,具有作用稳定、无明显不良反应等特点。也有实验研究黄疸大鼠脾脏 Th1/Th2 细胞因子分泌呈紊乱状态,而茵陈蒿汤具有调节作用,可能是其治疗黄疸的机制之一。茵陈蒿汤醇提部位及醇提后的水提部位具有一定保肝退黄作用,提示茵陈蒿汤醇提取部位及其药渣的水提取部位均存在利胆、保肝退黄的药效物质。临床研究应用茵陈蒿汤为肝胆湿热型黄疸患者进行治疗,能够有效地提高疾病的治疗效果,缓解临床症状,提高患者的生活质量,延长患者的生存期限,临床应用效果显著,应在临床中广泛推广应用。

3. 湿重于热证

治法:利湿化浊,清热退黄。

代表方:茵陈四苓汤(《杏苑生春》)。

常用药:茵陈、猪苓、茯苓、泽泻、白术、蔻仁。

加减:便溏尿少,口中甜腻,加用胃苓汤;纳差食少,口气秽浊,加鸡内金、焦三仙。

　　在茵陈四苓汤加味治疗重型肝炎的临床观察中,总有效率较对照组高($P<0.05$),治疗组治疗后胆红素显著降低($P<0.05$),茵陈四苓汤加味可提高湿邪偏重型肝炎患者疗效。将加味茵陈四苓汤配合西药治疗应用于新生儿黄疸,疗效显著,值得临床推广应用。

　　茵陈四苓汤可有效干预胆汁淤积性肝纤维化,其重要机制之一为抑制增殖的胆管上皮细胞基底膜上细胞外基质的沉积。茵陈四苓汤加减可以调节慢性乙肝患者肠道功能、重塑肠道菌群,这一作用有助于减少肠道内毒素吸收,从而减轻肝脏负担、保护肝功能并对抗乙肝病毒的复制。

4. 胆腑郁热证

治法:泄热化湿,利胆退黄。

代表方:清胆汤(《急腹症方药新解》)。

常用药:金银花、连翘、蒲公英、柴胡、黄芩、大黄、芒硝、枳实、丹参、茵陈、金钱草、海金沙。

加减:胁痛,加川楝子、延胡索;腹胀胸闷,加佛手、香橼、八月札;恶心呕吐重,加旋覆花、代赭石、莱菔子。

　　清胆汤加减对阳黄证黄疸动物模型肝细胞摄取、转化、排泄胆红素具有一定的影响,经清胆汤治疗后,各指标明显改善。其作用机制可能与降低肝细胞 β-葡糖醛酸糖苷酶含量、诱导尿苷二磷酸葡萄糖醛酸转移酶活性、促进胆红素排泄,从而改善胆红素代谢有关。临床研究清胆汤加减联合拉米夫定治疗湿热并重 HBeAg 阳性慢性乙型黄疸肝炎与单用拉米夫定治疗慢性乙肝疗效的对比,治疗组 ALT、AST、TBil、HBV-DNA 指标恢复正常优于单用拉米夫定的治疗,说明该方法治疗湿热并重 HBeAg 阳性慢性乙型黄疸肝炎有较好的疗效,可以提高抗病药物的早期疗效,从而提高远期效果。

(二)阴黄

1. 寒湿阻遏证

治法:温阳健脾,化湿退黄。

代表方:茵陈术附汤(《医学心悟》)。

常用药:茵陈、白术、干姜、附子、炙甘草、肉桂。

加减:脘痞腹胀,加木香、枳实;恶心呕吐重,加陈皮、半夏、竹茹;腹冷痛,加吴茱萸、肉豆蔻;尿少肢肿,加玉米须、车前子、车前草。

经茵陈术附汤加减方治疗的肝衰竭引起的难治性黄疸的患者,治疗后 ALT、AST、TBil 均较治疗前显著下降,治疗有效率增高、病死率降低,温阳活血法是中医治疗 HBV 相关性肝衰竭的有效方法之一。建立中医阴黄证黄疸动物模型,经茵陈术附汤治疗后,黄疸证和寒湿证主证及指标明显改善。茵陈术附汤有保肝利胆退黄的作用,其机制可能与降低肝细胞 β-葡糖醛酸糖苷酶含量、诱导二磷酸尿苷葡萄糖醛酸基转移酶(UDPGT)活性、促进胆红素排泄,从而改善胆红素代谢有关。

2. 瘀血内结证

治法:破瘀消癥,疏肝解郁,退黄。

代表方:鳖甲煎丸(《金匮要略》)。

常用药:鳖甲、大黄、桃仁、䗪虫、柴胡、厚朴、蜣螂、瞿麦、石韦、干姜、黄芩、人参、阿胶。

加减:腹胀,加枳实、厚朴;纳差便溏,加茯苓、白术、鸡内金、焦三仙;胁下痞块较硬,加蜈蚣、穿山甲(现有以豕甲代替者)、三棱、莪术;有皮肤瘀点瘀斑,加三七粉、茜草、仙鹤草;口渴尿少,大便干,加沙参、麦冬、女贞子、墨旱莲。

对于肝炎后残留黄疸,鳖甲煎丸能够显著改善患者临床症状,起到临床治疗作用,能够显著降低患者血清中 IGFBP-rP1(胰岛素样生长因子结合蛋白-相关蛋白)含量水平,对肝炎后高胆红素血症有较好的治疗作用。

3. 脾虚血亏证

治法:温阳健脾,益气养血。

代表方:黄芪建中汤(《金匮要略》)。

常用药:黄芪、桂枝、生姜、白芍、炙甘草、饴糖。

加减:气虚重,加用党参;阳虚重,加干姜、附子、肉桂;血虚重,加熟地、当归、女贞子、阿胶。

黄芪建中汤临床广泛应用于脾虚血亏的治疗。相关研究表明,黄芪建中汤有效地改善了自身免疫性肝炎的肝功能及肝纤维化。临床上通过辨证分析、典型病例分析及名医经验,结果认为溶血性黄疸症状改善明显。

(三)急黄

1. 热毒炽盛证

治法:清热解毒,泻火退黄。

代表方:清瘟败毒饮(《疫疹一得》)合茵陈蒿汤(《金匮要略》)。

常用药:黄连、黄芩、生石膏、栀子、生大黄、生地、丹皮、赤芍、知母、茵陈。

加减:高热不退甚或神昏、狂躁,加水牛角或安宫牛黄丸;恶心呕吐,加旋覆花、代赭石、竹茹;大便干结,加芒硝、瓜蒌;腹痛拒按,加川楝子、延胡索、佛手、郁金。

清瘟败毒饮有合白虎汤、黄连解毒汤和犀角地黄汤(犀角已禁用,现多用水牛角代)为一体之意。清瘟败毒饮是中医学治疗外感温病"气营两燔证"的代表方剂,是复方重剂,效大力宏,救疗瘟疫。在临床上加用清瘟败毒饮能有效提高临床急症控制率、改善中医症状积分,保护重要脏器,进一步提高临床疗效。

2. 热毒内陷证

治法:清营解毒,凉血开窍。

代表方:千金犀角散(《张氏医通》)加减(犀角已禁用,现多用水牛角代)。

常用药:水牛角、栀子、黄连、升麻、茵陈、生地、丹皮、赤芍、玄参。

加减:大便秘结,加大黄、芒硝;齿衄、鼻衄或皮下瘀斑等,加侧柏叶、茜草、三七粉;腹胀腹痛,加川楝子、延胡索、佛手、郁金;恶心、呕吐明显,加旋覆花、代赭石;狂躁、抽搐,加羚羊角、地龙、钩藤。

肝衰竭小鼠肝组织中存在 NLRP3 炎症复合物通路激活,犀角散可以通过影响 NLRP3 炎症复合物通路达到阻断肝脏炎症反应的目的。犀角散加味治疗 HBV 慢加急性肝衰竭前期患者时可调整体内胃肠激素水平,通过升高血清 P 物质及胃动素水平、下调一氧化氮水平,以阻断肝衰竭前期进展,降低肝衰竭发生率。

【中成药】

1. 清热利湿类

(1)茵陈五苓糖浆:通阳健脾,利湿除黄。用于湿热黄疸,湿重于热,脘闷腹胀,纳呆呕恶,小便不利,舌苔黄腻。口服,每次 10ml,每日 3 次。

(2)龙胆泻肝丸:清肝胆,利湿热。用于肝胆湿热,头晕目赤,耳鸣耳聋,胁痛口苦,尿赤,湿热带下。口服,水丸每次 3~6g,每日 2 次。

(3)当飞利肝宁片:清利湿热,益肝退黄。用于湿热郁蒸而致的黄疸,急性黄疸型肝炎,传染性肝炎,慢性肝炎而见湿热证候者。口服,每次 2 片(0.45g/片),每日 3 次或遵医嘱,小儿酌减。

(4)垂盆草片:清利湿热,解毒。用于湿热黄疸,小便不利,痈肿疮疡;急、慢性肝炎。口服,每次 6 片,每日 3 次。

(5)苦胆草片:清热燥湿,泻肝胆火。用于湿热黄疸,阴肿阴痒,带下,强中,湿疹瘙痒,目赤,耳聋,胁痛,口苦,惊风抽搐。口服,每次 4 片,每日 3 次。

(6)金钱草颗粒:可以清利湿热,通淋,消肿。用于热淋,沙淋,尿涩作痛,黄疸尿赤,痈肿疔疮,毒蛇咬伤,肝胆结石,尿路结石。开水冲服,每次 10g,每日 3 次。

(7)复方三叶香茶菜片:清热利湿,活血化瘀。用于肝胆湿热所引起的胁痛,纳差,呕吐,恶心,腹胀,身重,倦怠,黄疸等症(急性或慢性肝炎和乙肝病毒携带者)。口服,每次 2~3 丸,每日 2 次。

(8)黄柏胶囊:清热燥湿,泻火除蒸,解毒疗疮。用于湿热泻痢,黄疸,带下,热淋,脚气,痿躄,骨蒸劳热,盗汗,遗精,疮疡肿毒,湿疹瘙痒。口服,每次 3~4 粒,每日 3~4 次。

(9)利胆止痛胶囊:清热利胆,理气止痛。用于肝胆湿热所致的胁痛,黄疸(如急、慢性肝炎、胆囊炎)。口服,每次 3 粒,每日 3 次。

2. 清热解毒类

(1)新癀片:清热解毒,活血化瘀,消肿止痛。用于热毒瘀血所致的咽喉肿痛、牙痛、痹痛、胁痛、黄疸、无名肿毒等症。口服,每次 2~4 片,每日 3 次,小儿酌减。外用,用冷开水调化,敷患处。

（2）金酸萍颗粒：清热解毒，利湿退黄。有恢复肝功能、降低转氨酶的作用；用于急性黄疸型肝炎、慢性肝炎、重症肝炎。开水冲服，每次15g，每日2次；小儿酌减。

（3）十一味金色丸：清热解毒，化瘀。用于血、胆落于肠胃，胆囊痞肿，巩膜黄染，消化不良，中毒症。对黑亚玛虫引起的头痛发热、黄疸性肝病疗效较好。将药丸碾碎或用水泡开后服用，每次3~4丸，每日2次。

（4）茵栀黄颗粒：清热解毒，利湿退黄。用于肝胆湿热所致的黄疸，症见面目悉黄、胸胁胀痛、恶心呕吐、小便黄赤；急、慢性肝炎见上述证候者。开水冲服，每次2袋，每日3次。

3. 健胃消食类

（1）阿拉坦五味丸：健胃、助消化。胃肠炽热，宿食不消，肝胆热证，黄疸。口服，水丸每次11~15粒，每日1~2次。

（2）十味黑冰片丸：温胃消食、破积利胆。用于食积不化、胆囊炎、胆结石、胆管结石、肝内胆管结石、急性或慢性肝炎、黄疸。特别对胆结石有显著疗效。口服，每次8~12丸（0.25g/丸），每日2次。

4. 养血护肝类

（1）健肝乐颗粒：养血护肝，解毒止痛。有降低转氨酶，消退黄疸以及改善各类肝炎临床症状的作用。用于治疗急性或慢性病毒性肝炎等。开水冲服，每次15g（1袋），每日2次，12岁以下小儿酌减或遵医嘱。

（2）复方灵芝颗粒：保护肝脏降低丙氨酸转氨酶、退黄。用于急性传染性黄疸肝炎，慢性肝炎，单项丙氨酸转氨酶升高等症。口服，每次1袋（5g），每日2次，小儿减半。

【中医适宜技术】

一、针灸疗法

取足太阴、足厥阴、足少阳、足阳明穴为主。阳黄者，以胆俞、太冲、阳陵泉、阴陵泉、内庭为主；阴黄者，以脾俞、胆俞、气海、足三里、三阴交、阳陵泉为主。胸闷呕恶加内关、公孙，腹胀便秘加大肠俞、天枢；四肢乏力加关兀。毫针刺，实证用泻法，虚证用平补平泻法并灸。

二、外敷法

1. 砂矾鲫鱼膏 将砂仁60g研末，与白矾10g，白糖50g，鲫鱼1条（连肠杂用）捣在一起，纱布包裹，贴神阙、至阳穴，每日1次。

2. 三黄红花糊 姜黄、蒲黄、红花、滑石各250g，山栀子420g，猪肝500g（焙干）一起研末，用15%~20%乙醇溶液调成糊，敷于肝区，约2~3个铜钱厚，再用艾灸在药上熨半小时，每日1次，20次为1个疗程。

三、推拿疗法

以点法、按法、提拿手法为主。阳黄：热重于湿者，分推胸胁，点按中脘；提拿足太阴脾经、足少阴肾经、足厥阴肝经，点按三阴交、阳陵泉。湿重于热者，点按膀胱俞、三焦俞、小肠俞、志室，点按复溜、三阴交、曲泉、丰隆。阴黄：点按脾俞、胃俞，点按天枢、公孙、三阴交，提拿足太阴脾经、足少阴肾经、足厥阴肝经。急黄：点按肝俞、胆俞、膈俞，点按中极。血热者，加点按上星；便血者，揉搓八髎，点按长强。

　　针灸治疗急性黄疸型肝炎有显著疗效。当然，针灸治疗急性黄疸型肝炎也有一定适应证。一般适于普通型，重型患者针灸只是综合措施之一。其次，即使是普通型，也最好是单纯性的，不宜有夹杂症。另外，针刺治疗急性无黄疸型肝炎疗效不及黄疸型。目前，我国比较公认的针灸适应证标准是：①病程在2周以内；②具有上述典型临床症状；③体征方面见肝脏肿大，局部有压痛和叩痛，黄疸；④肝功能试验有2项以上异常。关于针灸治疗急性黄疸型肝炎的作用机制尚不够清楚，有人通过实验研究，认为针刺可能是通过利胆作用促使黄疸下降的因素之一；而淋巴细胞转化试验的观察提示，针刺的作用可能与提高人体特异免疫功能有关。但应严格隔离，以防传染。对于其他原因引起的黄疸，针灸治疗的同时还应配合中西医综合治疗措施。

【西药治疗】

　　1. 激素治疗试验　口服泼尼松10~15mg，每日3次，共服用5~7日，肝内胆汁淤积者在治疗后，血清胆红素常较治疗前降低40%~50%以上，而肝外胆汁淤积者则不明显。

　　2. 苯巴比妥　苯巴比妥对肝微粒体中葡糖醛酸转移酶及肝细胞Na-K-ATP酶有诱导作用，及促进胆汁的运输与排泄作用。口服苯巴比妥30~60mg，每日3~4次，共服用7天，对肝内胆汁淤积有效。对严重肺功能不全、支气管哮喘及颅脑损伤呼吸中枢抑制者慎用或禁用；肝肾功能不良者慎用，肝硬化或肝功能严重障碍者禁用。

　　3. 熊去氧胆酸　熊去氧胆酸能刺激胆汁分泌，减少疏水性胆汁酸的潴留，有利于转为亲水性胆汁酸，从而减少细胞毒性，保护肝细胞，并使胆管上皮细胞免受疏水性胆汁酸的破坏，故可用于肝内胆汁淤积的治疗，根据体重来进行日常剂量的计算。急性胆囊炎和胆管炎禁用；胆道阻塞（胆总管和胆囊管）禁用；如果胆囊不能在X射线下被看到、胆结石钙化、胆囊不能正常收缩以及经常性的胆绞痛等不能使用熊去氧胆酸胶囊。

　　熊去氧胆酸胶囊可用于治疗固醇性胆囊结石、胆汁淤积性肝病、胆汁反流性胃炎等，用于治疗胆汁淤积性肝病者按体重每日剂量为10mg/kg。

　　4. 腺苷蛋氨酸　用于治疗肝硬化前和肝硬化所致肝内胆汁淤积，也用于治疗妊娠期肝内胆汁淤积。口服，每日500~1 000mg。

　　5. 茴三硫　促进胆汁、胆酸、胆色素分泌，增强肝脏解毒功能，用于胆囊炎、胆结石、急性或慢性肝炎。口服，每次12.5~25mg，每日3次。

【名医经验】

一、关幼波教授提出治黄三辨、三要、三原则、两重视的思想

　　著名中医肝病专家关幼波教授在肝病的治疗方面形成了独特的诊疗特色。第一，首辨湿热轻重。若湿重于热，用茵陈五苓散加减；若热重于湿，可用茵陈蒿汤加减；若湿热并重，用茵陈栀子银花汤加减。第二，辨在气在血。关教授认为急性病毒性肝炎，若无黄疸出现，

则湿热较轻,出现黄疸,则湿热较重。由于湿热仅入于气分,胆汁仍能循常道而泄,故无黄。治疗上清利宜轻、偏于治气。治疗上仍需要佐以治血,临床上若治疗不及,正气不能抗邪或再感外邪,湿热之邪久蕴血分,瘀阻血分,进一步出现黄疸。有黄则是因湿热入于血分,血脉瘀阻,蕴毒生痰,熏蒸肌肤而黄,治疗上偏于治血分。第三,辨三焦部位。湿热侵入三焦,一般以中上二焦、中下二焦和弥漫三焦为多见。临床上若湿热偏于中上二焦,主要看舌苔,如苔黄、白或腻,主要治疗以芳香化浊法为主。湿热在中下二焦,主要看大小便,若大便干结或尿黄短少,可选茵陈蒿汤加减。若湿热下注肠道,则用葛根芩连汤或白头翁汤加减。下注膀胱则可用八正散临证加减。

关教授非常重视治黄三要,提出了"治黄要治血,血行黄易却",即在清热祛湿药的基础上灵活运用活血化瘀药,活血又可分为养血活血如益母草、丹参、泽兰、郁金等;温通血脉如桂枝、附子等;凉血活血如白茅根、生地黄、赤芍、丹皮等。关教授特别突出运用活血药的特点,除了可以加速黄疸的减退,还有利于肝功能的恢复,并且还能解决患者腹部肝脾区的疼痛。此外,"治黄要解毒,毒解黄易除",关教授认为解毒之品在治疗黄疸中扮演着重要的角色。当湿热久羁,蕴而成毒,热毒炽盛,在临床治疗中必须加解毒的药物,特别是对现代医学转氨酶升高或有炎症性病变,疗效更为显著。关教授也提出了"治黄要化痰,痰化黄易散"。关教授通过多年宝贵的临床实践体会到,在治黄疸过程中需巧用治痰之法,实为治本之策。湿热痰瘀阻滞,导致黄疸胶固难化,病情难以恢复,故临床上可加用瓜蒌、杏仁、莱菔子、贝母、半夏等。

治则方面,关教授认为邪气实而正气不虚阶段,应当以祛邪为主。若邪实正气已虚衰,必须采用攻补兼施之法。若在正气虚邪衰的阶段,应当以扶正气为主,顾护脾胃。关教授特别重视治愈后的巩固,以防止复发。临床上若患者症状已经消失或肝功能指标已恢复正常,关教授认为应继续服用药物巩固治疗一段时间,增强体质,提高免疫力,防止疾病复发。另外,关教授特别重视辨证与辨病的关系,认为在中医辨证治疗同时,应该结合西医实验室检查、物理检查及血液检查等,临床明确分析诊断,方可达到疗效及避免误诊。

二、国医大师邓铁涛重视肝脾祛痰瘀

邓老认为,黄疸病的病因病机如下:若患者湿热邪气外袭内蕴于脾胃与肝胆,则发为急性肝炎;若患者脾气本虚,或邪郁日久伤脾气,或肝郁日久横逆乘脾,或于治疗急性肝炎的过程中寒凉清利太过伤及中阳,均可导致脾气虚亏,而转变为慢性肝炎。此时矛盾的主要方面已由邪实(湿与热)转化为脾虚(正虚),故此慢性肝炎之本乃为脾虚。

三、国医大师朱良春首重津血同源,津伤血瘀之理

朱良春教授认为阳黄久则伤津液,急性黄疸型肝炎往往用了苦寒大剂量清热利湿中药,或西药抗炎、抗病毒、保肝,但黄疸却久稽不退。究其原因,在于过量使用苦寒败胃之药,且苦燥伤津液。盖津血同源,伤津则血瘀,治当生津散结祛瘀为主。

四、张瑞霞名中医金虎退黄汤治疗残留黄疸

组成:虎杖 30g,金钱草 20g,栀子 15g,桃仁 12g,红花 10g,桂枝 9g,生地 15g,当归 10g,赤芍 45g,怀牛膝 15g,枳壳 10g,桔梗 10g,柴胡 10g,甘草 6g,葛根 30g,炒三仙各 15g。

功效:祛湿化瘀退黄。

主治:黄疸属湿瘀互结者。症见身目黄染,黄色晦暗,皮肤瘙痒,纳少,恶心厌油腻,无口干及口苦,乏力,小便黄,大便成形,舌质红苔黄厚腻,脉弦。

用法:水煎服,每日 1 剂。

经验:张老认为肝移植术后出现的黄疸,多系胆道吻合口狭窄致胆汁排泄受阻引起。中医认为,黄疸的发生,主要是湿邪为患。从脏腑来看,不外脾胃肝胆,且往往由脾胃涉及肝胆。本例患者表现为黄疸,故为湿邪困阻。同时,该例患者肝移植术后 13 个月,身目黄染 2 个月余,加重 3 周,是为久病,湿阻日久,致血行不畅,瘀阻、湿困同时存在为患。故治疗则应清热利湿、活血通络并进。方用金虎退黄汤活血化瘀,通络退黄:虎杖清热利湿解毒;金钱草、蒲公英甘寒化湿;桃仁、红花活血化瘀,加桂枝行血脉而消瘀血,佐以赤芍、葛根以加强凉血活血之功。生薏苡仁、生白术健脾益气渗湿,以鼓舞脾胃之气,加强祛湿之力。

五、赵文霞名中医临证治疗黄疸经验浅析

组成:党参 15g,炒白术 15g,茯苓 15g,清半夏 10g,陈皮 15g,薏苡仁 30g,滑石 10g,姜竹茹 15g,郁金 15g,金钱草 30g,土鳖虫 10g,丹参 20g,鸡内金 15g,桂枝 3g,明矾 1g。

功效:健脾利湿,化痰祛瘀,利胆退黄。

主治:乙型肝炎肝硬化,证属脾虚湿盛者。症见身目黄染,面色晦暗,倦怠乏力,纳差,厌油,小便黄,大便溏,舌质红,苔白腻,舌下脉络迂曲,脉沉细。

用法:水煎服,每日 1 剂。

经验:《临证指南医案·疸》曰,"阴黄之作,湿从寒化,脾阳不能化湿,胆液为湿所阻,渍于脾,浸淫肌肉。溢于皮肤,色如熏黄,阴主晦治在脾"。赵教授此时常选附子、干姜、肉桂、桂枝等温阳散寒之品,意在振奋中阳,温通经脉,化解痰瘀,使寒湿散络脉通,则黄疸易除。另外在治疗阳黄湿重于热的患者中,赵教授在运用清热祛湿药物的同时,也加用一两味温阳健脾药物作为佐药,赵教授认为,湿邪本易伤阳,在治疗湿热黄疸时,寒凉药物偏多,其易伤脾肾之阳,导致寒邪内伏,故加入温阳健脾药物也符合其病机。

【转归及预后】

阴黄、阳黄、急黄可相互转化,如阳黄失治,或迁延日久,或过用苦寒之品,致脾阳受损,则可转化为阴黄;若阳黄因湿热结聚,化生火毒,致病情迅速进展,黄疸快速加深,而转化为急黄危候。

病延日久,变证衍生黄疸病迁延不愈,可变生他证。若黄疸日久,湿热蕴于中焦,气机不畅,水液不行,则溢于脉外,停聚于膜原之间,而成水肿;若气机不畅,水液停聚于腹中,则成臌胀;若病程日久,气血瘀滞,瘀血内停,与湿浊、痰饮胶结成块,居于胁下,则成积聚;若积聚日久,耗伤正气,损及真元,则易变为肝积。

参考文献

第二十三章 积聚

【概述】

积聚,是由于正气亏虚,脏腑失和,气滞、血瘀、痰浊蕴结腹内而成,以腹内结块,或胀或痛为主要临床特征的一类病证。积属有形,结块固定不移,痛有定处,病在血分,是为脏病;聚属无形,包块聚散无常,痛无定处,病在气分,是为腑病。因积与聚关系密切,故两者往往一并论述。本病主要包括西医的腹部肿瘤、肝脾大、增生性肠结核、不完全性肠梗阻等疾病。

【病名沿革】

积聚之名,首见于《黄帝内经》,并对其形成和治疗原则进行了探讨。如《灵枢·五变》:"人之善病肠中积聚者……皮肤薄而不泽,肉不坚而淖泽。如此则肠胃恶,恶则邪气留止,积聚乃伤;脾胃之间,寒温不次,邪气稍至,稸积留止,大聚乃起。"《黄帝内经》里还有"伏梁""息贲""肥气""奔豚"等病名,亦属癥瘕积聚范畴。在治疗方面,《素问·至真要大论》提出的"坚者削之""结者散之""留者攻之"等原则,具有一定的治疗作用。《难经·五十五难》明确了积与聚在病理及临床表现上的区别,指出"积者五脏所生,聚者六腑所成"。《金匮要略·五脏风寒积聚病脉证并治》进一步说明:"积者,脏病也,终不移;聚者,腑病也,发作有时。"仲景所制鳖甲煎丸、大黄䗪虫丸至今仍为治疗癥瘕积聚的常用方剂。

《证治准绳》提出治疗积证"必分初、中、末三法"。《景岳全书·积聚》认为积聚治疗"总其要不过四法,曰攻、曰消、曰散、曰补,四者而已",并创制了化铁丹、理阴煎等新方。《医宗必读·积聚》把攻补两大治法与初、中、末三期有机地结合起来,并指出治积不能急于求成,可以"屡攻屡补,以平为期",颇受后世医家的重视。清代王清任《医林改错》强调瘀血在癥瘕积聚病机中的重要作用,对活血化瘀方药的应用有突出的贡献。此外,《备急千金要方》《外台秘要》《医学入门》等医籍,在治疗上不但采用内服药物,而且还注意运用膏药外贴、药物外熨、针灸等综合治疗,使癥瘕积聚的辨证施治内容益加丰富。

【病因病机】

积聚的发生,多因情志失调,饮食所伤,寒邪内犯,及他病之后,肝脾受损,脏腑失和,气机阻滞,瘀血内结而成。

一、情志失调

情志抑郁,肝气不舒,脏腑失和,脉络受阻,血行不畅,气滞血瘀,日积月累,可形成积聚。如《素问·通评虚实论》曰:"隔塞闭绝,上下不通,则暴忧之病也。"《诸病源候论》云:"结气病者,忧思所生也。心有所存,神有所止,气留而不行,故结于内。"清代尤怡《金匮翼·积聚统论》说:"凡忧思郁怒,久不能解者,多成此疾。"

二、饮食所伤

酒食不节,饥饱失宜,或恣食肥厚生冷,脾胃受损,运化失健,水谷精微不布,食滞湿浊凝聚成痰,或食滞、虫积与痰气交阻,气机壅结,则成聚证。如痰浊气血搏结,气滞血阻,脉络瘀塞,日久则可形成积证。《景岳全书·痢疾论》说:"饮食之滞,留蓄于中,或结聚成块,或胀满硬痛,不化不行,有所阻隔者,乃为之积。"

三、感受寒邪

寒邪侵袭,脾阳不运,湿痰内聚,阻滞气机,气血瘀滞,癥瘕积聚乃成。如《灵枢·百病始生》说:"积之始生,得寒乃生。"亦有外感寒邪,复因情志内伤,气因寒遏,脉络不畅,阴血凝聚而成积。如《灵枢·百病始生》说:"卒然外中于寒,若内伤于忧怒,则气上逆,气上逆则六输不通,温气不行,凝血蕴里而不散,津液涩渗,著而不去,而积皆成矣。"《诸病源候论》曰:"此由痰水结聚在胸腑遇冷热之气相搏,结实不消,故令人心腹痞满,气息不安,头眩目暗,常欲呕逆,故言痰结实。"又曰:"膈痰者,谓痰水在于胸膈之上,又犯大寒,使阳气不行,令痰水结聚不散"。以上说明,内外合邪可形成癥瘕积聚。

四、黄疸、胁痛迁延不愈

湿浊留恋,气血蕴结;或久疟不愈,湿痰凝滞,脉络痹阻;或感染虫毒(血吸虫等),肝脾不和,气血凝滞;或久泻、久痢之后,脾气虚弱,营血运行涩滞,均可导致癥瘕积聚的形成。

本病的病因有寒邪、湿热、痰浊、食滞、虫积等,其间又往往交错夹杂,相互并见,最终导致气滞血瘀结成癥瘕积聚,故癥瘕积聚病机主要是气机阻滞,瘀血内结。病位主要在于肝脾。肝主疏泄,司藏血;脾主运化,司统血。肝气不畅,脾运失职,肝脾失调,气血涩滞,壅塞不通,形成腹内结块,导致癥瘕积聚。本病初起,气滞血瘀,邪气壅实,正气未虚,病理性质多属实;癥瘕积聚日久,病势较深,正气耗伤,可转为虚实夹杂之证。病至后期,气血衰少,体质羸弱,则往往转以正虚为主。

【临床表现】

积聚以腹内结块,或胀或痛为主要临床表现,但积和聚又分别有不同的临床特征,积证大多有一个逐渐形成的过程,积块出现之前,相应部位常有疼痛,或兼恶心、呕吐、腹胀,以及倦怠乏力、胃纳减退等症状。作为积证特征的腹内结块,表现为由小渐大,由软渐硬,固定不移,初觉胀痛,继则疼痛逐渐加剧。聚证则表现为腹中气聚,攻窜胀痛,时聚时散,或有如条状物聚起在腹部。一般病程较短,病情较轻,全身症状亦不如积证明显。

【诊断】

1. 腹腔内有可扪及的包块。
2. 常有腹部胀闷或疼痛不适等症状。
3. 常有情志失调,饮食不节,感受寒邪或黄疸、胁痛、虫毒,久疟,久泻,久痢等病史。

【病证鉴别】

1. **积聚与痞满**　痞满是指脘腹部痞塞胀满,系自觉症状,而无块状物可扪及。积聚则是腹内结块,或痛或胀,不仅有自觉症状,而且有结块可扪及。

2. **癥积与瘕聚**　癥就是积,癥积指腹内结块有形可征,固定不移,痛有定处,病属血分,多为脏病,形成的时间较长,病情一般较重;瘕即是聚,瘕聚是指腹内结块聚散无常,痛无定处,病在气分,多为腑病,病史较短,病情一般较轻。《难经·五十五难》说:"故积者,五脏所生;聚者,六腑所成也。积者,阴气也,其始发有常处,其痛不离其部,上下有所终始,左右有所穷处;聚者,阳气也,其始发无根本,上下无所留止,其痛无常处,谓之聚。故以是别知积聚也。"

3. **积聚与臌胀**　臌胀是以腹部胀大,皮色苍黄,腹壁脉络显露为临床特征。臌胀与积聚均有腹内积块,表现出腹部胀大,但积聚是以腹内结块为主;臌胀除腹内积块外,主要是水停腹中。腹内有无水液停聚,是臌胀与积聚的鉴别要点。而积聚是形成臌胀的病因之一。某些积证后期可出现少量腹水,但以积块为主。

【辨证论治】

一、辨证要点

癥瘕积聚的辨证必须根据病史长短、邪正盛衰以及伴随症状,辨其虚实之主次。聚证多实证。积证初起,正气未虚,以邪实为主;中期,积块较硬,正气渐伤,邪实正虚;后期日久,瘀结不去,则以正虚为主。

1. **辨积与聚**　积证具有结块明显,固定不移,痛有定处,病情较长,多属血分,病情较重,治疗较难;聚证则无结块,腹中气聚有形,时聚时散,发有休止,痛无定处,病程较短,多属气分,一般病情较轻,治疗相对亦较易。

2. 辨积块的部位 积块的部位不同,标志着所病的脏腑不同,临床症状、治疗方药也不尽相同,故有必要加以鉴别。从大量的临床观察来看,在内科范围的脘腹积块主要见于胃和肝的病变。右胁腹内积块伴见胁肋刺痛、黄疸、纳呆、腹胀等症状者,病在肝;胃脘部积块伴见反胃、呕吐、呕血、便血等症状者,病在胃;右腹积块伴腹泻或便秘、消瘦乏力,以及左腹积块伴大便次数增多、便下脓血者,病在肠。

3. 辨虚实 聚证多属实证,积证根据正气损伤程度的不同,可分为初、中、末三期。一般初期正气未虚,邪气尚浅,积块较小,质地较软,以邪实为主;中期正气渐衰而邪气渐甚,积块增大,质地较硬,持续疼痛,并有饮食减少、倦怠乏力、形体渐瘦等症,属正虚邪恋;末期正气大虚而邪气实甚,积块较大,质地坚硬,疼痛剧烈,并有饮食大减,精神萎靡,极度消瘦,面色萎黄或黧黑,以正虚为主。

二、治疗原则

聚证重调气,积证重活血。聚证病在气分,以疏肝理气,行气消聚为基本治则,重在调气;积证病在血分,以活血化瘀、软坚散结为基本治则,重在活血。积证治疗宜分初、中、末三个阶段:积证初期,积块不大,软而不坚,正气尚可,治疗以攻邪为主,予行气活血、软坚消积;中期积块渐大,质地渐硬,而正气渐伤,邪盛正虚,治宜攻补兼施;末期正气大伤,积块较大,质地坚硬,形瘦神疲,治疗以扶正培本为主,酌加理气、化瘀、消积之品,切忌攻伐太过。《医宗必读·积聚》指出:"初者,病邪初起,正气尚强,邪气尚浅,则任受攻;中者,受病渐久,邪气较深,正气较弱,任受且攻且补;末者,病魔经久,邪气侵凌,正气消残,则任受补。"

三、辨证分型

(一)聚证

1. 肝气郁结证
主症:①腹中结块柔软,时聚时散;②攻窜胀痛。
次症:①脘胁胀闷不适;②病情常随情绪变化而起伏。
舌脉:舌苔薄,脉弦。

2. 食滞痰阻证
主症:①腹胀或痛,按之胀痛更甚;②腹部时有如条索状物聚起。
次症:①便秘;②便秘。
舌脉:舌苔腻,脉弦滑。

(二)积证

1. 气滞血阻证
主症:①积块尚小,质软不坚;②固定不移。
次症:①胃脘胀痛不适;②胁肋胀闷不适。
舌脉:舌苔薄,脉弦。

2. 气结血瘀证
主症:①腹部积块渐大,质地较硬;②固定不移,隐痛或刺痛。

次症：①形体消瘦，纳谷减少；②面色晦暗黧黑，面颈胸臂或有血痣赤缕；③女子可见月事不下。

舌脉：舌质紫或有瘀斑瘀点，脉细涩。

3. 正虚瘀结证

主症：①久病体弱，积块坚硬；②疼痛逐渐加剧。

次症：①面色萎黄或黧黑，甚则面肢浮肿；②饮食大减，肌肉瘦削；③神倦乏力。

舌脉：舌质色淡或紫，舌苔灰糙或光剥无苔，脉细数或弦细。

证候诊断：主症必备，加次症 2 项及以上，结合舌脉，即可诊断。

利用现代医学的先进设备的方法，研究积聚不同证型的表现规律，取得大量研究成果，对指导临床实践很有实用价值，综合文献报道主要有：

肝癌证候与凝血功能的关系：凝血功能是反映肝癌患者疾病进展程度和预后的重要指标，与肝癌证候呈相关关系，其中肝郁脾虚证指标最好，肝肾阴虚证最差，可作为肝癌辨证分型的客观参考指标。

肝癌证候与肝功能的关系：在肝癌证候与肝功能、肝脏储备功能关系的研究方面，观察不同证型与肝功能指标的关系，结果显示肝肾阴虚型肝功能损害最严重；证型存在一定相关性，并提出 Alb<35g/L 时肝肾阴虚证可能性最大，可作为肝肾阴虚证辅助辨证的客观指标；且发现肝癌的中医证型与肝功能 Child-Pugh 分级密切相关，其中肝肾阴虚型患者基本上都是中晚期，肝脏储备功能较差。

肝癌证候与免疫功能的关系：机体的免疫功能与肿瘤的发生、发展密切相关。肝癌证型与 NK 细胞、CD4 值有显著性关系，且呈负相关，肝盛脾虚型机体细胞免疫功能较好，肝热血瘀型次之，肝肾阴虚型最差。

肝癌证候与肿瘤指标的关系：通过对肝癌证候与肿瘤标志物的相关性研究，认为证型与肿瘤标志物相关性不大，而是随着病程进展而变化。

肝癌证候与影像学指标的关系：通过观察肝癌患者的 CT 灌注成像与证型的关系，发现肝癌患者肝动脉灌注量、门脉灌注量、肝脏灌注指数水平在各证型之间存在明显差异，认为 CT 灌注可为中医辨证分型提供一定参考依据。

四、辨证治疗

（一）聚证

1. 肝气郁结证

治法：疏肝解郁，行气散结。

代表方：木香顺气散（《万病回春》）。

常用药：香附、青皮、木香、砂仁、厚朴、陈皮、台乌药、枳壳、苍术、桂心、生姜、甘草。

加减：口苦、舌质红，去砂仁、苍术、桂心，加栀子、黄连清热；胀痛甚，加川楝子、延胡索；如兼瘀象，加延胡索、莪术；神疲、乏力、便溏者，加黄芪、白术。

木香顺气散治疗恶性腹水患者腹胀的具有一定的疗效，改善恶性肿瘤患者腹胀情况，延长腹腔穿刺引流间隔时间。应用木香顺气散并观察肝癌术后患者肛门排气时间、排便时间、食欲恢复时间、肠胀气消失时间均短于对照组能够有效改善患者临床症状与体征，促进患者胃肠功能恢复,对减轻患者痛苦及提高治疗效果均有重要作用,值得临床借鉴。

2. 食滞痰阻证

治法:理气化浊,导滞通腑。

代表方:六磨汤(《世医得效方》)。

常用药:沉香、木香、台乌、大黄、槟榔、枳实。

加减:呕恶苔腻,加半夏、陈皮;蛔虫结聚,加鹤虱、雷丸、使君子或可加服乌梅丸。

六磨汤临床多应用于恶性肿瘤晚期肠梗阻的治疗,研究表明六磨汤加味灌肠法治疗晚期肿瘤性肠梗阻减少肛门排气恢复时间、腹胀腹痛消失时间、恶心呕吐消失时间有利于患者生存质量改善及症状缓解。同时加味六磨汤治疗妇科恶性肿瘤患者术后肠梗阻临床疗效显著,其作用机制可能与调节患者血浆中胃动素、VIP水平相关;同时能有效改善患者生活质量。

(二)积证

1. 气滞血阻证

治法:理气活血,通络消积。

代表方:荆蓬煎丸(《御药院方》)。

常用药:木香、青皮、茴香、枳壳、槟榔、三棱、莪术。

加减:烦热口干,舌红,脉细弦,加丹皮、山栀、赤芍、黄芩;腹中冷痛,畏寒喜温,舌苔白,脉缓,加肉桂、吴茱萸、全当归;寒热身痛,舌苔白腻,脉浮或弦大,用五积散加减。

2. 气结血瘀证

治法:祛瘀软坚,补脾益胃。

代表方:膈下逐瘀汤(《医林改错》)合六君子汤(《丹溪心法》)。

常用药:当归、川芎、桃仁、红花、赤芍、牡丹皮、五灵脂、延胡索、香附、乌药、枳壳。并间服半夏、陈皮、人参、白术、茯苓、甘草。

加减:齿、鼻、紫斑,面色萎黄,神疲乏力,舌质淡,脉细弱,合用归脾汤加三七、白及、阿胶、仙鹤草。

膈下逐瘀汤加味治疗乙肝肝硬化(血瘀证)具有起效快,疗效显著的特点。能明显改善患者中医症状、体征,降低血清酶学指标,减轻肝细胞损害,保护肝脏功能。发挥抗肝纤维化的作用,延缓肝硬化进程,提高患者生存质量。临床应用安全有效,是有效的治疗积聚的中药汤剂。胃癌归属为"积聚"范畴,其中六君子汤是胃癌脾胃气虚的代表方剂。

3. 正虚瘀结证

治法:补益气血,活血化瘀。

代表方:八珍汤(《青囊全集》)合化积丸(《丹溪心法》)。

常用药:人参、白术、茯苓、炙甘草、熟地、白芍、当归、川芎、三棱、莪术、苏木、五灵脂、瓦楞子、阿魏、海浮石、香附、槟榔。上两方可同服或间服,并可根据病情采用补一攻一或补二攻一等治法。

加减:头晕目眩,舌光无苔,脉象细数者,加生地、北沙参、枸杞、石斛;牙龈出血,鼻衄,加山栀、丹皮、白茅根、三七;畏寒肢肿,加黄芪、附子、肉桂、泽泻。

癌归属为"积聚"范畴,其中六君子汤是气血双亏的代表方剂,八珍汤加减应用于结肠癌术后气血两虚型患者可显著增强免疫功能,减少并发症及不良反应,CD3⁺、CD4⁺、自然杀伤细胞水平均显著优于对照组。原发性肝癌患者接受八珍汤合化积丸联合肝动脉化疗栓塞术治疗,能够有效缓解患者的病情,提高患者的生存质量,且安全性较高。

【中成药】

1. 活血化瘀类

(1)鳖甲煎丸:活血化瘀,软坚散结。用于胁下癥块。口服。每次 3g,每日 2~3 次。

(2)止痛化癥片:活血调经,化癥止痛,软坚散结。用于癥瘕积聚、痛经闭经、赤白带下及慢性盆腔炎等。口服,每次 2~3 片(0.6g/片),每日 2~3 次。

(3)复生康片:活血化瘀,健脾消积。用于胃癌、肝癌能增强放疗、化疗的疗效,并能增强机体免疫功能;能改善肝癌患者临床症状。口服,每次 4 片,每日 3 次;4 周为 1 个疗程。

2. 清热解毒类

(1)金蒲胶囊:清热解毒,消肿止痛,益气化痰。用于晚期胃癌、食管癌患者痰湿瘀阻及气滞血瘀证。饭后用温开水送服,每次 3 粒,每日 3 次,或遵医嘱。42 日为 1 个疗程。

(2)复方天仙胶囊:清热解毒,活血化瘀,散结止痛。对食管癌、胃癌有一定抑制作用;配合化疗、放疗,可提高其疗效。口服,每次 2~3 粒,每日 3 次。饭后半小时用蜂蜜水或温水送下(吞咽困难可将药粉倒出服用)。1 个月为 1 个疗程。

3. 消积化滞类

(1)烂积丸:消积,化滞,驱虫。用于脾胃不和引起的食滞积聚,胸满,痞闷,腹胀坚硬,嘈杂吐酸,虫积腹痛,大便秘结。口服,水丸每次 6g,每日 2 次,小儿酌减。

(2)消积丸:消积行滞。用于食积、肉积、水积、气积。口服,每次 6g,每日 2 次。

4. 抗癌消炎类

(1)消癌平滴丸:抗癌,消炎,平喘。用于食管癌、胃癌、肺癌,对大肠癌、宫颈癌、白血病等多种恶性肿瘤,亦有一定疗效。并可配合放疗、化疗及手术后治疗。并用于治疗慢性气管炎和支气管哮喘。口服,每次 8~10 丸,每日 3 次。

(2)华蟾素片:解毒,消肿,止痛。用于中、晚期肿瘤,慢性乙型肝炎等症。口服,每次 3~4 片,每日 3~4 次。

5. 补虚强壮类

(1)香云肝泰片:滋补强壮,扶正固本,益胃增食。用于黄疸胁痛,积聚癥瘕,体质虚弱,倦怠乏力,面色不华,大便不实,舌质淡,脉细弱者,慢性迁延性肝炎,慢性活动性肝炎及肿瘤的综合治疗。口服,每次 2 片,每日 3 次,或遵医嘱。

(2)槐耳颗粒:扶正固本,活血消瘀。适用于正气虚弱,瘀血阻滞,原发性肝癌不宜手术和化疗者辅助治疗用药,有改善肝区疼痛、腹胀、乏力等症状的作用。在标准的化学药品抗癌治疗基础上,可用于肺癌、胃肠癌和乳腺癌所致的神疲乏力、少气懒言、脘腹疼痛或胀闷、纳谷少馨、大便干结或溏泄、或气促、咳嗽、多痰、面色㿠白、胸痛、痰中带血、胸胁不适等症,改善患者生活质量。口服,每次 10g,每日 3 次。肝癌的辅助治疗 1 个月为 1 个疗程,或遵医嘱。用于肺癌、胃肠癌和乳腺癌的辅助治疗时 6 周为 1 个疗程。

(3)康艾注射液:益气扶正,增强机体免疫功能。用于原发性肝癌、肺癌、直肠癌、恶性淋巴瘤、妇科恶性肿瘤；各种原因引起的白细胞低下及减少症；慢性乙型肝炎的治疗。静脉滴注；每日 1~2 次，每日 40~60ml，用 5% 葡萄糖或 0.9% 氯化钠注射液 250~500ml 稀释后使用。30 日为 1 个疗程或遵医嘱。

（4）至灵菌丝胶囊：补肺益肾，止咳化痰，增强机体免疫功能。用于放疗、化疗或手术后肿瘤患者，可升高白细胞、血浆蛋白，减少不良反应；对于慢性肾功能不全、慢性肾炎、慢性支气管炎、支气管哮喘及慢性肝炎有明显疗效。对心、脑血管疾病，高脂血症及更年期综合征有一定治疗效果。口服，每日 2~3 次，每次 2 粒或遵医嘱。

【中医适宜技术】

一、针灸疗法

积聚多取腹部任脉、足三阴经、足阳明胃经经穴。处方为：期门、章门、中脘、天枢、气海、关元、中极、脾俞、肝俞、肾俞、太冲、足三里。毫针刺，实证用泻法，虚证用补法，治实当顾虚，补虚勿忘实，对于"久病寒甚者"可考虑重用灸法。

二、外敷法

方用水红花子、芒硝各 30g，樟脑、桃仁、土鳖虫各 12g，生南星、生半夏、三棱、山甲片（现有以豕甲代替者）、王不留行、白芥子、生川乌、生草乌各 15g，生白附子、延胡索各 9g。上药共研细末，以蜂蜜及醋调成泥状，最后加麝香 1.2g，梅片 3g，外敷脾大处，盖上软纸或塑膜，纱布包扎，再以热水袋外熨。

肿瘤属于中医学中"癥""瘕""积聚"等病证范畴，中医学认为"癥、瘕、积聚"乃脾胃受损、外感六淫、七情郁结及正气虚弱所致，并认为正气不足不仅与肿瘤的形成有相关性，还与肿瘤的病机演变及预后有密切关系，正所谓"邪之所凑，其气必虚"，而针灸能扶正固本，许多临床和实验研究均表明，针灸无论对于机体的非特异性免疫功能，还是特异性细胞和体液免疫功能，均有重要的调节作用。针灸能激活带瘤体的吞噬功能，可有效对抗免疫抑制剂环磷酰胺抑制吞噬功能的作用。针灸以后的血清能促进 TIL 特异性的杀伤活性，并可在一定程度上客观地反映针灸能提高宿主的全身免疫状态。

【西药治疗】

1. **肝硬化** 除休息外，应特别注意饮食，以高热量、高维生素、易消化食物为宜。蛋白质的摄入视病情而定。疑有肝性脑病者，蛋白质每日摄入量以 50g 为宜，如病情好转，可逐渐增加。有腹水的病例，应采取低钠饮食；营养支持疗法，血清白蛋白 <30g/L，有腹水或者下肢水肿者应酌情补充血浆或白蛋白。

2. **胃癌** 化疗：为辅助治疗，包括联合、化疗、手术辅助治疗、放射学介入治疗等；放疗：胃癌对放疗不敏感，很少采用；生物治疗，淋巴因子激活的杀伤细胞（LAK cell）、肿瘤坏死因子等可以试用；中医中药疗法：可调节机体免疫功能，对癌细胞有一定杀伤作用。

3. **原发性肝癌** 手术治疗：是根治肝细胞癌的最重要及理想的方法。对于大肝癌或难以切除者,可先行肝动脉结扎、动脉灌注化疗及免疫疗法等综合治疗,待肿瘤缩小后再行二期切除;非手术疗法:包括小肝癌乙醇注射治疗,肝动脉插管化疗或者栓塞、免疫治疗、生物治疗及中医中药治疗等。

【名医经验】

一、国医大师李振华教授辨治积聚经验

李老认为积证的辨治可分以下 3 个层次:

积证初期:病邪初起,正气尚强。对初期的治疗,应在正气不虚的情况下着重于攻,采用理气活血、通络消积之药,急速治疗;但切不可攻伐无度而应适可而止,待积消后,选用六君子之类,以善其后。

积证中期:气结血瘀,正气渐虚。对于中期的治疗,活血化瘀虽当首用,而扶正健脾亦当重视;否则,徒以大剂猛剂专攻其积,则益损正气,使积反愈甚,以致转向末期,而终属难治。同时,积至中期,非一朝一夕所致,故在运用攻邪破积药时,切应注意法度,攻、补贵在适宜,不可急于求成,单重于攻,反致伤正则欲速而不达。

积证末期:邪盛正衰,脾气虚损,精血亏耗,病势日趋严重。在治疗时,不仅要看到邪实,更须着眼于正虚。诚然,有形之积,非攻不去,但妄行攻代,则正气愈虚,血瘀更甚,又复加重其积。因此,本证首当补虚扶正,配以祛邪消积,取"强主可助逐寇"之意。另外,对于末期患者,尤当注意饮食,若饮食量少,则首当调理脾胃,选用适当的药物开胃进食,使中气振、气血生化有源,正气强盛,则有助于攻邪,正如《医学心悟·积聚》所言:"必先补其虚,理其脾,增其饮食,然后用药攻其积,斯为善治。"

二、高体三名中医从"三阴"论治癥瘕经验

高老根据癥瘕的发病特点,以三阴(即肝、脾、肾三脏)为主进行辨证治疗,采取疏肝养肝、活血化瘀、温补脾肾之法治疗癥瘕,常获佳效。足厥阴肝经、足太阴脾经、足少阴肾经,生理上关系密切。肝脾肾三脏功能正常则如自然中冬水闭藏,得春风鼓动,阳从土起,生意乃萌,"水暖、土和、木达"则万物更新。根据高老多年临床观察,认为足三阴经在生理上关系密切,在病理上相互影响,若其中某一经发病,往往影响其他二经,导致三经同病,形成"水寒、土湿、木郁"的状态,则人体杂病丛生。

现代社会,人们受工作、家庭、生活等方面的影响,容易心情郁闷、烦躁,导致机体肝气不舒,从而使肝气郁结,继而克伐脾土,导致肝脾不和,肝气乘脾,脾气虚弱,水湿不得运化,聚而为痰。痰湿黏滞重浊,影响机体血液运行,又可使血液瘀阻。瘀血阻滞,气血失于调和,气机不利,又致水湿不化,痰湿加重。而脾运化水湿的功能依赖肾阳的温煦和肾气的蒸化,肾虚蒸化功能失司,又影响脾的运化功能,最终导致肝脾肾三脏功能失调,形成痰湿瘀血互结,冲任受阻,日久形成癥瘕。

三、郭红飞名中医治肝癌经验方——肝积汤

组成:炙鳖甲 30g、夏枯草 15g、白术 30g、柴胡 10g、茵陈 15g、猪茯苓各 15g、女贞子 15g、

旱莲草 15g、生半夏（先煎）10g、杭白芍 30g、青蒿 15g、焦山楂 10g。

功效：平补肝肾，疏肝散结解毒。

主治：肝癌，属气虚郁结，症见肝区疼痛、腹胀、乏力、纳差、呕吐、发热。舌质红，苔白腻，舌下脉络迂曲，脉沉细。

用法：水煎服，每日 1 剂。

经验：郭红飞认为，肝癌病因病机是湿毒入里，耗伤阴血；肝失疏泄，气机郁滞，血行不畅，瘀血内生，阻滞经络；肝气不舒，肝病乘脾，脾失健运。提出应"健脾、柔肝，散结"为治疗肝癌的基本方法。

四、王建康名中医应用补中益气汤治疗聚证经验

组成：生晒参、升麻、炙甘草各 5g，生黄芪、焦山楂各 30g，白术、枳壳、木香各 10g，柴胡 6g，威灵仙 20g，防风、白芷各 15g。

功效：益气健脾，理气升清，燥湿散结。

主治：慢性浅表性胃炎伴糜烂，证属脾虚湿阻、气机郁滞者。诊见：胸闷，善太息，继而出现腹胀，脐周有气块攻窜，气窜明显时伴疼痛，大便时干时溏。舌质淡嫩、舌苔白腻，脉弦细滑。

用法：水煎服，每日 1 剂。

经验：本案患者源于过劳伤脾，复因大怒伤肝，气虚与气滞合并，脾弱与肝强同现，脾湿与胃滞共存，发为聚证。疏肝之剂，肝气虽得疏畅，然脾气越疏越亏，故病久不愈。方用补中益气汤加减以益气健脾，升清助运，燥湿散结。

五、潘智敏名中医应用五积方治疗积证经验

组成：柴胡 6g，黄芩 15g，制半夏 12g，郁金 12g，小青皮 9g，莱菔子 30g，川朴 12g，枳壳 12g，虎杖 30g，过路黄 30g，垂盆草 30g，荷包草 15g，六月雪 15g，决明子 30g，瓜蒌仁 30g，泽泻 30g，焦山枝 9g，鸡内金 12g，茵陈 30g，生大黄 9g。

功效：疏肝清热，消积导滞。

主治：非酒精性脂肪性肝炎，证属气、食、湿、瘀、脂积，兼有化热者。诊见：乏力纳差，大便干结，小便黄，面色偏暗，舌红，舌边瘀斑，舌苔黄厚腻，脉涩。

用法：水煎服，每日 1 剂。

经验：潘智敏教授认为现代之积证多由气积、血积、痰积、食积、脂积等五积，着而不去，留结为积。这是潘智敏教授根据长期临床实践总结的新五积说。潘智敏教授认为现代之人，生活节奏加快，心情焦虑压抑，导致肝气郁积，不得疏达，久之形成气积；脾主运化，运化水湿，输布水谷精微。进食膏粱厚味，损伤脾胃，导致运化失常，饮食不化，则产生食积；或脾胃不能运化湿水，聚为痰湿，形成痰（湿）积；或精微物质不能输布，聚为脂质，积于血液或脉管之中、或积于肝中成为脂积。脂质、痰浊聚于血液，与气滞并行，循经而行，导致血脉不畅，形成瘀积。五积之间可相互影响和转化。气积常常可导致血积、痰积、食积、脂积。如气积日久，横逆犯胃，脾胃升降失常，形成食积；也可导致水液代谢障碍，痰湿内停，形成痰（湿）积；日久影响水谷精微的输布，形成脂积；继而影响血液运行，形成瘀积。气积、痰积、食积、脂积日久，也可影响血脉的运行，均可导致瘀积。痰积、食积、脂积、瘀积也可影响气机，均可

导致气积。五积之间往往胶着并现,表现出复杂的证候。

【转归及预后】

聚证病程较短,一般预后良好。少数聚证日久不愈,可以由气入血转化成积证。癥积日久,瘀阻气滞,脾运失健,生化乏源,可导致气虚、血虚,甚或气阴并亏。若正气愈亏,气虚血涩,则癥积愈加不易消散,甚则逐渐增大。如病势进一步发展,还可出现严重变证。如积久肝脾两伤,藏血与统血失职,或瘀热灼伤血络,而导致出血;若湿热瘀结,肝脾失调,胆汁泛溢,可出现黄疸;若气血瘀阻,水湿泛滥,亦可出现腹满肢肿等症。故癥瘕积聚的病理演变,与血证、黄疸、臌胀等病证有较密切的联系。

第三篇│第二十三章

参考文献

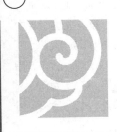

第二十四章　臌胀

【概述】

臌胀又称"鼓胀""单腹胀""膨脝"，是以腹大胀满、绷急如鼓、皮色苍黄、脉络显露为特征的病证。本病多类似于西医的肝硬化腹水，其中包括病毒性肝炎，血吸虫病，胆汁性、营养不良及酒精中毒性所致的肝硬化腹水等。因急、慢性肾小球肾炎，肾病综合征，肺气肿等疾病引起的腹部胀满膨大不在本病证范围。

【病名沿革】

《黄帝内经》提出鼓胀之名，较详细地描述了鼓胀的临床特征，并指出"浊气在上"为本病的病因病机。《灵枢·水胀》曰："鼓胀如何？岐伯曰：腹胀，身皆大，大与肤胀等也，色苍黄，腹筋起，此其候也。"《素问·腹中论》云："有病心腹满，旦食则不能暮食……名为鼓胀……治之以鸡矢醴……其时有复发者何也？……此饮食不节，故时有病也。"提出针灸和鸡矢醴作为其治疗方法。

汉代张仲景《金匮要略·水气病脉证并治》有肝水、脾水、肾水的论述，均以腹大胀满为主要表现，与《黄帝内经》所述的"鼓胀"相当，在病机上，则明确认为和肝、脾、肾三脏的功能障碍有密切的关系。其提出的"病水腹大，小便不利，其脉沉绝者，有水，可下之"是对《黄帝内经》"去宛陈莝"治法的最好注解；其用治黄疸缠绵日久所致臌胀的硝石矾石散，可谓是开散瘀利水之先河。此外，防己茯苓汤、防己黄芪汤、苓桂术甘汤、五苓散等，攻中有补，攻补兼施，后世常用于臌胀的治疗。

晋代葛洪在《肘后备急方·治卒大腹水病方》中记载了放腹水治疗臌胀的方法："若唯腹大，下之不去，便针脐下二寸，入数分，令水出，孔合须腹减乃止。"唐代孙思邈的观点，则与之截然相反。唐代孙思邈《备急千金要方》指出："凡水病忌腹上出水，出水者月死，大忌之。"

隋代巢元方《诸病源候论》认为本病发病与感受"水毒"有关，将"水毒气结于内，令腹渐大，动摇有声"者，称为"水蛊"，并提出臌胀的病机是"经络否涩，水气停聚，在于腹内"。宋代杨士瀛《仁斋直指附遗方论》把本病称作"胀证"，并根据病因不同加以分类，如"谷胀""气胀""水胀""血胀"。

金元时期，各家对臌胀病因病机的认识有所不同。刘完素认为与热有关。《河间六书·病机论》说："腹胀大而鼓之有声如鼓者,热气则然也,所谓热甚则肿,此类也。"李东垣认为乃脾胃虚弱所致。《兰室秘藏·中满腹胀论》提出,腹胀"皆由脾胃之气虚弱,不能运化精微而制水谷,聚而不散而成胀满"。李东垣还认为"大抵寒胀多而热胀少","胃中寒则胀满,或藏寒生满病,以治寒胀,中满分消汤主之"。朱丹溪认为是由于湿热所致。如《丹溪心法》指出:"七情内伤,六淫外侵,饮食不节,房劳致虚清浊相混,隧道壅塞,郁而为热,热留为湿,湿热相生,遂成胀满。"治疗上有攻和补两种不同的观点。主攻派主张用舟车丸、禹功散、浚川散等峻下逐水,以促臌胀消退。主补派以朱丹溪为代表,指出"宜大补脾气,行湿散气,主以参、术,佐以平胃、五苓,热加芩、连,血虚加四物,有死血加桃仁"。李东垣则用寒热并用、攻补兼施的中满分消丸、中满分消汤分别治疗热胀和寒胀。

　　明清时期对臌胀的病因病机、临床表现及治疗的认识更趋全面。如李梴《医学入门·鼓胀》说:"虚胀,阴寒为邪……实胀,阳热为邪……故浊气在下,化为血瘀,郁久为热,热化成湿,湿热相搏,遂成鼓胀。"并提出本病治当软坚消积。正如《医学入门》云:"凡胀初起是气,久则成水……治胀必补中行湿,兼以消积,更断盐酱。"明代李中梓《医宗必读》说:"在病名有鼓胀与蛊胀之殊。鼓胀者,中空无物,腹皮绷急,多属于气也。蛊胀者,中实有物,腹形充大,非虫即血也。"明代戴思恭称本病为"蛊胀""膨脖""蜘蛛蛊"。《证治要诀》曰:"盖蛊与鼓同,以言其急实如鼓俗称之为膨脖,又谓之蜘蛛病。"张景岳将臌胀又称"单腹胀",他认为臌胀的形成与情志、劳欲、饮食等有关,指出"少年纵酒无节,多成水鼓",并提出"治胀当辨虚实"。喻嘉言认为阳衰阴盛可致臌胀,故治疗应用辛热之品,如人参丸、人参芎归汤、小温中丸、强中汤等。清代唐容川《血证论》认为"血臌"的发病与接触河中疫水,感染"水毒"有关。

　　前人根据其病因病机称之为"气臌""血臌""水臌",但气、血、水三者常相互牵连为患,仅有至此之分,而非单独为病。正如清代何梦瑶《医碥·肿胀》分析:"气血水三者,病常相因,有先病气滞而后结者,有先病结而后病气滞者,有先病水肿而血随败者,有先血结而水随蓄者"。

　　现代随着对臌胀所致病因的深入认识和常见疾病的明确诊断,在诊断和治疗上均有进一步的发展。化瘀治臌,已为临床医家共识,如刘树农先生佐之以养阴,章次公先生辅之以导滞,郑苏谋先生伍之以升清降浊,李丹初先生配之以养血搜剔,各有千秋;关幼波先生重益气化瘀,陈继明先生倡补下启中,魏长春先生首运大气以治臌,吕承全先生温补脾肾以行水,各具特色,可供临床参考。

【病因病机】

　　臌胀主要由情志刺激、酒食不节、劳欲过度、虫毒感染、病后续发等因素导致肝脾肾功能失调,气滞、血瘀、水湿停于腹内而成。

　　1. 情志刺激　情志不舒,肝失疏泄,气机滞涩,则血液运行不畅,脉络瘀阻。忧思郁怒,伤及肝脾。肝气横逆,克伐脾胃,运化失职,水湿内停,气、血、水壅结而成臌胀。《三因极一病证方论·胀满叙论》有云:"鼓胀……假如怒伤肝,肝克脾,脾气不正,必胀于胃。"《杂病源流犀烛·肿胀源流》载:"鼓胀病根在脾……或由怒气伤肝,渐蚀其脾,脾虚之极,故阴阳不交,清油相混,隧道不通,郁而为热,热留为湿,湿热相生,故其腹胀大。"

2. 酒食不节　嗜酒过度,饮食不节,恣食肥甘厚味,滋生湿热,蕴聚中焦,壅阻气机,损伤脾胃,水谷精微失于输布,清浊相混,脾土壅滞则肝失疏泄,气血瘀阻,水湿停留,遂成臌胀。《景岳全书·肿胀》有云:"少年纵酒无节,多成水鼓。"

3. 劳欲过度　因劳倦过度,纵欲无节,生育过多,久病产后,损伤脾肾,脾伤不能运化水谷,以资化源,气血不足,水湿内生,肾气亏虚,气化不利,不能温化水液,湿聚水生,气血凝滞,乃成臌胀。姜天叙《风劳臌膈四大证治·水肿臌胀》云:"劳倦所伤,脾胃不能运化而胀。"

4. 虫毒感染　多为血吸虫感染,遭受虫毒感染,阻塞经隧,脉道不通,久延失治,内伤肝脾,脉络壅塞,升降失常,清浊相混,水液停聚,便成臌胀。明代秦昌遇《症因脉治·虫积腹胀》载有:"肚大青筋,腹皮胀急,反能饮食,或面见白斑黑点,或喜食一物,或腹起块扛,大便偶见长虫,此虫积腹胀之症也。"

5. 病后续发　他病损伤肝脾,导致肝失疏泄,脾失健运者,均可续发臌胀。如黄疸治疗不当,日久湿邪伤脾,中气亏耗,湿壅益甚,肝气不疏,气滞血瘀;或积聚日久不愈,影响肝脾运行气血,及肾与膀胱的气化功能,而致气滞血结,脉络瘀阻,水湿停聚渐成臌胀。清代喻昌《医门法律·胀病论》曰:"凡有癥瘕、积块、痞块,即是胀病之根,日积月累,腹大如箕,腹大如瓮,是名单腹胀。"罗和古《女科医案》云:"现为黄疸,久则恐成血鼓。"

病机关键为肝脾肾受损,气滞血结,水停腹中。病位在肝脾,久则及肾。

病理性质总属本虚标实,初起肝脾先伤,肝失疏泄,脾失健运,两者互为相因,乃气滞湿阻,清浊相混,此时以实为主。进而湿浊内蕴中焦,阻滞气机,既可郁而化热,而致水热蕴结,亦可因湿从寒化,出现水湿困脾之候;久则气血凝滞,隧道阻塞,瘀结水留更甚。肝脾日虚,病延及肾,肾火虚衰,不但无力温助脾阳,蒸化水湿,且开阖失司,气化不利,而致阳虚水盛;若阳伤及阴,脾湿热内盛,湿聚热郁,热耗阴津,则肝肾之阴亏虚,肾阴既损,阳无以化,则水津失布,阴虚水停,故后期以虚为主。至此因肝、脾、肾三脏俱虚,运行蒸化水湿的功能更差,气滞、水停、血瘀三者错杂为患,壅结更甚,其胀日重,由于邪愈盛而正愈虚,故本虚标实,更为错综复杂,病势日益深重。

【临床表现】

初起脘腹作胀,腹渐胀大,按之柔软,食后尤甚,叩之呈鼓音及移动性浊音。继则腹部胀满膨隆,高于胸部,仰卧位时腹部胀满以两侧为甚,按之如囊裹水,病甚者腹部膨隆坚满,脐突皮光,四肢消瘦,或肢体浮肿。皮色苍黄,腹部青筋暴露,颈胸部可见赤丝血缕,手部可现肝掌。危重阶段尚可见吐血便血,神昏、痉厥等象。面色青黄。常伴胁腹疼痛,食少,神疲乏力,尿少,出血倾向。起病多缓慢,病程较长,常有黄疸、胁痛、积证的病史,酒食不节、虫毒感染等病因。

【诊断】

1. 初起脘腹作胀,食后尤甚。继而腹部胀满如鼓,重者腹壁青筋显露,脐心外突。

2. 常伴乏力、纳差、尿少及齿衄、鼻衄、皮肤紫斑等出血现象,可见面色萎黄或黧黑、黄疸、手掌殷红、面颈胸部蛛丝血缕、血痣及蟹爪纹。

3. 本病常有情志内伤，酒食不节，劳欲过度，虫毒感染，或黄疸、胁痛、癥积等病史。

【鉴别诊断】

1. 水肿 水肿是因体内水液潴留，泛溢肌肤，引起头面、眼睑、四肢、腹背，甚至全身浮肿为特征的一类病证，严重者可出现胸腔积液、腹水，但无青筋暴露等体征。水肿主要为肺、脾、肾功能失调，水湿泛溢肌肤。其浮肿多从眼睑开始，继则延及头面及肢体，或下肢先肿，后及全身。正如《灵枢·水胀》曰："水始起也，目窠上微肿，如新卧起之状，其颈脉动，时咳，阴股间寒，足胫肿，腹乃大，其水已成矣。"清代程国彭《医学心悟·论水肿鼓胀》云："目窠与足先肿，后腹大者，水也；先腹大，后四肢肿者，胀也。"其病变部位、发病病机、临床特征等方面，与臌胀有明显区别。

2. 肠覃 肠覃首见于《灵枢·水胀》，并指出其为妇科疾病。其基本病机为寒邪留滞，客于冲任、肠脉之间，结而成块。肠覃由下腹部发生，早期肿块局限于下腹部，大如鸡卵，以后逐渐增大，可大如怀胎之状。然其始终按之坚硬、推之可移，与臌胀之早期腹部柔软、叩之如鼓，晚期腹部坚硬不能推移的症状为鉴别要点。配合妇科检查可更易做出鉴别诊断。

3. 气臌、水臌与血臌 "气臌"多属肝郁气滞，表现为腹部膨隆，嗳气或矢气则舒，腹部按之空空然，叩之如鼓。"水臌"多属阳气不振，水湿内停，表现为腹部胀满膨大，或如蛙腹，按之如囊裹水，常伴下肢浮肿。"血臌"多属肝脾血瘀水停，表现为脘腹坚满，青筋显露，腹内积块痛如针刺，面颈部赤丝血缕。临床上气、血、水三者常相兼为患，但其各有侧重，故不难辨证。

【辨证论治】

一、辨证要点

1. 辨虚实 从发病情况及病程来看，若臌胀初起，发病较急，病程较短者多实；臌胀日久不愈，反复发作，病程长者多虚。可从体质强弱、年龄大小、神色等方面进行判断。《景岳全书·肿胀》指出："形色红黄，气息粗长者多实；形容憔悴，声音短促者多虚。年轻少壮，气道壅滞者多实；中衰积劳，神疲气结者多虚。"从临床表现判断，《医宗必读·水肿胀满》认为："先胀于内而及于外者多实，先肿于表而渐及于内，或外虽胀而内不胀者多虚；小便红赤，大便秘结者多实，小便清白，大便稀溏者多虚；脉滑实有力多实，弦浮微细者多虚。"《风劳鼓膈四大症治》也认为："实者腹中常胀，外坚内痛，按之下陷虚者时胀时减，气虚留滞，按之则濡。"从临床分型看，大抵气滞湿阻、水湿困脾、湿热郁结、肝脾血瘀等证以实为主；脾虚水停、脾肾阳虚、脾肾阴虚则以虚为主。

2. 辨阴阳 臌胀之病性为本虚标实，本虚为脏腑阴阳虚损。久病肝郁脾虚，气血生化乏源，或因病邪伤正，可见正虚为主，肝脾两伤，甚则及肾，气虚及阳，脾肾阳虚，运化失司，水湿难化。亦可因湿郁化热，损伤阴津，或因肝不藏血，脾不统血，血失统藏，而流于脉外，出血更致阴伤，导致肝肾阴虚。临床表现腹胀满不适，朝宽暮急，面色黧黑，面色苍黄或㿠白，神疲乏力，四肢不温，舌淡紫，脉沉细者，病性属阳虚；腹大满，心烦失眠，口燥、形体消瘦，小便短赤,舌绛少津,脉弦细数着,病性属阴虚。

3. 辨脏腑　臌胀病位主要在肝、脾、肾三脏,辨证时要注意辨别病变脏腑的不同。腹大胀满,按之不坚,胁肋或胀或痛,攻窜不定,病位在肝;腹大胀满,食少痞满,四肢困重,疲倦乏力,病位在脾;腹大坚满,腹筋显露,胁腹刺痛或有积块,病位在肝脾;腹大胀满,精神萎靡,肢冷怯寒,下肢浮肿,尿少,病位在肾。

4. 辨气结、血瘀、水裹　气臌、血臌、水臌三者既可独立存在,又可互为因果。以气结为主者,患者自觉腹部胀满或胀痛,触诊腹胀而不坚,随按随起,如按气囊,叩之空空如鼓。以瘀血为主者,则见腹壁青筋暴露,腹中常可扪及肿块,面、颈、胸部有赤丝血缕,舌有瘀点或舌青紫,舌下青筋增粗。以水裹为主者,腹胀,尿少,腹部膨隆,脐平甚或脐突,按之腹部坚满,如囊裹水,动摇则有声。

二、治疗原则

臌胀治疗,当攻补兼施,补虚不忘实,泻实不忘虚。《素问·汤液醪醴论》载:"平治于权衡,去宛陈莝,微动四极,温衣,缪刺其处,以复其形。开鬼门,洁净府。"提出平调阴阳以治本,运用活血化瘀、针刺、发汗、利小便之法治疗臌胀。标实为主者,当根据阴阳的不同,分别采取温补脾肾或滋养肝肾法,同时配以疏肝健脾;本虚为主者,当根据阴阳的不同,分别采取温补脾肾或滋养肝肾法,同时配合行气活血利水。

三、辨证分型

1. 气滞湿阻证
主症:①腹胀按之不坚,胁下胀满或疼痛;②小便短少,大便不爽。

次症:①饮食减少;②食后胀甚,得嗳气、矢气稍减。

舌脉:舌苔薄白腻,脉弦。

2. 水湿困脾证
主症:①腹大胀满,按之如囊裹水;②脘腹痞胀,得热则舒。

次症:①颜面微肿,下肢浮肿;②精神困倦,怯寒懒动;③小便少,大便溏。

舌脉:舌苔白腻,脉缓。

3. 水热蕴结证
主症:①腹大坚满,脘腹胀急;②烦热口苦;③渴不欲饮。

次症:①面目皮肤发黄;②小便赤涩,大便秘结或溏垢。

舌脉:舌边尖红,苔黄腻或兼灰黑,脉象弦数。

4. 瘀结水留证
主症:①脘腹坚满,青筋显露;②胁下癥结痛如针刺。

次症:①面色晦暗黧黑,或见赤丝血缕,面颈胸臂出现血痣或蟹爪纹;②口干不欲饮水;③大便色黑。

舌脉:舌质紫暗,或有紫斑,脉细涩。

5. 阳虚水盛证
主症:①腹大胀满,形似蛙腹,朝宽暮急;②神倦怯寒;③肢冷浮肿。

次症:①面色苍黄,或㿠白;②脘闷纳呆;③小便短少不利。

舌脉：舌体胖、质紫，苔淡白，脉沉细无力。

6. 阴虚水停证

主症：①腹大胀满，或见青筋暴露；②口干而燥；③心烦失眠。

次症：①面色晦滞，唇紫；②时或鼻衄，牙龈出血；③小便短少。

舌脉：舌质红绛少津、苔少或光剥，脉弦细数。

证候诊断：主症必备，加次症 2 项及以上，结合舌脉，即可诊断。

利用现代医学的先进设备的方法，研究臌胀不同证型的表现规律，取得大量研究成果，对指导临床实践很有实用价值，综合文献报道主要有：

中医分型与血常规指标相关性：血红蛋白按水热蕴结证、气滞湿阻证、阳虚水盛证、阴虚水停证逐渐降低，其中水热蕴结与阴虚水停证比较差异有统计学意义（$P<0.05$）。在肝硬化腹水患者中大部分都会出现贫血，并以巨幼红细胞贫血多见。其原因可能与失血、叶酸缺乏、脾功能亢进有关。脾功能亢进又与血小板减低密切相关。肝硬化腹水患者脾功能亢进使全身大部分血小板被阻留在脾脏，导致外周血小板减少，从而造成容易出血，进一步加剧贫血。除了脾亢引起血小板减少外，肝硬化腹水患者体内肝功能受到严重损害，肝脏里内毒素被清除能力下降，从而使内毒素诱导血小板聚集而导致血小板数量减少。在研究中的这几种中医证型中，血小板含量均较正常水平有不同程度的降低。在白细胞指标上，白细胞按水热蕴结、气滞湿阻证、阳虚水盛证、阴虚水停证逐渐降低，这说明随着病程的发展、加重，白细胞在体内的破坏程度加剧。除此之外，肝硬化腹水患者的白细胞减少，中性粒细胞的活力也出现明显下降，从而导致患者抵抗能力差，并且容易并发感染。

与肝功能、凝血因子相关性：白蛋白（Alb）水平在气滞湿阻证型之中最高；血浆凝血酶原时间（PT）水平在阴虚水停证组之中最高，且与气滞湿阻证、水热蕴结证组及阳虚水盛证组的比较具有差异性。中医证型与 Child-Pugh 分级具有相关性，随着病情演变，Child-Pugh 分级由 A 级向 C 级变化，病情加重、预后变差。

与影像学诊断相关性：门静脉内径均值在水热蕴结证之中最小，门静脉血流速度水平在水热蕴结证之中最高，中医各证型与彩超指标相关性研究显示，气滞湿阻证的腹水量较少，水热蕴结证、阳虚水盛证和阴虚水停证的腹水量相对较多。肝肾阴虚证、脾肾阳虚证、瘀血阻络证的肝脏萎缩程度较肝气郁结证、湿热蕴结证严重。肝脏 B 超显示的大小分级可作为肝硬化腹水临床辨证论治的一个参考指标。

肝硬化腹水患者各证型客观指标的量化具有一定的可行性，并且随着肝硬化腹水证型的变化，肝脏的摄取能力、合成功能、代谢功能都会发生不同的量化变化，并且其量化程度与其中医证型的演变规律基本相符。肝硬化腹水患者早期以气滞湿阻证为主，肝硬化腹水晚期以阳虚水盛证、阴虚水停证为主，随着其证型的演化，病情加重，客观指标的变化愈大，预后愈差。

四、辨证治疗

1. 气滞湿阻证

治法：疏肝理气，运脾利湿。

代表方：柴胡疏肝散（《医学统旨》）合胃苓汤（《丹溪心法》）。

常用药：柴胡、香附、郁金、青皮、川芎、白芍、苍术、厚朴、陈皮、茯苓、猪苓。

加减：尿少，腹胀，加砂仁、大腹皮、泽泻、车前子；神倦，便溏加党参、附片、干姜、川椒；胁下刺痛，加延胡索、莪术、丹参。

柴胡疏肝散联合西药治疗肝气郁结型肝硬化腹水优于单纯西药组，症状、体征积分两组均有改善，治疗组改善优于西药组（$P<0.01$）。常规西药联合理苓汤合柴胡疏肝散加减治疗气滞湿阻型肝硬化腹水的临床疗效。气滞湿阻型肝硬化腹水患者运用常规西药联合理苓汤合柴胡疏肝散加减治疗，治疗有效率较高，且患者腹围、24小时尿量、肝功能指标均有明显改善。

2. 水湿困脾证

治法：温中健脾，行气利水。

代表方：实脾饮（《济生方》）。

常用药：白术、苍术、附子、干姜、厚朴、木香、草果、陈皮、茯苓、泽泻。

加减：浮肿甚，小便短少，加肉桂、猪苓、车前子；胁腹痛胀，加郁金、香附、青皮、砂仁；脘闷纳呆、神疲、便溏，下肢浮肿，加党参、黄芪、山药；胸闷咳喘，加葶苈子、苏子、半夏。

实脾饮治疗脾肾阳虚肝硬化腹水效果显著，大大增加腹水消退率，血清白蛋白、Child-Pugh 积分、国际标准化比值（INR）均有所改善；可纠正因应用利尿剂导致的电解质紊乱，且安全性良好；对于肝癌前腹水的治疗效果，治疗总有效率提高，腹水完全消退时间、平均住院时间减少。

3. 水热蕴结证

治法：清热利湿，攻下逐水。

代表方：中满分消丸（《兰室秘藏》）合茵陈蒿汤（《伤寒论》）。

常用药：茵陈、金钱草、山栀、黄柏、苍术、厚朴、砂仁、大黄、猪苓、泽泻、车前子、滑石。

加减：小便赤涩不利，加陈葫芦、蟋蟀粉；腹部胀急殊甚，大便干结，用舟车丸行气逐水。

临床应用中满分消丸在促进腹水消退及改善中医症状方面疗效显著，并且在肝功能改善上也优于对照组（复方鳖甲软肝片或安络化纤丸）。从而证明加用中药治疗肝硬化腹水优于单纯的西药治疗，疗效确切、安全，值得深入研究。加味茵陈蒿汤可以减轻肝癌性腹水患者的症状，增强 NK 细胞的活力，有较好的临床疗效。

4. 瘀结水留证

治法：活血化瘀，行气利水。

代表方：调荣饮（《证治准绳》）。

常用药：当归、赤芍、桃仁、三棱、莪术、鳖甲、大腹皮、马鞭草、益母草、泽兰、泽泻、赤茯苓。

加减：胁下癥积肿大明显，加穿山甲（现有以豕甲代替者）、地鳖虫、牡蛎，或配合鳖甲煎丸内服；大便黑者，可加参三七、茜草、侧柏叶。

调荣饮功能活血化瘀，行气利水。在治疗肝硬化腹水辨证为血瘀水停证时均以此方加减治疗，疗效确切，具有有效消退腹水，缓解患者症状，改善肝功能的功效。调荣饮对小鼠S180 肝癌腹水模型有明显促进腹膜淋巴孔开放面积增大、周长和分布密度增加的作用，可能是其消腹水作用机制之一。

5. 阳虚水盛证

治法：温补脾肾，化气利水。

代表方:附子理苓汤(《内经拾遗方论》)或济生肾气丸(《济生方》)。

常用药:附子、干姜、人参、白术、鹿角片、胡芦巴、茯苓、泽泻、陈葫芦、车前子。

加减:偏脾阳虚者,可加黄芪、山药、薏苡仁、扁豆;偏肾阳虚衰者,可加肉桂、仙茅、淫羊藿。

现代药理研究表明,附子具有兴奋迷走神经中枢,强心、抗炎、消肿等作用;干姜温阳散寒,以助运化;党参、白术可益气健脾,扶正固本,升清降浊。党参、黄芪合用则增强益气健脾、除湿消肿、升清降浊的功效。附子理苓汤治疗肝硬化腹水脾肾阳虚型疗效确切。可提高血清白蛋白水平,增加 24 小时尿量,减少腹围。

6. 阴虚水停证

治法:滋肾柔肝,养阴利水。

代表方:猪苓汤(《伤寒论》)合一贯煎(《续名医类案》)。

常用药:沙参、麦冬、生地、山萸肉、枸杞子、楮实子、猪苓、茯苓、泽泻、玉米须。

加减:津伤口干明显,加石斛、玄参、芦根;青筋显露,唇舌紫暗,小便短少,加丹参、益母草、泽兰、马鞭草;腹胀甚,加枳壳、大腹皮;潮热,烦躁,加地骨皮、白薇、栀子;齿鼻衄血,加鲜芦根、藕节、仙鹤草;溲赤涩少者,加知母、黄柏、六一散、金钱草。

一贯煎联合猪苓汤加减治疗肝硬化腹水可以改善患者肝功能指标,提高临床疗效,值得临床借鉴,并具有安全性的保证。滋阴柔肝法治疗肝肾阴虚型肝硬化顽固性腹水患者可促进腹水消退,改善肝功能,减少利尿剂用量,减少利尿剂导致的不良反应。

 【中成药】

1. 清热利水类

仁青芒觉胶囊:清热解毒,益肝养胃,明目醒神,愈疮,滋补强身。用于自然毒、食物毒、配制毒等各种中毒症;消化道溃疡,急、慢性胃肠炎。萎缩性胃炎,腹水,麻风病等。口服。每次 4~6 粒,每日 1 次。

2. 活血化瘀类

(1)调经健胃丸:活血调经、消积化滞,用于月经不调、瘀血积聚、行经腹痛、赤白带下、经血闭止、癥瘕痞块、臌胀膨闭、子宫肌瘤、乳房肿块、卵巢囊肿、不孕症等。口服,每次 15g,晚临睡前服,15 岁以下减半。

(2)十五味黑药胶囊:散寒消食,破瘀消积。用于慢性肠胃炎,胃出血、胃冷痛、胃溃疡、萎缩性胃炎、十二指肠溃疡、胃胀、胃痉挛、胃脘痛、糜烂性胃炎、细菌性肠炎、消化不良、呕吐泄泻、腹部有痞块等症。口服,每次 4 粒,每日 2 次。

3. 温肾化气类

济生肾气丸:温肾化气,利水消肿。用于肾阳不足、水湿内停所致的肾虚水肿、腰膝酸重、小便不利、痰饮咳喘。口服,水蜜丸每次 6g,每日 2~3 次。

4. 利水消肿类

臌症丸:利水消肿,除湿健脾。用于臌症,胸腹胀满,四肢浮肿,大便秘结,小便短赤。饭前服。每次 10 粒,每日 3 次,儿童酌减。

【中医适宜技术】

一、针灸疗法

取足厥阴、足太阴、足阳明、任脉经穴为主。处方：中脘、太冲、三阴交、足三里、水分。气滞湿阻者支沟、膻中；湿热蕴结者加大都、天枢、大肠俞；寒湿困脾者加神阙、关元；肝脾血瘀者加肝俞、期门、血海、大包、膈俞；肝肾阴虚者加肾俞、三焦俞、公孙、气海。操作：毫针刺，实证用泻法，虚证用补法，寒湿困脾宜加灸。

二、外敷法

1. 红商陆根，捣烂，贴脐上以布固定，用于臌胀水邪壅盛。

2. 甘遂末 6g、肉桂 9g、车前草 30g、大蒜头 2 枚、葱白 1 撮组成。将上药捣烂研末，加水调成稠糊状，备用。将药膏敷脐部后加以热敷，每日一换，5 天为 1 个疗程，配合内服养阴利水等药。

3. 用麝香 0.1g、白胡椒粉 0.1g，拌匀，水调成稠糊状，敷脐上，用纱布覆盖，胶布固定，2 天更换一次，用于寒湿困脾型臌胀。

4. 取艾叶 2 500g、鲜桃仁 2 500g、鲜苍耳子 2 500g，备用。将药用文火水煎 2h，去渣，浓缩成糊状，分摊在 10cm×10cm 白布上，外用，敷于左腹，胶布固定天数更换一次。主治臌胀肝脾血瘀证。

三、推拿疗法

以利水消胀为治疗大法，用一指禅推、按、揉、摩、擦等法。取穴及部位：中脘、水分、足三里、三阴交、腹部。

穴位处有着丰富的神经末梢，相对应脏腑脊髓节段神经支配。外治法中，药物、红外线等外界因素对皮肤神经末梢感受器的刺激，通过神经-体液-免疫调节系统调节，配合药物的吸收代谢，从而产生新的反射来增强免疫，达到治病防病的目的。在治疗腹水方面，药物经体表内达入血，通过激发经络穴位的神经-内分泌-免疫系统，改善脏腑功能，发挥消退腹水的作用。

【西药治疗】

一、限制钠盐摄入

通过限钠，有 10%~20% 的初发型腹水症状得以缓解，但长期限钠会导致患者食欲下降加重营养不良，低钠血症时肾素-血管紧张素-醛固酮系统（RAAS）活性增强，加重水钠潴留。钠摄入量应限制在 80~120mmol（相当于钠盐 4.6~6.9g/d），暂不建议更严格的限钠。

二、利尿剂

临床常用的利尿剂包括醛固酮受体拮抗剂(最常用螺内酯)、袢利尿剂(最常用呋塞米)及血管升压素 V2 受体拮抗剂(托伐普坦)等。欧洲肝病学会指南推荐初发 2 级腹水的患者单用螺内酯 100mg/d 治疗,根据患者对药物的反应逐渐增加剂量,若无应答(体重下降少于2kg/周)或出现了高钾血症,可联合呋塞米 40mg/d。对于长期或反复发作的腹水患者,推荐联合使用螺内酯与呋塞米,根据患者对药物反应逐渐增加剂量。最大剂量是螺内酯 400mg/d、呋塞米 160mg/d。

三、白蛋白

相关研究表明,低蛋白血症是造成肝硬化腹水的重要原因,因而对于肝硬化腹水患者及时补充白蛋白能够有效提高血浆胶质的渗透压,促进肾脏的血液循环。人血白蛋白静脉滴注能够提高血浆胶体渗透压,使部分腹水重回血管,然后静推呋塞米可起到满意消退腹水的效果。每周少量多次注射白蛋白(40~60g)或者血浆能够提高患者的治愈率,减少各种并发症的发生,但是白蛋白治疗费用较为昂贵,多数患者难以承担。因而有学者建议改用甘露醇代替白蛋白进行治疗,通过扩张肾血管来起到利尿的功效。

四、榄香烯注射液

本品合并放、化疗常规方案对肺癌、肝癌、食管癌、鼻咽癌、脑瘤、骨转移癌等恶性肿瘤可以增强疗效,降低放、化疗的毒副作用。并可用于介入、腔内化疗及癌性胸腔积液和腹水的治疗。静脉注射,每次 0.4~0.6g,每日 1 次,2~3 周为 1 个疗程。

【名医经验】

一、杨震名老中医用甲苓饮合圣愈汤治疗臌胀经验

组成:醋鳖甲(先煎)、生牡蛎(先煎)、白芍、麦冬、生地黄、茯苓、猪苓、盐泽泻、党参各 15g,醋龟甲(先煎)、当归、阿胶(烊化)、川芎各 10g,炙甘草 6g,黄芪、白茅根各 20g,泽兰、盐车前子(包煎)各 30g,熟地黄 12g。

功效:养阴清热,散瘀活血,行气利水。

主治:肝硬化腹水,属肝肾阴虚,瘀血阻滞者。症见:腹胀明显,尿少,乏力、纳差,口干,夜休差,大便成形,每日 1 次。舌质暗红、少苔,舌下络脉迂曲,脉革。

用法:水煎服,每日 1 剂。

经验:杨老师治疗采用《温病条辨》中"三甲复脉汤"滋阴软坚、凉血息风,又用仲景治疗阴虚有热、水气不利的"猪苓汤"组成"甲苓饮"治疗肝硬化腹水患者。方中生龟甲滋阴益精,泽泻利水渗湿泄热为君药;醋鳖甲、生牡蛎助君药养阴清热、平肝息风、软坚散结,阿胶助生龟甲滋阴补血,猪苓助泽泻利水渗湿共为臣药;麦冬以养阴清热,车前子、白茅根以清热利尿,生黄芪、茯苓以益气健脾利水,白芍酸甘养阴共为佐药;泽兰酸敛入肝,利水通络,引药入经为使药。全方养阴清热,软坚利水。食管静脉曲张明显伴有红色征阳性,有出血风险,

加用茜草、海螵蛸、百合、三七等，以抑酸和胃，降低上消化道出血风险。伴有双下肢浮肿，加用防己、白术，取防己黄芪汤之意，以健脾利水。

二、成冬生从温补脾肾入手治疗臌胀病经验

组成：茯苓、炒白术、泽泻、生黄芪、车前子、大腹皮各 30g，白芍、鸡内金、猪苓各 15g，制附子、干姜、泽兰、桂枝各 10g。

功效：宜温补脾肾，化气行水。

主治：乙肝肝硬化腹水，属臌胀，辨证属下焦脾肾阳虚水停型，症见面色晦暗，表情淡漠，少气懒言，自述脘腹胀满，尿少，伴乏力畏寒，下肢水肿，纳差，口干不欲饮，大便稀溏，舌质淡红，舌体胖大，舌边有齿痕，苔白腻，脉沉弱。

用法：水煎服，每日 1 剂。

经验：成老分析臌胀病的病因病机，在传统认识肝脾肾三脏功能障碍，气滞、血瘀、水蓄互结腹中的基础上，认为脾肾阳虚，尤其是肾阳虚衰是臌胀病的基本病机。提出从温补脾肾治本入手，注重三焦辨证，辅以利水、行气、活血治标辨证治疗臌胀病，为臌胀病的治疗提供新的思路。

三、李可名老中医治疗臌胀经验方

组成：红参、炮姜炭、炙甘草、生龙骨、生牡蛎、磁石、泽泻、代赭石、五味子、生山萸肉、赤芍、海藻、五灵脂各 30g，生白术 90g，茯苓、白芍、淫羊藿、菟丝子、枸杞子、补骨脂、酸枣仁、生半夏各 15g，吴茱萸 10g，楮实子 120g。

功效：厚土载木，蓄萌芽。

主治：乙肝肝硬化腹水，属臌胀，辨证土气不足，土不载木，症见腹胀、纳差、双下肢浮肿、神疲乏力、畏寒怕冷、面色晦暗、心悸、气短、头晕、腰膝酸软、口腔溃疡疼痛、时牙龈鼻衄、尿少如浓茶色、大便稀溏、日解 3~4 次、失眠多梦（噩梦）、舌质郁红、苔白腻、脉弦。

用法：水煎服，每日 1 剂。

经验：李可老中医"三阴统于太阴"之理，可从太阴论治。以理中汤为主厚土载木，生山萸肉使肝木和缓有序升发，五味子敛五方离位之火；楮实子为诸子皆降，该药禀赋的天之气、地之味，与肝硬化局部的气郁气滞程度相符；赤芍入血分凉血，清解血分热毒，以防治门静脉高压、脾大、胃底静脉及食管静脉曲张等；茯苓、泽泻疏导寒湿；白芍降甲胆，赭石降其逆气，针对气有余便是火之气；乌梅、半夏阖厥阴、阳明；五灵脂合红参为治虚中夹瘀，李可老中医用两者相畏药相配，"一补一通，用于虚中夹瘀之证，益气活血，启脾进食，化积消腐，化瘀定痛，化腐生肌；海藻甘草汤磨之削之荡之"；"三石"系李可老中医经验用药，其中龙骨牡蛎为固肾摄精、收敛元气要药，磁石吸纳上下，维系阴阳；"肾四味"也系李可老中医经验用药，由枸杞子、菟丝子、淫羊藿、补骨脂四药组成，正所谓入肝肾，药性平和，温而不燥，润而不腻。益肾精，鼓肾气，温阳无桂附之弊，滋阴无熟地之弊。阴中有阳，阳中有阴，合乎景岳公"善补阳者，须从阴中求阳，则阳得阴助而源泉不竭；善补阴者，须从阳中求阴，则阴得阳升，而生化无穷"之妙。凡遇下元亏损，肾阳虚未至手足厥逆，肾阴亏未至舌光无苔，而属肾气、肾精不足之证，凡有腰困如折，不能挺直，甚则腰弯如虾状，头目昏眩，记忆衰退，体虚感冒，阳痿遗精，小儿遗尿，老人小便余沥，夜尿频多，足膝酸软，肾不纳气、久病及肾等症，万病不治，求

之于肾,用之效如桴鼓;若土气足时可适当加吴茱萸破冰,不可过用开破肝气之药,以免损伤萌芽。

四、罗克聪老中医行气活血逐瘀汤治疗臌胀经验

组成:五灵脂15g,赤芍10g,桃仁10g,红花10g,川芎10g,当归10g,枳壳12g,乌药20g,柴胡15g,制香附15g,延胡12g,川楝子12g,水蛭(研粉冲服)4g。

功效:行气活血化瘀。

主治:乙肝肝硬化腹水,属臌胀,辨证腹大如鼓,行走不便,活动时自觉腹内有水液震动,站立时有向下、外后坠感。口干不欲饮,纳可,眠欠佳,小便黄少,大便稀溏,每日1次。舌红有瘀点,苔白、脉弦。

用法:水煎服,每日1剂。

经验:本方以"膈下逐瘀汤"加减化裁而得。方中五灵脂、延胡、川楝子疏理肝气、活血止痛。桃仁、红花、赤芍活血祛瘀;当归补血活血;柴胡疏肝解郁而升清,枳壳行气散结而降浊,二药合用达升清降浊之功。乌药、制香附理气止痛。水蛭一味,是罗老的用药之妙,罗老在多年治疗本病过程中,曾经用过鳖甲、阿魏等活血祛瘀之品,但经临床观察比较,认为还是用水蛭的疗效较为满意。恰与有人认为祛肝肾之瘀血,"水蛭有奇功"巧合,其良药也。水蛭主破血逐瘀通经消癥,使诸药直达病所,瘀血得除则气行血畅,气行则水行,而腹水自消,实乃治疗本病之要药。药理实验表明,水蛭醇提取物水蛭素能抑制血液凝固的作用,故治本病不可缺此品。

【转归及预后】

臌胀多病情反复,预后较差。病在早期,正虚不著,经适当调治,腹水可以消失,病情可趋缓解。如延至晚期,邪实正虚,则预后较差,腹水反复发生,病情不易稳定。若饮食不节,或服药不当,或劳倦过度,或正虚感邪病情可致恶化。如阴虚血热,络脉瘀损,可致鼻衄、齿衄,甚或大量呕血、便血;或肝肾阴虚,邪从热化,蒸液生痰,内蒙心窍,引动肝风,则见神昏谵语、痉厥等严重征象;如脾肾阳虚,湿浊内生,蒙蔽心窍,亦可导致神糊昏厥之变,终至邪陷正虚,气阴耗竭,由闭转脱,病情极为险恶。

第三篇 | 第二十四章

参考文献

466 第三篇 中医病证诊疗篇

第四篇

西医疾病诊疗篇

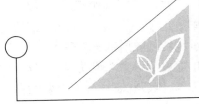

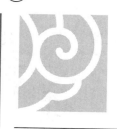

第一章　食管疾病

第一节　放射性食管炎

【概述】

放射性食管炎（radiation esophagitis）是由于食管受到放射线损伤而发生的炎症病变。当前放射治疗（简称放疗）已被广泛应用于胸部肿瘤。放射线治疗肿瘤的同时，常不可避免地影响到照射区域的食管，导致食管正常组织和细胞遭受损伤和破坏，而且食管鳞状上皮对放射性物质比较敏感，因而在放疗过程中可能发生放射性食管炎。

根据放射性食管炎的临床特点，中医学将其归属于"噎膈""反胃""喉痹"等病范畴。病位在食管，与胃、肝、脾关系密切。

【流行病学】

当前国内外对于放射性食管炎发生率的报道不一，在对胸部肿瘤的放疗过程中，其发生率可达 80% 以上。放射剂量的高低与放射性食管炎的发生率有一定的关系，接受高放射剂量和常规放射剂量的患者，其放射性食管炎发生率分别约为 63.9% 和 59.6%。放疗期间合并化疗可能导致食管炎发生风险增加 12 倍。此外，年龄与放射性食管炎发生率之间没有明显关系，体能状态评分与放射性食管炎之间的关系也尚不明确。

【病因病机】

一、西医认识

放射性食管炎常发生于肺癌、纵隔肿瘤、晚期食管癌及早期食管癌 ESD 术后（病变黏膜下浸润深度≥200μm；淋巴管、血管浸润阳性；低分化或未分化癌；垂直切缘阳性）的放疗过程中或之后，由于食管不可避免地出现在照射野中，放射线作用于食管黏膜可激活炎症信号通路,导致多种炎症细胞在食管黏膜内浸润,并分泌大量炎症介质,引起局部组织充血、水肿及损伤,从而发生以轻中度为主的无菌性炎症反应。当放射剂量达到30Gy(戈瑞)时,可引起神经肌肉的损伤,导致食管的蠕动功能减弱,甚至完全消失。随着放射剂量逐渐增大,食管损伤也相应加重。另一方面,放疗还可能引起骨髓抑制,使机体免疫力减弱,从而导致食管感染,出现炎症性改变。

根据食管炎发生的时间,又可将放射性食管炎分为急性期放射性食管炎和晚期放射性食管炎。前者是指自开始放疗后90天内出现的食管不良反应,由于放射线使食管组织中的水分子大量分解,体内氧自由基过多,细胞膜被破坏,引起膜流动性降低、通透性增高、线粒体肿胀、溶酶体破裂及溶酶体酶大量释放,从而导致组织损伤,并引起炎症反应。而后者常以血管、结缔组织发生迟发性改变(如食管组织纤维化、局部瘢痕形成和食管黏膜萎缩等)为主要特点,导致食管神经受损,引起食管动力障碍,发生不可逆性损伤。

二、中医认识

噎膈作为病名最早见于《黄帝内经》,认为本病与津液及情志有关,《素问·阴阳别论》曰:"三阳结,谓之隔。"《素问·至真要大论》曰:"饮食不下,膈咽不通,食则呕。"《素问·通评虚实论》曰:"隔塞闭绝,上下不通,则暴忧之病也。"汉代刘熙《释名·释形体》云:"隔,塞也。隔塞上下,使气与谷不相乱也。"南宋毛晃《增韵》云:"噎,食窒气不通。"金代张子和认为噎膈是指进食哽噎、饮食难下的病证。元代朱丹溪《丹溪手镜·噎膈》认为:"大概因津血俱耗,胃脘亦槁,在上近咽之下,水饮可行,食物难入,间或可入,入亦不多,曰噎。其槁在下,与胃为近,食虽可进,难尽入胃,良久复出,曰膈。"张景岳在《景岳全书》中提出:"噎膈者,隔塞不通,食不得下治有两难。"

中医认为,放射线属火毒之邪,易伤津耗气。火热毒邪,损伤人体,侵犯脏腑,致毒热炽盛,胃失和降,津伤血燥,以致食管干涩,食物难入。同时因暴受外邪,痰湿内阻,水谷不化,脾胃运化功能失调,以致痰饮上逆。热毒郁久,又可出现血瘀证。本病既有邪实的一面,即气结、痰凝、血瘀;又有本虚的一面,即津枯血燥,火与虚、瘀三者互为因果,常常同时存在,形成恶性循环且贯穿始终,构成了放射性食管炎病因病机的显著特点,病理性质为本虚标实。多数学者均认为本病的病位在食管,与胃、肝、脾关系密切。

【诊断】

一、辨病

(一)临床表现

多数放射性食管炎发生于放疗开始后2~3周,持续至治疗结束后4周。最初的临床表现为吞咽哽噎感,随后出现吞咽疼痛和与吞咽无关的持续性胸骨后疼痛,严重者可出现胸部剧痛、呛咳、呼吸困难和恶心呕吐等症状,此时应警惕食管穿孔、食管气管瘘及食管主动脉瘘的发生。

（二）实验室及其他检查

1. 实验室检查 血常规常提示白细胞计数降低。

2. 内镜检查 放射性食管炎内镜下表现多样,包括红斑、糜烂、黏膜脱落、溃疡、出血和食管狭窄等。溃疡和狭窄在放化疗联合治疗的患者中发生率更高。值得注意的是,内镜下表现并不总是与临床症状相一致,溃疡和糜烂可以在那些只有轻微症状甚至没有症状的患者中出现。此外,由于治疗导致机体免疫力降低,具有保护作用的鳞状上皮脱落,患者易于并发机会性感染,这使得患者的内镜下表现变得更加复杂。

3. 食管钡餐检查 放射性食管炎早期可见食管蠕动波减弱、食管溃疡等,晚期则可见食管狭窄、食管穿孔和食管气管瘘。

4. 组织病理学检查 放疗开始后的 48 小时内,可观察到鳞状上皮基底细胞的凋亡小体出现和有丝分裂减少。放疗 2 周内,可观察到发生于黏膜下层组织的上皮再生,黏膜腺可表现为腺体数目减少或分泌物阻塞导致腺体肿胀的退行性变化,而食管刷片细胞学分析可见巨细胞和多形性细胞,核深染,染色质形态不规则。

（三）诊断要点

1. 诊断 血常规常提示白细胞计数降低。早期有症状者,食管钡餐检查可见蠕动波减弱、食管溃疡等,晚期则可见食管狭窄、食管穿孔和食管气管瘘。食管镜检查可窥见不同时期的食管炎表现。①坏死期:食管在放射线照射后,基底细胞分裂抑制,很快出现变性坏死,黏膜下水肿,血管扩张,上皮细胞脱落。此期食管黏膜表现为充血、水肿、糜烂和溃疡。②枯萎期:放疗几周后坏死组织脱落,食管壁变薄,黏膜变得平滑,可发生慢性炎症,上皮可再生,黏膜下结缔组织增生。此期食管易出血、穿孔。③再生期:放疗数月后基底层残存的细胞开始再生,逐渐向上延伸、移行,表层重新被新生的上皮细胞覆盖。此期,由于放射引起的血管和组织损害,食管逐渐出现纤维化。CT 检查可发现纵隔淋巴结病变引起的外部食管压迫,特征性的狭窄,瘘管。

2. 评估标准 目前,放射性食管炎主要是按照吞咽疼痛的轻重、吞咽困难的程度、是否有食管狭窄及是否有窦道形成等进行分级评估。①放射性食管炎的诊断主要根据美国国立癌症研究所与放射治疗肿瘤协作组共同制定的放射损伤分级标准评级。急性期食管炎的分级标准:0 级为无食管炎临床症状;Ⅰ级为轻度吞咽困难或吞咽疼痛,需用表面麻醉药、非麻醉药镇痛或进半流质饮食;Ⅱ级为中度吞咽困难或吞咽疼痛,需麻醉药镇痛或进流质饮食;Ⅲ级为重度吞咽困难或吞咽疼痛,伴脱水或体质量下降大于 15%,需鼻胃饲或静脉输液补充营养;Ⅳ级为完全梗阻,溃疡、穿孔或瘘管形成。晚期食管炎的分级标准:0 级为无症状;1 级为轻度纤维化,在进食固体食物时出现轻微的吞咽困难,无吞咽痛;2 级为中度纤维化,但可显示扩张,不能正常进食固体食物,能吞咽半固体食物;3 级为严重纤维化,只能进食流质,可有吞咽痛,需扩张食管;4 级为坏死、穿孔、瘘管形成。②内镜检查分级标准:1 级为出现红斑或浅表溃疡;2 级为深环状或浅环状溃疡;3 级为深环状溃疡或出血;4 级为出现放射性溃疡、穿孔或瘘管。由于食管发生充血、水肿、溃疡,内镜检查必将会增加食管穿孔、出血的可能性,所以目前国内外评估放射性食管炎的治疗疗效判定标准仍根据临床症状来判定。③"食管炎指数"判定标准:食管炎指数以放疗后时间为横坐标,食管炎分级为纵坐标,在放疗的不同时间点对应相应的食管炎分级值,各值相连后绘制出一曲线,然后计算曲线下面积,即为食管炎指数。

(四)鉴别诊断

1. 化脓性食管炎 化脓性食管炎以异物所致机械损伤最为常见。细菌在食管壁内繁殖,引起局部炎性渗出、不同程度的组织坏死及脓液形成,也可呈较为广泛的蜂窝织炎。

2. 食管结核 食管结核患者一般多有其他器官结核的先驱症状,特别是肺结核。食管本身症状往往被其他器官症状混淆或掩盖,以致不能及时发现。按照结核的病理过程,早期浸润进展阶段可有乏力、低热、血沉增快等中毒症状,但也有症状不明显者。继之出现吞咽不适和进行性吞咽困难,常伴有持续性咽喉部及胸骨后疼痛,吞咽时加重。

3. 真菌性食管炎 真菌性食管炎的临床症状多不典型,部分患者可无任何临床症状。常见症状是吞咽疼痛、吞咽困难、上腹不适、胸骨后疼痛和烧灼感,重者胸骨后呈刀割样绞痛,可放射至背部,酷似心绞痛。念珠菌性食管炎可发生严重出血但不常见,未经治疗的患者可有上皮脱落、穿孔甚至播散性念珠菌病。

4. 病毒性食管炎 食管的单纯疱疹病毒感染常同时有鼻唇部疱疹。主要症状为吞咽疼痛,疼痛常于咽下食物时加剧,患者吞咽后食物在食管内下行缓慢。少数患者以吞咽困难为主要症状,轻微感染者可无症状。

(五)并发症

如果患者出现持续性胸骨后剧痛,伴发热、脉搏加快等,应警惕食管穿孔风险,需立即进一步检查并做恰当处理。食管癌患者放疗后可能并发食管穿孔、大出血和瘘管,并非全由放射性食管炎所致,而可能是肿瘤组织放疗后坏死所致。

二、辨证

(一)辨证要点

辨标本虚实:因忧思恼怒,饮食所伤,寒温失宜,引起气滞、痰结、血瘀阻于食管,食管狭窄所致者为实;因热饮伤津,房劳伤肾,年老肾虚,引起津枯血燥,气虚阳微,食管干涩所致者为虚。症见胸膈胀痛、刺痛,痛处不移,胸膈满闷,泛吐痰涎者多实;症见形体消瘦,皮肤干枯,舌红少津,或面色苍白,形寒气短,面浮足肿者多虚。新病多实,或实多虚少;久病多虚,或虚实并重。邪实为标,正虚为本。

(二)辨证分型

1. 痰气交阻证
主症:①进食梗阻;②脘膈痞满,甚则疼痛;③嗳气呃逆。
次症:①情志舒畅则减轻,精神抑郁则加重;②呕吐痰涎;③口干咽燥;④大便艰涩。
舌脉:舌质红,苔薄腻,脉弦滑。

2. 津亏热结证
主症:①进食时梗涩而痛,水饮可下,食物难进,食后复出;②胸背灼痛。

次症：①肌肤枯燥，形体消瘦；②五心烦热；③口燥咽干，渴欲饮冷；④大便干结。

舌脉：舌红而干，或有裂纹，脉弦细数。

3. 瘀血内结证

主症：①进食梗阻，食不得下，甚则滴水难进，食即吐；②胸膈疼痛。

次症：①面色暗黑，肌肤枯燥，形体消瘦；②大便坚如羊屎；③或吐下物如赤豆汁，或便血。

舌脉：舌质紫暗，或舌红少津，脉细涩。

4. 气虚阳微证

主症：①进食梗阻不断加重，饮食不下；②面色苍白；③精神衰惫。

次症：①形寒气短；②面浮足肿；③泛吐清涎；④腹胀便溏。

舌脉：舌淡苔白，脉细弱。

证候诊断：主症必备，加次症2项及以上，结合舌脉，即可诊断。

【治疗】

一、治疗原则

放射性食管炎的治疗原则为消炎、止痛、修复受损的食管黏膜及营养支持治疗。

二、西医治疗

（一）药物治疗

西医治疗放射性食管炎主要是抗炎、止痛及对症处理，可明显减轻患者临床症状，提高患者生活质量，其治疗药物包括黏膜保护剂、钙离子通道阻滞剂、抗生素、麻醉剂、维生素和激素类药物。

1. 黏膜保护剂和钙离子通道阻滞剂 前者可在消化道黏膜上广泛附着，并与黏液蛋白相结合，增强黏液的弹性内聚力，促进上皮细胞的再生以及修复，对于病毒和细菌所产生的毒素，具有极强的选择性和固定抑制作用；而后者对于细胞外钙离子内流具有抑制作用，可松弛食管平滑肌，抑制食管蠕动，治疗后，更加利于食管病变黏膜的修复。

2. 抗生素 可抑制炎症，早期能促使炎症部位血管收缩，降低毛细血管壁和细胞膜的通透性，减轻渗出、充血、肿胀。后期能抑制结缔组织增生，减轻炎症部位的粘连和瘢痕形成，减少后遗症。

3. 麻醉剂 能减轻局部疼痛，并具有一定抗炎杀菌作用。

4. 维生素 如维生素 B_{12} 可促进消化道黏膜上皮细胞及血管内皮细胞的生长和修复，加速创面愈合。

5. 激素类药物 可减轻放射损伤，改善病程，但需与抗生素合用预防感染。

（二）专科治疗

内镜及外科手术 发生食管狭窄的患者需行食管扩张术，食管穿孔及气管食管瘘的患者需行食管支架植入术。

三、中医治疗

（一）辨证分型治疗

1. 痰气交阻证

治法：开郁化痰，润燥降气。

代表方：启膈散（《医学心悟》）。

常用药：丹参、郁金、砂仁、沙参、贝母、茯苓、杵头糠等。

加减：可加瓜蒌、半夏、天南星以助化痰之力，加麦冬、玄参、天花粉以增润燥之效。若郁久化热，心烦口苦者，可加栀子、黄连、山豆根以清热；若津伤便秘，可加增液汤和白蜜，以助生津润燥之力；若胃失和降，泛吐痰涎者，加半夏、陈皮、旋覆花以和胃降逆。

2. 津亏热结证

治法：养阴生津，泄热散结。

代表方：沙参麦冬汤（《温病条辨》）。

常用药：沙参、麦冬、玉竹、桑叶、天花粉、扁豆、甘草等。

加减：可加玄参、生地、石斛以助养阴之力，加栀子、黄连、黄芩以清肺胃之热。若肠燥失润，大便干结，可加火麻仁、瓜蒌仁、何首乌润肠通便；若腹中胀满，大便不通，胃肠热盛，可用大黄甘草汤泄热存阴，但应中病即止，以免重伤津液；若食管干涩，口燥咽干，可饮五汁安中饮以生津养胃。

3. 瘀血内结证

治法：破结行瘀，滋阴养血。

代表方：通幽汤（《脾胃论》）。

常用药：桃仁、红花、当归、生地、熟地、槟榔、升麻等。

加减：可加乳香、没药、丹参、赤芍、三七、三棱、莪术破结行瘀，加海藻、昆布、瓜蒌、贝母、玄参化痰软坚，加沙参、麦冬、白芍滋阴养血。若气滞血瘀，胸膈胀痛者，可用血府逐瘀汤；若服药即吐，难于下咽，可先服玉枢丹，可用烟斗盛该药，点燃吸，以开膈降逆，其后再服汤剂。

4. 气虚阳微证

治法：温补脾肾，益气回阳。

代表方：温脾用补气运脾汤（《证治准绳》），温肾用右归丸（《景岳全书》）。

常用药：人参、黄芪、白术、茯苓、甘草、砂仁、陈皮、半夏、附子、肉桂、鹿角胶、杜仲、菟丝子、熟地、山茱萸、山药、枸杞子、当归等。

加减：前方可加旋覆花、代赭石降逆止呕，加附子、干姜温补脾阳；若气阴两虚加石斛、麦冬、沙参以滋阴生津。若中气下陷，少气懒言，可用补中益气汤；若脾虚血亏，心悸气短，可用十全大补汤加减。

（二）中成药

和胃降逆类

摩罗丹：和胃降逆，健脾消胀，通络定痛。用于胃疼，胀满，痞闷，纳呆，嗳气，胃灼热。小蜜丸每次 1~2 袋,每日 3 次,饭前用米汤或开水送服。

四、中西医结合治疗

西医治疗多采用对症治疗。近期,干细胞移植治疗放射性食管炎成为研究热点。放疗并同步中西医结合治疗可明显降低放射性食管炎的发生率,减轻放射性食管炎的严重程度,推迟其发生时间,缩短其持续时间。目前多数相关中医研究者认为热毒炽盛、耗阴伤津是放射性食管炎的主要病机。治疗上以理气开郁、化痰消瘀、滋阴养血润燥为大法。初期以标实为主,重在治标,以理气开郁,化痰消瘀为法,可少佐滋阴养血润燥之品;后期以正虚为主,或虚实并重,但治疗重在扶正,以滋阴养血润燥,或益气温阳为法,也可少佐理气开郁,化痰消瘀之品。

1. 具有治疗作用的中药

(1)具有保护食管黏膜,促动力作用的中药

甘草:主要成分为糖类、黄酮类和三萜类,主要起到抗炎、抗病毒、抗氧化、抗溃疡、保护胃黏膜等作用,并且还具有抗衰老、镇静、止痛作用。

白及:可消肿生肌,为收敛止血之要药。白及甲醇提取物具有抗溃疡活性,能明显减轻由酸引起的黏膜损伤,刺激黏膜合成和释放内源性前列腺素而保护黏膜,促进黏膜愈合。

半夏:具有燥湿化痰,降逆止呕之功效,不仅有显著抑制胃液分泌的作用,而且其内的生物碱成分有中枢性镇吐作用,并且可以促进胃肠推进运动,有阻止消化道逆蠕动的作用。

(2)具有抗炎镇痛作用的中药

玄参:主要化学成分为烯醚萜和苯丙素苷,除这两类主要化学成分之外,另外还含有黄酮、植物甾醇、三萜皂苷、有机酸、糖类以及生物碱等,具有抗血小板聚集、抗菌、抗炎、镇痛、抗氧化等作用。

黄芩:主要功能为清热燥湿,泻火解毒,止血;现代药理学研究证实黄芩的有效化学成分为黄芩苷、汉黄芩素等,其药理作用主要有抑制细菌,降低毛细血管通透性,解热,降压,镇静,抗氧化,抗肿瘤等,对前列腺素生物合成有抑制作用。

生地黄:具有清热生津,凉血,止血功能,地黄的有效化学成分为梓醇、地黄苷等,药理作用包括:具有镇静,抗炎,抗过敏,缩短凝血时间,促进机体淋巴母细胞转化,增加 T 淋巴细胞数量,增强网状内皮细胞的吞噬功能的作用,而且具有止血作用。

(3)具有提高免疫力、抗肿瘤作用的中药

金银花:为传统清热解毒中药,具有消除炎症、增强免疫力的作用,可促进 TH1 型细胞介导的免疫应答,诱导 IFN-α 的分泌及维持正常肠道菌群的平衡,增强机体免疫功能。

黄芪:有健脾补中、升阳举陷、益卫固表、托毒生肌之功效,其含有黄芪甲苷及黄芪多糖等成分,能促进机体代谢,抗疲劳,促进血清和肝脏蛋白质的更新,增强和调节免疫,抗菌,减少血栓形成,抗缺氧,抗辐射,能有效增强各器官组织的功能。

麦冬:含有多种甾体皂苷、麦冬多糖、氨基酸和豆甾醇等成分,具有改善微循环、抗血栓、调节免疫功能、清除自由基、抗衰老等作用。

桔梗:主要药效成分为桔梗皂苷,现代药理显示其具有显著的抗炎、抗氧化、祛痰、镇咳作用,还具有扩张血管及增强人体免疫力的功能。

当归:具有补血和血、调经止痛功效,当归多糖具有调节免疫功能的作用,能有效改善骨

髓抑制,促进骨髓造血,发挥抗肿瘤作用,且具有良好的辐射防护作用。

血竭:其主要成分为甾体皂苷和植物防卫素。它不仅能活血化瘀、改善局部循环,减轻黏膜反应,而且具有消炎止痛、止血生肌的功能。同时还具有杀伤癌细胞、抑制癌细胞浸润的功效,具有较强的双向调节功效。

枳壳:具有理气宽中,活血,补气扶正功效,可加强散结消痞作用,增进免疫功能,抑制肿瘤生长的作用。

2. 中药复方研究

沙参麦冬汤:为润燥剂,具有甘寒生津、清养肺胃之功效,治疗津亏热结证。现代药理研究发现沙参具有免疫调节、抗衰老、抗肿瘤等药理作用,麦冬具有免疫调节、抗心肌缺血、抗肿瘤等作用,沙参麦冬汤可以显著改善患者的免疫功能指标,提高患者的免疫力及耐受力。

血府逐瘀汤:为理血剂,具有活血化瘀、行气止痛之功效,可治疗瘀血内结证。现代药理研究显示该方能降低炎症毛细血管的通透性,减少炎性渗出,改善局部组织的血液循环,促进炎性渗出物的吸收,抑制纤维细胞产生胶原,具有抗炎作用,对体液免疫和细胞免疫有一定调节作用。

3. 中成药制剂

康复新液:是美洲大蠊干燥虫体提取物,有通利血脉、养阴生肌之功效,是一种新型的增强免疫创面修复剂。其有效成分主要是多元醇类和肽类活性物质,具有促进血管增生、消除炎性水肿、改善局部微循环、加速机体病理损伤组织修复的作用,广泛用于消化系统黏膜损伤。

回生口服液:源自清代医学家吴鞠通《温病条辨》所载化癥回生丹,具有活血消癥、疏畅气机、化痰通络、补虚扶正等功效,可以改善局部血液供应,增加细胞氧合状况,加快清除自由基,增强免疫功能。可提高机体的抗损伤能力,增强受伤组织的修复能力。

连翘败毒膏:具有清热解毒、消肿止痛以及活血化瘀作用,可促进皮肤组织、毛细血管细胞增生以及肉芽组织生长,改善微循环,降低急性放射性皮炎严重程度。

痰热清注射液:具有清热解毒、化痰利咽的作用,具有广谱抗炎、消肿等作用,能有效减轻食管黏膜的急性放射性损伤,消炎镇痛及加速创面愈合。

五、名医诊治经验

1. 清代名医张锡纯认为噎膈病因病机为中气不足,痰凝血瘀;在治疗上噎膈先以培补中气为主,辅以破血逐瘀。治法有益气化痰法,自创参赭培气汤(生代赭石、党参、柿霜饼、天冬、知母、清半夏、肉苁蓉、当归)以补中气,降胃气,化痰涎为主。破血消瘀法,自拟经验方(生代赭石、党参、生山药、天花粉、天门冬、桃仁、土鳖虫、三七),治疗上主张攻补兼施,中西医并用,临床处方以益气化痰、祛瘀消瘤为主,并尤擅使用消瘀之药,见解独到,效如桴鼓。

2. 清代名医王旭高认为,噎膈之证,痰为之根,有寒痰、痰火、痰气等不同,治疗应温化寒痰或清热化痰或祛痰理气,并认为噎膈一证,气郁者居多,治法多解郁理气。

3. 国医大师徐景藩提出,"噎乃膈之渐",认为本病发生多与情志、阴液有关,指出本病初起气郁痰阻,久则瘀血内停,阴阳互结引起噎膈,并形成了分期辨证论治噎膈的学术思想。在治疗方面,视气滞痰浊、血瘀内阻、阴阳互结为之关键,辨证运用升降相调、润燥相伍、攻补兼施之法。

4. 阮怀清根据《黄帝内经》胃肾相关理论,从肾论治,或温肾生火,或滋肾补阴。常用附桂八味丸化裁,以益火之源,以消阴翳;又认为胃的水谷消化排泄中,肾起着关键的约束作用,因肾能滋养、温煦脾胃。肾精不足,约束不力,胃又失其滋养,气机升降失调,方取六味地黄丸滋补肾阴。

5. 张硕甫认为噎膈反胃病位在胃,病机总属中虚气逆,喜用旋覆代赭汤化痰理气,降逆止吐。他指出古来噎膈治法,偏于阳结而阴寒者,宜通阳气;偏于阴结而阳衰者,宜滋津液。根据疾病的不同证候,给予相应治法。或滋阴养血,和胃通幽;或通阳散结,开上润下;或温中化饮,启膈开关。法随证立,方依法出。

6. 姜树民认为病位在上焦,气多血少为噎膈特征,主要与气、痰、瘀停滞于食管、脘腹有关。认为疾病初期应养阴清肺,病久应滋养脾肾。脾土是肺金之母,脾主运化水液,津液亏损,燥热伤肺使肺脏阴液亏损,最终导致肺胃阴虚,肺阴虚则升降失常,胃阴虚则食少消瘦;病久肾精亏虚,肾阳温煦失常,脾胃运化失司,食管为胃气所主,若胃阴亏虚,则成噎膈。提出了行气降逆,化痰祛瘀,润燥生津为治疗总则。

六、中医适宜技术

针灸及穴位贴敷等治法治疗放射性食管炎,能提高放疗完成率,改善临床症状及患者生活质量。

1. 主治噎膈病症的穴位有足三里、天突、膻中、中庭,《黄帝内经》中关于足三里穴的治疗作用可分为两种:一是治疗胃肠自身疾病,二是通过取用足三里穴调理脾胃,达到治疗其他疾病的目的,经常针灸足三里穴,能增进食欲,安逸睡眠,振奋精神,增强体力。天突穴是救治哮喘气促、晕厥气逆、呃逆噎膈等急性病症的常用穴。膻中穴为心包经之募穴、八会穴之气会,有降气调逆、宣肺利气之功,《针灸大成》述其"主上气短气、咳逆、噎气、膈气"。中庭穴主治噎膈、呕吐、心痛等。

2. 穴位外敷可用消炎止痛膏加冰片,将贴膏敷于足三里、天突和膻中穴可明显改善临床症状,提高生活质量。

【预后】

对于放射性食管炎的治疗,西药的治疗效果在于止痛解痉、消炎抗菌及保护食管黏膜,尽管效果确切,但预后不佳,且不良反应较多。而中医药治疗的目的主要在于改善临床症状、缩短病程,可进行预防性治疗,与放疗同步进行,可有效减轻患者的痛苦。

第二节　胃食管反流病

【概述】

胃食管反流病(gastroesophageal reflux disase,GERD)指胃十二指肠内容物反流入食管引起的症状和/或并发症,常见的典型症状包括胃灼热和反流,亦可引起包括耳、鼻、喉等相关食管外症状。GERD 根据内镜下表现,分为非糜烂性反流病(non-erosive reflux disease,NERD)、反流性食管炎(reflux esophagitis,RE)和巴雷特食管(Barrett esophagus,BE)三种临床类型。

根据胃食管反流病的临床特点,属于中医学的"食管瘅""吐酸病"的范畴,其少数病例也可分属"嘈杂""吞酸""呕苦""胸痹"等范畴。

【流行病学】

GERD 是一种临床常见病、多发病。据盖洛普组织 2002 年报道,44% 的美国人每月至少出现 1 次胃灼热或反酸症状,14% 为每周 1 次,7% 为每天 1 次。欧洲、中东及北美洲的流行病学数据与美国类似。GERD 在亚太地区的患病率相对较低,但近年来发病率有升高的趋势。在我国基于人群的流行病学调查显示,每周至少 1 次胃灼热症状的患病率为 1.9%~7.0%。近期国内的一项以 5 个地区人群为基础的大型流行病学调查显示,有典型症状的 GERD 患病率为 3.1%。而上海一项流行病学调查提示 GERD 患病率约为 6.4%。

随着年龄的增长,GERD 的发病率增加,发病高峰年龄为 40~60 岁。男性和女性的发病率并无统计学差异,但女性患 NERD 的发生率高于男性,男性较女性更易患 RE、BE 等。有流行病学研究显示,我国区域之间及城乡之间,GERD 患病率有明显的差异,这可能与饮食习惯、工作节奏有关。目前较为公认的 GERD 的危险因素有吸烟和肥胖。此外,还涉及年龄、使用非甾体抗炎药及抗胆碱药物、嗜酒、社会因素、遗传因素、心理因素等。

【病因病机】

一、西医认识

GERD 是一种多因素参与的疾病,目前认为主要是由食管抗反流的防御机制下降和反流物对食管黏膜的攻击因子增强共同导致的。研究还发现,GERD 症状与食管敏感性增高、精神心理障碍等因素密切相关。

(一)病因和发病机制

1. 抗反流机制减弱 食管胃连接部位于横膈膜水平,该处的高压带相当于阀门作用,能有效阻止胃内容物的反流,其结构包括食管下括约肌(lower esophageal sphincter,LES)、膈肌脚、膈食管韧带、His 角等,其抗反流屏障功能主要依赖于 LES 和膈肌脚的功能。在深吸气和腹内压升高时,膈肌脚收缩与 LES 的压力叠加,进一步起到抗反流的作用。正常人静息时 LES 压为 10~30mmHg,比胃内压高 5~10mmHg,成为阻止胃内容物逆流入食管的一道屏障,起到生理性括约肌的作用。LES 压力受食物影响,高脂食物、吸烟、饮酒、巧克力和咖啡可降低 LES 压力。某些药物亦影响 LES 压力,甲氧氯普胺、多潘立酮等增加 LES 压力,钙通道阻滞剂、吗啡、地西泮等药物则降低 LES 压力。

GERD 患者的大多数反流事件发生在一过性食管下括约肌松弛(transient lower esophageal sphincter relax,TLESR)期间,后者定义为无吞咽诱发的 LES 压力突然下降,至少持续 10 秒,可伴随胃食管反流事件。研究表明,餐后患者 TLESR 的频率会增加 4~5 倍,且伴有反流的 TLESR 从空腹状态时的 47% 可增至 68%,这可能是 GERD 患者餐后症状增多的原因;不易消化的食物、吸烟和饮酒可增加 TLESR 的频率,前者可能与进食富含不易消化的碳水化合物时,过度的结肠发酵导致胰高血糖素样肽-1 释放有关。

食管胃连接部抗反流屏障结构异常常见于食管裂孔疝。食管裂孔疝是指食管胃连接部(EGJ)近端移位进入膈食管裂孔,或由于膈食管韧带薄弱、断裂所致。食管裂孔疝可以是先天性的,也可因年龄增加以及长期腹内压增高如肥胖、妊娠、慢性便秘所致。GERD 伴食管裂孔疝患者更易发生反流事件且食管酸暴露比例高;伴食管裂孔疝的患者有更严重的食管炎。食管裂孔疝导致 GERD 的机制主要与 LES 功能减弱有关。LES 压力主要来源于 LES 本身和膈肌脚产生的压力。食管裂孔疝的患者会出现 LES 和膈肌脚分离,膈肌脚不再对 LES 区域高压带有辅助作用,导致食管抗反流屏障功能减弱,增加反流机会。其次,食管裂孔疝疝囊对酸性物质有容纳器作用,可以截留食管酸清除期间清除入胃的酸性物质,在反流发生时,随着吞咽引起食管下括约肌的松弛,疝囊内截留的酸性物质可再次反流入食管,加重反流症状。

2. 食管防御机制减弱 食管防御机制包括黏膜的防御功能及食管的廓清能力。正常食管黏膜具有防御功能。上皮表面黏液层、不移动水层和表面碳酸氢盐浓度可维持食管腔至上皮表面的 pH 值梯度。黏膜的防御功能主要表现为:①食管上皮是有分泌能力的复层鳞状上皮,其表面的细胞角质层和细胞间的紧密连接构成其结构基础,能防止 H^+ 的逆弥散,并阻挡腔内有毒物质弥散到细胞和细胞间隙。②细胞内的蛋白质、磷酸盐及碳酸氢盐对上皮细胞酸暴露具有缓冲作用。③黏膜血管对损伤组织的血液供应,调节组织的酸碱平衡,为细胞修复提供营养,排除有毒代谢产物,给细胞间质提供碳酸氢盐以缓冲 H^+。用光镜和电镜观察 GERD 患者的食管上皮,可发现上皮细胞间隙扩大,且与患者胃灼热症状相关。扩大的细胞间隙可作为食管上皮防御功能受损的标志。食管上皮防御功能受损后,胃酸弥散入组织,酸化细胞间隙,进一步酸化细胞质,最后造成细胞肿胀和坏死。

正常情况下,食管通过以下机制对酸进行清除:①食管蠕动;②大量分泌的唾液;③黏膜表面碳酸氢根离子;④重力作用。当酸性内容物反流时正常人只需 1~2 次食管继发性蠕动即可排空几乎所有的反流物。约 50%GERD 患者食管酸廓清能力下降,主要与食管运动障碍有关。GERD 患者均存在不同程度的原发性蠕动障碍。

3. 攻击因素增强 GERD 患者存在异常反流,进入食管的胃内容物能通过盐酸、胃蛋白酶、胆盐和胰酶(胰蛋白酶、胰脂肪酶)等刺激食管黏膜,造成上皮损伤。食管黏膜受损程度与反流物与食管黏膜的接触时间和接触部位密切相关。胃酸/胃蛋白酶是导致食管黏膜损伤的主要攻击因子,随着酸反流事件频率的增多和食管远端酸暴露时间延长,反流及胃灼热症状会加重。胆盐对胃灼热感觉的产生也有重要作用。胃大部切除、食管小肠吻合或其他因素导致过度十二指肠胃反流时,十二指肠胃反流可因胃容积增加而致胃食管反流的危险性增加。大量研究表明胆汁可增加食管黏膜的通透性,胆汁中卵磷脂被胰液中的卵磷脂 A 转变为溶血卵磷脂,可损伤食管黏膜引起食管炎。

4. 食管敏感性增高 食管内脏高敏感主要是指食管组织对刺激的感受性增强的现象,主要表现为感觉异常或感觉过敏。对 GERD 患者和健康人进行食管气囊扩张研究,发现 GERD 患者较健康人对食管扩张的感觉阈值明显下降,提示患者存在内脏高敏感。部分 GERD 患者,尤其是 NERD 患者,存在食管内脏高敏感,对机械扩张刺激的初始感觉阈值和最大耐受疼痛阈值均明显下降,对酸感知过敏,甚至低阈值刺激或不被正常人感知的生理性刺激就足以引起患者反酸、胃灼热、胸骨后疼痛不适、嗳气等症状的发生、发展。因此除反流物的刺激外,GERD 症状还可以是食管受到各种刺激后高敏感化的结果。食管内脏高敏感产生机制与中枢和外周致敏相关。研究发现,在外周神经、脊髓及大脑皮质等多个水平发生的病理生理改变均可以影响内脏感觉。使用功能性磁共振显像检测负性情绪和中性情绪对食管无痛性扩张认知的影响,发现相同的刺激强度下负性情绪背景下产生的感觉较中性情绪背景更为强烈,受试者前脑和背侧前扣带回的皮质神经元活动显著增加。

5. 免疫反应介导的食管黏膜炎症 传统观点认为,食管炎症反应是由于反流物的化学性腐蚀所致,即炎症是由黏膜层向黏膜下层方向发展的。但近期研究发现,反流物刺激食管黏膜后,淋巴细胞数量从上皮层向黏膜下层逐步增高,呈现炎症从黏膜下层向黏膜层发展的现象。因此,目前有新的观点认为,免疫因素参与介导反流所致食管黏膜损伤及食管功能的改变。研究表明:GERD 的黏膜炎症反应主要是由 Th1 细胞介导,并以白介素(interleukin,IL)-8、IL-1β、IL-6、IL-10、干扰素(interferon,IFN)-γ、单核细胞趋化蛋白 1(MCP-1)等炎性因子的释放为特征。其中 IL-8 是多型核白细胞、单核细胞和淋巴细胞的趋化因子。而炎性因子如 IL-6、IL-8 等的激活主要有蛋白酶活化受体 2(proteinase-activated receptor 2,PAR2)途径、NF-κB 途径、丝裂原活化蛋白激酶(MAPK)途径和蛋白激酶 C(protein kinase C,PKC)途径等。还有研究发现,食管炎症与肥大细胞(mast cell,MC)增多及脱颗粒增加密切相关。

6. 酸袋理论 近年文献报道,餐后未被食物中和的胃酸,相对聚集于胃近端与食管远端之间的区域即形成所谓的"酸袋"。该部位的胃液可逃逸食物缓冲作用,向近端延伸,使远端食管黏膜暴露于高酸胃液。酸袋位置与酸反流发生密切相关:当酸袋位于膈下,7%~20%的 TLESR 伴酸反流;当酸袋位于膈上:70%~85% 的 TLESR 伴酸反流。影响酸袋位置的因素很多,最常见的是食管裂孔疝的存在。存在食管裂孔疝的患者,酸袋有 76% 位于膈上,而健康者仅 22%,并且食管裂孔疝越大,酸袋位于膈上的可能性越大。研究显示,GERD 患者和食管裂孔疝患者的酸袋范围显著增大,且酸袋的异常与 GERD 和食管裂孔疝的严重程度呈正相关。

7. 胃、十二指肠功能失常 胃排空功能低下使胃内容物增多,胃内压力增加。当胃内压增高超过 LES 压力时可诱发 LES 开放;胃容量增加又导致胃扩张,致使贲门食管段收缩,使抗反流屏障功能降低。缓慢的近端(而非全胃)排空与反流次数增加和餐后酸暴露之间显著相关。十二指肠病变时,十二指肠胃反流可增加胃容量,贲门括约肌关闭不全导致十二指肠胃反流。

8. 精神心理因素 针对胃灼热症状患者的问卷调查表明,60% 的患者认为应激是致病的主要因素,因此推测心理因素在本病中起着一定的作用。一项长达 5 年的前瞻性随访队列对照研究发现,精神和心理障碍是 GERD 发病的独立危险因素。天津市南开医院一项针对 21 010 例反流/胃灼热症状患者的调查研究显示,约 18% 的 RE 患者合并精神心理障碍,而 NERD 患者高达 35%。精神心理因素与 GERD 的相关性主要表现在:GERD 患者精神心理障碍发生率较正常人群明显增高;GERD 可增加焦虑、抑郁等心理障碍的发病风险;精神心理因素会加重 GERD 患者对胃食管反流症状的感受,影响患者的生活质量;精神心理因素常常影响 GERD 患者治疗效果。目前推测本病和心理因素之间的关系可能存在两种机制,即内源性心身因素的影响,心理因素导致胃肠道的敏感性增加,食管内感觉神经末梢对酸的敏感性增加;以及免疫和内分泌系统异常激活的机制。

9. 其他　婴儿、妊娠、肥胖易发生胃食管反流,硬皮病、糖尿病、腹水、高胃酸分泌状态也常有胃食管反流。

(二)病理

GERD 的组织学异常包括一系列提示上皮损害和修复的特征。这些改变经广泛的研究证实,虽然不具有特异性,但足以表现出 GERD 的特征。上皮增生表现为基底层增厚超过整个上皮厚度的 15%(增生超过 3 层)和固有膜乳头状隆起延长大于上皮厚度的 2/3。这些改变提示上皮增生和更新加快,可见于正常个体食管远端 2~3cm,可以是健康人所患的短暂反流的表现。上皮损害的另一个指征是气球状细胞,即肿胀的胞质浅染的圆形鳞状细胞的存在。GERD 黏膜固有膜的反应包括毛细血管的明显扩张和充血,在浅表乳头处形成血管湖或出血。上皮内嗜酸性粒细胞是 GERD 的另外一个指征,但仅见于 30%~50% 的 GERD 患者。上皮内淋巴细胞作为 GERD 炎症反应的一部分,数量可能增加,有时则会显著增加。通常,正常标本每个高倍视野大约少于 10 个淋巴细胞,而 GERD 可以超过 20 个。中性粒细胞浸润是一个不敏感的诊断指标,仅见于 15%~30% 的病例。黏膜糜烂和溃疡是食管黏膜有破损的表现。

研究表明,NERD 虽然在内镜下食管黏膜未见损伤,但可能存在超微结构方面的变化。食管细胞间隙扩大很可能是食管内酸、胆汁、胃蛋白酶损伤,造成细胞的钠泵功能障碍,通透性降低,水钠潴留所导致。细胞间隙增宽(dilated intercellular space,DIS)是反流病发生的形态学上的早期表现,具有反流症状的患者较无反流症状的正常人,其鳞状细胞间隙扩大 2~3 倍,并且差异极其显著。这种改变在 NERD 患者中也有表现,但其程度与 RE 无差异。经 PPI 治疗 3 个月后 DIS 可以明显减小,它与反流症状的改善相关。PPI 治疗延长到 6 个月,患者症状完全缓解,DIS 可恢复正常。这表明食管黏膜在酸和胃蛋白酶暴露下,黏膜屏障受到损害,细胞间隙扩大,H^+ 可以渗透到上皮内及上皮下,从而刺激黏膜感觉神经末梢,产生症状;而且这一改变在黏膜产生破损前已经出现。随着酸刺激的减少和控制,这种改变逐渐减轻,症状消失,细胞间隙恢复正常。

BE 在不同国家定义不同,病理诊断标准也不同,主要区别在于是否需要病理确认存在肠上皮化生。我国最新的专家共识意见把 BE 定义为食管下段的正常复层鳞状上皮被化生的柱状上皮所取代,长度≥1cm,可伴或不伴有肠化生。其中伴有肠化生者属于食管腺癌的癌前病变。BE 在组织病理学上可分为无异型增生 BE、不确定异型增生 BE、低级别异型增生 BE、高级别异型增生 BE、黏膜内癌。化生上皮的组织学类型包括胃底型、贲门型和肠化型。胃底型与胃底上皮相似,可见主细胞和壁细胞;贲门型与贲门腺相似,有胃小凹和黏液腺,无主细胞和壁细胞;肠化型为化生肠型黏膜,表面有微绒毛和隐窝,杯状细胞是特征性细胞。从组织学类型上,BE 异型增生可以分为腺瘤样异型增生和小凹型异型增生两种主要类型。

二、中医认识

根据中医文献论述,结合胃食管反流病主要症状及内镜下所见,应将 GERD 归属于中医"吐酸病""食管瘅""嘈杂""吞酸""胸痹"等病的范畴。目前多以"吐酸病""食管瘅"作为胃食管反流病的中医病名,与胃食管反流病的解剖学概念、病理生理基础相近。

关于"吐酸病"之病名,最早记载于《素问·至真要大论》:"诸呕吐酸……皆属于热。""热客于胃……呕酸善饥。"《伤寒论》云:"胃气有余,噫而吞酸。"李东垣等医家认为该病源于寒,"吐酸者,甚则酸水浸其心,令上下牙酸涩,不能相对,以辛热疗之必减。酸者收气也,西方金旺也,寒水乃金之子,子能令母实,故用热剂泻其子,以泻肺之实。若以病机之法,作热攻之,误矣。杂病醋心,浊气不降,欲为中满,寒药岂能治乎"。而元代朱丹溪《丹溪心法·吞酸》云"素问言热,言其本也,东垣言寒,言其末也","湿热在胃口上,饮食入胃,被湿热郁遏,其食不得传化,故作酸也,如谷肉在器,湿热则易为酸也",阐述了湿热作酸的基本理论。清代高鼓峰《医家心法·吞酸》中则指出吞酸总由肝木所致,论及病因言"河间主热,东垣主寒",或由"水气郁甚,熏蒸湿土而成也……又有饮食太过,胃脘填塞,脾气不运而酸者"。故认为本病发病与多种因素相关,寒、热、湿、痰、情志、食积均可致脾气不升,胃气不降,气逆吞酸。

中医将本病的基本病机概括为胃失和降,胃气上逆。感受外邪、寒热客胃;情志不遂、思虑太过;饮食不节、烟酒无度;素罹胆病、胆邪犯胃以及禀赋不足、脾胃虚弱等为主要病因。病位在食管和胃,与肝、胆、脾等脏腑功能失调密切相关。肝胆失于疏泄、脾失健运、胃失和降、肺失宣肃、胃气上逆,上犯食管,形成本病的一系列临床症状。禀赋不足、脾胃虚弱为胃食管反流病发病基础,土虚木乘或木郁土壅,致木气恣横无制,肝木乘克脾土,胆木克制胃土,导致肝胃、肝脾或胆胃不和;气郁日久,化火生酸,肝胆邪热犯及脾胃,脾气当升不升,胃气当降不降,肝不随脾升,胆不随胃降,以致胃气夹火热上逆;肝火上炎侮肺,克伐肺金,消灼津液,肺失肃降而咳逆上气,气机不利,痰气郁阻胸膈;病程日久,气病及血,则因虚致瘀或气滞血瘀。本病病理因素有虚实两端:属实的病理因素为痰、热、湿、郁、气、瘀;属虚者责之于脾。本病病机特点:一为逆,二为热,三为郁。

【诊断】

一、辨病

(一)临床表现

胃食管反流病的临床表现多样,包括食管症状及食管外症状。

1. 食管症状 胃灼热和反流是 GERD 最常见的典型症状。胃灼热是指胸骨后烧灼感,可从胸骨下段向上延伸。反流指胃内容物向咽部或口腔方向流动的感觉,可有反酸、反胃等症状,多在餐后加重。系统性回顾提示,胃灼热和反流症状诊断食管炎的敏感性为30%~76%,特异性为62%~76%。研究显示,我国人群中具有典型反流症状者的比例较西方人群明显降低,除人种、饮食差异外,其原因还包括语言表达的差异,我国患者对反流的理解与西方亦存在差异。

此外,胸痛、上腹痛、上腹部烧灼感、嗳气、吞咽困难等为 GERD 的不典型症状。甚至部分 GERD 患者并没有典型的胃灼热和反流症状,表现为上腹痛、上腹烧灼感、胸痛、嗳气、吞咽困难、吞咽疼痛等症状。症状多在餐后 1 小时出现,卧位、弯腰、腹压增高时症状加重。

2. 食管外症状　GERD 可伴随食管外症状,包括反流性咳嗽综合征、反流性喉炎综合征、反流性哮喘综合征及反流性牙侵蚀综合征等。研究显示,反流可能是 21%~41% 的慢性非特异性咳嗽患者的病因。反流引起的哮喘无季节性,常有阵发性、夜间咳嗽与气喘的特点。反流物刺激咽喉部可引起咽喉症状,包括咽部不适、咽部异物感、癔球症、咽喉疼痛、吞咽困难等。反流物侵蚀牙齿可引起龋齿。

此外,研究还发现,许多症状可能与反流相关,如鼻窦炎、特发性肺纤维化、复发性中耳炎、咽喉肿瘤等。咽喉反流如未能及时有效治疗,可能并发或者进展为咽喉炎、声带息肉、声带痉挛等。个别患者可发生吸入性肺炎,甚至出现肺间质纤维化。这是由于反流物吸入气道,刺激支气管黏膜引起炎症和痉挛所致。反流还可能导致鼻窦炎和反复发作的中耳炎,并引起相关症状。

3. 难治性 GERD　目前难治性 GERD 尚无统一的定义,难治性 GERD 通常被定义为那些经过足够时间正规 PPI 治疗但 GERD 症状没有完全或部分缓解。2014 年中国胃食管反流病专家共识意见将难治性 GERD 定义为:采用双倍剂量 PPI 治疗 8~12 周后胃灼热和/或反流等症状无明显改善者。研究显示,8 周 PPI 治疗后有 16.7% 的 NERD 患者和 6.6% 的 RE 患者存在难治性 GERD 症状。这些症状直接影响患者的生活质量,包括睡眠和工作。一项系统综述显示难治性 GERD 影响患者躯体和精神生活质量,分别下降 8%~16% 和 2%~12%。对于难治性 GERD 患者影响最大的就是睡眠质量下降,RE 和 NERD 患者相比无 GERD 症状的患者而言,睡眠质量更差。睡眠质量的下降会增加情绪紧张和压力,降低工作效率。PPI 治疗无效的原因众多,主要包括:①持续酸反流(不正确的用药时间,患者的用药依从性差,病理性酸反流,PPI 快代谢,高分泌状态,解剖异常如巨大食管裂孔疝等);②持续胃或十二指肠非酸反流;③食管黏膜完整性持续被破坏;④对酸、弱酸和/或气体反流的食管高敏感性等。

(二)实验室及其他检查

1. 内镜检查　内镜检查是诊断有无 RE 或 BE 的有效方法。对于具有反流症状的初诊患者建议行上消化道内镜检查,该检查有助于确定有无 RE、BE,并可发现其他如食管裂孔疝、食管炎性狭窄、食管溃疡、食管癌等食管疾病。

反流性食管炎的严重程度常用洛杉矶(LA)分类法分级:

正常:食管黏膜无破损;

A 级:食管黏膜有破损,但无融合,病灶长径≤5mm;

B 级:食管黏膜有破损,病灶长径 >5mm,但无融合;

C 级:食管黏膜破损且有融合,范围 < 食管周径的 75%;

D 级:食管黏膜有破损且有融合,范围≥食管周径的 75%。

2018 年里昂共识认为:LA-A 级 GERD 无特异性,健康对照组中有 5%~7.5% 内镜下表现为 LA-A 级。LA-B 级 GERD 由于内镜医师的观察异质性,内镜下表现为 LA-B 级的患者,抗反流手术前仍需行食管动态反流监测。并提出新的建议:内镜下表现为重度食管炎(LA-C 和 LA-D 级)、巴雷特食管病变黏膜长度 >1cm、食管狭窄,满足以上任一条件可确诊为 GERD。

BE 内镜下表现:发生 BE 时 Z 线(齿状线,食管鳞状上皮与柱状上皮的交界线)上移,遗留柱状上皮或 Z 线上方出现的柱状上皮黏膜。按内镜下形态可分为全周型、岛型和舌型。按化生的柱状上皮长度可分为:长段 BE 为化生上皮累及食管全周且长度≥3cm;短段 BE 为化生上皮未累及食管全周或累及食管全周,但长度为1~3cm。结合食管病理检查可确诊。我国最新共识认为:病理证实食管下段的正常复层鳞状上皮被化生的柱状上皮所取代,长度≥1cm,可伴或不伴有肠化生。其中伴有肠化生者属于食管腺癌的癌前病变。

2. 食管24小时pH-阻抗监测　食管24小时pH值监测可为反流提供客观证据,可用于监测食管是否存在酸反流、酸反流的程度(频率及时间)及反流症状与酸反流之间的关系。食管24小时pH-阻抗监测不仅可以检测区分酸反流(pH值<4)、弱酸反流(pH值绝对值下降1.0单位,但是pH值最低点4~7)及非酸反流(pH值维持>7,且绝对值变化不超过1.0单位),还可鉴别反流的内容物,如液体反流、气体反流或混合反流等。食管pH-阻抗监测较单纯pH监测的敏感性更高,可达90%。

24小时食管pH监测以DeMeester评分作为判断标准,这一指标包括立位食管pH值<4的时间百分比、卧位食管pH值<4的时间百分比、全天食管pH值<4的时间百分比、最长反流时间、长反流次数5个参数的综合评分。DeMeester评分>14.72分时判断为阳性,提示存在异常酸暴露。DeMeester评分14.72~50为轻度,51~100为中度,>100为重度。DeMeester评分是临床采用内科治疗还是外科干预的重要参考指标,但因该指标涉及参数较多,临床研究也可以采用全天食管pH值<4的时间百分比>4.2%作为阳性判断标准。24小时pH-阻抗监测目前临床上也采用其总反流次数这一指标,全天总反流次数超过80次作为阳性判断标准。此外,24小时pH-阻抗过程中患者的阻抗基线高低亦有助于判断患者是否存在反流。

24小时反流监测还可分析患者的症状与客观反流之间的关系,应用症状指数(SI)、症状相关概率(SAP)等参数。SI>50%或SAP>95%认为症状与反流时间相关,是鉴别诊断功能性烧心(functional heartburn,FH)、反流高敏感(reflux hypersensitivity,RH)等疾病的重要指标。此外,在治疗无效的患者中行客观反流监测,还有利于寻找患者治疗失败的原因。24小时反流监测根据其导管放置位置的不同,还可用来进行咽喉反流的检测。

3. 食管无线pH监测　食管无线pH监测的功能与食管pH监测类似,但其无需将监测导管从鼻腔插入食管,只需在内镜下将无线胶囊固定在食管下段,且其监测时间可延长至48小时甚至96小时,可避免监测过程中可能出现的日间变异等对结果的影响。

4. 食管胆汁动态监测　监测食管内胆汁含量可得到十二指肠胃食管反流(GERD)的频率和量。现有的24小时胆汁监测仪可得到胆汁反流次数、长时间反流次数、最长反流时间和吸收值≥0.14的总时间及其百分比,从而对胃食管反流病做出正确的评价。

5. 食管测压　食管测压是食管动力学检测的重要手段。食管压力测定、食管传输功能检查可以帮助了解食管体部的动力功能状态、LES的压力、TLESR的频率,不但有助于了解GERD发生的病理生理机制,也有助于治疗方案的选择;同时还是GERD患者评估手术治疗和预测手术疗效和术后并发症的指标之一。对临床症状不典型的患者,食管动力学检查可与其他动力学疾病如贲门失弛缓症、胡桃夹食管等加以鉴别。但是食管测压本身并不能检测胃食管反流,不能为GERD提供客观的反流证据,因此不能作为GERD的诊断手段。

6. 唾液胃蛋白酶检测　胃蛋白酶是由胃主细胞分泌的胃蛋白酶原转变而来,其在食管或者更近端部位如咽喉、气道的出现提示了胃食管反流的存在。Sifrim等研究发现GERD和食管高敏感患者的唾液胃蛋白酶的浓度明显高于功能性烧心患者,其阳性结果诊断GERD和食管高敏感的敏感性和特异性分别为78.6%和64.9%。该方法简便、快捷、无创,是GERD诊断中的一项非常有前景的方法。高胃蛋白酶浓度(>210ng/ml)的阳性样本表明症状可能是由反流引起的,特异性为 98.2%。

7. 食管钡剂造影 食管钡剂造影能发现部分食管病变,如食管溃疡或狭窄,但亦可能会遗漏一些浅表溃疡或糜烂。气钡双重造影对反流性食管炎的诊断特异性很高,但敏感性较差,2014 年中国 GERD 专家共识不推荐食管钡剂造影作为 GERD 的诊断方法,但因其方法简单、易行,设备及技术要求均不高,很多基层医院仍在广泛开展。另外钡剂有助于发现食管滑动疝等。

(三)诊断要点

1. 对多数 GERD 患者,根据典型的临床表现(如轻度胃灼热、反流,每周出现≥2 日;或中重度症状,每周出现≥1 日)即可做出初步诊断。最新里昂共识指出:基于病史做出的诊断准确率不高,即使是胃肠病学专家也仅有 70% 的灵敏度和 67% 的特异度。在没有内镜检查条件时,临床上常使用胃食管反流病问卷(gastroesophageal reflux disease questionnaire, GERDQ)、反流性疾病问卷(reflux disease questionnaire,RDQ)作为 GERD 的初筛诊断。GERDQ 通过患者对过去 1 周内胃灼热、反流、上腹痛、恶心、反流引起睡眠障碍、因反流症状使用非处方用药情况 6 个方面的评分,判断是否可诊断 GERD。当 GERDQ≥8 分,对 GERD 诊断的敏感性为 64.4%,特异性为 71.4%;评分越高诊断精确性越高。RDQ 是以症状积分为主的病史调查,RDQ 计分标准按照胃灼热、反食、非心源性胸痛、反酸四种症状每周发生频率及发生程度计分。症状频率及症状程度计分最高 40 分。以 RDQ 积分≥12 分拟诊为 GERD。2018 年里昂共识指出:尽管询问病史和问卷调查有局限性,但仍是诊断和评估 GERD 疗效的首选方式。

2. 对拟诊为 GERD 的患者,主要进行内镜检查进一步诊断 GERD。内镜检查是 GERD 诊断以及与食管其他器质性疾病鉴别诊断的主要检查方法。内镜检查有助于确定有无 RE、BE,并可发现其他如食管裂孔疝、食管炎性狭窄、食管溃疡、食管癌等食管疾病。内镜诊断 GERD 特异度高,但灵敏度低。

3. 对于拟诊患者或怀疑反流相关的食管外症状患者,或者不具备内镜检查条件时,临床可采用质子泵抑制剂(proton pump inhibitor,PPI)试验确定患者是否存在 GERD。PPI 试验简单有效,灵敏度高,其敏感性可超过 70%,特异性在 50% 左右,是临床尤其是初级医疗机构常常采用的方法。临床可用各种质子泵抑制剂,包括奥美拉唑(20mg,2 次/d)、兰索拉唑(30mg,2 次/d)、泮托拉唑(40mg,2 次/d)、艾司奥美拉唑(20mg,2 次/d)、雷贝拉唑(10mg,2 次/d)治疗 2 周,以第二周无反流症状或仅有一次轻度的反流症状作为 PPI 试验的阳性判断标准。

4. 食管 pH 监测、食管 pH-阻抗监测是诊断 GERD 的"金标准"。食管反流监测可明确患者是否存在反流,了解反流物的性质和严重程度,了解反流事件与症状的关系。对于未用或停用 PPI 的患者可行单纯 pH 值监测,明确有无 GERD;对于正在使用 PPI 的患者需行 pH-阻抗监测,判断酸、弱酸和非酸反流与症状的关系,明确 PPI 疗效差的原因。

5. 必要时可行食管压力测定检查。食管压力测定可与食管其他的动力性疾病(如贲门失弛缓症、弥漫性食管痉挛、胡桃夹食管)和功能性疾病(如功能性烧心、非心源性胸痛)相鉴别。

6. 以不典型症状或食管外症状为主要表现者,应在排除相关原发病基础上,进行 GERD

的诊断。存在上腹痛、上腹部烧灼感、嗳气等症状时应进行上消化道内镜、彩超、腹部 CT 等相关检查以排除胃炎、消化性溃疡、功能性消化不良、肝胆胰疾病，甚至消化道肿瘤等病变。

7. 经上消化道内镜检查阴性的 GERD 为 NERD，存在食管远段黏膜破损的为 RE，经病理证实食管远段鳞状上皮被柱状上皮取代者为 BE。

（四）鉴别诊断

1. 功能性烧心（FH）　FH 虽然也可出现发作性的胸骨后烧灼感，但与 GERD 是两个不同的疾病。依据最新的罗马Ⅳ标准，FH 患者有胸骨后疼痛或灼热不适症状，内镜检查无食管黏膜损伤，缺乏引起症状的胃食管反流证据，如胃酸异常暴露、症状与反流相关等，且经过最佳的抑酸治疗症状无法缓解。FH 不具有病理基础的食管动力异常（如贲门失弛缓、高收缩食管、弥漫性食管痉挛、蠕动缺失等），可能与食管黏膜对物理（机械扩张）或化学（酸、碱）刺激的高敏有关。食管 pH-阻抗监测是鉴别 FH 和 GERD 最主要的方法。

2. 反流高敏感（RH）　RH 是罗马Ⅳ标准提出的一种新的食管功能性疾病。RH 患者主要表现为胸骨后不适，包括胃灼热和胸痛，内镜检查正常，无嗜酸细胞性食管炎导致该症状的证据，无食管动力障碍（贲门失弛缓、高收缩食管、弥漫性食管痉挛、蠕动缺失等），且食管 pH 值或 pH-阻抗监测显示食管酸暴露正常，但其存在反流诱发症状的证据（SI>50% 或 SAP>95%）。RH 对 PPI 治疗有效，但对抑酸治疗的反应不如 GERD。

此外，罗马Ⅳ标准强调，应注意 RH、FH 可能与 GERD 重叠。PPI 治疗后仍有症状的 GERD 患者，在不停用 PPI 的条件下，进行 pH-阻抗监测。如结果显示食管酸暴露正常，但其存在反流诱发症状的证据（SI>50% 或 SAP>95%），提示存在 GERD 与 RH 重叠；如结果显示食管酸暴露正常，且不存在反流诱发症状的证据（SI<50% 且 SAP<95%），提示存在 GERD 与 FH 重叠。

3. 嗜酸细胞性食管炎　嗜酸细胞性食管炎（eosinophilic esophagitis，EoE）是一种临床-病理疾病，主要表现为吞咽困难，食物嵌塞；部分有胸骨后痛、反酸、胃灼热等不适。食管活检可鉴别。EoE 食管活检显示以嗜酸性粒细胞为主的炎症，其特征是嗜酸性粒细胞≥15/HPF（高倍视野）；黏膜嗜酸性粒细胞增多局限于食管，PPI 试验治疗后持续存在，并需除外食管嗜酸性粒细胞增多的继发原因。饮食剔除、局部皮质激素治疗有效支持 EoE 诊断。

4. 功能性胸痛　功能性胸痛以胸骨后疼痛或不适为主要临床表现，依据罗马Ⅳ诊断标准，功能性胸痛的频率是每周至少 1 次，诊断前症状出现至少 6 个月，诊断应排除心脏原因，还应排除其他食管疾病，如 GERD、EoE 和诸如贲门失弛缓症、EGJ 运动障碍、弥漫性食管痉挛及胡桃夹食管等食管神经肌肉或结构异常性疾病。排除 GERD 是诊断功能性胸痛的重要环节，功能性胸痛食管 pH 值或 pH-阻抗监测显示食管酸暴露正常，且 PPI 治疗无效。

5. 其他病因引起的食管炎　其他原因引起的食管炎有感染性食管炎、药物性食管炎、放射性食管炎等。反流性食管炎以远段食管为主；感染性食管炎常在食管的中、近段，病变弥漫，确诊需要病原学证据；药物性食管炎常在近段食管，尤其在主动脉弓水平有单个溃疡，患者常有服用四环素、氯化钾或奎尼丁等药物史；放射性食管炎有接受放疗的病史。

6. 食管运动障碍性疾病　包括贲门失弛缓症、弥漫性食管痉挛、胡桃夹食管等，均以原发性食管动力障碍为特征，临床上可表现为不同程度的吞咽困难、胸痛等症状，部分患者可有反流、胃灼热、反食等表现,需要与 GERD 相鉴别。食管测压是诊断及鉴别诊断的关键,食管造影及胃镜检查可辅助诊断。贲门失弛缓症食管测压见食管下 2/3 段蠕动波消失,高 LES 压力伴松弛不良或完全失松弛表现。食管钡餐可见食管体部,尤其是远端极度扩张、延长和迂曲,扩张下段呈鸟嘴样狭窄;弥漫性食管痉挛食管测压表现为整合松弛压(IRP)正常,≥20% 的吞咽过程存在早熟收缩,并远端收缩积分(DCI)>450mmHg·s·cm,其中存在早熟收缩是核心特征。胡桃夹食管测压特点表现为高振幅(可达 150~200mmHg)、长时间(>60s)的蠕动性收缩,但食管 LES 功能正常,进餐时可松弛。

7. 心源性疾病　当患者以胸痛为主诉时,极易与心源性疾病相混淆。应查心肌酶、心电图,或运动负荷试验,必要时进行冠状动脉造影。如排除心源性疾病,又符合 GERD 诊断标准时,可明确诊断。

8. 食管癌　食管癌的典型症状是进行性吞咽困难,内镜检查及食管组织病理检查可明确诊断。

9. 继发性胃食管反流病　各种原因所致的频发呕吐、硬皮病、妊娠、干燥综合征、糖尿病胃轻瘫、假性肠梗阻等都可引起继发性胃食管反流,当加以区别。

(五)并发症

GERD 可导致许多严重的并发症,胃肠道的并发症主要包括溃疡、出血、狭窄、BE 及食管腺癌。

1. 出血　反流性食管炎患者,因食管黏膜炎症、糜烂及溃疡可以导致出血,临床表现可有呕血和黑便以及不同程度的缺铁性贫血。

2. 食管狭窄　食管慢性溃疡性炎症反应反复发作,致使纤维组织增生,最终导致瘢痕狭窄,这是严重食管炎表现。

3. 巴雷特食管(BE)　BE 指在食管黏膜的修复过程中,食管贲门交界处的齿状线以上的食管鳞状上皮被特殊的柱状上皮取代。BE,尤其伴有特殊肠上皮化生者是食管腺癌的主要癌前病变。

4. 癌变　在食管炎,尤其是 BE 的基础上,发生食管腺癌的危险大为增加。BE 发展为食管腺癌的风险在以下群体中明显增加:男性、当前吸烟人士、向心性肥胖、欧罗巴人种后裔遗传因素、BE 长度更长、出现肠上皮化生和出现异型增生。

二、辨证

(一)辨证要点

1. 辨证候的主症　如肝胃郁热证常以胃灼热反酸、胸骨后灼热、嘈杂易饥为特点;肝胃不和证常以反酸、胸胁胀满、嗳气为特点;中虚气逆证常以反酸或泛吐清水、嗳气反食、神疲乏力为特点;气郁痰阻证常以咽部梗阻、咽部不适、胸膺不适为特点;气滞血瘀证常以胸骨后疼痛不适、后背疼痛、伴有胃灼热反酸为特点。

2. 辨正邪虚实　虚则补之,实则泻之,不辨虚实,易犯虚虚实实之戒。一般而言,本病初起以实证居多,随着病情的发展逐渐演变为虚实夹杂或虚证表现,其虚以气虚为主,其实以气滞、痰阻、热郁、湿阻多见。

3. 辨在气在血　本病初期病在气分,气滞日久,必然影响血分,导致气血失和,正如叶天士所论"初病在经,久病入络,以经主气,络主血,可知其治血之然也,凡气既久阻,血亦应病",久则渐致气滞血瘀,血络闭阻,出现胸痛、后背痛。

（二）辨证分型

1. 肝胃不和证
主症:①反酸;②胸胁胀满;③嗳气;④腹胀。
次症:①纳差;②恶心欲吐;③胸闷喜太息。
舌脉:舌质淡红,舌苔白或薄白,脉弦。

2. 肝胃郁热证
主症:①反酸;②胸骨后灼痛;③嘈杂。
次症:①心烦易怒;②两胁胀满;③口干口苦;④大便秘结。
舌脉:舌质红,舌苔黄,脉弦滑。

3. 中虚气逆证
主症:①反酸;②泛吐清涎;③嗳气;④胃脘隐痛。
次症:①食少纳差;②胃脘痞满;③神疲乏力;④大便稀溏。
舌脉:舌质淡红,苔薄白或白腻,脉沉细或细弱。

4. 气郁痰阻证
主症:①咽喉不适如有痰梗,情志不畅则加重;②胸膺不适;③胃灼热反酸。
次症:①嗳气或反流;②声音嘶哑;③胃脘胀满;④精神抑郁。
舌脉:舌质淡红,舌苔腻或白厚,脉弦滑。

5. 气滞血瘀证
主症:①反酸时久;②胸骨后刺痛或疼痛部位固定;③吞咽困难。
次症:①嗳气;②胸胁胀满;③呕血便血;④情绪不畅则加重。
舌脉:舌质暗或有瘀斑,舌苔白,脉弦细或弦涩。

6. 寒热错杂证
主症:①胸骨后或胃脘部烧灼不适;②反酸或泛吐清水;③胃脘隐痛,喜温喜按。
次症:①食欲缺乏;②神疲乏力;③肠鸣便溏;④手足不温。
舌脉:舌质红,苔白,脉细弱。

证候诊断:主症必备,加次症 2 项及以上,结合舌脉,即可诊断。

【治疗】

一、治疗原则

GERD 的治疗目的在于缓解临床症状、治愈食管炎、减少复发和并发症。其治疗原则应根据病情采用个体化治疗方案。生活/心理调理、西药治疗、中医中药和针灸治疗、胃镜下腔内治疗、腹腔镜抗反流手术治疗,相互补充、相辅相成,构成了目前相对完整的抗反流治疗体系。

二、西医治疗

（一）改变生活方式

GERD 患者应注意避免诱发症状发作的不良生活方式。

1. 避免摄入可引起食管下括约肌松弛而造成反流的食物及药物,如咖啡、酒精、巧克力、高脂食物等,药物如抗胆碱药、硝酸甘油制剂、钙通道阻滞剂、茶碱等。

2. 避免服用酸性食物,如柑橘、碳酸饮料、酸辣食物,这些食物可通过直接刺激食管黏膜而加重胃灼热症状。

3. 控制体重,避免穿紧身衣、紧束腰带等使腹压升高,养成良好的生活习惯,如戒烟、睡眠时抬高床头和避免餐后 2~3 小时内睡卧等,这些措施有助于减少反流、加强食管酸清除,从而减少食管酸暴露。

（二）药物治疗

1. 抑酸药物

（1）PPI:抑制胃酸分泌的抑酸药是 GERD 治疗史上的里程碑,其中 PPI 的疗效最为显著,是 GERD 治疗的首选药物。PPI 通过与质子泵即 H^+-K^+-ATP 酶共价结合而阻断了胃酸分泌的最后共同途径,从而抑制胃酸的分泌。多个荟萃分析显示,在食管炎愈合率、愈合速度和反流症状缓解率方面,PPI 均优于 H_2 受体拮抗剂。单剂量 PPI 治疗无效可改用双倍剂量,一种 PPI 无效可尝试换用另一种 PPI。在使用双倍剂量 PPI 时,应分两次分别在早餐前和晚餐前服用。研究显示,这种给药方式比早餐前 1 次服用双倍剂量 PPI 能更好地控制胃内 pH 值。对于合并食管裂孔疝的 GERD 患者以及重度食管炎（LA-C 和 LA-D 级）患者,PPI 剂量通常应加倍。目前临床可供选择的 PPI 药物有奥美拉唑、雷贝拉唑、兰索拉唑、泮托拉唑、艾司奥美拉唑等。我国胃食管反流病专家共识意见推荐 PPI 疗程至少 8 周。

GERD 往往需要维持治疗。研究显示,NERD 及轻度食管炎（LA-A 和 LA-B 级）患者可采用按需治疗或间歇治疗。PPI 为首选药物,H_2 受体拮抗剂亦是可选药物。对于停用 PPI 后症状复发的 GERD 患者,以及重度食管炎（LA-C 和 LA-D 级）和巴雷特食管患者需要 PPI 长期维持治疗。一项日本的前瞻性随机研究比较了 PPI 长期维持治疗与按需治疗在 RE 中的疗效,发现维持治疗 8 周症状缓解率为 76.3%,明显高于按需治疗的 51.3%,24 周的黏膜愈合率为 85.0%,明显高于按需治疗的 44.4%。

（2）H_2 受体拮抗剂:H_2 受体拮抗剂（H_2RA）治疗 GERD 的疗效显著不如 PPI,目前仅推荐用于下列情况:①NERD 患者症状缓解后的维持治疗;②PPI 治疗期间存在夜间反流客观证据者。超 75% 双倍剂量 PPI 治疗患者存在夜间酸突破,临睡前加用 H_2 受体拮抗剂可减少其夜间酸突破,改善症状。长期使用 H_2RA 易发生耐药,4~6 周后可出现药物耐药,长期疗效不佳,但 H_2RA 起效快,作用时间短,常用于 NERD 及轻度食管炎缓解症状的按需治疗,建议间歇性使用或按需睡前加用。

2. 促胃肠动力药

促胃肠动力药可作为抑酸药物治疗的辅助用药。在 PPI 治疗基础上加用促动力药可以加强胃排空,减少一过性食管下括约肌松弛（TLESRS）的发生从而减少食管酸暴露。临床常用的促胃肠动力药有多潘立酮、莫沙必利、伊托必利等。多潘立酮是外周多巴胺受体激动剂,可促进胃排空,目前尚未有明确证据证实多潘立酮治疗 GERD 的疗效。目前国内一些小样本的研究提示,莫沙必利、伊托必利这两种促动力药有利于增强质子泵抑制剂对 GERD 的症状缓解作用,但缺乏高质量的对照研究证实其疗效。

3. 抗反流药物　TLESRS 是 GERD 患者发生反流的主要机制。因此,使用药物抑制 TLESRS 是一个具有前景的 GERD 治疗方法。巴氯芬(Baclofen)是一种 GABA 激动剂,可在中枢和外周抑制控制 TLESRS 的迷走神经通路。不仅可以减少 TLESRS 和反流事件,还可以降低餐后酸性和非酸性反流时间,减少夜间反流和嗳气。但由于不良反应大而限制了其常规使用,目前同类药物的研究仍在进行。

4. 黏膜保护剂　通过降低食管黏膜对腔内物质的通透性,可减少胃反流物对食管黏膜的毒性作用。瑞巴派特可以提高胃黏膜上皮屏障作用,可能对食管黏膜起一定保护作用。有研究显示,联合使用瑞巴派特和兰索拉唑 15mg 比单用兰索拉唑 15mg 能更好地使 LA-A 级和 LA-B 级 RE 患者维持症状的长期缓解。铝碳酸镁具有黏膜保护和中和胃酸的作用,在 GERD 患者中可快速改善其症状,但其作用时间短,且无胃酸分泌的抑制作用,仅用于轻度反流病患者。

5. 低剂量抗抑郁药　PPI 治疗效果欠佳者有可能合并精神心理障碍。精神心理应激与食管对刺激的感知提高密切相关,可能是通过周围和中枢的机制加重了食管痛觉高敏感性。抗抑郁药物可从中枢神经系统和/或感觉传入神经调控食管敏感性,可能对这些患者有效。既往研究显示,低剂量三环类抗抑郁药物对 PPI 治疗反应差的非心源性胸痛患者治疗有效。曲唑酮是一种选择性 5-羟色胺再摄取抑制药(selective serotonin reuptake inhibitor,SSRI),与安慰剂比较能更有效地治疗与食管收缩异常相关的食管症状,如胸痛、吞咽困难、胃灼热和/或反流等。西酞普兰为选择性的 SSRI,一个随机对照试验显示,西酞普兰 20mg,1 次/d,使用 6 个月后食管酸敏感患者的难治性反流症状得到明显改善。综上所述,抗抑郁药也许能有效地缓解具有食管高敏感 GERD 患者的食管不适和胃灼热症状。

6. 复方海藻酸钠　目前我国未上市该类药。胃内酸袋的存在被视为导致 GERD 发生的机制之一。酸袋的形成因素与胃液逃逸了食物缓冲作用、食管裂孔疝以及所进食的食物种类有关。近来国外研究表明,除 PPI 外,还可以使用海藻酸盐、胃底折叠术等针对酸袋进行 GERD 治疗。海藻酸可在近端胃内形成物理屏障,可有效减少远端食管的餐后酸暴露时间,提高反流物的 pH 值。小样本的临床研究提示,尽管该药不能减少反流事件数量,但能置换或中和餐后酸袋。

(三)专科治疗

1. 外科手术治疗　抗反流手术通常可持久控制所有形式的反流和反流症状,并减少或停用药物。对于症状持续、药物无法充分控制、有并发症和生活质量低下的患者可考虑手术治疗,但术前应详细评估并严格把握适应证。

(1)腹腔镜食管裂孔疝修补术 + 胃底折叠术:目前,腹腔镜食管裂孔疝修补术 + 胃底折叠术为标准的抗反流手术,常用术式包括完全胃底折叠(Nissen,360°折叠)和部分胃底折叠(Toupet,270°折叠和 Dor,180°折叠),完全和部分胃底折叠的疗效相似。对于 GERD 典型症状,手术有效率达 90% 以上;对于食管外症状,抗反流手术的有效率达 80% 以上。抗反流手术治疗需严格把握其适应证:①内科治疗失败,症状控制不理想、抑酸药不能控制的严重症状或存在不能耐受的药物不良反应。②药物治疗有效但需要长期维持治疗,包括要求改善生活质量、不愿长期服药或认为药物治疗代价较大的患者。③GERD 并发症,重度食管炎患者通常合并食管裂孔疝,需要长期药物维持治疗。④存在明显反流相关症状和疝相关症状的食管裂孔疝。⑤有慢性或复发性食管外症状和并发症,包括胃食管反流性哮喘、胃食管反流性咳嗽、耳鼻咽喉症状、喉痉挛和误吸等。

胃底折叠术的常见并发症包括吞咽困难(10%~50%)和术后胃肠功能紊乱(腹泻 18%~33%,腹胀 1%~85%),术后胃灼热症状复发率为 10%~62%,再手术率为 0%~15%,不同研究结果差异较大。吞咽困难一般 2~6 周后可自行缓解,少数经饮食调整后吞咽困难持续超过 8 周的患者,可通过内镜下扩张治疗缓解。术后胃肠功能紊乱一般在 1 年内缓慢改善。症状和解剖学明显复发的患者二次手术后大多数仍可获得满意的疗效。

(2)食管括约肌磁珠环植入术:将含磁力的钛珠构成的圆环,经腹腔镜置于患者 LES 处。静息状态下,靠钛珠间的弱磁力吸引关闭 LES,起到抗反流作用。正常吞咽时,食团可撑开钛珠环使其吸引力减小,类似于 LES 舒张,允许食团进入胃内。该术适用于:①酸反流;②PPI治疗部分有效;③食管裂孔疝不大于 3cm;④食管收缩及运动功能正常的患者。该治疗可降低酸暴露,减少 PPI 用量,改善生活质量,且操作简单,可拆除,不影响生理结构。目前处于临床试验阶段,适应证严格,术后吞咽困难等并发症多见。

(3)下括约肌电刺激:腹腔镜下将双极刺激电极植入 LES,植入位置为食管腹段距离迷走神经前支 1cm 处,刺激导线从腹壁引出后,由外部的刺激器进行刺激。刺激器采用了低能量刺激,可刺激食管迷走神经兴奋性的肌间运动神经元,引起 LES 收缩,从而增加 LES 压力。每次刺激 30 分钟,每天进行 6~12 次治疗。该治疗主要适用于难治性 GERD 患者。该治疗操作简单,安全有效,不改变解剖结构,不影响 LES 舒张,无吞咽困难、腹胀、腹泻等不良反应。目前该治疗仍处于临床试验阶段。研究显示,12 个月 LES 电刺激治疗后患者的 GERD-HRQL 评分和近端食管酸暴露程度均得以改善。

2. 内镜治疗 内镜下治疗是介于药物治疗和手术治疗的一种非常简便、微创的抗反流治疗方式,虽然有效率低于腹腔镜抗反流手术,但有其适用的特定人群,可替代部分患者的药物治疗或手术治疗。内镜下治疗的作用靶点均为食管胃连接部(EGJ)(不能处理食管裂孔),以增强 EGJ 的抗反流功能为目的。内镜下治疗的适应证与抗反流手术相似,尤其适用于惧怕手术、胃镜和食管动力检查显示 EGJ 结构和功能相对完好(无食管裂孔疝)、食管内反流监测反流负荷相对较低(如反流高敏感)的患者。内镜下治疗的方法繁多,目前我国已经开展的内镜下治疗包括:Stretta 射频治疗、经口无切口胃底折叠术(transoral incisionless fundoplication)、抗反流黏膜套扎术、抗反流黏膜切除术、内镜下注射术等。

(1)Stretta 射频治疗:Stretta 射频治疗是一种针对胃食管反流病的内镜下微创治疗方法,在胃镜的引导下将一根射频治疗导管插入食管,将射频治疗仪电极刺入食管下括约肌和贲门肌层,多层面多点对食管胃连接部进行烧灼。通过热能引起组织破坏、再生,诱导胶原组织收缩、重构,并阻断神经通路,从而增加食管下括约肌厚度和压力,减少一过性食管下括约肌松弛,以达到改善反流症状的目的。适应证:①18 岁以上;②具有胃灼热和/或反流症状 >6个月;③PPI 部分或完全无效;④拒绝腹腔镜下胃底折叠术患者;⑤胃底折叠术失败的 GERD患者内镜下首选治疗方案。Stretta 射频治疗具有操作方法简单,治疗时间短(大约 30~40 分钟),创伤小,治疗针对性强,对大多数难治性 GERD 有效,安全且并发症少等优点。在我国,射频治疗开展最为广泛,并取得了良好的近期和远期疗效;但也存在部分患者不能停用PPI治疗,以及对食管裂孔疝>2cm的患者无效等不足。

(2)经口内镜下胃底折叠术:经口内镜下胃底折叠术是近年来新兴的内镜下抗反流手术,该术在内镜下将齿状线附近胃食管交接处的全层组织通过牵引器旋转下牵拉4~5cm并加固固定,形成一个胃腔内全层抗反流阀瓣,达到治疗食管裂孔疝、增加食管下括约肌压力的目的。相对于腹腔镜下胃底折叠术,该术创伤更小。适应证:①大剂量PPI药物依赖;②食管可见有效的蠕动性,不合并重大胃部疾病,食管裂孔疝<2cm;③胃食管反流病健康相关生存质量量表(GERD-HRQL)评分>15分;④Hill分级为Ⅰ级或Ⅱ级。经口内镜下胃底折叠术目前已成为治疗GERD的热门技术,具有安全有效、并发症发生率低、疗效稳定、术后6年随访仍可持续维持等优点。但该操作定位需精准,技术要求较高,极少数患者会出现出血、穿孔、气胸及纵隔脓肿等并发症。

(3)抗反流黏膜套扎术:其在内镜下将食管下端黏膜部分套扎加固定,使食管下端黏膜及括约肌形成瘢痕,从而增加食管下括约肌压力,达到防止胃食管反流的目的。该术适用于:①无法停用PPI;②难治性GERD疗效不佳;③DeMeester评分>30的患者。该术具有操作简单、疗效显著、安全性高、术后恢复快、费用低等优势,但远期疗效仍有待于验证。

(4)抗反流黏膜切除术:本术是通过ESD手术方法于齿状线上下约3cm(食管侧1cm,胃侧2cm)处进行新月形或全周黏膜切除,使其形成瘢痕,达到控制反流的效果。该术适用于:①无法停用PPI;②难治性GERD疗效不佳;③尚未达到手术指征的患者。该术取得了与抗反流黏膜套扎术相当的近期疗效,但要求术者熟练掌握ESD技术,术中存在出血穿孔等并发症风险,且远期疗效仍有待于验证。

(5)内镜下注射治疗:其是在内镜下用注射针于食管下段-贲门局部黏膜下注射生物相容性物质或硬化剂,以增加LES压力,达到抗反流的目的。根据不同注射材料,分为Enteryx法、Gatekeeper法、PMMA法、Durasphere法。前两者由于安全性及严重并发症问题已被停用。Durasphere是由悬浮于含3%β-葡聚糖水基载体凝胶的热解碳衣锆珠组成的生物相容可注射的填充无菌新型材料。该疗法在内镜下于食管齿状线附近4个象限黏膜下层注射Durasphere材料,以增加LES压力。Durasphere法可有效改善GERD症状、减少PPI用量,且创伤小、不良反应小、术后恢复快。尽管Durasphere法已获得美国FDA批准,但目前治疗GERD的研究较少,多为小样本短期试验,有待进一步行大样本对照研究及长期随访,观察其确切疗效及安全性。

三、中医治疗

(一)辨证分型治疗

1. 肝胃不和证
治法:疏肝理气,和胃降逆。
代表方:柴胡疏肝散(《景岳全书》)。
常用药:柴胡、白芍、陈皮、枳实、香附、川芎、海螵蛸、浙贝母等。
加减:胸骨后或胃脘部疼痛者,加川楝子、延胡索行气止痛;大便秘结者,加火麻仁、决明子泄热通便;嗳气频作者,加砂仁、旋覆花下气降逆;伴脘腹胀满者,加厚朴、佛手行气除满;

反酸胃灼热甚者,加龙胆草清肝泻火。

2. 肝胃郁热证

治法:清肝泻火,和胃降逆。

代表方:左金丸(《丹溪心法》)合大柴胡汤(《伤寒论》)。

常用药:黄连、吴茱萸、柴胡、黄芩、半夏、白芍、枳实、浙贝母、煅瓦楞子、大黄等。

加减:大便秘结者,加决明子、全瓜蒌泄热导滞;反流味苦者,加龙胆草、旋覆花清胆和胃。

3. 中虚气逆证

治法:和胃降逆,健脾益气。

代表方:六君子汤(《医学正传》)合旋覆代赭汤(《伤寒论》)。

常用药:党参、茯苓、炒白术、半夏、陈皮、旋覆花、代赭石等。

加减:呕吐清水者,加竹茹、生姜和胃止呕;神疲乏力,大便溏薄者,加(炮)干姜温中补虚;胀连胁肋或背痛者,加川楝子、延胡索行气止痛。

4. 气郁痰阻证

治法:化痰祛湿,和胃降逆。

代表方:温胆汤(《三因极一病证方论》)合半夏厚朴汤(《金匮要略》)。

常用药:陈皮、法半夏、茯苓、生姜、竹茹、炒枳实、厚朴、苏梗、旋覆花等。

加减:心神失养者,加炙甘草、浮小麦、大枣以甘缓养心;咽部红肿、痒痛者,加金银花、连翘、板蓝根清热利咽。

5. 气滞血瘀证

治法:疏肝理气,活血化瘀。

代表方:血府逐瘀汤(《医林改错》)。

常用药:柴胡、赤芍、枳壳、桔梗、牛膝、当归、川芎、桃仁、红花、地黄、旋覆花、郁金、煅瓦楞子等。

加减:胸痛明显者,加丹参、降香、(炙)乳香、(炙)没药活血化瘀;呕血便血者,加三七粉、白及、仙鹤草活血止血;吞咽困难者,加威灵仙、王不留行破瘀开咽。

6. 寒热错杂证

治法:辛开苦降,和胃降气。

代表方:半夏泻心汤(《伤寒论》)。

常用药:法半夏、黄连、黄芩、干姜、煅瓦楞子、陈皮、茯苓、吴茱萸、白术、海螵蛸、浙贝母等。

加减:腹泻便溏者,加山药、炒薏苡仁健脾渗湿止泻;不寐者,加合欢皮、夜交藤养血安神;胸痛重者,加川楝子、延胡索行气止痛。

(二)中成药

1. 疏肝理气类

(1)开胸顺气丸:消积化滞,行气止痛。用于气郁食滞所致的胸胁胀满、胃脘疼痛、嗳气呕恶、食少纳呆。口服,水丸每次 3g(半袋)~9g(1 袋半),每日 1~2 次。

(2)舒肝和胃丸:疏肝解郁,和胃止痛。用于肝胃不和引起的胃脘胀痛,胸胁满闷,呕吐吞酸,腹胀便秘。口服,水蜜丸每次 45 丸(9g),每日 2 次。

（3）胃康胶囊:行气健胃,化瘀止血,制酸止痛。用于气滞血瘀所致的胃脘疼痛、痛处固定、吞酸嘈杂、胃及十二指肠溃疡、慢性胃炎见上述症状者。口服,每次 2~4 粒,每日 3 次。

（4）气滞胃痛颗粒:疏肝理气,和胃止痛之功。适于肝气犯胃证(肝郁气滞)。开水冲服,每次 5g,每日 3 次。

（5）越鞠丸:疏肝解郁、理气宽中,消痞,适用于气郁痰阻证。口服,每次 6~9g,每日 2 次。

2. 制酸类

乌贝散:制酸止痛。用于肝胃不和所致的胃脘疼痛、泛吐酸水、嘈杂似饥。饭前口服,每次 3g,每日 3 次。

3. 清热类

（1）胆胃康胶囊:疏肝利胆,清利湿热。用于肝胆湿热所致的胁痛,黄疸,以及胆汁反流性胃炎,胆囊炎见上述症状者。口服,每次 1~2 粒,每日 3 次,饭后服用。

（2）达立通颗粒:清热解郁,和胃降逆,通利消滞。适用于肝胃郁热证。温开水冲服,每次 1 袋,每日 3 次。于饭前服用。

（3）左金丸:泻火,疏肝,和胃,止痛之功。适于肝胃郁热证。口服,水丸每次 3~6g,每日 2 次。

4. 寒热平调类

荆花胃康胶丸:理气散寒,清热化瘀。用于寒热错杂、气滞血瘀所致的胃脘胀闷疼痛、嗳气、反酸、嘈杂、口苦。饭前口服,每次 2 粒(160mg),每日 3 次。

5. 健脾和胃类

甘海胃康胶囊:健脾和胃,收敛止痛。用于脾虚气滞所致的胃及十二指肠溃疡,慢性胃炎,反流性食管炎。口服,每次 6 粒,每日 3 次。

四、中西医结合诊治

胃镜的使用不仅能直观、准确地诊断反流性食管炎,还扩大了中医望诊的视野范围,为中医临床辨证提供了新的思路与方法。因此,对反流性食管炎的临床辨证,除了靠基本症状和舌苔、脉象外,还可结合胃镜象,提高临床辨证准确性。

1. RE 分级与中医证型 内镜下分级 LA-A、LA-B 级,证型大多为实证、热证;内镜下分级 LA-C、LA-D 级,证型大多为虚证。与中医证型相关性:LA-A 级多为肝胃郁热证,LA-B 级多为胆热犯胃证,LA-C、LA-D 级多为中虚气逆证。

2. 食管黏膜与中医证型 食管黏膜见点状或条状充血,多见于肝胃不和、胆热犯胃证;黏膜见糜烂,多见于湿热蕴结、痰瘀交阻证;出现溃疡多见于湿热蕴结。热为阳邪,其性炎上,故可见食管黏膜充血,湿邪与热邪互结,缠绵难愈,故湿热蕴结证见充血糜烂较重。

在西药治疗的基础上加上中医辨证论治治疗,可以逐步减少或停用 PPI、治疗持续非酸反流、降低食管高敏感性、改善食管功能性障碍、改善焦虑抑郁状态和重叠综合征,以发挥中西医结合的优势。

具有抗反流作用的中药研究

1. 抗反流作用中药

半夏:具有燥湿化痰,降逆止呕之功效,不仅有显著抑制胃液分泌的作用,而且其内的生物碱成分有中枢性镇吐作用,并且可以促进胃肠推进运动,阻止消化道逆蠕动。

枳壳:可促进平滑肌收缩,促进胃肠排空,增加幽门括约肌紧张度,增强十二指肠排空能力等,其机制可能与胃窦组织P物质、胃动素的分布增加VIP的减少有关。

旋覆花:能有效减少胃液和胃酸的分泌,降低胃液酸度,其含有的绿原酸还能显著增加小肠的蠕动,提高消化道平滑肌张力。

2. 抑制胃酸中药

乌贼骨:制酸、止痛、止血。乌贼骨中含85%以上的碳酸钙,可中和胃酸,缓解呕酸及胃灼热症状。其所含胶质、有机质和胃液作用后,可在黏膜面上形成一层保护膜,起到保护黏膜的作用。

瓦楞子:可制酸止痛,主治胃痛、泛酸。瓦楞子可明显降低胃液pH值。可显著升高大鼠血清中超氧化物歧化酶(SOD)含量及血管内皮生长因子(VEGF)含量,降低大鼠血清中丙二醛(MDA)含量,从而起到保护黏膜的作用。

3. 保护食管黏膜中药

白及:可消肿生肌,为收敛止血之要药。白及甲醇提取物具有抗溃疡活性,能明显减轻由酸引起的黏膜损伤,刺激黏膜合成和释放内源性前列腺素而保护黏膜,促进溃疡愈合。

丹参:能祛瘀生新而不伤正,善通行血脉,活血止痛。现代药理研究表明丹参能扩张胃黏膜血管,降低胃酸度,抑制胃蛋白酶活性,促进溃疡愈合,也能明显降低急性胃黏膜损伤大鼠的胃黏膜过氧化脂质的含量,明显增高胃黏膜超氧化物歧化酶及谷胱甘肽过氧化物酶活性。丹参对胃黏膜的保护作用与清除氧自由基、抑制脂质过氧化反应和提高组织抗氧化能力有关。

蒲公英:对胃黏膜损伤有良好的抗损伤作用。蒲公英对胃热证大鼠胃黏膜有良好的修复作用。

砂仁:具有行气和胃、温脾止泻的功效。砂仁醇提取物可能通过提高三叶因子1的表达,使胃黏膜氨基己糖含量增加,从而增强黏膜防御屏障的保护能力,这可能是其促进黏膜损伤修复及其抗复发的机制之一。

4. GERD中药复方研究

(1)半夏泻心汤:是平衡寒热、辛开苦降的代表方剂,也是治疗GERD寒热错杂证的有效方剂。现代药理研究发现,半夏泻心汤可缓解反流性食管炎大鼠模型食管黏膜损伤,降低细胞间黏附分子-1和L-选择素的表达。可降低食管黏膜细胞间隙,调控紧密连接蛋白表达,增加黏膜屏障功能。可通过下调钙调蛋白结合蛋白基因表达和调宁蛋白,增加细胞内游离钙的浓度,增加食管平滑肌收缩能力。同时半夏泻心汤还可以降低食管局部MDA的含量,提高SOD和谷胱甘肽过氧化物酶(GSH-PX)的水平,进而提高食管局部清除自由基和抗氧化能力,减轻反流性食管炎损伤。

(2)半夏厚朴汤:本方具有散结行气、化痰降逆的功效。研究显示,半夏厚朴汤能够对胃动素、SOD和MDA的分泌进行调节,进一步提高食管对胃反流物的廓清功能,从而减轻反流,降低炎症反应,有效放松食管下括约肌,进一步达到治疗反流性食管炎的目的。

（3）柴胡疏肝散：主要功效为疏肝解郁,行气止痛。目前其对肝胃不和型胃食管反流的治疗效果已经得到了肯定。研究结果显示本方可降低血清炎症因子 C 反应蛋白（CRP）、肿瘤坏死因子-α（TNF-α）、IL-6 水平；胃肠激素相关指标促胃液素、内皮素（ET）、生长抑素（SST）水平显著低于对照组,说明柴胡疏肝散能够有效抑制炎症反应；可以有效调节胃肠激素,具有减少胃酸分泌、提高食管下括约肌张力等作用。

（4）旋覆代赭汤：有降逆化痰、益气和胃之效,主治胃虚痰阻气逆证。现代药理研究显示本方具有抑制酸反流、抗炎等作用。旋覆代赭汤明显提高食管下段黏膜的 pH 值,能够明显增强胃窦黏膜促胃液素的表达,从而可促进 LES 功能的恢复,增加 LES 的压力,防止酸反流,促进疾病的恢复。

（5）左金丸：泻火疏肝,和胃止痛。用于肝火犯胃,脘胁疼痛,口苦嘈杂,呕吐酸水等症。临床用于治疗 GERD 肝胃郁热证。现代药理学研究表明,左金丸中的多种生物碱成分不仅能抗胆碱神经,抑制胃肠道运动亢进,还可通过抑制 NF-κB 蛋白表达,降低 TNF-α 水平,从而发挥胃肠黏膜保护作用。左金丸能显著升高胃热证大鼠血清中 IL-10、B 淋巴细胞淋巴瘤因子 2（Bcl-2）水平,降低 IL-2、IL-6、IL-1β、NO 水平,从而减少胃热证大鼠胃黏膜损伤面积。

五、名医诊治经验

1. 田德禄教授认为,胃食管反流病的病机为肝气不舒,郁而化热,移热于胆,胆失清降,胆热夹胃气上逆。病位在肝、胆、胃,属热属实,治疗当以清疏肝胆、和胃通降为法。临证时,只要见胃灼热、反酸或口苦,均以小柴胡汤为先,并常合入青皮、枳壳或枳实、赤芍、白芍,加强疏肝理气力度。针对胃食管反流病胆热夹持胃气上逆这一基本病机,田教授指出,清疏肝胆郁热固然重要,但清降胃气,使胃之浊邪消散,方能彻底根除反流之病理基础。故治疗胃食管反流病,田教授必合入经验方"实痞通"（药用香苏散理气和胃,焦四仙消食化滞,连翘清血分热而解毒,蒲公英清气分热而降胃气,虎杖等泄热导滞,黄芩、黄连清化湿热）。针对酸反流,田教授每在辨证基础上,选加左金丸、乌贝散及失笑散,制酸、缓解胃灼热效果良好,田教授称之为"制酸三合汤"。

2. 李乾构教授认为,胃食管反流病病机为脾升胃降、肝升肺降的功能失调。胃气上逆、酸水泛溢而发病,治宜健脾疏肝,和顺胃气,来达到降逆制酸的目的。但临证要辨虚实寒热,随证用药有益于提高临床疗效,减少复发,但健脾疏肝、降逆制酸的治法要贯穿治疗的始终。基本方用健脾降逆汤（党参 10g、炒白术 15g、茯苓 10g、甘草 10g、陈皮 10g、清半夏 9g、白及 9g、旋覆花 10g、煅赭石 10g、乌贼骨 20g、柴胡 10g、酒白芍 10g、枳实 10g）。加减：合并肝胃郁热加左金丸,合并脾胃虚寒加小建中汤,胸骨后疼痛加延胡索 15g、三七粉 3g,反酸加煅瓦楞子 30g,便秘加芒硝 5g、火麻仁 30g。

3. 李世增教授认为本病采用扶正祛邪的治疗原则,以健脾益气,扶正为本；疏肝解郁,和胃降逆,祛邪为标,标本兼顾。临床治疗以和降汤为基础方加减化裁,调和肝脾,疏肝和胃,寒热平调,补泻兼用,标本兼治。和降汤方用：太子参 20g、黄芪 15g、白术 10g、茯苓 10g、醋柴胡 10g、白芍 10g、郁金 10g、枳壳 10g、苏梗 10g、厚朴 6g、姜半夏 9g、浙贝母 10g、生牡蛎 30g、焦三仙各 10g、炙甘草 6g。临证结合微观辨证,胃镜检查提示胃食管黏膜出现炎症改变,多选用蒲公英 15g、连翘 12g、白花蛇舌草 15g；存在 BE,多选用白花蛇舌草与活血化瘀的三七粉合用。

4.唐旭东教授认为,本病主要病机是各种病因导致胃失和降,浊气上逆。治疗上以"通降法"为核心。通降法主要以行气降胃为根本,根据临证特点辅以他法,因于情志不遂,日久化热者,兼以疏肝清热;因于暴饮暴食,蕴生湿热者,兼以化湿清热;因于病久脾胃虚寒者,兼以补土温中;因于阴虚肝旺者,兼以柔肝养阴;使脏腑相协,升降有序,而终以"通降"为目的。临床常用通降三方。通降 1 号方:香附 10g、紫苏叶、紫苏梗各 10g、枳实 15g、清半夏 10g、厚朴 10g、柴胡 10g、黄连 6g、吴茱萸 2g、乌贼骨 30g 等可疏肝解郁,和胃通降。通降 2 号方加减:法半夏 9g、黄连 6g、黄芩 9g、干姜 9g、党参 15g、乌贼骨 30g、滑石 10g、枳壳 12g、豆蔻(后下)6g 等可辛开苦降,寒温并调。通降 3 号方加减:黄芪 18g、党参 15g、炒白术 15g、茯苓 15g、法半夏 10g、木香 10g、砂仁(后下)6g、乌贼骨 30g、黄连 6g、干姜 6g、甘草 6g 等健脾益气,理气和胃。

5.周福生教授主张反流性食管炎治疗从肝入手,体现了"治肝可安胃"的原则,应分期给药。根据反流性食管炎的发生和演变分三期治疗:早期疏肝理气、健脾益气、和胃降逆、制酸止痛。药用醋柴胡、炒白芍、枳实、半夏、太子参、白术、陈皮、海螵蛸、苏梗、柿蒂、甘草。胃镜见贲门关闭不良、胃内容物反流加旋覆花、代赭石;中期疏肝泄热、消炎止痛、制酸降逆。药用醋柴胡、生白芍、枳实、半夏、陈皮、黄连、吴茱萸、瓦楞子、苏梗、延胡索、甘草、龙利叶、瓜蒌皮、杏仁、枇杷叶。胃镜见食管黏膜充血、水肿、糜烂加蒲公英、白花蛇舌草,溃疡形成加白及、三七粉;后期健脾疏肝、和胃降逆、活血化瘀。药用醋柴胡、生白芍、枳实、半夏、陈皮、瓜蒌、浙贝母、瓦楞子、丹参、甘草。瘢痕形成加三棱、莪术,巴雷特食管加白花蛇舌草、山慈菇、鸡内金。

六、中医适宜技术

针灸是治疗胃食管反流病的非药物疗法之一,体针疗法常用穴位:实证用内关、足三里、中脘,虚证用脾俞、胃俞、肾俞、膻中、曲池、合谷、太冲、天枢、关元、三阴交等。以泻法和平补平泻为主。

【预后】

目前尚无足够的临床随访资料阐明 NERD 的自然病程;RE 可以合并食管狭窄、溃疡和上消化道出血;BE 有可能发展为食管腺癌。这 3 种疾病形式之间相互关联及进展的关系需要进一步研究。本病因与生活方式和情志变化等关系密切,病情容易复发,但一般预后较好。

第三节 功能性吞咽困难

【概述】

功能性吞咽困难(functional dysphagia)是指在无食管结构、黏膜或动力障碍的情况下,食团通过食管时出现梗阻停滞或传输感觉异常的一种疾病。功能性吞咽困难是一种排他性疾病，需要彻底排除口咽部病变、食管结构性病变、胃食管反流病、嗜酸细胞性食管炎以及主要的食管动力障碍性疾病引起的吞咽困难。

功能性吞咽困难是西医学的概念，在中医学古代医籍中没有明确对应的病名，但根据其固体或液体黏附于食管或食物通过食管时有异物感等临床表现，大致相当于中医学的"噎膈"范畴。

【流行病学】

目前，关于功能性吞咽困难的流行病学资料甚少，其实际患病率尚不清楚。早年研究报道，功能性吞咽困难的患病率约为 7.5%，女性和青年多发。近年来，随着诊疗技术的发展，大部分吞咽困难可找到解释的病因。最新研究报道，在所有吞咽困难患者中，仅 2.3% 的吞咽困难患者在进行了内镜检查、钡剂食管造影、高分辨率食管测压后仍未找到可解释症状的病因，并持续存在吞咽困难的症状；在内镜检查正常的吞咽困难患者中，11.2% 的患者为真正的功能性吞咽困难患者。功能性吞咽困难极为罕见，仅占所有吞咽困难的 2.5%。随着新的诊断技术出现，进一步排除了被忽略的非梗阻性吞咽困难，因此本病的患病率有望进一步降低。

【病因病机】

一、西医认识

（一）病因和发病机制

目前，功能性吞咽困难的病因和发病机制均尚未完全明确。一般认为，食管动力异常、内脏感觉异常、神经功能紊乱和精神心理因素共同作用导致了本病。

1. 食管动力异常 高频超声检查可检测到食管的纵行肌收缩，观察到部分功能性吞咽困难患者食管环行肌和纵行肌有不同步收缩。因此，一般认为食管痉挛性收缩和同步收缩、食管蠕动缺失或食管蠕动减弱均可引起食团滞留，继发吞咽困难症状。然而，对正常人来说，食团的黏度和人的体位影响着食团的传输。尽管有研究报道，非阻塞性吞咽障碍患者存在同步收缩、痉挛性收缩或无效食管运动，但很难将吞咽困难归因于这些运动异常。相反，食管早期蠕动、过度蠕动或蠕动缺失被视为主要食管运动障碍的一部分，与食团传输异常一致，因此可以解释吞咽困难。

2. 内脏感觉异常 食管感觉异常，即内脏高敏被认为是许多功能性胃肠疾病的潜在病因。与其他功能性食管疾病一样，食管感觉异常参与了功能性吞咽困难的发生机制。研究发现，行食管球囊扩张术的患者或食管酸化的患者存在食物黏滞感和食管蠕动功能障碍，说明食管球囊扩张术和食管酸化与诱发吞咽困难具有很强的相关性。食管组织损伤、炎症或重复机械刺激均可使外周传入神经敏感，食管在原刺激消退后很长时间内仍处于高敏状态。食管传入神经外周致敏可导致其对食管黏膜的生理或病理刺激应答增高。

3. 神经功能紊乱 食管受外源性和内源性神经双重支配。外源性神经包括脊神经、迷走神经、交感神经和副交感神经。迷走神经传入主要传递运动、分泌和伤害性信息,而脊髓传入则介导非伤害性感觉。迷走神经传入通过血管-迷走神经传递,对脊髓水平的痛觉有抑制和兴奋双重作用,并能改变达到意识水平的感觉。脊神经传入椎前神经节的侧支纤维介导局部自主神经反射,对机械、热和化学刺激敏感。内源性神经是指肠肌层神经,是构成食管感觉的第二部分,支配食管平滑肌。肠肌层神经系统位于食管的肌间神经丛和黏膜下神经丛,与中枢神经系统具有相似的结构复杂性和功能异质性,参与食管的运动、内分泌和感觉功能,但其机制尚未完全清楚。肠肌层神经和迷走神经对平滑肌有抑制和刺激双重作用。支配食管的神经功能紊乱,可引起功能性食管疾病。研究报道,功能性食管疾病患者自主神经功能紊乱,迷走神经功能减低,食管内电刺激或机械刺激后迷走神经活动增加。

4. 精神心理因素 近年,精神心理因素与功能性食管病的关系越来越受到广泛关注。多项研究显示,功能性食管病患者常合并精神心理障碍。精神心理因素可通过"脑-肠轴"影响食管动力和感觉功能,在功能性食管病的发病中起重要作用。与病因明确的吞咽困难患者相比,焦虑、抑郁和躯体化症状在功能性吞咽困难患者中更为常见。应激、焦虑、抑郁等精神心理因素可能通过过度关注和警觉心理来影响中枢对内脏刺激的感知,从而增加内脏高敏感。

（二）病理

功能性吞咽困难属于一种功能障碍性食管病,病理组织学无异常表现。

二、中医认识

根据中医文献论述,结合功能性吞咽困难的临床表现,可将其归为"噎膈"。噎膈是指吞咽食物哽噎不顺的疾患:噎即噎塞,指吞咽之时哽噎不顺;膈为格拒,指饮食不下。噎属噎膈之轻证,可以单独为病,亦可为膈的前驱表现,故临床统称为噎膈。《素问·刺热》以及《素问·刺禁论》谓"鬲",《灵枢·经脉》谓"膈"。隋代巢元方《诸病源候论·否噎病诸候》将噎膈分为气噎、忧噎、食噎、劳噎、思噎等五噎,以及忧膈、恚膈、气膈、寒膈、热膈等五膈,并指出精神因素对本病的影响甚大。宋代严用和《济生方》始有"噎膈"病名。明代张景岳《景岳全书》有"噎膈"之病名,其临床症状与本病类似。清代张璐《千金方衍义》云:"噎之与膈,本同一气,膈证之始,靡不由噎而成。"根据功能性吞咽困难患者的临床表现,大部分应诊断为噎证,当然患者临床症状也有轻重之分。若形成噎证的因素不消除,日久便可发展为膈证。

中医认为噎膈的病位位于食管,为胃气所主,多为胃失和降,痰浊阻滞,或血枯津燥,食管干涩所致,与肝、脾、肾密切相关。其基本病理因素有气结、血瘀、痰阻。噎膈多属本虚标实之证;病之初期以标实为主,表现为气、血、痰等病理胶结之状;病之晚期,由标实转为本虚,以津亏热结为主,如阴津日益枯槁,阴损及阳,命门火衰,出现脾肾虚寒之象。正虚邪实,胸膈阻塞,是其病理关键。

《济生方·五噎五膈论治》明确提出噎膈当"调顺阴阳,化痰下气"的治疗原则。

【诊断】

一、辨病

（一）临床表现

功能性吞咽困难的临床表现为固体或液体黏附于食管或食物通过食管时有异物感，症状可反复发作，出现紧张、焦虑、抑郁等精神心理时症状可加重。

（二）实验室及其他检查

诊断功能性吞咽困难前需彻底排除其他器质性疾病，因此相关检查需要根据排除诊断进行选择，包括消化内镜检查＋食管组织活检、食管钡餐造影、食管 24 小时 pH 值监测、高分辨率食管测压（HREM）、内镜下功能性腔道成像探针（EndoFLIP）和高频食管超声等。

1. 消化内镜检查　对于具有吞咽困难的患者，建议首先行内镜检查和食管黏膜组织病理活检，以排除食管结构或黏膜病变，如糜烂性食管炎、嗜酸细胞性食管炎、真菌性食管炎、食管肿瘤等疾病。消化内镜检查是吞咽困难病因检出率最高的检查，超过 75% 的吞咽困难可通过内镜检查发现病因。当首次消化内镜检查不能明确诊断时，进行二次内镜检查是必要的。食管黏膜组织病理活检可发现嗜酸细胞性食管炎等食管黏膜病变。

2. 食管钡餐造影检查　传统的食管钡餐造影检查敏感性低。随着内镜技术的普及，食管钡餐造影目前已不作为诊断功能性吞咽困难的主要检查手段。然而，食管钡餐造影检查在协助排除食管本身病变（如肿瘤、憩室、静脉曲张、异物、炎症等）和食管邻近器官病变（如心脏肥大、纵隔肿瘤等）方面仍具有一定价值，故对不耐受内镜检查和拒绝内镜检查的患者，仍推荐钡餐造影检查。

3. 食管 24 小时 pH 监测　食管 24 小时 pH 监测能详细显示酸反流、昼夜酸反流规律、酸反流与症状的关联，是诊断胃食管反流病的金标准。因此，对伴有反酸、胃灼热、胸骨后疼痛等反流相关症状的吞咽困难患者，在内镜检查和 PPI 试验结果阴性的情况下，推荐行食管 24 小时 pH 监测，协助排除是否存在胃食管反流病引起的吞咽困难。

4. 高分辨率食管测压　高分辨率食管测压（high resolution esophageal manometry，HREM）是评价食管动力异常的金标准。与传统测压相比，HREM 更直观、准确地反映食管动力情况，可协助排除主要食管动力障碍疾病（如贲门失弛缓症、食管蠕动缺失和弥漫性食管痉挛等）引起的吞咽困难。对于伴随有反酸、胃灼热等反流相关症状的患者，在内镜检查、PPI 试验和食管 24 小时 pH 监测均为阴性结果的情况下，推荐行 HREM 协助诊断食管动力障碍性疾病。

5. 食管 EndoFLIP（内镜下功能性腔道成像探针）和高频食管超声　食管异常扩张可导致吞咽困难，食管 EndoFLIP 可明确食管异常扩张引起的吞咽困难。高频食管超声可发现食管环形肌和纵行肌的不同步收缩，同时有助于区别早期食管癌引起的吞咽困难。

6. 吞咽 X 线荧光透视检查　吞咽 X 线荧光透视检查（video fluoroscopic swallow study）能从正侧位两个视角动态观察患者吞咽的全过程，评估口、咽和食管上部吞咽功能，明确患者吞咽功能障碍的原因,可敏感地识别卒中、帕金森病以及口咽部疾病引起的吞咽困难。

(三)诊断要点

功能性吞咽困难是一种除外诊断性疾病。在诊断功能性吞咽困难之前,应根据"功能性吞咽困难诊断流程图"(图 4-1-1)来彻底排除口咽部病变、食管结构/黏膜病变、胃食管反流病、嗜酸细胞性食管炎、杰克汉默食管(Jackhammer esophagus)以及贲门失弛缓症、食管胃交界流出道梗阻、食管远端痉挛等主要的食管疾病引起的吞咽困难。

功能性吞咽困难诊断标准参照罗马Ⅳ标准中功能性吞咽困难的诊断标准。诊断前吞咽困难症状出现不少于 6 个月,且频率至少每周 1 次,近 3 个月必须符合上述诊断标准。功能性吞咽困难诊断标准必须包括以下内容:①固体和/或液体食物黏附、滞留或异常通过食管的感觉;②缺乏食管黏膜或结构异常引起吞咽困难的证据;③缺乏胃食管反流病或嗜酸细胞性食管炎导致吞咽困难的证据;④无贲门失弛缓症、食管胃连接部流出道梗阻、弥漫性食管痉挛、食管蠕动缺失等主要食管动力障碍性疾病。

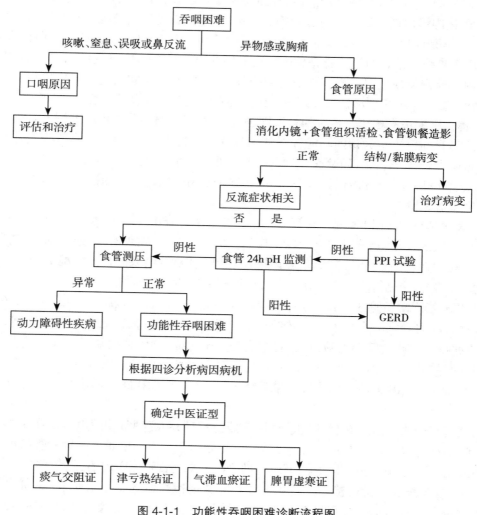

图 4-1-1　功能性吞咽困难诊断流程图

（四）鉴别诊断

1. 机械性吞咽困难 食团体积、黏度过大，或食管异物引起的吞咽困难属于机械性吞咽困难。去除食物因素后，症状可消失。此外，内镜检查可排除因食管异物引起的吞咽困难。

2. 口咽疾病 口咽部疾病（如咽炎、扁桃体炎、口咽损伤、咽白喉、咽喉结核、口咽肿瘤、咽后壁脓肿等）可导致吞咽困难症状，结合口咽部查体、喉镜检查可协助诊断。

3. 食管器质性病变 食管占位性病变（如食管平滑肌瘤、脂肪瘤、血管瘤、息肉等良性肿瘤或食管癌）可导致食管腔狭窄，使食物通过食管困难或滞留于食管腔，从而导致吞咽困难症状。此外，食管黏膜病变，如胃食管反流病、放射性食管炎、腐蚀性食管炎、食管结核及真菌性感染等，均可引起吞咽困难症状。消化内镜、PPI 试验、食管 24 小时 pH 监测以及 HREM 可协助排除此类食管黏膜病变疾病，食管 EndoFLIP 和高频食管超声可协助明确食管肿物的性质。

4. 食管动力障碍性疾病 食管动力障碍性疾病，如贲门失弛缓症、食管胃连接处流出道梗阻、弥漫性食管痉挛、蠕动缺失、杰克汉默食管等，也可以导致吞咽困难症状，可行 HREM 检查排除。

5. 食管邻近脏器疾病 食管邻近脏器疾病，如纵隔占位病变、左心房肥大、主动脉瘤等，可压迫食管，导致食管外压性狭窄，从而导致吞咽困难症状，应行胸部 CT 除外此类疾病。

6. 其他 运动神经元疾病、重症肌无力、肉毒梭菌食物中毒、有机磷农药中毒、多发性肌炎、皮肌炎、甲亢性肌病可伴有食管横纹肌功能障碍，导致食管动力不足，从而出现吞咽困难症状。系统性硬化症、糖尿病或酒精中毒性疾病可伴有食管平滑肌功能障碍，导致食管动力不足，从而出现吞咽困难症状。狂犬病、破伤风、肉毒梭菌食物中毒、缺铁性吞咽困难以及某些精神心理疾病如癔症、抑郁症、焦虑障碍等，都可有吞咽困难的表现。应全面结合病史、查体及相关实验室检查以鉴别。

（五）并发症

目前尚未发现功能性吞咽困难相关并发症的研究。

二、辨证

（一）辨证要点

功能性吞咽困难的辨证，重点在辨其虚实，明其脏腑，分清气、血、痰三者之间的关系，注意气血阴阳损耗之轻重及本虚与标实的转化。

1. 辨噎与膈 噎指吞咽时哽噎不顺；膈指饮食不下，或食入即吐，噎与膈可分别出现，两者相互关联，噎证常为膈证之先导，噎轻而膈重，及早辨明有助于把握病情发展的趋势，预测疾病的预后。

2. 辨虚实

（1）从病因分：噎膈因于七情失调、酒食所伤、寒温失调而致肝气郁结、肝胃郁热、痰浊血瘀内阻者多属实证；劳倦内伤、脾胃虚弱而致胃中干枯者，多属虚证。

（2）从病程分：新病多实，或实多虚少；久病多虚，或虚中夹实。

（3）从主证分：吞咽困难，梗塞不顺，疼痛者多实；食管干涩，饮食不下多虚；食入即吐，涌吐痰涎多实；津液干涸，格拒不入，吐涎沫者多虚。

3. 辨气、血、痰 病程较短，时发时止，随情绪而波动，胸脘痞闷，嗳气则舒，多在气分；病程较久，固定不移，吞咽不畅，舌有瘀点瘀斑，多在血分；食入即吐，涌吐痰涎多属痰。

4. 辨标本虚实 本病可由实转虚，因虚致实，或虚实夹杂；正虚为本，气结、血瘀、痰阻为标。

（二）辨证分型

1. 痰气交阻证
主症：①进食哽噎；②胸膈痞满，甚则疼痛；③情志舒畅可减轻，精神抑郁则加重。
次症：①嗳气呃逆；②呕吐痰涎。
舌脉：舌质淡红，苔薄白，脉弦滑。

2. 津亏热结证
主症：①吞咽时胸膈梗涩，食物难下；②胸背灼痛。
次症：①口干咽燥；②大便干结；③五心烦热。
舌脉：舌红少津，或有裂纹，脉细数。

3. 气滞血瘀证
主症：①吞咽梗涩；②胸闷不舒，或有刺痛。
次症：①嗳气频作；②胃脘痞胀。
舌脉：舌质紫暗，苔白，或有瘀斑，脉弦涩。

4. 脾胃虚寒证
主症：吞咽梗涩，受凉加重。
次症：①胃脘痞胀，喜温喜按，受凉加剧，得温则减；②神疲纳差；③大便溏薄。
舌脉：舌淡胖，边有齿痕，舌质淡，苔薄白，脉沉细无力。
证候诊断：主症必备，加次症2项及以上，结合舌脉，即可诊断。

【治疗】

一、治疗原则

功能性吞咽困难的治疗目的在于缓解吞咽困难症状，其治疗原则为病因治疗与对症治疗、西医治疗与中医治疗相结合的综合治疗。

二、西医治疗

（一）去除诱发因素

治疗功能性吞咽困难的第一步是明确有无使用阿片类药物、抗胆碱药物、降压药和抗精神病药等可改变食管功能的药物，如果有此情况则尽可能停止使用。

（二）药物治疗

1. 抗反流治疗 由于吞咽困难可能是胃食管反流病的一个症状，因此推荐所有患者均可尝试采用质子泵抑制剂（PPI）或 H_2 受体拮抗药（H_2RA）治疗 2~4 周，以排除胃食管反流病。PPI 包括奥美拉唑、兰索拉唑、雷贝拉唑、泮托拉唑、艾司奥美拉唑等。H_2RA 包括西咪替丁、雷尼替丁、法莫替丁等。值得注意的是，如果采用抗反流治疗 2~4 周后，患者症状无改善，则需停止抗反流治疗。

2. 平滑肌松弛药 平滑肌松弛药有可能改善非特异性痉挛性动力障碍相关的食管传输功能异常引起的吞咽困难。平滑肌松弛药有钙离子拮抗药和硝酸酯类。钙离子拮抗药常用硝苯地平，硝酸酯类药常用单硝酸异山梨酯。然而，在蠕动障碍患者中，促动力药物及抗胆碱药物无明显改善作用。

3. 抗焦虑药和抗抑郁药 在生物-心理-社会医学模式下，从功能性食管病的脑-肠轴发病机制入手，在治疗中兼顾社会精神心理因素在疾病发生和转归中的作用尤为重要。药物治疗主要指抗焦虑药和抗抑郁药。三环类抗抑郁药、四环类抗抑郁药、选择性 5-羟色胺再摄取抑制药（selective serotonin reuptake inhibitor，SSRI）和 5-羟色胺去甲肾上腺素再摄取抑制剂（serotonin-noradrenalin reuptake inhibitor，SNRI）是潜在的可供选择用于治疗功能性吞咽困难药物。这类药物既能够调节中枢痛觉，又能够在一定程度上调节外周痛觉，调节内脏高敏感性，改善功能性食管症状。对合并明显精神心理障碍、生活质量明显下降的患者，应进行积极抗焦虑或抗抑郁治疗。

（三）心理治疗

根据罗马Ⅳ功能性食管病的诊断标准，功能性吞咽困难的患者感觉吞咽障碍，却无食管组织病理学异常，无胃酸反流引起症状的证据，发病率占普通人群的 2.6%~7.0%。大量文献报道，患者常存在明显的精神心理障碍，而脑-肠轴异常是其主要的病理生理机制，因此在治疗中兼顾社会精神心理因素在疾病发生和转归中的作用尤为重要。目前心理干预治疗主要包括认知行为治疗、药物治疗、催眠治疗、生物反馈治疗等。

功能性吞咽困难症状可能会随着时间的推移而消退，故症状轻微者不必采取积极的治疗，可给予一般的行为治疗。如给予患者安慰、心理治疗，或给予简单的非药物干预，提倡患者直立或坐位进食、仔细咀嚼食物，嘱患者尽量进食液体食物等。

药物治疗主要指抗焦虑药和抗抑郁类药物（具体详见药物治疗）。

催眠疗法（hypnotherapy）是指用催眠的方法使求治者的意识范围变得极度狭窄，借助暗示性语言，以消除病理心理和躯体障碍的一种心理治疗方法。通过催眠方法，将人诱导进入一种特殊的意识状态，将医生的言语或动作整合入患者的思维和情感，从而产生治疗效果。

生物反馈治疗则是运用生物反馈技术，利用现代生理科学仪器，将原本不易觉察的微弱心理生理变化过程的信息采集并放大，以容易辨别的视觉、听觉形式显示出来，个体觉察到这些生理或病理变化后，进行有意识的"意念"控制和心理训练，控制和调节不正常的生理反应，以达到调整机体功能和防病治病的目的。从 20 世纪 20 年代利用监测到的肌电活动，帮助患者进行放松训练开始，至今发展到使用肌电反馈、皮肤温度反馈、脑电反馈、心电反馈、血压反馈等多种生物反馈技术。适用于内科、外科、妇科、儿科、精神科、神经科等临床科室的多种与紧张应激有关的心身疾病。

（四）食管扩张

食管的经验性扩张是另一种治疗功能性吞咽困难的方法，可能对部分吞咽困难的患者有效。食管经验性扩张主要用于治疗一些非特异性痉挛性动力障碍相关的吞咽困难患者。然而，食管经验性扩张治疗功能性吞咽困难的现有证据仍存在矛盾。一项随机研究显示，采用直径18mm的球囊进行食管扩张并不能使缺乏内镜下病因证据的吞咽困难患者受益。另一项随机研究显示，对非阻塞性吞咽障碍患者，采用50F的扩张器治疗，可显著改善患者的饮食评分。

（五）其他

也有研究报道，对存在局限性食管运动障碍的功能性吞咽困难患者注射肉毒梭菌毒素，可改善吞咽困难症状，但其有效性尚待进一步评估。

三、中医治疗

本病初期系气、血、痰三者互结于食管，以标实为主，常见痰气交阻、津亏热结、气滞血瘀等，根据痰阻、气结、血瘀的不同，分别以行气降逆，化痰开郁、养阴生津、清热散结、活血化瘀、疏肝理气等法；后期由实转虚，以脾胃虚寒为主，应温中散寒，健脾益胃为法。

（一）辨证分型治疗

1. 痰气交阻证
治法：行气降逆，化痰开郁。

代表方：柴胡疏肝散（《医学统旨》）合启膈散（《医学心悟》）。

常用药：柴胡、赤芍、郁金、白术、莱菔子、半夏、丹参、瓜蒌、煅瓦楞子、砂仁、浙贝母、茯苓、苏梗、佛手、甘草。

2. 津亏热结证
治法：养阴生津，清热散结。

代表方：五汁安中饮（《新增汤头歌诀》引张任候方）合沙参麦冬汤（《温病条辨》）。

常用药：韭菜汁、牛乳、梨汁、鲜藕汁、生姜汁、石斛、沙参、麦冬、山豆根、半枝莲。

3. 气滞血瘀证
治法：活血化瘀，疏肝理气。

代表方：血府逐瘀汤（《医林改错》）。

常用药：当归、赤芍、川芎、桃仁、红花、牛膝、柴胡、枳壳、延胡索、炒川楝子、三七粉（冲）、九香虫、生地黄。

4. 脾胃虚寒证
治法：温中散寒，健脾益胃。

代表方：黄芪建中汤（《金匮要略》）合理中丸（《伤寒论》）。

常用药：生黄芪、饴糖、太子参、干姜、陈皮、桂枝、白芍、白术、茯苓、姜半夏、砂仁、吴茱萸、炙甘草。

在辨证确定的基础上可考虑随症加减:针对主症可适当加减:①脘膈痞满较甚者,加苏子、苏梗;②胃灼热、反酸较甚者,加煅瓦楞子、黄连、吴茱萸;③瘀血较甚者,加黑丑、白丑;④精神焦虑者,加合欢皮;⑤食欲差者,加焦四仙;⑥大便干燥者,加较大剂量生白术、全瓜蒌;⑦性格急躁、焦虑者,加郁金、佛手、醋柴胡。

(二)中成药

1. 理气消胀类

胃苏颗粒:理气消胀,和胃止痛。主治气滞型胃脘痛,症见胃脘胀痛,窜及两胁,得嗳气或矢气则舒,情绪郁怒则加重,胸闷食少,排便不畅及慢性胃炎见上述证候者。开水冲服,每次 1 袋,每日 3 次。15 日为 1 个疗程。

2. 益气养阴类

生脉饮:益气,养阴生津。用于气阴两亏,心悸气短,自汗。口服,每次 10ml,每日 3 次。

3. 活血化瘀类

血府逐瘀胶囊:活血祛瘀,行气止痛。用于气滞血瘀所致的胸痹、头痛日久、痛如针刺而有定处、内热烦闷、心悸失眠、急躁易怒。口服,每次 6 粒,每日 2 次,1 个月为 1 个疗程。

4. 健脾开胃类

香砂和胃丸:健脾开胃,行气化滞。用于脾胃虚弱,消化不良引起的食欲缺乏,脘腹胀痛,吞酸嘈杂,大便不调。口服,每次 6g,每日 2 次。

四、中西医结合治疗

功能性吞咽困难的具体病因不详,目前的研究倾向于与食管动力异常和中枢神经系统、心理因素有关。针对上述不同病因,采取相应的药物治疗或心理治疗的同时需要采取相应的中西医结合治疗方法。具体如下:①中西结合抗反流治疗:西医抗反流治疗包括质子泵抑制药(PPI),中医主要病机为肝脾胃功能失调,肝失疏泄,脾失健运,胃失和降,胃气上逆,治疗从疏肝健脾,和胃降逆入手,方药选用半夏厚朴汤进行加减;②中西协同抗焦虑抑郁治疗:中枢神经系统及心理因素是功能性吞咽困难的病因之一。其治疗手段主要有药物治疗、认知行为治疗、催眠治疗、生物反馈治疗等,其中药物治疗主要指抗焦虑药和抗抑郁药。中医主要病机为心肝火旺,脾胃功能失调,脾失健运,胃失和降,胃气上逆,治疗从清心泻火,疏肝健脾,和胃降逆入手,方药选用柴胡加龙骨牡蛎汤进行加减;③功能性吞咽困难属于一种功能障碍性食管病,西医治疗主要是促胃肠动力药,中医主要病机为脾胃功能失调,脾失健运,胃失和降,胃气上逆,治疗从健脾和胃,调节脾胃升降功能入手,方药选用旋覆代赭汤进行加减。

五、名医诊治经验

林丽珠教授认为噎膈的病理特点可总结为"气结""痰阻""血瘀""津亏",临证时需辨明虚实、分清标本。分为四型,分别为肝郁痰凝、血瘀痰结、阴虚内热和气虚阳微。

(1)肝郁痰凝证:自拟开郁化痰方。药用:柴胡 10g,白芍 15g,枳壳 15g,法半夏 10g,陈皮 10g,守宫 6g,地龙 10g,山慈菇 15g,半枝莲 15g,重楼 10g。伴打嗝反酸者,可加紫苏梗 10g;纳差明显者,可加鸡内金 10g,山楂 20g;疼痛明显者可加延胡索 15g,威灵仙 15g;舌质瘀暗或有其他夹瘀表现可加莪术 15g,土鳖 6g,桃仁 10g。

（2）血瘀痰结证：自拟祛瘀化痰方加减,土鳖虫 6g,桃仁 10g,丹参 30g,守宫 6g,石上柏 15g,红豆杉 3~6g,白术 15g,法半夏 10g,竹茹 15g,瓜蒌皮 15g。大便不通者,加火麻仁 15g,杏仁 10g;胸背部疼痛明显者,加八月札 15g,延胡索 15g;口干明显者加太子参 30g,天花粉 15g。

（3）阴虚内热证：一贯煎合益胃汤加减。药用:生地黄 15g,麦冬 15g,太子参 30g,葛根 20g,女贞子 20g,旱莲草 20g,玉竹 15g,石斛 15g。潮热盗汗明显者可加醋鳖甲 20g,知母 15g,黄柏 15g;大便不通者可加肉苁蓉 15g;吞咽困难明显者可加守宫 6g,蜈蚣 3 条。

（4）气虚阳微证：四君子汤为主方进行加减。药用:党参 15g,白术 15g,茯苓 25g,黄芪 30g,法半夏 10g,当归 10g,熟地黄 15g,山楂 20g,鸡内金 10g。呕吐清水或痰涎较多者,可加干姜 10g,吴茱萸 3g,黄连 10g;口干明显者可加葛根 20g,天花粉 15g。

六、中医适宜技术

（一）气结

症状:凡噎膈初起,胸膈痞闷,恶心呕吐俱作,以吐出食物或得嗳气为快,下咽饮食时自感噎塞不适或有疼痛,食则气逆不降。舌红,苔薄白,脉弦。

针灸疗法:主穴为膻中、膈俞、膈关;配穴为内关、胃俞。毫针刺,用泻法。

（二）血结

症状:吞咽梗涩,胸闷不舒,或有刺痛,嗳气频作,胃脘痞胀,舌质紫暗,苔白,或有瘀斑,脉弦涩。

针灸疗法:主穴为膈俞、肝俞、膈关;配穴为膻中、中脘。毫针刺,用泻法。

（三）气虚

症状:噎塞不通,食不能下,懒言倦息,食欲缺乏,舌淡苔薄白,脉虚无力。

针灸疗法:主穴为脾俞、胃俞、气海、膈俞;配穴为足三里、公孙、中魁。毫针刺,用补法。

（四）热膈

症状:噎膈初起,病体尚实,胸部灼痛,烦渴咽燥,大便秘结,小便赤涩,舌红苔黄,脉大有力。

针灸疗法:主穴为阳谷、上巨虚、下巨虚、委阳;配穴为内关、膈俞。毫针刺,用泻法。

（五）寒膈

症状:食入膈塞,甚则吐出,呕吐腹痛,受凉加剧,得温则减,神疲纳差,大便溏薄。舌淡胖,边有齿痕,苔薄白,脉沉细无力。

针灸疗法:主穴为脾俞、胃俞、中脘;配穴为膻中、巨阙。毫针刺,用补法,加灸。

（六）痰膈

症状:食入膈塞,胸脘痞满,时吐痰涎,头眩心悸,咳嗽胀满,呕吐恶心,舌苔厚腻,脉沉滑。

针灸疗法：主穴为脾俞、胃俞、天突、膻中；配穴为中脘、梁门。毫针刺，用泻法。

【预后】

有研究显示以吞咽困难为主诉就医，多有潜在的疾病，应注意随访，防止病情加重；若潜伏着其他疾病，则预后较差。诊断为功能性吞咽困难的患者，病情容易反复；如处置得当，不会有病情加重甚至影响生命的不良预后；经过患者的生活方式调整和适当的治疗，功能性吞咽困难的症状能够得到较明显的缓解和控制；如果诱因不能去除，功能性吞咽困难症状可能会反复发作。充分了解相关知识，有利于引导患者规避日常生活中的功能性吞咽困难症状诱发因素，减少症状复发。

第四节　癔　球　症

【概述】

癔球症（globus hystericus）又称为咽异感症，或咽球综合征、咽喉神经症、环咽部运动障碍等。患者主观上感觉咽部或咽部以下有球状物阻塞或局部紧缩，但与吞咽动作无关，而且进食通畅，症状持续或间歇发作。患者多主述"咽部有异物感，吐之不出，咽之不下"，但无明显吞咽困难和疼痛，检查亦无异物及器质性病变，吞咽及进食或可缓解，常因咽干或情绪不良而加重。根据罗马Ⅳ标准，癔球症属于功能性胃肠病（functional gastrointestinal disorders，FGIDs）的范畴，是一种功能性食管病（functional esophageal disorder）。

根据癔球症的临床特点，本症可归属于中医学的"梅核气"范畴。

【流行病学】

癔球症是一种全球性常见疾病。国外文献报道普通人群患病率即可达46%，且就诊者不到总患病人数的三分之一，好发于中年患者，平均发病年龄为34~45岁，性别差异不大，但女性更易因此就诊，耳鼻喉科门诊就诊的患者比例可达4%。

我国目前尚缺乏大数据的调查资料，广州地区报道显示癔球症的患病率约为21.46%，平均发病年龄为35~54岁，女性就诊多见，耳鼻喉科门诊的就诊率占1.28%，且发病率具有夏秋季多见、城市高于农村、与精神心理因素密切相关的特点。

【病因病机】

一、西医认识

2006年罗马Ⅲ诊断标准颁布实施，将癔球症归为功能性食管疾病，指出癔球症诊断必须包括以下所有条件：①喉部持续或间断的无痛性团块或异物感；②感觉出现在两餐之间；

③没有吞咽困难或吞咽痛;④没有胃食管酸反流导致该症状的证据;⑤没有以组织病理学为基础的食管运动障碍。诊断前症状出现至少 6 个月,近 3 个月满足以上标准。比较罗马Ⅱ标准,罗马Ⅲ标准对症状出现时间的设定作了修改,推荐诊断前至少 6 个月出现症状,且近 3 个月病情活动。罗马Ⅱ对癔球症病程的限定是过去 12 个月内至少 12 周有症状。

在罗马Ⅳ诊断标准的功能性食管疾病部分,则做了更具体的修订。癔球症的特点是在食管无结构异常的前提下,咽喉区出现持续性或间歇性的无痛性团块或异物感。这些症状发生在两餐之间,无吞咽困难或吞咽痛,无食管酸反流引起该症状的证据,也无食管入口斑(先天性的异位胃黏膜)等表现。在罗马Ⅳ诊断标准中删除了"无食管入口斑"的说法,可能是因为虽然食管胃黏膜异位与癔球症的关系尚不明确,但两者的关联不能被明确排除。此外,内镜下的口咽部评估也被提议纳入诊断标准中。

（一）病因

产生本症的病因极为复杂,许多局部因素和全身疾病都可引起本症。由于支配咽部的神经极为丰富,除由迷走神经、舌咽、副神经和颈交感干等诸多神经的分支构成的咽丛外,尚有三叉神经第二支和舌咽神经的分支支配喉咽、软腭、舌根、扁桃体区等部位的感觉;全身许多器官的疾病,可导致咽部出现感觉异常;大脑功能失调所引起的咽部功能障碍,常伴有咽部的感觉异常。因此,有关的生理和病理变化,还有待进一步探讨。目前通常认为本症与以下几种因素有关。

1. 食管动力紊乱　病毒感染、脑血管疾病引起的舌咽神经和迷走神经功能异常、局部结构异常(如食管憩室等)、食管壁神经肌肉病变以及其他原因的器质性或功能性疾病都可导致食管传输功能障碍。

2. 邻近组织病变　鼻咽部病变,如鼻炎、鼻窦炎、慢性咽炎、扁桃体炎、咽角化症、悬雍垂过长、茎突过长症、会厌囊肿以及咽部恶性肿瘤等,均可产生咽部异物感。甲状腺肿大、颈部淋巴结肿大、颈椎增生压迫等也可引起本症。

3. 胸部和消化系统疾病　较大的食管憩室、贲门失弛缓症、早期食管癌、肺部肿瘤、心包积液、消化性溃疡及胆石症等可引起本症。

4. 精神因素　神经症、自主神经功能紊乱及多思善虑、性格脆弱者易患此症。心理因素在癔球症的发病机制中可能起重要的作用,许多癔球症患者有焦虑、恐慌、沮丧、疑病症等。

5. 其他　如妇女更年期综合征、变态反应、维生素缺乏、烟酒及粉尘的刺激、肠寄生虫等均可引起咽部异常的感觉。

（二）病理及发病机制

癔球症的病理及发病机制目前尚未完全阐明。约 2 500 年前,希波克拉底即注意到咽部异物感这一临床特征,并认为是妇女特有。1707 年,John Purcell 对本病首次有了较准确的描述,认为喉部硬球感为颈部带状肌压迫喉软骨所致。1976 年,V. Lehtinen 明确指出本病是一种心身疾病。随着神经胃肠病学的发展,功能性胃肠病的罗马标准于 1988 年问世并逐步更新。2006 年,罗马Ⅲ标准公布并强调脑-肠轴及中枢神经系统总体水平的调控,指出内脏敏感性增高是功能性胃肠病共同的发病机制,涉及脑-肠轴的多个方面。在 2016 年更新的罗马

Ⅳ标准中,功能性胃肠病又被称为脑-肠互动异常(disorders of gut-brain interaction),强调动力紊乱、内脏高敏感性、黏膜和免疫功能的改变、肠道菌群的改变以及中枢神经系统(CNS)处理功能异常与功能性胃肠病的相关性。由于癔球症这一症状如何产生(原因)或被感知(效应)的机制尚未完全清晰,目前常通过一些已知且可识别的病因推测其可能的机制以解释症状的发生。

过去多数学者认为食管上括约肌(UES)功能障碍可直接引起癔球症,其发病机制可能与咽肌或UES的功能失调有关。但新近测压研究显示癔球症患者UES功能正常,而且该括约肌对食管扩张、运动和精神紧张缺乏反应。研究还发现,导致癔球感的食管扩张与UES压力升高无关。正常人UES处压力升高不引发癔球感,UES处压力升高与癔球症患者的癔球感发作无关。研究显示,90%以上癔球症患者述有胃灼热感,但只有不到25%的患者经食管内24小时pH监测证实有食管炎或食管内存在胃内容物的反流。食管气囊扩张诱发癔球感的试验显示,若要诱发同等程度的癔球感,癔球症患者的气囊扩张容量少于正常人的需要量,这表明癔球症患者食管对局部刺激的敏感性较正常人高。

二、中医认识

根据中医文献有关论述,结合临床特点应将癔球症归为"梅核气"范畴。关于梅核气病名最早记载于《灵枢·邪气脏腑病形》,"心脉……大甚为喉吤"即为喉中有异物梗阻,"胆病者,善太息,口苦,呕宿汁,心下淡淡,恐人将捕之,嗌中吤吤然,数唾"的论述亦描述了胆腑病变出现的咽部似有物梗阻、吐之不出的表现。宋代朱肱《南阳活人书》是梅核气这一病名最早出现的著作,其中"梅核气……塞咽喉,如梅核絮样,咯不出,咽不下"的论述准确地描述了梅核气的临床特点,与癔球症极为吻合。中医认为梅核气病因多为情志所伤、饮食劳倦所致。病位在咽喉,与肝、脾等脏腑密切相关。肝脾失调是梅核气的发病基础。基本病机为气郁痰凝、痰气互结于咽喉。病理表现多为标实或本虚标实,初起以气郁痰凝之标为主,久则逐渐出现气虚、阴虚、阳虚之证而表现为虚实夹杂。病程中常产生气、痰、湿、热、瘀等病理产物,以致病情缠绵难愈且易于反复。

【诊断】

一、辨病

(一)临床表现

本症临床常见,女性较多,患者感到咽喉部的非疼痛性异物感或团块感,在做吞咽动作或吞咽唾液时症状加重,但无吞咽困难。呈持续或间歇发作,常常企图通过咳嗽、咳痰和吞咽等动作来解除上述症状,结果由于咽部频繁的运动和吞入大量的空气,使原有的症状更为严重。癔球症通常具有吐之不出、咽之不下的特点,吞咽、进食、哭泣时可有所缓解,常因咽干、情绪不良存在应激及焦虑状态而加重病情。病期较长的患者,常常伴有焦虑、急躁和紧张等精神症状,其中以恐癌症较多见。

主观感觉与临床检查的阳性发现不相称是本病较突出的临床特点。具有较强咽部异物感的患者体格检查和/或辅助检查不能发现或仅能发现轻微的相关病变,如鼻炎、鼻窦炎、慢性咽炎、扁桃体炎、咽角化症、悬雍垂过长、茎突过长症、会厌囊肿、甲状腺肿大、颈部淋巴结肿大、颈椎增生压迫、存在胃食管反流等。治疗相关疾病对改善癔球症状有所帮助,但常不能彻底消除症状。多数患者可有精神神经方面的异常表现,暗示或精神分析治疗对多数患者有不同程度的疗效是本症的另一个临床特征。本症的诊断依赖于较典型的咽部不适症状以及排除明显的器质性疾病。

(二)实验室及其他检查

1. 实验室检查　包括血尿粪三大常规检查、血电解质、血糖及肝肾功能检查。目的是发现或排除上述疾病,这对于癔球症的诊断是非常必要的。

2. X线检查　X线吞钡咽部及食管造影是该病的常规检查之一。X线荧屏下仔细动态观察吞咽全过程咽部及食管全程运动情况以及咽部和食管全程有无钡剂滞留,对发现或排除局部结构或功能的异常有非常重要的价值。胸部X线摄片也常可提供某些线索。

3. 食管腔内压力测定　食管各部压力测定也是癔球症诊断工作中必要的检查之一。食管测压可以较明确地了解UES、LES的功能,了解食管在吞咽过程中的运动特征。

4. 食管内动态pH监测　这是目前了解癔球症患者是否存在胃食管反流病的"金标准",对癔球症病因诊断和获得治疗指导信息都是十分必要的。

5. 其他检查　必要时可作心电图和颅脑CT等检查。精神分析对癔球症患者也是十分必要的。

(三)诊断要点

1. 排除器质性病变　咽异感症的各种诱因中,器质性病变多于精神性病变,咽喉部局部病变多于全身其他部位病变。所以,首先应考虑咽喉部器质性病变,以免误诊。

2. 咽部检查　仔细检查鼻咽、口咽和喉咽,观察有无黏膜充血、肿胀、萎缩、淋巴组织增生、瘢痕或肿瘤等。注意咽黏膜皱襞之间的微小黏膜糜烂、鼻咽顶部的咽囊开口、咽隐窝内的粘连、黏膜下型鼻咽癌、扁桃体实质内病变等。触诊常能发现许多视诊不能发现的问题,可采用下列方法进行:①咽部触诊;②颈部触诊;③一手咽内一手颈部联合触诊。常可发现:咽异感所在部位,病变的性质(如黏膜下恶性肿瘤,埋藏性异物,茎突、舌骨、喉软骨、椎体及翼钩等处的畸形,颈动脉、项肌及颈等处的压痛等)。

3. 邻近器官和全身检查　应对鼻、眼、耳、颈部及全身各处作相关检查。必要时,还应进行纤维喉镜、纤维食管镜或胃镜、胸片、食管吞钡照片、颈部及甲状腺B超检查等。

(四)鉴别诊断

1. 胃食管反流病　典型症状主要有胃灼热、反流等,部分患者可兼有癔球症表现。胃食管反流病存在器质性病变,存在以下证据支持诊断:食管吞钡X线检查可见黏膜粗糙,纹理紊乱;内镜下可见食管黏膜充血、水肿、糜烂甚至溃疡,活检可以确诊;24小时食管pH监测可见食管内pH值<4的时间在4%以上;酸灌注试验呈阳性;进行质子泵抑制剂(PPI)诊断性治疗有效。

2. 贲门失弛缓症　临床表现为吞咽困难,伴反食、胸骨后疼痛、夜间呛咳和体重减轻等,常因情绪或进食诱发。贲门失弛缓症因食管下括约肌(LES)松弛不全、食管下段推进性蠕动波减弱或消失所致,存在以下证据支持诊断:食管吞钡 X 线检查可见食管下段黏膜光滑狭窄,呈鸟嘴形或漏斗形,体腔扩大;内镜可见食管炎性表现,腔内有食物潴留,食管扭曲或环状收缩,LES 部位痉挛,胃镜通过稍有阻力;食管测压可以辅助诊断。

3. 弥漫性食管痉挛　临床表现为胸痛和吞咽困难。弥漫性食管痉挛因食管平滑肌反复高压性同步收缩、食管排空延缓所致,存在以下证据支持诊断:食管吞钡 X 线检查可见食管呈串珠样、曲线状高压同步收缩;使用胆碱能性药物、硝酸甘油类制剂、钙通道阻滞剂可缓解症状。

4. 其他消化系统器质性疾病　例如食管癌、麦克尔憩室、胃炎、胃溃疡、十二指肠溃疡、胃癌等。食管吞钡 X 线检查、内镜检查等可予鉴别。

5. 茎突综合征　临床表现为持续性的咽部异常感觉,且具有位置恒定、偏于一侧、头位改变时更明显的特点。茎突综合征因茎突向内、前方向的方位异常超过 40°所致,存在以下证据支持诊断:查体扁桃体窝内或周围可触及硬性隆起;X 线显示茎突的长度、方位、形态异常等。

6. 鼻咽部疾病　例如慢性咽炎、咽角化症、咽囊炎、慢性扁桃体炎、舌扁桃体肥大、悬雍垂过长、咽喉部肿瘤、鼻窦炎等,临床检查、鼻咽镜检查可予鉴别。

7. 甲状腺疾病及胸部、纵隔病变　通过甲状腺彩超检查、同位素扫描、血清甲状腺功能检测、胸部 CT、MRI 等可予鉴别。

二、辨证

(一)辨证要点

癔球症的主要症状为咽喉部的非疼痛性异物感或团块感,吐之不出、吞之不下。癔球症的辨证要点在于分清气血和虚实,实证以气郁、痰浊、血瘀为主,虚证以脾虚、阴虚多见。气郁者,则为胸胁胀满、情绪抑郁善太息;痰浊者,则为痰多而黏、胸胁满闷、呕吐痰涎;血瘀者,则为咽中涩滞疼痛、面色晦暗;脾虚者,则为倦怠乏力、面色萎黄;阴虚者,则为口燥咽干、五心烦热、舌红少苔。在此基础上再进一步辨证分型。

(二)辨证分型

1. 肝郁气滞证
主症:①咽中异物感,状如梅核,吞之不下、吐之不出;②症状随情绪改变而改善或加重。
次症:①平素情绪抑郁;②胸胁胀满;③嗳气,或喜叹息。
舌脉:舌质淡红,苔薄白,脉弦。

2. 痰气交阻证
主症:①咽中异物感,状如炙脔,吞之不下、吐之不出;②咽中多痰而黏;③症状随情绪改变而改善或加重。
次症:①平素情绪抑郁;②胸胁满闷;③纳呆;④眩晕;⑤呕吐痰涎。
舌脉:舌质淡红,苔白腻,脉弦滑。

3. 痰瘀互结证
主症:①咽中异物感,吞之不下,吐之不出;②咽中涩滞疼痛。

次症：①病程日久；②胸胁满闷，甚或疼痛；③脘闷纳呆，或有疼痛；④形体日渐消瘦；⑤面色晦滞。

舌脉：舌质暗红，苔腻，脉细或细涩。

4. 肝郁脾虚证

主症：①咽中异物感，吞之不下，吐之不出；②情绪不畅、饮食不节或劳累可使症状加重。

次症：①情绪抑郁或焦虑不安；②倦怠懒言，神疲乏力；③面色萎黄无华；④便溏。

舌脉：舌质淡红，边有齿印，苔薄白，脉弦或弦细。

5. 阴虚痰结证

主症：①咽中异物感，吞之不下、吐之不出；②口燥咽干。

次症：①更年期女性多见；②五心烦热；③潮热盗汗；④渴而欲饮，饮不止渴；⑤大便干结。

舌脉：舌体瘦小，舌红少津，少苔或无苔，脉细，或弦细，或弦细滑，或兼数。

6. 阳虚痰凝证

主症：①咽中异物感，吞之不下、吐之不出；②遇冷症状加重。

次症：①老年多见；②形寒肢冷；③喜暖畏寒；④面容虚浮；⑤唾涎清稀；⑥便溏。

舌脉：舌淡胖，苔白，或白滑，脉细弱。

证候诊断：主症必备，加次症 2 项及以上，结合舌脉，即可诊断。

 【治疗】

一、治疗原则

癔球症的治疗目的在于缓解临床症状及预防复发。其治疗原则为整体治疗与局部治疗、病因治疗与对症治疗、西医治疗与中医治疗相结合的综合治疗。西医治疗遵循综合性、个体化处理原则，对因治疗以缓解临床症状。中医治疗总以扶正祛邪为原则，辨证论治、对症治疗以改善全身及局部症状。实证者以理气、化痰、散结为基本治法，虚实夹杂者以补虚为主兼理气化痰散结之法。

二、西医治疗

（一）药物治疗

癔球症的药物治疗目前尚缺乏统一的标准，主要是以对因治疗、对症治疗为主，针对症状产生的原因如胃食管反流、精神心理因素等进行治疗。

1. 抗反流药物 主要以抑酸药、促动力药为主，旨在缓解因胃食管反流引起的咽喉部异物感和团块感。临床上对于胃食管反流或食管咽反流引起的癔球症可给予经验性治疗，效果不佳时可联合抗抑郁、抗焦虑药进行治疗。

2. 抗抑郁、抗焦虑药 癔球症患者存在明显的精神症状及应激反应，是使用抗抑郁药、抗焦虑药物的临床指征，主要以三环类抗抑郁药、5-羟色胺选择性再摄取抑制剂（SSRI）、5-羟色胺去甲肾上腺素再摄取抑制剂（SNRI）、强效苯二氮䓬类药物为主，旨在缓解患者咽喉及精神上的不适感。使用时需遵循 FGIDs 的抗抑郁药和抗焦虑药物剂量指南以及用药法则。

使用抗抑郁药、抗焦虑药需注意规范使用：具有精神病倾向的患者需立即进行精神病专科评估；治疗前需注意患者的依从性，提前告知患者用药的利弊及选择；三环类药物开始使用后需监测患者的血药浓度（服药后 8~12 小时）以保证用药的安全性；若患者无法耐受抗抑郁药且存在明显的焦虑，可仅用苯二氮䓬类药物治疗，但鉴于用药的安全性不提倡长期应用，无用药指征时可随时停用。

使用抗抑郁药、抗焦虑药需从小剂量开始，使用疗程目前有待临床进一步观察，兼用苯二氮䓬类药物虽依从性佳、能有效改善症状，但需注意规范使用以保证用药的安全性。

（二）专科治疗

癔球症患者的专科治疗主要体现在心理治疗，心理治疗包括一般心理治疗与特殊心理治疗两个方面。一般心理治疗以解释及指导为主，注重与患者的沟通。医者需要耐心地倾听，从患者的诉说中寻找诱因，耐心向患者及其家人解释癔球症不存在器质性病变，而是与不良生活事件及心理因素有关，逐步引导患者克服心理障碍。特殊心理治疗包括行为疗法、催眠与暗示疗法、生物反馈疗法、音乐疗法等，旨在促进患者彻底放松、消除烦恼及不安。目前临床常采用餐后散步、缓慢进食等行为疗法，催眠辅助放松疗法，肌电图前额肌反馈疗法等特殊心理疗法进行治疗，具有较为明显的临床效果。

三、中医治疗

（一）辨证分型治疗

1. 肝郁气滞证

治法：疏肝理气，解郁散结。

代表方：柴胡疏肝散（《医学统旨》）。

常用药：柴胡、枳壳、白芍、陈皮、川芎、香附、百合、乌药。

2. 痰气交阻证

治法：疏肝理气，化痰散结。

代表方：半夏厚朴汤（《金匮要略》）。

常用药：法半夏、厚朴、紫苏梗、茯苓、生姜、炙甘草、旋覆花、郁金、陈皮。

3. 痰瘀互结证

治法：理气化痰，消瘀散结。

代表方：血府逐瘀汤（《医林改错》）。

常用药：桃仁、红花、柴胡、枳壳、生地黄、赤芍、川芎、桔梗、牛膝、僵蚕。

4. 肝郁脾虚证

治法：疏肝健脾，理气散结。

代表方：逍遥散（《太平惠民和剂局方》）合旋覆代赭汤（《伤寒论》）。

常用药：柴胡、当归、白芍、茯苓、党参、白术、旋覆花（包煎）、代赭石（先煎）、薄荷、法半夏、生姜、炙甘草。

5. 阴虚痰结证

治法：养阴清热，化痰散结。

代表方：麦门冬汤（《金匮要略》）合百合固金汤（《慎斋遗书》）。

常用药：党参、麦门冬、法半夏、生地黄、百合、玄参、白芍、桔梗、浙贝母、牡丹皮、当归身、甘草。

6. 阳虚痰凝证

治法：温阳通络，除痰散结。

代表方：阳和汤（《外科全生集》）。

常用药：熟地黄、白芥子、鹿角胶、肉桂、炮姜炭、麻黄、生甘草。

（二）中成药

1. 疏肝理气类

（1）胃苏颗粒：理气消胀，和胃止痛。主治气滞型胃脘痛，症见胃脘胀痛，窜及两胁，得嗳气或矢气则舒，情绪郁怒则加重，胸闷食少，排便不畅及慢性胃炎见上述证候者。口服，每次15g，每日3次，小儿酌减。

（2）越鞠丸：解诸郁，主治六郁。症见胸膈痞闷，脘腹胀痛，嗳腐吞酸，恶心呕吐，饮食不消，舌苔腻，脉弦。口服，每次6~9g，每日2次，小儿酌减。

（3）逍遥丸：疏肝健脾，养血调经。用于肝气不舒所致月经不调，胸胁胀痛，头晕目眩，食欲减退。口服，浓缩丸每次8丸，每日3次。

2. 疏肝清热类

丹栀逍遥丸：疏肝清热，健脾养血。用于肝郁血虚，肝脾不和，两胁胀痛，头晕目眩，倦怠食少，月经不调，脐腹胀痛。口服，水丸每次1袋（6g），每日2次。

3. 活血化瘀类

血府逐瘀颗粒：活血化瘀，行气止痛。用于瘀血内阻，头痛或胸痛，内热瞀闷，失眠多梦，心悸怔忡，急躁善怒。开水冲服，每次1袋，每日3次。

四、中西医结合治疗

在西医抗反流、抗抑郁焦虑治疗的基础上，中医辨证主要辨清虚实，实证抓住气滞、痰凝和血瘀，虚证主要涉及脾虚、阴虚或阳虚，主要病机总以七情郁结、气机不利为根本，治疗上以疏肝理气解郁、行气化痰散结为大法，用药以半夏厚朴汤为主进行加减治疗。

（一）治疗梅核气的中医研究

1. 治疗梅核气的常用中药

有研究对治疗梅核气的基本方中药物进行了统计归类分析：共有药物137种，其中最为常用的药物有半夏、郁金、厚朴、贝母、茯苓、佛手、甘草、枳壳、生姜、白芍、紫苏叶、大枣、柴胡、绿萼梅、桔梗、瓜蒌、香附、射干、陈皮、党参、苏梗等。对药物类别的出现频率进行统计，发现治疗梅核气常用中药的使用频次为：化痰药＞补虚药＞发散风寒药＞利湿药＞清热药＞发散风热药＞安神药＞消食药。具体来看，发散风寒药只有生姜和紫苏；发散风热药中柴胡和薄荷使用较多，其余有升麻、菊花、淡豆豉及蝉蜕，但使用较少；化痰药中，温化寒痰药的使用略多于清热化痰药;梅核气证型多虚,治疗上除降逆化痰、理气解郁外,健脾益胃也非常关键,在补虚药中,以补气药为主,而后补阴药＞补血药＞补阳药。把治疗梅核气的中药分为寒凉、平、温三类,则以温性药居多,约占50%。这是由于本病患者多感寒而发,具有得寒则重的特点,其次是该病患者咽喉局部多表现为慢性炎症,为阳虚寒凝所致,因此温性药物的使用明显高于寒凉药物。

2. 治疗梅核气的常用中药复方

(1) 疏肝解郁方:临床常用复方包括:柴胡疏肝散、逍遥散、小柴胡汤、解郁散结汤、四逆散、金铃子散等。

由于肝气郁结是梅核气的主要病因病机之一,情志不舒,则肝气郁结,进一步循经上逆,结于咽喉,从而形成梅核气,因此,疏肝解郁方是临床常用的治疗梅核气复方。实验研究表明,逍遥散可以通过调控海马 β-拘留蛋白 2 介导的信号通路来改善肝郁证;柴胡疏肝散可通过调节肝郁证大鼠海马区 cAMP/Ca^{2+} 信号通路上相关基因表达来改善肝郁症状;四逆散可改善慢性应激抑郁模型大鼠海马神经干细胞的损伤,增加突触数量,改善突触超微结构的损伤,具有抗抑郁作用。

(2) 行气理气、降逆化痰方:如半夏厚朴汤、旋覆代赭汤、四七汤、通气散、自拟开胸降逆汤等。

梅核气的主要病因病机还在于咽喉部痰气互结,痰随气逆阻于咽喉部则可成梅核气。气郁导致痰聚,故理气亦有助于化痰。因而临床上化痰药、化湿药使用率都很高。实验研究证实,半夏厚朴汤具有很好的促进胃肠排空作用、镇吐作用,能使呼吸道分泌物中的 SP 增加,调节咽反射,同时能促进脑源性神经营养因子(BDNF)的表达,具有抗抑郁作用,而且其君臣佐使药配伍与其抗抑郁有效成分含量存在一定的内在关系。旋覆代赭汤能促进胃平滑肌细胞收缩,调节促胃液素、SP 及 SST 等脑-肠肽在血液及组织中的水平,具有明显促进胃动力的作用,能改善模型动物食管黏膜的损伤及病理形态,同时具有抗炎、镇吐作用。

(3) 利咽通络、滋阴润燥方:百合固金汤、利咽汤等。

梅核气初起总属情志所伤,气分郁结,多属实证,而久病则由气及血,由实转虚,治疗则以养血滋阴润燥为主。百合固金汤出自《慎斋遗书》,其治与阴虚内热之梅核气病机正相契合,用之可使阴液渐充,虚火自清,而诸症自愈。现代研究发现,百合的有效成分百合皂苷还具有抗抑郁作用,其机制可能是通过增加脑内单胺递质水平和抑制亢进的 HPAA 来实现的。利咽汤是临床治疗慢性咽炎之良方,实验研究发现其能促进支气管表面纤毛运动,具有良好的止咳化痰作用。

(4) 养血活血方:血府逐瘀汤加减等。

梅核气的病机中,气滞和痰阻均可诱发血脉瘀阻,初病气郁、气滞则血行不畅,郁久必成血瘀,因此病程日久者舌质多有瘀暗之象,不可忽视"血瘀"病机。血府逐瘀汤具有活血化瘀之功效,实验研究发现,血府逐瘀汤具有改善血液流变性、微循环和血液凝固性,增强机体免疫功能,保护心肌细胞,双向调节血管,增加毛细血管开放数量,抗肿瘤,抗肺纤维化,诱导内皮细胞增殖和血管新生,抗动脉粥样硬化,抑制心脏间质成纤维细胞增殖等多种药理作用。

（二）具有促动力作用的中医药相关研究

目前研究认为，食管动力异常是癔球症发生的重要原因。研究显示，癔球症患者存在明显 UES 压力升高现象（28% vs 3%），并且有约 67% 的癔球症患者存在食管蠕动异常。因此，调节 UES、LES 静息压，改善食管体部蠕动压力对治疗癔球症具有重要意义。

1. 具有促动力作用的单味中药

枳实：是中医治疗脾胃病常用中药，具有破气除痞、消积导滞之功效，其主要化学成分之一为黄酮类。研究显示，黄酮类的主要药理作用为理气行滞、祛痰消积，其中的橙皮苷、柚皮苷等具有促进胃排空和小肠推进的作用。

陈皮：具有理气健脾、燥湿化痰之功。目前其促动力的药效物质和机制尚未明确，研究显示，陈皮可能通过升高血清中促胃液素、血浆中 ACh、SP 的含量和抑制胃动素、VIP 的分泌来促进胃肠运动，这可能是陈皮促动力的机制之一。

大腹皮：是常用理气中药，用于治疗便秘等胃肠动力障碍性疾病，具有下气宽中、行水消肿之功效。现代研究表明，大腹皮为全胃肠道的促动力中药，其可通过迷走神经的介导和胆碱能神经途径，进而促进胃肠平滑肌运动，具有兴奋胃肠道平滑肌、促胃肠动力，并有促进纤维蛋白溶解等作用。

2. 具有促动力作用的中药复方

半夏泻心汤：治疗寒热错杂、升降失调、脾胃失和之证的常用方剂，目前临床多用于治疗胃肠动力异常引起的功能性胃肠病。现代研究显示，半夏泻心汤能调节血浆 P 物质和胃窦黏膜 CGRP 的水平；动物研究表明其可促进大鼠胃动力，降低胃肠感觉阈值，从而降低内脏敏感性，还能促进胃排空和提高胃窦组织促生长激素释放素水平。

柴胡疏肝散：临床多用于治疗肝胃不和、肝气郁滞等原因导致的胃肠动力障碍性功能性胃肠病。研究表明，陈皮的主要活性成分为橙皮苷、辛弗林、川陈皮素、橘皮素等，其促动力的机制之一可能是通过升高 ACh、促胃液素和 SP 的含量，抑制胃动素和 VIP 的分泌以促进胃肠运动。枳壳及各拆分组分的药效学实验则表明，挥发油组分及生物碱组分是枳壳促进胃肠功能的物质基础。

四磨汤：有顺气降逆、疏肝和胃、消积止痛的功效，为调节胃肠道动力的代表方剂，临床常用于治疗功能性胃肠病，具体体现在能够增加患者胃腺分泌，降低平滑肌张力，增强胃肠蠕动，调节肾上腺素，且能缓解患者精神和心理压力。研究发现，四磨汤可促进 P 物质及胃动素等胃肠激素释放，进而影响肠胃运动，从而起到治疗胃肠动力紊乱引起的功能性胃肠病的作用。

3. 针灸促动力研究

针灸已被证明能有效治疗人体各种功能性疾病、改善异常生理状况，是临床常用外治疗法。足三里和内关是两个最多用于治疗胃肠动力障碍的穴位。足三里能调中焦、理脾胃，促进胃肠蠕动、加速胃排空，为治疗脾胃病的要穴，内关穴有和胃降逆、宽胸理气、疏经活络之功。多项研究发现，针刺或电针足三里、内关穴可以通过降低患者平均 UES 静息压力、升高平均 LES 静息压力，改善食管体部蠕动压力及完整性，促进食管正常蠕动，能有效改善癔球症患者的临床症状，提高生活质量。

（三）具有抗抑郁作用的中药研究

目前认为，精神心理因素在癔球症的发病机制中可能起重要的作用，中医认为肝气郁结是梅核气的主要病因病机之一，许多癔球症患者常伴有焦虑、抑郁、恐慌、沮丧、疑病症等。因此抗抑郁治疗是本症不可忽视的重要环节。

1. 具有抗抑郁作用的中药药对

（1）柴胡-白芍：疏肝解郁方剂中的经典配伍药对。现代药理学研究发现，柴胡主要成分柴芍皂苷可以产生抗抑郁和抗焦虑的作用，增加突触蛋白的表达。芍药的主要药效成分芍药苷则可以明显对抗利血平化效应，具有一定的抗抑郁作用。柴胡-白芍同煎能增强芍药苷的溶出，两者配伍使用可以通过影响神经递质来改善抑郁症状，相互促进。

（2）百合-知母：治疗抑郁症的经典药对。现代研究发现，百合-知母可以激活 PKC-MEK-ERK1/2- CREB 级联反应发挥抗抑郁的效应，GAPDH、INS、AKT1、MAPK1、IL4 等靶蛋白是百合知母汤的主要作用靶点，而这些靶点也是抑郁治疗的关键靶点。百合-知母抗抑郁的整体药效优于单味药，可以多成分、多靶点、多通路进行治疗，具有药效叠加的效应。

（3）百合-地黄：是治疗百合病的基础药对，具有润养心肺、凉血清热之功。现代研究发现，百合-地黄可以作用于靶点基因从而调节神经活性的受体-配体相互作用、5-羟色胺能突触、NF-κB 信号通路、钙信号传导途径等信号通路，参与炎症反应、神经递质分泌、神经细胞凋亡等过程发挥抗抑郁作用。

（4）酸枣仁-合欢花：两者合用具有疏肝解郁、宁心安神之功。现代研究表明，酸枣仁具有抗抑郁的药理活性。合欢花的抗抑郁功效可能与合欢花总黄酮保护海马神经元，减少神经细胞凋亡有关。酸枣仁与合欢花合用具有抗抑郁效应，其机制可能与激活 ERK-CREB 信号传导通路，增强通路中关键因子的表达有关。

2. 具有抗抑郁作用的中药复方

（1）四逆散：四逆散是中医调治情志、疏肝解郁的经典名方。现代研究已从 HPAA、BDNF 及其受体角度、神经肽类物质、神经递质等多个方面证实了其抗抑郁的作用。

（2）小柴胡汤：和解少阳之名方。现代研究发现，小柴胡汤可显著缩短小鼠悬尾实验和小鼠强迫游泳实验的不动时间，具有抗抑郁作用，其抗抑郁机制可能与提高抑郁症患者脑源性神经营养因子表达水平有关。

（3）逍遥散：具有疏肝解郁、养血健脾之功。针对逍遥散的抗焦虑和抗抑郁的药理研究发现，该方有减少小鼠运动的作用；用小鼠悬尾法和大鼠未预知的长期应激刺激法进行实验，发现逍遥散有抗慢性抑郁的作用。

（4）越鞠丸：朱丹溪曰"越鞠丸，解诸郁"。现多用于治疗抑郁、失眠、更年期抑郁等证，有较好临床疗效。

此外，中药复方联合应用也有很好的抗抑郁疗效，如半夏白术天麻汤合甘麦大枣汤治疗风痰阻络型中风后抑郁症、甘麦大枣汤合归脾汤加减治疗更年期抑郁症等。

五、名医诊治经验

1. 张勤修教授认为梅核气的发病与情志不畅、湿热密切相关。因此，治疗上多采用柴胡、香附、郁金等疏肝解郁行气，半夏、厚朴、瓦楞子等消痰化瘀、软坚散结。同时，张教授注重以调心为主的五脏同调,抑郁、焦虑者加茯苓、百合、栀子等健脾宁心;忧思、敏感者加酸枣仁、茯神、浮小麦等养心安神;急躁易怒者加牡丹皮、栀子清热除烦;失眠甚者加五味子、远志、夜交藤等养心安神等。病程迁延不愈者,加用丹参、川芎等活血化瘀之品。局部咽部异物感重者加用丹参、郁金、乌梅、青果、白茅根等活血行气、利咽生津,配合毫针刺营放血疗法(即针刺咽部增生的淋巴滤泡)疗效颇为显著。张教授以情志转移思想指导临床治疗,主张"对不良行为说不""有张有弛的生活节律",强调家庭生活与工作的平衡,在张弛有度的生活方式中调节自我,达到情志调和。

2. 陈树真老中医认为癔球症的基本病机为痰气交阻,强调脾胃升降失常在本病形成过程中的重要性,治疗上应健运脾胃以恢复脾胃的升降功能治其本、疏肝理气化痰以治其标。陈老认为旋覆代赭汤为治疗脾胃虚弱、痰气上逆之证的良方,半夏厚朴汤为治疗"咽中如有炙脔"的名方,合用与本病病机甚合,因此治疗癔球症以旋覆代赭汤合半夏厚朴汤加减为代表方,以旋覆花、赭石、生姜、法半夏、厚朴、紫苏叶、茯苓、党参、大枣、炙甘草、百合、合欢花等为代表药物。咽干者加麦冬、玉竹、北沙参等;胸胁胀满,肝气不舒者加醋柴胡、佛手、香橼、川楝子等;胸膺刺痛、舌暗、有瘀斑者加炒桃仁、丹参、泽兰、茜草等;苔腻者加藿香、佩兰、石菖蒲、炒苍术;便溏者加炒白术、炒山药、薏苡仁等;胸闷者加郁金、炒枳壳等;寐差者加首乌藤、炒枣仁等;气郁化火致头晕、面赤、烦躁者加夏枯草、炒白芍等。陈老强调本病与患者情绪波动密切相关,故即使无明显精神症状,亦重用百合、合欢花等宽胸理气之品,协助脾胃的升降,利于病之康复。

3. 全国首届国医大师李振华教授认为,梅核气主要责之于肝和脾胃,并涉及肺、肾,临床以肝脾失调、肝胃气逆、痰凝气滞最为多见,亦有肺胃蕴热和虚火上炎所致。脾虚肝郁是病之根本,痰气互结是病机关键。而脾胃为生痰之源,肝郁是气滞之由,故治疗以健脾疏肝,理气化痰为主,强调治病求本和辨证施治,注重顾护脾胃和阴津,重视饮食、情志调护在本病康复中的重要作用。李老结合多年临床体会,在祖传经验的基础上总结出了经验方"理气消梅汤",药物组成:旱半夏、厚朴、紫苏、陈皮、香附、木香、桔梗、白术、茯苓、牛蒡子、山豆根、射干、麦冬、甘草。通过适当加减化裁治疗梅核气,疗效卓著,病程在3~5年者,常10剂左右痊愈。

4. 沈洪教授认为,对于梅核气的中医治疗,应当注重病因病机的分析,详察四诊资料,望咽喉亦是诊察重点;治法以理气化痰、疏肝和胃、滋肾降火、润肺生津、活血化瘀为主,针对不同兼症,施予解郁、制酸、通便、利咽、行气等法,灵活用药。临证时尤重解郁,善用合欢花、绿梅花、佛手等解郁之品,同时嘱患者舒缓焦虑,解除思想负担,适时"移情易性",方可病消过半。临诊时亦重视西医疾病的诊断与治疗,梅核气与咽喉炎、颈椎病、胃食管反流病等多种疾病相关,通过积极治疗西医内在疾病,治病求因,往往可"豁然而悟",既避免延误病情,又提高治愈率。

六、中医适宜技术

1. **针灸治疗**　针灸治疗常根据不同症状、证型选择相应的腧穴。主穴取天突、丰隆、太冲、合谷、三阴交、足三里、内关、膻中、廉泉等,根据不同证型配穴:①痰气交阻证多配伍丰隆、太冲、太溪,平补平泻;②肝郁气滞证配伍膻中、内关、太冲、太溪,平补平泻;③心脾两虚证配伍神门、太溪、三阴交,施提插捻转补法。

2. 耳穴贴压疗法 耳穴治疗常以咽喉、肝、神门、皮质下、内分泌、缘中、三焦、交感、胸为配穴治疗。

3. 穴位注射 取天突、廉泉、内关等穴位,每次选 1~2 穴,用当归或柴胡注射液行穴位注射。

4. 其他外治法 ①吹药法:用清热化痰利咽的中药粉末少许吹布于咽喉。②咽部注射:先于咽后壁喷少量表面麻醉剂,取丹参注射液或维生素 B_{12} 等,分 4~5 点注射于咽后壁黏膜下。

【预后】

癔球症并无器质性病变,因此不会威胁患者的生命,但症状会对患者产生一定的精神困扰,症状的改善可能需要经历漫长的过程。积极采用综合性治疗措施、加强随访,改善患者的焦虑、抑郁等心理异常状态对患者的病情十分有利,并能一定程度上减少癔球症复发的机会。

第五节 食 管 癌

【概述】

食管癌(esophageal carcinoma)是原发于食管上皮的恶性肿瘤,系指由食管鳞状上皮或腺上皮的异常增生所形成的恶性病变。其中,食管鳞癌(全称食管鳞状细胞癌,esophageal squamous cell carcinoma)约占 90%,食管腺癌(esophageal adenocarcinoma)约占 10%。临床上以进行性吞咽困难为其典型症状,是较常见的消化道恶性肿瘤之一。

根据食管癌的特点,大致相当于中医学的"噎膈"等病证范畴。

【流行病学】

食管癌是一种常见的消化道恶性肿瘤,2018 年公布的世界癌症数据显示,全球食管癌预测新发病例 57.2 万例,死亡 50.9 万例,发病率和病死率在所有恶性肿瘤中居第 7 位及第 6 位。

一、性别分布

70% 食管癌发生于男性,世界范围内男性食管癌患者的发病率及病死率为女性患者的 2~3 倍。在我国,男性食管癌的发病率和病死率分别为 19.7/10 万和 18.2/10 万;女性的发病率和病死率分别为 8.2/10 万和 7.4/10 万,男女之比为(1.3~2.7):1,美国约为(2~4):1,但在高发区,男女发病无明显差异。

二、年龄分布

中老年易患,我国 50 岁以上发病者可占患者总数的 81.05%,其中以 60~64 岁组的发病率最高（17.95%），在食管癌高发区，患者的发病年龄可提前 10 年左右。

三、地域分布

食管癌的发生与地域有明显的关系，全球范围内食管鳞癌好发于发展中国家和地区，比如东非、南非以及东亚、东南亚地区。近年随着生活水平的提高、饮食方式的改变等，食管腺癌的比例有所提升。在食管癌高发地的不同地域发病率也不同，我国食管癌发病率较高，高发地区有河南、河北、山西三省交界的太行山南侧地区，其发病率可达 100/10 万；另外如江苏北部、浙江沿海地区、广东部分地区也是我国食管癌相对高发的地域。

【病因病机】

一、西医认识

食管癌的确切病因及发病机制目前尚不清楚。食管癌的发生与该地区的生活条件、饮食习惯、存在强致癌物、缺乏抗癌因素以及遗传易感性有关。

（一）病因

1. 食管癌的分子生物学　肿瘤的发生、发展是以癌基因的激活与抑癌基因的失活为基础的，并无肿瘤特异性。

对食管癌的确切发病原因和发生的自然史仍不甚清楚，但已确认食管癌变是一个多阶段进行性发展过程。食管癌易患人群的一个早期特征是食管黏膜上皮细胞的过度增生，形态学上表现为基底细胞增生、间变和原位癌，被认为是食管癌的癌前病变。食管癌前病变的不稳定性发展是其重要的生物学特征之一。这些病变可进一步发展为癌，也可维持数年或更长时间不变，甚至退回到正常状态。

20 世纪 90 年代分子生物学技术发展和进步，认为抑癌基因的失活和/或癌基因的活化（表现为基因的扩增或蛋白过度表达）是肿瘤发生的关键因素。抑癌基因 $p53$ 的变化是迄今为止人类肿瘤研究中发现的发生频率最高的一种生物学改变，几乎涉及所有人类恶性肿瘤的一半以上。最近有关食管癌组织 $p53$ 基因突变、蛋白聚集和杂合子丢失以及对食管癌组织 Rb、APC、MCC 和 DCC 基因杂合子丢失和 $p16$ 基因突变的报道。王立东用免疫组织化学、显微切割法（microdissection）、PCR-SSCP-DNA 序列测定技术、免疫组化选择性 DNA 序列测定技术（immunohisto-selective DNA sequencing）和原位杂交技术对河南食管癌高发区人群食管正常上皮，各级癌前病变组织和癌组织的某些抑癌基因（Rb、$p16$、$Maspin$、$p53$、$WAF-1$、$nm23$ 等）和某些癌基因（$cyclin\ D1$、$EGFR$、Ras、$C-myc$、$c-erb\ B2$、$Bc-2$、$hsl-1$）的蛋白质表达、DNA 突变和 RNA 变化进行初步研究，结果发现，食管癌变的不同阶段，分子生物学变化也不同。例如，早期阶段（基底细胞过度增生和间变）癌基因 $cyclin\ D1$ 和抑癌基因 $WAF-1$ 的变化明显高于癌组织。但是，Ras 基因的变化主要发生在癌变的终末阶段，而癌前病变极少发生。$p53$ 基因的变化贯穿于食管癌整个癌变过程中，但在癌前病变阶段，$p53$ 基因的突变主要发生在第 5 外显子，而癌组织的突变谱较宽，可发生在 5~8 外显子。对食管癌高发区人群的研究发现，食管癌患者血清 p53 抗体水平和检出率明显高于当地正常人。这些结果提示，食管癌变多阶段演进过程是多种分子生物学变化综合作用的结果。研究还发现,同一患者食管上皮可出现连续或孤立性的增生性病变,推测食管癌变发生有两种可能,一种认为是从1个单克隆细胞发展而来;另一种则认为是多克隆起源,即整个食管上皮均暴露和接触环境中的致癌因素,可先后或同时发生发展成肿瘤,即肿瘤的多中心起源。裘宋良在研究早期食管癌切除病理标本中发现96%有互不相连的癌灶。癌灶多在3个以上,最多可达8个。食管黏膜上皮增生,间变和上皮内癌可以连续或间断分布于整个食管黏膜,其最大"生癌野"范围,可达食管全长。

王立东用免疫组化选择 DNA 序列分析方法,对21例原发性食管鳞癌患者癌组织和癌旁基底细胞增生、间变和原位癌病灶的抑癌基因 p53 进行比较研究,在癌灶中发现14例 p53 基因突变(67%)。突变部位分别为第5外显子(4例,占29%),第6外显子(1例,占7%),第7外显子(2例,占14%)和第8外显子(6例,占42%)。1例突变发生在第4内显子(7%)。对14例癌旁上皮基底细胞增生、间变和原位癌病灶的 p53 基因分析发现均有不同数量的基因突变。间质和原位癌组织的 p53 基因突变与癌组织极为相似,但是基底细胞增生病变的 p53 基因突变与癌组织不同,其突变部位均发生在第5外显子。这些研究提示:食管上皮不同部位的孤立病灶出现相似的分子改变,支持食管癌多中心源的理论。

临床上,食管重复癌并非罕见。整个食管上皮接触致癌因素的量或时间的不同,或其他因素的综合作用,可使这些组织先后或同时发展成癌。间变和原位癌直至早期浸润癌的发生,显然是整个食管癌变过程中的阶段性改变。了解这些变化的分子学基础,对筛选敏感的早期诊断的生物学检测指标是非常重要的。

癌旁上皮孤立性基底细胞增生性病变也出现 p53 基因突变的变化,但是这些变化与癌组织的变化不尽一致。过去对食管癌高发区人群普查和随访研究提示,食管上皮细胞异常增生,是食管癌变的早期特征之一。这些病变的生物学特征之一是其具有可逆或双向发展的不稳定性,分子学改变可能是造成这种病变双向发展的重要基础。环境中各种致癌因素的作用,可使食管上皮细胞 DNA 的结构和功能发生改变。出现细胞过度增生,如果不能得到及时的修复,这些早期增生性病变可进一步发展成间变和原位癌,直至早期浸润癌和转移;食管上皮不同部位可先后或同时发生多阶段、进行性的变化过程。

我国流行病学资料显示,食管癌患者有阳性家族史者占24%~61%,具有明显的家族聚集现象。阳性家族史成员有染色体畸变和染色体脆性部位的检出。DNA 修复能力亦明显降低,这些均提示食管癌具有遗传背景。同时说明,在高发区存在着食管癌易感人群。

近年来,大量的病例-对照研究对食管癌组织中的亚甲基四氢叶酸还原酶、细胞色素氧化酶、人8-羟基鸟嘌呤 DNA 糖苷酶1、谷胱甘肽硫转移酶、CYP2A6、CYP2E1、NAT2、XRCC1、XPD、MGMT、p53、CNDD1 和 L-myc 等基因遗传多态性进行了广泛的研究。总的来说,这些遗传多态性与食管癌的相对危险性在2~10。

食管癌患者血清标记物包括:可溶性白介素2受体、超氧化物歧化酶、血清 p53 抗体等。病例对照研究显示,其相对危险度在轻、中度危险的水平。毋庸置疑,以上标记物与食管癌关系的研究,由于操作和检测简单易行,具有很好的应用前景。

2. 食管癌的致癌物与生活环境　一般认为食管癌可能是多种因素所致的疾病。

(1)亚硝胺类化合物:已肯定亚硝胺类化合物有很强的致癌作用。1956年 Magee 和 Bames 用二甲基亚硝胺引起大鼠肝癌。1962年 Schoental 等首次用 N-甲基-N 硝基脲烷诱发大鼠食管癌。近年实验证明,诱发食管癌的亚硝胺类有 20 多种,对冷血和温血动物都能诱发食管各种肿瘤。对称亚硝胺主要引起肝脏肿瘤,不对称亚硝胺主要引起食管癌和咽癌。亚硝胺进入体内的途径虽然不同,但可引起同一种肿瘤,说明亚硝胺有强烈的器官选择性,亚硝胺还可以通过胎盘引起子代动物的肿瘤。但其致癌性受到方式、剂量、生活环境和动物种类的影响。亚硝胺及其前体存在于某些食物蔬菜和饮水中,也可以在体内和体外形成。在食管癌高发区食品中亚硝胺含量比低发区高,食管上皮增生者与食管癌患者的唾液中亚硝盐含量均比食管上皮正常者为高。实验已证明,鱼肝油、干酵母、核黄素、维生素 C、维生素 A、胱氨酸等能阻断胺类的亚硝基化,抑制致癌作用。

（2）真菌:霉变食物可以诱发大鼠或小鼠食管和前胃的癌前病变或鳞状上皮癌,从中分离出的白地霉、黄曲霉、镰刀根霉、交链孢霉和芽枝霉等均能诱发动物肿瘤,这类真菌与亚硝胺有促癌的协同作用。我国的资料证明,高发区居民比低发区食用发酵和霉变的食物较多。

（3）3,4-苯并芘:属于多环芳香烃化合物类,致癌性极强。是接触性致癌,实验动物与之接触的部位发生癌,涂抹皮肤即得皮肤癌,口服即发生食管癌和胃肠癌。这种致癌物质主要来源于脂肪不完全燃烧,如熏、烤、烘干的肉类食品,熏鱼、烤鸭、烧鸡、烤羊肉串等,其表面含量最多。因此少吃煎、炒、烹、炸食物,多吃蒸、煮食物较好。

（4）微量元素的缺乏:研究表明,水和食物中缺乏钼、锌、铁、硒和氟等,对动物的生长、发育、组织的创伤修复有一定影响,也可能使植物中硝酸盐聚集,为合成亚硝胺提供前身物。钼缺乏时,粮食易被真菌污染,直接或间接与食管癌的发生有关。据调查,我国食管癌高发区人体外环境中钼、铜、铁、锌、镍均偏低;非洲特兰斯开的土壤、粮食、饮水和食管癌患者的血清中有缺钼现象。

（5）饮食习惯:食物的物理性刺激如热、粗、硬,吸烟,饮酒,吃酸菜,咀嚼槟榔以及营养缺乏等似与食管癌的发生有一定的关系。国内外资料曾支持饮酒与食管癌发生有关。既吸烟又饮酒比单一嗜好发生食管癌的机会多,饮酒与吸烟有协同致癌作用。

（6）高发区的居民吸烟很普遍,主要是吸纸烟。流行病学研究注意到,吸烟量的增加及吸烟时间延长,烟草中亚硝胺等致癌物在体内的积蓄也会增加,发病的危险随之提高。

（7）食管慢性炎症:长期食管慢性炎症与癌变有密切关系,如细胞学普查发现食管癌高发区食管炎的发病率也随之增高。这些地区多数人不注意口腔卫生。

（8）生活环境污染:汽车、火车、飞机的排气,木材燃烧、垃圾的火化处理,以及家庭做饭取暖,都排出大量有害物质。农业上使用化肥和农药,地理环境、气候条件、土壤性质都与食管癌的发生有关系。从流行病学来看,食管癌常常集中在某一个地区,然后以同心圆向四周扩大,发病率逐渐降低;低山丘陵地区比高山和平原区发病率;多发于干旱降雨量少、温热带;褐土、黄土、棕色土以及碱性土壤发病率高。

（9）感染因素:人乳头瘤病毒感染者罹患食管鳞癌的风险比普通人群升高近 3 倍。

（10）食管固有疾病发生癌变:食管本身存在某些疾病最后演变成食管癌。

1）普卢默-文森综合征(Plummer-Vinson syndrome):即缺铁性吞咽困难综合征,本病主要是缺乏铁和维生素［烟酰胺(nicotinamide)、乳黄素(lactoflavin)］,引起口腔、咽和食管上皮萎缩硬化,出现吞咽困难症状。Larrson 报道这种疾病上消化道癌的发病率高,特别是颈段食管癌和咽下癌,如矫正缺铁性贫血,肿瘤的发病率即可降低。

2）巴雷特食管:食管下段的鳞状上皮被化生的柱状上皮所代替谓之巴雷特食管,该处容易癌变,发生腺癌的危险高数十倍,甚至100多倍。还有报道硬皮病患者的食管癌发病率高。

3）食管瘢痕狭窄:资料证实,食管癌是食管化学烧伤瘢痕狭窄的晚期并发症。实验也证实在食管狭窄部位发生肿瘤的机会多。其原因可能是食管上皮损伤后狭窄,口腔分泌物和食物滞留,感染长期慢性刺激的结果,其发生率可达2.5%。Kivirant估计食管碱性烧伤后癌的发生率,至少比一般人高1 000倍,多数在烧伤后15~25年发生。

4）贲门失弛缓症:贲门失弛缓症的晚期常并发食管鳞状细胞癌,发生率在0.3%~4.0%之间。其原因是扩张的食管潴留大量食物,食管黏膜长期接触致癌物质和吞咽物质的刺激,致使上皮增生间变最后癌变。

5）憩室:文献屡有报道食管憩室癌变,其发生率在0.5%~1.0%。

（二）发病机制

目前对食管癌发病机制的了解还很不够,食管癌的发生和发展是由量变到质变;属多因素引起的多阶段过程。一般由食管黏膜上皮轻度增生到重度增生发展为癌,此过程在一定条件下也可能逆转、抑制和阻断上皮增生。然而,如果高发环境和饮食习惯不能转变,致癌和促癌因素持续存在,癌前期病变难以消除,则必然使癌基因激活(激活途径有基因扩增、重排、易位、缺失、插入及点突变等)和抗癌基因灭活(通过丢失、重排及突变)等机制参与下,成为食管癌的癌变过程而引起发病,并可由原位癌发展成为浸润癌。

（三）病理

1. 食管癌的发生部位　食管癌主要发生在食管中段(50%~60%),下段次之(30%),上段最少(10%~15%)。对于临床上部分胃底贲门癌延伸至食管下段,2017年第8版食管癌TNM分期标准规定:食管胃连接部被重新定义,肿瘤中心距离贲门≤2cm按照食管腺癌进行分期;超过2cm应按照胃癌进行分期。

2. 食管癌的大体类型

（1）早期食管癌:是指病灶局限于黏膜层及黏膜下层,且无淋巴结转移的食管癌,包括原位癌、黏膜内癌和黏膜下癌,相当于TNM分期中$T_1N_0M_0$期。

（2）进展期食管癌:是指病灶突破黏膜下层侵及肌层或外膜,或者同时出现淋巴结转移与远处转移的食管癌,相当于TNM分期除$T_1N_0M_0$之外的分期。

（3）食管癌前疾病和癌前病变(precancerous lesion):癌前疾病是指与食管癌相关并有一定癌变率的良性病变,包括慢性食管炎、巴雷特食管、反流性食管炎、食管憩室、贲门失弛缓症、食管白斑症以及各种原因导致的食管良性狭窄等;癌前病变是指已证实的与食管癌发生密切相关的病理变化,食管鳞状上皮异型增生是食管鳞癌的癌前病变,巴雷特食管相关异型增生是食管腺癌的癌前病变。

3. 食管癌的病理形态分型

（1）早期食管癌:按其形态可分为充血型、隐伏型、糜烂型、斑块型和乳头型。充血型是食管癌最早期的表现,多为原位癌;斑块型最多见,癌细胞分化较好;糜烂型次之,癌细胞分化较差;乳头型癌细胞分化一般较好。

1）隐伏型:全部为原位癌,肉眼观察仅为癌变处食管黏膜色泽较深或黏膜粗糙,无隆起和凹陷,无明显异常,只能靠脱落细胞学阳性或组织切片作为依据。

2)糜烂型:黏膜表面轻度糜烂或凹陷,四周轻度隆起,边缘形状不规则,呈地图状,与正常组织分界清楚。

3)斑块型:黏膜局限性隆起呈灰白色斑块状,与正常黏膜分界清晰,斑块最大直径小于2cm,切面质地致密,厚度在3mm以上,少数斑块表面可见有轻度糜烂,黏膜纵行皱裂变粗或中断,有时病变范围较大,可累及全周,病理为早期浸润癌,可浸及黏膜肌层或黏膜下层。

4)乳头型或隆起型:肿瘤呈乳头或息肉状明显隆起,向腔内突出,基底有一窄蒂或宽蒂,肿瘤直径1~3cm,表面有糜烂及炎性渗出,切面为灰白色均质状。此型较少见。

(2)进展期食管癌:可分为髓质型、蕈伞型、溃疡型、缩窄型、腔内型和未定型。

1)髓质型:肿瘤局部食管壁明显增厚,多累及食管周径的大部或全部,约有半数超过5cm,并向管腔及肌层深部浸润可累及周围器官,肿瘤表面常有深浅不一的溃疡,瘤体切面均匀致密呈灰白色。此型最为多见,约占60%。

2)蕈伞型:肿瘤呈卵圆形或蘑菇状,向食管腔内突出,肿块边缘隆起外翻,表面有浅溃疡,肿瘤多侵犯食管壁一侧,较少累及周围器官,切面可见肿瘤已浸润食管壁深层。此型也较多见,约占15%,手术切除率高。

3)溃疡型:肿瘤呈一深溃疡,边缘不齐稍有隆起,穿入食管壁,溃疡基部深入肌层甚至引起食管穿孔,常累及周围组织,肿瘤侵犯食管壁的一侧,溃疡表面可有炎性渗出。此型约占12%。

4)缩窄型:肿瘤呈明显的环形狭窄,累及食管全周,引起梗阻,缩窄上段食管明显扩张,病变范围一般均在5cm以下,但临床症状显著,肿瘤切面结构致密,富于增生结缔组织,癌组织多浸润食管肌层,有时穿透食管全层。此型约占10%,手术效果最差。

5)腔内型:肿瘤呈圆形或卵圆形息肉状向腔内突出,常有较宽的基底与食管壁相连,瘤体可很大,侵犯食管壁一部分,表面有糜烂或不规则小溃疡、此型最少,约占3%,手术切除率较高,但远期疗效并不理想。

6)未定型:少数中、晚期食管癌不能归入上述各型者,称为未定型。

4. 食管癌的组织学类型 我国常见的食管癌病理组织学类型为食管鳞状细胞癌(esophageal squamous cell carcinoma)是食管鳞状细胞分化的恶性上皮性肿瘤;食管腺癌(esophageal adenocarcinoma)是主要起源于食管下1/3的BE的腺管状分化的恶性上皮性肿瘤,偶尔起源于上段食管的异位胃黏膜或黏膜和黏膜下腺体。其中鳞癌包括基底细胞样鳞癌、疣状癌、梭形细胞鳞癌等;其他还有腺鳞癌、黏液表皮样癌、腺样囊性癌、小细胞癌、未分化癌以及非上皮性恶性肿瘤等。我国90%的食管癌为鳞状细胞癌,少数为腺癌。鳞癌和腺癌根据其分化程度分为高分化、中分化和低分化。

5. 食管癌的分段及临床病理分期

(1)食管癌病变部位的分段标准

1)颈段:自食管入口或环状软骨下缘起至胸骨柄上缘平面,距上中切牙约18cm。

2)胸段:①胸上段:自胸骨柄上缘平面至气管分叉平面,距上中切牙约24cm;②胸中段:自气管分叉平面至食管胃连接部全长的上半,其下界约距上中切牙32cm;③胸下段:自气管分叉平面至食管胃连接部全长的下半,其下界约距上中切牙40cm(胸下段亦包括食管腹段)。

跨段病变应以中点归段,如上下段长度相等,则归上面一段。

（2）食管癌 TNM 分期：

1）食管癌的 T（原发肿瘤）分级标准

T_x：原发肿瘤不能测定；

T_0：无原发肿瘤证据；

T_{is}：重度不典型增生；

T_1：肿瘤只侵及黏膜固有层或黏膜下层；

　　T_{1a}：肿瘤侵及黏膜固有层或黏膜肌层；

　　T_{1b}：肿瘤侵及黏膜下层；

T_2：肿瘤侵及肌层,肿瘤长度 >5cm。肿瘤任何大小产生阻塞或侵及全周者；

T_3：肿瘤侵及食管纤维膜；

T_4：肿瘤侵及邻近器官；

　　T_{4a}：肿瘤侵及胸膜、心包、奇静脉、膈肌或腹膜；

　　T_{4b}：肿瘤侵及其他邻近结构如主动脉、椎体或气道。

2）食管癌的 N（区域淋巴结）分级标准；

N_x：区域淋巴结不能测定；

N_0：无区域淋巴结转移；

N_1：1~2 个区域淋巴结转移；

N_2：3~6 个区域淋巴结转移；

N_3：≥7 个区域淋巴结转移。

食管癌的区域淋巴结定义：

A. 颈部淋巴结：左侧颈部喉返神经旁,右侧颈部喉返神经旁,左侧颈深下组,右侧颈深下组,左侧锁骨上,右侧锁骨上。

B. 胸部淋巴结

C201 组：右侧喉返神经旁淋巴结（右侧迷走神经折返起始部至右侧锁骨下动脉末端之间右侧喉返神经周围淋巴结及脂肪组织）。

C202 组：左侧喉返神经旁淋巴结（气管上 1/3 左侧缘,主动脉弓上缘的左侧喉返神经周围淋巴结及脂肪组织）。

C203 组：胸上段食管旁淋巴结（从肺尖至奇静脉弓下缘之间气管前后淋巴结）。

C204 组：气管旁淋巴结（右侧迷走神经旁至食管旁,气管右侧面淋巴结）。

C205 组：隆突下淋巴结（位于气管与左、右主气管分叉下的淋巴结）。

C206 组：胸中段食管旁淋巴结（气管分叉至下肺静脉下缘间食管周围淋巴结）。

C207 组：胸下段食管旁淋巴结（下肺静脉下缘至食管胃连接部间食管旁淋巴结）。

C208 组：下肺韧带淋巴结（紧贴右下肺静脉下缘,下肺韧带内的淋巴结）。

C209 组：膈肌旁淋巴结（右侧心膈角淋巴结）。

C. 腹部淋巴结：贲门旁,胃左动脉旁及胃小弯旁,腹腔动脉干旁,脾动脉干旁,肝总动脉干旁。

3）食管癌的 M（区域以外的淋巴结或器官转移-远处转移）分级标准

M_x：远处转移不能评估；

M_0：无远处转移；

M_1:有远处转移。

4）食管癌的 G（癌细胞的分化程度）分级标准

A. 食管鳞癌

G_x:分化程度无法评估；

G_1:高分化癌,>95% 肿瘤为分化较好的腺体组织；

G_2:中分化癌,50%~95% 肿瘤为分化较好的腺体组织；

G_3:低分化癌,肿瘤呈巢状或片状,<50% 有腺体组织；

G_3 腺癌:未分化癌,癌组织进一步检测为腺体组织时。

B. 食管腺癌

G_x:分化程度无法评估；

G_1:高分化癌,伴角质化,及伴颗粒层形成和少量非角质化基底样细胞成分,肿瘤细胞排列呈片状、有丝分裂数少；

G_2:中分化癌,组织学特征多变,从角化不全到低度角化,通常无颗粒形成；

G_3:低分化癌,通常伴有中心坏死,形成大小不等的巢样结构,巢主要由肿瘤细胞片状或铺路样分布组成,偶可见角化不全或角质化细胞；

G_3 鳞癌:未分化癌,癌组织进一步检测为鳞状细胞组分或仍为未分化癌时。

5）食管癌的 L（癌变位于食管的位置）分级标准

Lx:位置无法评估；

U:颈段食管至奇静脉弓下缘；

M:奇静脉弓下缘到肺下静脉下缘；

L:肺下静脉下缘到胃,包括食管胃连接部。

6）食管鳞状细胞癌病理 TNM（pTNM）预后分期（表 4-1-1）

表 4-1-1　食管鳞状细胞癌病理 TNM（pTNM）预后分期

分期	T	N	M	组织学分级	部位
0	T_{is}（HGD）	N_0	M_0		任何部位
IA	T_{1a}	N_0	M_0	高分化	任何部位
	T_{1a}	N_0	M_0	分化程度不确定	任何部位
IB	T_{1a}	N_0	M_0	中或低分化	任何部位
	T_{1b}	N_0	M_0	任何分化	任何部位
	T_{1b}	N_0	M_0	分化程度不确定	任何部位
	T_2	N_0	M_0	高分化	任何部位
IIA	T_2	N_0	M_0	中或低分化	任何部位
	T_2	N_0	M_0	分化程度不确定	任何部位
	T_3	N_0	M_0	任何分化	下段食管
	T_3	N_0	M_0	高分化	上或中段食管

续表

分期	T	N	M	组织学分级	部位
ⅡB	T_3	N_0	M_0	中或低分化	上或中段食管
	T_3	N_0	M_0	分化程度不确定	任何部位
	T_3	N_0	M_0	任何分化	部位不确定
	T_1	N_1	M_0	任何分化	任何部位
ⅢA	T_1	N_2	M_0	任何分化	任何部位
	T_2	N_1	M_0	任何分化	任何部位
ⅢB	T_2	N_2	M_0	任何分化	任何部位
	T_3	N_{1-2}	M_0	任何分化	任何部位
	T_{4a}	N_{0-1}	M_0	任何分化	任何部位
ⅣA	T_{4a}	N_2	M_0	任何分化	任何部位
	T_{4b}	N_{0-2}	M_0	任何分化	任何部位
	任何 T	N_3	M_0	任何分化	任何部位
ⅣB	任何 T	任何 N	M_1	任何分化	任何部位

注：HGD，高级别上皮内瘤变/异型增生。肿瘤部位按照肿瘤中心的位置分段(分上、中、下段，上段 = 颈段 + 胸上段，中段 = 胸中段；下段 = 胸下段 + 腹段)。

7) 食管腺癌病理 TNM(pTNM)预后分期(表 4-1-2)

表 4-1-2   食管腺癌病理 TNM(pTNM)预后分期

分期	T	N	M	组织学分级
0	T_{is}(HGD)	N_0	M_0	
ⅠA	T_{1a}	N_0	M_0	高分化
	T_{1a}	N_0	M_0	分化程度不确定
ⅠB	T_{1a}	N_0	M_0	中分化
	T_{1b}	N_0	M_0	高或中分化
	T_{1b}	N_0	M_0	分化程度不确定
ⅠC	T_1	N_0	M_0	低分化
	T_2	N_0	M_0	高或中分化
ⅡA	T_2	N_0	M_0	低分化
	T_2	N_0	M_0	分化程度不确定
ⅡB	T_3	N_0	M_0	任何分化
	T_1	N_1	M_0	任何分化
ⅢA	T_1	N_2	M_0	任何分化
	T_2	N_1	M_0	任何分化
ⅢB	T_2	N_2	M_0	任何分化
	T_3	N_{1-2}	M_0	任何分化
	T_{4a}	N_{0-1}	M_0	任何分化

续表

分期	T	N	M	组织学分级
ⅣA	T_{4a}	N_2	M_0	任何分化
	T_{4b}	N_{0-2}	M_0	任何分化
	任何 T	N_3	M_0	任何分化
ⅣB	任何 T	任何 N	M_1	任何分化

注:HGD,高级别上皮内瘤变/异型增生。

8)食管鳞状细胞癌临床 TNM 分期(cTNM staging)预后分期(表 4-1-3)

表 4-1-3　食管鳞状细胞癌临床 TNM 分期(cTNM staging)预后分期

分期	T	N	M
0	T_{is}(HGD)	N_0	M_0
Ⅰ	T_1	N_{0-1}	M_0
Ⅱ	T_2	N_{0-1}	M_0
	T_3	N_0	M_0
Ⅲ	T_3	N_1	M_0
ⅣA	T_{1-3}	N_2	M_0
	T_4	N_{0-2}	M_0
ⅣB	任何 T	N_3	M_0
	任何 T	任何 N	M_1

注:HGD,高级别上皮内瘤变/异型增生。

9)食管腺癌临床 TNM 分期(cTNM staging)预后分期(表 4-1-4)

表 4-1-4　食管腺癌临床 TNM 分期(cTNM staging)预后分期

分期	T	N	M
0	T_{is}(HGD)	N_0	M_0
Ⅰ	T_1	N_{0-1}	M_0
ⅡA	T_1	N_1	M_0
ⅡB	T_2	N_0	M_0
Ⅲ	T_2	N_1	M_0
	T_3	N_{0-1}	M_0
	T_{4a}	N_{0-1}	M_0
ⅣA	T_{1-4a}	N_2	M_0
	T_{4b}	N_{0-2}	M_0
	任何 T	N_3	M_0
ⅣB	任何 T	任何 N	M_1

注:HGD,高级别上皮内瘤变/异型增生。

6. 食管癌的转移途径

（1）直接浸润：早、中期的食管癌主要为壁内扩散，晚期食管上段癌可侵入喉部、气管及颈部软组织，甚至侵入甲状腺；中段癌可侵入支气管，形成支气管-食管瘘，也可以侵入胸导管、奇静脉、肺门及肺组织，部分可侵入肺动脉，引起大出血致死；下段癌可累及心包。受累频度最高者为肺和胸膜。食管壁因缺少浆膜层，因此食管癌的直接浸润方式对分期和治疗很重要。

（2）淋巴转移：淋巴转移是食管癌转移的最主要方式，淋巴转移是判断食管癌患者预后的重要因素，好发的淋巴结转移部位依次为纵隔、腹部、气管及气管旁、肺门及支气管等。

（3）血行转移：多见于晚期患者，常见的转移部位依次为肝、肺、骨、肾、肾上腺、胸膜、网膜、胰腺、甲状腺和脑等。

二、中医认识

食管癌病位在食管，属胃气所主，病变脏腑虽在于胃，又与肝、脾、肾三脏密切相关。病因以里虚为本，为脾胃气虚、七情所伤、酒食过度损伤脾胃所致。气血津液运行受阻，气滞、痰阻、血瘀阻滞于食管，使食管狭窄；或造成津伤血耗，失于濡润，食管干涩，发为本病。

1. 七情内伤 七情内伤，因忧思抑郁，或恼怒伤肝而成。忧思伤脾，脾伤则气结，水湿失运，滋生痰湿，痰气相搏，阻于食管；或恼怒伤肝，肝郁气滞，气滞血瘀，气血不通，气、痰、瘀胶结，阻于食管，致食管不通，哽噎不下。明代邵达在《订补明医指掌》中指出："（噎膈）多起于忧郁，忧郁则气结于胸，臆而生痰，久则痰结成块，胶于上焦，道路窄狭，不能宽畅，饮或可下，食则难入，而病已成矣。"

2. 酒食所伤 嗜酒无度，过食肥甘，恣食辛辣，或助湿生热，酿成痰浊，阻塞食管，或津伤血燥，失于濡润，食管干涩，均可引起咽下噎塞而成噎膈。明代邵达在《订补明医指掌》中指出："如好酒之徒，患此者必是顽痰，盖酒能发火，火能生痰，胶结不开，阻塞道路，水饮下咽，亦觉痛涩。"清代叶天士在《临证指南医案·噎膈反胃》中也提到："酒湿厚味，酿痰阻气，遂令胃失下行为顺之旨，脘窄不能纳物。"清代何梦瑶在《医碥》中也有："酒客多噎膈，饮热酒者尤多，以热伤津液，咽管干涩，食不得入也。"皆强调了酒湿痰浊致病的作用。

3. 瘀血内阻 明代以后的医家认为噎膈发生多与瘀血有关。如明代张三锡《医学六要》提出："年高噎膈，饮食屈曲下行，胃口有蓄血也。"明代王肯堂《证治准绳·噎病》认为："食物下咽，屈曲自膈而下，梗涩作微痛，多是瘀血。"清代叶天士《临证指南医案》指出："噎膈之证，必有瘀血顽痰逆气，阻隔胃气。"在此前后有人将噎分五种：有气滞者，有血瘀者，有火炎者，有痰凝者，有食积者，亦表示血瘀成为噎膈发病的主要因素之一。由上可鉴，由于血瘀蕴结，阻隔胃腑，脾气不升，胃气失降，食入难下而成噎膈。亦可由恚怒伤肝，肝伤则气郁，气郁则血液运行不畅，积为血瘀，气郁可以化火，炼液成痰，胃腑痰瘀积热，可以耗阴伤津，阴津枯槁，呈现痰积、瘀阻、津伤、血燥之象，由于瘀毒蓄阻，灼伤咽管，成为噎膈。

4. 肾虚不足 患者年迈肾虚，或素体肾亏，或纵欲太过，致真阴亏损，阴液不足，无以上承濡润咽嗌，食管干涩，咽下噎塞而成噎膈。如《景岳全书》中曰："酒色过度则伤阴，阴伤则津血枯涸，气不行则噎膈病于上，精血枯涸则燥结病于下。"《金匮翼》则强调："噎膈之病，大都年逾五十者，是津液枯槁者居多。"

食管癌的病因以内伤饮食、情志不遂、脏腑失调为主，其邪表现为气滞、痰浊、血瘀，其虚为阴津亏乏,发病与脾、胃、肝、肾诸脏相关。胃主受纳,脾主运化,脾为胃行其津液,若脾失健运,可聚湿生痰,阻于食管。胃气之和降,赖肝之条达,若肝失疏泄,则胃失和降,气机郁滞,甚则气滞血瘀,食管狭窄。中焦脾胃赖肾气的濡养和温煦,如肾阴不足,失于濡养,食管干涩,均可发为噎膈。噎膈由轻转重,常由胃而病及脾、肝、肾,变证丛生。肝脾肾功能失调,导致气、痰、血互结,津枯血燥,致食管狭窄、食管干涩,是食管癌的基本病机。

【诊断】

一、辨病

(一)临床表现

1. 早期症状 在食管癌始发期和发展早期,局部病变处于相对早期阶段,其症状可能与局部病变刺激食管所致,出现下列不同的感觉。

(1)咽物梗塞感:偶尔在食物下咽时出现轻微的发噎和阻塞感,常由进食馒头、烙饼或不易嚼烂的食物而引起。

(2)胸骨后疼痛:进食时胸骨后不适或轻微疼痛,有时为针刺、烧灼或牵拉摩擦样疼痛,多隔数日间断出现。

(3)食管内异物感:部分患者出现与进食无关的食管内异物感。

(4)咽部干燥及颈部紧缩感:上段食管癌咽物时常有下咽不利、干燥及颈部紧缩、轻微疼痛等症状。

(5)胸骨后闷胀感:少数患者主诉胸骨后闷胀不适,可有嗳气、背沉等症状。

(6)进食缓慢及滞留感:食物行经食管某一部位时有通过缓慢、并有停留感觉。

(7)剑突下疼痛:下段食管癌可引起剑突下或上腹部不适、疼痛、呃逆等情况。

上述症状可以单独存在,亦可数种并存,一般比较轻微而且时间短暂,间歇时间可以长短不一,亦可反复出现,时隐时现,间歇期间可无症状,有持续 1~2 年甚至更长时间。

2. 晚期症状

(1)吞咽困难:吞咽困难是食管癌的典型症状,开始时较轻,仅在进食干硬食物时才有吞咽困难,继之进食普通食物也有困难,之后半流质饮食亦同样受阻,终至唾液和水液亦很难下咽。一般出现明显吞咽困难时,肿瘤常已侵犯食管周径的 50%~70% 以上,并常伴有食管周围组织的浸润和淋巴结转移。吞咽困难开始时常为间歇性,可由食物堵塞或局部水肿等而加重,也可因水肿炎症消退或肿瘤坏死脱落而减轻。但随病情发展,总的趋势为进行性加重且呈持续性,发展比较迅速,如不治疗,多数患者可在梗阻出现后 1 年内死亡。吞咽困难程度与病理类型有关,缩窄型症状显著而持续,溃疡型即使晚期也无显著吞咽困难,髓质型和蕈伞型多有较重吞咽困难,也有 10%~20% 的患者就诊时无明显吞咽困难。

(2)食管反流:常见于食管癌晚期,随着肿瘤增大而致食管梗阻,引起肿瘤上端食管扩张,食物和液体滞留;亦可由食管癌浸润和炎症反射性地引起食管腺和唾液腺分泌增加所致。继之由黏液积存过多而反流;或于第二次进食后发生呕吐大量黏液,夹杂少量食物的置换性反流。少数患者可发生呛咳甚至吸入性肺炎。反流物常为泡沫状黏液,有时呈血性,或混杂宿食及肿瘤坏死脱落组织碎块,具有发酵酸臭气味。梗阻严重时,反流物更多,有些可达 1 000ml/d 以上。

（3）疼痛:胸骨后或背部肩胛间区持续性钝痛或烧灼痛,特别在进热食、粗食或酸性刺激性食物时疼痛症状明显。常提示食管癌已有向外浸润,出现食管周围炎或纵隔炎,亦可由食管癌引起深层溃疡所致。食管下胸段或近贲门部癌引起的疼痛多发生于上腹部。疼痛严重影响入睡或伴发热者,不但手术切除可能性较小,还应注意肿瘤穿孔的可能。

（4）出血:食管癌患者可发生呕血和黑便,往往是癌性溃疡出血或因癌侵犯并破溃及肺或较大血管所致,特别是大量急性呕血可以是食管癌侵入胸主动脉引起的致死性出血,对有穿透性溃疡患者在 CT 显示癌瘤侵犯胸主动脉者,更应注意出血的可能。

（5）发音嘶哑:常由癌瘤直接侵犯或转移淋巴结压迫喉返神经而引起,亦可由吸入性炎症引起的喉炎所致。间接喉镜检查可以帮助鉴别。

（6）体重减轻和厌食:因食管梗阻而使进食明显减少,营养情况渐趋低下,消瘦、脱水等相继出现,但患者一般仍有食欲。当患者在短期内体重急骤减轻并出现厌食症状时常提示癌瘤已有广泛转移。

3. 终末期症状和并发症

（1）恶病质、脱水、衰竭:由食管梗塞而致滴水不进和全身消耗所致,常同时伴有水和电解质紊乱低蛋白血症等。

（2）直接浸润引起的相应病变:癌瘤浸润穿透食管,侵犯邻近的纵隔、气管、支气管、肺门、心包、大血管等处周围组织。如有食管癌所致穿孔,使食物、消化液、细菌迅速进入这些地区,可以引起食管纵隔瘘、纵隔炎、纵隔脓肿、食管气管瘘、肺炎、肺脓肿、肺不张、心脏压塞、食管主动脉瘘及致死性喷射状大出血等病理变化。

（3）全身广泛转移引起的相应症状:如腹水、黄疸、气管压迫致呼吸困难、声带麻痹、昏迷、骨痛等。

4. 体征

（1）早期大多数食管癌患者无明显相关阳性体征。

（2）晚期可出现消瘦、贫血、营养不良、失水或恶病质等体征。

（3）当癌发生远处转移时患者近期可出现头痛、恶心或其他神经系统症状和体征,骨痛,肝大,皮下结节,颈部淋巴结肿大等提示的可能。仔细检查锁骨上等浅表淋巴结有无转移肿大。有肝、肺重要脏器转移及腹水和胸腔积液等体征。亦有少数病例先发现甲状腺、骨骼或其他脏器的远处转移体征,随后再发现在食管有原发病灶者。

（二）实验室及其他检查

1. 血液生化检查　对于食管癌,目前无特异性血液生化检查。食管癌患者血液碱性磷酸酶或血钙升高考虑骨转移的可能,血液碱性磷酸酶、天冬氨酸转氨酶、乳酸脱氢酶或胆红素升高考虑肝转移的可能。进食不适感,特别是晚期吞咽困难的食管癌患者,可用前白蛋白和白蛋白水平评估患者营养状况。食管癌患者可通过癌胚抗原（CEA）、CA19-9、糖类抗原72-4（CA724）、细胞角蛋白片段19、组织多肽特异性抗原和鳞状上皮细胞癌抗原联合检测可明显提高阳性率。血清六项肿瘤标志物的检测可为判断食管癌临床分期提供参考指标,但不能对食管癌的早期发现、早期诊断提供帮助。此外,一些其他肿瘤患者血清也会出现这些肿瘤标志物的升高,因此这六项肿瘤标志物并不具有特异性。

2. 食管黏膜脱落细胞检查 主要用于食管癌高发区现场普查。吞入双腔塑料管线套网气囊细胞采集器,充气后缓缓拉出气囊,取套网擦取物涂片做细胞学检查。阳性率可达90%以上,常能发现一些早期病例。

3. 影像学检查

(1)食管 X 线检查:是可疑食管癌患者影像学诊断的首选。早期食管癌 X 线造影的征象有:①黏膜皱襞增粗、迂曲及中断;②食管边缘毛刺状;③小充盈缺损与小龛影;④局限性管壁僵硬或有钡剂滞留。中晚期病例可见病变处管腔不规则狭窄、充盈缺损、管壁蠕动消失、黏膜紊乱、软组织影以及腔内型的巨大充盈缺损。结合病理基础,各型 X 线征象如下:①髓质型,食管造影显示明显的充盈缺损,不同程度的管腔狭窄,其上下缘与食管正常境界呈斜坡形,病变区黏膜消失或破坏,常伴有大小不等的龛影,有较明显的钡餐通过受阻,偶见软组织阴影,上部食管有较明显扩张;②蕈伞型,多显示不规则而较长的充盈缺损,其上下缘呈圆形隆起,界限清楚,经常在充盈缺损区有溃疡龛影和黏膜破坏紊乱,钡剂通过轻度受阻,上部食管轻度或中度扩张;③溃疡型,造影显示大小和形状不同的龛影,在切线位可见龛影深入食管壁内,甚或侵入食管的正常轮廓之外,正面龛影则表现为圆形或形状不整的局限性钡餐影残留,溃疡边缘凸起者,X 线检查可见"半月征",钡餐通过无明显受阻,或管腔轻度狭窄,上部食管亦多无扩张;④缩窄型,可见典型的环形狭窄或漏斗状梗阻,病变局限,多为2~3cm、边缘整齐,局部黏膜消失,钡餐通过高度受阻,上部食管显著扩张;⑤腔内型,肿瘤呈息肉状向腔内生长,有短蒂,造影显示病变上下缘呈锐角可见清晰弧形边,如倒杯状,病灶所在管腔呈梭形扩张,黏膜皱褶消失,钡剂通过顺利。此外应尽可能采用低张双对比方法。对隐伏型等早期食管癌无明确食管造影阳性征象者应进行食管镜检查,对食管造影提示有外侵可能者应进行胸部 CT 检查。

(2)CT 检查:可清晰显示食管与邻近纵隔器官的关系。如食管壁厚度 >5mm,与周围器官分界模糊,表示有食管病变存在。胸部 CT 检查目前主要用于食管癌临床分期、确定治疗方案和治疗后随访,增强扫描有利于提高诊断准确率。推荐检查胸部 + 上腹部增强 CT 扫描,如果病变位于颈部或胸段食管癌距环咽肌 <5cm,建议行颈部 + 胸部 + 上腹部 CT 扫描,如果患者有 CT 静脉造影的禁忌证,可以考虑(颈部)胸部/上腹腔平扫 CT、颈部及腹部超声。CT能够观察肿瘤外侵范围,T 分期的准确率较高,可以帮助临床判断肿瘤切除的可能性及制订放疗计划;对有远处转移者,可以避免不必要的探查术。但 CT 扫描难以发现早期食管癌,组织分辨率不高,无法准确评估肿瘤外侵情况及小淋巴结转移情况。关于临床分期,CT 判断 T分级的准确度 58% 左右,判断淋巴结转移的准确度 54% 左右,判断远隔部位如肝、肺等处转移的准确度 37%~66%。

在 CT 扫描上,食管癌外侵表现为食管与邻近器官间的脂肪层消失,器官间分界模糊不清。颈胸段食管癌表现为肿块向前挤压气管,形成气管压迹。轻者显示气管后壁隆起,突向气管腔内;重者肿瘤能将气管推向一侧,气管受压变形,血管移位。中胸段食管癌表现为食管壁增厚。肿瘤向前侵犯,使食管与主动脉弓下、气管隆嵴下的脂肪间隙变窄甚至消失而分界不清。尤其在气管向前移位,重者可使气管壁受压变成弯形。肿瘤向右侵犯表现为食管壁增厚,奇静脉窝变浅甚至消失。向左后侵犯表现为食管与降主动脉间的界线模糊不清。下胸段食管癌由于肿瘤的外段扩展,CT 扫描显示左心房后壁出现明显压迹。由于 CT 扫描不能显示食管黏膜和管壁的层次,因此难以发现早期食管癌。当食管癌外侵膈肌后,常转移到腹膜后和腹腔动脉旁淋巴结,CT扫描可发现该处淋巴结肿大,此外还可发现有无肝内转移。

(3)磁共振成像(MRI):无放射性辐射,组织分辨率高,可以多方位、多序列成像,对食管癌病灶局部组织结构显示优于CT。特别是高场强磁共振设备的不断普及和发展,使磁共振扫描速度大大加快,可以和CT一样完成薄层、多期相动态增强扫描,对病变侵犯范围、与周围器官的关系及淋巴结的检出率均有提高。另外,功能成像技术(如弥散加权成像、灌注加权成像和波谱分析)均可为病变的检出和定性提供有价值补充信息。磁共振检查组织分辨率高,多平面、多参数扫描,可以比CT更有效评估肿瘤分期;不足之处在于扫描时间较长,受呼吸及心跳伪影干扰较多,一般不用于疗效评价。MRI比较适合于颈段食管及上胸段食管的检查,因为这些部位受呼吸运动和心脏搏动的影响较小。食管癌的比较重要表现是病变处出现就组织肿块,在T_1加权像近于肌肉信号,T_2加权像较肌肉信号明显高。矢状位扫描尤其是T_2加权像有利于测定癌瘤的长度,明确癌瘤与气管隆嵴、左肺动脉以及降主动脉的关系。横轴位扫描对于纵隔淋巴结肿大的显示有其价值。冠状位扫描可以较好地显示食管癌的纵隔转移。

(4)超声检查:超声通常并不能显示食管病灶,食管癌患者的超声检查主要应用于颈部淋巴结、肝脏、肾脏等部位及脏器转移瘤的观察,为肿瘤分期提供信息。超声还可用于胸腔、心包腔积液的检查及抽液体前的定位。超声引导下可对颈部淋巴结、实质脏器的转移瘤进行穿刺活检获得标本进行组织学检查。

(5)正电子发射计算机体断层显像(PET/CT):正电子发射计算机体断层显像(PET/CT)可确定食管癌原发灶的范围,了解周围淋巴结有否转移及转移的范围,准确判断肿瘤分期。与胃镜及螺旋CT相比,18F-氟代脱氧葡萄糖(^{18}F-FDG)PET/CT在食管癌病灶检测方面有更高的灵敏度及特异度,因而能更精确地进行TNM分期。PET检查较胸部CT能发现更多的远处转移。在常规检查阴性的患者中,PET可以发现15%~20%的患者存在远处转移。另外PET/CT还可用于食管癌的疗效评价,术前放疗及化疗均推荐应用PET/CT检查,目前认为PET/CT是用于评估治疗效果和预后指标前景发展很好的检查工具。建议局部进展期食管癌在手术前、术前治疗时、根治性放化疗时,应用PET/CT或PET提高分期检查的准确度,和作为术前治疗、根治性放化疗后常规评价疗效手段的补充。但最大标准摄取值和治疗后行PET/CT的时间尚没有统一标准化,治疗后行PET/CT的时间可能会影响PET/CT判断的准确度。因为在某些情况下如放射性食管炎和与活检相关的炎症发生时实施PET/CT可能影响对于病灶的判读。因此,建议在治疗后2周,且无任何活检检查的情况下进行PET/CT检查。对于无远处转移的患者来说,PET/CT评估范围为颅底至大腿根部。对于怀疑远处转移者应考虑全身检查。

4. 内镜检查与活组织检查　是食管癌诊断中最重要的手段之一,对于食管癌的定性定位诊断和手术方案的选择有重要的作用,是拟行手术治疗的患者必需的常规检查项目,可直接观察病灶的形态,并可在直视下做活组织病理学检查,以确定诊断。此外,内镜检查前必须充分准备,建议应用去泡剂和去黏液剂,仔细观察各部位,采集图片,对可疑部位应用碘染色和放大技术进一步观察,进行指示性活检,这是提高早期食管癌检出率的关键。提高食管癌的发现率,是现阶段降低食管癌病死率的重要手段之一。

（1）白光内镜：主要表现为，①红区，即边界清楚的红色灶区，底部平坦；②糜烂灶，多为边界清楚的红色糜烂灶；③斑块，多为边界清楚的类白色稍隆起的斑块样病灶；④结节，长径在1cm以内结节样病灶，其隆起的表面黏膜粗糙或糜烂；⑤黏膜粗糙，指病变不规则，漫无边界；⑥局部黏膜下血管网紊乱，缺失或阻断。

（2）色素内镜：利用染料使病灶与正常黏膜在颜色上形成鲜明对比，可清晰显示病灶范围，并指导指示性活检。最常用染料为碘液，可选染料还包括甲苯胺蓝（食管黏膜不着色，但癌组织可染成蓝色）等，也可以联合使用碘液与甲苯胺蓝，碘液与醋酸等组合。碘液通常选用卢戈（Lugol）碘液，其染色的原理是：早期食管癌及食管的不典型增生由于其内的高消耗状态导致糖原含量减少或消失，遇碘后染色较浅或消失，从而与正常食管黏膜染色后显示的棕色明显区分开。碘染色对筛查人群早期食管癌的检出率可达1.6%~4.6%。

（3）电子染色内镜：通过特殊的光学处理实现食管黏膜的电子染色，突出病变特征，可弥补色素内镜碘液过敏及耗时长等不足，同时联合放大内镜可对食管早期病变进行细微结构的观察及评估。不同波长的光对消化道黏膜或黏膜内成分、黏膜内结构的穿透能力不同是电子染色技术的基本原理。常用的电子染色技术包括：①窄带成像技术（narrow band imaging，NBI），应用滤光器将内镜光源的宽带光谱过滤掉，留下绿光和蓝光的窄带光谱，将上皮内乳头状毛细血管袢（intraepithelial papillary capillary loop，IPCL）和黏膜的细微变化显现出来，NBI下病变黏膜呈褐色；②蓝激光成像技术（blue laser imaging，BLI）可得到更大的景深并保证亮度；③联动成像技术（linked color imaging，LCI），LCI下病变黏膜发红；④智能染色技术（i-scan）在表面增强、对比度、色调处理方面有了很大提升。

（4）放大内镜检查术（magnifying endoscopy，ME）：可将食管黏膜放大几十倍甚至上百倍，进而观察黏膜的微结构和微血管形态的细微变化，与电子染色内镜结合可使病变细微结构显示得更清楚，便于早期食管癌分化及浸润深度的评价及诊断。2012年日本食道学会公布了放大内镜与电子染色技术联合应用下早期食管癌的分类标准（简称AB分类）。

（5）超声内镜检查术（endoscopic ultrasonography，EUS）：能精确地测定病变在食管壁内浸润的深度，可以发现壁外异常肿大的淋巴结，能区别病变位于食管壁内还是壁外。早期食管癌的超声内镜表现为管壁增厚、层次紊乱、中断及分界消失的低回声病灶。对肿瘤分期、治疗方案的选择以及预后判断有重要意义。正常食管壁厚4mm，食管癌的声像图表现为各层次模糊或消失，病变处管壁增厚、增厚程度视肿瘤大小而定，局部形成向表面隆起内部不均匀的低回声团块，边缘不规则，透声差。纵隔淋巴结转移，可显示肿大淋巴结呈均低回声。癌瘤浸润大血管壁，形成粘连或压迹时，可使管壁搏动僵硬或消失。T分期的准确度可达74%~86%，但EUS对病变浸润深度诊断的准确度易受病变大小及部位的影响。EUS诊断局部淋巴结转移的灵敏度为80%，明显高于CT（50%）及PET（57%），但特异度（70%）略低于后两者（83%和85%）。EUS对食管癌腹腔淋巴结转移的诊断灵敏度和特异度分别为85%和96%，均高于CT（42%和93%）。EUS-FNA可进一步提高对可疑淋巴结转移的诊断效能。由于超声波穿透力有限，EUS难以用于远处转移的评估，应结合CT、MRI或PET/CT等影像学检查。

（6）共聚焦激光显微内镜：可将组织放大1000倍，从微观角度显示细胞及亚细胞结构，实时提供早期食管癌的组织学成像且精确度较高，实现"光学活检"的效果。

（7）早期食管癌及癌前病变的内镜下分型：一般采用巴黎分型（表4-1-5）。0~Ⅰ型与

0~Ⅱ型的高度差界限,在鳞状上皮(食管)为 1.2mm;0~Ⅱ型与 0~Ⅲ型的高度差界限,在鳞状上皮(食管)为 0.5mm。

表 4-1-5　早期食管癌内镜下巴黎分型

病变形态	形态分型	分期
隆起性病变	带蒂型	0~Ⅰp
	扁平型	0~Ⅰs
浅表性病变	浅表隆起型	0~Ⅱa
	浅表平坦型	0~Ⅱb
	浅表凹陷型	0~Ⅱc
	浅表隆起 + 凹陷型	0-Ⅱa+Ⅱc
	浅表凹陷 + 隆起型	0-Ⅱc+Ⅱa
凹陷型	溃疡型	0~Ⅲ
	溃疡 + 浅表凹陷型	0~Ⅲ+Ⅱc

(8)早期食管癌及癌前病变的内镜下病变层次分类(表 4-1-6):病变局限于上皮内,未突破基底膜,为 M_1(原位癌/重度异型增生)。黏膜内癌分为 M_2 和 M_3,M_2 指病变突破基底膜,浸润黏膜固有层;M_3 指病变浸润黏膜肌层。黏膜下癌根据其浸润深度可分为 SM_1、SM_2、SM_3,即病变分别浸润黏膜下层上 1/3、中 1/3 及下 1/3。对于内镜下切除的食管鳞癌标本,以 200μm 作为区分黏膜下浅层和深层浸润的临界值。

表 4-1-6　早期食管癌 ME+NBI 下 AB 分类

分型	IPCL	浸润深度
TypeA	正常或轻微异常改变	正常鳞状上皮或炎症改变
TypeB	血管形态变化较明显	鳞状细胞癌
B1	全部血管扩张、迂曲、粗细不均、形态不一	侵犯 M_1/M_2
B2	有缺少血管袢的异常血管	侵犯 M_3/SM_1
B3	高度扩张的不规则血管	侵犯 SM_2/更深
AVA(乏血管区)		
小 AVA	AVA 直径 <0.5mm	侵犯 M_1/M_2
中 AVA	AVA 直径 0.5~3.0mm	侵犯 M_3/SM_1
大 AVA	AVA 直径 >3.0mm	侵犯 SM_2/更深

5. 其他检查

(1)心电图:术前筛查患者是否有心律失常及心肌梗死史。

(2)肺功能:术前筛查患者肺容量和肺通气功能及弥散功能。

(3)运动心肺功能:当上述检查不能判断患者的心肺功能是否可以耐受手术时,推荐做运动心肺功能检查进一步判断。

(4)超声心动图:对既往有心脏病史的患者推荐超声心动图检查,明确患者的心脏结构改变和功能状况。

（5）心脏冠脉造影：对高龄和有冠心病史者推荐行心脏冠脉造影检查以明确患者的心脏供血状况和评估手术风险。

（三）诊断要点

早期发现、早期诊断食管癌是提高治疗效果的关键。一般可经过临床症状的仔细询问和观察，食管 X 线钡剂检查，拉网细胞学检查和食管镜检查确诊。中晚期食管癌有明显症状或体征，更容易做出正确诊断，但早期食管癌的诊断常因缺乏明显的症状而延误。对食管癌的高危人群进行筛查，是发现早期食管癌、降低食管癌病死率的关键。食管癌的筛查对象应符合：①年龄超过 40 岁；②来自食管癌高发区；③有上消化道症状；④有食管癌家族史；⑤患有食管癌前疾病或癌前病变者；⑥具有食管癌的其他高危因素（吸烟、重度饮酒、头颈部或呼吸道鳞癌等）。

（四）鉴别诊断

1. 贲门失弛缓症　也称贲门痉挛。由于迷走神经与食管壁内神经丛退行性病变，或对促胃液素过分敏感，引起食管蠕动减弱与食管下端括约肌失弛缓，使食物不能正常通过贲门。一般病程较长，多见于年轻女性，症状时轻时重，咽下困难多呈间歇性发作，常伴有胸骨后疼痛及反流现象，用解痉药常能使症状缓解，反流物内常不含血性黏液。一般无进行性消瘦（但失弛缓症的晚期、梗阻严重时，患者可有消瘦）。X 线检查食管下端呈光滑鸟嘴状或漏斗状狭窄，边缘光滑，吸入亚硝酸异戊酯后贲门渐扩张，可使钡剂顺利通过。内镜活组织检查无癌肿证据可资鉴别。

2. 食管结核　比较少见，一般为继发性，如为增殖性病变或形成结核瘤，则可导致不同程度的阻塞感、吞咽困难或疼痛。病程进展慢，青壮年患者较多，平均发病年龄小于食管癌。常有结核病史，结核菌素试验阳性，有结核中毒症状，内镜活检有助于鉴别。食管结核感染途径可有：①由喉或咽部结核向下蔓延；②结核菌通过肺结核的痰液下咽时直接侵入食管黏膜；③脊柱结核侵及食管；④血行感染播散道食管壁内；⑤食管旁纵隔淋巴结核干酪性变侵蚀食管壁（临床最为常见）。

3. 食管炎、食管裂孔疝并发反流性食管炎　有类似早期食管癌的刺痛或灼痛，X 线检查黏膜纹理粗乱食管下段管腔轻度狭窄，有钡剂潴留现象，部分病例可见黏膜龛影，对不易确定的病例，应进行食管细胞学或食管镜检查。

4. 缺铁性假性食管炎　本病多见于女性，除咽下困难外，尚有小细胞低色素性贫血、舌炎、胃酸缺乏和反甲等征。予补铁剂治疗后，症状较快改善。

5. 食管憩室　可以发生在食管的任何部位，较常见的为牵引性憩室，初期多无症状，以后可表现不同程度的吞咽困难及反流，于饮水时可闻"含漱"声响，有胸闷或胸骨后灼痛、胃灼热或进食后异物感等症状。因食物长期积存于憩室内可有明显口臭，有时因体位变动或夜间睡眠发生憩室液误吸、呛咳。X 线多轴透视或气钡双重对比检查可显示憩室。

6. 食管良性狭窄　多有吞酸、碱化学灼伤史，X 线可见食管狭窄，黏膜皱褶消失，管壁僵硬，狭窄与正常食管段逐渐过渡。临床上要警惕在长期炎症基础上发生癌变的可能。

7. 食管外压性病变　食管邻近的血管先天性畸形、胸主动脉瘤、胸内甲状腺、纵隔巴结肿大、纵隔肿瘤、老年性主动脉弓屈曲延长、心脏增大等有时压迫食管，引起吞咽困难感觉，X线检查显示食管有光滑压迹，但食管黏膜完好，仔细检查不难鉴别。

8. 癔球 癔病患者常有自觉咽喉中有球样异物感，吐之不出，咽之不下，中医称为"梅核气"，往往与精神因素有关，多见于女性，无器质性病变，一般不难鉴别。

9. 食管静脉曲张 多见于食管下段，病变广泛者可波及中段食管，X线显示食管黏膜皱襞增粗、迂曲，可有串珠状充盈缺损，食管边缘凹凸不平。严重的静脉曲张在透视下见食管蠕动减弱，钡剂通过缓慢，管腔扩张但管壁柔软，伸缩性仍存在，无局部狭窄或阻塞，均可与癌症鉴别。

10. 食管良性肿瘤和瘤样病变 食管良性肿瘤有平滑肌瘤、腺瘤、脂肪瘤、乳头状瘤、血管瘤等。瘤样病变包括息肉、囊肿、弥漫性平滑肌瘤病和异位症等。其中大部分为平滑肌瘤（50%~70%）。

（1）食管平滑肌瘤（esophageal leiomyoma）：食管镜下表现为食管壁在性结节状肿物，表面被覆有正常黏膜，触之似可在黏膜下滑动，可以单发或多发。常为单发肿物，呈圆形、卵圆形、哑铃形或不规则的生姜状。男性多见，年龄较轻，肿瘤生长缓慢，病程较长，咽下困难多为间歇性。镜下由交错的平滑肌和纤维组织构成，有完整的包膜。食管钡餐造影呈圆形或卵圆形的壁在性肿物，大小不一，边缘光滑锐利，正面观肿瘤局部食管增宽，表面黏膜皱襞消失，但其对侧黏膜正常。肿瘤表面黏膜常无钡剂覆盖，表现为均匀的充盈缺损，称之为涂抹征或瀑布征；切线位肿物与食管之交界呈钝角；肿物表面黏膜被展平或呈分叉状，邻近黏膜被推移。怀疑平滑肌瘤时不能活检，以免产生炎症粘连而导致手术切除时黏膜破损。

（2）其他壁在性良性肿物：如血管瘤、脂肪瘤、息肉等，食管造影所见与平滑肌瘤相仿。纤维血管性息肉好发于颈段食管且有蒂，有时可见其在食管腔内上下移动甚至返至口腔内。脂肪瘤质地较软，有一定的活动度，CT或MRI检查可见低密度或脂肪信号。

11. 食管其他恶性肿瘤 食管其他恶性肿瘤很少见，包括癌肉瘤、平滑肌肉瘤、纤维肉瘤、恶性黑色素瘤、肺癌或其他恶性肿瘤纵隔淋巴结转移对食管的侵犯等。

（1）食管肉瘤样癌（esophageal sarcomatoid carcinoma）：影像表现与腔内型食管癌十分相似，多为带蒂的肿物突入食管腔内形成较粗大的食管腔内不规则的充盈缺损，病变段食管腔明显变宽。

（2）食管平滑肌肉瘤（esophageal leiomyosarcoma）：可以表现为息肉型或浸润型2种类型。息肉型多为较大的软组织肿物，向食管腔内突出，表面被覆食管黏膜，常有蒂与食管壁相连。浸润型同时向腔内、外生长，食管壁增厚、表面常伴有中央溃疡。X线胸片可见纵隔走行部位肿物影。食管造影见食管腔内巨大肿块，管腔狭窄偏位，也可呈局限性扩张，其内有大小不等的息肉样充盈缺损，黏膜平坦或破坏，中央可有龛影。

（3）食管恶性黑色素瘤（esophageal malignant melanoma）：原发食管恶性黑色素瘤很少见，肿瘤表现为食管腔内的结节状或分叶状肿物，表面呈棕黑色或棕黄色，呈息肉状突入腔内，可有蒂与食管壁相连。影像表现类似腔内型食管癌。

（4）食管转移瘤：原发肿瘤常为气管肿瘤、甲状腺癌、肺癌、肾癌、乳腺癌等。这些癌通过直接侵犯或淋巴结转移而累及食管。食管镜检查常为外压性改变。由血行播散至食管壁的转移瘤罕见，其食管造影所见也与腔内型食管癌相似。

二、辨证

（一）辨证要点

1. 辨明虚实 因忧思恼怒、饮食所伤、寒温失宜而致气滞血瘀、痰浊内阻者为实；因热邪伤津、房劳伤肾而致津枯血燥，气虚阳微者为虚。新病多实或实多虚少；久病多虚或虚中夹实。吞咽困难、梗塞不顺、胸膈胀痛者为实；食管干涩、饮食难下或食入即吐者多虚。

2. 辨别标本 噎膈以正虚为本，夹有气滞、痰阻、血瘀等标实之证。初起以标实为主，可见梗塞不舒，胸膈胀满，嗳气频作等气郁之证；胸膈疼痛，痛如针刺，痛处不移等瘀血之候；胸膈满闷，泛吐痰涎等痰阻的表现。后期以正虚为主，出现形体消瘦，皮肤干枯，舌质红少津等津亏血燥之候；面色㿠白，形寒气短，面浮足肿等气虚阳微之证。临证时应仔细辨明标本的轻重缓急。

（二）辨证分型

1. 痰气交阻证

主症：①吞咽时自觉哽噎不舒；②胸膈痞闷，甚则疼痛，情志舒畅时减轻。

次症：①嗳气呃逆；②呕吐痰涎；③口干咽燥；④大便艰涩；⑤形体日渐消瘦。

舌脉：舌红，苔薄腻，脉弦滑。

2. 津亏热结证

主症：①吞咽梗涩而痛；②汤水可下，固体食物难入；③食后大部分食物吐出，夹有痰。

次症：①胸背灼痛；②形体消瘦；③肌肤枯燥；④五心烦热；⑤口干咽燥；⑥渴欲冷饮；⑦五心烦热或潮热盗汗；⑧大便干结。

舌脉：舌质干红，或有裂纹，脉弦细数。

3. 瘀血内结证

主症：①吞咽梗阻；②胸膈疼痛；③食不得下，甚则滴水难进。

次症：①面色暗黑；②肌肤甲错；③形体消瘦；④大便坚如羊屎；⑤或吐出物如赤豆汁；⑥或便血。

舌脉：舌质暗，或舌红少津，脉细涩。

4. 肝郁脾虚证

主症：①吞咽梗阻；②脘腹胀闷，疼痛；③情志抑郁。

次症：①四肢倦怠；②胁胀痛；③大便溏。

舌脉：舌质暗红，舌体胖大，或有齿痕，脉弦。

5. 气虚阳微证

主症：①长期吞咽受阻，饮食不下；②面色㿠白；③精神疲惫；④形寒气短。

次症：①面足浮肿；②泛吐清涎；③腹胀便溏。

舌脉：舌淡，苔白，脉细弱。

证候诊断：主症必备，加次症 2 项及以上，结合舌脉，即可诊断。

【治疗】

一、治疗原则

治疗食管癌我国主要应用手术、放疗、化疗和中医中药四种方法。一般地说，对早期、较早期和病灶较局限（即 0 期、Ⅰ期和Ⅱ期）的食管癌患者，采取手术治疗，有相当一部分可获得根治和长期生存的机会。但对多数失去手术机会的中晚期患者，只能考虑非手术疗法，其中放疗乃是首选的手段。不适于手术放疗的晚期食管癌患者，在全身条件允许情况下，给予适当的化学药物治疗，部分患者可获症状较缓甚至肿瘤缩小的效果。对一些病情危重，体质较差或年老体弱，病期虽早而不能忍受上述治疗者，以中医中药或中西医结合治疗，某些患者常可取得缓解症状、改善体质和延长生存期的效果。

二、西医治疗

临床上应采取综合治疗的原则，即根据患者的机体状况，肿瘤的病理类型、侵犯范围（病期）和发展趋向，有计划地、合理地应用现有的治疗手段，以期最大幅度地根治、控制肿瘤和提高治愈率，改善患者的生活质量。对拟行放、化疗的患者，应做 KPS（卡诺夫斯凯计分）或 ECOG 评分（美国东部肿瘤协作组体能状态评分）。食管癌的治疗主要分为手术治疗、放射治疗和化学治疗。

（一）手术治疗

外科手术治疗是食管癌的主要根治性手段之一，在早期阶段外科手术治疗可以达到根治的目的，在中晚期阶段，通过以手术为主的综合治疗可以使其中一部分患者达到根治，其他患者生命得以延长。

1. 手术治疗原则

（1）完善术前所有相关检查，并做好术前患者状况和临床 TNM 分期（cTNM staging）。术前必须完成胃镜，腔内超声（推荐），病理或细胞学检查，颈、胸、腹部高清加强薄层 CT，颈部超声，上消化道造影，肺功能，心电图，PET/CT（选择性），营养风险筛查和营养状况评估（推荐），血常规，尿常规，肝肾功能全项，肝炎、梅毒及艾滋病抗原抗体，凝血功能等，以便于制订全面、合理和个体化的治疗方案。术前要依据高清薄层加强颈胸腹部 CT 或 PET/CT 和 EUS 评估 T 和 N 分期，结合脑 MRI/CT 及全身骨核素扫描或 PET/CT 评估 M 分期。

（2）术前风险评估

1）心血管功能评估：心功能Ⅰ~Ⅱ级，日常活动无异常的患者，可耐受食管癌手术，否则需进一步检查及治疗。患者若有心肌梗死、脑梗死病史，一般在治疗后 3~6 个月手术比较安全，抗凝药如阿司匹林和波立维等应至少在术前一周停服。术前发现心胸比 >0.55，左室射血分数 <0.4，需治疗纠正后再评估。对于轻中度高血压的患者，经药物治疗控制可，手术风险较小，降压药物可口服至术晨。对于既往有器质性心脏病患者、心肌梗死患者建议行超声心动图检查，有严重心动过速、房室传导阻滞、窦房结综合征等严重心律失常的患者，建议行 24 小时动态心电图检查和相应药物治疗后再手术。

2）肺功能评估：肺功能正常或轻中度异常（VC（肺活量）%>60%、FEV_1（第 1 秒用力呼气容积）>1.2L、FEV_1%>40%、DLco（一氧化碳肺弥散量）>40%），可耐受食管癌手术，但中度异常者，术后较难承受肺部并发症的发生。必要时可行运动心肺功能检查或爬楼试验做进一步检测，食管癌开胸手术一般要求前者 VO_2max（最大摄氧量）>15ml/（kg·min），后者要求患者连续爬楼 3 层以上。

3）肝肾功能评估：肝功能评估参照 Child-Pugh 分级评分表，积分 5~6 分，手术风险小；8~9 分，手术风险中等；>10 分时，手术风险大。肾功能评估主要参考术前尿常规、血尿素氮、血肌酐水平，轻度肾功能受损者可耐受食管手术，中重度受损者建议专科医师会诊。食管癌手术一般对肝肾功能无直接损伤，但是围手术期用药、失血、低血压可影响肝肾脏器，当此类因素存在时应注意术后监测。

4）营养状况评估：中晚期食管癌患者常合并吞咽困难，部分患者有营养不良、消瘦、脱水表现，术前应注意患者的近期体重变化及白蛋白水平，体重下降 >5kg 常提示预后不良；白蛋白 <30g/L，提示术后吻合口瘘风险增加。若无需紧急手术，则应通过静脉高营养和鼻饲胃肠营养改善患者营养状况后再行手术治疗，以减少术后相关并发症。

（3）由胸外科医师决定手术切除的可能性和制订及实施手术方案：根据患者的病情、合并症、肿瘤的部位和期别以及术者的技术能力决定手术入路选择和手术方式。尽量做到肿瘤和区域淋巴结的完全性切除。

（4）手术入路选择

1）左胸入路：依据文献报道，对于胸中下段食管癌，右胸入路淋巴结清扫和预后要好于左胸入路。因此推荐选择右胸入路行食管癌的根治性手术治疗，即右胸-上腹二切口食管癌根治术。但国内文献报道回顾性分析结果显示，上纵隔无淋巴结转移的患者无论经左胸入路或右胸入路，术后生存及复发无显著性差异，因此，上纵隔无淋巴结转移的早中期胸中下段食管癌目前仍可以选择左胸一切口或两切口入路，即左胸一切口食管癌根治术。

2）右胸入路：对于伴有上纵隔淋巴结转移的胸段食管癌患者，应选择右胸入路两切口或三切口手术。行完全胸腹二野淋巴结清扫或颈胸腹三野淋巴结清扫，即左颈-右胸-上腹正中三切口食管癌根治术。

3）经膈肌裂孔入路：经颈部及膈肌裂孔食管切除术主要适用于食管肿瘤无明显外侵和纵隔无明显转移肿大淋巴结的偏早期患者。尤其是高龄或心肺功能不全等不适宜开胸手术的患者。既往应用术式为食管拔脱术，该手术虽创伤小，心肺功能损失少，有利于术后恢复，但胸腔内操作无法在直视下进行，有气管损伤、后纵隔出血等风险；且该径路不能清扫胸腔内淋巴结，目前在国内已不作为食管癌根治的基本术式。随着胸腹腔镜食管癌根治术的开展，目前已有少数医师尝试应用胸、腹腔镜辅助行不开胸的食管癌根治术，基本代替了既往的食管拔脱术，并可以清扫纵隔淋巴结，手术过程复杂，初期费时费力，但患者术后恢复快。其适应证目前为高龄或心肺功能不全等不适宜开胸手术的早期食管癌患者，但仍需进一步探索和拓展。

（5）手术方式选择：常规开胸或胸腹腔镜辅助食管癌切除加淋巴结清扫是目前常规的手术方法。随着胸腹腔镜手术的逐渐流行，胸腹腔镜手术与常规开胸手术相比可以减少手术并发症，尤其是呼吸道并发症。回顾性研究显示预后略好于经右胸开放性食管癌根治术，因此，对于适合胸腔镜手术切除患者（$T_{1-3}N_{0-1}M_0$），目前推荐经右胸胸腹腔镜食管癌根治术。

对于经放化疗降期的患者,优先推荐经右胸胸腹腔镜食管癌根治术,以减少术后心肺相关并发症。但不同级别医院应根据当地医疗设备条件和技术能力及医师的经验选择合适手术方式。

(6)淋巴结清扫:依据文献报道,颈胸腹三野淋巴结清扫预后要好于二野淋巴结清扫,但三野清扫后术式并发症增加,尤其是喉返神经麻痹和吻合口瘘及吸入性肺炎等,因此,食管癌完全性切除手术应常规进行完全胸腹二野淋巴结清扫,并标明淋巴结清扫位置并送病理学检查,为达到根治和进行准确的分期,推荐胸腹二野清扫 15 个淋巴结以上。胸、腹二野淋巴结清扫区域应包括以下食管淋巴结引流区,胸部:双侧喉返神经旁(双侧气管食管沟),胸上段食管旁,胸中段食管旁,胸下段食管旁,隆凸下及左主支气管旁;下肺韧带,膈肌裂孔旁。腹部:贲门旁,胃小弯旁,胃左动脉旁,腹腔动脉干旁,肝总动脉旁及脾动脉干旁。

为避免增加术后并发症和延缓患者康复,目前颈部淋巴结清扫推荐为选择性,胸中下段食管癌患者应依据术前颈部 CT 和超声等检查结果或术中双侧喉返神经旁淋巴结冰冻检查结果决定是否需要行颈部淋巴结清扫。若术前怀疑有颈部淋巴结转移或术中冰冻阳性,推荐行颈部淋巴结清扫。上段食管癌推荐行颈部淋巴结清扫。颈部淋巴结清扫包括颈内侧的左右下颈内侧喉返神经旁和颈深淋巴结及左右颈外侧锁骨上淋巴结。

(7)替代器官:胃是最常替代食管的器官,通常制作成管状胃来替代食管和重建消化道。其次可依据患者情况以选择结肠和空肠。

(8)替代器官途径:通常选择食管床,也可选择胸骨后或皮下隧道。为术后放疗提供空间。

文献报道食管癌手术数量(volume)是影响食管癌术后的并发症和病死率的重要因素,推荐接受胸外科专科医师培训和在大的食管癌诊治中心培训的医师进行食管癌切除手术。

2. 手术适应证

(1)UICC(国际抗癌联盟)/AJCC(美国癌症联合委员会)分期(第 8 版)中的 $T_{1a}N_0M_0$ 期主要治疗以内镜下黏膜切除和黏膜剥离术为主,详见早期食管癌治疗。$T_{1b-3}N_{0-1}M_0$ 期患者适合首选手术治疗。$T_{3-4a}N_{1-2}M_0$ 期别患者可选择先行术前辅助放化疗或化疗或放疗,术前辅助治疗结束后再评估是否可以手术治疗。任何 T_{4b}、N_3 或 M_1 期患者一般推荐行根治性放化疗而非手术治疗。

(2)食管癌放疗后复发,无远处转移,术前评估可切除,一般情况能耐受手术者。

3. 手术禁忌证

(1)一般状况和营养状况很差,呈恶病质样;

(2)病变严重外侵(T_{4b}),UICC/AJCC 分期(第 8 版)中 T_{4b} 病变,侵犯心脏、大血管、气管和邻近器官如肝、胰腺、脾等;多野和多个淋巴结转移(N_3),全身其他器官转移(M_1);

(3)心肺肝脑肾等重要脏器有严重功能不全者,如合并低肺功能、心力衰竭、半年以内的心肌梗死、严重肝硬化、严重肾功能不全等。

4. 围手术期的药物管理　需行手术治疗的患者,若合并下列情况之一,应在术前给予营养治疗 10~14 天:6 个月内体重丢失 10%~15%,或 BMI<18.5kg/m^2,或患者参与的主观全面评定(patient-generated subjective global assessment,PG-SGA)达到 C 级,或无肝功能不全患者的血清白蛋白 <30g/L,营养治疗(肠内营养)可以改善患者的临床结局(降低感染率,缩短住院时间)。

5. 手术治疗后随访　对于术后食管癌患者,第 1~2 年内推荐每 3 个月随访 1 次,第 3~5

年每 6 个月随访 1 次,此后每年随访 1 次;随访内容包括病史询问和体检,根据临床情况决定行血常规、血液生化(肝肾功能、蛋白、肿瘤标志物等)、内镜和上消化道造影及 CT 等影像学检查。如怀疑有复发转移依据病情推荐行 PET/CT、MRI 及骨扫描等检查,并及时转放疗及化疗。

(二)放射治疗

放射治疗是食管癌综合治疗的重要组成部分。我国 70% 的食管癌患者就诊时已属中晚期,失去根治性手术切除的机会;而我国食管癌病理 95% 以上均为鳞状细胞癌,对放射线相对敏感。此时,就需要术前放疗联合手术或根治性放化疗的综合治疗模式来改善患者生存。可手术食管癌,经术前放疗后,5 年生存率可由 33% 提高至 47%。不可手术食管癌,也在应用先进的调强放疗技术和同步放化疗后,5 年生存率从单纯放疗时代的 5% 提高到现在的15%~20%。因此,目前对于中、晚期的可手术、不可手术或拒绝手术的食管癌,术前同步放化疗联合手术或根治性同步放化疗是重要的治疗原则。

1. 食管癌放疗适应证 当患者不能耐受同步放化疗时可行单纯放疗。

(1)术前新辅助放疗/同步放化疗:能耐受手术的 $T_{3\sim4}N+M_0$

备注:不可手术食管癌术前放疗后如转化为可手术,建议手术切除。如仍不可手术,则继续行根治性放疗。

(2)术后辅助放疗/同步放化疗:①R1(包括环周切缘阳性)或 R2 切除。②R0 切除,鳞癌,病理分期 N+,或 $T_{4a}N_0$,淋巴结被膜受侵;腺癌,病理分期 N+,或 $T_{3\sim4a}N_0$,或 T_2N_0 中具有高危因素(低分化,脉管瘤栓,神经侵犯,<50 岁)的下段或食管胃连接部癌建议术后放疗或同步放化疗。

目前并无循证医学证据明确术后放化疗的治疗顺序。一般建议 R1 或 R2 切除后,先进行术后放疗或同步放化疗,再进行化疗。R0 切除术后,对于鳞癌,建议先进行术后放疗或同步放化疗,再进行化疗;腺癌,建议先化疗后再进行放疗或同步放化疗。

(3)根治性放疗/同步放化疗:①$T_{4b}N_{0\sim3}$。②颈段食管癌或颈胸交界癌距环咽肌 <5cm。③经术前放疗后评估仍然不可手术切除。④存在手术禁忌证。⑤手术风险大,如高龄、严重心肺疾患等。⑥患者拒绝手术。

(4)姑息性放疗:①术后局部区域复发(术前未行放疗)。②较为广泛的多站淋巴结转移。③骨转移、脑转移等远地转移病变,缓解临床症状。④晚期病变化疗后转移灶缩小或稳定,可考虑原发灶放疗。⑤晚期病变解决食管梗阻,改善营养状况。⑥缓解转移淋巴结压迫造成的临床症状。

2. 放疗前相关检查评估 建议放疗前 2 周内完成。包括:①胃镜、腔内超声(颈段食管癌需行下咽喉镜检查);②病理或细胞学检查;③颈胸、腹部 CT,颈部超声;④上消化道造影。⑤肺功能;⑥心电图;⑦PET/CT(选择性);⑧食管 MRI(选择性);⑨营养风险筛查和营养评定;⑩实验室检查,包括血常规,尿常规,便常规,肝肾全项等。

3. 放疗方案制订规范

(1)放射治疗技术

建议采用三维适形放疗或调强放疗技术。已有多个放射物理方面的研究表明,相较于早年的常规二维放疗技术,三维适形或调强放疗在靶区剂量分布和正常组织器官保护等方面均表现优异,特别是对于心脏和肺的保护,可降低放疗相关不良反应。

(2)CT 模拟定位

采取仰卧位,双臂伸直置于体侧或者双肘交替后置于额前。颈段及上段患者建议头颈肩罩固定,中下段及食管胃连接部癌体膜固定。食管下段或食管胃连接部癌,由于食管肿瘤受到呼吸和心脏等器官运动影响较大,可采用四维模拟 CT 定位,观察肿瘤实际运动偏移程度,提高放疗精度。行静脉造影增强扫描,层厚 0.5cm。对对比剂过敏者可不行增强扫描。

如果原发灶为早期,不能明确从影像检查确定病变长度,则需要在胃镜下放置银夹标记后再定位。因银夹固定较差易脱落,胃镜标记后需要尽快模拟定位。食管下段及食管胃连接部癌,或者需要照射胃左、腹腔淋巴结的患者,为了减少胃部充盈大小造成的照射体积差异,CT 模拟定位前空腹 3~4 小时,CT 扫描前及每次放疗前 15 分钟,患者需服用 200~300ml 半流食(如稠粥、酸奶等,每次定量)。上中段患者无需此步骤。术后残胃位于纵隔的患者,不要充盈胃,以胃内无内容物时定位为佳,放疗时亦如此。

4. 同步化疗方案

(1)紫杉醇 + 铂类

紫杉醇 45~60mg/m²,第 1 天。

卡铂 AUC(药时曲线下面积)=2,第 1 天(或联合奈达铂 20~25mg/m²,第 1 天;或联合顺铂 20~25mg/m²,第 1 天),7 天 1 个周期,共 5~6 个周期。

(2)顺铂 +5-氟尿嘧啶或卡培他滨或替吉奥

由于卡培他滨或替吉奥疗效与 5-氟尿嘧啶(5-FU)相似或更优,不良反应较轻,且口服方便,可代替 5-FU。

顺铂 30mg/m²,第 1 天。

卡培他滨 800mg/m²,2 次/d,第 1~5 天(或替吉奥 40~60mg/m²,2 次/d,第 1~5 天),7 天 1 个周期,共 5~6 个周期。

(3)紫杉醇 +5-FU 或卡培他滨或替吉奥

紫杉醇 45~60mg/m²,第 1 天。

卡培他滨 625~825mg/m²,2 次/d,第 1~5 天(或替吉奥 40~60mg/m²,2 次/d,第 1 天—第 5 天),7 天 1 个周期,共 5~6 个周期。

(4)奥沙利铂 +5-FU 或卡培他滨或替吉奥

奥沙利铂 85mg/m²,第 1 天、第 15 天、第 29 天。

卡培他滨 625mg/m²,2 次/d,第 1~5 天(或替吉奥 40~60mg/m²,2 次/d,第 1~5 天),7 天 1 个周期,共 5~6 个周期。

5. 放疗相关并发症防治

(1)营养不良:食管癌的营养不良发生率居所有恶性肿瘤第一位,达 60%~85%。主要原因为进食梗阻和基础代谢率增加。而放化疗期间因患者会产生不同程度的放疗反应,如放射性食管炎、食欲缺乏、反酸等,造成患者营养不良进一步加重。营养支持治疗可以明显改善患者的营养不良状态,有利于提高放化疗的完成率,进而提高肿瘤控制率;还能帮助患者尽快度过不良反应恢复期,缩短肿瘤治疗间歇期。

1)营养评估与评定:经过营养筛查与评估后,进行营养评定,综合了解营养不良类型,选择个体化营养支持方案。营养不良的治疗模式主要包括营养教育、肠内营养和肠外营养。

临床建议优先使用肠内营养。根据食管癌放疗肠内营养专家共识,进行肠内营养支持的主要适应证有:1个月体重下降5%以上,BMI<18.5kg/m²,PG-SGA≥4分,摄食量少于正常需要量的60%且持续3~5天以上。

2)肠内营养支持:患者进行放疗前,如符合肠内营养支持情况之一或预计放疗期间可能有较大营养风险的患者,建议放疗前即开始接受营养治疗(鼻饲或胃造瘘,胃造瘘不适用于可手术患者),并持续到放化疗后1~2周,个别恢复较慢的患者可能需要到放化疗后1~2个月。对因营养状态较差而预计可能不能耐受放疗的患者,放疗前营养支持治疗建议至少1~2周,待营养状态改善后再行治疗。一般推荐能量供给量为25~30kcal/(kg·d)。

(2)食管穿孔:食管穿孔是食管癌最常见的严重并发症之一,可能发生在放疗前、放疗中或放疗后。肖泽芬报道食管癌一旦出现穿孔,62%在3个月内死亡,82%在半年内死亡。主要的穿孔原因,首先是肿瘤自身生长外侵,突破纤维膜后造成。其次与肿瘤对放疗敏感有关,肿瘤消退过快,合并感染,影响正常组织修复能力,造成退缩性穿孔,此时的穿孔分为癌性穿孔和无癌性穿孔。其中无癌性穿孔占比约为20%~30%,预后明显好于癌性穿孔。

1)临床表现:穿孔前的临床表现多有发热、胸背部疼痛或不适、实验室炎性指标升高等。一旦穿孔,胸背痛消失,并可能伴有饮水呛咳。

2)处理:放疗前食管造影显示有毛刺、龛影等穿孔征象时,建议抗感染治疗,同时加强营养,每次进食后饮清水冲刷食管,避免食物残留,还可口服庆大霉素。放疗期间,每周进行食管造影,有利于早期发现穿孔。食管穿孔后停止放疗后,同时禁食水、静脉抗炎、抑酸、置鼻饲管或胃造瘘,补充蛋白等。根据食管穿孔的部位酌情置入食管支架。

穿孔并非放疗的绝对禁忌证,非癌性穿孔、食管纵隔瘘孔较小的患者,在后期静脉抗炎有效,营养改善的情况下,穿孔可能愈合。愈合后可继续放疗。

(3)放射性食管炎:放疗期间(一般20Gy左右开始)多数患者会出现放射性食管炎,主要表现为吞咽疼痛、进食梗阻感加重。如果不影响每日进食量可观察,进软食、半流食等,多饮水;中重度疼痛影响进食,可给予静脉补液、抗炎、激素对症处理。溃疡不明显者可给予镇痛药物或贴剂。

(4)气道反应:气管受到放射线照射时可能产生气道反应,多表现为刺激性干咳,夜间加重。但咳嗽的原因较多,上呼吸道感染、食管反流等均可能造成咳嗽。一般给予雾化吸入治疗效果较好,可一日数次,每次15~20分钟。雾化液可加入氨溴索、异丙托溴铵、糜蛋白酶、少量激素等。

(5)食管梗阻:放疗期间因食管局部水肿,可能出现梗阻加重的情况,表现为唾液增多、进食困难。已置入鼻饲管或胃造瘘患者不用特殊处理。无管饲的患者,可静脉营养支持,口服流质营养餐,或临时置入鼻饲管,以保证每日能量摄入。抗生素和激素有助于缓解水肿。一般放疗至40Gy左右梗阻可缓解。

放疗后出现的梗阻,首先明确是否为肿瘤复发,胃镜检查排除肿瘤复发后,则考虑食管壁的放疗纤维化造成的局部管腔狭窄。为了解决进食问题,可行内镜下食管扩张。

6. 放疗后随访

(1)术前放疗后随访:术前放疗后建议休息1个月左右,复查CT、消化道造影、超声、胃镜、实验室各项指标等术前检查。手术建议在放疗结束后6~8周进行。

(2)术后放疗后随访:术后放疗结束后,2年内3个月复查1次,2~5年半年复查1次,

5 年以后每年复查 1 次。CT、消化道造影、超声、胃镜、实验室各项检查为常规项目，PET/CT、骨扫描、脑磁共振等为选择性检查。

（3）**根治性放疗后随访**：根治性放疗后建议休息 1~2 个月，复查 CT、消化道造影、超声、实验室各项检查。胃镜、PET/CT、骨扫描、脑磁共振等可在其他影像学检查发现有问题或者患者出现相应部位症状时选择进行。

（三）药物治疗

早期食管癌的临床症状不明显，难于发现；大多数食管癌患者在确诊时已为局部晚期或存在远处转移。因此，以控制播散为目的的化疗在食管癌的治疗中占有重要的地位。近年来，随着分子靶向治疗、免疫治疗新药的不断进步，药物治疗在食管癌综合治疗中的作用前景广阔。

目前，药物治疗在食管癌中主要应用领域包括针对局部晚期患者的新辅助化疗和辅助化疗，以及针对晚期患者的化疗、分子靶向治疗和免疫治疗。

临床研究有可能在现有标准治疗基础上或失败后，给部分患者带来获益。鉴于食管癌的药物治疗在很多情形下缺乏标准方案，因此鼓励患者在自愿前提下参加与适宜的临床研究。食管是重要的消化器官，原发病灶的存在直接影响患者的营养状况，同时可能存在出血、消化道梗阻、穿孔等各种并发症，因此在整个抗肿瘤治疗过程中，需要特别关注患者营养状况的维持、并发症的积极预防和及时处理，尽量维持患者的生活质量。

1. 食管癌化疗的适应证

（1）**新辅助化疗**：新辅助化疗有利于肿瘤降期，消灭全身微小转移灶，并观察肿瘤对该方案化疗的反应程度，指导术后治疗。对于食管鳞癌，由于目前新辅助化疗证据不足，建议行术前放化疗效果更佳。食管腺癌围手术期化疗的证据充足。对于可手术切除的食管下段及食管胃连接部腺癌患者，推荐行新辅助化疗，能够提高 5 年生存率而不增加术后并发症治疗相关死亡率。

（2）**术后辅助化疗**：食管鳞癌术后是否常规进行辅助化疗仍存在争议，尚未得到大型随机对照研究的支持。基于前瞻性Ⅱ期及回顾性临床研究的结果，对术后病理证实区域淋巴结转移（N+）的患者，可选择行 2~3 个周期术后辅助化疗。食管腺癌术后辅助化疗的证据来自围手术期化疗的相关研究，对于术前行新辅助化疗并完成根治性手术的患者，术后可沿用原方案行辅助化疗。辅助化疗一般在术后 4 周以后开始。术后恢复良好、考虑行术后辅助化疗的患者可在术后 4 周完善化疗前检查并开始辅助化疗；如果患者术后恢复欠佳，可适当延迟辅助化疗，但不宜超过术后 2 个月。

（3）**姑息性化疗**：对转移性食管癌患者，如能耐受，推荐行化疗。转移性食管癌经全身治疗后出现疾病进展，可更换方案化疗。根治性治疗后出现局部复发或远处转移的患者，如能耐受，可行化疗。

2. 化疗前相关检查评估

（1）**评估肿瘤情况**：通过病理和细胞学明确病理类型，通过病史、体格检查、影像学检查明确疾病的范围、发展趋向，以确定治疗目标。化疗前应视具体情况行胸腹部 CT 或颈胸部 CT 检查，留作基线片，方便化疗后对比疗效或长期随访。

（2）**评估患者身体条件**：患者应当一般状况良好，ECOG 评分 0~1 分。化疗开始前 1 周内行血常规、肝肾功能、心电图等检查。心、肝、肾和造血功能无明显异常。血常规中性粒细胞绝对值≥1.5×10⁹/L、血小板≥80×10⁹/L、HGB≥80g/L 可考虑化疗。

（3）评估合并疾病情况：患者应无活动性消化道出血、胃肠梗阻、穿孔、栓塞、休克等严重并发症。若合并非肿瘤性发热，体温应 <38℃。如患者合并心、肺或其他慢性内科疾病，可根据病情进行相关检查，如：心肌酶谱、24 小时动态心电图、超声心动图、BNP、肺功能等。

3. 常用化疗方案

（1）紫杉醇 + 铂类

紫杉醇 45~60mg/m²，静脉滴注，第 1 天。

顺铂 20~25mg/m²，静脉滴注，第 1 天（或卡铂 AUC=2，静脉滴注，第 1 天）。

每周重复。

（2）顺铂 + 氟尿嘧啶或卡培他滨或替吉奥：由于卡培他滨或替吉奥疗效与氟尿嘧啶相似或更优，副作用较轻，并且口服方便，可代替氟尿嘧啶。

顺铂 30mg/m²，静脉滴注，第 1 天。

卡培他滨 800mg/m²，静脉滴注，每天 2 次，第 1~5 天；或替吉奥 40~60mg/m²，口服，每天 2 次，第 1~5 天。

每周重复。

（3）紫杉醇 + 氟尿嘧啶或卡培他滨或替吉奥

紫杉醇 45~60mg/m²，静脉滴注，第 1 天。

卡培他滨 625~825mg/m²，静脉滴注，每天 2 次，第 1~5 天；或替吉奥 40~60mg/m²，口服，每天 2 次，第 1~5 天。

每周重复。

（4）奥沙利铂 + 氟尿嘧啶或卡培他滨或替吉奥（推荐腺癌）

奥沙利铂 85mg/m²，静脉滴注，第 1、15、29 天。

卡培他滨 625mg/m²，静脉滴注，每天 2 次，第 1~5 天；或替吉奥 40~60mg/m²，口服，每天 2 次，第 1~5 天。

每周重复。

4. 化疗相关不良反应的防治

化疗期间应根据化疗方案的不良反应特点，定期进行实验室检查，必要时应给予相应的对症支持治疗。化疗后骨髓抑制、胃肠道反应、肝肾功能损害是相对常见的不良反应。

（1）**骨髓抑制**：建议患者于化疗后每周复查 1~2 次血常规。根据具体化疗方案及患者血象变化的特点，复查时间间隔可酌情增减。若出现 3、4 度白细胞或中性粒细胞降低应停药，对症给予粒细胞集落刺激因子（G-CSF）治疗，并视具体情况延迟或减量下一周期化疗。当血小板 <50×10⁹/L 时应给予白介素 11（IL-11）或重组人血小板生成素等药物治疗，酌情使用止血药物。根据患者的血常规结果和化疗方案的特点，也可预防性使用上述升白细胞及升血小板药物。

（2）**胃肠道反应**

1）化疗相关恶心呕吐：可发生于化疗后数小时或数天。可单独或联合应用 5-HT₃ 受体拮抗剂类、糖皮质激素及神经激肽-1 受体拮抗剂等药物。甲氧氯普胺与苯海拉明连用，可提高止吐作用且可控制锥体外系不良反应。应注意对症纠正严重呕吐造成水电解质紊乱。

2）食欲下降：尤其是术后患者，手术改变造成消化系统异常，故化疗时更要注意营养支持。可以口服营养制剂和增强食欲的药物，如甲地孕酮等。或者放置胃或空肠营养管并通过营养管进行营养支持，必要时应静脉营养支持。

3）腹泻：应注意避免进食寒凉和粗纤维丰富的食物，及时服用止泻药。腹泻超过每日 5 次或出现血性腹泻应停止化疗，并注意足量补液及纠正水电解质紊乱。

（3）**肝、肾功能损害**：化疗前应了解患者有无肝炎病史。建议每化疗周期复查 1 次肝肾功能。一旦出现肝功能损害，应当全面评估肝功能，并予保肝药物治疗。肾功能不全者禁用有肾毒性的药物，在使用肾毒性药物如顺铂时，应注意足量水化，且需要注意药物间的相互作用。

（4）**神经系统毒性**：应用奥沙利铂等药物前，须告知患者避免接触寒冷物品，并给予营养神经药物。严重神经毒性应停药。

（5）**过敏反应**：使用糖皮质激素、H_2 受体拮抗剂、苯海拉明预处理可降低过敏反应发生的概率。使用易引起过敏的化疗药时，应在给药后 2 小时内密切观察患者的反应，一旦发生过敏，应立即停药，并予肾上腺素、糖皮质激素、吸氧、升压药等抢救。

5. 化疗后随访

（1）对于可手术切除、接受新辅助化疗的患者，应及时评估疗效。推荐每周期化疗前进行病史询问、体格检查；2~3 周期后复查影像学。如病史、体格检查或影像学检查结果提示疾病进展，应终止化疗，并再次评估肿瘤的可切除性；对于可根治性切除的患者，应及时行手术治疗。

（2）对于根治性术后接受辅助化疗的患者，因无明确观察指标，推荐在完成既定的化疗后行影像学检查。如病情稳定，且无自觉症状，在治疗结束后的 2 年内，可每 3~6 个月进行随访，内容包括病史询问、体格检查、复查影像学，并根据临床需要复查血常规、血生化、消化内镜等。自第 3 年起，可每 6~12 个月进行随访，内容同上。自第 6 年起，可每年随访 1 次，内容同上。

（3）对于转移性食管癌接受姑息性化疗的患者，因中位缓解期短，推荐在完成既定的化疗后行影像学检查。如病情稳定，且无自觉症状，可每 2 个月进行随访，内容包括病史询问、体格检查、复查影像学，并根据临床需要复查血常规、血生化、消化内镜等。

6. 分子靶向治疗和免疫治疗进展
根据现有的临床研究结果，分子靶向治疗和免疫治疗均应用于转移性食管癌的二线及以后的治疗，目前还未列入常规推荐。

（1）**分子靶向治疗**：表皮生长因子受体酪氨酸激酶抑制剂（EGFR-TKI）类药物在转移性食管癌的二线治疗中的作用已有Ⅲ期随机对照研究的结果。其无进展生存期（progression free survival，PFS）较安慰剂略有延长，但两组的差别极小；而总生存期（overall survival，OS）则无显著差异。进一步的研究提示，*EGFR* 基因扩增患者可能是 EGFR-TKI 类药物治疗的潜在获益人群。EGFR 单克隆抗体类药物联合化疗对比单纯化疗在转移性食管鳞癌和食管胃连接部腺癌中，均未观察到中位无进展生存和中位总生存时间方面的显著获益，其在晚期食管癌中的应用还有待进一步探索。

（2）**免疫检查点抑制剂治疗**：近年来，国外有多项临床研究初步观察到免疫检查点抑制剂在转移性食管癌二线治疗中取得了令人鼓舞的疗效。在日本进行的 KEYNOTE-028 研究纳入了 23 例 PD-L1 阳性的患者接受帕博利珠单抗注射液（pembrolizumab）单药治疗，客观缓解率（objective remission rate，ORR）达 30%，其中部分缓解（PR）7 例，无完全缓解（CR）病例，疾病稳定（SD）2 例，疾病进展（PD）13 例。一项来自日本的单臂Ⅱ期研究报道了纳武利尤单抗注射液（Nivolumab）用于经氟尿嘧啶类/铂类/紫杉类药物治疗失败或不可耐受的晚期食管鳞癌患者的疗效和安全性,64 例可评估疗效的患者中,ORR 为 17%,其中 1 例获得 CR,中位 PFS 和 OS 分别为 1.5 个月和 2.3 个月。更多的免疫检查点抑制剂治疗晚期食管癌的相关研究尚在国内外开展中,有望在未来成为转移性食管癌二线治疗的有效选择。

7. 对症支持治疗与姑息治疗

（1）**营养支持**:由于食管梗阻或肿瘤消耗,食管癌患者常合并营养不良。营养不良进而导致患者对抗肿瘤治疗的耐受性下降,影响疗效或增加并发症。因此,对于食管癌合并营养不良患者,临床中应积极给予营养支持治疗。尚可进食患者,可给予口服配方营养素进行营养支持。食管梗阻患者,可内镜下放置食管支架,或留置空肠营养管行鼻饲。无法放置食管支架和留置空肠营养管鼻饲者,可酌情行胃造瘘术。对于不能行上述肠内营养支持者,可行静脉（肠外）营养支持治疗。

（2）**姑息治疗**:姑息治疗理念应贯穿于包括所有食管癌分期患者。对食管癌患者的躯体、心理、社会和精神问题提供针对性治疗和/或支持,以提高患者的生活质量。食管癌的姑息治疗的内容主要包括:止痛、睡眠指导、心理沟通及终末期患者及家属的指导和教育等。

8. 放疗及化疗疗效评价

（1）**WHO 实体瘤疗效评价标准（1981）**

完全缓解（CR）,肿瘤完全消失超过 1 个月。

部分缓解（PR）,肿瘤最大直径及最大垂直直径的乘积缩小达 50%,其他病变无增大,持续超过 1 个月。

疾病稳定（SD）,病变两径乘积缩小不超过 50%,增大不超过 25%,持续超过 1 个月。

疾病进展（PD）,病变两径乘积增大超过 25%。

（2）**RECIST 疗效评价标准（2000）**

1）靶病灶的评价

完全缓解（CR）,所有靶病灶消失。

部分缓解（PR）,靶病灶最长径之和与基线状态比较,至少减少 30%。

疾病进展（PD）,靶病灶最长径之和与治疗开始之后所记录到的最小的靶病灶最长径之和比较,增加 20%,或者出现一个或多个新病灶。

疾病稳定（SD）,介于部分缓解和疾病进展之间。

2）非靶病灶的评价

完全缓解（CR）,所有非靶病灶消失和肿瘤标志物恢复正常。

未完全缓解/稳定（IR/SD）,存在一个或多个非靶病灶和/或肿瘤标志物持续高于正常值。

疾病进展（PD）,出现一个或多个新病灶和/或已有的非靶病灶明确进展。

3）最佳总疗效的评价

最佳总疗效的评价是指从治疗开始到疾病进展或复发之间所测量到的最小值。通常,患者最好疗效的分类由病灶测量和确认组成。

（四）内镜治疗

1. 早期食管癌内镜下治疗术前评估

（1）病灶范围、浸润深度及淋巴结转移评估:目前,对于无淋巴结转移的早期食管癌主张行内镜下微创治疗,而已有淋巴结转移或尚未发现淋巴结转移但风险较高的 SM2、SM3 食管癌,以及有远处转移的病变仍首选外科手术治疗,因此术前准确判断肿瘤浸润深度、范围及有无淋巴结转移是选择合理的治疗方式和评估预后的先决条件。判断肿瘤范围主要借助色素内镜和电子染色内镜,对浸润深度的评估则主要依靠超声内镜、食管鳞状细胞癌分型、病变内镜下形态等信息,但目前缺乏统一的标准,操作者经验水平易对诊断结果产生影响,准确的评估仍依靠术后标本的病理诊断。

(2)病理分型标准及临床处理原则:参照 1998 年维也纳消化道上皮肿瘤病理分型标准及其修订案(2002 年)(表 4-1-7),根据内镜和病理诊断,选择不同的临床处理方式。

表 4-1-7 消化道上皮肿瘤维也纳分型(修订版)

分类	诊断	临床处理
1	无肿瘤/异型增生	随访
2	不确定有无肿瘤/异型增生	随访
3	低级别上皮内瘤变 低级别腺瘤 低级别异型增生	随访或内镜下切除 *
4	高级别上皮内瘤变 4.1 高级别腺瘤/异型增生 4.2 非浸润癌(原位癌) 4.3 可疑浸润癌 4.4 黏膜内癌	内镜下切除或外科手术局部切除 *
5	黏膜下浸润癌	手术切除 *

注:* 处理方式的选择应综合考虑病变大小、浸润深度(通过内镜、放射影像或 EUS 等评估)以及患者年龄、伴随疾病等因素。

2. 早期食管癌内镜下治疗

(1)治疗原则:与传统外科手术相比,早期食管癌及癌前病变的内镜下切除具有创伤小、并发症少、恢复快、费用低等优点,且两者疗效相当,5 年生存率可达 95% 以上。原则上,无淋巴结转移或淋巴结转移风险极低、残留和复发风险低的病变均适合进行内镜下切除,可作为符合条件的早期食管癌首选的治疗方式。

A. 食管鳞癌适应证

a. 绝对适应证

①病变局限在上皮层(M_1)或黏膜固有层(M_2)的 T_{1a} 期食管鳞癌,未发现淋巴结转移的临床证据。②癌前病变。

b. 相对适应证

①病变浸润黏膜肌层(M_3)或黏膜下浅层(T_{1b}-SM_1,黏膜下浸润深度 <200μm),未发现淋巴结转移的临床证据。②范围大于 3/4 环周、切除后狭窄风险大的病变、同时有手术禁忌证者可视为内镜下切除的相对适应证,但应向患者充分告知术后狭窄等风险。

B. 食管腺癌适应证

目前较为公认的内镜切除适应证为:

①直径小于或等于 2cm、可完全切除和组织病理学评估证明良好或中度分化、深度不超过浅层黏膜下层,未发现淋巴结转移的临床证据。②癌前病变。

所有经内镜切除的标本经规范病理处理后,必需根据最终病理结果,决定是否需要追加其他治疗。

C. 禁忌证

a. 绝对禁忌证

①明确发生淋巴结转移的病变。②若术前判断病变浸润至黏膜下深层,有相当比例患者内镜下切除无法根治,原则上应行外科手术治疗。③一般情况差、无法耐受内镜手术者。

b. 相对禁忌证

①非抬举征阳性。②伴发凝血功能障碍及服用抗凝剂的患者,在凝血功能纠正前不宜手术。③术前判断病变浸润至黏膜下深层,患者拒绝或不适合外科手术者。

(2) 内镜下切除术:早期食管癌常用的内镜切除技术主要包括内镜黏膜切除术(endoscopic mucosal resection,EMR)、内镜黏膜下剥离术(endoscopic submucosal dissection,ESD)等。1989 年,Saitoh 等首次将 EMR 技术用于表浅食管鳞癌的切除。日本学者 Hosokawa 等设计并开始使用头端绝缘电刀治疗消化道早癌标志着内镜治疗进入了 ESD 时代,ESD 技术的出现使较大消化道黏膜病灶的完整切除成为可能,消化道早癌和癌前病变的内镜切除适应证再次得到扩展。目前,食管 ESD 技术已趋于成熟。

A. 内镜黏膜切除术(EMR)

a. 定义:EMR 指内镜下将黏膜病灶整块或分块切除,用于胃肠道表浅肿瘤诊断和治疗的方法。

b. 方法:随着内镜器械的创新和内镜技术的进步,EMR 技术不断发展。在传统的黏膜下注射-抬举-切除法的基础上逐渐演变出透明帽法(EMR with a cap,EMRC)、套扎法(EMR with ligation,EMRL)、内镜下分片黏膜切除(endoscopy piecemeal mucosal resection,EPMR)等技术。各种 EMR 技术的基本原理相同,多是先通过黏膜下注射将黏膜下层与固有肌层分离,然后利用不同的方法切除局部隆起的黏膜病灶。

EMRC 是利用内镜前端安置的透明帽对病变进行吸引,再行圈套切除,对操作技术要求不高,并发症少,但可切除的病变大小受透明帽的限制。EMRL 是先对病变进行套扎,阻断血流并形成亚蒂后切除,视野清晰,出血较少。EPMR 用于传统 EMR 不能一次完整切除的较大病灶,将病灶分几部分切除,适用于 >2cm 的巨大平坦病变,但分片切除的组织标本体外拼接困难,难以评估根治效果,易导致病变局部残留或复发。

c. 疗效:国外文献报道,EMR 可根除 57.9%~78.3% 的 T_{1a} 期食管癌和癌前病变,整块切除率可达 46%~78.6%,5 年生存率可达 95%。国内报道,EMR 治疗早期食管癌及其癌前病变,整块切除率为 44.1%~84.5%,完全切除率为 44.8%~100%。

B. 多环套扎内镜黏膜切除术(multi-band mucosectomy,MBM)

MBM 是在食管曲张静脉套扎器的基础上改良而来的多块黏膜切除技术,主要包括标记、圈套切除、处理创面等步骤。

与 EMR 相比,MBM 不需要行黏膜下注射,可显著缩短操作时间。同时,在保证相同治疗效果的前提下 MBM 较 EMR 具有操作简单、成本低、治疗时间短、安全高效的优点,便于在基层推广,应注意规范化操作,避免病变残留。

C. 内镜黏膜下剥离术（ESD）

a. 定义：ESD 是对不同部位、大小、浸润深度的病变，在进行黏膜下注射后使用特殊电刀逐渐分离黏膜层与固有肌层之间的组织，将病变黏膜及黏膜下层完整剥离的方法。

b. 操作步骤：操作大致分为 5 步。①病灶周围标记；②黏膜下注射，使病灶充分抬举；③部分或环周切开黏膜；④黏膜下剥离，使黏膜与固有肌层完全分离开，一次完整切除病灶；⑤创面处理：包括创面血管处理与病灶边缘检查。国内学者对经典 ESD 技术进行改进，发明了隧道式黏膜剥离技术（标记-注射-远端开口-近端切开-建立隧道-两边切开），是治疗大面积食管病变的理想方法，有效简化了操作步骤，缩短了内镜手术时间，使内镜手术更加安全快捷。

c. 疗效：ESD 治疗早期食管癌在美国应用较少，欧洲近几年逐步开始使用。日本开展较多，ESD 治疗食管鳞癌可达到 93%~100% 的整块切除率，完全切除率达 88% 以上。而国内 ESD 整块切除率为 80%~100%，完全切除率为 74%~100%，平均操作时间为 40~95 分钟。

（3）适应证和禁忌证：内镜下切除治疗主要用于淋巴结转移风险低且可能完整切除的食管癌病变。目前国内尚无统一规范的内镜下切除适应证，由于欧美食管癌发病率及鳞癌比例较低，加之内镜下切除技术的应用现状与我国差别较大，因此，国内早期食管癌内镜下切除治疗多以参考日本指南为主。

日本食道学会（JES）食管癌诊治指南（2012 年版）：早期食管癌内镜下切除的绝对适应证：病变局限在上皮层或黏膜固有层的 T_{1a} 期食管癌，淋巴结转移风险极低，内镜下切除可获得根治。内镜下切除的相对适应证：病变浸润黏膜肌层（M_3）或黏膜下浅层（T_{1b}-SM_1，黏膜下浸润深度 <200μm）。黏膜下浸润深度超过 200μm 的病变发生淋巴结转移的比例高，内镜下治疗难以根治。

目前，国内较为公认的早期食管癌和癌前病变内镜下切除的绝对适应证：病变层次局限在上皮层或黏膜固有层的食管癌（M_1、M_2）；食管黏膜重度异型增生。内镜下切除的相对适应证：病变浸润黏膜肌层或黏膜下浅层（M3、SM_1），未发现淋巴结转移的临床证据。范围大于 3/4 环周、切除后狭窄风险大的病变可视为内镜下切除的相对适应证，但应向患者充分告知术后狭窄等风险。内镜下切除的禁忌证：明确发生淋巴结转移的病变；若术前判断病变浸润至黏膜下深层及以上，原则上应行外科手术治疗；若患者拒绝或不适合外科手术，可考虑内镜下切除治疗。内镜下切除的相对禁忌证：非抬举征阳性；伴发凝血功能障碍及服用抗凝剂的患者，在凝血功能纠正前不宜手术；有食管静脉曲张者；一般情况差、无法耐受内镜手术者。

（4）操作相关并发症及处理：虽然内镜下切除属于微创治疗，但受设备器械、内镜技术方法、操作者经验、患者全身情况等因素的影响，仍存在一定的并发症发生率，主要包括出血、穿孔、术后食管狭窄、感染等。

A. 出血：术中出血指术中需要止血治疗（如电凝或止血夹止血）的局部创面出血；术后迟发性出血指操作术后 30 天内出现呕血、黑便等征象，血红蛋白下降 20g/L 以上。

出血发生率及危险因素：国外文献报道，食管 EMR 相关出血率可达 2%，ESD 术中出血常见，术后迟发出血率不足 1%。国内文献报道，EMR 术中出血发生率为 1.52%~11.7%，迟发性出血率为 0%~7.04%。ESD 术中出血率为 22.9%~59.6%，迟发性出血率为 0%~4.88%。EMR 出血与切除病变的大小有一定的关系，病灶 >2.0 cm 者出血概率增加，混合电流切除者易发生术中出血，凝固电流切除者易发生延迟性出血。食管 ESD 出血可能与病变部位、大小及类型、剥离层次、病变的粘连程度、血管分布、操作者的熟练程度等相关。

出血治疗原则及处理方法:术中出血多见,应根据情况选择最佳的止血方法。对于少量渗血,内镜喷洒肾上腺素生理盐水即可有效,而大量的渗血则可酌情选用内镜黏膜下注射肾上腺素生理盐水,或采用热活检钳钳夹止血以及 APC 止血,也可用止血夹夹闭出血部位进行止血。术后出血相对少见,若患者血流动力学稳定,经保守治疗一般可恢复;而支持治疗后仍存在血流动力学不稳定,则需急诊内镜下电凝、止血夹确切有效止血,极少需要外科手术。术中出血多因操作中损坏黏膜下血管所导致,因此,操作中采取必要的预防措施是极为重要的,包括黏膜下注射液中加入肾上腺素生理盐水以收缩血管,术中应用热活检钳对可疑血管进行钳夹电凝处理等。病变切除后仔细处理创面,对可见血管进行预凝,有助于预防术后出血。术后应用止血药和抗酸剂也可达到预防出血的效果。

B. 穿孔:食管 EMR 穿孔较少,但 ESD 相关穿孔并不少见。术中穿孔可及时发现。术后患者出现前胸和颈部皮下气肿,胸部 X 线片或 CT 发现纵隔气体或查体见穿孔征象等,应考虑术后穿孔。

穿孔发生率及危险因素:国外文献报道,EMR 穿孔率不超过 2%,ESD 穿孔率 2%~10%。国内文献报道,EMR 穿孔率小于 6.3%,ESD 穿孔率 0%~11.5%。ESD 穿孔与操作者经验、病变部位及大小、病变处有无溃疡形成等相关。操作过程中使用 CO_2 气体及预防性夹闭肌层破损处可降低穿孔发生率,而创面处肌层暴露则会增加穿孔风险。消化道内积聚大量气体,容易使小的肌层裂伤形成穿孔,因此,操作过程中应及时抽吸消化道内的气体。严格掌握内镜切除适应证、充分的黏膜下注射及选用合适的器械也有利于预防穿孔发生。

穿孔治疗原则及处理方法:术中及时发现穿孔,后续操作应减少注气注水,切除结束后行内镜下夹闭,术后予禁食、胃肠减压、静脉使用广谱抗生素及支持治疗等保守治疗多可恢复,有利于降低外科手术率。内镜夹闭失败或穿孔较大内镜无法夹闭时,可能需要外科手术,以防病情进展。穿孔并发气胸时,应及时进行负压引流。隐形穿孔保守治疗多可痊愈。

C. 食管狭窄:指内镜切除术后需要内镜下治疗的食管管腔狭窄,常伴有不同程度的吞咽困难,多在术后 1 个月出现。

狭窄发生率及危险因素:病变大小、浸润深度及创面的环周比例和纵向长度对食管内镜切除术后狭窄率影响较大,其中,切除范围大于 3/4 周及浸润深度超过 M_2 是发生术后狭窄的独立危险因素。大于 3/4 环周的病变内镜切除术后狭窄发生率可达 88%~100%。

狭窄治疗原则及处理方法:内镜下食管扩张术是最常规的治疗方法,多数狭窄经数次内镜下扩张可缓解,存在高危因素的病例术后行预防性食管扩张可降低狭窄发生率。支架置入可作为难治性病例的选择,但存在疼痛、肉芽组织长入支架、食管溃疡形成及部分支架不能取出等问题,近来有研究报道预防性覆膜支架置入可安全有效降低近环周食管 ESD 患者术后狭窄发生率。生物可降解支架因支架降解支撑力下降及移位等问题导致长期疗效不理想。口服或黏膜下注射糖皮质激素是预防狭窄的重要措施,通过口服或黏膜下注射激素可以降低狭窄的程度和减少扩张的次数。口服及局部注射糖皮质激素可有效预防术后狭窄发生,降低扩张需求,但最佳方案尚未达成共识。目前多采用如下方案:糖皮质激素局部注射方法如下,在 ESD 术后创面残留的黏膜下层注射曲安奈德(稀释至 5mg/ml),注射通常在溃疡边缘开始、由远及近、线性注射,每个位点注射 0.5~1ml,共注射 20~40 个位点,总量控制在 100mg。也有文献报道,通过术后多次注射糖皮质激素预防狭窄,即在 ESD 术后残留的黏膜下层注射倍他米松,共注射 8~10 个位点,总量控制在 4~8mg,每周 1~2 次,直至创面完全上皮化。局部注射糖皮质激素切勿碰到肌层，否则存在发生迟发性穿孔的可能。口服糖皮质激素预防狭窄可分为长期（高剂量）和短期（低剂量）两种。长期（高剂量）口服泼尼松龙，术后第 3 天开始，计量依次递减，30mg/d×2 周，25mg/d×2 周，20mg/d×1 周，15mg/d×1 周，10mg/d×1 周，5mg/d×1 周，共计 8 周 1 120mg。短期（低剂量）口服泼尼松龙，术后第 2 天开始，计量依次递减，30mg/d×1 周，20mg/d×1 周，10mg/d×1 周，共计 3 周 420mg。细胞补片等再生医学技术尚处研究阶段。

（5）**内镜下非切除治疗：** 射频消融术（radiofrequency ablation，RFA）利用电磁波生物物理中的热效应发挥治疗作用，使肿瘤组织脱水、干燥和凝固坏死，从而达到治疗目的，在多发、病变较长或累及食管全周的早期食管癌及其癌前病变的治疗中具有明显的优势，且其治疗的深度控制在 1 000μm 左右，降低了穿孔和术后狭窄的发生率。初步研究结果显示，RFA 可用于Ⅱb 型病变，且治疗前活检证实为食管鳞状上皮细胞中度异型增生和/或重度异型增生及局限于 M_2 层的中-高分化鳞癌。符合条件早期食管鳞癌及其癌前病变的 RFA 术后 12 个月完全缓解率可达 97%。但 RFA 对早期平坦食管鳞癌疗效的大样本量研究尚缺乏，长期疗效尚需进一步验证。环周型消融系统多应用于多发、延伸较长或环周病变的治疗，治疗过程包括记录消融位置、测量食管内径、置入消融导管进行消融等步骤，依据病变及第一次消融情况，可在清除已消融病变黏膜后行第二次消融，局灶型消融系统则多应用于局灶性病变及术后残余灶的处理，无需经过测量步骤。

内镜下非切除治疗方法还包括光动力疗法（photodynamic therapy）、氩等离子体凝固术（APC）、激光疗法、热探头治疗和冷冻疗法等。这些技术既可单独使用，也可与内镜切除术联合应用。PDT 是利用特定激光激发选择性聚集于肿瘤组织的光敏剂产生单态氧，通过物理、化学和免疫等复杂机制导致肿瘤坏死的疗法，可用于处理大面积早期多灶病变，应注意光敏反应、术后穿孔狭窄等不良事件。APC 是一种非接触性热凝固方法，可有效处理食管癌前病变，但应用于早期食管癌则需严格掌握适应证。非切除治疗方法致肿瘤毁损，但不能获得组织标本进行精确的病理学评估，也无法明确肿瘤是否完整切除，治疗后需密切随访，长期疗效还有待进一步研究证实。

3. 高危人群和内镜治疗后随访 轻度异型增生的患者随访要求 3 年 1 次，中度异型增生随访要求 1 年 1 次。内镜切除后随访要求 3 个月、6 个月和 12 个月各复查 1 次内镜，若无复发，此后每年复查 1 次内镜。随访时应结合染色和/或放大内镜检查，发现阳性或可疑病灶行选择性活检及病理诊断。另外，肿瘤标志物和相关影像学检查亦不可忽视。同时应警惕异时多原发食管鳞癌和第二原发癌（如头颈部鳞癌、胃癌等）。

复发的预防和处理：病变切除后应仔细检查创面，必要时使用染色或 NBI 进行观察，发现病变残留时应及时行再次内镜下处理，有利于降低复发率。局部残留和复发的病变多可通过内镜下治疗清除，内镜下治疗失败者可追加手术或放化疗。

三、中医治疗

（一）辨证分型治疗

1. 痰气交阻证
治法：开郁化痰，润燥降气。

代表方:启膈散(《医学心悟》)。

常用药:丹参、郁金、砂仁壳、沙参、川贝、茯苓、荷叶。

加减:吞咽发噎甚者,可加枳壳、瓜蒌、刀豆子、煅瓦楞以开郁理气降逆;胸膈痞闷甚者,可加柴胡、枳壳、瓜蒌以疏调肝气,理气解郁;呕吐痰涎甚者,可加姜半夏、陈皮、竹茹化痰止呕;口干燥者,可加生地、玄参、麦冬、天花粉以养阴生津止渴。

2. 津亏热结证

治法:滋养津液,泄热散结。

代表方:沙参麦冬汤(《温病条辨》)。

常用药:沙参、麦冬、天花粉、玉竹、乌梅、芦根、白蜜、竹茹、生姜汁、半枝莲。

加减:吞咽困难、食物难进者,可以用牛乳、韭汁少量多次频频呷服;伴气虚者,可加四君子汤;伴血虚者,可加四物汤;大便秘结者,可加肉苁蓉、大黄润肠通便。

3. 瘀血内结证

治法:滋阴养血,破血行瘀。

代表方:通幽汤(《兰室秘藏》)。

常用药:生地、熟地、当归、桃仁、红花、丹参、三七、五灵脂、乳香、没药、槟榔、海藻、昆布、贝母。

加减:吞咽困难、食不得下者,可加枳壳、瓜蒌、刀豆子、玄参、桔梗以理气开郁,养阴利咽;食不能入者,可多饮牛乳、韭汁,韭汁能下膈化瘀血,得韭汁而血槁自除;食后即吐者,可加旋覆花、代赭石、竹沥、姜汁等以降逆和胃止呕;呕吐痰涎甚者,可加姜半夏、竹沥、海浮石、化橘红等理气化痰;胸骨后疼痛甚者,可加青皮、木香、延胡索等以行气活血止痛;瘀血停滞、大便秘结者,可加当归、桃仁、大黄以活血化瘀通便。

4. 肝郁脾虚证

治法:疏肝健脾。

代表方:丹栀逍遥散(《内科摘要》)。

常用药:白术、柴胡、当归、茯苓、甘草、牡丹皮、山栀、芍药。

加减:嗳气呕吐明显者,酌加旋覆花、代赭石;泛吐痰涎甚多者,加半夏、陈皮、藿香、佩兰;大便不通,加大黄、枳实、槟榔、火麻仁、郁李仁;心烦口干,气郁化火者,加山豆根、栀子、玄参、龙胆草;呕吐物如赤豆汁者,另服云南白药;服药即吐,难以下咽,可含化玉枢丹;泛吐白沫加吴茱萸、丁香、白蔻仁。

5. 气虚阳微证

治法:温补脾肾。

代表方:补气运脾汤(《证治准绳》)。

常用药:黄芪、党参、白术、砂仁、茯苓、甘草、陈皮、半夏、生姜、大枣。

加减:气虚神疲倦怠者,可加独参汤;饮食难入者,可用莱菔汁、生姜汁、韭汁、甘蔗汁频频呷服;食入即吐者,可用旋覆花、代赭石、姜半夏等以和胃降逆;呕吐痰涎者,可加竹沥、化橘红、杏仁泥等以化痰散结。

(二) 单方验方

1. 冬凌草汤　组成为冬凌草50~90g。适应证:食管癌早、中期。用法:沸水冲泡加白糖,每日 1~2 次,2~3 个月为 1 个疗程。

2. 噎膈汤　组成为石见穿 30g,半枝莲 30g,急性子 30g,红枣 5 枚。适应证:食管癌各期。用法:水煎服,每日 1 剂,分 2 次服。

3. 灵仙代赭汤　太子参、枸杞子、猪苓、茯苓各 15g,薏苡仁、代赭石、白花蛇舌草各 30g,威灵仙、莪术、法半夏、枳实各 10g,甘草 5g。(《肿瘤科中西医药物手册》)

4. 参赭三甲汤　旋覆花 10g,代赭石 30g,党参 10g,清半夏、龟甲、鳖甲、牡蛎各 15g,瓦楞子 30g,蜂房 10g,黄芪 30g,山豆根 10g,赤芍 15g,鸡血藤 30g。(《肿瘤科中西医药物手册》)

5. 黄芪水蛭合剂　黄芪 60g,水蛭 4 条,土鳖虫 15g,穿山甲(现有以豕甲代替者)、黄药子、重楼各 30g,并随症加减,每日水煎 1 剂;红参 15g、石斛 30g,水煎 500ml 代茶饮。(《福建中医药》)

6. 益气消积汤　党参、白花蛇舌草、山慈菇、半枝莲、徐长卿、牡蛎各 30g,茯苓、白术、威灵仙各 15g,砂仁、白蔻仁、延胡索、鸡内金、鳖甲各 10g,麝香(冲)0.1g,并随症加减。(《实用中医药杂志》)

7. 星半通膈散　生半夏 12g、制南星 15g、代赭石 20g、露蜂房 10g、丹参 15g、干蟾皮 10g 共研末,每次 10g,蜜调糊状含咽。(《安徽中医临床杂志》)

（三）中成药

1. 清热解毒类

（1）西黄丸:清热解毒,消肿散结。用于热毒壅结所致的痈疽疔毒,瘰疬,流注,癌肿。口服。每次 3g,每日 2 次。

（2）六神丸:清凉解毒,消炎止痛。用于烂喉丹痧,咽喉肿痛,喉风喉痈,单双乳蛾,小儿热疖,痈疡疔疮,乳痈发背,无名肿毒。口服,每日 3 次,温开水吞服;1 岁每服 1 粒,2 岁每服 2 粒,3 岁每服 3~4 粒,4~8 岁每服 5~6 粒,9~10 岁每服 8~9 粒,成年每服 10 粒。另可外敷在皮肤红肿处,取丸十数粒,用冷开水或米醋少许,盛食匙中化散,敷搽四周,每日数次常保潮润,直至肿退为止。如红肿已将出脓或已穿烂,切勿再敷。

（3）复方天仙胶囊:清热解毒,活血化瘀,散结止痛。对食管癌、胃癌有一定抑制作用;配合化疗、放疗,可提高其疗效。口服,每次 2~3 粒,每日 3 次。饭后半小时用蜂蜜水或温水送下(吞咽困难可将药粉倒出服用)。1 个月为 1 个疗程。停药 3~7 日再继续服用。

2. 活血化瘀类

（1）平消胶囊:活血化瘀,散结消肿,解毒止痛。对毒瘀内结所致的肿瘤患者具有缓解症状、缩小瘤体、提高机体免疫力、延长患者生存时间的作用。口服,每次 4~8 粒,每日 3 次。

（2）食道平散:益气破瘀,解毒散结。用于中晚期食管癌而致食管狭窄梗阻,吞咽困难,疼痛,噎膈反涎等病症。口服,每次 0.3~0.5g,每日 3~5 次;或遵医嘱。

3. 抗癌类

（1）消癌平片:抗癌、消炎、平喘。用于食管癌、胃癌、肺癌,对大肠癌、宫颈癌、白血病等多种恶性肿瘤亦有一定疗效,亦可配合放疗、化疗及手术后治疗。并用于治疗慢性气管炎和支气管哮喘。口服。每次 8~10 片(0.3g/片),每日 3 次。

（2）鸦胆子油软胶囊:抗癌药。用于肺癌,肺癌脑转移,消化道肿瘤及肝癌的辅助治疗剂。口服。每次 4 粒(0.53g/粒),每日 2~3 次,30 日为 1 个疗程。

四、中西医结合治疗

对食管癌的治疗包括手术、放疗、化疗、中医药治疗及晚期食管狭窄患者支架置入等多种治疗方法,其中中医药在食管癌的各个阶段均可应用并有明显的疗效。目前手术根治性切除是治疗食管癌最有效的方法,但手术受到诸多因素的限制。一方面,临床上部分食管癌患者发现时已属中晚期,常常不能达到根治性切除;另一方面,手术创伤对机体免疫功能的影响又为术后肿瘤的生长转移提供了机会。肿瘤组织中乏氧细胞的存在使放疗效果受到很大影响,放疗在杀灭癌细胞的同时也使人体正常组织细胞受到不同程度的损伤甚至出现并发症,从而增加患者的痛苦,降低生活质量使放疗的剂量受到限制。由于目前化疗药物选择性较差,既攻击癌细胞又攻击正常细胞,其不良反应使很多患者难以按时完成治疗计划甚至被迫放弃治疗,极大影响疗效。

中医药与手术的配合可有效提高患者的术后生存质量及远期生存率。术前应用中药可为手术切除肿瘤作准备,改善患者某些脏器如心、肝、肾功能,纠正贫血,改善患者体质等。术后应用中药可尽快帮助患者恢复体质,减轻手术后的不良反应如低热、多汗、食欲缺乏、腹部胀气、大便不畅以及由于手术所造成的胃肠功能紊乱等。手术恢复期后,长期服用中药除改善体质外还可以提高免疫功能,提高机体抗肿瘤复发转移的能力,提高远期生存率。食管癌早期病变局限,周围淋巴结及组织未见转移,术后一般不做化疗或放疗而仅以中医药治疗长期观察,术后经过放疗或化疗的患者或术后不能进行化疗放疗的晚期患者也可以用中医药治疗。中医认为放射线属热毒,极易伤津耗液甚至导致血脉运行不畅,瘀血内停。放疗配合适当的中药,一方面可提高肿瘤对放疗的灵敏度,另一方面也可减轻放疗带来的副作用。食管癌放疗常见的不良反应有放射性肺炎、食管炎、骨髓抑制、消化道症状等。放射性肺炎的发生与放射直接相关,一次性大剂量照射时不慎便有可能发生,单用抗生素往往效果不佳,而配以中药清热解毒、化痰止咳平喘、祛痰散结可取得满意的效果。消化道症状如吞咽疼痛、呕吐等在食管癌放疗中也较常出现,且西医无十分满意的防治措施,中医药的使用有明显的效果。中医药配合化疗使用可起到增效减毒的作用,提高患者的生存率,改善生活质量。

中医药与放化疗手术联合治疗。①与放疗联合:放疗后热盛津伤络阻者,症见皮肤潮红、瘙痒、渗液破溃、胸痛干咳,吞咽疼痛,进食梗阻加重,纳呆,口干舌燥,小便短赤,大便干结,舌暗红,苔黄,脉细数,治宜清热解毒,益气养阴,药如黄芪、北沙参、石斛、女贞子等。②与化疗联合:化疗后脾肾亏虚、胃失和降者,症见疲倦乏力,脘痞恶心欲吐,便溏或腹泻,纳呆,舌淡,苔薄,脉细。治宜健脾补肾,和胃调中,药如黄芪、党参、女贞子、枸杞子等。③外科手术后:气血两虚、伤口难以愈合者,宜益气养血、补虚生肌,药如党参、女贞子、白术等。

目前食管癌的主流治疗方法仍为手术与放化疗,但临床的实践表明中医药在食管癌治疗中的作用是不容忽视的。中医药治疗食管癌有自己的特色,遵循辨病与辨证、扶正与祛邪、内治与外治、中医药与现代医学相结合的治疗原则,以整体观念、辨证论治观点为指导,从系统上调整人体功能达到阴阳平衡的治疗目的,中医药与西医密不可分,临床实践亦证实中西医结合治疗较之单纯西医治疗在提高临床疗效、改善生活质量、延长生存期等方面均有明显提高。

（一）食管癌中医药预防

1. 低级别上皮内瘤变　推荐六味地黄丸或增生平片预防癌变。

2. 巴雷特食管　巴雷特食管已被证实是食管腺癌的癌前病变，反流性食管炎是其重要诱因。中医认为巴雷特食管多由于肝胃失和、痰气郁结所致，治疗宜化痰散结、开郁降逆，推荐小陷胸汤加减预防癌变。

3. 反流性食管炎　亦是食管腺癌的癌前疾病，长期反流性食管炎可发展为巴雷特食管或食管腺癌，推荐半夏泻心汤加减预防癌变，可与现代医学推荐疗法联合。如胃灼热不明显、反流清稀胃液，平素喜热饮，怕凉，推荐吴茱萸汤加减。

（二）食管癌化疗结合中医治疗

1. 中医药联合含紫杉醇类方案　中医药联合含紫杉醇类方案能够减轻紫杉醇类药物引起的周围神经毒性，改善末梢神经感觉异常，如肢端疼痛、麻木、无力等症状，提高患者生活质量。周围神经毒性的中医病机为寒凝血瘀，气血不达四末。推荐通络散洗剂外用（中日友好医院协定方）。功效：温经通络，活血化瘀。药物组成：老鹳草 20g、川乌 10g、桂枝 15g、红花 10g。用法：水煎 400~500ml 药液，将药液置于恒温足浴桶，加温水至 1 000ml，温度 35~37℃，浸泡手足，每次 20 分钟，每日 2 次，14 日为 1 个疗程。

2. 中医药联合含氟尿嘧啶类方案　中医药联合氟尿嘧啶类化疗药物如氟尿嘧啶、卡培他滨，能够改善其临床常见不良反应——手足综合征。手足综合征的中医病机为"寒凝络阻、筋脉失养"，温经通络中药能够降低患者 NCI（美国国家癌症研究所）分级，减轻疼痛，提高化疗完成率。推荐温络通洗剂外用（中日友好医院协定方，"十二五"国家科技支撑计划研究验证）。功效：温经活血、通络止痛。药物组成：黄芪 30g、红花 12g、紫草 20g、当归 20g。用法：水煎 400~500ml 药液，将药液置于恒温足浴桶，加温水至 1 000ml，温度 35~37℃，浸泡手足，每次 20 分钟，每日 2 次，14 日为 1 个疗程。

3. 中医药联合含伊立替康方案　伊立替康常见剂量相关性毒性为迟发性腹泻，其中医病机为脾虚湿盛，水谷不化，升降失调，清浊不分。推荐生姜泻心汤口服（中日友好医院，临床研究推荐）。功效：和中降逆、消痞散结。临床应根据 *UGT1A1* 不同基因型调整伊立替康剂量：*UGT1A1 6/6* 予正常剂量，*UGT1A1 6/7* 予正常剂量 + 密切观察，*UGT1A1 7/7* 予减半剂量 + 密切观察。并根据前一周期出现腹泻的程度，在下一周期减量用药。

4. 中医药联合含铂类方案　中医药联合含铂类方案主要解决其消化道反应，包括恶心呕吐、食欲缺乏等，以提高化疗耐受性和依从性。

（1）恶心呕吐：化疗所致恶心呕吐应以预防为主，根据化疗方案呕吐发生风险，推荐单独或联合应用 $5-HT_3$ 受体拮抗剂、糖皮质激素或 NK-1 受体拮抗剂等药物。恶心呕吐的中医病机为胃失和降、胃气上逆。推荐丁香柿蒂汤口服，功效：温中益气、降逆止呕，主要适用于化疗后恶心呕吐，伴有腹胀纳少、腹痛喜温喜按、大便溏泄的脾胃虚寒呕逆患者。

（2）食欲缺乏：建议口服营养制剂或增强食欲的药物如甲地孕酮等。中医药能够增进食欲，改善患者营养状态。食欲缺乏的中医病机为"正气亏虚、脾运失健"。推荐中成药健脾丸、香砂平胃颗粒口服。

5. 中医药防治其他常见化疗不良反应

（1）骨髓抑制。肿瘤化疗导致的白细胞或中性粒细胞减少:包括预防性或治疗性使用粒细胞集落刺激因子（G-CSF）;化疗相关贫血:主要包括补充铁剂、促红细胞生成素治疗和输血等;肿瘤化疗所致血小板减少症:主要包括输注血小板和促血小板生长因子。中医药能够预防化疗后骨髓抑制,化疗后出现轻中度骨髓抑制时,应用中医药治疗能够改善骨髓抑制的程度。骨髓抑制的中医病机为"气血亏虚"。推荐当归补血汤口服,功效:补气生血,主要适用于化疗后骨髓抑制的患者。推荐中成药:地榆升白片、生白口服液、生血丸、健脾益肾颗粒。

（2）化疗后便秘。食管癌患者化疗后由于进食量减少,内脏神经功能紊乱,或5-HT3受体拮抗剂止吐等,容易发生便秘。推荐中成药芪蓉润肠口服液口服,腹胀者配合消胀散（中日友好医院协定方）,外用敷脐或穴位按摩,症状改善不明显者配合西药缓泻剂及胃肠动力药。芪蓉润肠口服液,功效:益气养阴、健脾滋肾、润肠通便,主要适用于气阴两虚、脾肾不足的虚证便秘的患者。消胀散,功效:补气温阳、行气消胀,主要适用于腹胀明显的阳气亏虚、腑气不通的患者。药物组成:黄芪30g、大黄10g、莱菔子30g、附子10g、麝香3g。用法:清洁脐部后予消胀散敷脐,每3天换1次,同时可配合穴位按摩,选择气海、天枢、曲池穴,每穴持续1分钟,每天重复3~5次。

（三）食管癌放疗结合中医治疗

1. 中医药治疗配合增效减毒　放射线作为一种热毒之邪,易耗气伤阴、灼伤津液,放疗期间合理应用中药可以发挥增效减毒作用,中医治则为清热解毒、凉补气血、生精润燥及健脾和胃。推荐方药:生黄芪30g、生地30g、山豆根15g、连翘15g、射干9g、板蓝根30g、元参9g、陈皮9g、清半夏9g、焦白术9g、焦神曲15g、全瓜蒌5g。水煎服,每日1剂。推荐中成药:安多霖胶囊、贞芪扶正颗粒、健脾益肾颗粒。

2. 中西医结合治疗放疗并发症

（1）**放射性食管炎**:中成药推荐康复新液;中药推荐沙参麦冬汤加减、一贯煎加减。

（2）**放射性皮炎**:中成药推荐康复新液或复发维生素B$_{12}$溶液,适量湿敷,每日2~3次;如意金黄膏或京万红软膏,适量外敷,每日1次。

（3）**放射性口腔炎**:推荐双花百合片（0.6g/片）;中药口疮平水煎剂（中日友好医院协定方）含漱。口疮平:紫草10g、红花10g、大黄15g、生甘草10g,水煎后含漱,每次10ml,每日3~5次。

（4）**放疗后疲乏**:中成药推荐参芪扶正注射液静脉输注;中药推荐八珍汤。

（四）晚期食管癌中西医治疗方案

1. 抗肿瘤治疗　按照晚期食管癌临床症状特征,可以总结为"噎—吐—痛—梗—衰",概括了食管癌的发病过程。食管癌病性虚标实,不接受现代医学治疗的患者往往以邪实为主,或正虚邪实兼顾,不能耐受现代医学治疗的患者往往以正虚为主。

（1）不接受现代医学治疗的患者:证候类型为痰气交阻证;中医治则为润燥解郁,化痰降逆。经方汤剂为启膈散。加载中成药为西黄丸、华蟾素注射液/片/胶囊/口服液、复方苦参注射液、鸦胆子油注射液/软胶囊/口服液、金龙胶囊、六神丸。

（2）不能耐受现代医学治疗的患者:证候类型为气虚阳微;中医治则为健脾益气,化痰祛瘀。中药汤剂为八珍汤加减。加载中成药为贞芪扶正胶囊/颗粒、康莱特注射液/软胶囊、平消胶囊/片、康赛迪胶囊。

2. 并发症治疗

（1）癌性疼痛： 目前现代医学三阶梯止痛疗法作用速度快、止痛力强,但长期服用阿片类药物往往产生如便秘、恶心、呼吸抑制、依赖性等不良反应,使部分患者难以耐受、恐惧成瘾,制约癌痛控制疗效。中医药治疗癌痛具有确切的疗效,在轻度癌性疼痛时可以替代部分非甾体抗炎药或加载治疗提高止痛的速度及疗效;在中、重度癌性疼痛时与阿片类药物联用可以降低阿片类药物用量,改善不良反应,提高止痛效率。

1）轻度癌性疼痛:可采用新癀片联合第一阶梯非甾体抗炎药,也可单用新癀片作为第一阶梯用药,尤其适用于伴有发热或因服用阿片类药物而出现便秘者。

2）中重度癌性疼痛:复方苦参注射液可与阿片类药物联用提高阿片类药物镇痛效率,减少吗啡的用量。外治可用中药敷贴痛块消乳膏,与"吗啡滴定"给药方法相联合,可降低阿片类药物用量30%,减轻吗啡所引起的出汗、便秘等不良反应,降低呼吸抑制的风险。痛块消乳膏由延胡索20g、姜黄20g、白芥子3g、川芎20g、血竭10g、乳香20g、没药20g、冰片10g等组成(中日友好医院临床研究推荐)。

3）针灸可应用于疼痛各阶段:针灸在治疗癌痛方面具有独特的优势,可有效降低患者疼痛评分,减少止痛药用量,并减轻止痛药物的不良反应。临床常采用电针增加刺激。临床常用主穴:阿是穴、合谷、内关;配穴:胸痛配丰隆、少府;胁痛配太冲、丘墟;腹痛配足三里、三阴交;并酌配相应背俞穴。体穴针刺得气后接电针疏密波20分钟,每日1次。

（2）恶性胸腔积液： 恶性胸腔积液是食管癌晚期常见并发症之一,多采用胸腔引流+胸腔灌注化疗来控制积液。中西医结合治疗可以提高腔内灌注疗效,部分中药制剂如榄香烯注射剂的腔内灌注疗效尚在探索。

中日友好医院采用"通阳利水"的治法,形成实脾消水膏外治胸腔积液和腹水技术,规范外用方法。实脾消水膏主要由生黄芪50g、桂枝20g、猪苓20g、老鹳草30g、莪术20g、桃仁20g、土鳖虫10g、黑白丑各20g组成。临床研究证明可有效缓解症状,提高患者生存质量。

（3）癌因性疲乏： NCCN(美国国立综合癌症网络)指南指出接受治疗的癌症患者中70%~100%可出现疲乏症状。现代医学对于改善以症状为主要表现的癌因性疲乏的疗效尚有限。癌因性疲乏属于中医"虚劳"范畴,中西医结合可以充分发挥中医药扶正培本改善症状的优势。中医治则:补气健脾,升补元气。药用补中益气汤加减。中成药可选复方阿胶浆、参芪扶正注射液。

（五）食管癌常用的抗癌中草药

1. 藤梨根　清热解毒,祛风除湿,利尿止血。本品有清热解毒作用,临床常与野葡萄藤、半枝莲、半边莲、白茅根等配伍,适用于各种癌症,尤其对于肠胃道方面的癌症应用更多。国宏莉等研究发现藤梨根乙酸乙酯药液对人食管癌 Eca-109 细胞的生长具有抑制作用,与药物浓度和作用时间成正比,其生长抑制率可达 87.2%。

2. 射干　清热解毒,利咽消痰,对 S-180 细胞有抑制作用。适应证喉癌、扁桃体癌、食管癌、咽喉癌、肺癌等。用量 9~15g。

3. 山豆根　清热解毒,消肿止痛,利咽。山豆根生物碱有实验抗癌作用,广山豆根对

S180细胞、S37细胞、S14细胞和大鼠的实体型、腹水型、吉田肉瘤以及腹水型肝癌均有抑瘤作用。适应证为喉癌、食管癌、扁桃体癌、胃癌及肝癌等,主要含苦参碱、氧化苦参碱、三叶豆紫檀苷、黄酮类衍生物及酚类化合物。北豆根主要含蝙蝠葛碱、粉防己碱、山豆根碱等。

4. 马勃 轻宣肺气,清热解毒,利咽止血,对皮肤真菌有抑制作用,适应证为舌癌、咽喉癌、肺癌、食管癌及扁桃体癌等,用量3~9g(包煎)。

5. 重楼 又名蚤休、七叶一枝花,清热解毒,消肿止痛,息风定痉,对S180、S37实体型肝癌有抑制作用。适应证消化道癌瘤,肺癌、脑肿瘤及恶性淋巴瘤。主要含甾体皂苷(蚤休苷)、酚性成分、氨基酸等,研究发现:以本品3.1mg/ml浓度对小鼠艾氏腹水瘤及鼠肝癌细胞具有抑制作用,水煎剂腹腔注射对小鼠肉瘤的抑制率为40%~50%,重楼属(Paris)的8个种和变种及10种市售商品药材对RNA癌病毒逆转录酶均有一定抑制作用。临床多用于热毒壅滞的恶性淋巴瘤、肺癌、鼻咽癌、脑肿瘤及消化系统肿瘤如胃癌、食管癌、肝癌等,常配入复方内使用。本品入煎剂15~30g(抗肿瘤剂量)。

6. 白花蛇舌草 清热解毒,软坚散结,利水消肿,对U14细胞有抑制作用,能刺激网状内皮系统增强白细胞的吞噬作用。适应证:各种常见癌瘤及消化道癌瘤。用量30~60g。

7. 龙葵 消热解毒,利水消肿,复方龙葵对胃癌细胞有抑制作用。适应证胃肠道肿瘤、乳腺癌、肺癌、肾癌、膀胱癌及癌性胸腔积液、癌性腹水。

8. 草河车 清热解毒,对S180有抑制作用。适应证:食管癌、胃癌、肝癌、肺癌、鼻咽癌等。用量30~60g。

(六)提高机体免疫功能的中草药

1. 党参 健脾益肺,养血生津。现代研究认为,党参可治疗贫血、增强身体抵抗力。在临床上,党参常用于治疗食管癌等癌症,对于肠癌患者疲乏体虚、四肢无力、食欲缺乏、大便稀软、经常感冒的症状,有很好的缓解作用。

2. 白术 健脾益气,燥湿利水。《神农本草经》中对白术描述为:"术,味苦温。主风寒湿痹死肌,痉疸,止汗,除热,消食,作煎饵。久服轻身延年,不饥。一名山蓟,生山谷。"临床上,白术应用较为广泛,在《金匮要略》所载的枳术汤中,白术与枳实相配伍以治疗痞满,可行气消痞。真武汤亦有白术使用,主治脾肾阳虚。而《丹溪心法》中的白术丸,则为白术与白芍配伍,以治疗脾虚久泄。目前现代药理学已对白术研究较为透彻,其化学成分主要为倍半萜、白术多糖、聚炔等类别。其中倍半萜类包含白术内酯、白术内酰胺、苍术酮等。有研究发现白术内酯Ⅱ对结直肠癌LoVo细胞的生长、增殖有抑制作用,并促进癌细胞凋亡。另有研究证实,白术内酯Ⅰ亦有类似的抗肿瘤作用。同时伍婷婷等的研究表明,白术多糖可促进胃肠道黏膜损伤的修复,以调节胃肠的生理功能。此外白术还有免疫调节、抗炎、护肝等作用。

3. 茯苓 健脾利水渗湿。有研究发现,茯苓所含的羟基衍生物——茯苓三醇A(Poricotriol A)对六种肿瘤细胞都有较强的细胞毒性。该物质能激活半胱氨酸蛋白酶-3(caspase-3)、半胱氨酸蛋白酶-8(caspase-8)和半胱氨酸蛋白酶-9(caspase-9),并提高BaX/Bcl-2的比值,由此达到抗肿瘤的效果。而彭小彬等的研究则表明,茯苓多糖可提高正常小鼠及使用环磷酰胺而出现免疫抑制的小鼠的血清IgG和IgM水平,并且后者的提高较前者更加明显。除抗肿瘤、提高免疫力作用外,茯苓还有抗炎、抗氧化、护肝等作用。

4. 甘草 健脾益气,清热解毒,并可调和诸药。《神农本草经》写道"甘草味甘平,主五脏六腑寒热邪气,坚筋骨,长肌肉,倍力",并将其列位上品。现代药理学对其探究发现其有抗肿瘤、抗炎、抗氧化等作用。有研究证实甘草多糖可促进荷瘤小鼠血清 IL-2、IL-6、IL-7 水平的升高,并降低肿瘤坏死因子 TGF-α 的分泌,因此具有抗肿瘤、提高免疫力的作用。

(七)中药复方抗结直肠癌研究

1. 启膈散 出自清代医家程国彭《医学心悟·噎膈》,为治疗"噎膈"的开关之剂。张玉双等研究加味启膈散对 128 例I期食管癌根治术后和II~III期辅助化疗完成后复发转移及生存质量的影响,术后 3 周开始服用加味启膈散(丹参、沙参、砂仁、贝母、玄参、麦冬、荷叶各 10g,茯苓、浮小麦各 30g,郁金 15g,生地 20g)。治疗组无病生存时间明显长于对照组,治疗组与对照组 1 年复发转移率分别为 9.4%、19.6%,差异有统计学意义(P<0.05)。史会娟等研究启膈方能够增强食管癌细胞中 Cx26 蛋白及 mRNA 水平的表达,减缓食管癌细胞 Eca109、TE13 的增殖与迁移能力。尹素改等研究启膈散乙酸乙酯提取物可有效抑制 Eca109 细胞中信号传导及转录激活蛋白(STAT)3 信号通道,加速细胞凋亡。周凌等、崔姗姗等研究启膈散有效成分可抑制食管癌细胞增殖、小管形成、迁移,促进细胞凋亡,抑制 Eca-9706 细胞分泌血管内皮生长因子(VEGF)和白细胞介素(IL-6),增加内皮细胞迁移。吴耀松等提出启膈散可通过 STAT3 信号通路降低食管癌细胞上清对树突细胞成熟的直接影响。史会娟等发现启膈散提取物能够增加 Cx32 蛋白表达水平,增强食管癌细胞间同质黏附力,抑制食管癌细胞发生微丝骨架重排,进而抑制食管癌细胞的迁移。吕翠田等指出启膈散在诱导细胞凋亡的途径中,可激活执行凋亡的关键蛋白酶 caspase-3,抑制食管癌细胞株 EC9706 细胞增殖。杨联河等分析研究启膈散含药血清和顺铂在抑制食管癌细胞 EC9706 增殖方面具有较强的协同作用,抑制 miR-21 表达水平,升高程序死亡蛋白 4(PDCD4)和磷酸酶和张力蛋白类似物(PTEN)基因表达。吕翠田等证实启膈散可提高 IL-10 细胞因子水平,提高 CD3⁺、CD19⁺、CD8⁺ 淋巴细胞,降低 CD4⁺/CD8⁺ 比例,改善免疫功能失衡,提高生存质量。

2. 六君子汤 是健脾益气的代表方。尹素改等研究发现六君子汤乙酸乙酯提取物可明显抑制食管癌 Eca109 细胞增殖,且能诱导细胞凋亡;既能降低 STAT3 上游分子 IL-6、TGF-β1 分泌,又能降低 STAT3 表达和活性,从而抑制其下游分子血管内皮生长因子(VEGF)表达,导致细胞因子之间相互激活的环节脱轨,起到抑制肿瘤细胞增殖、促进凋亡的作用。吕翠田等研究发现六君子汤能改善 4-硝基喹啉-1-氧化物诱导的食管癌小鼠生存质量,保护脏器,防止食管组织损伤,提高 IL-10、肿瘤坏死因子(TNF)、单核细胞趋化蛋白 1(MCP-1)、IL-6、IL-12p70 等细胞因子水平,纠正 CD4⁺/CD8⁺ 比例,改善免疫功能失衡及免疫抑制。

3. 半夏泻心汤 半夏泻心汤是主治寒热错杂痞证之经方,其见于《伤寒论》:"但满而不痛者,此为痞,柴胡不中与之,宜半夏泻心汤。"又见于《金匮要略》:"呕而肠鸣,心下痞者,半夏泻心汤主之。"张晓丽等的研究中,25 例 70 岁以上的高龄食管癌患者在半夏泻心汤的中药辅助下均顺利完成化疗。也有研究发现半夏泻心汤浓煎剂对食管贲门癌术后并发反流性食管炎患者也有症状积分改善。实验研究中也明确观察到半夏泻心汤对阻滞食管癌 Eca9706 细胞分化周期、影响肿瘤细胞凋亡作用,并适时抑制 STAT3 蛋白活性。

4. 旋覆代赭汤 反流性食管炎的患者服用旋覆代赭汤加减方能有效预防食管上皮不典型增生的产生,而对于食管癌前病变患者,则能较好地阻止疾病进一步进展,防止恶性化转变,部分患者甚至出现了食管上皮不典型增生逆转向正常食管上皮。旋覆代赭汤加减方可明显使反流性食管炎大鼠食管组织中线粒体解偶联蛋白2（UCP2）表达量降低，参与能量代谢，稳定大鼠反流性食管炎食管组织线粒体膜电位；可影响胃食管反流病中的炎症反应过程，明显降低模型大鼠食管及血浆炎症因子白细胞介素-6及肿瘤坏死因子-α的表达；可以明显降低增殖细胞核抗原（proliferating cell nuclear antigen，PCNA）和细胞周期蛋白D1在食管黏膜中的表达，从而影响组织细胞里环氧合酶-2的表达，修复食管黏膜上皮的损伤，减少炎症反应，促进糜烂及溃疡愈合；可以增强食管廓清功能，调节大鼠离体食管肌条收缩活动，促进食管正常蠕动，还可通过提高血浆胃动素和血清促胃液素水平，促进胃排空，防止酸反流。

5. 六神丸 六神丸来源于雷允上的《雷允上诵芬堂方》，由名贵中药材牛黄、珍珠、蟾酥、明雄黄、麝香、冰片6味药配制而成，因其功效神速而显著，故得名"六神丸"。六神丸具有清热解毒、消肿止痛之功，其抗肿瘤作用近年来在临床和实验研究中得到广泛认可。陆保磊等报道用六神丸治疗上消化道晚期肿瘤患者20例。患者口服六神丸，每日40~60粒，分4次服，共服用28d，服药期间停止化疗、放疗。结果4疗程后临床症状消失者19例，缓解者1例，能进食者15例，能进流食者20例。张慧等将48例局部晚期食管癌患者随机分为对照组和治疗组，对照组采用顺铂合并紫杉醇化疗同步放疗，治疗组采用口服六神丸同步放疗，采用KSA评分评价患者生存治疗。结果发现六神丸能明显改善患者生存质量（$P<0.05$），显著减少其不良反应的发生率（$P<0.05$）。通过研究发现，六神丸在联合同步放化疗治疗局部晚期食管癌能显著改善患者生存质量，有效降低患者骨髓抑制、放射性食管炎等不良反应对机体产生的影响。

五、名医诊治经验

1. 郁仁存教授 郁教授认为：一方面，根据内虚学说，脾肾不足贯穿疾病发展的始终，而健脾补肾法是纠正内虚的重要法则。健脾养后天，补肾益先天，故郁教授在治疗食管癌中始终应用健脾补肾法，临床中根据食管癌的肿瘤分期、治疗阶段以及患者的体质状况，决定以其为主或为辅。另一方面，因食管以通降为用，食管癌发病时气滞、痰浊、瘀血阻塞食管，主要表现为进行性吞咽困难，或胸骨后不适、疼痛，治疗中应用活血化瘀、解毒散结中药消除肿瘤的同时，更需要应用具有开通食管作用的药物，缓解噎膈症状，保证进食通畅，如急性子、木鳖子、威灵仙等。对于晚期食管癌患者见噎膈不通、饮水即吐、滴水不入、完全梗塞，郁教授曾配制通道散治疗显效，药物组成为硼砂、人工牛黄、象牙屑、冰片等，诸药共为细末，以米汤少许调糊状，徐徐咽服，每日多次，可解毒消肿、通道消噎。本方有局部腐蚀作用，故具有通道作用，但溃疡型食管癌有穿孔可能者禁服。草河车、白花蛇舌草为郁教授治疗食管癌最常用的抗肿瘤药对，均具有清热解毒、消痈散结之功，现代药理研究证明除抗肿瘤作用外，两药还能增强机体免疫力，且毒性极小，可长期应用，常联用开胸化痰类中药。冬凌草、金荞麦均具有清热解毒、排脓消炎、活血祛瘀的功效，研究报道冬凌草素对食管鳞癌有效，又因其具有抑瘤消炎作用，故常用在肿瘤活跃进展期，可控制病情的进展。急性子、威灵仙为治疗食管癌常用药对，急性子能降气行瘀、软坚散结，威灵仙治癥瘕积聚、一切冷痛。《中华本草》提到两药均具有治噎膈、消骨鲠的功效，说明其具有开通食管的作用，两药合用对控制肿瘤、缓解噎膈有效。白英、龙葵取自龙蛇羊泉汤，龙蛇羊泉汤是郁教授治疗多种恶性肿瘤的基本方之一，两药均具有清热解毒、活血消肿的功效，合用可增强祛邪抑瘤作用，但龙葵久服可能有肝损害。

2. 印会河教授 印教授一般将食管癌分为 2 型辨治。①胃阴不足型:常见症状有吞咽困难,或食入格拒,胸胁隐痛,口干咽燥,性情急躁,大便干结,舌红苔黄,脉数。治法为益胃养阴。方药用启膈散加减,沙参 15g、丹参 15g、贝母 9g、瓜蒌 15g、麦冬 9g、郁金 9g、枳壳 9g、玄参 15g、蜂蜜(分冲)30g。加减法,便如羊屎,加桃仁 9g;胸胁痛加乳香 6g、延胡索 9g。②血瘀津枯型:常见症状有食入即吐,饮水不下,胸胁刺痛,大便燥结如羊屎,或吐赤小豆汁样物、肌肤干燥。舌青紫,脉细涩。治法为活血消瘀。方药用膈下逐瘀汤加减,桃仁 9g、丹参 30g、丹皮 9g、赤芍 9g、延胡索 9g、当归 9g、五灵脂 9g、红花 6g、枳壳 9g、乌梅 15g、硇砂(分冲)0.3g。体虚甚者,加人参 9g。食管癌为难治之病,上法可用于符合胃阴不足及血瘀津枯型的患者,是临床常用之法。在上方的基础上适当加抗癌解毒及软坚散结之品,或可增加疗效。

3. 董长宏教授 董教授采用辨病加辨证相结合的方法,以食管癌主方为主,再根据辨证加用相应的药物。食管癌主方:全瓜蒌 30g,刀豆子 30g,枳壳 15g,山豆根 15g,白花蛇舌草 30g,夏枯草 15g,土贝母 30g。有开胸理气、解毒散结之功效。胸胁窜痛、胃脘胀气、郁闷不舒等肝郁气滞症状为主者,加柴胡 10g、陈皮 10g、郁金 10g、川楝子 10g;如有胸背或剑突后疼痛明显,舌质紫暗,舌面有瘀点或瘀斑,舌下静脉怒张,脉沉涩而紧等瘀血症状者,加赤芍 30g、丹参 30g、当归 10g、鸡血藤 30g、三七粉 3g。如有痰涎壅盛,浊气上逆,舌苔白厚腻、脉滑等痰湿症状为主的,加用陈皮 10g、半夏 10g、前胡 10g、桔梗 10g、藿香 10g、佩兰 10g。如病程日久,虚象显露,可根据虚证的类型辨证加药。偏于气虚的加黄芪 30g、党参 15g、白术 10g、茯苓 15g。偏于血虚的加当归 10g、阿胶 10g、熟地 15g。偏于阴虚的加生地 15g、麦冬 10g、石斛 10g、玉竹 10g。偏于阳虚的加淫羊藿 10g、肉苁蓉 10g、菟丝子 10g。食管癌为难治之证,目前多采用综合治疗。在放疗、化疗等治疗的同时,结合以上方法治疗,有较好的疗效。

4. 顾奎兴教授 顾教授认为食管癌为本虚标实之证,正气亏虚、脏腑功能失调是食管癌的发病基础,痰瘀互结、癌毒内蕴是食管癌的病机关键。治疗上强调顾护中焦脾胃,同时注重化痰逐瘀、软坚散结、清热解毒,注重辨病与辨证相结合,并且在不同的治疗时期,亦有针对性诊治,选药用量讲究三因制宜。顾教授强调应充分发挥中西医结合治疗食管癌之优势,制订最能让患者获益的治疗方案。如患者处于食管癌早期,有手术指征,则以手术为先,不可贻误手术最佳时机,术后行中医药治疗,以八珍汤合逍遥散为主方,酌情加用益气养血之品;化疗期间以益胃汤为主方,加用健脾和胃之品;放疗期间则以沙参麦冬汤为主方,加用滋阴润燥之品;放、化疗间歇期,以六君子汤为主方,加用益气养胃之品。此外,顾教授还结合患者的临床症状及检验指标,选用相应药物,如恶心呕吐加代赭石、旋覆花、姜半夏,食欲缺乏加炒谷芽、炒麦芽,口干明显加生地黄、麦冬等,贫血加鸡血藤、鹿血晶,白细胞降低加生黄芪、山药,肝功能异常加垂盆草,肿瘤骨转移加补骨脂、骨碎补等。顾教授用药讲究因人因时因地制宜,正如《素问·五常政大论》曰"能毒者以厚药,不胜毒者以薄药",年轻、形体壮实者气血充沛,筋骨强健,在拟方中攻邪药种类较多,用量亦较大,如将白花蛇舌草、红豆杉、山慈菇、生薏苡仁等同用,药量酌情增加;对于年老、病期较晚者,气血亏虚、生机减退,抗癌药不过 2 味,且用量较轻。《素问·六元正纪大论》云"用寒远寒,用凉远凉,用温远温,用热远热,食宜同法",在春夏阳气旺盛之时用热药,则味少量小,并且佐以藿香、佩兰等芳香化湿之品;在秋冬阴气旺盛之时用寒药,亦味少量小,并佐以炮姜、吴茱萸等温运之品。此外,顾教授临床用药时参考病理及免疫组化情况,如病理提示恶性程度高、免疫组化结果提示增殖速度快,可增加攻邪药物及剂量。

5. 徐景藩教授 徐教授认为食管癌由血瘀、气郁、痰浊、癌毒等病理因素累及食管,通降失常,长期反复不愈而致。食管癌术后患者梗阻症状反复不除,临床应以"通"立法,提出采用通瘀止痛、通管护膜、通腑降浊、通窍理气、通积养正"五通法"进行治疗。针对食管癌术后病久疼痛之证,徐教授善用"三汤""三龙",三汤分别为通幽汤、血府逐瘀汤和四物汤,三龙分别为龙葵、地龙和龙血竭。对于饮食不下、腹部胀满、大便艰涩的患者,选用通幽汤祛瘀生新,通润调和。对于病久痛位固定、疼痛频发患者,多选用血府逐瘀汤以化瘀行气止痛,以求活血、行气并行,祛瘀、养血同施,升阳降浊和中。食管癌术后患者多血虚瘦弱,在化瘀止痛之时,常佐以四物汤以补血活血。地龙有解痉定惊、通络下行功效,对于食管癌术后患者咳嗽时作、下肢浮肿、小便不通具有良好改善作用。但徐教授指出,对于肿瘤出血患者应禁用地龙,对于非出血期患者也应小剂量使用,一般 3~5g,使用时间不宜过长。龙血竭具有活血散瘀、定痛止血、敛疮生肌功效。《本草正义》载龙葵"可服可敷,以清热通利为用"。针对食管癌术后患者饮食难下的特点,徐教授善用"三石"(鹅管石、赭石、石打穿)以通利扩张食管。鹅管石宣通胸膈、温阳治劳,有扩张食管的作用;赭石重镇降逆、凉血止血;石打穿味苦辛平能攻坚,采掇花叶捣汁用。徐教授创新性地提出食管疾病糊剂卧位服药法,以保护食管黏膜、延长药物在食管停留时间以增强疗效;指出若单纯立位口服汤剂,汤液迅速入胃,再经吸收后作用于食管则效力不专,见效甚慢,调至糊状,富有黏性,能在食管停留,直接对食管黏膜起保护和治疗作用,也有赋形营养的作用。徐教授临床善用"三子"(牵牛子、急性子、王不留行子)通腑降浊,另善用"三壳"(海蛤壳、枳壳、刀豆壳)降逆行气。徐教授临床喜用石菖蒲与佩兰,芳香辛温开窍,醒脾化湿开胃。徐教授指出在食管癌术后调治中配伍通窍醒脾药物很有必要,寓意柔中带刚,刚柔相济。徐教授认为本病初起气郁痰阻,久则瘀血内停,阴阳互结,疾病发生发展多与情志异常及阴液不足有关,提出"噎乃膈之渐",认为本病初起气郁痰阻,久则积滞瘀血内停,阴阳俱损引起噎膈。

六、中医适宜技术

(一)针灸

1. 体针 主穴取天鼎、止呕、璇玑、膻中、上脘、中脘;配穴取内关、足三里、公孙、三阴交。天鼎穴双侧进针,针尖向天突穴斜刺;止呕横刺,针尖向下透向天突穴;其他穴位均常规取穴,平补平泻手法,留针 30~40 分钟,隔日 1 次,连续治疗 1 个疗程(2 个月)。进食梗阻,舌苔厚腻者,加艾条灸中魁、膻中穴,每穴 10 分钟。进食后突然梗阻,针刺双侧内关,用泻法,针尖向上强刺激并令患者剧咳,让其呕出大量痰液及食物。胸背疼痛者,针刺头穴,上、中、下焦穴,从上焦穴进针,横刺,透向中、下焦穴,连续捻转手法 3 分钟,留针 30 分钟,每 10 分钟加强 1 次。背部疼痛明显者用皮内针埋于背部压痛点。胸骨后痛配华盖、巨阙;胸痛引背配心俞及阿是穴;食管内出血配尺泽、孔最、郄门;痰多便秘配丰隆、上巨虚、天枢;进食困难甚或滴水不入者重刺内关加配公孙。辨证配穴:痰气互阻加太冲、丰隆化痰降气;血瘀痰滞加膈俞、丰隆化痰祛瘀;阴虚内热加太溪、内庭养阴清热;气虚阳微加灸气海、肾俞益气温肾。

2. 耳针 主穴咽喉、食道、贲门、胃、肠、膈,配穴交感、神门、三焦、内分泌、肾上腺、肝、肾(每次选 2~3 穴)。

3. 穴位注射　取穴膻中、膈俞、胸椎夹脊穴。药用肿节风注射液，每次选 2~4 穴，隔日 1 次。取内关、公孙，注射维生素 B_6，可缓解食管癌梗阻。

4. 敷贴　软坚散结膏由归尾、瓜蒌、川羌活、白芷、元明粉、木鳖子、三棱、白及、白薇、生地、黄芪、天花粉、川乌等 20 余种药物组成，以麻油、广丹熬制成膏药，摊在布上均匀撒上散坚丹(明矾、冰片、樟脑等)，贴于病灶对应处，也可贴于肿大的淋巴结处。1 周一换，止痛效可。

5. 拔火罐　取膈俞、脾俞、胃俞，或以痛为腧取穴，将火罐对准穴位，用闪火法迅速罩在穴位上。每次拔罐 2~6 个，留罐 10~15 分钟，隔日 1 次，10 次为 1 个疗程，间歇 1 星期后再进行下一个疗程。用于缓解食管癌疼痛。

6. 推拿　推拿背部俞穴可缓解疼痛；揉按合谷、足三里、涌泉可扶正固本，启膈降逆。

（二）气功治疗

食管癌患者在手术前后均可应用气功疗法。体质情况较好者可以选用郭林新气功、十二段锦等；体质较差者可选用静功。

【预后】

食管癌总体预后较差。分期较早的肿瘤患者生存期较长，T_1 或 T_2 的患者和无淋巴结转移的患者 5 年生存率超过 40%，T_3 和 T_4 的患者 5 年生存率小于 15%。因此，术前分期有助于指导治疗以及提示预后。0 期、Ⅰ期、Ⅱ期的食管癌是可以治愈性切除的，其 5 年生存率分别可达 85%、50%、40%。Ⅲ期及Ⅳ期患者即使行手术治疗，其预后也不佳。症状出现后未经治疗的食管癌患者一般在 1 年内死亡。食管癌位于食管上段、病变长度超过 5cm、已侵犯食管肌层、癌细胞分化程度差及已有转移者，预后不良。

第四篇｜第一章
参考文献

第二章 胃部疾病

第一节 急 性 胃 炎

急性糜烂性胃炎

【概述】

急性糜烂性胃炎（acute erosive gastritis）是以胃黏膜多发性糜烂特征的急性胃黏膜病变，好发于胃底、胃体部，可累及胃窦，以黏膜出血改变为主时又称急性糜烂出血性胃炎。本病是上消化道出血的常见病因之一。

根据急性糜烂性胃炎的特点，大致相当于中医学的"胃脘痛""痞证""呕血便血"等范畴。

【流行病学】

迄今为止，尚缺较为全面的流行病学调查。一般认为，老年人、吸烟患者因胃黏膜屏障的削弱，更易发生本病。而服用药物（例如非甾体抗炎药等）、酒精、应激（例如脑损伤、烧伤、重症感染）等情况下，更易诱发本病。Robertson 等报道危重症患者发病 24 小时内即可出现急性糜烂性胃炎，发病 72 小时内胃镜检查发现 75%~100% 的患者出现急性糜烂性胃炎，其中一部分患者甚至出现溃疡及显性出血。长期服用低剂量阿司匹林的患者中，大约有 60% 伴有急性糜烂性胃炎，其中胃窦，特别是近幽门区是最常发生损伤的部位。

本病轻症常表现为非特异性消化不良症状，这部分患者的流行病学数据难以统计。对于伴有上消化道出血的重症患者，我国流行病学调查显示：本病约占上消化道出血病因的 2.4%。

【病因病机】

一、西医认识

（一）病因和发病机制

1. 药物　常见的药物有非甾体抗炎药（nonsteroidal anti-inflammatory drug，NSAID），肾上腺皮质激素和一些抗肿瘤化疗药物。NSAID 如阿司匹林、吲哚美辛、保泰松、布洛芬，可抑制体内环氧化酶的活性而抑制胃黏膜生理性前列腺素的产生，而前列腺素在维持胃黏膜血流和黏膜屏障等方面有重要作用，从而削弱胃黏膜的屏障功能。肾上腺皮质激素可使盐酸和胃蛋白酶分泌增加，胃黏液分泌减少，胃黏膜上皮细胞的更新速度减慢，从而导致本病。某些抗肿瘤药如氟尿嘧啶对快速分裂的细胞如胃肠道黏膜细胞可产生明显的细胞毒作用。

2. 乙醇　对胃黏膜的损伤作用较强，其损伤作用主要通过几个途径：①对胃黏膜上皮细胞的直接损伤，破坏胃黏膜上皮细胞的完整及胃黏膜屏障功能。②对黏膜下血管损伤，主要引起血管内皮细胞损伤，血管扩张，小血管破裂，黏膜下出血等改变，造成胃黏膜屏障功能破坏，引起胃黏膜损伤。③黏膜上皮及血管内皮损伤引起局部大量炎症介质产生，中性粒细胞浸润，局部细胞损伤进一步加重。

3. 应激　引起应激的主要因素有：严重感染、严重创伤、大手术、大面积烧伤、休克、颅内病变、败血症和其他严重脏器病变或多器官功能衰竭等，严重应激可使胃血管发生痉挛性收缩，引起胃黏膜缺血缺氧，导致胃黏膜损伤，糜烂，出血。由烧伤导致的称柯林溃疡（Curling ulcer），中枢神经系统病变导致的称库欣溃疡（Cushing ulcer）。

（二）病理

本病的典型表现为多发性糜烂，浅表性黏膜破损和簇状出血病灶，黏膜破损浅表，不超过黏膜肌层，显微镜下表现为胃黏膜上皮失去正常柱状形态呈立方形或四方形，并有脱落，黏膜层出血坏死伴急性炎性细胞浸润。

二、中医认识

根据中医文献论述，结合该病临床表现，大致相当于中医学的"胃脘痛""痞证""呕血便血"等范畴。古代书籍对"胃脘痛"最早的论述可以追溯到《素问·六元正纪大论》："木郁之发……民病胃脘当心而痛，上支两胁，膈咽不通，食饮不下。""痞证"相关论述始见于《黄帝内经》，《黄帝内经》有"否""满""否满""痞塞"之称，《素问·太阴阳明论》云："食饮不节，起居不时，阴受之……阴受之则入五脏，入五脏则䐜满闭塞。"关于"血证"，《景岳全书·血证》云："血动之由，惟火惟气耳"。将出血的病机概括为"火盛"及"气伤"两个方面。结合相关文献资料归纳总结，本病常因饮食不节，情志失调，久病大病之后，损伤胃膜，使胃络受损，血溢络外而发病。本病病位在胃，与肝脾关系密切。基本病机为火热偏盛，迫血妄行和气虚失摄，血溢脉外。火有胃火、肝火，饮食不节，情志失调者，以实火多见，大病久病者以虚火多见。气虚以脾气虚为主，可分为单纯气虚和气损及阳两种病理状态。

【诊断】

一、辨病

（一）临床表现

1. 症状　可无临床症状或为原发病临床症状掩盖,也可表现为上腹痛,腹胀,恶心,呕吐和食欲缺乏等非特异性消化不良症状;重症起病急骤,伴上消化道出血,表现为呕血和黑便,出血常为间歇性,大量出血可致休克。

2. 体征　可有上腹部或脐周压痛,肠鸣音亢进。

（二）实验室及其他检查

1. 实验室检查　急性大量出血时,血红蛋白总量下降明显,大便及呕吐物隐血试验阳性。

2. 内镜检查　内镜检查是诊断急性糜烂性胃炎和明确出血来源的主要方法,24~48小时内行急诊胃镜检查可见胃黏膜糜烂,出血或浅表黏膜破损,多为弥漫性,也可为局限性。不同原因所致病变的位置有所区别,应激所致病变多位于胃体和胃底,而 NSAID 或酒精所致病变以胃窦为主。

（三）诊断要点

患者近期有服用 NSAID,酗酒以及烧伤,创伤,大手术,重要器官衰竭等应激状态病史,而既往无消化性溃疡病史,又出现上消化道出血症状时,可提示本病。结合急诊胃镜检查有助于诊断,但由于胃黏膜修复很快,超过 48 小时病变将消失,急诊胃镜检查须在 24~48 小时内进行。

（四）鉴别诊断

1. 消化性溃疡　消化性溃疡上腹部疼痛有节律性,周期性,病程长,不难和急性糜烂性胃炎鉴别。合并上消化道出血时可通过胃镜检查明确病因。

2. 急性胰腺炎　急性糜烂性胃炎和急性胰腺炎都有上腹部疼痛伴恶心、呕吐,但急性胰腺炎上腹部疼痛剧烈且常向腰背部放射,甚至可引起休克,呕吐后腹痛常不缓解,而急性糜烂性胃炎腹痛程度较轻,呕吐后腹痛常缓解。血液和尿液淀粉酶,腹部 B 超、CT 可资鉴别。

3. 急性胆囊炎　急性胆囊炎主要表现为右上腹持续性剧痛或绞痛,阵发性加重,可放射到右肩部,墨菲征阳性。鉴别可借助腹部 B 超,CT 或 MRI 等影像学检查。

4. 急性阑尾炎　急性阑尾炎早期可出现上腹痛,恶心,呕吐,但随着病情的进展,疼痛逐渐转向右下腹,且有固定的压痛及反跳痛,多伴有发热,白细胞增高,中性粒细胞明显增多。

二、辨证

（一）辨证要点

本病辨证要点在于辨病位和辨虚实。在胃在肝者多为火热灼伤胃络，以吐血为多见；在脾者多为气虚血溢，以黑便多见，或见于吐血日久者。实证多为火邪迫血妄行，火可分虚实，实火为火热亢盛，虚火为阴虚火旺，虚火属虚中夹实之证。虚证则多为气虚失摄，血不归经，亦可见脾虚胃热，脾虚血瘀之虚实夹杂证。本虚常见于大病久病之后，辨证时应重视原发病的存在。

（二）辨证分型

1. 胃热壅盛证

主症：①胃脘灼热作痛；②吐血色红或紫暗，夹食物残渣。

次症：①面色红赤；②口臭口干，渴喜冷饮；③便秘，或大便色黑。

舌脉：舌红，苔黄而干，脉弦数或滑数。

2. 湿热中阻证

主症：①胃脘胀痛痞闷；②恶心或呕吐带少许鲜血。

次症：①口苦口黏；②纳呆；③小便短赤；④大便稀溏或黑便。

舌脉：舌红，苔黄腻，脉濡数。

3. 肝热犯胃证

主症：①胃脘胀痛而灼；②吐血色红或紫暗。

次症：①胁痛；②口苦咽干；③恶心反酸；④烦躁易怒。

舌脉：舌红，苔黄，脉弦。

4. 脾虚胃热证

主症：①胃脘隐痛，喜热喜按；②大便稀溏色黑。

次症：①面色萎黄；②唇干口臭；③嗳气。

舌脉：舌淡，苔黄或黄腻，舌边有齿痕，脉细弱。

5. 阴虚络损证

主症：①胃脘灼痛；②吐血少量鲜红；③大便干结色黑。

次症：①头昏目眩；②口舌干燥；③平素形瘦食少。

舌脉：舌质红绛，苔薄黄乏津或苔花剥，脉细数。

6. 脾胃虚弱证

主症：①胃脘嘈杂；②吐少量暗淡血；③大便稀溏色黑。

次症：①神疲乏力；②气短声低；③面色苍白。

舌脉：舌质淡，脉细弱。

证候诊断：主症和舌象必备，加次症 2 项及以上即可诊断，参考脉象，即可诊断。

【治疗】

一、治疗原则

治疗的原则是积极治疗原发病和去除诱发因素,降低胃内酸度减少氢离子反弥散,积极止血,输血补液。

二、西医治疗

(一)一般治疗

卧床休息,保持呼吸道通畅,密切观察血压及脉搏,积极治疗原发病及控制诱发因素,视出血量大小决定禁食还是流质饮食。积极输血补液,补充血容量,改善组织灌注,纠正休克及水、电解质代谢紊乱。

(二)药物治疗

1. 抑制胃酸分泌 为减少胃酸的分泌,防止 H^+ 向胃黏膜逆向弥散,达到间接止血作用。可静脉滴注或口服质子泵抑制剂、H_2 受体拮抗剂等。

2. 保护胃黏膜 可使用弱碱性抗酸剂包括氢氧化铝凝胶、铝碳酸镁、硫糖铝等以中和胃酸,同时阻止胃酸和胃蛋白酶,促进前列腺素合成,减少黏液中表皮生长因子(EGF)降解,刺激黏液和碳酸氢盐的分泌,增加黏膜血流供应,发挥保护黏膜的作用。

3. 止血 可使用凝血酶类药物使纤维蛋白原转变成纤维蛋白,促进血凝块形成,加速血液凝固。

(三)内镜治疗

目前,内镜止血方式主要有四种:

1. 喷洒药物法 镜下喷洒去甲肾上腺素、孟氏液、凝血酶及其复合物等使血管收缩,血液凝固。

2. 注射法 局部注射高渗性去甲肾上腺素溶液收缩血管或硬化剂压迫出血周围血管,使血管内血栓形成血管闭塞。

3. 热疗法 常用激光、微波、热探头和高频电凝,使血液凝结和血栓形成,从而起到止血效果。

4. 机械疗法 通过钳夹对出血血管机械压迫,以此达到止血效果。

三、中医治疗

(一)辨证分型治疗

1. 胃热壅盛证
治法:清胃泻火,凉血止血。

代表方:泻心汤(《金匮要略》)合十灰散(《十药神书》)。

常用药:大黄、黄连、黄芩炭、大蓟、小蓟、柏叶炭、丹皮、茜草炭、棕榈炭、栀子炭、茅根、茜根。

加减:若热灼津伤者可加沙参,麦冬,石斛等滋阴养胃;呕吐明显者可加竹茹,代赭石和胃降逆。

2. 湿热中阻证

治法:清热化湿,凉血止血。

代表方:甘露消毒丹(《医效秘传》)。

常用药:滑石、黄芩、茵陈、菖蒲、贝母、木通、藿香、连翘、白蔻仁、薄荷、射干。

加减:脘中痞闷可加枳壳、桔梗宽中利膈;口黏,大便不成形者加薏苡仁、扁豆健脾利湿;肛门灼热厚重者加白头翁、黄柏清热燥湿。

3. 肝热犯胃证

治法:清肝泻火,凉血止血。

代表方:小柴胡汤(《伤寒论》)合戊己丸(《医方考》)。

常用药:柴胡、黄芩炭、半夏、人参、甘草、黄连、吴茱萸、白芍。

加减:大便秘结者加大黄通腑泄热,兼有湿邪者加车前草,泽泻清热利湿;胁痛明显者加玄胡,香附理气活血止痛。

4. 脾虚胃热证

治法:补气健脾,清热止血。

代表方:四君子汤(《医方考》)合泻心汤(《金匮要略》)。

常用药:党参、白术、茯苓、甘草、黄连、黄芩、大黄。

加减:苔腻者加半夏、苍术健脾燥湿;气虚下陷者可用补中益气汤合泻心汤。

5. 阴虚络损证

治法:养阴清热,凉血止血。

代表方:黄连阿胶汤(《伤寒论》)。

常用药:黄连、阿胶、黄芩炭、白芍。

加减:呕吐者加竹茹、枇杷叶清热和胃;大便干结者,加大黄、玄参泄热通腑。

6. 脾胃虚弱证

治法:健脾摄血。

代表方:归脾汤(《济生方》)。

常用药:白术、人参、黄芪、当归、甘草、茯苓、远志、酸枣仁、木香、龙眼肉、生姜、大枣。

加减:黑便者加乌贼骨、白及收敛制酸止血;肢冷畏寒者,加附片、炮姜炭温振脾阳;胃刺痛,舌紫暗者加花蕊石、三七止血化瘀。

(二)中成药

行气止痛类

(1)清胰利胆颗粒:行气解郁,活血止痛,疏肝利胆,解毒通便。用于急性胰腺炎、急性胃炎等。开水冲服,每次10g(1袋),每日2~3次。

(2)胃力胶囊:行气止痛,和胃利胆,消积导滞,通腑降浊。用于饮食不节,痰浊中阻,痞满呕吐,胃脘胁肋疼痛,食欲缺乏,大便秘结;急性胃炎、胆囊炎属上述证候者。口服,每次4~6粒(0.3g/粒),每日3次。

四、中西医结合治疗

现代医学认为急性糜烂性胃炎主要为理化因素、精神因素以及严重疾病引起的应激状态,导致胃黏膜内皮细胞破坏,临床以胃黏膜多发性糜烂为特征,常伴出血或浅表黏膜破损形成。中医学认为本病的病位在胃,与肝脾关系密切,主要病因为饮食不节,情志失调,久病大病之后。基本病机为火热偏盛、迫血妄行和气虚失摄、血溢脉外。治疗以清热泻火,补气摄血为基本原则。随着现代技术的发展,内镜的使用延伸了中医望诊的视野,为中医临床辨证提供了新的思路与方法。

(一)从疡论治

受内镜所见启发,急性糜烂性胃炎类似人体浅表的疮疡,可使用生肌散、乌贼骨粉、三七粉等具有敛疮生肌作用的外用中药内服来治疗本病。大量临床报道已证实了这一疗法的有效性。研究显示,这类药物可发挥中和胃酸、保护胃黏膜、止血的作用,对本病治疗有所帮助。

(二)内镜下喷洒止血

随着胃镜技术的发展,胃镜下局部喷洒药物成为胃黏膜出血常用治疗手段,能使药物直接到达病灶部位,避免药物被消化酶分解,保证药物浓度及治疗效果。内镜下喷洒止血可有以下中药可选用:

1. 生肌止血散 药物组成为墨旱莲、白及各20g,五倍子12g,三七3g,大黄6g,与100ml冰生理盐水混合充分溶解后制成溶剂。喷洒方式:使用50ml注射器抽取溶液,将注射器与喷洒管连接,经过胃镜活检通道送入胃肠道内,将注射器对准病灶部位,在0.5~1.0cm处加压喷洒,每次20ml,共喷洒3次,并根据患者病灶情况适当增减喷洒次数。

2. 超微大黄粉 超微大黄粉制备方法:取生大黄适量,粉碎,置60℃干燥36小时,然后用超微粉碎机进行粉碎。取超微大黄粉10g溶于冰生理盐水100ml,以20ml注射器抽吸药液后,连接胃镜活检通道内的治疗导管对准出血病灶,于距病灶0.5~1.0cm处加压喷洒,每次喷洒20ml,共3次。如病灶出血点较多时,可适当增加喷洒次数。

3. 其他中药 尚有云南红药、五倍子液等,直接胃镜下喷洒或在胃镜电凝止血、微波止血后联合应用均能提高止血效果,而且安全性高,复发率低。

(三)治疗胃黏膜损伤的中药研究

1. 白及粉 功能收敛止血,消肿生肌,是治疗急性胃炎、胃溃疡、胃及十二指肠出常用中药。本品质极黏腻,性极收涩,研末内服,可封填破损,愈合溃疡,止血生肌。《神农本草经》记载其"主痈肿恶疮败疽,伤阴死肌,胃中邪气,贼风",药理研究表明白及胶浆能促进家兔创面肉芽生长及愈合,能明显减轻由盐酸引起的大鼠胃黏膜损伤,其可能的机制是刺激胃黏膜合成和释放内源性前列腺素;白及能显著缩短凝血时间及凝血的原时间,加速红细胞沉降率,可抑制纤维蛋白溶解,并能增加血小板因子。本品有止血、保护胃黏膜、增加其在胃壁的吸附作用,是一味对炎症、溃疡、出血具有良好功用的药物。

2. 大黄 走气分,兼入血分,功能攻下导滞,泻火解毒,祛瘀止血;动物实验研究表明大黄及其炮制品对大鼠黏膜糜烂性胃出血有良好的止血作用,止血机制与其改善毛细血管脆性、促进骨髓制造血小板、缩短凝血时间、促进血小板聚集及降低纤溶活性有关。大黄还有抗病原微生物、抑制幽门螺杆菌的作用,煎剂可抑制多种消化酶,但对胃蛋白酶无影响。

3. 三七 三七浸液能缩短凝血时间和降低毛细血管通透性,提高血小板数,缩短凝血酶时间。

4. 乌贝散 乌贝散由乌贼骨、贝母组成,按1:0.8比例研成粉末,每次3~6g,每日3次,凉水吞服,治疗急性出血性胃炎有明显疗效。研究显示,乌贝散有助于中和胃酸、收缩血管、促进血凝,保护胃黏膜。

五、名医诊治经验

1. 国医大师杨春波认为急性胃炎在临床以实热灼络血溢(出血性渗出)为主。临床可分为胃热气滞与脾湿热蕴两型。前者见胃脘闷痛,拒按,呕吐,口苦,纳呆,大便干结,小便黄,舌红,苔黄,脉弦数或滑数。治以清热和胃,疏肝理气为主。方选小陷胸汤合四逆散加减。药用黄连、瓜蒌、白芍、菊花、枳实、半夏、柴胡、马勃、丹皮、竹茹、甘草。后者症见脘腹闷胀而痛,拒按,呕恶不食,口苦,肠鸣,小便淡黄,大便稀溏,舌淡红苔白腻兼黄,脉濡缓和细缓。治以清化湿热,和胃理气。方用平胃散合四七汤加味。药用苍术、厚朴、苏梗、陈皮、半夏、茯苓、生扁豆、黄连、砂仁、佩兰、薏苡仁。

2. 姜树民教授认为导致脾胃受损的原因主要有饮食不节(洁)、情志不遂以及服用药物或毒物。饮食不节是损伤脾胃的关键因素。随着生活水平的提高,肥甘厚味在饮食中的比重越来越大。肥甘厚味,助湿生痰,滋腻脾胃,阻碍气机。肝为风木之脏,其性急而多动,"气有余则制己所胜",故肝病必犯脾胃。当今社会生活节奏快,工作压力大,情志不畅,久之则肝气郁结、胆气不舒,横逆犯胃而致病。服用某些药物或误食毒物,均可对胃黏膜造成直接损伤,对局部造成刺激。治疗急性胃黏膜损伤,应用宁络护膜、护肝和胃之法,如保肝益胃合剂:茵陈30g,白及15g,黄芪10g,苦参10g,紫苏梗10g,蒲公英15g,砂仁10g,五味子15g。

六、中医适宜技术

根据不同证型、症状选择相应腧穴进行治疗。根据不同证型:实证可取内关、中脘、足三里、合谷。久病体虚、阳虚欲脱者取关元、夹脊、神阙。根据不同症状:脘腹剧痛多配气海、阴陵泉、三阴交;胃热嘈杂多配内庭;腹胀多配天枢、公孙,呕血者,多配膈俞、大陵、鱼际;黑便多配胃俞、肝俞和三阴交;精神紧张多配劳宫、中冲;乏力多配脾俞、胃俞。

【预后】

病因去除后,一般预后较好,经治疗出血可停止。但严重烧伤、颅脑损伤、脑血管病和严重内脏功能不全所致的急性糜烂性胃炎预后较差,病死率较高。

急性感染性胃炎

【概述】

急性感染性胃炎是因细菌、病毒、真菌等感染或细菌毒素所致的急性胃黏膜炎症。主要表现为腹痛、恶心、呕吐、发热等症状。如伴随肠道感染,统称为急性胃肠炎。急性感染性胃炎所致的单纯性胃炎,通常为自限性疾病,但也有重者出现脱水、休克和死亡。急性化脓性胃炎是罕见的重症感染性胃炎,主要危险因素是免疫抑制状态,例如糖尿病、人类免疫缺陷病毒(human immunodeficiency virus,HIV)、晚期肿瘤或者类固醇治疗,预后较差。病理表现为胃壁的弥漫性蜂窝织炎,当炎症穿透肌层从而达到浆膜层,发生穿孔时可致化脓性腹膜炎。由产气芽孢杆菌引起者,胃壁可增厚,内有气泡,胃腔扩张,称为气肿性胃炎。

根据急性感染性胃炎的特点,大致相当于中医学的"胃脘痛""呕吐"范畴。

【流行病学】

急性感染性胃炎多为食源性因素所致,常为散发感染,也有爆发报告,其患病率无性别差异。

一、年龄分布

有资料显示 <5 岁儿童的急性感染性胃炎患发病率较高,可能是由于 <5 岁儿童对轮状病毒易感,而轮状病毒是导致急性感染性胃炎的常见病原体。诸如病毒因传染性以及它在物体表面的强生存能力,也是急性感染性胃炎爆发流行的最常见病原体,它通常在学校、日托中心、住宅设施和邮轮等场所暴发流行。

二、季节分布

常呈双峰分布,细菌毒素所致的急性胃炎倾向于夏季高发,而病毒所致的急性胃炎倾向于秋冬季高发。

三、病原学分析

据统计由病毒、细菌和寄生虫所致的急性感染性胃炎分别占 50%~70%,15%~20% 和 10%~15%。在细菌及其毒素所致的急性胃炎中,常见的致病菌为副溶血性弧菌、沙门菌和大肠埃希菌;而在病毒所致的急性胃炎中,常见的病原体为诺如病毒和轮状病毒。

【病因病机】

一、西医认识

急性感染性胃炎的发生多继发于全身系统性感染,或发生在器官移植、肿瘤晚期化疗、艾滋病等全身免疫功能低下的患者中。感染原可能是细菌性、病毒性或是真菌感染。幽门螺杆菌(Helicobacter pylori,Hp)感染是此病的重要病因之一,但临床上遇到的 Hp 感染的急性胃炎较少,源于感染早期患者无症状,或出现消化不良症状时未及时确诊。

（一）病因和发病机制

1. 细菌感染或毒素污染　由身体其他器官的感染灶通过血循环或淋巴到达胃黏膜,引起急性炎症。常见的细菌有:肺炎球菌、链球菌、伤寒沙门菌、白喉杆菌等细菌。幽门螺杆菌感染也可表现一过性急性胃炎。细菌分泌的细胞毒素可直接破坏胃肠道黏膜上皮细胞并导致粪便隐血阳性,神经毒素可作用于中枢或周围神经系统引起呕吐症状。

2. 病毒感染　在免疫力低下的患者胃内可发现诸如病毒、轮状病毒、腺病毒、巨细胞病毒、疱疹病毒、柯萨奇病毒、埃可病毒、冠状病毒等,多从血源性传播。

3. 其他　由真菌感染可引起,亦可见继发于全身系统性感染,或者是肿瘤晚期化疗、艾滋病、器官移植等可致免疫力下降的患者。

（二）病理

急性感染性胃炎的病理多表现为:全胃部弥漫性炎症。可见胃黏膜充血、水肿、严重者可见出血、糜烂;镜下观察可见菌体及大量的中性粒细胞浸润。幽门螺杆菌感染引起者表现为黏膜下大量的中性粒细胞和嗜酸性粒细胞浸润,并有小的脓肿形成,黏膜下层水肿,血栓形成和黏膜坏死。由巨细胞病毒感染引起者,在细胞内可见大量的包涵体,且胃黏膜皱襞增粗。感染缓解或控制后,胃黏膜炎症消失,组织学改变消失。

二、中医认识

中医学将急性感染性胃炎归为"胃脘痛"范畴,也可根据相关临床表现,归纳为"呕吐""腹泻"等范畴。"胃脘痛"病名,最早源于《黄帝内经》,如《灵枢·邪气脏腑病形》指出:"胃病者,腹膜胀,胃脘当心而痛。"中医认为,脾胃虚弱是急性感染性胃炎发病的基础,与饮食不节、情志所伤、气候变化、外邪入侵等密切相关。脾胃失和为急性感染性胃炎发病的根本,外邪侵袭是急性感染性胃炎发病的重要因素,脾胃失和则枢机不利,邪气入内而不得外解。急性感染性胃炎多由外邪侵袭,戕害脾胃,从而出现腹痛、腹泻、呕吐等表现。也可由于饮食不节,损伤脾胃,导致胃失和降,脾失健运;或邪毒入侵,毒热蕴结,气血凝滞,灼伤胃络;或情志失调,肝气郁结,亢害脾胃;或脾胃亏虚,气血不足,无力抗邪。或寒热互见,或虚实夹杂。由此可见,急性感染性胃炎病位在脾、胃,基本病机为脾胃失和,外邪侵袭。

K 【诊断】

一、辨病

（一）临床表现

有免疫力低下的表现或继发于全身性系统性感染的证据。临床可见上腹部疼痛、食欲减退、腹胀、恶心、呕吐等症状,严重者可有消化道出血、呕血、黑便等,可伴有发热等其他全身症状;病情严重者可有失水、休克、代谢性酸中毒。体格检查可见体温升高,有上腹部压痛。其他系统感染有相应表现,其他表现因病因不同而异。如由幽门螺杆菌引起的急性胃炎,多在2~3个月后转为慢性胃炎。

（二）实验室及其他检查

1. 血常规 可见白细胞计数升高,中性粒细胞比例或淋巴细胞比例上升,可见中毒颗粒,合并系统性感染者进行血液培养有时可见致病菌。

2. 腹部超声、CT检查 可见胃壁增厚,由产气芽孢杆菌致病者,可见胃壁内气泡形成的低密度改变。

3. 内镜检查 全胃弥漫性炎症,胃黏膜充血、水肿,甚至广泛出血、糜烂,皱襞粗大结节样,有些可见局部脓肿形成。

（三）诊断要点

1. 免疫力低下,或身体其他部位有感染灶的患者。

2. 急性起病,伴见剧烈的上腹部疼痛、恶心、呕吐等临床表现,或伴有全身中毒症状者。

3. 实验室检查可见白细胞计数增高,中性粒细胞比例或淋巴细胞比例增高;影像学检查可见胃腔内积气,胃黏膜增粗,局部激惹。确认非穿孔患者可进一步进行内镜检查明确诊断。

4. 若胃黏膜内有细菌或病毒感染的依据,可确诊。

（四）鉴别诊断

1. 其他急性胃炎 急性糜烂性胃炎诱因不同,多由药物刺激、乙醇及应激性刺激等引起,呕血和黑便是其主要临床表现,24~48小时内行急诊胃镜检查可见胃黏膜糜烂、出血或浅表溃疡,多为弥漫性,也可为局限性;急性腐蚀性胃炎多由吞服强酸、强碱或其他腐蚀剂等引起,临床表现为上消化道剧烈疼痛,伴吞咽困难,恶心呕吐,甚至呕血等表现;急性化脓性胃炎以全身败血症和急性腹膜炎症为表现,常伴恶心呕吐,呕吐物常混有胆汁,少部分可呕吐出脓血样物,病理表现可见胃壁呈弥漫性蜂窝织炎性改变,或形成局限的胃壁脓肿及坏死。

2. 急性胰腺炎 可见有急性发作的持续性上腹部剧烈疼痛,常向背部放射、伴有腹胀或恶心呕吐。临床体征轻者仅表现为轻压痛,重者可出现腹膜刺激征、腹水,腹部因液体积聚或假性囊肿形成可触及肿块。血清淀粉酶和/或脂肪酶活性至少高于正常值上限(ULN)3倍,腹部影像学检查符合急性胰腺炎影像学改变有助于本病的诊断。

3. 消化性溃疡 患者可见腹痛、背部痛,但本病多有消化性溃疡病史,可见呕吐咖啡样或鲜红色呕吐物,也可见柏油样便,内镜下可明确诊断。

4. 急性胆囊炎 患者可有腹痛、背部痛、发热、黄疸、高淀粉酶血症,但本病多有波动性黄疸和胆绞痛发作史,疼痛多局限在右上腹并常常向右肩放射,呕吐后腹痛可减轻,有胆道感染时腹痛可呈持续性,发热可伴有寒战,墨菲征阳性,可有右上腹紧张与反跳痛,血清淀粉酶可以升高,但一般不超过500U,镇痛、解痉药治疗有效;B超、X线检查有助于诊断。

5. 急性阑尾炎 患者初期可见周围性腹痛,后期可见转移性右下腹疼痛,伴有典型的压痛、反跳痛及腹肌紧张。影像学检查可辅助诊断。

6. 急性肠梗阻　患者可见腹痛、恶心、呕吐和血清淀粉酶轻度增高,但本病腹痛为阵发性绞痛,以脐周为主,可伴呕吐、腹胀,无排便、排气,绞窄后可出现腹膜刺激征,在麻痹性肠梗阻发生之前有肠鸣音亢进,可有缓解间歇期,有时可见失水、休克。腹部 X 线片可见阶梯状气液平面,CT 检查也有助于诊断。

（五）并发症

1. 消化道出血　为常见的并发症。胃壁可见弥漫性炎症,胃黏膜充血、水肿,甚至广泛出血、糜烂,出现消化道出血。

2. 消化道穿孔　急性感染性胃炎消化道穿孔较少见,多由胃壁炎症进一步加剧,程度加深,发生穿孔。穿透破入腹腔引起弥漫性腹膜炎呈突发剧烈腹痛,持续加剧,先出现于上腹,继之延及全腹。体征有腹壁板样僵直,压痛、反跳痛,肝浊音界消失,部分患者可出现休克。

3. 感染性休克　感染病灶进一步发展,通过血液或淋巴途径播散,可见全身系统性感染,严重者可见休克,代谢性酸中毒。

二、辨证

（一）辨证要点

胃在膈下,其上连食管,下通小肠。在生理上,主受纳和腐熟水谷,"仓廪之官"是也,胃以"通降为用"。若胃失其正常的生理功能,胃失和降,气机被阻,胃气上逆,则可导致呕吐、胃痛等证。急性感染性胃炎的主要症状为胃脘痛。胃脘痛的辨证要点在于分清气血、寒热和虚实。暴饮暴食、过食生冷,或食入不洁食物,可致食滞不化,脾胃受损,胃气上逆而致胃痛、呕吐;又或外来邪气或秽浊之气,侵犯胃腑,致脾胃气机失和,胃失和降,而致胃痛、呕吐;或素体脾虚,或嗜酒无度,或好辛辣香燥之品,或多食生冷,致湿浊内生,遇寒则为寒湿,遇热则变湿热,阻滞气机,胃失和降,损伤胃络。本病多为实证,或虚实夹杂,少见纯虚无邪之候,痛势较剧,预后多良好。在此基础上再进一步辨证分型。

（二）辨证分型

1. 食滞胃脘证
主症:①胃脘胀满;②疼痛拒按;③嗳腐吞酸。
次症:①恶心呕吐;吐出胃内积食;酸腐难闻;吐后痛减;②大便秽臭不爽;或溏或结。
舌脉:舌质红,舌苔厚腻,脉滑实。

2. 胃热壅盛证
主症:①胃脘胀闷疼痛;②有灼热感;③口干口臭。
次症:①恶心呕吐;吐出暗红色血液或血块;夹有食渣;②饮食喜冷恶热;③或见高热、神昏;大便秘结或解黑便。
舌脉:舌质红,苔黄厚,脉滑数。

3. 痰饮内阻证
主症:①胃脘闷痛;②吐出清水痰涎。

次症：①恶心呕吐；②心悸头眩；③胃脘及肠中沥沥有声。

舌脉：舌苔白腻，脉滑。

4. 寒邪犯胃证

主症：①胃脘剧痛，得温则减；②吐出物清稀有白沫而无酸臭；③身体酸痛。

次症：①恶心呕吐；②口淡不渴；③纳少流涎；④或伴肠鸣泄泻。

舌脉：舌质淡，苔白，脉弦紧。

5. 毒伤胃络证

主症：①食物中毒史；②胃脘灼热疼痛。

次症：①恶心呕吐；②烦躁不宁；③神昏；④头晕汗出；⑤心胸烦闷；⑥大便秘结或黑便。

舌脉：舌质青紫肿胀，脉弦或结代。

证候诊断：主症必备，加次症 2 项及以上，结合舌脉，即可诊断。

【治疗】

一、治疗原则

急性感染性胃炎的治疗要注意对症治疗与病因治疗相结合，中医治疗与西医治疗相结合。根据患者临床表现选择治疗方案。单纯性发病者，针对病因治疗，去除发病原因。继发于全身感染、抵抗力低下者，需对症治疗改善患者状况，病因治疗去除感染因素。

二、西医治疗

1. 一般治疗　卧床休息，补充营养，密切观察患者生命体征。急性期可进行胃肠外营养。

2. 补液，纠正电解质紊乱　呕吐或禁食状态下，应静脉补液，防止电解质紊乱。有酸中毒者，予 5% 碳酸氢钠。

3. 病因治疗　积极治疗原发病，根据病原体种类，给予相应抗感染治疗。

4. 对症治疗　腹痛剧烈者，可予铝碳酸镁、磷酸铝、硫糖铝、氢氧化铝凝胶等。可中和胃酸，起效较快，可短暂缓解疼痛；剧烈呕吐者，予甲氧氯普胺 10~20mg 肌内注射。

5. 抑制胃酸分泌

（1）H_2 受体拮抗剂：常用药物有法莫替丁、尼扎替丁、雷尼替丁等。抑制胃酸分泌，减少对胃酸对胃壁刺激。

（2）PPI：常用药物包括奥美拉唑、雷贝拉唑、泮托拉唑等，抑制胃酸的分泌。

三、中医治疗

（一）辨证分型治疗

1. 食滞胃脘证

治法：消食导滞，顺气止痛。

代表方：保和丸（《丹溪心法》）加味。

常用药：山楂、陈曲、莱菔子、半夏、茯苓、陈皮、连翘。

加减:舌红苔黄腻者,加茵陈、蒲公英、黄芩等清利湿热;恶心偏重者,加陈皮、竹茹等和胃止呕;反酸者,加瓦楞子、海螵蛸制酸止痛。

2. 胃热壅盛证

治法:清热止痛,降逆和胃。

代表方:泻心汤(《伤寒论》)。

常用药:大黄、黄连、黄芩、栀子、白茅根、地榆炭。

加减:胃脘痛甚者,加延胡索、枳壳行气止痛;湿热甚者,加茵陈、蒲公英等清利湿热;头身困重者,加白扁豆、苍术、藿香化湿和胃;恶心偏重者,加陈皮、竹茹和胃止呕。

3. 痰饮内阻证

治法:温中化饮,和胃止呕。

代表方:苓桂术甘汤(《金匮要略》)。

常用药:茯苓、桂枝、白术、半夏、生姜、陈皮、竹茹。

加减:畏寒重者,加炮姜、附子温阳散寒;兼情志不畅者加柴胡、佛手、香橼疏肝行气;头身困重者,加白扁豆、苍术、藿香化湿和胃。

4. 寒邪犯胃证

治法:温胃散寒,行气止痛。

代表方:良附丸(《良方集腋》)。

常用药:高良姜、香附、白术、厚朴、半夏、陈皮、生姜、茯苓。

加减:胃脘痛甚,加吴茱萸、干姜散寒理气;反酸者,加瓦楞子、海螵蛸制酸止痛;夹食滞、嗳腐吞酸者,加保和丸消食导滞。

5. 毒伤胃络证

治法:解毒和胃止痛。

代表方:现代经验方。

常用药:绿豆、甘草、芦根、竹叶、黄连、生姜。

加减:胃脘痛甚者,加延胡索、枳壳行气止痛;舌质青紫,有瘀斑、瘀血者,加丹参、三七粉、红花、降香活血化瘀;呕血、黑便者,加三七、白及、仙鹤草化瘀止血。

(二)中成药

行气止痛类

(1)清胰利胆颗粒:行气解郁,活血止痛,疏肝利胆,解毒通便。用于急性胰腺炎,急性胃炎等症。开水冲服,每次10g(1袋),每日2~3次。

(2)胃力胶囊:行气止痛,和胃利胆,消积导滞,通腑降浊。用于饮食不节,痰浊中阻,痞满呕吐,胃脘胁肋疼痛,食欲缺乏,大便秘结;急性胃炎、胆囊炎属上述证候者。口服,每次4~6粒(0.3g/粒),每日3次。

四、中西医结合治疗

急性感染性胃炎在针对病因和对症治疗的同时加上中医辨证治疗能取得更好的疗效,中医关键病机在于食毒、药毒和邪热等外邪伤及脾胃,导致脾胃受伤,脾失健运,胃失和降,脾胃升降失常,治疗重点是清热解毒,健脾和胃,方药使用泻心汤、保和丸和六君子汤加减。

五、中医适宜技术

针灸治疗方案对于急性胃炎也有较好的疗效。针灸疗法适用于急性胃炎初期,治疗时可选择中脘、梁门(双侧)以及天枢(双侧)等穴位,应用毫针行捻、转、提、插等手法施针治疗。研究显示针刺配合耳针以调节肠胃,其治疗急性胃炎疗效显著,且治疗时间短,无不良反应。另有研究发现取适量的硫酸阿托品及硫酸庆大霉素等药物,以一定比例融合后配置成混合注射液,于足三里穴(双侧)行穴位注射后,临床症状有所改善。

【预后】

本病预后较好,轻症可自然痊愈,重者并发消化道出血、消化道穿孔,穿孔较少见,有效控制感染后病情可很快缓解。

第二节 慢 性 胃 炎

【概述】

慢性胃炎(chronic gastritis)指多种原因引起的胃黏膜的慢性炎症反应,根据不同病理类型,主要分为慢性非萎缩性胃炎(chronic non-atrophic gastritis,CNAG)、慢性萎缩性胃炎(chronic atrophic gastritis,CAG)和特殊类型胃炎。CNAG是指胃黏膜以淋巴细胞和浆细胞浸润为主并可能伴有糜烂、胆汁反流的慢性非萎缩性炎症性病变;CAG是指胃黏膜固有腺体减少,伴或不伴纤维替代、肠腺化生和/或假幽门腺化生的一种慢性萎缩性炎症性病变。

根据慢性胃炎的临床特点,以"胃痛、胃部胀满"为主症者,大致相当于中医学的"胃脘痛"或"痞满"范畴,部分病例胃痛或胃脘部胀满症状不明显,则可根据主要症状表现分属"反酸""嘈杂""呕吐""反胃"等范畴。

【流行病学】

由于多数慢性胃炎患者无明显临床症状及体征,目前,全球范围内慢性胃炎难以获得确切的患病率。慢性胃炎主要分为萎缩性胃炎、非萎缩性胃炎及特殊性胃炎三类,临床中以慢性非萎缩性胃炎为多见,但是慢性萎缩性胃炎发病率呈上升趋势,在我国特殊性胃炎相对少见。

随着社会的不断发展,饮食习惯随之改变,全球范围内慢性胃炎的发病率呈上升趋势,且不同国家和不同地区的发病率存在明显差异,随着医疗进步和媒体科普的进展,我国的幽门螺杆菌(Hp)感染处于下降趋势,但是慢性胃炎发病率仍呈上升趋势;且Hp感染率越高,萎缩性胃炎的发病率明显升高;由于多数慢性胃炎患者无临床症状,需要内镜及病理才能明确诊断,其发病率不能完全明确;随着年龄的增长,慢性胃炎的发病率随之上升,在老年患者中尤为明显;据相关调查发现,我国各类型慢性胃炎中,慢性非萎缩性胃炎发病率达49.4%,

慢性非萎缩性胃炎伴糜烂达 42.3%,慢性萎缩性胃炎达 17.7%;但是镜下诊断萎缩性胃炎敏感性偏低,需要联合病理才能明确诊断。

一、慢性胃炎与 Hp 感染率密切相关

Hp 现症感染者几乎均存在慢性活动性胃炎,绝大多数血清学检测(现症感染或既往感染)阳性者存在慢性胃炎,此外,胆汁反流、药物、自身免疫等因素也可引起慢性胃炎,因此估计的慢性胃炎患病率高于当地人群中 Hp 感染率。

二、慢性胃炎与年龄密切相关

由于 Hp 感染率可随年龄增加而上升,且萎缩、肠化生等胃黏膜病理改变与"年龄老化"有一定关系,因此慢性胃炎患病率可随年龄增长而升高。

三、慢性胃炎与胃癌发病率密切相关

CAG 作为胃癌前疾病,在胃癌高发区的患病率显著高于胃癌低发区域,且慢性胃炎患者的胃癌患病率较正常者高,因此慢性胃炎患病率与不同国家、地区胃癌患病率呈正相关。

【病因病机】

一、西医认识

慢性胃炎的发生是各种致病因素破坏胃黏膜引起的多步骤、渐进性的炎症性病变的综合结果。胃内攻击因子和防御修复因子失衡是慢性胃炎发生的重要原因。Hp 感染是诱发慢性胃炎的最主要因素,2007 年世界卫生组织(WHO)启动 ICD-11 的修订,并在 2012 年 5 月开始使用的 ICD-11β 版本中将 Hp 胃炎划分为一类特殊的胃炎种类。Hp 与慢性活动性胃炎的关系符合 Koch 提出的确定病原体为感染性疾病的 4 项基本要求,即 Hp 存在于慢性胃炎患者中,Hp 胃内分布与炎症分布一致,根除 Hp 可使胃黏膜炎症消退,志愿者和动物模型中已证实 Hp 感染可引起胃炎。

根据不同发病因素诱发的胃黏膜萎缩性病变,1973 年,Strickland 提出将 CAG 分为 A、B 两型,A 型胃炎以胃体病变为主,表现为胃体弥漫萎缩,胃酸分泌减少,影响维生素 B_{12} 及内因子的吸收,常合并恶性贫血,与自身免疫异常相关;B 型胃炎以胃窦病变为主,多与 Hp 感染、胆汁反流、药物损伤等相关。近年随着病理诊断的发展,人们逐渐发现除出血、糜烂等胃黏膜病变外,CAG 常合并肠上皮化生(intestinal metaplasia)和异型增生(dysplasia),即胃黏膜的癌前病变,因此 CAG 被认为是胃癌的癌前疾病。

(一)病因和发病机制

1. Hp 感染 Hp 感染途径为粪-口或口-口途径,进入胃内后部分可被胃酸杀灭,部分可成功附着于胃窦部黏液层,依靠鞭毛穿过黏液层,通过黏附素/受体相互作用附着于胃黏膜上皮细胞表面,一般不侵入胃腺和固有层内。能够成功存活于胃酸环境的 Hp 具备独特的酸适应机制,即可产生尿素酶分解尿素,形成的 NH_3 和 CO_2 可中和反渗入黏液内的胃酸,形成有

利于 Hp 定居和繁殖的局部微环境,若感染持续存在,致使腺体破坏,则可形成 CAG。

Hp 胃炎有两种为主要类型,全胃炎胃窦为主和全胃炎胃体为主,前者常有高胃酸分泌,十二指肠发生的危险性增加;后者胃酸分泌常减少,胃溃疡和胃癌发生的危险性增加。Hp 感染对胃黏膜炎症发展的转归取决于 Hp 毒株及毒力、宿主个体差异与胃内微生态环境等多因素的综合结果。一方面,定植于胃内的 Hp 可产生多种毒素和有毒性作用的酶破坏胃黏膜屏障,同时诱发炎症和免疫反应,另一方面,是否带有空泡细胞毒素和细胞毒相关基因、免疫应答反应强弱、胃酸分泌情况、年龄、饮食因素都可影响胃黏膜的炎症程度。

2. 外源性损伤因素　反流入胃的十二指肠液、药物、酒精、浓茶、咖啡等外源性损伤因素可减弱胃黏膜屏障功能,致使胃腔内 H^+ 通过损伤的屏障,反弥散入胃黏膜内,使得炎症持续存在,而长期慢性炎症状态又可进一步减弱胃黏膜屏障功能,形成恶性循环。

(1)胆汁和其他碱性肠液反流:各种原因引起的胃肠道动力异常(如幽门括约肌功能不全)、肝胆道疾病及远端消化道梗阻时,含有胆汁、胰液的十二指肠液反流入胃,可削弱胃黏膜屏障功能,产生胃黏膜慢性炎症。现有研究多证实,十二指肠液反流是胃癌前病变的高危因素,与 CAG 的产生密切相关。

(2)药物:服用非甾体抗炎药(NSAID)如阿司匹林或环氧合酶-2(COX-2)选择性抑制剂是反应性胃病的常见原因。在胃内酸性环境下,绝大多数 NSAID 呈非离子状态,可弥散入黏膜上皮层,细胞内高浓度 NSAID 产生细胞毒而损害局部胃黏膜上皮,此外,NSAID 还可通过抑制环氧合酶(COX)导致胃黏膜生理性前列腺素 E 合成不足,导致黏膜血流、黏液碳酸氢盐分泌减少,削弱胃黏膜屏障防御及修复功能。

(3)毒物:酗酒、刺激性饮食等外源性毒物的反复摄入可诱发胃黏膜的急性损伤,内镜下主要表现为黏膜下出血,活检不伴有明显黏膜炎症的急性胃黏膜损伤表现。此类因素多与 Hp 或服用 NSAID 药物协同作用引起或加重胃黏膜慢性炎症。

3. 自身免疫机制　胃体腺壁细胞除可分泌盐酸外,还分泌一种糖蛋白,即内因子。部分 CAG 患者(既往称为 A 型胃炎)血清中存在壁细胞抗体(parietal cell antibody)和内因子抗体(intrinsic factor antibody)。前者的抗原是壁细胞分泌小管微绒毛膜上的质子泵 H^+-K^+-ATP酶,它破坏壁细胞而使胃酸分泌减少;后者则对抗内因子,使食物中维生素 B_{12} 无法与之结合被末端回肠吸收,最后引起维生素 B_{12} 吸收不良,出现巨幼细胞贫血,称之为恶性贫血。胃酸和内因子分泌显著减少,同时伴有恶性贫血是自身免疫性胃炎最严重的标志。

4. 年龄因素　老年患者因胃黏膜小血管扭曲,小动脉壁玻璃样变性,管腔狭窄导致黏膜营养不良、分泌功能下降出现退行性病变,加之 Hp 感染率较高,胃黏膜屏障及修复功能减弱,容易导致炎症慢性化、黏膜萎缩及上皮异常增生替代。

5. 营养因子缺乏　某些胃黏膜营养因子(促胃液素、表皮生长因子等)缺乏或胃黏膜感觉神经终器对这些因子不敏感可引起胃黏膜萎缩性病变,如术后残胃炎原因之一是 G 细胞数量减少,引起促胃液素营养作用减弱。

6. 遗传因素　CAG 尤其伴有恶性贫血的患者,在一级亲属间发病率明显增高,提示可能存在遗传因素的影响。

(二)病理

慢性胃炎病理变化是由胃黏膜损伤及修复过程所引起,表现为淋巴细胞、浆细胞浸润为主。当胃黏膜在淋巴细胞、浆细胞浸润的同时可见中性粒细胞浸润,称为慢性活动性胃炎;根据胃固有腺体有无减少,可分为 CNAG 和 CAG;根据炎症病变部位可分为胃窦胃炎、胃体胃炎和全胃炎;少部分特殊类型的胃炎存在特征性病理表现,如嗜酸性胃炎可表现为胃黏膜内大量嗜酸性粒细胞浸润。

1. 黏膜慢性炎症 固有层内以炎性细胞浸润为特征,炎症细胞以淋巴细胞为主,可见灶性出血。

2. 腺体萎缩 1996 年新悉尼系统将萎缩定义为"腺体的丧失",该定义模糊而具有歧义,反映了当时对于肠化是否属于萎缩,病理学家间有不同的认识。后来国际上一个由病理学家的自发参与,极具权威性的组织——萎缩联谊会将萎缩新定义为"胃固有腺体(固有腺或泌酸腺)的丧失",将萎缩分为三种情况:无萎缩、未确定萎缩和萎缩,进而将萎缩分为两个类型:非化生性萎缩和化生性萎缩,前者是胃黏膜层固有腺体被纤维组织或纤维肌组织替代,或炎性细胞浸润引起固有腺体数量减少;后者是指胃固有腺体被肠化或假幽门化生腺体替代。局限于胃小凹区域的肠化生不算萎缩,黏膜层出现淋巴滤泡不算萎缩,应观察其周围区域的腺体情况来决定。我国现有慢性胃炎诊治共识意见中强调,一切引起黏膜损伤的病理过程均可造成腺体数量减少,因此取材于糜烂或溃疡边缘的组织不一定就存在萎缩。

3. 化生 CAG 常伴有肠上皮化生和假幽门腺化生,前者是指肠腺样腺体替代了胃固有腺体;后者是指胃体泌酸腺的颈黏液细胞增生,形成幽门腺样腺体。一般的胃黏膜化生指肠化生,根据细胞形态及分泌的黏液类型,用组织化学方法(AB-PAS 染色和 HID-AB 黏液染色)可分为小肠/大肠型完全性肠化和小肠/大肠型不完全性肠化。传统观念认为小肠型和完全型肠化无明显癌前病变意义,而大肠型肠化胃癌发生危险性增高,我国现有慢性胃炎共识意见亦指出肠化范围和肠化亚型对预测胃癌发生危险性均有一定的价值。

4. 异型增生/上皮内瘤变 异型增生和上皮内瘤变是同义词,后者是 WHO 国际癌症研究协会推荐使用的术语,包括低级别上皮内瘤变和高级别上皮内瘤变,前者包括轻度和中度异型增生,后者包括重度异型增生和原位癌,是最重要的胃癌癌前病变,主要表现为细胞过度增生和分化缺失,增生的上皮细胞拥挤、有分层现象,核增大失去极性,有丝分裂象增多,腺体结构紊乱,呈现肿瘤生长性质,而无固有膜浸润。

5. 其他组织学特征 在慢性炎症过程中,胃黏膜可存在反应性增生变化,如胃小凹上皮增生、纤维组织增生、胰腺化生等;部分特殊类型胃炎可出现特异性组织学特征,如集簇性嗜酸性粒细胞浸润、明显上皮内淋巴细胞浸润及特异性病原体等。

二、中医认识

根据中医文献论述,结合慢性胃炎临床表现,《慢性胃炎中医诊疗专家共识意见(2017)》指出慢性胃炎中医病名当符合症状诊断。以胃痛为主症者,属于"胃脘痛";以胃脘部胀满为主症者,属于"痞满";若胃痛或胃脘部胀满不明显者,可根据主症表现隶属于"反酸""嘈杂"等病。中医认为脾胃虚弱是慢性胃炎的发病基础,与情志失调、饮食不节、药物、外邪(Hp 感染)等多种因素密切相关,上述因素均可损伤脾胃,致中焦运化无权,升降失常,或肝失疏泄,损伤脾胃,胃气壅滞;或运化失司,蕴湿生热,伤脾碍胃;或寒邪内客,气机阻滞,不通则痛;或久痛入络,气滞血瘀;或寒热互见;或虚实夹杂。究其病机,当为本虚标实,本虚主要表现为脾气(阳)虚和胃阴虚,标实主要表现为气滞、湿热和血瘀。其中,脾虚、气滞是诸症的共同病理基础,血瘀是久病的重要病机转变。

【诊断】

一、辨病

(一)临床表现

1. 临床表现　慢性胃炎缺少特异性临床表现,并且症状的严重程度与慢性胃炎分类、内镜下表现及胃黏膜组织病理学分级无明显相关性。患者可表现出中上腹疼痛、饱胀、钝痛、烧灼痛等,也可出现食欲减退、嗳气、恶心、反酸、腹泻等消化不良症状。

2. 体征　多数患者无明显体征,少部分患者可能出现上腹部轻压痛,胃体胃炎严重时可有舌炎和贫血。

3. 其他症状　慢性胃炎伴有胃黏膜糜烂,伴随溃疡样疼痛症状明显时,可有少量上消化道出血,长期少量出血可引起缺铁性贫血;胃体严重萎缩的 CAG 患者可出现恶性贫血,多合并其他自身免疫性疾病,如自身免疫性甲状腺炎、1 型糖尿病、白癜风、艾迪生病、重症肌无力、自身免疫性肝炎等,常伴有舌炎、周围神经病变等。

4. 特殊类型的胃炎

(1)巨大肥厚性胃炎:又称梅内特里耶病,临床表现为上腹痛、体重减轻、水肿、腹泻。无特异性体征,可有上腹部压痛、水肿、贫血及低蛋白血症。本病 8%~10% 可发生癌变,当注意密切随访观察。

(2)其他感染性、嗜酸细胞性、淋巴细胞性、肉芽肿性胃炎症状表现多样,缺乏特异性,临床诊断较困难,需通过胃镜、病理及相关理化检查综合判断。

(二)实验室及其他检查

1. 内镜检查　是诊断慢性胃炎的主要方法,内镜下 CNAG 可见黏膜红斑(点状、片状、条状)、黏膜出血点或斑块、黏膜粗糙伴或不伴水肿、充血渗出等基本表现;CAG 可见黏膜红白相间,以白相为主,皱襞变平甚至消失,部分黏膜血管显露;可伴有黏膜颗粒或结节状等表现;内镜下肠化黏膜呈灰白色颗粒状、结节状隆起,重者贴近可观察到绒毛状变化。

慢性胃炎内镜下表现还可同时存在糜烂、出血或胆汁反流等征象。糜烂可分为两种类型:①平坦型,胃黏膜有单个或多个糜烂灶,大小从针尖样到直径数厘米不等;②隆起型,单个或多个疣状、膨大皱襞状或丘疹样隆起,直径 5~10mm,顶端可见黏膜缺损或脐样凹陷,中央有糜烂。

胃黏膜内可有壁内出血,多因胃黏膜血管脆性增加导致的黏膜下出血,表现为水肿或充血胃黏膜上见点状、斑状或线状出血,可多发、新鲜或陈旧性出血(黑色附着物)相混杂。若胃液呈现黄绿色,则可考虑存在胆汁反流。因此,在诊断时当予以描述,如 CNAG 或 CAG 伴糜烂、出血、胆汁反流等。

2. 病理组织学检查　慢性胃炎的严重程度及 CAG 的确诊依赖病理组织学检查。病理活检当根据病变情况和需要进行活检,用于临床诊断建议取 2~3 块组织,分别在胃窦、胃角和胃体部位取活检,有条件的单位建议根据新悉尼系统要求取 5 块标本,即胃窦和胃体的大、小弯各取 1 块,胃角 1 块。活检的时候,需注意所检标本当足够大,达到黏膜肌层。

我国慢性胃炎现有共识指出慢性胃炎存在的 5 种病理变化(Hp、活动性、炎性反应、萎缩和肠化生),分级标准当采用我国慢性胃炎的病理诊断标准和新悉尼系统的直观模拟评分法:①Hp。观察胃黏膜黏液层、表面上皮、小凹上皮和腺管上皮表面的 Hp。无:特殊染色片上未见 Hp;轻度:偶见或小于标本全长 1/3 有少数 Hp;中度:Hp 分布超过标本全长 1/3 而未达 2/3 或连续性、薄而稀疏地存在于上皮表面;重度:Hp 成堆存在,基本分布于标本全长。②活动性。慢性炎症反应背景上有中性粒细胞浸润。轻度:黏膜固有层有少数中性粒细胞浸润;中度:中性粒细胞较多存在于黏膜层,可见于表面上皮细胞、小凹上皮细胞或腺管上皮内;重度:中性粒细胞较密集,或除中度所见外还可见小凹脓肿。③慢性炎症反应。根据慢性炎症细胞密集程度和浸润深度(以前者为主)分级,正常:单个核细胞每高倍镜不超过 5 个,如数量略超过正常而内镜下无明显异常,病理诊断为无明显异常;轻度:慢性炎症较少并局限于黏膜浅层,不超过黏膜层 1/3;中度:慢性炎症细胞较密集,超过黏膜层 1/3,达到 2/3;重度:慢性炎症细胞密集,占黏膜全层。④萎缩。萎缩程度以胃固有腺体减少各 1/3 来计算,轻度:固有腺体数减少不超过原有腺体 1/3;中度:固有腺体数量减少介于原有腺体的 1/3~2/3;重度:固有腺体数减少超过 2/3,仅残留少数腺体,甚至完全消失。⑤肠化生。肠化生区占腺体和表面上皮总面积 1/3 以下为轻度,1/3~2/3 为中度,2/3 以上为重度。

3. Hp 检测:对于确诊 Hp 相关性胃炎具有重要意义

(1)非侵入性 Hp 检测试验:包括尿素呼气试验、粪便抗原试验和血清学试验。尿素呼气试验包括 ^{13}C-尿素呼气试验和 ^{14}C-尿素呼气试验,是临床最为常用的非侵入性试验,具有准确性高、操作方便和不受 Hp 在胃内灶性分布影响等优点,值得注意的是,^{14}C-尿素呼气试验具备放射性,孕妇及哺乳期妇女不宜检测;粪便抗原试验检测 Hp 准确性与尿素呼气试验相近,可用于现症感染的诊断,操作简便,费用廉价,适用于配合欠佳人员(如儿童、阿尔茨海默病患者等)的检测。血清学 Hp 抗体检测操作简便,但不能判断是现症感染还是既往感染,多用于人群感染情况的流行病学调查。

(2)侵入性 Hp 检测试验:主要为胃镜活检标本进行快速尿素酶试验和病理染色,具有快速、简便和准确性相对较高的优点,完成胃镜检查后不久就可以得出 Hp 检测结果,可用于现症感染的诊断,阳性者即可进行根除治疗。然而 Hp 在胃内多呈灶性分布,往往需多点活检才可提高准确性,并且根除治疗后 Hp 密度降低,在胃内分布发生改变,容易造成检测结果假阴性,因此不推荐用于根除治疗后 Hp 状态的评估。

4. 血清学检测

(1)血清胃蛋白酶原Ⅰ(PG-Ⅰ)及血清胃蛋白酶原Ⅰ/Ⅱ(PG-Ⅰ/Ⅱ)降低,血清促胃液素-17(G-17)水平升高常提示存在胃体萎缩;血清 G-17 水平下降,PG-Ⅰ 及 PG-Ⅰ/Ⅱ 水平正常提示存在胃窦萎缩;血清 G-17 水平、PG-Ⅰ 及 PG-Ⅰ/Ⅱ 水平降低提示存在全胃萎缩。近年来,多项研究证实血清 PG 检测有助于胃癌高危人群的风险分层,欧洲和日本将 PG-Ⅰ≤70g/L 且 PG-Ⅰ/Ⅱ≤3.0 作为萎缩性胃炎的诊断临界值,以进行胃癌高危人群的筛查。我国胃癌高发区筛查常采用 PG-Ⅰ≤70g/L 且 PG-Ⅰ/Ⅱ≤7.0 的标准。

(2)自身抗体及维生素 B_{12} 水平:壁细胞抗体、内因子抗体检测及维生素 B_{12} 水平对诊断自身免疫性胃炎有帮助,且胃液中内因子抗体阳性有助于恶性贫血的诊断。

（三）诊断要点

由于多数患者缺乏特异性临床表现及体征，因此根据症状和体征难以做出慢性胃炎的正确诊断。慢性胃炎的确诊有赖于胃镜检查和胃黏膜病理组织活检，且以病理组织学检查为主。

（四）鉴别诊断

1. 功能性消化不良　功能性消化不良是起源于胃十二指肠的一个或一组症状，主要包括上腹部疼痛、上腹部烧灼感、餐后饱胀及早饱感，罗马诊断标准将其分为餐后不适综合征和上腹痛综合征两种亚型，但在内镜和病理检查无明显阳性发现。一般而言，消化不良症状的有无及其严重程度与慢性胃炎胃镜及病理组织学分级并无明显相关性。由于慢性胃炎患者与功能性消化不良在临床表现和精神心理表现上无明显差异，因此部分慢性胃炎患者可能伴有消化不良的各种症状。

2. 消化性溃疡　消化性溃疡一般以上腹部规律性、周期性疼痛为主，内镜下可见明确的溃疡病灶，X 线钡餐可见胃腔或十二指肠腔内存在龛影，不难鉴别。

3. 早期胃癌　早期胃癌患者往往缺乏典型报警症状，主要通过内镜及病理活检可进行鉴别，如果内镜下存在黏膜糜烂，尤其是隆起性糜烂，当遵循细致检查，重点活检。

4. 慢性胆囊炎和胆石症　慢性胆囊炎和胆石症可表现为上腹部疼痛、腹胀、嗳气等消化不良症状，易与慢性胃炎相混淆，同时并存者亦较多，必要时应行腹部 B、增强 CT 等检查以资鉴别。

5. 慢性胰腺炎　慢性胰腺炎主要表现为腹痛剧烈，起始于中上腹，也可偏重于右上腹或左上腹，放射至背部；累及全胰则呈腰带状向腰背部放射痛。可兼有恶心、呕吐、腹胀以及腹膜炎体征。必要时可行血清淀粉酶测定、增强 CT 扫描等检查以明确诊断。

二、辨证

（一）辨证要点

慢性胃炎的辨证当重审证求因，临床表现以本虚标实，虚实夹杂为主。早期以实证为主，病久则为虚证或虚实夹杂证；早期多在气分，病久则兼涉血分。实证者，以气滞、湿阻、寒凝、火郁、血瘀为主。气滞者，多为胀痛，走窜不定，连及两胁；湿阻者，多为痞闷，食欲缺乏，大便溏薄；寒凝者，多为拘痛，喜按喜热，四肢不温；火郁者，多为灼痛，口干口苦，大便干结；血瘀者，多为刺痛，痛有定处。虚证者，以脾气（阳）虚、胃阴虚为主，脾气虚者，多为胀痛，疼痛隐隐，周身乏力；虚寒者，多为隐痛，喜温喜按；胃阴虚者，胃中嘈杂，渴喜冷饮，大便干结。在此基础上再进一步辨证分型。

（二）辨证分型

1. 肝胃气滞证
主症：①胃脘胀满或胀痛；②胁肋部胀满不适或疼痛。
次症：①症状因情绪因素诱发或加重；②嗳气频作。

舌脉:舌淡红,苔薄白,脉弦。

2. 肝胃郁热证

主症:①胃脘灼痛;②两胁胀闷或疼痛。

次症:①心烦易怒;②反酸;③口干;④口苦;⑤大便干燥。

舌脉:舌质红,苔黄腻,脉滑或数。

3. 脾胃湿热证

主症:①脘腹痞满或疼痛;②身体困重;③大便黏滞或溏滞。

次症:①食少纳呆;②口苦;③口臭;④精神困倦。

舌脉:舌质红,苔黄腻,脉滑或数。

4. 脾胃气虚证

主症:①胃脘胀满或胃痛隐隐;②餐后加重;③疲倦乏力。

次症:①纳呆;②四肢不温;③大便溏薄。

舌脉:舌淡或有齿印,苔薄白,脉虚弱。

5. 脾胃虚寒证

主症:①胃痛隐隐,绵绵不休;②喜温喜按。

次症:①劳累或受凉后发作或加重;②泛吐清水;③精神疲倦;④四肢倦怠;⑤腹泻或伴不消化食物。

舌脉:舌淡胖,边有齿痕,苔白滑,脉沉弱。

6. 胃阴不足证

主症:①胃脘灼热疼痛;②胃中嘈杂。

次症:①似饥而不欲食;②口干舌燥;③大便干结。

舌脉:舌红少津或有裂纹,苔少或无,脉细或数。

7. 胃络瘀阻证

主症:胃脘痞满或痛有定处。

次症:①胃痛日久不愈;②痛如针刺。

舌脉:舌质暗红或有瘀点、瘀斑,脉弦涩。

证候诊断:主症必备,加次症2项及以上,结合舌脉,即可诊断。

【治疗】

一、治疗原则

慢性胃炎的治疗目的在于去除病因、缓解症状和改善胃黏膜炎性反应,进而阻止或延缓"慢性非萎缩性胃炎—慢性萎缩性胃炎—肠上皮化生—异型增生—胃癌"病情进展。对于无明显症状、Hp 阴性的 CNAG 患者,无需进行药物治疗。若慢性胃炎波及黏膜全层或呈活动性,出现如肠上皮化生、假幽门腺化生、萎缩及异型增生,可予短期或长期间歇治疗。

二、西医治疗

(一) 病因治疗

1. 根除 Hp 目前国内外一致认为 Hp 胃炎无论有无症状和/或并发症,均属于感染性疾病,应行 Hp 根除治疗,除非存在抗衡因素,如患者伴存某些疾病、社区再感染率高、卫生资源优先度安排等。我国《第五次全国幽门螺杆菌感染处理共识报告(2017)》将铋剂四联(标准剂量 PPI+ 标准剂量铋剂 +2 种抗菌药物)作为主要经验治疗根除 Hp 方案,疗程 14 天。由于各地抗生素耐药情况不同,抗生素及疗程的选择应视当地耐药情况而定,共识中推荐了 7 种抗菌药物组合方案:①阿莫西林 + 克拉霉素;②阿莫西林 + 左氧氟沙星;③阿莫西林 + 呋喃唑酮;④四环素 + 甲硝唑;⑤四环素 + 呋喃唑酮;⑥阿莫西林 + 甲硝唑;⑦阿莫西林 + 四环素。

2. 保护胃黏膜 具有保护和增强胃黏膜防御功能或防止胃黏膜屏障受到损害的一类药物统称为胃黏膜保护剂,这类药物可强化胃黏膜防御功能,促进黏膜修复,部分抗酸剂还可通过中和胃酸发挥黏膜保护效应,包括铝碳酸镁、硫糖铝、胶体铋剂、地诺前列酮、替普瑞酮、吉法酯、谷氨酰胺类、瑞巴派特等。

3. 抗胆汁反流 幽门括约肌功能不全导致胆汁反流入胃,后者可削弱或破坏胃黏膜屏障功能,促动力药如盐酸伊托必利、莫沙必利和多潘立酮等可防止或减少胆汁反流,而有结合胆酸作用的铝碳酸镁制剂可增强胃黏膜屏障并可结合胆酸,从而减轻或消除胆汁反流所致的胃黏膜损伤。有条件者,可酌情短期应用熊去氧胆酸制剂。

(二) 对症治疗

1. 有胃黏膜糜烂和/或反酸、嘈杂、上腹痛等症状者,可根据病情或症状严重程度短期选用 H_2 受体拮抗剂(雷尼替丁、法莫替丁等),质子泵抑制剂(奥美拉唑、艾司奥美拉唑、泮托拉唑、兰索拉唑、雷贝拉唑、艾普拉唑)或抗酸剂(碳酸氢钠、氢氧化铝、硫糖铝等)。

2. 以上腹部饱胀、早饱、嗳气、呕吐等症状为主者,可使用促胃肠动力药(多潘立酮、马来酸曲美布汀、莫沙必利、伊托必利等)。

3. 以腹胀、食欲缺乏等消化不良症状突出而无明显反酸、饥嘈等症状者,可使用助消化药(复方阿嗪米特、米曲菌胰酶、复方消化酶、胰酶肠溶片等)。

4. 伴有明显精神因素、睡眠差的慢性胃炎患者,可使用抗抑郁药、抗焦虑药或镇静药(氟哌噻吨美利曲辛、舍曲林、阿米替林等)。

5. 慢性胃炎患者若存在缺铁性贫血,应补充铁剂;大细胞贫血者应根据维生素 B_{12} 或叶酸缺乏分别给予补充。

(三) 癌前病变预防性治疗

在保证 Hp 根除的前提下,适当保证食物中叶酸、维生素 C、维生素 E、微量元素硒的摄入具有一定预防胃癌发生的作用,但其中的具体机制尚待进一步研究。

三、中医治疗

(一) 辨证分型治疗

1. 肝胃气滞证

治法：疏肝理气和胃。

代表方：柴胡疏肝散(《景岳全书》)。

常用药：柴胡、香附、川芎、陈皮、枳壳、白芍、甘草。

加减：胃脘疼痛者可见川楝子、延胡索；嗳气明显者，可加沉香、旋覆花。

2. 肝胃郁热证

治法：清肝和胃。

代表方：化肝煎(《景岳全书》)合左金丸(《丹溪心法》)。

常用药：青皮、陈皮、白芍、牡丹皮、栀子、泽泻、浙贝母、黄连、吴茱萸。

加减：反酸明显者可加乌贼骨、瓦楞子；胸闷胁胀者，可加柴胡、郁金。

3. 脾胃湿热证

治法：清热化湿。

代表方：黄连温胆汤(《六因条辨》)。

常用药：半夏、陈皮、茯苓、枳实、竹茹、黄连、大枣、甘草。

加减：腹胀者可加厚朴、槟榔；嗳食酸腐者可加莱菔子、神曲、山楂。

4. 脾胃气虚证

治法：益气健脾。

代表方：香砂六君子汤(《古今名医方论》)。

常用药：木香、砂仁、陈皮、半夏、党参、白术、茯苓、甘草。

加减：痞满者可加佛手、香附；气短、汗出者可加炙黄芪；四肢不温者可加桂枝、当归。

5. 脾胃虚寒证

治法：温中健脾。

代表方：黄芪建中汤(《金匮要略》)合理中汤(《伤寒论》)。

常用药：黄芪、芍药、桂枝、生姜、大枣、饴糖、党参、白术、干姜、甘草。

加减：便溏者可加炮姜炭、炒薏苡仁；畏寒明显者可加炮附子。

6. 胃阴不足证

治法：养阴益胃。

代表方：一贯煎(《续名医类案》)。

常用药：北沙参、麦冬、地黄、当归、枸杞子、川楝子。

加减：胃痛明显者加芍药、甘草；便秘不畅者可加瓜蒌、火麻仁。

7. 胃络瘀阻证

治法：活血化瘀。

代表方：失笑散(《太平惠民和剂局方》)合丹参饮(《时方歌括》)。

常用药：五灵脂、蒲黄、丹参、檀香、砂仁。

加减：疼痛明显者加延胡索、郁金；气短、乏力者可加黄芪、党参。

（二）中成药治疗

1. 理气类

（1）气滞胃痛颗粒：疏肝理气，和胃止痛。用于肝胃气滞，胸痞胀满，胃脘疼痛；开水冲服，每次 5g，每日 3 次。

（2）延胡胃安胶囊：疏肝和胃，制酸止痛。用于肝胃不和所致的呕吐吞酸，脘腹胀痛，不思饮食。口服，每次 1~2 粒，每日 3 次，饭前服。

（3）胃苏颗粒：理气消胀，和胃止痛。主治气滞型胃脘痛，症见胃脘胀痛，窜及两胁，得嗳气或矢气则舒，情绪郁怒则加重，胸闷食少，排便不畅及慢性胃炎见上述证候者。口服，每次 1 袋，每日 3 次，15 日为 1 个疗程。

2. 清热类

达立通颗粒：清热解郁、和胃降逆、通利消滞。用于肝胃郁热所致痞满证，症见胃脘胀满、嗳气、纳差、胃中灼热、嘈杂泛酸、脘腹疼痛、口干口苦；动力障碍型功能性消化不良见上述症状者。温开水冲服，每次 1 袋，每日 3 次，饭前服用。

3. 温里类

（1）温胃舒胶囊：温中养胃，行气止痛。用于中焦虚寒所致的胃痛，症见胃脘冷痛、腹胀嗳气、纳差食少、畏寒无力；浅表性胃炎见上述证候者。口服。每次 3 粒，每日 2 次。

（2）荆花胃康胶丸：理气散寒，清热化瘀。用于寒热错杂、气滞血瘀所致的胃脘胀闷疼痛、嗳气、反酸、嘈杂、口苦。饭前服，每次 2 粒，每日 3 次。

4. 健胃消食类

健胃消食口服液：健胃消食。用于脾胃虚弱所致的食积，症见不思饮食，嗳腐酸臭，脘腹胀满；消化不良见上述证候者。每次 10ml，每日 2 次，餐间或饭后服用，2 周为 1 个疗程。

5. 健脾消胀类

（1）摩罗丹：和胃降逆，健脾消胀，通络定痛。用于胃疼，胀满，痞闷，纳呆，嗳气、胃灼热。口服。大蜜丸每次 1~2 丸，每日 3 次，饭前用米汤或温开水送下。

（2）枳术宽中胶囊：健脾和胃，理气消痞。用于胃痞（脾虚气滞），症见呕吐、反胃、纳呆、反酸等，以及功能性消化不良见以上症状者。口服，每次 3 粒，每日 3 次，疗程为 2 周。

6. 益气健脾类

香砂六君丸：益气健脾，和胃。用于脾虚气滞，消化不良，嗳气食少，脘腹胀满，大便溏泄。口服，浓缩丸每次 12 丸，每日 3 次。

7. 滋阴养胃类

养胃舒胶囊：滋阴养胃。用于慢性胃炎，胃脘灼热，隐隐作痛。口服，每次 3 粒，每日 2 次。

四、中西医结合诊治

慢性胃炎缺乏特异性表现，胃镜检查是重要检查手段，采用辨病与辨证，个体化整体辨证与胃镜下胃黏膜局部辨证相结合的诊疗思路是目前较为可靠的慢性胃炎中西医结合治疗策略。内镜下慢性胃炎患者主要表现为胃膜损伤，以胃镜为工具，在胃镜直视下，观察胃黏膜的颜色、色泽、质地、分泌物、蠕动及黏膜血管进行微观辨证，在一定程度上扩大中医视诊范畴，为中医临床准确辨证提供更多的依据，尤其适用于临床无症状或长期治疗效果不佳者。

（一）胃镜下微观辨证

中华中医药学会《慢性胃炎中医诊疗专家共识意见（2017）》拟定的微观分型参考标准适用于临床参考使用：

1. 肝胃不和证　胃黏膜急性活动性炎症反应，或伴胆汁反流，胃蠕动较快。

2. 脾胃湿热证　胃黏膜充血水肿，糜烂明显，黏液黏稠浑浊。

3. 脾胃虚弱证　胃黏膜苍白或灰白，黏膜变薄，黏液稀薄而多，或有黏液水肿，黏膜下血管清晰可见，胃蠕动减弱。

4. 胃阴不足证　黏膜表面粗糙不平，变薄变脆，分泌物少。皱襞变细或消失，呈龟裂样改变，或可透见黏膜下小血管网。

5. 胃络瘀阻证　胃黏膜呈颗粒或结节状，伴黏膜内出血点，黏液灰白或褐色，血管网清晰可见，血管纹暗红。

（二）从"胃镜"论治

内镜下若见到胃黏膜充血、糜烂、黏膜内出血时，可在辨证基础上口服敛疮生肌、化瘀止血之品，如三七粉、白及粉、生肌散、珍珠粉，可随汤药冲服或用温水调成糊状口服，空腹时服用，或加用清热凉血之品，如栀子、丹皮、黄芩等；若内镜下可见胆汁反流，在辨证基础上可重用行气和胃之品，如木香、砂仁、枳实、青皮等；若胃镜活检确诊存在癌前病变，在辨证基础上可加用清热解毒之品，如鱼腥草、半枝莲、半边莲、白花蛇舌草，或加用活血化瘀之品，如丹参、三七、莪术等。

五、名医诊治经验

1. 国医大师李佃贵教授依据浊毒学说治疗慢性胃炎，强调从整体论治，四诊合参，总结了慢性胃炎浊毒证的特色辨证思路，提出证症结合的理念，将慢性胃炎分为痛、胀、痞、满、呆、嗳、烧、酸、烦症进行论治，一是重在运脾，消补并用，以复胃脘动而不息之态；二是斡旋中焦、调和胃气，以复胃腑通降之性；三是安而调达，治神以治胃，以复"脑-肠"通调。并总结了化浊解毒和胃、养肝健脾和胃、理气降逆和胃、活血化瘀和胃、解毒养心和胃、通腑下气和胃六法。

2. 国医大师张学文教授认为慢性胃炎病位在胃，与肝、脾密切相关，"毒邪"存在于疾病全程，指出治疗上需明辨脏腑虚实，虚证多为脾胃虚弱，当健脾和胃为主；实证多见肝气郁滞，应以疏肝理气为主。邪气性质多见寒、热、湿、食、瘀，当根据不同证候要素合理使用温散、清热、除湿、消食、化瘀之品，并且在治疗全程皆应加入解毒之品，临证往往可收效。

3. 国医大师张志远教授认为慢性胃炎的主要病机在于中虚气滞，治疗上以健脾理气为主，通下、温里为辅，针对脾胃虚弱证，自拟健脾止痛饮，方用党参、苍术、小茴香、大腹皮、九香虫、川楝子、延胡索、半夏，共奏健脾缓急，止痛消胀之效；针对脾胃虚寒证，自拟燃火驱寒汤，方用当归、细辛、干姜、炮附子、桂枝、蜀椒，共奏温胃散寒、健脾止痛之效；对于寒积里实证，方用桂枝汤加少量大黄、炮附子以温里通下；对于胃阴不足证，自拟葳蕤益胃汤，方用玉竹、百合、麦冬、西洋参、白芍、石斛，以达益胃生津之功；对于脾胃湿热证，多以弥勒汤加减，方用代赭石、旋覆花、神曲、半夏、槟榔、大黄、沉香，以奏清热化湿、理气止痛之功。

4. 劳绍贤教授临证治疗 CAG 多以"凭舌定证,循证加减"为法,若患者舌色淡红或偏红,舌苔较正常厚或覆盖面大,辨证湿热证,处方以清浊安中汤,药用藿香、佩兰、川朴、法夏、陈皮为主加减;若患者舌苔净或舌苔薄白,辨证气滞证,处方以舒肝和胃汤为主,药用四逆散加陈皮、木香、苏梗为主加减;若患者舌色较淡或微胖,辨证脾虚证,方用香砂六君子汤,药用木香、砂仁、党参、白术、茯苓为主加减。

5. 唐旭东教授继承董建华院士"通降论"理论精髓,提出脾胃病认识上的三要素,即"生理上以降为顺,病理上因滞为病,治疗上以通祛疾",以及脾胃病治则上的两点论,即"脾胃分治"和"脾胃合治"。唐教授认为慢性胃炎临证治疗当以恢复胃腑通降特性、改善胃内环境为中心,从虚实、寒热、气血、病理产物等方面综合把握病机,在补脾之剂中辅以健胃之品,或理气降气之方中佐以升清之品,达到脾胃合治,同调中焦;亦可在虚证方面以补脾为主,实证方面以调胃为主,达到脾胃分治,有的放矢。

6. 李延萍教授提出按"络病"病机分阶段诊治 CAG,认为 CAG"脾虚—阳虚—痰瘀"的病机演变过程与络病"络阻—络虚—络损"的发病特点相似,临证时可通过遵循"宏观为主,微观为辅;宏观不足,求之微观"的原则进行分阶段治疗。在疾病初期,脾胃虚弱,络脉受阻,以治标为主,治本为辅;在疾病中期,脾阳不足,络脉空虚,采用温运脾阳之法;在疾病后期,痰瘀互结,络脉损伤,运用"甘温益气"之法,加以活血之品。

六、中医适宜技术

针灸治疗对慢性胃炎的症状改善有效,提高患者生活质量。主穴取中脘、内关、足三里,以 1.5 寸毫针刺入,根据不同证型配穴:①脾胃虚弱者加配伍脾俞、公孙补脾益胃,用补法;②脾胃虚寒者加神阙、气海温中散寒,用补法;③肝胃不和者加肝俞、太冲、行间疏肝和胃,用泻法;④胃阴不足者加太溪、三阴交滋阴养胃,用补法。

【预后】

CNAG 预后较好,而 CAG 作为重要的胃癌前疾病,癌变率为 0.1%,应当注重随访监测,组织病理学诊断中-重度萎缩并伴有肠上皮化生的 CAG 患者 1 年左右随访 1 次,不伴有肠上皮化生或上皮内瘤变的 CAG 可酌情行内镜和病理随访,伴有低级别上皮内瘤变并证明此标本并非来于癌旁者,根据内镜和临床情况缩短至每 3 个月左右随访 1 次;而高级别上皮内瘤变需立即确认,证实后尽快行内镜下治疗或手术治疗。

第三节　消化性溃疡

【概述】

消化性溃疡(peptic ulcer)指胃肠道黏膜被胃酸和胃蛋白酶消化而发生的黏膜缺损,好发于胃和十二指肠,也可发生在食管下段、小肠、胃肠吻合术后吻合口,以及异位的胃黏膜,如位于肠道的麦克尔憩室。胃溃疡(gastric ulcer,GU)和十二指肠溃疡(duodenal ulcer,DU)

是最常见的消化性溃疡。

根据消化性溃疡的特点，大致相当于中医学的"胃脘痛"范畴，其少数病例也可分属"心胃气痛""肝胃气痛""呕吐""反胃""嘈杂吞酸"及"呕血""便血"等范畴。

【流行病学】

消化性溃疡是一种全球性多发性疾病，欧美文献报道患病率为 6%~15%，在我国人群中的患病率尚无确切调查资料。

一、性别分布

男性患消化性溃疡病的人数多于女性，约为 3.4∶1。其中十二指肠溃疡者为（3~6）∶1，胃溃疡者为（3.2~8.9）∶1。女性在更年期后或人工停经后的发病率有逐渐增多的倾向。

二、年龄分布

DU 多见于青壮年，GU 多见于中老年，前者发病高峰比后者早 10 年。十二指肠溃疡的发病年龄较胃溃疡为早，以 21~40 岁为最多，胃溃疡则以 41~50 岁为高发。

三、季节分布

溃疡病发作有季节性，秋冬和冬春之交是高发季节。总体说消化性溃疡好发于气温骤变及天气寒冷季节而夏季较少，但在炎热的南方地区夏季发病率亦较高。

四、地域分布

本病具有显著的地理环境差异性，我国南方患病率高于北方，城市高于农村，这可能与饮食习惯、工作节奏有关。

【病因病机】

一、西医认识

消化性溃疡的发生是一种或多种侵袭损害因素对黏膜破坏超过黏膜抵御损伤和自身修复能力所引起的综合结果。1910 年 Schwartz 首先提出"无酸，无溃疡"的概念，这是消化性溃疡病因认识的起点，也是治疗消化性溃疡理论基础之一。Shay 于 1961 年提出，消化性溃疡的发生，是由于胃黏膜的攻击因子和防御因子平衡关系的变化，从而发生溃疡，即"天平学说"。1983 年 Marshall 和 Warren 从人体胃黏膜活检标本中分离出幽门螺杆菌（Hp），认为 Hp 与消化性溃疡有密切关系。1988 年有学者据此提出了"漏屋顶"假说，形象地比喻了 Hp 对胃黏膜屏障的损害。正常的胃黏膜屏障起着防止 H^+ 反弥散的作用。胃黏膜屏障比喻为"屋顶"，它能保护其下方的黏膜组织免受胃酸（"雨"）的损伤，当黏膜受到损害时，形成了"漏屋顶"，这样 H^+ 就从"漏屋顶"处反弥散"下雨"，导致黏膜的损伤和溃疡的形成，使人们对溃疡病形成的认识更加清晰。

（一）病因和发病机制

1. 胃酸与胃蛋白酶分泌异常 正常人胃黏膜约有 10 亿壁细胞，每小时泌酸约 22mmol。DU 患者壁细胞总数为 19 亿，每小时泌酸约 42mmol，比正常人高 1 倍左右。但是，个体之间壁细胞数量存在很大差异，DU 患者和正常人之间的壁细胞数量也存在一定的重叠。DU 患者基础胃酸分泌量与最大胃酸分泌量均明显高于正常人。

胃蛋白酶是消化性溃疡发病的另一个重要因素，其活性依赖于胃液的 pH 值，pH 值为 2~3 时，蛋白酶原易被激活，pH 值 >4 时，胃蛋白酶失活。DU 患者当胃酸分泌量增多，胃蛋白酶原排出量也明显高于正常人。

2. 黏膜防御与修复异常 胃有两种屏障：①由大量凝胶黏液和碳酸氢盐共同构成，故也称黏液-碳酸氢盐屏障，此屏障可中和 H^+，不仅避免了 H^+ 对胃黏膜的直接侵蚀作用，也使胃蛋白酶原在胃黏膜上皮细胞侧不能被激活，有效防止了胃蛋白酶对胃黏膜的消化作用。②由胃黏膜上皮细胞的腔面膜和相邻细胞间的紧密连接所构成的生理屏障。该屏障的生理作用是：防止 H^+ 由胃腔向胃黏膜逆向扩散及阻止 Na^+ 从黏膜向胃腔内扩散，并能合成某些物质增强胃黏膜抵御有害因子侵蚀的能力。各种原因导致的胃黏膜屏障功能障碍，也可形成消化性溃疡。

消化性溃疡发生的机制是发病因素引起胃酸、胃蛋白酶对胃黏膜的侵袭作用与黏膜屏障的防御能力间失去平衡的结果。侵袭作用增强和/或防御能力减弱均可导致消化性溃疡的产生。GU 和 DU 同属于消化性溃疡，但 GU 在发病机制上以黏膜屏障防御功能降低为主要机制，DU 则以高胃酸分泌起主导作用。

3. 幽门螺杆菌感染 是消化性溃疡的重要致病因素。DU 患者的 Hp 感染率可高达 90% 以上，GU 的 Hp 阳性率为 60%~90%。另一方面，Hp 阳性率高的人群，消化性溃疡的患病率也较高。根除 Hp 有助于消化性溃疡的愈合及显著降低溃疡复发。Hp 致病机制与以下因素有关：①Hp 产生多种酶如尿素酶及其代谢产物氨、过氧化氢酶、蛋白溶解酶、磷脂酶 A 等，对黏膜有破坏作用；②Hp 分泌的细胞毒素（cytotoxin）如含有细胞毒素相关基因（cagA）和空泡毒素基因（vagA）的菌株，可导致胃黏膜细胞的空泡样变性及坏死；③Hp 抗体可造成自身免疫损伤。

4. 药物 非甾体抗炎药（NSAID）如阿司匹林、吲哚美辛、保泰松、布洛芬等进入胃肠后，除可直接损伤胃黏膜外，还可抑制体内环氧化酶的活性而干扰前列腺素合成，从而削弱对胃黏膜的保护作用。

5. 精神因素 消化性溃疡属经典心身疾病。长期精神紧张、焦虑或情绪波动的人群易罹患消化性溃疡。应激事件如车祸等因素往往可引起应激性溃疡或促发消化性溃疡急性穿孔。心理因素可能通过迷走神经兴奋影响胃十二指肠分泌、运动及黏膜血流的调节，如愤怒使胃液分泌增加，抑郁则使胃液分泌减少。持续强烈的精神紧张和忧虑沮丧、情绪激动，以及长期过度的脑力劳动，缺乏应有的生活节律等，均与本病的发生和加重有关。

6. 饮食 一般认为饮食中物理性（暴饮暴食、粗硬煎炸食物等）和化学性（辛辣、酒类等）的刺激、进食不规则等均可破坏胃分泌的节律性，可损害黏膜而诱发或加重本病。咖啡、酒精等可破坏胃黏膜屏障，浓茶所含茶碱能抑制磷酸二酯酶的活力，使 cAMP 活力增高，可促使本病发生，但在临床上尚缺乏足够的例证。

7. 胆汁　胃内胆汁对胃黏膜的损伤是多方面的。一方面通过破坏胃黏膜屏障,使 H^+ 反渗,引起胃黏膜损害;另一方面胆汁还可促进促胃液素的释放,进而增加胃酸分泌,进一步加重损害。胆汁破坏胃黏膜屏障与胆汁改变胃黏液的性质,使表面黏液剥脱;胆汁酸破坏表面上皮细胞并弥散进入黏膜,刺激肥大细胞释放组胺和 5-羟色胺,致分泌增加和微循环障碍等有关。引起胆汁反流的原因是幽门功能失常和胃、十二指肠的动力协调障碍。

8. 吸烟　吸烟者溃疡发病率较不吸烟者高 2 倍。可能与吸烟增加胃酸和胃蛋白酶分泌、影响幽门括约肌功能使胆汁及十二指肠液反流入胃,破坏胃黏膜屏障及使胰腺分泌碳酸氢盐减少,削弱了其缓冲胃液的作用有关。此外,吸烟尚可延缓胃排空及减少黏膜血流从而降低黏膜防御功能。

9. 遗传　认为消化性溃疡病的发生者具有遗传性质,主要基于以下证据:①同种族的人群发病率及溃疡类型多不同,如我国以十二指肠溃疡为多,而日本则以胃溃疡为多。②在本病患者的家庭中患消化性溃疡者较一般人群高 2~3 倍,且胃溃疡患者的亲属易患胃溃疡,而十二指肠溃疡患者的亲属易患十二指肠溃疡。③同卵双生者同时患溃疡或同时不患溃疡的一致性较高,而且溃疡部位也多相同。④O 型血及血型物质 ABH 不分泌者发生十二指肠溃疡的危险性较一般人群高约 2.5 倍,也有资料提示 A 型血与 O 型血者均易患溃疡,但 O 型血者病情更重。有人还发现组织相容性抗原(histocompatibility antigen)在十二指肠溃疡者中的出现频率增高。⑤约半数十二指肠溃疡患者有高胃蛋白酶血症,在其亲属中也往往升高,且以常染色体遗传为特征。

10. 其他疾病　某些疾病时消化性溃疡的伴发率较高,其原因也与神经、内分泌、胃肠功能失调有关。如胃泌素瘤分泌大量促胃液素刺激壁细胞大量泌酸;甲状旁腺功能亢进症时,其高钙可刺激促胃液素分泌增加;肾功能不全时促胃液素在肾脏中的破坏减少,血中浓度增高;小肠切除过多时可失去许多由小肠分泌的抑酸性激素如胰泌素、胰高血糖素、缩胆囊素、抑胃肽等而致胃酸增高;慢性阻塞性肺气肿、门脉性肝硬化时胃肠道黏膜充血、营养障碍,致黏膜屏障功能降低等。因而,这些病症均易伴发消化性溃疡。

(二)病理

1. 溃疡的形态特征

(1)部位:GU 多发生于胃小弯,尤其是胃角。也可见于胃窦或高位胃体,胃大弯和胃底较少见。老年人溃疡有时发生于胃体中上部,称高位溃疡。胃大部切除术后发生的吻合口溃疡,则多见于吻合口空肠侧。DU 主要见于球部,约 5% 见于球部以下部位,称球后溃疡。在球部的前后壁或大、小弯侧同时见有溃疡,称对吻溃疡。

(2)数目:消化性溃疡绝大多数是单个发生,2 个以上溃疡并存时,称多发性溃疡。GU 与 DU 并存时称复合性溃疡。

(3)大小:DU 的直径一般 <1cm;GU 直径一般 <2.5cm,但直径 2.5~4cm 的巨大溃疡并非罕见,需与恶性肿瘤鉴别。

(4)形态:典型的活动期溃疡呈圆形或卵圆形,溃疡边缘常有充血水肿,称为"环堤"。溃疡基底光滑、清洁,表面常覆以白或灰黄色苔膜。

(5)深度:溃疡有不同深度,浅者仅累及黏膜肌层,深者可贯穿肌层,造成穿孔。

2. 溃疡的组织病理变化　溃疡活动期,在溃疡的底部,由表面向深部依次分为 4 层:

①第一层为急性炎性渗出物,系由坏死的细胞、组织碎片和纤维蛋白样物质组成;②第二层为以中性粒细胞为主的非特异性细胞浸润所组成;③第三层为肉芽组织层,含有增生的毛细血管、炎症细胞和结缔组织的各种成分。④最底层为纤维样或瘢痕组织层,呈扇形,可扩展到肌层,甚至可达浆膜层。溃疡边缘的黏膜有明显的上皮细胞再生和炎症性变化,并常见腺体有肠化生。

二、中医认识

根据中医文献论述,结合内镜下所见应将消化性溃疡称为"胃痛""胃脘痛"。关于"胃脘痛"之病名,最早记载于《素问·病能论》:"黄帝问曰:人病胃脘痈者,诊当何如?岐伯对曰:诊此者当候胃脉,其脉当沉细,沉细者气逆,逆者人迎甚盛,甚盛则热;人迎者胃脉也,逆而盛,则热聚于胃口而不行,故胃脘为痈也。"随后宋代太医院《圣济总录·胃脘痛》记载:"胃脘痛者,由寒气隔阳,热聚胃口,寒热不调,故血肉腐败。"中医认为脾胃虚弱是消化性溃疡发病的基础,与饮食不节、情志所伤、气候变化、外邪入侵等密切相关。或饮食不节直伤脾胃,导致胃失和降;或邪毒入侵,毒热蕴结,气血凝滞,灼伤胃络,血肉腐败;或郁怒伤肝,肝气郁结,横逆犯胃,导致脾胃不和,胃失和降;或脾胃虚寒,中阳不振,寒凝脉络。或寒热互见,或虚实夹杂。凡此种种,致脾胃气机失调,气血运行不畅,气滞血瘀而产生胃脘疼痛。但脾虚和血瘀是诸证的共同病理基础。

【诊断】

一、辨病

(一)临床表现

1. 典型表现 单纯溃疡病的主要症状为上腹痛。其发生机制可能有:①溃疡及其周围组织的炎性病变可提高局部内感受器的敏感性,使对胃酸刺激的痛阈降低;②局部平滑肌张力增高或痉挛;③食物或制酸药能稀释或中和胃酸,呕吐或抽出胃液均疼痛缓解,提示疼痛的发生与胃酸对溃疡面的刺激有关。上腹痛的特点是:

(1)慢性:渐缓起病,病史在半年以上,可长达数年、十多年甚至数十年。

(2)周期性:反复周期性发作是消化性溃疡特征之一,尤以DU更为突出。上腹疼痛发作可持续几天、几周或更长,继以较长时间的缓解。以秋末至春初较冷的季节更为常见。有些患者经过反复发作进入慢性病程后,可失去疼痛的节律性和周期性特征。

(3)节律性:溃疡疼痛与饮食之间可有明显的相关性和节律性。DU疼痛好发于二餐之间,持续不减直至下餐进食或服制酸药物后缓解。一部分DU患者,由于夜间的胃酸较高,可发生半夜疼痛。GU疼痛的发生较不规则,常在餐后1小时内发生,经1~2小时后逐渐缓解,直至下餐进食后再出现。

(4)局限性:疼痛常较局限,患者常能用一个手指明确指出疼痛区域。疼痛也较固定,胃溃疡多在剑突下正中或稍偏左,而十二指肠溃疡者多在剑突下偏右或剑突与脐连线中点稍偏右。穿透性胃溃疡可放射到上腹、胸和后背,穿透性十二指肠溃疡的疼痛则放射到右上腹和后背。

（5）程度和性质：少数患者可无疼痛和仅有轻微不适，多数表现为隐痛、钝痛或灼痛，重者为刺痛、绞痛或剧痛。依溃疡的大小、深浅、部位以及患者对疼痛的敏感性而不同。在各个患者之间或一个患者的不同病期均可表现为性质各异、轻重不一的疼痛。持续性剧痛提示溃疡穿透或穿孔。

影响因素：疼痛常因精神刺激、过度疲劳、饮食不慎、药物影响和气候变化等因素诱发或加重。可因休息进食、服制酸药、以手按压疼痛部位、呕吐等方法而减轻或缓解。

2. 其他症状　本病除中上腹疼痛外，尚可有唾液分泌增多、胃灼热、反胃、嗳气、泛酸、恶心、呕吐等其他胃肠道症状。但这些症状均缺乏特异性。

3. 体征　溃疡缓解期一般无明显体征。发作期，中上腹部有局限性压痛，程度不重，其压痛部位多与溃疡的位置基本相符。后壁穿透性溃疡，在背部第 10~12 胸椎棘突的左侧或右侧，即博阿斯氏点可有压痛，而上腹压痛反不明显，体检时应予注意。如溃疡底接近腹壁层时，可有局部深压痛或腹肌紧张。除局部体征外，还可出现自主神经功能失调的征象，如心动过缓、呼吸性不整脉、单侧或双侧的多汗、皮肤划痕反应增强及瞳孔缩小等。

4. 溃疡病的非典型表现　由于溃疡病演变过程的不同和机体反应性的差异，可有不典型的临床表现。如上腹部不适、压迫感、饥饿感，或仅有泛酸、嗳气、流涎，或仅有自主神经功能失调症状。

（二）特殊类型的溃疡

1. 无症状型溃疡　15%~30% 消化性溃疡者无明显症状，常因其他疾病作胃镜或 X 线钡餐检查时偶然被发现；或当发生出血或穿孔等并发症时，甚至于尸体解剖时始被发现。这类消化性溃疡可见于任何年龄，但以老年人尤为多见。NSAID 溃疡占无症状型溃疡的30%~40%。

2. 老年人溃疡　GU 多见，也可发生 DU。统计资料表明，GU 的发病率随年龄增加而增加。临床表现可不典型，多发生于高位胃体的后壁或小弯，应与胃癌鉴别诊断。因此疼痛可放射至背部和胸骨后而酷似不典型胆绞痛或心绞痛。老年人溃疡易出现并发症。

3. 儿童溃疡　症状不典型，年龄越小症状越不典型。疼痛多不规律、间歇性，部位也不固定，消化不良症状多，以并发症为首发症状者多。

4. 穿透性溃疡　病变深达浆膜层，常累及周围器官而形成粘连，胰腺受累时呈现背痛，肝胆受累可出现胆绞痛样疼痛。

5. 复合性溃疡　同时存在胃溃疡和十二指肠溃疡者，其症状较重、病程较长易并发幽门梗阻或出血。

6. 幽门管溃疡　幽门管位于胃远端，与十二指肠交接处。与 DU 相似，幽门管溃疡常伴胃酸分泌过高，餐后可立即出现中上腹疼痛，程度较为剧烈而无节律性，抑酸疗效差。由于幽门管易痉挛和瘢痕形成，常引起梗阻而呕吐，或出现穿孔和出血。

7. 球后溃疡　指发生于球部以下部位的十二指肠溃疡，症状重而不典型，疼痛可位于右上腹，夜间痛和背部放射痛更多见和突出，易并发出血，对治疗反应较差。

8. 巨大溃疡　指直径达 2cm 以上的十二指肠溃疡或直径在 3cm 以上的胃溃疡，易合并出血或穿孔，可有消瘦、贫血等，疼痛较剧烈。病史短者内科治疗效果尚好，病史长或有并发症者常需外科治疗。

9. NSAID 溃疡 凡在服用 NSAID 期间出现的溃疡及溃疡并发症,均可称为 NSAID 相关性溃疡,其中 Hp 阴性的溃疡特别是胃溃疡与 NSAID 关系更为密切。大多无临床症状,常因并发症(主要为出血)就诊,溃疡并发症的发生率为 1% 左右。

10. 难治性溃疡(refractory peptic ulcer) 诊断尚无统一标准,通常指经正规治疗(DU8 周,GU12 周)后,仍有腹痛、呕吐和体重减轻等症状的消化性溃疡。

11. 应激性溃疡 指在严重烧伤、颅脑外伤、脑肿瘤、严重外伤和大手术、严重的急性或慢性内科疾病(如脓毒血症)等应激的情况下,在胃或十二指肠、食管产生的急性黏膜糜烂和溃疡。

12. 杜氏溃疡(Dieulafoy 溃疡) 多发生于距贲门 6cm 以内的胃底贲门部。黏膜破溃较小,仅限于黏膜肌层的浅溃疡,但黏膜下有易破裂出血的管径较粗的小动脉,即恒径动脉。恒径动脉是一种发育异常的血管,易形成曲或瘤样扩张,一旦黏膜受损,可引起大出血。因此,杜氏溃疡是引起上消化道出血的少见原因之一,病情凶险,病死率高。

(三)实验室及其他检查

1. 内镜检查 是确诊消化性溃疡的主要方法,在内镜直视下可确定溃疡的部位、大小、形态与数目,结合活检病理结果,判断良恶性胃溃疡以及溃疡的生命周期。内镜下将溃疡分为三期:①活动期(A 期):圆形或椭圆形,覆厚黄或白色苔,边缘光滑,充血水肿,呈红晕环绕;②愈合期(H 期):溃疡变浅缩小,表面薄白苔,周围充血水肿消退后可出现皱襞集中;③瘢痕期(S 期):底部白苔消失,溃疡被红色上皮覆盖,渐变为白色上皮,纠集的皱襞消失。消化性出血性溃疡内镜下一般采用 Forrest 分级方法初步评估溃疡的再出血风险(Ⅰa:喷射性出血;Ⅰb:活动性渗血;Ⅱa:溃疡见裸露血管;Ⅱb:溃疡附着血凝块;Ⅱc:溃疡有黑色基底;Ⅲ:溃疡基底洁净)。

2. X 线钡餐检查 钡剂填充溃疡的凹陷部分所造成的龛影是诊断溃疡的直接征象。切面观,壁龛突出胃壁轮廓以外,呈半圆形或长方形。正面观,龛影呈圆形或椭圆形的密度增深影,因溃疡周围组织炎症水肿,龛影周围可见透亮带,或因溃疡纤维组织的收缩,四周黏膜皱襞呈放射状向壁龛集中,达壁龛边缘。而局部组织痉挛、激惹和变形等征象为溃疡间接表现,特异性相对有限。

3. 幽门螺杆菌检测 幽门螺杆菌(Hp)检测对于消化性溃疡、胃肠黏膜相关淋巴瘤等疾病的诊疗具有重要作用。

(1)非侵入性方法常用 ^{13}C 或 ^{14}C-尿素呼气试验,该检查不依赖内镜,患者依从性好,准确性较高,目前被广泛用于各医院。

(2)侵入性方法主要包括快速尿素酶试验、胃黏膜组织切片染色镜检(如银染、改良吉姆萨染色、甲苯胺蓝染色、免疫组化染色)及细菌培养等。其中胃黏膜组织切片染色镜检也是 Hp 检测的"金标准"方法之一。

4. 胃液分析 常采用五肽促胃液素基础胃液分析法,十二指肠溃疡胃酸分泌多增高,而胃溃疡多正常或稍降低。

5. 粪便隐血 了解溃疡有无合并出血。

（四）诊断要点

病史是诊断消化性溃疡的初步依据,根据本病具有慢性病程、周期性发作和节律性中上腹疼痛等特点,可做出初步诊断。内镜检查是确诊的手段。不能接受胃镜检查者,X 线钡餐发现龛影,可以诊断溃疡。

（五）鉴别诊断

1. 胃癌　主要手段为内镜活组织病理检查。对于怀疑恶性溃疡的患者,应行多处内镜下活检,阴性者必须短期内复查内镜并再次活检。内镜下恶性溃疡形状不规则,底凹凸不平,苔污秽,边缘结节样隆起。X 线钡餐为鉴别诊断提供一定依据,龛影位于胃腔之内,边缘不整,龛影周围胃壁僵硬,呈结节状隆起,向溃疡聚集的皱襞有融合和中断现象。

2. 功能性消化不良　患者常表现为上腹疼痛、反酸、嗳气、胃灼热、上腹饱胀、恶心、呕吐、食欲缺乏等,部分患者症状可酷似消化性溃疡,易与消化性溃疡相混淆。内镜检查无溃疡、糜烂、肿瘤等器质性病变。

3. 慢性胆囊炎和胆石症　对疼痛与进食油腻有关、位于右上腹、并放射至背部且伴发热、黄疸的典型病例不难与消化性溃疡做出鉴别。对不典型的患者,鉴别需借助腹部 B 超或内镜下逆行胆管造影检查。

4. 胃泌素瘤（gastrinoma）　又称佐林格-埃利森综合征（Zollinger-Ellison syndrome）,由胰腺非 B 细胞瘤分泌大量促胃液素所致,肿瘤往往较小,生长慢,多为恶性。大量促胃液素导致胃酸分泌量显著增高,引起顽固性多发性溃疡,不典型部位溃疡(如十二指肠降段、横段或空肠近端等),易并发出血、穿孔,多伴有腹泻和明显消瘦。胃液分析、血清促胃液素检测和激发试验(胰泌素试验或钙输注试验阳性)有助于胃泌素瘤定性诊断,而超声检查(包括超声内镜)、CT、MRI、选择性血管造影术等有助于定位诊断。

5. 克罗恩病　累及胃和十二指肠的克罗恩病较少,不超过 5%。少数有胃灼热、上腹痛、吞咽困难和呕吐,甚至幽门梗阻,大多数可无症状。内镜下表现为深溃疡或阿弗他溃疡,周围充血、结节样隆起或狭窄。部分活检标本可见肉芽肿病变有助于鉴别诊断。鉴别还可借助于超声内镜、CT、MRI 和肠镜检查。

（六）并发症

1. 出血　消化性溃疡是上消化道出血中最常见的病因。在我国,约占非静脉曲张破裂出血病因的 50%~70%,DU 较 GU 多见,当溃疡侵蚀周围或深处的血管,可产生不同程度的出血。轻者表现为粪便隐血阳性、黑便;重者出现大出血,表现为呕血或暗红色血便,消化性溃疡患者的慢性腹痛在出血后常减轻。

2. 穿孔　当溃疡穿透胃、十二指肠壁时,发生穿孔。1/3~1/2 的穿孔与服用 NSAID 有关,多数是老年患者,穿孔前可以没有症状。穿透破入腹腔引起弥漫性腹膜炎,呈突发剧烈腹痛,持续加剧,先出现于上腹,继之延及全腹。体征有腹壁板样僵直,压痛、反跳痛,肝浊音界消失,部分患者可出现休克。

3. 幽门梗阻　临床症状有上腹胀痛,餐后加重,呕吐后腹痛可稍缓解,呕吐物可为宿食;严重呕吐可致失水,低氯、低钾性碱中毒;体重下降、营养不良。体检可见胃蠕动波及闻及振水声等。多由 DU 或幽门管溃疡反复发作所致,炎性水肿和幽门平滑肌所致暂时梗阻可因药物治疗、溃疡愈合而缓解;严重瘢痕或与周围组织粘连、恶变引起幽门狭窄或变形,表现为持续性梗阻。

4. 癌变　反复发作、病程持续时间长的 GU 癌变风险高。DU 一般不发生癌变。胃镜结合活检有助于鉴别良恶性溃疡。

二、辨证

(一)辨证要点

消化性溃疡的主要症状为胃脘痛。胃脘痛的辨证要点在于分清气血、寒热和虚实。气滞者,则为胀痛或窜痛,痛无定处,连及两胁;血瘀者,则为刺痛,痛有定处而拒按;寒凝者,多为拘痛,喜按喜热,手足不温;郁热者,胃脘灼痛,喜冷饮;病虚者,痛势缠绵,得食则缓;病实者,痛势急迫或剧痛而拒按。在此基础上再进一步辨证分型。

(二)辨证分型

1. 肝胃不和证

主症:①胃脘胀痛,窜及两胁;②胸闷喜叹息。

次症:①每因情志不畅而发作或加重;②心烦;③嗳气频作;④嘈杂反酸;⑤口苦纳差。

舌脉:舌淡红,苔薄白,脉弦。

2. 脾胃湿热证

主症:①脘腹痞满或疼痛;②口干或口苦。

次症:①口干不欲饮;②纳呆;③恶心或呕吐;④小便短黄;⑤肢重困倦。

舌脉:舌红,苔黄厚腻,脉滑数。

3. 胃络瘀阻证

主症:①胃脘刺痛,痛处不移;②胃痛拒按,食后胃痛加重。

次症:①夜间痛甚;②口干不欲饮;③可见呕血或黑便。

舌脉:舌质紫暗或见瘀斑,脉涩或沉弦。

4. 胃阴不足证

主症:①胃脘痛隐隐;②饥而不欲食。

次症:①口干不欲饮;②纳呆食少;③干呕;④大便干结。

舌脉:舌红少津裂纹、少苔、无苔或剥苔,脉细数。

5. 脾胃虚弱(寒)证

主症:①胃脘隐痛,喜温喜按;②得食痛减。

次症:①四肢倦怠;②畏寒肢冷;③口淡流涎;④便溏;⑤纳少;⑥少气懒言。

舌脉:舌淡或舌边齿痕,舌苔薄白,脉虚弱或迟缓。

证候诊断:主症必备,加次症 2 项及以上,结合舌脉,即可诊断。

【治疗】

一、治疗原则

溃疡病的治疗目的在于缓解临床症状、促进溃疡愈合、防止并发症及预防复发。其治疗原则为整体治疗与局部治疗、病因治疗与对症治疗、西医治疗与中医治疗相结合的全面、持久的综合治疗。

二、西医治疗

（一）药物治疗

自 20 世纪 70 年代以后，消化性溃疡药物治疗经历了 H_2 受体抗剂、PPI 和根除 Hp 三次里程碑式的进展，使溃疡愈合率显著提高、并发症发生率显著降低，相应的外科手术明显减少。

1. 抑制胃酸分泌

（1）H 受体抗剂：是治疗消化性溃疡的主要药物之一，疗效好，用药方便，价格适中，长期使用不良反应少，常用药物有法莫替丁、尼扎替丁、雷尼替丁，治疗 CU 和 DU 的 6 周愈合率分别为 80%~95% 和 90%~95%。

（2）PPl：是治疗消化性溃疡的首选药物。PPI 入血，进入到胃黏膜壁细胞酸分泌小管中，酸性环境下转化为活性结构，与质子泵即 H^+-K^+-ATP^+ 酶结合，抑制该酶的活性，从而抑制胃酸的分泌。PPI 可在 2~3 天内控制溃疡症状，对一些难治性溃疡的疗效优于 H_2 受体拮抗剂，治疗典型的胃和十二指肠溃疡 4 周的愈合率分别为 80%~96% 和 90%~100%。值得注意的是治疗 GU 时，应首先排除溃疡型胃癌的可能，因 PPI 治疗可减轻其症状，掩盖病情。

PPI 是酸依赖性的药物，在酸性胃液中不稳定，口服时不宜破坏药物外的保护膜。PPI 的肠衣保护膜在小肠 pH 值≥6 的情况下被溶解释放，吸收入血。

2. 根除 Hp　消化性溃疡不论活动与否，Hp 阳性患者均应根除 Hp。根除 Hp 可显著降低溃疡的复发率。由于耐药菌株的出现、抗菌药物不良反应、患者依从性差等因素，部分患者胃内的 Hp 难以根除，此时应因人而异制订多种根除 Hp 方案。对有并发症和经常复发的消化性溃疡患者，应追踪抗 Hp 的疗效，一般应在治疗至少 4 周后复检 Hp，避免在应用 PPI 或抗生素期间复检 Hp 出现假阴性结果。

3. 保护胃黏膜

（1）铋剂：这类药物分子量较大，在酸性溶液中呈胶体状，与溃疡基底面的蛋白形成蛋白铋复合物，覆于溃疡表面，阻隔酸、胃蛋白酶对黏膜的侵袭损害。由于 PPI 的性价比高和广泛使用，铋剂已不再作为消化性溃疡的单独治疗药物。但是，铋剂可通过包裹 Hp 菌体，干扰 Hp 代谢，发挥杀菌作用，被推荐为根除 Hp 的四联药物治疗方案的主要组成之一。服药后常见舌苔和粪便变黑。短期应用本药后血浓度（5~14μg/L）在安全值之内（50μg/L）。由于肾脏为铋的主要排泄器官，故肾功能不良者应忌用铋剂。

（2）弱碱性抗酸剂：常用铝碳酸镁、磷酸铝、硫糖铝、氢氧化铝凝胶等。这些药物可中和胃酸,起效较快,可短暂缓解疼痛,但很难治愈溃疡,已不作为治疗消化性溃疡的主要或单独药物。这类药物能促进前列腺素合成,增加黏膜血流量、刺激胃黏膜分泌 HCO_3^- 和黏液,碱性抗酸剂目前更多被视为黏膜保护剂。

4. 消化性溃疡的治疗方案及疗程　为了达到溃疡愈合,抑酸药物的疗程通常为 4~6 周,一般推荐 DU 的 PPI 的 1 个疗程为 4 周,GU 疗程为 6~8 周。根除 Hp 所需的 1~2 周疗程可重叠在 4~8 周的抑酸药物疗程内,也可在抑酸疗程结束后进行。

5. 维持治疗　溃疡愈合后,大多数患者可以停药。但对溃疡多次复发,在去除常见诱因的同时要进一步查找是否存在其他病因,并给予维持治疗,即较长时间服用维持剂量的 H_2 受体抗剂或 PPI;疗程因人而异,短者 3 个月,长者 1~2 年,或视具体病情延长用时间。

(二)内镜治疗及外科手术

1. 内镜治疗　根据溃疡出血病灶的内镜下特点选择治疗策略。消化性溃疡出血的内镜下治疗,包括溃疡表面喷洒蛋白胶、出血部位注射 1 : 10 000 肾上腺素、出血点钳夹和热凝固术等,有时采取 2 种以上内镜治疗方法联合应用。结合 PPI 持续静脉滴注对消化性溃疡活动性出血的止血成功率达 95% 以上。消化性溃疡合并幽门变形或狭窄引起梗阻,可首先选择内镜下治疗,常用方法是内镜下可变气囊扩张术,有的需要反复多次扩张,解除梗阻。

2. 外科治疗　由于 PPI 的广泛应用及内镜治疗技术的不断发展,大多数消化性溃疡及其并发症的治疗已不需要外科手术治疗。但在下列情况时,要考虑手术治疗:①并发消化道大出血,经药物、胃镜及血管介入治疗无效时;②急性穿孔、慢性穿透性溃疡;③瘢痕性幽门梗阻,内镜治疗无效;④GU 疑有癌变。外科手术不只是单纯切除溃疡病灶,而是通过手术永久地减少胃酸和胃蛋白酶分泌的能力。胃大部切除术和迷走神经切断术曾经是治疗消化性溃疡最常用的两种手术方式,但目前已很少应用。手术治疗并发症可有:术后再出血、十二指肠残端破裂、胃肠吻合口破裂或瘘、术后梗阻、倾倒综合征、胆汁反流性胃炎、吻合口溃疡、缺铁性贫血等。

三、中医治疗

(一)辨证分型治疗

1. 肝胃不和证

治法:疏肝理气,和胃止痛。

代表方:柴胡疏肝散(《景岳全书》)。

常用药:柴胡、香附、川芎、陈皮、枳壳、白芍、炙甘草。

加减:心烦易怒者,加佛手、青皮;口干者,加石斛、沙参;畏寒者,加高良姜、肉桂;反酸者,加浙贝母、瓦楞子。

2. 脾胃湿热证

治法:清利湿热,和胃止痛。

代表方:连朴饮(《霍乱论》)。

常用药:黄连、厚朴、石菖蒲、半夏、淡豆豉、栀子、芦根。

加减:舌红苔黄腻者,加蒲公英、黄芩;头身困重者,加白扁豆、苍术、藿香。恶心偏重者,加陈皮、竹茹;反酸者,加瓦楞子、海螵蛸。

3. 胃络瘀阻证

治法:活血化瘀,行气止痛。

代表方:失笑散(《太平惠民和剂局方》)合丹参饮(《时方歌括》)。

常用药:生蒲黄、五灵脂、丹参、檀香、砂仁。

加减:呕血、黑便者,加三七、白及、仙鹤草;畏寒重者,加炮姜、桂枝;乏力者,加黄芪、党参、白术、茯苓、甘草。

4. 胃阴不足证

治法:养阴益胃。

代表方:益胃汤(《温病条辨》)。

常用药:沙参、麦冬、冰糖、生地黄、玉竹。

加减:若情志不畅者加柴胡、佛手、香橼;嗳腐吞酸、纳呆者加麦芽、鸡内金;大便臭秽不尽者,加黄芩、黄连;胃刺痛、入夜加重者加丹参、红花、降香;恶心呕吐者加陈皮、半夏、苍术。

5. 脾胃虚弱(寒)证

治法:温中健脾,和胃止痛。

代表方:黄芪建中汤(《金匮要略》)。

常用药:黄芪、白芍、桂枝、炙甘草、生姜、饴糖、大枣。

加减:胃寒重者、胃痛明显者加吴茱萸、川椒目和制附片;吐酸、口苦者加砂仁、藿香和黄连;肠鸣腹泻者加泽泻、猪苓;睡眠不佳者加生龙骨、生牡蛎。

(二) 中成药

1. 疏肝健脾类

健胃愈疡片:疏肝健脾,生肌止痛。用于肝郁脾虚、肝胃不和所致的胃痛,症见脘腹胀痛、嗳气吞酸、烦躁不适、腹胀便溏;消化性溃疡见上述证候者。每次 4~5 片,每日 4 次。

2. 行气活血类

(1) 金胃泰胶囊:行气活血,和胃止痛。用于肝胃气滞,湿热瘀阻所致的急性或慢性胃肠炎,胃及十二指肠溃疡,慢性结肠炎。口服,每次 3 粒,每日 3 次。

(2) 元胡止痛片:理气、活血、止痛。用于气滞血瘀的胃痛、胁痛。口服,每次 4~6 片,每日 3 次。

3. 清热类

胃热清胶囊:清热理气,活血止痛。用于郁热或兼有气滞血瘀所致的胃脘胀痛,有灼热感,痛势急迫,食入痛重,口干而苦,便秘易怒,舌红苔黄等症;胃及十二指肠溃疡见上述证候者。口服,每次 4 粒,每日 4 次,6 周为 1 个疗程。

4. 制酸止痛类

复方田七胃痛胶囊:制酸止痛,理气化瘀,温中健脾。用于胃脘痛,胃酸过多;慢性浅表性胃炎见上述症状者。口服,每次 3~4 粒,每日 3 次。

5. 健脾消胀类

摩罗丹:和胃降逆,健脾消胀,通络定痛。用于胃疼,胀满,痞闷,纳呆,嗳气、胃灼热。口服,大蜜丸每次 1~2 丸,每日 3 次,饭前用米汤或温开水送下。

6. 益气健脾类

（1）安胃疡胶囊：补中益气，解毒生肌。主治胃及十二指肠球部溃疡。对虚寒型和气滞型患者有较好的疗效，并可用于溃疡愈合后的维持治疗。口服，每次 2 粒，每日 4 次。

（2）胃乃安胶囊：补气健脾，活血止痛。用于脾胃气虚，瘀血阻滞所致的胃痛，症见胃脘隐痛或刺痛、纳呆食少；慢性胃炎见上述证候者。口服，每次 4 粒，每日 3 次。

（3）香砂六君丸：益气健脾，和胃。用于脾虚气滞，消化不良，嗳气食少，脘腹胀满，大便溏泄。口服，浓缩丸每次 12 丸，每日 3 次。

四、中西医结合诊治

消化性溃疡结合内镜下所见应属于中医的"胃痛""胃脘痛"范畴，根据其临床表现应按中医学的"胃痛""反酸""嘈杂"等论治。主要病机总以脾胃虚弱、中阳不振为根本，治疗上以健脾和胃、温中补虚为大法。胃镜的使用不仅诊断消化性溃疡更直观、更准确，还扩大了中医望诊的视野范围，为中医临床辨证提供了新的思路与方法。因此，对消化性溃疡的临床辨证，除了靠基本症状和舌苔、脉象外，还应该注意结合胃镜象。总体上讲，溃疡周堤类似于舌质，被覆苔膜类似于舌苔。

（一）溃疡胃镜下望诊

1. 望溃疡面　在消化性溃疡的急性期，溃疡面红肿充血明显，红为热，辨为热证。而病愈时发白或红白相间。白属水湿，水湿属寒，辨为寒证。

2. 望被苔　被苔镜下常见白、黄、黑三种。白苔属寒；黄苔属以寒为主，夹有热象；黑苔为出血所致，多为夹瘀。

3. 望整个胃体变化　如胃体显著红肿充血糜烂，则为胃热；如红白相间，红为充血、白为水肿，似于寒热错杂；如有血管显露迂曲，则为血瘀。

4. 望滞留液　一般滞留液分清、浊两种，滞留液清晰，量多，色晦暗，多为痰湿内停；滞留液混浊，色黄，多为胃有郁热或肝胃不和。

（二）从疡论治

受内镜所见启发，将外用类中药内服治疗溃疡病取得良好疗效，大量临床报道得到证实。如锡类散、生肌散、乌贼骨粉、田七粉、血竭、儿茶、乳香、没药等，具有敛疮生肌作用的外用中药，口服用于治疗溃疡病，护胃膜、制胃酸，去腐生新，加速溃疡的愈合。对于提高溃疡愈合质量，减少溃疡复发也大有裨益。

（三）内镜下中药喷洒止血

1. 纯五倍子液　将五倍子打碎去杂质，称取 1 000g，用常水洗净，放入蒸汽煎煮锅内，加水约 15 000ml，浸泡 2 小时后，煎煮 3 次，每次分别为 1 小时，蒸汽压为 0.1MPa。合并滤液，静置 24 小时，过滤，滤液浓缩至约 2 000ml。浓缩液放入冰箱内，低温（4℃）放置 48 小时，用医用棉花滤过，滤液加蒸馏水至 1 000ml，分装 100ml 盐水瓶中，灭菌 30 分钟，性状为深褐色液体，味苦涩。出血时，内镜下喷洒使用 20~30ml，1 次即可。

2. 复方五倍子液　五倍子 180g，诃子 60g，明矾 60g，加 3 倍量蒸馏水浸渍 48 小时后，煎煮 2 次。第 1 次 1 小时,第 2 次 30 分钟。合并 2 次煎煮液,过滤,滤液加明矾煮沸 30 分钟,阴凉处静置 24 小时。过滤,取滤液加蒸馏水至 1 500ml,搅匀。分装成 10ml/瓶,封口,即得。室温放置 3 个月,冰箱 –4℃放置 6 个月。

内镜下喷洒复方五倍子液于出血部位,每次 10~30ml,一次性喷洒,可立即达到止血目的。

3. 其他尚有生大黄粉、白及散等,口服或经胃管灌胃止血,均有一定效果。

(四)具有抗溃疡作用的中药研究

1. 抑制胃酸的中药

乌贼骨:制酸、止痛、止血。乌贼骨中含 85% 以上的碳酸钙,可中和胃酸,缓解呕酸及胃灼热症状,又可促进溃疡面炎症吸收,减轻局部疼痛。其所含胶质、有机质和胃液作用后,可在溃疡面上形成一层保护膜,使出血趋于凝结。

瓦楞子:瓦楞子具有制酸止痛的功效,主治胃痛、泛酸。研究结果显示,瓦楞子具有保护胃黏膜的作用。瓦楞子及不同炮制品均能明显降低胃黏膜溃疡指数和胃液 pH 值;显著升高大鼠血清中超氧化物歧化酶(SOD)含量及血管内皮生长因子(VEGF)含量,降低大鼠血清中丙二醛(MDA)含量。

陈皮:理气,调中,燥湿,化痰。主治胸腹胀满,不思饮食,呕吐哕逆。实验表明,能抑制胃液分泌,注射早基橙皮苷对结扎幽门引起的大鼠溃疡有明显的抑制作用;陈皮挥发油对消化道有缓和刺激的作用,利于胃肠积气排出,促进消化。

半夏:具有燥湿化痰,降逆止呕之功效,有显著抑制胃液分泌的作用,亦能抑制胃液酸性成分的变化,这些作用可能与半夏所显示的微弱的对应激性溃疡的抑制作用有关。

黄连:功效清热燥湿,泻火解毒。该药的小檗碱皮下注射能抑制胃液分泌,并能使胃黏膜组织中对胃液分泌起重要作用的组胺游离、耗竭。

蒲公英:常用于清热解毒、消肿散结。实验显示,对胃酸分泌有显著的抑制作用,且有量效关系。

桔梗:功能为宣肺,利咽,祛痰,排脓。动物实验发现可显著抑制胃液分泌,抑制胃蛋白酶活性,可抗溃疡,对实验性溃疡的抑制作用很强,且剂量加大似可完全抑制胃液分泌及溃疡的发生。

2. 保护胃黏膜的中药

白及:白及甲醇提取物具有抗溃疡活性,对盐酸所致胃黏膜损伤有明显保护作用,使盐酸所致胃黏膜溃疡明显减轻,溃疡抑制率达到 94%,对胃黏膜保护作用的机制可能是通过刺激胃黏膜合成和释放内源性前列腺素(PG)实现的。

干姜:常用祛风、健胃药,性热,为温里药之主药,通过实验发现姜醇提取物对小鼠水浸束缚应激性胃黏膜损伤也具有明显的保护作用。水浸应激性溃疡主要是由于中枢神经系统及自主神经系统紊乱,导致胃肠运动与分泌功能失调引起。多项研究均表明,干姜及其提取物具有镇静催眠、中枢抑制、对抗中枢兴奋药的作用,可通过抑制中枢神经兴奋,使患者大脑功能和神经系统恢复正常,延缓消化性溃疡的发生。

蒲公英:对胃黏膜损伤有良好的抗损伤作用。蒲公英对胃热证大鼠胃黏膜有良好的修复作用。

砂仁:性辛温,芳香,具有行气和胃、温脾止泻的功效。在中医治疗胃肠疾病中应用非常普遍,海南砂仁醇提取物可能通过提高三叶因子1的表达,使黏膜氨基己糖含量增加,从而增强胃黏膜防御屏障的保护能力,这可能是其促进溃疡愈合及其抗复发的机制之一。

3. 抗 Hp 中药

有人对 100 味中药对 Hp 抑菌作用进行实验研究,结果:高度抑菌为黄连、黄芩;中度抑菌为大黄、地榆、马鞭草;轻度抑菌为鹿衔草、旋覆花、连翘、丹参、石榴皮、黄柏、干姜、北秦皮、旱莲草、甘草、泽兰、白花蛇舌草、葛根、桑叶、仙鹤草、败酱草、当归、延胡索、赤芍、广木香。目前在中药抑杀 Hp 的研究中,以主要含小檗碱的黄连和复方黄连素应用最多。

对大黄素、大黄酸、大黄酚、芦荟大黄素这 4 种蒽醌类化合物进行 Hp 抑菌实验,结果表明该 4 种成分均有较好的抑杀 Hp 的效果。黄芪皂苷、三七皂苷、黄芩苷三种中药有效成分单用及配伍对 Hp 细胞均有明显的毒性作用。

4. 中药复方抗溃疡研究

(1)黄芪建中汤:黄芪建中汤是公认的治疗消化性溃疡常用方。实验证明,该方可抑制胃酸分泌、缓解胃肠平滑肌痉挛,且具有促使肉芽生长、抗炎和抑制幽门螺杆菌的作用,可从根本上改善胃肠道的内环境,提高溃疡愈合率。可明显促进大鼠十二指肠溃疡愈合,溃疡愈合率高达 80.53%。可明显增加大鼠血清抗炎细胞因子白细胞介素-4(IL-4)、白细胞介素-10(IL-10)含量,且可明显降低肿瘤坏死因子-α(TNF-α)含量。

(2)左金丸:泻火疏肝,和胃止痛。用于肝火犯胃,脘胁疼痛,口苦嘈杂,呕吐酸水等症。临床用于治疗反流性食管炎、胃及十二指肠溃疡之胃脘痛。用左金丸水煎液以及与左金丸中等量的黄连、吴茱萸的水煎液治疗的大鼠溃疡,镜下所见损伤黏膜处有不同程度的新生腺体覆盖及纤维结缔组织增生,肌层增生增厚,表明其具有显著的抗溃疡作用,能促进溃疡愈合。现代药理学研究表明,黄连和吴茱萸均依靠所含的多种生物碱而具有一定的抗溃疡作用。前者含有大量的小檗碱,具有抗 Hp、抑制胃酸的分泌、抑制致炎因子的产生、提高胃黏膜屏障功能及调节自主神经系统功能的作用,而对 GU 黏膜有一定的保护作用。后者抗溃疡作用机制主要与抗 Hp、抑制胃肠道运动、降低胃酸浓度有关。

(3)半夏泻心汤:是治疗消化性溃疡的有效方剂。表明半夏泻心汤可能是通过调节血管舒缩因子一氧化氮(NO)及血清内皮素-1(ET-1)的含量,从而起到保护胃黏膜、促进胃黏膜修复的作用。

(4)柴胡疏肝散:主要功效为疏肝解郁,行气止痛,目前其对肝胃不和型胃溃疡的治疗效果已经得到了肯定。研究结果显示本方可降低血清炎症因子 C 反应蛋白(CRP)、肿瘤坏死因子-α(TNF-α)、白细胞介素-6(IL-6)水平;胃肠激素相关指标促胃液素、内皮素(ET)、生长抑素(SST)水平显著低于对照组。说明柴胡疏肝散能够有效抑制炎症反应;可以有效降低胃溃疡相关胃肠激素,减少胃酸分泌,发挥抗溃疡作用。

(5)附子理中汤:为《伤寒论》理中汤加附子而成,是传统的温中驱寒名方。实验研究发现,附子理中汤可显著提高胃黏膜的 SOD 活性,降低 MDA 的含量,发挥其对胃黏膜保护作用,从而加速溃疡愈合。结果:①附子理中汤能有效改善胃溃疡模型大鼠竖毛、弓背、蜷卧、便溏、饮食下降、消瘦等情况;②附子理中汤能有效改善胃溃疡模型所致的胃黏膜破坏、上皮脱落,炎细胞浸润,炎性物质渗出及水肿等情况;③附子理中汤能有效提高水通道蛋白 1 mRNA 的表达,下调胃溃疡模型大鼠胃组织中水通道蛋白 3 和水通道蛋白 4 mRNA 的表达水平。

五、名医诊治经验

1. 已故名老中医岳美中认为，消化性溃疡病总的原因是中气虚，故治法应以建中为主。如补中益气汤、六君子汤、香砂六君子汤、小建中汤、黄芪建中汤或当归建中汤、参芪建中汤等。其有吞酸、便秘、腹泻、疼痛等可根据建中法加味治之。另外，在溃疡病发展过程中，可出现实象，应该认为是标实本虚，先治其标，再治其本。岳老自拟一方名"中和粉"，其制酸之效胜于当时走红的"胃活"。方如下：煅瓦楞 30g、旋覆花 24g、川楝子酒（炒）30g、丹参 24g、大皂角子（炒黑）30g、枳实炭 25g、陈皮炭 15g、神曲炭 15g、吴茱萸 4.5g、炒黄连 3g、阳春砂 15g、焦谷芽 15g、延胡索炭 15g、乌贼骨 30g、佛手 24g、香附炭 15g、馒头炭 15g、桃仁 24g、杏仁 24g，共为细末，每服 1.5g，饭后以温开水或菜汤送服。方中大队炭药用以制酸，唯炭药性涩易致便燥，故加桃仁、杏仁以润之。

2. 姜春华老中医认为，消化性溃疡以中上腹痛、泛酸为主证。提出治疗消化性溃疡八法：苦寒清泄、辛热温胃、通阳下气、益气温中、益气活血、疏肝和胃、滋阴疏肝、祛瘀止血。姜老对消化性溃疡之疼痛剧烈，遇寒而发者，常用制川乌 6g、肉桂 3g、乳香 9g、九香虫 9g、高良姜 6g，常可应手取效。

3. 田德禄教授认为，治疗本病要根据"胃宜降则和，腑以通为补"的原则，始终重视通降药的应用。即使有虚象，也不主张早补或峻补。脾喜燥恶湿，胃喜润恶燥，选用香附、苏梗、陈皮、佛手、砂仁等不燥不腻、不寒不热之品，以适合脾胃特性，有利于调和脾胃。消化性溃疡属中医"内疡"范畴，其病机为热毒壅滞，与气血相搏结，热败肉腐成疡。治疗当用锡类散、生肌散、云南白药、珍珠粉等外用药内服，促进溃疡形成保护膜，减轻黏膜炎症，改善微循环，加速黏膜的修复，促进溃疡愈合。

4. 蔡淦认为，消化性溃疡属于内疡范畴，可用健脾益气、托毒生肌法治疗；其病程迁延日久，多呈寒热失调、虚实夹杂之征，治则上应虚实并治，遣方用药应以平为期；强调辨证辨病相结合，中医治疗以辨证论治为基础，结合西医辨病，临床上灵活运用治病专药；注重变症丛生，随症治之，务重其标；同时三因制宜，精准用药；重视中西医结合治疗，具有较好的远期疗效；此外饮食调养至关重要，应倍重食养，防变防复。

5. 刘绍能提出按疡痈论治消化性溃疡，认为脾气亏虚是溃疡发病之本，热毒、酸毒、瘀毒、湿毒、食毒等邪毒侵袭是发病的损害因素，络阻血瘀贯穿始终。因此，治疗以健脾益气为主，结合活血化瘀、解毒祛邪、制酸抗损、清热利湿、消食导滞、托疮生肌等方法，综合调理肝、脾、胃，促使溃疡痊愈。

6. 劳绍贤提出中医临床需从证、病、症三者结合，辨证与辨病相结合，辨证为本，辨病为枢，治症为标。认为消化性溃疡最重要的病机特点是"瘀"和"热"，强调清热化瘀是治疗溃疡病活动期的重要治法，并将这一治法贯穿于各型消化性溃疡的始终。认为采取辨证与辨病相结合、临床与实验相结合诊治消化性溃疡，有利于从整体与局部的角度全面认识其病理机制并把握其证治规律，从而提高对溃疡病的诊治水平。

7. 周福生从病证结合角度认为消化性溃疡的基本病机是脾虚瘀热，以脾虚为本，郁热、血瘀为标。在溃疡活动期以脾虚郁热为主，而溃疡愈合期及瘢痕期以脾虚血瘀为主。周教授认为消化性溃疡活动期中药以健脾和胃、清热化湿为法，处方以陈夏六君汤为基础方，加用砂仁、厚朴、乌药、延胡索、蒲公英、救必应等药进行对症治疗。后续治疗以中药为主，反酸严重者酌情使用 PPI。此期中药以补气健脾活血为主,常用六君子汤加味治疗。若兼见大便不通者可用大量生白术,通便而不伤正。若脾虚而湿邪较重则苍术、白术同用,化湿则用藿香、佩兰。若为湿热兼见大便不通者,常用茵陈蒿,因其具有清热且略有通便之功。

六、中医适宜技术

针灸治疗:根据不同症状、证型选择相应的腧穴进行针灸治疗。主穴取中脘、足三里,根据不同证型配穴:①脾胃虚寒证多配伍胃俞、脾俞、内关穴;②气滞血瘀证主要配伍胃俞、脾俞、内关、膈俞穴;③肝郁气滞证配伍胃俞、脾俞、期门穴;④肝气犯胃证配伍内关、太冲穴;⑤脾胃虚弱证配伍胃俞、脾俞;⑥胃寒证配伍胃俞、脾俞、内关、公孙穴;⑦胃阴不足证多配伍胃俞、脾俞、内关、三阴交穴;⑧痰湿壅滞证多配伍胃俞、脾俞、内关、阴陵泉、肝俞穴。根据不同症状配穴:①泛酸多配伍胃俞、脾俞、内关、太冲;②腹胀多配伍胃俞、内关、天枢、公孙;③胃痛难忍多配伍胃俞、内关、梁丘、公孙;④乏力多配伍胃俞、脾俞、内关、气海、公孙。

【预后】

大量有效治疗药物的出现,大大改善了本病的预后。规范治疗消化性溃疡愈合率达到95% 以上,青壮年患者消化性溃疡病死率极低,老年患者主要死于严重的并发症,尤其是大出血和急性穿孔,病死率 <1%。

第四节 胃 癌

【概述】

胃癌系起源于胃黏膜上皮的恶性肿瘤。临床表现以上腹部不适、疼痛、呕吐、反胃、呕血、黑便、上腹部包块为主要特征。是威胁人类健康的重大疾病之一,其发病率呈逐年上升的趋势,2018 年全球胃癌的新发病例约 105 万例,为恶性肿瘤发病率的第五位。临床上多将胃癌分为早期胃癌、进展期胃癌。早期胃癌在内镜观察下为隆起型、平坦型、凹陷型;从范围上包括病灶最大径≤5mm 的微小胃癌(micro-gastric cancer)和病灶最大径 6~10mm 的小胃癌(small gastric cancer)。进展期胃癌大体分为息肉样型、局部溃疡型、浸润溃疡型、弥漫浸润型、混合型、多发型。胃癌在组织学上分为:乳头状腺癌、管状腺癌、黏液腺癌、黏液细胞癌、低分化腺癌、未分化癌、腺鳞癌、鳞形细胞癌、类癌等。胃癌的淋巴道转移一般按淋巴引流顺序发生淋巴结转移;血道转移多发生在晚期,器官转移以肝、肺为多见;胃癌侵及浆膜后可脱落至腹腔引起种植,累及器官依次为卵巢、膈肌、肠等。胃癌的预后与浸润深度及有否转移密切相关。

【流行病学】

我国在 2019 年时,胃癌发病病例数为 612 821 例,死亡病例约为 421 539 例,高发年龄段主要集中在 60~69 岁。在消化道恶性肿瘤中居第二位。以西北地区和东南沿海较为集中，多地散在典型高发区，地区差异明显。农村比城市高出 60%~70%。本病任何年龄均可发生，然而大多发于中年以后，尤以 40~60 岁最多，30 岁以前较少见。男性发病率为女性的 3 倍。

【病因病机】

一、西医认识

胃癌的病因及发病机制还未完全明了，胃癌的发生是多因素参与、多步骤演变的复杂病理过程。结合胃癌的流行病学及相关研究发现，胃癌是人口学因素、生活饮食因素、遗传基因、感染因素和环境因素等相互作用的综合结果。对胃癌病因学和危险因素的研究不仅有利于胃癌的一级预防，更为正确区分胃癌高危人群，有针对性地进行二级预防提供了重要依据。

1. 人口学因素　年龄和性别等人口学因素是胃癌的危险因素。随着年龄增长，胃癌发病率和病死率也随之增加，我国患者在 40 岁后发病率明显上升，30 岁以下发病病例较为少见，30 岁前胃癌死亡病例很少见，40 岁以后胃癌死亡明显增加，并随年龄增长病死率亦上升。世界各国胃癌发病率和病死率均为男性高于女性，我国按累积发病率和病死率计算，男性约为女性的 2 倍。男高女低的趋势并不取决于吸烟差异，遗传因素及其他外源因素（如性激素分泌差异、饮食习惯及行为差异等）的影响可能导致了胃癌分布的性别差异。

2. 生活饮食因素　①高盐饮食。高盐饮食与胃癌的发病率和病死率升高有关，日本一项大型前瞻性随访研究发现每日摄盐超过 10g 明显增加胃癌发病率，且伴 Hp 感染的萎缩性胃炎患者与胃癌联系更明显。高盐饮食不仅可直接损伤胃黏膜，增加机体对致癌物的易感性，而且高盐食物中含大量硝酸盐，在胃内被还原并与食物中的胺结合后形成亚硝酸胺等 N-亚硝基化合物。一项在 24 个国家 39 组人群进行的生态学研究发现，男女胃癌病死率与钠和硝酸盐均显著相关，且与钠的关系较硝酸盐更强。②腌熏煎烤炸食品。此类食品会产生多环芳烃、N-亚硝基化合物等致癌物质。③不良饮食习惯。研究分析，不吃早餐、饮食不规律，用餐速度快、暴饮暴食、吃剩饭剩菜是胃癌的危险因素。④吸烟。多项前瞻性研究发现，胃癌风险随每日吸烟量以及时长的增加而增加，吸烟与胃癌复发的风险和病死率升高相关。⑤饮酒。乙醇可损伤胃黏膜，但对胃癌的影响尚无定论，且与酒的类别、饮用量及时长相关。

3. 感染因素　幽门螺杆菌感染是胃癌多阶段癌变过程中的关键因素，20 世纪 90 年代，世界卫生组织与国际癌症研究机构正式提出：首次宣布幽门螺杆菌为一类致癌物，正式指出幽门螺杆菌感染与胃癌有关，并将其归类为人类致癌物 I 类。此后大量学者对此展开相关的研究，发现幽门螺杆菌和胃癌的发生呈正相关，幽门螺杆菌感染程度越重，胃癌的发生可能性越大。幽门螺杆菌会反复破坏胃黏膜，长久刺激下，胃黏膜上皮细胞发生变异，从而增加了癌前病变（如胃炎，胃溃疡等）的发病率，并进一步发展成胃癌。有学者发现胃癌中幽门螺杆菌感染的阳性率在不同类型的胃病中最高。荟萃分析表明，幽门螺杆菌感染可使胃癌发生风险增加 2 倍。因此，根除幽门螺杆菌将是降低胃癌发病率的一种策略，积极的抗幽门螺杆菌治疗，对胃癌防治具有积极的临床意义。

4. 遗传因素 流行病学资料提示部分胃癌有家族聚集倾向,其中遗传性弥漫性胃癌(占胃癌总数的 1%~3%)是由编码上皮钙黏着蛋白(E-cadherin)的 *CDH1* 基因突变引起,种系突变携带者一生中有 80% 的概率发生遗传性浸润性胃癌。癌发病风险升高,如林奇综合征(Lynch syndrome)、家族性腺瘤性息肉病等。因突变明确的遗传性胃癌比例低,散发性胃癌的遗传因素更受关注。近年全基因组关联研究发现了弥漫型胃癌、贲门癌和胃体癌的部分易感位点,揭示了胃癌的复杂性及其亚型间遗传异质性的存在,但具体机制和临床意义尚待研究。散发性胃癌患者一级亲属的遗传易感性较高。

5. 其他因素 地质、饮用水等环境因素可能通过与遗传背景、Hp 感染、宿主免疫等交互作用影响胃癌的发生。精神心理社会因素(如精神刺激或抑郁)、免疫因素等可能与胃癌发生有一定关联,是否为确证的危险因素还需进一步研究。人群对胃癌防治知识的认知度也是影响胃癌早诊早治的重要因素。

6. 保护因素 水果和蔬菜摄入是胃癌的保护因素。一项大规模前瞻性研究发现,相比每日水果蔬菜低摄入组,高摄入组的胃癌发生风险降低 44%,近期有荟萃分析显示摄入膳食纤维与胃癌风险呈负相关,食用葱蒜类蔬菜也可减少胃癌发生。食物冷藏技术如冰箱的使用率上升与胃癌风险下降有一定关联。

二、中医认识

胃癌的中医学的类似记载很多,如《金匮要略》中的"胃反"、《医宗金鉴》中的"噎膈"都与胃癌关系密切。此外,本病也可归属于"胃脘痛""吐血""积聚"等范畴。

中医对胃癌的认识主要有三个方面,一为正虚致病说,二为热毒致病说,三为痰凝血瘀说。另外,精神因素、脾胃失调、饮食不节等也是常见的致病因素。情志不舒,肝失条达,气机不畅,血行瘀滞;饮食不节,损伤脾胃,运化失职,停湿生痰,郁瘀湿痰阻结胃腑,日久而演变成本病。其病性属本虚标实证,初期多实,治以攻邪为主;后期多虚,治以扶正为主。

1. 脾虚 金元李东垣曾指出"内伤脾胃,百病由生"。可见古人早就认识到脾胃阳气受损常为多种内科疾病发生之根本。因此,在健脾养胃基础上予抗癌解毒是治疗胃癌的首要立法。当代多位学者通过自身多年临床实践或实验研究,亦认识到脾胃亏虚是胃癌的主要病因病机。如孙桂芝教授提出,患者素体脾胃虚弱,先天禀赋不足,或由于外感寒邪、过食生冷食物伤胃、劳倦伤阳,导致中焦阳气虚弱,气机不畅,升降失司,不能腐熟水谷,壅滞中焦,则胃不能磨食,食入返出,而成反胃。

2. 阴虚 清代医家吴鞠通认为:"十二经皆禀气于胃,胃阴复而气降得食,则十二经之阴皆可复矣。"正是由于胃阴是消化腐熟水谷的重要物质基础,所以胃阴的存耗关系到整体的生理功能。五脏皆禀气于胃,只有胃阴充足,人体津液才有化生之源,充分说明了胃中阴液是人体生病活动的物质基础,人体吸收水谷精微,输布全身,促进人体的生命活动,脾胃虚弱,阴液不足,食饮不下,而成噎膈。

3. 癌毒 清代《医宗金鉴》中记载:"热结不散,灼伤津液……贲门干枯,则纳入水谷之道路狭隘,故食不能下,为噎塞也;幽门干枯,则放出腐化之道路狭隘,故食入反出,为翻胃也。"国医大师周仲瑛认为,癌毒是导致癌症发生发展的关键;癌毒既可直接外客,亦可因脏腑功能失调而内生;癌毒阻滞,病变乖戾,诱生痰浊、瘀血、湿浊、热毒等多种病理因素,并耗气伤阴。他认为治疗癌症应以"抗癌解毒"为基本大法。

4. **痰结**　元代朱丹溪首先指出肿瘤与痰有关,《丹溪心法》中记载"凡人身上、中、下有块者,多是痰",又言"痰之为物,流动不测,故其为害,上至巅顶,下至涌泉,随气升降,周身内外皆到,五脏六腑皆有",其致病范围的广泛性及移动性,与现代医学肿瘤发病部位不固定、易转移颇为相似,并提出"消痰散结法"治疗胃癌的思路。故治疗上当遵循《黄帝内经》"结者散之"的原则。魏品康教授认为,痰浊内阻是胃癌最基本的病理环节,消痰散结是治疗胃癌的基本法则,临床总结出疏肝和胃消痰散结法、健脾益肾消痰散结法、养阴解毒消痰散结法、活血化瘀消痰散结法,采用化痰散结的药物治疗胃癌取得了较好的疗效。

5. **血瘀**　明代龚信《古今医鉴》中曾记有"凡食下有碍,觉曲屈而下,微作痛,此必有死血",又说"肚腹结块,必有形之血",可见古人就曾认识到瘀血与肿块的关系。中医理论认为,脾主运化,胃主摄纳,脾宜升则健,胃宜降则和,如脾胃不和,中焦气滞,日久则生瘀血,久病入络,瘀血凝聚则成肿块,所以当代多位学者亦认为治疗上宜予活血化瘀。如名老中医蒋文照认为,胃属腑以通为用,气血瘀滞是胃癌产生的一大因素,气滞、浊阻、血瘀是肿瘤形成的总的因素,其中气滞可以由气虚、气实、气耗引起;浊阻可由湿浊、痰浊、饮浊、瘀浊引起;血瘀则由瘀滞、瘀积、瘀阻形成,主张胃癌治疗以泻浊导滞、活血化瘀为宜。

当代医家对于胃癌的认识有所发展,路志正教授认为:"正虚邪实是恶性肿瘤的主要病理特征,而诸虚之中,脾虚至为关键。"国医大师吴良村认为:"胃癌患者首择之于脾胃。"邱佳信教授发现了胃癌患者大多有脾虚的症状,从而提出了"有瘤体必虚,有虚首健脾"的学术观点。目前,我国诸多医家较一致认为脾胃虚弱是胃癌发病的主要因素,兼有气虚、阴虚、血瘀、气滞、痰浊和湿邪等其他致病因素。治疗方面,因"脾失运化"是胃癌发生和发展的重要病机所在,故临床论治胃癌往往"从脾论治",健脾助运,则气机流利,以充元气,则能驱癌毒外出。国医大师李佃贵认为"脾胃虚弱,浊毒蕴结"乃贯穿胃癌始终的主要病机,早期治疗当遵循"坚者消之,客者除之""结者散之,留者攻之"的原则,以攻为主,并提出了"重视脾胃,生化有源"的诊疗思路。裴正学教授提出"百病安胃说",认为扶正固本乃治疗恶性肿瘤根本大法。虽然诸多医家对于胃癌的治法相对统一,然而有关中医治疗胃癌其中医分型依然不够明确,有待更多学者的研究与探讨。

【诊断】

一、辨病

(一)临床表现

1. **早期症状**　早期胃癌(early gastric cancer)多无明显的症状,随着病情的发展,可逐渐出现非特异性的、似胃炎或胃溃疡的症状,包括上腹部饱胀不适或隐痛、泛酸、嗳气、恶心、偶有呕吐、食欲减退、黑便等。

2. **进展期症状**

(1)上腹部疼痛:当肿瘤侵及胰腺后或后腹壁腹腔神经丛时,上腹部呈持续性剧疼,并放射至腰背部。

(2)上消化道出血:发生率约为30%,多数为小量出血,表现为黑便或呕血。

（3）梗阻：好发于浸润型胃癌,如病灶位于贲门部,可出现进行性吞咽困难。病灶位于幽门部,则表现为食后腹部饱胀,呕吐宿食。

多数进展期胃癌尚伴有乏力、消瘦、食欲减退、体重减轻等全身症状,病情严重者常伴有贫血、下肢浮肿、发热、恶病质等。

3. 体征 绝大多数胃癌患者无明显体征,部分患者有上腹部轻度压痛。位于幽门窦或胃体的进展期胃癌有时可扪及肿块,肿块呈结节状、质硬。当肿瘤增大引起幽门梗阻时可见扩张之胃型,并可闻及振水声。转移灶体征以左锁骨上淋巴结肿大最为常见。女性患者中下腹扪及可推动的肿块时,常提示为库肯伯格瘤;当胃癌发生肝转移时,可触及肿大肝脏,呈结节性;当肝十二指肠韧带、胰十二指肠后淋巴结转移或原发灶直接浸润压迫胆总管时,可发生梗阻性黄疸。进展期胃癌有盆腔种植时,直肠指检于膀胱(子宫)直肠窝内可扪及结节。腹水为胃癌的晚期征象,且多呈血性。

（二）实验室及其他检查

1. 胃镜检查 胃镜检查不仅可直接观察到病变,还可在直视下取活检。中晚期胃癌病变范围较大,胃镜诊断多无困难。但对仅限于黏膜下层的早期胃癌,须仔细鉴别,并做多点活检。

2. X 线钡餐检查 X 线钡餐检查多采用气钡对比双重造影。肿块型表现为突向腔内的不规则充盈缺损;溃疡表现为位于胃轮廓内的龛影,边缘不整齐,周围黏膜皱襞有中断现象;浸润型表现为胃壁僵硬、蠕动消失、胃腔狭窄。

3. 实验室检查 CEA、AFP、CA72-4、CA242(糖类抗原 242)阳性,粪便隐血试验阳性。

4. 胃液脱落细胞学检查找到典型的癌细胞。

5. 其他检查 怀疑有肝或后腹膜转移时,可进行腹部彩超或腹部 CT 检查。

6. 依据胃镜病理标本、浅表淋巴结活检、手术病理标本等明确诊断为胃癌。

（三）诊断要点

早期胃癌的内镜下分型:

早期胃癌的内镜下分型依照 2002 年巴黎分型标准及 2005 年巴黎分型标准更新。浅表性胃癌(0 型)分为隆起型病变(0-Ⅰ型)、平坦型病变(0-Ⅱ型)和凹陷型病变(0-Ⅲ型)。隆起型病变(0-Ⅰ型)特征是局部黏膜隆起,突向胃腔,有蒂或广基。表面粗糙,或呈乳头状,常有糜烂。0-Ⅰ型又分为有蒂型(0-Ⅰp)和无蒂型(0-Ⅰs)。平坦型病变(0-Ⅱ型)特征是边界不整齐,界限不明显的局部黏膜略隆起(Ⅱa 型),粗糙不平,色泽变浅或发红(Ⅱb 型),或呈轻度凹陷(Ⅱc 型)。0-Ⅱ型根据病灶微隆起、平坦、轻微凹陷分为 0-Ⅱa、0-Ⅱb 和 0-Ⅱc 三个亚型。0-Ⅰ型与 0-Ⅱa 型的界限为隆起高度达到 2.5mm,0-Ⅱb 型与 0-Ⅱc 型的界限为凹陷深度达到 1.2mm。同时具有轻微隆起及轻微凹陷的病灶根据隆起,凹陷比例分为:0-Ⅱc+Ⅱa 以及 0-Ⅱc+Ⅱa 型。凹陷型病变(0-Ⅲ型)有较明显的溃疡,深度超过黏膜层,则根据凹陷/轻微凹陷比例分为 0-Ⅲ+Ⅱc 和 0-Ⅱc+Ⅲ型。以上各型可以并存,形成混合型。

另外,根据早期胃癌浸润深度,又可细分黏膜内癌和黏膜下癌。黏膜内癌又可分为 M_1(上皮内癌和/或黏膜内癌仅浸润固有膜表层)、M_2(癌组织浸润固有膜中层)和 M_3(癌组织浸润固有膜深层或黏膜肌层);黏膜下癌又可分为 SM_1(癌组织浸润黏膜下层上 1/3)、SM_2(癌组织浸润黏膜下层中 1/3）和 SM₃（癌组织浸润黏膜下层下 1/3）。

胃癌的病理分型比较常用的为 Lauren 分型和 WHO 分型,其中我国在诊断病理领域大多遵循 WHO 分型方案。WHO 分型中胃癌包括以下常见组织学类型:乳头状腺癌、管状腺癌、黏液腺癌、印戒细胞癌、腺鳞癌、鳞状细胞癌、小细胞癌、未分化癌。其中管状腺癌还可进一步分成高分化、中分化、低分化腺癌。此外尚有少见类型或特殊类型胃癌。

进展期胃癌常用博尔曼分型（Borrmann classification）,主要是根据肿瘤的外生性和内生性部分的相对比例划分类型。该分类与预后及组织学类型的联系较为密切,应用比较广泛。浸润至固有肌层以下的进展期胃癌分为以下四个类型:

Ⅰ型息肉样型。这是最为少见的,占 3%~5%。肿瘤主要向胃腔内生长,隆起明显,呈息肉状,基底较宽,边界较清楚,溃疡少见,但可有小的糜烂。

Ⅱ型局限溃疡型。向周围浸润不明显。该型占 30%~40%,肿瘤有较大溃疡形成,边缘隆起明显,边界较清楚,向周围浸润不明显。

Ⅲ型浸润溃疡型。癌性溃疡与Ⅱ型相同,但溃疡边缘呈隆起环堤状,其一部分与周围黏膜分界不清向外倾斜。周围黏膜有结节,凹凸不平,出血、糜烂等改变。

Ⅳ型弥漫浸润型。这是最为多见的类型,占半数左右。触摸时难以确定肿瘤边界。由于癌细胞的弥漫浸润以及纤维组织增生,可以导致胃壁增厚,僵硬,即所谓“皮革胃”。

我国胃癌 TNM 分期:

T_0:原发肿瘤。

T_1:不管肿瘤大小,癌灶局限于黏膜层或黏膜下层的早期胃癌。

T_2:癌灶侵及肌层,病灶超过 1 个分区的 1/2。

T_3:肿瘤浸及浆膜,或虽未侵及浆膜,然病灶已超过 1 个分区的 1/2,但未超过 1 个分区。

T_4:肿瘤已穿透浆膜,成大小已超过 1 个分区。

N_0:无淋巴结转移。

N_1:为离病灶最近,贴近于胃壁的第一站淋巴结有转移,包括贲门右、贲门左、胃小弯、胃大弯、幽门上、幽门下以及脾门淋巴结。

N_2:远离病灶部位的第一站淋巴结有转移(如胃癌有贲门旁或脾门淋巴结转移或贲门癌有由门上下淋巴结转移)或有胃左动脉旁、肝总动脉干,脾动脉干及胰十二指肠后第二站淋巴结的转移。

N_3:有腹腔动脉旁、腹主动脉旁、肝十二指肠韧带、肠系膜根部及结肠中动脉周围的第 3 结淋巴结转移。

M_0:无远处转移。

M_1:有远处转移。

胃癌分期:

Ⅰ期:$T_1N_{0\sim1}M_0$

Ⅱ期:$T_{2\sim3}N_{0\sim1}M_0$

Ⅲ期:$T_{1\sim4}N_2M_0$、$T_4N_{0\sim1}M_0$

Ⅳ期:$T_{1\sim4}N_2M_1$、$T_4N_3M_0$

（四）鉴别诊断

1. 胃溃疡　胃癌无特征性的症状和体征,易与胃溃疡相混,特别是青年人胃癌常被误诊为胃溃疡或慢性胃炎。可通过胃镜活检以鉴别。

胃溃疡在胃镜下,多数胃溃疡发生于胃窦,表现为圆形或椭圆形、底部平整、边缘整齐的溃疡。溃疡直径多小于 2.5cm,溃疡面为灰白或褐色苔膜覆盖,边缘清楚、肿胀、色泽红润、光滑而柔软,四周黏膜可有充血,水肿。

胃癌胃镜下表现:为菜花状肿块突入胃腔,表面呈结节或分叶状,有浅表糜烂、充血、溃疡或污秽的苔覆盖,组织脆易出血。病变弥漫而广泛,胃黏膜呈粗糙而僵硬的改变,有浸润感,黏膜表面高低不平,有明显水肿或浅表糜烂,胃体腔狭小或扩张受限,蠕动减弱或消失,典型的病例有"皮革样胃"之称。溃疡型,直径多大于 2.5cm,边缘有不规则的结节状增生,有僵硬感或呈堤岸状增生隆起,与周围黏膜分界不清,溃疡的一方边缘常有不规则堤岸状隆起,另一方边缘无明显边界,周围黏膜有结节,凹凸不平、出血、糜烂及色泽改变等。

2. 胃息肉　是来源于黏膜上皮的良性肿瘤。可发于任何年龄,但以 60~70 岁多见。较小者可无任何症状,较大者则可引起上腹部饱胀不适、隐痛,恶心。胃腺瘤常与隆起型早期胃癌相混淆,当腺瘤直径大于 2cm,特别是基底宽度大于深度,表面不光整,应首先考虑为恶性病变,需经胃镜活检以确诊。

3. 胃间质瘤　可发生于任何年龄,多见于 50 岁以上者。肿瘤多为单发,2~4cm 大小,好发于胃窦及胃体部,呈圆形或椭圆形。临床可见上腹部饱胀不适、隐痛,当肿瘤增大供血不足而形成溃疡时,亦可出现间歇性呕血或黑便。约有 2% 可恶变成胃间质瘤。胃镜检查一般可与胃癌相区别。

多见于中青年,好发于胃底、胃体,瘤体一般较大,常在 10cm 以上,呈球形或囊球形。由于瘤体巨大,其中央部因血供不足而形成溃疡。临床表现主要为上腹部疼痛不适,恶心,呕吐,胃纳减退,消瘦,发热,上消化道出血,大多数在腹部可扪及肿物,局部有压痛。可通过胃镜活检与胃癌进行鉴别。

（五）并发症

1. 出血　约 5% 胃癌患者可发生大出血,表现为呕血和/或黑便,偶为首发症状。

2. 幽门或贲门梗阻　病变位于贲门或胃窦近幽门部时常发生。

3. 穿孔　较良性溃疡少见,多见于幽门前区的溃疡型癌。穿孔无粘连覆盖时,可引起腹膜炎。可出现腹肌板样僵硬、腹部压痛等腹膜刺激症。

4. 黄疸　癌肿腹腔转移使胆总管受压时可出现,此时大便可呈陶土色。

5. 胃肠瘘管　可见排出不消化食物。

二、辨证

（一）辨证要点

胃癌的中医辨证分型研究,临床上表现形式多样,众医家学者的辨证分型各有不同,可谓百家争鸣,各抒己见。同时,大多数医家亦有共识,胃癌既系之脏腑功能不和,又系之外感内伤,是众多因素综合影响所致,病变原发于脾胃还涉及肝肾,食积、脏虚、痰凝、气结以及毒蕴等为其患源,本虚标实,本虚在于气血两虚、脾胃肾三伤,而标实在于痰湿阻滞、气结血瘀、热毒内蕴。初期多用理气解郁、活血化瘀、化痰散结、清热解毒等法;晚期则常用益气健脾、温补脾胃、滋阴养血等法。若出现危重合并症,则应急则治标,对症处理。辨证以虚实为纲目。

(二)辨证分型

1. 肝胃不和证
主症:①胃脘胀满;②攻撑作痛;③窜及两胁。
次症:①胸闷嗳气;②喜长叹息;③呃逆呕吐;④大便不畅;⑤矢气则舒,遇忧思恼怒则加剧。
舌脉:舌淡红,苔薄白,脉弦。

2. 胃热伤阴证
主症:①胃脘隐痛、灼热;②似饥而不欲食。
次症:①口干欲饮;②胃脘嘈杂;③食后脘痛;④五心烦热;⑤大便干燥。
舌脉:舌红少苔或苔黄少津,脉细数。

3. 瘀毒内阻证
主症:①胃脘刺痛;②心下痞硬;③胃部固定肿块。
次症:①触之坚硬不移;②吐血便血;③面色黧黑或晦暗;④肌肤甲错。
舌脉:舌质暗紫或有瘀斑,脉沉细涩。

4. 痰湿凝结证
主症:①胸脘痞闷;②泛吐痰涎。
次症:①纳呆恶食;②口淡无味;③面黄虚胖;④腹胀便溏;⑤乏力肢软。
舌脉:舌体胖、淡白,舌苔白腻,脉濡滑或弦滑等。

5. 脾胃虚寒证
主症:①胃脘隐痛;②喜温喜按。
次症:①朝食暮吐,暮食朝吐;②呕吐清水;③面色苍白;④神疲肢冷;⑤便溏浮肿。
舌脉:舌淡胖,苔白滑润,脉沉细或濡细。

6. 气血双亏证
主症:①胃脘隐痛;②纳呆食少;③神疲乏力;④心悸气短。
次症:①头晕目眩;②面色无华;③虚烦不眠。
舌脉:舌淡苔薄,脉沉细无力。

证候诊断:主症必备,加次症 2 项及以上,结合舌脉,即可诊断。

K 【治疗】

一、治疗原则

切除病灶,减少复发和转移,提高生存率和生活质量。

二、西医治疗

外科手术仍是目前治疗胃癌的主要方法,也是有可能治愈胃癌的唯一途径;有必要施行与化疗、靶向治疗、免疫治疗以及中医药治疗联合的综合疗法。

(一)外科治疗

外科手术是治疗胃癌的主要手段。长期以来,由于胃癌患者病期偏晚,国内胃癌根治术后的 5 年生存率一直保持在 30% 左右。近年来,胃癌根治术后的平均 5 年生存率已提高至 37%,某些地区已超过 50%。

近年来胃癌治疗的进展主要体现在内镜下黏膜切除、微创手术、D_2 根治术标准化、扩大超根治术及新辅助化疗、术后辅助化疗的进展。胃癌的治疗方案更个体化、更注意保存功能,综合治疗的手段更多也更科学。

1. 内镜下切除术　内镜下切除术主要包括 EMR 和 ESD,两者最大的区别在于能够切除的病变的大小和浸润深度不同。EMR 对整块切除的病变大小有限制,且仅能切除黏膜层病灶;而 ESD 则无大小限制,且可切除 SM_1 病灶。相比 EMR,ESD 治疗早期胃癌的整块切除率和完全切除率更高、局部复发率更低,但穿孔等并发症发生率也更高。EMR 指在内镜下将黏膜病灶整块或分块切除,用于胃肠道表浅肿瘤诊断和治疗的方法,其治疗方式比较多,目前最为常用的是 EMRC 和 EMRL。EMRC 是在内镜前端安置透明塑料帽进行吸引、切除,使 EMR 操作变得更简单方便,能在狭小的操作空间中切除较大病变,且并发症少,但切除的病变大小受透明帽大小的限制。EMRL 的圈套器很容易将病变套住,切割过程中视野清晰、凝固完全,易于掌握切除深浅度,局部损伤轻微,术中、术后出血等并发症发生率低,较为安全,且切除成功率不受病变部位影响;其缺点是病变较大时需要分次切除,切除的组织标本体外拼接困难,不易评估根治效果,易导致病变切除不完全或复发。ESD 是在 EMR 基础上发展起来的新技术,根据病变的不同部位、大小、浸润深度,选择使用特殊的电切刀,如头端绝缘电刀、一次性黏膜切开刀、勾刀等,内镜下逐渐分离黏膜层与固有肌层之间的组织,最后将病变黏膜和黏膜下层完整剥离。操作大致分为 5 步:①病灶周围进行标记;②黏膜下注射,使病灶明显抬起;③环形切开黏膜;④黏膜下剥离,使黏膜与固有肌层完全分离开,一次性完整切除病灶;⑤处理创面,包括处理创面血管与检查边缘。在国内,对在适应证范围内的早期癌,ESD 整块切除率为 93.8%~100%,完全切除率为 84.6%~100%。研究表明,ESD 与外科治疗的疗效和预后均相当,但复发率相对较高。

2. 腹腔镜下胃改良切除术　腹腔镜下微创外科手术自成功地应用于胆囊切除以来,现已较成功地延伸至其他腹部实体瘤的切除,如结直肠癌、卵巢癌等,同样也已应用于胃癌手术。此手术术后疼痛轻,反应小,排气早,可早期离床活动,住院日可缩短,营养障碍较少,但一般认为此类手术仅适于考虑有淋巴转移早期胃癌患者。

3. 胃癌的根治性切除术　彻底切除胃癌原发灶、转移淋巴结及受浸润的组织是胃癌根治手术的基本要求,也是目前可能达到治愈目的的主要手段。

4. 联合脏器切除术　该类手术一般用于胃癌直接侵犯到邻近组织或器官,或为了使淋巴清除更彻底而不得已同时切除相应脏器。该类手术技术目前已日臻成熟,适应证也更宽。

5. 姑息性手术　姑息性手术包括两类,一类是不切除原发病灶的各种短路手术,另一类是切除原发病灶的姑息性切除术。前一类手术较小，但是一般不能改变胃癌的自然生存曲线，仅仅能起到解除梗阻缓解症状的效果。

（二）胃癌外科手术的辅助治疗

胃癌外科手术虽对病变较早的 I 期患者有较好的疗效，但目前常见的进展期胃癌的手术效果却不尽如人意，因其局部复发率高，生存率低，也不能预防肝转移及腹膜播散，辅助治疗应运而生。辅助治疗可以有效地抑制或消灭手术以外的转移灶、提高机体正性免疫功能、防止术后肿瘤复发、改善患者的营养状态等，弥补了单纯手术治疗的不足，提高了胃癌患者外科治疗的整体疗效。

1. 术后辅助化疗　胃癌属于恶性肿瘤，对于恶性程度低和肿瘤仍处于早期阶段的手术治疗，患者生存率较高，术后的存活率高达 65%。但进展期胃癌术后复发率高，可达 40%~80%，并非每位胃癌患者都能获得较长生存期。因此进展期胃癌患者术后坚持一定疗程的化疗显得尤为必要，情况包括：第一，手术探查及送病理后分析，癌细胞已经侵犯到胃黏膜的全层者，需要术后进行化疗。第二，胃癌细胞已经侵犯血管、神经者，也需要在切除肿瘤及胃大部分以外，进行术后辅助化疗。第三，出现淋巴结转移者。有以上情况的进展期胃癌患者术后辅助化疗，能显著降低复发风险，延长患者的生存期。

关于胃癌术后辅助化疗，CSCO（中国临床肿瘤学会）胃癌指南关于 II 期治疗的 I 级推荐方案是奥沙利铂联合卡培他滨方案（XELOX）或 S-1 单药。奥沙利铂联合 S-1 方案（SOX）仍作为 II 期治疗的 II 级推荐（1B 类证据），以及 III 期的 I 级推荐（1A 类证据）。以下方案也是可选择的胃癌术后辅助化疗方案：奥沙利铂联合氟尿嘧啶方案（FOLFOX）、卡培他滨联合顺铂（XP）。需注意的是，对于 III 期患者，2021CSCO 胃癌指南删除 III 级推荐中的术后辅助放化疗：总放射量 45~50.4Gy（同期氟尿嘧啶类）。

2. 术后放、化疗　在研究胃癌根治术后的失败病例时，发现约有 40%~65% 的病例是因瘤床、吻合口或区域淋巴结局部复发而失败，即使在术后作辅助化疗的情况也类似。另外，在作 III 期临床试验时发现放疗可提高贲门癌的术后生存率。而在不能切除的胃癌应用 5-Fu+放疗后有 12%~20% 的患者可获长期生存的疗效。但国人在采用此法时应采取慎重的态度，或适当调整方案。

3. 术前化疗　术前化疗又名为新辅助化疗，一般用于局部病期较晚的病例，该类患者不论能否手术切除，都有较高的局部复发率。可切除的局部进展期胃癌获得根治性切除较为困难，因此是胃癌新辅助化疗的适宜人群。其选择的主要依据是其治疗前临床分期。目前，临床主要通过计算机体层成像（CT）、磁共振成像（MRI）及超声内镜检查术（EUS）对胃癌进行临床分期，最为常用的分期系统则为第 7 版 AJCC 胃癌 TNM 分期。除病理类型和临床分期，胃癌患者的个体化因素也是新辅助化疗需要考量的重要因素，高龄、严重合并症、一般状况较差等不能耐受新辅助化疗的患者不应教条遵照指南强行化疗，以免进一步恶化患者一般状况，丧失手术机会。

报道提示，胃癌新辅助化疗可使肿瘤体积变小，使原本无法手术切除的胃癌转为可切除。II 期临床试验研究发现，新辅助化疗能够使剖腹探查无法切除的胃癌获得 40%~50% 的再切除率。一项随机、多中心、开放的 RESOLVE III 期试验，比较了围手术期 SOX 化疗方案对比 D_2 胃切除术后 SOX 或 XELOX 方案用于局部进展期胃癌患者的疗效和安全性。该项研究结果表明,围手术期 SOX 化疗较之术后 XELOX 辅助可提高 3 年无病生存率。基于 RESOLVE 研究,2021CSCO 胃癌指南将新辅助化疗 SOX(术前 3 周期 SOX,术后 5 周期 SOX 及 3 周期 S-1 单药),由Ⅱ级推荐(1B 类证据)提升为Ⅰ级推荐(1A 类证据)。对于Ⅲ期非食管胃连接部癌,删除Ⅲ级推荐中的 ECF(表柔比星 + 顺铂 +5-氟尿嘧啶)及其改良方案,因为在新的药物指南推荐里,ECF 方案(表柔比星 顺铂 5-氟尿嘧啶)已经不再是主流的治疗方案。对于Ⅲ期食管胃连接部癌,新增 FLOT4(多西他赛 + 奥沙利铂 + 亚叶酸钙 +5-氟尿嘧啶)方案为Ⅱ级推荐(1B 类证据)。

4. 腹腔内化疗 因绝大多数胃癌手术失败的病例均缘于腹膜或区域淋巴结等的腹腔内复发,在浆膜有浸润的胃癌常可在腹腔内找到游离癌细胞,甚至有报道浸润性胃癌的腹腔内游离癌细胞的阳性率可达 75%,动物实验也证明术前或术时的化疗最为有效。近年来又在此基础上发展了术中的腹腔内温热灌注化疗。对病期较晚已切除的胃癌,有可能提高疗效。

5. 辅助性放疗 鉴于胃癌手术后常因局部或区域性复发而失败,因此局部辅助性放疗有可能有助于提高疗效。一般认为术前放疗可提高手术切除率、根除率和患者生存率。

(三)胃癌的化学治疗

化疗是整个胃癌治疗的重要组成部分,尤其胃癌的手术治疗效果并不令人满意,相当一部分患者不能手术或术后复发须借助于化疗,新的辅助化疗方案也均出自胃癌化疗的治疗经验。化疗一般用于手术探查或腹腔镜检查不能切除、腹膜已有广泛转移或已有远处转移、手术后局部复发而又不能切除的病例,也即大部分Ⅳ期患者。当然,该类患者有时因出现出血、梗阻或营养不良等情况,有时也须进行姑息性手术(切除、短路、造瘘等)。以往对化疗疗效的估价仅有赖于可测量肿块的大小,而现今新的手段如 B 超、CT、MRI、内镜、腹腔镜以及肿瘤标记物等的普遍应用就有可能对疗效的评估更为精确。而对治疗的最终评价是有效率及中位生存期。有时也以有效维持时期,1 或 2 年生存率及生活质量等作为评价指标。

晚期胃癌常用化疗药物主要有氟尿嘧啶类、铂类、伊立替康、紫杉类以及蒽环类药物等。氟尿嘧啶类是胃癌化疗的基础用药,目前使用比较广泛。根据机制的不同,口服 5-Fu 目前主要有卡培他滨和替吉奥两类产品。顺铂(cisplatin)是第一代铂类药物,目前应用最广泛。但奥沙利铂作为第三代铂类药物,与顺铂相比,对肾功能、骨髓功能影响较小。伊立替康目前也被广泛应用于胃癌的治疗,但主要用于二线的化疗。

新的化疗方案推出时,往往疗效较好,但以后疗效可能会呈逐渐下降的趋势。中位生存期大多数的报告为 7~10 个月。也有多个化疗与单纯支持疗法治疗进展期胃癌的随机临床研究报告,结果较为明确,治疗组的中位生存期为 7.5~12.3 个月,而单纯支持疗法组的中位生存期为 3~5 个月。

(四)胃癌的靶向治疗

随着分子生物学研究的不断进展,分子靶向治疗及免疫治疗成为胃癌综合治疗的热点,晚期胃癌的治疗效果也有了一定程度提高。分子靶向治疗是在细胞分子水平上针对已经明确的致癌位点,特异地与致癌位点结合并发生作用,使肿瘤死亡,但不会波及肿瘤周围正常组织的一类治疗方式。多种分子途径涉及细胞生长、细胞周期、细胞凋亡、血管生成和肿瘤的侵入机制等,都可以提供癌症治疗的分子靶点。胃癌具体分子靶向治疗策略包括抗人表皮生长因子受体 2（HER2）治疗、表皮生长因子受体（EGFR）抑制剂、血管生成抑制剂、哺乳动物雷帕霉素靶蛋白（mTOR）抑制剂、多腺苷二磷酸核糖聚合酶（PARP）抑制剂等。

酪氨酸激酶受体 2（ERBB2）或 HER2 是表皮生长因子受体（EGFR）家族内的跨膜 RTK（受体酪氨酸激酶），具有调节增殖、黏附、分化和迁移的作用。*HER2* 基因扩增与其过表达结果和治疗结果相关。曲妥珠单抗是一种抗 HER2 胞外域的人源化单克隆抗 HER2 抗体。T_0GA 试验对 HER2 过度表达的晚期胃癌患者进行化疗，结果显示，接受曲妥珠单抗联合化疗的患者平均 OS 为 13.8 个月，单纯化疗组平均 OS 为 11.1 个月，意向治疗（intent treatment，ITT）患者的有效率分别为 47% 和 35%。在亚组分析中，77% 的患者中免疫组织化学（IHC）2+/荧光原位杂交（FISH）+ 和 IHC3+ 组的中位生存期分别为 16、11.8 个月，表明曲妥珠单抗能延长 HER2 过表达胃癌患者的中位生存时间。一项针对 HER2 阳性患者既往化疗而未行抗 HER2 治疗的 II 期临床试验，紫杉醇联合曲妥珠单抗（8mg/kg 每 3 周一次）的 ORR 为 37%，PFS 和 OS 分别为 5.1 个月和 17.1 个月。目前针对 HER2 过表达的胃癌患者在围手术期抗 HER2 治疗能否提高疗效的临床试验正在进行。抗 HER2 生物类似物如国产曲妥珠单抗已获批，含 HER2 阳性转移性胃癌在内的三个适应证，给此类胃癌的临床用药增加了更多的选择机会。

在大多数实体肿瘤中，肿瘤血管的生成与肿瘤转移都与血管内皮生长因子通路的活性有很大关系。针对血管内皮生长因子的药物有贝伐珠单抗、雷莫芦单抗以及阿帕替尼等。目前有两项关于雷莫芦单抗作为晚期胃癌二线治疗的研究，REGARD 研究显示，接受雷莫芦单抗的中位生存期是 5.2 个月，接受安慰剂的中位生存期是 3.8 个月（$P=0.047$），证明了雷莫芦单抗较安慰剂有治疗优势。而 RAINBOW III 期试验比较了紫杉醇联合或不联合雷莫芦单抗在二线治疗中的效果，患者的总体生存获益分别为 9.6、7.4 个月（$P=0.017$），同时，在 PFS 和 ORR 方面，两者比较差异有统计学意义。

阿帕替尼（apatinib）是一种口服的小分子酪氨酸激酶抑制剂（TKIs），它能与血管内皮细胞生长因子受体 2（VEGFR2）高效结合，从而抑制血管生成。一项阿帕替尼对照安慰剂治疗晚期胃癌的 III 期临床试验研究结果显示，阿帕替尼可显著延长二线治疗失败的晚期胃癌患者的生存时间（6.5 个月 vs.4.7 个月，$P=0.0149$），同时阿帕替尼可显著延长入组患者的无进展生存时间（2.6 个月 vs.1.8 个月，$P<0.0001$），且阿帕替尼组患者的疾病控制率（DCR）优于安慰剂组。基于这一研究，2014 年国家食品药品监督管理总局（China Food and Drug Administration，CFDA）批准了阿帕替尼用于晚期胃癌的三线治疗。阿帕替尼是第一个被证实能改善晚期胃癌生存的小分子靶向药物，是晚期胃癌患者二线治疗失败的新选择，也是目前国内唯一可获批的胃癌抗血管靶向药物。目前，国内对阿帕替尼二线治疗晚期胃癌也进行了一些探索性的研究。解放军总医院戴广海教授团队在 2018 年举行的欧洲肿瘤内科学会亚洲区域大会（European Society for Medical Oncology Asia Congress，ESMO Asia）上进行了阿帕替尼联合多西他赛在晚期胃癌二线治疗中的临床应用研究的交流，初步结果显示，阿帕替尼联合多西他赛组的 30 例患者，PR13 例，SD5 例，PD12 例，ORR 为 43.8%，DCR 为 60%。多西他赛组的 29 例患者 PR4 例，SD5 例，PD20 例，ORR 为 13.8%，DCR 为 31%。其中，两组 ORR 和 DCR 差异有统计学意义（$P<0.05$）。该结果为晚期胃癌的临床二线治疗提供了更多的循证学依据。

（五）胃癌的免疫治疗

免疫治疗是通过应用免疫疫苗或抗肿瘤抗体以激活机体自身免疫系统抵抗肿瘤的一种

新型治疗方式。PD-1是表达在T细胞表面的一种重要的免疫抑制跨膜蛋白,肿瘤细胞通过表达PD-L1或者PD-L2,与T细胞上的PD-1受体结合,使其不能被机体识别而发生免疫逃逸。PD-1抑制剂通过与T细胞表面的PD-1受体结合,阻断肿瘤细胞对T细胞的抑制作用,使T细胞重新激活,达到杀灭肿瘤的目的。与传统的化疗药物相比,PD-1抗体表现出了明显的抗肿瘤优势。

一项随机、多中心、开放的Ⅲ期CheckMate 649研究,比较了纳武利尤单抗联合化疗与单独化疗相比一线治疗不可切除的晚期或转移性胃癌、食管胃连接部癌的疗效。该研究结果表明,与单纯化疗组相比,纳武利尤单抗联合化疗在CPS(联合阳性评分)≥5的转移性胃癌患者中,总生存期(OS)和无进展生存期(PFS)均明显获益,降低32%的进展或死亡风险,无论是PD-L1表达阳性且CPS≥5、CPS≥1的患者,还是所有随机人群,均观察到OS及PFS获益。基于CheckMate 649研究,将化疗[FOLFOX(奥沙利铂 亚叶酸钙 氟尿嘧啶)/XELOX(卡培他滨 奥沙利铂)]联合纳武利尤单抗作为一线治疗HER2阴性、PD-L1 CPS≥5的转移性胃癌患者的Ⅰ级推荐。而对于HER2阴性、PD-L1 CPS≥1的转移性胃癌患者,帕博利珠单抗则作为一线治疗的Ⅲ级推荐,主要基于KEYNOTE-062 Ⅲ期研究,结果显示,对比化疗组,接受帕博利珠单抗治疗的PD-L1 CPS≥1亚洲人群,其死亡风险下降46%,且在PD-L1 CPS≥10人群中,帕博利珠单抗单药的OS(17.4个月)优于化疗(10.8个月)。所以,对于胃癌晚期转移的患者,采取因病制宜的个体化、精准化治疗是理智之选。

三、中医治疗

目前现代医学对于胃癌的治疗并没有较好的方法,手术治疗仍然是最重要的治疗手段,但手术对人体还是有着不可避免的创伤,包括术中出血,术中感染、术中穿孔、术后并发症、术后伤口愈合情况、术后复发率和术后生活质量问题,这些同样给患者和医者带来了更多的难题,因此胃癌前病变的预防和治疗变得尤为重要。中医药对胃癌的治疗特色是减毒增效,能有效地缓解化疗后的不良反应。目前,中医药疗法是胃癌前病变治疗中的重要手段之一,有众多医家致力于研究治疗胃癌前病变的中药制剂,以更好地阻断胃癌前病变向胃癌发展的趋势,也有利于减轻患者的消极情绪。

(一)辨证分型治疗

1. 肝胃不和证

证候:胃脘胀满,攻撑作痛,窜及两胁,胸闷嗳气,喜长叹息,呃逆呕吐,大便不畅,矢气则舒,遇忧思恼怒则加剧。舌淡红,苔薄白,脉弦。

治法:疏肝和胃,降逆止痛。

代表方:逍遥散(《太平惠民和剂局方》)合参赭培气汤(《医学衷中参西录》)。

常用药:柴胡、当归、枳壳、川楝子、白芍、香附、青陈皮、半夏、广木香、黄连、厚朴、旋覆花、代赭石、木瓜、沉香、降香。

加减:嗳腐胀满,加鸡内金、山楂、谷麦芽等;舌红口干,加蒲公英、大黄;胃中嘈杂、口干欲饮,去木香、青陈皮、半夏,加沙参、麦冬、石斛、佛手。

现代药理研究表明:逍遥散提取液使胃癌MGC-803细胞出现典型的凋亡形态学变化,药物组与对照组相比,凋亡率差异高度显著($P<0.01$),且呈明显的时间依赖性。逍遥散联合旋

覆代赭汤辅助化疗治疗中晚期胃癌的疾病有效率和疾病控制率均显著高于单纯化疗,患者KPS 评分的改善率也显著高于单纯化疗,说明其临床疗效明显优于单纯化疗。参赭培气汤加减方治疗食管低级别上皮内瘤变的临床效果理想,可提高病变的逆转率,避免内镜下各种微创疗法的过度治疗,且有效控制食管癌的发生。

2. 胃热伤阴证

证候:胃脘隐痛、灼热,似饥而不欲食,口干欲饮,胃脘嘈杂,食后脘痛,五心烦热,食欲缺乏,大便干燥。舌红少苔或苔黄少津,脉细数。

治法:清热养阴。

代表方:麦门冬汤(《金匮要略》)合竹叶石膏汤(《伤寒论》)。

常用药:麦冬、石斛、石膏、沙参、玉竹、知母、花粉、竹叶。

加减:舌红苔黄、大便干结,加黄连、栀子、大黄;吐血鲜红或紫暗,加仙鹤草、地榆炭、白茅根等。

现代药理研究表明:麦门冬汤对 H22 荷瘤小鼠有抑瘤作用,并能提高其免疫功能。麦门冬汤合方可延长荷瘤小鼠的生存期,有一定的抑制肿瘤增长和增强免疫能力的作用,其机制可能与其下调肿瘤组织中 EGFR 的表达进而影响其下游信号通路的传导相关。竹叶石膏汤中的药物有一定的抗肿瘤和调节免疫的疗效。竹叶提取液和党参多糖均可以清除体内的自由基,减少脂质过氧化,抑制肿瘤生长。并且通过小鼠体内给药,可使得小鼠胸腺和脾脏的重量增加,表明了两者具有增强免疫的功效。麦冬不仅可以调节免疫,还可通过抑制肿瘤血管生成以及阻止肿瘤细胞分裂发挥其抗肿瘤的作用,且其对放疗具有增敏的作用,还有减轻放射性损伤的作用。因为肿瘤细胞的乏氧现象是放疗抗拒和减效的重要原因,故麦冬通过减少乏氧细胞、改善微循环可以增加放疗效果、减轻放疗不良反应。

3. 瘀毒内阻证

证候:胃脘刺痛,心下痞硬,胃部固定肿块,触之坚硬不移,吐血便血,面色黧黑或晦暗,肌肤甲错,舌质暗紫或有瘀斑,脉沉细涩。

治法:解毒祛瘀,活血止痛。

代表方:失笑散(《太平惠民和剂局方》)合膈下逐瘀汤(《医林改错》)。

常用药:蒲黄、五灵脂、桃仁、赤芍、红花、归尾、丹皮、延胡索。

加减:胃中灼热,加蒲公英、栀子、丹皮;呕吐物或红或褐,加仙鹤草、血余炭、白及、三七;舌苔黄腻,加白花蛇舌草、半枝莲。

现代药理研究表明:五灵脂水煎液可明显提高正常小鼠的 T 细胞淋转功能,提高 ALS(抗淋巴细胞血清)造成的细胞免疫功能低下小鼠的免疫功能。五灵脂水煎剂有抑制超氧阴离子自由基的作用,可以激活体内 SOD 的活力。膈下逐瘀汤可明显改善胃癌前期病变患者症状,逆转病理变化,可明显改善血流变指标和血管活性因子,并对腹腔肠系膜微循环和肺、肝微循环损伤有改善作用。

4. 痰湿凝结证

证候:胸脘痞闷,恶心呕吐,纳呆恶食,泛吐痰涎,口淡无味,面黄虚胖,腹胀便溏,乏力肢软,舌体胖、淡白,舌苔白腻,脉濡滑或弦滑等。

治法:健脾燥湿,化痰散结。

代表方:开郁二陈汤(《万氏女科》)。

常用药:陈皮、全瓜蒌、川贝母、半夏、莱菔子、夏枯草、海藻、胆南星、天竺黄。

加减:脘痞腹胀,加菖蒲、薏苡仁、厚朴;便溏畏寒,加干姜、苍术、草豆蔻。

现代药理研究表明:二陈汤对人食管癌细胞株 Eca109 和人肝癌细胞株 HepG2 的生长都有不同程度的抑制作用,随药物浓度增高而增强,具有明显的剂量依赖性。

5. 脾胃虚寒证

证候:胃脘隐痛,喜温喜按,朝食暮吐,暮食朝吐,呕吐清水,便溏浮肿,面色苍白,神疲肢冷,便溏浮肿。舌淡胖,苔白滑润,脉沉细或濡细。

治法:温中散寒,健脾和胃。

代表方:附子理中汤(《三因极一病证方论》)。

常用药:人参、制附子、干姜、白术、甘草。

加减:恶心、呕吐重者,加半夏、砂仁、竹茹、代赭石;畏寒肢冷,腰膝酸软,加补骨脂、肉桂。

现代药理研究表明:附子理中汤能有效降低胃癌术后患者血清五聚蛋白 3(PTX3)、细胞角蛋白 19 片段(Cyfra 21-1)、甲状腺转录因子-1(TTF-1)、人附睾蛋白 4(HE4)水平,提高患者免疫功能,减轻患者化疗不良反应,具有增效减毒的作用。附子理中汤加减联合化疗晚期脾胃虚寒型胃癌患者生存时间、KPS 评分不良均优于单纯化疗,能够提高整体疗效。

6. 气血双亏证

证候:胃脘隐痛,纳呆食少,神疲乏力,心悸气短,头晕目眩,面色无华,虚烦不眠。舌淡苔薄,脉沉细无力。

治法:益气养血。

代表方:十全大补汤(《太平惠民和剂局方》)。

常用药:党参、白术、茯苓、当归、熟地、白芍、黄芪、肉桂、甘草。

加减:口干舌红,五心烦热,大便干结,加沙参、麦冬、女贞子;心悸少寐,头晕耳鸣,加珍珠母、炒枣仁、丹参。

现代药理研究表明:与对照组相比,十全大补汤加减可明显改善胃癌患者促甲状腺素释放因子(TRF)、前蛋白(PA)、白蛋白(Alb)、CD4$^+$、CD8$^+$、CD4$^+$/CD8$^+$ 水平,提高生存质量。应用十全大补汤加减方配合进展期胃癌的治疗,对于患者免疫功能可能具有改善和增强作用,对提高患者对化疗不良反应的耐受力也有一定的功效。

(二)中成药

1. 活血化瘀类

(1)鳖甲煎丸:活血化瘀,软坚散结。用于胁下癥块。口服,每次 3g,每日 2~3 次。

(2)止痛化癥片:活血调经,化癥止痛,软坚散结。用于癥瘕积聚、痛经闭经、赤白带下及慢性盆腔炎等。口服,每次 2~3 片(0.6g/片),每日 2~3 次。

(3)复生康片:活血化瘀,健脾消积。用于胃癌、肝癌能增强放疗、化疗的疗效,并能增强机体免疫功能;能改善肝癌患者临床症状。口服,每次 4 片,每日 3 次;4 周为 1 个疗程。

(4)复方斑蝥胶囊:破血消瘀,攻毒蚀疮。用于原发性肝癌、肺癌、直肠癌、恶性淋巴癌、妇科恶性肿瘤等。口服,每次 3 粒,每日 2 次。

(5)十五味黑药胶囊:散寒消食,破瘀消积。用于慢性肠胃炎,胃出血、胃冷痛、胃溃疡、萎缩性胃炎、十二指肠溃疡、胃胀、胃痉挛、胃脘痛、糜烂性胃炎、细菌性肠炎、消化不良、呕吐泄泻、腹部有痞块等症。口服,每次 4 粒,每日 2 次。

（6）安康欣胶囊:活血化瘀、软坚散结、清热解毒、扶正固本。用于肺癌、胃癌、肝癌等肿瘤的辅助治疗。口服,每日 3 次,每次 4~6 粒,饭后温开水送服。疗程 30 天。

（7）平消胶囊:活血化瘀,散结消肿,解毒止痛。对毒瘀内结所致的肿瘤患者具有缓解症状,缩小瘤体,提高机体免疫力,延长患者生存时间作用。口服,每次 4~8 粒,每日 3 次。

2. 清热解毒类

（1）金蒲胶囊:清热解毒,消肿止痛,益气化痰。用于晚期胃癌、食管癌患者痰湿瘀阻及气滞血瘀证。饭后用温开水送服,每次 3 粒,每日 3 次,或遵医嘱。42 日为 1 个疗程。

（2）复方天仙胶囊:清热解毒,活血化瘀,散结止痛。对食管癌、胃癌有一定抑制作用;配合化疗、放疗,可提高其疗效。口服,每次 2~3 粒,每日 3 次。饭后半小时用蜂蜜水或温水送下(吞咽困难可将药粉倒出服用)。1 个月为 1 个疗程。停药 3~7 日再继续服用。

（3）一粒止痛丸:清热解毒,活血止痛。用于刀枪伤、跌打伤所致的疼痛,妇女经痛及部分晚期恶性肿瘤疼痛等症。痛时口服,每次 1 粒,每隔 4 小时服 1 次,或遵医嘱。

（4）仁青芒觉胶囊:清热解毒,益肝养胃,明目醒神,愈疮,滋补强身。用于自然毒、食物毒、配制毒等各种中毒症;消化道溃疡,急性或慢性胃肠炎。萎缩性胃炎,腹水、麻风病等。口服,每次 4~6 粒,每日 1 次。

（5）艾迪注射液:清热解毒,消瘀散结。用于原发性肝癌、肺癌、直肠癌、恶性淋巴瘤、妇科恶性肿瘤等。静脉滴注。成人每次 50~100ml,加入 0.9% 氯化钠注射液或 5%~10% 葡萄糖注射液 400~450ml 中,每日 1 次;与放、化疗合用时,疗程与放、化疗同步;手术前后使用本品 10 日为 1 个疗程;介入治疗 10 日为 1 个疗程;单独使用 15 日为 1 个周期,间隔 3 日,2 个周期为 1 个疗程;晚期恶病质患者,连用 30 日为 1 个疗程,或视病情而定。

（6）参莲胶囊:清热解毒,活血化瘀,软坚散结。用于由气血瘀滞、热毒内阻而致的中晚期肺癌、胃癌患者。口服,每次 6 粒,每日 3 次。

（7）西黄丸:清热解毒,消肿散结。用于热毒壅结所致的痈疽疔毒、瘰疬、流注、癌肿。口服,每次 3g,每日 2 次。

3. 消积化滞类

（1）烂积丸:消积,化滞,驱虫。用于脾胃不和引起的食滞积聚,胸满,痞闷,腹胀坚硬,嘈杂吐酸,虫积腹痛,大便秘结。口服,水丸每次 6g,每日 2 次,小儿酌减。

（2）消积丸:消积行滞。用于食积、肉积、水积、气积。口服,每次 6g,每日 2 次。

4. 消炎抗癌类

（1）榄香烯注射液:品合并放、化疗常规方案对肺癌、肝癌、食管癌、鼻咽癌、脑瘤、骨转移癌等恶性肿瘤可以增强疗效,降低放、化疗的毒副作用。并可用于介入、腔内化疗及癌性胸腔积液、癌性腹水的治疗。静脉注射,每次 0.4~0.6g,每日 1 次,2~3 周为 1 个疗程。

（2）华蟾素片:解毒,消肿,止痛。用于中、晚期肿瘤,慢性乙型肝炎等症。口服,每次 3~4 片,每日 3~4 次。

（3）消癌平滴丸:抗癌,消炎,平喘。用于食管癌、胃癌、肺癌,对大肠癌、宫颈癌、白血病等多种恶性肿瘤,亦有一定疗效。并可配合放疗、化疗及手术后治疗。并用于治疗慢性气管炎和支气管哮喘。口服,每次 8~10 丸,每日 3 次。

5. 利水消肿类

臌症丸:利水消肿,除湿健脾。用于臌症,胸腹胀满,四肢浮肿,大便秘结,小便短赤。饭前服,每次 10 粒,每日 3 次,儿童酌减。

6. 补虚强壮类

(1)香云肝泰片:滋补强壮,扶正固本,益胃增食。用于黄疸胁痛,积聚癥瘕,体质虚弱,倦怠乏力,面色不华,大便不实,舌质淡,脉细弱者,慢性迁延性肝炎,慢性活动性肝炎及肿瘤的综合治疗。口服,每次 2 片,每日 3 次,或遵医嘱。

(2)槐耳颗粒:扶正固本,活血消癥。适用于正气虚弱,瘀血阻滞,原发性肝癌不宜手术和化疗者辅助治疗用药,有改善肝区疼痛,腹胀,乏力等症状的作用。在标准的化学药品抗癌治疗基础上,可用于肺癌、胃肠癌和乳腺癌所致的神疲乏力、少气懒言、脘腹疼痛或胀闷、纳谷少馨、大便干结或溏泄、或气促、咳嗽、多痰、面色㿠白、胸痛、痰中带血、胸胁不适等症,改善患者生活质量。口服,每次 10g,每日 3 次。肝癌的辅助治疗 1 个月为 1 个疗程,或遵医嘱。肺癌、胃肠癌和乳腺癌的辅助治疗时 6 周为 1 个疗程。

(3)康艾注射液:益气扶正,增强机体免疫功能。用于原发性肝癌、肺癌、直肠癌、恶性淋巴瘤、妇科恶性肿瘤;各种原因引起的白细胞低下及减少症。慢性乙型肝炎的治疗。缓慢静脉注射或滴注,每日 1~2 次,每日 40~60ml,用 5% 葡萄糖或 0.9% 氯化钠注射液 250~500ml 稀释后使用。30 日为 1 个疗程,或遵医嘱。

(4)至灵菌丝胶囊:补肺益肾,止咳化痰,增强机体免疫功能。用于放疗、化疗或手术后肿瘤患者,可升高白细胞,血浆蛋白,减少不良反应;对于慢性肾功能不全、慢性肾炎,慢性支气管炎及支气管哮喘、慢性肝炎、有明显疗效。对心、脑血管疾病,高脂血症及更年期综合征有一定治疗效果。口服,每日 2~3 次,每次 2 粒或遵医嘱。

(5)灵芝孢子粉胶囊:健脾益气,养心安神。用于心脾两虚,病后体弱,肿瘤患者的辅助治疗。口服,每次 4~6 粒,每日 3 次。

(6)博尔宁胶囊:扶正祛邪,益气活血,软坚散结,消肿止痛。本品为癌症辅助治疗药物,可配合化疗使用,有一定的减毒、增效作用。口服,每次 4 粒,每日 3 次。或遵医嘱。

四、中西医结合治疗

在胃癌手术前后或是放化疗前后配合中医药辅助治疗能够起到减轻患者痛苦、改善患者临床症状的良好效果,进而促进胃癌治疗效果的提升。

(一)并发症中医药治疗

中医中药是胃癌综合治疗和连续治疗中不可或缺的要素。有合理计划地进行中西医结合治疗,已成为提高胃癌并发症治疗效果的重要措施之一。以下为中晚期患者常见并发症,经过中药的扶正祛邪,健脾和胃,补气养血,攻补兼施,可保护各脏腑器官组织的正常功能,增强机体的免疫功能,巩固疗效,缓解症状,减轻痛苦,延长患者的生存期,提高患者的生存质量。分述如下:

1. 术后反流

治法:健脾和胃降逆。

代表方:四君子汤(《太平惠民和剂局方》)合四逆散(《伤寒论》)。

常用药:党参、白术、茯苓、半夏、陈皮、柴胡、白芍、枳实、砂仁、郁金、莪术、浙贝母、乌贼骨、甘草。

上药水煎 150ml,每日 1 剂,分早晚,空腹服,随症加减,7 日为 1 个疗程。

2. 呕吐

治法:和胃降逆止呕。

代表方:橘皮竹茹汤(《金匮要略》)合旋覆代赭汤(《伤寒论》)。

常用药:竹茹、枳实、半夏、陈皮、茯苓、旋覆花、代赭石、砂仁、神曲、谷麦芽、甘草。

加减:阴虚加麦冬、石斛;幽门梗阻加葶苈子、大黄、防己、川椒;吻合口狭窄加郁金、瓦楞子、柴胡、白芍、枳实。

上药水煎 150ml,每日 1 剂,分早晚空腹服,随症加减,7 日为 1 个疗程。

外治法:针灸双侧内关穴或足三里穴,每日 1 次,连续 15 日为 1 个疗程。呕吐严重时,以维生素 B_6 注射液 1ml 或盐酸甲氧氯普胺注射液 1ml,足三里穴位注射。

3. 呕血

治法:辨证基础上联合和胃降逆止血。

方药:辨证主方加黄芩炭、大黄炭、茜草、仙鹤草、三七参、地榆、白及等。

上药水煎 150ml,每日 1 剂,分早晚空腹服,随症加减,7 日为 1 个疗程。

中成药:云南白药胶囊,每次 4 粒,每日 3 次,配合口服中药服用。

4. 癌性疼痛

治法:活血理气止痛。

代表方:逍遥散(《太平惠民和剂局方》)、金铃子散(《太平圣惠方》)。

常用药:当归、白芍、柴胡、白术、茯苓、半夏、陈皮、百合、乌药、川楝子、延胡索、五灵脂、砂仁、莪术、甘草。

加减:胁痛加郁金、片姜黄。

上药水煎 150ml,每日 1 剂,分早晚空腹服,随症加减,7 日为 1 个疗程。

中成药:南星止痛膏,痛处局部外贴,每 3 日更换一次,21 日为 1 个疗程。

外治法:针灸合谷穴、阿是穴等,7 日为 1 个疗程,连续使用,直至症状改善。

5. 并黄疸者

治法:利胆退黄,化湿祛瘀。

(1)口服汤药:热重于湿者,茵陈蒿汤加减;胆腑郁热者,大柴胡汤加减。常用药:茵陈、栀子、大黄、柴胡、郁金、香附、丹参、莪术、鳖甲等。

上药水煎 150ml,每日 1 剂,分早晚空腹服,随症加减。

(2)外治法:茵陈、栀子、大黄等浓煎 150ml,直肠滴注,每日 2 次,7 日为 1 个疗程,连续 3 周。

6. 合并腹水

治法:健脾温肾,利水消肿。

(1)口服汤药:防己黄芪汤加减,常用药物为黄芪、白术、茯苓、猪苓、泽泻、薏苡仁、泽兰、半枝莲等。

上药水煎 150ml,每日 1 剂,分早晚空腹服,随症加减。

(2)外治法:外敷中药逐水方,常用药物为芒硝、生黄芪、生薏仁、防己等,将其研成细末,温水调制成糊状,采用肚脐穴位贴外敷于脐部,每次 30~60 分钟,连续 2 周。

(二)围手术期中医药治疗

治疗目的:通过术前中药调理,增加手术治疗机会,利于手术顺利进行;术后中药治疗,加快机体康复,减少手术并发症和后遗症。

治疗方法:辨证分型施治。

1. 气血两虚

主症:面色无华,全身乏力,心悸气短,头晕目眩,虚烦不寐,自汗盗汗,纳少乏味,或有面浮肢肿,脉细弱,舌淡苔少。

治法:补气养血。

代表方:八珍汤(《瑞竹堂经验方》)。

常用药:当归、白芍、熟地、川芎、太子参、陈皮、白术、茯苓等。

加减:血虚发热加生黄芪;四肢不利加鸡血藤;夜寐不安加龙眼肉;大便秘结加桑椹子、胡麻仁;双目干涩加女贞子、枸杞子。

上药水煎 150ml,每日 1 剂,分早晚空腹服,随症加减,7 日为 1 个疗程。

中成药:参芪扶正注射液 250ml 静脉滴注,21 日为 1 个疗程,连续 3 个月。

2. 脾胃虚弱

主症:纳差、神疲乏力、腹胀便秘、或腹泻、舌暗淡胖、苔薄白、伴或不伴有舌边瘀斑,脉虚细。

治法:健脾益气和胃。

代表方:参苓白术散(《太平惠民和剂局方》)或补中益气汤(《内外伤辨惑论》)。

常用药:太子参、党参、白术、茯苓、半夏、陈皮、莲子、砂仁。

加减:兼气短、乏力或汗出,加黄芪、防风;舌有瘀斑加三棱、莪术;呕吐痰涎加瓜蒌、半夏;兼泄泻不止加葛根或酸涩药物;伤口难愈合加炙黄芪、当归、金银花、连翘;失眠加刺五加、酸枣仁;脘腹胀满、不思饮食加枳实。

上药水煎 150ml,每日 1 剂,分早晚空腹服,随症加减,7 日为 1 个疗程。

3. 湿热中阻

主症:胃脘灼热嘈杂,纳少,饥不欲食,口中黏腻,舌红苔黄厚腻。

治法:清热利湿。

代表方:甘露消毒丹(《医效秘传》)。

常用药:白蔻仁、藿香、茵陈、滑石、石菖蒲、生薏苡仁等。

加减:口苦加黄连;嘈杂吞酸加乌贼骨、煅瓦楞。

上药水煎 150ml,每日 1 剂,分早晚空腹服,随症加减,7 日为 1 个疗程。

(三)围化疗期中医药治疗

适应证:配合手术后辅助化疗或晚期姑息化疗。

治疗目的:配合化疗减毒增效。缓解化疗不良反应,提高化疗完成率;逆转多药耐药,提高化疗疗效。

1. 骨髓抑制

治法:滋补脾肾,补益气血,内外兼治。

（1）粒细胞减少

方药:生黄芪、鹿角胶、仙灵脾、女贞子、旱莲草、补骨脂等。

外治法:黄芪注射液 1ml 双足三里穴位注射,7 日为 1 个疗程。

（2）贫血

方药:当归、鸡血藤、阿胶等。

中成药:复方阿胶浆,每次 20ml,每日 3 次,连续 21 日。

（3）血小板减少

方药:大剂量山萸肉、虎杖、仙鹤草、连翘、鸡血藤等。

2. 消化道反应

（1）以呕吐为主。呕吐酸苦水,舌苔黄者属胃热,治以清热和胃,橘皮竹茹汤加减。竹茹、黄连、陈皮、枳实等。呕吐清水者属脾胃虚寒,治以温胃止吐,丁香柿蒂合六君子汤加减。

（2）以腹泻为主。腹泻便溏,苔薄少津者属脾胃阴虚,治以滋脾止泻,参苓白术散加减。太子参、白术、扁豆、陈皮、莲子、山药等。

（3）以便秘为主。体壮者用调胃承气汤下之,体虚者酌情加入麻子仁、肉苁蓉等。以上中药可口服或直肠滴注。

（4）以脘腹饱胀,胸胁窜痛为主者属肝胃不和之证,治以疏肝理气和胃,四逆散合六君子汤,柴胡、白芍、枳实、陈皮、半夏等。若食欲缺乏,加神曲、谷麦芽、鸡内金、砂仁等;腹痛明显,酌加川楝子、延胡索。

外治法:化疗期间配合针灸足三里、内关穴等;或维生素 B_6 注射液 1ml、甲氧氯普胺注射液 1ml,足三里穴位注射。

3. 化学性静脉炎

适应证:氟尿嘧啶持续静点等引起的化学性静脉炎,主要表现为局部红肿疼痛,沿静脉皮肤色素沉着等。

外用:复方藤芷膏外敷,连续应用,直至症状改善。

4. 口腔黏膜溃疡

适应证:适用于氟尿嘧啶类药物所致的口腔溃疡,表现为口腔黏膜红肿、疼痛、黏膜白斑及破溃等。

外用:中药煎剂双花饮(金银花、连翘等),分别于餐前后漱口,每日 3~4 次。

5. 逆转 MDR

于化疗前 1 周、化疗过程中、化疗后 1 周,配合应用生脉注射液每日 20~30ml,以 5% 葡萄糖注射液 250~500ml 稀释后静脉滴注。

6. 增强免疫力

适应证:适用于放化疗期间免疫功能低下,同时合并胃肠道反应或骨髓抑制等患者。

治法:提高机体免疫力。

方药:白芥子、细辛、甘遂、延胡索等。

穴位选取:双足三里、脾俞、胃俞为主穴。双肾俞(久病或骨髓抑制)、双上巨虚(消化不良、消瘦)、双下巨虚(便秘、腹泻),双天枢(便秘、腹泻)。

7. 手足麻木

适应证:适用于奥沙利铂药物所致的手足麻木,伴有针刺感等神经毒性反应。

外用:手足麻木方泡手足。

方药:手足麻木方(山西省中医院制剂协定方),用于手足麻木疼痛,手足发凉,遇冷加重,或色苍白或苍黄。老鹳草、桂枝、川芎、仙灵脾、川乌、透骨草等。

方法:用温水溶解后稀释至 1 000ml,外用洗/浸患部,使用恒温足浴盆温浴(水温控制在35~37℃),每次 20~30 分钟,每日 1~2 次,连用 10~15 日为 1 个疗程。

8. 腹胀腹痛

适应证:围放化疗期出现的不良反应及病情进展。

症见:纳差、腹胀、恶寒喜暖、喜进热食、大便溏薄。

治法:中药热罨包外敷。

方法:吴茱萸 250g 加粗盐 250g 炒热,纱布包裹置于痛处或脐周。

由此可见,中医中药无论是在干预胃癌癌前病变、既病防变,还是在提高丧失手术机会的中晚期胃癌生存率,以及降低化疗不良反应等方面均疗效显著,值得在临床上推广。

中医中药在扶正培本,提高机体免疫力,改善生存质量,减少放、化疗的副作用方面日益受到重视。目前对恶性肿瘤已进入综合治疗阶段,手术、放疗、化疗、靶向免疫治疗、内分泌治疗、中医中药治疗等各种方法综合或适当选用,可达到扬长避短、增效减毒的目的。尤其是中西医结合治疗中晚期胃癌的优点明显可见,中西医结合比单一西医或单一中医治疗效果更好:①中医药能明显减轻在放疗、化疗中的不良反应,并能增强肿瘤对放、化疗的敏感性;根据中医理论,化疗虚脾胃,损肝肾,亏气血,殃及骨髓,患者全身化疗后因气机受损、热毒炽盛、津液不足常等致不良反应发生,需以具有滋肝补肾、健脾和胃、补血益气的辨证方剂来增效减毒。胡玥等研究发现自拟健脾散结方联合 FOLFOX4 方案可明显减少消化道反应、骨髓抑制等化疗不良反应的发生。放射治疗技术不断在发展与进步,从传统的姑息治疗到辅助治疗与现在常用的新辅助治疗,其治疗效果不断得到提高,但是,放疗的临床效果会受到众多因素所影响。放疗加用黄芪多糖注射液治疗后,可以降低副作用发生率,有助于提高患者的临床治疗效果。②中医药在手术前应用,可改善临床症状,为手术创造良好条件,术后应用则可加快术后的康复。胃癌患者术后往往表现为脾胃虚弱、气血亏虚,需以具有健脾和胃、扶正固本之功效的中药来尽快恢复患者的体力,促进患者的临床症状好转,减少术后并发症。李涌健等在中晚期胃癌患者术后应用加味香砂六君子汤,能够有效巩固中晚期胃癌患者术后疗效,促进患者临床症状改善,延长患者生存时间。③中西医结合治疗可使肿瘤患者提高机体抗病能力,较好地抑制癌细胞的增殖、浸润、分化、转移,减轻放、化疗带来的不良反应的痛苦,提高生存期和生活质量,从而提高远期疗效。

五、名医诊治经验

1. 刘嘉湘以益气养阴法治疗胃癌术后经验 刘教授认为,胃癌的病机离不开脾胃虚弱、气阴两伤、邪毒留恋,三者相互影响,互为因果。术后患者经手术、化疗等治疗,机体正气亏损进一步加重。刘教授治疗胃癌术后患者,不是孤立地看待肿瘤,而是强调"不可见瘤不见人、治癌不治人",因而在攻邪的同时强调扶正,处方多以健脾益气、益胃生津为主,常选用四君子汤合益胃汤为主方随证加减,方中攻邪之品往往作为佐助药来使用,而补益之多起君臣之效。刘教授指出,此处的"益气养阴法"并不等同于炙甘草汤一方中的益气养阴,而是益脾脏之气以健脾利湿,养胃腑之阴以清脏腑之热。选用之品也大多归经于足太阴脾经、足阳明胃经,并根据疾病的变化情况有所侧重。当患者出现口苦、吞酸、舌红少苔、脉细弦等症状或体征时,以益胃汤为主,滋养胃阴;出现乏力、纳少、腹胀、舌体胖有齿痕、舌苔白腻、脉滑等症状或体征时,则以四君子汤为主,健脾益气。同时注意照顾主要兼证,比如老年患者往往伴有腰酸、脚软、头晕等肝肾亏虚之象,刘教授常根据亏损程度适当佐以滋补肝肾之品,也是扶正的体现。但大毒之品攻不宜过,滋养之品补不过腻。刘教授用药以平补为主,以太子参易人参,剂量往往在 10~15g,较少使用大剂量、功效强的补益之品;抗肿瘤的中药往往 3~5 味,也并非大剂量的应用,全草类等质轻者如半枝莲可用至 30g,根茎类如山慈菇、红藤等 15g 即可。

2. 李平教授治疗晚期胃癌经验　李平教授提出"元气化生异常,内生瘤毒"是恶性肿瘤形成的根本原因,晚期胃癌患者,瘤毒聚于胃,瘤四周病络恣行,增生无序,痰、湿、瘀与瘤毒胶着一体,阻塞病络,同时随病络气血流窜全身。邪盛正衰是瘤毒扩散的显著特点,毒生病络是瘤毒扩散的基础。基于此,对于晚期胃癌患者,李平教授善于运用扶正通络解毒法,不仅要匡扶正气,扶助补益患者的气血阴阳,改善患者的虚证体质;还要调整病络的状态,使其达到气血调和、络脉通达的平和状态,并且要清除瘤毒,减轻患者的肿瘤负荷。

李平教授认为晚期胃癌患者因瘤毒消耗或放化疗耗伤等原因,往往出现正气虚损,肾精亏虚;且瘤毒胶着于胃,影响脾胃运化,终至气血亏虚,体质虚弱。李平教授善于运用山萸肉、枸杞子、熟地黄等补肾填精;黄芪、茯苓、白术、甘草等益气健脾;若伴有面色白,畏寒肢冷,胃脘隐痛,喜温喜按,舌淡苔白,脉沉迟,常予附片、肉桂补肾温阳,回阳救逆,大补命门之火,佐以黄芩、黄连,防止温燥太过;若伴有口干咽燥,五心烦热,胃脘灼痛,舌红少苔,脉细数,常予沙参、麦冬、鳖甲、何首乌、白芍等滋阴生津。

病络形成后,呈现瘀滞及过度增殖 2 种状态。李平教授善于运用虫类药物进行治疗,全蝎、地龙、天龙、蜈蚣等,性善走窜,具钻剔之性,对于久瘀入络,癥瘕积聚之疾,有良好的攻毒散结、通络止痛之功。斑蝥、雄黄、蟾蜍皮等具有阻络作用,阻滞病络过度增殖。但虫类药药性峻猛,在攻伐瘤毒的同时,又不可避免损伤正气。因此李平教授在运用虫类药物的时候,会根据患者的体质状况酌情用药及用量,同时注意顾护胃气,且要定期复查肝功能,避免虫类药造成药物性肝损害。

对于解毒之法,李平教授认为瘤毒与痰、湿、瘀胶着为一体,治疗上当辨证论治,各个击破。若患者自觉胸脘痞闷,呕吐痰涎,恶心纳呆,舌淡苔白腻,脉滑者,常予半夏、陈皮、姜竹茹、前胡、鱼腥草、杏仁、薏苡仁、白蔻仁、车前草等化痰祛湿;若患者自觉胃脘疼痛,刺痛固定,肌肤甲错,舌质紫暗或伴有瘀斑,脉涩者,常予丹参、三七、当归、红花、桃仁、牡丹皮等活血化瘀。同时李平教授认为,痰、湿、瘀与瘤毒互为胶着,瘤毒局部郁而发热,往往表现为午后低热,局部郁热会加重津液消耗,使得痰、湿、瘀邪更加黏滞胶着,一定程度上会促进瘤毒的进一步扩散。这种局部的改变类似于现代医学中肿瘤微环境的炎症反应。李平教授擅长运用黄芩、黄连等苦寒之品,通过清热解毒法来改善局部郁热的情况。同时黄芩、黄连还能对附片、肉桂等大温大热之品起到佐制之功。痰、湿、瘀胶着阻滞气机,因此方中常予柴胡、郁金、陈皮、香附、枳壳等以疏肝行气。另外,瘤毒具有极强的伪装性,它在避开正气锋芒的同时,又能暗耗正气,这与现代医学中的肿瘤细胞的免疫逃逸如出一辙。李平教授擅长在扶正通络解毒的基础上通过引经药及中医局部外治法来逆转免疫逃逸,从而重新激发机体免疫功能。胃癌病位在胃,可根据患者不同的转移灶位置,而选择相应的引经药:若瘤毒转移至脑,可予川芎、钩藤引药上行;若瘤毒转移至肺,可予桔梗、白芷;若瘤毒转移至肝,可予柴胡、郁金等引药入经。对于体表转移性包块,李平教授擅长应用火针等针刺技术温通经络,改善局部气血运行,改善微循环,更重要的是通过此法能促进正气往局部病灶汇聚,从而起到消肿散结的目的。

六、中医适宜技术

针灸

注意事项:①对患者要做必要的解释工作,以消除思想顾虑。②注意检查针具有无损坏,严格消毒,防治感染。③体质虚弱、孕妇、产后及有出血倾向者慎用,注意患者体位要舒适,谨防晕针。④对胸、胁、腰、背脏腑所居之处的穴位,不宜直刺、深刺,肝脾大、肺气肿患者更应注意。在对尿潴留等患者进行小腹部的腧穴针刺时,应掌握针刺方向、角度、深度等,以免误伤膀胱等器官,出现意外事故。

1. 辨证选穴治疗

(1)脾胃虚寒证。治疗选穴:大椎、身柱、神道、灵台、八椎旁夹脊、脾俞、胃俞、足三里。方法:化脓灸,每次灸1组,每穴灸7~9壮,隔日灸1次,每次灸毕,用灸疮膏贴在穴位上,使之化脓。或选用公孙、丰隆、照海、手三里、足三里、内关、列缺等穴,用提插结合捻转手法,以得气为度,留针15~30分钟,隔日1次,15次为1个疗程。

(2)胃热伤阴证。治疗选穴:华佗夹脊穴胸11、胸12加减,滴水不入者,加金津、玉液、天突;高热者,加曲池、外关;吐血者,加血海、膈俞、尺泽。方法:平补平泻法,得气后留针30分钟,每日1次,10次为1个疗程。

(3)肝胃不和证。治疗选穴:中脘、章门、足三里、行间。方法:平补平泻中脘、章门,补足三里,泻行间。得气后留针30分钟,每日1次,10次为1个疗程。

(4)痰湿凝结证。治疗选穴:中脘、章门、丰隆、公孙,并可配耳穴神门、内分泌、胃、脾、肾等。方法:泻丰隆,平补平泻公孙、中脘、章门。得气后进行提插捻转补泻,令针感传向病所或沿经络上下传导,留针30分钟。隔日治疗1次,20次为1个疗程。

(5)气血双亏证。治疗选穴:足三里、三阴交、膈俞、脾俞、中脘、肾俞、太溪。方法:针刺得气后,提插补泻为基础,以补为主,可温和灸足三里、公孙。留针15~30分钟,隔日1次,15次为1个疗程,疗程期间可根据患者具体情况休息7~10日。

(6)瘀血内阻证。治疗选穴:内关、中脘、足三里、合谷、曲池、手三里、胃区阿是穴。方法:针刺得气后提插捻转,证属实热者,宜泻法,刺浅而不留,出针宜快;证属虚寒者,宜补法,刺较深宜留,出针宜慢,留针30分钟,隔日1次。

2. 针灸止痛

(1)针刺止痛:主穴为中脘、下脘、章门、脾俞、胃俞、膈俞、足三里、三阴交。配穴为丰隆、公孙、肾俞。

(2)艾灸止痛:中脘、下脘、胃俞、脾俞、关元、神阙、足三里、三阴交。

3. 针灸止呃

（1）术后顽固性呃逆或重症患者呃逆：按压百会穴。患者坐卧位均可，操作者左手扶头，右手中指指端点按百会穴上，施以揉压，由轻渐重，至产生较强酸胀感为度。

（2）针刺止呃：针刺双侧内关、足三里。平补平泻法，留针 40 分钟，每日 1 次。

【预后】

胃癌目前的治疗效果尚不满意，为我国病死率较高的恶性肿瘤。其预后与病期的早晚及治疗是否得当有密切关系，由于不少患者明确诊断时已晚，丧失了手术治疗的机会，致使胃癌的实际预后较差。早期胃癌不伴淋巴结转移者预后较好，术后 5 年存活率可达 95%，如仅累及黏膜同时有局部淋巴结转移者，5 年存活率约 82%。

进展期胃癌，如任其发展，一般从症状出现到死亡，平均为 1 年。大约有 1/3 患者接受根治性手术后可存活 5 年以上，胃癌 5 年总体生存率一般在 10% 左右。

第五节　胃　下　垂

【概述】

胃下垂是指站立时胃的下缘达盆腔，胃小弯角切迹低于髂嵴连线的病症。多发生在瘦长体形、久病体弱、长期卧床少动者，常伴有其他脏器下垂。本病多由于膈肌悬吊力不足、胃膈韧带、肝胃韧带及胃脾韧带松弛、腹肌松弛及腹内压下降等因素所致。

根据其临床表现特征，大致相当于中医学的"胃缓""胃下""胃脘痛""痞满""呕吐""腹胀"等范畴。

【流行病学】

胃下垂是临床的常见病、多发病，目前国内外缺乏对胃下垂的流行病学调查资料。有研究对 3 124 例 X 线消化道造影患者资料进行回顾性分析，结果显示胃下垂的总体发生率为9.80%，女性明显高于男性，且发生率随着年龄增长而增高。

【病因病机】

一、西医认识

胃下垂多发于体型瘦长者、多经产妇、身体瘦弱者等。胃的位置靠肝胃韧带、胃脾韧带、胃膈韧带来固定，保持人体腹腔脏器位置恒定，首先要保证横膈的位置和膈肌的活动能力正常；其次是腹肌要有一定的力量，腹壁脂肪层有足够的厚度；最后是附近的器官和相关韧带组织能起到固定作用。若某些原因造成腹腔内韧带损伤、膈肌位置下降、腹肌收缩力下降，都可能进一步发展为胃下垂。也有相关学者研究表明,当患者精神处于焦虑或抑郁状态时会致中枢神经功能失调,这是因为大脑皮质收到强烈的精神刺激,进而引发胃肠运动紊乱,张力异常,发生胃下垂。胃下垂的发生可归结于以下几点:

1. 肌源性病变 胃的位置、运动的改变取决于平滑肌,其发挥正常功能的前提是平滑肌细胞能接收电节律,这种电节律来源于一种叫做卡哈尔(Cajal)的细胞,这种细胞的主要作用是产生电节律。胃完成一个有效的蠕动的前提是有胃电慢波活动产生,胃电活动和机械收缩的正常耦联才能使整个胃部协调运动,只有有效的机械收缩才能完成完整的蠕动波,一旦紊乱,会导致胃排空延缓。让患者吞服钡餐后发现,部分重症患者在4~6小时后仍有钡剂滞留。另有研究表示,胃排空延迟与骨骼肌无力的程度成正比,国外有文献称肌强直性营养不良患者上消化道末端肌张力增加,可能是因为平滑肌的损害,导致部分去极化,主要表现在加大胃排空的阻力,使胃排空延迟,淀粉样变性常有肠道肌层浸润,引起消化功能异常。

2. 神经性病变 有学者称目前发现对胃肠道有调控作用的神经有三种,第一种是具有局部调节作用的神经,此处首先提到的是胃肠道神经丛,主要是调控局部的分泌及运动,另一个是以产生自律性活动为目的的内在肌源性冲动;第二种叫作椎前神经节,主要作用是对胃肠道神经发出的信息进行接收和调节;第三种是中枢神经系统,此类神经的代表是脑的低级中枢和脊髓,主要作用是接受和整合外界因各种变化而传入的信息,经自主神经系统和神经-内分泌系统(如脑-肠肽)这两种神经传递其调控信息,直接发送给胃肠的肠神经丛。脑肠轴是发生在中枢神经系统和胃肠道(肠神经系统和自主神经系统)之间的双向通信系统。研究证明脑-肠肽与胃肠道有密切关系,有促胃肠动力作用,保护胃肠黏膜屏障功能的同时,与迷走神经和脑内受体联系密切。巴甫洛夫研究证明,情绪变化对胃肠道功能的改变起到举足轻重的作用,当患者表现愤怒、愉快等情绪时,胃肠的运动会增强,胃液分泌量较平时增加;当患者处于抑郁状态时,消化方面表现为胃肠运动减弱及分泌减少,胃黏膜因血流速度减慢而表现出苍白。

二、中医认识

(一)本病病名的历史源流

查阅古籍,古人不曾提到"胃下垂"这一病名,依据该病的临床症状,医者将其归于"痞满""胃缓""胃下"等病的范围。胃下垂是西医病名,《实用中医内科学》将胃下垂归属于"胃缓"范畴,并指出胃缓者必有胃下的论断,但后世医家皆指出"胃缓"与"胃下"不可同一而论,因没有正式规定其特定的中医病名,所以至今仍有许多医家就胃下垂的中医病名归属"胃缓""胃下"争论不休。

最早提到本病的书籍是《黄帝内经》,其中《灵枢·本脏》有记载称:"脾应肉,肉䐃坚大者胃厚,肉䐃么者,胃薄。肉䐃小而么者,胃不坚,肉䐃不称者胃下,胃下者,下管约不利,肉䐃不坚者,胃缓。"文中同时记述了胃缓与胃下,但未作仔细区分。之后在《实用中医内科学》中提出胃缓者必有胃下,然查其原委,无论从病名原意、疾病主要症状体征、病因病机等方面,两者都不可从一而论。

（二）病名之论

科学地定义疾病的病名,在揭示疾病本质的同时又对其加以区分,这也是衡量医学发展到一个时期的标尺。因此,定义病名既要准确规范又要科学严谨。

"胃缓"与"胃下"同属胃脘部疾病范畴,"胃缓"这一病名关键在于"缓"字,"缓"字在《黄帝内经》中主要有两层含义:一是指舒、松,二是指迟、慢,如《素问·四气调神大论》曰:"春三月……广步于庭,被发缓形。"大意是指,人体应该顺应自然规律,春季万物复苏,生意萌动,晚上早些休息,早起后于庭院放宽步子、散开头发,让身体不受束缚、自然舒缓。由上述两层含义可知,胃缓主要表达胃腑松弛或胃排空缓慢两层含义,更倾向于形态学描述。

胃下的"下"在《黄帝内经》中主要表达位置的状态,如《素问·阴阳应象大论》:"清气在下,则生飧泄。"此文中的"下"字主要是为了突出上下位置的准确性,此处表示其位置固定在下方,"下"字还有一层意思,是指从高处到低处。综合古代医家及医书解释,胃缓与胃下有严格意义上的不同,胃缓与现代医学所讲胃轻瘫症状较为相似,"胃下"表现出胃的位置较正常人低下,与现代医学技术 X 线钡餐检查到的胃角切迹低于髂嵴连线,两者都以胃的位置异常为特征,且有学者称"胃下"与现代汉语"胃下垂"属同义词,故"胃下"作为胃下垂对应的中医病名可谓实至名归。

（三）病因病机

本病多与禀赋薄弱、饮食不节、七情内伤、劳倦过度等因素有关。其病位在胃,与脾、肝、肾相关。本病的病机主要是脾胃虚弱,中气下陷,升降失常。

1. 病因

（1）饮食因素:《难经》有云"饮食劳倦则伤脾",饮食不节是导致疾病发生的重要因素,有些患者饮食偏嗜,喜食肥甘,甘令人中满,肥令人生湿,长期这样饮食不加以节制,或导致郁而生热,热耗阴液,酿生痰湿,湿性黏滞,气机不畅,影响脾胃升清降浊的功能,百病由生。《脾胃论》也有记载称:"夫饮食不节则胃病,胃病则气短,精神少而生大热……胃既病则脾无所禀受……故亦从而病焉。"脾胃受损,升降不能,气血贫乏,营血不足,则出现中气不足、清阳下陷,甚至出现少气乏力等全身证候。

（2）情志因素:中医学认为情绪异常是导致发病的重要原因之一,如《素问·举痛论》云:"百病生于气也,怒则气上……劳则气耗,思则气结。"肝属木,脾属土,木赖土的温煦发挥升发之性,若患者长期心情抑郁,肝疏泄不及,则有横逆犯脾胃之嫌,影响脾胃的功能,正如《血证论》曰:"木之性,主于疏泄,食气入胃,全赖肝木之气以疏泄之,而水谷乃化。"肝胃不和,运化失常,气血亏虚,筋脉濡养不及,维系之力不足,脏腑不安其位而下垂。

（3）劳倦因素:久行伤筋,肝主身之筋膜,过劳导致筋体受损,筋脉萎废不用,则其伸缩不能,脏器无以维系。如《素问·举痛论》言:"余知百病生于气也……劳则气耗,思则气结。"何以劳则气耗? "岐伯曰……劳则喘息汗出,外内皆越,故气耗矣",意指每次劳累或运动后都会出现喘息汗出的症状,虽能很快恢复,但长期劳神耗气则会造成气虚,气为血之帅,气虚则不能统摄血,血不藏于肝,肝脏失于滋养,进而导致肝主筋的功能损伤。或为劳则气耗,或为跌仆损伤,皆可伤及筋脉,筋脉失其濡养则弛纵不收,弛纵则无力维系相关脏腑而致下垂。

（4）禀赋不足:肾为胃之关,胃之降浊功能依赖于肾的气化作用,由于先天不足,禀赋虚弱,肾气亏虚,肾阳虚衰,火不生土,或素体脾胃虚弱,使胃浊不降,长时间在胃中停留易引起胃体下沉。

2. 病机 本病的病机主要是脾胃虚弱,中气下陷,升降失常。脾气亏虚,脾不能升,脾气下陷;或脾胃不和,升降失常;或肝胃不和,气机郁滞;或先天肾阳虚衰,火不生土,脾胃虚损。上述病因均可影响到胃,并涉及脾、肝、肾。本病在本为脾胃虚弱,中气下陷,胃体失于固脱;标实则表现为脘腹胀满,脾运失职,水谷津液输布失司,聚而为饮成痰,阻遏气机。本病迁延日久,气虚血瘀、气滞血瘀、湿聚成浊,逐渐演变成虚实夹杂的复杂证候。本病初病在经,久病入络。病理因素表现为食滞、饮停、气滞和血瘀。

【诊断】

一、辨病

(一)临床表现

1. 症状 轻度胃下垂多无症状,中度以上者常出现胃肠动力差、消化不良的症状。

(1)腹胀及上腹不适,患者多自述腹部有胀满感、沉重感、压迫感。

(2)腹痛多为持续性隐痛,常于餐后发生,与食量有关,进食量愈大,其疼痛时间愈长,且疼痛亦较重,同时疼痛与活动有关,饭后活动往往使疼痛加重。

(3)恶心、呕吐常于饭后活动时发作,尤其进食过多时更易出现,这是因为一次进入较大量食物,加重了胃壁韧带之牵引力而致疼痛,随之出现恶心、呕吐。

(4)便秘多为顽固性,其主要原因可能由于同时有横结肠下垂,使结肠肝曲与脾曲呈锐角,而致通过缓慢。

(5)神经精神症状,由于胃下垂的多种症状长期折磨患者,使其精神负担过重,因而产生失眠、头痛、头昏、迟钝、忧郁等神经精神症状,还可有低血压、心悸以及站立性昏厥等表现。

2. 体征 患者常有不同程度的消瘦,可有贫血。肋弓角常小于 90°,胃泡鼓音区叩诊下移,进餐后叩诊,胃下极可下移至盆腔,站立时腹主动脉搏动明显,有振水声,以双手托扶下腹部往上,则上腹坠胀减轻。有些患者可有肝、右肾下移体征。

(二)实验室及其他检查

X 线钡餐造影:立位时可见胃体明显下降、向左移位,小弯角切迹低于髂嵴连线水平,胃蠕动减弱或见有不规则的微弱蠕动收缩波。根据站立位胃角切迹与两侧髂嵴连线的位置,将胃下垂分为三度。轻度:角切迹的位置低于髂嵴连线下 1.0~5.0cm;中度:角切迹的位置位于髂嵴连线下 5.1~10.0cm;重度:角切迹的位置低于髂嵴连线下 10.1cm 以上。

超声检查:口服胃造影剂可见充盈扩张的胃腔无回声区,站立位时位置降低,胃小弯低于脐水平以下。轻度胃下垂者在脐水平以下 5cm 以内,中度胃下垂者胃小弯在脐水平下 5~8cm,重度胃下垂者 >8cm。

（三）诊断要点

1. 症状　轻度胃下垂多无明显症状。中度以上胃下垂患者则可表现为不同程度的上腹部饱胀感，食后尤甚，并可见嗳气、厌食、便秘、腹痛等症状；腹胀可于餐后、站立过久和劳累后加重，平卧时减轻。严重者常有消瘦、乏力、低血压、心悸和眩晕等表现。

2. 体征　肋弓角常小于 90°，站立时由于胃下垂，上腹部常可触及较明显的腹主动脉搏动；部分患者可有上腹部轻压痛，压痛点不固定；冲击触诊或快速变换体位有时可听到脐下振水声。

3. 实验室及其他检查　X 线钡餐造影、B 超检查，发现胃下垂的影像学、超声证据，X 线胃肠钡餐检查有肯定诊断价值。特征为无张力型胃，小弯弧线最低点髂嵴连线以下。

（四）鉴别诊断

1. 慢性胃炎　慢性胃炎是胃黏膜的慢性炎性反应，多数慢性胃炎患者可无明显临床症状，有症状者主要表现为非特异性消化不良，如上腹部不适、饱胀、疼痛、食欲缺乏、嗳气、反酸等，部分还可有健忘、焦虑、抑郁等精神心理症状。确诊主要依赖于内镜与病理检查，尤以后者的价值更大。对慢性胃炎的诊断应尽可能地明确病因，特殊类型胃炎的内镜诊断必须结合病因和病理。临床表现与本病有类似症状，如均可有慢性腹痛与不适感、腹胀、恶心、嗳气，通过内镜检查和 X 线钡餐透视不难鉴别。

2. 功能性消化不良　功能性消化不良是功能性胃肠病的一种类型，表现为上腹部胀满、疼痛、堵闷、嗳气、早饱、进食量减少等消化不良症状，而系统理化检查未发现溃疡或其他器质性病变者，多见于成人。分为餐后不适综合征和上腹痛综合征两个亚型。病情明显受精神因素影响，常伴有消化道以外的神经症，心理治疗、安定剂、对症治疗常有效。临床表现与本病有类似症状，如腹胀、嗳气，但 X 线检查无胃下垂影像。

3. 胃恶性肿瘤　约半数的早期胃癌患者可无任何症状和体征，部分表现为早饱、纳差、上腹痛及消瘦等症。胃癌的诊断主要依赖于内镜检查加活检，进而可与本病相鉴别。

（五）并发症

胃下垂常会造成失眠，头痛，头昏，迟钝等症状。本病病程较长者，由于心理精神因素或贫血、消瘦等因素，患者常有头昏、头痛、失眠、心悸、乏力等症状，少数甚至出现忧郁症的症状，严重者同时伴有肝、脾、肾、横结肠等下垂则称为内脏下垂。

二、辨证

（一）辨证要点

胃下垂的辨证要点在辨虚实，胃下为本虚标实、虚实夹杂之证。以虚证为多，或虚实夹杂。素体脾胃虚弱，或先天禀赋不足，肾阳虚衰、肾气不固，中气下陷，升降失常所致之胃下，则本虚。本病日久，脾气虚弱，无力运化，水湿痰浊蕴结，或气虚血瘀、气滞血瘀，则为标实之证。

（二）辨证分型

1. 脾虚气陷证

主症：①脘腹重坠作胀；②食后、站立或劳累后加重；③不思饮食。

次症：①呕吐清水痰涎；②面色萎黄；③精神倦怠。

舌脉：舌淡，有齿痕，苔薄白，脉细或濡。

2. 胃阴不足证

主症：①脘腹痞满；②隐隐作坠疼痛；③饥不欲食；④口干咽燥；⑤烦渴喜饮；⑥纳呆消瘦；⑦大便干结。

次症：①面色略红；②嗳气频繁；③恶心呕吐。

舌脉：舌质红或有裂纹，少津少苔，脉细或细数。

3. 脾肾阳虚证

主症：①脘腹坠胀冷痛，喜温喜按；②遇冷或劳累后加重；③畏寒肢冷；④大便溏薄；⑤腰膝冷痛。

次症：①食欲缺乏；②得食痛减；③食后腹胀；④倦怠乏力；⑤完谷不化。

舌脉：舌淡，边有齿痕，苔薄白，脉沉细或迟。

4. 脾虚饮停证

主症：①脘腹坠胀不舒；②胃内振水声或水在肠间辘辘有声；③呕吐清水痰涎。

次症：①头晕目眩；②心悸气短。

舌脉：舌淡胖有齿痕，苔白滑，脉弦滑或弦细。

证候诊断：主症必备，加次症 2 项及以上，结合舌脉，即可诊断。

【治疗】

一、治疗原则

胃下垂的治疗目的在于缓解临床症状。其治疗原则为整体治疗与局部治疗、病因治疗与对症治疗、西医治疗与中医治疗相结合的全面、持久的综合治疗。

二、西医治疗

（一）一般治疗

胃下垂的治疗中锻炼是必不可少的。经常性的身体锻炼可使肌肉，尤其是腹部肌肉保持一定的张力，同时可缓解过度精神紧张和增强食欲，对于胃下垂的恢复非常有益。但不宜做过分剧烈的运动，如跳高、跑步等。最适宜胃下垂治疗的锻炼项目是柔软体操、单杠、双杠、游泳等，这些运动有利于腹壁肌肉力量的增加和胃肠肌肉的紧张度加强，患者可根据自己的体力情况适当选择。在锻炼的过程中，应逐渐增加运动量，由少到多，长期坚持，持之以恒。锻炼时应加强饮食营养，因为胃下垂的人多数比较偏瘦，食量也较小，所以选择的食物应富有营养，容易消化而体积又较小。膳食搭配上应动物蛋白和脂肪量多一些，蔬菜和米面类食物少一些,并可采用少吃多餐的方法,减轻胃的负担。

(二)药物治疗

药物治疗的目的是通过对症用药来缓解症状,例如对无力型胃可给予促胃动力药如多潘立酮、莫沙必利,胃痛者可适当加用解痉药物,便秘者辅以润滑剂,必要时可放置胃托或腹带辅助治疗。

(三)外科疗法

对于中、重度胃下垂患者来讲,临床症状严重影响患者的日常生活,或出现严重的并发症如出血、穿孔、胃体良性肿瘤等,可采用胃大部切除术治疗、胃体缩短加悬吊术等,由于涉及胃切除及消化道重建,术后近期及远期并发症较多。手术需慎重,掌握适应证。

三、中医治疗

(一)辨证分型治疗

胃下垂的基本病机为脾胃虚弱,中气下陷,升降失常。所以治疗以调理脾胃气机,升阳举陷为基本原则。治疗过程中,应当审证求因,辨证施治。根据其虚、实分治,实者泻之,虚者补之,虚实夹杂者消补并用。

1. 脾虚气陷证

治法:健脾益气,升阳举陷。

代表方:补中益气汤(《脾胃论》)合枳术丸(《脾胃论》)。

常用药:黄芪、炙甘草、人参、当归、陈皮、升麻、柴胡、白术、枳实、厚朴等。

加减:脘腹胀满,加木香、佛手、香橼以行气消胀;大便溏薄,加山药、白扁豆、莲子以益气健脾;恶心呕吐,加旋覆代赭汤以降逆止呕;有寒象者,加附子(先煎)、肉桂以温中散寒。

2. 胃阴不足证

治法:滋阴润燥,养阴益胃。

代表方:益胃汤(《温病条辨》)。

常用药:北沙参、麦冬、生地黄、玉竹。

加减:兼气滞,加枳壳以行气;气虚,加党参、黄芪以补气;兼血瘀,加桃仁、红花以活血;兼肠燥便秘,加郁李仁、火麻仁以润肠。

3. 脾肾阳虚证

治法:温阳散寒,补益脾肾。

代表方:附子理中汤(《三因极一病证方论》)或补中益气汤(《脾胃论》)合附子理中汤(《三因极一病证方论》)。

常用药:炮附子、人参、干姜、白术、炙甘草、黄芪、当归、陈皮、升麻、柴胡。

加减:兼食滞者加麦芽、谷芽、神曲、莱菔子健脾消食;血瘀者加莪术、丹参、桃仁、赤芍、蒲黄活血化瘀。

4. 脾虚饮停证

治法:健脾和胃,温化痰饮。

代表方：小半夏汤（《金匮要略》）合苓桂术甘汤（《伤寒论》）。

常用药：茯苓、桂枝、白术、姜半夏、生姜、炙甘草。

加减：脾虚甚，加党参、山药以健脾；血虚加当归、熟地黄以补血。

（二）中成药

1. 补中益气类

（1）补中益气丸：补中益气，升阳举陷。用于脾胃虚弱、中气下陷所致的泄泻，症见体倦乏力、食少腹胀、便溏久泻、肛门下坠。口服，水丸每次 1 袋（6g），每日 2~3 次。

（2）人参健脾片：补气健脾，开胃消食。用于脾虚湿困所致的食少便溏，或吐或泻，脘腹胀满，四肢乏力，面色萎黄。口服，每次 4 片（0.25g/片），每日 2 次。

（3）参苓白术丸：健脾、益气，用于体倦乏力、食少便溏。口服，每次 6g，每日 3 次。

2. 养阴和胃类

参梅养胃颗粒：养阴和胃。用于胃痛灼热，嘈杂似饥，口咽干燥，大便干结；浅表性胃炎，胃阴不足型慢性胃炎及各种胃部不适症。饭前温开水冲服，每次 16g，每日 3~4 次或遵医嘱。

3. 健脾消食，理气和胃类

（1）健胃消食口服液：健脾消食。用于脾胃虚弱所致的食积，症见不思饮食，嗳腐酸臭，脘腹胀满；消化不良见上述证候者。口服，每次 1 支，每日 2 次。

（2）四磨汤口服液：顺气降逆，消积止痛。用于婴幼儿乳食内滞证，症见腹胀、腹痛、啼哭不安、厌食纳差、腹泻或便秘；中老年气滞、食积证，症见脘腹胀满、腹痛、便秘，以及腹部手术后促进肠胃功能的恢复。口服，每次 20ml，每日 3 次，疗程 1 周。

4. 温补脾肾类

（1）刺五加片：益气健脾，补肾安神。用于脾肾阳虚，体虚乏力，食欲缺乏，腰膝酸痛，失眠多梦。口服，每次 2~3 片，每日 2 次。

（2）肠胃宁片：健脾益肾，温中止痛，涩肠止泻。用于脾肾阳虚泄泻日久，大便不调，五更泄泻，时带黏液，伴有腹胀腹痛，胃脘疼痛，小腹坠胀，饮食不佳，属上述证候者。口服，每次 4~5 片，每日 3 次。

四、中西医结合治疗

（一）药物治疗

胃下垂属中医之"胃下"范畴，胃下垂的基本病机为脾胃虚弱，中气下陷，升降失常。所以治疗以调理脾胃气机，升阳举陷为基本原则。现代医学对本病缺乏有效的治疗手段，中西医结合治疗可以发挥各自的优势，在使用西药或中成药对症治疗的同时，采用中医辨证论治行中药或中医适宜技术，重点使用健脾益气，和胃降逆，升阳举陷法治疗，能取得良好的效果。

1. 补中益气颗粒联合复方阿嗪米特治疗胃下垂相关性消化不良，治疗 4 周，对缓解临床症状，尤其在缓解上腹饱胀、早饱、改善食欲方面比单独用多潘立酮疗效好。

2. 多潘立酮联合补中益气丸治疗胃下垂，疗程均为 2 个月，总效率为 92.31%，比对照组单用多潘立酮有效率高（39.33%）。

3. 莫沙必利与补中益气丸联合治疗胃下垂，观察组 60 例患者经中药补中益气丸联合西药莫沙必利治疗 3 个月后，上腹饱胀、腹痛、嗳气症状得到明显改善，治疗总有效率明显高于对照组莫沙必利组。

4. 温肾举陷汤与复合凝乳酶胶囊治疗胃下垂，观察组 80 例患者，治疗 4 周后，患者的上腹疼痛、消化不良、呕吐、嗳气、早饱、恶心等症状明显缓解。

（二）中药抗胃下垂研究

1. **黄芪**　现代药理学和临床研究表明黄芪的主要成分有黄芪皂苷、黄芪多糖、黄芪黄酮、氨基酸以及大量微量元素如铁、锰、锌、硒等，具有提高体内超氧化物歧化酶含量、清除氧自由基、改善微循环灌注、增加肾血流量、调节免疫功能等多种药理作用。

2. **当归**　其所含有效化学成分有内酯、香豆素类、有机酸、氨基酸等。药理作用表现以下几方面：①当归有促进造血、抑制血小板聚集及抗氧化的作用；②抗肿瘤方面；③增强免疫调节作用；④平滑肌抑制作用，有研究表明当归能够有效避免平滑肌出现收缩，主要因为抗过敏还有稳定炎症细胞方面程度得到明显提升。当归能解去甲肾上腺素所致血管痉挛，当归挥发油能抑制肠道平滑肌痉挛，另有报道称当归具有子宫具有双向调节的作用。

3. **升麻**　研究证明升麻所含化学成分包括三萜类及苷 5 类（升麻醇、升麻亭）、芬酸类及衍生物（阿魏酸、异阿魏酸、咖啡酸），此外还发现了色原酮、挥发油及其他化合物。升麻能很好地抑制氯乙酰胆碱、组织胺、氯化钡所致的肠管痉挛。张建英研究结果显示升麻水提液对大鼠离体小肠有明显的抑制。

4. **桂枝**　其化学成分包括挥发油、酚类、有机酸、多糖等。有增强免疫、抗炎、镇痛作用，另有研究表明其有保胃、抑制胃肠道收缩及强心利尿等作用。

5. **砂仁**　砂仁的主要化学成分有右旋樟脑、龙脑、柠檬烯、橙花椒醇、皂苷等。砂仁主要用于消化系统疾病，国内外药理研究证明该药主要作用于以下几方面：对胃肠道的作用；对免疫系统的作用；抗氧化、保肝方面；对高血糖方面；抗炎止泻、抗菌作用。张凤玉通过动物实验证明，砂仁可以使大鼠的胃排空速度与肠道传输明显加强，胃肠动力与胃动素分泌水平呈正相关，表明砂仁能促进胃动素的分泌而增强胃肠动力。

6. **陈皮**　现代药理研究表明其化学成分有挥发油、黄酮类化合物、维生素类等。其主要成分挥发油有促进消化的作用，还能刺激消化道平滑肌。另有研究者发现陈皮还能抑制肠道收缩的。陈皮具有抗衰老、降血脂、抗菌、保肝作用。

7. **山药**　研究发现，山药为消化系统常用药，为药食同用之品，其所含的化学成分有：多糖、淀粉、蛋白质、氨基酸及其他。药理作用主要有：增强免疫、延缓衰老、调节胃肠功能、抗炎等作用。

8. **白术**　较高浓度的白术水煎剂能显著加强回肠平滑肌的收缩，且呈量效反应关系，这种效应主要通过胆碱能受体介导，受体可能通过某种间接途径参与其调节机制。范光华证实白术能使小肠张力增高，使麻痹肠管振幅加大，恢复节律性收缩。此外白术尚有明显促进小鼠胃排空及小肠推进功能。

9. **柴胡**　柴胡皂苷能兴奋离体肠平滑肌，促进小鼠小肠的推进运动，能抑制胃液分泌，防止大鼠应激性溃疡的形成。

10. **枳实**　李贵海等观察不同产地枳实挥发油对小鼠的胃肠推进作用，结果说明枳实挥发油本身具有明显的促进小鼠在体胃肠推进作用,且该作用同挥发油含量呈正相关。

11. 莱菔子 莱菔子提取物能明显促进小鼠胃排空和肠推进,能显著增加大鼠血浆胃动素的含量,与西沙比利效果相似。其中正己烷提取物中剂量组能明显对抗因多巴胺引起的胃排空和肠推进抑制作用,但对阿托品抑制小鼠胃排空作用不明显。

五、名医诊治经验

1. 全国名中医单兆伟教授认为,胃下垂的形成多因饮食、劳倦等长期存在,日久气虚,约束不利,肌肉弛缓,胃腑升举无力。胃下垂并非都由气虚下陷引起,也可因脾胃升降失常,胃气上逆,兼有湿热、痰浊等引起。胃下垂属虚者固多,但实证亦不少;气虚者常见,气滞者尤多,中虚气滞渐贯始终。在治疗上,补中益气,升阳举陷,选补中益气汤加减;通降相伍,消积导滞;临床须因人因证施治,灵活善变,不可教条,应采用扇形思维,审时度势,圆机活法,以切中病机为要。

2. 国医大师徐景藩认为胃下垂除与脾胃相关,亦与肝(胆)、肾等脏腑有密切联系,分析胃下垂病机多从脾、肝、肾三脏入手。①与脾(胃)相关:徐老认为脾胃(中气)虚弱,脾失升清,无力举托,而致胃下垂,另外中气虚弱,气滞、水湿、痰饮、瘀血易生,上述因素均影响脾胃升降之机,可导致胃下垂。②与肝(胆)相关:徐老认为脾胃与肝胆同居中焦,相互影响,肝的疏泄功能是脾胃疏通畅达、脾升胃降的一个重要条件。肝疏,可使气的运行通而不滞;肝泄,可使气散而不郁,故脾上升,肝气条畅,则五脏安位,若脾胃(中气)虚弱,肝木易犯,再加情志抑郁,易致气滞,久而气滞血瘀,形成郁热与血瘀互结,以上均致脾不升清,肝失条达,气机下陷,五脏不安其位,而发胃下垂。③与肾相关:徐老认为肾为胃之关,肾阳命火,暖胃熟谷,脾土得肾火资助而升举正常,不致胃下垂,若影响及肾,命门火衰,不能暖土,脾失升清之功,胃失降浊之能,而发胃下垂,另外肾阳火衰,胃中痰饮温化不及,愈聚愈多,加重胃下垂。

治疗有三法:①调中理气法;②疏肝和胃法;③温肾化饮法。在临床实践中,徐老发现胃下者中虚气滞者最多见,其次为肝胃不和,病理因素如痰湿、水饮、瘀血多由中虚而生,可加重胃下垂,上述因素均易致气行不畅,强调治疗须从"气"字入手,贵在调升降之机。

徐老认为一般胃下垂患者,辨证治之即愈,久病胃下之人,其多气虚、气滞而易兼瘀血,治疗颇为棘手,此时当从"升降"二字上推敲,如胃下垂中虚气滞者选用党参、黄芪升以补气,配用枳壳、木香以理气降气,通补以调升降;中虚气陷兼气滞者以柴胡、升麻升举脾阳,配檀香或沉香以降胃气,脾胃同治以调升降;肝胃不和者,常用柴胡、香附降肝气之逆,配枳壳、佛手行胃气之滞,疏肝和胃以调升降,兼有瘀血者,可选用桔梗、牛膝行气化瘀以调升降;两法适当并用,升中寓降,降中有升,两者相伍,增加疗效。

3. 全国名老中医李寿彭认为,胃缓之根本在于脾胃脏腑功能失调,本是虚证,但又因运化障碍,气机阻滞,且日久入络,又有血瘀内停,更可夹湿、夹饮,故多呈虚实夹杂、正虚邪实或本虚标实之证。胃缓之人常虚实并见,不能执着于补中益气一法,处方用药之时,应以辨证为主,辨证准确方能对症下药,总结出补中益气、疏肝和胃、温肾化饮、活血化瘀四法,方药常选用补中益气汤、柴胡疏肝散、苓桂术甘汤、桃红四物汤加减治疗。

4. 全国名老中医李今垣认为,临床上凡出现脘腹痞满、嗳气不舒、呕吐吞酸、胃脘疼痛、辘辘有声、大便燥结或便溏等为主要表现的病症,都可从胃缓辨治。李老指出胃缓并不只对应西医之胃下垂,还应包括慢性胃炎、消化道溃疡、胃肠功能紊乱、胃轻瘫等。

李老认为胃缓的病因可概括为：脾胃素虚、饮食所伤、寒邪犯胃、情志不遂、药物损伤等。胃缓之病多为慢性过程，病程较长，病情缠绵，常反复发作，但就发病全程来看，虚证贯穿于疾病始终，以脾胃虚弱为基本病机，临床表现为本虚标实或虚实夹杂。

李老提出湿热中阻之胃缓当以胃脘灼热疼痛、痞塞不舒、口苦、吐酸、渴不欲饮、呕恶纳呆、舌红苔黄腻、脉滑数为主症，以苦辛通降法治疗。轻症用半泻汤：半夏 15g、黄连 10g、干姜 5g、太子参 10g、佛手 15g、砂仁 15g、延胡索 15g、川楝子 15g、藿香 15g、枳壳 15g、沉香 10g、木香 10g。重症用苦辛汤：半夏 20g、黄连 15g、干姜 10g、藿香 20g、佩兰 20g、茯苓 50g、沉香 10g、木香 10g、枳壳 15g、党参 10g、大腹皮 10g、砂仁 10g。李老之苦辛汤及半泻汤均以仲景半夏泻心汤加减化裁而成，"湿热之邪，非辛不开，非苦不降"，见湿化湿，则湿凝而不流；见热清热，则欲速而不达；见痞破气，见胀行滞，则胃阳不升。故在应用黄连清泄邪热为主的同时，配用干姜为开路先锋，直入中焦，于清泄中卫护中阳；且又借宣开湿邪之机，达热于外；致使热从中散，胃阳旋转，而无助湿留热之弊。正如前人所云"川连与姜服，以开中焦之痞病，令热中散"。李老指出苦辛汤及半泻汤两者之区别重点在于黄连与干姜用药剂量之差，而此证轻重之别当辨舌苔之黄厚腻之严重程度，由此看出李老辨证用药的精到之处。

5. 李永成提出本病的成因乃为脾气不升，纳运不及宿食痰饮停积于胃，胃腑郁滞，日久胃体不堪其重而下垂。故临床表现上既有体倦乏力等脾虚之候，又有脘腹痞满坠胀、纳呆、嗳气、呃逆、大便不畅等胃失和降之症。治疗上李老受医家张从正"先论攻其邪，邪去而元气自复也"观点的启发，强调"胃以通降为补"，先除胃腑浊留之物，减轻胃中负担，使浊气降而清自升。即所谓"陈莝去而肠胃洁，癥瘕尽而荣卫昌，不补之中，有真补者存焉"。待浊邪已尽再配合补益升提之剂，脾气健运方能维系内脏的正常位置，使弛缓下垂之胃体有望复位。

6. 唐旭东认为胃下垂病程较长，伴有腹痛腹胀、便秘等症状。病机以虚为本，虚实夹杂。短期应以汤剂治疗，可以祛邪扶正，缓解症状，而长期足疗程针对体质进行综合调理，也应引起重视。增加体重是治疗胃下垂的首要任务。而秋冬服用膏方进补是胃下垂患者增加体重、调补体质有效的手段之一。他认为膏方不可草率投之，以免助长实邪，犯闭门留寇之弊，应先行两周左右"开方路"对病情进行初治，一类"开方路"以驱邪为主，扫除实邪，待实证缓解，舌苔转薄，实邪得祛，纯虚无邪或少邪时，利于膏方进补，常用二陈汤、平胃散、保和丸、香苏饮等，常用中药苍术、滑石、佩兰、荷叶、枳壳、炒麦芽、炒山楂等理气祛湿、消食化滞、通降胃气，增强脾胃运化功能。另一类是在把握不足的情况下，以膏方雏形为开方路，即患者服用后无明显不适，医生可用膏方思路开具处方，观察患者服药后的情况，根据患者的病情做出调整，如服后无明显不适，再正式投以膏方。常用的治法有：健脾益气法、和胃通降法、疏肝理气法、清热化湿法、滋阴养胃法、消食和中法、补益脾肾法。

六、中医适宜技术

（一）针灸

随着中医药的快速发展，针灸治疗本病具有一定优势，目前已有大量临床随机对照试验证实针灸在治疗胃下垂有很好的疗效。

常用取穴有：中脘、气海、百会、胃俞、脾俞、足三里、关元、梁门、天枢。灸法常用取穴有：百会、足三里、关元、脾俞、胃俞、中脘。

1. 脾虚气陷证 治法：健脾益气，升阳举陷。取穴：中脘、足三里、气海、关元、脾俞、百会，补法，加灸百会。

2. 胃阴不足证 治法：滋阴润燥，养阴益胃。取穴：中脘、足三里、胃俞、太溪、三阴交，补法或平补平泻。

3. 脾肾阳虚证 治法：温阳散寒，补益脾肾。取穴：中脘、足三里、气海、关元、脾俞、肾俞，补法，加灸关元。

4. 脾虚饮停证 治法：健脾和胃，温化痰饮。取穴：中脘、足三里、气海、脾俞、丰隆、天枢，补法或平补平泻，加灸气海。

5. 对症治疗 纳差、恶心、泛酸者配内关；腹胀者配脾俞、胃俞；腹部下坠或伴有腹泻者配百会；失眠者配神门、三阴交；阳虚者加灸。

（二）推拿

推拿治疗本病有升提举陷、补中和胃的功效，且疗效满意，症状可得以明显缓解，有着风险小、疗效明确、经济实惠、易于被患者接受等优点。

1. 腹部操作 ①取穴及部位：中脘、鸠尾、天枢、气海、关元，腹部。②主要手法：揉、一指禅推法、托、振、摩法等手法。

2. 背部操作 ①取穴及部位：肝俞、脾俞、胃俞、气海俞、关元俞，背部肩胛部、胁肋部。②主要手法：一指禅推法、按、揉、擦法等手法。

（三）穴位埋线

补中益气、升阳举陷为治疗胃下垂的主要法则。故选用上脘、中脘、脾俞、胃俞以健脾和胃、调理气血；足三里、天枢、胃上补中培元、升阳举陷；配以肝俞疏肝和胃，膈俞活血化瘀，大肠俞调理肠腑。羊肠线埋于以上诸穴，在人体内长期持续刺激穴位，通过经络作用于相应脏腑，调节脾胃气血，使其恢复正常功能，以升举阳气、提升脏器，从而达到治疗胃下垂的目的。

（四）综合治疗

在中医理论指导下，应用针刺、针灸结合、针药结合、推拿等外治法治疗胃下垂方法多样、疗效显著、作用缓和持久、复发率低、无副作用，独具优势，临证治疗中获得良好疗效。中医学对胃下垂的认识着眼于从整体出发，根据临床症状及体征，同时考虑了患者个体差异，充分显示出中医学的博大精深。

1. 针刺配合推拿 针刺治疗胃下垂以调气为主，多选取腹部的任脉、胃经腧穴，推拿施术时采取针刺配合可激发胃经经气、调整阴阳、健脾养胃，临床上有着很好的疗效。樊力超以针刺前运用推拿为治疗组，在腹部采用一指禅推法、揉法、大鱼际揉法、托法，肩胛部采用插法，针灸采用焦氏头针的双侧胃区，辅以体针治疗，取提胃为主穴，内关、足三里、中脘、气海、梁丘为配穴，辨证加减穴，对照组选用多潘立酮治疗，治疗组总有效率94.4%，对照组总有效率75%。

2. 中药配合推拿 中药治疗胃下垂临床多采取补中益气汤、举陷汤等方剂，以起到健脾和胃、补气升提的作用。推拿治疗胃下垂时辅以中药治疗，可发挥推拿与中药的协同增效作用,增强推拿疗效。杜世华以推拿手法配合升陷汤为治疗组,腹部采用一指禅推法、摩法、振法、按揉法、托法,背部采用擦法,胁肋部采用擦法,肩胛部采用插法,每次 30~40 分钟,每日 1 次,10 天为 1 个疗程,疗程间休息 1 周,于此基础上给予升陷汤治疗;对照组给予补中益气丸治疗,每日 2 次,每次 8 粒,连续治疗 3 年后,两组总有效率比较差异有统计学意义,治愈率差异有统计学意义。

3. **艾灸配合推拿**　灸法有补虚培本、行气活血、激发正气的作用。《灵枢·经脉》曰:"陷下则灸之。"艾灸对于脾阳亏虚、气虚下陷所致胃下垂有着很好的疗效。张建国在腹部采用点法、震颤法、揉法、按法,背部采用按揉法、震颤法,肩部采用拿法,肩胛部采用插法,推拿结束后施以灸法,以姜片置脐部用艾条悬灸,每日 1 次,15 天为 1 个疗程,总有效率达 93%。

4. **中药配合针刺**　针不离药,药不离针。众多学者采用针刺百会、上脘、中脘、足三里、脾俞、胃俞、天枢用补法结合补中益气汤治疗胃下垂,以胃小弯在 X 线上有无提升和症状的改善程度作为疗效标准,发现相比单纯中药治疗,针药结合表现出更为显著的疗效。张士金等采用分型治疗胃下垂患者:中气下陷型,药用补中益气汤加减,取穴气海、关元、胃上、足三里、胃俞、中脘,用补法;脾肾阳虚型,用附子理中丸、右归丸加减,取脾俞、胃俞、内关、足三里,用补法;胃阴亏虚型,药用益胃汤加减,针刺取中脘、脾俞、内关、足三里,用补法;肝胃不和型,药用柴胡疏肝散合左金丸加减,针刺内关、中脘、阳陵泉、太冲,用泻法。

5. **针刺配合穴位埋线**　埋线疗法起源于 20 世纪 60 年代,即把羊肠线埋在相应的腧穴和特定的部位,利用其对穴位的持续性刺激产生的生物物理作用和生物化学变化来治疗疾病。孙艳采用针灸加埋线,取百会、气海、足三里、胃俞为主,发现针灸加埋线能很快有效地缓解胃下垂患者的临床症状。

6. **中药配合穴位埋线**　大多数学者取穴胃俞、脾俞、大肠俞、下脘、中脘、命门、关元、肾俞、百会、三阴交、足三里等,进行埋线治疗,配合补中益气汤或自拟升陷汤治疗,疗效确切。饶娟等用穴位埋线配合补中举陷汤治疗,中药由炙黄芪 30g、党参、白术各 15g,升麻、柴胡、知母、枳壳、桔梗、当归、陈皮各 10g,炙甘草 5g 等药物组成。穴位埋线,取穴:选择胃俞、脾俞、中脘、大肠俞、下脘、命门、关元、三阴交、气海、百会、肾俞、足三里等穴位,疗程 3 个月,总有效率为 93.33%。

【预后】

本病属慢性疾病,治疗周期较长,症状可反复或间断发作,一般预后较好,个别患者因体质、慢性疾病影响及治疗不及时可发生胃扩张、胃扭转等。若症状持续不缓解或出现报警症状,应完善电子胃镜及其他辅助检查,排除其他器质性疾病。

第六节　功能性消化不良

【概述】

消化不良(dyspepsia)是指位于上腹部的一个或一组症状,主要包括上腹部疼痛、上腹部烧灼感、餐后饱胀和早饱感,还可包括其他,如上腹部胀气、恶心、呕吐及嗳气症状等。包括器质性和功能性两大类,功能性消化不良(functional dyspepsia,FD)是指具有慢性消化不良症状,但其临床表现不能用器质性、系统性或代谢性疾病等来解释。FD 根据临床特点,可以分为以下两个亚型,餐后不适综合征(postprandial distress syndrome,PDS)和上腹痛综合征(epigastric pain syndrome,EPS),而 PDS 与 EPS 可重叠出现。

根据功能性消化不良的症状特点,属于中医学"痞满""胃脘痛""积滞"范畴。根据罗马Ⅳ诊断标准对 FD 亚型的划分,结合中医疾病的命名特点,为了更好地与 FD 诊断及亚型划分对应,可将上腹痛综合征定义为中医的"胃脘痛",餐后饱胀不适综合征定义为中医的"痞满"。

【流行病学】

FD 是临床常见病,流行病学调查显示,消化不良广泛存在,基于罗马Ⅳ标准的诊断临床调查数量尚少,结果显示欧美 FD 患病率为 9%,基于罗马Ⅲ标准的研究显示,全球患病率为 10%~30%。而亚洲 FD 总患病率为 8%~23%,中国 FD 患病率则为 10%~30%,占消化科门诊患者的 20%~40%;FD 是影响现代人生活质量的重要疾病之一。

一、性别分布

女性略高于男性,比值为(1.24~1.50):1。

二、年龄分布

消化不良症状可发生于任何年龄组,西方国家以 18~34 岁年龄组多发,而东方国家则在 50~59 岁年龄阶段人群患病率较高。

三、危险因素

目前已知的危险因素有年龄增长、吸烟、城市化程度、特应性疾病、自身免疫性疾病、Hp 感染、非甾体抗炎药(NSAID)的使用、离婚、过敏史、高脂、高辣椒素饮食、焦虑抑郁等。

【病因病机】

一、西医认识

(一)病因

FD 的病因尚不明确,目前认为多种因素参与其中。这些因素包括以胃排空延迟和容受性舒张功能下降为主要表现的胃十二指肠动力异常、内脏高敏感、胃酸、精神心理因素和遗传、饮食、生活方式等。其中胃十二指肠运动功能紊乱和内脏高敏感被认为是 FD 发病的最重要病理生理学机制。脂质、辣椒素等物质也被证实与部分 FD 患者的症状相关。FD 的各种发病机制之间并不是完全独立的,而是相互影响、相互作用的。一般认为不同的病理生理学机制可能与 FD 的不同症状相关,但各种机制与特定症状之间的具体关系尚不十分明确。

1. 遗传及基因多态性　目前发现多种基因的多态性与 FD 相关,例如 G 蛋白 β3 亚单位(*GNβ3*)基因的多态性可增加 FD 发病风险;*CD14T* 等位基因突变在 FD 中更为普遍,CD14 纯合子 TT 基因型(rs2569190,介导脂多糖反应)与较低的上腹部疼痛评分相关,杂合子 CT 基因型与较高的上腹部烧灼及恶心评分相关;巨噬细胞迁移抑制因子的杂合子 GC 基因型在消化不良患者中较常见,纯合子 CC 基因型和辣椒素受体 1 基因(*TRPV1*)的 C 等位基因在健康对照人群中较普遍;一氧化氮合酶(NOS)基因也与 FD 有关。尽管 FD 基因多态性研究较多,但各基因与 FD 之间的相关性尚未在不同特征的大规模人群中得到验证,其引起 FD 症状的具体机制亦未阐明。

2. 饮食、生活方式等多种因素　某些特定饮食习惯、生活方式可能与 FD 症状发生或加重相关,如与腹胀症状有关的食物可能包括牛奶、豆类、洋葱、香蕉、碳酸饮料,而与胃灼热症状相关的食物包括咖啡、奶酪、洋葱、胡椒、牛奶、巧克力等;饮食不规律、进食速度过快、不吃正餐、额外加餐等不良生活习惯与 FD 的症状亦相关。跳餐、加餐、偏爱甜食和产气食物等不健康的饮食习惯是难治性 FD 的危险因素。与健康人相比,FD 患者有运动少、睡眠不足、进食不规律和压力大等特点,但是不同国家、地区和人群的饮食习惯、生活方式差异巨大,与 FD 发病之间的确切关系及相关机制难以准确验证。

3. 社会心理因素　功能性消化不良是一种与心理社会因素异常有关的疾病,这些异常主要来源于自主神经功能紊乱和焦虑抑郁、躯体疾病、不良生活应激事件、异常个性特征和应对方式等。

FD 患者经历的应激生活事件更多、其中最常见的为焦虑、抑郁。在体质量下降的 FD 患者中,焦虑、抑郁的比例更高。抗抑郁治疗对部分 FD 患者的症状有显著的缓解作用。与健康人群相比,FD 患者生活质量降低,其社会功能、情感职能、精神健康维度和精神心理健康总评分显著降低。一方面,胃肠道可能引起中枢神经系统的症状,另一方面,大脑也可能是胃肠道症状的主要驱动者。FD 中双向脑-肠通路存在,国内学者对北京、成都和广州 6 家三级综合医院的 305 例 FD 患者进行调查,发现 FD 患者中存在抑郁和焦虑症状的比例分别达到 13.8% 和 19.7%,有 9.8% 的 FD 患者同时存在焦虑和抑郁症状。这些证据均提示精神心理因素与 FD 的发病密切相关。

4. 感染后消化不良　研究显示,急性细菌性、病毒性、寄生虫性胃肠炎发生后,FD 患病风险增加 2.5 倍,日本研究者发现,感染后消化不良患者十二指肠嗜酸性粒细胞增多,并且更易发生胃容受性受损及早饱症状,提示十二指肠嗜酸性粒细胞的浸润可能发生在肠道感染后,并且与近端胃功能障碍的发生相关。有人提出假说,如果感染局限于近端肠道,患者更容易出现 FD 症状,但当涉及远端肠道或结肠时,可能会出现肠易激综合征(IBS)症状。如果近端和远端肠道同时受累,IBS 和 FD 的重叠综合征更有可能发生,当然这种假说需要更多的数据来证实。

5. 胃酸　作为胃内局部环境的重要影响因素,胃酸在 FD 的发病中可能有一定作用。FD 患者对酸的清除能力下降,十二指肠 pH 值更低,酸暴露时间更长。十二指肠酸化可导致近端胃松弛、对扩张的灵敏度增加并抑制胃容受性舒张功能,从而导致消化不良症状的产生。使用 PPI 抑酸治疗可有效缓解 FD 患者的症状。

（二）发病机制

1. 胃排空障碍及延迟 胃排空的直接动力是胃和十二指肠的压力差。大部分 FD 患者胃排空速度正常,FD 人群中存在胃排空延迟的比例接近 40%。胃排空延迟可能与恶心、餐后饱胀、早饱等症状相关。部分功能性消化不良患者的胃排空减慢与胃窦运动能力减退相关,但其与症状直接的关系并不确定。正常胃排空受食物、精神心理、体内环境等多种因素影响,其主要调控机制包括中枢神经系统及胃肠神经通路、卡哈尔细胞网络、胃内局部神经反射及幽门的调控,其中任何环节出现问题,均可能导致胃排空异常。

2. 胃容受性受损 胃容受性舒张是指进食刺激口腔、咽部、食管等处的感受器,反射性引起近端胃舒张以容纳食物,保证食物在胃内得到充分消化。是由进餐诱发的迷走-迷走反射调控,并由胃壁氮能神经的活动介导。研究显示胃容受性受损发生在大概 50% 的 FD 患者中,并且与早饱、腹胀、体重下降等消化不良症状相关,且焦虑在 PDS 患者发生胃容受性受损的过程中可能起到一定作用。胃容受性受损可导致胃内食物分布异常,食物被重新分布至远端胃,这可能是部分 FD 患者胃排空加速的原因。

3. 胃和十二指肠的高敏感 胃十二指肠高敏感性在 FD 症状发生和发展中有重要作用,其中包括对机械刺激及化学刺激的高敏感。胃对机械刺激的高敏感性可导致腹痛、嗳气、体重减轻等,有 37.4% 的 FD 患者存在胃对机械刺激的感觉高敏,其发生率在各亚型中无明显差异,FD 患者餐后对胃扩张的高敏感与进餐相关症状的严重程度相关。FD 患者对化学刺激如腔内酸度也表现出高敏状态,FD 患者可能有更高的腔内内源性的酸暴露,十二指肠酸化可诱导近端胃松弛,增加胃对扩张的敏感性。

4. 十二指肠低度炎症 研究发现在部分 FD 与 IBS 重叠患者的十二指肠内发现了增多的肥大细胞及其脱颗粒情况,嗜酸性粒细胞本身亦可激活肥大细胞。肥大细胞脱颗粒释放的组胺、5-羟色胺、前列腺素及嗜酸性粒细胞脱颗粒释放的碱性蛋白、过氧化物酶、神经毒素等可共同刺激肠神经系统,诱导平滑肌收缩,最终导致腹痛、腹胀、早饱等症状。FD 患者黏膜屏障功能受损与十二指肠低度嗜酸性粒细胞浸润和紧密连接蛋白表达异常相关。

5. 脑-肠轴异常 胃肠道运动,感觉和分泌活动的有效调节需与中枢神经系统、自主神经系统(交感和副交感神经)和肠神经系统的交互活动相协调,5-羟色胺能神经和肾上腺素能神经在其中发挥重要角色。各种脑-肠肽也同样影响了 FD 的病理生理变化,如:促肾上腺皮质激素释放激素分泌增加可致胃高敏状态;P 物质参与了胃肠感觉的调节;5-羟色胺、肥大细胞参与了应激对胃肠动力的影响;一氧化氮(NO)在消化道抑制了胃平滑肌的收缩。FD 的神经影像学研究发现初级和次级躯体感觉中枢、前扣带回的认知/情感区域、前额叶的有关记忆的区域如海马体及杏仁体均在影像上显示异常。中枢心理因素(如焦虑、抑郁)、肠道环境因素(如致病菌的感染、肠道微生物的改变、食物过敏、炎症等)均可导致脑-肠轴异常。

二、中医认识

（一）病因

1. 禀赋不足,脾胃虚弱 肾为先天之本,脾为后天之本,仓廪之官,主受纳和运化水谷,若先天肾阳不足,脾胃虚弱,或久病之后,损伤肾阳,或年老体衰,阳气不足,脾失温煦,中焦虚寒,运化失常。或劳倦伤脾,导致脾失健运。脾胃为后天之本,气血生化之源,脾胃虚弱日久,不能腐熟运化水谷,气血生化无源,日久则中气虚弱,气为血帅,血为气母,血随气行,气滞日久,导致瘀血内停而致病。另外,脾虚导致的病理产物,湿热中阻,水湿内停、痰浊滞胃均可使脾胃功能障碍,升降失职而发病,也是功能性消化不良常见的致病因素。

2. 饮食不节　饮食伤胃、胃失和降,饮食不节,暴饮暴食,胃之受纳过量,损伤脾胃,纳谷不下,腐熟不及,饮食停滞而发病。或过饥过饱,致胃失和降,或过食肥甘,呆胃滞脾。均可导致脾胃功能失调,胃失和降,故《素问·痹论》中指出"饮食自倍,肠胃乃伤"。饮酒过度,嗜食辛辣厚味之品,耗伤胃阴;或胃病日久,郁热伤阴,胃失濡养。

3. 情志失调　郁怒伤肝、肝气犯胃,肝为刚脏,性喜条达而主疏泄,若忧思恼怒,肝木失其疏泄,导致气郁伤肝、肝气犯胃,气机阻滞。正如《沈氏尊生书·胃痛》中说:"胃痛,邪干胃脘病也。唯肝气相乘为尤甚,以木性暴,且正克也。"现代人生活节奏加快,工作学习压力增加,精神日益紧张,肝与胃是木土乘克关系,若忧思恼怒,气郁伤肝,肝气犯胃,脾胃受损,纳运失调,形成食积、湿热、痰瘀等病理产物,阻滞中焦气机,脾胃升降失司,导致胃肠运动功能紊乱。肝气久郁,化火伤阴,可导致瘀血内结,每每缠绵难愈,而致顽固性消化不良。

4. 感受外邪　外感寒邪,内伤于胃,或多食生冷凉食物,误食不洁之物,耗伤中阳,阳气不足,脾失温煦,中焦虚寒而为病。因寒主收引,致胃气不和而痛。《素问·举痛论》中说:"寒气客于肠胃之间,膜原之下,血不得散,小络急引故痛。"

本病多为感受外邪、饮食不节、情志失调、劳倦过度、脾胃虚弱、先天禀赋不足等多种因素共同作用的结果。其中临床上以脾胃虚弱、饮食不节、情志因素最为多见。

(二) 病机

本病病位在胃,与肝脾关系密切。外因以寒邪和湿邪较多,内因以脾胃虚弱为主,基本病机为本虚标实,脾胃虚弱为本。气滞血瘀、食积痰湿为标,肝郁脾虚为关键,脾虚气滞病机贯穿疾病的始终。

脾胃正常生理功能为纳和运、升和降、燥和湿矛盾统一,脾胃气机升降失常,如胃气不降则糟粕不能下行,在上则胸闷哽噎,在中则胃脘胀满,在下则大便秘结;胃气不降反升,可致嗳气呃逆,恶心呕吐,泛酸胃灼热等。脾气不升则不能运化精微,化气生血,可致餐后满闷,食后嗜睡,腹胀腹泻,消瘦乏力,精神倦怠等;脾气不升反降则中气下陷,可见腹部坠胀,脱肛,大便滑脱失禁等。

脾虚气滞,胃失和降为 FD 基本病机,贯穿于疾病的始终。病理表现多为本虚标实,虚实夹杂,以脾虚为本,气滞、血瘀、食积、痰湿等邪实为标。本病初起以寒凝、食积、气滞、痰湿等为主,尚属实证;邪气久羁,耗伤正气,则由实转虚,或虚实并见。病情日久郁而化热,亦可表现为寒热互见。久病入络则变生瘀阻。因此,治疗本病要把握脾气升清,胃气和降,肝气条达,治宜标本同治,谨守健脾理气、疏肝和胃的治疗原则。

【诊断】

一、辨病

（一）临床表现

FD 患者常表现为慢性消化不良症状，无特异性临床表现，多起病缓慢，症状反复发作，病程持续或反复。长短不一。

1. 餐后饱胀、早饱　餐后饱胀和早饱是 FD 患者最常见症状，约 60% 以上 FD 患者可有此类症状。

（1）餐后饱胀：即患者进餐后感觉食物较长时间停留在胃内，出现胃胀不适的感觉。

（2）早饱：即患者进食较少的餐量就感到胃饱胀不适，以致不能完成正常进餐。

这两种症状与进餐相关，常影响患者的饮食。

2. 中上腹痛、烧灼感　20%~40%FD 患者有中上腹疼痛和烧灼感症状。中上腹痛或上腹部烧灼感与进餐关系并不明显，可发生在餐后，也可发生在空腹时，甚至进食后可能改善症状。

（1）上腹痛：上腹部主观疼痛和不适的感觉，位于上腹中央剑突下 1~2cm 至脐上方的范围。主要部位为胸骨下端到脐之间，两侧锁骨中线以内，腹痛主观感觉强烈，患者常认为有组织损伤，影响工作和生活，一般无放射痛，持续时间长短不定，排气排便一般不能缓解。

（2）上腹部烧灼感：上腹部灼热不适的主观感觉。需与胃灼热相鉴别。餐后饱胀、早饱和中上腹痛、烧灼感症状可共存，重叠率为 16%~20%。

3. 其他胃肠道症状　FD 患者其他胃肠道症状包括上腹胀气、嗳气、恶心和呕吐等。上腹胀气注意与客观观察到的上腹膨胀相区别；嗳气常与餐后饱胀、早饱和上腹胀气重叠存在；呕吐同时伴腹肌和胸肌收缩，注意与反流症状相区别。

FD 症状常以一个为主，部分可 2 个或以上症状重叠出现，与其他功能性胃肠病的症状重叠很常见。可与胃食管反流病（GERD）的症状同时出现。与 GERD 重叠率约为 50%。或与肠易激综合征（IBS）的症状同时出现。与 IBS 重叠率为 25%~55%，患者的发病及反复常与饮食、精神心理因素有关。

4. 胃肠外症状　胃肠道外的症状主要包括焦虑、抑郁、睡眠障碍、注意力不集中等精神心理异常。部分患者可有四肢关节痛、头痛、胸痛、头晕、气促、心悸等躯体化症状。

（二）体征

FD 患者多无明显的阳性体征，部分中上腹痛患者可能有腹部轻压痛。

（三）辅助检查

1. 常规检查　诊断 FD 需首先排除器质性疾病引起的消化不良相关症状。在寄生虫感染流行区域，建议行相应粪或血清的寄生虫病原学检测；多饮、多食、出汗、消瘦者等可行甲状腺功能检查以排除甲状腺功能亢进；胆胰疾病均可出现消化不良症状，慢性肾病可出现消化不良症状,需排除检查。FD 常规检查,包括血常规、血生物化学、粪便隐血、腹部超声或 CT 等检查加以排除;部分患者还需根据具体情况行内镜、上腹部 CT 或 MRI 检查排除恶性肿瘤如肝癌、胰腺癌等疾病。

常规检查:血、尿、便常规,粪隐血试验,肝、肾功能,血糖,病毒性肝炎血清标志物,必要时测定相应的肿瘤标志物。胸部 X 线摄片、心电图、肝胆胰彩超作为常规检查。

2. 胃镜检查　初诊的消化不良患者应进行常规胃镜检查,上消化道内镜检查(包括胃十二指肠活检)在诊断 FD 患者中起重要作用,中国上消化道肿瘤的发生率高,尤其是食管癌和胃癌,这些患者往往以消化不良症状为主要表现,及时行上消化道内镜检查可以减少上消化道肿瘤的漏诊。不愿或不适应胃镜检查者可行上消化道气钡双重造影。

3. 胃排空功能　常采用核素标记闪烁法和氢呼气法。放射性核素显像符合人体生理状况,准确性和特异性高,是测定胃排空的“金标准”,但患者要接受小剂量的射线照射,且需一定的检查设备,价格较昂贵。氢呼气法操作较简便,安全性高,但结果准确性稍逊于核素法。不透 X 线标志物试验餐法及实时超声法等检测胃排空功能。大约 50% 的 FD 患者存在固体排空延迟。多用气囊测压法和末端开放灌注导管测压法测定胃腔内压力,FD 常有近端胃容受性舒张障碍和餐后胃窦运动减弱。

4. 胃容受性的检测　检测胃容受性的方法之一为电子恒压器试验法,结果较准确,但具有侵入性,检查带来的不适甚至痛苦难以被患者接受;另一种方法为负荷试验,包括饮水及营养液体试餐试验,其简便易行,无侵入性,而且较恒压器更接近生理状态,但其操作方法无统一标准,影响因素众多,准确性较差。B 超水负荷试验在评价近端胃功能中具有重要作用。

由于胃排空及胃容受性的检测操作较为复杂,对实验室技术要求高,难以在临床上常规开展,所以不推荐其为临床常规检查项目。但当 FD 与胃轻瘫鉴别困难时,可考虑行上述检测,帮助明确诊断。

5. 心理评估　心理评估对经验治疗无效的患者后续治疗方案的制订有重要参考价值,故对疑诊心理障碍如焦虑和/或抑郁者,建议仔细询问环境因素及应激生活事件、情感状态,必要时进行相关心理量表测评。

(四)诊断要点

主要结合症状以及排除性辅助检查来确诊。FD 症状的灵敏度和特异度有限,对消化不良患者的评估包括症状频率和严重程度,心理状态,有无报警症状等。症状频率和严重程度的评估有助于客观判断患者生命质量的受影响程度及疗效的判断,需要注意的是 FD 为排他性诊断,需排除各种器质性疾病所引起的消化不良症状,因此对消化不良的患者应进行详细的病史询问和全面体格检查,如有报警症状的患者应进行内镜检查及相关实验室检查、影像学检查,以排除器质性和代谢性疾病。

1. 可有上腹痛、腹胀、早饱、嗳气、恶心、呕吐等上腹部不适症状,至少持续 4 周,或 12 个月中累计超过 12 周。

2. 内镜检查未发现胃和十二指肠溃疡、糜烂,肿瘤等器质性病变,未发现食管炎,也无上述病史。

3. 实验室检查、B 超检查、X 线检查排除肝胆胰等消化系统疾病。

4. 无糖尿病、肾脏病、结缔组织病及精神病的疾病及无腹部的手术史。

（五）诊断标准

我国应用罗马Ⅳ标准诊断功能性消化不良。

1. 包括以下 1 项或多项　①餐后饱胀不适；②早饱不适感；③上腹痛；④上腹烧灼感。

2. 无可以解释上述症状的器质性疾病的证据（包括胃镜检查）

诊断前症状出现至少 6 个月，近 3 个月符合以上诊断标准。

3. FD 分型诊断标准　FD 分为餐后不适综合征（PDS）及上腹痛综合征（EPS）2 个亚型，且可以重叠出现。

PDS：必须具有以下 1 或 2 项症状，餐后饱胀不适（影响日常生活）；早饱（不能完成进食餐量）。常规检查（包括影像、生化及内镜）未发现器质性、系统性或代谢性疾病，诊断前至少 6 个月病程，近 3 个月存在症状，每周至少 3 天。

支持诊断条件：①可伴有上腹痛或上腹烧灼感；②上腹胀气、过度嗳气、恶心；③呕吐考虑其他疾病；④胃灼热不是消化不良症状，但可共存；⑤排气或排便后缓解通常不考虑为消化不良；⑥GERD 和 IBS 等也可引起消化不良症状，其可能和 PDS 是共存关系。

EPS：必须具有以下 1 或 2 项症状，上腹痛（影响日常生活）；上腹烧灼感（影响日常生活）。常规检查（包括影像、生化及内镜）未发现器质性、系统性或代谢性疾病，诊断前至少 6 个月病程，近 3 个月存在症状；每周至少 1 天。

支持诊断条件：①疼痛可由进餐诱发或缓解，或空腹时发生；②可发生餐后上腹胀，嗳气，恶心；③呕吐考虑其他疾病；④胃灼热不是消化不良的症状，但可共存；⑤疼痛不符合胆道疾病的标准；⑥排气或排便后缓解通常不考虑为消化不良；⑦GERD 和 IBS 等也可引起消化不良症状，其可能和 EPS 是共存关系。

4. FD 诊断相关因素　精神心理因素影响 FD 患者的就医行为，精神心理状态与 FD 的症状频率、严重程度和就医模式有一定相关性。伴有心理障碍的患者往往就医较频繁。个性特征和应对方式导致患者表现出更多的心理障碍及消化道症状。最可能影响患者就医的因素是症状的严重程度和患者对消化不良的认知程度，即患者对这些症状是否由严重疾病所引起的关心程度。焦虑程度可作为独立因素影响消化不良患者就医行为。

（六）鉴别诊断

1. 慢性胃炎　两者均可出现上腹部饱胀不适、疼痛，早饱等症状，但慢性胃炎是一个病理学的概念，胃镜和胃黏膜病理检查，可发现胃黏膜充血、水肿、糜烂或萎缩性改变；显微镜下可见到慢性炎症改变和/或固有腺体减少等。

2. 消化性溃疡　两者均可出现上腹部疼痛，但钡餐及胃镜检查可见明显胃和/或十二指肠的溃疡病灶。

3. 胃癌　两者均可出现上腹部疼痛、胀满等消化不良症状，但胃镜检查胃癌患者可见隆起、溃疡或弥漫性的癌肿病灶，病理检查可见癌细胞的浸润。

4. 继发性消化不良　继发性消化不良指患者有明确的器质性或代谢性疾病引起的消化不良症状，这些疾病通过传统的诊断方法可以确定，随着原发病的改善或控制，消化不良症状也会随之好转或消失。包括食管、胃和十二指肠的各种器质性疾病，各种肝胆胰的疾病,由全身或其他系统性疾病引起的消化道症状如糖尿病、肾病、风湿免疫类疾病和神经精神类疾病,药物如 NSAID 引起的症状等。由于可引起消化道症状疾病繁多,全面的辅助检查,对于 FD 的诊断显得尤为重要。通过传统诊断方法不能明确解释消化不良症状原因的患者,被归为 FD。

5. 胃轻瘫 最具有区别的一点是胃排空延迟,更复杂的是 20%~25% 的 FD 患者也有胃排空延迟的情况。胃轻瘫是指以胃排空延缓为特征的临床症候群。主要表现为早饱、餐后上腹饱胀感、早饱、腹痛、恶心以及干呕或呕吐,所有症状都可在 FD 患者中出现,可以发生于胃部手术后,还可以见于其他的腹部手术后;而功能性消化不良,是一种功能性胃肠道病变,经检查后患者并不存在器质性疾病,往往也会出现上腹痛、上腹灼热感、餐后饱胀或早饱等,还会伴有一系列的精神症状,比如失眠、焦虑、头痛等。通过胃排空试验测定、胃内测压等,就可以进行鉴别。

6. 胰胆疾病 胆石症可以出现餐后疼痛、腹胀,慢性胰腺炎和胰腺癌均可出现腹胀、食欲减退,B 超、CT、ERCP 等检查可资鉴别。

二、辨证

(一) 辨证要点

功能性消化不良的证候包括痞满、胃脘痛和嘈杂。

1. 痞满 主见于餐后不适综合征型消化不良,本证临床需辨别虚实寒热,痞满以不能食,或食少不化,大便利者为虚,能食而大便闭者为实;痞满时减而喜按者为虚,痞满无时,或兼有疼痛拒按者为实。脉弦急而滑,骤然胸中痞闷,乃肝气与食滞而成,为实;脉弦,或沉弦,或涩,或虚大无力,气口为甚,此日久脾胃受伤,或过服克伐药物所致,为虚;胸膈痞闷而寸口脉沉滑、或迟滑者,为有停滞,为实。舌苔黄腻,黄燥,舌质红,脉滑数,恶心,口苦,口渴喜饮而痞满者为热;舌苔白腻,或薄白,舌质淡,脉沉迟、沉涩,口不渴或渴不思饮而痞满者为寒。

2. 胃脘痛 主见于上腹痛综合征型消化不良,临证需分清寒热,辨别虚实与气血的不同。

辨寒热:寒性凝滞收引,故寒邪犯胃之疼痛,多伴脘腹胀满拒按,纳呆,苔白,脉弦紧等症。脾胃阳虚之虚寒胃痛,多见隐隐作痛,喜暖喜按,遇冷加剧,四肢不温,舌淡苔薄,脉弱等症。热结火郁,胃失通降的胃痛,多伴烦渴思饮、恶热喜凉、溲赤、便结、苔黄少津、脉象弦数等症。

辨虚实:胃痛而胀,大便秘结不通者多实;痛而不胀,大便不秘结者多虚;喜凉者多实,喜温者多虚;拒按者多实,喜按者多虚;食后痛甚者多实,饥则腹痛者多虚;脉实气逆者多实,脉虚气少者多虚;痛剧而坚,固定不移者多实,痛徐而缓,痛处不定者多虚;新病体壮者多实,久病体衰者多虚;用补法治疗不效者多实,用攻法治疗加重者多虚。

辨气血:胃痛有在气在血之分。一般初病在气,久病在血。凡病属气分者,多见既胀且痛,以胀为主,痛无定处,时作时止,聚散无形,此乃无形之气痛。凡痛属血分者,多见持续刺痛,痛有定处,舌质紫暗,此乃有形之血痛;其他如食积、痰阻,亦属有形疼痛之列。

3. 嘈杂 主见于反流型消化不良,林珮琴《类证治裁·嘈证》认为:"若胃过燥,则嘈杂似饥,得食暂止,治当以凉润养胃阴,或稍佐微酸;若热病后胃津未复,亦易虚嘈,治当以甘凉生胃液,或但调其饮食;若胃有痰火,或恶心吞酸,微烦少寐,似酸非酸,似辣非辣,治宜温通;

但由脾胃饮食不化,吐沫嗳腐,治宜健运。"

（二）辨证分型

1. 脾虚气滞证

主症:①脘腹痞闷或胀痛;②食少纳呆。

次症:①面色萎黄;②嗳气;③疲乏无力;④大便稀溏。

舌脉:舌质淡,苔薄白,脉细弦。

2. 肝胃不和证

主症:①胃脘痞满;②两胁窜痛,情志不遂易诱发或加重。

次症:①嗳气;②口干口苦;③胃灼热泛酸;④急躁易怒。

舌脉:舌质红,苔白,脉弦或弦细。

3. 脾胃湿热证

主症:①脘腹痞满或疼痛;②食少纳呆。

次症:①头身困重;②口苦口黏;③大便不爽而滞;④小便短黄。

舌脉:舌质红,苔黄厚腻,脉滑。

4. 脾胃虚寒证

主症:①胃寒隐痛或痞满;②喜温喜按。

次症:①泛吐清水;②食少纳呆;③神疲倦怠;④手足不温;⑤大便溏薄。

舌脉:舌质淡,苔白,脉细弱。

5. 寒热错杂证

主症:①胃脘痞满或疼痛;②胃脘嘈杂不适;③胃脘喜温怕冷。

次症:①嗳气;②胃脘灼热;③口干口苦;④大便稀溏。

舌脉:舌质淡,苔黄,脉弦细或弦滑。

证候诊断:具备主症2项,加次症1项;或主症第1项,加次症2项。结合舌脉,即可诊断。

FD临床常可2种证型同现,如肝胃不和并脾胃虚弱,可称为脾虚气滞证;以上证型也可以兼夹食积、痰湿或血瘀,临证当以辨主证为主。

【治疗】

一、治疗原则

改善症状,减少复发,提高生活质量。

二、西医治疗

FD发病的病理生理机制与多种因素有关,目前尚无标准治疗方案。根据罗马Ⅳ标准及《中国功能性消化不良专家共识意见（2015）》,其治疗主要包括药物治疗、非药物治疗两个方面。

（一）一般治疗

对于FD患者首要的是安慰、教育指导及沟通,帮助患者认识、理解病情,指导其改善生活方式、调整饮食结构和习惯,去除可能与症状发生有关的发病因素,提高患者应对症状的能力。避免刺激性食物和药物,避免辛辣、肥腻、冷硬食物,避免高脂饮食、咖啡、吸烟、酒和非甾体抗炎药(NSAID)。对早饱、餐后腹胀明显者,建议少食多餐。

饮食调整有助于改善 FD 症状。已有研究提示某些食物或食物添加剂能够导致或加重 FD 患者的症状,如粗粮、高脂饮食、刺激或辛辣食物、碳酸饮料、乙醇和浓茶等。有的食物则可能有助于减轻症状,如米饭、面包、酸奶、蜂蜜、冰糖、苹果等。进餐方式和进餐是否规律也可能影响消化不良症状。研究显示,不规律进餐和快速进餐是导致 FD 患者症状的危险因素,来自中国的一项研究结果提示,不吃早餐、多餐、食用甜食和产气食物是诱发 FD 的危险因素,其中辛辣食物与 EPS 相关,而甜食和产气食物与 PDS 关系更密切。

(二)药物治疗

1. 抑酸药物 质子泵抑制剂(proton pump inhibitor, PPI)或 H_2 受体拮抗剂(H2RA)可作为 FD 尤其是 EPS 患者的首选经验性治疗药物。西方国家的研究发现部分 FD 患者存在病理性胃食管酸反流,非糜烂性胃食管反流病(non-erosive gastroesophageal reflux disease, NERD)和 FD 重叠现象常见。

常用的 PPI 包括奥美拉唑、兰索拉唑、泮托拉唑、艾司奥美拉唑及雷贝拉唑;常用的 H_2RA 包括西咪替丁、法莫替丁和雷尼替丁。PPI 与 H_2RA 的疗效部分与抑酸机制有关,部分与抑酸外的机制有关,如 PPI 被证实可以显著下调嗜酸性粒细胞趋化因子的基因表达,抑制嗜酸性粒细胞趋化因子的释放,在 FD 患者则可能改善十二指肠嗜酸性粒细胞过多的情况。2015 年中国 FD 共识中对抑酸药物的使用作了说明,推荐 H_2RA 和 PPI 的治疗疗程一般为 4~8 周,如症状改善不理想,应考虑调整治疗药物。

2015 年日本消化病学会制订的 FD 指南认为,PPI 和 H2RA 均可有效改善 FD 症状,两者疗效相当。在控制 FD 症状方面,大剂量 PPI 治疗并不优于标准剂量。长期大剂量 PPI 应用并不能增加疗效,反而增加小肠细菌过度生长等药物不良反应的风险。推荐 PPI 治疗 FD 的剂量为标准剂量,PPI 治疗对表现为 EPS 亚型的 FD 患者有显著疗效,而对动力障碍为主的 FD 患者疗效不佳,因此对 PDS 患者不推荐首选 PPI 制剂。PPI 制剂不良反应可包括便秘、腹泻、恶心、转氨酶升高、总胆红素升高、头痛、失眠、皮疹等。

2. 促动力药 由于相当部分 FD 患者存在胃排空延迟和胃容受性舒张功能下降,因此促动力药物是 FD 治疗中的重要药物,主要包括多巴胺 D2 受体拮抗剂、5-HT 受体激动剂等。促胃肠动力药可作为 FD 特别是 PDS 的首选经验性治疗,促动力药物治疗疗程一般为 2~8 周,有助于缓解 FD 患者上腹胀、早饱等进餐相关的上腹部症状。

多潘立酮(domperidone)是一种多巴胺 D2 受体拮抗剂,主要作用于周围神经系统,但在 FD 中的有效性数据非常有限,推荐剂量为每天 3 次,每次 10mg;伊托必利(itopride)也是一种多巴胺 D2 受体拮抗剂,其既可阻断多巴胺 D2 受体,又可抑制乙酰胆碱酯酶活性,其在大部分研究中对缓解 FD 症状的效果优于安慰剂组,推荐剂量为每天 3 次,每次 50mg;莫沙必利为一种 5-HT 受体激动剂,因其心血管不良反应小,可用于 FD 治疗,推荐剂量为每天 3 次,每次 5mg;在其他不同国家可以使用的促动力剂包括氯波必利、西尼必利等。在国内应用较多的促动力药物主要是多潘立酮、莫沙必利和伊托必利。消化道出血、机械性肠梗阻、穿孔、心肝肾功能不全者慎用。

3. 胃底舒张药物　胃容受性功能受损是 FD 症状产生的一个重要病理生理机制,其被作为新的治疗靶点,可通过激活 5-HT1A 受体、抑制胆碱能神经松弛近端胃而改善。5-HT1A 受体激动剂坦度螺酮(tandospirone)及丁螺环酮(buspirone)的临床研究显示其对 FD 的疗效优于安慰剂。丁螺环酮每日 3 次,每次 10mg 的治疗对 PDS 症状,尤其是餐后饱胀、早饱的改善效果明显。也有研究证实坦度螺酮可以改善上腹痛不适感。其他松弛胃底的药物包括治疗偏头痛的曲坦类药物如舒马曲坦,阿考替胺(acotiamide)是一种胆碱酯酶抑制剂,具有松弛胃底作用,可同时加快胃排空速度及增加胃的容受性,其在日本批准用于 FD 治疗,值得注意的是,该药物对 PDS 有效而对 EPS 无效。

4. 中枢作用药物　FD 患者常伴有焦虑、抑郁等精神心理障碍,精神药物特别是抗抑郁药,也常被用于功能性胃肠病治疗。有研究表明,精神药物治疗 FD 能明显改善症状,精神心理治疗对伴有焦虑抑郁的 FD 患者有效。普遍认为中枢作用药物除了抗抑郁、焦虑作用外,还可通过提高内脏感觉阈值、调节中枢的痛觉传导通路、调节激素水平等改善 FD 症状。目前为止最大规模的研究来自北美,结果提示与安慰剂相比,小剂量三环类药物阿米替林(amitriptyline)治疗 FD 有效,而足量的 5-HT 再摄取抑制剂艾司西酞普兰则无效,三环类药物仅对上腹痛症状有效,而对 PDS 症状无效。对伴有抑郁、焦虑等心理因素 FD 者,可采用心理及如三环类药物阿米替林及 5-HT/去甲肾上腺素再摄取抑制剂治疗。宜从小剂量开始,并注意药物的不良反应。建议在专科医师指导下服用。

米氮平(mirtazapine)是一种可以对多种神经递质受体产生作用的抗抑郁药物,研究发现其对于伴有体重下降的 FD 患者有明显效果,除了可以增加体重外,也可以改善早饱、恶心等症状。对于 FD 患者是否给予抗焦虑抑郁治疗应有针对性地选择。如患者的焦虑抑郁症状比较明显,应建议患者咨询精神心理科医师,进行更专业的治疗。

5. 以肠道菌群为靶点的药物　益生菌被广泛用在功能性胃肠病的辅助治疗中,日本对 FD 患者的研究发现,与安慰剂相比,使用格氏乳杆菌(lactoba cillus gasseri OLL2716)治疗组症状改善。另一项日本的研究发现,有上消化道症状的成人饮用含有双歧杆菌的牛奶(bifidobacterium bifidum YIT10347)虽然不能加快胃排空,但可改善各种餐后不适症状及上腹痛症状。中国香港的一项研究表明,与安慰剂组相比,每日 3 次、每次 400mg、持续 8 周的利福昔明治疗可使 FD 患者症状得到缓解,其中嗳气、腹胀和餐后饱胀感缓解最明显。利福昔明主要被认为通过发挥抗炎作用,来缓解 FD 症状。

6. 消化酶制剂　可作为 FD 的辅助治疗,消化酶制剂有助于食物的消化吸收。复方消化酶制剂能有效缓解 FD 患者的症状,常用的消化酶制剂有复方消化酶胶囊、米曲菌胰酶片、复方阿嗪米特肠溶片、胰酶肠溶胶囊等。

7. 精神心理治疗　对伴有焦虑抑郁的 FD,精神心理治疗可明显改善患者焦虑、抑郁状态,并可使患者生活质量得到一定程度改善。国内有研究显示,认知行为治疗联合常规药物治疗对 FD 症状改善的总体有效率相比单用药物治疗高,且复发率更低。有研究显示睡眠治疗和认知-行为治疗对 FD 患者有效,心理治疗可作为症状严重、药物治疗无效的 FD 患者的补救治疗。

三、中医治疗

功能性消化不良治疗的主要目的是减轻或缓解症状,改善患者生活质量;而调整饮食结构和调节情志则是常用的基础治疗。中医治疗首当调理气机、固护脾胃，以健脾理气为基本大法。初期病变以邪实为主，当以祛邪为法，辨证施以理气消胀、消积导滞、化痰祛湿、活血化瘀等法；后期病变以虚实夹杂或正虚为主，治予健脾兼以理气、消食、化湿，祛瘀等治疗。对于寒热错杂者，当施以辛开苦降之法，辨清寒热之轻重，确定相应治法。

（一）辨证分型治疗

1. 脾虚气滞证

治法：健脾和胃，理气消胀。

代表方：香砂六君子汤（《古今名医方论》）。

常用药：党参、白术、茯苓、延胡索、陈皮、广木香、砂仁、炙甘草。

加减：头晕心悸者，党参改为人参，加白芍、阿胶益气补血；脘腹胀满者，加苏梗理气消胀；饮食积滞者，加焦三仙、莱菔子消食化积；兼脾虚下陷者，选用补中益气汤加减。

2. 肝胃不和证

治法：理气解郁，和胃降逆。

代表方：柴胡疏肝散（《景岳全书》）。

常用药：柴胡、枳壳、川芎、香附、苏梗、白芍、陈皮、法半夏、生甘草。

加减：嗳气、呕恶、反胃之肝郁气逆者加旋覆花、生赭石、沉香降逆和胃；纳呆、食少之饮食积滞严重者，加神曲、枳实、槟榔消食导滞；嘈杂吞酸者，加黄连、吴茱萸清肝泻火；胃痛甚加延胡索。

3. 脾胃湿热证

治法：清热化湿，理气和胃。

代表方：连朴饮（《霍乱论》）。

常用药：黄连、姜厚朴、石菖蒲、法半夏、黄芩、陈皮、芦根、茵陈、薏苡仁。

加减：头身沉重者，加通草、车前子利水渗湿；脘腹胀满者，加枳壳、木香理气消胀。

4. 脾胃虚寒证

治法：健脾和胃，温中散寒。

代表方：黄芪建中汤（《金匮要略》）。

常用药：黄芪、桂枝、白芍、生姜、甘草、大枣、炒枳实、砂仁、肉桂。

加减：腹部畏寒者，加吴茱萸、高良姜温中散寒。

5. 寒热错杂证

治法：辛开苦降，和胃消痞。

代表方：半夏泻心汤（《伤寒论》）。

常用药：清半夏、黄芩、黄连、干姜、党参、厚朴、神曲、浙贝母、乌贼骨、生甘草。

加减：腹泻便溏者，加茯苓、炒白术、山药、薏苡仁，健脾渗湿止泻；嘈杂反酸者，加黄连、吴茱萸、煅瓦楞子制酸止痛。

（二）中成药

1. 健脾和胃，理气消胀类

（1）枳术宽中胶囊：健脾和胃，理气消痞。用于胃痞（脾虚气滞），症见呕吐、反胃、纳呆、反酸等,以及功能性消化不良见以上症状者。口服,每次3粒,每日3次,疗程为2周。

（2）香砂六君丸:益气健脾,和胃。用于脾虚气滞,消化不良,嗳气食少,脘腹胀满,大便溏泄。口服,浓缩丸每次12丸,每日3次。

（3）香砂平胃颗粒:健脾,燥湿。用于胃脘胀痛。开水冲服,每次1袋(10g),每日2次。

2. 疏肝解郁,理气和胃类

（1）气滞胃痛颗粒:疏肝理气,和胃止痛。用于肝郁气滞,胸痞胀满,胃脘疼痛。开水冲服,每次5g,每日3次。

（2）越鞠保和丸:疏肝解郁,开胃消食之功效。主治气食郁滞所致的胃痛,症见脘腹胀痛,倒饱嘈杂,纳呆食少,大便不调;消化不良见上述证候者。口服,每次6g,每日1~2次。

（3）胃苏颗粒:理气消胀,和胃止痛。主治气滞型胃脘痛,症见胃脘胀痛,窜及两胁,得嗳气或矢气则舒,情绪郁怒则加重,胸闷食少,排便不畅及慢性胃炎见上述证候者。口服,每次1袋,每日3次,15日为1个疗程。

3. 平调寒热类

荆花胃康胶丸:理气散寒,清热化瘀。用于寒热错杂、气滞血瘀所致的胃脘胀闷疼痛、嗳气、反酸、嘈杂、口苦。饭前服,每次2粒,每日3次。

4. 健脾和胃,温中散寒类

（1）温胃舒胶囊:温中养胃,行气止痛。用于中焦虚寒所致的胃痛,症见胃脘冷痛、腹胀嗳气、纳差食少、畏寒无力;浅表性胃炎见上述证候者。口服,每次3粒,每日2次。

（2）附子理中丸:温中健脾。用于脾胃虚寒,脘腹冷痛,呕吐泄泻,手足不温。口服,大蜜丸每次1丸(9g/丸),每日2~3次。

5. 清热化湿,理气和胃类

（1）胃肠安丸:芳香化浊,理气止痛,健胃导滞。用于湿浊中阻、食滞不化所致的腹泻、纳差、恶心、呕吐、腹胀、腹痛;消化不良、肠炎、痢疾见上述证候者。口服,每次4丸,每日3次。

（2）达立通颗粒:清热解郁、和胃降逆、通利消滞。用于肝胃郁热所致痞满证,症见胃脘胀满、嗳气、纳差、胃中灼热、嘈杂泛酸、脘腹疼痛、口干口苦;动力障碍型功能性消化不良见上述症状者。温开水冲服,每次1袋,每日3次,饭前服用。

6. 健脾消食,理气和胃类

（1）健胃消食口服液:健脾消食。用于脾胃虚弱所致的食积,症见不思饮食,嗳腐酸臭,脘腹胀满;消化不良见上述证候者。口服,每次1支,每日2次。

（2）四磨汤口服液:顺气降逆,消积止痛。用于婴幼儿乳食内滞证,症见腹胀、腹痛、啼哭不安、厌食纳差、腹泻或便秘;中老年气滞、食积证,症见脘腹胀满、腹痛、便秘,以及腹部手术后促进肠胃功能的恢复。口服,每次20ml,每日3次,疗程1周。

7. 行气活血,和胃止痛类

（1）荜铃胃痛颗粒:行气活血,和胃止痛。用于气滞血瘀所致的胃脘痛;慢性胃炎见有上述证候者。开水冲服,每次5g,每日3次。

（2）金胃泰胶囊:行气活血,和胃止痛。用于肝胃气滞,湿热瘀阻所致的急性或慢性胃肠炎,胃及十二指肠溃疡,慢性结肠炎。口服,每次3粒,每日3次。

四、中西医结合治疗

（一）中西结合治疗要点

FD 作为一种反复发作的功能性胃病,起病多缓慢,病程较长,呈持续性或反复发作,现代医学多从制酸药、促动力药、助消化药及根除 Hp 药物等方面进行治疗,其特点是起效快,作用明显,但长期或大量使用上述药物,部分可以引起头痛、周身不适,甚至白细胞减少、血清转氨酶增高等不良反应,并且存在停药易复发。中医药治疗 FD 的疗效虽不如西药迅捷,但疗效稳定,不良反应小,复发率较低,因此在治疗 FD 的过程中,应根据病情和病程,充分把握本病的类型及其发病特点,以发挥中西医各自的优势,进行优势互补。以早饱感、餐后上腹部饱胀不适为主要症状的 PDS,西药首选药物为胃肠动力药,如莫沙必利、伊托必利等以快速消除症状,中药可给予香苏散、柴胡疏肝散理气消胀或香砂六君子汤健脾理气消胀。以上腹烧灼感,上腹痛为主要症状的 EPS,西药首选药物为 PPI、H_2RA 等抑酸剂;中药可给予左金丸合旋覆代赭汤泄肝清热,和胃降逆,半夏泻心汤合旋覆代赭汤辛开苦降,和胃降逆。FD 伴轻、中度抑郁、焦虑症状,可选用氟哌噻吨美利曲辛片治疗,严重者现多用 5-羟色胺选择性再摄取抑制剂(SSRI),如氟西汀、帕罗西汀、西酞普兰、舍曲林及氟伏沙明。可联用柴胡加龙骨牡蛎汤,加味逍遥散、柴胡疏肝散等方药加减。

（二）中医辨证与西医辨病结合

1. 西医分型与中医辨证分型的关系 据国内 2 118 例 FD 资料统计,功能性消化不良以气滞型最为多见,占 38%,其余依次为虚寒型(36%)、热郁型(15.8%)、阴虚型(6.3%)、瘀血型(3.9%),因此以疏肝理气为 FD 的基本治法是有临床依据的。

对功能性消化不良的病因病机进行深入研究,认为 FD 发病与肝、脾、胃三脏密切相关。脾虚是发病的基础,肝郁是发病的中间环节,胃气不降是导致症状的原因。即以脾虚为本,气滞、血瘀、食滞、痰湿为标,脾虚气滞为基本病机;也有以肝郁为核心,将本病分为肝郁气滞、肝郁胃热、肝郁湿阻、肝郁脾虚、肝郁阴虚等,肝郁为发病的中心环节,治疗重视疏肝解郁。综合以上观点,疏肝、健脾、降胃是中医治疗功能性消化不良的三大法则。

2. 微观辨证 在中医学宏观辨证理论的指导下,吸收现代科学技术的检测手段,借助微观辨证,深化和扩展中医学四诊,尤其是望诊的内容,能更好地识别疾病的本质。内镜下胃黏膜相辨证:若胃黏膜颜色苍白、或红白相间、黏膜变薄等,证属脾胃虚弱;而表现为颗粒结节、病理提示肠上皮化生,则为胃络瘀阻;若胃黏膜呈樱桃红或绛色、血管纹紫红色、呈网状样显露,多为胃热;若胃黏膜呈暗红色、血管纹暗红、呈树枝样显露、黏膜薄、呈颗粒样或结节样增生,多属胃络瘀滞。

（三）具有助消化,促动力,抗幽门螺杆菌作用的中药研究

1. 助消化中药 焦三仙,即焦麦芽、焦山楂、焦神曲。麦芽中富含淀粉分解酶、转化糖酶、脂化酶、维生素 B 等,有良好的助消化作用;山楂能增强消化酶的功能,促进脂肪分解和消化;神曲为全麦粉和其他药物混合后经发酵而成的加工品,实验表明可促进小肠蠕动,促进小肠消化和吸收,有调节肠道菌群、增强胃动力作用。

木瓜：是酶类化学性消化药。王好古云："木瓜，去湿和胃，滋脾益肺，治腹胀善噫，心下烦痞。"现代药理研究，木瓜中含有一定量鞣质，具有镇痛抗炎作用；木瓜蛋白酶可辅助治疗胃肠疾病；多种水溶性维生素能提高机体抵抗力。

2. 促动力中药　具有中医"降"功能作用的药物，按照改善胃脘痞满症状作用的大小，将其分为 3 类，一线药主要有枳实、苏梗、陈皮、刀豆子、旋覆花、代赭石等；二线药主要有秦艽、威灵仙；三线药主要为黑丑、白丑。

木香：芳香气烈而味厚，为通利腑气要药。临床研究也证实槟榔、木香、大腹皮通过促进胃排空或者肠道传输，对 FD 胃肠动力异常具有很好的改善作用。

枳实：主要含有黄酮类（如橙皮素、橙皮苷）、生物碱类（如 N-甲基酪胺、辛弗林）、挥发油（如 a-蒎烯、柠檬烯）及蛋白质等成分。研究表明，枳实中的黄酮类成分可增加胃动素、促胃液素分泌，促进胃的排空和小肠推进作用，进而改善 FD 大鼠胃动力障碍，此功效与白术配伍后可被加强。

厚朴：可以促进胃的排空和小肠推进作用，起效机制可能是通过提高丙氨酸、天冬氨酸和谷氨酸代谢通路中 L-谷氨酸胺的含量，保护胃肠道屏障而改善胃肠动力障碍，

秦艽：河北蔡春江由"风性主动"受启发，认为气机阻滞可选用祛风湿药治疗，秦艽辛、苦、平，归胃、大肠经，兼肝胆经。功能：散风除湿，通络舒筋，兼能利二便，导湿热外出。是促进胃肠动力物理性消化药，其走窜之性可促进胃肠蠕动。秦艽提取物龙胆总苷具有清肝泄热、通降胃气功效，秦艽中所含龙胆总苷比龙胆草多 3 倍，现代药理研究，其具有明显的促胃固体及液体排空作用，并能对抗阿托品引起的胃排空延迟，可起到健胃、促胃动力作用。

威灵仙：辛、咸、温，归膀胱经。功能：祛风湿，通经络，兼可消痰水。主治：痰饮积聚。《海上集验方》言威灵仙"去众风，通十二经脉"。实验得出结论，威灵仙具有镇痛和调节胃肠功能作用。威灵仙消痰水，有逐饮作用，有镇痛作用，把该药作为胃动力药来用，对于舌质暗红，苔厚腻者有效。

徐长卿：主要成分为丹皮酚，具有抗炎镇痛等作用。FD 反复发作，病程较长，中医认为"久病入络"，徐长卿为散寒通络之品，络通则血畅，兼可健脾升清。

牵牛子：别称黑丑、白丑，味苦，性寒，有毒，归肺、肾、大肠经。治胃中有停饮。本品与甘遂功能相近，毒副作用较小，多用于胃脘膨闷胀饱。本品苦寒峻下，能通利二便，下气行水，消痰涤饮。对人体有毒性，剂量过大除直接引起呕吐、腹痛、腹泻与黏液血便外，还可刺激肾脏，引起血尿，重者可损及神经系统，发生语言障碍、昏迷等。《中华人民共和国药典》（2020 年版）规定用量为 3~6g。一般常用黑、白丑各 2g。

3. 具有抗幽门螺杆菌作用的中药　往往为具有中医"清"功效作用的药物。

清热燥湿药：常用黄连、黄芩、黄柏、大黄。应用指征：舌黄苔腻，胃镜象表现为水肿、分泌物多且黏稠。药物的选择：黄连偏清中焦之热，黄芩偏清上焦之热，黄柏偏清下焦之热。（生）大黄入血分偏清胃肠积热，对于血分有热致胃黏膜糜烂，出现离经之血者有效。

清热解毒药：常用连翘、蒲公英、虎杖。应用指征：舌质红，或暗红，胃镜象表现黏膜充血、糜烂。药物的选择：连翘偏入血分；蒲公英入肝经，有疏肝气作用，肝胃郁热时应用；虎杖有活血、通腑之效。

4. 健脾类中药

党参：含有党参多糖、党参苷、植物甾体、生物碱类、黄酮类及木脂素类等多种化合物。

党参的水提取物(主要为党参多糖)能显著增加肠道 5-羟色胺水平,降低血管活性肠肽水平,进而逆转便秘小鼠(地芬诺酯所致)小肠蠕动减缓情况,具有促进胃肠蠕动作用。此外,党参还能改善肠道菌群紊乱状态,增强免疫力。

干姜:主要化学成分有挥发油类,如姜烯、水芹烯、姜辣素、姜酮、姜醇等,还含有氨基酸、糖苷类和多种维生素。具有抗菌、抗氧化、止呕、抗晕动病等药理作用。

甘草:主要含有三萜类(如甘草酸、甘草甜素)、黄酮类(如甘草黄酮、甘草素)、香豆素、生物碱及氨基酸等物质。有抗炎、免疫调节、抗肿瘤等作用。

白术:主要化学成分为挥发油(如苍术酮、苍术醚)、白术多糖及白术内酯Ⅰ-Ⅳ等内酯类化合物,实验发现白术能双向调节胃肠运动,既能抑制乙酰胆碱兴奋刺激后的肠管,又能兴奋肾上腺素抑制刺激后的肠管,其中,白术麸炒后偏于抑制胃肠功能,生用则能增强小鼠肠道内的推进作用。此外,白术还能维持肠道内菌群的稳态、增强唾液淀粉酶的活性。

苍术:主要为倍半萜类、烯炔类、三萜及甾体类、芳香苷类等;药理活性研究表明,这些成分具有保肝、抗菌、抗病毒、抗肿瘤、中枢抑制及促进胃肠道蠕动、抗溃疡、抑制胃酸分泌等作用。

桔梗:辛散苦泄,性味平和且善上行,桔梗为气分药而能通利三焦,专入肺经而开提气血,既以上行,又能下气,使清气得宣,则浊气自下行,对于兼见肠鸣腹胀、二便不利的 FD 有良效。

5. 治疗 FD 常用对药及复方研究

桔梗-枳壳:桔梗"开肺气,载药上行",枳壳降气除胀,宽胸利膈。两者一升一降,一宣一散,对治疗中焦气机不畅所致的脘腹胀满疗效肯定。

石菖蒲-郁金:石菖蒲为芳香开窍、健脾除湿、宁心安神之药,郁金行气解郁,凉血止痛,两者合用,在治疗腹胀、嗳气方面效果满意。

百合-乌药:即百合乌药汤,出自陈修园《时方歌括》,现代药理研究,乌药提取液中所含的物质,可兴奋胃平滑肌和幽门运动,增强胃窦运动,影响胃排空。百合甘润微凉,清热透邪;乌药辛温,行气止痛。一凉一温,一升一降,润而不滞,辛而不燥,对治疗胃脘痛效果良好。

黄连-吴茱萸:即左金丸,清肝泻火、和胃降逆、制酸止呕。现代药理研究证实其对胃黏膜有保护作用,并对胃肠道有明显的调节作用。

浙贝母-海螵蛸:即乌贝散,制酸止痛,收敛止血。方中乌贼骨为吸着性抗酸药,有保护、修复黏膜作用;浙贝母可抑制腺体的分泌,有抗溃疡、镇痛的作用,多应用于胃痛反酸及胃、十二指肠溃疡等。

代赭石-旋覆花:旋覆花苦降辛散,中医认为诸花轻升,唯旋覆花独降,能下气消痰涎,降逆除噫气,代赭石苦寒质重,重镇降逆,平肝泄热,为纯降之品,两药配伍,一花一石,一宣一降,共奏和胃降逆,下气消痞、平肝潜降之功,为治疗胃气上逆的常用药对。

黄连-干姜:黄连苦寒清热燥湿,清热消痞,干姜辛热温中,两者相伍,温清并用,恢复中焦气机健运。

黄芩-白术:黄芩味苦性寒,清热燥湿,白术甘温味厚,正如《本草汇言》言:"白术,乃扶植脾胃,散湿除痹,消食除痞之要药;脾虚不健术能补之;胃虚不纳术能助之。"黄芩与白术配伍温清并用,健脾和胃而安中土。

枳实-厚朴:枳实味苦,性微寒,治湿滞伤中,理气祛湿,厚朴味苦辛温燥,降中有升,除满散结,温可燥湿。两者相伍,去有形实满,散无形湿满,温清并用化湿浊,复中焦气机升降。

白术-枳实:即枳术丸,白术为君,重在健脾益气,以助脾之运化,枳实为臣,行气消痞又能消导积食。白术用量重于枳实一倍,寓消于补之中。

苏叶-仙鹤草:苏叶,辛温能散,用于治疗胸膈不利,气郁结而中满痞塞,《日华子本草》曰其:"补中益气。治心腹胀满,止霍乱转筋,开胃下食。"仙鹤草,《本草纲目拾遗》载其:"消宿食,散中满,下气。"既能健胃补虚,又能清热活血,消痞满。两者相伍,疗效更佳。

合欢花-莱菔子:FD患者多有气郁食积表现,加以合欢花疏肝理气,莱菔子消食和胃,肝脾同调,助升清之机更妙。

五、名医诊治经验

1. 田德禄教授　田老认为五脏论治,独重肝胃,通降胃气,尤重清降,提出运用"清降"理论治疗功能性消化不良,系统提出清降八法:包括清胃降气法、调肝和胃法、清肝和胃法、清胆降逆法、清化湿热法、活血清降法、滋阴清降法、甘平养胃法。强调"胃气壅滞"在FD的病机、治法中的核心地位,重视清降胃中食滞、痰瘀、湿热等有形邪气,创立实痞通(香附、苏梗、陈皮、焦三仙、连翘、炒枳实、生薏仁、清半夏、茯苓),治疗中焦蕴热(湿热证)。在清郁热的同时,配以温行脾胃之品以"扶中"。同时强调关注胃病治疗中的肝气因素,肝气横逆多与情志失调有关,常以语言疏导为基础,以疏肝安神清胆为主要治疗方式,用小柴胡汤、温胆汤、越鞠丸等化裁治疗。

2. 冯五金教授　冯教授提出建立整体医学模式论治脾胃病。提出"六位一体"理念治疗功能性胃肠病,即"以调为先、以通为顺、以和为贵、以平为期、以防为主、以人为本","以和为贵"首先强调的是脏腑和谐,其次是天人和谐,还有形神和谐;"以平为期"指根据相应的方法调整人体功能,以达到平和、协调、稳定的状态。冯教授治疗功能性胃肠疾病,坚持主通降、重调理、守平衡、防复发、兼人文五项基本原则;提倡中西医融合,重视消化心身疾病,在病因方面提出"因郁而病"与"因病而郁"观点,提出"四为一体"法整体辨识心身胃肠病。胃肠病的生物学诊断背景为第一要素,精神症状为第二要素(主症),躯体症状为第三要素(次症),心理、行为异常为第四要素(佐证)。综合四要素为心身胃肠病"四为一体"识别法,充分体现了中医的整体思想。实现功能性胃肠疾病心身同治,充分体现"整体论治脾胃病"的学术风格。

3. 单兆伟教授　功能性消化不良病机内有中虚气滞,脾胃气机升降失常;外有七情所伤及饮食失节,久成痞痛。中虚气滞渐贯始终,气虚乃是言其常,气滞则是言其变,易出现升降失序的症状,治疗应掌握证治规律,在顾护脾胃气机的基础上,方药力求精简平和,刚柔并济,复调升降,用药应补而不滞、温而不燥、滋而不腻,使气机有序,而痞满消除。对肝胆不舒患者,酌用百合花、佛手花,可起疏肝理气之功;对胃气不降之胃脘痞满,呃逆不止,食欲不佳,舌苔白腻,脉象弦细而数者,选用枳壳、木香等理气止痛药物;若疼痛连胁者,可酌加制香附、延胡索;若胃痛日久,胃镜下呈黏膜充血或糜烂样改变,可酌加丹参改善胃黏膜血流,加用三七粉保护胃黏膜,有助于受损胃黏膜的修复。可以花类药与子类药并用,如莱菔子消食除胀、决明子利水通便,起疏流清源之意。

4. 李乾构教授　功能性消化良是胃动力障碍性疾病,多因饮食不节和情志所伤,脾胃纳运失司,形成食积、湿热、痰瘀、气滞等病不同病理性产物,从而阻滞中焦气机,脾胃升降失司,导致胃肠功能紊乱。脾虚气滞为基本病机,且贯穿于本病的始终。以健脾理气法为基本治法,治疗胃病多从脾虚论治,治以健脾益气,在四君子汤健脾益气的基础之上,或燥湿化痰、或疏肝理气、或清热化湿、或养血活血、或润肠通便、或消食导滞,使补而不滞、补不碍胃。提出"甘淡"是补脾阴的药味,常用的怀山药、薏米、茯苓、扁豆、莲肉、芡实等,其味都属"甘淡",均系补脾阴之药。甘凉用濡润之品,能滋胃阴而助其降,胃气才不致上逆。

六、中医适宜技术

中医外治法治疗 FD 行之有效,主要包括针灸、穴位贴敷、中药热熨法等。

1. 针刺疗法

实证:以足厥阴肝经、足阳明胃经穴位为主,以毫针刺,采用泻法;常取足三里、天枢、中脘、内关、期门、阳陵泉等。

虚证:以背俞穴、任脉、足太阴脾经、足阳明胃经穴为主,毫针刺,采用补法。常用脾俞、胃俞、中脘、内关、足三里、气海等。

穴位加减:肝气犯胃者,加期门、太冲;肝气郁结者,加膻中、章门;饮食停滞者,加下脘、梁门;湿热内停者,加内庭、阴陵泉;气滞血瘀者,加膈俞;脾胃气虚者,加脾俞、胃俞;脾胃虚寒者,加气海、关元。

2. 穴位埋线

穴位选择:中脘、天枢、足三里等。

穴位加减:肝胃不和者加肝俞;脾胃虚弱者加脾俞;脾胃湿热者加三焦俞。

操作方法:操作时患者穴位皮肤需常规消毒,用利多卡因在穴位处浸润麻醉,将羊肠线装入消毒的腰穿针中,进针(腹部及背部需向上平刺,下肢需直刺),行提插捻转后,边推针芯边退针管,将羊肠线埋入穴位皮下,外敷无菌敷料,胶布固定。

每周治疗 1 次。

3. 穴位贴敷　用溶剂随证调制不同中药,贴于神阙、中脘、天枢等穴位。

4. 中药热熨法　食盐、吴茱萸、麦麸等炒热,装入布袋中,热熨痛处。

5. 耳穴疗法　取脾、胃、肝、交感、大肠、小肠,按压 10 分钟,每日 2 次,7 日为 1 个疗程。

6. 腹部推拿　顺时针摩腹,揉腹,点中脘、天枢、章门、足三里,搓摩胁肋,推揉胃脘,点按气海、关元,振腹,每次共 25 分钟,隔日 1 次,每周 3 次,连续 4 周。

7. 灸法　患者仰卧位。切厚约 2 分许的生姜 2 片,在中心处回针穿刺数孔,分别置于中脘、神阙上,上置艾炷并点燃,直到局部皮肤潮红为止。每日 1 次,10 日为 1 个疗程。

8. 心理治疗　心理治疗对 FD 的治疗有一定帮助。《景岳全书》云"若思郁不解致病者,非得情舒愿遂,多难取效",叶天士亦强调让患者"怡情释怀"。心理干预治疗在消化不良防治中越来越受到重视,"生物-心理-社会"疾病治疗模式在消化不良治疗中行之有效。

【预防调摄】

FD 是一种良性疾病,其症状虽可反复发作,影响患者生活质量,但并不会危及患者生命,经过科学合理治疗后可达到缓解。加强对生活方式的引导,改变不良饮食习惯,避免过冷过热、过饥过饱,平时注意情绪管理,避免产生紧张、焦虑、抑郁等负面情绪,积极进行健康教育和心理干预,及时调整心情,戒烟戒酒等均可对 FD 发生起到预防作用。

1. 起居 注意生活调摄,起居规律。适度体育锻炼,可以选择太极拳、太极剑、气功等节奏和缓的非竞技体育项目。

2. 饮食调护 超过 30% 的 FD 患者消化不良症状与下列食品有关:碳酸饮料、油炸食品、咖啡、牛奶、奶酪、甜食、豆类、面包及辛辣食物,提示饮食调护对于预防及治疗消化不良具有重要意义。调节饮食习惯,定时、定量用餐,忌暴饮暴食。食用易消化食物,不宜食用产气多食物,如马铃薯、面食、豆类、高脂肪食物等,忌油炸、腌制、烧烤、生冷、辛辣之品。

3. 心理 保持心理健康,可以预防 FD 发生,减轻消化不良临床症状。避免悲观、焦虑情绪,适当参与集体活动,多与他人交流,保证充足的睡眠,学会自我调节及护理。

4. 服药 尽量减少服用引起消化不良的药物,如抗生素、非甾体抗炎药等。

【预后】

虽然 FD 为非致命疾病,但是患者生命质量下降。因症状导致患者缺勤、生产效率降低和占用大量医疗资源,给社会造成一定影响。FD 对患者的生理健康和心理健康均有很大影响。患者的生理功能、生理职能、情感职能、精神健康、社会功能、总体健康得分均随症状严重程度加重而下降。FD 伴体质量减轻者较体质量正常者的抑郁、焦虑情绪和睡眠障碍发生率更高,严重影响患者生命质量,且就诊次数多和医疗耗费高。

总体来说,FD 患者一般预后良好,但症状可反复或间断发作,影响生活质量。

第七节 吞 气 症

【概述】

吞气症,又称神经性嗳气,是指频繁或大量地咽入空气,并在食管下括约肌松弛时从口中排出而嗳气。临床表现为反复发作的连续性嗳气、厌食、上腹饱胀、过度肛门排气等,且症状在夜间可自行缓解。多见于慢性焦虑状态的女性,或者由明显精神因素诱发。

【流行病学】

吞气症多好发于精神压力较大和不良饮食习惯的人群。在全球成人人群中的患病率尚无确切调查资料。国外有关儿童吞气症文献报道美国为 4.2%,斯里兰卡为 7.5%,阿根廷为 5.6%,约旦为 7.0%,国内尚无相关报道。

【病因病机】

一、西医认识

现代医学认为,吞气症是一种功能性胃肠疾病,多以精神因素为起因,以神经失调为病理。目前吞气症病因尚不明确,可能与精神心理因素、饮食习惯、胃肠道疾病等有关。

1. 精神心理因素　精神心理因素是引起吞气症的重要原因,如:压力大、焦虑或抑郁等。

2. 饮食习惯　饮食时,食管上括约肌在吞咽动作时开放,空气进入食管后通过食管蠕动将气体送入胃内,最终引起吞气症。例如:进食时说话、进食过快、进食过多或者儿童哭闹时进餐等不良饮食习惯均可引起吞气症。

3. 胃肠道疾病　如胃炎、胃溃疡等疾病,影响胃肠蠕动,可能与吞气症的发病有一定的关系。

4. 喂养不当　喂奶时,乳头括约肌紧张,导致出奶太慢;或奶头过短甚至凹陷,导致小儿吃奶不易,用力吸吮,则会吸入过多的气体,最终引起吞气症。

5. 其他　如在睡眠时使用持续气道正压通气(CPAP)呼吸机,可能也会导致吞气症发生;如戴有假牙,而假牙松动,也可能会导致吞下更多的空气。

二、中医认识

中医学中无"吞气"之名,根据症状属于中医"嗳气"之范畴。嗳气,《黄帝内经》中又称"噫",《素问·宣明五气》:"五气所病,心为噫。"《景岳全书》认为"噫者,饱食之息,即嗳气也",隋代巢元方《诸病源候论·噫醋候》中记载"谷不消……所以为噫而吞酸",汉代张仲景认为"上焦受中焦气未和……故能噫耳",都指出嗳气的发生与脾胃运化失司,或情志不畅致胃气上逆有关。如脾失健运,清气不升,则胃气不能和降;情志不遂,肝失条达,肝气横逆犯胃,则胃气壅滞,通降不利,胃气上逆,嗳气频作。

【诊断】

一、辨病

(一)临床表现

1. 临床表现为反复发作的连续性嗳气、厌食、上腹饱胀、过度肛门排气等,且症状在夜间可自行缓解。

2. 实验室及其他检查

(1)X线可协助诊断,腹部X线显示胃肠道有大量气体,无液平面。

(2)患者可行血常规、便常规、大便培养、肠道病毒检测,以便于排除其他器质性疾病。

（二）诊断要点

吞气症的诊断主要依靠完整的病史采集和患者有吞咽气体的习惯。典型病例无需作进一步检查，X 线可协助诊断。诊断标准参考自《功能性胃肠病罗马Ⅳ标准》，如下：

必须包括以下所有条件：

1. 每周至少发生数次反复嗳气。

2. 可以客观地观察或检查到吞咽空气。

诊断前症状出现至少 6 个月，近 3 个月满足以上标准。

（三）鉴别诊断

1. 功能性消化不良 患者常表现为上腹疼痛、反酸、嗳气、胃灼热、上腹饱胀、恶心、呕吐、食欲缺乏等，部分患者症状可酷似吞气症，易与吞气症混淆。功能性消化不良患者腹部 X 线正常，吞气症患者腹部 X 线检查显示胃肠道有大量气体，无液平面。

2. 抑郁症、焦虑障碍 需要与抑郁症和焦虑障碍相区别，抑郁症、焦虑障碍患者可伴有吞气动作，但精神症状较显著。

二、辨证

（一）辨证要点

吞气症主要症状为反复嗳气。本病辨证要点在于辨虚实。实证有肝气犯胃和胃寒气逆之分，虚证有气虚、气阴两虚之分。肝胃不和者，嗳气声高亢，伴胸闷懊恼，两胁不舒，发作与情绪有关；胃寒者，多有受凉或饮食生冷病史，嗳气声低沉但有力，伴有胃脘冷痛，喜暖，纳差等症；脾胃气虚者，嗳气声低沉，伴口淡无味，食后脘胀，体倦乏力，舌淡，苔白，脉虚；气阴两虚者，嗳气时作时止，伴有饥而不欲食，口干，舌红少苔或无苔，脉细。

（二）辨证分型

1. 肝气犯胃证

主症：①嗳气频作；②胃脘部胀满。

次症：①情绪抑郁或烦躁易怒；②纳差；③反酸，胃灼热，口苦。

舌脉：舌淡红，苔薄白或薄黄，脉弦。

2. 胃寒气逆证

主症：①嗳气低缓有力；②胃脘部冷痛。

次症：①大便溏稀或完谷不化；②呕吐清水；③食欲缺乏；④畏寒喜暖。

舌脉：舌淡胖，苔薄白，脉弦紧。

3. 脾胃虚弱证

主症：①嗳气声低而缓；②食后脘腹胀满。

次症：①口淡乏味；②纳差；③恶心干呕。

舌脉：舌淡，舌苔薄白或白腻，脉细弱。

4. 气阴两虚证

主症:①嗳气频作;②饥不欲食。

次症:①神疲乏力;②口燥咽干;③恶心干呕;④神疲;⑤肢体倦怠。

舌脉:舌红,苔少,脉细弱。

证候诊断:主症必备,加次症 2 项及以上,结合舌脉,即可诊断。

【治疗】

一、治疗原则

吞气症的治疗目的在于缓解临床症状和预防复发。其治疗原则为病因治疗与对症治疗、西医治疗与中医治疗相结合的全面、持久的综合治疗。

二、西医治疗

西医目前主要采用对症处理,包括药物治疗、行为疗法和心理疗法。具体药物如下:

(一)药物治疗

二甲硅油,25mg/片。适用于胃肠道胀气。口服,成人每次 2 片,每日 3~4 次,餐前和临睡前嚼碎服用。

枸橼酸莫沙必利片,5mg/片。用于缓解胃炎伴有的消化系统症状(胃灼热、早饱、上腹胀、恶心、呕吐)。用法用量:口服,成人通常用量为每次 1 片,每日 3 次,饭前或饭后服。

(二)行为疗法

改变不良的饮食习惯。饮食时细嚼慢咽、避免暴饮暴食、避免吃饭时说话、避免食用容易产生气体的食物。

(三)心理疗法

必要时给予心理疏导。

三、中医治疗

(一)辨证分型治疗

1. 肝气犯胃证

治法:疏肝理气,和胃降逆。

代表方:小柴胡汤(《伤寒论》)合旋覆代赭汤(《伤寒论》)。

常用药:柴胡、黄芩、半夏、党参、旋覆花、代赭石、生姜、大枣、炙甘草、白芍。

加减:心烦易怒者,加佛手、青皮;口干者,加石斛、沙参;畏寒者,加高良姜、肉桂;反酸者,加浙贝母、瓦楞子。

研究发现覆代赭汤能够降低血浆 PAR-2(蛋白酶激活受体-2),从而增加食管下括约肌压力,降低食管下括约肌松弛度。同时能够通过抑制脂多糖、Toll 样受体 4、NF-κB 表达,促进食管黏膜修复。并且可降低促胃液素、SST、胃动素等胃肠激素水平,增强胃动力及促进胃排空。

2. 胃寒气逆证

治法:温中散寒,和胃降逆。

代表方:吴茱萸汤(《伤寒论》)合理中丸(《伤寒论》)。

常用药:吴茱萸、干姜、人参、炒白术、炙甘草、大枣、生姜。

加减:胃寒重者加川椒目和制附片;情志不畅者加柴胡、佛手、香橼。

吴茱萸具有抗炎、止吐、止泻、中枢保护等作用。现代药理学研究发现,理中汤具有促进胃肠道的消化吸收、调节胃肠运动和保护胃黏膜的作用,并且具有过降低血清内毒素、炎症因子水平,从而调节肠道种群的作用。

3. 脾胃虚弱证

治法:健脾益气,和胃降逆。

代表方:调中益气汤(《脾胃论》)。

常用药:黄芪、人参、炙甘草、苍术、柴胡、升麻、陈皮、木香。

加减:胃脘冷胀,四肢清冷者,加附子、桂枝、川椒。

黄芪可增加血清促胃液素、胃动素水平,从而调节胃肠道动力,加强胃排空。苍术可增加血清胃动素、P 物质及生长抑素表达,进而改善脾虚大鼠胃肠动力。研究表明调中益气汤可以改善功能性消化不良,有改善胃肠动力,抗抑郁的作用。

4. 气阴两虚证

治法:益气养阴,和胃降逆。

代表方:麦门冬汤(《金匮要略》)。

常用药:麦冬、生晒参、炙甘草、半夏、大枣、粳米、五味子、生山药、代赭石。

加减:虚火明显者,加知母、玄参、黄柏。

现代药理研究表明麦门冬汤能明显改善慢性萎缩性胃炎病理状态,可用于慢性萎缩性胃炎的治疗,有明显加速胃排空,改善胃肠功能紊乱的作用,能治疗胃排空延迟性疾病。

(二)中成药

1. 消食化积类

(1)保和丸:消食导滞和胃。用于食积停滞,脘腹胀满,嗳腐吞酸,不欲饮食。口服,浓缩丸每次 8 丸,每日 3 次。

(2)大山楂丸:开胃消食,主治食积内停所致的食欲缺乏,消化不良,脘腹胀闷。口服,大蜜丸每次 1~2 丸,每日 1~3 次,小儿酌减。

(3)健胃消食口服液:健脾消食。用于脾胃虚弱所致的食积,症见不思饮食,嗳腐酸臭,脘腹胀满;消化不良见上述证候者。口服,每次 10ml,每日 2 次,在餐间或饭后服用,2 周为 1 个疗程。

2. 疏肝行气类

(1)舒肝平胃丸:疏肝和胃,化湿导滞,用于肝胃不和,湿浊中阻所致的胸胁胀满,胃脘痞塞疼痛,嘈杂嗳气,呕吐酸水,大便不调。口服,每次 4.5g,每日 2 次。

（2）沉香舒气丸：舒气化郁，和胃止痛。用于肝郁气滞、肝胃不和引起的胃脘胀痛，两胁胀满疼痛或刺痛，烦躁易怒，呕吐吞酸，呃逆嗳气，倒饱嘈杂，不思饮食。口服，大蜜丸每次 2 丸，每日 2~3 次。

（3）胃康灵胶囊：柔肝和胃，散瘀，缓急止痛。用于肝胃不和、瘀血阻络所致的胃脘疼痛、连及两肋、嗳气、泛酸；慢性胃炎见上述证候者。口服，每次 4 粒，每日 3 次，饭后服用。

3. 理气和胃类

（1）胃苏颗粒：理气消胀，和胃止痛。主治气滞型胃脘痛，症见胃脘胀痛，窜及两胁，得嗳气或矢气则舒，情绪郁怒则加重，胸闷食少，排便不畅及慢性胃炎见上述证候者。口服，每次 1 袋（5g），每日 3 次。

（2）摩罗丹：和胃降逆，健脾消胀，通络定痛。用于胃疼，胀满，痞闷，纳呆，嗳气、胃灼热。口服，大蜜丸每次 1~2 丸，每日 3 次，饭前用米汤或温开水送下。

4. 化湿和胃类

（1）平胃丸：燥湿健脾，宽胸消胀。用于脾胃湿盛，不思饮食，脘腹胀满，恶心呕吐，吞酸嗳气。口服，每次 6g（1 袋），每日 2 次，饭前服用。

（2）木香顺气丸：行气化湿，健脾和胃。用于湿浊中阻、脾胃不和所致的胸膈痞闷、脘腹胀痛、呕吐恶心、嗳气纳呆。口服，水丸每次 6~9g，每日 2~3 次。

5. 清热消痞类

达立通颗粒：清热解郁、和胃降逆、通利消滞。用于肝胃郁热所致痞满证，症见胃脘胀满、嗳气、纳差、胃中灼热、嘈杂泛酸、脘腹疼痛、口干口苦；动力障碍型功能性消化不良见上述症状者。温开水冲服，每次 1 袋，每日 3 次，饭前服用。

6. 温中散寒类

（1）温胃舒胶囊：温中养胃，行气止痛。用于中焦虚寒所致的胃痛，症见胃脘冷痛、腹胀嗳气、纳差食少、畏寒无力；浅表性胃炎见上述证候者。口服，每次 3 粒，每日 2 次。

（2）暖胃舒乐片：温中补虚，调和肝脾，行气活血，止痛生肌。用于脾胃虚寒及肝脾不和型慢性胃炎症见脘腹疼痛，腹胀喜温，反酸嗳气。口服，每次 5 片（0.25g/片），每日 3 次。

四、中西医结合治疗

吞气症病机以胃失和降为主，故治疗上以通、降、和为法。西医 X 线的应用可以辅助诊断吞气症。中西医结合可提高此病治疗效果。

五、名医诊治经验

周焕荣自拟方"下气宣滞饮"加味治疗嗳气症经验，方药：玫瑰花 6g，党参 30g，旋覆花（包煎）10g，代赭石 30g。疏肝健脾、下气宣滞，主治胃气上逆之嗳气、呕吐、呃逆。胸闷不舒加柴胡 10g，香附 20g；心烦失眠加枣仁 40~60g；胃灼热、反酸加煅瓦楞 30g，海螵蛸 20g；腹泻加厚朴 10g。

六、中医适宜技术

针灸治疗适用于各种证型。主穴：内关、中脘、足三里、公孙、脾俞、胃俞。配穴：肝气犯胃者，加合谷、太冲；胃寒气逆者，加关元，辅以隔姜灸或温针灸；脾胃虚弱者，加上、下巨虚，辅以灸法;气阴两虚者,加太溪、肾俞、肺俞。

【预后】

研究发现大部分患者发病有诱因,都经历过精神刺激或负性事件。其中情绪剧烈改变诱发嗳气最为常见,与生活压力、过度劳累,进食相关。同时这些因素也会加重嗳气症状,反之患者自我调整情绪、少食多餐和适当休息对症状的减轻有所帮助。

第八节 上消化道出血

【概述】

上消化道出血(upper gastrointestinal hemorrhage)是指十二指肠悬韧带以上的消化道,包括食管、胃、十二指肠、胃空肠吻合术后的空肠以及胰腺、胆道的急性出血,是常见的急症。短时间内消化道大量出血称急性大出血,常伴有急性周围循环障碍,病死率约为10%。

从病因上,上消化道出血可分为急性非静脉曲张性出血和静脉曲张性出血两类。急性非静脉曲张性出血,包括胃十二指肠消化性溃疡、上消化道肿瘤、应激性溃疡、急性或慢性上消化道黏膜炎症,其他原因有贲门黏膜撕裂综合征、上消化道动静脉畸形等。静脉曲张性出血,大部分是由于肝硬化、门静脉高压所致,临床上往往出血量大,呕出鲜血伴血块,病情凶险,病死率高。

从症状和体征上,可分为慢性隐性出血、慢性显性出血和急性大量出血。其中慢性隐性出血是指肉眼不能观察到的便血,又无明显临床表现,仅化验方法证实粪便隐血阳性。慢性显性出血是指肉眼能观察到鲜红,咖啡色呕吐物或黑色的粪便,临床上无循环障碍史。急性大量出血则是肉眼观察到呕血、黑色粪便或暗红色血便,伴循环障碍和重度贫血,可出现低血压和休克症状。

上消化道出血相当于中医学“血证”范畴,根据出血部位的不同,分属“呕血”“便血”范畴。基本病机归结为火热熏灼和气虚不摄两类。

【流行病学】

美国上消化道出血的发病率为每年(50~150)/10万,每年住院患者400 000例,约有30 000例患者死亡。上消化道出血是急诊室死亡的重要原因,其病死率为3%~16%,是其他急诊入院患者死因的2~6倍,其病死率升高与高龄、严重并发症、低血压、休克、再出血、住院期间出血事件发生的时间相关。尽管近年来非静脉曲张性上消化道出血总的发病率在下降,但急性上消化道出血的老年患者比例在升高,多达70%的急性上消化道出血发生在60岁以上患者中。

我国每年消化道出血住院率约为(50~150)/10万人,约占所有住院患者的1%~2%,老年人多见,中青年患者人数也有上升趋势。其中上消化道出血约占消化道出血患者的70%

以上,其病死率维持在 5%~10% 的高位。消化性溃疡是上消化道出血最主要的原因,占 40%~70%。

【病因病机】

一、西医认识

病因及发病机制

临床上最常见的上消化道出血的病因是消化性溃疡、食管胃底静脉曲张破裂、急性糜烂出血性胃炎和胃癌,这些病因占上消化道出血的 80%~90%。

1. 食管疾病　食管炎、食管溃疡、食管肿瘤、食管贲门黏膜撕裂症、物理/化学性损伤。

2. 胃、十二指肠疾病　消化性溃疡、急性出血糜烂性胃炎、胃血管异常(动静脉畸形等)、胃癌和胃其他肿瘤、急性胃扩张、十二指肠炎和憩室炎、膈疝、胃扭转、钩虫病、胃肠吻合术后的空肠溃疡和吻合口溃疡。

3. 门静脉高压　食管胃底静脉曲张破裂出血、门静脉高压性胃病。

4. 上消化道邻近器官或组织的疾病　①胆道出血;②胰腺疾病累及十二指肠;③胸或腹主动脉瘤破入消化道;④纵隔肿瘤或脓肿破入食管。

5. 全身性疾病在胃肠道表现出血　①血液病:白血病、再生障碍性贫血、血友病等;②血管性疾病;③结缔组织病:血管炎;④应激相关性胃黏膜损伤;⑤急性感染性疾病:流行性出血热、钩端螺旋体病;⑥尿毒症。

二、中医认识

上消化道出血临床上常见吐血和/或黑便症状,可伴有胃痛、胃灼热、反酸、头晕、心悸等症,且以出血为特征性症状,属于中医"血证"范畴,根据出血部位及伴随症状的主次不同可分属"吐血""便血""胃痛""血厥"等范畴。病机可大致归为:外邪侵袭,损伤脉络、七情内伤、嗜食醇酒厚味等导致热盛于内,迫血妄行、血溢脉外,或劳累过度,久病不愈,正气亏虚,气虚不能统摄,或久病入络,血脉瘀阻,血行不畅,血不循经而致出血等。

【诊断】

一、辨病

(一)临床表现

上消化道出血的临床表现取决于出血病变的性质、部位、失血量与速度,与患者的年龄、心肾功能等全身情况也有关。

1. 呕血、黑便和便血　是上消化道出血特征性临床表现。上消化道急性大量出血,可表现为呕血,如出血速度快,呕血的颜色可呈鲜红色。少量出血则表现为黑便、柏油样便。或粪便隐血试验阳性。出血速度过快,在肠道停留时间短,解暗红色血便。

2. 失血性周围循环衰竭 消化道出血因循环血容量迅速减少可致急性周围循环衰竭,多见于短时期内出血量超过 1 000ml 者。临床上可出现头昏、乏力、心悸、冷汗、黑矇或晕厥、皮肤湿冷,严重者呈休克状态。

3. 贫血 慢性消化道出血在常规体检中发现小细胞低色素性贫血。急性大出血后早期因有周围血管收缩与红细胞重新分布等生理调节,血红蛋白、红细胞和血细胞压积的数值可无变化。此后,大量组织液渗入血管内以补充失去的血浆容量,血红蛋白和红细胞因稀释而降低,平均出血后 32 小时,血红蛋白可稀释到最大限度。失血会刺激骨髓代偿性增生,外周血网织红细胞增多。

4. 氮质血症 在大量消化道出血后,血液蛋白的分解产物在肠道被吸收,以致血中氮质升高,称肠源性氮质血症。一般出血后 1~2 天达高峰,出血停止后 3~4 日恢复正常。

5. 发热 大量出血后,多数患者在 24 小时内常出现低热,持续数日至 1 周。发热的原因可能是由于血容量减少、贫血、血分解蛋白的吸收等因素导致体温调节中枢的功能障碍。分析发热原因时要注意寻找其他因素,例如有无并发肺炎等。

(二)实验室及其他检查

1. 实验室检查 急性消化道出血时,重点化验应包括血常规、血型、出凝血时间、大便或呕吐物的隐血试验肝功能及血肌酐、尿素氮等。

2. 内镜检查 是消化道出血定位、定性诊断的首选方法,其诊断正确率达 80%~94%。内镜检查见到病灶后,可取活组织检查,以提高诊断病灶性质的正确性,并根据病变特征判别是否继续出血或再出血的危险性,并行内镜下止血治疗。一般主张在出血 24~48 小时内进行检查。急诊胃镜最好在生命体征平稳后进行,尽可能先纠正休克、补足血容量,改善贫血。胃镜检查可在直视下观察食管、胃、十二指肠球部直至降部,从而判断出血的病因、部位。重复内镜检查可能有助于发现最初内镜检查遗漏的出血病变。

3. X 线钡剂检查 仅适用于出血已停止和病情稳定的患者,对急性消化道出血病因诊断的阳性率不高,多被内镜检查所代替。

4. 放射性核素显像 多用于活动性消化道出血,内镜和 X 线钡剂无法确诊或无法进行内镜检查者。应用放射性核素显像检查法可发现(0.05~0.1)ml/min 活动性出血的部位,其方法是静脉注射 ^{99m}Tc 标记的自体红细胞后作腹部扫描,以探测标记物从血管外溢的证据,创伤小,可起到初步的定位作用,对麦克尔憩室合并出血有较大诊断价值。

5. 血管造影 选择性血管造影对活动性大消化道出血或者血管性病变的诊断及治疗具有重要作用,检出率 40%~60%。根据脏器的不同可选择腹腔动脉、肠系膜动脉造影,出血速率 >0.5ml/min 时,可发现造影剂在出血部位外溢,定位价值较大。但该检查是有创性操作;且有可能发生造影剂过敏、急性肾衰、血栓栓塞等并发症。

(三)诊断要点

1. 确定消化道出血 根据呕血、黑粪、血便和失血性周围循环衰竭的临床表现,呕吐物或黑粪隐血试验呈强阳性,血红蛋白浓度、红细胞计数及血细胞比容下降的实验室证据,可诊断消化道出血,但须除外消化道以外的出血因素。

2. 出血程度的评估和周围循环状态的判断　病情严重度与失血量呈正相关,每日消化道出血 >5ml,粪便隐血试验阳性;每日出血量超过 50ml,可出现黑便;胃内积血量 >250ml 可引起呕血。一次出血量 <400ml 时,因轻度血容量减少可由组织液及脾脏贮血所补充,多不引起全身症状。出血量 >400ml,可出现头晕、心悸乏力等症状。短时间内出血量 >1 000ml,可有休克表现。

当患者消化道出血未及时排除,可通过观察其循环状态判断出血程度。早期循环血容量不足,可有直立性低血压,即由平卧位改为坐位时,血压下降幅度 >15~20mmHg、心率增快 >10 次/min。当收缩压 <90mmHg、心率 >120 次/min,面色苍白、四肢湿冷、烦躁不安或神志不清,则表明有严重大出血及休克。

3. 判断出血是否停止　由于肠道内积血约 3 日才能排尽,故黑便不提示继续出血。下列情况应考虑有消化道活动出血:①反复呕血,或黑粪(血便)次数增多,肠鸣音活跃;②周围循环状态经充分补液及输血后未见明显改善,或虽暂时好转而又恶化;③血红蛋白浓度、红细胞计数与血细胞比容继续下降;④补液与尿量足够的情况下,血尿素氮持续或再次升高。

4. 判断出血部位及病因

(1)病史与体检:在面临纷繁复杂的病因和捉摸不定的出血部位时,病史与体检对于建立良好的临床思维至关重要,基于此,选择恰当的检查方法获得客观证据,才能高效地完成诊断。

(2)胃镜:是诊断上消化道出血病因、部位和出血情况的首选方法,它不仅能直视病变、取活检,对于出血病灶可进行及时、准确的止血治疗。急诊胃镜检查前,需先纠正休克、补充血容量、改善贫血及使用止血药物。如有大量活动性上消化道出血,可先置入胃管,抽吸胃内积血,并用生理盐水灌洗,以免积血影响观察。在体循环相对稳定时,及时进行内镜检查,根据病变特点行内镜下止血治疗,有利于及时逆转病情,减少输血量及住院时间。

(3)影像学:X 线钡剂造影有助于发现上消化道憩室及较大的隆起或凹陷样肿瘤,但在急性消化道出血期间不宜选择该项检查,除其敏感性低,更重要的是可能影响之后的内镜、血管造影检查及手术治疗。当内镜未能发现病灶、估计有上消化道动脉性出血时,可行选择性血管造影,若见造影剂外溢,则是消化道出血最可靠的征象,可立即予经导管栓塞止血。也可选择红细胞标记核素扫描,其优势在于在核素的半衰期内,可以对间歇性出血的患者进行连续扫描。超声、CT 及 MRI 有助于了解肝胆胰病变,是诊断胆道出血的常用方法。

(4)手术探查:各种检查不能明确出血灶,持续大出血危及患者生命,必须手术探查。有些微小病变特别是血管病变手术探查亦不易发现,此时可借助术中内镜检查帮助寻找出血灶。

(四)鉴别诊断

呕吐物或粪便隐血强阳性,血红蛋白、红细胞计数下降常提示有消化道出血,但必须排除消化道以外的出血因素。首先应与口、鼻、咽部出血区别;也需与呼吸道和心脏疾病导致的咯血相区别。

1. 呕血与咯血的鉴别　呕血是消化道出血随呕吐而出,常由消化道溃疡、肝硬化、急性糜烂性出血性胃炎、胆道出血等等引发,呕血前常有上腹部不适、恶心、呕吐等症状,血色暗红,呈咖啡样渣,血中常伴有食物残渣、胃液等胃内容物,可有柏油样便,且在呕血停止后仍持续数天;咯血是肺、气道出血经咳嗽而出,常由肺结核、支气管扩张症、肺炎、肺脓肿、肺癌、心脏病等引发,出血前可有喉部痒感、胸闷、咳嗽等症状,血色鲜红,伴有痰液呈泡沫状,除非将血咽下,否则一般没有黑便,但会持续数天痰中带血。

2. 消化道出血的呕血和黑便　口服动物血液、骨炭、铋剂和某些中药也可引起粪便发黑,应注意鉴别。判别消化道出血的部位:呕血和黑便多提示上消化道出血,血便大多来自下消化道。上消化道大出血可表现为暗红色血便,如不伴呕血,常难以与下消化道出血鉴别,应在病情稳定后行急诊内镜检查。下消化道出血:一般为血便或暗红色大便,不伴呕血。右半结肠出血时,粪便颜色为暗红色;左半结肠及直肠出血,粪便颜色为鲜红色。在空回肠及右半结肠病变引起小量渗血时,也可有黑便。

3. 出血病因和部位诊断　消化性溃疡患者多有慢性、周期性、节律性上腹疼痛或不适史。服用非甾体抗炎药(NSAID)或肾上腺皮质激素类药物或处于严重应激状态者,其出血可能为急性胃黏膜病变。有慢性肝炎、酗酒史、血吸虫等病史,伴有肝病、门静脉高压表现者,以食管胃底静脉曲张破裂出血为最大可能。应当指出的是,肝硬化患者出现上消化道出血,有一部分患者出血可来自消化性溃疡、急性糜烂出血性胃炎、门静脉高压性胃病。45岁以上慢性持续性粪便隐血试验阳性,伴有缺铁性贫血、持续性上腹痛、厌食、消瘦,应警惕食管癌、胃癌的可能性。此外,糜烂性食管炎、食管憩室炎、食管贲门黏膜撕裂也可造成上消化道出血。

(五)并发症

1. 失血性休克　上消化道出血往往伴有血容量减少引起的急性周围循环衰竭,可出现头晕、心悸、出汗、恶心、口渴、黑矇、晕厥和休克。

2. 肝性脑病　毒性产物透过通透性改变的血脑屏障进入脑部,导致大脑功能紊乱,表现为神经系统和精神异常。

3. 老年人上消化道出血常见并发症为心律失常、心绞痛、氮质血症或尿毒症、肝昏迷、脑血栓形成、震颤、精神障碍和诱发糖尿病酮症酸中毒等。

二、辨证

(一)辨证要点

1. 辨证候之虚实　血证中的实证,多由火热亢盛,迫血妄行所致,但火热之证,有实火与虚火之不同;其实火为火热亢盛,虚火一般由阴虚导致,而后者属虚中夹实证。血证中的虚证,一般由气虚失摄,血不归经所致。此外,初病多实,久病多虚,而久病入络者,又为虚中夹实。辨证候的虚实,有利于指导临证施治。

2. 辨出血部位　出血的部位与形式可提示病变脏腑,但一种血证既可以是本脏腑病变产生的结果,也可以是其他脏腑病变损伤本脏腑而产生的出血,如吐血夹杂食物残渣,病位在胃;如随情绪波动而致吐血,病位在肝,需根据其伴随症状进行判断。

(二)辨证分型

1. 胃热壅盛证
主症:①吐血色红或紫暗;②常夹有食物残渣。

次症：①脘腹胀闷；②嘈杂不适，甚则作痛；③口臭；④便秘；⑤大便色黑。

舌脉：舌质红，苔黄腻，脉滑数。

2. 肝火犯胃证

主症：①吐血色红或紫暗；②心烦易怒。

次症：①口苦胁痛；②目赤；③寐少梦多。

舌脉：舌质红，苔薄黄，脉弦数。

3. 瘀血阻络证

主症：①呕血紫暗或血块；②胃脘刺痛，固定不移；③痛处拒按。

次症：①大便色黑；②腹部可有积块，或见赤丝蜘蛛。

舌脉：舌质暗或有紫斑，苔薄白脉沉涩。

4. 气虚血溢证

主症：①吐血缠绵不止，时轻时重；②血色暗淡。

次症：①神疲乏力；②胃脘隐痛；③头晕；④心悸气短；⑤面色苍白。

舌脉：舌质淡，苔薄白，脉细弱。

5. 脾胃虚寒证

主症：①吐血色淡紫；②便血色紫暗，甚则色黑。

次症：①脘腹隐痛，喜暖喜按；②素喜热饮；③面色不华；④形寒肢冷；⑤神倦懒言；⑥便溏。

舌脉：舌淡，苔薄，脉细。

6. 气虚血脱证

主症：呕血倾盆盈碗。

次症：①面色苍白；②汗出肢冷；③神昏心悸；④烦躁。

舌脉：舌淡，脉细微欲绝。

证候诊断：主症必备，加次症 2 项及以上，结合舌脉，即可诊断。

【治疗】

一、治疗原则

采取积极措施，补充血容量，纠正水电解质失衡，预防和治疗失血性休克，积极给予止血治疗，同时进行积极的病因诊断和治疗，以免出现休克症状。

二、西医治疗

（一）一般治疗

常规措施"OMI"，即吸氧（oxygen inhalation）、监护（monitoring）和建立静脉通路（intravenous）。持续监测心电图、血压、血氧饱和度。有意识障碍或休克的患者，可留置尿管记录尿量。严重出血患者应开放至少两条静脉通路（最少 18G），必要时中心静脉置管。对意识障碍、呼吸或循环衰竭的患者，应注意气道保护，预防误吸，必要时给予氧疗或人工通气支持。观察呕血及黑便情况。定期复查血红蛋白浓度、红细胞计数、血细胞比容与血尿素氮。

（二）容量复苏

血流动力学不稳定的急性上消化道出血应积极容量复苏，及时补充和维持血容量，改善周围循环，防止微循环障碍引起脏器功能障碍，建议收缩压维持在 80~90mmHg 为宜。当血压恢复至出血前基线水平，脉搏 <100 次/min，尿量 >0.5ml/（kg·h），意识清楚，无显著脱水貌，动脉血乳酸恢复正常等表现，提示容量复苏充分。

大量失血患者需适当输注血液制品，以保证组织氧供和维持正常的凝血功能。下列情况为输浓缩红细胞的指征：①收缩压 <90mmHg，或较基础收缩压降低幅度 >30mmHg；②心率增快（>120 次/min）；③血红蛋白 <70g/L 或血细胞比容 <25%。输血量以使血红蛋白达到 70g/L 左右为宜。非活动性出血和血流动力学稳定时无需输注血小板，活动性出血且血小板计数 <50×10⁹/L 时应输注血小板。

大量输血可导致输血并发症，如低钙血症和凝血功能障碍，应经验性给予钙剂（如输注 4 单位血液制品后，补充 1g 氯化钙），并密切监测离子钙水平。大量输血过程还需注意可能出现的低体温、酸中毒和高钾血症。

（三）上消化道大出血的止血处理

1. 急性非静脉曲张上消化道大出血的处理

以消化性溃疡多见。

（1）抑制胃酸分泌：血小板聚集及血浆凝血功能所诱导的止血作用需在 pH 值 >6.0 时才能有效发挥，而且新形成的凝血块在 pH 值 <5.0 的胃液中会迅速被消化。因此，抑制胃酸分泌，提高胃内 pH 值具有止血作用。常用 PPI 或 H₂ 受体拮抗剂，大出血时应选用前者，并应早期静脉给药。内镜检查前静脉给予 PPI 可改善出血灶的内镜下表现；内镜检查后维持 PPI 治疗，可降低高危患者的再出血率。出血停止后，改口服标准剂量 PPI 至溃疡愈合。

（2）内镜治疗：约 80% 消化性溃疡出血不经特殊处理可自行止血，部分患者则可能持续出血或再出血。再出血风险低的患者可在门诊治疗，而高风险的患者需给予积极的内镜下治疗及住院治疗。内镜止血方法包括注射药物、热凝止血及机械止血。药物注射可选用 1∶10 000 肾上腺素盐水、高渗钠-肾上腺素溶液等，其优点为简便易行；热凝止血包括高频电凝、氢离子凝固术、热探头、微波等方法，止血效果可靠，但需要一定的设备与技术经验；机械止血主要采用各种止血夹，尤其适用于活动性出血，但对某些部位的病灶难以操作。临床证据表明，在药物局部注射治疗的基础上，联合 1 种热凝或机械止血方法，可以提高局部病灶的止血效果。

（3）手术和介入治疗：内科积极治疗仍有大量出血危及患者生命时，需考虑外科手术治疗。少数患者严重消化道出血，无法进行内镜治疗，又不能耐受手术治疗时，可考虑选择肠系膜动脉造影并血管栓塞治疗。

2. 食管、胃底静脉曲张破裂出血的非外科治疗

（1）血管活性药物治疗：一旦怀疑食管胃静脉破裂出血，应立即静脉给予下列缩血管药物，收缩内脏血管，减少门静脉血流量，达到止血效果。诊断明确后继续用 3~5 天。常用药物有 14 肽生长抑素，首剂 250µg 静脉推注，继以 250µg/h 持续静脉滴注；生长抑素八肽（奥曲肽），首剂 100µg 静脉推注，继以 25~50µg/h 持续静脉滴注；甘氨酰赖氨酸加压素（特利加

压素）静脉输液泵，1~2mg，每日3~4次；升压素0.4U/min静脉滴注。升压素的副作用多，有腹痛、血压升高、心绞痛等，有心血管疾病者禁用，如要使用升压素应合并硝酸甘油0.3~0.6mg（舌下含化或静脉滴注），可减少升压素的副作用，增强降门脉压力作用。

（2）气囊压迫术：使用三腔管对胃底和食管下段作气囊填塞，常用于药物止血失败者。每6小时放松1次，压迫总时间不宜超过24小时，否则易导致黏膜糜烂。这项暂时止血措施，可为急救治疗赢得时间，也为进一步做内镜治疗创造条件。

（3）内镜治疗：经过抗休克和药物治疗，血流动力学稳定者应立即送去做急诊内镜检查，以明确上消化道出血原因及部位。如果仅有食管静脉曲张，还在活动性出血者，应予内镜下注射硬化剂止血，止血成功率为90%。如果在做内镜检查时，食管中下段曲张的静脉已无活动性出血，可用皮圈进行套扎。胃底静脉出血，宜注射组织黏合剂。

（4）介入治疗：术后门脉压力下降，止血效果好，但易发生肝性脑病和支架堵塞，带膜支架不仅可以控制出血和预防再出血，还可以延长生存期。对胃底静脉曲张活动性出血，药物和内镜治疗无效时可紧急做经皮经肝栓塞术或经静脉球囊行封堵逆行胃静脉曲张栓塞术。

（5）一级预防：主要针对已有食管胃底静脉曲张，但尚未出血者，曲张的食管静脉直径>5mm，出血危险性高达75%。包括：①对因治疗。②非选择性β受体阻滞剂通过收缩内脏血管，减少内脏高动力循环。常用普萘洛尔或卡地洛尔，治疗剂量应使心率不低于55次/min，当患者有乏力、气短等不良反应时，应停药。对于顽固性腹水患者，该类药不宜应用。③内镜曲张静脉套扎术（EVL）可用于中度食管静脉曲张。

（6）二级预防：指对已发生过食管、胃底静脉曲张破裂出血患者，预防其再出血。首次出血后的再出血率可达60%，病死率33%。因此应重视食管、胃底静脉曲张破裂出血的二级预防，开始的时间应早至出血后的第6天。

1）患者在急性出血期间已进行经颈静脉肝内门体静脉分流术（TIPS），止血后可不给予预防静脉曲张出血的药物，但应采用多普勒超声每3~6个月了解分流道是否通畅。

2）患者在急性出血期间未行TIPS，预防再出血的方法有：①以TIPS为代表的部分门体分流术；②包括EVL、经内镜或血管介入途径向食管胃底静脉注射液态栓塞胶或其他栓塞材料的断流术；③以部分脾动脉栓塞为代表的限流术；④与一级预防相同的药物。

三、中医治疗

（一）辨证分型治疗

1. 胃热壅盛证

治法：清胃泻火，化瘀止血。

代表方：泻心汤（《金匮要略》）合十灰散（《十药神书》）。

常用药：大黄、黄芩、黄连、大蓟、小蓟、侧柏叶、荷叶、茜草根、山栀、茅根、牡丹皮、棕榈皮。

加减：前方清胃泻火；后方清热凉血，收涩止血，为治疗血证的常用方剂，有止血而不留瘀的优点。若胃气上逆而见恶心呕吐者，加代赭石、竹茹、旋覆花；热伤胃阴而表现为口渴、舌红而干、脉象细数者，加麦冬、石斛、天花粉。

2. 肝火犯胃证

治法:泻肝清胃、凉血止血。

代表方:龙胆泻肝汤(《医方集解》)。

常用药:龙胆草、黄芩、栀子、泽泻、木通、车前子、当归、柴胡、生地、甘草。

加减:若胁痛甚者,加郁金、制香附;血热妄行,吐血量多,加水牛角、赤芍。

3. 瘀血阻络证

治法:祛瘀通络、活血止血。

代表方:血府逐瘀汤(《医林改错》)。

常用药:当归、生地、桃仁、红花、枳壳、赤芍、柴胡、甘草、桔梗、川芎、牛膝。

加减:胃脘疼痛或刺痛,痛定不移,血色紫黑者,可加王不留行、三七以达活血止痛止血的作用;便稀血色紫暗者,去牛膝、桃仁;兼有气短、心悸者,加黄芪、党参以补脾益气。

4. 气虚血溢证

治法:健脾益气摄血。

代表方:归脾汤(《济生方》)。

常用药:白术、茯神、黄芪、龙眼肉、酸枣仁、人参、木香、炙甘草、当归、远志、生姜、大枣。

加减:若气损伤阳,脾胃虚寒,症见肤冷、畏寒、便溏者,可加柏叶炭、干姜。

5. 脾胃虚寒证

治法:健脾温中,养血止血。

代表方:黄土汤(《金匮要略》)。

常用药:灶心黄土、附子、白术、阿胶、黄芩、地黄、甘草。

加减:若阳虚较甚,畏寒肢冷者,去黄芩、地黄,加鹿角霜、炮姜、艾叶。

6. 气虚血脱证

治法:益气固脱。

代表方:独参汤(《十药神书》)。

常用药:人参。

加减:脉微欲绝者,可在方中加入麦冬、五味子以益气生脉。

(二)中成药

1. 清热凉血,收敛止血类

(1)紫地宁血散:清热凉血,收敛止血,主治胃中积热所致的吐血、便血;胃及十二指肠溃疡出血见上述证候者。口服,每次8g,每日3~4次。

(2)裸花紫珠胶囊:清热解毒,收敛止血。用于血热毒盛所致的呼吸道,消化道出血及细菌感染性炎症。口服,每次3~5粒(0.3g/粒),每日3~4次。

(3)四红丹:清热凉血。用于热邪引起的吐血,衄血,便血,尿血及妇女崩漏等。蜜丸,每丸重9g。口服,每次1丸,每日2次。

(4)荷叶丸:凉血止血。用于血热所致的咯血,衄血,尿血,便血,崩漏。每丸重9g,每次1丸,每日2~3次。

(5)止血宝颗粒:凉血止血,祛瘀消肿。用于血热妄行所致鼻出血,吐血,尿血,便血,崩漏下血。口服,每次1袋,每日2~3次。

2. 收敛止血类

复方大红袍止血片：收敛止血。用于功能失调性子宫出血、人工流产术后出血、放取环术后出血、鼻衄、胃出血及内痔出血等。口服，每次 3~4 片，每日 3 次。

3. 化瘀止血，活血止痛类

云南白药胶囊：化瘀止血，活血止痛、解毒消肿。用于跌打损伤，瘀血肿痛、吐血、咳血、便血、痔血、崩漏下血，手术出血，疮疡肿毒及软组织挫伤，闭合性骨折，支气管扩张及肺结核咳血，溃疡病出血，以及皮肤感染性疾病。口服，每次 1~2 粒，每日 4 次。

4. 清热散寒，消瘀止血类

十五味黑药胶囊：散寒消食，破瘀消积。用于慢性肠胃炎，胃出血，胃冷痛，消化不良，食欲缺乏，呕吐泄泻，腹部有痞块及嗳气频作。口服，每次 4 粒，每日 2 次。

5. 益气止血类

（1）归脾丸：益气健脾，养血安神。用于心脾两虚，气短心悸，失眠多梦、头昏头晕、肢倦乏力、食欲缺乏。水蜜丸每次 6g，小蜜丸每次 9g，大蜜丸每次 1 丸，每日 3 次。

（2）益气止血颗粒：益气，止血，固表，健脾。用于咯血、吐血、久服可预防感冒。口服，每次 20g，每日 3~4 次，儿童用量酌减。

四、中西医结合治疗

目前很多临床工作者针对上消化道出血进行了中西医结合探讨，把西医对上消化道出血急性期的有效控制，和中医的辨证论治以及整体观念结合起来，既有效地减少了西药的副作用，又降低了治疗的风险。

（一）内镜下中药喷洒止血

上消化道出血多是由于患者出现消化道溃疡或胃黏膜急性病变，因此，经内镜治疗更加具有针对性，与全身药物治疗相比，内镜下止血和喷洒药物，能确诊病情也能及时治疗，而且可以使药物直接到达病变部位，治疗效果良好。而局部采用止血药能使患者血管收缩，使患者体内的纤维蛋白原转化成纤维蛋白。通过内镜下病灶局部给药的方式，可以迅速止血。内镜下给药的方式非常容易操作，近年来在上消化道出血的治疗中得到了广泛应用。

将地榆炭、白及、大黄炭、三七等药物煎煮，喷洒在患者出血的部位，效果非常好。在中药方中，白及甘、苦，可以起到止血的效果，还能消除肿胀，具有高黏度的特征，在出血部位使用可以形成一道胶状黏膜，从而对胃肠黏膜起到保护效果。白及可以将血细胞凝集，形成血栓，可以迅速止血。三七可以改善患者的血液循环能力，控制患者的血液黏度，生成血小板，提高患者血小板的活性，在增加纤维蛋白基础上能提升凝血的效率，有效地促进止血。大黄味苦清香，起到凉血化瘀的效果，在药物喷洒后，此类药物可以直接接触病灶，及时止血。大黄促进排便，可以将胃肠中残留的血液等及时排出体外，有助于患者气血通畅。

（二）医家特色

杨春光对 50 例上消化道出血老年患者应用白眉蛇毒血凝酶联合泮托拉唑治疗，治疗后痊愈 45 例，好转 2 例，无效 3 例后采用其他方法治疗，总有效率 94%。

金宝灿等对 60 例上消化道出血患者在给予泮托拉唑的基础上加服云南白药治疗,与对照组比较显效率、总有效率、止血时间、住院时间有差异(P<0.05)。

吴川丽等对 49 例上消化道出血患者在西医对症治疗上加予祛瘀止血散(三七、乌贼骨、生大黄、五倍子、甘草)进行治疗,结果治愈率 65.31%,与对照组相比较,差异有统计学意义(P<0.05),治疗后 PT(凝血酶原时间)、APTT(活化部分凝血活酶时间)、TT(凝血酶时间)、FIB(纤维蛋白原)指标均改善。

李庆新等将 90 例患者随机分为治疗组和对照组,每组各 45 例。对照组按常规内科治疗方法进行治疗;治疗组在常规治疗的基础上给予内镜下局部喷洒中药治疗,并对两组疗效进行评价。结果治疗组的总有效率 95.56%,高于对照组的 77.78%(P<0.05),治疗组止血率为 91.11%,高于对照组的 62.22%(P<0.01);再次出血率为 7.14%,低于对照组的 46.43%(P<0.05)。

李晓林等对 60 例上消化道出血患者在内镜下行氩等离子体凝固术(APC)止血,加用自拟止血一号方煎剂口服,结果表明,APC 联合止血一号方能够显著提高本病的治疗效果,总有效率为 96.61%,从而降低了本病的病死率、输血量、住院天数,从而降低总体的治疗费用。

贾蓬斌对 54 例上消化道出血患者进行胃镜下微波联合中药(云南白药粉、白及粉)方法治疗,总有效率为 88.89%,对照组为 74.07%,两组比较,差异有统计学意义(P<0.05)。

五、名医诊治经验

1. 赵文霞教授在治疗上消化道出血方面,应用中医中药理论,辨别虚实阴阳,平衡出血与止血的关系,善用活血止血、益气止血、凉血止血,重视应用中药炭剂,认为火热内盛、气虚血溢、脾胃虚寒是消化道出血的主要病机,总结了清热泻火,益气摄血,健脾温阳止血的治则,于临床中取得良好疗效。

2. 邱家廷根据多年临床经验,以病因病机为指导,结合三因制宜,主要从胃热炽盛、肝火犯胃、瘀血停滞、阴虚火旺、脾胃虚弱五方面对本病进行治疗,疗效满意。

3. 庞景三认为其原因应责之于火与气,火者有三:实火,阴火,命火虚衰;气者亦有三:气虚,气滞,气逆。其治则有三:治火,治气,治血。治火者,实火者宜清热降火,阴火者宜补气降火,命火虚衰宜补火;治气者,气虚者宜补气,气机上逆者宜降气,气滞者宜理气;治血者,出血时,血热者宜凉血止血,出血不止者宜收敛止血,血瘀者宜活血止血,血虚者宜补血。关于其具体治疗方法与程序,庞景三按照唐容川提出的止血、消瘀、宁血、补虚四法有序进行,但是认为应用四法时不宜绝对分开,止血、消瘀时亦可宁血;宁血时亦应适度注意止血、消瘀,防止再度出血;补虚时亦可佐以少量止血、消瘀之品。

4. 杨继荪认为,出血类疾病虽有咯血、呕血、便血、尿血、衄血发斑之分,但仅是出血部位不同而已,其病因病机之总纲则不外乎火盛与气虚。因此对出血病证的治疗,杨氏认为主要应抓住泻火和益气这两个重要环节。对火盛伤阴,或阴虚火动所致的出血,分别于泻火之中顾其阴,或养阴之中清其火;对气不摄血者,则缓以补益心脾,摄血止血,急以大补元气、摄血固脱。这是杨氏用于治疗各类出血患者,解决主要矛盾之总纲。

5. 齐秉慧诊治吐血经验独特,主要表现在以下方面:脾虚血停膈中为内因,治当辨寒热虚实;吐血多兼咳喘,异病同治;以脉辨病种、病位,脉症合参断生死;法主甘药理脾健胃,善潜龙雷之火。以脾虚蓄血停于膈中定吐血内因,以肝肾龙雷之火论吐血病机,法主理脾健胃,燮调中州,方用补中益气汤、理脾涤饮等。

六、中医适宜技术

针灸治疗 部分上消化道出血的患者伴有顽固性呃逆,在一定程度上影响对出血的治疗。选用中脘、丰隆、三阴交针灸之,以达健脾利湿、化痰祛热之功,操作时用规格为 0.35mm×40mm 的毫针,患者取仰卧位,准确选取穴位后,局部皮肤采用常规消毒,所选穴位均采用垂直进针、平补平泻的手法,针刺深度以 1.0~1.2 寸为宜。治疗为 3 次,每日 1 次,留针 20 分钟,10 分钟行针 1 次。在针刺时,虽有"气至而有效"之说,但针刺中脘穴时,较深的针刺效果明显优于过浅者。针刺深度到胃壁时,针下可感到柔软轻松的阻力,患者自觉腹中烘热感,上至胸咽并向两侧季胁部放散传导或疼痛,此时应立即停针不宜再刺。此种刺法一定要缓慢进针,细心体会针感。

【预后】

上消化道出血的病死率随着出血原因不同而不同,为 4.7%~50%。如何早期识别再出血及死亡危险性高的患者,是急性上消化道大出血治疗的重点。提示危险性增高的主要因素有:①高龄患者,大于 65 岁。②有严重基础疾病,如心、肺、肝、肾功能不全,脑血管意外等。③出血量大或短期内反复出血。④特殊病因和部位的出血(如食管-胃底曲张静脉破裂出血,曲张静脉表面红色征)。⑤消化性溃疡伴有内镜下活动性出血,或近期出血征象如暴露血管或溃疡面上有血痂。

第九节 胃部术后并发症

无论因良性或恶性疾病所进行的胃大部或全胃切除术,术后皆有发生并发症的可能。这些并发症依其发生的时间,大致可分为两类。一类称近期并发症,多在术后 2 周内发生,如术后胃轻瘫、十二指肠残端漏、胃肠道出血、急性输入袢或输出袢梗阻、胰腺炎等。另一类是在术后远期发生的,称为胃部手术后的远期并发症(long-term complications post gastric operation),包括:倾倒综合征、盲袢综合征、残窦综合征、溃疡复发、碱性反流性胃炎、残胃癌及胃切除后的营养不良。本章主要叙述倾倒综合征和术后胃瘫综合征。根据胃术后并发症的特点,相当于中医学"痞满""呕吐""腹痛""心悸""虚劳"等的范畴。

倾倒综合征

【概述】

倾倒综合征(dumping syndrome)是由于患者失去幽门或胃的正常生理功能,胃内容物迅速从食管进入十二指肠或空肠所引起的一系列全身或胃肠道症状的综合征。倾倒综合征包括早期与晚期倾倒综合征。

中医学中的"胃痞"属于本病范畴,可参考本病进行诊治。

【流行病学】

任何类型的胃手术后皆可并发倾倒综合征。术后倾倒综合征的发生和手术式式有很大关系，据统计，多在 10%~30%，主要发生于毕Ⅱ氏胃大部切除术后。保留幽门的胃切除术后发病率较低，胃切除越多、吻合口越大，发病率越高，切除胃 2/3 者发病率 40% 左右，切除 3/4 者则约为 50%。有学者认为胃手术后几乎所有的病例都或多或少地有倾倒综合征的表现，但大多随着时间的推移而减轻。随着术后患者恢复，逐渐调节饮食习惯来控制症状的发生，故术后时间越长，发病率越低。

【病因病机】

一、西医认识

倾倒综合征的发病机制较为复杂，为多因素综合作用的结果，可能与下列因素有关。

（一）血容量下降

胃切除术后，患者失去了幽门的调节功能，残胃容积缩小，以及迷走神经切除后影响了餐后胃的舒张，以致进食后大量高渗性食糜骤然倾入十二指肠与空肠，引起大量细胞外液迅速转运至肠腔内，导致血容量下降、血糖明显升高，在短时间内，可有多达 1/4 循环血容量的液体渗入肠腔，致使血液发生浓缩，电解质紊乱，引起脉速、虚脱等症状。而上千毫升的液体积聚于肠道内将使肠管膨胀、蠕动亢进和排空加速，引起腹痛、腹泻。

（二）消化道激素的作用

由于小肠膨胀和肠腔渗透压的剧变，可以刺激多种消化道激素的释放，如缓激肽、血管活性肠肽、肠高血糖素、5-羟色胺、神经降压素、胃抑肽、胰多肽、胃动素、P 物质、慢反应物质、胰岛素和血管紧张素等，皆曾被认为与本征的发生有关，但目前尚无定论。

（三）神经精神因素

神经精神因素可致幽门调节功能障碍而致胃排空加快。此外，肠管的快速膨胀和下垂可同时刺激腹腔神经丛，引起神经反射作用。

神经内分泌的共同作用可导致一系列血管舒缩功能和胃肠道功能的紊乱，具体机制尚不清楚。

二、中医认识

倾倒综合征属于中医疾病"胃痞"范畴，主要因术后引起营卫不和，气机不畅，或食滞内停，痰湿中阻，或肝郁气滞，横逆犯脾，或运化无力，气机呆滞，进而导致脾胃纳运失职，清阳不升，浊阴不降，升降失司，发为胃痞。本病发病部位在胃，与肝、脾关系密切，主要病机概括为外邪、积滞、痰湿、气滞、体虚，致使邪气困阻，脾不升清，胃不降浊，中焦气机壅滞，发为胃痞。临床多为虚实兼夹，寒热错杂。

【诊断】

一、辨病

（一）临床表现

早期倾倒综合征症状的程度轻重不同，多数可通过调节饮食来控制，分为循环系统症状和胃肠道症状。循环系统症状：乏力、头晕、心慌心悸、心率加快、四肢乏力或抽搐、出汗、面色苍白或潮红，烦躁不安甚至虚脱、昏厥；胃肠道症状：上腹部饱胀不适、恶心、呕吐、嗳气、肠鸣、腹泻。晚期倾倒综合征出现全身乏力、头晕、四肢冰凉、出汗、焦虑甚至神志不清、昏迷等低血糖症状及心悸、心动过速等肾上腺素增多症状。

倾倒综合征多发生于胃切除后 1~3 周患者开始饮食时，在摄入大量含糖液体和淀粉类食物后最易发生，一般经 60~90 分钟可自行缓解。瘦弱无力、神经质者较易发生。年轻女性多见。十二指肠溃疡术后较胃溃疡术后多见。毕Ⅰ式胃大部切除术后多发生循环系统症状，而毕Ⅱ式胃大部切除术后易发生消化道症状，且症状多较重。

（二）实验室及其他检查

1. 倾倒激发试验　空腹口服 75g 葡萄糖（50% 葡萄糖注射液 150ml），或经导管注射 50g 葡萄糖（20% 葡萄糖注射液 250ml）于十二指肠降部或空肠上部，出现有关症状者为阳性。

2. 血液检查　发病时血细胞比容增高，血钠、血氯升高而血钾降低。血糖迅速增高，血浆胰岛素含量升高，后期则血糖降低，可有助于诊断。

3. 其他检查　腹部 X 线片可见胃肠吻合口远端肠管扩张，有液体潴留。胃排空检查如属正常或减缓则可排除本症。胃镜和钡餐检查可帮助确定解剖和功能变化。

（三）诊断要点

既往有胃部手术史，老年人多见，多于高糖饮食或活动后发生典型的倾倒综合征表现，辅助检查结合 X 线片，有一定的诊断价值。

（四）鉴别诊断

胃切除术后患者进食后出现的饱胀、乏力、心慌、低血压等典型症状，应与其他引起低血压、低血糖的疾病相鉴别。

（五）并发症

1. 营养不良　长期的胃肠道吸收不良，可导致营养不良，出现抵抗力下降、瘦弱等症状和体征。

2. 精神障碍　疾病长期影响，患者可出现抑郁症等精神疾病。

二、辨证

(一) 辨证要点

1. 辨实痞与虚痞 实痞易发于青年人,可见嗳腐吞酸,身重困倦,口干口苦,心烦易怒,舌腻,脉滑或弦;虚痞多发于中老年,表现为脾胃气虚,神疲乏力,面色苍白或黄,舌淡脉弱;脾胃阴虚,饥不欲食,舌红少苔,脉细。

2. 辨热痞与寒痞 热痞多因饮食、痰湿、气郁阻于胃腑,而阳明热盛,化为热邪,兼见面色潮红、自汗面垢、嗳腐吞酸、口中异味、口干口苦、矢气臭秽、大便秘结或黏滞不爽等症;或胃阴不足,兼见饥不欲食、口干咽燥、形体消瘦等症。寒痞多因外寒直中,如表寒入里,饮食生冷,寒邪凝滞,困阻脾阳,气机不利,兼见面色㿠白、口润泛恶、形寒肢冷、后背拘紧、大便稀溏等症;或脾阳不足,兼见喜温喜按、神疲乏力、精神不振。

(二) 辨证分型

1. 实痞
(1) 外寒内滞证
主症:①脘腹痞闷;②不思饮食;③恶寒发热;④头痛无汗。
次症:①嗳气呕恶;②大便溏薄;③身体疼痛。
舌脉:舌苔薄白或白腻,脉浮紧或濡。
(2) 饮食内停证
主症:①脘腹痞胀;②进食尤甚;③嗳腐吞酸。
次症:①恶食呕吐;②或大便不调,矢气频作,臭如败卵。
舌脉:舌苔厚腻,脉滑。
(3) 痰湿中阻证
主症:①脘腹痞塞不舒;②胸膈满闷;③身重困倦。
次症:①头晕目眩;②呕恶纳呆;③口淡不渴;④小便不利。
舌脉:舌苔白厚腻,脉沉滑。
(4) 寒热错杂证
主症:①心下痞满;②肠鸣下利。
次症:①纳呆呕恶;②嗳气不舒。
舌脉:舌淡苔腻,脉濡或滑。
(5) 肝郁气滞证
主症:①脘腹痞闷;②胸胁胀满;③心烦易怒,善太息。
次症:①呕恶嗳气或吐苦水;②大便不爽。
舌脉:舌淡红,苔薄白,脉弦。
2. 虚痞
(1) 脾胃虚弱证
主症:①脘腹满闷,时轻时重;②喜温喜按。
次症:①纳呆便溏;②神疲乏力;③少气懒言,语声低微。

舌脉:舌淡苔薄白,脉细弱。

(2)胃阴不足证

主症:①脘腹痞闷;②饥不欲食;③口燥咽干。

次症:①胃脘嘈杂;②恶心嗳气;③大便秘结。

舌脉:舌红少苔,脉细数。

证候诊断:主症必备,加次症 2 项及以上,结合舌脉,即可诊断。

【治疗】

一、治疗原则

以饮食调节为主,必要时药物及手术治疗。

二、西医治疗

(一)饮食调理

大多数轻、中度患者经调整饮食后,症状能逐步缓解消失。包括少食多餐,进低糖、高蛋白、高纤维素的干食;餐后平卧 20~30 分钟可减轻症状的发作。

(二)药物治疗

可考虑在餐前 20~30 分钟时服用抗胆碱药物,以阻止过度的胃肠蠕动。口服甲苯磺丁脲(D860)0.5~1.0g,3 次/d,餐前半小时服,可以缩短高血糖症的持续时间而减轻症状。α-糖苷水解酶抑制剂能抑制双糖和多糖的水解,减慢肠道的吸收并降低渗透压,可使血糖、胰岛素及血容量的变化减轻而减缓症状。果胶可增加食物的黏稠性,延缓碳水化合物的吸收。生长抑素对各种消化道激素有抑制作用,并能抑制胃肠和胆道的运动,减少胃酸和胰液的分泌;用量为奥曲肽 50~100μg,3 次/d,餐前皮下注射,能有效地缓解倾倒综合征的症状。

(三)手术

内科治疗无效者可行胃空肠鲁氏 Y 形吻合术;或在残胃与十二指肠残端间插入一段约 10cm 逆蠕动型空肠,称为"倒置空肠间置术",有效率在 80% 左右;也可考虑行空肠代胃术。手术需慎重。

三、中医治疗

(一)辨证分型治疗

1. 实痞

(1)外寒内滞证

治法:理气和中,疏风散寒。

代表方:香苏散(《太平惠民和剂局方》)。

常用药:苏叶、香附、陈皮、炙甘草等。

（2）饮食内停证

治法:消食和胃,行气导滞。

代表方:保和丸(《丹溪心法》)。

常用药:神曲、山楂、半夏、茯苓、陈皮、连翘、莱菔子等。

（3）痰湿中阻证

治法:燥湿健脾,化痰理气。

代表方:二陈平胃散(《症因脉治》)。

常用药:半夏、陈皮、茯苓、苍术、厚朴、甘草。

（4）寒热错杂证

治法:辛开苦降,寒热平调。

代表方:半夏泻心汤(《伤寒论》)。

常用药:半夏、黄芩、干姜、黄连、人参、大枣、炙甘草。

（5）肝郁气滞证

治法:疏肝解郁,和胃消痞。

代表方:越鞠丸(《丹溪心法》)合枳术丸(《内外伤辨惑论》)。

常用药:苍术、香附、川芎、神曲、栀子、枳实、白术。

2. 虚痞

（1）脾胃虚弱证

治法:补气健脾,升清降浊。

代表方:补中益气汤(《内外伤辨惑论》)。

常用药:黄芪、人参、白术、当归、陈皮、升麻、柴胡、炙甘草。

（2）胃阴不足证

治法:养阴益胃,调中消痞。

代表方:益胃汤(《温病条辨》)。

常用药:沙参、麦冬、生地、玉竹、冰糖。

（二）中成药

1. 理气和胃类

（1）气滞胃痛颗粒:疏肝理气,和胃止痛。用于肝郁气滞,胸痞胀满,胃脘疼痛。每次5g,每日3次。

（2）胃苏颗粒:理气消胀,和胃止痛。主治气滞型胃脘痛,症见胃脘胀痛,窜及两胁,得嗳气或矢气则舒,情绪郁怒则加重,胸闷食少,排便不畅及慢性胃炎见上述证候者。每次1袋,每日3次,15日为1个疗程。

2. 清热类

达立通颗粒:清热解郁、和胃降逆、通利消滞。用于肝胃郁热所致痞满证,症见胃脘胀满、嗳气、纳差、胃中灼热、嘈杂泛酸、脘腹疼痛、口干口苦;动力障碍型功能性消化不良见上述症状者。温开水冲服,每次1袋,每日3次,饭前服用。

3. 消食导滞类

加味保和丸:健胃消食。用于饮食积滞,消化不良。口服,每次 6g,每日 2 次。

4. 养阴益胃类

养胃舒胶囊:滋阴养胃。用于慢性胃炎,胃脘灼热,隐隐作痛。口服,每次 3 粒,每日 2 次。

5. 健脾益胃类

(1)胃乃安胶囊:补气健脾,活血止痛。用于脾胃气虚,瘀血阻滞所致的胃痛,症见胃脘隐痛或刺痛、纳呆食少;慢性胃炎见上述证候者。口服,每次 4 粒,每日 3 次。

(2)参苓白术丸:健脾、益气。用于体倦乏力,食少便溏。口服,每次 6g,每日 3 次。

6. 温胃散寒类

(1)香砂养胃丸:温中和胃。用于不思饮食,胃脘满闷或泛吐酸水。口服,浓缩丸每次 8 丸,每日 3 次。

(2)温胃舒胶囊:温中养胃,行气止痛。用于中焦虚寒所致的胃痛,症见胃脘冷痛、腹胀嗳气、纳差食少、畏寒无力;浅表性胃炎见上述证候者。口服,每次 3 粒,每日 2 次。

7. 平调寒热类

荆花胃康胶丸:理气散寒,清热化瘀。用于寒热错杂、气滞血瘀所致的胃脘胀闷疼痛、嗳气、反酸、嘈杂、口苦。饭前服,每次 2 粒,每日 3 次。

四、中西医结合治疗

在常规西医综合治疗的基础上,辨证分型配以中药进行治疗。本病多因久病体虚,复加胃部手术损伤脾胃之气,致气血大亏,脾胃受损,升降失调,气机逆乱,脾之清阳之气不升,胃之浊阴之气不降,清浊不分,故见脘腹胀满、恶心、呕吐、嗳气、肠鸣、腹泻等症。中医治疗倾倒综合征以补气健脾、和中化湿为治疗大法,使中虚得补,湿热得化,分清泌浊,而达到诸症尽除之功效。临床上脾胃虚弱型多见于胃大部切除术后,患者多以纳差、乏力、头晕、心悸症状为主,中气下陷型和湿热中阻型多见于胃癌根治术后,患者多以腹胀呕吐、症状为主,而各型均可出现于多种术式后,不可拘泥。现代药理研究证实蒲公英、白花蛇舌草等可抑制炎症,提高免疫机制。白及走血分,富有黏性,有止血消肿生肌之效,可促进胃黏膜溃愈合,临床可根据病情酌情应用。

五、名医诊治经验

1. 张教授认为胃大部分切除术后并发症,中医多论之为"腹痛""腹泻"。发病机制为胃癌术后气血津液大伤,放化疗后损伤胃气,脾胃受损,脾虚运化不健、痰浊内生。临床灵活运用辨病和辨证相结合的中医诊疗方法,以益气健脾化湿,温涩固脱止泻为主要治疗方法,合用六君子汤、赤石脂禹余粮汤,临证加减,改善患者的临床症状,防治术后复发、转移,减轻放化疗不良反应。

2. 彭仁通运用厚朴生姜半夏甘草人参汤治疗胃癌术后早期倾倒综合征取得了良好的临床疗效。方中重用厚朴味苦性温善于燥湿下气,消胀除满;生姜辛散通阳,健脾以散饮;半夏和胃降逆,开结而涤痰。

六、中医适宜技术

针灸选穴以胃之下合穴、募穴为主。以足三里、中脘、内关为主;寒邪犯胃配胃俞、神阙;饮食伤胃配梁门、天枢;胃阴不足配胃俞、三阴交等。

操作:毫针刺,内关、中脘用泻法,远端穴持续行针 1~3 分钟,直至痞满缓解。寒邪犯胃、脾胃虚寒者,中脘可用隔盐灸。

【预后】

倾倒综合征在中西医结合治疗后可有效改善患者症状,提高生活质量,疗效可观。

术后胃瘫综合征

【概述】

术后胃瘫综合征(postsurgical gastroparesis syndrome)是指手术后出现的一种以胃流出道非机械性梗阻为主要征象的功能性疾病,其特征为胃排空迟缓。根据发病时间可分为急性和慢性,其中以急性为常见。急性术后胃瘫综合征发生在术后开始进食的 1~2 天或饮食由流质向半流质过渡时。患者多表现为餐后上腹疼痛、饱胀、恶心、呕吐、食欲下降和体重减轻。慢性术后胃瘫综合征的临床表现类似于急性,可发生在术后数周、数月甚至数年。本病多发于老年患者且女性多于男性。

中医学中的"呕吐"属于本病范畴,可参考本病进行诊治。

【流行病学】

术后胃瘫综合征多见于上腹部手术后,由于迷走神经损伤导致的,特别是胃和胰腺手术,下腹部手术,如妇科手术后也可发生。有学者报道胰腺癌术后 50%~70% 的患者会发生术后胃瘫综合征,手术前已有幽门梗阻的患者术后胃瘫综合征的发生率显著增高。依据手术范围和术式的不同,胃轻瘫的发生率不同。胃大部切除术后残胃功能性排空障碍的发生率约 8.5%,高危因素有糖尿病、腹膜炎、高龄、营养不良和消化道出血、胆胰瘘、吻合口瘘等并发症,通常在 4 周内恢复,个别患者需要 6 周。

【病因病机】

一、西医认识

1. 术后胃瘫综合征的发生直接与胃手术方式和次数有关　迷走神经干切断和胃窦切除后术后胃瘫综合征的发生率为 26%,高选择性迷走神经切断术则为 5%,提示术后胃瘫综合征的发生与胃迷走神经支配有关。迷走神经干切除加胃窦切除患者的胃排空障碍发生率为50%。迷走神经切断以后,使近端胃迷走神经控制功能丧失,担负胃底松弛和容纳的后期紧张性收缩功能紊乱,导致液体排空加快。而在远端胃,由于切断迷走神经干,使胃窦部研磨食糜的蠕动性收缩减弱,引起固体食物排空延迟。当迷走神经干切断时,引起小肠促动力激素分泌减少和异位起搏点抑制缺失,使胃窦压力波和十二指肠波分离,回推、分解食物成小颗粒能力减弱。由于波的延续性紊乱,导致胃内固体食物滞留相延长和排空延迟。研究显示,毕Ⅱ式胃大部切除术吻合所致的术后胃瘫综合征发生率高于毕Ⅰ式胃大部切除术,其原因可能是毕Ⅰ式胃大部切除术吻合更符合生理状态,胃肠运动更协调。此外,端端吻合较端侧吻合可使胃肠动力恢复更快也是因素之一,胆汁反流影响残胃功能恢复,加重吻合口黏膜水肿,这也是毕Ⅱ式胃大部切除术胃肠吻合发生残胃无力症的原因之一。

2. 卡哈尔间质细胞数量减少和结构萎缩　胃的蠕动就像心脏一样是受电节律控制的。卡哈尔间质细胞能产生节律性慢波电位活动,把电节律传给平滑肌细胞,向胃的远端传布。若卡哈尔间质细胞数量减少和结构萎缩,则胃电节律紊乱。胃电节律紊乱在术后胃轻瘫的病因中占有重要地位,在术后胃瘫综合征患者中,卡哈尔间质细胞数量减少和结构萎缩、信号转导功能下降。

3. 自主神经系统紊乱　手术通过各种途径激活抑制性交感神经反射系统,使胃肠交感神经活动增强,激活的交感神经不仅可通过抑制胃肠神经丛的兴奋神经元抑制胃动力,还可以通过交感神经末梢释放的儿茶酚胺直接与胃平滑肌细胞膜上的受体结合而抑制平滑肌细胞收缩。

4. 胃肠肽类激素分泌功能的变化　促胃液素主要来自胃窦和十二指肠黏膜的细胞,促胃液素不仅能刺激胃酸的分泌,还有强力的促胃肠运动功能。胃窦被切除后,降低了促胃液素分泌水平,对残胃功能有一定的影响。

二、中医认识

胃居中焦,为仓廪之官,主受纳和腐熟水谷,其气下行,以和降为顺。手术后伤及脾胃,加上外邪犯胃、饮食不节、情志失调、素体脾胃虚弱等病因,导致脾失健运,胃失和降,气机阻滞,胃气上逆则出现恶心呕吐,餐后上腹疼痛、饱胀。病位在胃,与肝脾关系密切,其基本病机为胃失和降,胃气上逆,其病性之虚实可相互转化与兼夹。

【诊断】

一、辨病

(一)临床表现

术后胃轻瘫的症状多样,常常没有特异性,通常表现为恶心、呕吐、腹胀、早饱、餐后持续性上腹胀满和上腹痛等。其中恶心、呕吐为本病的主要表现,日夜均可发生,每天一至数次。呕吐物可以为宿食,具有发酵的酸臭味,一般不含胆汁,呕吐后症状可以暂时获得缓解。腹痛可为钝痛、绞痛或烧灼痛。随着疾病进展,可以出现食管炎、贲门食管黏膜撕裂、消化性溃疡、胃石等相应表现。

体格检查可发现上腹部稍膨隆,无压痛或有轻压痛,有振水音,肠鸣音减弱或消失。每日呕吐量或胃肠减压量大于 1 000ml。有的患者可见脱水表现,可有上腹部或者不确定部位的压痛,也可能没有阳性发现。

（二）实验室及其他检查

1. 常规的实验室检查,可见不同程度的贫血、低白蛋白血症、电解质与酸碱平衡紊乱和肾前性氮质血症等。

2. 消化道造影可见钡剂胃排空减慢,未发现胃流出道有器质性梗阻病变。

3. 消化道内镜能够排除上消化道器质性疾病,观察有无导致机械性梗阻的病变,如肿瘤、消化性溃疡。

4. 胃排空检查是评价胃运动功能的重要方法,有助于胃轻瘫的诊断。能够定量测定胃排空的方法有插管法、吸收试验、X 线、超声波、核素显像、胃阻抗图、胃磁图、呼气试验、MRI和无线动力胶囊等,其中,核素闪烁扫描技术准确性高、放射照射少,目前仍然是评估胃排空的金标准,但不适用于孕妇。核素闪烁扫描技术是一种非侵入性的定量方法,在进食固体的标记餐后定时扫描胃容量来反映胃内残留的食物量。尽管用胃排空闪烁扫描法检测胃排空延迟已经有很多年,但因为缺乏标准餐、患者体位和扫描的频率及时间的规范使其应用受到限制。

美国神经胃肠病学和动力学会以及核医学学会建议应用低脂含蛋白的标准餐,在进食后即刻、1 小时、2 小时和 4 小时的时候进行扫描。标准餐包括 2 个鸡蛋、2 片面包和 1 罐水。如果 1 小时胃残留超过 90%,2 小时超过 60%,4 小时超过 10%,则认为胃排空延迟。4 小时残留率超过 10% 是主要评价标准,如果患者在 2 小时的时候胃残留正常,建议完成 4 小时的扫描。多种因素对胃排空闪烁扫描的结果产生影响,如药物、吸烟和高脂血症。抗胆碱药物、三环类抗抑郁药物、麻醉剂、肾上腺素能药物减缓胃排空,而胃动力药物(甲氧氯普胺、多潘立酮、红霉素、莫沙必利等)则加速胃排空。因此,在检查前应该停用这些药物 48 小时以上。检查当天不能吸烟,如果血糖高于 15mmol/L,需要注射胰岛素降低血糖或待血糖控制后进行检测。

（三）诊断

关于术后胃瘫综合征的诊断需要符合以下三个标准:具有胃瘫症状;排除胃出口梗阻或溃疡病变;有胃排空延迟的依据。需要除外其他引起恶心、呕吐、腹痛等症状的疾病才能诊断本病,包括食管炎、消化性溃疡、肿瘤、肠梗阻等,还要排除药物的不良反应和尿毒症等。

（四）鉴别诊断

需要除外其他引起恶心、呕吐、腹痛等症状的疾病才能诊断本病,包括食管炎、消化性溃疡、肿瘤、肠梗阻、克罗恩病和胰腺、胆道疾病等,还要与药物的不良反应和尿毒症进行鉴别。一般结合既往病史以及胃镜、钡餐检查可以鉴别。

当出现不明原因的胃潴留、功能性消化不良患者出现严重胃排空延迟症状时,除了排除器质性病变还需要进行必要的胃动力检测,包括胃排空检查、胃压力测定等。

（五）并发症

急性患者可致脱水和电解质代谢紊乱;慢性患者,病程往往较长,可有营养不良和体重减轻。严重或长期呕吐者,因胃酸和钾离子的大量丢失,可引起碱中毒,并致手足抽搐。

二、辨证

(一)辨证要点

1. 辨虚实　实证呕吐,发病急骤,病程较短,呕吐量多,呕吐物多酸腐臭秽,或伴有表证,脉实有力。虚证呕吐,常为脾胃虚寒、胃阴不足致胃虚不降,起病缓慢,病程较长,呕而无力,时作时止,吐物不多,酸臭不甚,常伴有精神倦怠,乏力,脉弱无力。

2. 辨呕吐物　呕吐物的性质常反映病变的寒热虚实、病变脏腑等,所以医者临证时应仔细询问并亲自观察呕吐物。如酸腐难闻,多为食积内腐;黄水味苦,多为胆热犯胃;酸水绿水,多为肝气犯胃;痰浊涎沫,多为痰饮中阻;泛吐清水,多为胃中虚寒,或有虫积;黏沫量少,多属胃阴不足。

(二)辨证分型

1. 饮食停滞证
主症:①呕吐酸腐量多,或吐出未消化食物;②吐后反快。
次症:①嗳气厌食;②脘腹胀满疼痛;③大便秘结或溏泄,气味臭秽。
舌脉:舌苔厚腻,脉滑实有力。

2. 痰饮内阻证
主症:①呕吐物多为清水痰涎;②或胃部如囊裹水。
次症:①脘腹痞闷;②纳食不佳;③呕而肠鸣;④头眩;⑤心悸。
舌脉:舌苔白滑而腻,脉沉弦滑。

3. 肝气犯胃证
主症:①呕吐吞酸;②干呕犯恶;③情志不遂发作或加重。
次症:①脘胁胀痛,烦闷不舒;②嗳气频频。
舌脉:舌边红,苔薄腻或微黄,脉弦。

4. 脾胃虚寒证
主症:①饮食稍多即欲呕吐,食入难化;②喜温喜按。
次症:①胸脘痞闷;②面色㿠白;③倦怠乏力;④大便溏稀。
舌脉:舌淡,苔薄白,脉濡弱或沉。

5. 胃阴亏虚证
主症:①呕吐反复发作;②有时干呕。
次症:①恶心;②胃中嘈杂;③似饥不欲食;④口燥咽干。
舌脉:舌红少津,苔少,脉细数。
证候诊断:主症必备,加次症2项及以上,结合舌脉,即可诊断。

【治疗】

一、治疗原则

以保守治疗为主,主要采用禁食、胃肠减压、营养支持、维持水电解质平衡,避免使用抗胆碱药,此外还可应用药物、针灸、中药等综合治疗,心理治疗消除患者对疾病的恐慌也很重要。再次手术应持谨慎态度,可能造成再次胃轻瘫。研究者普遍认为综合治疗比单一药物治疗疗效好。

二、西医治疗

(一)精神治疗

由于胃瘫的治疗可能面临较长的时间,因此消除患者的焦虑和悲观情绪,树立战胜疾病的信心,积极取得患者的认识和配合,对胃瘫患者的恢复十分重要。必要时可给予一定量的镇静剂,以利于术后恢复。

(二)营养支持治疗

肠内营养结合肠外营养。术后胃瘫综合征发生后,通常小肠和结、直肠的功能不受影响,所以可进行肠内营养支持,肠内营养已成为外科临床营养支持的首选途径。其优点在于:①肠内营养价格较肠外营养低廉。②营养物可以刺激肠黏膜,可以增加肠黏膜绒毛的数量和高度,有助于肠功能的恢复。③营养物刺激肠黏膜可以改善其通透性,维持肠道的完整性,减少肠道细菌及其产物的易位。④肠内营养可促进肠蠕动功能的恢复,加速门静脉系统的血液循环,促进胃肠道激素分泌的作用。肠内营养液可采用成品营养液,辅以牛奶、鱼汤、菜汤等。营养液的滴注或注入应遵守循序渐进的原则,浓度从低到高、速度从慢到快、数量从少到多,并观察患者有无恶心、呕吐、腹泻等不良反应。但要注意营养制剂的配方,高蛋白高脂肪食物突然加重胃脏负担,可能引起抑制型肽类激素释放,导致胃脏张力减退,运动减退,必要时可行肠外营养。

(三)严格禁食

持续胃肠减压,早期温盐水洗胃,根据需要检测血糖、水、电解质。维持水电解质平衡尤为重要,如胃轻瘫患者多有呕吐,加之进食少,容易出现低血钾性胃肠麻痹。

(四)药物治疗

主要采用促进胃肠动力的药物,其中包括:

1. 多巴胺受体阻滞剂　如甲氧氯普胺和多潘立酮,两者均属多巴胺 D_2 受体阻断剂。多潘立酮每次 1 片,每日 3 次,饭前 15~30 分钟服用,可选择性地拮抗周围性多巴胺 D_2 受体加速胃的运动和协调胃十二指肠的运动促进胃内食物排空,疗效约为 22%;甲氧氯普胺成人每次 5~10mg,每日 3 次,于餐前服用,是临床上最早使用的胃肠动力促进剂,兼有中枢和外周双重作用,故应警惕其锥体外系症状,疗效约为 18%;伊托必利是具有阻断 D_2 受体活性和抑制乙酰胆碱酯酶活性的双重作用的第三代促胃肠动力药,通过拮抗 D_2 受体,增加乙酰胆碱的释放,同时还能够抑制胆碱酯酶的活性,进而抑制乙酰胆碱的水解,促进释放的乙酰胆碱聚集,最终提升胃内乙酰胆碱的数量,调节患者胃肠道的协调性,有效地促进胃排空。成人每次 50mg,每日 3 次,饭前服用。

2. 呱啶苯酰胺衍生物　代表药物为枸橼酸莫沙必利片,每次 5mg,每日 3 次,饭前或饭后服用,这是一种 5-HT$_4$ 受体激动剂,能增加肌间神经丛节后神经末梢乙酰胆碱生理性释放,加快胃肠运动可使约 40% 的患者缓解症状。近年报道一种新型的胃肠动力促进剂普卡必利也属 5-HT$_4$ 受体激动剂,具有促进胃肠动力和结肠转运的双重作用。

3. 大环内酯类抗生素 主要为红霉素及其衍生物,其对胃肠动力的影响越来越受到重视。红霉素治疗剂量为 3~5mg/kg,溶于 5% 葡萄糖注射液 100ml 中以 5ml/min 的速度静脉滴注,每日 2 次,连续 5 日,具有快速纠正紊乱的胃电节律和改善胃排空的功能。有报道,联合应用以上药物,如莫沙必利与甲氧氯普胺联用、莫沙必利与多潘立酮联用等,能更有效地改善胃瘫症状,缩短住院时间。部分学者认为在幽门部注射肉毒梭菌对药物无法缓解的胃排空延迟有效,这或许为治疗术后胃轻瘫提供了新的研究方向。

(五)胃电刺激

是近年开展的治疗胃瘫的一种新方法,其原理是通过外科手术或超声内镜将起搏装置植于胃壁肌层,用外源性电刺激使胃的慢波频率恢复正常。胃电刺激还可通过直接参与肌肉收缩或促进乙酰胆碱的释放以及钙离子通道的开放诱发峰电位出现,增加胃收缩力及胃排空。研究发现,外源性电刺激频率、强度不同,其治疗效果也不同:低频(接近或稍高于胃慢波频率)高能电刺激不仅可以恢复慢波还可改善胃排空缓慢症状,高频(至少 4 倍于慢波频率)低能的电刺激改善恶心、呕吐等症状效果明显,对胃排空作用有限。通过实验证实胃电刺激是治疗胃轻瘫的有效方法之一。报道用空肠营养管维持营养的严重胃轻瘫患者应用胃电刺激治疗后,可恢复经口摄取充足的营养,不再需要空肠营养管,恶心呕吐等症状明显减少,并未发现明显的副作用。

(六)胃镜的使用

临床上使用胃镜刺激胃壁有时也可奏效,使胃瘫缓解。但此举必须在术后数周应用。同时医师在胃镜操作时应注意减少注气,以免引起吻合口破裂。

三、中医治疗

以和胃降逆为基本治法,属实者,重在祛邪,分别施以解表、消食、化痰、理气之法,以求邪去胃安呕止之效。虚者重在扶正,分别以益气、温阳、养阴治法,以求达和胃止呕之功。

(一)辨证分型治疗

1. 饮食停滞证
治法:消食化滞,和胃降逆。
代表方:保和丸(《丹溪心法》)。
常用药:神曲、山楂、茯苓、半夏、陈皮、连翘、莱菔子。

2. 痰饮内阻证
治法:温化痰饮,和胃降逆。
代表方:小半夏汤(《金匮要略》)合苓桂术甘汤(《金匮要略》)。
常用药:半夏、生姜、茯苓、白术、桂枝、甘草。

3. 肝气犯胃证

治法:疏肝和胃,降逆止呕。

代表方:四七汤(《三因极一病证方论》)。

常用药:半夏、厚朴、茯苓、苏叶、大枣、生姜。

4. 脾胃虚寒证

治法:温中健脾,和胃降逆。

代表方:理中丸(《伤寒论》)。

常用药:白术、人参、干姜、甘草。

5. 胃阴亏虚证

治法:滋养胃阴,和胃降逆。

代表方:麦门冬汤(《金匮要略》)。

常用药:人参、麦冬、半夏、粳米、甘草、大枣。

(二) 中成药

1. 消食导滞类

(1)加味保和丸:健胃消食。用于饮食积滞,消化不良。口服,每次 6g,每日 2 次。

(2)大山楂丸:开胃消食。用于食积内停所致的食欲缺乏、消化不良、脘腹胀闷。口服,大蜜丸每次 1~2 丸,每日 1~3 次,小儿酌减。

(3)枳实导滞丸:消积导滞,清利湿热。用于饮食积滞、湿热内阻所致的脘腹胀痛、不思饮食、大便秘结、痢疾里急后重。口服,每次 6~9g,每日 2 次。

2. 疏肝理气、降逆止呕类

(1)枫蓼肠胃康颗粒:理气健胃,除湿化滞。用于中运不健、气滞湿困而致的急性胃肠炎及其所引起的腹胀、腹痛和腹泻等消化不良症状。开水冲服,每次 1 袋,每日 3 次。

(2)沉香舒气丸:舒气化郁,和胃止痛。用于肝郁气滞、肝胃不和引起的胃脘胀痛,两胁胀满疼痛或刺痛,烦躁易怒,呕吐吞酸,呃逆嗳气,倒饱嘈杂,不思饮食。口服,大蜜丸每次 2 丸,每日 2~3 次。

3. 燥湿化痰类

二陈丸:燥湿化痰,理气和胃。用于痰湿停滞导致的咳嗽痰多,胸脘胀闷,恶心呕吐。口服,水丸每次 9~15g,每日 2 次。

4. 益气健脾类

香砂和胃丸:健脾开胃,行气化滞。用于脾胃虚弱,消化不良引起的食欲缺乏,脘腹胀痛,吞酸嘈杂,大便不调。口服,每次 6g,每日 2 次。

5. 温中健脾,和胃降逆类

(1)附子理中丸:温中健脾。用于脾胃虚寒,脘腹冷痛,呕吐泄泻,手足不温。口服,大蜜丸每次 1 丸(9g/丸),每日 2~3 次。

(2)温胃舒胶囊:温中养胃,行气止痛。用于中焦虚寒所致的胃痛,症见胃脘冷痛、腹胀嗳气、纳差食少、畏寒无力;浅表性胃炎见上述证候者。口服,每次 3 粒,每日 2 次。

6. 滋阴养胃类

养胃舒胶囊:滋阴养胃。用于慢性胃炎,胃脘灼热,隐隐作痛。口服,每次 3 粒,每日 2 次。

四、中西医结合治疗

术后胃瘫综合征是一种功能性疾病，单一西医治疗效果不佳，本病多因久病体虚，手术损伤中焦脾胃，人体气血津液耗伤，脾失健运，体内津液不能运化，胃失和降，中焦气机升降失调，痰饮、水湿停滞，加之腹部刀伤，气血运行不畅而致气滞血瘀，中焦气机运行受阻，腑气不通，秽浊之气不降反升，以致患者出现呕吐、恶心、腹部胀满，上腹部疼痛等，多属本虚标实，治疗应通补兼施、辨证论治，临床常在西医综合治疗的基础上使用补中益气汤或升阳益胃汤加上行气导滞、和胃降逆药物，如枳实、厚朴、半夏、竹茹等。

五、名医诊治经验

1. 徐景藩　人体以脾胃为资生之本，针对胃癌术后中焦脾胃受损，国医大师徐景藩创新性地提出"四以法"，以顺应天地为根，以固护脾胃为本，以舒畅情志为先，以恢复功能为旨，并自拟徐氏参芪苡术汤治疗，有助于胃癌术后脾胃功能的整体恢复。

2. 裘沛然　肿瘤术后基本原则是扶正为主，消补兼施。扶正可以加强祛邪作用，而祛邪也是为了保存正气，对于恶性肿瘤来说，保存正气尤其重要。"正之不存，邪将焉祛""虚之所在，受邪之地"。故治疗不主张攻邪，始终以扶正作为主要治疗大法，即"以守为攻"。扶正之法尤重于脾肾，脾胃为后天之本，肾为先天之本，水谷精微赖脾气以输化，脏腑之功能恃肾气以鼓舞。健脾补气以参、芪、术、草、枣为要药。对严重正虚用生晒参、黄芪量大，甘草一般 15~30g，因甘草有助药之功；补肾常阴阳并调，如熟地、枸杞、巴戟天、淫羊藿、龟甲、鳖甲、黄柏等。其中巴戟天与黄柏二味最为常用，前者湿而不热，益元阳，补肾气；后者苦寒，滋益肾阴，具有"泄热补水润燥"之功。两者一阴一阳，对协调脏腑，燮理阴阳，具有良好的功效。另熟地一味，填补真阴与参芪相伍，大补气血，功效卓著。

六、中医适宜技术

针灸选穴以胃之下合穴、募穴为主。以足三里、中脘、内关、胃俞为主穴；寒邪犯胃配上脘、公孙；饮食伤胃配梁门、天枢；胃阴不足配胃俞、三阴交；脾胃虚寒配脾俞、神阙；肝气犯胃配肝俞、期门等。

操作：毫针刺，内关、中脘用泻法，胃俞、足三里平补平泻法。虚寒者，可加用艾灸。呕吐发作时，可在内关穴行强刺激并持续运针 1~3 分钟。

【预后】

胃瘫综合征的预后，取决于该疾病持续时间的长短；如果及时发现，治疗相对容易，预后较好；如未及时进行治疗，病情持续发展，对患者影响较大，预后较差。

第四篇 ｜ 第二章

参考文献

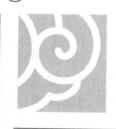

第三章　肠道疾病

第一节　细菌性食物中毒

K 【概述】

细菌性食物中毒（bacterial food poisoning）是指进食被细菌及其毒素污染的食物而引起的急性感染中毒性疾病。本病潜伏期短，发病突然，易集体发病，发病者均与细菌或其毒素污染的食物有明确的关系。引起细菌性食物中毒最常见的细菌为副溶血弧菌、沙门菌、葡萄球菌、肉毒梭菌、变形杆菌等。

副溶血性弧菌食物中毒过去也称嗜盐菌食物中毒，是进食含有该菌的食物所致，食物中以海产品为多。表现为急性起病、腹痛、呕吐、腹泻等，腹泻为水样便。

沙门菌食物中毒是最常见的食物中毒病因之一，其中以鼠伤寒、肠炎、猪霍乱沙门菌为最常见，占本病 60% 以上。细菌常通过肉、蛋、家禽、西红柿、甜瓜等食物传播。细菌在这些食品上能存活很长时间，且在温度 22~30℃时能在食物中大量繁殖。该菌所致食物中毒不但有明显消化道症状，且有发热等感染表现。

葡萄球菌食物中毒是进食含葡萄球菌肠毒素的食物所致的疾病，其特征为起病急骤，剧烈呕吐、腹痛、腹泻，重者可致失水及虚脱。

肉毒食物中毒是进食含肉毒梭菌外毒素的食物所致的急性中毒性疾患，属于肉毒中毒的一个类型。肉毒中毒一般分为 4 种类型：食入性肉毒中毒、婴儿肉毒中毒、创伤性肉毒中毒和吸入性肉毒中毒，均以神经系统症状为主要表现。

细菌性食物中毒临床上多表现为腹泻、腹痛、呕吐等症状，特别是以腹泻为主要表现，大致相当于中医学"泄泻"的范畴，但部分病例也可归属"飧泄""溏泄""鹜泄""濡泄""暴泻""肠澼""下利""腹痛""呕吐""发热"等范畴。

【流行病学】

一、副溶血性弧菌食物中毒

副溶血弧菌是革兰氏阴性多形态杆菌或稍弯曲弧菌。本菌嗜盐畏酸，在无盐培养基上不能生长，于 3%~3.5% 食盐水中繁殖迅速，每 8~9 分钟为 1 周期，低于 0.5% 或高于 8% 盐水中则停止生长。适宜在 pH 值 7.5~8.8 的碱性条件下生长，在食醋中 1~3 分钟及 1% 盐酸中 5 分钟均可杀死该菌，56℃加热 5~10 分钟可将其灭活。

已知副溶血弧菌有 13 种菌体（O）抗原及 65 种荚膜（K）抗原，为血清型分型基础，采用玻片凝集法可分为 13 个群和若干个型。副溶血弧菌能产生 3 种类型致病因子，热稳定直接溶血毒素、热稳定直接溶血相关毒素和尿素酶，上述各因子具有溶血活性且对肠有致病作用。

1. 传染源　传染源为患者，集体发病时仅少数病情严重者需住院，多数未住院者可能成为传染源。患者仅在疾病初期排菌较多，其后排菌迅速减少。

2. 传播途径　本病经食物传播，主要的食物是海产品或盐腌渍品，常见者为蟹类、乌贼、海蜇、鱼、黄泥螺等，其次为蛋品、肉类或蔬菜。进食肉类或蔬菜而致病者，多因食物容器或砧板受污染所致。

3. 易感者　男女老幼均可患病，但以青壮年为多，病后免疫力不强，可重复感染。

本病夏秋季多发，以沿海地区为主，常为集体发病。近年来沿海地区发病率有升高趋势，而由于海鲜空运的发展，内陆城市病例也渐增多。

二、沙门菌食物中毒

沙门菌为革兰氏阴性杆菌，无芽孢，无荚膜。多数细菌有周身鞭毛和菌毛，有动力。在普通培养基上呈中等大小，无色半透明的光滑菌落。不分解乳糖、蔗糖，能发酵葡萄糖，分解吲哚、尿素，伏-波试验（VP test）为阴性。

沙门菌在普通培养基上即能生长，其最适温度为 35~37℃，最适 pH 值为 6.5~7.5，沙门菌对外界环境的抵抗力较强，在水、牛乳或肉类食品中能存活 1 年以上，不耐高温和干燥，65℃加热 15~20 分钟即被杀死，5% 苯酚或 1∶500 升汞 5 分钟可灭活，pH 值 <4.5 可使细菌死亡。沙门菌无荚膜，但其细胞外膜包被的多糖层十分黏稠，具有阻止吞噬、逃避免疫系统破坏的作用，沙门菌的主要抗原成分为菌体抗原"O"和鞭毛抗原"H"，"O"抗原是细菌胞壁的脂多糖，目前已发现 60 多种，每种菌常有数种"O"抗原，与致病密切相关的多属 A、B、C、D 和 E 组，"O"抗原刺激机体产生 IgM 型抗体；"H"抗原是蛋白质，"H"抗原则刺激产生 IgG 型抗体。按照"O"抗原和"H"抗原的搭配，沙门菌可分为 2 000 多种血清型，各血清型致病力的强弱可有很大差异。对人类具致病性的沙门菌属于第一亚属，如伤寒沙门菌、副伤寒沙门菌、猪霍乱沙门菌、鼠伤寒沙门菌、肠炎沙门菌、牛沙门菌和鸭沙门菌等。

1. 传染源　主要传染源为感染的家禽、家畜，如鸡、鸭、猪、牛、羊等，其次是感染的鼠类及其他野生动物，人类带菌者亦可作为传染源。这些带菌者绝大部分是暂时带菌及无症状感染或轻型肠道感染后粪便持续带菌。暂时带菌状态较常见于职业上与沙门菌接触的人，如食品加工或屠宰工人;无症状感染的沙门菌带菌者,有时排菌量可以很多,如果其职业是处理肉类等食物时,可成为一个重要的传染源。

2. 传播途径 沙门菌通过被污染的食物、水及用具传染,各种来源于动物的食品有引起传播的可能,苍蝇和蟑螂可作为沙门菌的机械携带者,引起传播。空气传播及输血引起的沙门菌感染也有过报道。

3. 人群易感性 婴幼儿、严重慢性病患者对沙门菌易感,1岁以内的婴儿患病率最高,且病后的免疫力不强,可反复感染,甚至可感染同一血清型细菌而发病。

4. 流行病学特征 ①急性起病;②潜伏期短;③发病者仅限于进食污染食物者;④食物常是同一传染源所污染;⑤集体用膳单位常呈暴发流行;⑥本病全年可见,发病高峰在7~11月;⑦各菌种分布有地区性,并与该地区动物中携带的常见菌种一致。

三、葡萄球菌食物中毒

引起本病的细菌仅限于金黄色葡萄球菌中某些能产生肠毒素的菌株。金黄色葡萄球菌肠毒素为单股多肽链,肠毒素有 A、B、C、D、E、F、G、H、I、J 等 10 个血清型,以 A 型毒力最强。临床症状由肠毒素所致,肠毒素耐高温、耐酸,能抵抗胃蛋白酶和胰蛋白酶消化。

寄生于人体皮肤、鼻腔、鼻咽部、指甲及各种皮肤化脓灶的金黄色葡萄球菌,可污染淀粉类(剩饭、粥、米面等)、牛乳及乳制品、鱼、肉、蛋类等,被污染食物在室温 20~22℃ 搁置 5 小时,病菌大量繁殖,产生肠毒素。人若进食含有肠毒素污染的食物,即可发生食物中毒,即使将食物煮沸亦不能避免,因 100℃ 加热 30 分钟仅能杀灭金黄色葡萄球菌而不能破坏肠毒素。本病夏秋季发病率较高,各年龄组均可患病,病后不产生明显免疫力,无传染性。

四、肉毒食物中毒

肉毒梭菌系严格厌氧的革兰氏阳性梭状芽孢杆菌,其芽孢耐热力极强,在沸水中可生存 30 分钟~20 小时。干热 180℃需 5~15 分钟、湿热 100℃ 5 小时以上方能将其杀死,10% 盐酸经 1 小时或 20% 甲醛经 24 小时才能使芽孢死亡。肉毒梭菌孳生于土壤内,存在于家畜如牛、羊、猪等粪便中。火腿、腊肠、罐头或瓶装食物被肉毒梭菌污染时,于缺氧情况下该菌可大量生长繁殖而产生外毒素,人摄入后即发生中毒。按外毒素抗原性不同,可分为 A、B、Ca、Cb、D、E、F、G 8 型,引起人类疾病者主要为 A、B 和 E 型,偶有 F 型致病的报道。肉毒梭菌外毒素是一种嗜神经毒素,是世界上已知致病力最强的毒素之一,对神经组织亲和力以 A 型为最强,E 型次之,B 型较弱。一般对人的致死量约为 0.1~1μg。该毒素不耐热,80℃加热半小时或煮沸 10 分钟即被破坏,暴露于日光下也会迅速失去其毒力。毒素在干燥、密封和阴暗的条件下可保存多年,故被肉毒梭菌污染的罐头食品中的毒素可在相当长的时间内保持其毒性。外毒素经甲醛处理后注射于动物体内可产生抗毒素,不同型的外毒素只能被相应抗毒素所中和。

1. 传染源 动物是主要传染源。肉毒梭菌存在于动物肠道,排出后芽孢可在土壤中保存相当长时间,但仅在缺氧情况下才能大量繁殖。

2. 传播途径

(1)食物传播:罐头食品、发酵馒头、家制臭豆腐和豆瓣酱等被肉毒梭菌污染,其外毒素可致病。

（2）偶可由伤口感染而致病。

（3）病菌偶可污染食品（如蜂蜜），被婴儿摄入胃肠道后，经繁殖产生的大量外毒素可致病。

（4）呼吸道：吸入含有外毒素的气溶胶而引起。

3. 易感性 本病好发于夏秋季，各年龄、性别均易感。病愈后不产生免疫力，无传染性。

五、其他细菌引起的食物中毒

1. 变形杆菌食物中毒 近年来，变形杆菌食物中毒呈上升趋势，已成为最常见食物中毒之一。变形杆菌属肠杆菌科的革兰氏阴性杆菌，为条件致病菌。该菌存在于正常人与动物肠道中，粪便中常携带变形杆菌，也可在腐败食物和垃圾中检出。变形杆菌对外界适应力强，营养要求低，生长繁殖较迅速，在夏、秋季，被污染食品放置数小时后，即可产生足量的细菌，人体摄入后即致食物中毒，并可引起集体发病。

2. 肠出血性大肠埃希菌食物中毒 其代表 O157∶H7 大肠埃希菌所致食物中毒虽尚未在我国引起大流行，但有上升趋势，该菌产生的志贺样毒素是致病因素，可引起腹痛、腹泻、水样便，继而发生血性腹泻。部分患者可并发溶血性尿毒综合征（HUS）和血小板减少性紫癜。并发 HUS 的老年患者病死率高。

3. 蜡状芽孢杆菌食物中毒 蜡状芽孢杆菌是一种需氧、有芽孢、革兰氏阳性大杆菌，其芽孢能耐高温。引起蜡状芽孢杆菌食物中毒的食品主要为含淀粉较多的谷类食物，常见为酒酿、隔夜剩饭、面包和肉丸等。本菌产生腹泻肠毒素和呕吐毒素，前者能使兔肠袢肠液积蓄，给鼠静脉注入时可引起死亡。该毒素有抗原性，相对分子量为 48 000。

本病潜伏期多为 1~2 小时，主要临床表现为突然起病，有恶心、呕吐、腹痛、腹泻等。病情较轻，病程自限，一般仅 1~2 日。

4. 产气荚膜梭菌食物中毒 该菌为革兰氏阳性、能形成芽孢的厌氧杆菌，当其污染食物尤其牛肉、火鸡及肉鸡等食品后产生肠毒素（大多为 A 和 C 型），人体摄入被污染的食物后，经 10~16 小时，引起严重的腹痛和水泻、恶心，可有呕吐和发热，本病为自限性，历时数小时至 2 日。重症患者可有大量血便、严重腹痛、脱水和毒血症。

5. 其他 空肠弯曲菌、耶尔森菌及其他弧菌、气单胞菌等均可引起食物中毒。

【病因病机】

一、西医认识

1. 副溶血性弧菌食物中毒 致病性副溶血性弧菌能使人或家兔的红细胞产生溶血，此现象称神奈川现象，96% 临床株有该现象，而环境分离株中则罕有神奈川现象阳性者，现认为溶血是该菌致病性的标志，神奈川现象阳性与该菌产生的溶血毒素有关。将其毒素注入小鼠或豚鼠体内可引起实验动物回肠袢、心肌细胞发生病变而致死，但对人的致病作用尚不明确。

资料表明,摄入一定数量活菌(10万个)即可使人致病,由于临床上观察到痢疾样表现和动物实验中溶血性菌株能穿入幼兔的肠上皮细胞,说明该菌具有侵袭性,但该菌所致的组织学变化要比志贺菌引起者轻。病理变化为急性小肠炎,以十二指肠、空肠及回肠上部较明显,可见中性粒细胞浸润,黏膜下呈高度弥漫性水肿,也有深至肌层及浆膜层者,有轻度糜烂但无溃疡。肝脾可呈淤血表现。

2. 沙门菌食物中毒　机体感染沙门菌的后果与机体抵抗力及吞食细菌的数量、血清型、侵袭力等有关。吞入大量活菌可引起显性感染,菌量减少10~100倍时常呈暂时的带菌状态。不同血清型细菌的侵袭力与致病力显著不同,鸭沙门菌仅引起无症状的胃肠道感染,而猪霍乱和鼠伤寒沙门菌常引起败血症和迁徙性病灶。

沙门菌性胃肠炎的主要病变部位在小肠,但也可累及结肠,引起痢疾样临床表现。沙门菌具有侵袭性,引起黏膜炎症反应,伴黏膜下层中性粒细胞浸润,有时可深至固有层,沙门菌可分泌肠毒素,参与腹泻的发生。

沙门菌侵入血流可致胃肠炎的并发症,但更多的病例却无胃肠炎作为前驱病变,血源入侵的细菌可停留于任何部位,导致胃、关节、脑膜、胸膜或其他部位的化脓性病变。

3. 肉毒梭菌食物中毒　肉毒梭菌外毒素经胃和小肠上段吸收,通过淋巴和血液循环到达脑神经核、运动神经突触和胆碱能神经末梢,抑制神经传导介质乙酰胆碱的释放,使肌肉不能收缩而发生瘫痪。

婴儿肉毒梭菌中毒的发病年龄一般小于9个月。婴儿摄入肉毒梭菌芽孢或繁殖体,其虽不含肉毒梭菌外毒素,但病菌可在婴儿肠道内大量繁殖并产生外毒素,经肠黏膜吸收后致病。

二、中医认识

根据中医文献论述,结合细菌性食物中毒的主要临床表现,应将本病归属于中医学"泄泻"的范畴。本病最早记载于《黄帝内经》。《素问·气交变大论》中有"鹜溏""飧泄""注下"等病名。指出风、寒、湿、热皆可致泻,如《素问·举痛论》曰:"寒气客于小肠,小肠不得成聚,故后泄腹痛矣。"《素问·阴阳应象大论》有"湿胜则濡泄""春伤于风,夏生飧泄"等。对于病机,《素问·至真要大论》提出:"暴注下迫,皆属于热。"对于泄泻所涉及的脏腑及临证表现,《素问·宣明五气》曰:"大肠小肠为泄。"《素问·脏气法时论》谓:"脾病者……虚则腹满肠鸣,飧泄食不化。"《素问·脉要精微论》曰:"胃脉实则胀,虚则泄。"东汉张仲景在《金匮要略·呕吐哕下利病脉证治》中将泄泻与痢疾统称为"下利",至隋代巢元方《诸病源候论》始明确将泄泻与痢疾分述。宋代以后才统称为泄泻。虽然在古代文献中对泄泻的名称和分类繁多,但大概可分为急性泄泻和慢性泄泻两类。中医认为泄泻的病因主要为感受外邪、饮食所伤、情志不调、禀赋不足及年老体弱、大病久病之后脏腑虚弱。细菌性食物中毒所致之泄泻为急性泄泻,多因饮食不节,进食生冷不洁之物,损伤脾胃,运化失常,或因感受寒湿暑热之邪,客于肠胃,脾受湿困,邪滞交阻,气机不利,胃肠运化和传导功能失常,以致清浊不分,水谷夹杂而下,发生泄泻。急性泄泻多属泄泻之实证,经及时治疗,可在短期内痊愈,但也有因失治或误治,迁延日久,可由实转虚,转为慢性泄泻。

【诊断】

一、辨病

（一）临床表现

1. 副溶血性弧菌食物中毒　潜伏期为 1~48 小时不等，多数为 6~20 小时。本病起病急骤，常有腹痛、腹泻、呕吐、失水，可伴畏寒与发热。腹痛多呈阵发性绞痛，常位于上腹部、脐周或回盲部。腹泻每日 3~20 余次不等，大便性状多样，多数为黄水样或黄糊便，约 2%~16% 呈典型的血水或洗肉水样便，部分患者的粪便可为脓血样或黏液血样，但很少有里急后重感。由于吐泻，患者常有失水现象，重度失水者可伴声音嘶哑和肌肉痉挛，个别患者可出现血压下降、面色苍白或发绀甚至意识不清。发热一般不如菌痢严重，但失水则较菌痢明显。近年来国内报道的副溶血弧菌食物中毒临床表现不一，可呈典型胃肠炎型、菌痢型、中毒性休克型或少见的慢性肠炎型等。本病病程为 1~6 日不等，可自限，一般恢复较快。

2. 沙门菌食物中毒　潜伏期与感染的细菌量及临床类型有关，误食染菌食物后 8~48 小时发生胃肠炎症状，如感染菌量大可在 12 小时内发病，少量沙门菌感染因病原菌繁殖需要时间稍长，潜伏期可在 48 小时左右，败血症型与伤寒型潜伏期约为 1~2 周。

（1）胃肠炎型：是最常见的临床类型，约占 70%。急性起病，开始时恶心、呕吐，随后迅速出现腹部绞痛和腹泻，粪便常为水样，量多，很少或没有粪质，偶可呈黏液或脓性粪便，大便每日数次至数十次，常有发热，体温达 38~39℃，可伴有畏寒。沙门菌胃肠炎的病情轻重差异很大，有些患者并无发热，只有粪便稀烂，重的可呈暴发型，伴有迅速脱水，可由于脱水重而引起休克和肾功能衰竭，甚至迅速死亡，此种情况在早产儿和营养不良小儿较易产生。

沙门菌胃肠炎的症状多在 2~3 日消失，偶尔病程亦可迁延至 2 周之久，病死率很少超过 1%，死亡病例几乎都是婴儿、老人和身体衰弱的人。白细胞数多为正常，所有病例的血培养几乎均阴性，在急性期几乎所有患者的粪便均可培养出病原菌，起病后 2 周约有 50% 患者的粪便培养仍为阳性，此型较常见的病原菌为鼠伤寒沙门菌。

（2）伤寒型：临床症状与轻型伤寒相似，但潜伏期较短（平均 3~10 日），病程亦较短（一般为 1~3 周），病情多较轻，热型呈弛张热，亦可有相对缓脉，但皮疹少见，腹泻较多，肠出血与肠穿孔很少发生。伤寒型偶有以胃肠炎为前驱表现，在典型的胃肠炎症状后出现伤寒表现，白细胞数减少，血、粪便培养阳性，引起伤寒型的病原菌常为猪霍乱沙门菌。

（3）败血症型：此型病例呈散发性，常见于儿童、虚弱者和有慢性疾患者。起病多急骤，但亦有徐缓起病，有发热、寒战、出汗及胃肠道症状，热型呈不规则型、弛张型或间歇型，高热持续 1~3 周不等，有并发症如化脓性病灶时，则发热可迁延更长时间，甚至达数月之久，或为反复急性发作。肝脾常肿大，黄疸及谵妄偶见。多数病例的白细胞数正常，血培养有病原菌，但粪便培养常阴性。与伤寒的持续菌血症不同，其病原菌是间歇进入血液循环的，最常见的病原菌为猪霍乱沙门菌。

（4）局部化脓感染型：局部化脓性感染常发生在肠道感染之后，出现一个或一个以上的局部化脓性病灶，亦可在发病前完全没有症状，常见致病菌是鼠伤寒沙门菌、猪霍乱沙门菌和肠炎沙门菌。这些化脓性病灶可在身体任何部位发生，成为临床的主要表现，支气管肺炎、肺脓肿、胸膜炎、脓胸、心内膜炎、心包炎、肾盂肾炎、肋软骨脓肿、肋骨骨髓炎及脑膜炎等较多见，此外，腮腺炎、脾脓肿、乳腺脓肿及皮肤溃疡等文献亦有记载。

在某些疾病如镰状细胞贫血等患者，易发生本型感染，化脓感染灶常出现于原有病变的局部，如血肿、梗死、囊肿、新生物、动脉瘤等。沙门菌感染的四种临床类型常不易明确划分，常互相重叠；如胃肠炎可伴发或继发菌血症；败血症每并发局部化脓灶；局部化脓灶亦可继发菌血症。沙门菌感染可无症状，仅在流行病学调查中发现粪便培养阳性，血清凝集效价升高，此部分感染者没有症状，但有与患者接触或进食污染食物的既往史。动物常可被多种沙门菌感染，而在食物的储存、运输、分配等过程中可以互相接触污染，故人类偶可同时感染两种沙门菌。

3. 葡萄球菌食物中毒　潜伏期短，一般为 2~5 小时，极少超过 6 小时。起病急骤，有恶心、呕吐、中上腹痛和腹泻，以呕吐最为显著。呕吐物可含胆汁，或含血及黏液。剧烈吐泻每导致虚脱、肌痉挛及严重失水等现象。体温大多正常或略高。一般在数小时至 1~2 日内迅速恢复。

4. 肉毒食物中毒　潜伏期一般为 12~36 小时，可短至 2 小时，长者达 10 日，潜伏期越短，病情越重。起病突然，以神经系统症状为主，此与一般食物中毒不同。初起时全身软弱、疲乏、头痛、眩晕等，继而出现眼睑下垂、瞳孔扩大、复视、斜视及眼内外肌瘫痪。重症患者有吞咽、咀嚼、言语、呼吸等困难，声音嘶哑或失声、抬头困难、共济失调，心力衰竭，但肢体完全瘫痪者少见。咽肌麻痹时黏液及分泌物积聚咽部，可导致吸入性肺炎。因胆碱能神经传递的阻断，可出现腹胀、尿潴留及唾液和泪液的减少等。体温正常或呈低热，神志始终清楚，知觉存在，脑脊液正常。

患者可于数日（4~10 日）后逐渐恢复健康，呼吸、吞咽及言语困难先行缓解，随后其他肌肉瘫痪也渐复原，视觉恢复较慢，有时需数月之久。重症患者可于发病后 3~10 日内，因呼吸衰竭、心力衰竭或继发肺炎等而死亡。本病病死率因毒素类型而异，A 型毒素者病死率为 60%~70%，E 型毒素者为 30%~60%，B 型毒素者为 10%~20%。婴儿肉毒中毒的临床表现则与上述症状不完全相同，其首先症状常为便秘，继之迅速出现脑神经麻痹，病情进展迅猛。有的患婴入睡前尚能进食，活动自如，数小时后可因呼吸肌麻痹死亡。有的患婴呈隐匿型，另有表现为暴发型。肌电图检查显示短暂、低幅、多相的动作电势，有助于诊断的确立。

5. 其他细菌引起的食物中毒

（1）变形杆菌食物中毒发病者以儿童、青年较多。引起本病的致病因子是细菌所产生的肠毒素以及该菌进入细胞内所致。变形杆菌食物中毒主要表现为胃肠炎型和过敏型，前者多为自限性。

（2）肠出血性大肠埃希菌（EHEC）食物中毒可引起腹痛、腹泻、水样便，继而发生血性腹泻。部分患者可并发溶血性尿毒综合征（HUS）和血小板减少性紫癜。并发 HUS 的老年患者病死率高。

（3）蜡状芽孢杆菌食物中毒主要临床表现为突然起病，有恶心、呕吐、腹痛、腹泻等。病情较轻,病程自限,一般仅 1~2 日。

（4）产气荚膜梭菌食物中毒可引起严重的腹痛和水泻、恶心,可有呕吐和发热,本病为自限性,历时数小时至 2 日。重症患者可有剧烈血便、严重腹痛、脱水和毒血症。

（二）实验室及其他检查

1. 副溶血性弧菌食物中毒

（1）血常规:细胞计数总数多在 10×10^9/L 以上,中性粒细胞偏高。

（2）粪便检查:镜下可见白细胞,常伴有红细胞,粪便培养可检出副溶血弧菌。以反向被动乳胶凝集试验、免疫荧光显微镜检测副溶血弧菌及 PCR（聚合酶链反应）技术检测 *TDH* 或 *TRH* 基因特异性保守序列,灵敏度及特异性均高。

2. 沙门菌食物中毒

（1）血常规:白细胞总数大多正常,有局灶性化脓性病变时明显升高,可达 $(20\sim30) \times 10^9$/L。

（2）粪便检查:部分患者粪便中有黏液和血,镜下白细胞增多,尤以婴幼儿多见。

（3）细胞学检查:胃肠炎时易从呕吐物和粪便中分离到病原菌,并与可疑食物中的病原菌相一致。胃肠道外感染时,从血、骨髓、脓液和其他体液如胸腔积液、脑脊液、关节腔积液等中可检出病原菌,反复培养能提高阳性率。血清凝集试验对诊断的帮助不大。

3. 葡萄球菌食物中毒

（1）可疑食物、呕吐物、粪便做涂片及培养检出金黄色葡萄球菌。

（2）荧光或核素标记的特异性肠毒素抗体检测毒素、用酶联免疫吸附测定（ELISA）、免疫荧光法或放射免疫法在食物浸出液、培养物、滤液等标本中检出肠毒素。

4. 肉毒食物中毒
可疑食物和粪便做厌氧培养,但细菌检出者仅有参考价值,检出外毒素可确诊。用各型抗毒素做中和试验有助于判断毒素型别。

（三）诊断要点

1. 副溶血性弧菌食物中毒
在副溶血弧菌食物中毒的流行季节,根据进食腌渍品、海产品等可疑食物,以及集体发病、潜伏期短且起病急,而发热和腹痛均较其他肠道传染病为重,腹泻物呈血水样、失水多见等特点,临床诊断即可成立,对可疑食物进行培养,有时可分离出和粪便中相同的副溶血弧菌。

2. 沙门菌食物中毒

（1）沙门菌胃肠炎:急性胃肠炎伴明显发热,且时间较长;有不洁饮食（尤其是动物性食物）史而粪常规及血白细胞计数基本正常时应考虑本病,从排泄物及可疑食物中分离到病原菌即可确诊。

（2）伤寒型和败血症型:持续发热 1 周以上,无明显系统症状或有胃肠道症状,肝脾大、白细胞正常者,需根据多次重复血培养后考虑本病的可能。有局部病灶形成时,应及早做局部细菌学检查,重症患者应寻找原发病。

3. 葡萄球菌食物中毒
根据进食可疑食物、集体发病、症状严重而短促等,可做出初步诊断;可疑食物、呕吐物、粪便做涂片及培养检出金黄色葡萄球菌,荧光或核素标记的特异性肠毒素抗体检测毒素、用酶联免疫吸附测定（ELISA）、免疫荧光法或放射免疫法在食物浸出液、培养物、滤液等标本中检出肠毒素,均可确立诊断。

4. 肉毒食物中毒

主要依据为:①进食可疑食品(尤其是罐头食品)集体发病;②典型的临床症状如眼肌瘫痪,吞咽、言语、呼吸等困难;③对可疑食物和粪便做厌氧培养,但细菌检出者仅有参考价值,确诊需检出外毒素;④将检查标本浸出液接种于小鼠等的腹腔内,如实验动物发生肢体麻痹死亡则诊断成立;⑤用各型抗毒素做中和试验有助于判断毒素型别。

(四)鉴别诊断

1. 细菌性痢疾 本病由痢疾杆菌引起,多于夏秋季发病,病前常有不洁饮食史,腹泻便呈水样,或有黏液、脓血便,常伴有发热、腹痛、里急后重等症状,大便培养有痢疾杆菌。

2. 病毒性胃肠炎 主要由诸如病毒、轮状病毒、星状病毒等引起,多于9月至次年3月发病,有时暴发流行,起病急,半数患者有低热,除腹泻外,伴有恶心、呕吐、肌痛、头痛、腹痛、乏力等症状,电子显微镜检查粪便有病毒颗粒,放射免疫法检查粪便中的抗原及特异性抗体效价升高。

3. 霍乱 由霍乱弧菌引起,夏秋季节多发,常在沿海地区出现,大多起病急骤,有剧烈腹泻,继以呕吐,但常无腹痛和发热,腹泻次数甚多,开始为黄色稀便,继而为特征性白色混浊"米泔水"样便,少数有水样血便,患者常有显著脱水征,眼眶下陷、肌肉痉挛,并出现休克,粪便的细菌学检查可做出诊断。

4. 假膜性小肠结肠炎 由艰难梭菌引起,抗生素应用是主要诱因,除腹泻外,有发热、腹痛、下腹压痛等症状,周围血白细胞增高,血浆白蛋白降低,除粪便培养可明确诊断外,细胞培养鉴定细胞毒素阳性率可达90%。

5. 急性血吸虫病 患者有疫水接触史,多于夏秋季发病,腹泻多为稀便或脓血便,有不同程度的发热和毒血症,可有腹痛和里急后重,肝脏常显著肿大并有压痛,脾脏亦轻度肿大,血白细胞总数增高,嗜酸性粒细胞一般在20%以上,肝功能试验丙氨酸转氨酶增高,絮状试验阳性,丙种球蛋白增高,粪便孵化阳性为主要依据。

(五)并发症

1. 出血 副溶血性弧菌食物中毒大便性状多样,2%~16%呈典型的血水或洗肉水样便,部分患者的粪便可为脓血样或黏液血样,但很少有里急后重感。沙门菌食物中毒伤寒型偶有以胃肠炎为前驱表现,在典型的胃肠炎症状后出现伤寒表现,白细胞数减少,血、粪便培养阳性。肠出血性大肠埃希菌食物中毒可引起腹痛、腹泻、水样便,继而发生血性腹泻。产气荚膜梭状芽孢杆菌食物中毒重症患者可有剧烈血便。

2. 水、电解质紊乱 副溶血性弧菌、沙门菌、葡萄球菌、肠出血性大肠埃希菌等绝大多数食物中毒表现为腹泻,或伴有呕吐,患者常有失水现象,造成水、电解质紊乱。重度失水者可引起休克和肾功能衰竭。

3. 休克 绝大多数食物中毒致重度失水者可引起休克。

4. 肾功能衰竭 体液丢失过多,导致血容量不足,引起脏器灌注不足,加之毒素作用,可导致急性肾功能衰竭。

5. 局部化脓感染 沙门菌食物中毒型的局部化脓性感染常发生在肠道感染之后,出现一个或一个以上的局部化脓性病灶,亦可在发病前完全没有症状,常见致病菌是鼠伤寒沙门菌、猪霍乱沙门菌和肠炎沙门菌。这些化脓性病灶可在身体任何部位发生,成为临床的主要表现,支气管肺炎、肺脓肿、胸膜炎、脓胸、心内膜炎、心包炎、肾盂肾炎、肋软骨脓肿、肋骨骨髓炎及脑膜炎等较多见,此外,腮腺炎、脾脓肿、乳腺脓肿及皮肤溃疡等文献亦有记载。

6. 继发肺炎　肉毒食物中毒重症患者常有吞咽困难,咽肌麻痹时黏液及分泌物积聚于咽部,可导致吸入性肺炎。

7. 呼吸衰竭、心力衰竭　肉毒食物中毒常以神经系统症状为主,此与一般食物中毒不同,可出现全身软弱、疲乏、呼吸、吞咽困难等症状,重症患者可出现呼吸衰竭、心力衰竭,但肢体完全瘫痪者少见。

二、辨证

(一)辨证要点

1. 辨轻重缓急　起病急,病程短,腹泻次数频繁为暴泻,多属急证;腹泻而饮食如常,脾胃未败,多为轻证;腹泻而不能食,形瘦体弱,或暴泻无度,或滑脱不禁为重证。

2. 辨寒热虚实　大便清稀,或如水样,或下痢赤白而清稀,无热臭,多属寒湿证;大便稀溏,其色黄褐而臭秽,或大便脓血,黏稠腥臭多为湿热证;年高体弱,病程较长者多虚;年轻体壮,病程较短,暴泻者多实。

3. 辨兼杂之证　腹痛即泻,暴注下迫者,多为热证;腹痛胀满,痛而拒按,痛时窘迫欲便,泻后痛胀稍减者,多为实证;腹痛而肛门灼热者,多为湿热证;里急后重而泻后得减者,多为实证;里急后重而泻后不减者,多属虚证。

(二)辨证分型

1. 寒湿内盛证
主症:①泄泻清稀,甚则如水样;②痢下赤白黏液。

次症:①腹痛肠鸣;②里急后重;③脘闷食少;④恶寒发热;⑤头痛困重。

舌脉:舌质淡,苔白腻,脉濡缓。

2. 湿热中阻证
主症:①腹痛即泻,泻下急迫或势如水注;②痢下赤白脓血。

次症:①便色黄褐而臭秽;②里急后重;③肛门灼热;④烦热口渴;⑤小便短黄。

舌脉:舌苔黄腻,脉滑数或濡数。

3. 食滞肠胃证
主症:腹痛肠鸣,泻下粪便臭如败卵。

次症:①泻后痛减;②脘腹胀满;③嗳腐酸臭;④不思饮食。

舌脉:苔垢浊或厚腻,脉滑。

4. 疫毒内滞证
主症:发病急骤,痢下鲜紫脓血。

次症:①腹痛;②里急后重;③壮热口渴;④头痛烦躁。

舌脉:舌质红绛,苔黄燥,脉数。

证候诊断:主症 1 项,加次症 2 项及以上,结合舌脉,即可诊断。

【治疗】

一、治疗原则

细菌性食物中毒的治疗目的在于缓解临床症状、去除病因、防止并发症及预防复发。其治疗原则为对症治疗与病因治疗、西医治疗与中医治疗相结合的全面、及时的综合治疗。

二、西医治疗

1. 副溶血弧菌食物中毒

（1）支持及对症治疗:脱水者需输入适量生理盐水及葡萄糖盐水,或口服补液盐,以纠正水与电解质的失衡。血压下降者,除补充血容量、纠正酸中毒等外,可酌用血管活性药。腹痛明显者予阿托品或消旋山莨菪碱（654-2）等解痉止痛剂对症处理。

（2）抗菌药物:病情较轻患者可不用抗菌药物。对病情较重而伴有高热或黏液血便者可给予多西环素（每次 0.1g,每日 2 次）,或复方磺胺甲噁唑（每次 0.8g,每 12 小时一次）,或左氧氟沙星（每次 0.5g,每日 1 次）等抗菌药物。

2. 沙门菌食物中毒

（1）对症处理:胃肠炎应以维持水、电解质平衡为主,辅以必要的对症处理,轻、中度脱水可予口服葡萄糖电解质溶液,严重脱水者静脉补液,对年老、年幼或虚弱者应给予支持疗法,中毒症状严重并有循环衰竭应注意维持有效血容量,必要时可使用糖皮质激素。腹痛、腹泻于禁食后可显著改善,重症患者可使用抗分泌的药物如小檗碱（黄连素）每次 0.3g,每日 3 次,解痉剂（山莨菪碱）以短期应用为宜。

（2）病原治疗:无并发症的胃肠炎型患者不必应用抗菌药物,严重的胃肠炎或发育不良的婴儿及免疫缺陷者应加用相应抗菌药物。败血症型、伤寒型和局部化脓感染型必须用抗菌药物治疗,氟喹诺酮类药物为首选,一般可用左氧氟沙星每次 500mg,每日 1 次,口服;或每次 500mg,每日 1 次,静脉滴注,疗程 14 日。或环丙沙星每次 500mg,每次 2 次,口服,疗程 14 日。氟喹诺酮类药物具有抗菌谱广,对革兰氏阴性杆菌活性高,且至今细菌耐药率尚低,但因其影响骨骼发育,孕妇、儿童、哺乳期妇女应避免选用。除氟喹诺酮类药物外,第 2 代、第 3 代头孢菌素氨苄西林、复方磺胺甲噁唑对沙门菌属感染也有很好的疗效,氯霉素仍可用于非耐药的沙门菌感染。有骨髓炎脑膜炎等局灶性感染时应静脉内给药,同时行手术引流。

3. 葡萄球菌食物中毒
治疗同沙门菌属感染的胃肠炎型,以保暖、输液、饮食调节等为主,一般不需用抗菌药物。严重者可洗胃、导泻,加服氟喹诺酮类抗菌药物或第 2 代、第 3 代头孢菌素等。

4. 肉毒食物中毒

（1）抗毒素治疗:及早给予多价肉毒抗血清（包括 A、B、E 型）,在起病 24 小时内或瘫痪发生前注入最为有效。首次缓慢注入 5 万~10 万 U,静脉及肌内各半量。必要时 6 小时后重复注射一次。抗毒素注射前必须做皮肤过敏试验,如为阳性,必须脱敏后再作治疗。

（2）支持及对症治疗：病初确诊或拟诊为本病时，应立即用5%碳酸氢钠或1∶4 000高锰酸钾洗胃，服泻剂并行清洗灌肠以清除毒素。患者应安静卧床休息，注意保暖。咽喉部有分泌物积聚时用吸引器吸出。呼吸困难者给氧，必要时进行人工呼吸。吞咽困难者用鼻饲或静脉滴注。发生肺炎等继发感染时给予适宜的抗菌药物。婴儿肉毒中毒主要为支持和对症治疗。婴儿血中很少有毒素，故一般多不用抗毒血清与抗生素。

三、中医治疗

（一）辨证分型治疗

1. 寒湿内盛证

治法：芳香化湿，解表散寒。

代表方：藿香正气散（《太平惠民和剂局方》）。

常用药：藿香、厚朴、苏叶、陈皮、大腹皮、白芷、茯苓、白术、半夏曲、桔梗、炙甘草、生姜、大枣。

加减：表邪偏重加荆芥、防风；腹痛、腹胀、肠鸣者加砂仁、炮姜；寒重于湿，脾阳受损者可改用理中汤（人参、白术、干姜、甘草）加味；湿重于寒，困遏脾阳者，可改用胃苓汤（苍术、陈皮、厚朴、茯苓、猪苓、桂枝、白术、泽泻、甘草）加减。

2. 湿热中阻证

治法：清热利湿。

代表方：葛根芩连汤（《伤寒论》）。

常用药：葛根、黄芩、黄连、甘草。

加减：湿热明显，加银花、茯苓、木通、滑石；腹痛甚者，加木香、白芍；偏湿重者，薏苡仁、厚朴、苍术；兼食滞者，加神曲、麦芽、山楂；兼风热表证者，加连翘、薄荷；下痢脓血，改用芍药汤（芍药、黄芩、黄连、大黄、槟榔、当归、木香、肉桂、甘草）加减。

3. 食滞肠胃证

治法：消食导滞。

代表方：保和丸（《丹溪心法》）。

常用药：神曲、山楂、茯苓、半夏、陈皮、连翘、莱菔子。

加减：腹泻甚者，加茯苓、车前子；兼呕吐者，加白蔻仁、砂仁；食积化热者，加黄连；寒湿甚者，加干姜、苍术；食积化热，湿热壅阻肠间，脘腹胀满疼痛者，用枳实导滞丸（大黄、枳实、黄连、黄芩、神曲、白术、茯苓、泽泻）；宿食停滞，与热搏结，症见腹部坚满，疼痛拒按，泻而涩滞不爽，或泻下稀水臭秽，舌苔黄而厚腻，脉滑者，可使用大小承气汤之类。

4. 疫毒内滞证

治法：清热凉血解毒。

代表方：白头翁汤（《伤寒论》）。

常用药：白头翁、黄连、黄柏、秦皮。

加减：疫毒炽盛者，可加金银花、黄芩、赤芍、丹皮、地榆；夏季兼暑湿困表者，可加藿香、佩兰、荷叶；若疫毒秽浊，壅积肠间，症见腹痛拒按，里急后重，大便滞涩，臭秽难闻者，予大承气汤。

（二）中成药

1. 理气化浊类

枫蓼肠胃康片：理气健胃、除湿化滞。用于中运不健,气滞湿困而致的急性胃肠炎及其所引起的腹胀、腹痛和腹泻等消化不良症。口服,每次 4~6 片,每日 3 次。

2. 清热化湿类

（1）胃肠安丸：芳香化浊,理气止痛,健胃导滞。用于湿浊中阻、食滞不化所致的腹泻、纳差、恶心、呕吐、腹胀、腹痛;消化不良、肠炎、痢疾见上述证候者。口服,每次 4 丸,每日 3 次。

（2）肠炎宁片：清热利湿,行气,用于大肠湿热所致的泄泻,症见大便泄泻、腹痛腹胀;急性或慢性胃肠炎、腹泻、小儿消化不良见上述证候者。口服,每次 3~4 片,每日 3~4 次,小儿酌减。

四、中西医结合治疗

中西医结合治疗,轻症是在支持和对症治疗的基础上加用中医辨证论治,重症是在抗菌及抗毒素治疗的基础上联合中医药辨证论治,中医最常用的是保和丸、藿香正气散、葛根芩连汤、黄连素等,临床能取得很好的疗效。

五、名医诊治经验

1. 徐景藩、颜德馨等多位国医大师认为,久泻根本病机为脾胃虚弱,湿邪是其主要病理因素,情志失调、饮食所伤、感受外邪等病因须在此基础上才可导致久泻。辨治以健脾化湿理气为主,佐以清利、固涩为基本治法。遣方以四君子汤作为底方,常加砂仁、薏苡仁等化湿,必用木香、陈皮等行气之品令补而不滞,气行湿亦行。不过用辛温、苦寒、淡渗、行气活血之品,病愈后又以香砂六君丸、理中丸、参苓白术散等健脾以巩固疗效。主要经验包括以下几点:①强调"利小便实大便"。②强调气机升降,常拟"辛开苦降"以升脾之清气降胃之浊气。③通涩相济,收敛固涩之品既可留驻补益之力于体内,也可收敛脏腑外泄之精气,可直接止泻,兼夹湿、热、痰、瘀者慎用。④讲究药物炮制,久泻常用炒法,缓和药物寒性和辛散之性,还可增强健脾、固涩止泻的作用。⑤注重自我养护。⑥治疗顽泻应沉着守方,重用药物（根据病性不同,重用白术、仙鹤草等健脾补虚药,茯苓、薏苡仁等利水渗湿药,伏龙肝等温中止泻药）和活血化瘀等法。

2. 李铁男教授认为,腹泻多因脾肾阳虚、肝气乘脾、脾胃虚弱、脾虚湿盛、食滞肠胃所致,主要病机以湿热为标,脾肾两虚为本。腹泻常相兼为病,秉着"未病先防、已病防传"的原则,灵活加减,辨证论治。中医的辨证论治应重视肝、脾、肾,首先注重健脾和胃,同时重视温补脾肾、疏肝理脾、补益脾胃、健脾祛湿、消食导滞等法,并常用经方。此外,李铁男教授还强调若遇大便如水倾注直下的病患,取胃苓汤加减以对应急则治标的原则,并重用白芍、砂仁、秦皮、石榴皮、莲子肉、白头翁等药物涩肠止泻,以达快速缓解患者症状的目的。

3. 牛兴东教授应用中医药治疗急性腹泻经验丰富,总结整理了北方地区常见急性腹泻的临床证型特点及治疗方药,临床疗效甚佳。他认为急性腹泻多属实证,其病因多为外邪、饮食所伤,人体感受外邪,损伤脾胃,引起湿盛和脾胃功能障碍所致。在临床实践中,总结出本地区急性腹泻常见证型有寒湿困脾证、湿热伤中证、食滞胃肠证和寒热错杂证,应用经方加减治疗,取得了满意的疗效。①寒湿困脾证:治法散寒化湿、健脾和中。方用附子粳米汤加减。药用炮附子 5g,半夏 12g,甘草 6g,大枣 12g,粳米 12g,温服,每日 3 次。②湿热伤中证:治法清热利湿,解毒。方用葛根芩连汤加减。药用葛根 24g,炙甘草 6g,黄芩 9g,黄连 9g,加水煎煮,取汁,分 3 次服。③食滞胃肠证:治法消食导滞。方用保和丸加减。药用神曲 12g,麦芽 15g,炒莱菔子 10g,炒山楂 12g,陈皮 10g,枳壳 10g,炒白术 12g,茯苓 12g,车前子 10g,加水煎煮、取汁,分 3 次饮。④寒热错杂证:治法标本同治,补中泄热,除湿消痞。方用半夏泻心汤加减。药用半夏 12g,黄芩 12g,党参 9g,干姜 9g,甘草 9g,黄连 3g,大枣 9g。

4. 李乾构教授认为,泄泻多由于饮食不节或不洁,或情志失调,或先天禀赋不足,或大病久病之后,脾胃虚弱,脾不运化水湿所致。故本病以脾气虚为发病关键。临床多见大肠湿热、脾虚湿盛、脾肾两虚。李教授还认为,脾土旺则肠胃健,常用四君子汤为主方,舌苔黄腻加黄芩、黄连,里急后重加木香、槟榔,便脓血加赤芍、白芍,腹痛加延胡索、乌药,久泻加诃子、石榴皮。李教授对腹泻常分为以下证型辨治:①大肠湿热证:治法清热化湿,理气止泻。方用葛根芩连汤合白头翁汤加减。药用葛根 20g,黄芩 10g,黄连 10g,白头翁 15g,秦皮 10g,六一散 10g,木香 10g,红藤 20g,焦槟榔 10g,大黄炭 10g。②脾虚湿盛证:治法健脾益胃,化湿止泻。方用香砂六君子汤加减。药用党参 10g,茯苓 20g,苍术 15g,炒薏苡仁 30g,砂仁 5g,陈皮 10g,半夏 10g,木香 10g,全车前草 20g。③脾肾两虚证:治法健脾温肾,固肠止泻。方用四神丸合理中汤加减。药用补骨脂 10g,五味子 10g,肉豆蔻 10g,党参 10g,茯苓 20g,白术 10g,生甘草 10g,干姜 5g,炒白芍 20g,桂枝 10g。

六、中医适宜技术

(一) 针刺法

治则:除湿导滞,疏调肠胃。

处方:天枢、阴陵泉、上巨虚。

方义:天枢为大肠募穴,具有调理胃肠传导的功能;阴陵泉乃脾经合穴,疏调脾气,健脾利湿;上巨虚为大肠下合穴,通调胃肠气机,运化湿滞。

随证配穴:热甚配内庭,食滞配中脘。

操作:毫针刺,用泻法,每日 1 次,每次留针 30 分钟,10 次为 1 个疗程。

(二) 穴位注射法

选穴:天枢、上巨虚。

方法:用黄连素注射液,或维生素 B_1、维生素 B_1 注射液,每穴每次注射 0.5~1.0ml,每日 1 次。

(三) 耳针法

选穴:大肠、胃、脾、肝、肾、交感。

方法:根据病因病情,每次选 3~4 穴,毫针刺,每日 1 次,每次留针 30 分钟,亦可用揿针埋藏或用王不留行籽贴压,每 3~5 日更换 1 次。

(四)拔火罐法

选穴:神阙、天枢。

方法:用口径 6cm 中型火罐,于肚脐窝处(相当于神阙、天枢穴处)拔罐,隔日 1 次,适用于大便溏薄、次数多,或完谷不化便中有食物残渣者。

【预后】

大量有效治疗药物的出现,大大改善了本病的预后。一般而言,本病预后较好,多能治愈,部分转为慢性者即可成为肠道感染性炎症或肠易激综合征等。但婴儿、老年人或有原发病者情况较严重,常有脱水、酸中毒、电解质紊乱等并发症;沙门菌食物中毒败血症型患者近半数有肝硬化、系统性红斑狼疮、白血病、淋巴瘤或肿瘤等原发病,预后较差。沙门菌脑膜炎的病死率可高达 80% 以上。

第二节　抗生素相关性肠炎

【概述】

抗生素相关性肠炎(antibiotic-associated colitis)是指应用抗生素后发生的、与抗生素有关的腹泻,与抗生素使用后引起的肠道菌群失调相关。临床上出现不同程度的腹泻、腹痛,甚至排出结肠坏死伪膜组织和并发毒血症。该病多发生于使用广谱抗生素后的特殊人群,如婴幼儿、年老体弱者、免疫缺陷及危重症患者。

根据抗生素相关性肠炎不同症状及轻重表现,大致相当于中医学的"泄泻""便血""腹痛"范畴。

【流行病学】

近 20 年来,抗生素相关性肠炎的发病率在世界范围内显著增加。抗生素相关性肠炎多发生于医院内重症患者,近年来社区内获得抗生素相关肠炎也逐渐有报道,同时也有部分无症状感染者,可在人群中"悄无声息"地传播。国外文献报道欧洲每 1 万名住院患者有 7 名艰难梭菌感染;在美国,每年住院患者中约 4%~10% 感染艰难梭菌。社区获得抗生素相关性肠炎患病率为 20%~32%,亦成为一个受到关注的公共卫生问题。最常报告的危险因素是高龄。在一项回顾性研究中,年龄在 0~17 岁、18~64 岁和 65 岁以上的人的发病概率分别为 25.0%、27.1% 和 58.4%。在一项针对 33 项研究($n=18,530$)的荟萃分析中,65 岁以上是相关的强烈的独立危险因素(RR 1.63;95%CI 1.24~2.14;$P=0.000\ 5$)。目前我国人群中的患病率尚缺乏大规模流行病学的调查资料,有文献报道有严重基础疾病的老年人患病风险明显升高。在性别、地域、发病季节方面,患病率无明显差异。

【病因病机】

一、西医认识

发生抗生素相关性肠炎危险因素包括抗生素治疗史、质子泵抑制剂（PPI）和 H_2 受体阻滞剂使用、老年人、住院时间长短、免疫因素等。

1. 病因和发病机制　肠道微生态存在个体差异，健康成人肠道菌群保持相对稳定，具有"指纹样"独特性。在菌群分类上多为专性厌氧菌（原籍菌），细菌浓度从空肠至直肠逐步升高。饮食、生活习惯改变可短时引起肠道微生态菌群变化，通常自身调节后可恢复稳态。引起抗生素相关性肠炎感染的致病菌种类繁多，可以分为艰难梭菌感染（Clostridium difficile infection，CDI）和非艰难梭菌感染（Non-Clostridium difficile infection，NCDI）感染。艰难梭菌（Clostridium difficile）是一种产孢子厌氧革兰氏阳性菌，1935 年在人类肠道被发现，直到 1970 年首次被确认是抗生素相关性肠炎感染因素中最常见的条件致病菌。大部分肠道艰难梭菌感染都有抗生素暴露史。艰难梭菌是一种基因多样化的物种，包括致病性（产生毒素）和非致病性菌株。致病性毒株在肠腔内产生两种蛋白外毒素，TcdA（肠毒素 A）和 TcdB（细胞毒素 B）。毒素破坏结肠上皮细胞并刺激促炎细胞因子和趋化因子的释放，导致强烈的炎症反应。非艰难梭菌感染主要是产酸克雷伯菌，常引起出血性结肠炎，多有口服青霉素药物史。除此之外，还有白念珠菌和金黄色葡萄球菌等少见菌。另有部分患者感染病因不明，同时患者腹泻症状亦有非感染因素参与。非感染性因素引起腹泻机制包括：①可吸收短链脂肪酸的细菌被杀灭，造成短链脂肪酸在肠腔内浓度增高，引起渗透性腹泻；②肠道黏膜损伤伴炎症细胞浸润，血管通透性增加，肠液分泌增加。

2. 病理　抗生素相关性肠炎多发生在结肠，偶发于小肠。病理改变和病情严重程度相关，轻度病变显示结肠黏膜灶性坏死，黏膜固有层见中性粒细胞及嗜酸性粒细胞浸润；中度病变见黏膜固有层假膜形成，假膜由纤维素、炎症细胞、黏蛋白及坏死黏膜组成，中性粒细胞浸润伴典型火山样隆起；重度病变见黏膜全层结构破坏，黏膜坏死脱落，成片假膜覆盖黏膜表面，更严重引起肠壁僵硬，肠腔扩张，甚至肠壁穿孔。

二、中医认识

抗生素相关性肠炎以症辨病，多属于中医病"泄泻""腹痛"范畴，严重者可归入"便血"病。"泄泻"病名最早记载于《黄帝内经》，《素问·气交变大论》对泄泻病有不同称谓，如"飧泄""窍泄""鹜溏""下注"。在许多古文献上对泄泻的病因病机均有阐述，并不断加深认识。《素问·生气通天论》曰"因于露风，乃生寒热，是以春伤于风，邪气留连，乃为洞泄"；《素问·阴阳应象大论》曰"湿胜则濡泄"，说明泄泻责之于脾，脾责之于湿；《素问·至真要大论》曰"诸呕吐酸，暴注下迫，皆属于热"；金元四大家之一朱丹溪在《丹溪心法·泄泻》指出"泄泻有湿、火、气虚、痰积、食积"，对泄泻病因作了较为全面的概述。各家在辨证论治上亦有特点，《景岳全书·泄泻》提出"治泻不利小水，非其治也"，主要针对暴泻治法以短期从小便出分流水湿，利小便而实大便。久泻病机多因脾虚湿困，李中梓在《医宗必读·泄泻》中提出的治泻九法，即淡渗、升提、甘缓、酸收、清凉、疏利、温肾、燥脾、固摄，是第一次全面论述了泄泻治法。大多数现代医家认为抗生素相关性肠炎病性是本虚标实,脾虚湿盛是其基本病因病机。主病之脏在脾,与肝、肾密切相关,病位在大肠,与素体脾虚及外来药毒导致脾胃受损密切相关,小肠泌别清浊失常,大肠传导失职。因抗生素相关性肠炎常为暴泻,因此多是实证,久治不愈则虚实夹杂。

【诊断】

一、辨病

(一)临床表现

1. 腹泻 是最主要症状,腹泻程度存在差异。轻症腹泻仅表现排便次数轻度增加,每日1~3 次,重者则每日十余次至几十次不等,发病急骤,变化迅速。粪质黄色稀薄,严重时可见黏液脓血,偶可见白色伪膜。

2. 腹痛 疼痛程度不一,部位多在脐周或左下腹。可伴有腹胀、恶心,呕吐少见,少数有腹膜刺激征。

3. 全身中毒症状 表现为发热,热型可表现持续低热或中高热,食欲差,乏力,肌肉酸痛,严重出现尿量减少、低血压休克。

4. 体征 腹部压痛明显,或出现腹肌紧张及反跳痛,肠鸣音可增强或局部减弱。

(二)实验室及其他检查

1. 内镜检查 结肠镜检查是主要检查手段,病变部位在左半结肠,右半结肠及直肠少见。典型肠镜下表现可见弥漫性的结肠黏膜充血水肿,严重时可见散在黄白色伪膜附着,可用活检钳从黏膜表面剥离,多见于中重度患者。

2. 艰难梭菌毒素产毒素培养(toxigenic culture)和细胞毒性试验 产毒素培养用于检测艰难梭菌菌株的产毒素能力。培养分为两步,第一步在粪便标本接种于选定的培养基,在 37℃下经过至少 48 小时厌氧培养;第二步予 0.45μm 滤膜过滤培养上清,进行细胞毒性试验。细胞毒性试验通过加入或不加入抗艰难梭菌毒素的中和抗体,直接检测粪便标本中存在的艰难梭菌毒素。细胞毒性试验是实验室诊断艰难梭菌的金标准,特异性强,灵敏度高,但是操作烦琐,耗时长,且对检验人员要求高,因此不适合临床常规检测。

3. 毒素酶联免疫吸附测定法(enzyme linked immunosorbent assay,ELISA) ELISA 直接检测粪便样本中的艰难梭菌毒素(A 或 B)。ELISA 快速、简单和廉价,因此可广泛使用。然而,作为单一测试,有文献报道 ELISA 灵敏度较低。因此,我国多采用连续 2 次检测,如连续 2 次阴性可基本排除艰难梭菌感染。

4. 谷氨酸脱氢酶(glutamate dehydrogenase)测试和核酸扩增试验(NAAT) 谷氨酸脱氢酶是一种细胞壁抗原,由艰难梭菌的产毒菌株和非产毒菌株产生。谷氨酸脱氢酶免疫分析通过检测谷氨酸脱氢酶筛查艰难梭菌,具有很高的阴性预测值。但由于无法区分产毒和非产毒菌株,同时与其他梭菌类似酶会产生交叉反应,因此谷氨酸脱氢酶测试敏感性高,特异性低。核酸扩增试验主要检测毒素的编码基因,针对产毒素(tcdA 或 tcdB)基因进行扩增,灵敏度和特异度均较高,但是4%的健康成人有艰难梭菌定植,其中20%~25%的艰难梭菌菌株可能是非产毒株,因此核酸扩增试验无法鉴别单纯定植和真正感染,有可能造成过度诊断,从而导致过度治疗。谷氨酸脱氢酶测试和核酸扩增试验被广泛使用,但都不能检测艰难梭菌毒素,因此它们不能区分无症状携带和真正的感染。多年来CDI诊断的两步算法一直被推荐使用,将修订的欧洲CDI诊断指南建议进行两阶段测试,包括艰难梭菌敏感(筛查)测试(即谷氨酸脱氢酶测试或核酸扩增试验),然后按照英国的做法进行毒素测试。虽然最佳的诊断策略仍在争论中,但数据表明,使用高敏感性试验(谷氨酸脱氢酶抗原或核酸扩增试验)筛查艰难梭菌可以产生非常快的结果,具有非常高的阴性预测值。如果筛选试验呈阳性,第二次艰难梭菌毒素试验(毒素酶免疫测定法或细胞毒性试验)可为艰难梭菌毒素检测提供特异性。如果两步方法给出了不一致的结果(例如,谷氨酸脱氢酶试验阳性,接着是毒素试验阴性),那么可以使用第三步测试来增加敏感性,如核酸扩增试验。另外,如果临床怀疑有严重的CDI,也可以将患者当作感染存在来处理。尽管过去几年的指导方针建议按照CDI诊断指南进行测试,但是只有29%的欧洲实验室采用推荐测试,45%的实验室仍然使用单一测试。

（三）诊断要点

抗生素相关性肠炎有明确的抗生素用药史,随后出现相关腹泻、腹痛症状、严重时出现黏液脓血或粪便中见肠黏膜脱落伪膜。轻症患者及时停用抗生素后症状明显缓解,结合肠镜下表现可明确,并排除其他引起腹泻的原因(感染性肠炎、炎症性肠病、缺血性肠炎等)。要注意的是本病可以发生于炎症性肠病基础上,鉴别困难时应结合艰难梭菌毒素检测。

（四）鉴别诊断

1. 溃疡性结肠炎（UC）　溃疡性结肠炎属于炎症性肠病,多发于青年人。有长期反复发作的腹泻、腹痛及黏液脓血便病史,病程多超过6周,以急性加重和缓解交替为特点。急性中-重度患者常有贫血、发热营养不良,部分患者有皮肤黏膜病变及关节损害、眼炎等肠外表现。肠镜下表现为黏膜连续性或弥漫性多发糜烂或浅溃疡,脓性分泌物附着,血管网模糊,病变多从直肠开始。病理提示隐窝炎或隐窝脓肿可辅助诊断,抗中性粒细胞核周抗体(anti-antineutrophilic perinuclear antibody,pANCA)常阳性。

2. 克罗恩病（CD）　以右下腹疼痛为主,伴有腹泻,黏液脓血便少见。部分病例有特征性的瘘管形成,是因透壁性炎症穿透全层肠壁引起。内镜下表现为纵行溃疡和溃疡周边黏膜呈鹅卵石样增生。如病理标本提示非干酪样肉芽肿病变,有助于鉴别诊断。

3. 缺血性肠炎　多发生于既往高血压、糖尿病等致动脉粥样硬化的老年女性,其次为房颤和脑梗死患者。临床表现缺乏特异性,常突然起病,突发腹痛,以左侧腹为主,短期出现排鲜血便,经积极治疗,多数在48小时内缓解,部分严重病例可出现肠坏疽。对不典型的患者,需积极借助腹部超声或CT血管成像(CTA)明确诊断,肠镜亦是重要鉴别手段。

4. 放射性肠炎　有明确的恶性肿瘤放疗史,放疗早期或半年后出现腹痛、腹泻及黏液血便。肠镜下可见黏膜充血糜烂,溃疡及活动性出血。异常毛细血管扩张是特异表现。

（五）并发症

1. 中毒性巨结肠 在腹痛、腹泻、黏液血便基础上突发全身中毒症状伴结肠扩张,查体见腹部膨隆,局部或弥漫性压痛,肠鸣音减弱或消失。有以下表现则高度提示:①发热,体温 >38.6℃;②心动过速,心率 >120 次/min;③白细胞计数 >10.5×10⁹L;④贫血;⑤腹部 X 线检查提示结肠扩张(直径 >6cm)。加上脱水、意识障碍、电解质紊乱和低血压中的任何一项。本病病死率高达 30%,死亡的主要原因为急性穿孔并发全身多脏器功能衰竭。

2. 肠穿孔 多在中毒性巨结肠基础上发生急性肠穿孔。患者突发剧烈腹痛,并伴有弥漫性腹膜炎体征。腹壁板样僵直,压痛、反跳痛,肝浊音界消失,腹部 CT 见腹腔内大量游离气体。

3. 感染性休克 患者表现为意识模糊,高热或体温不升,出汗,心动过速、血压下降,尿量减少等周围循环障碍表现。白细胞和中性粒细胞升高,降钙素原明显升高。

二、辨证

（一）辨证要点

主要症状为腹痛和泄泻。临床症状以泄泻为主的,辨证要点在于辨轻重缓急、寒热和虚实。饮食如常,多为轻症,预后好;泄泻不能食、神疲乏力、形体瘦弱,或暴泄无度则多为重症,预后不良;寒证者,粪质多稀薄如水,腹痛喜温按,完谷不化;热证者,则粪质黄褐臭秽,泻下急迫,肛门灼热;病势急骤,腹痛剧烈拒按,泄后痛减,或高热、尿赤,多为实证;病程长,时溏时泻,腹痛喜温按,低热或无发热,小便清长,多为虚证。在此基础上再进一步辨证分型。

（二）辨证分型

1. 寒湿困脾证
主症:①大便清稀或如水样;②腹痛肠鸣。
次症:①食欲缺乏;②脘腹闷胀;③畏寒。
舌脉:舌苔薄白或白腻,脉濡缓。

2. 肠道湿热证
主症:①腹痛即泻,泻下急迫;②粪色黄褐臭秽或黏液血便,赤多白少。
次症:①肛门灼热;②腹痛;③烦热口渴;④小便短黄。
舌脉:舌苔黄腻,脉濡数或滑数。

3. 食滞胃肠证
主症:①泻下大便臭如败卵,或伴不消化食物;②腹胀疼痛,泻后痛减。
次症:①脘腹痞满;②嗳腐吞酸;③纳呆。
舌脉:舌红,舌苔厚腻,脉滑。

4. 肝气乘脾证
主症:①泄泻伴肠鸣;②腹痛、泻后痛缓。
次症:①每因情志不畅而发;②胸胁胀闷;③食欲缺乏;④神疲乏力。
舌脉:苔薄白,脉弦。

5. 脾气亏虚证

主症：①大便时溏时泻或黏液血便，白多赤少；②稍进油腻则便次增多。

次症：①食后腹胀；②纳呆食少；③神疲乏力。

舌脉：舌质淡，苔薄白，脉细弱。

6. 肾阳亏虚证

主症：①晨起泄泻；②大便清稀，或完谷不化。

次症：①脐腹冷痛，喜暖喜按；②形寒肢冷；③腰膝酸软。

舌脉：舌淡胖，苔白，脉沉细。

证候诊断：主症必备，加次症 2 项及以上，结合舌脉，即可诊断。

【治疗】

一、治疗原则

严格遵守抗生素使用原则，避免滥用抗生素。对于确需使用抗生素的患者，尽可能使用对致病菌敏感的抗生素，取得预期疗效后及时停药。加强年老体弱、免疫力低下患者的抗菌用药管理。一旦考虑抗生素相关性肠炎即按照院感流程处理。及时调整相关抗生素，密切观察基本生命体征和腹痛、腹泻情况，积极补液支持治疗，对于高龄患者，注意补液速度。抗生素相关性肠炎病情轻重预后有明显差异，轻症患者停用相关抗生素后病情即可缓解，并发假膜性小肠结肠炎的中重度患者强调采用中西医结合综合治疗。

二、西医治疗

1. 药物治疗

（1）首先停用相关抗生素药物。

（2）甲硝唑（metronidazole）和万古霉素（vancomycin）：是治疗 CDI 的主要药物，甲硝唑常被作为轻中度 CDI 的治疗，万古霉素作为重度 CDI 的治疗。有研究提示在轻中度 CDI 治疗上，两者疗效相当。包括复发率、不良事件发生率、细菌学效果判断等方面均无差异，严重病例万古霉素疗效优于甲硝唑。药物剂量上，予甲硝唑口服，每次 0.4g，每日 3 次，或是给予万古霉素每次 0.5g，每隔 6 小时给药 1 次。如果患者病情较重，存在腹膜炎等情况，予万古霉素口服，同时进行甲硝唑静脉滴注，每次 0.5g，每日 2 次。

（3）非达霉素（fidaxomicin）：是一种新型的大环内酯类的抗生素，可用于初始 CDI 治疗及预防 CDI 复发。它属于窄谱抗生素，主要抗革兰氏阳性需氧及厌氧菌，而对革兰氏阴性菌抗菌活性极弱。美国 FDA 批准非达霉素的规格为 200mg/片，18 岁以上的 CDI 成年患者的推荐治疗剂量为 200mg，口服，每日 2 次，可伴或不伴食物服用药物，疗程 10 日。肝肾功能受损患者无需调整剂量。

（4）肠道菌群的添加治疗：抗生素相关性腹泻病理因素上存在肠道菌群平衡的破坏。益生菌和粪便菌群移植，可能有助于恢复肠道菌群平衡，因此是临床上很有发展前景的治疗方法，其治疗途径如下：

1）直接向患者体内注入益生菌（可用悬浮液或饮料溶解），相关研究表明在治疗非重度

CDI 中可能有益。但是,在使用益生菌的种类和配比及剂量等方面没有统一的标准。因此目前不推荐。

2)粪菌移植(FMT)是一种较新的治疗方法,通过鼻胃管或结肠镜进行粪菌移植。从经过筛选的健康供体(被认为是正常的肠道微生物群)中提取粪便样本,在实验室中将其加工成液态细菌悬浮液,然后通过肠镜灌注到患者肠道中。FMT 现在已批准作为复发性或难治性 CDI 的治疗方法。FMT 近期的并发症主要是移植后的腹胀、腹痛、腹泻的现象,通常持续不超过 48 小时。最近一项大型随机试验证明将粪便浆液或冷冻干燥的粪便放入胶囊中的方式与结肠镜下 FMT 具有相似的疗效,也更容易被患者接受。

(5)支持营养补液:根据脱水程度进行补液,量入为出,纠正电解质和酸碱平衡。

2. 外科治疗　对于出现严重并发症,如肠穿孔、肠梗阻、中毒性巨结肠等情况,可考虑行结肠切除或改道性回肠造口术。

三、中医治疗

(一)辨证分型治疗

1. 寒湿困脾证
治法:芳香化湿,解表散寒。
代表方:藿香正气散(《太平惠民和剂局方》)。
常用药:藿香、苍术、茯苓、半夏、陈皮、厚朴、大腹皮、紫苏、白芷、桔梗、木香。
加减:恶寒重者,加荆芥、防风;发热、头痛者,加金银花、连翘、薄荷。

2. 肠道湿热证
治法:清热燥湿,分利止泻。
代表方:葛根芩连汤(《伤寒论》)。
常用药:葛根、黄芩、黄连、甘草。
加减:肛门灼热重者,加金银花、地榆、槐花;嗳腐吞酸、大便酸臭者,加神曲、山楂、麦芽。

3. 食滞胃肠证
治法:消食导滞,和中止泻。
代表方:保和丸(《丹溪心法》)。
常用药:神曲、山楂、莱菔子、半夏、陈皮、茯苓、连翘。
加减:脘腹胀满重者,加大黄、枳实;兼呕吐者,加砂仁、紫苏叶。

4. 肝气乘脾证
治法:抑肝扶脾。
代表方:痛泻要方(《丹溪心法》)。
常用药:白芍、白术、陈皮、防风。
加减:情志抑郁者,加合欢花、郁金、玫瑰花;性情急躁者,加牡丹皮、炒栀子、黄芩;伴失眠者,加酸枣仁、远志、煅龙骨、珍珠母。

5. 脾气亏虚证
治法:健脾益气,化湿止泻。
代表方:参苓白术散(《太平惠民和剂局方》)。

常用药：人参、白术、茯苓、甘草、砂仁、陈皮、桔梗、白扁豆、山药、莲子肉、薏苡仁。

加减：泻势严重者，加赤石脂、诃子、陈皮炭、石榴皮炭；肛门下坠者，加黄芪、党参；畏寒重者，加炮姜。

6. 肾阳亏虚证

治法：温肾健脾，固涩止泻。

代表方：四神丸（《证治准绳》）。

常用药：补骨脂、吴茱萸、肉豆蔻、五味子、大枣、生姜。

加减：中气下陷、久泻不止者，加黄芪、党参、诃子、赤石脂；小腹冷痛者，加炮附片、肉桂；面色黧黑、舌质瘀斑者，加蒲黄、五灵脂。

（二）中成药

1. 理气化浊类

枫蓼肠胃康片：理气健胃、除湿化滞。用于中运不健，气滞湿困而致的急性胃肠炎及其所引起的腹胀、腹痛和腹泻等消化不良症。口服，每次 4~6 片，每日 3 次。

2. 清热化湿类

（1）胃肠安丸：芳香化浊，理气止痛，健胃导滞。用于湿浊中阻、食滞不化所致的腹泻、纳差、恶心、呕吐、腹胀、腹痛；消化不良、肠炎、痢疾见上述证候者。口服，每次 4 丸，每日 3 次。

（2）肠炎宁片：清热利湿，行气，用于大肠湿热所致的泄泻，症见大便泄泻、腹痛腹胀；急性或慢性胃肠炎、腹泻、小儿消化不良见上述证候者。口服，每次 3~4 片，每日 3~4 次，小儿酌减。

3. 健脾益气类

（1）补中益气丸：补中益气，升阳举陷。用于脾胃虚弱、中气下陷所致的泄泻，症见体倦乏力、食少腹胀、便溏久泻、肛门下坠。口服，水丸每次 1 袋（6g），每日 2~3 次。

（2）人参健脾片：补气健脾，开胃消食。用于脾虚湿困所致的食少便溏，或吐或泻，脘腹胀满，四肢乏力，面色萎黄。口服，每次 4 片（0.25g/片），每日 2 次。

（3）参苓白术丸：健脾、益气，用于体倦乏力、食少便溏。口服，每次 6g，每日 3 次。

4. 温肾健脾类

（1）肠胃宁片：健脾益肾，温中止痛，涩肠止泻。用于脾肾阳虚泄泻日久，大便不调，五更泄泻，时带黏液，伴有腹胀腹痛，胃脘疼痛，小腹坠胀，饮食不佳，属上述证候者。口服，每次 4~5 片，每日 3 次。

（2）肉蔻四神丸：温中散寒，补脾止泻。用于大便失调，黎明泄泻，肠泻腹痛，不思饮食，面黄体瘦，腰酸腿软。口服，每次 1 袋，每日 2 次。

四、中西医结合治疗

抗生素相关性肠炎属于中医的"泄泻""便血""腹痛"范畴，主要病机以药毒损伤脾胃，导致脾胃受损，升清降浊功能失常，脾虚湿盛、本虚标实是关键病机。中西医结合治疗是在停用抗生素和西医治疗的基础上，中医药重在健脾益气、化湿止泻法，常用药物有藿香正气散、葛根芩连汤和参苓白术散等，可以取得较好的疗效。

抗生素相关性肠炎的中药根据相关文献检索多选用药性以温、平，药味以甘、苦为主，药物归经以归脾、胃、肺三经的为主，以健脾、益气、化湿药物为主。

1. 健脾补气中药

（1）白术：补气健脾，燥湿利水。止汗安胎。补气健脾宜炒用，健脾止泻宜炒焦。研究发现，白术对胃肠功能有双向调节作用，一方面，挥发油组分、水洗脱液组分（含有 5-羟甲基糠醛和小分子糖）和多糖组分能促进胃肠蠕动；另一方面，国外研究发现白术内酯 I 通过多巴胺介导的 Ca^{2+} 信号传导途径刺激肠道上皮细胞迁移和增殖，是黏膜糜烂溃疡重要修复方式。因此，白术内酯 I 有可能被进一步开发，用于治疗相关胃肠道黏膜损伤疾病，如消化性溃疡和炎症性肠病。

（2）党参：补中益气，生津止渴。主要用于肺脾气虚，为常用补中益气药物。党参药理作用丰富，其中党参多糖能增加胃黏膜厚度，促进肠绒毛生长，推动肠蠕动，提高消化能力，调节结肠炎模型小鼠的肠道菌群。

（3）山药：益气养阴，补脾肺肾。主要用于脾虚气弱，食少便溏或泄泻。山药麸炒可加强补脾作用。实验表明，怀山药可减轻结直肠癌患者术后化疗不良反应，增强机体免疫力。

（4）炒白扁豆：可健脾化湿。实验发现白扁豆对痢疾杆菌有抑制作用，也对小鼠哥伦比亚 SK 病毒有抑制作用。

（5）茯苓：功能为健脾、安神、利水渗湿。茯苓的水煎液能直接松弛家兔离体肠肌，减小肠肌收缩振幅。其抗炎机制通过减弱白细胞与微血管内皮细胞间的黏附，抑制肠黏膜微血管内皮细胞的过量分泌，阻止过多白细胞到达炎症部位和过度炎症反应，发挥抗炎作用。

2. 化湿中药

（1）藿香：归脾、胃、肺经，功效化湿，解暑，止呕，系芳香化湿之主药。广藿香具有明显的抗菌和抗病毒作用，对金黄色葡萄球菌和枯草芽孢杆菌的生长抑制作用明显，同时可以调节胃肠功能，保护肠黏膜屏障。

（2）佩兰：常与藿香配伍，加强化湿作用。研究发现佩兰挥发油和黄酮类成分均有一定的抑菌作用，对枯草杆菌的抑菌效果最好，对金黄色葡萄球菌和大肠埃希菌次之。也可增强免疫力，主要与促进分泌型免疫球蛋白 A 相关。

（3）苍术：具有燥湿健脾、祛风湿功效，现代研究发现苍术有保护肠道、促进肠道运动的功效。苍术提取物中的多糖类成分能有效调节肠道免疫系统，并具有抗腹泻和抗炎作用。

（4）黄芩：清热燥湿，泻火解毒，止血安胎。实验显示，黄芩苷可降低小鼠血清中炎性细胞因子水平 TNF-α、IL-1β 和 IL-6 水平。黄芩素还可通过抑制硫氧还蛋白系统来限制 NF-κB 依赖性炎症反应。

（5）砂仁：味辛，性温，有芳香化湿、行气和胃、温中止泻的功效。砂仁的挥发油成分可通过对抗胃肠黏膜的攻击因子，产生胃肠保护作用。另外可调控致炎和抗炎细胞因子的平衡及下调结肠的异常细胞凋亡。因此在胃肠疾病治疗中具有确切的医疗价值。

3. 中药方剂对抗生素相关性肠炎研究

（1）藿香正气散：芳香化湿，健脾止泻。藿香正气散可能对小鼠胃肠运动具有双向调节作用，这可能与葡萄糖转运蛋白（glucose transporter）相关。葡萄糖转运蛋白是介导细胞葡萄糖摄取的主要转运体，参与胃肠动力调节。当胃肠功能抑制时，藿香正气散含药血清促进卡哈尔间质细胞（interstitial cell of Cajal，ICC）对葡萄糖转运蛋白 2 的合成、分泌等。胃肠功能亢进时，藿香正气散含药血清抑制 ICC 对葡萄糖转运蛋白 2 的合成、分泌。

（2）葛根芩连汤：葛根芩连汤出自《伤寒论》，具有解表清里、升清止泻的功效，用于协热痢。临床用于治疗感染性肠炎、溃疡性结肠炎和抗生素相关性腹泻。现代研究表明，葛根芩连汤能明显降低 IL-18 的表达，提高 IL-4 的表达，减轻炎症反应。也能明显降低 MPO（过氧化物酶）、MDA（丙二醛）、NO 的表达，并能提高血浆 SOD，增加抗氧化作用，从而减少结肠黏膜损伤。

（3）参苓白术散：出自《太平惠民和剂局方》，实验表明参苓白术散能改善大鼠结肠组织病理状态，增加大鼠结肠黏膜组织外周血骨髓间充质干细胞（bone marrow mesenchymal stem cell，BMSC）分布，使其归巢至受损组织，参与组织修复与重建。其机制可能与提高 SDF-1、CXCR4 蛋白表达有关。

五、名医诊治经验

1. 张崇泉老中医认为该病初期以水泻为主，湿邪较盛，治当祛湿为先；病之中期，腹泻腹痛并存，脾虚湿滞，宜升阳除湿兼以行气；病之后期，脾虚气弱，中阳不运，当以益气升阳为主。临证多以钱氏七味白术散为基本方进行加减，该方来源于宋代名医钱乙《小儿药证直诀》，药用人参 10g、白术 12g、茯苓 12g、炙甘草 3g、木香 6g、藿香 10g、葛根 20g，全方共达健脾胃、化湿浊、止泻痢之功，药简意明，疗效可靠。

2. 高培阳教授认为，抗生素相关性肠炎应从湿和肾论治。根据大便的性状，水样便属于风湿相搏，糊状便属脾肾阳虚。方用加味人参败毒散加减，药用羌活 12g、柴胡 12g、前胡 12g、枳壳 12g、茯苓 12g、荆芥 12g、防风 12g、桔梗 12g、川芎 15g、炙甘草 9g、党参 30g、独活 12g、白术 12g、锁阳 15g、肉豆蔻 6g。全方有胜湿止泄、益气解表散寒之效，有"逆流挽舟"之意。

3. 何成诗认为本病的病机为本虚标实。人体脏腑功能失调导致体内水液代谢失常是其始动因素，脾肾阳虚为发病之根本，风湿相搏、正虚邪犯为致病之标。因此采用加味胃关煎治疗抗生素相关性肠炎，原方出自《景岳全书》。药用炮附片 10g、炒白术 20g、干姜 15g、白扁豆 15g、山药 20g、熟地黄 20g、茯苓 15g、五味子 15g、罂粟壳 10g、炙甘草 10g，全方温肾健脾，固涩止泻。

六、中医适宜技术

针灸：主穴取脾俞、肾俞、中脘、关元、天枢、足三里，随证加减。脾气虚者加关元俞；肾阳虚者加命门；寒湿困脾者加阴陵泉。采用补法，中等强度刺激，每日 1 次，留针 30 分钟。脾俞、天枢、足三里可用温针灸法。脾肾阳虚为主者，可加艾灸，取神阙穴、气海穴、关元穴、大肠俞，用艾箱灸。

【预后】

及早识别和诊治抗生素相关性肠炎，大部分患者症状能得到缓解，艰难梭菌毒素检测转阴，获得临床痊愈。部分合并基础疾病危重患者预后差，病死率高。

第三节 细菌性痢疾

【概述】

细菌性痢疾（bacillary dysentery）简称菌痢，是由志贺菌（也称痢疾杆菌）引起的肠道传染病。菌痢主要通过消化道传播，终年散发，夏、秋季易引起流行。其主要病理变化为直肠、乙状结肠的炎症与溃疡，主要表现为腹痛、腹泻、排黏液脓血便以及里急后重等，可伴有发热及全身毒血症状，严重者可出现感染性休克和/或中毒性脑病。由于志贺菌各组及各血清型之间无交叉免疫，且病后免疫力差，故可反复感染。一般为急性，少数迁延成慢性。

根据细菌性痢疾的特点，大致相当于中医学的"痢疾"范畴。

【流行病学】

菌痢主要集中发生在发展中国家，尤其是医疗条件差且水源不安全的地区。全球每年志贺菌感染人次估计为 1.63 亿，其中发展中国家占 99%。2015 年数据表明，志贺菌感染是全世界腹泻死亡的第二大原因，是 5 岁以下儿童腹泻死亡的第三大原因。

我国目前菌痢的发病率仍显著高于发达国家，但总体看发病率有逐年下降的趋势、各地菌痢发生率差异不大，终年散发，有明显的季节性。本病夏秋季发病率高可能和降雨量多、苍蝇密度高以及进食生冷瓜果食品的机会多有关。

【病因病机】

一、西医认识

（一）传染源

包括急、慢性菌痢患者和带菌者。非典型患者、慢性菌痢患者及无症状带菌者由于症状不典型而容易误诊或漏诊，因此在流行病学中具有重要意义。

（二）传播途径

主要是粪-口途径传播。通过被感染者粪便污染的食物、水、生活用品和手，经口感染，亦可经过苍蝇、蟑螂等媒介传播。由于志贺菌的感染剂量低（10~200 个细菌就可使人致病），人与人之间的生活接触传播较为常见。

（三）人群易感性

人群普遍易感。病后可获得一定的免疫力，但持续时间短，不同菌群及血清型间无交叉保护性免疫，易反复感染。

（四）病原学

志贺菌属（*Shigella*）属于肠杆菌科。该菌为革兰氏阴性杆菌,有菌毛,无鞭毛,荚膜及芽孢、无动力,兼性厌氧,但最适宜于需氧生长。

（1）抗原结构:志贺菌血清型繁多,根据生化反应和 O 抗原的不同,将志贺菌属分为 4个血清群(即痢疾志贺菌、福氏志贺菌、鲍氏志贺菌、宋内志贺菌,又依次称为 A、B、C、D 群),共 47 个血清型或亚型(其中 A 群 15 个、B 群 13 个、C 群 18 个,D 群 1 个)。我国以福氏和宋内志贺菌占优势。福氏志贺菌感染易转为慢性;宋内志贺菌感染引起症状轻,多呈不典型发作;痢疾志贺菌的毒力最强,可引起严重症状。

（2）抵抗力:志贺菌存在于患者与带菌者的粪便中,抵抗力弱,60℃加热 10 分钟可被杀死,对酸和一般消毒剂敏感。在粪便中数小时内死亡,但在污染物品及瓜果、蔬菜上可存活10~20 天。D 群宋内志贺菌抵抗力最强,A 群痢疾志贺菌抵抗力最弱。

（3）毒素:志贺菌侵入上皮细胞后,可在细胞内繁殖并播散到邻近细胞,由毒素作用引起细胞死亡。志贺菌可以产生内毒素和外毒素,内毒素是引起全身反应如发热,毒血症及休克的重要因素。外毒素又称为志贺毒素（shiga toxin）,有肠毒性、神经毒性和细胞毒性,分别导致相应的临床症状。

（五）发病机制与病理

1. 发病机制　志贺菌进入机体后是否发病,取决于三个要素:细菌数量、致病力和人体抵抗力。志贺菌进入消化道后,大部分被胃酸杀死,少数进入下消化道的细菌也可因正常菌群的拮抗作用,肠道分泌型 IgA 的阻断作用而不能致病。致病力强的志贺菌即使 10~100 个细菌进入人体也可引起发病。当人体抵抗力下降时,少量细菌也可致病。

志贺菌经口进入,穿过胃酸屏障后,侵袭和生长在结肠黏膜上皮细胞,经基底膜进入固有层,并在其中繁殖、释放毒素,引起炎症反应和小血管循环障碍,炎性介质的释放使志贺菌进一步侵入并加重炎症反应,导致肠黏膜炎症坏死及溃疡。由黏液、细胞碎屑、中性粒细胞、渗出液和血液形成黏液脓血便。

志贺菌释放的内毒素入血后,可以引起发热和毒血症,并可通过释放各种血管活性物质,引起急性微循环衰竭,进而引起感染性休克、弥散性血管内凝血（disseminated intravascular coagulation, DIC）及重要脏器功能衰竭,临床表现为中毒性菌痢。

外毒素是由志贺菌志贺毒素基因编码的蛋白,它能不可逆性地抑制蛋白质合成,从而导致上皮细胞损伤,可引起出血性结肠炎和溶血性尿毒综合征（hemolytic uremic syndrome, HUS）。

2. 病理　菌痢的病理变化主要发生于大肠,以乙状结肠与直肠为主,严重者可以波及整个结肠及回肠末端。

急性菌痢的典型病变过程为初期急性卡他性炎,随后出现特征性假膜性炎和溃疡,最后愈合。肠黏膜的基本病理变化是弥漫性纤维蛋白渗出性炎症。早期可见点状出血,病变进一步发展,肠黏膜上皮形成浅表坏死,表面有大量的黏液脓性渗出物。渗出物中有大量纤维素,与坏死组织、炎症细胞、红细胞及细菌一起形成特征性的假膜。一周左右,假膜开始脱落,形成大小不等、形状不一的"地图状"溃疡。肠道严重感染时可引起肠系膜淋巴结肿大、肝肾等实质脏器损伤。中毒性菌痢肠道病变轻微,突出的病理改变为大脑及脑干水肿、神经细胞变性。部分病例肾上腺充血、肾上腺皮质萎缩。

慢性菌痢肠黏膜水肿和肠壁增厚,肠黏膜溃疡不断形成和修复,导致瘢痕和息肉形成,严重者出现肠腔狭窄。

二、中医认识

根据中医文献论述,结合临床病症应将细菌性痢疾称为"痢疾""肠澼"。最早该病在《黄帝内经》中称为"肠澼",其发病与饮食不节及湿热下注有关。汉代张仲景将泄泻与痢疾统称为"下利",制定了治疗湿热痢的白头翁汤,并提出了"下利便脓血者,桃花汤主之"的虚寒久痢主方。隋朝巢元方《诸病源候论·痢病候》将痢疾分为"赤白痢""脓血痢""冷热痢""休息痢"等21种痢病候,并在病机方面提出"痢由脾弱肠虚……肠虚不复,故赤白连滞……血痢者,热毒折于血,入大肠故也",强调了热毒致病。《丹溪心法·痢》中有"是疫作痢,一方一家之内,上下传染相似"。中医认为外感时邪、饮食所伤是细菌性痢疾发病的重要原因,两者常常相互影响,一般多为饮食伤中,复加感受时邪而发病。或进食肥甘厚味或误食馊腐秽浊不洁食物,酿生湿热,积于肠道;夏秋之季,暑湿等时邪蒸腾,侵犯人体,夹肠中湿滞,郁积不化;或正气虚弱,脾胃运化失健,致脾虚肠弱而风冷暑湿之邪乘虚而入。湿热、疫毒、寒湿、食积等内蕴肠腑,与肠中气血相搏结,大肠传导功能失司,通降不利,气血瘀滞,肠络受损,腐败化为脓血而痢下赤白;气机阻滞,腑气不通,故见腹痛,里急后重。病理性质有虚、实、寒、热之不同,且演变多端。

【诊断】

一、辨病

(一)临床表现

潜伏期数小时至7日,多数为1~2日。A组感染的表现一般较重,发热、腹泻、脓血便持续时间较长;D组引起者较轻;C组感染介于两者之间,但易转变为慢性。临床上常分为急性和慢性两期。

1. 急性菌痢 根据毒血症及肠道症状轻重,可以分为4型:

(1)普通型(典型):起病急,有畏寒、发热,体温可达39℃以上,伴头痛、乏力、食欲减退,并出现腹痛、腹泻,多先为稀水样便,1~2天后转为黏液脓血便,每天排便十余次至数十次,便量少,有时为脓血便,此时里急后重明显。常伴肠鸣音亢进,下腹压痛。自然病程为1~2周,多数可自行恢复,少数转为慢性。

(2)轻型(非典型):全身毒血症状轻微,可无发热或仅低热。表现为急性腹泻,每天排便10次以内,稀便有黏液但无脓血。有轻微腹痛及左下腹压痛,里急后重较轻或缺如。一周左右可自愈,少数转为慢性。

(3)中毒型:以2~7岁儿童为多见,成人偶有发生。起病急骤,突起畏寒、高热,病势凶险,全身中毒症状严重,可有嗜睡、昏迷及抽搐,迅速发生循环和呼吸衰竭。临床以严重毒血症状、休克和/或中毒性脑病为主,而局部肠道症状很轻或缺如。开始时可无腹痛及腹泻症状,但发病 24 小时内可出现痢疾样粪便。按临床表现可分为以下 3 型:

1)休克型(周围循环衰竭型):较为常见,以感染性休克为主要表现,如面色苍白、四肢厥冷、皮肤出现花斑发绀、心率加快、脉细速甚至不能触及,血压逐渐下降甚至测不出,并可出现心肾功能不全及意识障碍等症状。重型病例不易逆转,可致多脏器功能损伤与衰竭,危及生命。

2)脑型(呼吸衰竭型):中枢神经系统症状为主要临床表现。由于脑血管痉挛,引起脑缺血缺氧而致脑水肿、颅内压增高甚至脑疝。患者可出现剧烈头痛、频繁呕吐、烦躁、惊厥、昏迷、瞳孔不等大、对光反射消失等,严重者可出现中枢性呼吸衰竭等临床表现。此型较为严重,病死率高。

3)混合型:此型兼有上两型的表现,病情最为凶险,病死率很高(90% 以上)。该型实质上包括循环系统、呼吸系统及中枢神经系统等多脏器功能损害与衰竭。

(4)重型:多见于老年体弱、营养不良患者,急起发热,腹泻每天 30 次以上,为稀水脓血便,偶尔排出片状假膜,甚至大便失禁,腹痛、里急后重明显。后期可出现严重腹胀及中毒性肠麻痹,常伴呕吐,严重失水者可引起外周循环衰竭。部分病例以中毒性休克为突出表现,体温不升,常有酸中毒和水、电解质平衡失调,少数患者可出现心肾功能不全。

2. 慢性菌痢　菌痢反复发作或迁延不愈达 2 个月以上者,即为慢性菌痢。根据临床表现可以分为 3 型:

(1)慢性迁延型:急性菌痢发作后,迁延不愈,时轻时重。常有腹痛、腹泻或腹泻与便秘交替、稀黏液便或脓血便。长期腹泻可导致营养不良、贫血、乏力等。粪便培养可间断发现细菌。

(2)急性发作型:有慢性菌痢史,间隔一段时间出现急性菌痢的表现,但发热等全身毒血症状不明显。

(3)慢性隐匿型:有急性菌痢史,无明显临床症状,但粪便培养可检出志贺菌,结肠镜检可发现黏膜炎症或溃疡等病变。

(二)实验室及其他检查

1. 一般检查

(1)血常规:急性菌痢白细胞总数可轻至中度增多,以中性粒细胞为主,可达 $(10\sim20)\times10^9/L$,慢性患者可有贫血表现。

(2)粪便常规:粪便外观多为黏液脓血便,镜检可见白细胞(≥15 个/高倍视野)、脓细胞和少数红细胞,如有巨噬细胞则有助于诊断。

2. 病原学检查

(1)细菌培养:粪便培养出志贺菌可以确诊。在抗菌药物使用前采集新鲜标本,取脓血部分及时送检和早期多次送检均有助于提高细菌培养阳性率。

(2)特异性核酸检测:采用核酸杂交或聚合酶链反应(PCR)可直接检查粪便中的志贺菌核酸,具有灵敏度高、特异性强、快速简便、对标本要求低等优点,但由于粪便中抗原成分复杂,易出现假阳性,故临床较少使用。

3. 其他检查　对脓血便而疑有其他结肠疾病时可进行肠镜检查。自病变部位刮取分泌物做培养,可提高病原检出率。X 线钡剂检查目前已少用。

（三）诊断要点

通常根据流行病学史、症状体征及实验室检查进行综合诊断,确诊依赖于病原学的检查。菌痢多发于夏、秋季,有不洁饮食或与菌痢患者接触史。急性期临床表现为发热、腹痛、腹泻、里急后重及黏液脓血便,左下腹有明显压痛。慢性菌痢患者则有急性痢疾史,病程超过 2 个月而病情未愈。中毒性菌痢以儿童多见,有高热、惊厥、意识障碍及呼吸、循环衰竭,起病时胃肠道症状轻微,甚至无腹痛、腹泻,常需盐水灌肠或肛拭子行粪便检查方可诊断。粪便镜检有大量白细胞（≥15 个/高倍视野）、脓细胞及红细胞即可诊断。确诊有赖于粪便培养出志贺菌。

（四）鉴别诊断

菌痢应与多种腹泻性疾病相鉴别,中毒性菌痢则应与夏秋季急性中枢神经系统感染或其他病因所致的感染性休克相鉴别。

1. 急性菌痢　需与以下疾病鉴别。

（1）急性阿米巴痢疾:病原体是溶组织内阿米巴滋养体,流行病学呈散发性,潜伏期是数周至数月,临床表现多不发热,少有毒血症状,腹痛轻,无里急后重,腹泻每天数次,多为右下腹压痛。粪便检查便量多,暗红色果酱样便,腥臭味浓,镜检白细胞少,红细胞多,有夏科-莱登晶体。可找到溶组织内阿米巴滋养体。血白细胞早期略增多。结肠镜检查有散发溃疡,边缘深切,周围有红晕,溃疡间黏膜充血较轻,病变主要在盲肠、升结肠,其次为乙状结肠和直肠。

（2）其他细菌性肠道感染:肠侵袭性大肠埃希菌、空肠弯曲菌以及产气单胞菌等细菌引起的肠道感染也可出现痢疾样症状,鉴别有赖于粪便培养检出不同的病原菌。

（3）细菌性胃肠型食物中毒:因进食被沙门菌、金黄色葡萄球菌、副溶血弧菌、大肠埃希菌等病原或它们产生的毒素污染的食物引起。有进食同一食物集体发病病史,粪便镜检通常白细胞不超过 5 个/高倍视野。确诊有赖于从可疑食物及患者呕吐物、粪便检出同一细菌或毒素。

2. 中毒性菌痢

（1）休克型需与其他细菌引起的感染性休克,血及粪便培养检出不同致病菌有助于鉴别。

（2）脑型需与流行性乙型脑炎（简称乙脑）鉴别,均多发于夏秋季,且有高热、惊厥、昏迷等症状,但乙脑起病后进展相对较缓,循环衰竭少见,意识障碍及脑膜刺激征明显,脑脊液可有蛋白及白细胞增高,乙脑病毒特异性 IgM 阳性可资鉴别。

3. 慢性菌痢　需与直肠癌、结肠癌、慢性血吸虫病及溃疡性结肠炎等疾病相鉴别,确诊依赖于特异性病原学检查、病理和结肠镜检查。

（五）并发症

并发症和后遗症都少见。并发症包括败血症、溶血性尿毒综合征、关节炎、赖特（Reiter）综合征等。后遗症主要是神经系统后遗症及产生耳聋、失语及肢体瘫痪等症状。

二、辨证

(一) 辨证要点

菌痢的主要症状为下痢脓血黏液、腹痛、里急后重、大便次数增多,属于中医的痢疾。痢疾的辨证要点在于分清虚实、寒热和伤气伤血。实证者一般新病年少,形体壮实,腹痛拒按,里急后重便后减轻;虚证者,久病年长,形体虚弱,腹痛绵绵,痛而喜按,里急后重便后不减或虚坐努责;热证者,痢下血色鲜红,或赤多白少,质稠恶臭,肛门灼热,口渴喜冷饮,小便黄或短赤,舌质红,苔黄腻,脉数而有力者;寒证者,痢下白多赤少或晦暗清稀,频下污衣,无臭、面白,畏寒喜热,四肢微厥,小便清长,舌质淡,苔白滑,脉沉细弱者;伤气者,下痢白多赤少,为湿邪伤及气分;伤血者,赤多白少,或以血为主者,为热邪伤及血分。在此基础上再进一步辨证分型。

(二) 辨证分型

1. 湿热痢
主症:①腹痛、里急后重;②下痢赤白脓血,或纯下赤冻。
次症:①肛门灼热;②小便短赤;③发热恶寒头痛身楚;④口渴发热。
舌脉:舌质红,苔黄腻,脉滑数或浮数。

2. 疫毒痢
主症:①发病急骤,壮热;②痢下鲜紫脓血;③腹痛剧烈;④里急后重明显。
次症:①口渴;②头痛;③烦躁;④神昏谵语或痉厥抽搐;⑤面色苍白,汗冷肢厥。
舌脉:舌质红绛,苔黄燥,或苔黑滑润,脉滑数,或脉微欲绝。

3. 寒湿痢
主症:①腹痛、里急后重;②痢下赤白黏冻、白多赤少,或纯为白冻。
次症:①脘闷;②头身困重;③口淡;④饮食乏味。
舌脉:舌质淡,苔白腻,脉濡缓。

4. 阴虚痢
主症:①下痢赤白黏冻,或下鲜血黏稠;②脐腹灼痛。
次症:①虚坐努责;②心烦;③口干口渴。
舌脉:舌质红少津,苔少或无苔,脉细数。

5. 虚寒痢
主症:①下痢稀薄,带有白冻,甚则滑脱不禁;②腹部隐痛,喜温喜按。
次症:①食少神疲;②四肢不温;③腰酸怕冷;④脱肛。
舌脉:舌质淡,苔白滑,脉沉细而弱。

6. 休息痢
(1) 发作期
主症:①腹痛,里急后重;②大便夹有脓血。
次症:①倦怠怯冷;②嗜卧;③食少。
舌脉:舌质淡,苔腻,脉濡软或虚数。

（2）缓解期

1）脾气虚弱证

主症：①腹胀食少；②大便溏薄或夹少量黏液。

次症：①肢体倦怠；②神疲乏力；③少气懒言；④面色萎黄；⑤脱肛。

舌脉：舌质淡，苔白或腻，脉缓弱。

2）寒热错杂证

主症：①胃脘灼热，烦渴，腹痛绵绵；②下痢稀溏，时夹少量黏冻。

次症：①饥而不欲食，强食则吐；②畏寒喜暖，四肢不温。

舌脉：舌质红，苔黄腻，脉沉缓。

3）瘀血内阻证

主症：①腹部刺痛，拒按；②下痢色黑。

次症：①腹痛固定不移，夜间加重；②面色晦暗；③或腹部结块，推之不移。

舌脉：舌质紫暗或有瘀斑，脉细涩。

证候诊断：主症必备，加次症 2 项及以上，结合舌脉，即可诊断。

 【 治疗 】

一、治疗原则

菌痢的治疗目的是尽早控制感染、缓解临床症状、防止传播及并发症和慢性化。其治疗原则为隔离治疗与药物治疗、病因治疗与对症治疗、西医治疗与中医治疗相结合的综合治疗。

二、西医治疗

1. 急性菌痢

（1）一般治疗：消化道隔离至临床症状消失，粪便培养连续 2 次阴性。毒血症状重者必须卧床休息。饮食以流食为主，忌食生冷、油腻及刺激性食物。对急性菌痢患者应用优质的护理（心理、生活、病情护理）干预能够有效控制患者病情，有利于促进患者的康复，降低不良事件的发生率，提高护理的满意度，临床护理效果显著。

（2）抗菌治疗：轻型菌痢患者可不用抗菌药物，严重者则需应用抗生素。近年来志贺菌对抗生素的耐药性逐年增长，因此，应根据当地流行菌株药敏试验或粪便培养的结果进行选择。抗生素治疗的疗程一般为 3~5 天。常用药物包括以下几种：

1）喹诺酮类药物：抗菌谱广，口服吸收好，不良反应小，耐药菌株相对较少，可作为首选药物。首选环丙沙星，其他喹诺酮类也可酌情选用。不能口服者也可静脉滴注。儿童、孕妇及哺乳期妇女如非必要不宜使用。

2）其他：世界卫生组织（World Health Organization，WHO）推荐的二线用药匹美西林、头孢曲松、头孢哌酮钠可应用于任何年龄组，同时对多重耐药菌株有效。阿奇霉素（azithromycin）也可用于成人治疗。二线用药，只有在志贺菌菌株对环丙沙星耐药时才考虑应用。

目前我国诊断菌痢多根据临床证据,病原学诊断应用较少,而临床诊断的菌痢中存在大量非志贺菌感染,是导致菌痢误诊率较高的主要原因。随着抗菌药物的普及,近年来志贺菌耐药率呈上升趋势,甚至出现多重耐药现象:志贺菌目前对复方磺胺甲噁唑、四环素、氨苄西林和氯霉素耐药性十分严重,最高可达100%,且志贺菌多重耐药及产β-内酰胺酶菌株占比超过4%。因此,重视临床微生物标本检测,强调根据细菌耐药信息采取对应措施,对于确保治疗效果、延缓志贺菌耐药性进展均有着重要意义。

(3)专科和对症治疗:只要有水和电解质丢失,均应口服补液盐(oresol),只有对严重脱水者,才可考虑先静脉补液,然后尽快改为口服补液。高热可物理降温为主,必要时适当使用退热药;毒血症状严重者,可给予小剂量肾上腺皮质激素;腹痛剧烈者可适当使用解痉止痛药,如消旋山莨菪碱(654-2)或间苯三酚注射剂。

另外,小檗碱(黄连素)因其有减少肠道分泌的作用,故在使用抗生素时可同时使用;微生态制剂如布拉氏酵母菌散、复方嗜酸乳杆菌片、地衣芽孢杆菌活菌胶囊、双歧杆菌乳杆菌三联活菌片等,辅助治疗菌痢的临床疗效优于常规治疗方法,能降低患者血清CRP水平,减少患者不良反应。

2. 中毒性菌痢　本型病情严重,预后差,应针对病情及时采取综合性措施抢救。

(1)抗菌治疗药物选择与急性菌痢基本相同,首选静脉给药,如喹诺酮类、头孢噻肟、头孢曲松等,儿童首选第三代头孢菌素。中毒症状好转后,按一般急性菌痢治疗,改用口服抗菌药物,总疗程7~10天。

(2)高热和惊厥的治疗高热易引起惊厥而加重脑缺氧和脑水肿,应用药物降温及物理降温;无效或伴躁动不安、反复惊厥,可给予亚冬眠疗法,以氯丙嗪和异丙嗪各1~2mg/kg肌内注射,必要时静脉滴注,病情稳定后延长至2~6小时肌内注射1次,一般5~7次即可撤除,尽快使体温保持在37℃左右。氯丙嗪具有安定中枢神经系统和降温的作用,可降低组织耗氧量,抑制血管运动中枢,可使小动脉和小静脉扩张,从而改善微循环和促进脏器的血液灌注。另外,还可给予地西泮、水合氯醛和戊巴比妥钠。

(3)循环衰竭(休克型)的治疗

1)扩充血容量纠正酸中毒:可快速静脉输入低分子右旋糖酐或葡萄糖氯化钠注射液,首剂10~20ml/kg,全日总液量50~100ml/kg,具体视患者病情及尿量而定。酸中毒严重者,可给予5%碳酸氢钠静脉滴注。

2)血管活性药物的应用:针对微血管痉挛应用血管扩张剂,以改善重要脏器血液灌注,可采用山莨菪碱,成人剂量为每次10~20mg,儿童每次0.3~0.5mg/kg;或阿托品成人每次1~2mg,儿童每次0.03~0.05mg/kg。注射间隔和次数视病情轻重和症状缓急而定,轻症每隔30~60分钟肌内注射或静脉注射1次;重症10~20分钟静脉注射1次,待面色红润、循环呼吸好转、四肢温暖、血压回升即可停药,一般用3~6次即可奏效。如上述方法治疗后周围循环不见好转,可考虑以多巴胺与间羟胺联合应用。

3)强心治疗:有左心衰和肺水肿者,应给予毛花苷C(西地兰)等治疗。

4)抗凝治疗:有DIC者采用低分子量肝素抗凝疗法,剂量及疗程基本同感染性休克的处理。

5)肾上腺皮质激素的应用:氢化可的松可减轻中毒症状、降低周围血管阻力、加强心肌收缩、减轻脑水肿、保护细胞和改善代谢。儿童可用每日5~10mg/kg,成人每日200~500mg,

静脉滴注,一般用药 3~5 日。

（4）治疗呼吸衰竭应保持呼吸道通畅、给氧、脱水疗法（如甘露醇）、严格控制入液量。必要时给予洛贝林、尼可刹米等肌内注射或静脉注射。危重病例应给予心电监护,气管插管或应用人工呼吸机。

（5）纠正水、电解质紊乱应补充失液量及钾、钠离子,但需谨防用量过大、速度过快而引起肺水肿、脑水肿。

3. 慢性菌痢 由于慢性菌痢病因复杂,可采用全身与局部治疗相结合的原则。

（1）一般治疗:注意生活规律,进食易消化吸收的食物,忌食生冷,油腻及刺激性食物,积极治疗可能并存的慢性消化道疾病或肠道寄生虫病。

（2）病原治疗:根据病原菌药敏结果选用有效抗菌药物,通常联用 2 种不同类型药物,疗程需适当延长,必要时可给予多个疗程治疗。也可药物保留灌肠,选用 0.3% 小檗碱液、5% 大蒜素液或 2% 磺胺嘧啶银悬液等灌肠液 1 种,每次 100~200ml,每晚 1 次,10~14 日为 1 个疗程,灌肠液中添加小剂量肾上腺皮质激素可提高疗效。

（3）其他药物治疗:抗菌药物使用后,菌群失调引起的慢性腹泻可给予微生态制剂,同急性菌痢。有腹痛、腹胀者,可使用匹维溴铵片,每次 50mg,每日 3 次;或增至每次 100mg,每日 2 次,宜在进餐时用水整片吞服,切勿咀嚼、掰碎或含化药片,以避免匹维溴铵与食管黏膜接触,也不要在卧位时或临睡前服用;或马来酸曲美布汀片,每次 100~200mg,每日 3 次。

三、中医治疗

（一）辨证分型治疗

1. 湿热痢
治法:清热化湿解毒,调气行血导滞。
代表方:芍药汤（《素问病机气宜保命集》）。
常用药:芍药、当归、甘草、黄芩、黄连、木香、槟榔、大黄。
加减:若属热重下痢,宜加用白头翁汤清热解毒;瘀热较重,痢下鲜红者,可加地榆、桃仁、赤芍、丹皮凉血化瘀;若痢疾初起,兼有表证者,可用活人败毒散,解表举陷;若身热汗出,脉象急促,表邪未解而里热已盛者,宜用葛根芩连汤解表清里;若夹食滞,见痢下不爽,腹痛拒按,苔黄腻,脉滑者,可加用枳实导滞丸。若表证已减,痢犹未止,可加香连丸以调气清热。

2. 疫毒痢
治法:清热解毒,凉血止痢。
代表方:白头翁汤（《伤寒论》）合芍药汤（《素问病机气宜保命集》）。
常用药:白头翁、黄连、黄柏、秦皮、金银花、生地、赤芍、丹皮、木香、槟榔。
加减:夹食滞者,加枳实、山楂、莱菔子以消食导滞;暑湿困表者,加藿香、佩兰、荷叶泄浊,消积下滞;热入营分,高热神昏谵语者,宜清热解毒、凉血开窍,可合用犀角地黄汤（犀角已禁用,现多用水牛角代）,或另用大黄煎汤送服安宫牛黄丸或至宝丹,热极动风、痉厥抽搐者,加羚羊角、钩藤、石决明,送服紫雪丹,以清热解毒,凉血息风。暴痢致脱者,应急服参附汤或独参汤。

3. 寒湿痢

治法:利水止泻,祛湿和胃。

代表方:胃苓汤(《丹溪心法》)。

常用药:苍术、白术、厚朴、桂枝、茯苓、陈皮。

加减:痢下白中兼赤者,加芍药、当归;寒湿气滞明显者,加槟榔、木香、炮姜;兼表证者,加荆防败毒散合用。

4. 阴虚痢

治法:养阴和营,清肠止痢。

代表方:驻车丸(《太平惠民和剂局方》)。

常用药:黄连、阿胶、当归、炮姜、白芍、甘草。

加减:口干口渴明显者,加石斛、沙参、天花粉;阴虚火旺,湿热内盛,下痢鲜血黏稠者,加黄柏、秦皮、白头翁、丹皮、赤芍、槐花。

5. 虚寒痢

治法:温补脾肾,收涩固脱。

代表方:桃花汤(《伤寒论》)合真人养脏汤(《太平惠民和剂局方》)。

常用药:人参、白术、粳米、当归、白芍、甘草、木香、赤石脂、肉豆蔻、诃子、干姜、肉桂。

加减:脾肾阳虚重,手足不温者,加附子;脱肛下坠者,加升麻、黄芪。

6. 休息痢

(1)发作期

治法:温中清肠,调气化湿。

代表方:连理汤(《证治要诀类方》)。

常用药:人参、白术、干姜、甘草、黄连。

加减:里急后重明显者,加槟榔、木香、枳实。

(2)缓解期

1)脾气虚弱证

治法:补中益气,健脾升阳。

代表方:补中益气汤(《脾胃论》)。

常用药:黄芪、人参、炙甘草、白术、当归、陈皮、柴胡、升麻。

加减:若腹痛绵绵,喜按喜温,大便稀溏,夹有少许黏液白冻,形寒气怯,为脾阳虚宜温阳健脾,用附子理中汤。若脾阳虚衰,肢体浮肿,可合用苓桂术甘汤,若脾病及肾,大便滑脱不禁,可合用桃花汤或真人养脏汤。

2)寒热错杂证

治法:温中补虚,清热化湿。

代表方:乌梅丸(《伤寒论》)。

常用药:乌梅、黄连、黄柏、附子、干姜、桂枝、川椒、细辛、人参、当归。

加减:兼食滞者,可加神曲、山楂、莱菔子;寒凝较重者,去黄连、黄柏。

3)瘀血内阻证

治法:活血祛瘀,行气止痛。

代表方:少腹逐瘀汤(《医林改错》)。

常用药：当归、川芎、赤芍、延胡索、蒲黄、五灵脂、没药、小茴香、肉桂、干姜。

加减：本方可与六君子汤间服，以补益脾肾，攻补兼施；里急后重者加黄连、白头翁。

（二）中成药

1. 理气化浊类

枫蓼肠胃康片：理气健胃，除湿化滞。用于中运不健，气滞湿困而致的急性胃肠炎及其所引起的腹胀、腹痛和腹泻等消化不良症。口服，每次 4~6 片，每日 3 次。

2. 清热化湿类

（1）胃肠安丸：芳香化浊，理气止痛，健胃导滞。用于湿浊中阻、食滞不化所致的腹泻、纳差、恶心、呕吐、腹胀、腹痛；消化不良、肠炎、痢疾见上述证候者。口服，每次 4 丸，每日 3 次。

（2）肠炎宁片：清热利湿，行气，用于大肠湿热所致的泄泻，症见大便泄泻、腹痛腹胀；急性或慢性胃肠炎、腹泻、小儿消化不良见上述证候者。口服，每次 3~4 片，每日 3~4 次，小儿酌减。

（3）消炎止痢灵片：清热燥湿，抗菌消炎。用于菌痢，胃肠炎等。口服，每次 4~6 片，每日 3 次。

（4）香连化滞丸：清热利湿，行血化滞。用于大肠湿热所致的痢疾，症见大便脓血、里急后重、发热腹痛。口服，大蜜丸每次 2 丸，每日 2 次，或遵医嘱。

（5）虎地肠溶胶囊：清热，利湿，凉血。用于非特异性溃疡性结肠炎、慢性细菌性痢疾湿热蕴结证，症见腹痛、下痢脓血、里急后重。口服，每次 4 粒，每日 3 次，4~6 周为 1 个疗程。

（6）苦豆子片：清肠，燥湿。用于急性菌痢、腹泻及急性或慢性肠胃炎属湿热证者。口服，每次 3 片，每日 3 次，儿童酌减或遵医嘱。

3. 解表化湿类

（1）藿香正气水：解表化湿，理气和中。用于外感风寒、内伤湿滞或夏伤暑湿所致的感冒，症见头痛昏重、胸膈痞闷、脘腹胀痛、呕吐泄泻；胃肠型感冒见上述证候者。口服，每次半支（5ml）~1 支（10ml），每日 2 次，用时摇匀。

（2）午时茶颗粒：祛风解表，化湿和中。用于外感风寒、内伤食积证，症见恶寒发热、头痛身楚、胸脘满闷、恶心呕吐、腹痛腹泻。开水冲服，每次 1 袋，每日 1~2 次。

4. 消食导滞类

（1）加味保和丸：健胃消食。用于饮食积滞，消化不良。口服，每次 6g，每日 2 次。

（2）枳实导滞丸：消积导滞，清利湿热。用于饮食积滞、湿热内阻所致的脘腹胀痛、不思饮食、大便秘结、痢疾里急后重。口服，每次 6~9g，每日 2 次。

5. 健脾益气类

（1）参苓白术颗粒：健脾，益气。用于体倦乏力，食少便溏。开水冲服，每次 1 袋，每日 3 次。

（2）四君子合剂：益气健脾。用于脾胃气虚，胃纳不佳，食少便溏。口服，每次 15~20ml，每日 3 次，用时摇匀。

6. 温补脾肾类

（1）肉蔻四神丸：温中散寒，补脾止泻。用于大便失调，黎明泄泻，肠泻腹痛，不思饮食，面黄体瘦，腰酸腿软。口服，每次 1 袋，每日 2 次。

（2）肠胃宁片：健脾益肾，温中止痛，涩肠止泻。用于脾肾阳虚泄泻日久，大便不调，五更泄泻,时带黏液,伴有腹胀腹痛,胃脘疼痛,小腹坠胀,饮食不佳,属上述证候者。口服,每次4~5片,每日3次。

四、中西医结合治疗

细菌性痢疾尤其是中毒性菌痢需要采用中西医结合治疗,在运用对细菌敏感抗生素的基础上进行辨证论治,因为其病机关键是湿热或寒湿或疫毒之邪阻滞肠道,导致气血壅滞,腐败化为脓血,治疗当清热化湿,或散寒化湿,或清热解毒,调气和血,常用方剂有连理汤、芍药汤、白头翁汤和乌梅丸等,常用药物有白头翁、黄连、黄芩、马齿苋和白芍等。临床可参考以下研究成果,以提高临床疗效。

1. 治疗菌痢的中药研究

(1)马齿苋:别名蚂蚱菜、长寿菜,性寒,味甘酸,有清热利湿、解毒消肿、消炎止痛、止渴、利尿的作用;嫩茎叶可作蔬菜。马齿苋含有大量去甲肾上腺素和钾盐,还含有二羟乙胺、苹果酸、葡萄糖、维生素 B_1、维生素 B_2 等营养成分,其乙醇提取物对志贺菌属、大肠埃希菌、金黄色葡萄球菌等多种细菌都有高度抑制作用。

(2)白头翁:又名白头草、野丈人等。始载于《神农本草经》,为常用中药,具有清热解毒、凉血止痢、燥湿杀虫的功效,临床上用于治疗细菌性痢疾、阿米巴痢疾、妇科阴道炎等。白头翁煎剂对杀灭溶组织内阿米巴的效果较好。白头翁水提液对金黄色葡萄球菌、铜绿假单胞菌、炭疽杆菌、伤寒沙门菌、甲型溶血性链球菌、乙型溶血性链球菌具有明显的抑制作用。白头翁作为常用清热解毒祛湿类中药广泛应用于抗菌止痢等。

(3)白芍:能使胃肠慢电波幅度减少,周期延长,显著增加胃肠血液量。白芍提取液对大鼠蛋清、甲醛、角叉菜胶、右旋糖酐引起的踝关节肿胀有显著抑制作用,对大鼠棉球肉芽肿增生有抑制作用,还能抑制巴豆油致小鼠耳郭炎症,明显降低毛细血管的通透性。本药在体外对葡萄球菌、肺炎球菌、溶血性链球菌、伤寒沙门菌、霍乱弧菌、大肠埃希菌、变形杆菌、铜绿假单胞菌等均有抑制作用,水浸液在体外可抑制 9 种皮肤真菌的生长。

(4)黄连:黄连味苦,具有清热泻火、解毒、燥湿等作用,主要用于高热神昏、湿热、呕吐吞酸、心烦不寐、心火亢盛、牙痛、血热、目赤、消渴;外治湿疹或湿疮。古代认为黄连为治痢之最,《本草纲目》中阐述:"黄连治目及痢为要药。"现代药理研究指出,小檗碱,又称为黄连素,属于黄连药理作用中的主要成分;其主要存在于黄连根茎,是一种多种异喹啉类生物碱,含量约 5%~8%;其对革兰氏阳性菌及阴性菌都有一定的抑制功效,尤其是对因大肠埃希菌、志贺菌属、金色葡萄球菌、铜绿假单胞菌等肠道感染引起的菌痢、结膜炎、化脓性中耳炎等治疗效果突出。此外,黄连提取物还具有抗炎、抗病毒、抗氧化等作用。

(5)黄芩:具清热燥湿、泻火解毒、凉血止血等功效,现代药理研究表明黄芩具有抗病毒、抗过敏、清除自由基、免疫调节的作用,尤其具有抗病原微生物作用,对多种球菌、杆菌、皮肤真菌有抑制作用。

2. 中药复方治疗细菌性痢疾研究

(1)白头翁汤:是治疗热毒痢疾的专用方,相关研究表明白头翁汤中的各种香豆素类化学药物成分对人的机体所感染的一些病菌和机体病变有着很强的药理活性,其成分主要来自秦皮中的秦皮苷、七叶亭和七叶苷。秦皮苷的药理作用主要是抗菌、降低血尿酸等作用,七叶苷的药理作用主要在于其能够降低血管通透性和促进利尿,能够抗各种炎症,清除氧自由基。白头翁汤中的生物碱主要是来自黄连和黄柏的小檗碱、巴马汀和药根碱,其盐酸盐形式的盐酸小檗碱具有一定的抗菌作用,可用来治疗霍乱引起的急性腹泻及各种痢疾病菌引起的痢疾性腹泻等。白头翁汤中的皂苷化学药物成分来自白头翁,其皂苷类化学药物成分有五种,最主要的是皂苷 B4 和白头翁皂苷 A3。皂苷类化学药物成分能够增强巨噬细胞的吞噬率,从而增强人类机体免疫能力,皂苷类化学药物成分还具有抗氧化、抗炎、抗滴虫、抗肿瘤等药理作用,具有很强的药理活性。此外,白头翁汤整体的药理活性,主要表现为抗菌、抗炎和修复溃疡、免疫调节和抗腹泻等药理作用。

（2）乌梅丸:相关研究表明乌梅丸具有抗炎、改善肠道菌群作用。乌梅丸中的成分可抑制白细胞介素 1β（IL-1β）的产生,调节大鼠血清中 TNF-α 和 IL-6 的含量,达到抗炎效果,并能提升大鼠粪便中双歧杆菌/肠杆菌的比值,减轻实验中大鼠的腹痛、腹泻等症状继而减轻肠黏膜炎症。凡脾胃系疾病出现寒热错杂征象,如脘腹阵痛、久泻久痢、恶寒、手足厥冷、面色淡白、口苦、苔黄等症状,均可使用乌梅丸来治疗。

（3）桃花汤:研究表明桃花汤中赤石脂的主要成分为硅酸盐,能够吸附细菌毒素及食物中异常发酵产物等消化道有毒物质,并有抑菌、抗原虫感染、保护消化道黏膜、止肠胃出血的作用。干姜温肾助阳,对垂体-肾上腺皮质系统具有兴奋作用,能对抗副交感神经兴奋作用,抑制肠管运动,收缩局部末梢血管,减慢机体耗氧速度。粳米具有提高机体免疫力的作用。三药合用具有消炎,解毒,提高机体免疫力,健胃止痛,止泻,止血,保护消化道黏膜的作用。

五、名医诊治经验

1. 国医大师张志远教授临证常以白头翁、黄连、黄柏 3 味药为基础方加味治疗疫毒痢疾,亦常加入补虚止血、益气固脱、理气导滞之药以扶正固本,增强疗效。治疗疫毒痢疾可加大白头翁和仙鹤草的药量,凡临床出现痢疾伴有便下脓血、壮热口渴、里急后重等症状,皆可以此二味药为君药进行施治。休息痢的临证治疗常用薏苡附子败酱散加仙鹤草和三七进行治疗,若久痢不愈,则常考虑外用锡类散配合黄连、乳香、没药、蒲公英煮汤灌肠以治之,甚有功效。若腹痛严重,加大附子之量;脓血较多,加大败酱草之量;大便干结,减薏苡仁之量;止痢效果不佳,将仙鹤草剂量加大一倍。

2. 蒲辅周治疗痢疾,临证分为中虚寒湿、湿热内蕴、木郁土壅、中气下陷 4 型,以“利小便以实大便”为根本大法,注重调气之药宜小量多品,强调剂型与服药次数灵活运用,疗效甚佳。用甘淡渗湿利小便法治疗中虚寒湿型痢疾,治以人参汤为底方,重用薏苡仁、茯苓、茵陈蒿 3 味,以淡渗苦寒之品,行导湿下行之功;用畅通三焦利小便法治疗湿热内蕴型痢疾,治以甘露消毒丹加减,且重用滑石,取其畅三焦、利六腑、通阴窍之功;用滋阴补液利小便法治疗木郁土壅型痢疾,治以四逆散合香连丸加减,喜重用白芍,取其“肝脾两治,通利前后”之用,标本兼顾;用补气升阳利小便法治疗中气下陷型痢疾,治以补中益气汤加减,重用黄芪、葛根。蒲老治疗痢疾,善用红糖与白糖两味,亦为妙哉。蒲老有一家传验方,名为参连散。方中明训:痢疾白多,红糖兑服;痢疾赤多,白糖兑服。蒲老认为红糖一味,盖取其暖胃健脾、缓解疼痛之功;白糖一味,盖取其寒凉滋润、补脾生津之用;温热药的刚燥之性难免有伤阴之弊,砂仁、豆蔻、木香,辛温香燥,少用可以化湿悦脾,舒气开胃,用之太过则耗胃液而伤气;脾胃气壮,可施以汤药;运化有力,可每日 1 剂。若病势已衰,当以丸药收工;如中焦无权,应嘱隔日 1 剂。

3. 清代名医孔毓礼提出痢疾的病因病理:外因为湿蒸热郁的天时因素,内因为过食生冷食物的人为因素,导致内热积滞于胃肠,泻痢滞下为痢疾。主要证型为寒证、热证、实证、虚证;痢疾诸症:噤口、发热、发厥、腹痛、里急后重等。痢疾坏证:死症、不可治症、半死半生症;痢后诸症:大便、痢后变肿,痢后变痨。常用治则为和血调气、发散、攻下、温补、升补、固涩、表里双解、清热导滞。依据文献数据分析,孔毓礼治疗痢疾:①核心单药主要为甘草、人参、白术、茯苓、黄连、当归、干姜、白芍等;②主要药类以补虚药、温里药、清热药、解表药、利水渗湿药、理气药为主。

4. 吴文尧教授认为,由于感有寒热之异,体质有阴阳盛衰不同,故临床表现不一。故对于痢疾治疗原则各不相同。痢疾初起之时,以实证、热证多见,宜清热化湿解毒;久痢虚证、寒证,应予补虚温中,调理脾胃,收涩固脱。湿热痢治以芍药汤合白头翁汤加减;疫毒痢治以黄连解毒汤或黄连钩藤汤加减;寒湿痢治以藿香正气散加减;阴虚痢治以驻车丸加减;休息痢,发作期治以连理汤加减,缓解期治以补中益气汤或附子理中汤加减;久痢治以桃花汤合真人养脏汤加减。吴文尧教授认为清热祛湿为痢疾治疗的常用方法,在临床上常用黄连、黄芩、黄柏、秦皮、金银花、菊花等药物清热解毒化湿;加用苍术、厚朴、法夏运脾燥湿;兼有表证者,加荆芥、苏叶、葛根解表祛邪。夹食滞者,加山楂、神曲消食导滞。在痢疾治疗过程中,吴老强调气血辨证的重要性,常用芍药、当归、甘草等药物和血,槟榔、陈皮、木香、枳实等药物行气导滞;痢下鲜红者,加地榆、丹皮、仙鹤草、侧柏叶等凉血止血。吴文尧教授认为治痢应注意顾护胃气,并贯穿始终,在临床上常用茯苓、白术、山药、粳米、炮姜等顾护胃气。针对阴虚者吴老常用阿胶、熟地、当归等药物养阴和血;以白芍、甘草酸甘化阴;以石斛、玉竹、麦冬、沙参等药养阴生津。阳虚者则用干姜、肉桂温阳散寒,赤石脂、诃子、罂粟壳、肉豆蔻收涩固脱。肾阳虚衰者,加附子、补骨脂温补肾阳。

六、中医适宜技术

1. 针灸配合艾灸治疗

主穴:中脘、天枢、关元、足三里、神阙穴加盐艾灸。

配穴:发热重者加曲池、大椎、合谷;头痛重者加太阳、风池、百会;恶心呕吐重者加内关;四肢厥冷、烦躁、抽搐者加十宣、尺泽、委中放血,并选用神门,劳宫,涌泉穴。

针刺手法:患者呼气后进针,留针30~50分钟,中脘、天枢、关元针1~1.5寸,足三里针2.5寸。然后在神阙穴内放满食盐,高于脐周皮肤,艾卷以神阙穴为中心,用循环灸法,由中脘灸至神阙穴、再向关元灸,循环灸15~20分钟,双侧天枢穴也以神阙穴为中心,循环灸15~20分钟。神阙穴灸的时间要长,灸至皮肤红润、患者感到灼痛但能忍受为好。

2. 温针灸治疗慢性菌痢

温针灸无副作用,长期使用,既不会产生抗药性,也不会引起菌群失调,可促进炎症的吸收,提高机体免疫能力。《灵枢·官能》指出"针所不为,灸之所宜",温针法在针刺的同时,又起到灸治的作用,适用于既需要针刺又需要施灸的患者。慢性菌痢多为邪恋正衰,脾气更虚,每因调摄不当而反复发作,其病位主要在肠,治疗当清热化湿、调气导滞、补益脾胃并用。

主穴:天枢、上巨虚、关元、脾俞、胃俞、肾俞。

配穴:虚寒痢,加下巨虚、中脘;休息痢,加足三里和三阴交;阴虚痢,加次髎和大肠俞。

操作方法:针刺得气后,将毫针留在适当的深度,取适量艾卷,套在所选主穴的针柄上,从下端点燃,直至艾卷烧完为止,可以根据患者的具体情况连续灸1~3节,待针柄冷却后出针。也可用艾绒团代替艾卷。

3. 针灸配合穴位注射治疗

主穴：腹哀、天枢、三阴交、肠炎有效穴、止泻穴。

配穴：湿热痢配合谷穴、阴陵泉穴；寒湿痢配足三里、气海穴；疫毒痢配尺泽、人中、十二井穴；阴虚痢配间使、太溪穴；虚寒痢配脾俞、肾俞、关元穴；休息痢配足三里、关元穴。

穴位注射：取上巨虚。

艾灸：取神阙穴。

操作方法：患者取仰卧位，先取体针穴，手法宗"实则泻之，虚则补之"的原则，用提插捻转补泻法，留针 30 分钟，留针期间取神阙穴隔盐灸，艾炷做成麦粒大小，灸 10~15 壮。起针、灸毕后取上巨虚穴，注射维生素 B_{12} 2ml，进针后提插泻法，强刺激，待酸胀强烈后推药。每日 1 次。10 次为 1 个疗程。

4. 中药灌肠

中药保留灌肠治疗慢性菌痢，灌肠汤的药方中包括：黄连、黄柏、白头翁、大黄、秦皮、马齿苋、牡丹皮，各药材按药方开具的分量加清水中火煎煲，煎至 200ml 的药汤，分两次进行灌肠，保留时间大于 20 分钟，连续治疗 7 日。

中药保留灌肠治疗小儿菌痢，药液配制：由大黄、黄连、黄芩、赤芍、牡丹皮、地榆组方而成。先予患儿常规抗感染治疗，头孢曲松钠 0.1g/（kg·d）静脉滴注等对症处理。先清洁灌肠 2 次，再根据年龄给予灌肠液 100~250ml 保留灌肠，每日 1 次，疗程 7~20 日，晚间睡前施行。

【预后】

大部分急性菌痢患者于 1~2 周内痊愈，只有少数患者转为慢性或带菌者。中毒型菌痢预后差，病死率较高。

第四节　嗜酸细胞性胃肠炎

【概述】

嗜酸细胞性胃肠炎（eosinophilic gastroenteritis）是一种极少见的疾病，其以胃肠道的嗜酸性粒细胞浸润、胃肠道水肿增厚为特点。本病通常累及胃窦和近端空肠，若一旦累及结肠，则以盲肠及升结肠较多见。此外，嗜酸细胞性胃肠炎还可累及食管、肝脏和胆道系统，引起嗜酸细胞性食管炎、肝炎和胆囊炎，也有仅累及直肠的报道。胃肠道嗜酸细胞性胃肠炎与胃肠道外嗜酸细胞性胃肠炎合并存在的比例约 50%。

根据嗜酸细胞性胃肠炎的特点，本病可归纳于中医学的"腹痛""呕吐""泄泻"之中。

【流行病学】

嗜酸细胞性胃肠炎主要发生在 20~30 岁的年轻人中，但儿童和老年人也可发病；男性发病率约为女性的 2 倍；人群发病率很难确定，有限的资料显示，每 10 万例住院患者中仅有 1 例嗜酸细胞性胃肠炎。

【病因和发病机制】

一、西医认识

1. 病因与发病机制 嗜酸细胞性胃肠炎的病因迄今未明。由于嗜酸细胞性胃肠炎患者的胃肠道有大量嗜酸性粒细胞浸润,因此有人认为与某些外源性或内源性的物质引起的机体过敏有关,但仅有 20%~50% 的患者以前有过敏史;有人认为嗜酸细胞性胃肠炎与哮喘一样有遗传学背景,2007 年国外学者报道 7 个家庭的 17 位患者,具有吞咽困难、胃肠道嗜酸性粒细胞增多的表现,其中两代共 12 名患者诊断为嗜酸细胞性胃肠炎。澳大利亚学者曾报告,79% 的嗜酸细胞性胃肠炎患者有钩虫感染,而对照组仅 8%,但两者的关系不明。

嗜酸细胞性胃肠炎的发病机制尚不清楚。在部分嗜酸细胞性胃肠炎患者的胃肠黏膜中发现有 IgE 的升高,有人认为,包括牛肉、鸡蛋、菠萝、牛奶在内的某些特殊抗原均可启动 T 细胞的活化,活化的 T 细胞可促使 IgE 的产生,IgE 及 IgG、IgA 等均有强大的促使嗜酸性粒细胞脱颗粒的作用;活化的 T 细胞还可产生 IL-5,它也具有强大的嗜酸性粒细胞趋化和脱颗粒功能,由于在嗜酸性粒细胞患者的胃肠道活检标本中发现嗜酸性粒细胞脱颗粒及有主要碱性蛋白(major basic protein,MBP)的沉积,而 MBP 对许多细胞和组织均有毒性作用,因此,人们认为嗜酸性粒细胞脱颗粒及有 MBP 的沉积在本病发病中有重要作用。另外,由于氯雷他定和酮替芬对嗜酸细胞性胃肠炎的治疗有一定疗效,因此有人推测,肥大细胞的脱颗粒与嗜酸细胞性胃肠炎发病也有关系,但这一说法暂未获病理学资料支持。

2. 病理 正常生理状况下,除食管几乎不含嗜酸性粒细胞外,其余胃肠道固有层都含有嗜酸性粒细胞。因受部位、年龄、有无食物过敏、感染因素等影响,正常人黏膜内嗜酸性粒细胞数量差异较大;且同一个体的不同消化道部位的嗜酸性粒细胞数量也不同,其中以阑尾、盲肠及升结肠的含量最高。目前,对于嗜酸细胞性胃肠炎的嗜酸性粒细胞计数的诊断阈值还没有建立共识。但现有研究中,嗜酸性粒细胞计数 >20 个/高倍镜视野(HPF),高度怀疑该病。

二、中医认识

中医对本病的认识主要依据其主症来辨证分析。多以禀赋不足或本虚为主。其发病可由先天禀赋不足,或外邪入侵伤及脾胃,致使脾胃虚弱,运转枢纽失常,水运不化;也可因脾气不足,或气虚血瘀,或气滞血瘀,终发而为病,以致腹痛、呕吐、泄泻等。禀赋不足或脾胃虚弱是发病的基础。

【诊断】

一、辨病

(一)临床表现

本病临床表现多种多样,缺乏特异性。很多患者有家族或个人的食物或药物过敏史、湿疹、哮喘等病史。有观点认为,海鲜、牛乳、蜂蜜等可诱发或加重症状。嗜酸细胞性胃肠炎的症状与病变的程度、累及的部位相关。常见的症状为腹痛、恶心、呕吐。此外,还可出现与吸收不良相关的症状,如生长发育迟缓、体重减轻、腹泻和低蛋白血症。有些病例出现吞咽困难和腹胀等症状。胃肠道出血、缺铁性贫血和蛋白丢失性肠病等这些症状则不常见。极少数患者可出现腹水。

Klein 分型是目前常用的嗜酸细胞性胃肠炎分类方法。

1. 黏膜型   黏膜型在临床上最为常见,多表现为腹痛、恶心、呕吐、腹泻、消化道出血、贫血、胃肠道蛋白丢失和吸收不良。

2. 肌层型   此型病变主要累及肌层,多有肠壁增厚,导致幽门梗阻或肠梗阻,这种梗阻有时需要手术治疗,另外,还偶有胃肠道出血和瘘管形成。

3. 浆膜型   此型较为少见,嗜酸性粒细胞浸润消化道全层,并深达浆膜层。嗜酸细胞性腹水被认为是浆膜型的特征性表现,但腹水对激素治疗有较好反应。

以上三种类型可单独或混合出现。一项法国研究发现,依据 Klein 分型标准,浆膜型嗜酸细胞性胃肠炎相对来说预后较好,黏膜型多呈慢性病程,而肌层型常常反复发作。

(二)实验室及其他检查

1. 血常规   常有嗜酸性粒细胞计数升高,且可随疾病病程波动,但尚有 1/3 患者在整个病程中嗜酸性粒细胞计数始终正常,另有约 25% 的患者有 ESR(红细胞沉降率)升高者。

2. 粪便   可见夏科-莱登结晶,粪便隐血阳性。可通过收集 24 小时的粪便检测 α 抗胰蛋白酶判断消化道中蛋白的丢失情况,从而分析胃肠道的消化和吸收功能,正常值为 0~54mg/dl。嗜酸细胞性胃肠炎患者该值往往有轻度升高,部分患者还会出现轻至中度脂肪泻。

3. 放射学检查   胃肠道钡餐造影可见胃窦部僵硬、黏膜皱襞增厚和黏膜结节样增生;小肠环状皱襞及肠壁增厚,但不伴溃疡和局部异常;有些患者可无特殊发现。放射学检查结果的特异性较差,其诊断价值较小。

4. 内镜及活组织检查   内镜检查时,可见受累黏膜充血水肿、糜烂、出血、增厚或有肿块。活检病理可见受累胃肠道黏膜有局灶或弥漫性嗜酸性粒细胞浸润,组织水肿及纤维化,但一般不伴组织坏死;嗜酸细胞性胃肠炎的病灶有时可呈局灶性分布,检查时多点活检有助于提高阳性率;对高度怀疑肌层型或浆膜型者,超声内镜有助于诊断。

5. 腹水检查   可见大量嗜酸性粒细胞。

6. 放射核素检查   标记白细胞行放射核素扫描检查可评估疾病累及的广泛性和对治疗的反应性,但对于协助诊断来说并没有太大意义。

(三)诊断要点

嗜酸细胞性胃肠炎主要根据临床表现、血常规、放射学和内镜加活检病理检查的结果综合判断。常用的有两种诊断标准。

Talley 提出的标准:①存在胃肠道症状;②活检病理显示从食管到结肠的胃肠道有 1 个或 1 个以上部位的嗜酸性粒细胞浸润,或有放射学结肠异常伴周围嗜酸性粒细胞增多;③除外寄生虫感染和胃肠道外以嗜酸性粒细胞增多的疾病,如结缔组织病、嗜酸性粒细胞增多症、克罗恩病、淋巴瘤、原发性淀粉样变性、梅内特里耶病等。

Leinbach 提出的诊断标准：①进食特殊食物后出现胃肠道症状和体征；②外周血嗜酸性粒细胞增多；③组织学证明胃肠道有嗜酸性粒细胞增多或浸润。

（四）鉴别诊断

1. 功能性消化不良 嗜酸细胞性胃肠炎患者可有腹痛、恶心、呕吐、腹胀等消化不良症状，但常缺乏特异性，故而要注意与功能性消化不良、糜烂性胃炎等鉴别。

2. 肠梗阻 肌层型嗜酸细胞性胃肠炎常可发生肠梗阻，要注意除外胃肠道肿瘤、肠道血管性疾病等。

3. 肝硬化 浆膜型嗜酸细胞性胃肠炎易出现腹水，通过详细询问病史、影像学、内镜等检测不难鉴别。

4. 嗜酸性粒细胞增多症（eosinophilia） 嗜酸性粒细胞增多症是一种病因未明的全身性疾病，它也可以累及胃肠道。Hardy 和 Anderson 提出的嗜酸性粒细胞增多症的诊断标准为：①周围血嗜酸性粒细胞计数≥150×10^9/L、持续 6 个月以上且不能用其他疾病解释；②有嗜酸性粒细胞增多症的临床表现，如血管性水肿、心脏和肺部表现或胃肠道症状。但嗜酸性粒细胞增多症和嗜酸细胞性胃肠炎有时甚难鉴别，嗜酸性粒细胞增多症可累及肝脏（60%），也可累及胃肠道（14%），弥漫性嗜酸细胞性胃肠炎除胃肠道外，也常有胃肠道外器官的累及（50%）。因此，有些学者认为，弥漫性嗜酸细胞性胃肠炎有可能是以胃肠道表现为主的嗜酸性粒细胞增多症。

5. 肠道寄生虫感染 周围血嗜酸性粒细胞增多可见于钩虫、蛔虫、旋毛虫、华支睾吸虫、包虫等所致的寄生虫病，各有其临床表现，外周血嗜酸性粒细胞绝对值明显升高；通过反复检查粪便虫卵不难鉴别。

6. 嗜酸性肉芽肿 主要发生于胃和大肠、小肠，呈局限性肿块，病理组织检查为嗜酸性粒细胞混于结缔组织基质中，病理学特点为黏膜下层的结节或息肉内有不同程度的嗜酸性粒细胞浸润。

（五）并发症

嗜酸细胞性胃肠炎可出现一些少见并发症，如胰腺炎、消化道穿孔。胰腺炎可能与继发于嗜酸性粒细胞浸润十二指肠导致的胰管机械性梗阻有关。还有个案报道嗜酸细胞性胃肠炎出现了膀胱炎和肝功异常。

二、辨证

（一）辨证要点

嗜酸细胞性胃肠炎的临床表现具有多样性，但主要以腹痛或腹部不适为主。腹痛的辨证要点在于虚实、寒热、气血。实痛拒按，虚痛喜按。实痛一般痛势急剧，痛时拒按，痛而有形，痛势不减，得实则甚；虚痛一般病势绵绵，喜揉喜按，时缓时急，痛而无形，饥而痛增。腹痛拘急，疼痛暴作，痛无间断，坚满急痛，遇冷痛剧，得热则减者，为寒痛；痛在脐腹，痛处有热感，时轻时重，或伴有便秘，得凉痛减者，为热痛；腹痛时轻时重，痛处不定，攻冲作痛，伴胸胁不舒,腹胀,嗳气或矢气则胀痛减轻者,属气滞痛;少腹刺痛,痛无休止,痛处不移,痛处拒按,经常夜间加剧,伴面色晦暗者,为血瘀痛。暴痛多实,伴腹胀、呕逆等;久痛多虚。在此基础上进一步辨证分型。

（二）辨证分型

1. 外邪犯胃证

主症:①脘腹胀满;②恶寒。

次症:①进食后或生冷刺激后加重;②便下臭秽;③矢气频作;④嗳腐吞酸。

舌脉:舌淡红,苔白腻,脉浮滑。

2. 肝胃不和证

主症:①胃脘胀痛,窜及两胁;②胸闷喜叹息。

次症:①每因情志不畅而发作或加重;②心烦;③嗳气频作;④嘈杂反酸;⑤口苦纳差。

舌脉:舌淡红,苔薄白,脉弦。

3. 气滞血瘀证

主症:①脘腹刺痛,痛处不移;②腹部胀闷不畅。

次症:①口干不欲饮;②疼痛拒按,食后疼痛加重;③便溏或便干结。

舌脉:舌质紫暗或见瘀斑,脉涩或沉弦。

4. 脾胃虚弱(寒)证

主症:①胃脘隐痛,喜温喜按;②得食痛减。

次症:①四肢倦怠;②畏寒肢冷;③口淡流涎;④便溏;⑤纳少;⑥少气懒言。

舌脉:舌淡或舌边齿痕,舌苔薄白,脉虚弱或迟缓。

5. 胃阴不足证

主症:①胃脘痛隐隐;②饥而不欲食。

次症:①口干不欲饮;②纳呆食少;③干呕;④大便干结。

舌脉:舌红少津裂纹、少苔、无苔或剥苔,脉细数。

证候诊断:主症必备,加次症2项及以上,结合舌脉,即可诊断。

【治疗】

一、治疗原则

嗜酸细胞性胃肠炎的治疗目的在于缓解临床症状、防止并发症及预防复发。根据治疗目的,其治疗原则为病因治疗与对症治疗、西医治疗与中医治疗相结合的全面、持久的综合治疗。

二、西医治疗

（一）一般治疗

因许多病例与食物过敏有关,推荐从饮食中去除任何形式可引起过敏的食物。饮食控制还有助于减少激素用量。一般先根据经验去除以下常见的过敏食物:牛奶、鸡蛋、大豆,小麦,花生或坚果,贝类或鱼类。然后再通过逐个恢复进食的方法,确定致病食物。此外,应用氨基酸要素饮食长期治疗可获得较好的疗效,但要素饮食的生活质量明显下降,且费用高。

(二)药物治疗

1. 糖皮质激素 嗜酸细胞性胃肠炎对糖皮质激素的治疗有良好反应,以泼尼松为例,一般开始剂量为每日15~40mg,临床症状和体征改善后逐渐减量。停用糖皮质激素后嗜酸细胞性胃肠炎的复发率尚不清楚,据文献报道,有1/3的患者可复发,复发病例应用糖皮质激素治疗仍有效。

2. 色甘酸钠 可稳定肥大细胞膜,抑制其脱颗粒反应及NADPH氧化酶的活化;防止组胺、慢反应物质和缓激肽等介质的释放而发挥抗过敏的作用。用法:每次40~60mg,每日3次。对糖皮质激素治疗无效或副作用较为严重者,可改用色甘酸钠治疗。

3. 抗过敏药物 氯雷他定,每次10mg,每日1~2次;酮替芬,每次1~2mg,每日1~2次。

4. 其他药物 可根据其主要表现症状选择对症治疗:如出现上腹痛、上腹胀、反酸等可应用质子泵抑制剂、胃肠黏膜保护剂、胃肠动力药抑酸护胃改善动力治疗,缓解相关症状,根据其症状轻重,调整药物用量,但根治效果不佳,需与病因治疗相结合。

(三)专科治疗

嗜酸细胞性胃肠炎的手术治疗适用于有梗阻的患者,但远期效果不佳,如不用糖皮质激素等病因治疗,即使作胃肠道局部切除,仍有可能复发。

三、中医治疗

(一)辨证分型治疗

1. 外邪犯胃证
治法:理气和中,解表化湿。
代表方:藿香正气散(《太平惠民和剂局方》)。
常用药:大腹皮、白芷、紫苏、茯苓、半夏曲、白术、陈皮、厚朴、桔梗、藿香、甘草。
加减:反酸者,加浙贝母、瓦楞子;食滞者,加神曲、山楂、麦芽、莱菔子;寒甚者加吴茱萸、陈皮;腹胀、疼痛者可加延胡索、枳壳。

2. 肝胃不和证
治法:疏肝理气,和胃止痛。
代表方:柴胡疏肝散(《景岳全书》)。
常用药:柴胡、香附、川芎、陈皮、枳壳、白芍、炙甘草。
加减:心烦易怒者,加佛手、青皮;口干者,加石斛、沙参;畏寒者,加高良姜、肉桂;反酸者,加浙贝母、瓦楞子。

3. 气滞血瘀证
治法:益气活血,化瘀止痛。
代表方:血府逐瘀汤(《医林改错》)。
常用药:桃仁、红花、当归、生地黄、牛膝、川芎、桔梗、赤芍、枳壳、甘草、柴胡。

加减:畏寒重者,加炮姜、桂枝;乏力者,加黄芪、党参、白术、茯苓;便溏者,加炒白术;便干结者,加柏子仁;腹痛明显者,加白芍。

4. 脾胃虚弱(寒)证

治法:温中健脾,和胃止痛。

代表方:黄芪建中汤(《金匮要略》)。

常用药:黄芪、白芍、桂枝、炙甘草、生姜、饴糖、大枣。

加减:胃寒重者、胃痛明显者加吴茱萸、川椒目和制附片;吐酸、口苦者加砂仁、藿香和黄连;肠鸣腹泻者加泽泻、猪苓;睡眠不佳者加生龙骨、生牡蛎。

5. 胃阴不足证

治法:养阴益胃。

代表方:益胃汤(《温病条辨》)。

常用药:沙参、麦冬、冰糖、生地黄、玉竹。

加减:情志不畅者加柴胡、佛手、香橼;嗳腐吞酸、纳呆者加麦芽、鸡内金;大便臭秽不尽者,加黄芩、黄连;胃刺痛、入夜加重者加丹参、红花、降香;恶心呕吐者加陈皮、半夏、苍术。

(二)中成药

1. 理气化浊类

枫蓼肠胃康片:理气健胃、除湿化滞。用于中运不健,气滞湿困而致的急性胃肠炎及其所引起的腹胀、腹痛和腹泻等消化不良症状。口服,每次4~6片,每日3次。

2. 清热化湿类

(1)胃肠安丸:芳香化浊,理气止痛,健胃导滞。用于湿浊中阻、食滞不化所致的腹泻、纳差、恶心、呕吐、腹胀、腹痛;消化不良、肠炎、痢疾见上述证候者。口服,每次4丸,每日3次。

(2)肠炎宁片:清热利湿,行气,用于大肠湿热所致的泄泻,症见大便泄泻、腹痛腹胀;急性或慢性胃肠炎、腹泻、小儿消化不良见上述证候者。口服,每次3~4片,每日3~4次,小儿酌减。

(3)达立通颗粒:清热解郁、和胃降逆、通利消滞。用于肝胃郁热所致痞满证,症见胃脘胀满、嗳气、纳差、胃中灼热、嘈杂泛酸、脘腹疼痛、口干口苦;动力障碍型功能性消化不良见上述症状者。饭前温开水冲服,每次1袋,每日3次。

3. 解表化湿类

(1)藿香正气水:解表化湿,理气和中。用于外感风寒、内伤湿滞或夏伤暑湿所致的感冒,症见头痛昏重、胸膈痞闷、脘腹胀痛、呕吐泄泻;胃肠型感冒见上述证候者。口服,每次半支(5ml)~1支(10ml),每日2次,用时摇匀。

(2)午时茶颗粒:祛风解表,化湿和中。用于外感风寒、内伤食积证,症见恶寒发热、头痛身楚、胸脘满闷、恶心呕吐、腹痛腹泻。开水冲服,每次1袋,每日1~2次。

4. 健脾益气类

(1)参苓白术颗粒:健脾,益气。用于体倦乏力,食少便溏。开水冲服,每次1袋,每日3次。

(2)四君子合剂:益气健脾。用于脾胃气虚,胃纳不佳,食少便溏。口服,每次15~20ml,每日3次,用时摇匀。

5. 温补脾肾类

（1）温胃舒胶囊：温中养胃，行气止痛。用于中焦虚寒所致的胃痛，症见胃脘冷痛、腹胀嗳气、纳差食少、畏寒无力；浅表性胃炎见上述证候者。口服，每次 3 粒，每日 2 次。

（2）荆花胃康胶丸：理气散寒，清热化瘀。用于寒热错杂、气滞血瘀所致的胃脘胀闷疼痛、嗳气、反酸、嘈杂、口苦。饭前服，每次 2 粒，每日 3 次。

（3）参桂理中丸：温中散寒，祛湿定痛。用于脾胃虚寒，阳气不足引起的腹痛泄泻。手足厥冷，胃寒呕吐，寒湿疝气，妇女血寒，行经腹痛。姜汤或温开水送服，大蜜丸每次 1~2 丸，每日 1~2 次。

（4）肉蔻四神丸：温中散寒，补脾止泻。用于大便失调，黎明泄泻，肠泻腹痛，不思饮食，面黄体瘦，腰酸腿软。口服，每次 1 袋，每日 2 次。

（5）肠胃宁片：健脾益肾，温中止痛，涩肠止泻。用于脾肾阳虚泄泻日久，大便不调，五更泄泻，时带黏液，伴有腹胀腹痛，胃脘疼痛，小腹坠胀，饮食不佳，属上述证候者。口服，每次 4~5 片，每日 3 次。

四、中西医结合治疗

结合历年文献报道来看，嗜酸细胞性胃肠炎治疗多以西医治疗为主，中医治疗为辅。其中西医治疗多专注于黏膜内嗜酸性粒细胞浸润的消除，以激素治疗为主；同时辅助中医辨证论治治疗以缓解其症状，行整体调节人体阴阳平衡，防治嗜酸细胞性胃肠炎复发。

有些中药具有黏膜保护作用，且在针对嗜酸细胞性胃肠炎的治疗中亦可起到缓解症状作用，例如：

白及：白及甲醇提取物具有抗溃疡活性，对盐酸所致胃黏膜损伤有明显保护作用，对胃黏膜保护作用的机制可能是通过刺激胃黏膜合成和释放内源性前列腺素（PG）实现的。

蒲公英：对胃黏膜损伤有良好的抗损伤作用。蒲公英对胃热证大鼠胃黏膜有良好的修复作用。

砂仁：具有行气和胃、温脾止泻的功效。在中医治疗胃肠疾病中应用非常普遍，海南砂仁醇提取物可能通过提高三叶因子 1 的表达，使胃黏膜氨基己糖含量增加，从而增强胃黏膜防御屏障的保护能力。

五、名医诊治经验

甘爱萍教授对于嗜酸细胞性胃肠炎的认识：此病的发作以本虚为主，故治疗上主要强调治病求本。又因其本虚，易受外邪侵袭，可见受风寒或湿浊犯胃，而见有恶心、呕吐，或至下利稀溏。又因风为阳邪，久伏可见化热，以至耗气动血。脾为后天之本，本虚多以脾虚而起，脾虚水湿运化不足，则津液上不荣舌，水湿分运不足则见便溏或大便干结，故整体治疗上亦不可遗忘标本兼治之法。

由于嗜酸细胞性胃肠炎整体发病率极低，同时治疗上多以激素治疗为主，故而中医学中对此种病证的治疗仍有很大一部分空缺，以待后来者弥补。

六、中医适宜技术

可根据临床辨证分型，适当选择中医外治诸如针刺、温灸、穴位敷贴、中药外敷及离子导入等治疗方法,可一定程度上提高疗效。

1. 针灸治疗 根据不同症状选择相应的腧穴进行针灸治疗。主穴取中脘、足三里。

根据不同证型配穴:①畏寒者多配伍胃俞、脾俞、内关、大椎穴;②气滞血瘀者主要配伍胃俞、脾俞、内关、膈俞、血海穴;③肝郁气滞者多配伍胃俞、脾俞、期门、京门穴;④肝气犯胃者配伍胃俞、内关、太冲、公孙穴;⑤脾胃虚弱者配伍胃俞、脾俞、气海穴;⑥胃寒证配伍胃俞、脾俞、内关、三阴交穴;⑦胃阴不足证多配伍胃俞、脾俞、内关、三阴交穴;⑧痰湿壅滞证多配伍胃俞、脾俞、内关、阴陵泉、丰隆穴。

根据不同症状配穴:①泛酸多配伍胃俞、脾俞、内关、太冲;②腹胀多配伍胃俞、内关、天枢、公孙;③胃痛难忍多配伍胃俞、内关、梁丘、公孙;④乏力多配伍胃俞、脾俞、内关、气海、公孙;⑤大便不畅者多配大横、天枢;⑥大便溏稀者多配归来、脾俞。

2. 中药外敷 中药外敷技术常常是利用中药外敷于对应腧穴,以调节经络气血运行,从而达到对应的治疗目的,故而主要根据患者的相对应症状以及辨证分型后的病证相结合,选取对应腧穴及药物,以达到一定的治疗效果。如:①畏寒者可以附子外敷于胃俞、脾俞、内关、大椎穴;②气滞血瘀者可以三七外敷于胃俞、脾俞、内关、膈俞、血海穴等。同时亦可根据不同症状加减药物及配穴:①泛酸可加黄连、吴茱萸外敷于胃俞、脾俞、内关、太冲;②腹胀可加枳实、川芎外敷胃俞、内关、天枢、公孙;③胃痛难忍可加用木香、延胡索外敷胃俞、内关、梁丘、公孙等。

3. 耳穴贴压 耳穴贴压是根据患者不同症状,在患者耳部对应穴位进行贴压,同时予适当的按摩刺激,以达到对应的治疗效果。如:①泛酸者可予耳穴贴压于脾点、胃点、交感点;②腹胀选胃点、脾点、三焦点;③胃痛难忍选腹点、腹痛点、脾点;④乏力多选交感点、三焦点、脾点、神门点;⑤大便不畅者多选直肠点、大肠点、脾点;⑥大便溏稀者多取脾点、三焦点、神门点。由于耳穴贴压法疗程较长,所以施术及受术者需要足够的信任和耐心,在治疗时也应与患者提前沟通,并交代相关注意事项。也可将此法作为其余治疗的辅助疗法,往往也能得到理想的治疗效果。

【预后】

嗜酸细胞性胃肠炎目前多被认为是一种变态反应性疾病,易反复发作,一定程度上影响患者生活质量,在成人长期随访并未见恶变和严重后果,偶有儿童病例因嗜酸细胞性胃肠炎而死亡,故仍需谨慎。

第五节 肠 结 核

【概述】

肠结核(intestinal tuberculosis)是结核分枝杆菌引起的肠道慢性感染性疾病,常继发于肺结核。近年因人类免疫缺陷、病毒感染率增高、免疫抑制剂的广泛使用、人群免疫力低下等原因,导致本病的发病有所增加。

根据肠结核具有传染性、多继发于肺结核及致免疫力低下等特点,中医文献多将本病包括在"痨瘵""虚劳"之中。

【 流行病学 】

结核病是威胁全球人类健康的重大公共卫生问题,2017 年我国新发结核病 89.5 万例,处于全球 30 个结核病高负担国家行列。随着结核病发病率的上升,肠结核发病率也随之升高。

肠结核是肺外结核中较常见的一种。传染源多为开放性肺结核患者排菌和腹腔内结核直接蔓延,极少数是带菌牛乳。传播途径主要有三种,①肠源性:多数由开放性肺结核患者,吞咽含有结核分枝杆菌的痰液,使肠道感染结核菌,也可能是通过与肺结核患者共进饮食,未采取消毒隔离措施,致使结核分枝杆菌直接进入肠道引起感染。而饮用被结核分枝杆菌污染的牛奶所致的原发性肠结核较少见。②血源性:肠外结核可经血行播散引起肠结核;③直接蔓延:经盆腔结核或结核性肠系膜淋巴结炎等腹腔内结核直接蔓延。易感人群主要是生活贫困、居住拥挤、营养不良者,多集中分布在农村和务工人员。发病年龄多见于青壮年,40 岁以下者占 91.7%,男性多于女性,约 1.75∶1。

【 病因病机 】

一、西医认识

肠结核分枝杆菌侵袭机体的肠壁细胞,导致其消化吸收功能下降,同时出现微生态失衡等情况,进而引发消化系统的黏膜上皮细胞的新陈代谢发生紊乱,影响其功能。

1. 病因和发病机制　90% 以上肠结核由人型结核分枝杆菌引起,常继发于肠外结核病灶,特别是排菌的肺结核,少数原发于肠道结核。本病可以因吞咽含结核分枝杆菌的痰液而感染肠道,同时,用未经严格消毒的乳制品亦可因牛型结核分枝杆菌而致病,也有少数是通过血行播散引起,见于粟粒型肺结核;或由腹(盆)腔内结核病灶直接蔓延引起。结核病的发病是人体和结核菌相互作用的结果,经上述途径获得感染仅是致病的条件,只有当入侵的结核菌数量较多,毒力较大,并有人体免疫功能低下、肠功能紊乱等才会发病。该菌为抗酸菌,很少受胃酸影响,可顺利进入肠道,多在回盲部引起病变。肠结核主要发病部位在回盲部,这是因为正常生理情况下肠内容物通过回盲部括约肌之前滞留于回肠末端时间较长。这样结核分枝杆菌与肠道黏膜接触机会多,增加了肠黏膜的感染机会。回盲部有丰富的淋巴组织,而结核分枝杆菌容易侵犯淋巴组织而发病。

2. 病理　肠结核主要位于回盲部,也可累及结直肠。人体对不同数量和毒力结核菌的免疫力和过敏反应程度可导致不同的病理特点。

(1)溃疡型肠结核:溃疡型较多见,大部分为继发性肠结核。结核分枝杆菌侵犯肠壁及集合淋巴小结和孤立淋巴小结,形成特异性结核小结节。因病变组织存在闭塞性小动脉内膜炎,内腔狭窄,局部供血差,结节中心发生干酪样坏死,肠道黏膜坏死形成小溃疡,并逐渐融合增大。溃疡可单发或者多发,深浅不一,边缘常常不规则,呈鼠咬状。溃疡沿淋巴管走行呈环状分布,修复时瘢痕收缩引起环形狭窄,且狭窄环半数以上为多发。肠结核因病变发展较慢,并且常与周围组织粘连,故较少发生穿孔。因闭塞性内膜炎,溃疡大出血亦少见。慢性穿孔多形成腹腔脓肿或肠瘘,还可累及周围腹膜或邻近肠系膜淋巴结,导致局限性腹膜炎或肠系膜淋巴结核。

（2）增生型肠结核:多见于免疫力强、感染菌量少而毒力低的患者。病变初期,受累肠段黏膜充血、水肿、糜烂、渗出或有霜斑样白苔等一般性炎症的改变。后期大量的结核肉芽肿和纤维组织增生,导致肠壁局限性增厚和变硬,有息肉或瘤样肿块突入肠腔使肠腔变窄,引起肠梗阻。

（3）混合型肠结核:混合型肠结核占肠结核的30%左右,肠道黏膜既有溃疡又有结核肉芽肿及瘢痕形成,增生性狭窄和溃疡瘢痕狭窄同时并存。

二、中医认识

中医将肠结核归于"痨瘵""虚劳"之中。《素问》中"大骨枯槁……肩髓内消"较为形象地描述了痨瘵的慢性消耗表现,《医宗金鉴》中"痨瘵之人,病至大便泄泻,则必死矣,若不泻能食,尚堪任药攻治,故可痊也"指出痨瘵发展至后期,可出现泄泻之症,盖由土衰所致,现代中医认为正气虚弱为痨瘵的发病基础,感染痨虫为痨瘵的必备条件,或禀赋不足,痨虫入侵;或酒色过度,伤精耗血,正虚受感;或大病、久病失于调护,感受痨虫;或生活贫困,营养不充,体虚不能抗邪而感。凡此种种,皆由正虚受邪所致,后痨虫蚀于肠腑。初则气血凝滞,传导失司,发为腹泻,久则伤阴动热,故见便秘、腹泻交替出现,甚则耗伤肝肾真阴,出潮热、盗汗之全身见症。大体而言,痨瘵之病,正虚为本,痨虫为标,因虚致实,故治疗应以"补虚培元"和"治痨杀虫"为主。

【诊断】

一、辨病

（一）临床表现

1. 腹痛 腹痛主要为回盲部所在的右下腹痛,当病灶牵涉上腹、脐周时,可引起隐痛、钝痛等,常见进食诱发腹痛伴便意,腹痛症状在排便后可以出现不同程度的改善。增生型肠结核或并发肠梗阻时,有腹部绞痛、伴有腹胀、肠鸣音亢进、肠型与蠕动波。

2. 大便性状改变 ①溃疡型肠结核:腹泻是主要表现之一。每日排便2~4次不等,粪便呈糊状,不含黏液、脓血,无里急后重感。严重时,每日达10余次,粪便可含有少量黏液及脓血。此外,常有腹泻与便秘交替出现。②增生型肠结核:以便秘为主要表现。

3. 腹部包块 多位于右下腹,以回盲部居多,一般较固定,中等质地,伴有轻度或中度压痛。合并肠梗阻、肠穿孔、局限性腹膜炎时可出现相关体征,如肠鸣音亢进、肠型、腹部压痛及反跳痛等。继发结核性腹膜炎时可有腹水。

4. 全身症状和肠外结核表现 大多数患者可出现低热、盗汗、乏力消瘦、食欲缺乏等结核中毒症状。发热多呈不规则热或低热;病变活动期或同时有活动性肠外结核者,可呈现弛张热或稽留热;增生型肠结核病程较长,全身情况一般较好,无发热或有时低热。女性患者可出现月经紊乱。可有恶心、呕吐、腹胀、食欲减退等消化道症状。

5. 体征　患者呈慢性病容、倦怠、消瘦、苍白,增生型肠结核患者,常可在右下腹扪及肿块,较固定,质地中等,伴有轻、中度压痛。

(二)实验室及其他检查

1. 实验室检查

(1)血液检查:血沉多明显增快,可作为估计结核病活动程度的指标之一。结核菌素试验呈强阳性有助于本病的诊断。

(2)粪便检查:肉眼一般未见黏液及脓血,显微镜下检出少量脓细胞及红细胞。

(3)结核菌素试验:结核菌素是结核分枝杆菌的菌体成分,包括纯蛋白衍化物(purified protein derivative,PPD)和旧结核菌素(old tuberculin,OT)。结核菌素试验又称PPD试验,是指通过皮内注射结核菌素,并根据注射部位的皮肤状况诊断结核分枝杆菌感染所致Ⅳ型超敏反应的皮内试验。该试验对诊断结核病和测定机体非特异性细胞免疫功能有参考意义,常用于结核病流行病学调查、结核菌感染情况监测、卡介苗接种前试验、结核病辅助诊断,但特异性及灵敏性均不高,PPD的阳性率波动于24%~100%,平均为53%,可能由于检测方式、抗原强度和干预方法学不同,造成结果波动范围较大。结核病早期或机体免疫力低下时PPD试验可以为阴性,故PPD试验阴性也不能完全排除肠结核的可能。同时PPD的假阳性在广泛接种卡介苗的人群中更高,我国卡介苗预防接种率高,故PPD假阳性率高。

结果判读:硬结长径≤4mm为阴性;5~9mm为弱阳性,10~19mm为阳性,≥20mm或者虽然<20mm但局部出现水疱或淋巴管炎为强阳性。

(4)常规细菌学诊断方法:包括抗酸染色及结核分枝杆菌培养。抗酸染色检查临床中常规使用,但阳性率偏低,不同研究阳性率变异较大,且不能区分结核分枝杆菌及非结核分枝杆菌,不能区分是否是具有活力的分枝杆菌。虽然特异性较高,仍有研究显示,克罗恩病肠黏膜中偶有抗酸染色阳性,后经培养证实为非结核分枝杆菌,因此对结核病的诊断有一定的局限性;结核分枝杆菌培养是指病变肠黏膜组织液于罗氏培养基上孵育,观察结核分枝杆菌存活情况,可反映结核分枝杆菌的存活能力,且可在培养的基础上进一步做菌种鉴定和药敏试验。其阳性率较单纯抗酸染色高,提高了对肠结核诊断的敏感性和特异性。

(5)结核分枝杆菌基因扩增检测:聚合酶链式反应(polymerase chain reaction,PCR)作为一种较先进的分子生物学诊断方法,具有快速、高效、准确等优点,其诊断肠结核的特异度接近100%,但灵敏度欠佳(研究报道为20%~80%),使之未能发挥较好的作用。

目前临床上常用消化道内镜取活检样本提取核酸进行PCR检测,其优点是在一次检查过程中可以同时进行内镜诊断、病理诊断和活检组织PCR检测及抗酸染色等多种检查,有助于肠结核的综合诊断。但因活检组织的差异,国内外研究中采用内镜活检标本进行的PCR灵敏度差异较大,解决的办法是尽量多点取样、使用手术标本和新鲜标本提取核酸,而后进行PCR检测。粪便样本较传统内镜活检样本的PCR灵敏度更高,而特异度差别不大。这也许是由于粪便提取的核酸样本理论上来自整个肠道的结核分枝杆菌。并且,相较于内镜活检样本,粪便样本收集方便,是一种非侵入性检测,减轻患者经济负担和痛苦,更容易被患者选择接受,很有临床应用前景。肠道抽吸液以内镜抽吸液进行 PCR 检测的灵敏度不高,这可能是由于患者在行结肠镜检查前均要求进行肠道准备,会影响核酸物质的提取,但因为部分结核分枝杆菌没有 IS 6110 序列而造成结果出现假阴性,或肠镜取材样本量少且部位表浅等原因造成检测结果差异较大。

(6)结核抗体的检测:临床中检测结核分枝杆菌特异性膜蛋白抗体作为诊断结核的 1 个特异性的病因学检测指标,在结核病的诊断中具有一定的临床价值,其阳性率相对较高。其不仅在血清中存在,在病变的胸腔积液、腹水、尿液、脑脊液中阳性率更高,特异性更强,是肺外结核诊断的重要辅助指标。

(7)腺苷脱氨酶测定:腺苷脱氨酶(adenosine deaminase,ADA)是一种核酸分解的代谢酶类,可特异性催化腺嘌呤核苷产生不可逆脱氨反应,参与前 T 细胞分化为淋巴细胞的过程,与淋巴细胞激活与分化有关,故肺外结核时,相应部位的积液中 ADA 含量更高。研究显示,结核性胸腔积液进行 ADA 检测,其敏感性为 88.7%,特异性为 93.3%,准确性为 90.2%。重症肺结核患者血清 ADA 活性升高,但血液病、肝硬化、系统性红斑狼疮(systemic lupus erythematosus,SLE)、糖尿病肾病,ADA 的活性也升高,且试验易受溶血等因素的影响,其特异性不强。但胸腔积液、腹水等的 ADA 检测可作为结核性胸膜炎等肺外结核病的辅助诊断指标之一。因为检测血、积液中的结核菌抗体、ADA 的生化指标简单、经济、快速,一些研究显示将这些指标进行计算、联合能提高疾病诊断的敏感性及特异性。

(8)γ 干扰素(interferon-γ,IFN-γ)释放试验:该试验包括 T 细胞酶联免疫吸附技术和 T 细胞酶联免疫斑点技术 2 种方法,由于不受卡介苗接种和非结核分枝杆菌的影响,其筛查结核分枝杆菌灵敏度和特异度均高于传统的 PPD,尤其是结核感染 T 淋巴细胞酶联免疫斑点试验(T cells spot test of tuberculosis infection,TS-POT.TB)对结核分枝杆菌的阴性预测值超过 90%。T-SPOT.TB 基于 2 种结核分枝杆菌特异性抗原,即早期分泌抗原 6(early secretory anti-gen-6,ESAT-6)和培养滤液蛋白 10(culture filtrate protein 10,CFP-10)刺激 γ 干扰素释放的检测来判断是否有结核感染。

2. 影像学检查

(1)X 线检查:钡餐造影或结肠双对比造影表现为多发大小不等溃疡、黏膜集中、肠腔狭窄、结肠袋变浅消失及肠道痉挛激惹征象,呈多段肠管破坏,呈"跳跃征",盲升结肠变形缩短、回盲瓣增厚,回肠末端狭窄、黏膜破坏,并与盲肠排列成一直线,呈"一字征"。溃疡型肠结核肠道 X 线造影有诊断价值的表现有盲升结肠肠腔狭窄、多发溃疡、黏膜破坏及跳跃征,回盲瓣和回肠末端受累;增生型则示盲肠、升结肠变形缩短、回盲瓣增厚、回肠末端狭窄、黏膜破坏,并与盲肠排列成一直线。十二指肠结核并非少见,以降部多见,造影示肠腔不规则狭窄及息肉样充盈缺损。空回肠结核不多见,表现为多段肠黏膜跳跃性破坏、多发性溃疡、肠腔不规则狭窄。传统的 X 线小肠造影检查作为小肠 CT 造影(CTE)的补充,可动态观察小肠蠕动,能较好显示黏膜病变。

(2)腹部 CT、MRI 检查:CT 检查受扫描方向、肠道活动、肠道准备等因素影响,不易判断十二指肠水平段及空回肠病灶及较小的肠结核病变。表现多为肠壁环形增厚,少数见盲肠内侧偏心性增厚,回盲瓣增厚,可呈肠道跳跃性改变,增强后呈均匀强化为主。CT 亦可发现合并腹内肠外结核,特别是淋巴结结核,表现为环形或多环状强化的肿大淋巴结,少数见钙化性淋巴结,有助于肠结核的诊断。近年随着诊疗技术的发展,CTE 已成为小肠疾病的首要检查方法。对肠结核和克罗恩病（Crohn disease,CD）的鉴别诊断取得了长足的进展,如传统的小肠钡剂造影已让位于 CTE 和磁共振小肠成像（MRE）;某些典型征象如小肠节段性病变、靶征、梳状征对 CD 的诊断特异度超过 90%,大大提高了影像技术在诊断中的地位;然而也存在与内镜检查同样的问题,即仅有 50% 左右的病例具有典型的 CTE/MRE 征象。CTE 诊断 CD 的 5 个主要标准:小肠受累程度、小肠壁厚、邻近系膜淋巴结肿大、腹膜变化（腹部增厚、腹水、梳状征、纤维脂肪增生等）。对于肠结核来说,其典型表现可有:①肠管环形增厚伴黏膜溃疡:增厚肠壁呈环形对称性增厚,即增厚肠管的系膜缘和游离缘均增厚。这与肠结核的典型溃疡特点有关,肠结核多为环绕肠壁一周的环形溃疡,因此肠壁表现为环形对称性增厚。增厚肠壁黏膜欠光整,可见凹凸不平,提示溃疡;有的黏膜呈结节状改变,提示增生性肉芽肿。②肠壁分层或均匀一致强化急性期由于黏膜下水肿,因此肠壁呈分层强化,可以分为 2 层,也可分为 3 层,表现为黏膜层伴或不伴浆膜层异常强化,呈高密度,黏膜下层由于水肿而呈现低密度。慢性期黏膜下层由于纤维脂肪增生,肠管趋于均匀一致强化,分层征象不显著。③回盲瓣挛缩变形和固定开口:回盲瓣挛缩变形表现为回盲瓣位置抬高上提,这与病变修复过程中的纤维组织增生和瘢痕收缩有关。回盲瓣固定开口表现为受累回盲瓣呈"鱼嘴样"张开,并持续开放,形态固定不动。④伴周边环形强化和钙化:为肠系膜淋巴结炎性增生的表现。增大的淋巴结主要分布在右结肠动脉旁,长径肿胀程度高于短径,因此肿大的淋巴结呈椭圆形,淋巴结也可呈环形强化,也可伴钙化,环形强化提示淋巴结干酪样坏死。其中,淋巴结环形强化诊断肠结核的特异度高达 100%。⑤饼状、结节状伴有周边环形强化和钙化:为结核分枝杆菌播散至腹膜的表现,常提示结核性腹膜炎,并伴有腹水。增厚的腹膜和肠系膜增强扫描异常强化,伴有干酪样坏死时,呈环形强化改变。肠系膜增厚常导致肠管互相粘连,形成"团状"改变;不累及腹膜时,慢性期肠管周围可由于纤维增生而使肠管间距增宽。⑥肠管周围脓肿、瘘管形成和肠梗阻:当溃疡穿透至浆膜层时,可形成肠管周围脓肿,表现为肠管周围环形异常强化灶,中央呈液化坏死改变,并可见气泡。瘘管表现为肠管与邻近肌组织形成的管道样结构,管道内壁通常异常强化,并可见气体、液体等肠道内容物影。肠腔狭窄时,可引起肠梗阻,表现为狭窄近端肠管积气、积液扩张,伴有气液平面。肠外并发症在肠结核中较为少见,当出现肠外并发症时,在排除 CD 后,要考虑是否为肠结核。

　　MRE 与 CTE 原理相同,同时 MRI 检查的无创、无辐射、软组织对比分辨率高、多层面成像、造影剂安全等优点,有助于小肠 MRE 检查的普及,特别是可作为儿童小肠检查的首选。肠结核的 MRE 表现与 CTE 表现类似,但由于磁共振较高的软组织分辨率,对黏膜溃疡和干酪样坏死淋巴结的显示较好。

3. 内镜检查及病理

　　（1）结肠镜检查:结肠镜可以对全结肠和末端回肠进行直观全面的观察,并可行病理组织学检查,对肠结核的诊断具有非常重要的作用。肠结核早期主要表现为肠道炎症性改变,包括黏膜充血水肿、血管纹理模糊,可见到点状或片状糜烂灶,表面附黄白色黏稠渗出物或霜样白苔;如果病变进一步进展,肠结核内镜下多呈现为跳跃式病变,表现为黏膜充血水肿、黏膜糜烂或溃疡形成,溃疡可单发或多发,多不规则,呈椭圆形或类圆形,溃疡呈环形分布,甚至可出现环周性巨大溃疡,病变与肠轴垂直,底部覆黄白色苔,部分可见肉芽组织生长,溃疡界限多不分明,呈鼠咬状改变,周围黏膜呈炎症性改变。同时,由于结核肉芽肿和纤维组织增生,可导致局部肠腔的增厚、僵硬,表面糜烂、小溃疡和大小不等的假性息肉或隆起结节,严重者可形成不规则肿物样隆起,质地脆、色红、触之易出血,需要与结直肠癌鉴别。有文献证实,回盲部变形、回盲瓣的持续开放对诊断肠结核具有较重要的意义。

(2)病理学:肠壁全层的慢性炎症、溃疡形成且较深、肠壁或肠淋巴结干酪样坏死、黏膜下层闭锁及黏膜肌层的破坏,部分可见结核结节(干酪样肉芽肿)。也有报道肠镜下活检病理干酪样坏死少见,考虑与活检标本较小,取材有限及活检部位和深度不恰当有关。抗酸染色可找到阳性杆菌,有助于结核的诊断。

4. 腹腔镜探查 腹腔镜检查是诊断腹腔内结核的重要手段之一,对于不明原因的腹痛、腹水以及诊断困难的腹部包块可采用腹腔镜探查进行诊断。腹腔镜下受累的肠段浆膜面可见结节,浅黄色,大小 3~10mm,肠系膜淋巴结受累肿大,可见腹腔的粘连,可直视下进行病灶的活检。此外,腹腔镜下还可以进行肠道结核的治疗。

5. 诊断性抗结核治疗 肠结核、克罗恩病、阿米巴原虫感染、耶尔森菌感染等均可累及回盲部形成回盲部溃疡,在临床工作中,如果患者结肠镜发现回盲部溃疡,同时其临床表现及其他相关检查均提示肠结核可能,即使肠道病理组织学、抗酸杆菌涂片及培养结果均未能明确结核感染,仍考虑进行抗结核治疗。目前诊断性抗结核的疗程尚未确定,亚太胃肠病学协会建议进行 2~3 个月诊断性抗结核治疗,多数的肠结核患者临床及内镜表现均较前好转;而 CD 患者无明显疗效,鉴别两种疾病的准确性、敏感性、特异性可高达 92.19%、93.94% 和 90.32%。而对于诊断性抗结核治疗效果差的患者,除了应该考虑 CD 的诊断外,还应考虑结核耐药的问题,只有这样才能为下一步诊断做出准确的判断。

(三)诊断要点

根据从以下几方面综合判断:①中青年患者有肠外结核,主要是肺结核;②有腹痛、腹泻、便秘等消化道症状;右下腹压痛、腹块或原因不明的肠梗阻,伴有发热、盗汗等结核毒血症状;③X 线钡剂检查发现跳跃征、溃疡、肠管变形和肠腔狭窄等征象;④结肠镜检查发现主要位于回盲部的炎症、溃疡、炎症息肉或肠腔狭窄;⑤结核菌素试验强阳性或 T-SPOT 阳性。如病理活检发现干酪性肉芽肿,具确诊意义;活检组织中找到抗酸杆菌有助诊断。对高度怀疑肠结核的病例,如抗结核治疗数周内(2~6 周)症状明显改善,2~3 个月后肠镜检查病变明显改善或好转,可做出肠结核的临床诊断。分子生物学诊断方法、结核抗体(TB-Ab)的检测等不具有确诊意义。

(四)鉴别诊断

1. 克罗恩病(Crohn disease,CD) 本病的临床表现及 X 线所见与肠结核酷似,两者的鉴别是临床上相当棘手的问题。下列几点有助于鉴别。①病史:有肺结核或其他肠外结核病史者有助于肠结核的诊断。②临床表现:有肠瘘、腹腔脓肿、肛门直肠周围病变、活动性便血、肠穿孔等并发症或病变切除后复发者应考虑 CD。③实验室检查:血中腺苷脱氨酶(ADA)活性增高、结核抗体阳性及活检组织中结核分枝杆菌 DNA 阳性有助于肠结核诊断。④内镜:CD 病变呈节段性,溃疡呈纵行性、裂隙样;肠结核的溃疡多为环形、深浅不一、边缘不规则且充血明显呈鼠咬状。⑤病理:肠结核的肠壁和肠系膜淋巴结有大量致密的融合的干酪样肉芽肿、抗酸染色阳性;而 CD 为非干酪样肉芽肿,溃疡呈裂隙状。鉴别困难者可先行抗结核治疗,有手术适应证者可行手术探查;病变肠段和肠系膜淋巴结活检鉴别困难者,可先行诊断性抗结核治疗。偶有患者两种疾病可以共存。有手术指征者可行手术探查和病理组织学检查。

2. 右侧结肠癌　结肠癌发病年龄大,常在40岁以上。一般无发热、盗汗等结核毒血症表现。X线检查主要见钡剂充盈缺损,病变局限在结肠。结肠镜检查及活检可明确诊断结肠癌。

3. 阿米巴肉芽肿　阿米巴肉芽肿既往有相应感染史,有脓血便。粪便常规和孵化检查发现病原体及结肠镜检查多有助于鉴别诊断。

4. 肠道淋巴瘤　回盲部是恶性淋巴瘤的好发部位,患者可出现发热、消瘦、腹痛、腹泻、贫血、血沉增快等全身表现。淋巴瘤在内镜下形态可分为3类:肿块型、息肉型和溃疡型。T细胞淋巴瘤多呈现溃疡型,B细胞淋巴瘤多呈现肿块型或者息肉型;超声内镜在诊断原发性淋巴瘤方面更具有优势,超声内镜下原发性淋巴瘤可表现为肠壁增厚、肠壁层次结构消失和弥漫性低回声,多次黏膜活检可提高原发性淋巴瘤病理诊断率;如两者在临床上无法鉴别者可考虑手术探查。

(五)并发症

1. 肠梗阻　是最常见并发症,主要发生在增生型肠结核,或由于邻近腹膜粘连使肠曲遭受牵拉、束缚和压迫,或因肠溃疡愈合而有瘢痕收缩,或是肠腔狭窄引起梗阻,梗阻多系慢性进行性,常为部分患者,程度轻重不等,迁延时间较长,可严重影响患者的营养状况,少数可发展到完全性肠梗阻。

2. 肠穿孔　发生率仅次于肠梗阻,主要为亚急性慢性穿孔,可在腹腔内形成脓肿,破溃后形成肠穿孔。急性穿孔少见,肠穿孔严重时可并发腹膜炎或感染性休克而致死。

二、辨证

(一)辨证要点

肠结核主要症状为腹痛、大便性质改变。腹痛及大便性质的辨证要点在于分清气血、寒热。气滞者,腹痛则为胀痛或窜痛,痛无定处;血瘀者,则为刺痛,痛有定处而拒按;痰凝者,伴见痰多、头昏如裹;寒者多为脾胃气虚,痛势缠绵,或见体倦乏力,大便稀溏;病热者,多为阴虚发热,伴见潮热盗汗,五心烦热,大便硬结难解。

(二)辨证分型

1. 脾虚气滞证
主症:①腹痛喜暖喜按;②大便溏薄不实。
次症:①面色萎黄;②神疲乏力;③少气懒言;④动则尤甚。
舌脉:舌淡胖、苔白,脉沉细无力。

2. 痰凝血瘀证
主症:①腹泻、便秘交替;②腹胀腹痛,痛处不移。
次症:①痰多;②头昏如裹;③肌肤甲错;④昏蒙欲睡。

舌脉：淡红、苔薄白，脉弦涩。

3. 阴虚火旺证

主症：①腹痛腹胀，大便不调；②潮热盗汗，体倦乏力。

次症：①口干欲饮；②少气懒言；③头晕耳鸣；④五心烦热。

舌脉：舌红、苔薄白或少苔，脉细数。

证候诊断：主症必备，加次症2项及以上，结合舌脉，即可诊断。

【治疗】

一、治疗原则

肠结核的治疗目的是消除症状，改善全身情况，促使病灶愈合及防止并发症发生，肠结核早期病变是可逆的，因此应强调早期治疗；如果病程已至后期，即使给予合理足时的抗结核药物治疗，也难免发生并发症。治疗原则为抗结核药物和全身支持治疗相结合，病因治疗与对症治疗、西医治疗与中医治疗相结合的全面、持久的综合治疗。

二、西医治疗

（一）基础治疗

1. 营养支持疗法 给予充分的休息和合理的营养以增强机体的抵抗力，重者亦可行肠外或肠内营养疗法，补足热量、氨基酸及脂肪乳，并注意补充多种维生素；对于长期、大量腹泻的患者，除给予止泻药物治疗外，还应给予补充液体，纠正酸碱失衡及水、电解质紊乱等治疗。

2. 对症治疗 腹痛者给予解痉、止痛治疗。对于长期、大量腹泻的患者，除给予止泻药物治疗外，还应给予补充液体，维持水、电解质平衡和酸碱平衡治疗。

（二）药物治疗

肠结核的治疗和肺结核一样，也应遵循5项原则。①早期用药：早期用药可使抗结核药物易发挥杀菌和抑菌作用。②联合用药：可达到多药协同作用，防止耐药菌的产生。③适量用药：量过低则疗效差，且易产生耐药菌株；量过大可使毒副作用增大。④规律用药：规律用药是治疗成功的关键。⑤全程用药：抗结核治疗的原则是早期、规律、全程、适量、联合用药。常用药物如下：

1. 异烟肼（isoniazid） 异烟肼是单一抗结核药物中杀菌力特别是早期杀菌力最强者。异烟肼对巨噬细胞内外的结核分枝杆菌均具有杀菌作用。最低抑菌浓度为 $0.025\sim0.05\mu g/ml$。口服后迅速吸收，血中药物浓度可达最低抑菌浓度的20~100余倍。脑脊液中药物浓度也很高。用药后经乙酰化而灭活，乙酰化的速度决定于遗传因素。成人剂量每日300mg，顿服；儿童为每日 5~10mg/kg，最大剂量每日不超过300mg。结核性脑膜炎和血行播散型肺结核的用药剂量可加大，儿童 20~30mg/kg，成人 10~20mg/kg。偶可发生药物性肝炎，肝功能异常者慎用，需注意观察。如果发生周围神经炎可服用维生素 B_6。

2. 利福平（rifampicin） 最低抑菌浓度为 0.06~0.25μg/ml，对巨噬细胞内外的结核分枝杆菌均有快速杀菌作用，特别是对 C 菌群有独特的杀菌作用。异烟肼与利福平联用可显著缩短疗程。口服 1~2 小时后达血高峰浓度，半衰期为 3~8 小时，有效血浓度可持续 6~12 小时，药量加大持续时间更长。口服后药物集中在肝脏，主要经胆汁排泄，胆汁药物浓度可达 200μg/ml。未经变化的药物可再经肠吸收，形成肠肝循环，能保持较长时间的高峰血药浓度，故推荐早晨空腹或早饭前半小时服用。利福平及其代谢物为橘红色，服后大小便、眼泪等为橘红色。成人剂量为每日 8~10mg/kg，体重在 50kg 及以下者为 450mg，50kg 以上者为 600mg，顿服。儿童每日 10~20mg/kg。间歇用药为 600~900mg，每周 2 次或 3 次。用药后如出现一过性转氨酶上升可继续用药，加保肝治疗观察，如出现黄疸应立即停药。流感样症状、皮肤综合征、血小板减少多在间歇疗法出现。妊娠 3 个月以内者忌用，超过 3 个月者要慎用。其他常用利福霉素类药物有利福喷汀（rifapentine），该药血清峰浓度（C_{max}）和半衰期分别为 10~30μg/ml 和 12~15 小时。利福喷汀的最低抑菌浓度为 0.015~0.06μg/ml，比利福平低很多。上述特点说明利福喷汀适于间歇使用。使用剂量为 450~600mg，每周 2 次。利福喷汀与利福平之间完全交叉耐药。

3. 吡嗪酰胺（pyrazinamide） 吡嗪酰胺具有独特的杀菌作用，主要是杀灭巨噬细胞内酸性环境中的 B 菌群。在 6 个月标准短程化疗中，吡嗪酰胺与异烟肼和利福平联合用药是 3 个不可或缺的重要药物。对于新发现初治涂阳患者，吡嗪酰胺仅在前 2 个月使用，因为使用 2 个月的效果与使用 4 个月和 6 个月的效果相似。成人用药为每日 1.5g，每周 3 次用药为每日 1.5~2.0g，儿童每日为 30~40mg/kg。常见不良反应为高尿酸血症、肝损害、食欲缺乏、关节痛和恶心。

4. 乙胺丁醇（ethambutol） 乙胺丁醇对结核分枝杆菌的最低抑菌浓度为 0.95~7.5μg/ml，口服易吸收，成人剂量为每日 0.75~1.0g，每周 3 次用药为每日 1.0~1.25g。不良反应为视神经炎，应在治疗前测定视力与视野，治疗中密切观察，提醒患者发现视力异常应及时就医。鉴于儿童无症状判断能力，故不用。

5. 链霉素（streptomycin） 链霉素对巨噬细胞外碱性环境中的结核分枝杆菌有杀菌作用。肌内注射，每日量为 0.75g，每周 5 次；间歇用药每次为 0.75~1.0g，每周 2~3 次。不良反应主要为耳毒性、前庭功能损害和肾毒性等，严格掌握使用剂量，儿童、老人、妊娠妇女、听力障碍和肾功能不良等要慎用或不用。

6. 抗结核药品固定剂量复合制剂的应用 抗结核药品固定剂量复合剂（fixeddose combination）由多种抗结核药品按照一定的剂量比例合理组成，由于抗结核药品固定剂量复合剂能够有效防止患者漏服某一药品，而且每次服药片数明显减少，对提高患者治疗依从性，充分发挥联合用药的优势具有重要意义，成为预防耐药结核病发生的重要手段。目前抗结核药品固定剂量复合剂的主要使用对象为初治活动性肺结核患者。复治肺结核患者、结核性胸膜炎及其他肺外结核也可以用固定剂量复合剂组成治疗方案。

（三）专科治疗

外科手术治疗 溃疡型肠结核一般不需要手术治疗，但如发生较严重的并发症时，如肠梗阻、急性肠穿孔、消化道大出血、肠瘘、局限性腹膜或腹腔脓肿等，应考虑在应用抗结核药物治疗的同时采用手术方法进行治疗。增生型肠结核可采用手术治疗。由于病变多较局限,大多数采用一期切除病变肠段,行回肠与横结肠端端吻合。若粘连范围过大,亦可先作姑息性手术,待病变部分的炎症有所吸收后再行切除。

手术适应证:①完全性肠梗阻;②急性肠穿孔或慢性肠穿孔瘘管形成,经内科治疗而未能闭合者;③肠道大量出血,经积极抢救不能有效止血者;④诊断困难须剖腹探查者;⑤反复发作的慢性肠梗阻,严重影响患者的工作、生活,伴营养障碍者。

术后用药:①不论病灶切除与否,必须继续联合、足量按疗程规律抗结核治疗至少半年。②同时术后予激素治疗,可有效缓解肠结核术后炎性反应,减轻肠壁水肿,促进肠道功能恢复,有助于预防肠粘连的发生。

三、中医治疗

(一)辨证分型治疗

1. 脾虚气滞证

治法:温阳健脾,理气燥湿。

代表方:厚朴温中汤(《内外伤辨惑论》)。

常用药:党参、苍术、白术、干姜、陈皮、炙甘草、草豆蔻、厚朴、木香、茯苓、白扁豆、大枣。

加减:腹泻不止,加黄连、山药、赤石脂,以燥湿涩肠;腹痛甚,加川楝子、延胡索、三七粉,以行气止痛;如兼见晨泄,腰酸肢冷,为脾肾阳虚,可合用四神丸,以温脾肾之阳气。

2. 痰凝血瘀证

治法:消瘀化痰,软坚散结。

代表方:膈下逐瘀汤(《医林改错》)。

常用药:五灵脂、川芎、桃仁、延胡索、香附、三棱、莪术、红花、枳壳、浙贝母、牡丹皮、赤芍、乌药、当归、牡蛎。

加减:纳差,加砂仁、麦芽;大便秘结,加芒硝,以软坚通便。

3. 阴虚火旺证

治法:滋阴益气,清热降火。

代表方:知柏地黄汤(《医宗金鉴》)。

常用药:生地黄、山药、太子参、制鳖甲、山茱萸、黄柏、白薇、牡丹皮、知母、泽泻、地骨皮、沙参。

加减:眩晕、头痛加钩藤、牡蛎;潮热、咽干,去泽泻,加银柴胡、胡黄连;伴咳嗽,加川贝母、百部;痰中夹血,加白及、仙鹤草、三七粉。

(二)中成药

1. 理气化浊类

枫蓼肠胃康片:理气健胃、除湿化滞。用于中运不健,气滞湿困而致的急性胃肠炎及其所引起的腹胀、腹痛和腹泻等消化不良症。口服,每次 4~6 片,每日 3 次。

2. 清热化湿类

(1)胃肠安丸:芳香化浊,理气止痛,健胃导滞。用于湿浊中阻、食滞不化所致的腹泻、纳差、恶心、呕吐、腹胀、腹痛;消化不良、肠炎、痢疾见上述证候者。口服,每次 4 丸,每日

3 次。

（2）肠炎宁片：清热利湿，行气，用于大肠湿热所致的泄泻，症见大便泄泻、腹痛腹胀；急性或慢性胃肠炎、腹泻、小儿消化不良见上述证候者。口服，每次 3~4 片，每日 3~4 次，小儿酌减。

（3）香连化滞丸：清热利湿，行血化滞。用于大肠湿热所致的痢疾，症见大便脓血、里急后重、发热腹痛。口服，大蜜丸每次 2 丸，每日 2 次，或遵医嘱。

（4）苦豆子片：清肠，燥湿。用于急性菌痢、腹泻及急性或慢性肠胃炎属湿热证者。口服，每次 3 片，每日 3 次，儿童酌减或遵医嘱。

3. 活血散瘀类

（1）龙血竭片：活血散瘀，定痛止血，敛疮生肌。用于跌打损伤，瘀血作痛，妇女气血凝滞，外伤出血，脓疮久不收口，以及慢性结肠炎所致的腹痛、腹泻等症。口服，每次 4~6 片（0.4g/片），每日 3 次，或遵医嘱。

（2）结肠宁灌肠液：活血化瘀，清肠止泻。灌肠用，取药膏 5g，溶于 50~80ml 温开水中，放冷至约 37℃时保留灌肠，每日大便后 1 次，4 周为 1 个疗程。

4. 健脾益气类

（1）参苓白术颗粒：健脾，益气。用于体倦乏力，食少便溏。开水冲服，每次 1 袋，每日 3 次。

（2）四君子合剂：益气健脾。用于脾胃气虚，胃纳不佳，食少便溏。口服，每次 15~20ml，每日 3 次，用时摇匀。

5. 敛疮生肌类

（1）康复新液：通利血脉，养阴生肌。内服：用于瘀血阻滞，胃痛出血，胃、十二指肠溃疡；以及阴虚肺痨，肺结核的辅助治疗。外用：用于金疮、外伤、溃疡、瘘管、烧伤、烫伤、压疮之创面。口服，每次 10ml，每日 3 次，或 50~100ml 保留灌肠，每日 1 次。

（2）锡类散：解毒化腐。保留灌肠，1.5g 加 100ml 生理盐水，每日 1 次。

四、中西医结合治疗

中医认为肠结核的病机关键是正虚为本，痨虫为标故治疗应以"补虚培元"和"治痨杀虫"为主。中西医结合治疗是在抗结核药物基础上予中药辨证论治，以缓解症状，杀灭结核分枝杆菌，在治愈肠结核后采用补气养血滋阴等法整体调节人的身体，预防复发。具有抗肠结核作用的中药如下：

黄芪可抑制血小板黏附和吞噬功能，提高黏膜血液和细胞新陈代谢速率，继而减轻肠道炎症反应水平。

当归能够改善肠道局部微循环，降低肠道黏膜细胞毛细血管通透性，并有助于促进肠黏膜破损修复。

地榆具有广谱抗菌作用，对人型结核分枝杆菌具有确切抑杀效果。

五、名医诊治经验

1. 柯与参治疗肠结核，用柯氏治肠结核方［生黄芪 60g、炒当归 24g、茯苓 24g、白术 20g、诃子 15g、薏苡仁 45g、山药 30g、枸杞子 30g、炙鳖甲 45g、仙茅 30g、白芍 24g、川芎 15g、党参

45g、补骨脂(炒)20g、煨肉蔻15g、炒吴茱萸15g、炒阿魏15g、升麻15g、云木香12g、白矾12g、甘草9g〕制成丸剂,服法:每日2次(早、晚各服一次),每次4.5g,白开水送下。制丸方法:将药研细末,用猪胰子1具在黄酒内煮至半熟,连酒捣如泥状,拌入药末和适量蜂蜜成丸。忌食辛、辣、酒及生冷、油腻食物。

2. 朱生樑治疗以腹痛腹泻为主诉的肠结核,以调肝理脾为主调,其中调肝药予柴胡、枳壳、木香、白芍、陈皮,理脾药予白术、白扁豆、茯苓。肝郁日久易从阳而化热,耗气伤阴,故予黄连、吴茱萸既清热解郁又降气逆,配以黄芩增强清热燥湿之功,配以黄精益气养阴生津之效,以求寒热并调,藿香梗、紫苏梗行气止痛,半夏、生姜合用以肃肺和胃、开痞散结,香附、延胡索,一入血分,一入气分,行气解郁,活血止痛,红藤、赤石脂,一利一收,涩肠和血以止泻,防风理脾引经,升发肝胆,调和诸药。纵观全方,朱老针对该病发病特点,结合五脏六腑生理病理特征及药物寒热性质、辨证论治之法而审症加减用药,又寓辨病论治之意,辨证辨病相结合,从而达到控制腹痛腹泻等相关症状的目的。

六、中医适宜技术

(一)针灸治疗

主穴为中脘、天枢、关元、足三里、地机。中脘为腑会,又为胃之募穴,具有调肠止泻的作用;天枢为大肠募穴,调肠以止泻;关元温肾,足三里健胃,地机健脾,三穴共收温中散寒止泻之效。以脾虚气滞为主证者,加脾俞、太白以健脾温阳;以痰凝血瘀为主证者,加丰隆、血海、三阴交,三阴交调气血,化痰湿,血海、丰隆化痰瘀;气阴两虚为主证者加三阴交、肾俞、太溪、脾俞,肾虚加肾俞、太溪以温肾止泻,脾俞健脾,三阴交调气血。

(二)中药外敷

中药外敷技术常常利用中药外敷于对应腧穴,以调节经络气血运行,从而达到对应的治疗目的,故而主要根据患者的相对应症状以及辨证分型后的病证相结合,选取对应腧穴及药物,以达到一定的治疗效果。如:①脾虚畏寒者可以白术、木香外敷于中脘、天枢、关元;②气滞血瘀者可以三七外敷于胃俞、脾俞、内关、膈俞、血海穴等。同时亦可根据不同症状加减药物及配穴:①腹痛者可以延胡索外敷于中脘、天枢、关元;②腹胀可加以枳实、川芎外敷胃俞、内关、天枢、公孙;③腹泻较重者可予五倍子外敷中脘、天枢、关元。

(三)穴位注射

穴位注射法常与针灸治疗相互配合,在针灸治疗的基础上选取相应的穴位进行药物注射,以增强疗效。

主穴:中脘、天枢、关元、足三里、地机。

配穴:脾虚气滞为主证者,加脾俞、太白以健脾温阳;以痰凝血瘀为主证者,加丰隆、血海、三阴交,三阴交调气血,化痰湿,血海、丰隆化痰瘀;气阴两虚为主证者加三阴交、肾俞、太溪、脾俞,肾虚加肾俞、太溪以温肾止泻,脾俞健脾,三阴交调气血。

操作方法:患者取合适的姿势,先取体针穴,手法宗"实则泻之,虚则补之"的原则,用提插捻转补泻法,留针30分钟,后取天枢穴,注射维生素B_{12} 2ml,进针后提插泻法,强刺激,待酸胀强烈后推药。每日 1 次。10 次为 1 个疗程。

（四）中药灌肠

肠结核的中药灌肠以营养肠道黏膜为主，故一般选用益气养血的中药。灌肠汤的药方中包括：黄芪、人参、白术、枳实、当归、陈皮、川芎、山药、茯苓，各药材按药方开具的剂量加清水中火煎煲，煎至 200ml 的药汤，分两次进行灌肠，保留时间大于 20 分钟，连续治疗 7 天。

【预后】

本病的预后取决于早期诊断与及时治疗。当病变尚在渗出性阶段，经治疗后可痊愈，预后良好。

第六节 放射性肠炎

【概述】

放射性肠炎（radiation enteritis）是盆腔、腹腔、腹膜后恶性肿瘤经放射治疗引起的肠道并发症。可分别累及小肠、结肠和直肠，故又称为放射性小肠炎、放射性结肠炎、放射性直肠炎。根据肠道遭受辐射剂量的大小、时间的长短、发病的缓急，一般将其分为急性和慢性两种：发生在放疗期间或之后较短时间内者为急性放射性肠炎；持续 3 个月以上，或放射治疗结束 6 个月以上始有显著症状者，均提示病变延续成慢性放射性肠炎。在早期肠黏膜细胞更新受到抑制以后小动脉壁肿胀、闭塞，引起肠缺血，黏膜糜烂。晚期肠壁引起纤维化，肠腔狭窄或穿孔，腹腔内形成脓肿、瘘管和肠粘连等。

根据放射性肠炎的临床表现，中医多归属"肠澼""泄泻""痢疾"范畴辨治。

【流行病学】

放射性肠炎的发生率因接受放射的方式、部位、剂量、时间的不同而有差异。放射性肠炎于 1897 年首次被报道，发病率为 2.5%~25%。1980 年以来，由于接受放射治疗患者的增加、放射剂量的加大以及为了避免皮肤损害的放射性内照射的增加，放射性肠炎总发病率呈上升趋势。应用钴 60、超高压 X 线外照射或镭 Ra 等内照射，在 5 周内照射量超过 50 戈瑞（Gy）时，约 8% 的患者发生放射性肠炎。国外报道的发病率在 2.4%~25% 之间。由于宫颈和膀胱恶性肿瘤常进行放疗，且直肠前壁紧贴宫颈或膀胱，所以，放射性直肠炎最多见，发病率可达 10%~60%。回肠的远端接近盆腔器官，位置也较固定，也易受到盆腔照射的损伤。

【病因病机】

一、西医认识

1. 病因与发病机制　放射性肠炎的病因很明确,其发生与放射剂量呈剂量依赖性,当放射剂量为 45Gy 时,约 5% 的患者出现放射性肠炎症状,当剂量达 65Gy 时,其发生率高达50%。

引起肠道放射性损伤的最低照射量差异很大,与以下因素有关:①照射的强度和时间相关;②腹腔或盆腔内粘连固定的肠段易受放射性损伤;③不同部位的肠道对放射的敏感性不同,其敏感性由强到弱的排序为直肠、乙状结肠、横结肠、回肠、空肠、十二指肠,不同部位的耐受剂量也不一样,如在食管、结肠或小肠、直肠分别是 60~75Gy、45~65Gy、55~80Gy。

放射性肠炎的发生机制尚无确切定论。既往研究认为放射性肠炎的发生与炎症因子表达异常、肠道菌群失调、肠道上皮的通透性增加以及血管损害等有关;近年来研究发现放射性肠炎可能与肠道黏膜干细胞凋亡、血管内皮损伤有关。无论哪种学说,均一致认为电离辐射最终对肠屏障造成直接或间接损伤而发病。

除此之外,细菌感染及 M1 型巨噬细胞过度表达等可能也参与了放射性肠炎的发生、发展。

2. 病理　一般分为急性期、亚急性期、慢性期,各个时期病理表现各有不同。

（1）急性期:在辐射期间或随后即可发生急性期的病理变化,上皮细胞变性脱落,隐窝细胞有丝分裂减少,肠黏膜变薄、绒毛缩短,毛细血管扩张,肠壁黏膜充血水肿及炎症细胞浸润。病变直肠可见杯状细胞肥大,腺体增生、变形,常有急性炎细胞,嗜酸性粒细胞和脱落的黏膜上皮细胞形成的隐窝脓肿。通常在数周内达到高峰而后消退。如果照射量大而持久,黏膜可发生局部或弥漫性溃疡,其分布深浅不一,周围黏膜常呈结节状隆起,其四周的毛细血管扩张,黏膜病变易出血。

（2）亚急性期:亚急性期损伤时肠黏膜可能已再生,并有不同程度的愈合。再生程度取决于起初结缔组织损伤的严重程度。黏膜下小动脉的内皮细胞可发生肿胀,并与基底膜分离和发生变性,腔内可有血栓形成。进行性血管和结缔组织的病变可以造成闭塞性动、静脉炎和微血管功能不全。位于纤维结缔组织之上的黏膜可因斑片状缺血而产生溃疡。在血管内膜下可见到较大的泡沫细胞。

（3）慢性期:与急性损伤相比,放射线引起的肠道慢性损伤具有更加明显的隐匿性和进行性,并引起比较严重的后果。临床症状可以在放疗后持续数周、数月,甚至数年。慢性损伤是由于放射线的间接作用所引起,主要是由于进行性闭塞性末端小动脉炎和广泛的胶原蛋白沉积和纤维化引起。肠壁终末血管损伤和数量的逐渐减少导致肠壁血供的逐渐减少和肠壁缺血。继而在肠壁慢性缺血以及蜂窝织炎引起的黏膜下玻璃样变和纤维化的基础上,出现进行性的黏膜萎缩和黏膜毛细血管扩张。扩张的毛细血管管壁薄弱,可以成为肠道慢性出血的来源。随着血管炎的进行性加重,可以发生肠壁的坏死、溃疡和穿孔。其中溃疡最为常见,可以穿透肌层,并引起腹膜炎或腹腔内脓肿。溃疡的愈合和修复可以导致纤维化和瘢痕形成,引起肠腔狭窄和肠梗阻。部分患者可以形成内瘘或外瘘,但不是很常见。后期也可出现放射线诱发的癌肿。

二、中医认识

中医典籍中并无放射性治疗的相关记载。但是根据放射性肠炎的症状,可归属于"痢疾""泄泻""肠澼""腹痛"范畴。《素问·太阴阳明论》载:"食饮不节起居不时者,阴受之……阴受之则入五脏……入五脏则䐜满闭塞,下为飧泄,久为肠澼。"《证治汇补·痢疾》谓:"滞下者,谓气食滞于下焦;肠澼者,谓湿热积于肠中,即今之痢疾也。故曰无积不成痢,痢乃湿、热、食积三者。"放射性肠炎的基本病机是热毒蕴结,脾胃受损。肿瘤患者既有肿瘤正气亏损之本,又有癌毒结聚之实,加之外来放疗射线之阳热邪气的侵犯,导致气血不通,停聚后产生血瘀、痰凝、湿阻等,郁结日久,湿热下注,腐肉败血,暗耗气血津液,疾病后期久泻久痢,脾阳受损,脾气不足无力摄血,则气随血行,阴津外泄,甚或气阴两虚,水液枯竭。因此,由于放射线所具有的阳热性质而致热毒外侵,灼伤肌表皮肤,耗气伤津,使濡润失常,从而损伤脉络,病程日久,气机不畅,血脉不通,导致瘀血内停,津液运化失常,湿与热相交结蕴积于体内,进一步加重耗伤气血,伤及正气发为本病。虚和瘀是发病的病理基础。

【诊断】

一、辨病

(一)临床表现

放射性肠炎的临床表现缺乏特异性。急性起病者多在放疗 1~2 周后出现恶心、呕吐、腹泻、食欲缺乏、黏液血便,累及直肠时有里急后重感。晚期则呈慢性腹痛且以脐周下腹部多见,呈痉挛性和间歇性,伴有乏力、贫血或吸收不良,严重者可出现肠梗阻、腹腔炎、腹腔脓肿、肠瘘等并发症,且有癌变可能。长期出现的慢性放射性肠炎还可出现恶病质,严重影响患者的疾病康复和生活质量。

1. 急性放射性肠炎 多为肠黏膜层变化,表现为黏膜糜烂、浅表溃疡形成,并可继发缺血性损伤和感染,较少出现瘘管、穿孔。

(1)腹痛、腹泻:与射线导致胃肠道动力异常,小肠黏膜绒毛萎缩、吸收面积受损,肠黏膜上的乳糖酶不足致乳糖吸收不良以及损伤的末端回肠重吸收胆盐和维生素 B_{12} 障碍等因素有关。临床表现为阵发性或持续性腹痛,大便呈水样或黏液便,严重者可出现血便。

(2)恶心、呕吐:中枢神经系统对放射线的反应所致。

(3)水、电解质紊乱和循环衰竭:由于血液和淋巴液不断从损伤的小血管和淋巴管外流,加之频繁的呕吐及腹泻导致大量液体丢失而造成水、电解质紊乱和循环衰竭。肠腔内毒素及细菌直接进入血液引起中毒和感染可加重症状,这是急性放射性肠炎患者死亡的主要原因。

(4)急性肠梗阻、肠穿孔罕见。

2. 慢性放射性肠炎

(1)结直肠炎:在放疗后 6~18 个月出现,临床表现与慢性非特异性溃疡性结肠炎相似。

临床表现为腹泻、便血、黏液便及里急后重,偶有大量血便致贫血甚至休克。

（2）肠腔狭窄:并不少见,可出现完全或不完全肠梗阻表现。

（3）严重病损:可并发瘘管形成、腹腔或盆腔脓肿及腹膜炎。

（4）小肠炎:在晚期以吸收不良为主要表现,伴有间歇性腹痛、脂肪泻、消瘦、乏力、贫血等,小肠发生狭窄时肠内容物滞留所致大量细菌繁殖、小肠-结肠瘘及小肠胆盐吸收不良均加重腹泻。有多例放疗后经过数年甚至十余年仍发生肠道尤其是小肠狭窄的报道。

（5）直肠指诊:可有直肠前壁水肿、增厚、变硬、指套染血,有时触及溃疡及瘘管。

（二）实验室及其他检查

1. 实验室检查 实验室检查无特异性。根据病情的不同程度,可出现白细胞升高、贫血、血沉加快、电解质紊乱、白蛋白降低等。粪便隐血可呈阳性,大便中可检测到白细胞。

2. 结肠镜检查 放射性肠炎急性期可见结肠和直肠黏膜充血、水肿,血管纹理不清,甚至有溃疡形成,黏膜脆弱,触之易出血。慢性期,可见黏膜水肿、苍白、呈颗粒状、较脆弱,并有明显的黏膜下毛细血管扩张。

3. X 线检查 在放射性肠炎早期,腹部 X 线片可显示功能性肠梗阻。钡剂检查常显示黏膜水肿、肠袢扩张和张力减退。在亚急性期,腹壁和肠系膜都可发生水肿。水肿严重时,黏膜皱襞增厚、变直,呈尖耸外观（spiked appearance）,并可使肠袢分开。钡剂灌肠检查,在急性期常见结、直肠有严重痉挛,直肠前壁可能有孤立性溃疡。后期慢性放射性小肠结肠炎的钡剂检查所见有肠黏膜水肿,肠袢分开。若进一步发生纤维化,则可见肠腔变窄、固定,并呈管状,可有一段或几段肠管的扩张性较差,黏膜纹理消失。这种 X 线表现很像克罗恩病或结肠缺血性病变引起的肠狭窄。由于动力功能障碍,可以发生功能性小肠梗阻。另外,结、直肠病变的 X 线表现有肠腔狭窄、变直和结肠袋消失等。

4. CT 扫描 可显示直肠周围纤维组织增厚或骶前间隙增宽等非特异性改变或肿瘤复发。

（三）诊断要点

患者既往有恶性肿瘤并接受放射治疗或意外辐射的病史,出现上述胃肠道症状,结合相关检查并除外其他疾病可以确诊。但慢性辐射者在不知道和忽视有外照射时,诊断则很困难,必须寻找可能的职业性照射。部分患者存在精神或情绪因素,自述曾接受过辐射,此类患者诊断相当困难,除非患者有接受内外辐射剂量的书面证明,否则不能确诊。

（四）鉴别诊断

1. 溃疡性结肠炎 无辐射病史,有反复发作史,大便细菌培养阴性。结肠镜下溃疡性结肠炎病变多从直肠开始,呈连续性、弥漫性分布。轻度炎症的内镜特征为红斑、黏膜充血和血管纹理消失;中度炎症的内镜特征为血管形态消失,出血黏附在黏膜表面、糜烂,常伴有粗糙呈颗粒状的外观及黏膜脆性增加;重度炎症则表现为黏膜自发性出血及溃疡。

2. 克罗恩病 克罗恩病好发于青年,常见腹痛、腹泻、发热、消瘦、贫血、食欲减退、恶心、呕吐、腹部肿块及瘘管形成等症状和体征。结肠镜检查和黏膜组织活检是克罗恩病诊断的常规首选检查。早期克罗恩病内镜下表现为阿弗他溃疡,随着疾病进展,溃疡可逐渐增大、加深,彼此融合形成纵行溃疡。克罗恩病的病变在内镜下多为非连续改变,病变间黏膜可完全正常。其他常见内镜下表现为卵石征、肠壁增厚伴不同程度狭窄、团簇样息肉增生等。少见直肠受累和/或瘘管开口、环周及连续的病变。

3. 假膜性小肠结肠炎　患者无放射性物质照射史,多于病前使用广谱抗生素,一般多在抗生素治疗过程中开始出现症状,少数患者可于停药 1~10 天后出现,大便培养为艰难梭菌。

4. 急性缺血性肠炎　多发生于年长者或口服避孕药妇女,临床表现为突发腹痛和便血,结肠镜检查可见病变肠段黏膜的充血水肿、糜烂及出血,多为一过性,少数可遗留肠管狭窄。

5. 阿米巴肠病　有流行病学特征,果酱样粪便,结肠镜下见溃疡较深、边缘潜行,间以外观正常的黏膜,确诊有赖于在粪便或组织中找到病原体,非流行区患者血清阿米巴抗体阳性有助于诊断。高度疑诊病例采用抗阿米巴治疗有效。

6. 肿瘤复发与转移　放射性直肠炎的慢性期表现和癌肿的复发与转移具有相似性,需作 X 线钡剂检查、肠系膜血管造影、内镜检查、活组织检查以鉴别。

(五) 并发症

1. 肠狭窄和肠梗阻　主要表现为腹痛、腹胀,并伴随有呕吐现象,经常吐出胃液或胆汁,肛门停止排便排气。

2. 瘘管的形成　多次、大剂量的放疗常常会诱发瘘管的形成,常见的有直肠阴道瘘、直肠膀胱瘘或回乙结肠瘘等,并发阴道炎、大便次数增多、黏液脓血便、里急后重等。

3. 胃肠道溃疡和穿孔　表现为腹痛、腹胀、白细胞增高等,严重时可能会出现发热、呕血、黑便,严重时可能会出现腹膜炎。

二、辨证

(一) 辨证要点

放射性肠炎病位在大肠,病性为虚实夹杂。癌症患者本属正气亏虚,加之癌性包块、放射线热毒之邪不断侵犯,故脾气亏虚,水湿不化,湿热毒邪蕴结,腐肉败血,下注大肠,致津气耗伤,最终气阴两伤;放射性肠炎患者早期以热毒蕴结为主,中期以脾胃亏虚为主,晚期以气阴两伤为主,甚则脾肾阳虚,但是各个阶段,各种证型又相互错杂,互相影响。

(二) 辨证分型

1. 热毒蕴结证
主症:①腹痛;②泻下赤白相杂,臭秽;③肛门灼热。
次症:①小便短赤;②烦渴引饮。
舌脉:苔黄厚,脉滑数。

2. 脾胃亏虚证
主症:①腹胀;②纳差;③恶心;④大便泄泻。
次症:①肢体倦怠;②神疲懒言。
舌脉:舌淡胖或有齿痕,苔薄白,脉细弱。

3. 气阴两伤证

主症：①大便干结如羊屎状；②或数日不解大便；③或虚坐努责。

次症：①神疲乏力；②口渴。

舌脉：舌红少苔或无苔，脉细数。

4. 脾肾阳虚证

主症：①血样便或油脂状便；②久泻不止；③甚则滑脱不禁；④肠鸣腹痛，晨起泻甚。

次症：①食少神疲；②面色萎黄；③形寒肢冷；④腰膝酸软。

舌脉：舌淡苔薄白，脉沉迟。

证候诊断：主症必备，加次症 2 项及以上，结合舌脉，即可诊断。

【治疗】

一、治疗原则

治疗主要目的是缓解症状，减轻痛苦，防治并发症。治疗原则是对症治疗和调整放射剂量，中医、西医相结合的综合治疗措施。

二、西医治疗

（一）一般治疗

1. 急性放射性肠炎　主要采用保守治疗，一般无需终止放疗。但可适当减小放射剂量，因为放射性肠炎的发生与放射剂量密切相关，呈放射剂量依赖性，因此在不影响疗效基础上可适当减小放射剂量，如将每日放射剂量减少 10%。放疗期间要素饮食可以降低放疗所致腹泻的发生率及严重程度。严重营养不良者可行胃肠外营养支持。

2. 慢性放射性肠炎　当出现严重腹泻、消化道出血、肠梗阻、肠瘘等症状时，往往需要禁食和充足的肠外营养支持，这有利于肠道恢复，明显改善患者营养状况；但长期禁食情况下应用肠外营养，可引起肠黏膜萎缩，肠壁通透性增高。因此，当患者腹胀、腹泻症状得到控制后，应及时由肠外营养向肠内营养过渡，最终以肠内营养形式供能。肠内营养符合肠道生理，有利于受损肠黏膜、上皮细胞修复，预防黏膜萎缩，维持肠黏膜的屏障，维持正常肠道菌群，降低肠道感染和细菌移位的发生率。

（二）药物治疗

1. 腹痛可用选择性的钙通道拮抗剂，比如匹维溴铵或奥替溴铵治疗。抗胆碱药物需慎用。

2. 腹泻轻度腹泻可以应用蒙脱石散，益生菌也可能有一定疗效。腹泻较重应用盐酸洛哌丁胺治疗。复方地芬诺酯应慎用。

3. 氨基水杨酸类药物　近年来，氨基水杨酸类药物在急性放射性肠炎治疗中的作用已比较明确。

（1）柳氮磺吡啶：是 5-氨基水杨酸与磺胺吡啶的偶氮化合物，经机体吸收后在结肠微生物作用下分解成 5-氨基水杨酸和磺胺吡啶。多项临床研究已证实，放疗期间口服柳氮磺吡啶能减少急性放射性肠炎的发生。多国肿瘤支持治疗协会（MASCC）/国际口腔肿瘤学会（ISOO）2014 年制定的《继发于癌症治疗过程中的口腔黏膜炎管理的临床实践指南》建议，患者在接受盆腔放疗期间给予口服柳氮磺吡啶 500mg，每日 2 次，能降有效降低放射性肠炎的发生率及严重性。

（2）巴柳氮：巴柳氮能有效降低放疗患者的直肠乙状结肠炎的发生率。

上述两种药物对急性放射性肠道损伤均有预防作用，但是否对慢性放射性肠炎有效尚缺乏相关研究。

（3）美沙拉秦：含有氨基水杨酸盐类药物成分中的活性物质 5-氨基水杨酸。多项研究表明，美沙拉秦在放疗中不仅不会起到预防放射性肠道损伤的作用，反而会引起更严重的不良反应。因此，MASCC/ISOO《胃肠道黏膜炎临床指南》不建议将美沙拉秦和奥沙拉秦用于治疗急性放射性肠炎。

4. 谷氨酰胺　谷氨酰胺在维持胃肠道黏膜正常结构功能、提高肠道免疫力等方面发挥重要作用。由此可见，将谷氨酰胺用于防治放射性肠炎并取得较满意疗效的报道。但也有研究显示，谷氨酰胺对于放疗结束后的慢性放射性肠炎并无明显的预防作用。因此，谷氨酰胺对放射性肠炎的预防及治疗的效果，还有待进一步研究。

5. 生长抑素　生长抑素通过减少放射性肠炎消化液的分泌和丢失，保持内稳态，减轻肠道的负荷。生长抑素也对放射性肠炎引起的出血、肠瘘、腹泻、肠梗阻有明显的效果。生长抑素能治疗放射引起的难治性腹泻，且比洛哌丁胺、地芬诺酯和阿托品等传统治疗更为有效。目前生长抑素已列为控制放化疗后严重腹泻的一线药物，安全可靠。一般应用至腹胀、腹泻明显减轻或症状完全消失。

6. 益生菌　某些益生菌如嗜酸乳杆菌、复合益生菌 VSL#3 可以用于缓解放射性肠炎的症状。

7. 黏膜保护剂

（1）硫糖铝凝胶：研究较多的是硫糖铝凝胶，并不推荐用于急性放射性肠炎的治疗。荟萃分析表明，放疗期间用硫糖铝凝胶不能减少疾病的发生率，甚至可能加重腹泻和出血，故在放射治疗期间不推荐使用硫糖铝凝胶。硫糖铝凝胶可用于慢性放射性肠炎的治疗，能改善症状，较为安全、有效。MASCC/ISOO 的《胃肠道黏膜炎临床指南》推荐，硫糖铝凝胶可用于治疗有出血症状的慢性放射性直肠炎。

（2）蒙脱石散：具有修复消化道黏膜屏障，固定、清除多种病原体和毒素的作用，通过与黏膜糖蛋白结合，提高黏膜屏障功能，促进损伤的消化道黏膜上皮再生。蒙脱石散在放射性肠炎的治疗上有一定的效果。

8. 抗氧化剂　电离辐射对胃肠道黏膜的细胞毒效应是由氧自由基介导的，抗氧化剂可通过减轻辐照引起的氧化应激损伤，保护肠黏膜。有研究显示，维生素 C 和维生素 E 可用于减轻放疗引起的放射性肠损伤。

9. 盐酸小檗碱　盐酸小檗碱片能抑制多种病原微生物，而且不良反应较少。有研究显示，腹部放疗期间预防性使用盐酸小檗碱能降低放射性肠炎的发生。

（三）专科治疗

1. 粪菌移植　有研究显示，粪菌移植能够提高放射性损伤动物的生存率、减少其症状，因此,病菌移植技术有望成为治疗放射性肠炎的一种新的可靠方法,但尚需大量临床研究证实。

2. 内镜治疗　内镜治疗放射性肠炎限于局部止血作用,包括内镜下氩等离子体凝固术(APC)、药物止血及甲醛凝固等。内镜治疗对治疗放射性肠炎的出血症状具有安全、有效、经济、简单的优点。

(1)内镜下使用甲醛:主要是通过化学腐蚀作用于新生扩张的毛细血管和黏膜溃疡面,可使组织变性和硬化,封闭血管从而发挥止血作用。甲醛的使用方法主要有肠镜下用纱布或棉拭子直接接触病变部位。

(2)氩等离子体凝固术(APC):对于病变范围较小的畸形血管,尤其有活动性出血者,APC是目前推荐的治疗方法。但对于病变范围较广的畸形毛细血管网,由于APC会先损伤正常的肠黏膜,才能破坏畸形的毛细血管网,治疗的范围和程度不易控制,因此疗效不确定。《ASCRS(美国结直肠外科医师协会)临床实践指南:慢性放射性直肠炎的治疗》推荐该技术用于慢性放射性肠炎的止血治疗,但不推荐内镜下电凝术、射频消融、Nd-YAG激光术、冷冻疗法用于治疗慢性放射性肠炎。有报道称,接受APC治疗者有7%~26%会出现并发症,因此建议该治疗由经验丰富的医师实施。

高压氧治疗:高压氧治疗可增加损伤肠道供氧,加速损伤黏膜修复,并具有良好的止痛、止血效果,是治疗放射性肠炎的一种安全、有效的方法。通常给予2.0~2.5个大气压,需要多次治疗。对难治性放射性肠炎,高压氧治疗也有较高的有效率和耐受性。

3. 外科治疗

(1)急性放射性肠炎:绝大多数能通过非手术治疗缓解,但当治疗无效或出现严重的并发症时,考虑手术治疗。

(2)慢性放射性肠炎:约1/3患者最终需要手术治疗,小肠梗阻是最常见手术指征,其他手术指征包括内科不能控制的出血、肠穿孔、腹腔感染、肠瘘等。手术原则应当以解决临床症状为首要目标,应慎重选择手术时机及手术方式,最大限度地降低手术死亡率及并发症发生率,提高患者预后及远期生活质量。手术方式主要包括病变肠管切除吻合术和保留病变肠管的手术(短路吻合术、粘连松解术和肠造口术)。

慢性放射性肠炎术后并发症的发生率在30%左右,主要包括吻合口瘘或肠瘘、小肠梗阻、消化道出血、切口感染等,术后吻合口瘘为严重并发症,有报道病死率可达18%。

三、中医治疗

(一)辨证分型治疗

1. 热毒蕴结证
治法:清热泻火,化湿解毒。
代表方:白头翁汤(《伤寒论》)。
常用药:白头翁、黄柏、黄连、秦皮。
加减:泻火解毒还可加蒲公英。清营凉血止血可加生地、炒侧柏叶、炒槐花。化湿理气消滞可加炒车前子、枳壳、木香等。

2. 脾胃亏虚证
治法:健脾益胃,补气养血。

代表方：参苓白术散（《太平惠民和剂局方》）合四物汤（《仙授理伤续断秘方》）。

常用药：党参、茯苓、白术、扁豆、莲子仁、甘草、山药、砂仁、薏苡仁、熟地、当归、白芍、川芎。

加减：气虚甚者加黄芪；失眠心悸者加远志、酸枣仁；便秘者可加火麻仁、郁李仁。

3. 气阴两伤证

治法：滋阴益气。

代表方：生脉散（《医学启源》）。

常用药：麦冬、五味子、人参。

加减：大便燥结加郁李仁、火麻仁润肠通便。干呕加沙参、石斛、姜竹茹养阴和胃，降逆止呕。自汗、盗汗者加浮小麦、糯稻根、瘪桃干、煅牡蛎等收敛止汗。

4. 脾肾阳虚证

治法：温补脾肾，涩肠止泻。

代表方：附子理中丸（《太平惠民和剂局方》）合真人养脏汤（《太平惠民和剂局方》）。

常用药：炮附子、炮姜、人参、白术、甘草、肉桂、肉豆蔻、罂粟壳、当归、白芍、木香。

加减：便如油脂或完谷不化者，去人参，加党参、茯苓、炒扁豆、薏苡仁等健脾和胃助运。泻止之后，续用香砂六君子汤调养一段时间，以固疗效。

（二）中成药

1. 清热化湿类

（1）胃肠安丸：芳香化浊，理气止痛，健胃导滞。用于湿浊中阻、食滞不化所致的腹泻、纳差、恶心、呕吐、腹胀、腹痛；消化不良、肠炎、痢疾见上述证候者。口服，每次 4 丸，每日 3 次。

（2）肠炎宁片：清热利湿，行气，用于大肠湿热所致的泄泻，症见大便泄泻、腹痛腹胀；急性或慢性胃肠炎、腹泻、小儿消化不良见上述证候者。口服，每次 3~4 片，每日 3~4 次，小儿酌减。

（3）香连化滞丸：清热利湿，行血化滞。用于大肠湿热所致的痢疾，症见大便脓血、里急后重、发热腹痛。口服，大蜜丸每次 2 丸，每日 2 次，或遵医嘱。

（4）苦豆子片：清肠，燥湿。用于急性菌痢、腹泻及急性或慢性肠胃炎属湿热证者。口服，每次 3 片，每日 3 次，儿童酌减或遵医嘱。

2. 活血散瘀类

（1）龙血竭片：活血散瘀，定痛止血，敛疮生肌。用于跌打损伤，瘀血作痛，妇女气血凝滞，外伤出血，脓疮久不收口，以及慢性结肠炎所致的腹痛、腹泻等症。口服，每次 4~6 片（0.4g/片），每日 3 次，或遵医嘱。

（2）结肠宁灌肠液：活血化瘀，清肠止泻。灌肠用，取药膏 5g，溶于 50~80ml 温开水中，放冷至约 37℃时保留灌肠，每日大便后 1 次，4 周为 1 个疗程。

3. 健脾益气类

（1）参苓白术颗粒：健脾，益气。用于体倦乏力，食少便溏。开水冲服，每次 1 袋，每日 3 次。

（2）四君子合剂：益气健脾。用于脾胃气虚，胃纳不佳，食少便溏。口服，每次 15~20ml，每日 3 次，用时摇匀。

4. 温补脾肾类

（1）肉蔻四神丸，温中散寒，补脾止泻。用于大便失调，黎明泄泻，肠泻腹痛，不思饮食，面黄体瘦,腰酸腿软。口服,每次 1 袋,每日 2 次。

（2）肠胃宁片:健脾益肾,温中止痛,涩肠止泻。用于脾肾阳虚泄泻日久,大便不调,五更泄泻,时带黏液,伴有腹胀腹痛,胃脘疼痛,小腹坠胀,饮食不佳,属上述证候者。口服,每次 4~5 片,每日 3 次。

（3）固本益肠片:健脾温肾,涩肠止泻。用于脾肾阳虚所致的泄泻,症见腹痛绵绵、大便清稀或有黏液及黏液血便、食少腹胀、腰酸乏力、形寒肢冷、舌淡苔白、脉虚;慢性肠炎见上述证候者。口服,每次 4 片,每日 3 次。

5. 敛疮生肌类

（1）康复新液:通利血脉,养阴生肌。内服:用于瘀血阻滞,胃痛出血,胃、十二指肠溃疡;以及阴虚肺痨,肺结核的辅助治疗。外用:用于金疮、外伤、溃疡、瘘管、烧伤、烫伤、压疮之创面。口服,每次 10ml,每日 3 次;或 50~100ml 保留灌肠,每日 1 次。

（2）锡类散:解毒化腐。保留灌肠,1.5g 加 100ml 生理盐水,每日 1 次。

四、中西医结合治疗

放射性肠炎的中西医结合治疗是在西医对症治疗的基础上配合中医辨证论治,其病机关键是以热毒蕴结,脾胃受损为主,治疗上以泻火解毒,健脾益胃为根本大法,具体中药联合西药口服,中药联合西药灌肠或中西药物口服配合中药灌肠等中西医结合疗法,能提高临床疗效。

近年来对放射性肠炎有疗效的单味中药、中药复方的研究渐多;以及中医多种途径联合疗法效果更佳,例如,中药联合温针灸,中药口服联合中药灌肠等。

1. 中药联合西药口服　戴琦教授以乌梅丸(《伤寒论》)加减,配合美沙拉秦肠溶片治疗放射性肠炎寒热错杂、气血两虚证的患者,临床效果显著;又以归脾丸(《济生方》)加减,配合蛋白琥珀酸铁口服溶液,治疗气血两虚、湿热蕴结、津伤化燥的患者,症状明显改善并至痊愈。

2. 中药口服联合西药灌肠　研究表明,中西医联合治疗,临床疗效满意,可通过口服利湿清热、益气健脾类的中药和地塞米松、锡类散来保留灌肠治疗放射性肠炎。中药口服加西药灌肠,效果显著。

3. 对放射性肠炎有治疗效果的中药

虎杖:由虎杖制成的虎杖蒽醌片,有升高白细胞和血小板的作用,说明有一定的抗辐射能力。

大蒜:奥地利塞维期多夫研究中心的研究结果表明,大蒜能预防放射性物质对人体的危害,减轻由放射线带来的不良后果。

白头翁:性味苦寒,擅治因热毒蕴结、损伤血络引起的肠道疾病,对放射性肠炎患者出现的便血、泄泻有较好的预防和改善作用。

白及:有收敛止血作用,据现代药理研究发现,白及可以大大地减少凝血时间,可有效改善放射性肠炎患者便血的症状。

白花蛇舌草、半枝莲:具有抗菌抗炎作用,对于放射性肠炎患者黏液脓血便,腹痛的症状有良好的治疗效果。

川芎:对放射线防护效力起作用的有醚溶性成分和水溶性成分,水溶性成分中含高效放射性皮肤损伤防护因子。放射性皮肤损伤易被长波长射线诱发,通常经过 3 个星期的潜伏期后发病。即使这样,只使用一次,川芎就能有效地预防这种发病。

4. 中药复方对放射性肠炎的作用研究

(1)四物汤:由生地 15g,当归 10g,赤芍 10、川芎 10g 组成,煎取汁,每日 1 剂,分 2 次服。四物汤中的甲醇提取物对放射线有很强的防护效果。有报道用四物汤直接灌肠,对因治疗宫颈癌照射 γ 射线诱发直肠溃疡有良好疗效。

(2)复方参芪汤:由人参 9g(另煎),黄芪 15g,双花 15g,漏芦 30g,红花 4.5g,三棱 12g,菟丝子 12g,鸡血藤 30g,土茯苓 30g,茜草 15g,甘草 9g,煎取汁,每日 1 剂,分 2 次服。用于放射性肠炎防治。

(3)祛瘀生新汤:由穿山甲(现有以豕甲代替者)15g,王不留行 9g,丹参 15g,莪术 9g,猪殃殃 15g,茯苓 12g,生黄芪 15g,淫羊藿 12g,白头翁 15g,煎取汁,每日 1 剂,分 2 次服,常用于放射性肠炎早期治疗。

(4)葛根芩连汤:由葛根 15g、黄芩 9g、黄连 9g、甘草 6g 组成,煎汁温服,每日 1 次,分 2 次服,用于改善放射性肠炎泄泻的临床表现。

(5)二白灌肠液:由黑龙江中医药大学佳木斯学院附属医院研制而成,主要由白头翁 20g,白及 10g,地榆炭 10g,大黄炭 10g,槐花 10g,三七 5g,血竭 5g,生甘草 10g 组成,每次 200ml,每日 1 次保留灌肠,疗程 3 周,能够改善放射性肠炎患者腹痛、腹泻、里急后重等症状。

(6)槐花散:本为治疗痔疮便血、肠风的常用方剂,方中槐花、侧柏叶均为凉血止血的常用药物,《本草备药》中记载两者"入肝、大肠血分而凉血,治赤白泄痢、五痔肠风、吐崩诸血"。荆芥穗、枳壳止血行气,使气行而瘀血得通。用在放射性肠炎效果也佳。

(7)白头翁汤:方中白头翁性味苦寒,擅治因热毒蕴结、损伤血络引起的肠道疾病,如痢疾、便血等。《本草正义》记载:"今以通治实热毒火之滞下赤白,日数十次者,颇见奇效。"本方为治疗放射性肠炎湿热下注型的有效方剂。

5. 中药口服联合温针灸

曾永蕾采用四君子汤合沙参麦冬汤联合温针灸治疗,四君子汤人参、白术、茯苓、甘草四味药共伍为主,对胃肠系统具有补益和调节作用;温针灸针刺足三里可以增加小肠的蠕动能力,加速排空,扩张肠道,缓解痉挛,加速炎症性渗出的吸收,通过刺激腧穴起到激发经气、疏通经络、调畅气血、通调脏腑的作用,因此对胃肠功能活动具有多方位的调整作用,有助于放射性肠炎梗阻的恢复。

五、名医诊治经验

1. 李仝教授治疗慢性放射性肠炎 李教授认为慢性放射性肠炎多伏于少阳,多采用小柴胡汤中的柴胡配黄芩作为基础方治疗慢性放射性肠炎,两者借少阳之枢机,使邪外出。对于湿热明显者,配伍黄连;体虚明显的便血常用仙鹤草,体质无明显虚损的患者常用槐花、地榆炭。李仝教授主张久病注重补脾肾,活血化瘀,善用补骨脂、骨碎补温补肾阳,认为久泻不止者有淤血故也,轻者用桃仁和泽兰,重则用莪术和益母草。此外,李教授在放疗前用参芪白术散加减方益气健脾,实为"未放故本"的理念具体体现,在放疗前顾护脾胃,可以减轻放疗带来的不良反应,收效颇佳。

2. 夏黎明教授治疗放射性肠炎 夏教授认为,治疗放射性肠炎需根据患者自身体质及所患疾病,把握疾病不同阶段的特征进行辨证施治。湿热蕴结选用葛根芩连汤;肝脾不和拟痛泻要方;脾胃虚弱在参苓白术散的基础上加减;脾肾阳虚在四神丸的基础上加减。

3. 贾英杰教授治疗放射性肠炎　贾教授认为,治疗放射性肠炎主张以清热解毒燥湿为主,益气扶正为辅,必要时佐以活血化瘀。自拟消岩汤:生黄芪、太子参各15g,郁金、姜黄、生牡蛎各30g,夏枯草、白花蛇舌草、露蜂房各15g为基础方,再随证加减。

4. 方明治教授治疗放射性肠炎　方教授认为,放射性肠炎为湿热内蕴于脏腑,久而化瘀,自拟验方重用葛根升阳止泻,辅以黄芩、黄连、马齿苋清热利湿,紫草、地榆炭、侧柏叶炭活血止血,甘草甘缓和中为使,临床疗效显著。

5. 吴继平教授治疗放射性肠炎　吴教授认为,放射性肠炎属下元不固,病在下焦,以赤石脂禹余粮汤为基础方随证加减,治疗效果佳。

6. 姚嬿教授治疗放射性肠炎　姚教授认为,放射性肠炎病因为感受热毒、久病脏腑虚弱、情志不舒,病位在肠腑,累及脾、胃、膀胱,病机为热毒蕴肠,耗伤气血,而使肠道分清泌浊、传导功能失司,选用八珍汤加减防治放射性肠炎,组方如下:黄芪、女贞子、熟地黄、当归、茯苓、白术、白芍、陈皮、枸杞子、黄柏、生甘草、夏枯草、柴胡、红豆杉,腹泻严重者加山药、薏苡仁;乏力较甚者加红芪、山萸肉、牛膝;便血者加侧柏炭、仙鹤草;尿血者加小蓟、侧柏炭、白茅根等;瘀象明显者适量加红花或桃仁。

六、中医适宜技术

1. 针灸技术　以天枢、关元、上巨虚、足三里、脾俞、胃俞为主穴;根据不同证型选配穴,①热毒蕴结证多配伍手三里、曲池、大椎穴;②脾胃亏虚证多配伍中脘、阴陵泉、公孙穴;③气阴两伤证多配伍照海、太溪、三阴交;④脾肾阳虚证多配伍气海、涌泉、命门。

2. 中药保留灌肠　①运用芍药汤保留灌肠治疗放射性肠炎疗效好,可有效减少症状,提升治疗效果,减少并发症;②健脾生肌汤保留灌肠能有效减轻肠道黏膜损伤,减轻黏膜反应,缓解便血、腹痛等症状;③加减参苓白术散加味保留灌肠治疗放射性肠炎疗效确切,不仅能使放疗得以继续进行,而且能显著提高患者的生活质量。

【预后】

预后好坏取决于照射剂量、剂量率以及在体内的分布;放射性小肠炎的预后较放射性直肠、结肠炎为差,2/3轻症患者可在4~8个月内好转或痊愈。

第七节　溃疡性结肠炎

【概述】

溃疡性结肠炎(ulcerative colitis,UC)是一种病因尚不十分明确、以结直肠黏膜连续性、弥漫性炎症改变为特点的慢性非特异性肠道炎症性疾病,其病变主要限于大肠黏膜和黏膜下层。临床表现为腹泻、黏液脓血便、腹痛。病情轻重不等,多呈反复发作的慢性病程。临床类型可分为初发型、慢性复发型。初发型指无既往病史而首次发作,此型在鉴别诊断中要特别注意,涉及缓解后如何进行维持治疗。慢性复发型指临床缓解期再次出现症状,临床最常见。

　　溃疡性结肠炎可归属于中医学"肠澼""滞下""痢疾""便血""泄泻""肠风""脏毒"等范畴。一般认为活动期 UC 以腹痛、便下赤白脓血、里急后重为主要表现,可归为"痢疾""下利";部分患者以大便带血为特点,可称之"便血";因为患者常感泻下滞涩不爽、黏滞重坠,又称"滞下";症状间断发作,活动期与缓解期交替出现的 UC,属"休息痢"的范畴;慢性复发型 UC,属"久痢"的范畴;缓解期 UC 仅表现为大便溏薄、次数增多时,则可归属"泄泻"的范畴。

【流行病学】

　　UC 是炎症性肠病(inflammatory bowel disease,IBD)的一种。传统观念认为 IBD 在北美和欧洲地区发病较多,有报道提示欧美 IBD 发病率约在 10/10 万~30/10 万,其中欧洲 UC 发病率为 1.5/10 万~20.3/10 万,北美 UC 发病率为 8.8/10 万~14.6/10 万,北美 UC 患病率为 191/10 万~241/10 万。

　　近年来,研究提示,我国 IBD 的发病和就诊人数呈明显增加趋势,十年增加了约 3.08 倍。目前我国 IBD 发病率还没有统一的数据,南北方有明显差异,例如,有研究表明,黑龙江省大庆市的 IBD 的发病率为 1.77/10 万,其中 UC 为 1.64/10 万,而广东省中山市的 IBD 发病率为 3.14/10 万,其中 UC 为 2.05/10 万。多中心病例回顾研究也表明,我国 IBD 患者住院率和内镜检出率在 15 年间有明显增多的趋势。

　　UC 可发生在任何年龄,最常发生于青壮年期,根据我国统计资料,发病高峰年龄为 20~49 岁,男女性别差异不大[男∶女为(1.0~1.3)∶1]。

【病因病机】

一、西医认识

(一)病因和发病机制

　　1. 环境因素　近几十年来,随着经济社会的发展、生活方式的改变,全球 UC 的发病率呈持续增高趋势。研究证实西式饮食(红肉较多且高油高糖高脂,但水果、蔬菜、全谷类等较少)是 UC 发病的潜在因素。其他环境因素,如吸烟被一些研究认为对 UC 是一种保护性因素,而儿童时期卫生条件过好,造成肠黏膜对病原菌缺乏免疫耐受或其他尚不明确的暴露因素,则被认为都有可能造成 UC 的发生发展。

　　2. 遗传因素　UC 患者的一级亲属(父母、子女、亲兄弟姐妹)的发病率相较于普通人群可升高 10~15 倍,而患者配偶的发病率则无明显增加,这一现象显著表明了 UC 潜在的遗传因素。通过全基因组扫描及候选基因的研究也已经发现了可能与 UC 相关的染色体上的易感区域及易感基因。与 UC 关系较密切的基因或位点主要包括 *TNFSF15*、HLA-DR 等。目前认为 UC 不仅是多基因疾病,也是一种遗传异质性疾病,患者在一定环境因素作用下由于遗传易感性而发病。

3. 微生物因素　尽管学术界对于多种微生物参与了 UC 的发生发展过程已经得到了共识，但迄今为止仍未找到某一特异微生物病原与 UC 的产生存在恒定关系。传统观点认为肠道菌群的改变可通过抗原刺激来引发肠道黏膜持续性炎症。近年来也有研究认为 UC 可能来自机体对自身正常肠道菌群的异常免疫反应引起的。用转基因或敲除基因方法造成免疫缺陷的结肠炎动物模型，在肠道无菌环境下不会发生肠道炎症，但如重新恢复肠道正常菌群状态，则出现肠道炎症；微生态制剂对某些 IBD 患者有益。

4. 免疫因素　肠道黏膜免疫在 UC 肠道炎症发生、发展、转归过程中始终发挥重要作用。当肠道上皮屏障遭到破坏，黏膜通透性增加，组织暴露于大量抗原中，免疫耐受的丢失。黏膜固有层 T 细胞激活，Th1/Th2 细胞比例失衡，Th17 细胞数量上升，Treg 细胞数量减少以及肠道非特异性免疫细胞及非免疫细胞如上皮细胞、血管内皮细胞等，免疫反应中释放出各种导致肠道炎症反应的免疫因子和介质，包括抑炎细胞因子如 IL-2、IL-4、IFN-7 分泌减少，功能受到抑制，促炎细胞因子如 IL-1、IL-6、IL-8 和 TNF-α 表达增加，异常免疫反应持续发生，免疫应答逐级放大，最终导致组织损伤。此外，还有许多参与炎症损害过程的物质，如反应性氧代谢产物和 NO 可以损伤肠上皮。

总体而言，目前 UC 的发病机制可概括为：环境因素作用于遗传易感者，在肠道菌群的参与下，启动了肠道特异性免疫及非特异性免疫系统，最终导致免疫反应和炎症过程。可能由于抗原的持续刺激和/或免疫调节紊乱，这种免疫炎症反应表现为过度亢进和难于自限。

（二）病理

UC 病变部位在大肠，呈连续性弥漫性分布。病变范围多自肛端直肠开始，逆行向近段发展，甚至累及全结肠及回肠末段。活动期黏膜呈弥漫性炎症反应。固有膜内弥漫性淋巴细胞、浆细胞、单核细胞等细胞浸润是 UC 的基本病变，活动期并有大量中性粒细胞和嗜酸性粒细胞浸润。大量中性粒细胞浸润发生在固有膜、隐窝上皮（隐窝炎）、隐窝内（隐窝脓肿）及表面上皮。当隐窝脓肿融合溃破，黏膜出现广泛的小溃疡，并可逐渐融合成大片溃疡。肉眼见黏膜弥漫性充血、水肿，表面呈细颗粒状，脆性增加、出血、糜烂及溃疡。由于结肠病变一般限于黏膜与黏膜下层，很少深入肌层，所以并发结肠穿孔、瘘管或周围脓肿少见。少数重症患者病变累及结肠全层，可发生中毒性巨结肠，肠壁重度充血、肠腔膨大、肠壁变薄，溃疡累及肌层至浆膜层，常并发急性穿孔。

结肠炎症在反复发作的慢性过程中，黏膜不断破坏和修复，致正常结构破坏。显微镜下见隐窝结构紊乱，表现为腺体变形、排列紊乱、数目减少等萎缩改变，伴杯状细胞减少和帕内特细胞化生，可形成炎性息肉。由于溃疡愈合、瘢痕形成、黏膜肌层及肌层肥厚，使结肠变形缩短、结肠袋消失，甚至肠腔缩窄。少数患者发生结肠癌变。

二、中医认识

（一）病因认识

中医学认为，UC 发病以先天禀赋不足、脾失健运，或伴有肾气不足，肺气失调为内因，饮食不节和情志失调是 UC 常见的发病外因。脾胃居中焦，主纳谷、腐熟、转输运化之职，更具升清降浊之能。若禀赋不足,或感受湿热毒邪,或饮食失调,或忧思恼怒,或劳倦久病皆可损伤脾胃,脾虚失运,升降失司,水湿内停,湿郁化热,湿热内蕴,与肠道气血相搏结,气血凝滞,损伤肠络,产生内疡,化为脓血,故患者出现腹泻,下利黏液脓血便。

（二）病机特点

本病病位在大肠,但病机根本在脾,与肝、肾、肺三脏密切相关,病机属本虚标实。在疾病发生发展的过程中可产生:①湿邪(热);②瘀热;③热毒;④痰浊;⑤气滞;⑥血瘀等病理产物,但湿热和血瘀是其中最主要的两个病理因素。两大病邪互相勾结,难以分解,是以热附血而愈觉缠绵,血得热而愈形胶固,常使病情缠绵难愈,反复发作。随着 UC 疾病的发展,人体脾胃功能在湿热和瘀血两大病邪的持续作用下逐渐受到损伤,由最开始的脾胃虚弱到脾胃气虚最终发展到脾阳不足,严重时甚至伤及肾阳形成脾肾阳虚的邪盛正衰这一动态变化过程。

基于以上认识,活动期 UC 随着 UC 疾病严重程度的不同,其基本病机亦有所区别。轻度 UC 的基本病机为湿热瘀阻兼脾气虚弱,中度 UC 基本病机为湿热瘀阻兼脾阳不足,重度 UC 基本病机为湿热瘀毒兼脾肾阳虚。缓解期则表现为本虚标实,湿热瘀血深伏于内,主要为正虚邪恋,脾胃运化失健,本虚多呈脾虚,亦有兼脾阳虚、肾阳虚者。

湿热内蕴,与肠道气血相搏结,气血凝滞,损伤肠络,产生内疡,化为脓血,故腹泻、下利黏液脓血便。肠道传导失司,气机阻滞,腑气不通,故见腹痛,里急后重;脾胃虚弱,脾阳不足,温煦失职,表现为腹部冷痛,受寒即发,遇寒加重。在 UC 病程后期,因久病入络,反复出血,瘀血留着,可出现腹痛固定,腹部生块。脾虚肝乘,肝郁化火,火性上炎,循经犯目,目疾而生。脾主四肢,湿流关节,关节重痛;热伤肠络,血脉相传,皮肤发斑,这些肠外表现的出现皆是病机演变中由里及表、从内形外的表现。

【诊断】

一、辨病

（一）临床表现

溃疡性结肠炎可发生于任何年龄,青壮年期多见,男女性别差异不大,发病高峰年龄为20~49 岁。临床以持续或反复发作的腹泻、黏液脓血便伴腹痛、里急后重为主要表现,病程多在 4~6 周以上。可伴有皮肤黏膜、关节、眼和肝胆等肠外表现。其中皮肤黏膜表现如口腔溃疡、结节性红斑和坏疽性脓皮病;关节损害如外周关节炎、脊柱关节炎等;眼部病变如虹膜炎、巩膜炎、葡萄膜炎等;肝胆疾病如脂肪肝、原发性硬化性胆管炎、胆石症等。黏液脓血便是溃疡性结肠炎的最常见症状。超过 6 周的腹泻病程与多数感染性肠炎鉴别。

（二）实验室及其他检查

1. 常规检查　血常规、血生化、血沉、C 反应蛋白、抗中性粒细胞胞质抗体（ANCA）、抗酿酒酵母菌抗体（ASCA）、大便常规、粪便隐血、大便培养和粪钙防卫蛋白等。

2. 结肠镜检查 病变多从直肠开始，累及结肠及直肠，呈连续性、弥漫性分布，表现为：①黏膜血管纹理模糊、紊乱、充血、水肿、易脆、自发或接触出血及脓性分泌物附着；亦常见黏膜粗糙，呈细颗粒状。②病变明显处可见弥漫性多发糜烂或溃疡。③可见结肠袋囊变浅、变钝或消失，假息肉及桥形黏膜等。内镜下黏膜染色技术能提高内镜对黏膜病变的识别能力，结合内镜放大技术，通过对黏膜上皮和隐窝结构的观察，有助于溃疡性结肠炎的诊断。

3. 黏膜活检组织学检查 建议多段、多点活检。活动期和缓解期具有不同的组织学表现。

（1）活动期

1）固有层黏膜内弥漫性急性或慢性炎症细胞浸润，包括中性粒细胞、淋巴细胞、浆细胞和嗜酸性粒细胞等，尤其是上皮细胞间中性粒细胞浸润及隐窝炎，乃至形成隐窝脓肿；

2）隐窝结构改变：隐窝大小、形态不规则，排列紊乱，杯状细胞减少等；

3）可见黏膜表面糜烂，浅溃疡形成和肉芽组织增生。

（2）缓解期

1）黏膜糜烂或溃疡愈合；

2）固有层黏膜内中性粒细胞减少或消失，慢性炎症细胞浸润减少；

3）隐窝结构改变：隐窝结构改变较活动期加重，如隐窝减少、萎缩，可见帕内特细胞化生（结肠脾曲以远）。

病理诊断应注明活动期或缓解期。如有隐窝上皮异型增生（上皮内瘤变）或癌变，应注明。

4. 钡剂灌肠检查 主要改变为：

（1）黏膜粗乱和/或颗粒样改变；

（2）肠管边缘呈锯齿状或毛刺样，肠壁有多发性小充盈缺损；

（3）肠管短缩、袋囊消失呈铅管样。

5. 手术切除标本病理检查 大体及组织学上符合溃疡性结肠炎的上述特点。

（三）诊断要点

1. 诊断标准 溃疡性结肠炎缺乏诊断的"金标准"，主要结合临床表现、内镜和病理组织学进行综合分析，在排除细菌性痢疾、阿米巴痢疾、慢性血吸虫病、肠结核、艰难梭菌感染等感染性结肠炎及缺血性结肠炎、放射性结肠炎等非感染性结肠炎的基础上，可按下列诊断标准诊断：①具有典型临床表现为临床疑诊。②根据临床表现和结肠镜和/或钡剂灌肠检查具有上述特征时可初步诊断本病。③上述诊断标准，结合黏膜组织活检和/或手术切除标本组织病理学特征时，可以确诊。④初发病例如临床表现、结肠镜及或活检组织学改变不典型者，暂不确诊，继续随访观察。

2. 疾病评估

（1）病变范围：可参照蒙特利尔分类（表4-3-1）。

（2）疾病活动的严重程度：溃疡性结肠炎分为活动期和缓解期，活动期的疾病按严重程度分为轻、中、重。可采用改良的 Truelove-Witts 疾病严重程度分型（表4-3-2）和改良的 Mayo（梅奥）活动指数（表4-3-3）。

表 4-3-1　蒙特利尔 UC 病变范围分类

分型	分布	结肠镜下所见炎症病变累及的最大范围
E1	直肠	局限于直肠,未达乙状结肠
E2	左半结肠	累及左半结肠(脾曲以远)
E3	广泛结肠	广泛病变累及脾曲以近乃至全结肠

表 4-3-2　改良的 Truelove-Witts 疾病严重程度分型

严重程度	排便/(次/d)	便血	脉搏/(次/min)	体温/℃	血红蛋白	血沉/(mm/h)
轻度	<4	轻或无	正常	正常	正常	<20
重度	≥6	重	>90	>37.8	<75% 正常范围	>30

注:中度为介于轻、重度之间。

表 4-3-3　改良的 Mayo 活动指数

项目	计分			
	0 分	1 分	2 分	3 分
腹泻	正常	超过正常 1~2 次/d	超过正常 3~4 次/d	超过正常 5 次/d
便血	未见出血	不到一半时间内出现便中混血	大部分时间内为便中混血	一直存在出血
内镜发现	正常或无活动性病变	轻度病变(红斑、血管纹理减少、轻度易脆)	中度病变(明显红斑、血管纹理缺乏、中度易脆、糜烂)	重度病变(自发性出血、溃疡形成)
医师评估病情	正常	轻度病变	中度病变	重度病变

注:每位受试者作为自身对照,评价排便次数的异常程度;每日出血评分代表 1 天中最严重出血情况;医师总体评价包括 3 项标准:受试者对于腹部不适的回顾、总体幸福感以及其他表现;总分之和 <2 分且无单个分项评分 >1 分为缓解期;3~5 分为轻度活动;6~10 分为中度活动;11~12 分为重度活动。

（3）主要症状及肠黏膜病变程度分级（表 4-3-4）

表 4-3-4　溃疡性结肠炎主要症状及肠黏膜病变程度分级

项目	1 级（+）	2 级（++）	3 级（+++）
腹泻	≤3 次/d	4~5 次/d	≥6 次/d
脓血便	少量脓血	中等量脓血	多量脓血或便新鲜血
腹痛	轻微;隐痛,偶发	中等度,隐痛或胀痛,每日发作数次	重度,剧痛或绞痛;反复发作
里急后重	轻,便后消失	中等,便后略减轻	重,便后不减
充血水肿	轻度	中度	重度
糜烂	无或轻度	中等度,可伴有出血,周边明显红肿	重度,触之有明显出血,周边显著红肿
溃疡	无或散在分布,数量 <3 个,周边轻度红肿	散在分布,数量 >3 个,周边明显红肿	分布多,表面布满脓苔,周边显著红肿

（四）鉴别诊断

1. 急性感染性肠炎　多为各种细菌感染如志贺菌、空肠弯曲菌、沙门菌、产气单孢菌、大肠埃希菌、耶尔森菌感染所引起。常有流行病学特点（如不洁食物史或疫区接触史），急性起病常伴发热和腹痛，具有自限性（病程一般数天至 1 周，不超过 6 周）；抗菌药物治疗有效；粪便检出病原体可确诊。急性发病的初发型 UC 与一些起病较为隐匿的感染性肠炎的鉴别因其在临床症状上较为相似，且感染性肠炎粪便样本病原体的检出率较低，在诊断上存在一定问题。对于诊断存在疑问的，一般不宜诊断为 UC，也不宜使用激素进行治疗，可考虑行内镜和病理学检查以进一步明确诊断。

2. 阿米巴肠炎　有流行病学特征，粪便呈果酱样。病变主要侵犯右侧结肠，也可累及左侧结肠，结肠镜下见溃疡较深、边缘潜行，间以外观正常黏膜，确诊有赖于粪便或组织中找到病原体，非流行区患者血清抗阿米巴抗体阳性有助诊断。高度疑诊病例抗阿米巴治疗有效。

3. 血吸虫病　有疫水接触史，常有肝、脾大。确诊有赖粪便检查见血吸虫卵或孵化毛蚴阳性；急性期结肠镜下直肠乙状结肠见黏膜黄褐色颗粒，活检黏膜压片或组织病理见血吸虫卵。免疫学检查有助鉴别。

4. 克罗恩病　与 UC 相比，克罗恩病（Crohn disease，CD）的临床症状以腹痛、腹泻、体重减轻等多见，其腹泻一般无肉眼血便。CD 结肠镜及 X 线检查病变主要在回肠末段和邻近结肠，且病变呈节段性、跳跃性分布并有其特征改变。尽管两者都可以伴有皮肤黏膜、关节、眼和肝胆等肠外表现，但当发现瘘管、腹腔脓肿、肠狭窄和梗阻、肛周病变（肛周脓肿、肛周瘘管、皮赘、肛裂等）、生长发育迟缓等表现时要重点关注克罗恩病的可能，尤其是对于年轻患者。

但要注意，克罗恩病可表现为病变单纯累及结肠，此时与溃疡性结肠炎鉴别诊断十分重要（鉴别要点见表 4-3-5）。对结肠 IBD 一时难以区分 UC 与 CD 者，即仅有结肠病变，但内镜及活检缺乏 UC 或 CD 的特征，临床可诊断为炎症性肠病分型待定（inflammatory bowel disease unclassified，IBDU）；而未定型结肠炎（indeterminate colitis，IC）指结肠切除术后病理检查仍然无法区分 UC 和 CD。

表 4-3-5　溃疡性结肠炎与克罗恩病鉴别表

鉴别内容	溃疡性结肠炎	克罗恩病
症状	脓血便多见	腹痛多见，少见脓血便
病变分布	病变连续	呈节段性
直肠受累情况	绝大多数受累	少见
肠腔狭窄	少见，可呈中心性狭窄	多见，以偏心性为主
内镜表现	多浅溃疡，黏膜弥漫性充血水肿，呈颗粒状，脆性增加	多纵行溃疡，卵石样外观，病变间黏膜外观正常（非弥漫性）
活检特性	固有膜全层弥漫性炎症、隐窝脓肿、隐窝结构明显异常、杯状细胞减少	呈裂隙样溃疡、非干酪样肉芽肿、黏膜下层淋巴细胞聚集

5. 大肠癌　多见于中年以后，结肠镜或 X 线钡剂灌肠检查对鉴别诊断有价值，活检可

确诊。须注意 UC 也可发生结肠癌变。

6. 肠易激综合征　粪便可有黏液但无脓血,显微镜检查正常,隐血试验阴性。结肠镜检查无器质性病变证据。

7. 其他　肠结核、真菌性肠炎、抗生素相关性肠炎(包括假膜性肠炎)、缺血性结肠炎、放射性肠炎、嗜酸性肠炎、过敏性紫癜、胶原性结肠炎、白塞病、结肠息肉病、结肠憩室炎以及人类免疫缺陷病毒(HIV)感染合并的结肠病变亦应与本病鉴别。还要注意,结肠镜检查发现的直肠轻度炎症改变,如不符合 UC 的其他诊断要点,常为非特异性,应认真寻找病因,观察病情变化。

8. UC 合并艰难梭菌感染　艰难梭菌(*Clostridium difficile*,CD)是产芽孢的革兰氏阳性厌氧杆菌,又称难辨梭菌,其感染可引起腹泻甚至中毒性巨结肠、败血症等严重后果。IBD 是艰难梭菌感染(CDI)的高危因素之一,可增加 CDI 发生的风险,尤其是对于长期应用糖皮质激素与免疫抑制剂可将 UC 患者 CDI 发生的风险提高约 3 倍,单独使用糖皮质激素也可导致 CDI 发生风险呈 2.5 倍的增长。UC 的复发加重与合并 CDI 可能同时或先后出现,甚至可能导致 UC 病死的风险增加 4 倍。但此类患者的临床症状通常仅表现为血便或黏液便,内镜下也难以观察到 CDI 感染标志性的伪膜,故而有时难以与 UC 进行区分。故建议对所有病情加重的 UC 入院患者均行 CDI 相关检测,可采用酶联免疫吸附测定(ELISA)和聚合酶链反应(PCR)为基础的分子检测法来检测粪便中的艰难梭菌毒素。

9. UC 合并 CMV 感染　巨细胞病毒(cytomegalovirus,CMV)感染是一种机会性感染,多见于应用免疫抑制剂治疗的患者,其主要表现为腹泻、便血、腹痛、里急后重并伴有发热、体重下降等,甚至出现中毒性巨结肠、肠坏死。国内研究数据表明,中重度 UC 患者 CMV 感染率可达 26.9%~34.1%。同时因为长期应用糖皮质激素或免疫抑制剂是 CMV 感染的危险因素,故对于使用这些药物的重度 UC 患者,更应特别注意是否合并 CMV 感染。CMV 感染除了可能会掩盖 UC 本身病情,增加患者的病死率及手术风险外,另有研究认为其有可能增加 IBD 患者激素抵抗的概率,影响激素疗效。所以应尽早发现和诊断 UC 合并 CMV 感染。诊断 CMV 结肠炎的金标准是结肠活检组织 HE 染色、免疫组织化学染色发现病毒包涵体,其特异性高,但敏感性较低,可考虑通过免疫组化提高其敏感性;活检的部位应选择基底层、组织边缘及正常黏膜组织。免疫学检查也是临床常用的检测手段,出现 CMV-IgM 抗体阳性、CMV-IgG 抗体由阴转阳或滴度较正常升高 4 倍以上可提示为现症感染,CMV-IgG 抗体持续阳性表示为既往感染。

(五)并发症

1. 中毒性巨结肠(toxic megacolon)　多发生在重度 UC 患者,国外文献报道其在 UC 中的发生率约为 1.0%~2.5%,国内文献报道其发生率约为 0.7%。此时结肠病变广泛而严重,累及肌层与肠肌神经丛,肠壁张力减退,结肠蠕动消失,肠内容物与气体大量积聚,引起急性结肠扩张,一般以横结肠最为严重。常因低钾、钡剂灌肠、使用抗胆碱药物或阿片类制剂而诱发。临床表现为病情急剧恶化,毒血症明显,有脱水与电解质平衡紊乱,出现鼓肠、腹部压痛,肠鸣音消失。血常规示白细胞计数显著升高。腹部 X 线片可见结肠明显扩张,结肠袋消失。本并发症预后差,易引起急性肠穿孔。

2. 结直肠癌(colorectal cancer,CRC)　UC 患者发生 CRC 的风险较正常人可显著

增加约 5%~10%,尤其多见于广泛性结肠炎、幼年起病而病程漫长者。国外有报道起病 20 年和 30 年后癌变率分别为 7.2% 和 16.5%,在 UC 诊断 8~10 年后,癌变风险每年增加 0.5%~1.0%。

3. 其他并发症 主要包括肠穿孔、下消化道大出血等。国内文献报道下消化道大出血在本病发生率约 0.45%;肠穿孔多与中毒性巨结肠有关,发生率约为 0.45%;肠梗阻少见,发生率远低于克罗恩病。

二、辨证

(一)辨证要点

1. 辨轻重缓急 掌握病情的轻重缓急对制订治疗方案和判断预后十分重要,如便下脓血,或纯下鲜血,大便日行 6 次以上,腹痛、腹胀较剧,或伴发热,属急症、重症。大便次数日行 3 次以下,腹痛、腹胀不甚,病情较缓,属于轻症。

2. 辨正邪虚实 虚则补之,实则泻之,不辨虚实易犯虚虚实实之戒。一般而言,活动期症见便下脓血,下利腹痛,里急后重,肛门灼热,舌红,苔黄厚腻,脉弦滑者,多属实证;缓解期便稀泄泻,或夹黏液,肠鸣腹胀,面色萎黄,乏力倦怠,舌边齿痕,苔薄腻,脉沉细或弦细者,多属正虚邪恋。

3. 辨寒热阴阳 热则寒之,寒者热之,临证宜详辨之,如大便白色黏冻,形寒肢冷,或大便清稀,完谷不化,多属寒证;大便赤白黏冻,赤多白少,里急后重,腹痛,或色黄褐而臭,泻下急迫,肛门灼热,多属湿热证;舌红少苔,便下艰涩,血色紫暗凝块,脉细涩,多属热邪伤阴。

4. 辨脏腑气血 便溏泄泻为主者,病多在脾;腹痛肠鸣者,多为脾虚木乘,或为湿阻气滞,不通则痛;久痢久泻者,多脾肾两亏;黏液便为主者,多为脾虚痰湿下注,肺气失调。以便血为主者,病在血分,多属湿热炽盛,动血入络,亦有湿热伤阴,虚火内炽,灼伤肠络者。

5. 辨脓血便、黏液便 一般认为,脓白如冻属寒、脓色黄稠属热;黏液清稀属虚、属寒,色黄黏稠属郁热。白多赤少,为湿重于热,重在治湿、治气;赤多白少,为热重于湿,重在治热、治血。血便是溃疡性结肠炎的主症之一,其辨证因结合病势、病程等综合考虑,血色鲜红多属热,若久病气亏、气不摄血,多血色淡稀;血暗多属瘀,然血瘀的病机亦可有虚实之异:急性期热毒炽盛可入络成瘀,多血色紫暗凝块腥臭;久病脾肾阳虚,运血无力可气虚为瘀或寒凝为瘀,多血色淡暗。

6. 辨腹痛 便前腹痛、便后则缓,肠鸣腹胀,多属脾虚肝旺,病在气分;痛处固定,缠绵反复,多为瘀血入络,病在血分;病久而腹痛隐隐,多属气虚血瘀。

(二)辨证分型

1. 大肠湿热证
主症:①腹泻黏液脓血便;②腹痛;③里急后重。
次症:①肛门灼热;②身热不扬;③口干口苦;④小便短赤。
舌脉:舌质红苔黄腻,脉滑数。

2. 脾虚湿阻证
主症:①大便稀溏,有少量黏液或脓血;②腹部隐痛;③食少纳差。

次症:①腹胀肠鸣;②肢体倦怠;③神疲懒言;④面色萎黄。

舌脉:舌质淡胖或有齿痕,苔白腻,脉细弱或濡缓。

3. 脾肾阳虚证

主症:①久病不愈,大便清稀或伴有完谷不化;②腹痛绵绵,喜温喜按;③腰膝酸软;④形寒肢冷。

次症:①五更泄或黎明前泻;②食少纳差;③少气懒言;④面色㿠白。

舌脉:舌质淡胖或有齿痕,苔白润,脉沉细或尺脉弱。

4. 肝郁脾虚证

主症:①腹痛则泻,泻后痛减;②大便稀溏,或有少许黏液便;③情绪紧张或抑郁恼怒等诱因可致上述症状加重。

次症:①胸闷喜叹息;②嗳气频频;③胸胁胀痛。

舌脉:舌质淡红,苔薄白,脉弦细。

5. 瘀阻肠络证

主症:①腹痛拒按,痛有定处;②泻下不爽;③下利脓血、血色暗红或夹有血块。

次症:①面色晦暗;②腹部有痞块;③胸胁胀痛;④肌肤甲错。

舌脉:舌质暗红,有瘀点瘀斑,脉涩或弦。

6. 寒热错杂证

主症:①腹痛冷痛,喜温喜按;②下痢稀薄,夹有黏冻;③肛门灼热;④口腔溃疡。

次症:①四肢不温;②腹部有灼热感。

舌脉:舌质红苔薄黄,脉沉细。

7. 热毒炽盛证

主症:①发病急骤,暴下脓血或血便;②腹痛拒按;③发热。

次症:①口渴;②腹胀;③小便黄赤。

舌脉:舌质红绛,苔黄腻,脉滑数。

证候诊断:主症 2 项,加次症 1 项及以上,参考舌脉象和理化检查,即可诊断。

辨证说明:证候诊断以就诊当时的证候为准,具备两个证者称为复合证(两个证同等并存,如脾肾阳虚与肝郁脾虚证)或兼证型(一个证为主,另一个证为辅,前者称主证,后者称兼证,如脾虚湿阻兼大肠湿热证)。

【治疗】

一、治疗原则

溃疡性结肠炎的治疗目标是诱导并维持临床缓解、促进黏膜愈合、防止并发症和改善患者生存质量;治疗需根据分级、分期、分段的不同而制定。分级指按疾病的严重度,采用不同的药物和不同治疗方法;分期指疾病分为活动期和缓解期,活动期以诱导缓解临床症状为主要目标,缓解期应继续维持缓解,预防复发;分段治疗指确定病变范围以选择不同给药方法,远段结肠炎可采用局部治疗,广泛性结肠炎或有肠外症状者以系统性治疗为主。其临床治疗方法包括病因治疗与对症治疗、整体治疗与肠道局部治疗、西医药治疗与中医药治疗相结合。

二、西医治疗

（一）活动期治疗

1. 轻度 UC 的处理 可选用氨基水杨酸制剂,如柳氮磺吡啶(SASP)每日 4~6g,分次口服;或用 5-氨基水杨酸(5-ASA),每日 3~4g,分次口服。病变分布于远段结肠者可酌用 SASP 栓剂每次 0.5~1g,每日 2 次;但 SASP 长期应用会出现不同程度的不良反应,常见头痛、头晕、胃肠道不良反应等症状,亦有皮肤过敏反应,男性不育等,但上述不良反应停药后可恢复正常。或用相当剂量的 5-ASA 制剂灌肠。疗效不佳时可用氢化可的松琥珀酸钠盐灌肠液每次 100~200mg,每晚 1 次保留灌肠。

2. 中度 UC 的处理 可用上述剂量氨基水杨酸类制剂治疗。反应不佳者,改口服类固醇皮质激素,常用泼尼松 0.75~1mg/(kg·d),分次口服。对于激素无效、激素依赖或激素抵抗患者,可用免疫抑制剂硫唑嘌呤或 6-巯基嘌呤等。治疗时常会将氨基水杨酸与巯嘌呤类药物合用,但氨基水杨酸有可能会增加巯基嘌呤类药物骨髓抑制的毒性。当激素及上述免疫抑制剂治疗无效时,或激素依赖或不能耐受上述药物治疗时,可考虑使用抗 TNF-α 单抗(英夫利西或阿达木单抗)治疗。

3. 重度 UC 的处理 一般病变范围较广,病情重,发展快,做出诊断后应及时住院治疗,给药剂量要足。

（1）一般治疗:①补液、补充电解质,防治水电解质、酸碱平衡紊乱,特别注意补钾。便血多、血红蛋白过低者适当输红细胞。病情严重者暂禁食,予胃肠外营养。②大便培养排除肠道细菌感染,如有艰难梭菌或巨细胞病毒(CMV)感染则做相应处理。③忌用止泻剂、抗胆碱药物、阿片制剂、NSAID 等避免诱发中毒性巨结肠。④对中毒症状明显考虑合并细菌感染者应静脉使用广谱抗生素。⑤密切监测患者生命体征及腹部体征变化,及早发现和处理并发症。

（2）静脉用激素:为首选治疗。甲泼尼松龙每日 40~60mg,或氢化可的松每日 300~400mg(剂量再大不会增加疗效,剂量不足则会降低疗效)。

（3）转换治疗的判断:在静脉用足量激素治疗 5 天左右仍然无效,则应转换治疗方案。

（4）转换治疗方案选择:①环孢素 2~4mg/(kg·d)静脉滴注,治疗期间检测血药浓度及不良反应,4~7 天内如病情缓解,则改为口服继续治疗一段时间,但不应超过 6 个月,逐渐过渡到硫唑嘌呤类药物维持治疗。最新研究英夫利西或阿达木单抗可作“拯救”治疗。②对环孢素或硫嘌呤等免疫抑制剂治疗无效者应予抗 TNF(肿瘤坏死因子)或维得利珠单抗等治疗,如果治疗失败,应考虑使用不同的生物制剂,如果药物治疗没有达到明确的临床效果,则推荐结肠切除手术治疗。

（二）缓解期的治疗

症状缓解后,应继续维持治疗至少 1 年或长期维持,激素不能作为维持治疗药物,维持治疗药物选择应根据诱导缓解时用药情况而定。

1. 氨基水杨酸制剂 由氨基水杨酸制剂或激素诱导缓解后以氨基水杨酸制剂维持,用原诱导剂缓解剂量的全量或半量。如用 SASP 维持,剂量一般为每日 2~3g,并应补充叶酸。远端结肠炎以美沙拉秦局部用药为主(直肠炎用栓剂每晚 1 次,直肠乙状结肠炎用灌肠剂隔日或数日 1 次),加上口服氨基水杨酸制剂更好。

2. 硫唑嘌呤类药物　用于激素依赖者、氨基水杨酸制剂不耐受者。剂量与诱导缓解时相同。

3. 生物制剂类药物　以抗 TNF 药物缓解后继续抗 TNF 药物维持,对维得利珠单抗有应答的患者,可以使用维得利珠单抗维持缓解治疗。

4. 肠道益生菌　可长期维持治疗,疗效有待进一步研究。

(三) 维持治疗疗程

氨基水杨酸制剂维持治疗的疗程为 3~5 年或更长。对硫唑嘌呤类药物及英夫利西维持治疗的疗程未有共识,视患者具体情况而定。

(四) 外科手术治疗

1. 绝对指征　大出血、穿孔、明确的或高度怀疑癌变。

2. 相对指征　①内科治疗无效的重度 UC,合并中毒性巨结肠内科治疗无效者宜更早进行外科手术干预。②内科治疗疗效不佳和/或药物不良反应明显,已严重影响生存质量者,可考虑外科手术。

三、中医治疗

(一) 辨证分型治疗

1. 大肠湿热证
治则:清热化湿,调气行血。
代表方:芍药汤(《素问病机气宜保命集》)。
常用药:炒芍药、黄芩、黄连、大黄炭、槟榔、当归炭、木香、肉桂。
加减:大便脓血较多者,加白头翁、紫珠、地榆凉血止痢;大便白冻、黏液较多者,加苍术、薏苡仁健脾燥湿;腹痛较甚者,加延胡索、乌药、枳实理气止痛;身热甚者,加葛根、金银花、连翘解毒退热。

2. 脾虚湿阻证
治则:健脾益气,化湿止泻。
代表方:参苓白术散(《太平惠民和剂局方》)。
常用药:人参、茯苓、炒白术、桔梗、山药、白扁豆、莲子肉、砂仁、炒薏苡仁、甘草。
加减:便中伴有脓血者,加败酱草、黄连、广木香;大便夹不消化食物者,加神曲、枳实消食导滞;腹痛畏寒喜暖者,加炮姜;寒甚者,加附子温补脾肾;久泻气陷者,加黄芪、升麻、柴胡升阳举陷。

3. 脾肾阳虚证
治则:健脾温肾,温阳化湿。
代表方:理中汤(《伤寒论》)合四神丸(《证治准绳》)。

常用药:人参、干姜、白术、甘草、补骨脂、肉豆蔻、吴茱萸、五味子、生姜、大枣。

加减:腹痛甚者,加白芍缓急止痛。小腹胀满者,加乌药、小茴香、枳实理气除满;大便滑脱不禁者,加赤石脂、诃子涩肠止泻。

4. 肝郁脾虚证

治则:疏肝理气,健脾和中。

代表方:痛泻要方(《丹溪心法》)合四逆散(《伤寒论》)。

常用药:柴胡、芍药、枳实、陈皮、防风、白术、甘草。

加减:排便不畅、矢气频繁者,加槟榔理气导滞;腹痛隐隐,大便溏薄。倦怠乏力者,加党参、茯苓、炒扁豆健脾化湿;胸胁胀痛者,加青皮、香附疏肝理气;夹有黄白色黏液者,加黄连、木香清肠燥湿。

5. 瘀阻肠络证

治则:活血化瘀,理肠通络。

代表方:少腹逐瘀汤(《医林改错》)。

常用药:当归、赤芍、红花、蒲黄、五灵脂、延胡索、没药、小茴香、乌药、肉桂。

加减:腹满痞胀甚者加枳实、厚朴;肠道多发息肉者加山甲珠(现有以豕甲代替者)、皂角刺;腹痛甚者加三七末(冲)、白芍;晨泄明显者加补骨脂。

6. 寒热错杂证

治则:温中补虚,清热化湿。

代表方:乌梅丸(《伤寒论》)。

常用药:乌梅、黄连、黄柏、肉桂(后下)、细辛、干姜、党参、炒当归、制附片、川椒。

加减:大便伴脓血者,去川椒、细辛,加秦皮、生地榆;腹痛甚者,加徐长卿、延胡索。

7. 热毒炽盛证

治则:清热解毒,凉血止痢。

代表方:白头翁汤(《伤寒论》)。

常用药:白头翁、黄连、黄柏、秦皮。

加减:便下鲜血、舌质红绛者,加紫草、生地榆、生地;高热者加水牛角粉、栀子、金银花;汗出肢冷,脉微细者,参附注射液或生脉注射液静脉滴注。

(二)中成药

1. 清热燥湿类

(1)香连丸:由黄连、木香组成,具有清热燥湿,行气止痛的功效,用于大肠湿热证。口服,水丸每次 3~6g,每日 2~3 次。

(2)虎地肠溶胶囊:由朱砂七、虎杖、白花蛇舌草、北败酱、二色补血草、地榆(炭)、白及、甘草等组成。具有清热、利湿、凉血的功效。用于大肠湿热证。口服,每次 4 粒,每日 3 次,4~6 周为 1 个疗程。

(3)五味苦参肠溶胶囊:清热燥湿,解毒敛疮,凉血止血。用于大肠湿热证。口服,每次 4 粒,每日 3 次,疗程 8 周。

2. 活血化瘀类

(1)结肠宁灌肠剂:由蒲黄、丁香蓼等组成。具有活血化瘀,清肠止泻的功效。用于瘀阻肠络证等。灌肠用,取药膏 5g,溶于 50~80ml 温开水中,放冷至约 37℃时保留灌肠,每天大便后 1 次,4 周为 1 个疗程。

（2）龙血竭片（肠溶衣）：具有活血散瘀,定痛止血,敛疮生肌。用于瘀阻肠络证。口服,每次 4~6 片（0.4g/片）,每日 3 次。

3. 健脾益气类

（1）参苓白术颗粒：健脾,益气。用于体倦乏力,食少便溏。开水冲服,每次 1 袋,每日 3 次。

（2）四君子合剂：益气健脾。用于脾胃气虚,胃纳不佳,食少便溏。口服,每次 15~20ml,每日 3 次,用时摇匀。

4. 平调寒热类

乌梅丸：由乌梅肉、黄连、附子（制）、花椒（去椒目）、细辛、黄柏、干姜、桂枝、人参、当归组成,具有清上温下,寒热并调的功效,用于寒热错杂证。口服,大蜜丸每次 2 丸,每日 1~3 次。

5. 调和肝脾类

固肠止泻丸：由乌梅、黄连、干姜、木香、罂粟壳、延胡索组成。具有调和肝脾、涩肠止痛的功效。用于肝郁脾虚证。口服,浓缩丸每次 4g,每日 3 次。

6. 温补脾肾类

（1）肉蔻四神丸：温中散寒,补脾止泻。用于大便失调,黎明泄泻,肠泻腹痛,不思饮食,面黄体瘦,腰酸腿软。口服,每次 1 袋,每日 2 次。

（2）肠胃宁片：健脾益肾,温中止痛,涩肠止泻。用于脾肾阳虚泄泻日久,大便不调,五更泄泻,时带黏液,伴有腹胀腹痛,胃脘疼痛,小腹坠胀,饮食不佳,属上述证候者。口服,每次 4~5 片,每日 3 次。

（3）固本益肠片：健脾温肾,涩肠止泻。用于脾肾阳虚所致的泄泻,症见腹痛绵绵、大便清稀或有黏液及黏液血便、食少腹胀、腰酸乏力、形寒肢冷、舌淡苔白、脉虚;慢性肠炎见上述证候者。口服,每次 4 片,每日 3 次。

（4）补脾益肠丸：由白芍、白术、补骨脂、赤石脂、当归、党参、防风、干姜、甘草、黄芪、荔枝核、木香、肉桂、砂仁、延胡索等组成,具有补中益气、健脾和胃、涩肠止泻的功效。用于脾肾阳虚证。口服,每次 6g,每日 3 次。

7. 敛疮生肌类

（1）康复新液：通利血脉,养阴生肌。内服:用于瘀血阻滞,胃痛出血,胃、十二指肠溃疡;以及阴虚肺痨,肺结核的辅助治疗。外用:用于金疮、外伤、溃疡、瘘管、烧伤、烫伤、压疮之创面。口服,每次 10ml,每日 3 次,或 50~100ml 保留灌肠,每日 1 次。

（2）锡类散：解毒化腐。保留灌肠,1.5g 加 100ml 生理盐水,每日 1 次。

四、中西医结合治疗

针对 UC 不同时期发病情况,寻找中西医结合治疗的切入点,在诱导临床症状缓解、促进黏膜愈合、改善生活质量、提高临床疗效等方面具有重要意义。当急性发作得到控制后,氨基水杨酸制剂对减少复发均有效,中医药治疗能够明显改善患者的体质,可以逐渐减少甚至停用美沙拉秦制剂。患者不宜长期使用激素,硫唑嘌呤或 6-巯嘌呤等免疫抑制剂可作为激素依赖性患者需减少激素剂量时的配合用药。

1. 轻中度活动期 UC　中医药治疗轻中度 UC 的疗效与美沙拉秦制剂相当,能明显改善患者腹痛、腹泻、黏液脓血便及里急后重等临床症状,诱导临床症状缓解,促进黏膜愈合,提高患者生活质量;中医药能发挥辨证论治的特点,可以进行个体化治疗,能改善控制患者临床症状和提高患者生活质量。

2. 重度 UC　在使用美沙拉秦制剂、激素和免疫抑制剂联合中医药的治疗,能缩短诱导临床症状缓解的时间,减少激素和免疫抑制剂的副作用,在诱导临床症状缓解后能逐步减少上述药物的用量,甚至停用上述药物。

3. 难治性 UC　在使用美沙拉秦制剂、激素和免疫抑制剂或生物制剂的基础上联合中医药的治疗,能诱导临床症状缓解,逐步减少,甚至停用上述药物,避免上述药物的毒副作用。

4. 缓解期 UC　中医药治疗能够明显改善患者的体质,可以逐渐减少甚至停用美沙拉秦制剂;中药的服药频次可以逐步减少,而达到长期的缓解,减少患者的复发率;中药服用可从每日 1 剂减至 2~3 日 1 剂,甚至 1 周 1 剂维持缓解,减少药物的服用量。

5. 强调中西医局部治疗　直肠型溃疡性结肠炎可单独使用中药口服治疗或局部灌肠治疗,如果效果不佳,可加用美沙拉秦栓剂,严重者可局部使用少量激素灌肠治疗;左半结肠型和全结肠型溃疡性结肠炎建议均加用中药灌肠、美沙拉秦栓剂或灌肠液,以求快速诱导临床缓解,提高临床疗效。

6. 重视癌变监测,定期肠镜检测　建议病史超过 6~8 年的 UC 患者行结肠镜检查以确定当前病变的范围;伴有原发性硬化性胆管炎发生结肠癌风险较高,应每年进行肠镜监测;如为直肠型,无需肠镜监测;广泛性结肠炎或左半结肠炎患者,第 8 年起,每 1~2 年(高风险者)或者每 3~4 年(低风险者)行肠镜检查,对 UC 患者进行风险评判,根据不同风险患者,调整治疗方案。

五、名医诊治经验

1. 中国工程院院士董建华教授认为,UC 初期证候属湿热者为多,后期则属虚寒者多,在治疗过程中始终注意要顾护胃气,并创立了"标本虚实论""气血两调论""温清并用论""燥润相济论""通涩结合论"等五论学说。

2. 名老中医徐景藩教授认为,UC 病位涉及肝、脾、肾及大肠,活动期腹痛下利有血,为气滞、热损阴络,或兼有肠腑积滞,按痢证论治,缓解后一般以脾虚肝郁为主,久则及肾,治以抑肝、敛肝,健脾并佐以温肾之法,治血则常以凉血、行瘀类方药(地榆、槐花、侧柏叶、丹皮、仙鹤草、紫草等),抑肝、敛肝健脾常用痛泻要方内加乌梅、木瓜、蝉衣及炙僵蚕等。

3. 国医大师朱良春教授认为,UC 既存在脾气虚弱的一面,又有湿热,故既要补脾敛阴,又要清化湿热,创制仙桔汤(仙鹤草 30g,桔梗 6g,白槿花、炒白术、炒白芍各 9g,广木香 5g,炒槟榔 2g,乌梅炭、甘草各 4g)。

4. 国医大师李振华教授认为,UC 病机主要为脾虚湿阻,以及脾肾不足、肝气乘脾三方面,病位在脾肾二脏,病性以虚为主,温肾健脾是治疗基本原则。

5. 国医大师李佃贵教授提出了 UC 浊毒致病论,认为浊毒既是病理产物,也是致病因素,浊毒内蕴是 UC 病机关键,贯穿疾病发展始终,因此治疗关键在于化浊解毒。据此创制了化浊解毒消痈方,药用白头翁、藿香、佩兰、茵陈、黄连、黄柏、当归、芍药、白花蛇舌草、半枝莲、半边莲、秦皮、苦参、广木香、茯苓等。

六、中医适宜技术

1. 针刺疗法 常用取穴:脾俞、天枢、足三里、大肠俞、气海、关元、太冲、肺俞、神阙、上巨虚、阴陵泉、中脘、丰隆。

2. 灸法 常用取穴:中脘、天枢、关元、脾俞、大肠俞等穴,可采用回旋灸或雀啄灸法。

3. 推拿疗法 背部两侧膀胱经使用推摩法、双手拇指推法治疗,从膈俞高度到大肠俞水平;肾俞、命门等穴使用小鱼际擦法;膈俞、膏肓俞、脾俞、胃俞、大肠俞等穴使用拇指按法。

4. 穴位贴敷疗法 常用穴贴用药:炮附子、细辛、丁香、白芥子、赤芍、生姜等,可根据辨证用药加减。常用穴位:上巨虚、天枢、足三里、命门、关元等穴。

5. 穴位埋线疗法 常用取穴:中脘、足三里、天枢、大肠俞,脾胃虚弱者配脾俞,脾肾阳虚日久者配肾俞、关元、三阴交,脾胃有湿者配阴陵泉。

6. 中药灌肠治疗 中药保留灌肠一般将清热解毒、活血化瘀与敛疮生肌类药物配合应用。清热解毒类:青黛、黄连、黄柏、白头翁、败酱草等。常用灌肠方有锡类散、溃结清(枯矾、赤石脂、炉甘石、青黛、梅花点舌丹)。敛疮生肌类:珍珠、中黄、冰片、琥珀、儿茶等。活血化瘀类:蒲黄、丹参、三七;锡类散(牛黄、青黛、珍珠、冰片、人指甲、象牙屑、壁钱炭)、康复新液(美洲大蠊干燥虫体的乙醇提取物精制而成的一种生物制剂,有效成分为多元醇类和肽类)、青黛散(青黛、黄柏、儿茶、枯矾、珍珠)、复方黄柏涂剂(连翘、黄柏、金银花、蒲公英、蜈蚣)等。临床可将中药复方煎剂或中成药,液体约80ml,每晚灌肠1次。

【预后】

本病呈慢性过程,大部分患者反复发作,轻度及长期缓解者预后较好。重度、有并发症及年龄超过60岁者预后不良,但近年由于治疗水平提高,病死率已明显下降。慢性持续活动或反复发作频繁,预后较差,但如能合理选择药物治疗,亦可望恢复。

病程漫长者癌变危险性增加,应注意随访,推荐对起病8~10年的所有UC患者均应行1次肠镜检查,以确定当前病变的范围。如为E3型,则从此隔年行肠镜复查,达20年后每年行肠镜复查;如为E2型,则从起病15年开始隔年行肠镜复查;如为E1型,无需肠镜监测。合并原发性硬化性胆管炎者发生结肠癌风险较高,从该诊断确立开始每年行肠镜复查。

第八节 克罗恩病

【概述】

克罗恩病(Crohn disease,CD)属炎症性肠病(inflammatory bowel disease,IBD),是一种累及消化道的慢性肉芽肿性炎症性疾病。主要累及青少年,病因尚未阐明。病变肠道呈节段性、透壁性炎症。主要表现为腹痛、腹泻及体重下降,常有发热、疲乏等全身表现,肛周脓肿或瘘管等局部表现,以及关节、皮肤、眼、口腔黏膜等肠外损害。目前缺乏特异性治疗手段,病情迁延不愈,并发症发生率高,严重影响患者的生活质量,是消化系统难治性疾病。

克罗恩病应属于中医的"腹痛""肠痈""泄泻""痢疾"等病证范畴。中医认为本病是由于感受外邪、饮食劳倦、情志内伤、素体虚弱等,导致脾胃受损、运化失司、湿热蕴结肠道、气滞血瘀而成。中医辨证施治与辨病施治相结合,因应疾病的病因、病机遣方用药,整体调理,同时针对性地选用针刺、艾灸、埋线等外治法,方法多样、个体性强,在治疗轻中度克罗恩病上取得了良好疗效。对中重度患者,中西医结合治疗,不仅能有效改善症状,延长缓解期,在降低激素和免疫抑制剂剂量、减轻药物不良反应等方面也有很好的前景。

【流行病学】

1932年美国医师Crohn首次报道了CD。自20世纪中叶起西方国家IBD发病率逐渐增高,至目前为止依然呈上升趋势,北美发病率在(6.3~23.8)/10万人年,患病率为(96.3~318.5)/10万人年。IBD中各地的CD与UC发病率比例不同,欧洲的UC比CD多,澳大利亚的CD比UC多,北美洲的两者比例相似。我国IBD发病率南北方有明显差异,例如,一项社区流行病学调查显示,2012—2013年间黑龙江省大庆市的IBD发病率为1.77/10万,其中UC为1.64/10万,CD为0.13/10万。而同期在广东省中山市的调查结果显示IBD的发病率为3.14/10万,其中UC为2.05/10万,CD为1.09/10万。近年来在我国临床诊疗过程中发现IBD患者有明显增多的趋势,反映我国IBD发病率可能处于一个快速上升的阶段。

虽然各个年龄段均可发病,但CD主要累及青少年,发病高峰年龄是15~30岁。多数研究显示男女发病率没有明显差异,但也有部分研究结果提示男性发病率略多于女性。

【病因病机】

一、西医认识

克罗恩病是一种炎症性肠病,可能影响从口腔至肛门的任何胃肠道部分。症状通常包含:腹痛、腹泻(如果炎症明显会出现出血现象)、发热和体重减轻。其他合并症可能发生于肠胃道之外且包括:贫血、皮疹、关节炎、葡萄膜炎和倦怠。可能会因为感染出现皮疹、坏疽性脓皮病或结节性红斑。肠梗阻也常发生,罹患肠癌的风险更大。

克罗恩病是由环境、免疫和细菌等因素在遗传易感个体上共同作用所引起。它会导致慢性炎症性疾病,其中身体的免疫系统可能针对肠胃道的微生物抗原进行攻击。虽然克罗恩病是一种免疫相关疾病,但它不会以自体免疫疾病的形式表现(免疫系统不被身体本身所触发)。确切的潜在性免疫问题尚未明确;然而它可能是免疫缺陷的状态。整体风险中约有一半和超过70个的基因相关。吸烟者罹患克罗恩病的概率是不吸烟者的两倍。它也时常发生于肠胃炎后。

(一)病因和发病机制

病因未明,与环境、遗传及肠道微生态等多因素相互作用导致肠道异常免疫失衡有关。

1. 环境因素　近几十年来,全球 IBD 的发病率持续增高,这一现象首先出现在经济社会高度发达的北美及欧洲。以往该病在我国少见,近十多年增多明显,已成为消化系统常见病,这一疾病谱的变化,提示环境因素发挥了重要作用。至于哪些环境因素发挥了关键作用,目前尚未明了。

2. 遗传因素　IBD 发病具有遗传倾向。IBD 患者一级亲属发病率显著高于普通人群,单卵双胞胎 CD 发病率显著高于双卵双胞胎。虽然在欧罗巴人种中发现某些基因,如 *NOD2/CARD15*、*IL-23R* 及 *ATG16L1* 等突变与 IBD 发病相关,但目前尚未发现与我国 IBD 发病相关的基因,反映了不同种族、人群遗传背景不同。

3. 肠道微生态　肠道微生态改变与 IBD 发病的关系是目前研究的热门课题,IBD 患者的肠道微生态与正常人不同。有研究显示,IBD 患者的肠道微生物多样性及丰度下降,厚壁菌及拟杆菌丰度减少,肠球菌、大肠埃希菌丰度增多。用转基因或敲除基因方法造成免疫缺陷的 IBD 动物模型必须在肠道微生物存在的前提下才发生炎症反应,抗生素治疗对某些 IBD 患者有效等说明肠道微生物在 IBD 的发生、发展中起重要作用。目前尚不清楚肠道微生态改变是 IBD 发病的启动因素还是疾病的结果,肠道微生物在 IBD 发病中的作用远未被阐明。

4. 免疫失衡　各种因素引起 Th1、Th2 及 Th17 炎症通路激活,炎症因子(如 IL-1、IL-6、IL-8、TNF-α、IL-4)分泌增多,炎症因子/抗炎因子失衡,导致肠道黏膜持续炎症,屏障功能损伤。IBD 的发病机制可概括为:环境因素作用于遗传易感者,在肠道微生物参与下,引起肠道免疫失衡,损伤肠黏膜屏障,导致肠黏膜持续炎症损伤。

(二)病理

1. 大体病理特点　①节段性或者局灶性病变;②融合的纵行线性溃疡;③卵石样外观,瘘管形成;④肠系膜脂肪包绕病灶;⑤肠壁增厚和肠腔狭窄等特征。

2. 光学显微镜下特点　外科手术切除标本诊断 CD 的光学显微镜下特点为:①透壁性炎(transmural inflammation);②聚集性炎症分布,透壁性淋巴细胞增生;③黏膜下层增厚(由于纤维化-纤维肌组织破坏和炎症、水肿造成);④裂隙(裂隙状溃疡,fissuring ulcer);⑤非干酪样肉芽肿(包括淋巴结);⑥肠道神经系统的异常(黏膜下神经纤维增生和神经节炎,肌间神经纤维增生);⑦相对比较正常的上皮-黏液分泌保存(杯状细胞通常正常)。内镜下黏膜活检的诊断:局灶性的慢性炎症、局灶性隐窝结构异常和非干酪样肉芽肿是公认最重要的在结肠内镜活检标本上诊断 CD 的光学显微镜下特点。

二、中医认识

克罗恩病应属于中医的"腹痛""肠痈""肛痈""肛瘘""便血""泄泻""痢疾""肠结""积聚"等病证范畴。中医认为本病初起时以邪实为主,多见湿热、气滞。肝气郁久,气不统血,血流不畅,导致气滞血瘀之证。湿热内蕴日久,阻滞中焦,湿热困于脾,病久迁延可致脾胃虚弱,或脾肾两虚,亦可出现正虚血瘀、虚实夹杂之证候表现。临床多以脾气虚损、久病延及脾肾阳虚为本,肠道湿热、瘀血为标,多虚实相间,寒热错杂。日久脾胃虚弱,气血化源不足,内不能调和于五脏,外不能洒陈于营卫经脉,由虚致损,可成虚劳。本病病位在肠,脾失健运是关键,同时与肝肾关系密切。脾主运化,喜燥恶湿,大小肠为腑,以通降为顺,主传导;肝主疏泄,调节脾运,土虚木贼;肾主命门之火,能暖脾助运,腐熟水谷。故《景岳全书》

曰:"肾虚弱之辈,但犯生冷极易作痢。"《医宗必读·痢疾》曰:"是知在脾者病浅,在肾者病深。肾为胃关,开窍于二阴,未有久痢而肾不损者。"克罗恩病可见属于中医学中的"疮疡"范畴,"疮全赖脾土",此是陈实功在《外科正宗》里提出的思想,对克罗恩病的中医辨证论治有重要的指导意义。文中提出疮疡"得土者昌,失土者亡",脾胃为气血生化之源,气血盛衰关系着疮疡的发生、发展、预后转归,关系着疮疡的起发、破溃、收口及病程的长短。气血充盛时,不仅不容易发生疮疡,而且即便发生,依靠正气收束疮毒作用,使疮疡易于起发、破溃、收口,预后好,病程也短。气血虚弱时,疮疡难以起发、溃破、收口,无力托毒,毒不能随脓出而解,"真气虚而益虚,邪气实而益实",故"疮全赖脾土,调理必要端详",有研究发现 CD 的脾胃虚弱证患者最多,治疗上要重视脾胃。克罗恩病患者多见消瘦,因脾主肌肉,肌肉是否丰满荣润与脾胃密切相关,同时也是脾胃功能盛衰外映的征象之一。临床症状的调查显示,克罗恩病的症状以腹痛、腹泻、消瘦为多,中医认为本病以脾胃为病变中心,脾胃升降反作,清浊相混,清气在下则为飧泄,土虚木乘则为腹痛。"不通"是病机关键,寒、热、湿、食、气、血等阻滞胃肠,耗伤脾胃,不通则痛,日久则变生积聚、肠痈等疾患。

【诊断】

一、辨病

(一)临床表现

本病起病大多隐匿、缓慢,从发病早期症状至确诊有时需数月至数年。病程呈慢性、长短不等的活动期与缓解期交替,迁延不愈。少数急性起病,可表现为急腹症,部分患者可被误诊为急性阑尾炎。腹痛、腹泻和体重下降是本病的主要临床表现。但本病的临床表现复杂多变,与临床类型、病变部位、疾病活动严重性程度及并发症有关。

1. 消化系统表现

(1)腹痛为最常见症状。多位于右下腹或脐周,间歇性发作。体检常有腹部压痛,多在右下腹。出现持续性腹痛和明显压痛提示炎症波及腹膜或腹腔内脓肿形成。

(2)腹泻粪便多为糊状,可有血便,但次数增多及黏液脓血便通常没有 UC 明显。病变涉及下段结肠或肛门直肠者,可有黏液血便及里急后重。

(3)腹部包块见于 10%~20% 患者,由于肠粘连、肠壁增厚、肠系膜淋巴结肿大、内瘘或局部脓肿形成所致。多位于右下腹与脐周。

(4)瘘管形成是 CD 较为常见且较为特异的临床表现,因透壁性炎性病变穿透肠壁全层至肠外组织或器官而成。分内瘘和外瘘,前者可通向其他肠段、肠系膜、膀胱、输尿管、阴道、腹膜后等处,后者通向腹壁或肛周皮肤。肠段之间内瘘形成可致腹泻加重及营养不良。肠瘘通向的组织与器官因粪便污染可继发性感染。外瘘或通向膀胱、阴道的内瘘均可见粪便与气体排出。

(5)肛门周围病变包括肛门周围瘘管、脓肿及肛裂等病变。有时肛周病变可为本病的首发症状。

2. 全身表现 本病全身表现较多且较明显,主要有:①发热与肠道炎症活动及继发感染有关。间歇性低热或中度热常见,少数患者以发热为主要症状,甚至较长时间不明原因发热之后才出现消化道症状。出现高热时应注意合并感染或脓肿形成。②营养障碍由慢性腹泻、食欲减退及慢性消耗等因素所致。主要表现为体重下降,可有贫血、低蛋白血症和维生素缺乏等表现。青春期前发病者常有生长发育迟滞。

3. 肠外表现　本病肠外表现与 UC 的肠外表现相似,但发生率较高,以口腔黏膜溃疡、皮肤结节性红斑、关节炎及眼病为常见。

4. 并发症　肠梗阻最常见,其次是腹腔脓肿,偶可并发急性穿孔或大量便血。炎症迁延不愈者癌变风险增加。

(二)实验室及其他检查

1. 实验室检查

(1)血液检查贫血、血沉加快、血清白蛋白浓度下降及 C 反应蛋白增高提示 CD 处于活动期。周围血白细胞升高常提示合并感染。怀疑合并巨细胞病毒(cytomegalovirus,CMV)感染时,可行血清 CMV IgM 及 DNA 检测。

抗酿酒酵母菌抗体(anti-saccharomyces cerevisiae antibody,ASCA)在 CD 患者中阳性率较高,且对预测不良预后有一定帮助。而抗中性粒细胞胞质抗体(antineutrophil cytoplasmic antibody,ANCA)则在 UC 患者中阳性率较高,有研究认为联合检测 ASCA 及 ANCA 有助于 CD 与 UC 的鉴别诊断,但由于两者的敏感性与特异性对临床诊断的参考价值有限,我国 2018 年版的 IBD 诊治共识意见建议不作为 CD 诊断的常规检查。

(2)粪便检查活动期粪隐血试验可呈阳性。粪钙防卫蛋白增高提示肠黏膜炎症处于活动期。应注意通过粪便病原学检查排除感染性结肠炎。怀疑合并 CD 感染时可通过培养、毒素检测及核苷酸 PCR 等方法证实。

2. 内镜检查

(1)结肠镜检查和黏膜组织活检:应列为 CD 诊断的常规首选检查,结肠镜检查应达末段回肠。早期 CD 内镜下表现为阿弗他溃疡,随着疾病进展,溃疡可逐渐增大加深,彼此融合形成纵行溃疡。CD 病变内镜下多为非连续改变,病变间黏膜可完全正常。其他常见内镜下表现为卵石征、肠壁增厚伴不同程度狭窄、团簇样息肉增生等。

(2)小肠胶囊内镜检查术(small bowel capsule endoscopy,SBCE):对发现小肠黏膜异常相当敏感,主要适用于疑诊 CD 但结肠镜及小肠放射影像学检查阴性者。多项对照研究提示胶囊内镜对小肠 CD 的诊断价值与 CT 或磁共振肠道显像相近。SBCE 对一些轻微病变的诊断缺乏特异性。SBCE 检查阴性,倾向于排除 CD,阳性结果需综合分析并常需进一步检查证实。肠道狭窄者易发生胶囊滞留,检查前应详细询问有无肠狭窄相关症状,必要时先行有关影像学检查排除肠道狭窄。

(3)小肠镜检查:目前我国常用的是气囊辅助式小肠镜。该检查可在直视下观察病变、取活检和进行内镜下治疗,但为侵入性检查,有一定并发症的风险。主要适用于其他检查(如 SBCE 或放射影像学)发现小肠病变,或尽管上述检查阴性而临床高度怀疑小肠病变需进行确认及鉴别者,或已确诊 CD 需要气囊辅助式小肠镜检查以指导或进行治疗者。小肠镜下 CD 病变特征与结肠镜所见相同。

(4)胃镜检查:少部分 CD 病变可累及食管、胃和十二指肠,但一般很少单独累及。原则上胃镜检查应列为 CD 的常规检查，尤其是有上消化道症状、儿童和 IBD 类型待定患者。

3. 影像学检查

（1）CT 或磁共振肠道显像：可反映肠壁的炎症改变、病变分布的部位和范围、狭窄的存在、肠腔外并发症如瘘管形成、腹腔脓肿或蜂窝织炎等，可作为小肠 CD 的常规检查。活动期 CD 典型的 CTE 表现为肠壁明显增厚、肠黏膜明显强化伴有肠壁分层改变，黏膜内环和浆膜外环明显强化，呈"靶征"或"双晕征"；肠系膜血管增多、扩张、扭曲，呈"木梳征"；相应系膜脂肪密度增高、模糊；肠系膜淋巴结肿大等。

MRE（磁共振小肠成像）与 CTE（小肠 CT 造影）对评估小肠炎性病变的精确性相似，MRE 对判别肠道纤维化程度优于 CTE。MRE 检查较费时，设备和技术要求较高，但无放射线暴露之虑，可用于儿童、妊娠妇女及需要反复检查的患者。盆腔 MR 有助于确定肛周病变的位置和范围、了解瘘管类型及其与周围组织的解剖关系。

（2）钡剂灌肠及小肠钡剂造影：钡剂灌肠已被结肠镜检查所代替，但遇到肠腔狭窄无法继续进镜者仍有诊断价值。小肠钡剂造影敏感性低，已被 CTE 或 MRE 代替，但对无条件行 CTE 检查的单位则仍是小肠病变检查的重要技术。该检查对肠狭窄的动态观察可与 CTE/MRE 互补，必要时可两种检查方法同用。X 线所见为多发性、跳跃性病变，病变处见裂隙状溃疡、卵石样改变、假息肉、肠腔狭窄、僵硬，可见瘘管。

（3）经腹肠道超声检查：可显示肠壁病变的部位和范围、肠腔狭窄、肠瘘及脓肿等。CD 主要超声表现为肠壁增厚回声减低，正常肠壁层次结构模糊或消失；受累肠管僵硬，结肠袋消失；透壁炎症时可见周围脂肪层回声增强，即脂肪爬行征；肠壁血流信号较正常增多；内瘘、窦道、脓肿和肠腔狭窄；其他常见表现有炎性息肉、肠系膜淋巴结肿大等。超声造影对于经腹超声判断狭窄部位的炎症活动度有一定价值。由于超声检查方便、无创，患者接纳度好，对 CD 诊断的初筛及治疗后疾病活动度的随访有价值，值得进一步研究。

（三）诊断要点

①具备上述临床表现者可临床疑诊，安排进一步检查；②同时具备上述结肠镜或小肠镜（病变局限在小肠者）特征以及影像学（CTE 或 MRE，无条件者采用小肠钡剂造影）特征者，可临床拟诊；③如再加上活检提示 CD 的特征性改变且能排除肠结核，可做出临床诊断；④如有手术切除标本（包括切除肠段及病变附近淋巴结），可根据标准做出病理确诊；⑤对无病理确诊的初诊病例，随访 6~12 个月，根据对治疗的反应及病情变化判断，符合 CD 自然病程者，可做出临床确诊。如与肠结核混淆不清但倾向于肠结核者，应按肠结核进行诊断性治疗 8~12 周，再行鉴别。

WHO 曾提出 6 个诊断要点的 CD 诊断标准（表 4-3-6），该标准最近再次被世界胃肠组织（World Gastroenterology Organization，WGO）推荐，可供参考：

1. 疾病评估　CD 诊断成立后，需要进行全面的疾病病情和预后的评估并制订治疗方案。

2. 临床类型　推荐按克罗恩病的蒙特利尔分型进行分型（表 4-3-7）。

3. 疾病活动性的严重程度　临床上用克罗恩病活动指数（Crohn disease activity index，CDAI）评估疾病活动性的严重程度并进行疗效评价。Harvey 和 Bradshow 的简化克罗恩病活动指数计算法（表 4-3-8）较为简便。Best 克罗恩病活动指数计算法（表 4-3-9）被广泛应用于临床和科研。

表 4-3-6　世界卫生组织推荐的克罗恩病诊断标准

项目	临床	放射影像学检查	内镜检查	活组织检查	手术标本
① 非连续性或节段性改变		+	+		+
② 卵石样外观或纵行溃疡		+	+		+
③ 全壁性炎性反应改变	+	+			+
④ 非干酪样肉芽肿				+	+
⑤ 裂沟、瘘管	+	+			+
⑥ 肛周病变	+				

注：具有①、②、③者为疑诊；再加上④、⑤、⑥三者之一可确诊；具备第④项者，只要加上①、②、③三者之二，亦可确诊；"+" 代表有此项表现。

表 4-3-7　克罗恩病的蒙特利尔分型

项目	标准	备注	项目	标准	备注
确诊年龄（A）			L3	回结肠	L3+L4①
A1	≤16 岁	–	L4	上消化道	
A2	17~40 岁	–	疾病行为（B）		
A3	>40 岁	–	B1②	非狭窄非穿透	B1p③
病变部位（L）			B2	狭窄	B2p③
L1	回肠末段	L1+L4①	B3	穿透	B3p③
L2	结肠	L2+L4①			

注：①L4 可与 L1、L2、L3 同时存在；②随着时间推移，B1 可发展为 B2 或 B3；③p 为肛周病变，可与 B1、B2、B3 同时存在；"–" 为无此项。

表 4-3-8　简化克罗恩病活动指数计算法

项目	0 分	1 分	2 分	3 分	4 分
一般情况	良好	稍差	差	不良	极差
腹痛	无	轻	中	重	–
腹块	无	可疑	确定	伴触痛	–
腹泻			稀便每日 1 次计 1 分		
伴随疾病①			每种症状计 1 分		

注："–" 为无此项。①伴随疾病包括关节痛、虹膜炎、结节性红斑、坏疽性脓皮病、阿弗他溃疡、裂沟、新瘘管和脓肿等。≤4 分为缓解期，5~7 分为轻度活动期，8~16 分为中度活动期，≥16 分为重度活动期。

表 4-3-9　Best 克罗恩病活动指数计算法

变量	权重	变量	权重
稀便次数（1 周）	2	阿片类止泻药（0、1 分）	30
腹痛程度（1 周总评，0~3 分）	5	腹部包块（可疑 2 分，肯定 5 分）	10
一般情况（1 周总评，0~4 分）	7	血细胞比容降低值（正常①：男 40，女 37）	6
肠外表现与并发症（1 项 1 分）	20	100 ×（1–体重/标准体重）	1

注：①血细胞比容正常值按国人标准。总分为各项分值之和，克罗恩病活动指数 <150 分为缓解期，≥150 分为活动期，其中 150~220 分为轻度，221~450 分为中度，>450 分为重度。

内镜下病变的严重程度及炎症标志物如血清CRP水平亦是疾病活动性评估的重要参考指标。内镜下病变的严重程度可以溃疡的深浅、大小、范围和伴随狭窄情况来评估。精确的评估则采用计分法,如克罗恩病内镜严重程度指数(Crohn disease endoscopic index of severity,CDEIS)或克罗恩病简化内镜评分(simple endoscopic score for Crohn disease,SES-CD),由于耗时,主要用于科研。高水平血清CRP提示疾病活动(要除外合并病原体感染),是指导治疗及疗效随访的重要指标。

(四)鉴别诊断

需与各种肠道感染性或非感染性炎症疾病及肠道肿瘤鉴别。急性发作时须除外阑尾炎,慢性过程中常需与肠结核、肠淋巴瘤及肠白塞病鉴别,病变仅累及结肠者应与UC进行鉴别。

1. 肠结核 肠结核在我国仍然常见,主要累及回盲部,表现为腹痛、腹泻、发热、腹部包块,需与CD鉴别。如果鉴别有困难或不能完全排除肠结核,可先行试验性抗结核治疗3个月,如果是肠结核,临床症状及内镜下肠黏膜溃疡多有明显好转。有时CD患者经抗结核治疗后症状也可能有所减轻,但肠黏膜溃疡通常好转不明显。

根据我国多中心临床研究的结果,下列表现倾向CD诊断:肛周病变(尤其是肛瘘、肛周脓肿),并发瘘管、腹腔脓肿,疑为CD的肠外表现如反复发作口腔溃疡、皮肤结节性红斑等;结肠镜下见典型的纵行溃疡、典型的卵石样外观、病变累及>4个肠段、病变累及直肠肛管。而下列表现则倾向于肠结核诊断:伴活动性肺结核,结核菌素试验强阳性;结肠镜下见典型的环形溃疡,回盲瓣口固定开放;活检见肉芽肿分布在黏膜固有层且数目多、直径大(长径>400μm),特别是有融合,抗酸染色阳性。

2. 肠淋巴瘤 肠淋巴瘤临床表现为非特异性的胃肠道症状,如腹部、腹痛包块、体重下降、肠梗阻、消化道出血等较为多见,发热少见,与CD鉴别有一定困难。如X线检查见一肠段内广泛侵蚀、呈较大的指压痕或充盈缺损,超声或CT检查肠壁明显增厚、腹腔淋巴结肿大,有利于淋巴瘤的诊断。淋巴瘤一般进展较快。小肠镜下活检或必要时手术探查可获病理确诊。

3. 白塞结肠炎(Behet colitis) 白塞结肠炎常表现为右下腹痛,可见右下腹包块及消化道出血表现,常有口腔溃疡,部分患者有外阴生殖器皮肤溃疡,针刺试验可呈阳性。典型内镜下表现为回盲部圆形或类圆形深大溃疡,边界清楚,无炎性息肉增生。组织学不见肉芽肿增生。本病对糖皮质激素治疗反应比较敏感,症状可在短时间内缓解。

4. 溃疡性结肠炎 溃疡性结肠炎根据临床表现、内镜和病理组织学特征不难鉴别。少数患者病变局限于结肠,内镜及活检缺乏UC或CD的特征,暂时无法区分UC或CD,临床可诊断为炎症性肠病分型待定(inflammatory bowel disease unclassified,IBDU);而未定型结肠炎(indeterminate colitis,IC)指结肠切除术后病理检查仍然无法区分UC和CD者。

其他需要鉴别的疾病还有感染性肠炎(如艾滋病相关肠炎、血吸虫病、阿米巴肠病、耶尔森菌感染、空肠弯曲菌感染、艰难梭菌肠炎、巨细胞病毒肠炎等)、缺血性结肠炎、放射性肠炎、药物性(如NSAID)肠病、嗜酸性肠炎、以肠道病变为突出表现的多种风湿性疾病(如系统性红斑狼疮、原发性血管炎等)、憩室炎、转流性肠炎等。

（五）并发症

肠梗阻最常见，其次是腹腔脓肿，偶可并发急性穿孔或大量便血。炎症迁延不愈者癌变风险增加。

二、辨证

（一）辨证要点

1. 辨寒热　腹痛得热痛减，大便清稀，完谷不化为寒证；腹痛得寒痛减，大便黄褐而臭，泻下急迫，肛周脓液稠厚，肛门胀痛灼热为热证。

2. 辨虚实　泻下腹痛，痛势急迫拒按，泻后痛减属实证；病程较长，腹痛隐隐，时作时止，痛时喜温喜按，神疲肢冷，肛周脓液稀薄，肛门隐隐作痛属虚证。

3. 辨气血　腹部积块软而不坚，胀满疼痛为气滞；腹部积块明显，硬痛不移为血瘀。

4. 辨脏腑　少腹疼痛，掣及两胁，多是肝胆病。小腹痛及脐周，多属脾胃、小肠、肾、膀胱。

（二）辨证分型

1. 湿热内蕴证
主症：①大便泻下臭秽或夹鲜血；②腹痛；③肛门灼热肿痛。
次症：①口苦口黏；②小便短赤；③肠鸣；④胃脘痞满；⑤恶心纳呆。
舌脉：舌红苔黄腻，脉弦滑或滑数。

2. 寒湿困脾证
主症：①腹泻，大便清稀如水样；②腹痛，喜温喜按。
次症：①不思饮食；②口淡无味；③面色黄晦；④胃脘痞满；⑤头身困重；⑥呕吐痰涎。
舌脉：舌淡苔白腻，脉濡或缓。

3. 脾肾阳虚证
主症：①腹部隐痛，喜温喜按；②久泻不愈；③肠鸣腹胀。
次症：①呕吐清水；②食欲缺乏；③面色萎黄；④头晕目眩；⑤四肢畏寒；⑥神疲乏力。
舌脉：舌淡苔薄白，脉沉迟。

4. 肝郁脾虚证
主症：①右少腹或脐周胀痛，腹痛即泻，泻后痛减（常因恼怒或精神紧张而发作或加重）；②少腹拘急疼痛；③大便溏薄。
次症：①肠鸣矢气；②胸胁胀满窜痛；③情志抑郁善太息；④急躁易怒；⑤纳呆腹胀；⑥纳呆乏力。
舌脉：舌苔薄白，脉弦。

5. 气滞血瘀证
主症：①腹部积块，固定不移；②腹部胀痛或刺痛；③大便溏泻或为黑便。
次症：①面色晦暗；②形体消瘦；③嗳气纳呆。
舌脉：舌紫暗或有瘀斑，脉细涩。

证候诊断: 主症必备,加次症 2 项及以上,结合舌脉,即可诊断。

【治疗】

一、治疗原则

本病尚无特殊治疗方法。无并发症时,支持疗法和对症治疗十分重要,可缓解有关症状。活动期宜卧床休息,高营养、低渣饮食。严重病例宜暂禁食,纠正水、电解质、酸碱平衡紊乱,采用肠内或肠外营养支持。贫血者可补充维生素 B_{12}、叶酸或输血。低蛋白血症可输白蛋白或血浆。水杨酸柳氮磺吡啶、肾上腺皮质激素或 6-巯基嘌呤等药控制活动期症状有效。解痉、止痛、止泻和控制继发感染等也有助于症状缓解。补充多种维生素、矿物质可促进体内酶类和蛋白质的合成,同时具有保护细胞膜作用。

二、西医治疗

(一) 活动期的治疗

治疗方案的选择建立在对病情全面评估的基础上。开始治疗前应认真检查有无全身或局部感染,特别是使用全身作用激素、免疫抑制剂或生物制剂者。治疗过程中应根据对治疗的反应和对药物的耐受情况随时调整治疗方案。决定治疗方案前应向患者详细解释方案的效益和风险,在与患者充分交流并取得合作之后实施。

1. 一般治疗

(1) 戒烟:吸烟明显降低药物疗效,增加手术率和术后复发率。

(2) 营养支持:CD 患者营养不良常见,注意检测患者的体重和 BMI,铁、钙和维生素(特别是维生素 D、维生素 B_{12})等物质的缺乏,并做相应处理。对重症患者可予营养支持治疗,首选肠内营养,不足时辅以肠外营养。

2. 药物治疗方案的选择

(1) 根据疾病活动严重程度以及对治疗的反应选择治疗方案

1) 轻度活动期 CD 的治疗:原则是控制或减轻症状,尽量减少治疗药物对患者造成的损伤。氨基水杨酸制剂适用于结肠型、回肠型和回结肠型,应用美沙拉秦并需及时评估疗效。病变局限在回肠末端、回盲部或升结肠者,布地奈德疗效优于美沙拉秦。对上述治疗无效的轻度活动期 CD 患者视为中度活动期 CD,按中度活动期 CD 处理。

2) 中度活动期 CD 的治疗:激素是最常用的治疗药物。病变局限于回盲部者,为减少全身作用激素的相关不良反应,可考虑布地奈德,但该药对中度活动期 CD 的疗效不如全身作用激素。激素无效或激素依赖时,加用硫嘌呤类药物或甲氨蝶呤。研究证明,这类免疫抑制剂对诱导活动期 CD 缓解与激素有协同作用,但起效慢(硫唑嘌呤用药 12~16 周后才达到最大疗效),因此其作用主要是在激素诱导症状缓解后,继续维持撤离激素的缓解:①硫唑嘌呤(AZA)和 6-巯嘌呤(6-MP):同为硫嘌呤类药物,两药疗效相似,初始选用 AZA 或 6-MP,主要是用药习惯问题,我国医师使用硫唑嘌呤的经验较多。使用 AZA 出现不良反应的患者换用 6-MP,部分患者可以耐受。②甲氨蝶呤:硫嘌呤类药物治疗无效或不能耐受者,可考虑换用甲氨蝶呤。③生物制剂:抗 TNF-α 单克隆抗体用于激素和上述免疫抑制剂治疗无效或激素依赖者或不能耐受上述药物治疗者。④沙利度胺:已有临床研究证实,沙利度胺对儿童及成人难治性 CD 有效,可用于无条件使用抗 TNF-α 单克隆抗体者。其起始剂量建议每日 75mg 或以上,值得注意的是该药治疗疗效及毒副不良反应作用与剂量相关。⑤其他:如氨基水杨酸制剂对中度活动期 CD 疗效不明确。环丙沙星和甲硝唑仅用于有合并感染者。其他免疫抑制剂、益生菌尚待进一步研究。对有结肠远端病变者,必要时可考虑美沙拉秦局部治疗。

3）重度活动期 CD 的治疗:重度患者病情严重、并发症多、手术率和病死率高,应及早采取积极有效的措施处理。确定是否存在并发症,局部并发症如脓肿或肠梗阻,全身并发症如机会性感染。强调通过细致检查尽早发现并作相应处理。全身作用激素口服或静脉给药,剂量相当于泼尼松 0.75~1mg/(kg·d)。抗 TNF-α 单克隆抗体视情况,可在激素无效时应用,亦可一开始就应用。激素或传统治疗无效者可考虑手术治疗。手术指征和手术时机的掌握应从治疗开始就与外科医师密切配合共同商讨。合并感染者予广谱抗菌药物或环丙沙星和/或甲硝唑。视营养状况和进食情况予肠外或肠内营养支持,必要时输血和输注白蛋白。

4）特殊部位 CD 的治疗:存在广泛性小肠病变(累计长度 >100cm)的活动性 CD,常导致营养不良、小肠细菌过度生长、因小肠多处狭窄而多次手术造成短肠综合征等严重且复杂的情况,因此早期即应予积极治疗,如早期应用抗 TNF-α 单克隆抗体和/或免疫抑制剂(AZA、6-MP、甲氨蝶呤)。营养治疗应作为重要辅助手段。轻度患者可考虑全肠内营养作为一线治疗。食管、胃、十二指肠 CD 独立存在,亦可与其他部位 CD 同时存在。其治疗原则与其他部位 CD 相仿,不同的是:加用 PPI 对改善症状有效,轻度胃十二指肠 CD 可仅予 PPI 治疗;由于该类型 CD 一般预后较差,中重度患者宜早期应用免疫抑制剂,对病情严重者早期考虑予英夫利西单克隆抗体(infliximab, IFX)。

（2）减少缓解期复发:对哪些患者需要早期积极治疗,取决于对患者预后的估计。预测“病情难以控制”的高危因素。所谓“病情难以控制”,一般指患者在短时间内出现复发而需要重复激素治疗或发生激素依赖,或在较短时间内需行肠切除术等预后不良表现。

目前,较为认同的预测“病情难以控制”高危因素包括合并肛周病变、广泛性病变、食管胃十二指肠病变、发病年龄小、首次发病即需要激素治疗等。对于有 2 个或以上高危因素的患者宜在开始治疗时就考虑给予早期积极治疗;从以往治疗经验看,接受过激素治疗而复发频繁(一般指每年复发 >2 次)的患者亦宜考虑给予更积极的治疗。所谓早期积极治疗系指不必经过“升阶治疗”阶段,活动期诱导缓解的治疗初始就予更强的药物。主要包括两种选择,激素联合免疫抑制剂或直接予抗 TNF-α 单克隆抗体,单独应用或与硫唑嘌呤联用。

（二）药物诱导缓解后的维持治疗

应用激素或生物制剂诱导缓解的 CD 患者往往需继续长期使用药物,以维持撤离激素的临床缓解。激素依赖的 CD 是维持治疗的绝对指征。其他情况宜考虑维持治疗,包括重度 CD 药物诱导缓解后、复发频繁 CD、临床上有被视为“病情难以控制”高危因素等。

激素不应用于维持缓解。用于维持缓解的主要药物如下:

1. 氨基水杨酸制剂　适用氨基水杨酸制剂诱导缓解后的维持治疗。氨基水杨酸制剂对激素诱导缓解后维持缓解的疗效不确定。

2. 硫嘌呤类药物或甲氨蝶呤　硫唑嘌呤是激素诱导缓解后用于维持缓解最常用的药

物,能有效维持撤离激素的临床缓解。硫唑嘌呤不能耐受者可考虑换用 6-MP。硫嘌呤类药物治疗无效或不能耐受者,可换用甲氨蝶呤。

免疫抑制剂维持治疗期间复发者,首先应检查服药依从性和药物剂量或浓度是否足够并做相应处理。如免疫抑制剂药物浓度在治疗窗内,可改用抗 TNF-α 单克隆抗体诱导缓解并继以抗 TNF-α 单克隆抗体维持治疗。

3. 抗 TNF-α 单克隆抗体 使用抗 TNF-α 单克隆抗体诱导缓解后最好以抗 TNF-α 单克隆抗体维持治疗。如果没有条件继续使用抗 TNF-α 单克隆抗体,可改用免疫抑制剂维持治疗。

(三)治疗药物的使用方法

1. 氨基水杨酸制剂 包括 SASP、巴柳氮、奥沙拉秦、美沙拉秦。使用方法详见 UC 的治疗部分。

2. 激素 泼尼松 0.75~1mg/(kg·d)(其他类型全身作用激素的剂量按相当于上述泼尼松剂量折算),再增加剂量对提高疗效不会有多大帮助,反而会增加不良反应。达到症状完全缓解开始逐步减量,每周减 5mg,减至每日 20mg 时每周减 2.5mg 至停用,快速减量会导致早期复发。注意药物相关不良反应并做相应处理,宜同时补充钙剂和维生素 D。布地奈德为口服每次 3mg,每日 3 次,一般在 8~12 周临床症状缓解后改为每次 3mg,每日 2 次。延长疗程可提高疗效,但超过 6~9 个月则再无维持作用。该药为局部作用激素,全身不良反应显著少于全身作用激素。

3. 硫嘌呤类药物

(1)硫唑嘌呤:用药剂量和疗程应足够。但该药不良反应常见,且可发生严重不良反应,应在严密监测下应用。合适目标剂量以及治疗过程中的剂量调整:欧洲共识意见推荐的目标剂量为 1.5~2.5mg/(kg·d),有研究认为中国患者剂量在 1.0~1.5mg/(kg·d)亦有效。硫唑嘌呤存在量效关系,剂量不足会影响疗效,增加剂量会增加药物不良反应风险,有条件的单位建议行药物浓度测定指导调整剂量。

(2)6-MP:欧美共识意见推荐的目标剂量为 0.75~1.50mg/(kg·d)。使用方法和注意事项与硫唑嘌呤相同。

4. 甲氨蝶呤 国外推荐,诱导缓解期的甲氨蝶呤剂量为 25mg/周,肌内或皮下注射。12 周达到临床缓解后,可改为 15mg/周,肌内或皮下注射,亦可改口服,但疗效可能降低。疗程可持续 1 年,更长疗程的疗效和安全性目前尚无共识。适合我国患者的剂量和疗程尚无共识。注意监测药物不良反应,早期胃肠道反应常见,叶酸可减轻胃肠道反应,应常规同时使用。每月定期检查全血细胞和肝功能。妊娠为甲氨蝶呤使用禁忌证,用药期间和停药后数月内应避免妊娠。

5. 英夫利西单抗 (infliximab,IFX) 是 TNF-α 抑制剂,目前是治疗 IBD 应用时间最长的生物制剂,使用方法为为 5mg/kg,静脉滴注,在第 0 周、第 2 周、第 6 周给予作为诱导缓解;随后每隔 8 周给予相同剂量行长程维持治疗。使用 IFX 前接受激素治疗时应继续原来治疗,在取得临床完全缓解后将激素逐步减量直至停用。对原先使用免疫抑制剂无效者,无必要继续合用免疫抑制剂;但对 IFX 治疗前未接受过免疫抑制剂治疗者,IFX 与硫唑嘌呤合用可提高撤离激素缓解率和黏膜愈合率。

维持治疗期间复发者,应查找原因,包括药物浓度及抗药抗体浓度检测。如为浓度不足,可增加剂量或缩短给药间隔时间;如为抗体产生而未合用免疫抑制剂者,可加用免疫抑制剂,也可换用其他治疗方案。目前,尚无足够资料提出何时可以停用 IFX。对 IFX 维持治疗达 1 年,维持无激素缓解伴黏膜愈合和 CRP 正常者,可考虑停用 IFX,继以免疫抑制剂维持治疗。对停用 IFX 后复发者,再次使用 IFX 可能仍然有效。

三、中医治疗

(一) 辨证分型治疗

1. 湿热内蕴证

治法:清热化湿,调气行血。

代表方:白头翁汤(《伤寒论》)。

常用药:白头翁、黄连、黄柏、秦皮。

加减:热毒壅盛者加连翘、蒲公英、生地、丹皮,清热凉血解毒;便血严重,黏液较多者加苍术、薏苡仁;腹痛较甚者加延胡索、乌药、枳实理气止痛;腹部坚块,宜加三棱、莪术;身热甚者加葛根。

2. 寒湿困脾证

治法:除湿散寒,理气温中。

代表方:胃苓汤(《丹溪心法》)。

常用药:苍术、陈皮、厚朴、茯苓、猪苓、泽泻、官桂、白术、甘草、生姜、大枣。

加减:腹痛怕凉喜暖者加炮姜温中散寒;下痢赤白黏冻,白多赤少,去泽泻、猪苓,加芍药、当归以活血和营,槟榔、木香、炮姜以散寒调气;久泻不止者加薏苡仁、山药、赤石脂、石榴皮、乌梅、诃子以健脾化湿,涩肠止泻。

3. 脾肾阳虚证

治法:健脾温肾,固涩止泻。

代表方:参苓白术散(《太平惠民和局剂方》)合四神丸(《证治准绳》)。

常用药:白扁豆、白术、茯苓、甘草、桔梗、莲子、人参、砂仁、山药、薏苡仁、肉豆蔻、补骨脂、五味子、吴茱萸、大枣。

加减:腹痛甚加白芍缓急止痛;小腹胀满加乌药、小茴香、枳实理气除满;食欲缺乏,可加山楂、神曲、麦芽等;虚寒盛、腹泻如水样者,可用理中汤加附子、肉桂;大便滑脱不禁加赤石脂、诃子涩肠止泻。

4. 肝郁脾虚证

治法:疏肝理气,健脾和中。

代表方:痛泻要方(《丹溪心法》)合四逆散(《伤寒论》)。

常用药:白术、白芍、陈皮、防风、甘草、枳实、柴胡。

加减:排便不畅,矢气频繁者加槟榔理气导滞;腹痛隐隐,便溏薄,倦怠乏力者加党参、茯苓、炒扁豆健脾化湿;胁胀痛者加香附疏肝理气;有黄白色黏液者加黄连、白花蛇舌草清肠解毒利湿。

5. 气滞血瘀证

治法:活血化瘀,行气消积。

代表方:少腹逐瘀汤(《医林改错》)。

常用药:小茴香、干姜、延胡索、官桂、没药、川芎、炒赤芍、五灵脂、蒲黄、当归。

加减:腹胀甚者加枳实、厚朴;呕吐,加生赭石、半夏、竹茹、生姜等降逆止呕;有包块者加炮山甲(现有以豕甲代替者)、皂角刺,活血消积,软坚散结;痛甚者加三七末(冲)、白芍活血缓急止痛;热甚便秘者,加大黄、厚朴、银花、黄芩、枳实等;寒甚,加附子、大黄。

(二)中成药

1. 清热燥湿类

(1)香连丸:清热燥湿,行气止痛,用于大肠湿热证。口服,水丸每次 3~6g,每日 2~3 次。

(2)虎地肠溶胶囊:清热、利湿、凉血。用于非特异性溃疡性结肠炎、慢性细菌性痢疾湿热蕴结证,症见腹痛,下痢脓血,里急后重。口服,每次 4 粒,每日 3 次,4~6 周为 1 个疗程。

(3)五味苦参肠溶胶囊:清热燥湿,解毒敛疮,凉血止血。用于轻、中度溃疡性结肠炎(活动期)、中医辨证属于湿热内蕴者,症见腹泻、黏液脓血便、腹痛、里急后重、肛门灼热、发热、食少纳呆、口干口苦、大便秽臭、舌苔黄腻、脉滑数。口服,每次 4 粒,每日 3 次,疗程 8 周。

2. 活血化瘀类

龙血竭片(肠溶衣):具有活血散瘀,定痛止血,敛疮生肌。用于瘀阻肠络证。口服,每次 4~6 片(0.4g/片),每日 3 次。

3. 健脾益气类

(1)参苓白术颗粒:健脾,益气。用于体倦乏力,食少便溏。开水冲服,每次 1 袋,每日 3 次。

(2)四君子合剂:益气健脾。用于脾胃气虚,胃纳不佳,食少便溏。口服,每次 15~20ml,每日 3 次,用时摇匀。

4. 平调寒热类

乌梅丸:由乌梅肉、黄连、附子(制)、花椒(去椒目)、细辛、黄柏、干姜、桂枝、人参、当归组成,具有清上温下,寒热并调的功效,用于寒热错杂证。口服,大蜜丸每次 2 丸,每日 1~3 次。

5. 调和肝脾类

固肠止泻丸:调和肝脾,涩肠止痛。用于肝脾不和,泻痢腹痛,慢性非特异性溃疡性结肠炎见上述证候者。口服,浓缩丸每次 4g(36 粒),每日 3 次。

6. 温补脾肾类

(1)肉蔻四神丸:温中散寒,补脾止泻。用于大便失调,黎明泄泻,肠泻腹痛,不思饮食,面黄体瘦,腰酸腿软。口服,每次 1 袋,每日 2 次。

(2)肠胃宁片:健脾益肾,温中止痛,涩肠止泻。用于脾肾阳虚泄泻日久,大便不调,五更泄泻,时带黏液,伴有腹胀腹痛,胃脘疼痛,小腹坠胀,饮食不佳,属上述证候者。口服,每次 4~5 片,每日 3 次。

(3)固本益肠片:健脾温肾,涩肠止泻。用于脾肾阳虚所致的泄泻,症见腹痛绵绵、大便清稀或有黏液及黏液血便、食少腹胀、腰酸乏力、形寒肢冷、舌淡苔白、脉虚;慢性肠炎见上述证候者。口服,每次 4 片,每日 3 次。

7. 敛疮生肌类

康复新液：通利血脉，养阴生肌。内服：用于瘀血阻滞，胃痛出血，胃、十二指肠溃疡；以及阴虚肺痨，肺结核的辅助治疗。外用：用于金疮、外伤、溃疡、瘘管、烧伤、烫伤、压疮之创面。口服，每次 10ml，每日 3 次，或 50~100ml 保留灌肠，每日 1 次。

四、中西医结合治疗

中西医结合治疗 CD 是在西医使用氨基水杨酸、激素、免疫抑制剂或生物制剂等药的基础上，运用中医辨证论治进行整体调整，尤其是 CD 肠腔有溃疡，与外科"痈疡"有相似之处，因此在治疗时可参考外科治疗"痈疡"的方法，采用生肌敛疮方法，配合清热解毒、凉血消痈、托疮排脓等法，对于结肠型或回结肠型，病变涉及左半结肠患者，予中药局部灌肠外治，可加快黏膜修复。常用灌肠中药有：①生肌敛疮类：白及、赤石脂、炉甘石和诃子等；②托疮排化类：黄芪、白芷、桔梗、石菖蒲等；③凉血消痈类：地榆、槐花、败酱草、鱼腥草等；④化瘀止血类：蒲黄、三七、茜草等；⑤清热解毒类：黄连、黄柏、白头翁、秦皮、青黛、败酱草、苦参、金银花、鱼腥草和白蔹等；⑥涩肠止泻类：乌梅、诃子、石榴皮、赤石脂、五倍子等；⑦常用成药：锡类散、养阴生肌散、青黛散等。

针对性选用具有抗炎作用的中药可加快本病的愈合。如徐长卿、金雀根可调节自身免疫，增强泼尼松与硫唑嘌呤作用；白芷对口腔溃疡有特效；青蒿可抑制 Th17 细胞，增强 Treg 细胞反应；马齿苋可明显减轻炎症，促进肠黏膜淋巴细胞凋亡；白及有抑制纤溶酶促凝血，抑制肉芽组织生长的作用；丹参有抑制 TNF-α、IL-1β 及 IL-8，抑制黏附分子，抑制中性粒细胞趋化，抗氧化，抗 TGF-β1 的作用；生地榆有抑制血管通透性，减少渗血、便血的作用；姜黄有抑制Ⅰ型、Ⅲ型胶原及纤维结合蛋白，减少平滑肌细胞沉积的作用，有抗炎、抗自由基抗脂质过氧化，下调 NF-κB 及 IL-12，抑制 TNF-α 等促炎细胞因子，最终抑制 Th1 反应，升高 IL-4，抑制 NO，抑制 TGF-β1 表达，抑制 VEGF 及血管新生，活化 PPAR-γ，抑制 COX-2，有抗肿瘤作用；桃仁、汉防己抗纤维化，桃仁有胶原酶作用，可促进组织胶原的分解；五倍子具有收敛作用，能减轻黏膜水肿。

五、名医诊治经验

1. 国医大师王琦从病因学角度提出"脾胃外感"论治本病，突出强调因外感六淫时邪、疫疠之气或饮食不洁而导致的消化系统疾病，其发病多具有明确外感史。治法：清温并进，凉血解毒。处方以连梅清肠汤：乌梅 20g、黄连 10g、生薏苡仁 20g、淡附子 10g、败酱草 20g、红藤 30g、莪术 20g、金银花 30g、砂仁（后下）3g、白头翁 10g、秦皮 10g、生甘草 10g，14 剂，每日 1 剂，水煎服。

2. 张伯礼院士临证之时，常在中医辨证论治的基础上，结合西医诊疗依据辨病用药，临证思维包括三点：衷中参西，执简驭繁；辨证论治，用药灵活；天人合一，法于自然。处方：藿香 12g，佩兰 12g，白豆蔻 12g，干姜 15g，炮姜 12g，白术 15g，茯苓 20g，草薢 20g，半夏 10g，黄连 10g，红藤 20g，甘草 6g。10 剂，每剂 3 煎，两日 1 剂，分 4 次温服。

3. 李可老中医遵循《黄帝内经》与《伤寒论》，尤其重视固护元阳，认为"阳者阴之主也，阳气充足，则阴气全消，百病不作"，在治疗时善用经方，主张回阳、救阳、扶阳，"但扶真阳，内外二邪皆能治"。李老在用药上简方重剂，大辛大热，善用四逆、理中，重用附、姜、桂。

用人参败毒散进治；太少同病者，麻黄（10g）附子（45g）细辛（45g）法加党参、当归、白芍各45g，炙甘草60g，山药60g，油桂10g，赤石脂45g，吴茱萸30g，黄连10g，鱼鳔12g（研末冲服），木香、枳壳各10g，生姜45g，大枣12枚，核桃6枚（打），黑小豆30g，葱白4寸，红糖30g（化入），鸦胆子仁15g，生山楂30g。

六、中医适宜技术

1. 体针　泄泻取脾俞、中脘、章门、天枢、足三里，腹痛取脾俞、胃脘、足三里、中脘、气海、关元，便血取足三里、三阴交、气海、关元、阴陵泉。

2. 耳针　泄泻取大肠、胃、脾、交感、神门，腹痛取交感、神门、皮质下、胃、脾、小肠，便血者取皮质下、心、肾上腺、肝、脾胃、十二指肠、神门。

3. 穴位埋线　选择双侧天枢、足三里、胃俞透脾俞、中脘透上脘。每隔15~20d交替埋植1次，共埋植1号肠线15次。

4. 穴位注射　胎盘组织液或当归注射液，1ml/穴，隔日1次，10次为1个疗程。

5. 灌肠　采用辨证施治方或单验方，200~300ml，肛管插入深度25~30cm。

【预后】

本病如果治疗不及时或疗效不佳，可出现各种并发症，包括局部和全身并发症。局部并发症为肠出血，虽不常见但慢性肠出血日久可导致贫血。肠管狭窄可导致不同程度的肠梗阻。瘘发生游离性肠穿孔比较少见，以内瘘发生较多。有报道，1/10的CD患者可得到较长期的缓解，3/4的CD患者呈现缓解和恶化交替的慢性病程，1/8的CD患者无缓解过程。因此患者生活质量差，特别是青年期发病者。

第九节　缺血性肠病

【概述】

缺血性肠病（ischemia bowel disease）是由于各种原因导致的肠壁血液灌注不良或回流受阻而不能满足代谢需求所致的肠缺血性疾病，可发生于全结肠，病变呈节段性。缺血性肠病分为急性肠系膜缺血（acute mesenteric ischemia，AMI）、慢性肠系膜缺血（chronic mesenteric ischemia，CMI）和结肠缺血（colonic ischemia，CI），其中CI最多见，常累及结肠脾曲和乙状结肠，约占肠系膜缺血患者的50%。CI早期病变局限于黏膜层和黏膜下层，临床表现为突发性腹痛、便血及腹泻，可伴有恶心、呕吐、纳差，有时可触及腹部假包块，严重者可致肠坏死、穿孔、腹膜炎及感染性休克。CI是下消化道出血的常见原因之一，由于早期临床征象和相关辅助检查缺乏特异性，极易误诊和漏诊。中医古籍中尚无缺血性肠炎的描述，根据临床表现，可将其归属于中医学"腹痛""便血"等范畴。

【流行病学】

CI 在欧美国家常见,发病率为每年(4.5~9.9)/10万人,40岁以上人群达每年44/10万人,该比例随年龄的增长而升高,未成年人发病率极低。我国90%的 CI 患者为老年人(≥60岁),部分研究发现 CI 发病与性别有关,女性患者相对多见,50岁以下 CI 患者男女比例为1:1.8。由于少见和缺乏特异的临床表现、实验室指标和辅助检查手段,临床上缺血性肠病误诊和漏诊率高,文献报道误诊率可高达63.4%。

【病因病机】

一、西医认识

(一)病因和发病机制

急性肠系膜缺血病因有肠系膜上动脉栓塞或血栓形成、肠系膜静脉血栓形成和肠系膜血管非闭塞性缺血,其中以动脉性缺血常见,约占35%。肠系膜上动脉栓子大多源于心脏,患者往往有心脏疾病基础。在一组因急性肠系膜上动脉栓塞致死的尸检病例中,19%有急性心肌梗死,48%有心脏附壁血栓,68%合并心脏血管和肠系膜上动脉栓子。由于肠系膜上动脉从腹主动脉呈锐角斜行发出,其近段为自然解剖狭窄,栓子易进入该段发生急性栓塞。脱水、心排出量减低、血液高凝状态等均为肠系膜血管血栓形成的高危因素。肠系膜血管非闭塞性缺血患者约占50%,与肠壁血流急剧减少有关,其中75%系每搏输出量减少所致。另外,肠管过度扩张也可导致肠缺血,常发生在狭窄近端过度扩张的结肠,同时该肠段内细菌的过度增殖会加速肠坏死的进展。CMI 病因主要是老年人多发的血管闭塞性疾病,如动脉粥样硬化、血管炎、肿瘤放疗后和大动脉炎等。肠系膜上下动脉分支中有2支及以上发生狭窄或闭塞,可引起慢性间歇性或持续性肠血流低灌注,进一步可发展为肠缺血性坏死。另外,对肠道动力和血供产生潜在影响的药物(如避孕药)、手术、心血管基础疾病、糖尿病、慢性便秘、长时间跑步、肠镜检查等也可诱发结肠缺血表现。上述各种原因导致的肠系膜血管病变和血流灌注不足是肠道缺血的主要发病机制。

(二)病理

肠壁缺血缺氧首先累及黏膜层,再依次扩展到黏膜下层、肌层和浆膜层。病理上分为三个阶段。第一阶段:可逆性小肠炎或结肠炎,病变通常局限于黏膜层,以黏膜充血、水肿为主,伴有少量炎性细胞侵入,此阶段如及时恢复血流灌注,受损肠管可自愈。第二阶段:缺血性损伤扩展到黏膜下层和肌层,以黏膜出血、坏死为主,有大量炎性细胞侵入,此阶段恢复血供后缺血肠管损伤可逆,但可导致局部纤维性狭窄,肠壁明显增厚。第三阶段:不可逆肠坏死。病变侵及三层结构,常为透壁性坏死,肠壁明显变薄;镜下可见黏膜上皮细胞、黏膜层腺体大量坏死脱落,肌层充血明显,各层界限不清。

二、中医认识

（一）病因

1. 年老体衰　年老久病,阴精伤耗,阴血不足以至阴虚火旺,迫血妄行而出血。气为血帅,气虚血瘀,瘀血内积,不通则痛,故腹痛。

2. 饮食失宜　暴饮暴食,饮食停滞,或醇酒厚味、嗜食辛辣,滋生湿热,蕴蓄胃肠。湿热壅滞,热毒炽盛,灼伤血络则便血。

3. 感受外邪　外邪侵袭、损伤脉络而引起出血,其中以感受热邪所致者为多。

4. 素体虚弱　久病体虚,脾失健运,气血生化乏源,肠腑脉络失养;或脾气亏虚,无力摄血,甚则由气损及阳,虚寒内生,统血失司。

（二）病机

CI 病位在小肠、大肠,与心、肝、脾关系密切;其病机主要是在上述致病因素影响下,以络脉损伤和肠失所养为主;该病起病急,病初多见实证,病程中可产生湿、热、瘀、毒等病理产物,病久则正气耗伤。

【诊断】

一、辨病

（一）临床表现

以急性发作性左下腹绞痛为首发症状,伴恶心、呕吐和发热。慢性肠道缺血表现为全腹或脐周慢性腹痛,餐后腹痛,有时出现肠梗阻、体质量下降。结肠缺血可表现为坏疽性和非坏疽性结肠炎,两者有不同的临床过程。2/3 以上患者临床表现为突然起病的轻到中度腹部绞痛或腹胀,多位于左下腹,出现伴有鲜血的腹泻,偶有黑便。体征可见左侧腹肌紧张和腹膜刺激征。

（二）实验室及其他检查

1. 实验室检查　血常规白细胞升高,中性粒细胞升高为主。血清肌酸激酶(CK)、乳酸脱氢酶(LDH)、碱性磷酸酶(ALP)、C 反应蛋白(CRP)也可增高。当合并细菌感染时,血降钙素原(PCT)升高。大便常规见大量红、白细胞,隐血阳性。D-二聚体是提示血栓及栓塞的重要指标,D-二聚体 >0.9mg/L 时,评估缺血性肠病的特异性 92%,敏感性 60%,准确性 69%,但其升高程度与病情严重程度的关系仍未明确。

2. 内镜检查　病变呈节段性,非坏疽性缺血性结肠炎早期内镜下显示病变界限清楚,黏膜苍白、充血、水肿、散在斑点状出血以及血管网消失。随着病变加重,黏膜糜烂,出现浅溃疡,严重者黏膜呈灰绿色或黑色,伴假膜形成,继之黏膜脱落、溃疡形成,溃疡呈片状、不规则形,为散在分布,周边黏膜基本正常,病变与正常黏膜间分界清晰。慢性缺血可导致溃疡、肠壁纤维化、肠腔狭窄、黏膜萎缩呈颗粒状,表现类似于克罗恩病。

坏疽型缺血性结肠炎的肠黏膜病变为全壁坏死,形成深大纵行溃疡、脓肿等。病变分为急性期、亚急性期、慢性期。急性期为 72 小时内,局部黏膜充血、易出血、水肿、呈现节段性病变,并间有充血红斑,黏膜下瘀点或散在浅溃疡。一些症状比较重的患者,肠镜下见到局部黏膜明显水肿、隆起、充血、出血,以及肠腔狭窄,呈现肠镜不能通过的假瘤,可能会误诊为结肠癌,因此要注意鉴别诊断。亚急性期发病 3~7 天内,溃疡形成,以纵行的浅溃疡为特点。慢性期时结肠黏膜苍白、萎缩、血管纹理不清,慢性期可出现肠腔狭窄。因临床多见缺血性结肠炎为非坏疽性,其黏膜修复较快,短期内复查病变多可愈合,故怀疑缺血性结肠炎者应尽早于发病 48~72 小时内行结肠镜检查,早期结肠镜检查对确诊是可行而安全的,但在怀疑患者有肠穿孔或腹膜炎、休克征象时,应禁忌结肠镜检查。

3. CT 检查　可见节段性肠壁增厚、靶征样黏膜下水肿、腹水,也可见到局部强化不明显的缺血肠管。肠道感染及肠梗阻时亦可见上述征象。CTA 可显示腹主动脉扭曲、管壁粥样斑块生成及局部肠系膜动脉小分支狭窄变细;亦可见到肠壁内气囊肿或门静脉积气,肠气囊肿表现为肠壁内存在有小气泡或条状积气,此征象常在起病 12~18 小时后出现。CT 诊断肠壁缺血性病变的准确率分别为:血管狭窄 92.11%,肠系膜下动脉狭窄 95.00%,腹主动脉狭窄 83.33%,肠系膜上、下动脉狭窄 91.67%。

4. 超声检查　B 超能显示腹腔动脉、肠系膜上动脉、肠系膜下动脉和肠系膜上静脉的狭窄和闭塞;脉冲多普勒超声能测定血流速度,对血管狭窄有较高的诊断价值。

5. X 线钡剂检查　现为"指压痕"征,是增厚的肠壁黏膜下水肿所致。钡灌肠检查可见受累肠段痉挛、激惹;病变发展后期,可由于黏膜下水肿、皱襞增厚等原因致使肠管僵硬似栅栏样;同时肠腔内钡剂充盈形成扇形边缘。

6. 磁共振成像(MRI)　MRI 可显示肠系膜动、静脉主干及主要分支的解剖,但对判断狭窄程度有一定假阳性率。MRI 对判断血栓的新旧、鉴别可逆性和不可逆性肠缺血有很高的价值。

7. 选择性腹腔动脉造影　被认为是诊断缺血性肠病的金标准,它可以鉴别栓塞与血栓形成,对于发现病变部位和范围有帮助,同时也可为手术治疗及血管内药物灌注治疗提供参考依据。选择性腹腔动脉造影的阳性征象包括动脉血管的弥漫性或其分支节段性痉挛,并可见肠系膜血管的栓子或血栓形成等。

(三)诊断要点

本病暂无明确诊断标准,临床诊断来源于对病因、病史、临床表现、实验室及辅助检查的综合判断。有弥漫性血管病变、血栓高危因素、多种原因造成的血容量不足的老年患者,临床有腹痛、血便、排除其他疾病,应考虑本病。AMI:腹痛明显,症状和体征不符,体征多较轻。腹部 X 线片可见"指压征",CT 检查可见相应血管不显影或腔内充盈缺损。选择性血管造影是诊断的金标准,肠黏膜病理检查以缺血为主。CMI:诊断以临床表现及影像学检查为主。主要症状为腹痛反复发作,病程较长,患者畏食、消瘦,上腹部常可闻及血管杂音。CI:无明显诱因出现腹痛、血便、腹泻及急腹症的老年患者应警惕本病,条件许可应尽早行肠镜检查。

(四)鉴别诊断

1. 溃疡性结肠炎　溃疡性结肠炎为慢性非特异性结直肠炎症性疾病,与缺血性肠病的共同特点是都出现腹痛、便血,肠镜下都可出现黏膜充血、糜烂、浅溃疡形成。不同的是溃疡性结肠炎患病人群多为中青年,发病原因未明,病程较长,反复发作。多表现为腹痛及黏液脓血便,可出现关节、皮肤、眼、口及肝胆等肠外表现。病变部位局限于结直肠,不侵犯小肠。肠镜下表现为病变呈连续性、弥漫性、多发性糜烂或溃疡。病理可见隐窝有急性炎性细胞浸润,可形成隐窝脓肿及杯状细胞减少等。

2. 克罗恩病　克罗恩病与缺血性肠病的共同特点是都可出现腹痛、腹泻等症状,肠镜下可见假息肉,假瘤样改变。不同的是克罗恩病病程漫长,疾病反复,发病原因未明,多表现为反复发作的右下腹或脐周腹痛、腹泻,可伴腹部肿块、梗阻、肠瘘、肛周病变,以及发热、贫血、体质量下降、发育迟缓等全身症状。病变部位可累及全消化道,肠镜下病变呈节段性、跳跃式病变,非对称性的黏膜炎症、纵行溃疡、瘘管、假息肉形成及鹅卵石样改变等。较典型的病理改变有:①非干酪性肉芽肿;②阿弗他溃疡;③裂隙状溃疡;④固有膜慢性炎细胞浸润;⑤底部和黏膜下层淋巴细胞聚集,治疗周期长。

3. 肠结核　有肺结核或淋巴结结核史,多有肠外结核病史或临床表现,部分患者有低热、盗汗、消瘦、乏力等结核中毒症状。病变好发于回盲部,有腹泻,但血便少见。内镜下溃疡浅表、不规则,多为横行或环形。组织病理学检查对鉴别诊断最有价值,肠壁和肠系膜淋巴结内大而致密的、融合的干酪样肉芽肿和抗酸杆菌染色阳性是肠结核的特征。实验室检查 T 细胞斑点试验(T-SPOT)、PPD 试验阳性。亦可作结核菌培养、血清抗体检测或采用结核特异性引物行聚合酶链反应(PCR)检测组织中结核分枝杆菌 DNA。

4. 结直肠癌　两者发病多为中老年人群,都可表现为腹痛、便血、消瘦。缺血性肠病多与高血压、糖尿病等疾病密切相关,肠镜下病灶与正常部位界限分明,表现肠黏膜缺血,血管网消失,溃疡形成,可发现假瘤样变,病理检查可排除结肠癌诊断。结肠癌呈慢性起病,可有排便习惯改变,少数以急性肠梗阻为首发症状,直肠指检可触及肿块,结肠镜检查可发现癌肿,钡剂灌肠检查可表现为充盈缺损,病理检查可资鉴别。

5. 消化性溃疡急性穿孔　有典型的溃疡病史,腹痛突然加剧,腹肌紧张,肝浊音界消失,X 线透视见膈下有游离气体等。

6. 乙状结肠憩室炎　本病多见中年男性,有便秘,或便秘与腹泻交替的临床表现,大多数患者大便无带血。偶有大出血为鲜红色且量多。乙状结肠镜及钡剂灌肠检查证实有憩室。

7. 急性感染性肠炎　各种细菌感染如痢疾杆菌,沙门菌、大肠埃希菌、耶尔森菌、空肠弯曲菌等。急性发作时发热、腹痛较明显,粪便检查可分离出致病菌,抗生素治疗有效,通常在 4 周内治愈。

（五）并发症

1. 肠梗阻　急性缺血性肠炎或坏疽型缺血性结肠炎的早期,病变广泛者因结肠严重的急性缺血,可发生麻痹性肠梗阻。慢性缺血性肠炎或慢性缺血性结肠炎,在慢性炎症过程中因病变部位纤维组织增生和瘢痕形成,使肠腔狭窄而发生不完全性肠梗阻。

2. 休克　缺血性肠病病变严重时,因坏死组织和细菌毒素的大量吸收,微循环血管广泛开放,有效血容量不足,患者可发生低容量性和/或中毒性休克。

3. 肠坏死、穿孔及腹膜炎　肠系膜血管血流下降,血管床呈收缩状态,肠壁组织处于低灌注状态,长时间缺血、缺氧,进而导致肠坏死甚至穿孔和腹膜炎。临床表现以急性腹痛、腹胀、呕吐、腹泻、便血及全身中毒症状为主。

二、辨证

(一)辨证要点

1. 辨病势轻重 腹痛剧烈,便下鲜血较多,或仅便鲜血,或伴发热,或腹痛突然加重,属急症、重症。腹痛绵绵,便血量少,病情较缓,属于轻症。坏疽性者病情较重,非坏疽性者病情相对较轻,预后较好。出现肠坏死、穿孔、腹膜炎及感染性休克者病情多危重。

2. 辨病性寒热虚实 急性期突发腹痛,伴腹胀、腹泻、恶心、呕吐,便下鲜血或暗红血块,里急后重,肛门灼热或坠胀,舌红或淡暗,苔黄或腻,脉弦滑者或紧者,多属实热证或寒证;亚急性期,腹痛便血等症状虽缓解,但肠腑功能未恢复,多虚实夹杂,寒热并见;慢性期腹痛腹胀腹泻缓解,便血量减,色转淡,面色萎黄,乏力倦怠,苔薄或少,脉沉细或弦细者,多属虚证。

3. 辨病位 年老体衰,内生五邪或痰瘀阻络者,可引起肠之络脉损伤致病。肠腑失养致病者,常见于以下情况:因于久泻脱水者,为脾气亏虚;因于心阳不振、血运不畅者,为心阳虚;因于肠腑络脉瘀阻者,多为气滞血瘀;因情绪失调而发者,多肝脾不和。

(二)辨证分型

1. 急性期
(1)热毒炽盛证
主症:①腹痛剧烈;②便血鲜红,气味腥臭。
次症:①恶心呕吐;②口渴引饮;③壮热烦躁,甚则神昏、谵语、抽搐。
舌脉:舌质红绛,舌苔黄燥,脉数。

(2)湿热壅滞证
主症:①腹痛剧烈,腹胀拒按;②大便暗红或鲜红,味腥恶臭。
次症:①恶心呕吐;②肛门灼热,里急后重;③小便短赤。
舌脉:舌质红,苔黄厚燥或腻,脉滑数或弦滑。

(3)阳气暴脱证
主症:①腹痛急起,剧烈拘急,得温痛减,遇寒尤甚;②便血著。
次症:①吐泻剧烈;②四肢厥逆;③但欲寐。
舌脉:舌淡苔白,脉沉细弱。

2. 亚急性期
(1)脾胃虚寒证
主症:①腹痛隐隐,喜按喜温;②大便下血,色暗或黑。
次症:①怯寒肢冷;②饮食减少;③大便溏薄。
舌脉:舌淡苔薄,脉细缓无力。

(2)瘀血内停证
主症:①腹痛如锥如刺,痛势较剧,痛处固定而拒按,腹部拘紧,入夜尤甚;②便血而色暗结块。

次症:①胸胁胀闷,走窜疼痛;②情志不舒。

舌脉:舌质紫暗或有瘀斑,脉细涩。

3. 慢性期

(1) 气阴两伤证

主症:①腹痛隐隐;②大便下血。

次症:①气短乏力;②间有低热,或五心烦热;③骨蒸盗汗;④四肢疲软,劳则乏甚或气喘。

舌脉:舌苔花剥少津,脉濡细或沉细无力。

(2) 心脾两虚证

多见于病程较长,久病不愈的患者。

主症:①病势缓,腹痛绵绵;②反复便血,量少而清。

次症:①神情倦怠,气短懒言;②心悸;③头晕目眩;④食欲缺乏;⑤面色苍白或萎黄;⑥便溏。

舌脉:舌质淡,脉弱。

证候诊断:主症1项,加次症2项及以上,结合舌脉,即可诊断。

【治疗】

一、治疗原则

治疗应以减轻肠道缺血损伤、促进损伤组织修复、缩小组织坏死为目的。其治疗原则为整体治疗与局部治疗、病因治疗与对症治疗、西医治疗与中医治疗相结合的全面、持久的综合治疗。积极治疗动脉粥样硬化、低灌注性心力衰竭、休克及血容量不足等原发病,改善肠系膜血管病变及肠道血液灌注,预防并发症。

二、西医治疗

积极治疗原发病,补充血容量,纠正心律失常及心力衰竭,维持水电解质及酸碱平衡;卧床休息、禁食和肠道外营养;胃肠减压,以降低肠腔内压力,使肠壁内张力减低,促进局部循环恢复;持续低流量吸氧或高压氧治疗,可减轻肠道的缺氧损伤。

(一)药物治疗

1. 一般治疗　积极治疗原发病,补充血容量,纠正心律失常及心力衰竭,维持水、电解质及酸碱平衡;尽量卧床休息、禁食和肠道外营养,以减轻肠道的负担,有利于病变肠段修复;胃肠减压,以降低肠腔内压力,使肠壁内张力减低,促进局部循环恢复;持续低流量吸氧或高压氧治疗,可减轻肠道的缺氧损伤;避免使用避孕药、雌激素、内脏血管收缩剂以及洋地黄,以免加重肠缺血,诱发穿孔。

2. 防治感染　缺血后结肠黏膜损害极易继发感染,病变范围和严重程度一定程度决定了细菌感染的可能。及早、足量给予广谱抗生素,尤其抗革兰氏阴性菌的抗生素,可有利于减轻肠缺血和内毒素血症。常用喹诺酮类和甲硝唑,严重感染者可用三代头孢。

3. 改善微循环 在充分补充血容量的基础上,应用血管扩张药物。可用罂粟碱、硝酸甘油、前列腺素 E、丹参等药物使肠系膜血管扩张,改善微循环异常。通常使用罂粟碱及丹参注射液等:罂粟碱 30mg,肌内注射,8 小时 1 次,必要时 30~60mg 加入 250~500ml 5% 葡萄糖注射液或生理盐水中,每日 1~2 次;和/或丹参注射液 30~60ml 加入 250~500ml 5% 葡萄糖注射液中,每日 1~2 次;前列地尔 10μg,静脉滴注,每日 1 次,疗程 3~7 日,少数患者需 2 周;以后可改为口服血管扩张剂,并可用阿司匹林或抗凝药。低分子右旋糖酐可补充血容量(10% 低分子右旋糖酐 500ml 能扩充血容量 1 250ml 左右),降低血细胞比容,稀释血液,能使红细胞解聚,降低血液黏度,抑制血小板聚集,改善微循环和防止血栓形成。常用右旋糖酐 500ml,每日 1 次,静脉滴注,确有高血凝状态者可用抗凝溶栓药物考虑,但应注意出血加重的可能性。大多数在 48~72 小时症状缓解,14 周结肠病变愈合。

4. 积极治疗心血管系统原发病 停用血管收缩药(肾上腺素、多巴胺等)。

5. 抗氧化和抗氧自由基治疗 自由基清除剂如超氧化歧化酶、乙酰醋酸、维生素 E 均可减少再灌注氧自由基产生,保护肠黏膜。

6. 促进肠道屏障恢复药物应用 谷氨酰胺作为嘌呤和嘧啶合成的氮源,是一种细胞增殖所必需的氨基酸,肠黏膜的快速更新依赖于充足的谷氨酰胺供给。病理情况下,肠黏膜对谷氨酰胺需求增大,而肠道本身储备有限,导致谷氨酰胺相对缺乏状态,从而影响了肠黏膜修复,导致肠黏膜屏障功能不全。给予外源性谷氨酰胺能减轻创伤后肠黏膜损伤,促进黏膜恢复,是保护肠黏膜屏障完整性、防止细菌易位和肠毒素入血以及维持肠免疫功能的重要物质。精氨酸有助于保护肠黏膜完整性,能降低肠源性感染发生率。表皮生长因子能较好地保护肠绒毛,降低细菌易位的发生率。以上药物有望成为缺血性结肠炎的辅助治疗用药。

(二)专科治疗

1. 介入治疗 缺血性肠病介入治疗包括经导管用药改善循环、溶栓、血栓切除、放置支架等。非闭塞性肠缺血患者需尽早经造影导管向动脉内灌注血管扩张剂,配合原发病治疗,效果满意。对于有血栓形成或栓塞的患者可在溶栓时间窗内通过导管给药溶栓,有时可避免手术,用药需监测凝血情况,防止出血。常用介入治疗包括血管造影、动脉插管灌注扩张血管药物、介入性血栓切除、介入性溶栓、支架植入,以及综合治疗。

2. 手术治疗 对于中重度肠系膜上动脉狭窄或闭塞者,需要借助外科手术的方法进行治疗。根据病变的程度和范围选择不同的方法。如非闭塞性肠缺血患者,一旦出现腹膜刺激征,应及时进行手术探查。可经观察肠管色泽、动脉搏动和肠蠕动情况来判断肠管组织活力,对仅局限在某一段的坏死肠管作切除。对于可疑坏死的肠管可暂时保留,经 12~24 小时的药物灌注后,再判断肠管组织活力以决定是否做肠管切除。此外,老年人肠系膜血管阻断的患者,也需考虑剖腹探查术,根据肠管的色泽和血管血运情况采取不同的手术方式(动脉栓子摘除术或肠系膜动脉血管重建术)。需要注意的是:年老体弱合并严重的心脑肺血管疾病及重要脏器的功能障碍不能耐受手术,同时未发现肠坏死迹象者及动脉造影显示主动脉、肠系膜上动脉和腹腔干动脉病变广泛,预计手术效果差者为手术禁忌证。

三、中医治疗

（一）辨证分型治疗

1. 急性期

（1）热毒炽盛证

治法：清热解毒，凉血止血。

代表方：黄连解毒汤（《肘后备急方》）合犀角地黄汤（《备急千金要方》）（犀角已禁用，现多用水牛角代）。

常用药：黄连、黄芩、黄柏、山栀、水牛角、赤芍、生地黄、牡丹皮。

加减：大便不通，加芒硝、大黄清热通腑；气滞腹胀，加枳壳、木香行气消胀；热毒内壅，便血夹脓，加红藤、金银花清热解毒消脓。

（2）湿热壅滞证

治法：清化湿热，凉血止血。

代表方：芍药汤（《素问病机气宜保命集》）。

常用药：白芍、槟榔、大黄、黄芩、黄连、归尾、肉桂、甘草、木香。

加减：便血量多者，加槐花、仙鹤草、侧柏叶收敛止血；胸闷呕恶，舌苔厚腻者，加厚朴、苍术行气燥湿。发热者，加金银花、土茯苓、丹皮、荆芥穗。

（3）阳气暴脱证

治法：温里散寒，回阳救逆。

代表方：参附汤（《重订严氏济生方》）。

常用药：人参、制附子。

加减：若腹中冷痛剧烈，周身疼痛，内外皆寒者，加干姜、桂枝。

2. 亚急性期

（1）脾胃虚寒证

治法：温阳健脾，养血止血。

代表方：黄土汤（《金匮要略》）。

常用药：灶心黄土、甘草、干地黄、白术、炮附子、阿胶、黄芩。

加减：肢冷、便溏可酌加炮姜温阳泻；便血色暗或色黑者加花蕊石、三七化瘀止血；若脾虚及肾，而致脾肾阳虚，见腰膝酸冷，大便溏稀，附子用量加重，加仙茅、淫羊藿、补骨脂温补固涩。

（2）瘀血内停证

治法：活血逐瘀，行气止痛。

代表方：少腹逐瘀汤（《医林改错》）。

常用药：小茴香、干姜、延胡索、没药、当归、川芎、官桂、赤芍、生蒲黄、五灵脂。

加减：便血量多者，加仙鹤草、侧柏叶收敛止血；腹泻频多者，加炒白术、茯苓、薏苡仁。发热者，加黄芩、金银花、栀子。

3. 慢性期

（1）气阴两伤证

治法：益气养阴，兼清余热。

代表方：生脉散（《医学启源》）合清骨散（《证治准绳》）。

常用药：人参、麦冬、五味子、银柴胡、胡黄连、秦艽、鳖甲、地骨皮、青蒿、知母、甘草。

加减：低热或烦热明显，可加丹皮、赤芍清热凉血；大便下血量多，加侧柏叶、紫珠草凉血止血；腹痛隐隐，加芍药缓急止痛。

（2）心脾两虚证

治法：益气摄血。

代表方：归脾汤（《正体类要》）。

常用药：白术、当归、茯苓、黄芪、龙眼肉、远志、酸枣仁、人参、木香、炙甘草。

加减：可酌加阿胶、槐花、白及、仙鹤草，以增强止血作用。

（二）中成药

1. 清热化湿类

（1）胃肠安丸：芳香化浊，理气止痛，健胃导滞。用于湿浊中阻、食滞不化所致的腹泻、纳差、恶心、呕吐、腹胀、腹痛；消化不良、肠炎、痢疾见上述证候者。口服，每次 4 丸，每日 3 次。

（2）肠炎宁片：清热利湿，行气，用于大肠湿热所致的泄泻，症见大便泄泻、腹痛腹胀；急性或慢性胃肠炎、腹泻、小儿消化不良见上述证候者。口服，每次 3~4 片，每日 3~4 次，小儿酌减。

（3）香连化滞丸：清热利湿，行血化滞。用于大肠湿热所致的痢疾，症见大便脓血、里急后重、发热腹痛。口服，大蜜丸每次 2 丸，每日 2 次，或遵医嘱。

（4）苦豆子片：清肠，燥湿。用于急性菌痢、腹泻及急性或慢性肠胃炎属湿热证者。口服，每次 3 片，每日 3 次，儿童酌减或遵医嘱。

2. 清热解毒类

千喜片：清热解毒，消炎止痛，止泻止痢。用于热毒蕴结所致肠炎、结肠炎、细菌性痢疾和鼻窦炎。口服，每次 2~3 片，每日 3~4 次，重症患者首次可服 4~6 片。

3. 活血散瘀类

（1）龙血竭片：活血散瘀，定痛止血，敛疮生肌。用于跌打损伤，瘀血作痛，妇女气血凝滞，外伤出血，脓疮久不收口，以及慢性结肠炎所致的腹痛、腹泻等症。口服，每次 4~6 片（0.4g/片），每日 3 次，或遵医嘱。

（2）结肠宁灌肠液：活血化瘀，清肠止泻。灌肠用，取药膏 5g，溶于 50~80ml 温开水中，放冷至约 37℃时保留灌肠，每天大便后一次，4 周为 1 个疗程。

（3）少腹逐瘀颗粒：活血逐瘀，祛寒止痛。用于血瘀有寒引起的月经不调，小腹胀痛，腰痛，白带。用温黄酒或温开水送服，每次 1 袋（5g），每日 3 次，或遵医嘱。

4. 健脾益气类

（1）参苓白术颗粒：健脾，益气。用于体倦乏力，食少便溏。开水冲服，每次 1 袋，每日 3 次。

（2）四君子合剂：益气健脾。用于脾胃气虚，胃纳不佳，食少便溏。口服，每次 15~20ml，每日 3 次，用时摇匀。

5. 温补脾肾类

（1）肉蔻四神丸：温中散寒，补脾止泻。用于大便失调，黎明泄泻，肠泻腹痛，不思饮食，面黄体瘦，腰酸腿软。口服，每次 1 袋，每日 2 次。

（2）肠胃宁片：健脾益肾，温中止痛，涩肠止泻。用于脾肾阳虚泄泻日久，大便不调，五更泄泻，时带黏液，伴有腹胀腹痛，胃脘疼痛，小腹坠胀，饮食不佳，属上述证候者。口服，每次4~5片，每日3次。

（3）固本益肠片：健脾温肾，涩肠止泻。用于脾肾阳虚所致的泄泻，症见腹痛绵绵、大便清稀或有黏液及黏液血便、食少腹胀、腰酸乏力、形寒肢冷、舌淡苔白、脉虚；慢性肠炎见上述证候者。口服，每次4片，每日3次。

6. 敛疮生肌类

（1）康复新液：通利血脉，养阴生肌。内服：用于瘀血阻滞，胃痛出血，胃、十二指肠溃疡；以及阴虚肺痨，肺结核的辅助治疗。外用：用于金疮、外伤、溃疡、瘘管、烧伤、烫伤、压疮之创面。口服，每次10ml，每日3次，或50~100ml保留灌肠，每日1次。

（2）锡类散：解毒化腐。保留灌肠，1.5g加100ml生理盐水，每日1次。

7. 益气养血类

（1）人参归脾丸：益气补血，健脾养心。用于气血不足，心悸，失眠，食少乏力，面色萎黄，月经量少，色淡。口服，大蜜丸每次1丸，每日2次。

（2）生血丸：补肾健脾，填精养血。用于脾肾虚所致的面黄肌瘦、体倦乏力、眩晕、食少、便溏；放、化疗后全血细胞减少及再生障碍性贫血见上述证候者。口服，每次5g，每日3次，小儿酌减。

四、中西医结合诊治

中西医结合治疗在急性期的治疗，应以西医治疗为主，可适当应用中成药如丹参针剂等改善微循环，防止血栓形成，而且对缺血再灌注损伤也具有明显的改善作用，同时加用云南白药、三七、大黄等止血药，增加临床疗效；亚急性期加用敛疮生肌的药物如儿茶、白及、赤石脂、枯矾、炉甘石、诃子、白蔹和五倍子等促进溃疡愈合；慢性期加用中药益气养阴，活血化瘀之药，如生黄芪、玄参、麦冬、当归、丹参、赤芍和三七等药治疗，促进黏膜增生，恢复肠道功能。

（一）肠黏膜肠镜下望诊

1. 望黏膜面　在疾病急性期，局部黏膜充血、易出血、水肿。黏膜面红肿充血明显，红为热，颜色鲜红，辨为实热，色暗红，辨为虚热。而病久或愈时肠黏膜发白或红白相间。白属水湿，水湿属寒，辨为寒证。

2. 望被苔　被苔镜下常见白、黄、黑三种。白苔属寒；黄苔属以热为主，夹有湿；黑苔为出血所致，多为夹瘀。

3. 望整个肠道变化　如肠道显著红肿充血糜烂，则为热；如黏膜苍白、萎缩、血管纹理不清，则为虚；如有血管显露迂曲，则为血瘀。

（二）具有解痉止痛、改善内环境、保护肠黏膜作用的中药研究

1. 生大黄　具有促进胃肠蠕动、改善肠黏膜血液循环，保护肠黏膜屏障，抗凝、止血等作用。研究还发现生大黄具有降低氧自由基损害，减轻肠道炎症反应的作用。

2. 银杏叶　其有效成分主要是黄酮苷类和银杏内酯等活性物质，经研究表明，其药理

作用主要是调节血管张力,拮抗血小板活化因子(PAF),抑制血小板凝聚,降低血液黏度,增加缺血脏器血流量,改善微循环及血流变,清除自由基,减轻有害物质的损害,保护神经细胞。

3. 黄连　能抗血小板凝聚、保护肠黏膜。黄连所表现出来的药用价值与其所含生物碱密切相关,其中小檗碱是含量最为丰富、最具代表性的化合物黄连成分,可有效抑制血小板的凝聚。小檗碱可激活 PPARγ 通路,使环氧化酶-2(COX-2)的产生减少,亦使存在于血小板内的血栓素 A_2(TXA$_2$)含量减少。小檗碱还可升高血小板 cAMP 的水平,抑制血小板内 Ca^{2+} 升高,抑制环氧化酶活性,抑制 TXA$_2$ 和前列环素 I2 的合成。小檗碱可通过抑制炎症因子 IL-1β,TNF-α 和 NO 的增加,抑制回肠 Toll 样受体 4(TLR4)和 NF-κB 的活化,提高回肠超氧化物歧化酶(SOD)和谷胱甘肽过氧化物酶(GSH-Px)的活性从而减轻脂多糖诱导的肠损伤。

4. 白头翁　实验表明,白头翁其具有抗炎作用。白头翁皂苷 B4 在正常大鼠和溃疡性结肠炎大鼠体内组织分布情况,发现白头翁皂苷 B4 在大鼠体内存在广泛分布与代谢,溃疡性结肠炎大鼠对白头翁皂苷 B4 的吸收和生物利用度均优于正常组,溃疡性结肠炎的病理状态可导致白头翁汤中白头翁皂苷 B4 的吸收增强。此外还有研究表明,白头翁提取物对大肠埃希菌、无色杆菌、铜绿假单胞菌和肺炎克雷伯菌有抑制作用。

5. 丹参　丹参具有抗血栓的作用。丹参酮ⅡA 能降低血液黏度,抑制凝血酶活化和加速纤维蛋白降解;丹酚酸可以减少血小板激活和动脉血栓的形成。实验发现丹参具备抑制血小板的作用,能够抑制前列腺素类物质的产生,使血液中的红细胞数量保持稳定,从而帮助心脑血管疾病患者得到更多的氧气供应;丹参所包含的成分能够帮助血红蛋白发挥更大的作用,达到更好的抗血栓效果。

(三) 对解痉止痛、改善内环境的中药复方研究

1. 黄连解毒汤　清热解毒。实验证明,该方具有抗炎、抗菌、改善肠壁通透性的效果,可从根本上改善胃肠道的内环境。日本对于黄连解毒汤的研究较多,经日本方面的临床试验证实,该方剂能够有效减少血中过氧化脂质,降低血液黏度,促进末梢血管的收缩反应,增加缺血组织的血流量,改善缺血部位供血情况、并对血小板的凝聚起到有效抑制作用。

2. 白头翁汤　清热解毒,凉血止痢。白头翁汤首载于《伤寒论》,由白头翁、黄连、黄柏、秦皮组成。全方以白头翁为君药,秦皮为臣药,佐以黄连、黄柏,主要治疗热毒痢疾。后世医家多将此方用作治疗湿热下利的基础方。近年来,众多学者对本方的化学成分、药理作用进行了较深入的研究,发现其可抗炎、抗菌、调节免疫、抗肿瘤。

3. 大承气汤　大承气汤为峻下之剂,研究表明大承气汤有以下作用:①兴奋肠管,加强胃肠道推进功能,增加肠容积和肠套叠还纳;②增加胃肠局部血流量,提高动脉血氧分压,减轻应激反应,促进胃动素、血管活性肠肽、P 物质的释放,增强肠管平滑肌细胞的电兴奋性,促进胃肠功能恢复;③抑菌、抗炎和解毒,有效防治肠道菌群移位,降低毛细血管通透性,减少炎性渗出,抑制炎症的扩散,降低内毒素所致的发热等药理作用。

4. 芍药甘草汤　现代研究表明本方具有明显的解痉、镇痛、镇静、镇咳、平喘、抗炎、抗溃疡等作用。芍药甘草汤具有很好的抗炎、镇痛作用,对深部平滑肌脏器如胃肠、胆囊、膀

胱、输尿管、子宫及血管痉挛均有很好的双向调节作用。芍药甘草汤加徐长卿、延胡索、威灵仙制成缓急止痛合剂治疗急性腹痛,总有效率达 93.3%,显效及有效病例止痛时间为 3~25 分钟,平均 10 分钟,止痛效果明显优于消旋山莨菪碱片,且无消旋山莨菪碱常见的口干、心慌、面色潮红等副作用。

五、名医诊治经验

1. 李柏年教授认为肛肠病多与风、寒、燥、湿、瘀等病理因素关系密切,尤以风邪为主,常兼夹为患。"风中肠腑"是导致肛肠病的重要病机,故其临床善以风药治疗肛肠病,盖风药流行肺气,拨转中焦枢纽;疏风行气,清化肠道壅热;宣化胜湿,风行湿浊自除;疏风润燥,增济肠道河川。故临床上治疗肛肠病时,李老常以"风药"治之。"风药"一词见于张元素《医学启源》:"羌活,气微温,味甘苦,治肢节疼痛,手足太阳经风药也。"李东垣指出,荆芥、柴胡、防风、升麻、葛根、独活等这类均为"风生升"之药。李老认为此类"风药"多属辛温之品,味薄而气轻,具有流行肺气、疏风行气、宣化胜湿、疏风润燥等效,如此大肠传导如常,则痛得以解、血得以止、泄得以停。

2. 胡珂认为缺血性肠病中慢性肠系膜缺血属于慢性肠病范畴,肝脾不和是慢性肠病的主要病机。肝脾两脏密切相关,生理上相互为用,病理上彼此影响。脾主运化,又主升清,为后天之本,脾运水谷精微,化生阴血,滋养肝体;肝主疏泄,助脾健运,体阴用阳,主藏血,为将军之官。慢性肠病的发生主要责之于肝脾不和。患者或因饮食不节,恣食肥甘酒醴、辛辣炙煿、生冷瓜果,损伤脾胃,日久导致脾虚失运;或因情志伤肝,肝失柔和,气机疏泄失职,郁勃之气亢旺横逆,脾土受伐,而运化失职。脾失健运,水谷不化,酿生湿浊,混杂而下,发为泄泻。肝木乖戾亢逆,克犯脾土,脾络不利,气血不和则腹痛。脾气虚弱,肝气更易乘势凌侮;脾失运化、升清之职,阴血化生无源,肝体少得涵养,肝用益加亢旺。另一方面,脾不运湿,湿困脾土,致木郁土中,也影响肝气之条达舒畅。其认为腹痛泄泻为慢性肠病的辨证眼目,而泻肝理脾乃慢性肠病的重要治法,因此常以当归芍药散治之,并且根据临床症状进行加减,肝旺甚者加乌梅 20~30g 柔肝泻肝,肝风乘扰者加白蒺藜、钩藤平肝息风;脾虚盛者加党参益气健脾;溃结者加黄芪、制乳没益气活血,托疮生肌;脾虚寒者,加干姜温脾散寒,振奋中州;水饮内停者加大茯苓用量至 30g 利水化饮;湿浊阻滞者加苍术、厚朴苦燥化湿;湿郁化热者加败酱草、黄连,或白头翁清化肠腑湿热;肝气郁结,胁肋满闷者加柴胡、枳壳、炙甘草成四逆散疏肝理气;便血者,加地榆、槐花。

3. 国医大师路志正认为,因腹痛为缺血性肠病主要临床表现之一,故可归属于中医"腹痛病"范畴,从腹痛进行论治。腹痛作为临床常见症状,辨治规律复杂多变,虽然某些特定性状的腹痛可以作为特异症,"但见一证便是",为立法处方指明方向,但腹痛更多是疾病因机证势的共同结果,因此治疗宜阴阳有纪,脏腑有序,脉络有度,方能取效。辨证时需参经络,定病位、别浅深、合四诊,辨虚实。在治疗腹痛时,路老常以温振中阳,培土疏木法治之。路老指出腹痛温补其要三:首先是脾肾同求。以真阳温化脾土,则腹温而不寒,多选择八味丸,或加补骨脂、益智仁、山萸肉、菟丝子、鹿角胶等。其次是刚柔中正。脾性柔和,温养升散为其用,清凉濡润为其性,选药不能一味温补,须注意甘淡濡润,如参苓白术丸等,也可以山药、莲子肉、粳米等加减。路老强调滋脾之品,汁液富,有增加胃肠蠕动之虞,使用要注意炮制方法,如桂白芍、炒麦冬、炒山药等。再次是重视升发。路老常以升麻、柴胡、桔梗升提为主,陈皮、木香横行为次,尤其喜用苍术、白术,以为对药,取温中补虚,化湿升阳,有散有收。除此之外,路老亦强调治病当谨守病机,不可拘泥,故治疗时亦常用通泄法、祛寒法、理血法缓急止痛。

六、中医适宜技术

根据不同症状、证型选择相应的腧穴进行针灸治疗。治疗的针灸常用取穴有:足三里、合谷、中脘、天枢、气海、内关、足三里、曲泉、阴陵泉、内庭、公孙等。根据不同兼证配穴:①兼脾胃虚弱证,配伍胃俞、脾俞;②兼有瘀血内停,配伍阿是穴、膈俞;③兼肝郁气滞,多配伍期门、太冲;④兼痰湿壅滞证,多配伍胃俞、脾俞、内关、阴陵泉、肝俞。

【预后】

预后取决于病变的程度、部位和合并症。一过性、自限性的缺血常侵及黏膜和黏膜下层,预后良好。伴有透壁性梗死的爆发性缺血预后差,可进展至坏死和死亡。85% 的缺血性结肠炎患者经保守治疗,病情多迅速改善,2 周内完全缓解,但是仍有少部分患者出现腹膜炎或临床表现恶化,需行急诊手术治疗。当需要手术治疗时,死亡率增加;死亡率与缺血的严重程度、坏疽或结肠穿孔及其他并发症有关。CI 治愈后复发率低。缺血性结肠炎患者应积极控制高血压、高脂血症等基础病,必要时定期检测血脂、血液流变学等,如有腹痛腹胀等不适,及时就诊。

第十节　肠易激综合征

【概述】

肠易激综合征(irritable bowel syndrome,IBS)以腹痛、腹胀或腹部不适为主要症状,与排便相关或伴随排便习惯如频率和/或粪便性状改变,通过临床常规检查,尚无法发现能解释这些症状的器质性疾病。典型的排便习惯改变可表现为便秘、腹泻或便秘与腹泻交替,同时可出现腹胀/腹部膨胀等症状。根据患者排便异常时的主要粪便性状,将 IBS 分为腹泻型肠易激综合征(irritable bowel syndrome with predominant diarrhea,IBS-D)、便秘型肠易激综合征(irritable bowel syndrome with predominant constipation,IBS-C)、混合型肠易激综合征(irritable bowel syndrome with mixed bowel habits,IBS-M)和未定型肠易激综合征(irritable bowel syndrome unclassified,IBS-U)4 种亚型。

根据 IBS 主要临床表现,中医病名可归属于"泄泻""便秘""腹痛"范畴。以大便粪质清稀为主症者,应属于"泄泻"范畴;以排便困难、粪便干结为主症者,应属于"便秘"范畴;以腹痛、腹部不适为主症者,应属于"腹痛"范畴。

【流行病学】

由于调查人群、IBS 的定义标准、调查方法的不同,不同国家之间 IBS 的患病率和发病率亦随之不同。在一篇纳入了 80 项研究总计 260 960 例受调查者的荟萃分析中,IBS 的患病率为 11.2%(95%*CI* 9.8%~12.8%)。在两项分别为期 10 年、12 年的独立纵向人口研究中发现,人群中发生 IBS 症状的比例分别为 15% 和 16.2%,以此计算出 IBS 的发病率分别为 1.5% 和 1.35%。女性 IBS 患病率略高于男性;IBS 在各年龄段人群中均有发病,但以中青年(年龄为 18~59 岁)更为常见,老年人(年龄≥60 岁)的 IBS 患病率有所下降。近期罗马基金会开展的全球性调查研究发现,经互联网调查符合罗马Ⅲ和罗马Ⅳ标准的中国人群 IBS 患病率分别为 7.4% 和 2.3%,而经入户调查符合罗马Ⅲ和罗马Ⅳ标准的中国人群 IBS 患病率分别为 3.8% 和 1.4%。目前尚缺乏充分的研究数据来评价社会经济状况对 IBS 症状发展的影响。

【病因病机】

一、西医认识

IBS 是具有复杂病理生理机制的多因素疾病,既存在可增加 IBS 易感性的因素,也存在与症状产生和发作相关的因素。目前一致认为是这些因素引起“脑-肠轴”失调,相应地导致不同的病理生理改变,从而可能产生一些 IBS 症状。增加 IBS 患病风险的因素包括遗传、环境与社会心理因素;可引发或加重 IBS 症状的因素有胃肠炎、食物不耐受、慢性应激和外科手术等。由此引起的病理生理机制包括胃肠动力改变、内脏高敏感性、肠道通透性增加、免疫激活和肠道微生态改变。不同病因可引起不同的 IBS 症状群,而在不同亚型,病因也可能不同。

(一)遗传因素

IBS 更易在家族中聚集出现。与无亲属关系的对照组相比,患者亲属关系组更容易出现 IBS 症状。然而,目前开展的相关研究中基于基因研究的理论尚不十分充分。

(二)生活应激事件

越来越多的证据显示,童年或成年时期经历的慢性持续的应激因子与 IBS 发病或症状发作相关联。研究发现早年负性生活事件会增加 IBS 的患病风险,道格拉斯指出患有功能性胃肠病(包括 IBS)的患者可能发生过更严重的虐待。根据动物研究和人体研究,早期负性生活事件可通过增加内脏敏感性、肠道通透性、结肠动力和对应激的反应性进而增加 IBS 的患病风险。王晓英等人发现严寒地区部队 IBS 发病率为 16.5%,高于国内部分研究,其原因可能与地区环境条件艰苦、训练强度高等有关。

(三)胃肠运动障碍

很长时间以来,IBS 被认为是一种胃肠动力障碍性疾病,却很难用一种动力模式来定义 IBS。尽管动力加快会导致腹泻,动力减慢会导致便秘,肠道“痉挛”引起腹痛,但很难将特定动力检测结果与 IBS 关键症状联系起来,特别是腹痛。目前仍未发现 IBS 特定的结肠运动模式,但已发现非便秘型 IBS 患者中高幅蠕动收缩和结肠推进性运动的频率增加,而去高幅蠕动收缩的出现与疼痛发生有一定关联。更多的研究结果趋于一致,发现 IBS 患者相对健康志愿者有放大和延迟的餐后结肠运动反应。最近一项大型研究显示 IBS 患者与对照组相比，存在异常结肠张力反应，但这与排便习惯无关，而与直肠高敏感有关。

（四）内脏高敏感与外周、中枢的感觉处理异常

研究发现 IBS 存在内脏敏感性增高，即内脏高敏感，这可能是由于内脏传入通路敏感性增加和/或内脏传入信号中枢放大所致。引起痛觉过敏和警觉过度的多种因素都会增加 IBS 中的内脏感觉。

IBS 内脏感觉会受性别、排便习惯、认知和情绪因素的影响。8%~60% 的 IBS 患者存在内脏高敏感或痛觉过敏。

外周机制如一过性消化道炎症可能提高内脏敏感性。炎症介质的释放可通过初级传入感觉神经兴奋性增加而引起外周致敏。动物模型研究表明，急性炎症会改变神经化学物质编码和肌间神经丛、黏膜下神经的神经分布，这一改变与对刺激敏感性增加有关。近期研究发现，IBS 患者直肠活检中的辣椒素受体 1（transient receptor potential vanilloid 1，TRPV1）阳性神经元数量增加，肠神经系统神经元标志 PGP9.5 染色增加、脑源性神经营养因子增加，并且这些测量结果与疼痛严重程度相关。

自主神经功能和下丘脑-垂体-肾上腺轴（HPAA）功能：与健康受试者相比，某些 IBS 患者亚群存在交感神经张力升高和/或迷走神经张力减低等自主神经系统（autonomic nervous system，ANS）失衡情况，这种现象也可见于慢性应激状态。IBS 患者 ANS 张力变化可见于静息状态或刺激后，后者包括进餐、直肠-乙状结肠扩张、乙状结肠镜检查以及心理应激期间。影响 ANS 张力（特别是使交感神经张力增高和迷走神经张力下降）的因素有男性、IBS 排便习惯、严重伴随疾病、焦虑抑郁病史。

促肾上腺皮质激素释放因子（CRF）-HPAA 系统、ANS 及免疫系统参与了生理和心理应激后的神经生物整合应答。有研究提示，在 IBS 患者中，中枢和外周 CRF 信号通路激活后会发生胃肠道动力改变、通透性变化以及应激引起的内脏痛觉过敏。尽管结果不尽相同，但有研究发现 IBS 患者存在 HPAA 功能紊乱的证据。有更多研究显示，与健康对照组相比，IBS 患者的皮质醇基础水平升高，对躯体和内脏疼痛刺激、心理应激或激素激发试验的反应增强，但也有少数研究发现反应正常或迟钝。

综上所述，多数研究支持 IBS 存在 ANS 和 HPAA 功能紊乱。这些发现进一步支持 IBS 患者临床出现的应激高敏症状，还支持应激通过中枢与外周机制在 IBS 病理生理机制中的作用。

（五）感染后肠易激综合征

感染后肠易激综合征（post-infectious irritable bowel syndrome，PI-IBS）是指以前无 IBS 症状的人群在感染性胃肠炎发作后随即发生的 IBS，各种细菌、病毒感染因素均可引起肠黏膜肥大细胞或其他免疫炎症细胞释放炎症细胞因子，引起肠道功能紊乱。低度炎症导致肠黏膜内细胞结构发生变化，国内外荟萃分析显示，IBS 肠黏膜肥大细胞、肠嗜铬细胞、T 淋巴细胞、中性粒细胞等炎症-免疫细胞黏膜浸润增多，增多的炎症-免疫细胞释放多种生物活性物质，诱发全身和肠道局部免疫炎症细胞因子反应；IBS 患者外周血中的促炎因子增加，而抗炎因子 IL-10 水平降低，结肠内也有类似的表现；IBS-D 患者的肠黏膜低度炎症表现较为明显。

这些细胞因子作用于肠道神经和免疫系统,削弱肠黏膜的屏障作用,引发 IBS 症状。

(六)免疫功能紊乱

几项研究从多方面分析了 IBS 的胃肠道免疫和全身免疫功能,结果不尽相同,但多数研究证明至少存在一些低度炎症和/或免疫功能异常。有研究发现 IBS 患者某些亚群中非特异性免疫功能增加,主要研究集中在肥大细胞和单核细胞。已在大量研究中被证实 IBS 患者胃肠道黏膜的肥大细胞数量增多;但也有研究发现 IBS 患者与对照组相比,肥大细胞数量无明显差异,甚至减少。IBS 患者结肠黏膜组织中含有较高水平的肥大细胞介质,如类胰蛋白酶、胰蛋白酶和组胺等,IBS 患者结肠肥大细胞介质可兴奋内脏神经元,而健康人却无类似情况。肥大细胞可能分布在整个黏膜与黏膜下层,然而结肠肥大细胞是在靠近黏膜神经分布处浸润并释放介质,从而导致 IBS 患者腹痛的感觉。

(七)肠道通透性增加

研究发现,IBS 的通透性异常,尤其是 PI-IBS。组织活检证实,IBS 患者与对照组相比,肠道通透性异常且紧密连接中断。

(八)肠道微生态

肠道微生态在 IBS 特别是 PI-IBS 的发生、发展中有重要作用。有研究发现 IBS 患者肠道微生态构成与对照组有差异,但各项研究结果并不一致,至今还未发现与 IBS 相关的特异性菌群改变。多个研究发现 IBS 患者与健康个体相比,肠道菌群组成中厚壁菌门的丰度更高,而拟杆菌门丰度较低。小肠细菌过度生长(small intestinal bacterial overgrowth,SIBO)与 IBS 的相关性还有待证明,较早的研究应用乳果糖氢呼气试验表明 SIBO 在 IBS 中起重要作用,但这些研究很难被重复。

(九)心理特征

心理障碍与 IBS 有关,尤其是对那些就诊的患者。心理社会因素会影响到诊疗结果。不论就诊状态如何,IBS 常伴有更多精神性疾病、睡眠障碍、"情感脆弱"和"对环境存在过度反应"。此外,一项进行了 12 年的前瞻性研究提示 IBS 患者的胃肠道与大脑之间存在双向作用。

(十)其他因素

进入结肠的胆汁酸刺激肠蠕动和分泌,因此可能是 IBS 患者的相关性因素,尤其是与患者的排便习惯有关。一项系统性综述表明,IBS-D 患者有胆汁酸吸收不良。近期研究发现 IBS-D 患者胆汁酸合成增加,而 IBS-C 患者却并非如此,同时还发现 IBS 非结合胆汁酸的排泄与粪便性状相关,而且这些影响不依赖于结肠传输而独立存在。

二、中医认识

IBS 的发病多与先天禀赋不足和/或后天失养、情志失调、饮食不节、感受外邪等有关,病位在肠,主要涉及肝、脾、肾,与肺、心也有一定的关系。IBS-D 与肝脾关系最为密切,正如《医方考》云："泻责之脾,痛责之肝;肝责之实,脾责之虚,脾虚肝实,故令痛泻。"脾胃虚弱和/或肝失疏泄是 IBS 发病的重要环节,肝郁脾虚是导致 IBS 发生的重要病机,脾肾阳虚、虚实夹杂是导致疾病迁延难愈的关键因素。诸多原因导致脾失健运,运化失司,形成水湿、湿热、痰瘀、食积等病理产物,阻滞气机,导致肠功能紊乱;肝失疏泄,横逆犯脾,脾气不升则泄泻;若腑气通降不利则腹痛、腹胀;肠腑传导失司则便秘;病久则脾肾阳虚,虚实夹杂。

【诊断】

一、辨病

(一)临床表现

1. 腹胀、腹部不适　根据其类型的不同主要包括腹痛、腹泻、便秘等。

腹痛是 IBS 最突出的症状,最常发生在进食后和排便前,多数在排便或排气后明显缓解或减轻。疼痛的部位可以是局部,也可能范围较广且定位模糊,欧美以左下腹多见,我国及其他亚洲患者以脐周及上腹更为多见。疼痛性质以钝痛和胀痛最多,也可呈绞痛、锐痛、刀割样痛,一般无放射痛,偶可牵涉至腰背部、季肋部或会阴部。腹痛的程度多为轻中度,大多可以耐受,极少因剧痛而影响工作和生活。腹痛多为阵发性,持续数分钟至数十分钟,少数可持续数小时,罕有持续几天者,需要注意的是无睡眠中痛醒者。

由于语言文化的差异,西方普遍认为对腹部不适(abdominal discomfort)的理解模糊不清或无相应描述,因而为使国际上各地区定义更加一致,罗马Ⅳ标准将"腹部不适"从 IBS 的诊断中去除。但在中国及其他亚洲地区,对腹部不适有较为明确的理解,即难以用腹痛来形容的不适感,并且腹部不适症状在 IBS 患者中比例很高,近半 IBS 患者仅有腹部不适而无明显腹痛症状。此外,腹胀也是中国人群 IBS 常见的症状(52.8%),主要是胀气(bloating),即腹部气体膨胀的不适感,是主观性腹胀,也有患者的腹胀有客观的体征,称为腹部膨胀(distension)。因为腹胀、腹部不适在我国 IBS 的患者占比非常高,中国专家们讨论后建议腹部不适、腹胀可以作为 IBS 的临床诊断,但为保持与国际统一,在科学研究中仍采取罗马Ⅳ诊断标准。

2. 排便习惯与大便性状改变　大便改变表现为性状和/或次数异常,患者可有腹泻、便秘,或腹泻便秘交替,有些伴有排便过程不适(费力、急迫感、排便不尽感)。

(1)腹泻:每日大便数次增加,多为 3~5 次,极少数可达 10 余次,多在晨起或餐后发生,腹泻不会发生在夜间,无大便失禁。粪便多呈稀糊状,部分患者可为水样,可有黏液但无脓血便,也有患者出现最初排出的粪便为成形软便,随后为溏便或黏液便,最后为稀水样便。便前常伴有腹部绞痛或有排便窘迫感,排便后这些症状消失或缓解。腹泻可持续数十年,但极少因腹泻而致营养不良、脱水、水电解质和酸碱平衡失调,也不影响患者的生长发育。腹泻常在精神紧张、情绪变化、劳累、受凉、不当饮食时发生。肠道推进性运动过快和分泌亢进可能是 IBS 腹泻的机制。

(2)便秘:每周仅排便 1~2 次,严重者甚至 1~2 周排便 1 次,粪便呈羊粪状或栗子状,干硬。多数便秘患者伴有腹痛或腹部不适,排便后腹部症状可有不同程度缓解。便秘呈缓慢渐进性,排便频率逐渐变小,患者对各种泻剂的敏感性亦逐渐迟钝,甚至完全无效,需要灌肠方可排便。便秘发生的机制可能为肠内容物推进缓慢、非推进性、分节收缩增加,水分被过度吸收,排便阈值增高等。

(3)便秘与腹泻交替:部分患者表现为便秘与腹泻交替,一段时间为便秘,一段时间出现腹泻。便秘与腹泻交替的频率及病程因人而异,差别较大。亦有经过一段时间的便秘腹泻交替后转变成持续便秘或持续腹泻者。引起便秘与腹泻交替的原因可能是消化道功能紊乱不稳定,或受不同的诱因作用所致;也有小部分是医源性的,如腹泻患者不适当地使用止泻剂导致便秘,而便秘患者应用导泻剂不当又可引起腹泻。

(4)排便过程不适:便秘患者往往伴有排便困难、排便费力、肛门阻塞感,而腹泻患者便前多有排便窘迫感。部分 IBS 患者还可能有排便不尽感、直肠坠胀感。

3. 其他胃肠症状 IBS 常与功能性消化不良、胃食管反流病等上消化道疾病重叠,表现为上腹痛、上腹灼热、早饱、餐后饱胀、嗳气、恶心等胃十二指肠症状,以及胃灼热、反流、吞咽梗阻感或异物感等食管症状。研究显示,IBS 患者中有 31.5% 同时符合功能性消化不良的诊断,而 24.8% 的功能性消化不良患者同时符合 IBS 的诊断,但是根据我们的研究发现有不少IBS 患者因为其主诉上消化道症状而被认为是胃部疾病进行胃镜检查,所有提醒医师注意对于主诉为上消化道症状的患者一定要了解其是否有腹泻、便秘,以免诊断错误。约 37.5% 的IBS 患者合并胃食管反流症状,且有症状重叠的 IBS 患者其肠道症状更严重。

4. 胃肠外症状 相当多 IBS 患者伴有焦虑、抑郁、疑病、睡眠障碍等精神心理异常,表现为躯体化症状,部分患者并存纤维性肌痛、慢性盆腔痛和慢性疲劳综合征等。部分 IBS 患者可能伴有如头痛、胸闷、胸痛、心悸、气促、手心潮热等症状,但程度一般较轻。也可伴有如尿频、尿急、夜尿、排尿不尽感、性欲减低、性交痛等泌尿生殖系统症状。胃肠外症状可能与伴有的神经精神异常有关。

5. 体征 多无明显的阳性体征,部分患者可能有腹部轻压痛,但绝无反跳痛及肌紧张。部分患者可触及腊肠样肠管。部分患者肛门直肠指诊时存在肛门痉挛、直肠触痛,但肠黏膜光滑,指套无血迹。听诊无特殊发现,腹痛、腹泻时可闻及肠鸣音亢进。

(二)实验室及其他检查

1. 实验室检查 对初诊或不能排除器质性疾病者,需完善血、尿、粪三大常规和血生化检查,如白细胞升高,粪和尿检查发现脓细胞、红细胞,粪中含大量脂肪或发现寄生虫卵等均提示为器质性疾病。血沉增快亦提示器质性疾病。C 反应蛋白和钙防卫蛋白有助于鉴别IBS 与 IBD。伴有多饮、多食、出汗、消瘦者等可行甲状腺功能检查以排除甲状腺疾病。对经验性治疗无效的 IBS-D 和 IBS-M 患者应行血清抗肌内膜抗体和 γ-谷氨酰转移酶(GGT)抗体水平定性检测,以排除乳糜泻。粪便细菌、寄生虫及虫卵分析对以腹泻为主要症状的患者有一定意义,特别是在感染性腹泻发病较高的发展中国家。

呼吸氢试验对 SIBO 诊断有一定作用,还可以了解肠道对单糖的耐受情况(如乳糖不耐受、果糖不耐受)、了解肠道传输时间,但不作为 IBS 诊断的常规检查。此外,肌电图、胃肠传输时间、胃肠和肛管测压等功能检查对于深入了解其病理生理变化及运动异常的类型有一定的作用。

2. 结肠镜检查 对于有报警症状和体征的患者需要进行结肠镜检查,排除器质性疾病。对于 40 岁以下，有典型 IBS 症状以及无报警症状的患者不推荐常规检查结肠镜。

（三）诊断标准

1. 西医诊断标准（罗马Ⅳ） 反复发作的腹痛，近 3 个月内平均发作至少每周 1 次，伴有以下 2 项或 2 项以上：①与排便相关；②伴有排便频率改变；③伴有粪便性状（外观）改变。诊断前症状出现至少 6 个月，近 3 个月符合以上诊断标准。

2. IBS 亚型 IBS 亚型应基于患者排便异常时的 Bristol 粪便性状分型量表（Bristol Stool Form Scale）分类，即粪便符合 Bristol 的 1 型、2 型或 6 型、7 型。当患者每月至少有 4 日排便异常时 IBS 亚型分类更准确。主导型的排便习惯是基于粪便形状，至少有一次排便不正常的天数：

（1）IBS 便秘型（IBS-C）：>1/4 的排便为 Bristol 粪便性状 1 型或 2 型，且 <1/4 的排便为 Bristol 粪便性状 6 型或 7 型。（患者报告的不正常排便通常为便秘。）

（2）IBS 腹泻型（IBS-D）：>1/4 的排便为 Bristol 粪便性状 6 型或 7 型，且 <1/4 的排便为 Bristol 粪便性状 1 型或 2 型。（患者报告的不正常排便通常为腹泻。）

（3）IBS 混合型（IBS-M）：>1/4 的排便为 Bristol 粪便性状 1 型或 2 型，且 >1/4 的排便为 Bristol 粪便性状 6 型或 7 型。（患者报告的不正常排便通常为便秘和腹泻。）

（4）IBS 不定型（IBS-U）：患者符合 IBS 的诊断标准，但其排便习惯无法准确归入以上 3 型中的任何一型，故称之为不定型。

IBS 分型与排便习惯异常有关（IBS-C、IBS-D 和 IBS-M），评定时患者应停用针对排便异常的药物。

3. 对于存在报警征象的患者不宜轻易诊断 IBS，报警征象包括：年龄 >40 岁、便血、粪便隐血试验阳性、夜间排便、贫血、腹部包块、腹水、发热、非刻意体重减轻、结直肠癌和 IBD 家族史。

（四）鉴别诊断

需要与 IBS 进行鉴别的疾病主要是引起腹痛、腹泻和便秘等排便习惯改变的其他功能性肠病，以及胃肠道或全身性器质性疾病。

1. 引起腹胀、腹泻和便秘等排便习惯改变的其他功能性肠病 IBS 需与功能性便秘（FC）和功能性腹泻（FD）相鉴别，其中功能性便秘以排便困难、排便次数少或排便不尽感为主要表现，而功能性腹泻以反复排稀便或者水样便为主要表现，FC 和 FD 一般没有或较少伴有腹痛和/或腹部不适症状，即使有轻微腹部症状，但不是主诉症状。需要指出的是 IBS 患者常伴有腹胀症状，尤其是在中国 IBS 患者中较常见（52.8%），故需与功能性腹胀/腹部膨胀相鉴别，后者以反复发作的腹部胀气（bloating）和/或膨胀（distension）为主要表现，且没有或很少发生便秘或腹泻等排便习惯异常和腹痛症状，但这些症状的发生频率和严重程度不是该患者的关键描述。

临床会遇到难以将功能性肠病的各类疾病、分型区分开来的情况，而且同一患者在不同时期会有不同的表现，各种情况相互重叠、相互转化。

2. 引起腹痛、腹泻和便秘等排便习惯改变的胃道或全身性器质性疾病

（1）腹痛的鉴别诊断：对腹痛位于上腹部或右上腹，餐后疼痛明显者，应与胆系和胰腺疾病相鉴别。B超检查、粪脂定性或定量以及胰外分泌检查,必要时行逆行胰胆管造影检查有助于诊断。对腹痛位于下腹部,伴有或不伴有排尿异常或月经异常者,应与泌尿系统疾病及妇科疾病鉴别。腹痛位于脐周者,需与肠道蛔虫病鉴别。腹痛位于剑突下者,应与消化性溃疡、慢性胃炎鉴别,内镜检查是最可靠的方法。

（2）腹泻的鉴别诊断:以腹泻为主者,主要应与感染性腹泻和吸收不良综合征鉴别,另外乳糜泻、结直肠肿瘤、甲状腺功能亢进也常见。如粪常规检查见大量白细胞、红细胞、脓细胞、大量黏液,提示感染性腹泻,应进一步作细菌学及寄生虫学检查,明确感染原。与吸收不良的鉴别需作有关吸收不良的试验和粪脂检查。IBS与乳糖不耐受症的鉴别较困难,乳糖吸收试验及氢呼气试验阳性是乳糖不耐受症诊断的可靠标准。如因条件限制不能作这两项检查,可试行无乳糖饮食治疗,如腹泻很快缓解,则有利于诊断。对伴有多饮、多食、出汗、消瘦者等可行甲状腺功能检查以排除甲状腺功能亢进引起的腹泻。

（3）便秘的鉴别诊断:以便秘为主者,应与药物不良反应所致的便秘、结直肠器质性疾病所致便秘鉴别。详细询问病史,充分了解药物作用及不良反应,停药后便秘改善有助于药物所致便秘的诊断。结直肠器质性疾病所致的便秘主要见于肿瘤和各种炎症所致的肠腔狭窄,除各自的临床特点外,结肠镜检查是确诊的主要手段。肛门直肠和盆底结构功能异常引起的便秘以排便费力、肛门直肠堵塞感、排便不尽感等症状明显,多需要手法辅助排便,通常需借助肛门直肠功能检测和胃肠传输时间测定鉴别。肛门直肠指诊可出现模拟排便时肛门括约肌不松弛或持续收缩,缩肛能力减弱;肛门直肠测压可出现模拟排便时肛门括约肌或盆底肌不协调性收缩,直肠推进力不足和/或直肠感觉阈值提高等。

二、辨证

（一）辨证要点

本病的病位在肠道,与肝、脾、肾等脏腑功能失调密切相关,故治疗本病多从肝、脾、肾、肠道着手进行辨证论治。本病病机主要在于肝脾不调,运化失常,大肠传导失司,日久及肾,形成肝、脾、肾、肠胃诸脏腑功能失常。早期多属肝郁脾虚;若夹寒、夹热、夹痰可形成肝脾不调,寒热夹杂;后期累及肾脏,可表现为脾肾阳虚;波及血分则可致气滞血瘀等证候。故临床辨证需辨明虚实、寒热、气滞兼夹的主次及相互关系,治疗以调理肝脾气机为主,兼以健脾温肾。

（二）辨证分型

1. IBS-D
（1）肝郁脾虚证
主症:①腹痛即泻,泻后痛缓;②发作与情绪变动有关。
次症:①肠鸣矢气;②胸胁胀满窜痛;③腹胀不适。
舌脉:舌淡红或淡暗,苔薄白,脉弦细。
（2）脾虚湿盛证
主症:①大便溏泻;②腹痛隐隐。
次症:①劳累或受凉后发作或加重;②神疲倦怠;③纳呆。

舌脉:舌质淡,或有齿痕,苔白或白腻,脉细弱。

（3）脾肾阳虚证

主症:①黎明即泻;②腹部冷痛,得温痛减。

次症:①腰膝酸软;②大便或有不消化食物;③形寒肢冷。

舌脉:舌质淡胖,边有齿痕,苔白滑,脉沉细。

（4）大肠湿热证

主症:①腹痛即泻;②泻下急迫或不爽。

次症:①脘腹不舒;②渴不欲饮;③口干口黏;④肛门灼热。

舌脉:舌红,苔黄腻,脉滑数。

2. IBS-C

（1）肝郁气滞证

主症:①腹痛伴排便,大便干结难解;②每于情志不畅时便秘加重。

次症:①胸胁不舒;②腹痛腹胀;③嗳气频作,心情不畅时明显。

舌脉:舌质淡或暗淡,苔薄白,脉弦。

（2）大肠燥热证

主症:①腹痛伴排便,大便秘结;②大便干硬。

次症:①腹部胀痛,按之明显;②口干口臭。

舌脉:舌质红,苔黄少津,脉细数。

（3）阴虚肠燥证

主症:①大便硬结难下,便如羊粪;②少腹疼痛或按之胀痛。

次症:①口干;②少津。

舌脉:舌红苔少根黄,脉弱。

（4）脾肾阳虚证

主症:①大便干或不干,排出困难;②腹中冷痛,得热则减。

次症:①小便清长;②四肢不温;③面色㿠白。

舌脉:舌淡苔白,脉沉迟。

（5）肺脾气虚证

主症:①大便并不干硬,虽有便意,但排便困难;②便前腹痛。

次症:①神疲气怯;②懒言;③便后乏力。

舌脉:舌淡苔白,脉弱。

3. IBS-M

寒热夹杂证

主症:腹痛伴排便,腹泻便秘交作。

次症:①腹胀肠鸣;②口苦;③肛门下坠;④排便不爽。

舌脉:舌暗红,苔白腻,脉弦细或弦滑。

证候诊断:主症1项,加次症2项及以上,结合舌脉,即可诊断。

【治疗】

一、治疗原则

IBS 的治疗主要是遵循个体化对症处理原则,治疗目标是消除患者顾虑,减轻或缓解症状,减少发作的频率及程度,提高生活质量。由于 IBS 的病因和发病机制复杂,目前尚无一种方法或药物有肯定的疗效,针对每个 IBS 患者,均需要个体化细致分析病因、病理生理改变、分型、心理因素、诱发因素等。

二、西医治疗

(一)药物治疗

1. 作用于外周的药物

(1)缓泻剂:缓泻剂容易获得、廉价、安全性好,成为推荐的常用药,但是对 IBS-C 患者的临床研究很少。在随机、安慰剂对照研究中证实了聚乙二醇(polyethylene glycol)(每日 13.8~41.4g,共 4 周)对成人 IBS-C 患者有效,它可改善排便频率、粪便性状和排便费力,但对于腹部症状如腹痛或腹胀无效。总之,聚乙二醇在这些研究中有很好的耐受性,最常见的不良事件是腹痛和腹泻,两者发病率均小于 5%。另一项在青少年中进行的随机对照研究报告了相似的结果。

(2)促分泌剂:目前的促分泌剂是通过位于腔内肠上皮细胞顶端表面的氯离子通道来发挥作用的。鲁比前列酮(lubiprostone)是一种在肠腔内起作用的前列酮,选择性激活 2 型氯离子通道(CLC-2),氯离子主动分泌导致钠离子和水分子的继发性细胞旁被动转运,进而肠腔扩张刺激胃肠道运动,促进小肠和结肠的转运。鲁比前列酮也可能通过前列腺素 El 受体刺激平滑肌收缩,表明其对消化道动力有直接作用。目前在一些国家鲁比前列酮已获准用于治疗成年女性的 IBS-C($8\mu g$,每日 2 次)。

利那洛肽(linaclotide)是一种含有 14 个氨基酸的短肽,其作用于肠上皮细胞顶端表面的鸟苷酸环化酶 C(GCC)受体,GCC 受体活化导致细胞内 cGMP 的生成,随后活化囊性纤维化跨膜传导调节因子(cystic fibrosis transmembrane conductance regulator,CFTR)、氯离子分泌。一些国家批准利那洛肽用于治疗成年 IBS-C 患者(每日 $290\mu g$)。

(3)胆汁酸调节剂:最近研究发现,调节消化道胆汁酸可治疗功能性肠病。胆汁酸,如鹅脱氧胆酸(chenodeoxycholic acid,CDCA)可增加排便频率,疗效呈剂量依赖。一项对 36 名 IBS-C 女性患者进行的双盲、安慰剂对照研究发现,鹅脱氧胆酸钠可增加结肠传输和改善肠道功能,超过 40% 接受 CDCA 治疗的患者腹部痉挛或疼痛减轻($P=0.01$)。不过仍然需要更多的研究资料,CDCA 才可能获准应用。

最近一篇系统性综述发现,胆汁酸吸收不良在 IBS-D 亚型患者中很常见。IBS 患者胆汁酸吸收不良越重,胆汁酸螯合剂越有可能对其有效。目前,广泛应用的胆汁酸螯合剂包括考来烯胺(cholestyramine)、考来维仑(colesevelam)、考来替泊(colestipol)。

(4)μ-阿片受体激动剂:洛哌丁胺是一种合成的外周 μ-阿片受体激动剂,它可以减缓结肠运输,增加水和离子吸收,减轻疼痛强度,但是夜间腹痛增加。Hovdenak 在 21 例 IBS-M 患者的小样本试验中发现,使用洛哌丁胺治疗可使排便次数和性状改善,疼痛天数减少。临床上,洛哌丁胺可减少直肠急迫感和排便频率,由于可能会出现便秘,因此需要实时调整剂量。

艾沙度林(eluxadoline)具有混合受体活性:μ-阿片受体激动剂、δ-阿片受体拮抗剂、κ-受体激动剂,但生物利用度低,抑制肠道蠕动的效果比洛哌丁胺弱。

2. 作用于全身的药物

(1)解痉剂:解痉剂包括抗胆碱药和平滑肌松弛剂,可以抑制消化道收缩。一项荟萃分析纳入了 12 种不同的解痉剂,发现治疗后症状持续 RR 值是 0.68(95%CI 0.57~0.81),防止症状出现需治疗人数是 5(95%CI 4~9)。同时,肠溶薄荷油也有解痉作用,可广泛用于 IBS 的治疗,最近的一篇荟萃分析发现薄荷油在改善 IBS 整体症状方面显著优于安慰剂(RR 2.23,95%CI 1.78~2.81),包括缓解腹痛(RR 2.14,95%CI 1.64~2.79),最常见的不良反应是胃灼热。

(2)抗抑郁药:此类药物应用于兼有焦虑抑郁症状的患者使用。三环类抗抑郁药(tricyclic antidepressive agent),如阿米替林、地昔帕明,常用于治疗 IBS 患者,因为三环类抗抑郁药有潜在的抗胆碱作用,可以引起便秘,故特别适用于 IBS-D 的治疗。抗抑郁药最常见的不良反应是嗜睡、口干,特别是服用三环类抗抑郁药患者。

(3)促动力剂:普芦卡必利是选择性 5-HT$_4$ 受体激动剂,治疗慢性便秘患者有效,但是至今没有针对普芦卡必利治疗 IBS-C 患者的随机、安慰剂对照试验。

(4)5-HT$_3$ 受体拮抗剂:5-HT$_3$ 受体存在于肠道运动和感觉神经元以及中枢(如呕吐中枢),已发现 5-HT$_3$ 受体拮抗剂可以减轻内脏痛、减缓结肠传输和抑制肠道分泌。阿洛司琼,一种高选择性 5-HT$_3$ 受体拮抗剂,可以使结肠松弛、内脏感觉阈值提高、肠道传输减慢。阿洛司琼治疗女性 IBS-D 患者时可有效缓解腹痛、减少排便次数和减轻直肠急迫感。美国 FDA 最初批准阿洛司琼用于治疗女性 IBS 患者的剂量是每次 1mg,每日 2 次,但是出于对安全性的考虑(缺血性结肠炎和便秘等并发症),该药随即撤出美国市场,但后来被纳入在持续风险管理计划中使用。目前,美国批准阿洛司琼仅可以使用最低的初始剂量(0.5mg,每日 2 次)来治疗女性严重的 IBS-D 患者。

(5)微生态和免疫调节剂:服用益生菌可能对 IBS 患者有益,其可能的作用机制包括调节肠道菌群、黏膜免疫功能、黏膜屏障功能、神经内分泌细胞功能和酵解等多种机制。

(6)抗生素:目前已有一些抗生素用于治疗 IBS 的研究。研究最充分的抗生素是利福昔明,它是一种不可吸收的广谱抗生素,在美国和其他多个国家上市,2015 年 5 月美国 FDA 批准利福昔明用于治疗 IBS-D。

(7)肥大细胞稳定剂:色甘酸钠可减少肥大细胞介质(如组胺、白三烯)和细胞因子(如 TNF-α)的释放。一项研究纳入了 120 例至少对一种食物有阳性反应的 IBS-D 患者(用针刺试验评估有 55% 伴有食物不耐受),应用食物剔除疗法联合色甘酸钠(250mg,每日 4 次,共 4 个月),与单纯食物剔除疗法相比,试验组症状改善更明显。

另一种肥大细胞稳定剂酮替芬可以通过缩胆囊素介导阻断黏膜肥大细胞的活化。在 30 例有内脏高敏感的 IBS 患者中,该药可以提高引起不适反应的直肠球囊扩张的压力阈值,但是对无内脏高敏感的 IBS 患者无效。在这项研究中,酮替芬显著减轻腹痛和其他 IBS 症状,对生活质量有改善作用。

(8)其他有潜能的治疗方式:医用食品(medical foods)是一种新型的治疗方式。美国

FDA 将医用食品定义为"一种食品配方,是基于已知的科学的原理针对某种疾病或状态特定的营养需求拟定的膳食治疗剂,它需要在医生指导下食用或肠内管饲,且要经过医学的评估"。牛血浆来源的免疫球蛋白分离产物为 IBS 提供了一种有潜力的、独特的治疗选择,但是还需要严格、大规模的临床试验评价。

粪菌移植(fecal microbial transplantation,FMT)治疗 IBS 已经有病例报告和小样本非对照的病例研究。初步报道表明这种治疗很有前景,但是 FMT 的疗效和安全性仍需要随机对照试验来证实。

(二)饮食和生活方式调整

虽然运动对整体健康的益处已经很好地显现,但最近才有研究表明适度至剧烈的运动可以改善 IBS 症状。大多数 IBS 患者的治疗应该结合运动疗法。目前关于饮食治疗 IBS 的研究已取得较大进展,相关研究提示,对于改善 IBS 的症状,不仅要补充膳食纤维和避免常见的"肇事"食物,如高脂/油腻食物或者含乳糖食物,亦需要其他饮食干预,如去麦胶和低FODMAP 饮食(可酵解食物)。作为主要的或辅助治疗 IBS 的措施,饮食疗法已经受到越来越多的关注,但是某些饮食干预措施可能只对特定的个体有益,对大多数 IBS 患者来讲并不是"万能药"。

(三)行为治疗

心理治疗的临床效果与帮助患者控制和减轻疼痛有关,一直以来被看作辅助或增强疗法。治疗手段包括认知行为治疗(cognitive-behavioral therapy),用来识别和校正消极的扭曲的思维方式;催眠,运用语言暗示来改变患者感觉、感知和思想或行为;还有多种放松方法来舒缓肌肉紧张,并从消化道症状恶化的感觉中自主唤醒。许多对 IBS 的研究证实了这些疗法的价值。

三、中医治疗

(一)辨证分型治疗

1. IBS-D 辨证分型
(1)肝郁脾虚证

治法:抑肝扶脾。

代表方:痛泻要方(《丹溪心法》)。

常用药:白术、白芍、防风、陈皮。

加减:腹痛甚者,加延胡索、香附;嗳气频繁者,加柿蒂;泻甚者,加党参、乌梅、木瓜;腹胀明显者,加槟榔、大腹皮。

(2)脾虚湿盛证

治法:健脾化湿。

代表方:参苓白术散(《太平惠民和剂局方》)。

常用药:莲子肉、薏苡仁、砂仁、桔梗、白扁豆、茯苓、人参、甘草、白术、山药。

加减:舌白腻者,加厚朴、藿香。

（3）脾肾阳虚证

治法：温补脾肾。

代表方：附子理中汤（《太平惠民和剂局方》）合四神丸（《内科摘要》）。

常用药：附子、人参、干姜、甘草、白术、补骨脂、肉豆蔻、吴茱萸、五味子。

加减：忧郁寡欢者，加合欢花、玫瑰花；腹痛喜按、怯寒便溏者，加重干姜用量，另加肉桂。

（4）大肠湿热证

治法：清热利湿。

代表方：葛根黄芩黄连汤（《伤寒论》）。

常用药：葛根、甘草、黄芩、黄连。

加减：苔厚者，加石菖蒲、藿香、豆蔻；口甜、苔厚腻者，加佩兰；腹胀者，加厚朴、陈皮；脘腹痛者，加枳壳、大腹皮。

2. IBS-C辨证分型

（1）肝郁气滞证

治法：疏肝理气。

代表方：四磨汤（《症因脉治》）。

常用药：枳壳、槟榔、沉香、乌药。

加减：腹痛明显者，加延胡索、白芍；肝郁化热，见口苦或咽干者，加黄芩、菊花、夏枯草；大便硬结者，加麻仁。

（2）大肠燥热证

治法：泄热润肠通便。

代表方：麻子仁丸（《伤寒论》）。

常用药：麻子仁、白芍、枳实、大黄、厚朴、杏仁、白蜜。

加减：腹痛明显者，加延胡索，原方重用白芍。

（3）阴虚肠燥证

治法：滋阴润肠。

代表方：增液汤（《温病条辨》）。

常用药：玄参、麦冬、生地黄。

加减：烦热或口干或舌红少津者，加知母。

（4）脾肾阳虚证

治法：温润通便。

代表方：济川煎（《景岳全书》）。

常用药：当归、牛膝、肉苁蓉、泽泻、升麻、枳壳。

加减：舌边有齿痕、舌体胖大者，加炒白术、炒苍术；四肢冷或小腹冷痛者，加补骨脂、肉豆蔻。

（5）肺脾气虚证

治法：益气润肠。

代表方：黄芪汤（《金匮翼》）。

常用药：黄芪、陈皮、白蜜、火麻仁。

加减：气虚明显者，可加党参、白术；久泻不止、中气不足者，加升麻、柴胡、黄芪；腹痛喜按、畏寒便溏者，加炮姜、肉桂；脾虚湿盛者，加苍术、藿香、泽泻。

3. IBS-M 辨证分型

寒热夹杂证

治法：平调寒热。

代表方：乌梅丸（《伤寒论》）。

常用药：乌梅、细辛、干姜、黄连、附子、当归、黄柏、桂枝、人参、花椒。

加减：少腹冷痛者，去黄连，加小茴香、荔枝核；胃脘灼热或口苦者，去花椒、干姜、附子，加栀子、吴茱萸；大便黏腻不爽、里急后重者，加槟榔、厚朴、山楂炭。

（二）中成药

1. 疏肝健脾类

（1）参倍固肠胶囊：固肠止泻，散寒清热，调和气血。用于肝脾不和，泻痢腹痛。口服，每次 4~6 粒，每日 3 次，饭后服或遵医嘱。

（2）固肠止泻丸：调和肝脾，涩肠止痛。用于肝脾不和，泻痢腹痛，慢性非特异性溃疡性结肠炎见上述证候者。口服，浓缩丸每次 4g（36 粒），每日 3 次。

（3）痛泻宁颗粒：柔肝缓急、疏肝行气、理脾运湿。用于肝气犯脾所致的腹痛、腹泻、腹胀、腹部不适等症，肠易激综合征（腹泻型）等见上述证候者。口服，每次 1 袋，每日 3 次。

2. 清热化湿类

（1）葛根芩连片：解肌，清热，止泻。用于泄泻腹痛，便黄而黏，肛门灼热。口服，每次 3~4 片，每日 3 次。

（2）香连丸：清热燥湿，行气止痛，用于大肠湿热证。口服，水丸每次 3~6g，每日 2~3 次。

3. 润肠通便类

（1）麻仁润肠丸：润肠通便。用于肠胃积热，胸腹胀满，大便秘结。口服，大蜜丸每次 1~2 丸，每日 2 次。

（2）苁蓉润肠口服液：益气养阴，健脾滋肾，润肠通便。用于气阴两虚，脾肾不足，大肠失于濡润而致的虚证便秘。口服，每次 20ml（1 支），每日 3 次，或遵医嘱。

（3）地黄润通口服液：养血生津，润肠通便。用药血热阴虚所致肠燥便秘的辅助治疗。口服，每次 20ml，每日 2 次，早晚服用。

4. 消积导滞类

（1）四磨汤口服液：顺气降逆，消积止痛。用于婴幼儿乳食内滞证，症见腹胀、腹痛、啼哭不安、厌食纳差、腹泻或便秘；中老年气滞、食积证，症见脘腹胀满、腹痛、便秘；以及腹部手术后促进肠胃功能的恢复。口服，成人每次 20ml，每日 3 次，疗程 1 周；新生儿每次 3~5ml，每日 3 次，疗程 2 日；幼儿每次 10ml，每日 3 次，疗程 3~5 日。

（2）六味能消胶囊：宽中理气，润肠通便，调节血脂。用于胃脘胀痛、厌食、纳差及大便秘结；高脂血症及肥胖症。口服，每次 2 粒，每日 3 次。

（3）加味保和丸：健胃消食。用于饮食积滞，消化不良。口服，每次 6g，每日 2 次。

（4）枳实导滞丸：消积导滞，清利湿热。用于饮食积滞、湿热内阻所致的脘腹胀痛、不思饮食、大便秘结、痢疾里急后重。口服，每次 6~9g，每日 2 次。

5. 健脾扶正类

（1）参苓白术颗粒：健脾，益气。用于体倦乏力，食少便溏。开水冲服，每次 1 袋，每日 3 次。

（2）补脾益肠丸：益气养血，温阳行气，涩肠止泻。用于脾虚气滞所致的泄泻，症见腹胀疼痛、肠鸣泄泻。口服，每次 6g，每日 3 次，儿童酌减。

（3）人参健脾丸：健脾益气，和胃止泻。用于脾胃虚弱所致的饮食不化、脘闷嘈杂、恶心呕吐、腹痛便溏、不思饮食、体弱倦怠。口服，大蜜丸每次 2 丸，每日 2 次。

（4）四君子合剂：益气健脾。用于脾胃气虚，胃纳不佳，食少便溏。口服，每次 15~20ml，每日 3 次，用时摇匀。

6. 温阳补肾类

（1）肉蔻四神丸：温中散寒，补脾止泻。用于大便失调，黎明泄泻，肠泻腹痛，不思饮食，面黄体瘦，腰酸腿软。口服，每次 1 袋，每日 2 次。

（2）肠胃宁片：健脾益肾，温中止痛，涩肠止泻。用于脾肾阳虚泄泻日久，大便不调，五更泄泻，时带黏液，伴有腹胀腹痛，胃脘疼痛，小腹坠胀，饮食不佳，属上述证候者。口服，每次 4~5 片，每日 3 次。

（3）固本益肠片：健脾温肾，涩肠止泻。用于脾肾阳虚所致的泄泻，症见腹痛绵绵、大便清稀或有黏液及黏液血便、食少腹胀、腰酸乏力、形寒肢冷、舌淡苔白、脉虚；慢性肠炎见上述证候者。口服，每次 4 片，每日 3 次。

四、中西医结合治疗

肝郁脾虚被认为是 IBS-D 的基本病机，与现代医学的内脏高敏感性、肠道菌群失调等机制存在着相关性，治疗时应在西医对症治疗的基础上，采用治疗肝郁脾虚的代表方痛泻要方作为基本方剂，并加以化裁；③从 IBS 的终点结局来看，该病反复发作，难以彻底治愈，临床应着眼于疾病的长期调理，以中医辨证论治进行整体调理，配合现代医学改善短期症状；④IBS 患者伴有的焦虑、抑郁状态是目前临床的关注要点之一，在中医调理时可加用抗焦虑、抑郁药物治疗。

五、名医诊治经验

1. 国医大师李振华教授认为，久泻的病机关键在于脾虚湿盛。临床要详查病因，分析症状，对于用药方面，尚应注意：脾虚常致肝郁，治疗应佐以疏肝理气之品，使气行湿行、气行血行，但理气不可过于香燥，以免耗气伤津；补虚不可纯用甘温，以免令人中满，应佐以和胃导滞之品，助其纳运；清热不可过用苦寒，以免苦寒伤脾，应中病即止；久泻虽属虚证，但往往虚中夹实，即因虚致实，因此不可过早或单用收敛固涩之品，以免恋邪留寇，病情确需使用益气健脾、升阳固涩之药物时，亦要注意适当配合理气消导之品，使其补而不滞。

2. 国医大师徐景藩教授认为，脾虚湿盛为肠易激综合征发病之本，病久不愈可恙及肝肾，湿热瘀血是发病之标。治疗时应注意以下几点。①健脾需分气虚、阴虚、阳虚不同：脾气虚治当健脾化湿，常用香砂六君子汤加减；脾阴虚治当健脾养胃，常用参苓白术散加减，常用山药、白扁豆、薏苡仁、白芍、黄精等；脾阳虚治当温中健脾，常用附子理中汤加减。②调理肝脾有偏虚偏实之异：土虚木侮偏于虚证，治当健脾为主，佐以疏肝；木横克土偏于实证，治当疏肝为主，佐以健脾。③温阳补肾常用于病久高龄患者。④收涩止泻可与化湿药物同用。该病临床病机复杂，复合证型较多，湿热瘀血等兼夹证常见，治疗湿热证常用香连丸合葛根芩连汤;治疗瘀血证多用丹参饮、四物汤加减,临床常数方合用,治疗疑难杂症。

3. 全国名中医危北海教授认为,肠易激综合征病机主要是外受寒湿,脾胃虚弱或忧思抑郁,气机不畅,运化失常,久郁不解,伤及于肝,肝气不舒,横逆克土,形成脾虚肝郁。肝脾不和,胃失和降,胃气上逆,引起大肠传导失司,或泄泻,或便秘。治疗方面,危老主张以腹泻为主要临床表现者,宜健脾和胃,理气止痛,燥湿止泻;以腹痛或便秘为主要表现者,宜消导化滞,滋润通便;对于腹泻与便秘交替者,宜上述两种方法兼顾,灵活掌握;合并神经精神症状者,如失眠、抑郁、焦虑等,治以柔肝解郁、清肝安神或镇肝宁心等,常用药物有钩藤、代赭石、磁石、生龙骨、生牡蛎、石菖蒲、珍珠母、酸枣仁、莲子心、远志、首乌藤、合欢皮等。

4. 广东省名中医劳绍贤教授认为,脾胃湿热证的病因在于"内外相合,天人相应",岭南地区地处亚热带,毗邻大海,多见脾胃湿热证。劳教授认为脾胃湿热证的辨证要点在舌苔,一定有黄腻苔,湿重则苔多、苔厚,热重则苔黄、舌红。在清热化湿过程中强调分解湿热,尤重祛湿,湿开则热透,湿去热孤则易消解。热不重时,祛湿常综合芳香化湿、苦温燥湿、淡渗利湿,多用温燥之品,不可妄投寒凉以闭其湿;若热重于湿,则以清热为主,化湿为辅,寒凉清热与燥湿、利湿结合,使热清湿去,但清热之品不可久用、多用,待热势不盛时仍转以化湿为主。劳教授治疗肠易激综合征脾胃湿热证常用自拟清浊安中汤:藿香、厚朴、半夏、茯苓、木香、苏梗、陈皮、延胡索、郁金、救必应。

5. 名老中医周仲瑛教授认为,脾虚与湿盛是本病的两个主要病机特点。大便溏泻,进食生冷油腻加重,食后腹胀,口干唇燥,五心烦热属脾阴虚的表现,强调治疗上补脾阴,健脾运,禁用香燥温药,常用太子参、山药、白扁豆、石斛等;若患者脾虚生湿,或外邪内侵,引动内湿,多为虚中夹实,当辨寒湿与湿热,肠腑湿热常用败酱草、红藤、黄柏、凤尾草、茯苓等,寒湿常用苍术、厚朴、肉桂等;若泄泻与情志因素有关,多从肝脾不调论治,以痛泻要方、四逆散化裁治疗,此类患者周老重视言语开导,畅其情志。

六、中医适宜技术

泄泻取足三里、天枢、三阴交针刺,实证用泻法,虚证用补法,脾虚湿盛加脾俞、章门;脾肾阳虚加肾俞、命门、关元,也可用灸法;脘痞纳呆加公孙;肝郁加肝俞、行间。便秘取背俞穴和腹部募穴及下合穴为主,一般取大肠俞、天枢、支沟、丰隆,实证宜泻,虚证宜补,寒证加灸,肠燥加合谷、曲池;气滞加中脘、行间,用泻法;阳虚加灸神阙。

【预后】

IBS呈良性过程,症状可反复或间歇发作,影响生活质量,但一般不会严重影响全身情况,预后良好。临床也发现少数患者由于病程长、病情反复发作而影响全身状况。如IBS重叠其他功能性胃肠病或合并中重度焦虑、抑郁等,则治疗相对棘手,预后不良。

第十一节　功能性便秘

【概述】

功能性便秘（functional constipation，FC）属于功能性肠病的一种，主要表现为排便困难、排便次数减少或排便不尽感，且不符合便秘型肠易激综合征（IBS-C）的诊断标准。依据罗马Ⅳ标准，FC 根据病理生理机制分为三类：慢传输型便秘（slow transit constipation，STC）、排便障碍型便秘与正常传输型便秘（normal transit constipation，NTC）。

根据功能性便秘的特点，大致相当于中医学的"便秘"范畴，便秘之症首见于《黄帝内经》，其称便秘为"后不利""大便难"。汉代张仲景所著《伤寒杂病论》称便秘为"脾约"。《景岳全书·秘结》将便秘分为阳结、阴结。而"便秘"一名首见于清代沈金鳌所著《杂病源流犀烛》，并沿用至今。

【流行病学】

随着饮食结构改变、生活节奏加快和社会心理因素影响，功能性便秘的患病率呈上升趋势，一项多地区大样本的调查显示，FC 患病率为 6%。2011 年发表的一份对全球普通人群中成人和儿童的便秘患病率资料的系统分析显示，成人便秘的患病率为 0.7%~79%（中位数 16%），儿童的患病率为 0.7%~29.6%（中位数 12%）。我国学者采用随机抽样方法对普通人群成人的调查结果显示，慢性便秘的患病率为 3%~11.6%。目前国内有关功能性便秘发病率的报道患病率存在差异，除与地域有关外，抽样方法和所应用诊断标准的不统一亦有影响。

一、性别分布

女性患功能性便秘的人数多于男性，约为（2~3）:1。女性患便秘除了与一定病因有关外，还与其生理、心理因素和特殊的局部解剖结构有密切的关系。在生理机制方面，女性的总肠道传输时间较男性长，女性的激素在月经周期中不同的时期对肠道的功能影响有所不同。女性骨盆宽大、尿生殖三角区肌肉筋膜薄弱是易发生直肠前突的解剖因素。妇科手术、妊娠和分娩造成的损伤可导致直肠内脱垂、会阴下降与盆底神经肌肉损伤。此外，在社会文化方面，可能与女性更能意识到并愿意倾诉自己的症状有关。

二、年龄分布

多项研究认为 FC 的患病率随着年龄的增加而升高，虽然目前各项研究所采用的年龄分类方法存在争议，但基于较大样本的研究数据显示 60 岁以后便秘的发生率明显上升。我国老年人的患病率 18.1%，显著高于一般人群的 8.2%。老年人便秘高发可能与以下因素相关：液体、膳食纤维摄入不足，日常活动减少，社会支持减少，健康状况变差，可能同时合并糖尿病、卒中、帕金森病等代谢系统或神经系统疾病。

三、地域分布

本病具有显著的地理环境差异性,经统计发现,北美洲的患病率为 3.2%~45%,欧洲为 0.7%~79%,亚洲为 1.4%~32.9%,大洋洲为 4.4%~30.7%,南美洲为 26.8%~28%,南部非洲为 29.2%。我国幅员辽阔、民族众多,各地文化和人口学特征有明显不同,慢性便秘的患病率也存在一定差异,国内一项针对 5 个地区共 16 078 例成人便秘患者的流行病学调查结果显示,北京、上海、西安、武汉、广州功能性便秘的患病率分别为 4.0%、7.0%、6.0%、7.0%、6.0%,各地之间患病率的差异有统计学意义。在我国,整体上城市高于农村;城市女性 FC 患病率为 15.2%,农村为 10.4%。

四、相关因素

一项前瞻性研究证实,较低的社会经济地位与便秘的发生存在相关性,经济地位和文化水平的不同对便秘的影响可能是由于不同阶层的饮食习惯和生活方式差异所致。早期研究显示,精神心理因素如抑郁和焦虑可能与便秘的发生相关,焦虑和抑郁导致便秘,便秘个体更可能出现焦虑和抑郁,两者之间关系尚无定论。此外,饮食习惯及健康状况也影响便秘的发生,如进食较少的膳食纤维、低热量饮食及液体摄入减少或饮用较多咖啡、茶叶会导致便秘的发生。而家族史、生活质量、文化程度等与便秘的发生关联仍需进一步研究证实。

【病因病机】

一、西医认识

回顾有关便秘临床及基础研究的发展历史,1893 年,西班牙神经解剖学家 Cajal SR 用 Golgi 技术和亚甲蓝染剂描述了一类梭状和星状细胞样类似肠道自主神经末梢,他称之为 cellules interstitielles,并认为其属于独特的神经元。1982 年,Thuneberg 提出由 Cajal SR 最先描述的 "interstitial cells of Cajal"(ICC)可能是肠道动力的起搏点,参与了类似心肌的肠道肌肉冲动传播,其假设使 ICC 成为胃肠动力研究关注热点。1992 年 Maeda 等发现 ICC 特异性表达干细胞因子受体(c-kit)免疫组化法具有特异性,可确定 ICC 分布、密度、ICC 之间和 ICC 与其他类型细胞的关系及变化,极大促进了有关 ICC 的临床及基础研究。近 20 年来,随着研究技术的不断创新,关于便秘的发病机制的临床及基础研究正在从人体组织、细胞水平这样一个历史过程,逐步深入走向分子基因研究水平。

正常情况下,排便行为包括产生便意和排便动作两个过程。肠道在通常情况下呈空虚状态,睡醒及餐后,结肠的动作电位活动增强,结肠贮存的粪便推入直肠后,直肠黏膜受到粪便充盈扩张的机械性刺激,经直肠感受器通过传入神经到脊髓的排便中枢,产生便意;由排便中枢再通过传出神经引起排便动作。此时直肠收缩,肛门括约肌松弛,加上腹肌和膈肌协调性运动,腹压增加,将粪便排出肛门。任何一个排便环节发生障碍,均可发生便秘。

病因和发病机制 随着人类社会不断进步,愈加精细的饮食,导致了膳食纤维摄入的减少;生活节奏的加快,使得人们普遍缺乏运动;公众卫生保健知识的缺位,不少人便意来时刻意忍便;滥用泻药等都促使功能性便秘的发病。随着传统生物医学模式向生物-心理-社会医学模式转变,对疾病发病研究越来越多指向心理、社会因素。近年来研究发现,精神心理因素也是导致功能性便秘的高危因素之一。目前认为,功能性便秘的病因与发病机制主要与脑-肠互动异常、肠道传输障碍、直肠顺应性与敏感性、肠神经系统、卡哈尔间质细胞异常、激素及神经递质异常、不协调性排便、平滑肌异常、肠道菌群变化、水通道蛋白表达异常、精神心理因素等密切相关。

（1）脑-肠互动异常:脑-肠轴是由中枢神经系统、胃肠道神经系统及自主神经系统之间形成的双向神经-内分泌网络系统,并受心理、社会因素的影响而变化。胃肠道的肌间神经丛和黏膜下丛的大量神经元构成了胃肠道神经系统,对胃肠道运动、分泌和血液供应具有调节作用。脑-肠轴是胃肠道神经系统与中枢神经系统之间相互沟通的桥梁,一方面,胃肠道神经通过脑-肠轴把各种刺激传至中枢神经系统的认知、情感中枢,中枢神经系统对刺激产生各种反应;另一方面,中枢神经系统也能通过脑-肠轴对胃肠道功能产生影响。精神因素刺激中枢神经系统,继而通过脑-肠轴影响肠道神经系统,引发胃肠道功能紊乱,最后发生便秘等疾病,所以胃肠道也被称为最大的"情绪器官"。整个脑-肠轴系统的正常运行对正常排便影响重大,一旦系统某一处有了异常,很容易导致便秘的发生。

（2）肠道传输障碍:运用不同的技术研究便秘患者的肠道传输,结果表明便秘患者的结肠内容物整体传输比健康对照组缓慢。在慢传输型便秘患者中,受影响的结肠区域差异很大,部分患者升结肠和结肠肝曲的运动节律基本正常,但横结肠和降结肠的传输缓慢,一些严重的便秘患者整个消化道都存在广泛的传输改变。应用全结肠时空图显示,在严重便秘患者结肠推进压力波存在局部缺失的紊乱现象。通过测压等方法行腔内结肠动力评估发现STC 患者存在结肠动力障碍,主要包括结肠高幅度推进性收缩活动减少、幅度降低,对进餐和/或药物(如比沙可啶、新斯的明)刺激的收缩反应降低。研究也表明,在 STC 患者乙状结肠或直肠非推进性蠕动或逆推进性蠕动活动明显增加,从而阻碍结肠排空。高分辨率全结肠测压显示,结肠各段相邻的推进性蠕动重叠明显减少。也有研究发现,STC 患者的胃结肠反射减弱,近端结肠排空延迟。

（3）直肠顺应性与敏感性:直肠顺应性是腔内压力增大时直肠扩张的容积变化,反映直肠壁的弹性情况。一般情况下,直肠的顺应性越大,便意越轻,反之便意越强烈。直肠敏感性通过直肠最低敏感量和最大耐受量来评估,最低敏感量和最大耐受量的增加,反映了直肠壁对内容物刺激的反应性下降,造成便意缺乏,反之便意增强。正常传输型便秘患者结肠的神经内分泌功能和肌肉功能都完好无损,是慢性原发性便秘中常见的类型,其病理生理机制目前尚未明确。其指粪便以正常速率通过结肠,患者通常自我感觉便秘,有排便困难或延迟排便、粪便干硬、腹胀或其他腹部不适,同时存在精神心理困扰。研究发现该类型患者常存在直肠顺应性增加、直肠敏感性下降,或者两者同时存在。除此之外,其他类型的慢性便秘患者也可能存在直肠顺应性增高和/或直肠敏感性下降等问题。

（4）肠神经系统:肠壁内肠神经丛可分为两类——黏膜下神经丛与肌间神经丛。神经丛包括了许多神经节,神经节发出的纤维纵横交织,相互联系。在一部分严重的慢传输型便秘患者中发现存在自主神经系统紊乱的表现,还出现肌间神经丛和黏膜下神经丛形态学的改变,组织学研究同样显示肌间神经丛神经元数目存在异常。Shaikh 行肛门括约肌活检发现便秘患者肛门括约肌神经丛退行性改变,认为此变化影响肛门直肠抑制反射活动,导致内括约肌不能松弛,可能是主要受副交感神经支配的影响,导致交感神经活动过度,内括约肌异常收缩最终引起肌肥大。有研究发现,STC患者肌间神经丛神经节细胞和神经元细胞明显减少,而黏膜下神经丛却无此改变,提示肌间神经丛在便秘发病中起主要作用。

（5）卡哈尔间质细胞异常:卡哈尔间质细胞（interstitial cell of Cajal,ICC）是胃肠道平滑肌的起搏细胞,主要分布于胃肠道,调控胃肠道自主节律运动,产生慢波电位并传导电活动,同时参与神经递质信号的传导。因此卡哈尔间质细胞数量和功能上的缺失,都能引起肠道神经系统和平滑肌之间的信息传导发生障碍,最终引起便秘。有研究表明,消化道卡哈尔间质细胞减少及分布异常是引起慢传输型便秘患者肠道运动功能障碍的重要原因,ICC不仅在数量上有减少,同时形态学上也存在异常,表现为表面标志不规则和树突的数量减少。

（6）激素、神经递质异常:激素和神经递质对胃肠道运动起调节作用。如孕酮过量能抑制自发性结肠肌肉运动的幅度和频率,使得结肠传输功能减弱,导致便秘。胃肠道中神经递质种类丰富,比如乙酰胆碱、去甲肾上腺素、血管活性肠肽（VIP）、5-羟色胺（5-HT）等等。5-羟色胺（5-HT）是胃肠道内一种重要的神经递质,与分布于胃肠道内的5-HT受体结合后,在胃肠道动力和分泌方面发挥重要作用,近年来研究发现,特别是其中的5-HT$_3$受体和5-HT$_4$受体与胃肠道动力和分泌功能最为密切。

（7）不协调性排便:排便障碍型便秘是由于腹部肌肉、直肠肛管肌肉和盆底肌肉不能协调工作,盆底肌功能紊乱,排便时肛管括约肌痉挛,肛管内压超过直肠内压,导致直肠有效排空受阻,从而出现便秘的症状。临床表现以排便困难为特征:排便费力、费时,或虽便意频繁,但是每次量少,有排便不尽感,即使软便也排出困难,多有肛门下坠感,部分患者需要手法辅助排便。一些患者用力排便时肛门外括约肌和耻骨直肠肌不协调收缩,而另外一些患者在排便时存在肌肉舒张不完全,此外还有可能在需要排出粪便时出现直肠推进力不足的情形。部分顽固性便秘患者肌电检查有耻骨直肠肌或肛门外括约肌的不协调收缩,直肠测压提示直肠压力反常增高。

（8）平滑肌异常:平滑肌是胃肠道活动的最终效应器,其协调功能的缺失将导致结肠动力改变。近年来的研究证实,肠道功能异常患者平滑肌存在结构及形态学上的改变,包括不同程度的纤维化、肌纤维的增生或萎缩以及肌细胞空泡形成等。有研究报道,慢传输型便秘患者的结肠平滑肌收缩明显减弱、电慢波异常,同时发现存在包涵体性肌病,包涵体是平滑肌细胞退化的一种表现,平滑肌细胞内大量包涵体的出现会导致平滑肌收缩性下降。

（9）肠道菌群变化:健康人的肠道中存在大量的细菌,其中厌氧菌占99%,需氧菌占1%,这些细菌称为正常菌群,其参与了机体对食物消化吸收过程,增强机体的免疫力,且与衰老、肿瘤的发生和其他多种疾病有关。便秘患者肠道菌群变化得到了国内外学者的重视和证实。Zoppi等发现在便秘儿童肠道内梭菌属和双歧杆菌数量增加,而Khalif等发现成人便秘患者肠道内乳酸杆菌和双歧杆菌明显减少。国内也有学者观察到便秘患者肠道内菌群有变化。

（10）水通道表达异常:水通道蛋白（aquaporin,AQP）是广泛存在于细胞膜上的一种特异性孔道,能够介导水液的快速顺浓度梯度跨膜转运,是水进出细胞的主要途径。研究认为水通道蛋白（AQP）参与大肠的水分吸收及黏液分泌,迄今已发现人类表达13种AQPs。AQP1、AQP3、AQP8主要存在于结肠吸收细胞,以水分吸收功能为主,AQP4主要位于结肠吸收细胞,杯状细胞不表达,有助于结肠水分吸收,对结肠的分泌不起作用;AQP9结肠中主要存在于结肠杯状细胞,参与某种特定黏液的合成和/或分泌。研究发现AQP1、AQP3、AQP4、

AQP8 可促进结肠对水的重吸收,在 STC 患者、STC 模型小鼠结肠中高表达;AQP9 参与结肠黏液的合成和/或分泌,在便秘小鼠结肠黏膜中低表达,其共同参与了便秘的发生。

（11）结肠黏膜氯离子通道功能障碍:氯离子通道(chloride channels,ClCs)是细胞膜上的控制机体水和氯离子分泌的重要蛋白质孔道,与跨上皮细胞膜的氯离子和液体转运有关。氯离子通道根据调节因素的不同可分为:配体调节的氯通道、囊性纤维化跨膜传导调节因子(cystic fibrosis transmembrane conductance regulator,CFTR)的氯通道、容量感受性氯通道和电压门控氯通道。CFTR 功能异常会使 Cl^-、Na^+ 和水的出入受到影响,导致肠液黏稠、水及电解质的过度吸收等。

（12）胆汁酸代谢异常:胆汁酸具有调节胃肠运动、水和电解质吸收、肠上皮的生长及上皮基因的表达等生理功能。有研究认为,胆汁酸主要通过调节结肠动力和分泌功能而影响结肠传输功能。

（13）精神心理因素:结肠运动是在中枢神经系统、自主神经系统和肠神经系统的参与下进行的,以多种神经递质作为媒介。自主神经、内分泌系统中枢及情感中枢的大脑皮质整合中心位于同一解剖部位,为精神心理因素影响功能性便秘提供了可能。如果精神心理因素如焦虑、抑郁等长期存在,大脑皮质则持续受到抑制,阻碍排便反射的下传,进而肠系膜上丛、腹下丛、直肠神经丛等副交感神经和肌间神经丛抑制增强,交感神经活动增加,结肠运动降低,敏感度下降,直肠肛管压力升高。

二、中医认识

便秘的病因主要有饮食不节、情志失调、久坐少动、劳倦过度、年老体虚、病后产后、药物所致等,部分患者与先天禀赋不足有关。过食肥甘厚腻,可致胃肠积热,大便干结;恣食生冷,可致阴寒凝滞,腑气不通。思虑过度,或久坐少动,致使气机郁滞,腑失通降。劳倦过度、年老体虚或病后产后,气血亏虚,气虚则大肠传送无力,血虚则肠道失于濡润,大肠传导失司。屡用苦寒泻下药物,则耗伤阳气,肠道失于温煦。部分患者与先天禀赋不足有关。

【诊断】

一、辨病

（一）临床表现

1. 典型表现　功能性便秘的主要表现为排便次数减少,粪便干硬和/或排便困难,常伴有腹胀、腹痛。其排便次数减少指每周排便少于 3 次;排便困难包括排便费力、排出困难、排便不尽感、排便费时及需手法辅助排便。

2. 其他症状　本病除了上述胃肠局部症状外,亦可产生全身症状,常伴有头晕、头痛、失眠、烦躁、焦虑、抑郁等症。

3. 体征　轻者无特异性表现,严重者可见腹部膨隆,常可在降结肠和乙状结肠部位触及粪块及痉挛的肠段,可伴有压痛感。

4. 功能性便秘各分型的特点

（1）慢传输型便秘：STC 患者全结肠或结肠各段存在传输延迟，主要由结肠推进力不足所致，结肠动力降低、结肠推进性蠕动收缩活动减少，导致粪便通过结肠时间延长，表现为排便次数少、排便费力、粪便干结等严重症状，但不存在排便协调障碍。STC 的原因多为结肠推进力不足，与肠神经损伤、卡哈尔间质细胞减少等有关。

（2）排便障碍型便秘：主要是指患者在尝试排便的过程中盆底肌群存在矛盾收缩、松弛不全或肛门静息压增高，从而导致粪便排出障碍。诊断需满足肛门直肠排便功能异常的表现。排便障碍型便秘多为盆底肌协调障碍、排便推进力不足所致。

（3）正常传输型便秘：功能性便秘中较常见的亚型，患者结肠传输功能检测正常，但存在便秘症状。正常传输型便秘多为直肠顺应性和直肠敏感性异常所致。

（二）实验室及其他检查

1. 结肠传输试验　随标准餐顿服不透 X 线的标记物（如直径 1mm、长 10mm 的标记物 20 个），于 48 小时拍摄腹部 X 线片 1 张，若 48 小时大部分标记物在乙状结肠以上，可于 72 小时再摄片 1 张。根据标记物的分布计算结肠传输时间和排出率，判断是否存在结肠传输延缓、排便障碍。该方法简易、价廉、安全。采用核素法可检测结肠各节段的传输时间，但因价格昂贵而难以普及。

2. 肛门直肠测压　肛门直肠测压能评估肛门直肠动力、感觉及直肠顺应性，监测用力排便时盆底肌有无不协调收缩、是否存在直肠压力上升不足、是否缺乏肛门直肠抑制反射、直肠感觉阈值有无变化、直肠顺应性有无变化等。

3. 球囊逼出试验　球囊逼出试验可作为排便障碍型便秘的初筛检查，可根据患者排出直肠内的充水或充气的球囊所需的时间来评估直肠的排出功能。排出球囊所需的时间取决于使用的方法，排出 50ml 充水球囊的时间为 1~2 分钟不等。球囊逼出试验作为排便障碍型便秘的筛查方法简单、易行，但结果正常并不能完全排除盆底肌不协调收缩的可能。

4. 排粪造影　通常采用 X 线法，即将一定剂量的钡糊或钡液注入直肠，模拟生理性排便活动，动态观察肛门直肠的功能和解剖结构变化。主要用于与便秘相关肛门直肠疾病的诊断，如直肠黏膜脱垂、内套叠、直肠前突、肠疝（小肠或乙状结肠疝）、盆底肌痉挛综合征等。磁共振排粪造影具有能同时对比观察盆腔软组织结构、多平面成像、分辨率高、无辐射等优点。对难治性排便障碍型便秘，排粪造影结果是外科决定手术方式的重要依据。

5. 盆底肌电图　盆底肌电图检查能明确是否为肌源性病变，盆底肌肉众多，但盆底肌电图可精细检测到每块肌肉的活动情况。传统的针式盆底肌电图是诊断盆底肌不协调的重要方法，可作为肉毒素注射引导定位肌肉的方法。目前临床采用的盆底表面肌电为经过信号处理后的信息，可作为盆底生物反馈治疗前后监测肌肉训练的工具。

6. 肛门直肠指检　肛门直肠指检简便、易行，通过指检可了解有无肛门直肠肿物等器质性疾病、了解肛门括约肌和耻骨直肠肌功能。当患者用力排便（模仿排便动作，试图排出直肠内的手指）时，正常情况下肛门口松弛，如手指被夹紧，提示可能存在肛门括约肌不协调收缩。

7. 粪便常规和隐血试验　粪便检查包括对一般性状检测、显微镜检查和隐血试验，作为便秘患者的常规检查和定期随诊项目。

8. 血清学检查　血清学检查包括血常规、血糖、肝肾功能、甲状腺功能、肿瘤标志物等检查,既可以反映机体的全身状况,还能明确部分器质性疾病的诊断,重点排查的疾病有尿病、甲状腺疾病、肾功能不全、消化道肿瘤等。

9. 结肠镜检查　结肠镜检查是便秘患者的重点检查项目,主要目的是排除肠道器质性疾病,观察结肠有无肿瘤、炎症溃疡等病变。对年龄超过 40 岁新发便秘、有报警征象(包括便血、粪便隐血阳性、贫血、消瘦、明显腹痛、腹部包块、有结直肠息肉史和结直肠肿瘤家族史)八难治性便秘患者,特别是对粪便隐血试验阳性、血 CEA 高的患者,应嘱患者一定要进行结肠镜检查。

10. 仿真结肠镜技术　CT 仿真结肠镜技术是一种无创性检查,尤其适用于不能忍受内镜检查的患者,能够充分显示结肠的解剖形态以及病变部位,也能显示闭塞和狭窄的肠管。与钡灌肠检查相比,不受结构重叠的影响。磁共振仿真结肠技术在结肠病变尤其是肿瘤性病变的诊断作用明显。与 CT 仿真结肠镜技术相比,MR 仿真结肠镜技术扫描时间较长,图像分辨率较差,但是磁共振检查无放射线辐射危害,可以筛查结直肠肿瘤性病变。

11. 结肠 X 线检查　钡剂灌肠包括单纯钡剂灌肠和气钡双重对比造影,用于筛查和评估某些疾病,包括憩室病和结直肠癌。钡剂灌肠对结肠肠腔直径、结肠长度、病变部位定位有一定优势,可以发现结肠冗长、巨结肠、巨直肠、狭窄等。

12. 全结肠压力监测　该检查可以了解结肠的舒缩状态、评价结肠运动功能、有助于诊断原发性或继发性结肠运动障碍性疾病。但结肠压力监测需要结肠镜置管,且所需时间较长,难以在临床广泛使用,目前主要用于临床研究。

13. 会阴神经终末运动潜伏期　主要用于大便失禁、会阴下降综合征、尿失禁等会阴神经病变的患者,也用于肛门括约肌重建术前后(如经阴道分娩术后损伤),或直肠脱垂修补术前后评价。对长期慢性便秘和排便困难患者,在直肠切除术前,预测有无术后发生大便失禁。

14. 盆底超声　直肠腔内超声可以清楚检查盆底和肛门括约肌等,经过三维图像重建,能够直观地显示盆底支持系统的解剖结构,更好量化括约肌静态和动态状况;经会阴超声检查是目前盆底功能障碍性疾病常用的影像学诊断方法,其中二维超声在诊断中应用广泛,主要用于盆底正中矢状切面上解剖结构的扫查,观察盆底器官的位置和运动;经腹直肠彩超可以测量直肠横径,从而识别是否有直肠嵌塞。直肠横径是鉴别直肠嵌塞的一个有价值的工具,可以代替直肠指检。国外利用该技术研究便秘儿童与健康儿童相比直肠横径是否增大,并评估了便秘治疗期间的横径。

15. 心理状态评估　心理评估对于治疗慢性便秘非常重要,特别是难治性便秘,有研究显示 50% 的功能性便秘患者有不同程度的心理异常。

（三）诊断要点

功能性便秘的诊断参照罗马Ⅳ标准,需要排除肠道及全身器质性因素、药物及其他原因导致的便秘并符合以下标准。

（1）必须符合下列 2 个或 2 个以上的症状:①至少 25% 的时间排便感到费力;②至少 25% 的时间排便为块状便或硬便(参照布里斯托粪便量表 1、2 型);③至少 25% 的时间排便有不尽感;④至少 25% 的时间排便有肛门直肠梗阻或阻塞感;⑤至少 25% 的时间排便需要手法辅助(如用手指协助排便、盆底支持);⑥每周自发性排便少于 3 次。

（2）不使用泻药时很少出现稀便。

（3）不符合 IBS-C 的诊断标准。

诊断之前症状出现至少 6 个月，且近 3 个月症状符合以上诊断标准。

如患者符合阿片类药物相关性便秘（opioid induced constipation）的诊断标准，就不应该诊断为 FC，但临床医生要注意 FC 和阿片引起的便秘可重叠。

功能性便秘的诊断需要进行以下 5 个循序渐进的步骤：①临床病史；②体格检查；③实验室检查；④结肠镜检查或其他检查；⑤特殊的检查用以评估便秘的病理生理机制（有必要且有条件时进行）。根据不同的病理生理机制可分为：慢传输型便秘、排便障碍型便秘、正常传输型便秘。

（四）鉴别诊断

便秘既可作为功能性疾病独立存在，也可作为症状见于多种器质性疾病，临床应注意鉴别诊断。常见引起便秘的器质性疾病有：结直肠肿瘤、肠腔梗阻或狭窄、肛裂、内痔、直肠脱垂、肛周脓肿等消化系统疾病；脊髓损伤、多发性硬化症、帕金森病、脑卒中、脑肿瘤、自主神经病变、强直性肌营养不良、淀粉样变性等神经系统及肌肉疾病；糖尿病、高钙血症、低钾血症、甲状腺功能减退、甲状旁腺功能亢进、嗜铬细胞瘤等内分泌和代谢性疾病。对近期内出现便秘或便秘伴随症状发生变化的患者，鉴别诊断尤为重要。对年龄 >50 岁、有报警征象者，应进行必要的实验室、影像学和结肠镜检查，以明确便秘是否为器质性疾病所致、是否伴有结直肠形态学改变。报警征象包括便血、粪便隐血试验阳性、大便变细、贫血、消瘦、明显腹痛、腹部包块、有结直肠息肉史和结直肠肿瘤家族史等。

（五）并发症

1. 消化功能紊乱　便秘时粪便在结直肠内长时间停留，过量的有害物质吸收可引起胃肠功能紊乱而致食欲缺乏、口苦、进食减少、腹部胀满、嗳气、排气多等症状。便秘患者易合并肠道菌群紊乱和小肠细菌过度生长。

2. 肛门直肠疾病　长期粪便在结直肠存留、长时间用力排便和排出困难可导致和加重直肠炎、肛裂、痔疮，并导致或加重结肠、肛门直肠形态结构的改变，如结肠冗长、结肠无力、直肠前突、直肠脱垂、会阴下降等。结肠和肛门直肠疾病的出现又进一步加重了便秘，如此形成恶性循环。

3. 诱发心脑血管疾病　过度用力排便可诱发心脑血管疾病的发作，甚至猝死。研究资料表明，因便秘而诱发心脑血管疾病发作事件有逐年增多的趋势。

4. 大脑功能异常　长期的便秘可影响大脑的功能，代谢产物长时间在肠道停留，经细菌的作用产生大量的有害物质，如甲烷、酚、氨等。这些物质部分吸收后扩散至中枢神经系统，影响大脑功能，突出表现是记忆力下降、注意力分散、思维迟钝等。

5. 结肠癌　长期慢性便秘有可能导致结肠癌。已有多个研究资料表明，存在于蔬菜、水果、谷物等食物中的膳食纤维和结肠癌风险的降低密切相关，便秘患者纤维素摄入减少，肠道运动减慢，人体不能及时将有害物质随粪便排出体外，使粪便中有害物质与肠道黏膜的接触时间延长，增加了肿瘤发生的可能性。

二、辨证

(一) 辨证要点

便秘的主要症状为排便不畅。其辨证要点在于分清寒热虚实。热秘者,粪质干燥坚硬,便下困难,肛门灼热,舌苔黄燥或垢腻,脉滑数或细数;冷秘者,粪质干结,排出艰难,舌淡苔白滑,脉沉紧或沉迟;实证者,可见粪质不甚干结,排出续断不畅,腹胀腹痛,嗳气频作,面赤口臭,舌苔厚,脉实;气虚者,则粪质并不干结,虽有便意,临厕努挣乏力,挣则汗出,神疲肢倦,舌淡苔白,脉弱;血虚者,大便燥结难下,面色萎黄无华,头晕目眩,心悸;阴虚者,则为大便干结,如羊屎状,形体消瘦,潮热盗汗,舌红少苔,脉细数;阳虚者,见大便艰涩,排出困难,面色㿠白,四肢不温,舌淡苔白,脉沉迟。在此基础上再进一步辨证分型。

(二) 辨证分型

1. 热积秘
主症:①大便干结;②大便臭秽和/或口干口臭和/或小便短赤。
次症:①腹胀或腹痛;②面红心烦;③或有身热。
舌脉:舌红,苔黄,脉滑数。

2. 寒积秘
主症:①大便艰涩;②腹痛拘急、得温痛减,或腹满拒按。
次症:①手足不温;②畏寒。
舌脉:舌质淡暗,苔薄白腻,脉弦紧。

3. 气滞秘
主症:①大便干结或不甚干结,排便不爽;②腹胀或伴腹痛。
次症:①肠鸣矢气;②情绪不畅时加重;③胸胁痞满,嗳气时作。
舌脉:舌红,苔薄,脉弦。

4. 气虚秘
主症:①大便不硬,虽有便意,但排便费力;②用力努挣则汗出短气。
次症:①便后乏力;②神疲懒言。
舌脉:舌淡,苔白,脉弱。

5. 血虚秘
主症:①大便干结;②面色少华,头晕目眩。
次症:①心悸气短;②口唇色淡。
舌脉:舌质淡,脉细弱。

6. 阴虚秘
主症:①大便干结如羊屎状;②潮热盗汗和/或手足心热和/或两颧红赤。
次症:①口干少津;②形体消瘦,头晕耳鸣;③心烦少眠;④腰膝酸软。
舌脉:舌质红,有裂纹,少苔,脉细数。

7. 阳虚秘
主症:①大便干或不干,排出困难;②面色㿠白,小便清长。

次症:①腹中冷痛;②腰膝酸冷;③四肢不温或畏寒怕冷。

舌脉:舌淡,苔白,脉沉迟。

证候诊断:主症必备,加次症 2 项及以上,结合舌脉,即可诊断。

【治疗】

一、治疗原则

功能性便秘的治疗目的在于缓解症状,恢复正常肠道动力和排便生理功能,同时防止并发症及预防复发。其治疗总体原则是个体化的综合治疗,包括整体与局部治疗、病因与对症治疗、中医与西医治疗相结合的全面、持久的综合治疗。

二、西医治疗

(一)药物治疗

1. 容积性泻药 通过增加粪便中的水含量和粪便体积从而起通便作用。主要用于轻度 FC 患者,如欧车前、聚卡波非钙、小麦纤维素颗粒等。欧车前:成人 3.5~6g,每日 1~3 次,儿童用量酌减(6 岁儿童的用量为成人的半量)。

2. 渗透性泻药 包括不被吸收的糖类、盐类泻剂和聚乙二醇。不被吸收的糖类(如乳果糖)可增加肠腔内粪便的容积,刺激肠道蠕动,可用于轻度、中度 FC 的治疗。盐类制剂(如硫酸镁)在肠道不完全吸收,使得水分渗入肠腔,应注意过量应用可引起电解质紊乱,对老年人和肾功能减退者应慎用。聚乙二醇口服后不被肠道吸收与代谢,不引起肠道净离子的吸收或丢失。例:乳果糖,每日剂量可根据个人需要进行调节,下面的推荐剂量可作为参考。成人起始剂量每日 30~45ml,维持剂量每日 15~25ml。

3. 刺激性泻药 包括酚酞、蒽醌类药物等,能刺激肠道蠕动,增加肠道动力,减少吸收,此类泻药容易出现药物依赖、电解质紊乱等不良反应,长期应用可引起结肠黑变病并增加大肠癌的危险性。

4. 促动力药 目前常用的有多巴胺受体拮抗剂和胆碱酯酶抑制剂伊托必利、5-HT$_4$ 受体激动剂如莫沙必利和普芦卡必利。伊托必利能促进结肠运动,对老年慢性便秘有一定的疗效。5-羟色胺受体激动剂通过作用于肠神经末梢,释放运动性神经递质,从而促进肠道的蠕动。但某些作用于 5-羟色胺受体的药物存在潜在增加心血管疾病的危险。例:莫沙必利,口服,每次 1 片,每日 3 次,饭前服用。

5. 氯离子通道激活剂 鲁比前列酮能激活 2 型氯离子通道,致大量液体进入肠腔,其常见的不良反应为恶心、腹泻。但鲁比前列酮在我国尚未被用于临床治疗。

6. 鸟苷酸环化酶 C 激动剂 利那洛肽作用机制为激活鸟苷酸环化酶 C,促进肠腔内液体分泌,加快肠传输。利那洛肽主要作用于消化道,口服生物利用度低,全身不良反应较小,常见不良反应为腹泻。用法用量:成人,推荐每日 1 粒(含 290μg 利那洛肽),至少首餐前 30 分钟服用。

7. 回肠胆汁酸转运抑制剂 依洛西巴特(Elobixibat)是一类高选择性回肠胆汁酸转运抑制剂,常见不良反应为剂量依赖型腹部绞痛和腹泻。目前在北美进行依洛西巴特Ⅲ期临床试验来验证其对慢性便秘和 IBS-C 患者的疗效。

8. 新型选择性葡萄糖钠共转运体 1 抑制剂　米扎格列净（Mizagliflozin）是一种新型选择性葡萄糖钠共转运体 1 抑制剂，它选择性地抑制小肠中的葡萄糖钠共转运体 1，保留小肠内水分和葡萄糖的能力，导致小肠和结肠内的水量增加，通过蠕动反射触发肠道推进，可改善慢性便秘。

9. 灌肠药和栓剂　通过肛内给药，润滑并刺激肠壁，软化粪便，使其易于排出，适用于粪便干结、粪便嵌塞患者临时使用。便秘合并痔者可用复方角菜酸酯制剂。

10. 微生态制剂　益生菌能够改善 FC 患者的临床症状，如增加排便次数，缩短肠道传输时间、改变大便形状，提高患者生活质量。但益生菌治疗便秘目前仍作为辅助手段，且以乳酸杆菌与双歧杆菌属两者为主。临床疗效尚存争议。例如双歧杆菌乳杆菌三联活菌片，口服，每次 4 片，每日 2~3 次。温开水或温牛奶冲服。

11. A 型肉毒素注射治疗　A 型肉毒素注射可以在肌电图或超声引导下注射于耻骨直肠肌环处，分别在截石位 3 点、6 点、9 点位置注射，可以暂时阻断错误的条件反射，降低肛管压力。适用于肌张力较高，肌肉弹性好，不伴有直肠感觉功能减退者。常与生物反馈联合使用，可缩短疗程及提高远期疗效。

（二）专科治疗

1. 精神心理治疗　可给予合并精神心理障碍、睡眠障碍的慢性便秘患者心理指导和认知治疗等，使患者充分认识到良好的心理状态和睡眠对缓解便秘症状的重要性；可予合并明显心理障碍的患者抗抑郁焦虑药物治疗，如氟哌噻吨美利曲辛片；存在严重精神心理异常的患者应转至精神心理科接受专科治疗。注意避免选择多靶点作用的抗抑郁焦虑药物，注意个体敏感性和耐受性的差异。

2. 非药物治疗及外科手术

（1）生物反馈治疗：循证医学证实生物反馈是盆底肌功能障碍所致便秘的有效治疗方法，可用于短期和长期治疗不协调排便，但尚不推荐将其用于无排便障碍型便秘患者。生物反馈治疗能持续改善患者的便秘症状、心理状况和生活质量，且远期疗效稳定。

（2）骶神经刺激治疗：骶神经刺激（sacral nerve stimulation）治疗功能性便秘的疗效尚有争议，欧洲共识认为，骶神经刺激治疗慢性便秘的证据尚不充分，仍需进一步研究证实。当慢传输型便秘和/或功能性排便障碍患者（排除器质性梗阻）的便秘症状持续超过 1 年且其他治疗无效时，可考虑行骶神经刺激。

（3）粪菌移植：粪菌移植（FMT）治疗 STC 是安全有效的，一项荟萃分析提示 FMT 治疗慢性便秘的短期效果明显，但缺乏长期的有效率观察。此外，上、中消化道途径的 FMT 应用疗效无明显差异。因此，粪菌移植仍存在许多有待解决的问题，暂不宜作为常规手段用于临床治疗。

（4）外科手术：对极少数便秘症状严重的、对药物治疗无效的结肠无力患者来说，次全结肠切除术并回肠-结肠吻合术是一种治疗选择。然而，这些患者不能归为功能性便秘的范畴。此外，手术前需要证明胃排空正常、小肠运动功能和肛门直肠功能正常。手术治疗后 50%~90% 患者临床症状改善，但并发症也较常见，包括小肠梗阻（约 1/3 患者出现）、腹泻、大便失禁和便秘复发。尽管排便频率能够获得改善，但其他症状包括腹胀、腹痛症状没有明显改善，因此结肠切除术 + 回肠结肠吻合术，仅仅适用于那些其他非手术治疗方法均无效且胃和小肠运动功能正常的患者。

三、中医治疗

(一) 辨证分型治疗

1. 热积秘

治法:清热润肠。

代表方:麻子仁丸(《伤寒论》)。

常用药:火麻仁、芍药、杏仁、大黄、厚朴、枳实。

加减:大便干结难下者,加芒硝、番泻叶;热积伤阴者,加生地、玄参、麦冬。

2. 寒积秘

治法:温通散积。

代表方:温脾汤(《备急千金要方》)。

常用药:附子、大黄、芒硝、当归、干姜、人参、甘草。

加减:腹痛如刺,舌质紫暗者,加桃仁、红花;腹部胀满者,加厚朴、枳实。

3. 气滞秘

治法:顺气导滞。

代表方:六磨汤(《世医得效方》)合四逆散(《伤寒论》)。

常用药:柴胡、白芍、炒枳壳、沉香粉、木香、乌药、瓜蒌仁。

加减:忧郁寡言者,加郁金、合欢皮(花);急躁易怒者,加当归、芦荟。

4. 气虚秘

治法:益气润肠。

代表方:黄芪汤(《金匮翼》)。

常用药:黄芪、生白术、火麻仁、陈皮、白蜜。

加减:乏力汗出者,加党参、炒白术;气虚下陷脱肛者,加升麻、柴胡;纳呆食积者,可加莱菔子。

5. 血虚秘

治法:滋阴养血,润燥通便。

代表方:润肠丸(《沈氏尊生书》)。

常用药:当归、生地、火麻仁、桃仁、枳壳。

加减:头晕者,加熟地、桑椹子、天麻;气血两虚者,加黄芪、生白术。

6. 阴虚秘

治法:滋阴润燥。

代表方:增液汤(《温病条辨》)。

常用药:玄参、麦冬、生地、火麻仁、当归、沙参、石斛。

加减:大便干结者,加杏仁、瓜蒌仁;口干者,加玉竹;烦热少眠者,加女贞子、旱莲草、柏子仁。

7. 阳虚秘

治法:温润通便。

代表方:济川煎(《景岳全书》)。

常用药:当归、牛膝、附子、肉苁蓉、泽泻、升麻、枳壳。

加减:腹中冷痛者,加肉桂、小茴香、木香;腰膝酸冷者,加锁阳、核桃仁。

(二) 中成药

1. 清热泻火类

(1) 新复方芦荟胶囊:清肝泄热,润肠通便,宁心安神。用于心肝火盛,大便秘结,腹胀腹痛,烦躁失眠。口服,每次 1~2 粒,每日 1~2 次。

(2) 栀子金花丸:清热泻火,凉血解毒。用于肺胃热盛,口舌生疮,牙龈肿痛,目赤眩晕,咽喉肿痛,大便秘结。口服,每次 9g,每日 1 次。

(3) 一清颗粒:清热泻火解毒,化瘀凉血止血。用于火毒血热所致的身热烦躁、目赤口疮、咽喉牙龈肿痛、大便秘结、吐血、咯血、衄血、痔血;咽炎、扁桃体炎、牙龈炎见上述证候者。开水冲服,每次 1 袋,每日 3~4 次。

(4) 黄连上清片:散风清热,泻火止痛。用于风热上攻、肺胃热盛所致的头晕目眩、暴发火眼、牙齿疼痛、口舌生疮、咽喉肿痛、耳痛耳鸣、大便秘结、小便短赤。口服,每次 6 片(0.3g/片),每日 2 次。

2. 理气降逆类

四磨汤口服液:顺气降逆,消积止痛。用于婴幼儿乳食内滞证,症见腹胀、腹痛、啼哭不安、厌食纳差、腹泻或便秘;中老年气滞、食积证,症见脘腹胀满、腹痛、便秘;以及腹部手术后促进肠胃功能的恢复。口服,成人每次 20ml,每日 3 次,疗程 1 周;新生儿每次 3~5ml,每日 3 次,疗程 2 日;幼儿每次 10ml,每日 3 次,疗程 3~5 日。

3. 消食导滞类

(1) 枳实导滞丸:消积导滞,清利湿热。用于饮食积滞、湿热内阻所致的脘腹胀痛、不思饮食、大便秘结、痢疾里急后重。口服,每次 6~9g,每日 2 次。

(2) 消积化滞片:清理肠胃,消积化滞。用于消化不良,胸闷胀满,肚腹疼痛,恶心倒饱,大便不通。口服,每次 4 片,每日 2 次,小儿减半。

4. 润肠通便类

(1) 麻仁丸:润肠通便。用于肠热津亏所致的便秘,症见大便干结难下,腹部胀满不舒,习惯性便秘见上述证候者。口服,水蜜丸每次 6g,每日 1~2 次。

(2) 麻仁软胶囊:润肠通便,用于肠燥便秘。口服,平时每次 1~2 粒,每日 1 次;急用时每次 2 粒,每日 3 次。

(3) 蓖麻油:润肠通便。用于肠燥便秘。口服,每次 10~20ml。

5. 益气润肠类

(1) 益气润肠膏:润肠通便、健胃利气。用于大便秘结引起的腹胀,饮食无味,口干舌燥,对老年人便秘效果尤佳。口服,每次 30g,每日 3 次。

(2) 苁蓉润肠口服液:益气养阴,健脾滋肾,润肠通便。用于气阴两虚,脾肾不足,大肠失于濡润而致的虚症便秘。口服,每次 20ml(1 支),每日 3 次,或遵医嘱。

6. 养血生津类

(1) 地黄润通口服液:养血生津、润肠通便。用于血热阴虚所致肠燥便秘的辅助治疗。

口服,每次 20ml,每日 2 次,早晚服用。

（2）润燥止痒胶囊:养血滋阴,祛风止痒,润肠通便。用于血虚风燥所致的皮肤瘙痒,痤疮,便秘。口服,每次 4 粒,每日 3 次,2 周为 1 个疗程。

7. 养阴生津类

（1）增液颗粒:养阴生津,清热润燥。用于热邪伤阴、津液不足所引起的阴虚内热,口干咽燥,大便燥结;亦可用于感染性疾患高热所致体液耗损的辅助用药。开水冲服,每次 20g,每日 3 次。

（2）津力达颗粒:益气养阴,健脾运津。用于 2 型糖尿病气阴两虚证,症见:口渴多饮,消谷易饥,尿多,形体渐瘦,倦怠乏力,自汗盗汗,五心烦热,便秘等。开水冲服,每次 1 袋,每日 3 次,8 周为 1 个疗程,或遵医嘱。

8. 滋阴补肾类

通乐颗粒:滋阴补肾,润肠通便之功效。主治阴虚便秘,症见大便秘结,口干,咽燥,烦热,以及习惯性、功能性便秘见于上述证候者。口服,每次 12g,每日 2 次,2 周为 1 个疗程。

四、中西医结合治疗

功能性便秘结合临床症状应属于中医"便秘"的范畴,主要病机总以大肠传导不利所致,治疗上以调理气机为之大法。运用现代科学技术,对功能性便秘的病理生理学的进行研究,使得功能性便秘的诊断变得更为准确,也为中医临床辨治提供新的思路与方法。在治疗上,功能性便秘应该分型论治,中西结合。对于慢传输型便秘者,可在中药辨证施治的同时配合针灸、推拿、中药贴敷,以增强腹肌力量,促进肠道蠕动,可选用莫沙必利、普芦卡必利等促肠动力药,或聚乙二醇、乳果糖等渗透性泻药,或番泻叶等刺激性泻药,或双歧杆菌乳杆菌三联活菌片、地衣芽孢杆菌活菌颗粒等调节肠道菌群等药物。对于排便障碍型便秘者,可在中药辨证施治的同时,配合生物反馈、球囊训练及针灸治疗,使盆底肌肉及肛门括约肌协调运动,可选用开塞露栓剂纳肛,或聚乙二醇、乳果糖等渗透性泻药辅助排便。

1. 中药药对与辨证分型的研究 中医药在治疗功能性便秘方面具有其独特优势。在中医学基础理论的指导下,以功能性便秘的证候为切入点,对热积秘、寒积秘、气滞秘、气虚秘、血虚秘、阴虚秘、阳虚秘等七种证型归纳、分析与总结,从而阐明功能性便秘的病因病机,再根据不同的证型采取适宜的治则,运用不同的中药药对:热积秘需泄热通便导滞,润肠通便,可运用药对大黄与火麻仁、枳实与厚朴;寒积秘需温里散寒,通便止痛,可运用药对附子与大黄;气滞秘需顺气导滞,降逆通便可运用药对柴胡与香附、木香与枳壳;气虚秘需补脾益肺,润肠通便,可运用黄芪与白术、枳实与白术;血虚秘需养血滋阴,润燥通便,可运用药对当归与白芍、熟地黄与何首乌;阴虚秘需增液行舟,滋阴通便,可运用药对生地黄与玄参、麦冬与天冬;阳虚秘需补肾温阳,润肠通便,可运用肉苁蓉与锁阳、桃仁与肉桂。

2. 具有通便作用的中药研究

（1）泻下通便中药

大黄:大黄中的蒽醌类衍生物为其致泻作用的主要成分,原理是通过增加肠道黏膜蠕动,抑制肠内水分吸收,从而促进排便。大黄对胃肠道具有兴奋和抑制的双重作用。当大黄中的醌苷进入大肠时,肠道细菌酶将其分解成大黄酸蒽酮,此时大黄酸蒽酮会对大肠黏膜产生一定的刺激,使肠道平滑肌上 M 受体兴奋,从而引起肠道蠕动,进而发生腹泻。与此同时,醌苷进入大肠后还会抑制肠细胞膜上 Na^+-K^+-ATP 酶过程的产生,阻碍上皮细胞离子主动转运,降低 Na^+ 转运吸收程度,加大肠腔容积,使大肠内渗透压升高,储存水分增加,促进肠道蠕动,从而起到泻下的作用。

番泻叶:番泻叶主要含有蒽醌类和黄酮类成分,番泻苷 C 在小鼠体内的代谢活化与蒽酮有协助作用。番泻叶可刺激结肠黏膜释放前列腺素,而且可使大鼠胃体、胃窦部的前列腺素水平明显增加。前列腺素具有引起平滑肌收缩的作用。此外,番泻叶中的番泻苷可以使肠道对水和电解质的吸收明显减少,同时使肠道非推进性收缩增强,从而导致腹泻。

芦荟:蒽醌类成分是芦荟中的主要成分,在渗出液的干燥物中约占 9%~30%。其是芦荟中最主要的活性成分之一,目前已经发现了约有 20 种,其中绝大部分属于大黄素型蒽醌,即羟基分布在两侧的苯环上的蒽醌。通过实验证实,经口给予小鼠一定浓度的芦荟,能缩短便秘模型小鼠的首次排便时间,增加便秘模型小鼠的排便粒数和重量,有促进肠蠕动功能的作用,可以减少肠壁吸收水分且作用温和,提示芦荟促进排便机制与促进肠道运动、适度增加肠内水分有关。

（2）润肠通便中药

火麻仁:含有丰富的脂肪油,可以在肠道内形成脂肪酸,刺激肠壁,加快肠道运动,从而通便。有学者研究发现火麻仁的水提液能够通过调节短链脂肪酸的水平来改变肠道内的酸性环境,从而改善失衡的肠道微生态,其作用可能与调节肠道 Toll 样受体（TLR）有关。曹俊岭等人发现火麻仁油可以降低复方地芬诺酯致便秘模型小鼠血清中一氧化氮水平,以加快肠道蠕动。

郁李仁:有学者通过对比单味中药干预便秘小鼠的疗效,使用炭末法对小肠推进距离进行测量,在小肠推进距离结果中,最直接有效的是郁李仁,因为它具有强烈的泻下作用,再者是富含脂肪油,可加快肠道的蠕动性,达到润肠的作用,消除其燥涩而有助于排便。此外还有研究表明郁李仁具有抑制炎症活性的作用,改善肠道炎症的环境。

瓜蒌仁:瓜蒌仁中富含大量的油脂类成分,其中瓜蒌酸为主要活性成分。瓜蒌仁中脂肪酸含量约为 26%~30%,主要的不饱和脂肪酸有亚麻酸、亚油酸、油酸等;主要的饱和脂肪酸有棕榈酸、硬脂酸等。瓜蒌仁所含脂肪油可致泻,且作用较强。马跃平等采用小肠推进法比较了瓜蒌仁与瓜蒌霜（含油 38%）及瓜蒌油组小鼠的致泻作用。结果表明,与生品比较,瓜蒌子制成霜剂可使致泄副作用减弱,去油可缓和瓜蒌仁的泻下作用。

（3）理气通便中药

厚朴:现代药理研究发现,厚朴可以减少盲肠切除小鼠的炭末排出时间,提高炭末推进率,增加胃肠蠕动频率。傅勇等团队研究发现厚朴可通过减少胃窦一氧化氮浓度以及血管活性肽的表达,胃排空障碍得以缓解。此外,有研究发现厚朴乙醇提取液具备很好的抑菌强度和抑菌范围,对大肠埃希菌、肠球菌等致病菌均具有较好的抑制灭活作用。厚朴的活性成分厚朴酚对金黄色葡萄球菌、溶血性链球菌等也具备杀菌作用,并且随着浓度的增加而增加,能清除肠道中的致病菌,维持肠道菌群的平衡。

枳实:性微寒味苦辛酸,有破气消积的作用,《药性歌括四百味》概其为"冲墙倒壁",适用于食积痰滞、大便不通等症。现代研究表明,枳实不仅能够促进胃肠运动,而且也能降低平滑肌的张力。陶春虹等人研究发现枳实可以提高 STC 模型大鼠结肠组织的肠神经递质 P 物质和血管活性肽的 mRNA 水平,加快结肠的运动。有学者研究发现枳实的挥发油能够使得 STC 便秘大鼠的肠道推进率速度加快,促进结肠运动。枳实对荧光假单胞菌、肠球菌和大肠埃希菌等均具有很好的抑制作用,可以改善胃肠道微生态,保持肠道微生态的平衡。

莱菔子:药理研究发现莱菔子富含丰富的油脂,不仅促进消化道的运动,而且还可以促进胃肠道的排空。莱菔子促动力的机制通过研究发现可能是与胃动素的分泌存在相关性,主要是和 M 受体关系密切。此外还发现莱菔子促进胃肠运动的主要药效学部分集中在脂肪油。陈正亭等给予老年习惯性便秘患者口服炒莱菔子煎水液,结果发现总有效率明显优于对照组。

（4）温阳通便中药

肉苁蓉:具有补肾阳、益精血、润肠通便等功效。肉苁蓉属于润肠通便类中药,具有作用缓和、便而不泻的特点,尤其适合于老年人、产妇和身体虚弱等人群的便秘治疗。有学者对肉苁蓉的通便作用及其有效成分进行了研究,前期认为其有效成分为无机盐和胶质类多糖成分,但此后研究又认为其通便的主要有效成分为半乳糖醇,无机盐仅起辅助作用。

锁阳:具有益精兴阳、润燥养筋、滑肠之功效。经国内外科学家研究发现,锁阳具有治疗老年气弱阳虚作用,能够促进人体细胞再生和新陈代谢,增强免疫调节能力,具有明显的抗癌、抗病毒和延缓衰老作用。锁阳中含的水溶性无机离子形成已知盐类泻药如硫酸镁、硫酸钠、磷酸钠等而起到润肠通便作用。

（5）渗透通便中药

芒硝:芒硝主要成分是含水硫酸钠,芒硝融化或煎汁内服后,其硫酸钠的硫酸根离子不易被肠黏膜吸收,在肠道内形成高渗盐溶液,吸附大量水分,使肠道扩张,引起机械刺激,促进肠蠕动,从而发生排便效应。

3. 中药复方治疗功能性便秘的研究

（1）六磨汤:六磨汤是常用于临床治疗慢传输型便秘的常用方剂,动物实验研究发现,六磨汤能够有效改善造模药物引起的慢传输型便秘大鼠肠道菌群的失调情况,同时能够减缓药物对大鼠的排便影响,通过提高胃肠运动功能、调整肠道菌群的结构和数量,来治疗慢传输型便秘。此外还有研究表明六磨汤能够修复慢传输型便秘大鼠受损的结肠肌间神经丛结构,通过降低慢传输型便秘大鼠结肠组织内 NOS 表达,减少 NO 的生成,解除对平滑肌的抑制,恢复结肠蠕动,从而改善肠道传输功能。

（2）增液汤:增液汤是为治疗津亏肠燥所致大便秘结之常用方,又是治疗多种内伤阴虚液亏病证的基础方。动物实验研究发现,通过下调 AQP3 表达、上调 AQP9 表达,升高血清 5-HT、降低 NOS 水平,可能是其发挥"增液行舟"效应而能够治疗 STC 的作用机制之一。

（3）济川煎:济川煎是临床上常用治疗阳虚秘的经典方剂,动物实验研究发现,济川煎高、中剂量组大鼠一般状态恢复较好,相较于模型组大鼠其体重也有所增长,同时首粒排便时间缩短,排便粒数增加,结肠肌电慢波频率加快、振幅下降,血浆胃动素含量升高,生长抑素（SST）水平下降,环磷酸腺苷（c-AMP）/环磷酸鸟苷（c-GMP）比值上升,下丘脑组织上清中,PKC（蛋白激酶 C）水平降低,济川煎高、中剂量组能不同程度地改善阳虚便秘模型大鼠的各项症状指征,其作用机制可能与其影响环核苷酸、蛋白激酶、肠神经递质和胃肠激素变化有关。

五、名医诊治经验

1. 国家名老中医李乾构教授认为,临床治疗便秘,应把握"胃气宜降不宜升,大肠宜润不宜燥"的治疗原则,临床主要按主症与次症辨证论治的方法,分七型辨治便秘:通腑泄热法,应用清热通便方(生大黄10g,芒硝10g,枳实10g,厚朴10g,黄芩10g,黄连5g,蒲公英20g,连翘15g);疏肝通便法,应用疏肝通便方(柴胡10g,白芍20g,枳实10g,炙甘草5g,郁金10g,香附10g,莱菔子30g,虎杖20g);益气通便法,应用补气通便方(玄参30g,生白术30g,茯苓10g,炙甘草5g,生黄芪30g,全瓜蒌20g,紫菀10g,蜂蜜30g);养血通便法,应用养血通便方(当归15g,生白术30g,生地黄30g,玉竹20g,生黄芪30g,制首乌5g,决明子20g);润肠通便法,应用润肠通便方(火麻仁20g,郁李仁20g,柏子仁20g,瓜蒌20g,杏仁10g,桃仁10g,炒莱菔子30g,元明粉5g);增液通便法,应用增液通便方(玄参30g,麦冬15g,生地20g,桑椹15g,肉苁蓉20g,知母10g,黄柏10g),温阳通便法,应用温阳通便法(党参15g,生白术30g,干姜10g,炙甘草10g,黑附片5g,桂枝10g,肉苁蓉30g,决明子15g)。

2. 国医大师李振华认为功能性便秘的发病,往往与情志、饮食偏嗜、生活习惯等密切相关。因此治病同时,要调畅情志,起居有节,饮食适宜,养成定时如厕的好习惯。对于便秘治疗,李老主张以健脾养胃为首要治则,使中气得以斡旋,肠道得润,则大便自通,临证重用生白术。通便不忘理肺,所谓"开上窍以通下窍""开天气以通地气""下病治上、腑病治脏",重视脾、肺、肝、肾与大肠之间的密切联系,维持各脏腑的平衡状态,根据阴阳气血的偏重寓通于补。对于通下法,李老认为便秘之证,虽可单一出现,但多见虚实夹杂之候,临证时切忌单纯通下,应随病情的变化而选用温下、寒下、润下等法。温下法适用于里实证兼下焦阳虚证,可祛邪不伤阳气,又避免温热之性助热伤津,加重便秘。寒下法宜应用于胃肠积热之便秘,兼有气滞、气虚、血虚等者,分别配伍理气、益气、养血等药味,以求标本兼顾,攻补兼施。润下法适用于肠燥津亏便秘,以增水行舟。此证多见于年老体衰或禀赋不足者,尚可见津血亏虚之象,当根据病情程度,配以益气、滋阴、养血之品。

3. 国医大师颜正华认为临证治便秘不能唯以克伐为用,应以调节脏腑功能,调动机体内在因素为要,故喜用药力平和之品。常选用决明子、何首乌、瓜蒌仁、黑芝麻、火麻仁、肉苁蓉、当归等;对于中气不足肠道推动无力,或年老体弱,气血虚衰而大便难下者,颜教授常重用一味生白术,以补益中州,健脾运肠。生白术用量一般从15g开始,也可视病情用30~60g,以大便通畅不溏为度;大便偏稀者,易生白术为炒白术,以增强健脾化湿之功。对大便秘结时间较长,湿热证明显者,或泻下轻剂难取效,而患者又无虚象者,颜教授常选用泻下攻积法治疗,其应用大黄时,必从小量开始,如效果不显,再加大剂量,首方中大黄一般用3~6g,不效则增量,以大便每日4~5次为限,超过则减量。

六、中医适宜技术

1. **体针** 常采用主穴加辨证取穴的思路。常用取穴有:天枢、大肠俞、足三里、支沟、上巨虚、腹结、八髎;热积秘可加刺合谷、曲池、内庭;气滞秘可加刺中脘、太冲;寒积秘可加刺关元;气虚秘加针脾俞、胃俞、肺俞、气海;阴虚秘、血虚秘可加足三里、三阴交;阳虚秘可艾灸神阙、关元。每日1次,留针15~20分钟,7日为1个疗程,疗程间隔2~3日。

2. **穴位埋线** 常用取穴为:天枢、大肠俞、足三里、气海、关元、八髎穴等,羊肠线埋线,每15日1次。

3. **耳穴压豆** 常选用胃、大肠、直肠、交感、皮质下、三焦等穴位。每次取1~2个穴,隔日1次或每日1次。

【预后】

在临床上,单纯性便秘者治愈率较高,顽固性便秘治疗较为困难,需根据不同的病因进行辨证施治。便秘日久,肠腑气机阻滞,可出现腹部胀痛、脘闷嗳气、纳食减少,甚则腹痛呕吐;清阳不升,浊阴不降,则见头晕、头痛、失眠、烦躁等;大便燥结,可诱发痔疮、肛裂以致便血。便秘除了会引起直肠孤立性溃疡、直肠炎、直肠脱垂、内外痔增大、出血、肛门直肠感染等并发症外,对全身疾病特别是对心脑血管疾病如心绞痛、心肌梗死、高血压病、脑动脉硬化、脑血管意外等的影响也一直受到关注。

第十二节 功能性排便障碍

【概述】

功能性排便障碍(functional defection disorder,FDD)属于功能性肛门直肠病的一种,主要表现是以试图排便时盆底肌肉不协调收缩或肛门括约肌不能充分松弛,或排便时直肠推进力不足为特征,这些异常通常与排便费力、排便不尽感、需要用手法辅助排便等症状相关联。

根据功能性排便障碍的特点,属于中医学的"便秘"范畴,"便秘"病名首见于《黄帝内经》,指出便秘与脾胃、小肠、肾有关。东汉时期,张仲景则称便秘为"脾约""闭""阴结""阳结",认为其病与寒、热、气滞有关,提出了便秘寒、热、虚、实不同的发病机制。金元时期,《丹溪心法·燥结》则认为便秘是由于血少,或肠胃受风,涸燥秘涩所致。直至明代,张景岳按仲景之法把便秘分为阴结、阳结两类,认为有火为阳结,无火是阴结。

【流行病学】

因为诊断需要依据实验室的检查,功能性排便障碍在普通人群中的患病率尚不清楚。在不同三级转诊中心,慢性便秘患者中存在不协调性排便的比例差异较大,从 20%~81% 不等。然而,由于在一些研究中检查假阳性率高,不协调性排便的比例可能被过高估计。廖秀军等人调查杭州地区 346 例慢性便秘患者,结果发现,存在排便障碍的患者 211 例,比重高达 60.98%。国外学者通过调查也发现功能性排便障碍是便秘当中最为常见的一个类型,约占慢性便秘的 60%。

一、性别分布

流行病学资料显示,便秘与性别有关系,女性多于男性。北美流行学研究表明,便秘患者的男女比例为 1:2.2。而北京成年男女患病率比为 1:4.95。究其原因,女性直肠前壁呈袋状向阴道方向突出,排便时粪便即陷入袋内,向阴道方向堆积而不能排空,子宫后倾压迫直肠,导致排便不畅,便不尽感。老年或多产妇女盆底支持肌肉薄弱松弛,会阴部神经受损,致直肠感觉功能下降,表现为便意缺乏;以及孕期的妇女,子宫在盆腔内挤压直肠,使直肠的曲度变大,排便时间延长。

二、年龄分布

多项研究认为慢性便秘的患病率随着年龄的增加而升高,60~80岁年龄段的便秘发病率明显更高,70岁以上人群的患病率达23.0%,80岁以上可达38.0%,在接受长期照护的老年人中甚至高达80.0%。老年人便秘的患病率升高的原因主要与盆底功能异常、肠神经系统的改变、生活质量和饮食方式的改变有关。

三、地域分布

流行病学调查资料显示:欧美发达国家便秘的发病率达15%~20%,我国便秘患者约占健康人群的10%~15%。一项研究显示,我国甘肃兰州、四川成都、山西太原、江苏无锡、辽宁大连、广东佛山、北京等七座城市女性便秘患病率为15.2%,农村为10.4%,城市高于农村。亦有文献提出农村地区便秘患病率高于城市。

四、相关因素

慢性便秘患者中焦虑、抑郁、强迫症状及躯体化症状发生率明显高于健康对照者,进一步研究显示排便障碍型患者偏执和敌意积分明显高于健康对照者。焦虑和抑郁会提高便秘患者的直肠感觉阈值,增加排便时直肠肛门矛盾收缩率,增加盆底肌群的紧张度,造成排便困难。抑郁和焦虑会影响便秘者直肠黏膜的血流,从而影响了直肠内脏输出神经通路,导致患者便秘加重。排便障碍者有性虐待或躯体虐待史的比率明显高于慢性便秘的患者,且其生活质量较慢性便秘的患者明显下降。

【病因病机】

一、西医认识

功能性排便障碍主要特征是排便时盆底肌和肛门外括约肌不协调收缩,和/或直肠推进力不足,引起肛门出口阻力增加,导致粪便无法正常排出,对患者生活质量产生严重影响。早期认为排便障碍的病理生理机制是肛门矛盾样收缩(即不协调排便)或肛门痉挛,对此治疗上多采用肛门括约肌切除术或肛门括约肌注射肉毒素,但症状缓解不明显。一项前瞻性研究表明,排便障碍与腹肌、肛门直肠和盆底肌群在排便时不协调有关,直肠肛门协调功能受损包括直肠收缩障碍(61%)、肛门矛盾样收缩或肛门松弛障碍(78%);另外,50%~60%的患者存在直肠感觉功能障碍。

病因和发病机制

1. 病因

(1)不良生活习惯:随着人类饮食结构的变化,饮食过于精细,或摄入过少,膳食纤维不足,经过消化吸收之后的食物仅产生很少量的残渣,不足以对肠道产生足够的化学性和机械性刺激,肠源性反射减弱,肠蠕动减慢,从而造成便秘。大量摄入高蛋白食物,减少肠道内发酵菌数目比例,造成大便干硬引起便秘。

（2）药物因素:随着人们生活水平的提高,药房等便民设施的完善,人们比以往更容易得到自己所需求的药物,但是不能忽视药物带来的副作用。如一些女性患者长期服用减肥药、泻药引起顽固性便秘。老年人长期服用不明成分的保健药品以及长期服用某些止痛药、阿片类制剂、铁剂、抗胆碱药、钙离子通道阻滞剂及利尿剂等药物均会引起便秘。

（3）肠道疾病:临床上由于结直肠的器质性病变造成的便秘亦不罕见。如肠腔内肿瘤、占位、术后或炎症性肠腔狭窄、肛门狭窄、肠外肿瘤压迫肠道、肠管扭转、憩室等原因导致粪便排出路径受阻,造成迟发性便秘。直肠黏膜脱垂、直肠瓣膜的改变、直肠囊袋、直肠上段套叠、直肠前突、髓质分离和直肠折曲、耻骨直肠肌综合征、盆底肌痉挛综合征等原因是形成出口梗阻型便秘的解剖学因素,且这些症候群之间相互影响。肠道炎性病变:过敏性结肠炎、大肠憩室炎等病变长期反复发作降低肠道感受器的敏感度,对肠道内食物残渣引起的机械性刺激反应减弱,造成肠蠕动减慢形成便秘。

2. 发病机制

（1）盆底肌不协调收缩:由于腹部肌肉、直肠肛管肌肉和盆底肌肉不能协调工作,盆底肌功能紊乱,排便时肛管括约肌痉挛,肛管内压超过直肠内压,导致直肠有效排空受阻,从而出现便秘的症状。一些患者用力排便时肛门外括约肌和耻骨直肠肌不协调收缩,而另外一些患者在排便时存在肌肉舒张不完全。

（2）直肠感觉和动力异常:研究发现,64% 的不协调排便患者伴有直肠感觉减退,同时92% 的直肠低敏感患者伴有排便障碍,伴或不伴排便次数减少,最常见的症状为便秘。功能性排便障碍患者直肠敏感性异常主要表现为直肠低敏感。直肠动力异常体现在直肠推进力不足,在试图排便时直肠内压力低于 45mmHg 即可诊断。研究发现不协调性排便和推进力不足的病例生理是相互独立存在的。

（3）精神心理因素:精神紧张可使肛管压力升高,内括约肌反射活动增强;长期情绪不稳定或精神压力过大可导致肛门内括约肌失弛缓,从而发生盆底失弛缓。长期受到精神压力的困扰,可导致盆底肌肉平滑肌成分 β_1-肾上腺素能受体分子的改变和肌纤维对 β_2-催动激素的敏感性增加,导致盆底肌张力增强,在某些因素刺激下可出现反常收缩。Rao 在比较 76 例盆底失弛缓便秘和 38 例 STC 的 SCL-90（90 项症状自评量表）和 SF-36（健康调查量表 36）问卷后认为,盆底失弛缓所致便秘患者的心理抑郁和健康状况较 STC 患者相比更严重,两组患者的心理健康状况和便秘症状之间强烈相关。

二、中医认识

中医学将本病归于"便秘"范畴,是指大肠传导功能失常,导致大便秘结,排便周期延长;或周期不长,但粪质干结,排便艰难;或粪质不硬,虽有便意,但便出不畅的病症。一般认为病因病机主要是:素体阳盛,或饮酒过多,或过食辛辣厚味等,致胃肠积热,耗伤津液,导致肠道干涩,便燥难排;忧愁思虑过度,或久坐少动,或虫积肠道,导致肺失肃降,腑气不通,传导失司,糟粕内停而成秘结;外感寒邪,过食寒凉,导致阴寒内盛,凝滞胃肠,糟粕传导不能;饮食劳倦,年老体虚,大病产后,均可因体质的不同,而出现气虚阳衰、阴亏血少等情况,导致大肠传导无力,或肠道失濡,而致大便秘结。

【诊断】

一、辨病

（一）临床表现

1. 典型表现 排便费力、排便时肛门直肠堵塞感、需要手法辅助排便和排便不尽感为主要表现的一组症状。

2. 其他症状 本病除了上述症状外，往往合并严重精神心理障碍，如强迫心理，患者强烈认为每日排便1次或数次才是正常的，如果达不到上述目标，会采取刺激性泻药、灌肠等方式达到"理想"的排便。

3. 体征 肛门指诊可感受肛管静息压力增高，肛门收缩力增加，用力排便时可感受肛门括约肌与耻骨直肠肌不协调收缩，甚者可触及粪块。

（二）实验室及其他检查

1. 功能学检查

（1）直肠指诊：直肠指诊不仅有助于了解是否肛周和肛管病变，如皮肤受损、肛裂和痔疮等，还能触及肛门有无狭窄、痉挛、触痛、肿物、出血或粪便。同时有助于评估静息状态下肛门括约肌、缩肛时肛门括约肌和耻骨直肠肌的张力。

（2）肛门直肠测压：肛门直肠测压能评估肛门直肠动力、感觉及直肠顺应性，检测用力排便时盆底肌有无不协调收缩、是否存在直肠压力上升不足、是否缺乏肛门直肠抑制反射、直肠感觉阈值有无变化、直肠顺应性有无变化等。

（3）球囊逼出试验：球囊逼出试验可作为排便障碍的初筛检查，可根据患者排出直肠内的充水或充气的球囊所需的时间来评估直肠的排出功能。排出球囊所需的时间取决于使用的方法，排出50ml充水球囊的时间为1~2分钟不等。

（4）结肠传输试验（colonic transit test，CTT）：CTT检查前48小时以及检查期间停服所有泻剂，口服含不透X线标记物24粒的胶囊，服后第1、3、5天拍腹部X线片，了解正常结直肠运动情况，正常时，第5天80%的标记物排出。CTT可重复性好，成本低，不足之处是患者需接受电离辐射，诊断标准缺乏统一性。由于慢传输型便秘可以伴发排便障碍综合征，也可以单独存在，超过2/3的排便障碍综合征患者可能存在结肠传输时间延长，因此，CTT并不能诊断结肠动力性疾病，对于排便障碍综合征患者，若生物反馈治疗后结肠传输时间得到改善，提示排便障碍综合征可以引起结肠传输时间延迟。

（5）肌电图检查（electromyography）：肌电图检查是临床常用的检测神经电生理情况的诊疗手段，主要通过记录盆底肌静息、轻、中、重度收缩以及模拟排便等状态下肌肉的电活动变化，了解盆底肌的功能状态和神经支配的情况。盆底肌电图的设备一般包括记录电极、前置放大器、扬声器、示波仪、刺激器等部分。记录电极种类较多，可分为表面电极、针电极（单极针电极、双极针电极、同心圆针电极）、肛管置入电极等。表面电极直接粘于皮肤表面，无痛无创，不会对受试者造成任何损害，但是误差大，无法检测深部肌肉的电活动。同心圆针电极是将针电极插入所检肌肉组织,轻度疼痛,属有创性检查,有出血倾向以及凝血功能障碍的患者不可操作,但是可准确检测每块肌肉的电活动,伪差小,数值精确,成像清晰。肛管置入电极,是将记录电极置入肛管中进行测试的一种电极,精确性较同心针电极低,无创无痛,操作简单,多用于生物反馈治疗的诊断和疗效评估。盆底肌电图用于 FDD 诊断是具有针对性的,主要用于盆底痉挛和耻骨直肠肌肥厚而引起的 FDD,对判断肌纤维的损伤程度有重要意义。

(6)阴部神经潜伏期测定:阴部神经潜伏期测定可显示其神经传导功能是否正常。

2. 形态学检查

(1)排粪造影:通常采用 X 线法,即将一定剂量的钡糊或钡液注入直肠,模拟生理性排便活动,动态观察肛门直肠的功能和解剖结构变化。主要用于与便秘相关肛门直肠疾病的诊断,如直肠黏膜脱垂、内套叠、直肠前突、肠疝(小肠或乙状结肠疝)、盆底下降综合征等。磁共振排粪造影具有能同时对比观察盆腔软组织结构、多平面成像、分辨率高、无辐射等优点。

(2)盆底超声:超声是诊断盆底功能障碍首选的影像学方法,实时、简便、准确性高,还可在患者出现临床症状前及时发现盆底结构的形态学改变,进行早期诊断。其中直肠腔内超声可以清楚检查盆底和肛门括约肌等,经过三维图像重建,能够直观地显示盆底支持系统的解剖结构,更好量化括约肌静态和动态状况。

(3)结肠镜检查:对于排便习惯改变的患者,首先需行结肠镜检查,排除器质性疾病,尤其是存在报警症状的患者,如年龄大于 45 岁、结肠癌或结肠息肉家族史、贫血、消瘦、便血、粪隐血阳性、腹部肿块等。同时,了解有无结肠黑变病,指导患者进行规范的药物治疗。

(4)肛门镜检查:检查肛门黏膜颜色,有无溃疡、出血、息肉、肿瘤及异物等。在齿状线处注意有无内痔、肛瘘内口、肛乳头及肛隐窝有无炎症等。

3. 其他检查

(1)粪便常规和隐血试验:粪便检查包括对一般性状检测、显微镜检查和隐血试验,作为便秘患者的常规检查和定期随诊项目。

(2)血清学检查:血清学检查包括血常规、血糖、肝肾功能、甲状腺功能、肿瘤标志物等检查,既可以反映机体的全身状况,还能明确部分器质性疾病的诊断,重点排查的疾病有糖尿病、甲状腺疾病、肾功能不全、消化道肿瘤等。

(3)心理状态评估:心理评估对于治疗功能性排便障碍非常重要,此类疾病往往会存在精神心理障碍。

(三)诊断要点

功能性排便障碍的诊断首先仔细询问病史,了解患者病情,是否有长期排便困难病史,是否有长期口服药物排便情况。排便障碍包括器质性与功能性,在诊断功能性排便障碍之前一定要排除器质性原因,同时评估是否合并形态结构的改变。可引起排便障碍的器质性疾病多见有痔疮、直肠肛门肿物、直肠脱垂、直肠前突、孤立性直肠溃疡综合征等;其中直肠脱垂与直肠前突等往往与功能性排便障碍中的不协调性排便互为因果,易形成恶性循环,使得便秘处理难度加大。

肛门直肠测压能评估肛门直肠动力、感觉及直肠顺应性,检测用力排便时盆底肌有无不协调收缩、是否存在直肠压力上升不足、是否缺乏肛门直肠抑制反射、直肠感觉阈值有无变化、直肠顺应性有无变化等。功能性排便障碍根据肛门直肠测压结果可分为排便推进力不足与不协调性排便两大类、Ⅰ~Ⅳ四型。

1. 排便推进力不足 压力测定显示直肠推进力不足,伴或不伴有括约肌和/或盆底肌不协调性收缩。分为Ⅱ型:直肠内压 <45mmHg,伴肛门括约肌松弛不充分或肛门括约肌收缩;Ⅳ型:直肠内压 <45mmHg,肛门括约肌足够松弛(>20%)。

2. 不协调性排便 肛周体表肌电图或压力测定显示在试图排便过程中,盆底不协调性收缩,但有足够的推进力。Ⅰ型:直肠内压力≥45mmHg,肛门括约肌收缩引起肛管压力升高。Ⅲ型:直肠内压力≥45mmHg,肛门括约肌不松弛或松弛不充分(<20%)。

(四)鉴别诊断

本病主要需要与肛门直肠器质性疾病和形态结构性改变所引起的排便障碍进行鉴别。

1. 痔疮 根据发病位置的不同,可分为内痔、外痔和混合痔三种状态。相对于肛门部位其他病变,外痔在肛门周围会形成静脉血团或血栓,在排便时引发的疼痛感不是特别强烈,但是存在明显的坠胀感以及肿痛感,而内痔没有明显疼痛感出现,当形成痔核时,会从肛门处脱出,并且给排便造成一定障碍,会出现明显的坠胀感以及疼痛的症状。可行肛门指诊、肛门镜相鉴别。

2. 直肠脱垂 直肠脱垂指肛管、直肠甚至乙状结肠下端肠壁部分或全层向下移位突出于肛门外的一种病理状态。直肠仅黏膜下脱出是不完全脱垂,直肠全层脱出为完全脱垂。主要表现为直肠脱出、肛门失禁、便秘、排便不尽感、出血等,容易与功能性排便障碍相混淆。需做肛门镜相鉴别。

3. 直肠肿瘤 直肠肿瘤是一种发生在直肠部位的恶性肿瘤,危害性特别大,而且病死率逐年上升。直肠肿瘤导致患者排便障碍,伴有腹痛、腹泻以及全身乏力等情况出现。可行电子结肠镜相鉴别。

(五)并发症

1. 消化功能紊乱 便秘时粪便在结直肠内长时间停留,过量的有害物质吸收可引起胃肠功能紊乱而致食欲缺乏、口苦、进食减少、腹部胀满、嗳气、排气多等症状。便秘患者易合并肠道菌群紊乱和小肠细菌过度生长。

2. 肛门直肠疾病 长期粪便在结直肠存留、长时间用力排便和排出困难可导致和加重直肠炎、肛裂、痔疮,并导致或加重结肠、肛门直肠形态结构的改变,如结肠冗长、结肠无力、直肠前突、直肠脱垂、会阴下降等。结肠和肛门直肠疾病的出现又进一步加重了便秘,如此形成恶性循环。

3. 心脑血管疾病 过度用力排便可诱发心脑血管疾病的发作,甚至猝死。研究资料表明,因便秘而诱发心、脑血管疾病发作事件有逐年增多的趋势。

4. 结肠癌 长期慢性便秘有可能导致结肠癌。已有多个研究资料表明,存在于蔬菜、水果、谷物等食物中的膳食纤维和结肠癌风险的降低密切相关,便秘患者纤维素摄入减少,肠道运动减慢,不能及时将有害物质随粪便排出体外,使粪便中有害物质与肠道黏膜的接触时间延长,增加了肿瘤发生的可能性。

二、辨证

(一)辨证要点

依据患者的排便周期、粪质、舌象分清寒热虚实。热秘者,粪质干燥坚硬,便下困难,肛门灼热,舌苔黄燥或垢腻,脉滑数或细数;冷秘者,粪质干结,排出艰难,舌淡苔白滑,脉沉紧或沉迟;实证者,可见粪质不甚干结,排出续断不畅,腹胀腹痛,嗳气频作,面赤口臭,舌苔厚,脉实;气虚者,则粪质并不干结,虽有便意,临厕努挣乏力,挣则汗出,神疲肢倦,舌淡苔白,脉弱;血虚者,大便燥结难下,面色萎黄无华,头晕目眩,心悸;阴虚者,则为大便干结,如羊屎状,形体消瘦,潮热盗汗,舌红少苔,脉细数;阳虚者,见大便艰涩,排出困难,面色㿠白,四肢不温,舌淡苔白,脉沉迟。在此基础上再进一步辨证分型。

(二)辨证分型

目前国内尚无关于功能性排便障碍的辨证分型,因此其采用病因病机结合的分型方法,参考《功能性便秘中西医结合诊疗共识意见(2017年)》中的辨证分型。

1. 热积秘

主症:①大便干结;②大便臭秽和/或口干口臭和/或小便短赤。

次症:①腹胀;②面红心烦;③身热。

舌脉:舌红,苔黄,脉滑数。

2. 寒积秘

主症:①大便艰涩;②腹中拘急、得温则舒,或腹满拒按。

次症:①手足不温;②畏寒。

舌脉:舌质淡暗,苔薄白腻,脉弦紧。

3. 气滞秘

主症:①大便干结或不甚干结,排便不爽;②腹胀。

次症:①肠鸣矢气;②情绪不畅时加重;③胸胁痞满,嗳气时作。

舌脉:舌红,苔薄,脉弦。

4. 气虚秘

主症:①大便不硬,虽有便意,但排便费力;②用力努挣则汗出短气。

次症:①便后乏力;②神疲懒言。

舌脉:舌淡,苔白,脉弱。

5. 血虚秘

主症:①大便干结;②面色少华,头晕目眩。

次症:①心悸气短;②口唇色淡。

舌脉:舌质淡,脉细弱。

6. 阴虚秘

主症:①大便干结如羊屎状;②潮热盗汗和/或手足心热和/或两颧红赤。

次症:①口干少津;②形体消瘦,头晕耳鸣;③心烦少眠;④腰膝酸软。

舌脉:舌质红,有裂纹,少苔,脉细数。

7. 阳虚秘

主症:①大便干或不干,排出困难;②面色㿠白,小便清长。

次症:①腹中冷;②腰膝酸冷;③四肢不温或畏寒怕冷。

舌脉:舌淡,苔白,脉沉迟。

证候诊断:主症必备,加次症1项及以上,结合舌脉和理化检查,即可诊断。

【治疗】

一、治疗原则

针对不同的病因开展治疗,目的是缓解临床症状,恢复正常肠道动力和排便功能。强调个体化的综合治疗。

二、西医治疗

(一) 一般治疗

1. 饮食　平时多饮水,晨起空腹饮约500ml温盐水,可适当加入少许植物油或蜂蜜,多进食富含纤维素、维生素、油脂类的食品。

2. 适度运动　适当的腹部锻炼、提肛运动等,能够提高腹肌、盆底肌群的力量,尤其能够缓解老年人排便无力,也能够促进肠蠕动。

3. 建立良好的排便习惯　由于"起立反射"和"胃-结肠反射"的存在,我们可建立每日晨起和餐后排便或固定的时间点排便的习惯。

(二) 药物治疗

目前现代医学治疗功能性排便障碍仍以服用泻药为主。

1. 容积性泻药　主要用于轻度患者,服药时应补充足够的液体。常用容积性药物包括欧车前、聚卡波非钙、小麦纤维素颗粒等。

2. 渗透性泻药　包括聚乙二醇、不被吸收的糖类(如乳果糖、拉克替醇、甘露醇)和盐类泻药(如硫酸镁、柠檬酸镁、磷酸钠和磷酸氢二钠)。过量应用盐类泻药可引起电解质紊乱,老年人和肾功能减退者应慎用。

3. 刺激性泻药　包括二苯基甲烷类(如比沙可啶、匹可硫酸钠、酚酞类)、蒽醌类(如鼠李皮、芦荟、番泻叶、大黄等)、蓖麻油等。

4. 促动力药　高选择性5-HT$_4$受体激动剂普芦卡必利能缩短结肠传输时间,安全性和耐受性良好。

5. 氯离子通道激活剂　鲁比前列酮,在我国尚未被用于临床治疗。

6. 鸟苷酸环化酶C激动剂　利那洛肽口服生物利用度低,全身不良反应较小,常见不良反应为腹泻。

7. 回肠胆汁酸转运抑制剂　依洛西巴特(Elobixibat)是一种回肠胆汁酸转运抑制剂,目前在北美进行依洛西巴特Ⅲ期临床试验来验证其对慢性便秘和IBS-C患者的疗效。

8. 灌肠药和栓剂 便秘合并痔者可用复方角菜酸酯制剂。

9. 微生态制剂 多项荟萃分析显示益生菌能够改善便秘患者的临床症状。包括双歧杆菌乳杆菌三联活菌片。

10. 新型选择性葡萄糖钠共转运体 1（SGLT1）抑制剂 关于米扎格列净（Mizagliflozin）的一项多中心随机双盲试验表明，其在 5mg 和 10mg 剂量的便秘患者中显示了良好的疗效和耐受性，为现有药物提供了一种潜在的替代疗法。

11. A 型肉毒素注射治疗 适用于肌张力较高，肌肉弹性好，不伴有直肠感觉功能减退者。常与生物反馈联合使用，可缩短疗程及提高远期疗效。

（三）非药物治疗及外科手术

1. 生物反馈治疗 循证医学证实生物反馈是盆底肌功能障碍所致便秘的有效治疗方法，可用于短期和长期治疗不协调排便，但尚不推荐将其用于无排便障碍型便秘患者。生物反馈治疗能持续改善患者的便秘症状、心理状况和生活质量，且远期疗效优于药物治疗。

2. 骶神经刺激治疗 骶神经刺激（sacral nerve stimulation）治疗功能性便秘的疗效尚有争议，欧洲共识认为，骶神经刺激治疗慢性便秘的证据尚不充分，仍需进一步研究证实。当慢传输型便秘和/或功能性排便障碍患者（排除器质性梗阻）的便秘症状持续超过 1 年且其他治疗无效时，可考虑行骶神经刺激。

3. 激光坐浴 运用激光的生物刺激作用，结合热水坐浴、气泡按摩、热风风干，配合医院的药物共同作用于人体病变组织和经络穴位，进而促进血液循环和代谢，改善机体免疫功能，达到消炎、镇痛、加速病变部位受损组织的修复，加快愈合的目的。

4. 外科手术 以盆底肌痉挛为主的功能性排便障碍，通过外科手术治疗可取得立竿见影的效果。手术方式：经肛门或骶尾入路的耻骨直肠肌束切断术；闭孔内肌筋膜耻骨直肠肌融合术；挂线疗法。

三、中医治疗

（一）辨证分型治疗

1. 热积秘
治法：清热润肠。
代表方：麻子仁丸（《伤寒论》）。
常用药：火麻仁、芍药、杏仁、大黄、厚朴、枳实。
加减：大便干结难下者，加芒硝、番泻叶；热积伤阴者，加生地、玄参、麦冬。

2. 寒积秘
治法：温通散积。
代表方：温脾汤（《备急千金要方》）。
常用药：附子、大黄、芒硝、当归、干姜、人参、甘草。
加减：腹痛如刺，舌质紫暗者，加桃仁、红花；腹部胀满者，加厚朴、枳实。

3. 气滞秘
治法：顺气导滞。

代表方:六磨汤(《世医得效方》)合四逆散(《伤寒论》)。

常用药:柴胡、白芍、炒枳壳、沉香粉、木香、乌药、瓜蒌仁。

加减:忧郁寡言者,加郁金、合欢皮(花);急躁易怒者,加当归、芦荟。

4. 气虚秘

治法:益气润肠。

代表方:黄芪汤(《金匮翼》)。

常用药:黄芪、生白术、火麻仁、陈皮、白蜜。

加减:乏力汗出者,加党参、炒白术;气虚下陷脱肛者,加升麻、柴胡;纳呆食积者,可加莱菔子。

5. 血虚秘

治法:滋阴养血,润燥通便。

代表方:润肠丸(《沈氏尊生书》)。

常用药:当归、生地、火麻仁、桃仁、枳壳。

加减:头晕者,加熟地、桑椹子、天麻;气血两虚者,加黄芪、生白术。

6. 阴虚秘

治法:滋阴润燥。

代表方:增液汤(《温病条辨》)。

常用药:玄参、麦冬、生地、火麻仁、当归、沙参、石斛。

加减:大便干结者,加杏仁、瓜蒌仁;口干者,加玉竹;烦热少眠者,加女贞子、旱莲草、柏子仁。

7. 阳虚秘

治法:温润通便。

代表方:济川煎(《景岳全书》)。

常用药:当归、牛膝、附子、肉苁蓉、泽泻、升麻、枳壳。

加减:腹中冷痛者,加肉桂、小茴香、木香;腰膝酸冷者,加锁阳、核桃仁。

(二)中成药

1. 理气降逆类

四磨汤口服液:顺气降逆,消积止痛。用于婴幼儿乳食内滞证,症见腹胀、腹痛、啼哭不安、厌食纳差、腹泻或便秘;中老年气滞、食积证,症见脘腹胀满、腹痛、便秘;以及腹部手术后促进肠胃功能的恢复。口服,成人每次 20ml,每日 3 次,疗程一周;新生儿每次 3~5ml,每日 3 次,疗程 2 日;幼儿每次 10ml,每日 3 次,疗程 3~5 日。

2. 消食导滞类

(1)枳实导滞丸:消积导滞,清利湿热。用于饮食积滞、湿热内阻所致的脘腹胀痛、不思饮食、大便秘结、痢疾里急后重。口服,每次 6~9g,每日 2 次。

(2)消积化滞片:清理肠胃,消积化滞。用于消化不良,胸闷胀满,肚腹疼痛,恶心倒饱,大便不通。口服,每次 4 片,每日 2 次,小儿减半。

3. 润肠通便类

(1)麻仁丸:润肠通便。用于肠热津亏所致的便秘,症见大便干结难下,腹部胀满不舒,习惯性便秘见上述证候者。口服,水蜜丸每次 6g,每日 1~2 次。

（2）麻仁软胶囊:润肠通便,用于肠燥便秘。口服,平时每次 1~2 粒,每日 1 次;急用时每次 2 粒,每日 3 次。

（3）蓖麻油:润肠通便。用于肠燥便秘。口服,每次 10~20ml。

4. 益气润肠类

（1）益气润肠膏:润肠通便、健胃利气。用于大便秘结引起的腹胀,饮食无味,口干舌燥,对老年人便秘效果尤佳。口服,每次 30g,每日 3 次。

（2）芪蓉润肠口服液:益气养阴,健脾滋肾,润肠通便。用于气阴两虚,脾肾不足,大肠失于濡润而致的虚证便秘。口服,每次 20ml（1 支）,每日 3 次,或遵医嘱。

5. 养血生津类

（1）地黄润通口服液:养血生津、润肠通便。用于血热阴虚所致肠燥便秘的辅助治疗。口服,每次 20ml,每日 2 次,早晚服用。

（2）润燥止痒胶囊:养血滋阴,祛风止痒,润肠通便。用于血虚风燥所致的皮肤瘙痒,痤疮,便秘。口服,每次 4 粒,每日 3 次,2 周为 1 个疗程。

6. 养阴生津类

（1）增液颗粒:养阴生津,清热润燥。用于热邪伤阴、津液不足所引起的阴虚内热,口干咽燥,大便燥结;亦可用于感染性疾患高热所致体液耗损的辅助用药。用开水冲服,每次 20g,每日 3 次。

（2）津力达颗粒:益气养阴,健脾运津。用于 2 型糖尿病气阴两虚证。症见:口渴多饮,消谷易饥,尿多,形体渐瘦,倦怠乏力,自汗盗汗,五心烦热,便秘等。开水冲服,每次 1 袋,每日 3 次,8 周为 1 个疗程,或遵医嘱。

7. 滋阴补肾类

通乐颗粒:滋阴补肾,润肠通便之功效。主治阴虚便秘,症见大便秘结,口干,咽燥,烦热,以及习惯性、功能性便秘见于上述证候者。口服,每次 12g,每日 2 次,2 周为 1 个疗程。

四、中西医结合治疗

功能性排便障碍的治疗除了合理膳食、多饮水、多运动、建立良好的排便习惯等基础治疗措施,同时在辨证论治的基础上可服用中药汤剂,或中成药,或采用针灸、推拿、穴位埋线、耳穴贴压、中药贴敷、中药灌肠等中医特色治疗。结合西药、生物反馈、手术、精神心理等治疗可取得较好疗效。采用现代检查手段（排粪造影、结肠传输试验、肛门功能检测等）明确发病的原因;采取"辨病与辨证、外治与内治、整体与局部、手术与中药"四结合的治疗方法;制定不同类型个体优化治疗方案,建立多学科交叉的学术团队;重视针灸及生物反馈治疗的作用价值;尝试新的治疗方法,如骶神经刺激、激光坐浴、中药高位灌肠等;注重心理的评估与治疗;严格掌握手术适应证,并逐渐规范其操作流程,重视术后的后续治疗。

1. 功能性排便障碍中医辨证分型的文献研究 有学者将近 10 年对于出口梗阻型便秘即功能性排便障碍的辨证分型进行梳理,总结出本病常见证型所对应常见症状及其治则方药:①肠胃积热型。常见症状:大便燥结、口干口臭、心烦、多汗、喜冷饮、面红身热、小便短赤、舌红苔黄腻/厚腻、脉弦数或滑数。治则:泄热导滞,通便润肠。方药:麻子仁丸加减。②肺脾气虚型。常见症状:气短、神疲、排便不尽感、排便费力、乏力、大便干结、体倦、汗出、肛口坠胀、头晕舌淡苔薄白、脉虚/弱。治则:益气升提,通便润肠。方药:补中益气汤加减。③脾肾阳虚型。常见症状:排便困难、面色淡白、腰膝酸冷、喜热怕冷、腹中冷痛、四肢不温、小便清长、脉沉迟或弦。治则:健脾益气,温补肾阳。方药:济川煎加减。④湿热壅滞型。常见症状:肛门灼热、便后肛口疼痛、大便秘结、小便短黄、小便清长、身热口渴、腹部痞闷、心烦、便条变细、舌红苔黄腻、脉滑数。治则:益气健脾,清热利湿。方药:桃仁承气汤合三仁汤加减。⑤血虚型。常见症状:大便干结、面色苍白、头晕目眩、心悸、健忘、脉细、舌红或舌淡、便后乏力、口干心烦、潮热盗汗、腰膝酸软。治则:补血养阴,润肠通便。方剂:润肠丸加减。⑥气滞血瘀型。常见症状:大便干结、排便费力、便条变细、肛口坠痛、舌紫、脉涩。治则:活血化瘀,理气通便。方剂:桃红四物汤加减。

2. 中药复方对功能性排便障碍的研究 四磨汤:具有顺畅气机,消积止痛的功效,动物研究发现,功能性排便障碍模型大鼠脑干、下丘脑促肾上腺皮质激素释放激素(CRH)含量、脊髓P物质表达的改变提示与功能性排便障碍的发病相关。中药四磨汤能降低功能性排便障碍模型大鼠脑干、下丘脑CRH含量、升高脊髓P物质含量与肠黏膜肥大细胞活化状态(*c-fos*)基因表达水平,其作用机制可能是与影响脑-肠轴通路有关。

五、名医诊治经验

1. 国医大师李佃贵总结前人经验并结合现代生活特点,认为便秘应从浊毒立论治疗。在临床治疗中以浊毒理论为纲领,具体运用泄热、化湿、理气、补虚等方法,并将化浊解毒通腑法贯穿始终,临床疗效甚佳。用药特点如下:性味相合,清热通腑,化浊解毒,临证时常选用大黄、石膏、海藻、昆布等药;燥化相用,祛湿通腑,化浊解毒,善将白术、苍术、藿香相伍为用;升降相行,调气通腑,化浊解毒,临证时常选用木香、沉香、枳实、杏仁等药;阴阳相顾,补虚扶正,化浊解毒,常用玄参、沙参等药以增水行舟,同时配合火麻仁、郁李仁、瓜蒌仁等润肠通便。

2. 国医大师徐景藩认为,便秘病位在肠,与肺、肝、脾胃、肾相关,病机多为肠腑气机升降失司,清者不升,浊者不降,胃肠传化受阻。徐老临床常从"气"论治,把便秘分为肺气闭郁、肝气郁滞、脾胃气滞、肾失气化4个证型,并立宣肺利气、顺肠通便,疏肝解郁、理气通便,健脾和胃、燮理升降,温肾益精、润肠通便四法。肺气闭郁证常用方:紫菀15g,杏仁20g,炒枳壳15g,生地黄30g,麦冬30g,玄参30g,桃仁20g,火麻仁30g,郁李仁20g,炒莱菔子20g,桔梗15g,炙甘草5g。肝气郁滞证常用方:紫苏梗10g,香附10g,炒白芍12g,炒枳壳10g,炙甘草5g,鸡内金10g,郁金10g,决明子10g,莱菔子10g,炒谷麦芽各30g,佛手柑10g。脾胃气滞证常用方:太子参10g,茯苓15g,生白术30g,法半夏6g,麦冬10g,炒枳壳10g,肉苁蓉10g,炒莱菔子15g,乌药5g,百合15g。肾失气化证常用方:当归10g,怀牛膝10g,肉苁蓉15g,炒枳壳10g,升麻6g,泽泻10g,北沙参10g,乌药10g,百合30g,偏气虚者常加太子参、黄芪等,偏阴虚者加麦冬、枸杞子、何首乌等。

3. 陕西省名老中医高上林认为,治病的最高境界是从治法上体现和谐思想。纵观八法之中,唯有"和法",可以灵活加减,既祛除病患又兼调和诸脏,驱邪而不伤正,与老年人发病特点相符合。因此在临床上运用和法治疗老年便秘,在辨证的基础上适当加入对药,效果明显。和上下气机者用川牛膝15g,配天麻10g、薄荷5g;和左右气机者用桔梗15g,配枳壳15g;和胃肠之气者用枳实10~15g、枳壳10~15g,配厚朴10~15g;和中焦气者用半夏配厚朴;和营血虚者用当归伍白芍,且两者量均达 30g 以上;和营卫用大枣配生姜,且两者量均 10~30g 左右。开宣肺气润肠用厚朴 10g,配炒杏仁 10~20g;温肾阳虚通便使用肉苁蓉 30g,配升麻 6~10g;和脾肾之阴亏用生白术 30g,配山药 30g;疏肝助肺宣发润肠,用柴胡 10g 配白芍 30g;通便兼益心气入全瓜蒌 15~30g,伍薤白 10g、火麻仁 15g;健脾阴、润燥入苍术 10g,知母 10g。

六、中医适宜技术

1. 针刺 针刺治疗便秘以通调大便为法,采用近端与远端取穴相结合,常选取大肠及胃的背俞穴、募穴及下合穴为主,即天枢、大肠俞、足三里、上巨虚为主穴。大肠俞与天枢分别为大肠俞募穴,组成俞募配穴,长于治疗脏腑疾病,足三里为胃的下合穴及合穴,主治肚腹疾病;上巨虚属于大肠的下合穴,又位于足阳明胃经,善于治疗大肠疾病。

八髎穴分别位于第 1~第 4 骶后孔中,浅部分布臀中皮神经,在深处分布着骶 1~骶 4 神经和动静脉,骶 2~骶 4 神经分支组成阴部神经,并发出肛神经、会阴神经、阴茎(阴蒂)背神经,分别支配肛门外括约肌、会阴诸肌及阴茎(阴蒂)等,骶 2~骶 4 神经前支的副交感纤维组成盆内脏神经,加入盆丛,并随同该丛的交感纤维到达盆内脏器,支配直肠、膀胱及生殖器官。次髎、中髎、下髎与盆神经传入排便中枢(骶 2~骶 4)位置最近,刺激神经根所传出神经能引起盆底肌肉节律的收缩和舒张运动,从而调整排便反射。

2. 穴位埋线 常用取穴为:天枢、大肠俞、足三里、气海、关元、八髎穴等,羊肠线埋线,每 15 日 1 次。

3. 耳穴压豆 常选用胃、大肠、直肠、交感、皮质下、三焦等穴位。每次取 1~2 个穴,隔日 1 次或每天 1 次。

4. 艾灸 通过艾火刺激以达到温经散寒、益气健脾的作用,促进肠道蠕动,实证者选用天枢、大肠俞、支沟艾灸,虚证者选用天枢、大肠俞、气海、足三里。

【预后】

临床上,功能性排便障碍严重影响人们的生活质量,不仅会引起痔疮、肛裂、直肠脱垂等肛肠疾病,还可诱发结肠癌等,甚至会增加老年人心肌梗死、脑血管意外的发病率,使病情加重甚至导致死亡。

第十三节 结 直 肠 癌

【概述】

结直肠癌(colorectal carcinoma,CRC)即大肠癌,是大肠黏膜上皮起源的恶性肿瘤,包括结肠癌(colon cancer)和直肠癌(rectal cancer),临床上以便血、排便习惯改变为主要临床表现,发生部位以直肠和乙状结肠为主,约占 75%~80%,是最常见的消化道恶性肿瘤之一。

根据结直肠癌的特点,大致相当于中医学的"痢疾""肠覃""脏毒""便血""肠游""肠积""锁肛痔"等病证范畴。

【流行病学】

结直肠癌是一种常见的消化道恶性肿瘤,其发病率在世界不同地区差异很大,以北美洲、大洋洲最高,欧洲居中,亚非地区较低。我国南方,特别是东南沿海明显高于北方。近20多年来,世界上多数国家结直肠癌(主要是结肠癌)发病率呈上升趋势。我国结直肠癌发病率上升趋势亦十分明显。2018年中国癌症统计报告显示:我国结直肠癌发病率、死亡率在全部恶性肿瘤中分别位居第3及第5位,新发病例37.6万,死亡病例19.1万。2021年世界卫生组织国际癌症研究机构(IARC)发布的2020年全球最新癌症负担数据显示:我国结直肠癌发病率、死亡率在全部恶性肿瘤中分别位居第2及第5位,新发病例56万,死亡病例29万。

一、性别分布

男性患结直肠癌的人数多于女性,约为1.3:1。

二、年龄分布

结直肠癌发病率在25岁之前处于较低水平,25岁之后快速上升,80~84岁达到高峰。男性和女性年龄别发病率变化趋势基本相同,均在80~84岁达到高峰。

三、地域分布

本病具有显著的地区差异性。从我国东、中、西三大经济地带来看,结直肠癌的发病率也存在着较大差异,其中,东部地区的结直肠癌发病率最高,中部和西部的结直肠癌发病率较为相当。整体来看,我国南方,特别是东南沿海明显高于北方,城市高于农村,这可能与饮食习惯、工作节奏有关。

【病因病机】

一、西医认识

结直肠癌的病因尚不明确,但大量的研究证据表明结直肠癌的发生发展是由遗传、环境和生活方式等多方面因素共同作用的结果。结直肠癌从发生学分为遗传性(家族性)结直肠癌和散发性结直肠癌,前者均来自腺瘤,而后者发生机制涉及3种途径:经典的结直肠腺瘤(colorectal adenoma)-腺癌途径(包括较特殊的"锯齿状途径")、新生途径(denovo途径,或称从无到有途径)和炎-癌途径(即溃疡性结肠炎等IBD癌变途径),其中腺瘤-腺癌途径最为重要,从癌前病变进展到癌一般需要5~10年的时间。

(一)病因

1. 饮食因素

(1)高脂肪饮食:长期进食高脂肪饮食,促使胆汁分泌增加,进入肠管的胆酸数量增加,在肠道内细菌的作用下,这些物质转化为致癌物质,或者可以促使癌的生结直肠成。据研究,结直肠癌的发生可能与胆酸代谢产物、胆固醇代谢产物有关。此外,肠道内细菌亦可能对结直肠癌有诱发作用。

(2)低纤维饮食:食物中所含纤维质过少,使食糜在肠道中排空时间过长,经肠道内厌氧菌作用而产生致癌物质,由于留滞肠道时间长,这些物质更易刺激肠黏膜而发生癌变。

(3)高蛋白饮食:高蛋白饮食中的氨基酸经肠道细菌分解后可能会产生致癌物质。

(4)亚硝基类化合物的作用:包括亚硝酸胺和亚硝酰胺两类,这两类物质大多数均有强烈的致癌作用,亚硝基化合物前体广泛地存在于自然界中,如摄入人体,在一定条件下,可在体内合成亚硝基化合物。

2. 环境因素

(1)钼缺乏:通过流行病学调查,发现土壤中缺钼的地区结直肠癌发病率高。现已获知,钼是一种抗氧化剂,是植物硝酸还原酶的组成部分。土壤中缺钼,可导致硝酸盐在农作物内聚积。因此,一方面随食物进入人体内可合成亚硝胺的亚硝酸盐及硝酸盐含量增加。另一方面由于机体内缺钼,而缺乏防止致癌物活化的保护剂(一般间接致癌物需先经活化转化成直接致癌物后才起作用)。因此。在土壤缺钼地区结直肠癌发病率高。

(2)硒缺乏:Shamberger 在 1965—1973 年间通过研究,提出美国城市居民血硒水平与人口中的癌肿死亡率呈负相关。亚洲多数国家的人群中血硒水平较高,故其癌肿发病率比其他含硒低的国家为低。美国缺硒地区及缺硒的新西兰其结肠癌发病率却明显增高。硒是人类营养必需的微量元素,具有抑制人体淋巴细胞芳香羟化酶活性的功能。动物试验已证实,缺硒组出现肿瘤,而喂硒组几乎没有出现肿瘤。这表明,补给动物硒能显著抑制肿瘤的发生,因而确认硒能抗癌。其抗癌的机制,在于通过形成谷胱甘肽过氧化物酶,发挥抗过氧化作用及抑制自由基反应链的链锁反应。

(3)石棉:石棉纤维也是诱发结直肠癌的促致癌物质。

3. 遗传因素

目前将结直肠癌分为遗传性(或家族性)和非遗传性(即散发性)两大类。而多数学者认为,所有结直肠癌都有基因变异的因素,只是一些属于先天性,另一些则是后天获得。遗传性结直肠癌的典型例子如家族性腺瘤性息肉病(family adenomatus polyposis,FAP)和遗传性非息肉病性结直肠癌[hereditary nonpolyposis colorectal cancer,HNPCC,现国际上称为林奇综合征(Lynch syndrome)]。非遗传性结直肠癌主要是由环境因素引起基因突变,即便是散发性结直肠癌,遗传亦起重要作用。

4. 结直肠癌的癌前病变

(1)结肠息肉:多项研究表明息肉大小和癌变关系密切相关,且 1cm 以上息肉的癌变率明显增高。息肉的组织类型和癌变的关系在文献中多有报道,一般认为绒毛状腺瘤的癌变机会最高,约 25%~30%;管状腺瘤约 3%~8%,但也和年龄、地区等因素的不同而有所不同。结直肠腺瘤是结直肠癌最主要的癌前疾病,尤其是进展性腺瘤(即高危腺瘤)。进展性腺瘤的定义是具备以下三项条件之一者:①腺瘤长径≥10mm;②绒毛状腺瘤,或混合性腺瘤而绒毛状结构超过 25%;③伴有高级别上皮内瘤变。

(2)炎症性肠病:溃疡性结肠炎的癌变率平均为 0.5%~5.0%,一般在患病 10 年之后可以发生,其癌变率随年龄而增加。克罗恩病也能并发结直肠癌,但我国克罗恩病的发病率甚低。

（3）血吸虫病：结直肠癌的发病与血吸虫病的流行有一定的关系。我国南方血吸虫病流行区的一项调查表明，血吸虫病的发病率与结直肠癌标化病死率之间成直线正相关关系。浙江省嘉兴地区血吸虫病受害最严重的市县，结直肠癌的标化死亡率可高达 18.46/10 万~22.65/10 万。推测血吸虫卵在肠壁内的沉积可引起慢性炎症，形成炎性息肉，诱发癌变。所以，癌好发于虫卵沉积较多的直、乙状结肠部。血吸虫病诱发的结直肠癌患者年龄较轻。

（4）其他疾病或生理异常：胆囊切除后，次级胆酸进入肠道增多。有人认为，次级胆酸可刺激结肠黏膜增生，从而增加了患结肠腺瘤的危险性。同理，在近端小肠和远端小肠吻合术后，由于增加了胆酸与近端结肠的接触，也可能增加患结肠癌的危险。但这些观点尚待进一步证实。此外，多项研究表明糖尿病患者的结直肠癌发病风险增高。

5. 其他高危因素及高危人群　除前述情况外，其他高危因素还包括：①粪便隐血阳性；②一级亲属有结直肠癌病史；③本人有癌症史；④长期吸烟者或肥胖者，特别是年龄 >50 岁者；⑤符合下列 6 项之任意 2 项者：慢性腹泻、慢性便秘、黏液血便、慢性阑尾炎或阑尾切除史、慢性胆囊炎或胆囊切除史、长期精神压抑；⑥有盆腔放疗史者。

（二）发病机制

长期以来认为结直肠癌源于腺瘤，但逐渐发现约 30% 以上的结直肠癌发生自平坦的黏膜，不论哪一类型，经过腺瘤阶段与否，其癌变过程均为多阶段多步骤的，包括恶性转化（neoplastic transformation）与恶性演进（neoplastic progression）两个过程，存在相应的两类初级与次级分子事件。恶性肿瘤为一类细胞遗传性疾病的概念日益明确，在结直肠癌的发病学上与发病机制上，不同的遗传学背景具有不同的易感性，从而也确定了结直肠癌发病机制上的特征。

1. 结直肠癌的恶性转化过程　大肠黏膜上皮经致癌物（启动子）多次打击作用下，最初发生 DNA 甲基化的变化，DNA 受损伤，错配修复基因表达变异和癌基因表达，或抑癌基因沉默，呈现黏附分子和生长因子家族的表达等。如损伤未及时修复则进一步发生突变，包括显性作用的原癌基因和隐性作用的抑癌基因。原癌基因 *ki-Ras* 为显性作用癌基因。抑癌基因 *APC* 突变发生在转化的早期阶段，与 *DCC*、*MCC* 均为隐性作用基因，在单个等位基因缺失时，另一个染色体上的相应基因能维持细胞的正常表型，在启动子多次打击下导致此等位基因失活时即可出现该基因的功能失调，表型紊乱，以致恶性转化而癌变。在 DNA 受启动子或致癌物打击导致 DNA 受损伤，常可致碱基错配，错配的结果提供了癌变基础。*hMSH2* 和 *hMSH1* 为一类修复基因，如该基因失活或缺失，则为恶性转化提供了基础。

2. 恶性演进过程　浸润与扩散转移是肿瘤恶化表型的一个重要方面，即所谓次级分子事件。结直肠癌的演进过程主要有如下变化：①结直肠癌细胞过度生长，摆脱正常生长规律；②癌细胞与基底膜、基质的分子附着的相关受体改变，从而癌细胞穿透基膜进入周围基质；③脱离基底膜与基质，癌细胞侵入血流或淋巴流，构成浸润与转移；④肿瘤细胞脱离后直接接种于腔隙表面。以上各步骤涉及不同的蛋白、酶、受体等因子。已证实结直肠癌细胞可产生血管生长素、碱性成纤维细胞生长因子（BFGF）、转化生长因子 α 和 β 等，该类因子有相互协同作用，提供丰富血供，同时自泌或旁泌性刺激肿瘤细胞生长。在结直肠癌细胞与基底膜和基质的分子附着处，存在特定的蛋白受体，如非整合素层粘连蛋白结合蛋白（nonintegin lamin binding protein）、整合蛋白质（integral protein）和凝集素等，例如 CD31 凝集素、CD44 黏附受体在结直肠癌细胞中均有增多。结直肠癌细胞尚可自泌蛋白酶，使细胞自基底膜或细胞外基质脱离，如Ⅳ型胶原酶、尿激酶和基质酶等均可促进恶性肿瘤的演进。

3. 结直肠癌的遗传易感性 恶性肿瘤发生发展中受到外界的因素和遗传背景的影响，客观地形成了某些高发人群或易感人群。

（1）结直肠癌抑癌基因的缺失或突变：抑癌基因突变，相应的细胞生长脱离调节，以致发生癌性生长，在结直肠癌 APC、DCC 和 P53 等抑癌基因存在缺失，极易受致癌物的打击，形成一组易感人群，如在 FAP 和加德纳综合征（Gardner syndrome）家系成员，均为潜在的结直肠癌易感者。早在 1986 年 Herrer 于 1 例加德纳综合征患者中发现 5q13~15 和 5q15~22 部分缺失，1981 年 Solomon 发现散发型结直肠癌患者淋巴细胞中等位基因有缺失，即 APC 和 MCC（mutatel in colon cancer），APC 基因突变发生于 FAP 和加德纳综合征患者约为 60%~87%。MCC 突变仅在散发型结直肠癌中发现，突变约占 15%。APC 基因突变是目前在体细胞中可检得最早的分子事件。于月波等在中国人的周围淋巴细胞中检得 2 例（22 岁和 24 岁）FAP 家系成 APC 基因突变，经纤维肠镜证实 2 例均为 FAP 患者。故可应用筛检有遗传背景的家系人群，以便及早发现，不失为争取早治的有效措施。

（2）DNA 损伤修复系统缺陷：根据遗传流行病学研究，结直肠癌存在家族集聚现象，除 FAP 和加德纳综合征外，遗传性非息肉病性结直肠癌约占结直肠癌中的 4%~13%，该类家系在两代人中至少有 3 例发生结直肠癌，且至少有 1 例在 50 岁以前发病，除结直肠外，子宫内膜、胃、胆道、胰腺等消化系统和泌尿系统也常发生癌肿。近年来先后已发现有 4 个基因与遗传性非息肉病性结直肠癌有关，从该类家系中可分离出 hMSH2、hMLH1、Hpms1、hpms2 基因，均与细菌的 MuTLS 复合物同源，已明确 hMSH2 位于 2P16、2P21~22，hMLH1 位于 3P21~23，该 4 个基因与 DNA 错配修复有关，该基因的丢失，碱基对的错配积累而易致癌性转化，在遗传性非息肉病性结直肠癌患者中该类基因突变发生率较高，60% 可发现 hMLH1 突变，30% 伴 hMSH2 的异常。此外，在散发性结直肠癌中亦有 15% 患者出现两者的突变，但该机制尚不清楚。

（3）遗传不稳定性与结直肠癌的易感性：应用各种微卫星标记物，在遗传性非息肉病性结直肠癌家系连锁分析中发现遗传性非息肉病性结直肠癌中（3/11）广泛存在重复 DNA 序列，如 2 个或 3 个核苷酸重复序列（CA）n 和（CAG）n，在散发的结直肠癌中也有所发现，但数量较少（6/46），提示结直肠癌发生发展中出现频发误差，提示其遗传不稳定的特性，亦是一组易感人群。不论（CA）n、（CAG）n 是原因还是结果，它的出现与存在，均显示其易感特征。1994 年余应年等提出遗传不稳定性可出现在 DNA 受致癌物攻击后的相当时间内发生，即使致癌物已不存在，在 DNA 复制过程中，仍可招致未受直接攻击的 DNA 碱基发生碱基突变（置换性、移码性和缺失性），即非定标性突变，换言之，受致癌物攻击过的个体或人群，可出现或发生细胞遗传不稳性，为结直肠癌的发生提供了不稳定的基础，该类人群是结直肠癌防治中不可忽视的人群。1995 年 Toribara 等列举目前已发现的涉及结直肠癌发生的有关基因（表4-3-10）对结直肠癌在癌变发生中分子事件的归纳，从中可见目前对结直肠癌的研究已为恶性肿瘤的发病机制提供了一个很好的模型。

表 4-3-10　结肠癌变过程中有关基因

	基因	位点	氨基酸数	结肠肿瘤 %	功能
复制信号过程	K-Ras	12P12	189	65	信号传递
	APC	5q21	2 845	60	细胞黏附
	DCC	18q21	≥1 418	70	细胞黏附
	hMSH1	2P22	909	—	修复错配碱基
确保 DNA 复制	hMLH1	3P21	756	—	修复错配碱基
	hPMS1	2P31~33	932	—	修复错配碱基
	hPMS2	7P22	862	—	修复错配碱基
	P53	17P53	393	76	阻止异常 DNA 细胞进入周期

（三）病理

1. 结直肠癌的发生部位　结直肠癌可发生于自盲肠至直肠的任何部位。我国以左半结肠癌发病率为高,脾曲和脾曲以下的左半结肠癌占全部结直肠癌的 82.0%,其中直肠癌的发病率最高,占 66.9%,明显高于欧美和日本等国、后者直肠癌仅占结直肠癌的 35%~48%。其他肠段的结直肠癌依次为乙状结肠(10.8%)、盲肠(6.5%)、升结肠(5.4%)、横结肠(3.5%)、降结肠(3.4%)、肝曲(2.7%)、脾曲(0.9%)。但近年来国内外的资料均提示右半结肠癌的发病似有增高的趋势,而直肠癌的发病率渐趋下降。

2. 结直肠癌的大体类型　共有隆起型、溃疡型、浸润型和胶样型 4 种类型。右半结肠的肿瘤以隆起型和局限溃疡型为多见,而左半结肠癌则以浸润型为多见,且常可导致肠管的环形狭窄。

（1）隆起型:又称肿块型、增生型。癌瘤形成肿块,向肠腔突出,形态呈结节状、息肉状、菜花状;与正常肠管分界清楚,如肿瘤表面坏死,可形成浅表溃疡。本型多发生于右半结肠,好发于盲肠。

（2）溃疡型:肿瘤表面伴有大且深的溃疡。多发于左侧结肠。本型转移快,预后较差。溃疡型又分以下两种:

1）局限溃疡型:肿瘤表面呈火山口样,中央为不规则形深在的溃疡,溃疡底部为坏死组织,肿瘤边缘呈堤状隆起,肿瘤的界限多较清楚。

2）浸润溃疡型:肿瘤主要向肠壁内呈浸润性生长,与周围组织分界不清。肿瘤中央可见较深的溃疡形成。溃疡周边的肠黏膜呈斜坡状高起,不呈明显的堤状隆起。

（3）浸润型:肿瘤的肠壁各层弥漫浸润,使肠壁增厚,肠腔收缩狭窄,可伴有不同程度的梗阻。多发生于左侧结肠,如乙状结肠、直肠、乙状结肠曲部,本型转移早,预后差。

（4）胶样型:肿瘤外形各异,但外观及切面均呈半透明胶冻状。

3. 结直肠癌的组织学类型　有关结直肠癌的组织学分型国内外较为统一。我国参照 WHO 的结直肠癌分型原则并结合国内的经验提出下述分型原则:

（1）来源于腺上皮的恶性肿瘤

1）乳头状腺癌:肿瘤组织全部或大部分呈乳头状结构,乳头状腺癌在结直肠癌中的发生率为 0.8%~18.2%,平均为 6.7%。

2)管状腺癌:是结直肠癌中最常见的组织学类型,占全部肠癌的 66.9%~82.1%。根据癌细胞和腺管结构又可分为高分化、中分化和低分化 3 级。

3)黏液腺癌:癌细胞分泌大量黏液并可成"黏液湖"。大片黏液湖中漂浮着成堆的癌细胞,细胞分化较差,核较大且深染,亦有呈印戒状。黏液腺癌在结直肠癌中所占的百分比国内外差异较大,国内发病率为 13.4%~26.5%,远高于日本和欧美的 4%~10%。黏液癌较多见于青年结直肠癌患者,据国内资料统计,在 <30 岁组的青年结直肠癌患者中,黏液癌的发病率为 24.3%~47.7%,而在 >30 岁组的患者中仅占 12.3%~19.3%。

4)印戒细胞癌:肿瘤由弥漫成片的印戒细胞构成,不形成腺管状结构。

5)未分化癌:癌细胞弥漫成片或呈团块状浸润性生长,不形成腺管。约占结直肠癌中2%~3%。

6)腺鳞癌:亦称腺棘细胞癌,此类肿瘤细胞中的腺癌与鳞癌成分混杂相间存在。

7)鳞状细胞癌:在肠癌中以鳞状细胞癌为主要成分者颇为罕见,如发生于直肠下端,需排除肛管鳞状细胞癌累及直肠之可能。

腺鳞癌和鳞癌在结直肠癌中所占的比例均少于 1%。

(2)类癌:结直肠类癌属于起源于神经嵴的神经内分泌细胞。因为类癌体积通常较小,不易发现,故临床发病率不高。在对浙江省海宁市 30 岁以上的人群普查中,发现类癌 34 例,检出率为 0.018%,男女之比为 3.26∶1,瘤体大小为 0.2~2.5cm,均系直肠和乙状结肠镜检查时发现。组织学上,类癌细胞较小,细胞大小形态较一致,核染色质颗粒较细,胞质较少,淡染。类癌细胞可分泌各种激素,如 5-HT、ACTH、VIP 等,有的患者可出现类癌综合征。

4. 早期结直肠癌 随着 X 线诊断水平的提高,对早期结直肠癌提出了与胃癌相类似的大体分型:

(1)息肉隆起型(Ⅰ型):外观为有蒂(Ⅰp 型)或短蒂广基(Ⅰs 型)的隆起为黏膜内癌。

(2)扁平隆起型(Ⅱ型):如分币状微隆起于表面,大多为黏膜内癌。

(3)扁平隆起伴溃疡型(Ⅲ型):小盘状中央微凹溃疡,边缘略隆起,多为黏膜下癌。

可能由于直肠癌易于诊断,故目前所见早期结直肠癌 75.5% 位于直肠,早期癌往往只能经切除病灶全部检查才能确诊。早期原发结直肠癌往往局部扁平或不明显,所谓"一点癌"不可忽视。

5. 结直肠癌的组织发生 有关结直肠癌的组织发生,目前有腺瘤-癌序列说(adenoma-cancer sequence)和平坦黏膜异型增生-癌序列说(dysplasia-carcinoma sequence)两种。近年来对结直肠癌病理标本的研究有认为浸润型和浸润溃疡型结直肠癌起源于平坦黏膜,即所谓"新生癌";而隆起型和局限溃疡型结直肠癌主要发生于腺瘤的基础上。结直肠癌的多中心性发生并不罕见,国内报道为 10.53%,应引起临床高度重视。

6. 结直肠癌的临床病理分期

(1)结直肠癌杜克(Dukes)分期

A 期 癌瘤浸润深度未穿出肌层,且无淋巴结转移

B 期 癌瘤已穿出深肌层,并可侵入浆膜层、浆膜外或直肠周围组织尚能完整切除,但无淋巴结转移

C 期 癌瘤伴有淋巴结转移

C1 期　癌瘤伴有肠旁和系膜淋巴结转移

C2 期　癌瘤伴有系膜动脉结扎处淋巴结转移

D 期　癌瘤伴有远处器官转移，或因局部广泛浸润或淋巴结广泛转移而切除后无法治愈或无法切除者

（2）结直肠癌 TNM 分期

1）结直肠癌的 T（原发肿瘤）分级标准：

原发肿瘤（T）

T_x 原发肿瘤无法评价

T_0 无原发肿瘤证据

T_{is} 原位癌：黏膜内癌（肿瘤侵犯黏膜固有层但未突破黏膜肌层）

T_1 肿瘤侵犯黏膜下层（肿瘤突破黏膜肌层但未累及固有肌层）

T_2 肿瘤侵犯固有肌层

T_3 肿瘤穿透固有肌层到达结直肠旁组织

T_4 肿瘤侵犯脏腹膜或侵犯或粘连于邻近器官或结构

T_{4a} 肿瘤侵犯穿透脏腹膜（包括肉眼可见的肿瘤部位肠穿孔，以及肿瘤透过炎症区域持续浸润到达脏腹膜表面）

T_{4b} 肿瘤直接侵犯或粘连于邻近器官或结构

2）结直肠癌的 N（区域淋巴结）分级标准：

N_x 区域淋巴结无法评价

N_0 无区域淋巴结转移

N_1 有 1~3 枚区域淋巴结转移（淋巴结中的肿瘤直径≥0.2mm），或无区域淋巴结转移、但存在任意数目的肿瘤结节

N_{1a} 有 1 枚区域淋巴结转移

N_{1b} 有 2~3 枚区域淋巴结转移

N_{1c} 无区域淋巴结转移，但浆膜下、肠系膜内、或无腹膜覆盖的结肠/直肠周围组织内有肿瘤结节

N_2 有 4 枚以上区域淋巴结转移

N_{2a} 有 4~6 枚区域淋巴结转移

N_{2b} 有≥7 枚区域淋巴结转移

3）结直肠癌的 M（区域以外的淋巴结或器官转移-远处转移）分级标准：

M_x 远处转移无法评价

M_0 影像学检查无远处转移，即远隔部位和器官无转移肿瘤存在的证据（该分类不应该由病理医生来判定）

M_1 存在一个或多个远隔部位、器官或腹膜的转移

M_{1a} 远处转移局限于单个远离部位或器官，无腹膜转移

M_{1b} 远处转移分布于两个及以上的远离部位或器官，无腹膜转移

M_{1c} 腹膜转移，伴或不伴其他部位或器官转移

4）结直肠癌 TNM 预后分级（表 4-3-11）

表 4-3-11　结直肠癌 TNM 预后分级表

分期	T	N	M	分期	T	N	M
0	T_{is}	N_0	M_0	ⅢC	T_{4a}	N_{2a}	M_0
Ⅰ	T_{1-2}	N_0	M_0		T_{3-4a}	N_{2b}	M_0
ⅡA	T_3	N_0	M_0		T_{4b}	N_{1-2}	M_0
ⅡB	T_{4a}	N_0	M_0	ⅣA	任何 T	任何 N	M_{1a}
ⅡC	T_{4b}	N_0	M_0	ⅣB	任何 T	任何 N	M_{1b}
ⅢA	T_{1-2}	N_1/N_{1c}	M_0	ⅣC	任何 T	任何 N	M_{1c}
	T_1	N_{2a}	M_0				
ⅢB	T_{3-4a}	N_1/N_{1c}	M_0				
	T_{2-3}	N_{2a}	M_0				
	T_{1-2}	N_{2b}	M_0				

7. 结直肠癌的转移途径

（1）局部扩展及其他脏器浸润：主要沿肠壁淋巴丛扩展，浆膜有阻止癌浸润的能力，故浸润到肠外组织的癌以无浆膜部分为多，如直肠周围、升结肠和降结肠的后面。直肠、乙状结肠则经常表现为黏膜层和黏膜下层浸润，即使浸润到阴道、子宫、膀胱、前列腺、肌肉和腹壁等。

（2）淋巴道转移：淋巴道转移是结直肠癌最常见的非直接扩散方式。直肠癌淋巴结转移发生率较高。

（3）血行转移：晚期结直肠癌可经血行转移到肝、肺、肾上腺、骨骼、甲状腺、肾等，偶见于卵巢、乳腺、脑等处。其中以肝转移最常见，右半结肠癌多转移至右肝叶，左半结肠癌则左、右肝叶均可发生转移。

（4）腹膜转移：腹膜转移是晚期表现。癌细胞腹膜种植的播散方式有二：①自发性腹膜腔播散种植。结肠癌较多见，尤以黏液癌和未分化癌为多。癌细胞浸透浆膜后可以脱落，附着在壁层腹膜和腹内其他脏器的浆膜面，生长成小结节。较常见的是在盆底的腹膜，有时可发生腹膜弥漫的种植性转移，常伴有腹水。②手术中癌细胞脱落种植多在肠吻合口及腹壁切口。

（5）沿神经鞘扩展：为晚期表现，分化不良的癌的侵犯率较高，与癌肿位置关系不大。凡有神经鞘受侵犯者，术后局部复发率比未受累者高两倍。神经鞘受侵犯时常同时累及淋巴结和静脉。

（6）管腔内转移：根治手术后，吻合口复发者，欧美报告可达 30% 以上。其原因多数是切除不够彻底，或术中吻合口癌细胞种植。也有部分病例是由于癌细胞脱落，在远端部位大肠黏膜上生长另一癌，因此术前仔细检查全大肠，防止遗漏种植的结直肠癌。同时术中还应注意操作方法，防止发生肠内种植。种植可发生在黏膜，而更易发生在吻合口，故术后结直肠癌复发多在吻合口。

二、中医认识

大肠者，属手阳明经，与肺相表里，"传导之官，变化出焉"。大肠为六腑之一，"六腑者传化物而不藏"。大肠对水谷的传化,需要不断地受纳、消化、传导和排泄,是个虚实更迭、动而不居的过程,宜通而不宜滞。如各种致病因素影响大肠正常的传导功能,湿热瘀毒蕴积于肠内,瘀结不通,日久变生本病。

1. 七情内伤 因忧思抑郁,或恼怒伤肝而成。忧思伤脾,脾失健运,水湿内停,聚湿成痰,郁而化热,湿热下迫,阻于肠道;或恼怒伤肝,肝郁气滞,气滞血瘀,气血不通,气、痰、瘀胶结,阻于肠道,结而成块。

2. 饮食不节 如恣食肥甘醇酒厚味等,损伤脾胃,运化失司,大肠传导功能失常,湿热内生,热毒蕴结,流注大肠,瘀毒结于脏腑,火热注于肛门,结而为癌肿,日久变生大肠癌。《医宗金鉴》:"发于外者,由醇酒厚味,勤劳辛苦,蕴注于肛门。"

3. 脾肾亏虚 久病年老,五脏亏虚,正气内虚,脾肾受损,复感湿热,邪毒留滞,浸淫肠道,结聚成块,渐成本病。

本病病位在大肠,与脾密切相关。脾主运化,胃主受纳,脾升胃降,共同调节机体对饮食的吸收、运化和排泄。如脾胃受伤,或脾气亏虚,健运失司,则易致水湿内停,聚于大肠,与体内痰瘀交结,日久变生瘀毒而成本病。

【诊断】

一、辨病

(一)临床表现

结直肠癌起病隐匿,早期常仅见粪便隐血阳性,随后可出现下列临床表现。

1. 排便习惯与粪便性状改变 常为本病最早出现的症状。多以血便为突出表现,或有痢疾样脓血便伴里急后重,长期出血可以产生继发性贫血。有时表现为顽固性便秘,大便形状变细。也可表现为腹泻与糊状大便。或腹泻与便秘交替,粪质无明显黏液脓血,多见于右侧结直肠癌。

2. 胃肠道功能紊乱 有胃纳减退、腹部不适、饱胀、便秘、腹泻,或腹泻与便秘交替出现等。

3. 腹痛 多见于右侧结直肠癌。表现为右腹钝痛,或同时涉及右上腹、中上腹。因病变可使胃结肠反射加强,可出现餐后腹痛。结直肠癌并发肠梗阻时腹痛加重或为阵发性绞痛。

4. 腹部肿块 提示已届中晚期,其位置则取决于癌的部位。

5. 直肠肿块 多数直肠癌患者经指检可以发现直肠肿块,质地坚硬,表面呈结节状,有肠腔狭窄,指检后的指套上有血性黏液。

6. 全身情况 可有贫血、低热,多见于右侧结直肠癌。晚期患者有进行性消瘦、恶病质、腹水等。

7. 其他症状 癌感染可以引起畏寒、发热;穿孔可以引起弥漫或局限性腹膜炎;侵及泌尿系统可以引起泌尿系统症状。晚期可以出现肝大、黄疸、腹水、左锁骨上淋巴结肿大以及其他器官转移的特有症状。

另外,根据癌所在部位的不同,临床表现可不相同。

右侧结肠癌:主要表现为消化不良、乏力、食欲缺乏、腹泻、便秘、腹泻与便秘交替、腹胀、腹痛、腹部压痛、腹块及进行性贫血。腹块的位置取决于癌所在的部位,如回盲部癌位于右下腹,升结肠癌在右腹部,结肠肝曲癌在右上腹,横结肠癌在脐部附近。此外,可有发热、消瘦等。在晚期可有肠穿孔、局限性脓肿等并发症。

左侧结肠癌:由于乙状结肠肠腔最狭小且与直肠形成锐角,而且粪便在左侧结肠已形成固体,因此容易形成狭窄。常常表现为慢性进行性肠梗阻,患者大多有顽固性便秘,也可间以排便次数增多。由于梗阻大多在乙状结肠下段,所以呕吐较轻或不呕吐,而腹胀、腹痛、肠鸣及肠型明显。癌破溃时可使粪块外面染有鲜血或黏液,甚至排出脓液。梗阻近端的肠管可因持久的显著膨胀、缺血和缺氧而形成溃疡,甚至引起穿孔,此外,尚可发生肠道大量出血及腹腔内脓肿形成。

直肠癌:主要表现为大便次数增多,粪便变细,带血液及黏液,伴有里急后重或排便不净的感觉。当癌蔓延至直肠周围而侵犯骶丛神经时,可出现剧痛。如癌累及前列腺或膀胱,则可出现尿频、尿急、尿痛、排尿不畅和血尿等症状,并可形成通向膀胱或女性内生殖器的瘘管。直肠癌也可引起肠梗阻。

并发症见于晚期,主要有肠梗阻、肠出血及癌肿腹腔转移引起的相关并发症。左侧结直肠癌有时会以急性完全性肠梗阻为首次就诊原因。

(二)实验室及其他检查

1. 体格检查　全身系统体检,是检查肿瘤局部和有无扩散不可缺少的步骤。肛门指检是体检中必不可少的检查,可以发现肿块及其大小和周围状况,有无固定等。肛门指检与病理对照的符合率可达75%~80%,有蒂者大多不穿透全肠层。在我国直肠癌与结肠癌之比为1.42∶1,直肠癌占结直肠癌的60%左右,直肠指检一般能了解距肛门7~8cm段内的病变,约70%~80%的直肠癌可经肛门指诊发现,而误诊的直肠癌中80%在第一次诊断时未作肛门指检。

2. 内镜检查

(1)直肠、乙状结肠镜检查:由于约70%的结直肠癌发生在直肠和乙状结肠,故直肠、乙状结肠镜检查是最基本的检查方法。直肠下段的病灶往往很难在钡灌肠时发现,故直肠镜检查与肛门指诊一样极为重要。乙状结肠镜长约30cm,故乙状结肠中段以下的肿瘤均可见到。

(2)结肠镜检查:结肠镜的应用是结肠肿瘤诊断的一项重要进展,提高了早期诊断率,已可广泛用于对高危人群的筛检。可达到回盲部,并可观察到全部结肠,可以在直视下钳取可疑病变或收集冲洗或擦刷下来的脱落细胞进行检查。可使检查准确率达80%~90%。

3. 影像学诊断

(1)结肠X线检查:是检查结肠癌有效的常规方法之一。结肠癌在X线下表现常常是钡剂的充盈缺损,边缘不整齐,龛影、肠壁僵硬、黏膜破坏、肠腔狭窄、不同程度的梗阻等。双重造影检查对小的结肠息肉误诊率为11.7%,而单钡造影则为45.2%;对息肉检出率则分别为87%和59%。在有经验者,双重造影检查的肠癌检出率可达96%,接近结肠镜检结果,假阴性率为8.4%。容易引起假阴性的部位是盲肠、脾曲、乙状结肠的悬垂部,应引起警惕。

(2)CT:CT可观察到肠壁的局限增厚、凸出,但有时较早期难与良性者鉴别。CT下结直肠癌可分为 4 期：第一期，消化道管壁厚度正常（一般为 5mm），息肉样病变向腔内凸出；第二期，管壁局部增厚，呈均匀的斑块或结节状表现，无壁外扩展；第三期，管壁局部增厚，周围组织已有直接侵犯，可有局限或区域性淋巴结受累，但无远处转移；第四期，有远处转移（如肝、肺、远处淋巴结）。

因此，CT 检查有助于了解直肠癌的范围、术前分期。CT 术前分期正确率为 48%~72%，估计淋巴结转移正确率为 25%~73%，对于肝脏转移结节检出率较高。缺点是早期诊断价值有限及不能对病变活检，对细小或扁平病变存在假阴性、易受肠腔内粪便等影响。

（3）MRI：对肠道肿瘤的诊断仍未能明确者，MRI 有可能弥补 CT 诊断的不足，MRI 对直肠周围脂肪内浸润情况易于了解，故有助于发现或鉴别Ⅲ期患者。

（4）超声切面显像：经腹壁的检查，可直接检查肠道原发肿块部位、大小、与周围组织关系等；还能检查转移灶，包括腹膜后、肠系膜根部淋巴结、转移结节或肿块，盆腔有无转移结节；肝脏有无实质性占位肿块。

应用特制的纤维超声内镜可做经肠腔检查，能显示肠壁 5 个层次，即黏膜层、黏膜肌层、黏膜下层、固有肌层和浆膜层。肌层均为低回声，余三层显强回声，清晰观察各层次的形态、厚薄及均匀与否，揭示肿瘤的范围、大小、有无浸润至肠腔外，并可检测邻近器官，如前列腺、膀胱、子宫阴道等相应情况。有报道此检查可深入达盲肠。腔内 B 超对浸润范围估计正确率可达 76%~88%，而对肠外淋巴结转移正确率仅为 38%。

（5）核素检查：核素检查可用于肠癌的诊断。①血清学测定肿瘤相关物如 CEA、AFP、CA50（糖类抗原 50）、CA19-9 等；②体内定位，从某特定核素物质集聚状况以判断原发或转移肿瘤部位、大小等，常用的有 ^{67}Ga-柠檬酸盐，74~165mEq 静脉注射，24~96 小时后，以 γ 照相机或 ECT（发射计算机断层显像）进行病灶部位摄像或断层显像，癌肿部位有放射性积聚，但在骨、肝脏、大关节周围正常区域亦可积聚 ^{67}Ga 而呈假阳性表现。^{131}I 也用以标记 CEA 注入体内以检测病变部位。

4. 细胞与组织学诊断　结直肠癌脱落细胞学检查方法包括直肠冲洗、肠镜直视下刷取、线网气囊擦取以及病灶处指检涂片法，如发现恶性细胞则有诊断意义，但不足以作最终诊断，确定治疗方案仍应依据组织病理学诊断。

5. 实验室检查

（1）粪便隐血试验：约 30%~40% 结直肠癌不出血，更不是所有消化道出血均为癌，故粪便隐血试验仅有提示作用。在结直肠癌高发区，RPHA（反向间接血凝法）阳性率为 18.3%，联苯胺法阳性率为 38.5%。免疫法的特异度高而敏感性较低，RPHA 敏感性 63.6%，低于联苯胺法的 72.7%，而 RPHA 的特异度为 81.9%，高于联苯胺法的 61.7%，故 RPHA 作为初筛可明显减少复筛人群量，且不必控制饮食，易被普查人群所接受。但要注意存在假阴性，如果只做 1 次试验，假阴性率为 50%，多次试验才能使假阴性率降低。故有学者主张应该连续 3 天，每次送 2 份标本。

（2）癌胚抗原测定：血清癌胚抗原（CEA）为细胞膜糖蛋白，在结直肠癌组织中 CEA 含量明显高于正常组织，但在胃癌（40%~60%）、肺癌（52%~77%）、乳癌（30%~50%）、胰腺癌（64%）、甲状腺癌（60%）和膀胱癌等肿瘤亦存在 CEA，故 CEA 实为一种恶性肿瘤相关性抗原，以结肠癌阳性的比例最大，尤其是在肝转移者阳性率更高。CEA 一般经肝脏代谢排泄，故肝功能障碍者血清 CEA 可升高。结直肠癌者门静脉中 CEA 明显高于周围血中的 CEA 水平，肝脏有清除 CEA 作用,但其机制仍未清楚。近些年来临床已广泛应用 CEA 测定,其临床意义有两个方面,即 CEA 高的患者预后差;术后随访预测复发或转移。术后 CEA 仍居高不下者要警惕仍遗留肿瘤,如术后 CEA 再次升高可作为二次手术的指征,是当前提高复发性结直肠癌生存率的最佳方法。

（3）基因诊断:临床期望从基因水平得到诊断,有拟从粪便中寻找突变基因,或从血液中寻找有价值的基因,但目前仍较困难,依然在研究中。

（三）诊断要点

结直肠癌的诊断主要依靠临床表现、实验室检查和特殊检查包括肛门指诊、内镜、X 线气钡灌肠双重对比造影和病理细胞学检查等。结直肠癌早期误诊率较高,据国内一些医院统计,可达 40%~50%,但对中晚期癌瘤,一般临床诊断不难,但获得病理诊断乃至于取得临床病理分期依据,往往需综合临床,各项辅助检查资料,甚至需经手术后,取得病理组织进行检查,方可确定。

（四）鉴别诊断

1. 与非肿瘤性疾病相鉴别 主要是大肠的炎症性病变和慢性增生性疾病的鉴别,如与阿米巴痢疾、细菌性痢疾、肠结核及其他病原体引起的急性或慢性炎症如血吸虫病、溃疡性结肠炎、克罗恩病以及痔疮、肛裂、瘘管等疾病鉴别,一般根据病史、临床表现、实验室及其他检查及病理检查,不难区别,但往往需经多次检查及治疗结果分析。

（1）溃疡性结肠炎:本病可以出现腹泻、黏液便、脓血便、大便次数增多、腹胀、腹痛、消瘦、贫血等症状,伴有感染者尚可有发热等中毒症状,与结肠癌的症状相似,纤维结肠镜检查及活检是有效的鉴别方法。

（2）阑尾炎:回盲部癌可因局部疼痛和压痛而误诊为阑尾炎。特别是晚期回盲部癌,局部常发生坏死溃烂和感染,临床表现有体温升高,白细胞计数增高,局部压痛或触及肿块,常诊断为阑尾脓肿,需注意鉴别。

（3）肠结核:在我国较常见,好发部位在回肠末端、盲肠及升结肠。常见症状有腹痛、腹泻、便秘交替出现,部分患者可有低热、贫血、消瘦、乏力、腹部肿块,与结肠癌症状相似。但肠结核患者全身症状更加明显,如午后低热或不规则发热、盗汗、消瘦乏力,需注意鉴别。

（4）血吸虫性肉芽肿:多见于流行区,目前已少见。少数病例可癌变。结合血吸虫感染病史,粪便中虫卵检查,以及钡餐灌肠和纤维结肠镜检查及活检,可以与结肠癌进行鉴别。

（5）阿米巴肠炎:症状为腹痛、腹泻,病变累及直肠可伴里急后重。粪便为暗红色或紫红色血液及黏液。肠炎可致肉芽及纤维组织增生,使肠壁增厚,肠腔狭窄,可有肠梗阻症状或查体扪及腹部肿块与结直肠癌相似。本病患者行粪便检查时可找到阿米巴滋养体及包囊,钡餐灌肠检查常可见巨大的单边缺损或圆形切迹。

（6）痔:痔与直肠癌不难鉴别,误诊常因未行认真检查所致。痔一般多为无痛性便血,血色鲜红不与大便相混合,直肠癌便血常伴有黏液而出现血便和直肠刺激症状。对便血患者必须常规行直肠指诊。

（7）肛瘘:肛瘘常由肛窦炎而形成肛旁脓肿所致。患者有肛旁脓肿病史,局部红肿疼痛,与直肠癌症状差异较明显,鉴别比较容易。

2. 与良性肿瘤性疾病相鉴别 主要是与大肠腺瘤、平滑肌瘤、大肠息肉及家族性肠息肉病等相鉴别,组织病理学的诊断是绝对必要的。一方面可以决定治疗方式,另一方面通过反复的检查和病理学确认以除外良性肿瘤的恶性变。对恶性率较高的家族性肠息肉病,较大息肉伴表面糜烂者更应定期检查,病理验证。

3. 与其他大肠恶性肿瘤相鉴别 主要是大肠平滑肌肉瘤、恶性淋巴瘤和类癌、直肠恶性黑色素瘤,主要鉴别依据是病理细胞学诊断。类癌患者常伴类癌综合征,有助于临床区别。鉴别的同时除明确诊断外,对决定治疗方式,估计疾病演变和预后有着重要意义。

4. 与胃肠道其他部位癌相鉴别 主要是胃和小肠的恶性肿瘤。通过临床症状、体征、辅助检查及病理诊断可以区别。但有时胃体癌可穿透胃壁直接侵犯横结肠,胃肠道外其他部位的肿瘤侵犯大肠或外压大肠,常需反复检查甚至手术后方能确定,尤其是晚期癌广泛转移使就诊者区别更难。另外既往有其他恶性肿瘤者出现大肠癌的临床表现亦不能一概认为是转移所致,临床上的双重癌、三重癌及多重癌,原发在大肠者很多见。

(五)并发症

结直肠癌最常见的并发症是梗阻与穿孔。两者都发生于较晚期的病例,也可同时出现。往往直接危及生命,并影响远期疗效。

1. 梗阻 结直肠癌是引起大肠梗阻最常见的原因。形成梗阻的原因,可由肿瘤浸润肠壁全周造成环形缩窄,或堵塞肠腔,或发生套叠。亦可由水肿或粪便堵塞而造成部分梗阻。结直肠癌合并完全性梗阻的发生率约有 10%~20%。部分梗阻的发生率亦与此相仿。梗阻部位国内以乙状结肠最多(32.5%),国外以脾曲最多见。临床表现主要为大肠梗阻的症状及体征,有 20%~40% 病例也可合并小肠梗阻。诊断前的症状持续时间亦较一般结直肠癌短。梗阻发生后,由于回盲瓣的作用,扩张面发生缺血性结肠炎,以致坏疽、穿孔。由于盲肠腔最大,肠壁相对较薄。因此绝大多数的穿孔发生在盲肠,其次为脾曲,很少发生在肿瘤所在部位。结直肠癌梗阻并发穿孔者约 8%~19%,其病死率甚高,一般在 40% 左右,治疗后的 5 年生存率仅 10%~15%。

2. 穿孔 大肠癌穿孔的发生率为 0.6%~0.9%。引起穿孔的原因可由于肿瘤本身,亦可由于肿瘤造成梗阻,招致近侧盲肠穿孔。穿孔发生部位以乙状结肠下段和直肠乙状结肠交界部最多,其次为盲肠,根据穿孔的形式可分成 3 种类型:①游离穿孔,形成弥漫性腹膜炎,其发生率为全部大肠癌的 0.6%~4.7%;②包裹性穿孔,形成局限的脓肿,其发生率为 0.3%~4%;③穿入邻近脏器或皮肤形成瘘,其发生率约为 1%。游离穿孔具有典型的弥漫性腹膜炎症状。X 线检查可见肠下游离气体及扩张的盲肠。少见情况下,可以穿入后腹膜造成纵隔或皮下气肿。脓肿一般表现为局限性腹膜刺激症状的腹部肿块,但并不一定有发热。瘘可在钡灌肠检查时确定位置。穿孔约 2/3 发生于左侧大肠,但下段直肠癌穿孔极为少见。左侧大肠癌穿孔形式以脓肿为多,右侧大肠癌穿孔则以游离穿孔多见。

二、辨证

(一)辨证要点

1. 辨虚实 病变早期,腹部疼痛拒按,痛时急迫欲便,便后稍缓解,舌红苔黄腻,脉弦滑者,多属实证;病变晚期,病情时轻时重,腹痛绵绵,喜温喜按,便后里急后重不能缓解,坠胀甚者,为虚中夹实。

2. 辨寒热　肛门灼热,大便排出脓血,色鲜红,甚至紫黑,浓厚黏稠腥臭,腹痛,里急后重感明显,小便黄或短赤,舌红苔黄腻,脉滑者属热;腹部冷痛,喜温喜按,大便排出赤白清稀,白多赤少,清淡无臭,里急后重感不明显,脉沉细者属寒。

3. 辨气血　腹痛时作时止,痛无定处,排便排气稍减,为气滞;痛有定处,腹内结块为血瘀;腹痛隐隐,得温可减,为虚寒;痛则虚汗出或隐痛绵绵,为气血两虚。

(二)辨证分型

1. 湿热内蕴证
主证:①腹部阵痛,便中夹血;②里急后重,肛门灼热。
次证:①身热不扬;②恶心欲吐;③胸闷不舒。
舌脉:舌红,苔黄腻,脉滑数。

2. 瘀毒结阻证
主证:①腹泻,泻下脓血,色紫暗,量多;②里急后重。
次证:①烦热;②口渴。
舌脉:舌质紫,或有瘀点,脉涩滞或细数。

3. 脾肾阳虚证
主证:①腹痛绵绵;②血便泄泻;③畏寒肢冷。
次证:①面色苍白;②少气无力。
舌脉:舌质淡胖,苔薄白,脉浮细无力。

4. 气血两虚证
主证:①腹痛隐隐,喜揉按;②时有便溏;③脱肛下坠;④少气无力。
次证:①气短乏力;②面色苍白,唇甲不华。
舌脉:舌质淡,脉沉细。

5. 肝肾阴虚证
主证:①腹痛隐隐;②五心烦热;③头晕耳鸣;④便秘。
次证:①形体消瘦;②耳鸣;③腰膝酸软,遗精带下;④盗汗。
舌脉:舌质红或绛,少苔,脉弦细。
证候诊断:主症必备,加次症2项及以上,结合舌脉,即可诊断。

【治疗】

一、治疗原则

大肠癌的治疗目的在于缓解症状,去除癌肿,控制其发展、转移,延长其生存时间,其治疗原则为整体治疗与局部治疗、病因治疗与对症治疗、内科治疗和外科治疗、西医治疗和中医治疗相结合的全面持久的综合治疗。

二、西医治疗

结直肠癌的西医治疗主要是外科手术,化疗和放疗是辅助手段。一般认为早、中期结直肠癌凡可行手术者均争取根治性切除,晚期癌包括孤立的肝转移灶在内亦应争取手术切除,即应采取积极的治疗手段。即使不能行根治性切除,也应进行肿瘤局部切除、短路手术或造瘘等姑息手术,这对于解除梗阻、止血、控制感染、改善全身状态、减轻肿瘤负荷均有益处,也为进一步治疗提供了条件。中晚期癌手术前后均可选择性地行化疗或放疗。

(一) 手术治疗

中早期结直肠癌凡行根治术者,半数人可获 5 年以上生存,故凡无手术绝对禁忌证者均应手术治疗。手术方式包括根治术和姑息术,根治术切除范围包括肿瘤上下一段大肠连同可能发生淋巴转移区域内的组织、淋巴结、肠系膜一并切除,然后行远近端肠管吻合或行造瘘术。

1. 综合治疗方案的选择 手术切除是大肠癌的主要治疗方法,术后辅助化疗能提高 Dukes C 期大肠癌患者的生存率。直肠癌术前放疗能提高手术切除率、降低复发率。术后放疗能降低局部复发率。因此,大肠癌的治疗强调以手术为主的综合治疗。

(1)Dukes A 期患者可单纯手术切除,一般不需化疗和放疗。当癌仅局限于黏膜层,由于黏膜层不存在淋巴管,一般只需局部切除。当癌侵及黏膜下层,淋巴结转移机会也较少。故只在有以下情况之一者须行根治术:①癌组织学类型属高度恶性者;②淋巴管或血管内见癌者;③切缘贴近癌灶者。绒毛状腺瘤癌变侵及黏膜肌层或黏膜下层时常见淋巴结转移。

(2)Dukes B 期患者施行根治性手术切除,术后辅助化疗。

(3)Dukes C 期患者施行根治性手术切除,术后辅助化疗。若为直肠癌,如癌瘤较大或活动度差,可行术前或术后放疗。直肠癌患者在根治的前提下尽可能保留肛门功能。

(4)Dukes D 期患者以化疗、放疗为主。若原发灶、转移灶(如肝转移)均能切除者,可将两者一并切除(Ⅰ期或Ⅱ期);若原发灶能切除而转移灶不能切除时,可行原发灶姑息性切除术;若原发灶也不能切除,可行"短路"手术或造口术等。对不能切除的肝转移,可行射频治疗、转移灶内注射无水酒精、介入化疗和栓塞、静脉化疗等。

(5)大肠家族性腺瘤病可施行结直肠次全切除,回肠-直肠吻合术;或行回肠(回肠袋)-肛管吻合术。若保留部分直肠者要密切随诊,一旦发现新腺瘤发生,及时切除,以防癌变。

根据患者的具体情况制定个体化综合治疗方案。

2. 手术的范围 切除的类型取决于肿瘤在肠道的部位和范围。结肠癌的手术切除范围各家看法较统一,右半结肠的病变需行右半结肠切除术。横结肠部位病变的切除范围为全部横结肠或右(左)半结肠合并全部或大部横结肠。脾曲和近段降结肠癌应切除左侧横结肠和降结肠,直到肠系膜下动脉分布的乙状结肠。乙状结肠癌的切除范围包括肠系膜下动脉近起点处一并结扎切除。直肠癌切除范围采用 Miles 介绍(1908)的腹-会阴联合切除术,作为标准的直肠癌手术适用于大部分患者,尤其是直肠下 1/3 部位者,取近端乙状结肠永久性造口。在争取最大生存率的原则上,保留具有功能的肛门是直肠癌生存质量的重要标志。位于腹膜反折以上的肿瘤都可用前切除术治疗。腹膜反折以下的病变对保留肛门并争取最大根治率,较一致的保留肛门的条件为:①分化良好、隆起型或有蒂、肿瘤下缘直肠切除2~3cm;②分化差,浸润型肿瘤下缘切除肠段在5cm以上;③切除后存留的下段肠段应足够作结肠-直肠端-端吻合。随着早期诊断水平的提高,为避免不必要的伤残,直肠癌的局部治疗日益引起重视,从根治目的要求,以黏膜内癌无浸润者,或局限于肠壁,全身情况不适应较大术式者,首先对局部病期要有充分的估计,术前估计分期方法包括:临床检查、直肠镜检、影像学诊断等。目前常用的局部治疗可归纳为:局部切除、接触放疗、电凝或激光切除和冰冻手术。

3. 扩大淋巴清扫根治术 腹盆腔淋巴清扫即高位结扎肠系膜下动脉、自十二指肠以下的腹主动脉、腔静脉周围区域的淋巴结,向下一直清扫到骶前、髂内、髂外血管周围和闭孔间隙的淋巴,施行这类手术费时长久,术中需输血液较多,尤其是男性的术后性功能障碍很难避免,但可提高生存率,故该类手术的取舍意见尚不统一。

4. 转移灶治疗 有学者主张对绝经后的妇女,在切除原发肿瘤时一并将两侧卵巢切除,因为结直肠癌的患者约有6%的卵巢转移。

肝脏是结直肠癌转移的好发部位。术中如发现肝脏两叶多数转移结节,一般都可施单纯肿瘤切除。单个孤立肝转移病灶切除后的5年生存率有报道可达20%~40%。

(二)结肠镜治疗

结直肠腺瘤癌变和黏膜内的早期癌可经结肠镜用高频电凝切除、黏膜切除术或黏膜剥离术,回收切除后的病变组织做病理检查,如癌未累及基底部则可认为治疗完成;如累及根部,需追加手术,彻底切除有癌组织的部分。

对左半结肠癌形成肠梗阻者。可在内镜下安置支架。解除梗阻。一方面缓解症状。更重要的是有利于减少术中污染,增加Ⅰ期吻合的概率。

(三)化学治疗及靶向治疗

结直肠癌对化疗欠敏感,早期癌根治后一般不需化疗。中晚期癌术后常用化疗作为辅助治疗。新辅助化疗可降低肿瘤临床分期,有助于手术切除肿瘤。氟尿嘧啶(5-FU)、甲酰四氢叶酸(LV)、奥沙利铂(三药组成mFOLFOX6方案)是常用的化疗药物。抑制人类血管内皮生长因子(VEGF)的单克隆抗体(如贝伐单抗)、抑制表皮生长因子受体(EGFR)的单克隆抗体(如西妥昔单抗)是调控肿瘤生长的关键环节,所以在晚期结直肠癌中也广泛应用。

1. 化学治疗适应证
(1)术前、术中的辅助化疗。
(2)Dukes B、C期患者的术后辅助化疗。
(3)晚期肿瘤不能手术或放疗的患者。
(4)术后、放疗后局部复发或远处转移者。
(5)KPS评分在50~60分及其以上者。
(6)预期生存时间大于3个月以上者。

2. 化学治疗禁忌证
(1)骨髓造血功能低下,白细胞在$3.5 \times 10^9/L$以下,血小板在$80 \times 10^9/L$以下者。
(2)有恶病质状态者。

（3）心、肝、肾功能严重障碍者。

（4）有较严重感染者。

3. 常用的结肠癌术后辅助化疗方案

（1）氟尿嘧啶为基础的单药方案

1）卡培他滨

卡培他滨每次 1 250mg/m²，每天 2 次，口服，第 1~14 天；

每 3 周重复，共 24 周。

2）简化的双周 5-FU 输注/LV 方案（sLV5FU2）

LV 400mg/m² 静脉滴注 2 小时，第 1 天；

随后 5-FU 400mg/m² 静脉推注，第 1 天，然后 1 200mg/（m²·d）×2 天，持续静脉输注（总量 2 400mg/m²，输注 46~48 小时）；

每 2 周重复，共 24 周。

（2）联合化疗方案

1）CapeOx 方案（又称 XELOX 方案）

奥沙利铂 130mg/m²，静脉输注 2 小时，第 1 天；

卡培他滨每次 1 000mg/m²，每天 2 次，第 1~14 天；

每 3 周重复，共 24 周。

2）mFOLFOX6 方案

奥沙利铂 85mg/m² 静脉输注 2 小时，第 1 天；

LV 400mg/m² 静脉输注 2 小时，第 1 天；

5-FU 400mg/m² 静脉推注，第 1 天，然后 1 200mg/（m²·d）×2 天，持续静脉输注（总量 2 400mg/m²，输注 46~48 小时）；

每 2 周重复，共 24 周。

4. 转移性结直肠癌的常用全身治疗方案

（1）mFOLFOX6 方案

奥沙利铂 85mg/m² 静脉输注 2 小时，第 1 天；

LV 400mg/m² 静脉输注 2 小时，第 1 天；

5-FU400mg/m² 静脉推注，第 1 天，然后 1 200mg/（m²·d）×2 天持续静脉输注（总量 2 400mg/m²，输注 46~48 小时）；

每 2 周重复。

（2）mFOLFOX6 方案 + 贝伐珠单抗

奥沙利铂 85mg/m² 静脉输注 2 小时，第 1 天；

LV 400mg/m² 静脉输注 2 小时，第 1 天；

5-FU 400mg/m² 静脉推注，第 1 天，然后 1 200mg/（m²·d）×2 天持续静脉输注（总量 2 400mg/m²，输注 46~48 小时）；

贝伐珠单抗 5mg/kg 静脉输注，第 1 天；

每 2 周重复。

（3）mFOLFOX6 方案 + 西妥昔单抗

奥沙利铂 85mg/m² 静脉输注 2 小时，第 1 天；

LV 400mg/m² 静脉输注 2 小时,第 1 天;

5-FU 400mg/m² 静脉推注,第 1 天,然后 1 200mg/(m²·d)×2 天持续静脉输注(总量 2 400mg/m²,输注 46~48 小时);

西妥昔单抗 400mg/m² 静脉输注,第一次注射大于 2 小时,然后 250mg/m² 静脉输注,注射超过 60 分钟,每周重复一次;

或西妥昔单抗 500mg/m² 静脉输注,第 1 天,注射超过 2 小时,每 2 周重复一次。

（4）CapeOx 方案

奥沙利铂 130mg/m² 静脉输注大于 2 小时,第 1 天;

卡培他滨每次 1 000mg/m²,每天 2 次,口服,第 1~14 天,随后休息 7 天;

每 3 周重复。

（5）CapeOx 方案 + 贝伐珠单抗

奥沙利铂 130mg/m² 静脉输注大于 2 小时,第 1 天;

卡培他滨每次 1 000mg/m²,每天 2 次,口服,第 1~14 天,随后休息 7 天;

贝伐珠单抗 7.5mg/kg 静脉输注,第 1 天;

每 3 周重复。

（6）FOLFIRI 方案

伊立替康 180mg/m² 静脉输注 30~90 分钟,第 1 天;

LV 400mg/m² 静脉输注 2 小时,配合伊立替康注射时间,第 1 天;

5-FU 400mg/m² 静脉推注,第 1 天,然后 1 200mg/(m²·d)×2 天持续静脉输注(总量 2 400mg/m²,输注 46~48 小时);

每 2 周重复。

（7）FOLFIRI 方案 + 贝伐珠单抗

伊立替康 180mg/m² 静脉输注大于 30~90 分钟,第 1 天;

LV 400mg/m² 静脉输注 2 小时,配合伊立替康注射时间,第 1 天;

5-FU 400mg/m² 静脉推注,第 1 天,然后 1 200mg/(m²·d)×2 天持续静脉输注(总量 2 400mg/m²,输注 46~48 小时);

贝伐珠单抗 5mg/kg 静脉注射,第 1 天;

每 2 周重复。

（8）FOLFIRl 方案 + 西妥昔单抗

伊立替康 180mg/m² 静脉输注大于 30~90 分钟,第 1 天;

LV 400mg/m² 静脉输注 2 小时,配合伊立替康注射时间,第 1 天;

5-FU 400mg/m² 静脉推注,第 1 天,然后 1 200mg/(m²·d)×2 天持续静脉输注(总量 2 400mg/m²,输注 46~48 小时);

每 2 周重复。

西妥昔单抗 400mg/m² 静脉输注,第一次注射大于 2 小时,然后 250mg/m² 静脉输注,注射超过 60 分钟,每周重复一次;

或西妥昔单抗 500mg/m² 静脉输注,第 1 天,注射超过 2 小时,每 2 周重复一次。

（9）CapIRI（伊立替康）

伊立替康 180mg/m² 静脉输注大于 30~90 分钟,第 1 天;

卡培他滨每次 1 000mg/m², 口服, 每天 2 次, 1~7 天;

每 2 周重复。

（10）CapIRI（伊立替康）+ 贝伐珠单抗

伊立替康 180mg/m² 静脉输注大于 30~90 分钟, 第 1 天;

卡培他滨每次 1 000mg/m², 口服, 每天 2 次, 1~7 天;

贝伐珠单抗 5mg/kg 静脉输注, 第 1 天;

每 2 周重复。

（11）mXELIRI 方案

伊立替康 200mg/m² 静脉输注大于 30~90 分钟, 第 1 天;

卡培他滨每次 800mg/m², 口服, 每天 2 次, 1~14 天;

每 3 周重复。

（12）mXELIRI 方案 + 贝伐珠单抗

伊立替康 200mg/m² 静脉输注大于 30~90 分钟, 第 1 天;

卡培他滨每次 800mg/m², 口服, 每天 2 次, 1~14 天;

贝伐珠单抗 7.5mg/kg 静脉输注, 第 1 天;

每 3 周重复;

对于 *UGT1A1**28 和 *6 为纯合变异型或双杂合变异型, 伊立替康推荐剂量为 150mg/m²。

（13）卡培他滨

每次 1 250mg/m², 口服, 每天 2 次, 第 1~14 天;

每 3 周重复。

（14）卡培他滨 + 贝伐珠单抗

每次 1 250mg/m², 口服, 每天 2 次, 第 1~14 天;

贝伐珠单抗 7.5mg/kg, 静脉输注, 第 1 天;

每 3 周重复。

（15）简化的双周 5-FU 输注/LV 方案（sLV5FU2）

LV 400mg/m² 静脉滴注 2 小时, 第 1 天;

随后 5-FU 400mg/m² 静脉推注, 然后 1 200mg/(m²·d) × 2 天持续静脉输注（总量 2 400mg/m², 输注 46~48 小时）;

每 2 周重复。

（16）FOLFOXIRl 方案 + 贝伐珠单抗

伊立替康 165mg/m², 静脉输注, 第 1 天;

奥沙利铂 85mg/m², 静脉输注, 第 1 天;

LV 400mg/m², 静脉输注, 第 1 天;

然后 5-FU 1 600mg/(m²·d) × 2 天, 持续静脉输注（总量 3 200mg/m², 输注 48 小时）

贝伐珠单抗 5mg/kg 静脉输注, 第 1 天;

每 2 周重复。

（17）伊立替康

伊立替康 125mg/m², 静脉输注 30~90 分钟, 第 1、8 天, 每 3 周重复;

伊立替康 300~350mg/m², 静脉输注 30~90 分钟, 第 1 天, 每 3 周重复;

（18）西妥昔单抗＋伊立替康

西妥昔单抗首次剂量 400mg/m² 静脉输注,然后 250mg/m²,每周 1 次;

或西妥昔单抗 500mg/m²,每 2 周 1 次;

伊立替康 300~350mg/m² 静脉输注,每 3 周重复;

或伊立替康 180mg/m² 静脉输注,每 2 周重复;

或伊立替康 125mg/m² 静脉输注,第 1、8 天,每 3 周重复。

（19）西妥昔单抗

西妥昔单抗首次剂量 400mg/m²,静脉输注,然后 250mg/m²,每周 1 次;

或西妥昔单抗 500mg/m²,每 2 周 1 次。

（20）瑞戈非尼

瑞戈非尼 160mg,口服,每天 1 次,第 1~21 天,每 28 天重复;

或第一周期可采用剂量滴定的方法:第一周每天 80mg,第二周每天 120mg,第三周每天 160mg。

（21）呋喹替尼

呋喹替尼 5mg,口服,每天 1 次,第 1~21 天,每 28 天重复。

（22）雷替曲塞

3mg/m²,静脉输注（50~250ml 0.9% 氯化钠注射液或 5% 葡萄糖注射液）,给药时间 15 分钟,每 3 周重复。

5. 化疗的不良反应

（1）骨髓抑制:大多数抗癌药均有不同程度的骨髓抑制。故化疗期间应定期检查血常规。常用升白细胞药物有 G-CSF（粒细胞集落刺激因子）、GM-CSF（粒细胞-巨噬细胞集落刺激因子）、利可君、小檗胺等。

（2）胃肠道反应:恶心、呕吐是抗癌药引起的最常见的不良反应。常见的止呕药有昂丹司琼、格拉司琼、甲氧氯普胺、地塞米松等。化疗药物会引起口腔炎、口腔溃疡,治疗以局部对症治疗为主。化疗药物还可以引起腹泻和便秘。

（3）脏器功能损害:某些化疗药物可引起心脏、肺、肝、肾功能损害。

（4）脱发:脱发是很多化疗药物的常见不良反应。

（5）局部毒性:很多化疗药物可引起不同程度的静脉炎,药物一旦外渗,可导致局部组织坏死。

（6）神经毒性:铂类、5-氟尿嘧啶等可引起神经毒性。

（7）过敏反应。

（8）远期毒性:包括致癌作用、不育、致畸等。

（四）放射治疗

结直肠癌的放射治疗敏感性在不同组织类型不一,高分化腺癌的放射敏感性最低;淋巴结转移的放射敏感性高。不同类型的人结直肠癌细胞系放射敏感性有很大不同。手术一直是治疗结直肠癌的主要手段,晚期固定的不能切除的肿瘤,结合放疗的综合治疗可改善局部控制率。

对结肠癌患者应用放疗所存在的问题比在直肠癌的治疗上更多些。直肠癌可在术前、术中、术后接受放射治疗。术前放疗可降低淋巴结转移率,提高手术切除率,降低局部复发率。于根治手术时直视下照射肿瘤,而对不需要照射的脏器或组织可置于射野之外,减少或避免产生放射并发症,如盆腔脓肿、吻合瘘合并肠梗阻、小肠瘘合并腹部伤口裂开、会阴伤口愈合迟、骶骨放射性骨坏死、尿道阻塞等。对已作根治手术,肿瘤侵及肠壁、浆膜或累及周围组织和器官者,或在病变附近和供应血管和肠系膜附近淋巴结有转移者,或存有残留病灶者可作术后放疗。术后放疗尽可能在术后1个月内开始,可减少局部复发率,延迟局部复发率时间,但不能延长无瘤生存率。

近期,直肠癌的放疗、手术再放疗这种"三明治"式的综合治疗,已逐渐得到重视,该治疗的1年生存率为72%,优于单纯手术组的28%($P<0.05$)。此外,直肠癌术前放疗辅以热疗可改善局部病变的控制率。应用915MHz或400MHz微波治疗加热结合外放射有延长寿命的作用,并有一定的近期疗效。

放疗在大部分肛管癌占了相当重要的地位。肿瘤小于4cm的肛管癌应首选放疗。

(五)其他西医疗法

1. 电化学治疗　直肠肛管癌及表浅转移癌以及剖腹直视下的电化学治疗,报道有一定姑息疗效。

2. 免疫治疗　对根治术后患者能提高免疫功能,从而减少复发转移,对晚期或复发转移癌效果不肯定。常用药物如左旋咪唑、转移因子、刀豆素、卡介苗、干扰素、植物多糖类以及IL-2、LAK细胞、肿瘤细胞坏死因子等。近年来的新进展便是PD-1相关单抗的引入。临床试验显示PD-1单抗对高度微卫星不稳定(MSI-H)结直肠癌患者来说受益更大,作用更为有效。因此在2017年NCCN指南中,PD-1单抗被写入针对仅发现MSI-H/dMMR(高度微卫星不稳定/错配修复缺陷)患者推荐用药,并延续至最新的指南。同时更多的PD-1单抗联合其他化疗方案等相关的临床试验也在实施当中,可以说免疫治疗方面的前景值得期待。

3. 支持治疗和对症处理　包括输液、输血、输注营养素、纠正电解质和酸碱平衡失调、止痛、止血,减轻梗阻等措施,对改善全身状态,延长生命等有一定效果。

三、中医治疗

(一)辨证分型治疗

1. 湿热内蕴证
本证多见于初、中期及化疗后。
治法:清热祛湿,解毒散结。
代表方:清肠饮(《辨证录》)。
常用药:槐花、地榆、白头翁、败酱草、马齿苋、黄柏、苦参、生薏苡仁、黄芩、赤芍、炙甘草。
加减:湿热内盛,可加虎杖、土茯苓;血热瘀阻可加生地、丹皮。
备选方:便血较重者可选用槐角地榆汤加减(槐花、地榆、白头翁、败酱草、马齿苋、黄柏、生薏苡仁)。

2. 瘀毒结阻证

本证多见于中、晚期。

治法：清热散结，化瘀解毒。

代表方：膈下逐瘀汤（《医林改错》）。

常用药：当归尾、红花、桃仁、赤芍、丹参、生地、川芎、生薏苡仁、半枝莲、藤梨根、败酱草、炮山甲（现有以豕甲代替者）。

加减：出血量多，腹痛较甚者加血余炭、地榆炭、参三七。

备选方：正虚为主，瘀毒不盛者可选桃红四物汤加减（当归尾、赤芍、桃仁、红花、金银花、忍冬藤）。

3. 脾肾阳虚证

本证多见于术后及化疗后。

治法：温补脾肾。

代表方：附子理中汤（《三因极一病证方论》）合四神丸（《医方集解》）。

常用药：制附子、党参、白术、茯苓、薏苡仁、补骨脂、诃子、肉豆蔻、吴茱萸、干姜、陈皮、炙甘草。

加减：泻痢不止者可加罂粟壳、赤石脂、禹余粮；寒痛较盛者可加肉桂、煨木香。

备选方：寒象不著者可选参苓白术散、四神丸加减，药用党参、白术、茯苓、薏苡仁、肉豆蔻、补骨脂、吴茱萸、诃子。

4. 气血两虚证

本证多见于术后及化疗后。

治法：益气养血，健脾补肾。

代表方：八珍汤（《丹溪心法》）。

常用药：党参、当归、茯苓、炙黄芪、熟地、白芍、川芎、升麻、白术、丹参、陈皮、八月札、炙甘草、生姜、大枣。

5. 肝肾阴虚证

本证多见于放疗后及晚期。

代表方：知柏地黄丸（《景岳全书》）。

常用药：生熟地、知母、黄柏、白芍、丹皮、山萸肉、五味子、麦冬、泽泻、沙参、枸杞子、陈皮。

以上临证加减可选用以下药物：

肿块可选用：夏枯草、海蛤壳、海藻、昆布、生牡蛎、土贝母、莪术、山慈菇、黄药子、刘寄奴、赤芍、蒲黄、五灵脂等。

止痛可选用：白屈菜、延胡索、沉香、川楝子、木香、厚朴等。

此外，尚可选用以下具有抗癌作用的中草药：苦参、败酱草、白头翁、马齿苋、藤梨根、生薏苡仁、菝葜、白花蛇舌草、冬凌草、龙葵、蛇莓、鸦胆子、石榴皮、地榆、半枝莲、红藤、儿茶、蟾蜍皮、守宫等。

（二）中成药

1. 活血化瘀类

（1）鳖甲煎丸：活血化瘀，软坚散结。用于胁下癥块。口服，每次3g，每日2~3次。

（2）止痛化癥片：活血调经，化癥止痛，软坚散结。用于癥瘕积聚、痛经闭经、赤白带下及慢性盆腔炎等。口服，每次 2~3 片（0.6g/片），每日 2~3 次。

（3）复方斑蝥胶囊：破血消瘀，攻毒蚀疮。用于原发性肝癌、肺癌、直肠癌、恶性淋巴瘤、妇科恶性肿瘤等。口服，每次 3 粒，每日 2 次。

2. 消积化滞类

（1）烂积丸：消积，化滞，驱虫。用于脾胃不和引起的食滞积聚，胸满，痞闷，腹胀坚硬，嘈杂吐酸，虫积腹痛，大便秘结。口服，水丸每次 6g，每日 2 次，小儿酌减。

（2）消积丸：消积行滞。用于食积，肉积，水积，气积。口服，每次 6g，每日 2 次。

3. 抗癌消炎类

（1）消癌平滴丸：抗癌，消炎，平喘。用于食管癌、胃癌、肺癌，对大肠癌、宫颈癌、白血病等多种恶性肿瘤，亦有一定疗效。并可配合放疗、化疗及手术后治疗。并用于治疗慢性气管炎和支气管哮喘。口服，每次 8~10 丸，每日 3 次。

（2）华蟾素片：解毒，消肿，止痛。用于中、晚期肿瘤，慢性乙型肝炎等。口服，每次 3~4 片，每日 3~4 次。

（3）柘木糖浆：抗肿瘤药。用于食管癌、胃癌、贲门癌、肠癌的辅助治疗。口服，每次 25ml，每日 3 次。

（4）鸦胆子油软胶囊：抗癌药。用于肺癌、肺癌脑转移，消化道肿瘤及肝癌的辅助治疗。口服，每次 4 粒（0.53g/粒），每日 2~3 次，30 日为 1 个疗程。

4. 补虚强壮类

（1）香云肝泰片：滋补强壮，扶正固本，益胃增食。用于黄疸胁痛，积聚癥瘕，体质虚弱，倦怠乏力，面色不华，大便不实，舌质淡，脉细弱者，慢性迁延性肝炎，慢性活动性肝炎及肿瘤的综合治疗。口服，每次 2 片，每日 3 次，或遵医嘱。

（2）槐耳颗粒：扶正固本，活血消癥。适用于正气虚弱，瘀血阻滞，原发性肝癌不宜手术和化疗者辅助治疗用药，有改善肝区疼痛，腹胀，乏力等症状的作用。在标准的化学药品抗癌治疗基础上，可用于肺癌、胃肠癌和乳腺癌所致的神疲乏力、少气懒言、脘腹疼痛或胀闷、纳谷少馨、大便干结或溏泄、或气促、咳嗽、多痰、面色㿠白、胸痛、痰中带血、胸胁不适等症，改善患者生活质量。口服，每次 10g，每日 3 次。肝癌的辅助治疗，1 个月为 1 个疗程，或遵医嘱。肺癌、胃肠癌和乳腺癌的辅助治疗是 6 周为 1 个疗程。

（3）康艾注射液：益气扶正，增强机体免疫功能。用于原发性肝癌、肺癌、直肠癌、恶性淋巴瘤、妇科恶性肿瘤；各种原因引起的白细胞低下及减少症。慢性乙型肝炎的治疗。缓慢静脉注射或滴注，每日 40~60ml，分 1~2 次给药，用 5% 葡萄糖注射液或 0.9% 氯化钠注射液 250~500ml 稀释后使用。30 日为 1 个疗程或遵医嘱。

（4）至灵菌丝胶囊：补肺益肾，止咳化痰，增强机体免疫功能。用于放疗、化疗或手术后肿瘤患者，可升高白细胞，血浆蛋白，减少不良反应；对于慢性肾功能不全、慢性肾炎，慢性支气管炎及支气管哮喘、慢性肝炎有明显疗效。对心、脑血管疾病，高脂血症及更年期综合征有一定治疗效果。口服，每日 2~3 次，每次 2 粒或遵医嘱。

（5）参丹散结胶囊：益气健脾、理气化痰、活血祛瘀。合并化疗具有改善原发性非小细胞肺癌、胃肠癌、乳腺癌之中医脾虚痰瘀证所致的气短、面色㿠白、胸痛、纳谷少馨、胸胁胀满等症状的作用，可提高患者化疗期间的生活质量。对原发性非小细胞肺癌合并某些化疗方案时,在抑制肿瘤方面具有一定的辅助治疗作用。口服,每次6粒,每日3次,疗程42日。

四、中西医结合治疗

目前,大肠癌治疗仍以手术、化疗、放疗、靶向治疗等为主要手段,而中医药治疗在改善患者生存质量、提高生存率、放化疗的增敏减毒、预防肿瘤复发和转移等方面均显示出了极大的潜力。中西医结合在大肠癌的治疗中已显示了独特的优势。

根治性手术切除是治愈大肠癌的唯一希望,而在围手术期采用中医辅助治疗也不相同。术前多为实证,治以通腑泻实,改善手术条件为主。术后患者体内肿瘤去除,加之手术创伤,多为虚证,治以扶正补虚,并对症处理术后腹胀便秘、感染发热等并发症。围手术期中西医结合治疗对提高患者机体免疫力、促进术后胃肠功能及整体恢复等方面均起着重要作用,既可巩固和加强肿瘤的治疗效果,又可保证进一步治疗的顺利进行,充分体现中西医结合治疗的优势。

化疗、放疗是大肠癌主要的辅助治疗手段,治疗期间会对人体产生较大的毒副作用。辅以中医治疗,可发挥增敏、减毒的作用。具体需随着中医证候的变化辨证施治。也可配合运用中药抗肿瘤静脉制剂,疗效显著优于单用化疗者。

对于经过根治性手术和辅助放化疗后的大肠癌患者,西医一般采取观察的手段而不行治疗,而此阶段肿瘤的复发率可达50%~70%,这是西医学治疗过程存在的"盲区"。中医药在此有较大的发挥余地,通过调体、辨证施治等,改善患者的内环境,提高抵抗力,可减少肿瘤的复发及转移。

对于肿瘤已有远处转移且无法施行根治性切除术,或者术后复发无法切除的患者,治疗以改善生存质量为目的。西医主要以姑息性放化疗和对症支持治疗为主。中医辨证施治可以辅助放化疗增效减毒,治疗晚期大肠癌肠梗阻、癌性发热、恶病质等并发症,改善患者身体状况,提高患者的生存质量。

(一)在癌前病变及早期结直肠癌中的防治研究

常见的与结直肠癌发生密切相关的癌前病变,包括腺瘤、腺瘤病,以及炎症性肠病相关的异型增生等,中药对此有一定的优势。研究发现,中药活性成分黄芩素、厚朴酚、苦参碱等可以调控大肠癌核转录因子通路、抑制大肠癌细胞增殖、促进大肠癌细胞凋亡等。不少学者从基础及临床研究证实中药复方或可减缓癌前病变:顾培青等研究表明"清肠化湿方"可改善溃疡性结肠炎大鼠的炎症,可能与激活PPAR-γ信号有关;加味柴芍六君颗粒可能通过调整肠道菌群及促使体内促炎因子分泌下降、抑制抑炎因子水平下降,有效治疗溃疡性结肠炎等;王倩倩等发现中药干预可降低内镜术后早期结直肠癌再发率。Li等通过文献分析中草药在肠癌中的潜在治疗靶点,发现具有抗炎特性的草药可用于大肠癌进展的早期阶段,以早期预防,减少大肠癌的炎症症状,甚至减少肿瘤的形成。

(二)增强化疗、分子靶向药物的疗效

虽然结直肠癌的治疗手段多元化,但几乎所有的结直肠癌患者最终都会产生多药耐药,这也是导致结直肠癌高死亡率的重要原因之一。因此,探索中医药对化疗、分子靶向治疗等的增敏、逆转大肠癌耐药极为必要。已有研究证实中药单体可通过影响ATP结合盒转运蛋

白的表达、调节相关酶系统的活性、促进细胞凋亡、诱导细胞自噬等途径逆转结直肠癌耐药，从而增强化疗及分子靶向药物的治疗效果。另一项临床研究发现，半夏泻心汤联合化疗可显著延长Ⅲ期结肠癌患者的无病生存率，试验组的平均无病生存率和中位数无病生存率与单纯化疗组有显著差异。

（三）减轻放化疗的不良反应

放、化疗的主要不良反应常有周围神经病变、化疗相关性腹泻、放射性肠炎等，中医药在治疗化疗不良反应方面取得一定的进展。

1. 化疗相关性周围神经病变 化疗药物，尤其是铂类抗肿瘤药物，最常见的不良反应就是化疗相关周围神经病变（chemotherapy-induced peripheral neuropathy），表现为手足末梢麻木、疼痛及感觉异常等，目前西药尚无有效的治疗方法。我们提出了从"血痹"诊治的观点，常采用黄芪桂枝五物汤、当归四逆汤等治疗。基础研究提示黄芪桂枝五物汤可能通过下调背根神经节细胞中肾脏有机阳离子转运体2的表达，减少铂摄入，促进铂泵出，发挥预防慢性外周神经毒性的作用，而当归四逆汤对周围神经病变的预防，机制可能与当归四逆汤使化疗相关周围神经病变大鼠 L_{2-4} 脊髓 *NR2B* mRNA 水平下降有关。另外，针灸在治疗周围神经病变方面优势显著。

2. 化疗相关性腹泻 PHY906 是在黄芩汤基础上研发的一种中草药制剂，研究发现PHY906 可降低化疗相关性腹泻的总体发生率。一项就中医药防治化疗相关性腹泻的临床随机对照研究荟萃分析，发现中医药可降低化疗相关性腹泻的发生率，疗效显著，并可明显改善患者生存质量，且指出治疗腹泻方法并不局限于中药汤剂口服，还包括了针刺、艾灸、中药外敷等治疗。

3. 放射性肠炎 放射性肠炎是结直肠癌患者经放射治疗后常见的并发症，严重影响患者的生存质量，临床需在辨证论治的基础上，依据疾病的不同阶段分而治之，应本着"虚则补之，实则泻之"的基本原则。柳雯等观察复方黄藤合剂对急性放射性肠炎的预防作用，研究显示与对照组比较，口服中药复方合剂组放射性肠炎的发生时间明显推后（P<0.05），Ⅰ级以下放射性肠炎的发生率明显增高，Ⅱ级以上放射性肠炎的发生率明显降低（P<0.05），表明复方黄藤合剂能够有效预防和降低急性放射性肠炎的发生，为放射性肠炎的防治开辟了新思路、新方法。除内服中药以外，中药灌肠目前被认为是治疗放射性直肠炎的有效方案，治疗后不仅能够改善患者临床症状，还能显著提高肿瘤患者生存质量。此外，针灸、中药热熨、耳穴压豆等疗法同样发挥了一定的疗效。采用中医药治疗放射性肠炎可明显提高临床疗效，有利于缓解患者腹痛、腹泻、便血等不适症状。

（四）中医药在晚期结直肠癌中的作用

对于中晚期的结直肠癌，中医药也有其特色优势。余榕键回顾分析 115 例化疗联合中药祛瘀解毒方治疗大肠癌肝转移患者时发现，中西医结合治疗可延长患者的生存期、提高生存率，改善预后。阮啸锋等发现中药能显著延长晚期左半结肠癌的总生存期（OS），提高生存率。左谦研究晚期大肠癌肝转移患者回顾性队列分析，显示接受较长时间中医药治疗患者在 OS 上获益更大，接受 6 个月以上中医药治疗的患者中位 OS 为 26.13 个月，显著优于对照组的 14.67 个月，并且差异具有统计学意义（P<0.01），这也提示中医药使用时间长短对晚期

肠癌患者疗效的差异性。

（五）结直肠癌常用的抗癌中草药

1. 藤梨根 清热解毒，祛风除湿，利尿止血。本品有清热解毒作用，临床常与野葡萄藤、半枝莲、半边莲、白茅根等配伍，适用于各种癌症，尤其对于肠胃道方面的癌症应用更多。

2. 败酱草 清热解毒、活血化瘀、利尿排脓、镇心安神。研究结果显示，败酱草对结直肠癌细胞体外增殖抑制作用明显，表现出一定的质量浓度和时间依赖关系；且能够诱导结直肠癌细胞凋亡，上调与凋亡相关蛋白 Bax 的表达，激活 caspase-3。败酱草提取物可降低 *Notch1* 及 *Hes-1* mRNA 表达，影响 Notch 信号通路的激活，达到抑制结直肠癌细胞的作用。

3. 白头翁 清热解毒，凉血止痢。白头翁活性化合物中对应 508 个靶标基因，能够与结直肠癌靶标基因交集的有 67 个，在交集的靶标基因中，能够筛选出 21 个核心基因，在抗结直肠癌治疗中，通过建立结直肠癌中心碳代谢通路，可以起到抗癌效果。另一方面，崔亚茹等人指出，白头翁具有降低细胞糖酵解的作用，在抗结直肠癌治疗中，通过白头翁的药物作用，能够与结直肠癌靶标基因的结合，起到肿瘤能量代谢阻断剂作用，能够达到较好的抗癌效果，在抗结肠癌治疗中具有较高应用价值。

4. 肿节风 清热凉血，活血消斑，祛风通络。研究表明肿节风具有体外抗肿瘤功能，可增强小鼠机体免疫吞噬功能、脾细胞对伴刀豆球蛋白的反应性和 NK 细胞的活性，以促进肿瘤坏死因子的产生，从而发挥其抗肿瘤作用。此外，肿节风可明显改善结直肠癌术后化疗患者的细胞免疫功能。

5. 薏苡仁 健脾利水渗湿，解毒散结等。在《伤寒论》中，薏苡仁与附子、败酱草配伍组成薏苡附子败酱散，可用于治疗肠痈脓成，有排脓消肿的效果；在参苓白术散中则起到健脾利湿的作用；而在苇茎汤中，薏苡仁则可排脓、渗湿。在现代研究中，薏苡仁油可用于治疗恶性肿瘤，且疗效显著，薏苡仁油中的薏苡仁酯在体外实验中可直接诱导结肠癌细胞发生凋亡。

6. 鸦胆子 清热解毒，截疟，止痢；外用腐蚀赘疣。研究表明鸦胆子通过对 p53 信号通路、PI3K/AKT 信号通路、MAPK 信号通路、mTOR 信号通路、ErbB 信号通路及细胞凋亡通路等的影响，抑制肿瘤细胞增殖并促进肿瘤细胞凋亡。还能通过调节肿瘤细胞代谢、抑制肿瘤细胞生长等，多种途径发挥抗肿瘤作用。此外，鸦胆子可以经 NOD 样受体信号通路，Toll 样受体信号通路，细胞因子-细胞因子受体相互作用，T 细胞受体信号通路等通过细胞因子增强免疫功能或诱导发生抗肿瘤免疫反应；还能促进活化的免疫细胞分泌细胞因子，进一步增强抗肿瘤的免疫反应。

7. 菝葜 祛风利湿，解毒消肿。现代药理研究表明，菝葜可有效抑制肿瘤细胞的增殖，并通过对肿瘤细胞直接杀伤和促进肿瘤细胞凋亡来发挥作用，有抗血管生成作用，同时可明显提高机体免疫力。临床上，菝葜可用于治疗多种癌症，尤以治疗直肠癌等消化道肿瘤为主，对消化道致病菌有抑制作用，对肠道黏膜发炎的充血、水肿有收敛作用，可以有效地缓解晚期结直肠癌的并发症。

8. 半枝莲 利尿消肿，清热解毒。现代药理研究表明，半枝莲具有解细胞毒、诱导癌细胞凋亡、影响癌基因表达、抗肿瘤血管生成等抗癌药理作用。在临床上，半枝莲可用于治疗结直肠癌等癌症，对缓解晚期肠癌的各种并发症，如大便时干时稀、便中带有脓血黏液、癌性胸腔积液、癌性腹水、黄疸、浮肿等,均有很好的缓解作用。

9. 白花蛇舌草 清热解毒、消痛散结、利尿除湿。白花蛇舌草可治疗多种疾病,《广西中药志》中对其描述为:"治小儿疳积,毒蛇咬伤,癌肿。"临床上常用于治疗肠痈、咽喉肿痛、癌毒等。随着对其药理成分及作用的研究日益深入,其抗肿瘤作用开始引起大家的广泛关注。白花蛇舌草抗肿瘤的成分主要包括甾醇类、黄酮类、萜类以及多糖等,通过诱导细胞凋亡、调节免疫、抑制血管生成等方式起到抗肿瘤效果。

10. 地榆 凉血止血,解毒敛疮。现代药理研究表明,地榆具有解细胞毒、调节人体免疫功能、抗肿瘤血管生成等抗癌药理作用。在临床上,地榆主要用于肠癌等癌症,并可用于防治放射性食管炎、放射性肠炎、放疗皮肤反应、局部皮肤黏膜溃烂与感染等,可有效缓解放化疗后的各种出血、溃烂症状。

11. 马齿苋 清热解毒,凉血止血,止痢。现代药理研究表明,马齿苋具有解细胞毒、诱导癌细胞凋亡、类生物反应调节剂作用、抗肿瘤血管生成等抗癌药理作用。在临床上,马齿苋可以用于治疗肠癌等癌症,并可用于防治放疗引起的放射性肠炎、血络损伤、湿热蕴结等相关不良反应。

12. 蛇莓 清热解毒,散瘀消肿。现代药理研究表明,蛇莓具有解细胞毒、诱导癌细胞凋亡、抗转移、类生物反应调节剂作用、抗肿瘤血管生成等抗癌药理作用。在临床上,蛇莓主治肠癌等癌症,可以有效缓解肠癌患者瘀毒内阻、大便黏液脓血、湿热蕴结的症状。

(六) 提高机体免疫功能的中草药

1. 党参 健脾益肺,养血生津。现代研究认为,党参可治疗贫血、增强身体抵抗力。在临床上,党参常用于治疗肠癌等癌症,对于肠癌患者疲乏体虚、四肢无力、食欲缺乏、大便稀软、经常感冒的症状,有很好的缓解作用。

2. 白术 健脾益气,燥湿利水。《神农本草经》中对白术的描述为:"术。味苦温。主风寒湿痹,死肌,痉,疸,止汗,除热,消食,作煎饵。久服轻身延年,不饥。一名山蓟、生山谷"。临床上,白术应用较为广泛,在《金匮要略》所载的枳术汤中,白术与枳实相配伍以治疗痞满,可行气消痞。真武汤亦有白术使用,主治脾肾阳虚。而《丹溪心法》中的白术丸,则为白术与白芍配伍,以治疗脾虚久泄。目前现代药理学已对白术研究较为透彻,其化学成分主要为倍半萜、白术多糖、聚炔等类别。其中倍半萜类包含白术内酯、白术内酰胺、苍术酮等。有研究发现白术内酯Ⅱ对结直肠癌 Lovo 细胞的生长、增殖有抑制作用,并促进癌细胞凋亡。另有研究证实,白术内酯Ⅰ亦有类似的抗肿瘤作用。同时伍婷婷等的研究表明,白术多糖可促进胃肠道黏膜损伤的修复,以调节胃肠的生理功能。此外白术还有免疫调节、抗炎、护肝等作用。

3. 茯苓 健脾利水渗湿。有研究发现,茯苓所含的羟基衍生物——茯苓三醇 A (Poricotriol A)对六种肿瘤细胞都有较强的细胞毒性。该物能激活 caspase-3、caspase-8 和 caspase-9,并提高 BaX/Bcl-2 的比值,由此达到抗肿瘤的效果。而彭小彬等的研究则表明,茯苓多糖可提高正常小鼠及使用环磷酰胺而出现免疫抑制的小鼠的血清 IgG 和 IgM 水平,并且后者的提高较前者更加明显。除抗肿瘤、提高免疫力作用外,茯苓还有抗炎、抗氧化、护肝等作用。

4. 甘草 健脾益气,清热解毒,并可调和诸药。《神农本草经》写道:"甘草味甘平,主五脏六腑寒热邪气,坚筋骨,长肌肉,倍力。"并将其列位上品。现代药理学对其探究发现其有抗肿瘤、抗炎、抗氧化等作用。有研究证实甘草多糖可促进荷瘤小鼠血清 IL-2、IL-6、IL-7 水平的升高,并降低肿瘤坏死因子 TNF-α 的分泌,因此具有抗肿瘤、提高免疫力的作用。

5. 山药　补脾养胃,生津益肺,补肾涩精。山药营养丰富,自古以来就被视为物美价廉的"补"品,可以药食两用,含有丰富的碳水化合物、膳食纤维、多种维生素以及多种矿物质,有助于肠道的消化和吸收,可以帮助肠癌患者减少便秘,防止化疗药物在结肠黏膜的附着。另外,山药所含的铜元素有助于维持红细胞的正常状态;铁元素能防止人体贫血;多糖可刺激和调节人类免疫系统,对环磷酰胺所导致的细胞免疫抑制有对抗作用。

(七)中药复方抗结直肠癌研究

1. 当归补血汤　应用于结直肠癌患者的临床治疗中,能够发挥良好药物疗效,起到改善肠黏膜屏障功能的作用。杨得振等人指出,以当归补血汤联合卡培他滨节拍化疗治疗高龄晚期结直肠癌患者,在临床治疗疗效上较单独采用卡培他滨节拍化疗组患者更高,在患者治疗周期内,不良反应发生率及不良反应级别皆较低,且患者生存周期更长。此研究说明,联合当归补血汤进行中医药治疗,在结直肠癌患者的治疗中疗效较高,有利于促进患者病情改善。

2. 莪黄汤　莪黄汤是用于灌肠治疗的主要方剂之一。侯俊明等人指出,结直肠癌术后以莪黄汤保留灌肠治疗,能够改善患者肠道菌群及肠黏膜通透性。研究中以莪黄汤保留灌肠治疗对比西医常规治疗手段,比较治疗前后患者肠道菌群变化、血清二胺氧化酶变化、术后感染及并发症情况。研究结果表明,采用莪黄汤保留灌肠治疗的患者术后大肠埃希菌数量较采用西医常规治疗的患者更少,双歧杆菌、乳酸杆菌数量较西医常规治疗的患者更多,且莪黄汤保留灌肠治疗的患者血清二胺氧化酶水平低于西医常规治疗的患者,在术后感染、并发症发生率上也显著低于西医常规治疗组患者。这说明了将中药方剂应用于结直肠癌患者的临床治疗中,能够起到调节结直肠癌患者体内肠道菌群的平衡、降低肠黏膜通透性的作用,也能够促进患者机体稳态保持,提高患者舒适感,相较于常规西药治疗效果较高,也说明了中医药用于结直肠癌治疗中有良好疗效。

3. 真人养脏汤　真人养脏汤可以很好改善结直肠癌术后患者的腹泻症状。吴本华指出,结直肠癌术后患者多具有腹泻症状,以真人养脏汤加减治疗,患者术后排便功能得到改善。研究中对比盐酸洛哌丁胺治疗的患者,结果表明在真人养脏汤加减治疗的患者术后排便功能评分显著高于盐酸洛哌丁胺治疗的患者,且生活质量也得到明显提升,术后不良反应的发生率降低。

4. 参苓白术散　冯斌指出,结直肠癌术后,以参苓白术散加减治疗,有利于缓解术后泄泻症状。研究中以蒙脱石散联合双歧杆菌三联活菌肠溶胶囊对比联合参苓白术散加减治疗的临床疗效,结果表明在联合治疗措施下,临床治疗疗效更高,且患者在临床症状的缓解效果上更高,炎症因子水平显著下降。说明参苓白术散加减治疗能够提高预后质量,有利于缓解患者术后不适症状,促进患者术后恢复,具有较好的中医药治疗价值。

5. 四君子汤　潘萍等人指出,结直肠癌患者化疗后不良反应的改善中,采用四君子汤加减能够起到较好的改善作用。研究中以常规治疗方案对比联合四君子汤辨证加减治疗方案,结果发现,以联合四君子汤辨证加减治疗在临床疗效上更高,患者无产生手足综合征或骨髓抑制等不良反应,在胃肠道反应如呕吐、食欲缺乏等的发生率上也较低,对比两组白细胞减少发生率,联合四君子汤辨证加减治疗组发生率更低。结果表明,结直肠癌患者在常规药物治疗中联合四君子汤辨证加减治疗,有利于改善患者化疗后不良反应影响,减轻患者胃肠道反应及血液系统的损害作用,更有利于患者术后康复,预后质量较高。

五、名医诊治经验

1. 郭志雄教授经过多年的临床实践,认为恶性肿瘤病因病机主要是气滞、血瘀、痰阻、热毒,在治疗结直肠癌及其兼症时,以"大霸微补"、和血调气、扶正抗癌、随症加减为治疗思路,形成了独特的治疗用药特色。"大"是指用药剂量大,以抑制、消灭癌细胞;"霸"即应用"霸药",是指应用力量峻猛之药或有毒性的药物;"大霸"是大剂量应用"霸药"以消灭或抑制肿瘤细胞的生长。"微补"是指适当的补气扶正之药,用以扶助人体正气,以抵抗病邪;"活血调气"即活血祛瘀,调畅气机,目的是使气血畅通,防止气血滞留,恢复人体正常机体功能。"大霸微补,和血调气,扶正抗癌"是郭志雄教授运用中医学辨证论治在临床的具体应用,在治疗结直肠癌合并兼症中广泛应用,包括手术前后调理、配合放化疗增效减毒及带瘤生存、姑息治疗,目的是减轻症状、改善生存质量、稳定瘤体、减少远处转移及复发,延长患者的生存时间。

2. 李佩文教授认为结直肠癌之发病与湿、热、瘀、毒胶结肠道有关,临证中,李教授临床辨证常将结直肠癌分为湿热内蕴、瘀毒内阻、气血双亏、脾肾阳虚四型。结直肠癌初期多呈湿热内蕴,邪盛正不虚的状态,治以清利湿热为主;继则呈现气滞血瘀的病理表现,需以解毒散结,行气活血为主;病至后期,可能出现气血亏虚、脾肾阳虚的正虚邪恋表现,因此应以扶正为主,祛邪为辅,治疗当以温补脾肾、补益气血作为基本法则。中医药在术后的大肠癌患者中往往配合化疗或放疗,既可通过相互协同化疗和放疗来杀灭肿瘤细胞,增强放化疗的敏感性,还能很好地减轻放化疗的不良反应,提高放化疗的治疗效果,降低大肠癌的复发转移率。在晚期不能放化疗的患者中使用中药,能改善症状,提高患者的生活质量,延长生存时间。

李佩文教授治疗结直肠癌的基本法则是扶正祛邪相结合,扶正补虚以补气养血、扶脾益肾为主,而祛邪则以清热利湿、化瘀解毒抗癌为主。从李佩文教授所用药物的四气、五味分析可以得出,寒性药物使用频次最多,温性药物为其次;五味里的苦味药使用频次最高,甘味药使用频次也比较接近。总体来看,李佩文教授的处方用药清灵平和,其中使用的植物药为主,寒性药使用比例相对大一点,但常选用的是微寒药物,并配伍温性药物一同使用。五味中的苦味药与甘味药所用比例比较接近,体现了苦泻甘补,扶正祛邪相统一的思想。并且,寒温并进,苦甘同调,相反相成是李佩文教授遣方用药思想的具体表现。

通过总结用药规律发现,出现频率最高的药对为"土茯苓-马齿苋和土茯苓-党参"。李教授治疗结直肠癌常用土茯苓,认为土茯苓其性甘淡,有利湿去热、健脾和胃之功效。马齿苋其性酸寒,能清热解毒。党参其性甘平,补中益气、强健脾胃,两两合用可达扶正祛邪、标本兼治之疗效。

3. 朴炳奎教授认为,结直肠癌为本虚标实之证,本虚在于脾胃虚弱、气血亏虚、肝肾阴虚、脾肾阳虚,标实在于湿热内蕴、瘀毒内结。治疗方面以健脾益肾、行气化湿、解毒抗癌为主,且须根据不同时期辨证施治。朴教授根据结直肠癌的特点及临床表现,提出治疗应以健脾益肾、行气化湿、解毒抗癌为主。《黄帝内经》曰:"治病必求于本。"《医学心悟》言:"积聚癥瘕之症,有初中末之三法焉。"结直肠癌早期或手术前一般正气尚强,邪气尚浅,则任受攻,治疗以攻邪为主,扶正为辅;用药上,攻邪药与扶正药比例约7:3。祛邪常用清热解毒药如白花蛇舌草、龙葵、白英、半枝莲、半边莲等;行气调中药如炒山楂、炒神曲、炒麦芽、陈皮、豆蔻、砂仁等;软坚散结药如夏枯草、浙贝母、猫爪草、山慈菇等;活血化瘀药如当归、莪术、丹参、鸡血藤等;清热祛湿药如槐花、薏苡仁、土茯苓、苦参等。扶正常用健脾益肾药如黄芪、太子参、白术、山药、枸杞子、女贞子等。病至中期,邪气较深,正气亦伤,正邪相争,任受且攻且补,治疗上多攻补兼施,祛邪的同时兼顾扶正,用药比例上祛邪药与扶正药相当。至后期或手术及放疗、化疗后,邪气侵凌,正气消残,则任受补,治疗上多以扶正为主,少辅以抗癌祛邪之品,用药上攻邪药与扶正药比例约3:7。其中,手术后期以益气、活血、解毒为主,以提高免疫功能,减少复发转移;化疗期间以补气养血、健脾和胃、滋补肝肾为主,以减少化疗毒性,提高化疗完成率,提高化疗疗效;放疗期间以养阴生津、活血解毒、凉补气血为主,以减少放疗毒性;对不适宜手术、放疗、化疗和晚期的患者治疗以益气养血、解毒散结为主,以抑制肿瘤生长,减轻症状,提高生存质量,延长生存时间。

4. 魏品康教授认为,痰浊内蕴是结直肠癌癌前病变肠腔内环境的主要病理表现,是结直肠癌癌前病变发生的重要物质基础,而痰邪蕴久导致肠毒积聚是结直肠癌癌前病变的主要病机。因此,改变肠腑内环境是治疗结直肠癌癌前病变的症结所在。魏教授通过临床观察发现,结直肠癌癌前病变的临床表现以泄泻、腹痛、大便不爽、便质黏腻、舌苔厚腻为主,且病程常迁延难愈;同时,魏教授在临床中多结合肠镜检查结果,以肠镜检查作为临床望诊的重要组成部分和主要辨证依据,结直肠癌癌前病变患者肠镜下多表现为病变组织呈连续性、弥漫性分布,肠黏膜粗糙、充血水肿、糜烂或溃疡,多伴有渗出物,甚至有脓血性分泌物附着,腺瘤或息肉常在黏膜充血、黏液附着的基础上呈现有形肿块。因此,痰湿壅盛、蕴结肠腑是结直肠癌癌前病变的主要证型,临床治疗当以"消痰通腑"为基本原则。"消痰"即清化痰浊,以治病之本,从而改善肠腑内环境;"通腑"即通泄腑毒,以治病之标,使邪有出路。临床中,魏教授常选用法半夏、制南星等清化痰浊,制大黄、炒枳壳、炒枳实等通泄腑毒,具体潜方用药多参考疾病类型、兼杂症状加减变化。

5. 尤松鑫教授认为,从病机角度来说,结直肠癌早期病机责之肝脾,晚期责之脾肾,脾脏功能状态的好坏直接影响疾病预后转归。即使面对结直肠癌伴肺、肝脏转移,或手术、放化疗患者,尤老认为该患者必然存在中气渐虚,故治疗上以扶助正气、调理脾胃为主,选用党参、白术、茯苓、甘草等性味平和、甘温平补之药以益气健脾。尤老亦认为,长期处于焦虑、急躁的情绪状态中,会使机体气机郁滞,血瘀,痰湿内阻,百病由生。因此调肝脾是尤老治疗早期结直肠癌的特色之一,尤老一般以疏肝解郁、清热调脾为主,方以柴胡疏肝散、逍遥散等改善情志,或保和丸等促进消化的平剂入手,同时善用枳壳、佛手、郁金、焦山栀等理气解郁之品,帮助患者消化排毒,嘱患者适度调节生活,温饱寒热适宜。此外,尤老认为"健脾宜温养,祛邪宜苦寒",在结直肠癌治疗中,除顾护脾胃之外,亦兼顾清热解毒抗肿瘤,常用药物如白花蛇舌草、龙葵、蜀羊泉、半枝莲、蛇莓、山慈菇、漏芦等。对于经常口疮,辨证为瘀热毒互结的肠癌患者,尤老善用归肺、胃经的蜀羊泉或归肺、大肠经的蛇莓清热凉血,消肿解毒;尤老在运用参苓白术散时,擅长搭配蜀羊泉或龙葵,从归经论证,蜀羊泉归肺、胃经,龙葵归肾、脾经;两者不仅可以抗癌解毒,亦可以助参苓白术散健脾益胃;对于肝转移患者,尤老善用白花蛇舌草配伍半枝莲,两者均入肝经,清热解毒,消痈散结。

六、中医适宜技术

（一）针灸

针灸对大肠肿瘤本身的治疗未见报道，但对症状和合并症的治疗有一定效果，且对防治西医放、化疗毒副作用，提高机体免疫功能有效，临床可试用以下方法。

1. 体针　处方：取足阳明经，背俞穴为主。配天枢、关元、下巨虚、上巨虚、商丘。

方义：天枢、关元为大肠、小肠募穴，上巨虚、下巨虚为大、小肠下合穴，募合相配以疏调肠腑之气；商丘为治肠癌的经验穴，兼具健脾助运之功。

辨证配穴：湿热型加阳陵泉、阴陵泉、三阴交清利湿热；瘀毒型加膈俞、血海活血祛瘀，配以大椎、委中点刺放血；脾肾亏虚型加灸肾俞、命门补肾阳；气血亏虚型加足三里、血海补气养血，可灸。

随症配穴：胁痛者加阳陵泉；小腹痛甚者加次髎；里急后重者加气海；黏液便者加阳陵泉、三阴交；便秘者加支沟、照海；血便、肛门痛者加孔最、承山。

操作：毫针刺法，补泻兼施。每日 1 次，每次留针 30 分钟，10 次为 1 个疗程。虚证可加灸。疏密波，频率为 2/15Hz，持续刺激 20~30 分钟。

2. 耳针　内分泌、缘中、大肠、肺、直肠、腹。恶心呕吐取贲门、胃；食欲缺乏取胃、交感；呃逆取耳中。2~3 穴，毫针刺，中强度刺激，每次留针 30 分钟，间歇运针 2~3 次，10 次为 1 个疗程。或用揿针埋藏或王不留行籽贴压，每 3~5 日更换 1 次。

3. 穴位注射　脾俞、胃俞、三焦俞、大肠俞、秩边等，每次取 2~4 穴，用胎盘针、胸腺肽或转移因子等药，注射量根据不同的药物及具体辨证而定。局部常规消毒，在选定穴位处刺入，待局部有酸麻或胀感后再将药物注入。隔日一次。

4. 挑治法　大肠俞、八髎穴或阳性反应点挑治，每星期 1 次。

5. 隔姜灸　神阙、关元、天枢、脾俞、胃俞、足三里，每次 3 壮，每日 1 次。适用于虚寒证。

6. 分症状论治

（1）腹胀腹痛：针足三里、天枢、京门、脾俞、大肠俞；虚证灸足三里、神阙、关元、三阴交。

（2）腹泻：针脾俞、大肠俞、足三里；里急后重加中膂俞；虚证加灸足三里、命门、关元、百会。

（3）便血：针三阴交、承山、太白、足三里，灸百会。

（4）恶心呕吐：针内关、足三里、公孙、太冲、胃俞、巨阙、膈俞。

（5）白细胞数量降低及免疫功能低下：可针或加灸足三里、关元、百会、脾俞、肾俞、三阴交、气海等。

（二）气功治疗

气功疗法对癌症的综合治疗有一定效果，但单纯依靠气功以期望治愈大肠癌则不可靠。不论何种功法，认真坚持练功可以使患者精神好转，纳食、睡眠改善，症状减轻，全身状况及免疫功能会有所提高，但应强调中西医结合综合措施，不应迷信和偏执。

【预后】

预后取决于临床分期、病理组织学情况、早期诊断和手术能否根治等因素。外生性肿瘤和息肉样肿瘤患者的预后优于溃疡性肿瘤和浸润性肿瘤;手术病理分期穿透肠壁的肿瘤侵袭的深度以及周围淋巴结扩散的程度是影响患者预后的重要因素;分化程度低的肿瘤比分化良好的肿瘤预后要差。近年有报道肠黏膜组织中具核梭杆菌高丰度预示手术后化疗耐药与复发。

一、临床因素

1. 性别 根据浙江大学肿瘤研究所的 724 例结直肠癌多因素分析,总体 5 年生存率,男(58%)女(60%)差别不大,但在 >65 岁者女性的生存率为 69%,而男性仅为 60%($P<0.01$)。

2. 年龄 我国结直肠癌发病率低于欧美,但青年人结直肠癌相对高发,预后较中老年组差。预后差的黏液性腺癌多见,约为一般年龄组 3 倍,有报道称,≤30 岁者 5 年生存率为 31.9%,65 岁组为 63.8%,根治术组老年组达 69%。

3. 病程 无症状者,5 年生存率可达 73%,门诊者为 45%。

4. 部位 一般报道结肠癌的预后优于直肠癌,尤其在有淋巴结转移者更明显,国内资料,无淋巴结转移者不论结直肠预后均较优,5 年生存率为 83%~86%,有淋巴结转移的结肠癌患者 5 年生存率(73.3%)明显优于直肠癌者(55.9%)。

直肠癌位于腹膜反折上与下的预后不同,反折下 5 年生存率为 49.96%,反折上为 62.24%。

5. 血清 CEA 状况 术前血清 CEA>5ng/ml 者预后较 <5ng/ml 者差。

二、病理因素

结直肠癌的预后除与手术和化疗的治疗方式有关外,还取决于各病理因素的影响,根据我国资料可分述如下:

1. 瘤体大小 这直接关系到浸润的深度和转移的有无。据全国协作组资料的分析,瘤体 <2cm 者 5 年存活率高达 73.2%,而 >5cm 者仅为 50% 左右。

2. 组织类型 组织学类型中以黏液癌者预后差,黏液型腺癌和非黏液型腺癌 5 年生存率各为 49% 和 66%;10 年生存率为 22% 和 29%($P=0.000\ 2$)。

3. 组织学分化程度 高分化者、中分化者、低分化者的 5 年生存率分别为 71%、60% 和 30%;10 年生存率分别为 32%、28% 和 10%。

4. 浸润与转移 肿瘤浸润肠壁的深度对预后的影响较大。早期癌的 5 年生存率高达 90%~100%,而侵及浆膜和浆膜外者仅 40% 左右。癌细胞涉及淋巴管、血管和神经者的预后均差。

5. 淋巴结转移数 无转移者 5 年生存率为 65%,10 年生存率为 29%。有 1~3 个淋巴结转移和有 4 个转移者的 5 年生存率分别为 50% 和 33%,有 5 个转移者更差。

6. 大肠癌的分期 大肠癌的临床病理分期综合了肿瘤的浸润深度和淋巴结转移状况,St Mark 医院报道 Dukes A、B、C 期的 5 年生存率分别为 100%、75% 和 35%;我国 20 世纪 70~80 年代资料生存率偏低,Dukes A、B 期和 C 期各为 72.2%、38.1% 和 25.5%。

影响结直肠癌预后的因素是综合性的。组织类型和分化程度是影响肿瘤的生物学行为,包括肿瘤的生长方式、生长速度、是否容易发生淋巴结转移等的基本因素,但对具体患者来讲,则就诊时肿瘤的临床病理分期是判断预后的主要依据。

近年来在分子生物标志方面也已开展大量工作,抑瘤基因突变型 *p53* 表达阳性者预后较阴性者差。肿瘤中 DNA 含量高的预后明显较低者为差。

第十四节　大肠良性肿瘤

【概述】

大肠良性肿瘤是一种起源于肠黏膜上皮层的突向肠腔内的隆起性病变,可以发生于结直肠任何部位的常见疾病,主要包括大肠腺瘤和大肠息肉,一直被认为是大肠癌的癌前病变。在病理组织学上分为肿瘤性和非肿瘤性,前者又称腺瘤性息肉,包括管状、绒毛状、混合腺瘤;后者包括增生性、炎症性息肉和错构瘤性息肉。

根据大肠良性肿瘤的特点,大致相当于中医学的"肠瘤"范畴。

【流行病学】

大肠良性肿瘤的发病率存在明显的地域差异,且此差异基本与大肠癌的发病率相似。英国学者 Payne 报道大肠息肉的发病率为 2.8%,美国学者 Enquist 报道的发病率为 19%。尽管大肠息肉的发病率可能与普查的范围、检查时采取的检查方式及检查者检查深入程度有关:比如经一般临床检查(乙状结肠镜、钡剂灌肠以及手术时)大肠息肉的检出率为 10%,而经电子结肠内镜检查,其检出率可高达 17.12%。一般而言,即使修正年龄的差别及排除一些可能影响大肠息肉检出率的因素,大肠息肉的发病率在发展中国家仍较低。据我国学者的研究,1988 年大肠息肉的发病率为 10%,从 1990 年至 1997 年,大肠息肉的发病率在 15.68%~19.37% 之间,2009 年大肠息肉的发病率已达 21.5%。大肠息肉的发生与年龄有关,随年龄的增长而增加,据尸检资料,60~80 岁的患者检出率可达 25%~50%。男性多于女性,男女之比为 1.46∶1。从部位分布情况来看,大肠息肉大多数发生在乙状结肠和直肠,而降结肠、横结肠包括脾曲及肝曲及升结肠三处肠段的检出率相近,回盲部检出率最低。单发多见,多发者占 15%~42%。

【病因病机】

一、西医认识

大肠良性肿瘤的病因及发病机制尚未完全明确,可能与下列因素相关。①饮食因素:与肠息肉的形成具有一定的关系,细菌与胆酸的相互作用可能是腺瘤性息肉形成的基础。高脂肪膳食能增加结、直肠中的胆酸。如果脂肪摄入不超过膳食的 15%,结、直肠息肉的发病率较低;②机械损伤和粪便刺激:大便中粗渣和异物及其他因素可造成肠黏膜损伤或长期刺激肠黏膜上皮,使得处于平衡状态的肠黏膜受到破坏,或者是细胞的产生增加,或者是肠黏膜上皮凋亡减慢,或两者兼而有之,最终可形成肠息肉状突起;③炎性刺激:直肠黏膜的长期慢性炎症,可以引起肠黏膜上的息肉状肉芽肿。因为直肠长期炎症,溃疡面的中央还存有水肿充血的黏膜区,周围溃疡愈合后形成瘢痕,逐渐收缩,使残留的黏膜突起,表面呈息肉状;或溃疡而肉芽组织增生凸起,而后邻近黏膜生长,将其覆盖形成息肉,这种病理变化多见于炎性息肉;④基因突变和遗传因素:一般认为,息肉形成与基因突变和遗传因素有密切关系,从目前研究情况表明,基因突变可以由父母遗传给后代子女,在遗传机会上男女是均等的,没有性别的差异。

二、中医认识

大肠良性肿瘤的发生,与患者先天禀赋不足,正气内虚,感受外邪,饮食不节或七情不和,损伤脾胃等因素有关。脾虚是本病的发病基础,而湿热、寒湿、湿浊、痰浊及由此而引起的瘀浊、瘀血则是本病的中医学病因。脾胃居中焦,主纳谷、腐熟、转输运化之职,更具有升清降浊之能。若禀赋不足,或感受毒邪,或饮食失调,或忧思恼怒,或劳倦久病皆可损伤脾胃,脾虚失运,升降失司,水湿不化,郁热搏结,凝结为痰,阻滞气机,脉络壅塞,气血壅滞,发为本病。

【诊断】

一、辨病

(一)临床表现

1. 临床症状 多数大肠良性肿瘤可无任何临床表现,大多数是在常规结肠镜检查中发现的。一些较大的息肉可引起肠道症状。常见的临床表现是:

(1)便血:位于直肠或乙状结肠的息肉发生出血时,血一般附着于大便表面,通常是间断性小量出血,极少能引起贫血。

(2)排便习惯改变:特别见于位于结肠远端且体积较大的息肉,而有些患者则表现为腹泻或腹泻与便秘交替。个别绒毛状腺瘤有时可以引起水泻,丢失蛋白质和电解质引起低蛋白血症和电解质紊乱。

(3)腹痛:腹痛可为隐痛、间断性绞痛等,也可引起肠套叠或肠梗阻,表现为持续性疼痛。

(4)带蒂息肉脱出肛门外。

2. 体征 本症无明显阳性体征。息肉局部伴炎症明显者,可有压痛;伴出血者,可有贫血外观;有的绒毛状腺瘤如因丢失蛋白质而致低蛋白血症时可有浮肿。

(二)实验室及其他检查

1. 实验检查 息肉出血时,大便镜检有红细胞,隐血试验阳性;出血明显或少量长期失血,可出现红细胞和血红蛋白低下;腹泻时大便镜检有黏液,若量多、水样,可引起低氯、低钾、低钠或低蛋白。

2. X线检查 可显示界限光整的充盈缺损,但细小的息肉不易被发现,而气钡双重造影可提高其诊断率。

3. 内镜及组织学检查 可确定息肉的位置、形态、色泽、大小、数目及性质。大肠息肉内镜下形态学分类可按日本山田对胃隆起病变的分类方法分成 4 型,也可分为有蒂型(即山田Ⅳ型)、亚蒂型(即山田Ⅲ型)、无蒂型(即山田Ⅰ或Ⅱ型)。

4. CT 仿真结肠镜检查 采取 CT 扫描后经二维(2D)和三维(3D)成像,对 >1cm 腺瘤样息肉检出的敏感性为 75%,特异性 94%;0.5cm、0.9cm 者分别为 66% 和 63%。其优点是快速、无损伤性,患者耐受性好。

(三)诊断要点

因大肠良性肿瘤患者临床大多无症状或症状不典型,多在体检时发现,因此肠镜及活检诊断为确诊大肠良性肿瘤的主要方法,可排除其他器质性疾病及非器质性疾病导致的消化系统不典型、非特异症状。

(四)鉴别诊断

1. 胃肠道息肉综合征 本病较少见。特征是胃肠道内出现大量的息肉病变,尤以大肠为主,且大部分有胃肠道外表现,其中家族性结肠息肉病,息肉多,大小、形态不一,开始为广基,逐渐增大后则有蒂,多数为管状腺瘤,也有绒毛状腺瘤,具有家族史,见于青少年,一般 40 岁以后 100% 癌变;黑斑息肉综合征(peutz-jeghers syndrome),表现为口唇黏膜色素沉着和胃肠道多发性息肉。息肉主要位于小肠,也可见于结肠,直肠和胃,为错构瘤,少有恶变,亦有家族史;加德纳综合征(gardner syndrome),则表现有大肠息肉病,多发性骨瘤,皮肤及皮下组织病变(如表皮样囊肿、牙齿异常或纤维瘤等);特科特综合征(turcot syndrome),呈结肠腺瘤性息肉病,伴中枢神经系统恶性肿瘤。

2. 大肠癌 息肉恶变其表面不平,且有局灶性的充血、出血、糜烂及渗出物等,但主要靠病理组织学的确诊。

(五)并发症

1. 肠梗阻 多发生在病变广泛、息肉较大的肠息肉患者,严重时可引起肠梗阻,患者出现腹痛、腹胀、停止排气排便等症状。

2. 癌变 大肠腺瘤易发生癌变,研究认为至少 80% 的大肠癌由大肠腺瘤演变而来,其癌变率主要与组织学分型、瘤体大小及上皮异性增生有关。定期复查结肠镜结合活检有助于明确大肠腺瘤是否发生癌变。

二、辨证

(一)辨证要点

1. 辨正邪虚实、标本缓急 本病的主要病机为本虚标实,本虚主要是脾虚,标实主要是湿(热)、痰浊、瘀血。一般而言,便下鲜血,大便干结,腹痛持续,肛门灼热,舌红或暗红,苔黄厚腻,脉弦滑者,多属实证;便稀泄泻,或夹黏液,肠鸣腹胀,面色萎黄,乏力倦怠,舌边齿痕,苔薄腻,脉沉细或弦细者,多属正虚邪恋。辨清虚实标本,急则治其标,缓则治其本。

2. 辨寒热阴阳、脏腑气血 如大便清稀，完谷不化，多属寒证；大便黏腻臭秽或干结，里急后重，或色褐而臭，泻下急迫，肛门灼热，多属湿热证；舌红少苔，便下艰涩，血色紫暗凝块，脉弦细，多属热邪伤阴。便溏泄泻为主者，病多在脾；腹痛肠鸣者，多为脾虚木乘，或为湿阻气滞，不通则痛；久痢久泻者，多脾肾两亏；黏液便为主者，多为脾虚痰湿下注，肺气失调。以便血为主者，病在血分，多属湿热炽盛，动血入络，亦有湿热伤阴，虚火内炽，灼伤肠络者。

3. 辨血便、腹痛 血色鲜红多属热，若久病气亏、气不摄血，多血色淡稀；血暗多属瘀，然血瘀的病机亦可有虚实之异；急性期湿热酿毒可入络成瘀，多血色紫暗凝块腥臭；久病脾肾阳虚，运血无力可气虚为瘀或寒凝为瘀，多血色淡暗。便前腹痛、便后则缓，肠鸣腹胀，多属脾虚肝旺，病在气分；痛处固定，缠绵反复，多为瘀血入络，并在血分；久病而腹痛隐隐，多属气虚血瘀。

（二）辨证分型

1. 湿瘀阻滞证
主症：①大便溏烂不爽或黏液便，或见便下鲜红或暗红血液；②腹痛腹胀。
次症：①腹部不适；②脘闷纳少。
舌脉：舌质偏暗或有瘀点、瘀斑，苔白厚或腻，脉弦或涩。

2. 肠道湿热证
主症：①腹胀腹痛；②大便溏泻，或黏液便，泻下不爽而臭秽。
次症：①便血，或大便秘结；②肛门灼热坠胀；③口干口苦；④小便黄。
舌脉：舌质偏红，舌苔黄腻，脉弦滑或滑数。

3. 气滞血瘀
主症：腹胀腹痛，或有刺痛。
次症：①便秘、便血；②大便溏烂；③腹有痞块，时消时聚。
舌脉：舌质偏暗或有瘀斑，脉弦或涩。

4. 脾虚夹瘀证
主症：①腹部隐痛；②大便溏薄；③便血色淡；④神倦乏力。
次症：①面色萎黄；②纳呆；③畏寒、四肢欠温。
舌脉：舌质淡胖而暗，或有瘀斑、瘀点，脉虚或细涩。
证候诊断：主症必备，加次症2项及以上，结合舌脉，即可诊断。

【治疗】

一、治疗原则

大肠良性肿瘤的中医药治疗，必须是确诊无恶变，以及内镜下切除后或各种因素不能完全切除干净或家族性息肉病不愿或不能手术者。其治疗原则为整体治疗与局部治疗、病因治疗与对症治疗、西医治疗与中医治疗相结合的全面、持久的综合治疗。

二、西医治疗

（一）内科治疗

目前尚无确切消除已形成的息肉或抑制息肉生长的药物。有些学者提出舒林酸、阿司匹林对结直肠腺瘤的形成具有预防作用，还有些研究认为钙剂及维生素与结直肠腺瘤性息肉的发生也有一定关联，钙剂及维生素可预防结直肠腺瘤性息肉的复发。

（二）手术治疗

对于大于 2cm 的无蒂息肉、腺瘤恶变、绒毛状腺瘤已有中、重度不典型增生者，外科手术治疗，其中符合内镜下行黏膜切除术（EMR）或黏膜下剥离术（ESD）指征，有条件的单位可采用相应的内镜下切除或剥离治疗。

（三）内镜治疗

直径小于 2cm 的息肉首选内镜下治疗。内镜下息肉切除术是切成息肉的总称，包括圈套器电凝切除、热活检、分次切除、局部注射息肉切除、双极法息肉切除术等。

（1）适应证：①各种大小的有蒂息肉和腺瘤；②直径小于 2cm 无蒂息肉和腺瘤；③多发性腺瘤和息肉，分布散在，数目减少。

（2）禁忌证：①有内镜检查禁忌者；②直径大于 2cm 无蒂息肉和腺瘤；③多发性腺瘤和息肉，局限于某部位密集分布，数目较多者；④家族性腺瘤病；⑤内镜下形态已有明显恶变者。

三、中医治疗

（一）辨证分型治疗

1. 湿瘀阻滞证
治法：行气化湿，活血止痛。
代表方：平胃散（《太平惠民和剂局方》）合地榆散（《太平圣惠方》）。
常用药：苍术、陈皮、地榆、槐花、茯苓、薏苡仁、莪术、丹参、赤芍、槟榔。

2. 肠道湿热证
治法：清热解毒，行气化湿。
代表方：地榆散（《太平圣惠方》）合槐角丸（《太平惠民和剂局方》）。
常用药：地榆、槐花、枳壳、槟榔、当归、赤芍、黄芩、茯苓、蒲公英、薏苡仁、防风。

3. 气滞血瘀证
治法：活血化瘀，行气止痛。
代表方：血府逐瘀汤（《医林改错》）。
常用药：当归、生地、桃仁、红花、枳壳、赤芍、柴胡、川芎、牛膝、薏苡仁、槐花、地榆、桔梗、甘草。

4. 脾虚夹瘀证
治法：补益气血，活血化瘀。

代表方:四君子汤(《太平惠民和剂局方》)合化积丸(《丹溪心法》)。

常用药:党参、白术、茯苓、薏苡仁、莪术、煅瓦楞子、丹参、三七、槟榔。

(二)中成药

1. 活血化瘀类

(1)鳖甲煎丸:活血化瘀,软坚散结。用于胁下癥块。口服,每次 3g,每日 2~3 次。

(2)止痛化癥片:活血调经,化癥止痛,软坚散结。用于癥瘕积聚、痛经闭经、赤白带下及慢性盆腔炎等。口服,每次 2~3 片(0.6g/片),每日 2~3 次。

2. 消积化滞类

(1)烂积丸:消积,化滞,驱虫。用于脾胃不和引起的食滞积聚,胸满,痞闷,腹胀坚硬,嘈杂吐酸,虫积腹痛,大便秘结。口服,水丸每次 6g,每日 2 次,小儿酌减。

(2)消积丸:消积行滞。用于食积,肉积,水积,气积。口服,每次 6g,每日 2 次。

3. 清热解毒类

西黄丸:清热解毒,消肿散结。用于热毒壅结所致的痈疽疔毒、瘰疬、流注、癌肿。口服,每次 3g,每日 2 次。

4. 补虚强壮类

香云肝泰片:滋补强壮,扶正固本,益胃增食。用于黄疸胁痛,积聚癥瘕,体质虚弱,倦怠乏力,面色不华,大便不实,舌质淡,脉细弱者,慢性迁延性肝炎、慢性活动性肝炎及肿瘤的综合治疗。口服,每次 2 片,每日 3 次,或遵医嘱。

四、中西医结合治疗

辨证与辨病相结合,患者无明显自觉症状时,可结合舌脉、内镜下息肉的形态来辨证。如息肉色红,表面充血或糜烂,多为有热;息肉舌淡,或偏白,触之较硬,多为寒凝。痰浊、血瘀是息肉的基本病理,化痰、散瘀应贯穿于整个治疗过程。但若患者已行内镜下切除治疗,术后 1 周内应慎用行气活血药,以防肠蠕动加快,疮口结痂脱落而引起出血。

五、名医诊治经验

刘沈林教授认为,中医在结肠息肉治疗方面有着独到的优势,其根源还是在于对本病病机的精准把握,即脾虚为本,湿、痰、瘀、浊、毒等病理产物为标,大肠传导失司蓄留肠腑。治疗上以健脾、化积、通腑为要,配伍时侧重疏肝理肺。当遇内镜下摘而不尽及难治性息肉患者,临证时要开拓新思路,在精准辨证的前提下活用经方乌梅丸进行加减化裁,整体调治,必会有意想不到的临床疗效。

六、中医适宜技术

1. 灌肠 适用于降结肠、乙状结肠和直肠之良性肿瘤。方药:五倍子、夏枯草、地榆、蜂房各 15g,秦皮 10g。水煎成 100ml,做保留灌肠。每日 1 次。

2. 针刺疗法

主穴:天枢、大肠俞、上巨虚、三阴交、血海。

配穴:湿瘀阻滞证配阴陵泉、丰隆;肠道湿热证配合合谷、内庭、阴陵泉;气滞血瘀证配太冲、阳陵泉;脾虚夹瘀证配脾俞、足三里、关元。

疗程:每日 1 次,7 日为 1 个疗程。一般治疗 3~4 个疗程。

3. 穴位注射

主穴:大肠俞、天枢、三阴交、足三里、上巨虚。

配穴:湿瘀阻滞证配血海、丰隆;肠道湿热证配下巨虚;气滞血瘀证配太冲、膈俞;脾虚夹瘀证配脾俞、血海。

药物:黄芪注射液、当归注射液、丹参注射液。

操作方法:穴位常规消毒,用 5ml 注射器,选择上述药液其中一种,吸取 4ml。刺入穴内,探得针感后,回抽无血,缓慢注入药液,每穴注射 1ml。主、配穴可轮换搭配使用。

疗程:每 2 日 1 次,10 日为 1 个疗程。一般治疗 2~3 个疗程。

4. 灸疗

穴位选择:关元、天枢、大肠俞。

灸法:艾条灸 30 分钟。

疗程:每日 1 次,每次 2 个部位。10 日为 1 个疗程,一般治疗 3 个疗程。

5. 贴敷疗法

常用穴:神阙、天枢、关元。

辨证论治用药:①湿瘀阻滞证。薏苡仁、苍术、当归、赤芍、川芎、冰片各等份,研细末。②肠道湿热证。黄芩、黄连、茯苓、冰片各等份,研细末。③气滞血瘀证。当归、赤芍、延胡索、香附、冰片各等份,研细末。④脾虚夹瘀证。党参、黄芪、川芎、桃仁、红花、冰片各等份,研细末。

6. 埋线疗法

主穴:大肠俞、天枢、三阴交、足三里、上巨虚。

配穴:湿瘀阻滞证加血海、丰隆;肠道湿热证加下巨虚;气滞血瘀证加太冲、膈俞;脾虚夹瘀证加脾俞、血海。

【预后】

大肠腺瘤易发生癌变,其癌变率主要与组织分型、瘤体大小及上皮异性增生有关。管状腺瘤癌变率 <5%,管状乳头状腺瘤为 23%,但乳头状腺瘤癌变率为 30%~70%。腺瘤直径在 0.5cm 者癌变率≤0.1%,<1cm 为 1%~3%,1~2cm 为 10%,而 >2cm 者为 30%~50%。癌变率在轻度上皮异性增生者低,重度者可达 27%。据估计,其癌变的时间约为 5~10 年。大肠良性肿瘤是一种良性病变,但临床仍建议给予切除治疗。

第十五节　急性阑尾炎

【概述】

急性阑尾炎(acute appendicitis)是外科常见病,是最多见的急腹症;Fitz(1886)首先正确地描述本病的病史、临床表现和病理所见,并提出阑尾切除术是本病的合理治疗。目前,由于外科技术、麻醉、抗生素的应用及护理等方面的进步,绝大多数患者能够得到早期诊断、早期手术,收到良好的治疗效果。然而,临床医生仍时常在本病的诊断或手术处理中遇到麻烦,因此强调认真对待每一个具体病例,不可忽视。

【 流行病学 】

最近的一项荟萃分析估计,急性阑尾炎在北美、东欧和西欧的发病率分别为每年 100/10 万、105/10 万和 151/10 万。20 世纪初期西方国家急性阑尾炎的发病率有所增加,到 20 世纪中叶发病率有所下降。据报道,新兴工业化国家的发病率在上升,呈现显著地域差异。

虽然当前阑尾炎的非手术方法越来越受到青睐,但急性阑尾炎的主要治疗方法是手术。阑尾切除术本身的并发症发生率约为 10%。急性阑尾炎的病死率估计约为 0.25%。作为最常见的腹部外科急症,并且是大多数患者需要手术的疾病,手术本身又可能会出现并发症,因此急性阑尾炎占医疗保健支出的很大一部分。更好地了解疾病流行病学和趋势将有助于优化医疗资源分配和治疗效果。

【 病因病机 】

西医认识

(一)病因和发病机制

阑尾易发生炎症是由于其自身解剖特点决定的,其解剖结构为一细长盲管,腔内富含微生物,肠壁内有丰富的淋巴组织,容易发生感染。一般认为阑尾炎的发生由以下因素综合造成。

1. 阑尾管腔阻塞 是急性阑尾炎最常见的病因。阑尾管腔阻塞的最常见原因是淋巴滤泡的明显增生,约占 60%,多见于年轻人。肠石也是阻塞的原因之一,约占 35%。异物、炎性狭窄、食物残渣、蛔虫、肿瘤等则是较少见的病因。由于阑尾管腔细,开口狭小,系膜短使阑尾蜷曲,这些都是造成阑尾管腔易于阻塞的因素。阑尾管腔阻塞后阑尾黏膜仍继续分泌黏液,腔内压力上升,血运发生障碍,使阑尾炎症加剧。

2. 细菌入侵 由于阑尾管腔阻塞,细菌繁殖,分泌内毒素和外毒素,损伤黏膜上皮并使黏膜形成溃疡,细菌穿过溃疡的黏膜进入阑尾肌层。阑尾壁间质压力升高,妨碍动脉血流,造成阑尾缺血,最终造成梗死和坏疽。致病菌多为肠道内的各种革兰氏阴性杆菌和厌氧菌。

3. 其他 阑尾先天畸形,如阑尾过长、过度扭曲、管腔细小、血运不佳等都是急性炎症的病因,胃肠道功能障碍引起内脏神经反射,导致肠管肌肉和血管痉挛,黏膜受损,细菌入侵而致急性炎症。

(二)病理

根据急性阑尾炎的临床过程和病理解剖学变化,可分为四种病理类型。

1. 急性单纯性阑尾炎　属轻型阑尾炎或病变早期。病变多只限于黏膜和黏膜下层。阑尾外观轻度肿胀,浆膜充血并失去正常光泽,表面有少量纤维素性渗出物。镜下,阑尾各层均有水肿和中性粒细胞浸润,黏膜表面有小溃疡和出血点。临床症状和体征均较轻。

2. 急性化脓性阑尾炎　亦称急性蜂窝织炎性阑尾炎,常由单纯性阑尾炎发展而来。阑尾肿胀明显,浆膜高度充血,表面覆以纤维素性(脓性)渗出物。镜下,阑尾黏膜的溃疡面加大并深达肌层和浆膜层,管壁各层有小脓肿形成,腔内亦有积脓。阑尾周围的腹腔内有稀薄脓液,形成局限性腹膜炎。临床症状和体征较重。

3. 坏疽性及穿孔性阑尾炎　是一种重型的阑尾炎。阑尾管壁坏死或部分坏死,呈暗紫色或黑色。阑尾腔内积脓,压力升高,阑尾壁血液循环障碍。穿孔部位多在阑尾根部和尖端。穿孔如未被包裹,感染继续扩散,则可引起急性弥漫性腹膜炎。

4. 阑尾周围脓肿　急性阑尾炎化脓坏疽或穿孔,如果此过程进展较慢,大网膜可移至右下腹部,将阑尾包裹并形成粘连,形成炎性肿块或阑尾周围脓肿(periappendiceal abscess)。

急性阑尾炎的转归有以下几种:①炎症消退。一部分单纯性阑尾炎经及时药物治疗后炎症消退。大部分将转为慢性阑尾炎,易复发。②炎症局限化。化脓、坏疽或穿孔性阑尾炎被大网膜包裹粘连,炎症局限,形成阑尾周围脓肿。需用大量抗生素或中药治疗,治愈缓慢。③炎症扩散。阑尾炎症重,发展快,未予及时手术切除,又未能被大网包裹局限,炎症扩散,发展为弥漫性腹膜炎、化脓性门静脉炎、感染性休克等。

【诊断】

一、辨病

(一)临床表现

1. 症状

(1)腹痛:典型的腹痛发作始于上腹,逐渐移向脐部,数小时(6~8 小时)后转移并局限在右下腹。此过程的时间长短取决于病变发展的程度和阑尾位置。约 70%~80% 的患者具有这种典型的转移性腹痛的特点。部分病例发病开始即出现右下腹痛。不同类型的阑尾炎其腹痛也有差异,如单纯性阑尾炎表现为轻度隐痛;化脓性阑尾炎呈阵发性胀痛和剧痛;坏疽性阑尾炎呈持续性剧烈腹痛;穿孔性阑尾炎因阑尾腔压力骤减,腹痛可暂时减轻,但出现腹膜炎后,腹痛又会持续加剧并且范围扩大。

不同位置的阑尾炎,其腹痛部位也有区别,如盲肠后位阑尾炎疼痛在右侧腰部,盆位阑尾炎腹痛在耻骨上区,肝下区阑尾炎可引起右上腹痛,极少数左下腹部阑尾炎呈左下腹痛。

(2)胃肠道症状:发病早期可能有厌食,恶心、呕吐也可发生,但程度较轻。有的病例可能发生腹泻。盆腔位阑尾炎,炎症刺激直肠和膀胱,引起排便、里急后重症状。弥漫性腹膜炎时可致麻痹性肠梗阻,腹胀、排气排便减少。

(3)全身症状:早期乏力。炎症重时出现中毒症状,心率增快,发热,达 38℃左右。阑尾穿孔时体温会更高,达 39~40℃。如发生门静脉炎时可出现寒战、高热和轻度黄疸。当阑尾化脓坏疽穿孔并腹腔广泛感染时,并发弥漫性腹膜炎,可同时出现血容量不足及败血症表现,甚至合并其他脏器功能障碍。

2. 体征

(1)右下腹压痛:是急性阑尾炎最常见的重要体征。压痛点通常位于麦氏点,可随阑尾位置的变异而改变,但压痛点始终在一个固定的位置上。发病早期腹痛尚未转移至右下腹时,右下腹可出现固定压痛。压痛的程度与病变的程度相关。老年人对压痛的反应较轻。当炎症加重,压痛的范围也随之扩大。当阑尾穿孔时,疼痛和压痛的范围可波及全腹。但此时,仍以阑尾所在位置的压痛最明显。可用叩诊来检查,更为准确。也可嘱患者左侧卧位,体检效果会更好。

(2)腹膜刺激征:反跳痛,腹肌紧张,肠鸣音减弱或消失等。这是壁腹膜受炎症刺激出现的防卫性反应。提示阑尾炎症加重,出现化脓、坏疽或穿孔等病理改变。腹膜炎范围扩大,说明局部腹腔内有渗出或阑尾穿孔。但是,在小儿、老人、孕妇、肥胖、虚弱者或盲肠后位阑尾炎时,腹膜刺激征象可不明显。

(3)右下腹肿块:如体检发现右下腹饱满,扪及一压痛性肿块,边界不清,固定,应考虑阑尾周围脓肿的诊断。

(4)可作为辅助诊断的其他体征

1)结肠充气试验(Rovsing sign):患者仰卧位,用右手压迫左下腹,再用左手挤压近侧结肠,结肠内气体可传至盲肠和阑尾,引起右下腹疼痛者为阳性。

2)腰大肌试验(psoas sign):患者左侧卧位,使右大腿后伸,引起右下腹疼痛者为阳性。说明阑尾位于腰大肌前方,盲肠后位或腹膜后位。

3)闭孔内肌试验(obturator sign):患者仰卧位,使右髋和右大腿屈曲,然后被动向内旋转,引起右下腹疼痛者为阳性。提示阑尾靠近闭孔内肌。

4)经肛门直肠指检:引起炎症阑尾所在位置压痛。压痛常在直肠右前方。当阑尾穿孔时直肠前壁压痛广泛。当形成阑尾周围脓肿时,有时可触及痛性肿块。

(二)实验室及其他检查

1. 实验室检查　大多数急性阑尾炎患者的白细胞计数和中性粒细胞比例增高。白细胞计数升高到$(10\sim20)\times10^9$/L,可发生核左移。部分患者白细胞可无明显升高,多见于单纯性阑尾炎或老年患者。尿检查一般无阳性发现,如尿中出现少数红细胞,说明炎性阑尾与输尿管或膀胱相靠近。在育龄期有闭经史的女患者,应检查血清 β-HCG(人绒毛膜促性腺激素),以除外产科情况。血清淀粉酶和脂肪酶检查有助于除外急性胰腺炎。

2. 影像学检查　①腹部 X 线片可见盲肠扩张和气-液平面,偶尔可见钙化的肠石和异物影,可帮助诊断。②超声检查有时可发现肿大的阑尾或脓肿。③螺旋 CT 扫描可获得与超声相似的效果,尤其有助于阑尾周围脓肿的诊断。但是必须强调,这些特殊检查在急性阑尾炎的诊断中不是必需的,当诊断不肯定时可选择应用。

3. 腹腔镜检查　腹腔镜可以直观观察阑尾情况,也能分辨与阑尾炎有相似症状的其他脏器疾病,对明确诊断具有决定性作用。诊断的同时也可作阑尾切除术治疗。但此法需要麻醉配合,费用昂贵,并需要技术熟练的医师完成。对于难以鉴别诊断的阑尾炎,采用腹腔镜诊断并可以同时治疗具有明显的优势。

（三）诊断要点

1. 转移性右下腹疼痛 典型者腹痛多自中上腹部或脐周围开始，数小时后转移至右下腹，为持续性疼痛，有阵发性加剧。

2. 右下腹阑尾点有局限性不同程度压痛、反跳痛和肌紧张。后位阑尾可有腰大肌刺激征，使患者左侧卧位，右大腿强度后伸，出现右下腹疼痛加剧。

3. 有时可出现发热，伴有厌食、恶心、呕吐等症状，血中白细胞增加，中性粒细胞比例升高。

4. 若体温升高、腹痛加剧、压痛增重及局部体征明显，可能发生阑尾坏疽或穿孔。如可触到压痛包块，则可能阑尾穿孔后，周围形成脓包。

5. 必要的辅助检查 白细胞总数和中性粒细胞数可轻度或中度增加，大便和尿常规可基本正常。胸部透视可排除右侧胸腔疾病减少对阑尾炎的误诊，立位腹部 X 线片观察膈下有无游离气体等其他外科急腹症的存在。右下腹 B 超检查，了解有无炎性包块，对判断病程和决定手术有一定帮助。

6. 青年女性和有停经史的已婚妇女 对急性阑尾炎诊断有怀疑时，应请妇科会诊以便排除宫外孕和卵巢滤泡破裂等疾病。

7. 右下腹有固定的压痛区和不同程度的腹膜刺激征 特别是急性阑尾炎早期，自觉腹痛尚未固定时，右下腹就有压痛存在。而阑尾穿孔合并弥漫性腹膜炎时，尽管腹部压痛范围广泛，但仍以右下腹最为明显。有时为了掌握压痛的确实部位，应该仔细、多次和有对比地对全腹部进行检查。急性阑尾炎的压痛始终在右下腹部，并可伴有不同程度的腹肌紧张和反跳痛。

（四）鉴别诊断

有许多急腹症的症状和体征与急性阑尾炎很相似，并且20%阑尾炎表现不典型，需认真鉴别。对急性阑尾炎的诊断不但要防止延误，也要避免误诊，尤其当阑尾穿孔发生弥漫性腹膜炎时鉴别诊断则更难。有时需在腹腔镜探查或剖腹探查术中才能鉴别清楚。需要与急性阑尾炎鉴别的包括其他脏器病变引起的急性腹痛以及一些非外科急腹症，常见的有：

1. 胃十二指肠溃疡穿孔 穿孔溢出的胃内容物可沿升结肠旁沟流至右下腹部，容易误认为是急性阑尾炎的转移性腹痛。患者多有溃疡病史，表现为突然发作的剧烈腹痛。体征除右下腹压痛外，上腹仍具疼痛和压痛，腹壁板状强直等腹膜刺激征也较明显。胸腹部 X 线检查如发现膈下有游离气体，则有助于鉴别诊断。

2. 右侧输尿管结石 多呈突然发生的右下腹阵发性剧烈绞痛，疼痛向会阴部、外生殖器放射。右下腹无明显压痛，或仅有沿右侧输尿管径路的轻度深压痛。尿中查到多量红细胞。超声检查或 X 线片在输尿管走行部位可呈现结石阴影。

3. 妇产科疾病 在育龄妇女中特别要注意。异位妊娠破裂表现为突然下腹痛，常有急性失血症状和腹腔内出血的体征，有停经史及阴道不规则出血史；检查时宫颈举痛、附件肿块、阴道后穹隆穿刺有血等；卵巢滤泡或黄体囊肿破裂的临床表现与异位妊娠相似，但病情较轻，多发病于排卵期或月经中期以后。急性输卵管炎和急性盆腔炎，下腹痛逐渐发生,可伴有腰痛;腹部压痛点较低,直肠指诊盆腔有对称性压痛;伴发热及白细胞计数升高,常有脓性白带,阴道后穹隆穿刺可获脓液,涂片检查细菌阳性;卵巢囊肿蒂扭转有明显而剧烈腹痛,腹部或盆腔检查中可扪及有压痛性的肿块。超声检查均有助于诊断和鉴别诊断。

4. 急性肠系膜淋巴结炎　多见于儿童。往往先有上呼吸道感染史,腹部压痛部位偏内侧,范围不太固定且较广,并可随体位变更。超声检查腹腔淋巴结有助于鉴别诊断。

5. 其他　急性胃肠炎时,恶心、呕吐和腹泻等消化道症状较重,无右下腹固定压痛和腹膜刺激体征。胆道系统感染性疾病,易与高位阑尾炎相混淆,但有明显绞痛、高热,甚至出现黄疸,常有反复右上腹痛史。右侧肺炎、胸膜炎时可出现反射性右下腹痛,但有呼吸系统的症状和体征。此外,回盲部肿瘤、克罗恩病、麦克尔憩室炎或穿孔、小儿肠套叠等,亦需进行临床鉴别。

上述疾病有其各自特点,应仔细鉴别。如患者有持续性右下腹痛,不能用其他诊断解释以排除急性阑尾炎时,应密切观察或根据病情及时手术探查。

（五）并发症

1. 急性阑尾炎的并发症

（1）腹腔脓肿:是阑尾炎未经及时治疗的后果。在阑尾周围形成的阑尾周围脓肿最常见,也可在腹腔其他部位形成脓肿,常见部位有盆腔、膈下或肠间隙等处。临床表现有麻痹性肠梗阻的腹胀症状、压痛性肿块和全身感染中毒症状等。超声和 CT 扫描可协助定位。一经诊断即应在超声引导下穿刺抽脓冲洗或置管引流,或必要时手术切开引流。由于炎症粘连较重,切开引流时应小心防止副损伤,尤其注意肠管损伤。中药治疗阑尾周围脓肿有较好效果,可选择应用。阑尾脓肿非手术疗法治愈后其复发率很高。因此应在治愈后 3 个月左右择期手术切除阑尾,比急诊手术效果好。

（2）内、外瘘形成:阑尾周围脓肿如未及时引流,少数病例脓肿可向小肠或大肠内穿破,亦可向膀胱、阴道或腹壁穿破,形成各种内瘘或外瘘,此时脓液可经瘘管排出。X 线钡剂检查或者经外瘘置管造影可协助了解瘘管走行,有助于选择相应的治疗方法。

（3）化脓性门静脉炎(portal pyemia):急性阑尾炎时阑尾静脉中的感染性血栓,可沿肠系膜上静脉至门静脉,导致化脓性门静脉炎。临床表现为寒战、高热、肝大、剑突下压痛、轻度黄疸等。虽属少见,如病情加重会产生感染性休克和脓毒症,治疗延误可发展为细菌性肝脓肿。

2. 阑尾切除术后并发症

（1）出血:阑尾系膜的结扎线松脱,引起系膜血管出血。表现为腹痛、腹胀和失血性休克等症状。关键在于预防,阑尾系膜结扎确切,系膜肥厚者应分束结扎,结扎线距切断的系膜缘要有一定距离,系膜结扎线及时剪除不要再次牵拉以免松脱。一旦发生出血表现,应立即输血补液,再次手术紧急止血。

（2）切口感染:是最常见的术后并发症。在化脓或穿孔性急性阑尾炎中多见。近年来,由于外科技术的提高和抗生素的有效应用,此并发症已较少见。术中加强切口保护,切口冲洗,彻底止血,消灭无效腔等措施可预防切口感染。切口感染的临床表现包括,术后 2 日体温升高,切口胀痛或跳痛,局部红肿、压痛等。处理原则:可先试行穿刺抽出脓液,或于波动处拆除缝线,排出脓液,放置引流,定期换药。短期可治愈。

（3）粘连性肠梗阻:也是阑尾切除术后的较常见并发症,与局部炎症重、手术损伤、切口异物、术后卧床等多种原因有关。一旦诊断为急性阑尾炎,应早期手术,术后早期离床活动可适当预防此并发症。粘连性肠梗阻病情重者须手术治疗。

（4）阑尾残株炎:阑尾残端保留过长超过1cm时,或者肠石残留,术后残株可炎症复发,仍表现为阑尾炎的症状。行钡剂灌肠造影检查可以明确诊断。症状较重时应再次手术切除阑尾残株。

（5）粪瘘:很少见。产生术后粪瘘的原因有多种,阑尾残端单纯结扎,其结扎线脱落;盲肠原为结核、癌症等;盲肠组织水肿脆弱术中缝合时裂伤。粪瘘发生时如已局限化,很少发生弥漫性腹膜炎,类似阑尾周围脓肿的临床表现。如为非结核或肿瘤病变等,一般经非手术治疗粪瘘可闭合自愈。

二、辨证

（一）辨证要点

中医学认为急性阑尾炎病在肠腑,因饮食不节、过食油腻生冷或寒温不适、情志失调等,致肠道传化失司,气机痞塞,瘀血停聚,湿热内阻,血肉腐败而成肠痈,进而热毒炽盛,侵入营血,证型演变为瘀滞证→蕴热证→毒热证→脓肿证。

（二）辨证分型

急性阑尾炎在不同的发展阶段可出现不同"证"的病理变化,可归纳为四种临床证型。

1. 瘀滞型（急性单纯性阑尾炎）

主症:①脐周疼痛;②转移性右下腹痛。

次症:①食欲缺乏;②恶心呕吐。

舌脉:舌苔白腻,脉弦滑或弦紧。

2. 蕴热型（化脓性阑尾炎）

主症:①腹痛剧烈、拒按;②低热。

次症:①口渴;②疲乏无力。

舌脉:舌红苔黄腻,脉弦数或滑数。

3. 热毒型（坏疽或穿孔性阑尾炎）

主症:①腹痛剧烈、拒按;②高热不退。

次症:①恶心呕吐;②腹泻或便秘;③头昏头晕;④烦渴纳呆。

舌脉:舌红绛而干,苔黄厚干燥或黄糙,脉洪数或细数。

4. 脓肿型（阑尾周围脓肿）

主症:①右下腹胀痛;②高热;③局部有肿块。

次症:①食欲减退;②恶心呕吐。

舌脉:舌红绛而干,苔黄厚干燥或黄糙,脉洪数或细数。

证候诊断:主症必备,加次症2项及以上,结合舌脉,即可诊断。

【治疗】

一、西医治疗

（一）药物治疗

仅适用于单纯性阑尾炎及急性阑尾炎的早期阶段,适当药物治疗可能恢复正常者;患者不接受手术治疗,全身情况差或客观条件不允许,或伴存其他严重器质性疾病有手术禁忌证者。主要措施包括选择有效的抗生素治疗,具体如下:

急性阑尾炎是感染性外科疾病,其致病菌主要为大肠埃希菌为主的革兰氏阴性菌为主的厌氧菌,术后切口感染培养出的常见致病菌也是这两类细菌。因此,无论是保守治疗还是术后预防手术感染部位,均应选择覆盖革兰氏阴性菌和厌氧菌的抗生素,尤其对于保守治疗的患者,通常应用二、三代头孢菌素联合硝基咪唑类药物,也可应用哌拉西林他唑巴坦或阿莫西林克拉维酸钾;如对上述药物过敏,可应用厄他培南。

抗生素的治疗抗生素治疗的途径主要是静脉注射,时间至少 2d,之后可改口服抗生素5~7d,例如莫西沙星,或左氧氟沙星 + 甲硝唑,或阿莫西林克拉维酸钾 + 甲硝唑。当然,也可单纯静脉注射抗生素 5~7d,具体时间应结合患者临床表现、体温和血液感染指标。对于保守治疗的患者,应每 12~24 小时评估 1 次,如果外科医师认为感染进展、怀疑穿孔,即应认为保守治疗失败而宜中转手术治疗,或者抗生素治疗 48 小时无缓解时,即应手术治疗。

阑尾切除术后仍需应用抗生素预防手术部位感染,持续时间须根据病理学类型而定。对于非复杂性急性阑尾炎,可短期应用,甚至术前单剂量、不超 24 小时或仅口服抗生素。对于复杂性急性阑尾炎,由于术后感染原已被控制,术后抗生素也可应用 3~5d,即使切口感染,也无必要继续应用抗生素,而应以引流为主;由于腹腔镜阑尾切除术后感染率低,可以缩短静脉应用抗生素时间。如果发生腹腔脓肿,则应考虑更换抗生素或引流。

（二）专科治疗

绝大多数急性阑尾炎一旦确诊,应早期施行阑尾切除术（appendectomy）。早期手术系指阑尾炎症还处于管腔阻塞或仅有充血水肿时就手术切除,此时手术操作较简易,术后并发症少。如化脓坏疽或穿孔后再手术,不但操作困难且术后并发症会明显增加。术前即应用抗生素,有助于防止术后感染的发生。

1. 不同临床类型急性阑尾炎的手术方法选择亦不相同

（1）急性单纯性阑尾炎:行阑尾切除术,切口一期缝合。有条件的单位,也可采用经腹腔镜阑尾切除术。

（2）急性化脓性或坏疽性阑尾炎:行阑尾切除术。腹腔如有脓液,应仔细清除,用湿纱布蘸净脓液后关腹。注意保护切口,一期缝合。也可采用腹腔镜阑尾切除术。

（3）穿孔性阑尾炎:宜采用右下腹经腹直肌切口,利于术中探查和确诊,切除阑尾,清除腹腔脓液或冲洗腹腔,根据情况放置腹腔引流。术中注意保护切口,冲洗切口,一期缝合。术后注意观察切口,有感染时及时引流。也可采用腹腔镜阑尾切除术。

（4）阑尾周围脓肿：阑尾脓肿尚未破溃时可以按急性化脓性阑尾炎处理。如阑尾穿孔已被包裹形成阑尾周围脓肿，病情较稳定，宜应用抗生素治疗或同时联合中药治疗促进脓肿吸收消退，也可在超声引导下穿刺抽脓或置管引流。如脓肿扩大，无局限趋势，宜先行超声检查，确定切口部位后行手术切开引流。手术目的以引流为主，如阑尾显露方便，也应切除阑尾，阑尾根部完整者施单纯结扎。如阑尾根部坏疽穿孔，可行"U"字缝合关闭阑尾开口的盲肠壁。术后加强支持治疗，合理使用抗生素。

2. 特殊情况下阑尾切除术

（1）阑尾尖端粘连固定，不能按常规方法切除阑尾，可先将阑尾于根部结扎切断，残端处理后再分段切断阑尾系膜，最后切除整个阑尾。此为阑尾逆行切除法。

（2）盲肠后位阑尾，宜剪开侧腹膜，将盲肠向内翻，显露阑尾，直视下切除。再将侧腹膜缝合。

（3）盲肠水肿不宜用荷包埋入缝合时，宜用"8"字或"U"字缝合，缝在结肠带上，将系膜一并结扎在缝线上。

（4）局部渗出或脓液不多，用纱布多次蘸净，不要用盐水冲洗，以防炎症扩散。如已穿孔，腹膜炎范围大，术中腹腔渗出多，应彻底清除腹腔脓液或冲洗腹腔并放置引流。

（5）如合并移动盲肠，阑尾切除后，应同时将盲肠皱襞折叠紧缩缝合。

（三）内镜治疗

内镜逆行性阑尾炎治疗术（endoscopic retrograde appendicitis therapy，ERAT）主要通过解除阑尾腔的狭窄阻塞而达到治疗效果，还能保留阑尾的功能。ERAT 主要针对急性非复杂性阑尾炎，对于抗生素治疗失败率高的阑尾粪石患者更为推荐，而对于阑尾穿孔、周围脓肿、腹膜炎等复杂性阑尾炎的患者不推荐使用。ERAT 诊断与治疗相结合，通过结肠镜插入导管注射造影剂观察有无阑尾炎，确诊后通过导管的灌洗或球囊网篮的取石解除阑尾腔梗阻，在必要时放入阑尾支架引流脓液，术后一周再次行结肠镜复查阑尾口炎症恢复情况并拔出阑尾支架。

二、中医治疗

（一）辨证分型治疗

根据中医对急性阑尾炎病因病理的认识，本病的主要治疗原则为清热解毒、通里攻下、行气活血。多采用大黄牡丹汤为主方，再根据气滞、血瘀、热毒等轻重程度而辨证加减分型论治。

1. 瘀滞型

治法：行气活血，清热解毒，通里攻下。

代表方：阑尾化瘀汤（《新急腹症学》）。

常用药：川楝子、木香、桃仁、延胡索、牡丹皮、金银花、生大黄。

2. 蕴热型

治法：清热解毒，行气活血，通里攻下。

代表方：阑尾清化汤（《新急腹症学》）。

常用药:川楝子、桃仁、赤芍、牡丹皮、金银花、蒲公英、大黄、甘草。

3. 热毒型

治法:清热凉血,活血化瘀。

代表方:阑尾清解汤(《新急腹症学》)。

常用药:川楝子、木香、牡丹皮、金银花、蒲公英、甘草、大黄、冬瓜子。

4. 脓肿型

治法:泻热破结,散结消肿。

代表方:大黄牡丹汤(《金匮要略》)。

常用药:大黄、芒硝、桃仁、牡丹皮、冬瓜仁、柴胡、白芷、红藤、薏苡仁。

(二)中成药

1. 清热解毒类

(1)阑尾消炎片:适用于毒热蕴结,气滞血瘀,见有发热或无热,小腹(少腹)疼痛,腰骶酸痛,重坠,带下量多,色黄质稠,便秘苔黄腻等证或肠痈,慢性盆腔炎见有上述证候者。口服,每次 8~12 片(0.3g/片),每日 3 次,或遵医嘱。

(2)肿节风片:清热解毒,消肿散结。用于肺炎、阑尾炎、蜂窝组织炎属热毒壅盛证候者,并可用于癌症辅助治疗。口服,每次 3 片,每日 3 次。

(3)清热消炎宁片:清热解毒,消炎止痛,舒筋活络类,用于流行性感冒、咽喉炎、肺炎、菌痢、急性胃肠炎、阑尾炎、烧伤、疮疡脓肿、蜂窝织炎。口服,每次 3~6 片(0.42g/片),每日 3 次。外用,除去薄膜衣后加温开水融化,按患处大小搽敷,每日 2~3 次。

2. 活血化瘀类

妇炎康软胶囊:活血化瘀、软坚散结、清热解毒、消炎止痛。用于慢性附件炎、盆腔炎、阴道炎、膀胱炎、慢性阑尾炎、尿路感染。口服,每次 3 粒,每日 3 次。

三、中西医结合治疗

中西医结合治疗阑尾炎是指根据患者的具体情况,准确合理地选择手术治疗或非手术治疗的适应证。老年人、小儿、妊娠期急性阑尾炎应该尽早采用手术疗法,腹腔严重感染的化脓性或穿孔性阑尾炎,应该在手术严密的观察下采用中医保守治疗,避免手术导致严重的肠粘连;瘀滞期的轻型阑尾炎中医治疗效果很好,可尽量保留阑尾在体内的免疫功能,具体可在辨证论治的基础上,参考以下研究成果,以提高临床疗效。

(一)具有抗菌消炎止痛作用的中药研究

1. 大黄   苦,寒。归脾、胃、大肠、肝、心包经。功效泻下攻积,清热泻火,凉血解毒,逐瘀通经,利湿退黄。用于实热积滞便秘,痈肿疔疮,肠痈腹痛等。《神农本草经》谓:"大黄,味苦寒,主下瘀血,除血闭寒热,破癥瘕积聚,留饮宿食,荡涤肠胃,推陈致新,通利水谷,调中化食,安和五脏。"具有破坏并抑制细菌合成,抑制炎性因子活化、表达,具有免疫上的双向调节,抗炎、抗病毒、减轻内毒素的作用。

2. 枳实   苦、辛、微寒,归脾、胃、大肠经,功效在于消积导滞,行气化痰,《本草纲目》曰其"破结实,消胀满,安胃气,止溏泄"。现代研究表明枳实主要成分橙皮苷、柚皮苷等,具有抗溃疡、镇痛、镇静、抗血栓等作用。

3. **白术** 甘、苦、温，归脾、胃经，功效为健脾益气，是治疗脾虚诸证之要药。《医学启源》记载："温中……去脾胃湿……除脾胃中热……强脾胃。"《本草汇言》云："白术，乃扶植脾胃之要药。"现代药理研究，白术主要含挥发油，具有调节胃肠道动力、促进蛋白合成、抗菌、促进细胞免疫功能及提高抗病能力的作用。

4. **陈皮** 辛、苦、温，归脾、肺经，主要功效为健脾理气，燥湿化痰，是健脾理气之良药。《本草纲目》曰："疗反胃嘈杂，时吐清水……大便闭塞……入食料解鱼腥毒。"《本草汇言》称其："脾胃之圣药也。"陈皮在现代研究中主要成分为右旋柠檬烯、川陈皮素等，具有抗溃疡、利胆、抗菌、抗病毒、抗凝等作用。

5. **薏苡仁** 甘、淡、微寒，归脾、胃、肺经，其功效在于健脾补肺，清热利湿、排脓。《本草纲目》曰其"阳明药也，故能健脾益胃"。《名医别录》记载"利肠胃，消水肿，令人能食"。现代研究表明薏苡仁主要成分含淀粉、蛋白质、薏苡仁油、薏苡仁酯等，具有抗溃疡、抗菌、解热、镇静、镇痛、抗癌等作用。

6. **白扁豆** 甘、微温，归脾、胃经，功效为健脾化湿，利水消肿，解毒。《中药志》曰其："暖脾胃，消暑，除湿热。"《中国药典》也说："健脾胃，清暑湿，用于脾胃虚弱。"现代研究表明白扁豆主要成分含蛋白质、维生素等，具抗胰蛋白酶活性、抑制痢疾杆菌、提高细胞的免疫功能等作用。

7. **路路通** 辛、平、苦，归脾、胃经，本品功善利水除湿、通络。《中药志》："通经利水，除湿热痹痛"。《常用中草药手册》："祛风除湿，行气活血，治胃气痛。"现代研究表明路路通主要成分含苏合香素、环氧苏合香素等，具护肝、抑制蛋清性关节肿胀作用。

8. **通草** 甘、淡、性微寒，归肺、胃经，主要功效为清热利水。《长沙药解》记载："通经闭，疗黄疸，消痈疽，利鼻痈，除心烦。"《本草图经》曰："利小便，兼解诸药毒。"现代研究表明通草主要成分含木髓中含灰分、脂肪、粗纤维等，具利尿、促进乳汁分泌作用。

9. **厚朴** 苦、辛、性温，归脾、胃、大肠经，本品功善行气燥湿，消积导滞，《名医别录》："温中益气，消痰下气。"现代研究表明厚朴主要成分含厚朴酚、厚朴新酚等，具抗菌、抑制胃酸分泌、防治溃疡等作用。

10. **白僵蚕** 辛、咸、平，归肝、肺经，有祛风通络、散结之功。《玉楸药解》记载："活络通经，祛风开痹。"现代研究表明白僵蚕主要成分含草酸铵、蛋白质、脂肪、甘氨酸等，具有抑制大肠埃希菌、催眠、抗惊厥等作用。

11. **木瓜** 酸、温，归肝、脾经，本品功善和胃除湿，健脾消食，舒经通络。《名医别录》曰："主湿痹邪气，霍乱大吐下。"《本草新编》曰："气脱能固，气滞能和，平胃以滋脾。"现代研究表明木瓜主要成分含皂苷、维生素、苹果酸等，具有缓解胃肠肌痉挛、保肝、抗菌、增强机体的抗病能力等作用。

（二）中药复方

1. **大黄牡丹汤** 实验研究证明大黄牡丹汤能够调节全身炎症反应综合征（SIRS）炎性反应系统和抗炎性反应系统之间的平衡紊乱，改善病情；结合西药能明显降低急腹症患者外周血内毒素含量，抑制炎症介质的产生，减少内毒素血症的产生，从而改善预后；能促进手术后肠道蠕动，改善肠道血液循环，减少术后并发症，促进吻合口愈合。

2. 薏苡附子败酱散 薏苡附子败酱散出自《金匮要略·疮痈肠痈浸淫病脉证并治》,专用于治疗肠痈,且多数医家认为其是热毒内蕴,化腐成脓,阳气不振;现代药理学及临床研究认为,薏苡附子败酱散中诸药有促进组织修复、改善血液循环及营养状况、增强消炎和免疫功能、使坏死细胞恢复活力的作用。

四、名医诊治经验

1. 山东中医药大学教授、泰安市名中医张厚东教授治疗急性阑尾炎,法以理气化痰活血为主,并自拟阑尾通冲剂,经多年临床实践,疗效确切。组成:当归、枳壳、瓜蒌子、郁金、桃仁、薤白、川楝子、延胡索、生蒲黄、降香、五灵脂。方中瓜蒌子化痰下气、润肠通便;郁金清气化痰、散瘀血;当归补血和血,润肠通便;桃仁活血祛瘀、润肠通便;枳壳理气行滞;薤白行气导滞散结;川楝子行气止痛;延胡索理气活血止痛,既入血分,又入气分,能行血中气滞,气中血滞;蒲黄凉血活血;五灵脂活血散瘀;降香理气行瘀止痛。瘀滞化热者,加白花蛇舌草以清热消痈解毒。

2. 名老中医赵炳南从临床多年经验总结出阑尾湿热经验方,本方通过清热利湿以泄湿热邪毒、健脾益气以培元固本,使术后脾胃正气和气机升降得到恢复。药物组成:薏苡仁,厚朴,路路通,通草,芡实,白扁豆,白僵蚕,枳实,红豆蔻,白术,陈皮,木瓜。方中白术、陈皮健脾益气为君,芡实、薏苡仁、白扁豆健脾和胃而去湿为臣,佐以路路通、通草、厚朴、白僵蚕、木瓜通络软坚,清热除湿,反佐以辛温祛湿化痰的红豆蔻化郁结凝滞,枳实功能清热利湿,醒脾助运化,又能生津,使腑热得清,脾胃功能得以恢复。气滞重者,加青皮、香附理气止痛;湿重于热,加藿香、佩兰健脾化湿;热重于湿,加黄芩、黄连、石膏清热燥湿、解毒。

五、中医适宜技术

1. **针刺疗法** 可作为辅助治疗方法,具有促进肠蠕动、促使停滞物排出、改善血运、止痛、退热、提高人体免疫功能等作用。主穴:双侧足三里或阑尾穴。配穴:发热加曲池、合谷或尺泽放血;恶心呕吐加内关、中脘;痛剧加天枢;腹胀加大肠俞、次髎。均取泻法,每次留针0.5~1小时,每隔15分钟强刺激1次,每日2次。加用电针可提高疗效。

2. **外敷中药** 常用双柏散(大黄、侧柏叶各2份,黄柏、泽兰、薄荷各1份,研成细末),以水蜜调成糊状热敷右下腹,每日2次。或用消炎散(芙蓉叶、大黄各120g,黄芩、黄连、黄柏、泽兰叶各250g,冰片10g,共研细末),以黄酒或75%酒精调成糊状,按照炎症范围大小敷于患处,每日2次。

3. **中药灌肠** 采用通里攻下、清热化瘀的中草药煎剂200ml或通腑泻热灌肠合剂250ml(大黄、柴胡、木香各20g,芒硝、莱菔子各20g,虎杖、地榆各60g)做保留灌肠,每日2次。能充分发挥中药的局部和整体的治疗作用,抗炎消肿,并能促进肠蠕动,预防肠粘连和并发症的发生。

【预后】

肠痈发病急骤,变化较多。绝大多数患者起病之初,先出现瘀滞型的临床症状,此时痈未成脓,应抓紧时机,进行治疗,可使病程终止于瘀滞型阶段,不向湿热型转化。若延误诊断或治疗不当,病情即进一步发展,出现痈已成脓的一系列症状。此时若能及时治疗,尚可使病情终止于湿热型阶段,不向热毒型转化。若仍然失治,即出现痈脓已溃的临床表现,病情恶化,有部分患者由于病邪势猛,或正气本虚,起病伊始,迅即出现湿热型或热毒型的临床症状,尤以儿童和老年患者多见,不可不知。

肠痈预后,大多良好。在瘀滞型阶段能得到及时而正确的治疗,一般可在三五日内康复。但药物或其他疗法,应持续治疗 7~10 日,以巩固疗效。若用药时间不够,有少数患者,以后可能成为慢性肠痈,反复发作,缠绵难愈。湿热型患者,预后亦大多良好,但康复和治疗时间都需要更长一些。热毒型患者,病情凶险,需密切观察,积极治疗,并应及时判断病情,进行中西医结合治疗。

第十六节　肠 梗 阻

【概述】

肠梗阻(intestinal obstruction)是指各种原因导致的肠内容物不能正常运行、顺利通过肠道的病症,是常见的外科急腹症之一。临床以腹痛、便秘、呕吐及无排便排气为主要表现。肠梗阻不但可引起肠管本身解剖与功能上的改变,并且可导致全身性生理上的紊乱。

根据肠梗阻的特点,大致相当于中医学的"肠结""关格"等范畴。

【流行病学】

在美国,大约 15% 的急性腹痛入院病例和大约 20% 需要急性外科治疗的病例都是由肠梗阻引起的。在我国肠梗阻的发病率占急腹症的 10% 左右,仅次于急性阑尾炎和胆道疾病。小肠梗阻常由粘连、疝气和肿瘤引起。其中粘连性小肠梗阻占小肠梗阻病例的 55%~75%,其余病例为疝气和小肠肿瘤。而大肠梗阻常见原因为结直肠肿瘤。大肠梗阻在结直肠肿瘤急性并发症中高达 80%。

【病因病机】

一、西医认识

(一)病因和发病机制

本病病因及发病机制十分复杂,涉及肠管自身病变、肠管外病变、肠腔内容物和神经肌肉紊乱等。

1. 根据肠梗阻的基本病因可分为机械性、动力性、血运性肠梗阻。

(1)机械性肠梗阻(mechanical intestinal obstruction)最为常见,是指由于各种原因引起的肠腔变狭小,使肠内容物通过发生障碍。其病因包括粪石、胆结石、寄生虫(绦虫、蛔虫)、异物等所致的肠腔堵塞;粘连带压迫、肠管扭转、嵌顿疝、肿瘤、脓肿压迫等所致肠管受压;肿瘤、先天性肠道闭锁、炎症性肠病(如克罗恩病)、先天性肠扭转不良等所致肠腔狭窄。

（2）动力性肠梗阻是由于神经反射或毒素刺激引起肠壁肌肉功能紊乱,造成肠蠕动丧失或肠管痉挛,以致肠内容物不能正常运行,但无器质性的肠腔狭窄。动力性肠梗阻分为麻痹性肠梗阻和痉挛性肠梗阻两类。麻痹性肠梗阻病因包括腹部或者盆腔手术后、急性弥漫性腹膜炎、腹膜后出血、感染;痉挛性肠梗阻病因包括肠道功能紊乱、急性肠炎、和慢性铅中毒。

（3）血运性肠梗阻是由于肠系膜血管栓塞或血栓形成,使肠管血运障碍,造成肠壁缺血、肠蠕动障碍,继而发生肠麻痹而使肠内容物不能正常运行。

2. 根据肠壁有无血运障碍,肠梗阻又可分为单纯性肠梗阻和绞窄性肠梗阻。

（1）单纯性肠梗阻:只是肠内容物通过受阻,而肠管无血运障碍。

（2）绞窄性肠梗阻:指梗阻伴有肠壁血运障碍者,可因肠系膜血管受压、血栓形成或栓塞引起。

3. 肠梗阻根据梗阻的部位又可分为高位(如十二指肠或空肠)和低位(回肠)、结肠梗阻。

4. 根据梗阻的程度又可分为完全性和不完全性肠梗阻。

5. 根据发展过程的快慢还可分为急性和慢性肠梗阻。

若一段肠袢两端(远、近端)完全被堵塞导致肠内容物通过障碍的肠梗阻则称闭袢性肠梗阻,常见病因有肠扭转、绞窄性疝、结肠肿瘤等。

（二）病理和病理生理

1. 局部变化　机械性肠梗阻一旦发生,梗阻以上肠蠕动增加,肠腔内因气体和液体的积聚而膨胀。肠梗阻部位愈低,时间愈长,肠膨胀愈明显。梗阻以下肠管则瘪陷、空虚或仅存积少量粪便。扩张肠管和塌陷肠管交界处即为梗阻所在,这对手术中寻找梗阻部位至为重要。肠腔压力不断升高,可使肠壁静脉回流受阻,肠壁充血水肿,液体外渗。同时肠壁及毛细血管通透性增加,肠壁上有出血点,并有血性渗出液渗入肠腔和腹腔。在闭袢型肠梗阻,肠内压可增加至更高点。肠内容物和大量细菌渗入腹腔,引起腹膜炎。最后,肠管可因缺血坏死而溃破穿孔。

2. 全身变化

（1）水、电解质和酸碱失衡:肠梗阻时,胃肠道分泌的液体不能被吸收返回全身循环而积存在肠腔,同时肠壁继续有液体向肠腔内渗出,导致体液在第三间隙的丢失。高位肠梗阻由于不能进食,同时出现的大量呕吐更易出现脱水,并且丢失大量的胃酸和氯离子,故有代谢性碱中毒;低位小肠梗阻丢失大量的碱性消化液,加之组织灌注不良,酸性代谢产物剧增,可引起严重的代谢性酸中毒。

（2）血容量下降:肠膨胀可影响肠壁静脉回流,大量血浆渗出至肠腔和腹腔内,如有肠绞窄则更易丢失大量血浆和血液。此外,肠梗阻时蛋白质分解增多,肝合成蛋白的能力下降等,都可加剧血浆蛋白的减少和血容量下降。

（3）休克:严重的缺水、血容量减少、电解质紊乱、酸碱平衡失调、细菌感染、中毒等,可引起休克。当肠坏死、穿孔,发生腹膜炎时,全身中毒尤为严重。最后可引起严重的低血容量性休克和中毒性休克。

（4）呼吸和心脏功能障碍：肠膨胀时腹压增高，横膈上升，影响肺内气体交换；腹痛和腹胀可使腹式呼吸减弱；腹压增高和血容量不足可使下腔静脉回流量减少，心排血量减少，而致呼吸、循环功能障碍。

二、中医认识

根据中医文献论述，应将肠梗阻称为"肠结"。关于"肠结"之病名，最早见于张锡纯《医学衷中参西录》，《医学衷中参西录·医方·治燥结方》及《医论·论肠结治法》中对本病均有论述，因"治宿食结于肠间，不能下行，大便多日不通。其证或因饮食过度，或因恣食生冷，或因寒火凝结，或因呕吐既久，胃气冲气，皆上逆不下降"，提出"肠结最为紧要之证，恒与人性命有关。或因常常呕吐，或因多食生冷及硬物，或因怒后饱食，皆可致肠结，其结多在十二指肠及小肠间，有结于幽门者。其证有腹疼者，有呕吐者，尤为难治。"因肠梗阻以腹痛、腹胀、呕吐及大便不通为主要表现，故目前多认为其与中医的"肠结"较为相近。

肠结属外科急症，中医学认为其主要发病因素在于气滞、血瘀、寒凝、热结、湿阻、食积、虫团客于肠间，清浊相混、糟粕内停，而致肠腑通降失司，气机逆乱。这与西医学由于粪石、胆结石、寄生虫（绦虫等）、异物等堵塞肠腔为发病原因的观点相一致。由于暴饮暴食，或嗜食肥甘厚味，酿湿成痰，食湿痰交阻于肠道，而致传导通降功能失调，气机逆乱。寒邪凝滞肠间，血不得散，气血痞结，致肠管挛急牵引；热邪侵入肠中，损伤脉络，气血瘀滞，瘀热互结于肠腑，均可致肠道通降失司，壅滞上逆而发为本病。情志不畅，郁怒伤肝，气机逆乱而致脏腑功能失调，气血瘀滞肠道。或因过食辛热厚味致肠胃积热或热性病后余热留恋，津液不足耗伤肠道津液；或病后、产后及年老体弱，气血亏虚，气虚则肠道传导无力，血虚则津枯不能润肠，均可致燥屎内结，壅塞肠腑，传化失司，浊气不降，积于肠内而成。由于蛔虫堵塞肠道，致肠腑通降失司，气机逆乱而成。

本病病位在大肠、小肠，但病机与肝、脾胃及肺密切相关。基本病机是肠道通降功能失调，气机郁滞，或与寒热、痰饮、水湿、瘀血、食积、粪块、虫团互结，积于肠内而发病。因此气机壅滞可见于任何证型，并贯穿于疾病始终。肠结病起病急，病情发展迅速，且易发生变化，临床除可以单一证候出现，也可常见两证或三证兼夹等复合证候。肠结病急性期患者以实热内结证、气机壅滞证多见，肠腑气机不利，涩滞不通，热结饮停，呈现痛、吐、胀、闭四大症状。随着疾病的不断发展，邪正消长变化，而致肠腑瘀血阻滞，痛有定处，胀无休止，甚至瘀积成块或血不归经，而致呕血、便血；进一步发展则逐渐出现气滞血瘀，郁久化热生火，瘀热互结，血败肉腐，邪实正虚，而致气阴两虚。

【诊断】

一、辨病

（一）临床表现

1.典型表现

（1）腹痛：机械性肠梗阻发生时，梗阻部位以上强烈肠蠕动，即发生腹痛。之后由于肠管肌过度疲劳而呈暂时性弛缓状态,腹痛也随之消失,故机械性肠梗阻的腹痛是阵发性绞痛性质。在腹痛的同时伴有高亢的肠鸣音,当肠腔有积气积液时,肠鸣音呈气过水声或高调金属音。患者常自觉有气体在肠内窜行,并受阻于某一部位,有时能见到肠型和肠蠕动波。如果腹痛的间歇期不断缩短,以致成为剧烈的持续性腹痛,则应该警惕可能是绞窄性肠梗阻的表现。

麻痹性肠梗阻的肠壁肌呈瘫痪状态,没有收缩蠕动,因此无阵发性腹痛,只有持续性胀痛或不适。听诊时肠鸣音减弱或消失。

（2）呕吐:在肠梗阻早期,呕吐呈反射性,吐出物为食物、胃及十二指肠内容物,此后呕吐随梗阻位置高低有所不同。高位肠梗阻呕吐出现较早,呕吐较频繁,吐出物主要为胃及十二指肠内容物。低位肠梗阻则呕吐出现较迟而少,初为胃内容物,后期的呕吐物为积蓄在肠内并经发酵、腐败呈粪样的肠内容物。发生血运障碍时,吐出物可呈棕褐色或血性。麻痹性肠梗阻时,呕吐多呈溢出性。

（3）腹胀:发生在腹痛之后,其程度与梗阻部位有关。高位肠梗阻腹胀不明显,但有时可见胃型。低位肠梗阻及麻痹性肠梗阻腹胀显著,遍及全腹。在腹壁较薄处,常可见肠管膨胀,出现肠型。结肠梗阻时,如果回盲瓣关闭良好,梗阻以上肠袢可成闭袢,则腹周膨胀显著。腹部隆起不均匀对称,是肠扭转等闭袢性肠梗阻的特点。

（4）肛门停止排气排便:完全性肠梗阻发生后,肠内容物不能通过梗阻部位,梗阻以下的肠管处于空虚状态,临床表现为停止排气排便。但在梗阻的初期,尤其是高位其下面积存的气体和粪便仍可排出,不能误诊为不是肠梗阻或是不完全性肠梗阻。某些绞窄性肠梗阻,如肠套叠、肠系膜血管栓塞或血栓形成,则可排出血性黏液样粪便。

2. 体征　单纯性肠梗阻早期全身情况无明显变化。晚期因呕吐、脱水及电解质紊乱可出现唇干舌燥、眼窝内陷、皮肤弹性减退、脉搏细弱等。绞窄性肠梗阻患者可出现全身中毒症状及休克。

腹部视诊:机械性肠梗阻常可见肠型和蠕动波。肠扭转时腹胀多不对称;麻痹性肠梗阻则腹胀均匀。

触诊:单纯性肠梗阻因肠管膨胀,可有轻度压痛,但无腹膜刺激征;绞窄性肠梗阻时,可有固定压痛和腹膜刺激征,压痛的肿块常为有绞窄的肠袢。

叩诊:绞窄性肠梗阻时,腹腔有渗液,移动性浊音可呈阳性。

听诊:肠鸣音亢进,有气过水声或金属音,为机械性肠梗阻表现。麻痹性肠梗阻时,则肠鸣音减弱或消失。

（二）实验室及其他检查

1. 血常规　单纯性肠梗阻无早期明显改变。随病情发展可出现白细胞升高、中性粒细胞比例升高(多见于绞窄性肠梗阻)。

2. 血生化　可见血红蛋白值、血细胞比容升高。电解质和酸碱失衡。

3. 尿常规　尿比重增高。

4. 呕吐物及粪便检查　了解消化道的出血情况。当肠管血运障碍时,可含大量红细胞或隐血阳性。

5. X线检查　一般在梗阻发生后的 4~6 小时做该检查可见肠内的积气。若见较多胀气肠袢及气液平面,提示可能肠梗阻。若立位腹X线片表现为固定孤立的肠袢,呈咖啡豆状、假肿瘤状及花瓣状,且肠间隙增宽,需考虑绞窄性肠梗阻。若没有相应征象亦不能排除肠梗阻诊断。

6. CT　肠管扩张、肠管直径的突然变化、肠壁增厚、肠系膜血管走向改变和弥漫性充血以及肠腔外改变,如大量腹水等。适用于疑似肠梗阻的患者进一步评估,有助于协助明确肠梗阻原因和程度,如肠扭转或肠绞窄。

7. 小肠CT造影　将造影剂(对比剂)通过口服或灌肠使全小肠充盈后再行CT扫描。该检查有助于诊断临床高度怀疑梗阻且症状相对稳定的患者。水溶性对比剂不仅对部分小肠梗阻具有诊断意义,而且有治疗价值。

8. 超声检查　可见包括肠管持续性扩张、肠腔内积气积液、肠壁水肿增厚以及肠管蠕动增强等。对严重肠梗阻的筛查敏感性较高(85%),常常是儿童肠套叠诊断的首选检查。

(三)诊断要点

典型的单纯性肠梗阻有阵发性腹部绞痛、呕吐、腹胀、停止肛门排气排便四大症状和肠鸣音亢进等,一般在肠梗阻发生4~6小时,X线检查即显示出肠腔内气体;立位或侧卧位透视或拍片,可见胀气肠袢及气液平面,可予确诊。同时区分是机械性还是动力性梗阻,单纯性还是绞窄性梗阻,高位还是低位梗阻,完全性还是不完全性梗阻及引起梗阻的原因。肠梗阻的早期诊断和及时评估病情至关重要,是改善预后、降低肠坏死率的关键。另外诊断肠梗阻必须与其他类型的急腹症如急性胃肠炎、急性胰腺炎、输尿管结石等相鉴别。

还需注意的是,有时肠梗阻早期并不具备上述典型表现,仅有腹痛与呕吐,特别是某些绞窄性肠梗阻的早期,可能与输尿管结石、卵巢囊肿蒂扭转、急性坏死性胰腺炎等混淆,甚至误诊为一般肠痉挛,尤应警惕。同时,由于肠梗阻的部位不同,X线表现也各有其特点:如空肠黏膜环状皱襞可显示"鱼肋骨刺"状,回肠黏膜则无此表现;结肠胀气位于腹部周边,显示结肠袋形。当怀疑肠套叠、乙状结肠扭转或结肠肿瘤时,可做钡剂灌肠或CT检查以助诊断。

(四)鉴别诊断

1. 输尿管结石　疼痛剧烈难忍,阵发性发作,位于腰部或上腹部,并沿输尿管行径向下放散,伴血尿、恶心、呕吐,膀胱刺激征,肾区有叩击痛,泌尿系超声及腹部X线检查可确诊。

2. 卵巢囊肿蒂扭转　发作突然,左或右下腹剧烈疼痛。出现腹膜炎提示囊肿缺血坏死。经阴道和下腹双合诊及盆腔三维彩超检查可确定诊断。

3. 急性坏死性胰腺炎　急性胰腺炎多于暴饮暴食或饮酒后发病,上腹偏左侧腹痛,持续剧烈,可向左肩、左腰背部放射。恶心、呕吐后腹痛不缓解。胰腺投影区可有腹膜炎;可有腹胀,表现为麻痹性肠梗阻。化验血或尿淀粉酶明显升高,血脂肪酶升高更有诊断价值。增强CT检查提示胰腺弥漫性肿大,密度不均,胰腺坏死时出现质地不均、液化和蜂窝状低密度区,胰周积液,可确诊。

4. 胃十二指肠溃疡急性穿孔　根据过去的溃疡病史,突然发生的持续性上腹剧烈疼痛,很快扩散到全腹,常伴有轻度休克症状。体格检查时有明显的腹膜刺激征,特别是肝浊音界缩小或消失。X线检查膈下有游离气体,即能确诊。

5. 急性阑尾炎　出现急性腹痛的患者症状上有时与肠梗阻类似,体征上主要以右下腹部固定点压痛为标志,超声检查有助于鉴别诊断。

6. 妇科疾病 对于急性腹痛的女性患者,需要额外注意是否有相关妇科疾病,如盆腔炎、异位妊娠、卵巢肿瘤等。通过病史、查体,必要时辅以影像学检查,一般不难鉴别。

7. 肠梗阻类型诊断鉴别

(1)机械性与动力性梗阻:机械性肠梗阻是常见的肠梗阻类型,具有上述典型临床表现。X线检查可显示胀气限于梗阻以上的部分肠管,即使晚期并发肠绞窄和麻痹,结肠也不会全部胀气。麻痹性肠梗阻无阵发性绞痛等肠蠕动亢进的表现,相反为肠蠕动减弱或消失,表现为持续腹胀,但无腹痛,且多与腹腔感染、外伤、腹膜后感染、血肿、腹部手术、肠道炎症、脊髓损伤等有关。X线检查可显示大、小肠全部充气扩张,可与机械性肠梗阻相鉴别。

(2)单纯性与绞窄性梗阻:绞窄性肠梗阻有血运障碍,可发生肠坏死、穿孔与腹膜炎,预后严重,必须及早进行手术治疗。有下列表现者,应考虑绞窄性肠梗阻的可能:腹痛发作急骤,起始即为持续性剧烈疼痛,或在阵发性加重之间仍有持续性疼痛;肠鸣音可不亢进;有时出现腰背部痛,呕吐出现早、剧烈而频繁;呕吐物、胃肠减压抽出液、肛门排出物为血性,或腹腔穿刺抽出血性液体;腹胀不对称,腹部有局部隆起或触及有压痛的肿块(胀大的肠祥);有明显腹膜刺激征,体温上升、脉率增快、白细胞计数增高;腹部X线检查见孤立、突出胀大的肠祥、不因时间而改变位置,或有假肿瘤状阴影;或肠间隙增宽,提示有腹水;病情发展迅速,早期出现休克,抗休克治疗后改善不显著;经积极非手术治疗而症状体征无明显改善。

(3)高位与低位梗阻:高位小肠梗阻的特点是呕吐发生早而频繁,腹胀不明显。低位小肠梗阻的特点是腹胀明显,呕吐出现晚而次数少,并可吐粪样物。结肠梗阻与低位小肠梗阻的临床表现很相似,鉴别较困难,X线检查有很大帮助。低位小肠梗阻,扩张的肠祥在腹中部,呈"阶梯状"排列,而结肠内无积气。结肠梗阻时扩大的肠祥分布在腹部周围,可见结肠袋,胀气的结肠阴影在梗阻部位突然中断,盲肠胀气最显著,小肠内胀气可不明显。

(4)完全性与不完全性梗阻:完全性梗阻呕吐频繁,如为低位梗阻腹胀明显,完全停止排便排气。X线腹部检查见梗阻以上肠祥明显充气和扩张,梗阻以下结肠内无气体。不完全梗阻呕吐与腹胀都较轻或无呕吐,X线所见肠祥充气扩张都较不明显,而结肠内仍有气体存在。

(五)并发症

1. 肠膨胀 机械性肠梗阻时,梗阻以上的肠腔由于积液积气而膨胀,造成肠蠕动增强,而强烈的蠕动则引起肠绞痛。肠管内压力的增高可使肠壁静脉回流障碍,引起肠壁充血水肿。通透性增加。肠管内压力继续增高可使肠壁血流阻断使单纯性肠梗阻变为绞窄性肠梗阻。严重的肠膨胀甚至可使横膈抬高,影响患者的呼吸和循环功能。

2. 体液和电解质的丢失 肠梗阻时肠膨胀可引起反射性呕吐。高位小肠梗阻时呕吐频繁,大量水分和电解质被排出体外。如梗阻位于幽门或十二指肠上段,呕出过多胃酸,则易产生脱水和低氯低钾性碱中毒。如梗阻位于十二指肠下段或空肠上段,则碳酸盐的丢失严重。低位肠梗阻,呕吐虽远不如高位者少见,但因肠黏膜吸收功能降低而分泌液量增多,梗阻以上肠腔中积留大量液体,有时多达5~10L,内含大量碳酸氢钠。这些液体虽未被排出体外,但封闭在肠腔内不能进入血液,等于体液的丢失。此外,过度的肠膨胀影响静脉回流,导致肠壁水肿和血浆外渗,在绞窄性肠梗阻时,血和血浆的丢失尤其严重。因此,患者多发生脱水伴少尿、氮质血症和酸中毒。如脱水持续,血液进一步浓缩,则导致低血压和低血容量休克。失钾和不进饮食所致的血钾过低可引起肠麻痹,进而加重肠梗阻的发展。

3. 感染和脓毒血症 单纯性机械性小肠梗阻时,肠内纵有细菌和毒素也不能通过正常的肠黏膜屏障,因而危害不大。若梗阻转变为绞窄性,开始时,静脉血流被阻断,受累的肠壁渗出大量血液和血浆,使血容量进一步减少,继而动脉血流被阻断而加速肠壁的缺血性坏死。绞窄段肠腔中的液体含大量细菌(如梭状芽孢杆菌、链球菌、大肠埃希菌等)、血液和坏死组织,细菌的毒素以及血液和坏死组织的分解产物均具有极强的毒性。这种液体通过破损或穿孔的肠壁进入腹腔后,可引起强烈的腹膜刺激和感染,被腹膜吸收后,则引起脓毒血症。严重的腹膜炎和毒血症是导致肠梗阻患者死亡的主要原因。

二、辨证

(一)辨证要点

1. 辨轻重缓急 掌握病情的轻重缓急对制订治疗方案和判断预后十分重要,如腹痛发作急骤,起始即为持续性剧烈疼痛,或在阵发性加重之间仍有持续性疼痛,呕吐出现早、剧烈而频繁,呕吐物为血性,或伴发热,属急症、重症。而腹痛、腹胀、呕吐不甚,或无呕吐,则病情较缓,属于轻症。

2. 辨正邪虚实 虚则补之,实则泻之,不辨虚实,易犯虚虚实实之戒。一般而言,起病急,腹痛拒按,痛无休止,痛位不移,腹胀如鼓,腹中转气停止,呕吐频频,便闭者,多属实证;而病程稍长,腹部胀满,疼痛,忽急忽缓,喜温喜按,恶心呕吐,大便不通,面白无华,乏力倦怠者,多属正虚邪盛。

(二)辨证分型

1. 气机壅滞证
主症:①腹痛时作时止,痛无定处;②腹胀如鼓,腹中转气;③大便秘结或无矢气或便闭。
次症:①恶心;②呕吐;③嗳气。
舌脉:舌质红或舌淡红,苔薄白,脉弦紧。

2. 实热内结证
主症:①腹胀,腹痛拒按;②大便秘结或无矢气,便闭;③口干口臭。
次症:①身热;②烦渴引饮;③小便短赤。
舌脉:舌质红,舌苔黄腻或燥,脉滑数。

3. 脉络瘀阻证
主症:①腹痛拒按,痛有定处;②腹胀如鼓,胀无休止;③无矢气或便闭。
次症:①可见呕血;②夜难入寐;③肌肤甲错。
舌脉:舌质红或暗红,苔黄或有瘀斑,脉弦涩。

4. 气阴两虚证
主症:①腹部胀满,疼痛;忽急忽缓,喜温喜按;②大便不通。
次症:①恶心呕吐;②乏力;③面白无华;④潮热盗汗。
舌脉:舌质淡或淡红苔白,脉细弱或细数。
证候诊断:主症必备,加次症2项及以上,结合舌脉,即可诊断。

K 【治疗】

一、治疗原则

肠梗阻的治疗原则是纠正因肠梗阻所引起的全身生理紊乱（如水、电解质、酸碱平衡紊乱）和解除梗阻。具体治疗方法需要根据肠梗阻的类型、部位和患者的全身情况而定。治疗方法可分为非手术治疗和手术治疗。

二、西医治疗

（一）基础治疗

1. 禁食、胃肠减压　是治疗肠梗阻的主要措施之一。禁食，减轻胃肠负担。放置胃管，减轻胃肠道内积留的气体和液体，减轻肠腔膨胀，降低肠腔内压力，有利于肠壁血液循环的恢复，减少肠壁水肿。同时还可减轻腹内压，改善因膈肌抬高而导致的呼吸与循环障碍。

2. 纠正水、电解质紊乱和酸碱失衡　是极重要的措施。输液所需容量和种类须根据呕吐情况、缺水体征、血液浓缩程度、尿排出量和比重，并结合血清钾、钠、氯和血气分析监测结果而定。单纯性肠梗阻，特别是早期，上述生理紊乱较易纠正。而在单纯性肠梗阻晚期和绞窄性肠梗阻，常大量的血浆和血液渗出至肠腔或腹腔，须补充血浆、全血。

3. 营养支持　根据患者实际情况选用肠内、肠外或者肠内外联合营养支持。

（二）药物治疗

1. 抗感染　肠梗阻后，肠壁血液循环有障碍，肠黏膜屏障功能受损，导致肠道细菌移位，或是肠腔内细菌直接穿透肠壁至腹腔内而造成腹部感染；同时膈肌升高可影响肺部气体交换和分泌物排出，易发生肺部感染，因此，对单纯性肠梗阻晚期，特别是绞窄性肠梗阻以及手术治疗的患者，应该使用抗生素以预防及治疗腹部及肺部感染，常用抗肠道细菌及肺部细菌的广谱抗生素，以及抗厌氧菌的抗生素。一般单纯性肠梗阻可不应用。

2. 抑制胃肠道分泌　如奥曲肽注射治疗，每次 50~100μg，每 8 小时一次；生长抑素 2ml/h 持续静脉泵注和新斯的明肌内注射每次 0.25~1mg，每日 1~2 次。奥曲肽可抑制胃肠道分泌，同时抑制肠道蠕动，可减少内脏和静脉血流。国内外研究证实，在全胃肠外营养基础上联合生长抑素可使消化液分泌减少 90%，可用于治疗肠梗阻。生长抑素用于治疗炎性肠梗阻的药理基础是抑制肠管分泌腺分泌肠液，减少肠腔炎症水肿，降低肠腔内压力，从而减轻肠腔内消化液大量积聚导致的肠管扩张和缺血性改变，维护肠黏膜屏障的完整性，从而达到治疗的目的。新斯的明用于治疗麻痹性肠梗阻一直存在争议，但有学者认为促进胃肠功能恢复效果良好。

3. 皮质激素　休克或休克前期需用，如氢化可的松每日 200mg，静脉滴注。

4. 扩血管药物　休克期出现外周血管痉挛时，在补足血容量的情况下可用酚妥拉明 8ml/h 持续静脉泵注，或多巴胺 5μg/（kg·min）持续静脉泵注射。

（三）专科治疗

1. 非手术治疗

适应证：部分肠梗阻；完全性肠梗阻早期；尚未确定的绞窄性肠梗阻；结核性、炎症性、肿瘤浸润所致的不完全肠梗阻；麻痹性或痉挛性肠梗阻；肠套叠早期等。

非手术治疗包括前述基础治疗、中医中药治疗、口服或胃肠道灌注生植物油、针刺疗法，以及根据不同病因采用低压空气或钡灌肠，纤维结肠镜减压腹部按摩等各种复位法。

2. 手术治疗

手术适应证：绞窄性肠梗阻或疑诊绞窄性肠梗阻；经非手术治疗无效或病情有进展的单纯性完全性肠梗阻；单纯性肠梗阻经非手术治疗症状不缓解，腹部体征加重，梗阻逐渐向完全性肠梗阻发展，则应转手术治疗；慢性肠梗阻有顽固症状而影响正常生活者。

手术方式：①单纯解除梗阻的手术。如粘连松解术、肠切开取除异物、肠套叠或肠扭转复位术等。②肠切除肠吻合术。对肠管因肿瘤、炎症性狭窄等，或局部肠祥已经失活坏死，则应做肠切除肠吻合术。③肠短路吻合术。当梗阻的部位切除困难，如肿瘤向周围组织广泛侵犯，或肠粘连广泛难以剥离，但肠管无坏死现象，为解除梗阻，可分离梗阻部远近端肠管做短路吻合，旷置梗阻部。④肠造口术或肠外置术。肠梗阻部位的病变复杂或者患者身体状况很差，不能耐受和进行复杂手术，可用这类术式解除梗阻，即在梗阻近端肠管作肠造口术以减压，解除因肠管高度膨胀而导致的生理紊乱。主要适用于低位肠梗阻如急性结肠梗阻，对单纯性结肠梗阻，一般采用梗阻近侧（盲肠或横结肠）造口，以解除梗阻。如已有肠坏死或肠恶性肿瘤，可切除坏死或肿瘤肠段并将两断端外置做造口术，以后再行二期手术重建肠道的连续性。

三、中医治疗

（一）辨证分型治疗

1. 气机壅滞证

治法：行气导滞，理气通腑。

代表方：厚朴三物汤（《金匮要略》）。

常用药：厚朴、生大黄（后下）、枳实。

加减：腹痛随情志变化者，可合柴胡疏肝散；腹胀痛甚者，加木香、槟榔、川楝子。

2. 实热内结证

治法：泄热导滞，通里攻下。

代表方：大承气汤（《伤寒论》）。

常用药：生大黄（后下）、枳实、芒硝（冲服）、厚朴。

加减：若伤及津液，可加生地、玄参、麦冬。若兼肝经实热，可加黄芩、栀子、龙胆草。

3. 脉络瘀阻证

治法：活血化瘀，行气通腑。

代表方：桃仁承气汤（《伤寒大白》）。

常用药：桃仁、生大黄（后下）、枳壳。

加减:若瘀热互结者,可加丹参、赤芍、丹皮等;若腹痛气滞明显者,加香附、柴胡。

4. 气阴两虚证

治法:益气养阴,润肠通便。

代表方:新加黄龙汤(《温病条辨》)。

常用药:生地、玄参、麦冬、太子参、当归、芒硝、生甘草、生大黄(后下)、海参、生姜。

加减:若气虚甚者,可选用红参,加白术;若肺气不足者,可加用生脉散;若日久肾气不足,可用大补元煎;若胃阴不足,口干口渴者,可用益胃汤;若肾阴不足,腰酸膝软者,可用六味地黄丸。

(二)中成药

1. 四磨汤口服液　顺气降逆,消积止痛。用于婴幼儿乳食内滞证,症见腹胀、腹痛、啼哭不安、厌食纳差、腹泻或便秘;中老年气滞、食积证,症见脘腹胀满、腹痛、便秘;以及腹部手术后促进肠胃功能的恢复。口服,成人每次 20ml,每日 3 次,疗程 1 周;新生儿每次 3~5ml,每日 3 次,疗程 2 日;幼儿每次 10ml,每日 3 次,疗程 3~5 日。

2. 厚朴排气合剂　行气消胀,宽中除满。用于腹部非胃肠吻合术后早期肠麻痹,症见腹部胀满,胀痛不适,腹部膨隆,无排气、排便,舌质淡红,舌苔薄白或薄腻。于术后 6 小时、10 小时各服一次,每次 50ml。服用时摇匀,稍加热后温服。

四、中西医结合治疗

肠梗阻是常见的外科急症,病因复杂,病情变化迅速,治疗不及时可导致肠坏死,危及生命。因此掌握中医中药介入的时机显得非常重要。对于绞窄性肠梗阻、肿瘤及先天性肠道畸形引起的肠梗阻,以及非手术治疗无效的患者,应尽早采取手术疗法。但是手术也是粘连性肠梗阻形成最主要的原因。对于单纯性粘连性(特别是不完全性)肠梗阻、麻痹性或痉挛性肠梗阻、蛔虫或粪块堵塞引起的肠梗阻以及肠结核等炎症引起的不完全性肠梗阻、肠套叠早期等,应尽可能采取非手术治疗,这也是中医中药介入的时机。

中医中药是治疗本病非常重要的手段,起效快,临床疗效稳定,副作用小,可提高治愈率和有效率。因此在治疗肠梗阻的过程中,应该根据病情和病因,发挥中西医的各自优势,进行优势互补。对于急性单纯性粘连性(特别是不完全性)肠梗阻,麻痹性或痉挛性肠梗阻等,可在基础治疗的基础上,采用中医药治疗,包括中药口服、保留灌肠、针灸和推拿按摩等。同时,在治疗期间,必须严密观察病情变化,如症状、体征不见好转或反有加重,即应手术治疗。对慢性肠梗阻患者,中医尤可从整体出发,根据正邪盛衰,扶正祛邪,益气养阴,理气通便,可预防本病的复发。

目前临床上治疗肠梗阻多采取辨病与辨证相结合。临床采用大承气汤加用活血化瘀药物较为普遍,常采用中药口服或保留灌肠,现代药理学研究证实,多种中药有促进肠蠕动的作用,可根据临床实际,在辨证论治的基础上,选用以下药物。①大黄:含大黄素及大黄鞣酸,大黄素能刺激肠壁改善肠收缩,使分泌增加,致肠内容物易于排出。大黄可使血浆胃动素水平以及胃肠平滑肌肌电活动显著增强。②芒硝:含硫酸钠,不易吸收,形成高渗盐溶液使肠道水分增加,刺激肠蠕动、排便。③木香:木香水煎液、木香丙酮提取物均能明显提高小鼠的小肠推进率,促进胃肠运动。④厚朴、枳实:具有明显的促进正常小鼠小肠推进作用。

五、名医诊治经验

1. 吴咸中认为肠梗阻即以"痛、呕、胀、闭"为其四大症状,故中药治疗则亦应针对其病机以通里攻下、降逆止呕为主,再根据中医学对急腹症的以气,血,寒,热,湿,食,虫的病因病机,分别辅以理气开郁,活血化瘀,温里散寒,清热解毒,健脾化湿,消导开结,安蛔驱虫等疗法。况且病情有轻,重,缓急之分,人体有老、幼、强、弱之别,药物有峻、缓、攻、补之异,在用药上亦应顾及,不可泥于一方一剂。例如对蛔虫性肠梗阻可用安蛔,驱蛔攻下法,或配以油剂润肠;对于饮食不节所致之饮食性动力性肠梗阻多采用消导攻下法;对年老体弱的患者又须在通里之中,佐以补气生津之品。病既多变,服法亦须因症而异,如急性肠梗阻体壮里实者应速战速决,采用顿服法,务期一攻而下;若为部分性肠梗阻又应照顾脾胃,予健脾和胃与消导;若为高位肠梗阻或服后药物呕出者,当先行胃肠减压,之后将中药变为分服(分三次或频服或由胃管注入)。并用针灸以加强降逆止呕之效。服药后须得"快利"为准。

2. 吕承全老中医认为肠梗阻多由饮食不节、劳累闪挫、寒邪凝滞、热邪郁闭、湿邪中阻、瘀血留滞、燥屎内结或蛔虫聚团等因素,使肠管气血痞结,通降功能失常,滞塞上逆而发病。其主要矛盾是闭塞不通,故开塞通滞是治疗关键。故创立自拟通肠油治疗肠扭转、肠套叠、蛔虫性肠梗阻屡收奇效。方药组成:当归45g,小茴香15g,麻油250g。用法:将麻油置锅中加热,再将当归、小茴香入油内煎炸至焦黑,去药渣留油,待油凉后慢慢频服。方中麻油甘凉,润燥滑肠;当归辛温,补血和血,润肠通便;小茴香理气止痛,杀虫避秽。

3. 李振华老中医认为本病形成原因有气滞、血瘀、寒凝、热结、湿阻、积食、虫结等,大、小肠为传化之腑,司饮食传化,肠腑之气以降为顺,以通为用,暴饮暴食、饮食不节、气血瘀滞、热结寒凝、燥屎内结等致肠道传化障碍、清浊不分,积于肠道导致本病。急性者多为实热证,治宜通腑泄热,使脾胃大肠升降传导功能复常,气血津液代谢逐渐恢复。慢性者则常虚实夹杂,老年人多为虚中夹实,年轻人多为实中兼虚。不通则痛、腹胀为实证表现,但其本是中焦脾胃虚弱、脾运化的清气不升、胃肠中的浊气不降而引发本病。李老创立温中方治疗本病,其药物组成为:炒白术10g,茯苓10g,陈皮6g,半夏10g,炒白芍6g,炒香附6g,砂仁8g,桂枝3g,乌药8g,小茴香6g,沉香5g,炒枳壳6g,木香4g,山楂5g,甘草2g。

4. 徐景藩老中医认为机械性肠梗阻当属中医"腹痛"范畴。腹痛且腹中有停积,下不通便,上为吐逆,颇与机械性肠梗阻的病理机制、症状表现符合,一般的机械性肠梗阻当亦属于腹痛的实证。而滞与逆的程度,也许与肠梗阻的完全不完全的程度相应。而凡实证腹痛可按其不同性质有寒下、温下等法,达到"通则不痛"的目的。同时还需要注意"外热里寒"也存在,其脉象可见沉按有力及舌苔前半白腻后部黄腻。实与热固然常同时并见,但不能认为实即是热,寒即是虚,实而热者大承气证,实而夹里寒,则为温脾汤所适应。可用姜附振脾汤逐里寒,大黄枳实厚朴以去实满,病即得解。

六、中医适宜技术

1. **针灸治疗**　取主穴足三里、上巨虚、下巨虚,配穴取中脘、天枢、气海、关元患者取仰卧位,皮肤常规消毒,用 1.5 寸毫针快速进针,捻转得气后,在双侧足三里、上巨虚、下巨虚,取艾条点燃插入针柄,当艾条燃尽后除去艾灰,起针。每日 1 次,每次留针 20 分钟,连续治疗观察 7 日。

2. 中药外敷 药物组成:荆芥 30g、防风 30g、艾叶 30g、红花 30g、赤芍 15g、五灵脂 15g、附子 12g、五加皮 12g、没药 9g、乳香 9g。采用腹部外敷的方式,每次敷药 20 分钟,每日 2~3 次。

3. 中药灌肠 药物组成:败酱草 30g、冬瓜仁 30g、大黄 20g、芒硝 20g、桃仁 15g、炒白芍 15g、枳实 15g。采用水煎,取汁 300ml,保留灌肠,每日 2 次,每次 160ml。

【预后】

一般经过及时治疗后,本病患者能达到基本恢复,但肠梗阻复发率较高,应加强自我监测,若出现腹痛、腹胀、呕吐、停止排便等不适,及时就诊。

肠梗阻病情变化快,如果未经积极及时的治疗,肠梗阻会进展为肠壁坏死、穿孔、继发性腹膜炎,发生严重的脓毒血症等后果,危及生命。

第十七节　下消化道出血

【概述】

下消化道出血(lower gastrointestinal hemorrhage)是指十二指肠悬韧带以下肠道的出血,主要指小肠和结肠、直肠的出血,是临床常见的较严重病症之一,主要临床症状为原因不明的便血、黑便、无力、贫血、消瘦、腹痛等。其临床症状无明显的特异性,往往表现为鲜血或暗红色血便,少数有黑便、腹痛等症状。

下消化道出血是西医学的病名,在中医古代书籍中没有相对应的病名,但根据其临床表现,本病归属于"便血病"范畴,古代所称"结阴""下血""肠风""脏毒"等均指便血。

【流行病学】

据基于人口的资料统计,全球每年消化道出血住院患者约为(50~150)/10 万人,约占所有住院患者的 1%~2%。消化道出血的发生率有随年龄增长而上升的趋势,老年消化道出血住院患者可达 1 000/10 万人以上。尽管近几十年来下消化道出血的病死率有逐渐下降的趋势,但仍然维持在约 5%~10% 的高位,下消化道出血不如上消化道出血多见。在发达国家,憩室病(diverticulosis)是下消化道出血最主要的病因,占比 30%~50%,其次为血管发育不良(angiodysplasia)。而我国的资料显示,肠道息肉和癌肿是下消化道出血最常见的病因。

【病因病机】

一、西医认识

病因及发病机制分类

1. 肠道原发疾病

（1）肿瘤和息肉：恶性肿瘤有癌、纤维肉瘤、平滑肌肉瘤、恶性淋巴瘤、神经纤维肉瘤等；良性肿瘤有脂肪瘤、黏液瘤、血管瘤、平滑肌瘤、神经纤维瘤、囊性淋巴管瘤等。这些肿瘤以癌最常见，多发生于大肠；其他肿瘤少见，多发生于小肠。息肉多见于大肠，主要是腺瘤性息肉，还有幼年性息肉及幼年性息肉病及波伊茨-耶格综合征（又称黑斑息肉病）。

（2）肠道炎症性病变：引起出血的感染性肠炎有肠伤寒、肠结核、细菌性痢疾及其他细菌性肠炎等；寄生虫感染有阿米巴、血吸虫、蓝氏贾第鞭毛虫所致的肠炎，国内亦有由大量钩虫或鞭虫感染引起的下消化道大出血的报道。非特异性肠炎有克罗恩病、溃疡性结肠炎、结肠非特异性孤立溃疡等。此外还有抗生素相关性肠炎、坏死性小肠炎、缺血性肠炎、放射性肠炎等。

（3）血管病变：如血管瘤、血管畸形（其中结肠血管扩张常见于老年人，为后天所得，常位于盲肠和右半结肠，可发生大出血）、毛细血管扩张症、静脉曲张（注意门静脉高压所引起的罕见部位静脉曲张出血可位于直肠、结肠和回肠末段）。

（4）肠壁结构性病变：如憩室、肠套叠、肠重复畸形、肠气囊肿病（多见于高原居民）等。

（5）肛门病变：痔和肛裂。

2. 全身疾病累及肠道

（1）白血病和出血性疾病；风湿性疾病如系统性红斑狼疮、结节性多动脉炎、白塞氏综合征等；尿毒症性肠炎；淋巴瘤。

（2）腹腔邻近脏器恶性肿瘤或脓肿破裂侵入肠腔可引起出血。

二、中医认识

下消化道出血属中医"便血"范畴，凡血从肛门排出体外，无论在大便前、大便后下血，或单纯下血，或与大便混杂而下，均称为便血。古代所称的"结阴""下血""肠风""脏毒"等均指便血。

有关便血的记载，首见于《黄帝内经》。如《素问·阴阳别论》说："结阴者，便血一升，再结二升，三结三升。"《寿世保元·便血》说："下血者，大便血也。"而《济生方·肠风脏毒论治》对肠风、脏毒的要点做了说明："血清而色鲜者肠风也，浊而色暗者脏毒也。"《灵枢·百病始生》"阴络伤则血内溢，血内溢则后血"指出下部的脉络损伤，血内溢而引起便血。《素问·气交变大论》则谈及火热太盛可导致便血。《金匮要略》即将便血称为下血，并便血分为远血、近血，且拟定了有效的治疗方剂。

《诸病源候论》对便血的病因病机做了较好的论述，认为脏腑损伤，风邪热邪入侵，病及肠胃，是引起便血的重要病因病机。

【诊断】

一、辨病

（一）临床表现

主要症状

（1）黑便及血便：血色鲜红,附于粪表面多为肛门、直肠、乙状结肠病变,便后滴血或喷血常为痔或肛裂。右侧结肠出血为暗红色或猪肝色,停留时间长可呈柏油样便。小肠出血和右侧结肠出血相似,但更易呈柏油样便。黏液脓血便多见于细菌性痢疾、溃疡性结肠炎,大肠癌特别是直肠、乙状结肠癌有时亦可出现黏液脓血便。

（2）失血性周围循环衰竭：急性大量失血由于循环血容量迅速减少而导致周围循环衰竭。表现为头昏、心慌、乏力,突然起立发生晕厥、肢体冷感、心率加快、血压偏低等。严重者呈休克状态。

（3）贫血：急性大量出血后均有失血性贫血,但在出血的早期,血红蛋白浓度、红细胞计数与血细胞比容可无明显变化。在出血后,组织液渗入血管内,使血液稀释,一般经 3~4 小时及以上血液检测指标才达到贫血的标准,出血后 24~72 小时血液稀释到最大限度。贫血程度除取决于失血量外,还和出血前有无贫血基础、出血后液体平衡状况等因素有关。

急性出血患者为正细胞正色素性贫血,在出血后骨髓有明显代偿性增生,可暂时出现大细胞性贫血,慢性失血则呈小细胞低色素性贫血。出血 24 小时内网织红细胞即见增高,出血停止后逐渐降至正常。

（4）氮质血症：在大量消化道出血后,血液蛋白的分解产物在肠道被吸收,以致血中氮质升高,称肠源性氮质血症。一般出血后 1~2 日达高峰,出血停止后 3~4 日恢复正常。

（5）发热：大量出血后,多数患者在 24 小时内常出现低热,持续数日至一周。发热的原因可能由于血容量减少、贫血、血液分解产物的吸收等因素导致体温调节中枢的功能障碍。分析发热原因时要注意寻找其他因素,例如有无并发肺炎等。

（二）实验室及其他检查

1. 内镜检查

（1）结肠镜检查：是诊断下消化道出血病因、部位和出血情况的首选方法,其优点是诊断敏感性高、可发现活动性出血、结合活检病理检查可判断病变性质。内镜检查多主张在出血后 24~48 小时内进行检查,检查时应注意,如有可能,无论在何处发现病灶均应将镜端送至回肠末段,称全结肠检查。检查前,需先纠正休克、补充血容量、改善贫血及使用止血药物。在体循环相对稳定的时机,及时进行内镜检查,根据病变特点行内镜下止血治疗,有利于及时逆转病情,减少输血量及住院时间。

（2）胶囊内镜：十二指肠降段以远的小肠病变所致的消化道出血因胃肠镜难以到达,一直是内镜诊断的"盲区",曾被称为不明原因消化道出血(obscure gastrointestinal bleeding, OGIB)。胶囊内镜使很多小肠病变得以诊断,近年促使 OGIB 重新定义为：全胃肠镜检(胃、结肠镜,胶囊内镜)不能明确病因的、持续或反复发作的出血。该检查在出血活动期或静止期均可进行,对小肠病变诊断阳性率在60%~70%左右,是目前小肠出血的一线检查方法。

（3）小肠镜:小肠镜具有可活检、可提供治疗(病灶标记、止血、息肉切除)等特点;目前有:①推进式小肠镜,为延长的上消化道内镜,可到达十二指肠悬韧带远端70cm处;②深部小肠镜,有双气囊小肠镜、单气囊小肠镜、螺旋式小肠镜,还可以进行术中小肠镜检查。如操作人员技术熟练,理论上能检查整个肠道,可用于怀疑小肠出血的患者,检出率在48.9%~62.1%。

2. X线钡剂造影　X线钡剂灌肠用于诊断大肠、回盲部及阑尾病变,一般主张进行双重气钡造影。其优点是基层医院已普及,患者较易接受。缺点是对较平坦病变、广泛而较轻炎症病变容易漏诊,有时无法确定病变性质。因此对X线钡剂灌肠检查阴性的下消化道出血患者需进行结肠镜检查,已作结肠镜全结肠检查患者一般不强调X线钡剂灌肠检查。

小肠X线钡剂造影是诊断小肠病变的重要方法。X线小肠钡餐检查又称全小肠钡剂造影(small bowed follow-through),通过口服钡剂分段观察小肠,该检查敏感性低,漏诊率相当高。小肠钡灌可一定程度提高诊断阳性率,但有一定难度,要求经口或鼻插管至近段小肠导入钡剂。

X线钡剂造影检查一般要求在大出血停止至少3天之后进行。

3. 放射性核素扫描或选择性腹腔动脉造影　必须在活动性出血时进行,主要用于内镜检查(特别是急诊内镜检查)和X线钡剂造影不能确定出血来源的不明原因出血。

放射性核素扫描核素(锝)标记红细胞,静脉注入,当活动性出血(0.1~0.5ml/min)时,显示出血部位阳性率51%,$^{99m}Tc2$ 硫胶体或 $^{99m}Tc2$ 植酸钠行下消化道出血显像,可显示有胃黏膜泌酸功能的憩室(麦克尔憩室)。在临床应用上,其敏感性很强,少量出血即可检测出,具有非侵入性,而且无副作用,但是同时其阳性率不如血管造影高,不能精确定位,常需血管造影进一步明确。

对持续大出血患者则宜及时作选择性腹腔动脉造影,当出血速度≥0.5ml/min(720ml/d)时,根据出血征象可以准确地判断出血部位有无活动性出血,尤其是面对出血量较大的情况,动脉造影对肠壁血管畸形、小肠憩室与肿瘤等有很高的诊断价值,能够明确出血部位。在临床治疗中,可以高选择性注入人工栓子止血,成功率为44%~88%,或留置导管持续滴注血管收缩剂或生长抑素类似物止血。

4. 手术探查　各种检查不能明确出血灶,持续大出血危及患者生命,必须手术探查。有些微小病变特别是血管病变手术探查亦不易发现,此时可借助术中内镜检查帮助寻找出血灶。

（三）诊断要点

多数下消化道出血有明显血便,结合临床及必要实验室检查,通过结肠镜全结肠检查,必要时配合X线小肠钡剂造影检查,确诊一般并不困难。

不明原因消化道出血的诊断步骤:不明原因消化道出血是指常规消化道内镜检查(包括检查食管至十二指肠降段的胃镜及肛直肠至回肠末段的结肠镜检查)不能确定出血来源的持续或反复消化道出血,多为小肠出血(如小肠的肿瘤、麦克尔憩室和血管病变等),虽然不多见(约占消化道出血的3%~5%),但却是消化道出血诊断的难点。在出血停止期,先行小肠钡剂检查;在出血活动期,应及时作放射性核素扫描或(及)选择性腹腔动脉造影;若上述检查结果阴性则选择胶囊镜或及双气囊小肠镜检查;出血不止危及生命者行手术探查,探查时可辅以术中内镜检查。

(四)鉴别诊断

排除上消化道出血:下消化道出血一般表现为血便或暗红色大便,不伴呕血。上消化道出血量较大时亦可表现为暗红色大便;高位小肠出血乃至右半结肠出血,如血在肠腔停留时间较长亦可出现柏油样大便。故在确定下消化道出血之前,应常规做胃镜检查除外上消化道出血。

二、辨证

(一)辨证要点

1. 辨便血的颜色及性状　根据便血的颜色和性状,常可为辨别便血病性、病位提供重要依据。关于这方面,《证治汇补·下窍门·便血》所言甚详:"纯下清血者,风也;色如烟尘者,湿也;色暗者,寒也;鲜红者,热也;糟粕相混者,食积也;遇劳频发者,内伤元气也;后重便减者,湿毒蕴滞也;后重便增者,脾元下陷也;跌伤便黑者,瘀也。"

2. 辨病位　主要在肠,与肝、脾、肾有密切关系。便血暗黑甚或紫红,伴脘胁胀痛,心烦易怒,苔黄,脉弦数或脘腹胀痛,胁下癥块,脉弦细涩,病位在肝、肠;便血鲜红,肛门灼热,大便干结,苔黄或黄腻,病位在大肠;便血紫暗或黑如柏油样,伴神疲乏力,面色少华,怯寒肢冷,舌淡,脉细,病位在脾、肾、肠。

3. 辨病性　便血色暗或紫红或鲜红,伴胃脘灼痛或脘胁胀痛,口苦口干或心烦易怒,或大便干结,苔黄或黄腻,脉弦或弦数者,病性属实证、热证;便血紫暗,伴脘腹胀痛,面色晦暗,胁下癥块,舌质紫暗,脉弦细而干涩者,病性属实证,为瘀血阻络;便血紫暗或黑如柏油样,脘腹隐隐作痛或不适,喜温喜按,神疲乏力,面色少华,怯寒肢冷,舌淡,脉细者,病性属虚寒。

4. 便血危急重症　大量便血,倾盆盈碗,色紫红或鲜红,或色黑如柏油样,量多,次数多,兼见面色及口唇苍白,冷汗淋漓,四肢厥冷,心悸气短甚或昏厥,脉细数无力或微细欲绝,为气衰血脱之象,属危重证候,当采取急救措施;便血量多,呈赤豆样或暗红、鲜红色,伴剧烈腹痛,发热,起病急骤者,应考虑急性出血坏死性肠炎可能,采取急救措施;患者中年以上,反复便鲜血或大便带血与黏液,或大便次数增多,或便秘腹泻交替,或有里急后重,除考虑痢疾及痔疮外,还应高度警惕结肠或直肠的癌肿。

(二)辨证分型

1. 热毒内结证
主症:①便血鲜红;②肛门灼热。
次症:①腹痛;②口干舌燥;③大便秘结或不爽。
舌脉:舌质红,苔黄,脉滑数。

2. 湿热蕴结证
主症:①便血色浊,或紫暗如赤豆汁,或血色鲜红;②大便不畅或里急后重。

次症：①肛门灼热疼痛；②腹痛缠绵；③胸膈满闷；④肢体困重；⑤纳呆；⑥小便赤色不畅。

舌脉：舌质红，苔黄腻，脉濡数或滑数。

3. 脾气虚弱证

主症：①便血色紫暗或紫黑光亮；②面色无华；③神疲乏力；④便溏。

次症：①脘腹不舒；②眩晕；③食少纳呆；④食后腹胀。

舌脉：舌质淡胖嫩或有齿印，苔白，脉细弱。

4. 脾肾阳虚证

主症：①大便下血，其色紫暗或黑；②畏寒肢冷；③小便清长。

次症：①脘腹隐痛；②面色无华；③肢倦懒言；④少食便溏。

舌脉：舌质淡，苔白，脉沉细无力。

5. 气随血脱证

主症：①大便溏黑或紫红，甚则便血鲜红量多，倾盆盈碗；②面色苍白。

次症：①眩晕；②心悸；③烦躁；④口干；⑤冷汗淋漓，四肢厥冷；⑥尿少；⑦神昏。

舌脉：舌质淡，脉细数无力或微细欲绝。

证候诊断：主症必备，加次症 2 项及以上，结合舌脉，即可诊断。

【治疗】

一、治疗原则

下消化道出血主要是病因治疗，大出血时应积极抢救。

二、西医治疗

（一）一般急救措施

患者应卧床休息，保持呼吸道通畅，活动性出血期间禁食。严密监测患者生命体征，如心率、血压、呼吸、尿量及神志变化；观察便血情况；定期复查血红蛋白浓度、红细胞计数、血细胞比容及血尿素氮；必要时进行中心静脉压测定；对老年患者根据情况进行心电监护。

（二）积极补充血容量

立即查血型和配血，尽快建立有效的静脉输液通道，尽快补充血容量。在配血过程中，可先输平衡液或葡萄糖盐水。改善急性失血性周围循环衰竭的关键是要输血，一般输浓缩红细胞，严重活动性大出血考虑输全血。下列情况为紧急输血指征：①改变体位出现晕厥、血压下降和心率加快；②失血性休克；③血红蛋白低于 70g/L 或血细胞比容低于 25%。输血量视患者周围循环动力学及贫血改善而定，尿量是有价值的参考标准。应注意避免因输液、输血过快、过多而引起肺水肿，原有心脏病或老年患者必要时可根据中心静脉压调节输入量。

（三）止血治疗

1. 凝血酶保留灌肠有时对左半结肠出血有效。

2. **内镜下止血**   急诊结肠镜检查如能发现出血病灶，可试行内镜下止血。内镜下局部喷洒或注射止血药物，适用于糜烂、溃疡、息肉摘除术后渗血。内镜下套扎术、硬化剂注射术，适于静脉曲张破裂出血。

主要包括如下：

（1）药物局部注射：可选用 1∶10 000 肾上腺素、高渗钠-肾上腺素溶液（1.5% 氯化钠溶液 20ml 加 0.1% 肾上腺素 1ml）。内镜检查发现出血灶后，反复冲洗干净表面的血凝块，在血管周围 3~4 处注射高渗钠-肾上腺素盐水溶液，每处 3ml，并可直接注入血管内。也可直接注射 1∶10 000 肾上腺素溶液，每点注射 0.55~1ml，总量为 10ml，注射于出血灶周围黏膜及出血处，直至出血停止。

（2）高频电凝止血：结肠镜发现出血病灶后，用生理盐水或去甲肾上腺素生理盐水冲洗，以除掉血凝块及积血，然后根据病灶性质选用下列电凝方法。

1）电热活检钳止血法：操作时电热活检钳直接钳住病灶，并向肠腔内拉起而离开肌层，然后进行电凝，尽量减少电凝时组织损伤。

2）电凝器止血法：其止血原理系电流通过组织时产生热效应，导致组织蛋白凝固而止血。电凝通常自出血病灶周边开始，最后电凝中心部位。

3）圈套器电凝摘除止血法：此法适用于带蒂息肉所致的出血，或息肉高频电凝摘除术后残蒂（长度 >0.5cm）出血。操作方法与一般高频电凝息肉摘除术相似。

（3）微波凝固止血法：该法通过组织凝固坏死，小血管痉挛，管腔狭窄，凝固血栓形成等，从而达到止血目的，应用于治疗消化道出血，并取得显著疗效。

（4）氩等离子体凝固术：是一种非接触性电凝固技术，利用高频电流以单极技术通过电离的有导电性的氩气无接触地引导到需要治疗的组织产生凝固效应，内镜下氩气刀最大的优点是凝固深度的自限性，一般不超过 3mm，不会出现穿孔，其次是氩离子束可以自动导向需治疗的组织表面，而不一定沿氩气流原来的方向，也不一定是喷头所指的方向，它可以进行轴向、侧向和自行逆向凝固，几乎可到病变的每一个角落，对息肉、出血等病灶的处理非常自如，与一般高频刀相比，具有止血快、失血少、无氧化和焦痂等良好效果。

3. **血管活性药物应用**   血管升压素、生长抑素静脉滴注可能有一定作用。如做动脉造影，可在造影完成后静脉输注血管升压素 0.1~0.4U/min，对右半结肠及小肠出血止血效果优于静脉给药。

主要有以下药物：

（1）神经垂体加压素：通常应用垂体后叶激素 20U 加入 5% 葡萄糖液或生理盐水中，20分钟内缓慢静脉滴注，必要时可重复静脉滴注。垂体后叶激素滴注期间应专人监护，滴注不可过快，以防引起心律失常。冠心病和心肌梗死患者属禁忌。垂体后叶激素可选择性减少内脏动脉血流，有报道其控制下消化道有效率达 80% 左右。

（2）生长抑素：可以收缩内脏血管，减少内脏血流量。用法：奥曲肽 0.1mg 静脉注射后以 25~50μg/h 静脉滴注维持；或生长抑素 250μg 静脉注射后以 25μg/h 静脉滴注维持。止血后应持续给药 48~72 小时，再逐渐减量停药。

（3）巴曲酶：一般情况下活动性出血时，可肌内注射或静脉注射 1~2kU，每日 1 次，紧急情况下，可立即静脉注射 1kU，同时肌内注射 1kU。保留灌肠有时对左半结肠出血有效。

（4）其他：可静脉滴注酚磺乙胺、氨甲苯酸和 6-氨基己酸。酚磺乙胺可减少毛细血管通透性，后两者可抑制纤维蛋白溶解作用。去甲肾上腺素 8mg 加入生理盐水 100~200ml，反复灌肠 3~4 次亦对左半结肠出血有效。

4. 动脉栓塞治疗　对动脉造影后动脉输注血管升压素无效病例，可做超选择性插管，在出血灶注入栓塞剂。本法主要缺点是可能引起肠梗死，拟进行肠段手术切除的病例，可作为暂时止血用。适用于出血严重，不能手术者，可先栓塞，再择期手术。

5. 紧急手术治疗　经内科保守治疗仍出血不止危及生命，无论出血病变是否确诊，均是紧急手术的指征。

（四）病因治疗

针对不同病因选择药物治疗、内镜治疗、择期外科手术治疗。

三、中医治疗

（一）辨证分型治疗

1. 热毒内结证
治法：清热解毒，凉血止血。
代表方：约营煎（《景岳全书》）。
常用药：黄连、黄芩、生地黄、赤芍、丹皮、地榆、槐米、炒荆芥、生甘草。
加减：热毒内蕴，便血夹脓者，加马齿苋、红藤、败酱草；口干舌红，阴液不足者，加玄参、乌梅。

2. 湿热蕴结证
治法：清热化湿，凉血止血。
代表方：地榆散（《仁斋直指方》）合槐花散（《普济本事方》）。
常用药：槐花、侧柏叶、地榆、黄连、栀子、茜草、当归、枳壳。
加减：大便不畅者，加大黄通腑泄热；气滞腹胀者加枳实、木香行气消胀；腹痛者，加制香附、白芍、甘草理气缓急止痛；大便夹有黏液者，加败酱草、银花藤清热解毒；若日久不愈，湿热未尽而营阴已亏，可予驻车丸寒热并调，化湿坚阴；若下血过多，营阴亏损，可予六味地黄丸合脏连丸加槐花、地榆、墨旱莲以滋阴清热、养脏止血。

3. 脾气虚弱证
治法：健脾益气，养血止血。
代表方：归脾汤（《正体类要》）。
常用药：党参、炙黄芪、焦白术、茯神木、龙眼肉、酸枣仁、木香、生甘草。
加减：出血较多者，加阿胶、槐花、地榆、仙鹤草养血止血；中气下陷，神疲气短，肛门坠胀者，加柴胡、升麻益气升陷；若见面色㿠白，汗出肢冷，脉细弱者，乃气随血脱之证，急用独参汤益气固脱。

4. 脾肾阳虚证
治法：健脾温肾，益气摄血。

代表方:黄土汤(《金匮要略》)。

常用药:灶心黄土、白术、制附片、干地黄、阿胶(烊化冲服)、黄芩、生甘草。

加减:阳虚较甚,畏寒肢冷者,去黄芩、地黄之苦寒滋润,加鹿角霜、炮姜、艾叶等温阳止血;若出血日久,脾虚及肾,脾肾阳虚而大便滑泄不禁,腰膝酸软,舌质淡胖,脉虚细无力者,加用仙茅、淫羊藿、补骨脂以温肾助阳。

5. 气随血脱证

治法:益气固脱,回阳救逆。

代表方:独参汤(《十药神书》)或参附汤(《重订严氏济生方》)。

常用药:人参、熟附子。

(二) 中成药

1. 凉血止血类

(1)槐角丸:清肠疏风,凉血止血。用于血热所致的肠风便血、痔疮肿痛。口服,水蜜丸每次 6g(约 33 丸),每日 2 次。

(2)致康胶囊:清热凉血止血,化瘀生肌定痛。用于创伤性出血,崩漏、呕血及便血等。口服,每次 2~4 粒,每日 3 次,或遵医嘱。

(3)荷叶丸:凉血止血。用于血热所致的咯血,衄血,尿血,便血,崩漏。口服,每次 1 丸,每日 2~3 次。

(4)止血宝片:凉血止血,祛瘀消肿。用于鼻出血、吐血、尿血、便血、崩漏下血。口服,每次 2~4 片,每日 2~3 次。

(5)断血流胶囊:凉血止血。用于血热妄行所致的月经过多、崩漏、吐血、衄血、咯血、尿血、便血、血色鲜红或紫红;功能失调性子宫出血、子宫肌瘤出血及多种出血症、单纯性紫癜、原发性血小板减少性紫癜见上述证候者。口服,每次 3~6 粒,每日 3 次。

(6)普济痔疮栓:清热解毒,凉血止血,用于热证便血。对各期内痔便血及混合痔肿胀等有较好疗效。直肠给药,每次 1 粒,每日 2 次。

2. 滋阴养血类

维血宁颗粒:滋阴养血,清热凉血。用于阴虚血热所致的出血;血小板减少症见上述证候者。开水冲服,每次 1 袋,每日 3 次。

3. 化瘀止血类

(1)云南白药胶囊:化瘀止血,活血止痛、解毒消肿。用于跌打损伤,瘀血肿痛,吐血、咳血、便血、痔血、崩漏下血,手术出血,疮疡肿毒及软组织挫伤,闭合性骨折,支气管扩张及肺结核咳血,溃疡病出血,以及皮肤感染性疾病。口服,每次 1~2 粒,每日 4 次。

(2)云南白药痔疮膏:化瘀止血,活血止痛,解毒消肿。用于内痔Ⅰ、Ⅱ、Ⅲ期及其混合痔之便血、痔黏膜改变、炎性外痔之红肿及痔疮之肛门肿痛等。用药前排便,清水清洗患部,外敷或纳肛,每次 1~1.5g,每日 2 次,10 日为 1 个疗程。

4. 益气养血类

(1)人参归脾丸:益气补血,健脾养心。用于气血不足,心悸,失眠,食少乏力,面色萎黄,月经量少,色淡。口服,大蜜丸每次 1 丸,每日 2 次。

(2)气血双补丸:补气养血。用于气虚血亏引起的少气懒言,语言低微,面色萎黄,四肢无力,形体消瘦,经血不调。口服,每次 1 袋(7g),每日 2 次。

（3）金薯叶止血合剂:健脾益气,凉血止血。用于脾虚气弱兼有血热证的原发性血小板减少性紫癜和放、化疗引起的血小板减少的辅助治疗,症见乏力,气短,纳差,皮肤紫癜等。口服,每次 5~10ml,每日 2~3 次,或遵医嘱。

四、中西医结合治疗

中医药治疗下消化道出血,具有较好的疗效,但其剂型较单一,以汤剂、散剂为主,缺少作用快、使用方便的中药止血针剂。因此在治疗下消化道出血的过程中,应该根据病情缓急,发挥中西医的各自优势,进行优势互补。当大量出血时,在西医常规抢救治疗(包括输液、输血、抗休克等)的基础上,用止血药,如酚磺乙胺、6-氨基己酸、生长抑素、垂体后叶激素等,同时在内镜下喷中药大黄粉、白及粉和三七粉清热化瘀止血治疗下消化道出血。在中医辨证论治时可考虑加用以下具有止血作用的中药。

1. 凉血止血药

大蓟、小蓟:凉血止血,散瘀解毒消痈。可用于衄血、吐血、便血、崩漏下血、外伤出血等。可生用,也可按炒炭法炒至表面焦黑色,制成大蓟炭,以增强其止血作用。有研究发现大蓟的止血药效作用主要集中在正丁醇萃取物部分,对正丁醇部位化学成分进行分析后发现,其主要含有黄酮苷类等化学成分;还有研究认为其止血机制可能与其能拮抗肝素钠对凝血酶抑制作用以及大蓟炭可能具有的类维生素 K 作用有关。

地榆:凉血止血、解毒敛疮。有研究发现,在凝血试验中,紫地榆提取物能明显缩短小鼠凝血酶时间(TT)、凝血酶原时间(PT),且其作用比云南白药作用更为明显。紫地榆乙酸乙酯提取物有非常明显的止血凝血作用,其乙醇提取物及正丁醇提取物具有较好的止血作用。还有研究发现烘制的地榆炭的止血作用强于地榆。

槐花:凉血止血、清肝泻火。生槐花、炒槐花、槐花炭及其提取物芦丁、槲皮素、鞣质均具有止血作用。槐花制炭后能显著缩短正常大鼠出血时间和血浆复钙时间,作用强于生品,提示槐花制炭后止血作用显著增加。

白茅根:凉血止血、清肺胃热。有研究发现白茅根生品和炭品均能明显缩短小鼠出血时间、凝血时间和血浆复钙时间,炭品与生品作用均显著。

2. 化瘀止血药

三七:化瘀止血、消肿定痛。三七的止血有效成分三七素(dencichine),是从三七根中分离的一种特殊氨基酸,化学名称是 β-N-草酰-L-α,β-二氨基丙酸,止血效果优于止血芳酸(氨甲苯酸)。三七素的 D-构型含量甚低,有相同的止血活性,但神经毒作用很低,此外三七的止血活性成分还包含槲皮苷和钙离子。

茜草:化瘀止血、凉血通经。茜草炭中鞣质含有量高于生品,但随炮制温度升高反而降低,其升高与茜草炭止血作用密切相关;另外,茜草炭还可以通过影响内外源性凝血系统、升高 FIB 含有量、增大腺苷二磷酸(ADP)诱导的血小板聚集率而达到止血作用。

蒲黄:活血化瘀、止血通淋。蒲黄中的有效成分有黄酮类、多糖、鞣质等,其中黄酮苷元与鞣质则具有止血活性。蒲黄生品及炭品均有止血作用,生品中的黄酮苷类、多糖类含量较高,主要表现为活血作用。炒炭后由于温度升高被分解破坏而大量损失,黄酮苷类与多糖成分含量显著降低,同时可能有部分分解产物缩合成鞣质,使鞣质含量增加,即具有活血作用成分的含量减少,具有止血作用成分的含量相对增加,因而主要表现为止血作用。

3. 收敛止血药

大黄:泻下通便、活血止血、抗菌消炎。现代药理研究表明大黄对血液流变性具有双向调节作用,对胃黏膜有收敛止血作用,能促进血小板生成、黏附与聚集,缩短凝血时间,降低毛细血管通透性等。同时大黄还能抑制胃蛋白酶、胃酸分泌,保护胃黏膜,更抑制厌氧菌及幽门螺杆菌起到促进溃疡愈合作用。

白及:收敛止血,消肿生肌。现代研究表明白及主要化学成分是联苄类、菲类及衍生物、白及甘露聚糖等,具有止血、促进创伤愈合、抗菌、保护胃黏膜、促进骨髓造血、抗肿瘤等作用。其止血的机制是增强血小板第Ⅲ因子的活性,缩短凝血酶生成时间,抑制纤维蛋白酶的活性,使血细胞凝集形成人工血栓从而止血。

仙鹤草:收敛止血、截疟止痢、健胃解毒。有研究发现仙鹤草具有抑制血小板凝聚的作用。

血余炭:收敛止血、化瘀、利尿。其通过自身理化性质、降低环磷酸腺苷含量,达到凝血止血作用。

4. 温经止血药

艾叶:温经止血、散寒调经。艾叶对血液系统影响:抑制血小板聚集;止血作用:艾叶水浸液给兔灌胃有促进血液凝固作用,制炭后止血作用增强。

炮姜:温经止血,温中止痛。有研究发现煨干姜和炮姜水煎液可显著缩短小鼠出血时间和凝血时间,而姜炭水煎液仅可显著缩短小鼠出血时间。

中药复方止血研究

加味地榆散:加味地榆散清热除湿,凉血止血,用于肠道湿热蕴结,肠络受损,便血。地榆散方中主要药物地榆,现代研究认为具有抑制纤溶酶作用,茜草具有缩短凝血时间作用;大黄止血有效成分是 α-儿茶素及没食子酸,它们止血的作用机制是:α-儿茶素促进血小板的黏附和聚集功能,有利于血栓形成;可使血小板数和纤维蛋白原含量增加,凝血时间缩短;又能降低抗凝血酶Ⅲ(AT-Ⅲ为活性较强的生理性抗凝物质)的活性,促进凝血。没食子酸能增高 α_2-巨球蛋白含量,降低纤溶酶活性,加速血液凝固;另外,大黄还能使受损伤局部的血管收缩,血管通透性降低,出血时间缩短。黄连所含小檗碱皮下注射能明显抑制实验性胃出血。该方对动物内脏创面出血有止血作用,显著减少创面出血量,升高血小板计数,缩短凝血纤维蛋白丝出现时间,且呈现量效关系。

槐角丸:槐角丸具有清肠疏风、凉血止血作用,可治疗肠风便血、痔疮痛肿。《中国药典》收载了该品种,充分奠定了槐角丸治疗肠风便血、痔疮痛肿的重要地位。

膈下逐瘀汤:膈下逐瘀汤出自清代王清任的《医林改错》,是活血化瘀的名方。现代药理研究表明,方中五灵脂可以增强人体免疫,改善微循环,降低血液黏度;当归、丹皮水提取物具有抗炎、解热、降血压的作用;赤芍、红花可增加肝细胞 DNA 合成,抑制血小板的形成,改善患者的凝血状态;枳壳、乌药对胃肠道平滑肌有双向调节的作用,能够扩张血管,加速血液循环;川芎中川芎嗪能扩张冠状动脉,增加血流量;香附中总生物碱及黄酮类成分具有降血压,降低肝脏纤维化程度,保护肝细胞的作用;桃仁中含有脂肪油,可润滑肠道,改善肝脏表面微循环;甘草有类肾上腺皮质激素样作用,可抗炎、镇痛、解毒、保肝。纵观全方,具有抗癌、抗纤维化,改变血液流变学异常,改善肝脏表面微循环,减轻肝损伤等作用。

归脾汤:归脾汤源自《济生方》,有益气补血,健脾养心之功,主治脾不统血所致的便血。有研究发现归脾汤可以降低脾脏中 CD80 与 CD86 的表达,抑制 B 淋巴细胞的活化,减少血小板自身抗体的产生,进而保护血小板。

五、名医诊治经验

1. 国医大师张琪教授治疗便血验案　患者便脓血伴口腔糜烂反复发作 1 年余,服中西药罔效。诊见:口腔黏膜多处色红、糜烂疼痛,腹痛,便脓血色紫暗,肛门坠痛,舌红、苔白腻,脉弦缓。肠镜示:直肠黏膜糜烂、直肠炎。中医诊断:便血、口糜。证属肝气犯胃,肝胃郁热,脾气虚寒。治宜抑肝气之亢逆,温脾清胃,温清并用。拟乌梅丸化裁。处方:乌梅、当归、白头翁、桂枝各 20g,白芍、陈皮、甘草各 15g,黄连、黄柏、干姜、砂仁各 10g,细辛 5g。7 剂,每天 1 剂,水煎服。二诊:口疮及便血症状减轻,大便次数较多,下大量黏液,腹痛下坠大减,此湿热下行之佳兆,但防其泄泻过度有伤脾阳,予上方加附子、花椒各 10g 以温阳除湿,续进 7 剂。三诊:诸症消失,仅口腔尚有一处糜烂未愈,续进 7 剂,口腔糜烂随之消除,症状完全消失而痊愈。

按:本案病机为肝胃郁热,脾气虚寒,上热下寒之症。肝气亢而化上热,肝胃郁热上蒸发为口腔糜烂;脾气虚而生下寒,与肝胃郁热夹杂下利脓血。病变涉及肝脾胃,寒热错杂,故治疗较难。张琪教授根据肝气亢而上热,脾气虚而下寒,运用乌梅丸化裁,抑肝和胃理脾,调上热下寒之病机,取得良好疗效,此温清并用之妙。方中乌梅、白芍、白头翁平抑肝气之亢逆;黄连、黄柏苦寒清胃热;干姜、细辛、桂枝、附子、花椒温脾寒;砂仁、陈皮理脾和胃。肝气平,脾气温,胃气和,寒热平调则上热下寒之症自愈。

2. 陆金根教授治疗内痔便血经验　陆金根教授认为,Ⅰ、Ⅱ度内痔便血多由于湿热下注、热盛迫血妄行引起,采用凉血清热利湿为主治疗,药用生地黄、赤芍、牡丹皮、苍术、黄柏、川牛膝、生地榆、生槐花、生蒲黄、侧柏叶,效果满意。正如《东垣十书》所云"治痔漏大法,以泻火、凉血、除湿、润燥为主",朱丹溪《丹溪心法·痔疮》所云"痔疮专以凉血为主"。

3. 刘沈林教授认为,放射性肠炎表现多端,根据其表现,类似古代"泄泻""便秘""腹痛"等病范畴,而放射性肠炎之便血者,类似古代"肠风""脏毒"范畴。在多年临床辨证中发现,放射性肠炎所致便血,除了有邪热迫血妄行外,本身多合并脾胃虚弱,肠腑积滞,临床常用补中益气汤加减治疗。党参 20g、生黄芪 30g、白术 10g、陈皮 6g、柴胡 6g、炙升麻 10g、当归 10g、三七粉(后下)5g、仙鹤草 15g、炒蒲黄 10g、炙甘草 6g、大枣 10g。仙榆合剂是刘沈林教授临证多年,结合大量放射性肠炎患者辨证总结出的灌肠方,该方以仙鹤草、地榆炭、白及为君,清利下焦血分之热,清热凉血,收敛止血,生肌敛疮;山栀子、赤芍为臣,凉血化瘀,既能凉血止血,又助祛瘀生新;反佐一味辛温之石菖蒲,理气活血,祛风除湿,宣发气机,畅通气、血二分,又防苦寒太过,阴寒内生。仙鹤草又名脱力草,其性微温,味苦涩,不仅善收敛止血,又可治脱力劳伤,刘沈林教授亲身试验,以仙鹤草 120g、大枣 15g 同煎连服 3~7 天,对劳伤过度有很好疗效。现代药理研究证实,仙鹤草有抗菌、抗病毒、抗癌、止血、杀虫等功效,并有较好的补益强壮作用,对荷瘤机体非特异性免疫,尤其是对肿瘤的免疫监视具有增强作用。而仙榆合剂组方其他中药,分别具有止血止泻、保护胃肠黏膜,弛缓肠管平滑肌、抗菌抗炎、抗癌及抗血栓形成作用。此外,对于便血次数多、便血量大的重症患者,方中可加用锡类散、康复新液同用,中西医结合,增加疗效。

4. 徐廷翰教授将部位、病证相融合,如便血鲜红,一般病变部位多在直肠以下,以痔疮、肛裂、直肠息肉、肛管直肠损伤等多见,可在便前,也可在便后;血色暗红,多在直肠以上,多为结肠息肉、肠膜损伤或上、下消化道病变出血。若伴随黏液或脓血,多为结、直肠肿瘤,结肠溃疡等病变,也可在大便前,也可在大便后,或者与大便相混同时而下。一般出血病变部位在直肠以上者,血常与大便相混,如果血色暗红不与大便相混,或无大便,一般表示出血量较大,多伴全身气血两虚或阳脱之证。若上消化道出血量不多时,肉眼难见便血,仅见大便为柏油黑色。因此,徐廷翰教授认为对于便血要在临证时详细观察,仔细检查,既重全身又重局部,综合分析,灵活处理,辨证施治。无论血色和部位,首辨虚、实、寒、热,再根据黄土汤、赤小豆当归散两大法则辨证施治,灵活运用。

六、中医适宜技术

1. 针灸治疗　便血属实热者,可配合针刺曲池、大椎、三阴交,用泻法以清热泻火、凉血止血。便血属虚寒者,可取足三里、太白、脾俞、肾俞等,针用补法或温针,或艾灸百会、气海、关元、命门等,以健脾补肾、益气固摄。

2. 灌肠　云南白药 30g,上药溶于 150~200ml 生理盐水中,做保留灌肠。每日 1 次,连用 3~5 次。用于原因不明之肠出血。

3. 穴位贴敷　穴位贴敷自古以来就是传统中医学常用的外治法之一,研究认为穴位贴敷治疗湿热内蕴型溃疡性结肠炎,其功效可归纳为 4 个字,即"拔、截、通、调"。"拔"则湿热之邪有路可出,避免湿热之邪继续内陷而加重病情;"截"为阻断邪气传变途径;"通"为消瘀化滞,则肠腑通;"调"为治病求本,健脾化湿,祛邪而不伤正,阴平阳秘,腑气通而症状自除。

4. 推拿　中医认为,摩腹疗法是通过手法刺激腹部气血,具有健运脾胃、充实元气的作用,对于脾胃失运导致的消化不良、饮食积滞、腹胀中满等病症有一定疗效。从现代医学的角度来看,腹部按摩可以使腹部及腹腔内脏器的肌肉强健,促进胃肠蠕动,加速血液和淋巴液的循环,增强胃肠功能,起到改善消化功能的作用。因此该法可以辅助治疗如溃疡性结肠炎、习惯性便秘、肠功能紊乱等胃肠疾病。

【预后】

据临床资料统计,总的来说,约 80%~85% 急性消化道出血患者除支持疗法外,无需特殊治疗出血可在短期内停止。仅有 15%~20% 患者持续出血或反复出血,而主要是这类患者由于出血并发症而导致死亡。早期识别再出血及死亡危险性高的患者,并予加强监护和积极治疗,是急性消化道出血处理的重点。提示预后不良危险性增高的主要危险因素有:①高龄患者(年龄 >60 岁);②有严重伴随病(心、肺、肝、肾功能不全,脑血管意外等);③本次出血量大或短期内反复出血;④特殊病因和部位的出血;⑤消化性溃疡伴有内镜下活动性出血,或近期出血征象如暴露血管或溃疡面上有血痂。

第十八节　肠道手术后并发症

【概述】

肠道手术后并发症指因肠道炎症、出血、穿孔、套叠、扭转、梗阻、外伤及肿瘤等疾病而行手术治疗后所引起的各种并发症,包括手术直接损伤和继发损伤两方面。常见的并发症包括术后胃肠功能障碍、术后肠粘连、术后粘连性肠梗阻、短肠综合征(short bowel syndrome)及盲袢综合征等。

中医学中并无相关病名记载,根据其特点,大致相当于中医学中"腹痛""泄泻"等的范畴,部分病例也可分属于"痞满""纳呆""呕吐""反胃"等范畴。

【流行病学】

肠道手术后并发症是各种外科手术之后,由于多种因素引起的一系列并发症。目前,对其在人群中的发病率尚无确切的调查资料。不同的并发症类型的流行病学特征不尽相同,现分述如下:

一、总体发病率

术后胃肠功能障碍主要包括术后恶心呕吐(postoperative nausea and vomiting,PONV)和术后肠麻痹(postoperative ileus)。术后胃肠功能障碍的发病率极高,因其大多能自行缓解,故其发病率无统计报道,而有文献报道术后肠麻痹的发生率在10%~40%之间。PONV占全部住院手术患者的20%~37%,高危患者PONV发生率达70%~80%。术后发生肠粘连者高达60%~90%,而发生粘连性肠梗阻者为3%~8%。根据中国短肠综合征治疗协作组参与中心的数据统计短肠综合征的发病率有逐年上升的趋势,但并无全国范围内确切的发病率统计数据。短肠综合征的发病率与小肠切除的长短有关,若小肠切除50%以上,则几乎肯定出现,切除70%以上,可出现严重症状甚至死亡。盲袢综合征的发病率主要与手术方式有关,暂无明确的临床流行病学调查研究。

二、性别分布

女性患PONV的人数多于男性,加拿大一项研究显示女性的PONV发病率约为男性的两倍,可能与女性促性腺激素或其他激素相关。多项研究表明,性别并非术后肠麻痹的独立危险因素。短肠综合征女性患者常多于男性,可能与女性小肠长度通常稍短相关。

三、年龄因素

PONV的发生与年龄存在一定的关系,有研究发现在50岁以下的患者中,年龄与恶心呕吐的发生率无关,而年龄在50岁以上的患者,恶心呕吐的发生率随年龄的增长呈明显的线性下降。有研究表明,随着年龄的增加,术后肠麻痹发生率呈明显上升趋势,尤其是在>65

岁,其发生率明显提高。

四、术式因素

近年来国内报道腹腔镜与开腹直肠癌根治术后粘连性肠梗阻发生率不尽相同。有部分研究显示相比于传统开腹手术,腹腔镜手术能大幅度降低术后肠粘连的发生率。对于结直肠癌根治术,相比开腹组,腹腔镜组术后粘连性肠梗阻的发生率下降了约10%。

【病因病机】

一、西医认识

肠道手术后并发症的发生主要是手术过程中的直接损伤,以及手术后产生的继发损伤两大类因素所导致。

1. 手术操作不当 手术操作不当,手术过程粗暴,对肠道的过度牵拉,使迷走神经出现损伤,可直接或间接导致胃肠功能障碍。若手术操作不熟练,术中反复翻动肠道,手术操作粗暴等,使肠道黏膜、大网膜等受到过多刺激,发生充血水肿,炎性产物明显增多,术后易产生粘连,肠壁水肿也可以导致肠壁运动功能受损;或手术过程中致浆膜损伤,或异物存留等,也是促使肠粘连发生的原因。又如肠道吻合时,吻合口过小,或缝合过紧狭窄,以及肠襻过大,均可使盲襻形成,出现盲襻综合征等。又如肠道切除术时,未尽多地保留肠管,出现肠道吸收不良、短肠综合征等。

2. 肠道结构改变 肠道侧侧吻合或端侧吻合术后,形成了环形回路,一方面改变了肠道正常的运动方向,肠内容物排空受阻而淤积,另一方面,食物可以在回路内长时间停留,均可引起盲襻综合征。又如回盲瓣切除术后,结肠内细菌可以直接进入小肠过度繁殖;短肠综合征患者行小肠倒置术,建立循环肠襻均可以延缓食糜排空,引起盲襻综合征。

3. 肠道长度改变 不同的肠段具有其特定的生理功能,切除其中的一段,其正常功能将发生障碍。如小肠大部分切除,可发生小肠功能不全,导致吸收不良,乳糜泻,出现短肠综合征。其主要原因是切除后的小肠吸收面积减少,同时小肠黏膜与食糜接触时间缩短。

4. 炎性反应和炎性介质 肠道手术后出现的腹腔化脓性炎症,可直接造成肠壁浆膜面受损,炎性渗出引起纤维素,数小时后即可形成纤维素性粘连,进一步导致肠管粘连甚至部分成团,影响肠管的蠕动,出现腹胀,排气、排便延迟等。无菌性炎症造成的肠蠕动减弱也是导致运动障碍的主要原因。同时,由于手术的创伤导致神经分泌 α-降钙素、基因相关肽和 P 物质等,同时引起肥大细胞脱颗粒产生炎性介质激活,中性粒细胞释放 NO 和前列腺素,都能降低胃肠道动力,出现术后胃肠功能障碍。

5. 术后胃肠道激素改变 小肠切除术后,对促胃液素的分解代谢降低,同时抑制因子如胰泌素、抑胃肽、缩胆囊素等分泌减少,使血清中促胃液素水平升高,刺激胃酸分泌增加,发生术后消化性溃疡。缩胆囊素减少以及胰多肽的升高,可促进胆结石的形成。胰泌素减少,使胰腺外分泌受到抑制,肠内消化酶减少,引起消化吸收不良。

6. 麻醉因素 麻醉本身可以直接抑制肠蠕动,导致胃排空延迟。另一方面,麻醉过程中呼吸管理不当、缺氧、胃内积气过多等均是术后恶心呕吐发生的重要因素。同时,肠蠕动的减慢,会进一步加剧肠粘连的形成,出现肠梗阻。

7. 药物　术后镇痛类药物,特别是阿片类药物的使用,可以引发术后恶心呕吐,由于作用中枢性阿片受体,改变了内耳压力,兴奋交感神经,刺激催吐化学感受器,延迟胃排空和减缓肠道的蠕动。有研究显示,术前用 10mg 吗啡者相比不用者,PONV 的发生率增加 2 倍,而用阿托品可使 PONV 的发生率下降 50%。

8. 心理因素　患者心理紧张和忧虑情绪可导致肠交感神经活动紊乱等多种途径抑制胃肠道运动。另外患者家属的紧张和忧虑情绪亦对患者本人的胃动力的恢复有潜移默化的影响。

二、中医认识

肠道手术后并发症是现代西医学概念,查阅中医文献论述,并无与之对应的病名记载,根据手术后并发症所产生的腹痛、严重腹泻、电解质代谢紊乱、吸收不良、排气排便延迟等临床表现,大致属于中医学"腹痛""泄泻"的范畴。中医认为手术损伤是该病发病的基础,并与瘀血内阻、情志所伤、湿邪停滞等密切相关。术后情志抑郁,肝气不舒,加之手术后活动明显减少,致气机运行不畅,气机郁滞不利,而为腹胀、腹痛、大便不爽等症;手术损伤,血络受损;或气滞血停,均可致血行不畅,内停肠腑脉络之中,导致腹痛、泄而不爽,甚至腹内结块等症;手术后伤及肠腑,致清浊不分,湿邪留聚体内,又有术后饮食失调,易酿生湿邪,阻滞气机,影响胃肠的通降,导致腹痛、腹胀、泄泻等症。肠腑功能是脾胃功能的延续,是脾胃功能的一部分,肠道手术直接损伤肠道,脾胃功能亦因之受到影响,导致脾虚胃弱,从而形成腹泻便溏、脘闷腹胀等症。综上可见,气滞、血瘀及脾胃虚弱是肠道手术后并发症的主要病理基础。

【诊断】

一、辨病

(一)术后胃肠功能障碍

肠道手术后,常常出现胃肠动力减弱,一般情况下小肠动力在术后 24 小时内恢复,胃动力在 24~48 小时内恢复,结肠动力在 48~72 小时内恢复。若超过此时间,胃肠功能尚未恢复,则称为术后胃肠功能障碍,国外有部分学者也称其为术后胃肠道功能紊乱。

1. 临床表现

(1)症状:术后胃肠功能障碍的主要表现是腹胀、恶心和不排气排便。产生的机制主要与术后肠麻痹导致肠道蠕动受到抑制,不能排出肠腔内气体相关。术后短时期内不排气属正常现象,同时由于术前的肠道准备,短期内不排便也属正常。但若不排气排便超过一定时间,则可引起不适。另外,腹胀也可在术后 1~2 周内,逐渐恢复进食后出现,且随时间的推移逐渐加重,腹部膨胀呈弥漫性、对称性,部分患者可有恶心及呕吐,往往腹痛不明显,腹胀症状重于腹痛。

(2)体征:腹部膨隆,若胃肠功能障碍较轻,腹部膨胀可不对称,以左上腹为主;较重时,可呈弥漫性、对称性膨隆,无明显胃肠型及蠕动波,腹部压痛不明显,振水音阳性,叩诊呈过清音,听诊有肠鸣音减弱甚至消失。

2. 实验室及其他检查

(1)术后胃肠功能障碍的实验室检查多无异常,血液、粪便检查常亦无明显异常。

(2)腹部 X 线:肠道呈积液、积气扩张,但无孤立的肠袢。

(3)腹部 CT:可见肠壁水肿、增厚、肠管扩张,腹腔内可有积液。

(4)胃排空率测定:胃排空率检测是一种检测胃动力的方法,对于术后胃肠功能障碍的诊断具有重要作用,术后胃肠功能障碍的患者,胃排空率常常下降。

1)放射性核素显像可以准确反映胃内食物容量的变化,真实反映胃的正常或异常运动功能,方法合乎生理,受试者无痛苦,接触射线少,易进行定量分析。已被国际公认为测定胃运动功能的金标准。但是,对设备要求高,且费用昂贵,尚不能普遍应用于临床。

2)不透 X 线钡条法简便、敏感性高,在临床相对开展较广泛,但具有放射性,且检查方法不够标准时,如标志物与食物不能完全混匀,会影响检查结果。

3)超声的优势在于超声设备的普及、费用相对合理以及无放射性污染。目前普遍认为超声法对胃液体排空测定较为准确,优于固体食物。但超声法不适用于肥胖、胃窦位置较高及检测时胃内气体较多的患者。

4)生物电阻抗法具有无创伤、安全、经济且操作简便等优点。但是作为一种发展中的新技术,胃动力阻抗信息的有效提取、信号分离与处理技术、阻抗信息与胃动力功能间的生理和病理机制等都还需要深入研究。

(5)小肠结肠传递时间测定包括不透 X 线标志物法和放射性核素法,均可以对肠道传输情况进行跟踪观察,但都具有放射性,而且存在一定的偶然性,常常作为诊断肠道运动时间是否正常的参考指标。

3. 诊断要点 肠道手术病史是诊断的基本依据,其发生于肠道手术后,且与手术关系密切。同时结合症状表现,术后出现腹胀,严重时腹部膨隆,不排气排便,可伴呕吐。并排除胃肠道器质性病变引起者,无梗阻征象后,即可诊断。

4. 鉴别诊断 与术后机械性肠梗阻(主要包括粪石性和内疝、肠扭转、吻合口狭窄等引起)进行鉴别。

(1)术后早期粪石性肠梗阻,其多发生于术后肠功能已恢复,患者已有排气,但术后几天一直无排便。老年人、有便秘史的患者较为常见。症状以腹胀、下坠感、腹痛为主,肛门指诊可明确诊断。

(2)术后早期内疝,肠扭转,吻合口狭窄等造成机械性梗阻,这类梗阻往往以腹痛、腹胀为主要表现,腹胀多为局限性腹胀,可伴有不排气、不排便。X 线示有孤立的肠袢,并有巨大的气液平面或局限性大气液平面。随着梗阻的进展,患者腹痛、腹胀可加重,甚至合并腹膜炎、腹水。术后胃肠功能障碍者,往往没有明显的腹痛症状,通过腹部 X 线表现可以辅助鉴别。

5. 并发症 术后胃肠功能紊乱的主要并发症为肠梗阻。肠道蠕动减弱,肠内容物排空受阻,郁滞于局部,可形成肠梗阻,表现为腹痛加剧,出现痛、胀、呕、闭四大肠梗阻症状,腹部 X 线片可显示肠腔内气体,立位片可见气液平面及气胀肠袢等。

（二）术后肠粘连

1. 临床表现

（1）症状：术后肠粘连的临床表现主要包括腹痛和腹胀。①腹痛：疼痛性质可呈钝痛，也可呈胀痛，部位可不固定，常慢性、反复发作，发作多与饮食、气候变化及情绪有关。其产生的机制主要与腹腔粘连，肠系膜受到牵拉有关。②腹胀：常为一种自觉症状，若未并发肠梗阻则多无腹部膨隆。其成因与局部肠粘连，肠蠕动减慢，导致肠排空延长，肠腔内积气产生有关。

（2）体征：体格检查对无并发症的术后肠粘连的诊断帮助不大。视诊可见腹部遗留手术瘢痕，腹部压痛不明显。若粘连严重，形成粘连带时，触诊可扪及腹内条索状物或块状物。若并发肠梗阻时，则可出现肠梗阻体征。听诊肠鸣音减弱甚或消失。

2. 实验室及其他检查　实验室及其他检查常无明显阳性表现。腹部平片或立位片均可无阳性改变。若并发感染时，血常规检查可见白细胞计数增多，中性粒细胞比例升高。

3. 诊断要点　明确的肠道手术史，发病与肠道手术有确切关系是诊断的前提条件。结合临床表现，以慢性腹痛、腹胀为主要表现，或有恶心、呕吐、腹泻与便秘交替，或有大便不畅感。同时未见明显的实验室检查异常，可做初步诊断。

4. 并发症

（1）术后粘连性肠梗阻：粘连性肠梗阻是肠粘连的主要并发症。关于术后粘连性肠梗阻将详述于下。

（2）感染：术后肠粘连导致肠蠕动减慢，肠腔排空不畅，引起肠腔内细菌大量繁殖，出现肠腔内感染，甚至细菌及其产生的毒素渗透至腹腔内引起严重的腹膜炎和毒血症，表现为发热、腹痛、周围血白细胞计数增高等。

（三）术后粘连性肠梗阻

1. 临床表现

（1）典型表现：本病的典型表现包括腹痛、呕吐、腹胀、停止自肛门排气排便，即"痛、呕、胀、闭"。

腹痛：疼痛常为阵发性疼痛，开始较轻，逐渐加重，疼痛持续数分钟后可缓解或消失，以后又有同样性质疼痛，这种疼痛多为单纯性肠梗阻表现。如果疼痛的间歇期不断缩短，疼痛逐渐剧烈呈持续性，并有阵发性加重现象，则需要警惕是否有绞窄性肠梗阻的可能。

呕吐：梗阻早期呕吐为反射性，由肠痉挛或肠系膜牵拉所致。根据梗阻部位高低，吐出物的性质有所不同。高位梗阻时，呕吐频繁，吐出物为胃液或黄绿色内容物，无臭味。低位梗阻早期吐出物为宿食，继而出现腹胀，待肠腔内大量积气和积液后，又发生反逆性呕吐，此时吐出物为粪便样肠内容物，有粪臭味。

腹胀：常在梗阻发生一段时间后发现，腹胀程度与梗阻部位相关。高位肠梗阻因呕吐次数多，肠腔内积气、积液较少，可无明显腹胀，但有时可见胃型，而低位肠梗阻则腹胀明显，常常遍及全腹。

停止自肛门排气排便：梗阻早期，尤其是高位梗阻，由于肠内尚存在部分粪便和气体，仍可自行或在灌肠后排便和排气。而梗阻趋向完全性或更低位者，排气排便停止的可能性越大,完全性肠梗阻时,患者多无气便排出。

（2）体征:腹部视诊可见到肠型和蠕动波;触诊可及轻度压痛,但无腹膜刺激征,当出现绞窄性肠梗阻时,可及固定压痛和腹膜刺激征。若肠腔渗液明显,腹部叩诊移动性浊音阳性,听诊见肠鸣音亢进或气过水音。

2. 实验室及其他检查

（1）血常规检查:单纯性梗阻早期,血液改变不明显。随着病情的发展,血细胞比容可以因为缺水、血液浓缩而增高。若同时出现绞窄性肠梗阻,白细胞计数及中性粒细胞可明显增高。

（2）血生化检查:术后肠梗阻患者,水、电解质和酸碱平衡失调,血清 Na^+、K^+、Cl^- 及尿素氮、肌酐可出现改变。病程长者可见低蛋白血症。

（3）尿常规检查:尿量减少,尿比重升高,pH 值偏低(偏酸性)。

（4）X 线检查:腹部 X 线片示肠管扩张,立位片或侧位片可见中等以上液平面及气胀肠袢。胀气局限于梗阻以上部位的肠段,小肠梗阻后的气液平面多在腹中部呈阶梯状排列,肠周有环状襞,结肠内无积气。结肠梗阻在腹周围可见到扩张的结肠和袋形,小肠内胀气多不明显。

（5）B 超检查:轻微的粘连,无特殊的声像图表现;广泛性粘连可在腹腔形成软性包块,超声探查包块时,可见包块内有肠腔形成的图像,饮水后,可见液体通过肠腔,此点可与其他腹腔包块鉴别。

3. 诊断要点
手术病史是诊断术后粘连性肠梗阻的初步依据,再根据本病"痛、呕、胀、闭"四大表现,可做出初步诊断。X 线下可见明显的肠梗阻表现加上 B 超影像的典型表现,可以诊断此病。

4. 鉴别诊断

（1）术后肠麻痹恢复期肠蠕动功能失调:患者常常出现与粘连性肠梗阻相似的症状,如腹胀、恶心、呕吐、排气排便停止,但其无明显腹痛,多发生于术后 3~4 天,自肛门排气排便后,症状可自行缓解。

（2）急性胃肠炎:患者出现阵发性腹部绞痛、呕吐、肠鸣音增强等类似肠梗阻表现,但肠鸣音不高亢,无气过水声,无金属音。临床多以腹泻为主,呕吐较轻,腹胀不明显,腹部 X 线摄片,立位片或侧位片无气液平面。

（3）急性胰腺炎:常常发病急骤,脐上腹痛,伴腹胀、恶心呕吐、便秘,类似肠梗阻,但该病多因饮酒、进食油腻食品或由胆结石诱发,腹痛呈刀割样,扯引后腰,局部压痛、叩击痛明显,无腹中雷鸣,发病 8~10 小时后血、尿淀粉酶升高,可资鉴别。

（4）非术后粘连性肠梗阻:其有确切的肠梗阻症状、体征,可确诊为肠梗阻,但无肠道手术史,或起病与肠道手术关系不密切,反而可查到与之关系密切的其他引起梗阻的原因,如肿瘤、感染等,可与肠道手术后粘连性肠梗阻相鉴别。

5. 并发症

（1）感染和中毒:术后粘连性肠梗阻产生之后,在梗阻以上肠腔内细菌数量明显升高,细菌大量繁殖,而产生多种毒素。同时,由于广泛肠粘连,导致肠壁血运障碍或失去活力,肠道菌群移位,细菌和毒素渗透至腹腔内,引起严重的腹膜炎、感染和中毒。

（2）肠瘘:是术后粘连性肠梗阻最严重的并发症之一。肠瘘的发生与全身营养状况不良相关,在未穿破皮肤时常被诊断为切口或腹腔感染。穿破皮肤后,可按其排出物的颜色、气味、性质、流量等做出诊断。

（3）肠坏死、穿孔:是术后粘连性肠梗阻最常见、最严重的并发症,往往能导致患者病死率的增加。术后粘连性肠梗阻时,由于广泛的粘连,导致肠壁血运障碍,静脉回流障碍,组织缺氧,缺血,肠壁失去活力,最终导致肠坏死甚至溃破穿孔。

（四）短肠综合征

1. 临床表现

（1）症状:根据病程,短肠综合征可大致分为3个阶段,即急性期、代偿期和恢复期。患者处于不同的阶段,其主要症状表现也会有所不同。

急性期:术后2个月左右,患者剩余肠道还未出现肠适应,每日肠液排泄量可达5~10L,容易出现水、电解质和酸碱紊乱、感染和血糖波动。此阶段最主要表现为腹泻。其产生主要是由于小肠吸收不良和不耐酸性胃液。多表现为水样泻,腹泻频繁,可出现明显的电解质紊乱和酸碱失衡。

代偿期:术后2个月至术后2年。患者已出现肠道适应,腹泻量明显减少,主要表现为吸收不良。引起小肠吸收不良的原因主要是小肠吸收面积减少,其次还有食糜与小肠黏膜接触时间缩短。吸收不良可涉及所有的营养物质,但与所切除的肠管也有关。如切除空肠后,主要是蛋白质、糖、脂肪和维生素吸收不良;而切除回肠后,特别是末端回肠,主要是胆盐及维生素 B_{12} 吸收不良。吸收不良可表现为伤口愈合不良、出血倾向,多伴有体重下降。

恢复期:术后2年以后。患者已完成肠道适应,小肠功能逐渐恢复,并逐渐耐受一般家庭饮食。

（2）体征:腹部查体可见肠道手术后遗留的手术瘢痕。早期可见脱水貌,如皮肤弹性减退,严重时眼窝深陷、神志淡漠等,代偿期可见吸收不良体征,如贫血貌、消瘦等,伴神经炎者有末梢感觉障碍或运动功能障碍,也有伴视力改变等。

2. 实验室及其他检查

（1）X线:初步评估小肠长度,发现肠梗阻、肠蠕动功能障碍及肠管扩张。

（2）消化道造影:可以准确测量长度 <75cm 的小肠长度及肠腔直径。

（3）CT肠道成像:准确测量短肠综合征患者小肠长度、肠腔直径及肠道病变。

（4）内镜:小肠镜与结肠镜可粗略测定小肠长度、肠道是否存在溃疡和其他病变、确定是否存在回盲瓣、吻合口有无狭窄等。放大肠镜有助于判定肠黏膜适应情况及肠道是否存在缺血,同时评估肠黏膜绒毛形态学。

（5）超声:胆汁淤积与胆囊及泌尿系结石是最常见并发症,超声检查能准确诊断胆囊结石与泌尿系结石。由于短肠综合征患者泌尿系结石以草酸盐结石为主,X线下不显影,腹部X线片、CT和MRI等检查均易漏诊,因此超声检查意义更为重要。

（6）实验室检查:血生化可见水电解质紊乱,表现为低钾、低钠、低钙、低镁及酸中毒等。代偿期可见吸收不良的一般改变,如不同程度的贫血,多为巨幼红细胞性或低色素性贫血,血清白蛋白、胆固醇降低,微量元素测定可有锌及其他元素的减少,凝血酶原时间延长等。

3. 诊断要点　患者首先有确切的小肠切除手术史,且小肠切除一般在50%以上,术后即发生者,同时出现腹泻为主的吸收不良症候群,实验室检查显示小肠吸收功能不良。参考超声、腹部CT即可诊断。

4. 鉴别诊断

(1)盲袢综合征:详见"盲袢综合征"。

(2)克罗恩病:克罗恩病的主要症状也是腹泻,可以有反复的肠切除病史,出现与短肠类似的症状,也可以因反复肠切除造成短肠,甚至在短肠的同时还有克罗恩病活动。应注意鉴别腹泻的原因,是克罗恩病本身所致还是吸收面积减少造成的,通过病史和体检多能明确,全消化道钡剂造影对明确诊断具有决定性作用。

5. 并发症

(1)胆石症:胆石症是短肠综合征常见的并发症之一。由于胆盐大量地被分解排出,胆盐的肝-肠循环被中断,胆汁中胆盐浓度下降,使胆固醇及胆色素易形成过饱和而析出,出现胆石症。

(2)消化性溃疡:消化性溃疡是在小肠大量切除后,肠分泌的体液因子如抑胃肽、缩胆囊素、胰泌素等骤然减少,故患者术后会发生胃酸分泌亢进,从而发生消化性溃疡。

(五)盲袢综合征

1. 临床表现

(1)典型表现:盲袢综合征的主要症状为腹泻。其产生的机制主要包括:肠道吸收不良以及肠道内细菌过度繁殖导致的菌群失调性泄泻。症状特点上,腹泻程度轻重不一,性质上可为水泻,也可为脂肪泻。部分患者腹泻较轻,或不耐油腻食物。

(2)其他症状:常见的症状有消化不良症候群,如贫血、消瘦、神经炎、低钙性手足抽搐、唇炎、夜盲症等;同时部分患者还存在腹痛、恶心呕吐等肠梗阻表现。

(3)体征:查体可见腹部可有轻压痛,腹泻较剧者可有脱水征如皮肤弹性减退,严重时眼窝深陷、神志淡漠等。并发肠梗阻者可有肠型、肠蠕动波,以及肠鸣音亢进。有神经系统损害者常有肌力、腱反射等的改变。

2. 实验室及其他检查

(1)血液检查:血红蛋白降低,呈巨细胞性贫血,并发出血可呈低色素性贫血,红细胞脆性增加,水和电解质平衡失调。

(2)维生素B_{12}吸收试验:口服维生素B_{12}后尿微生物B_{12}排出量低于正常,给予内因子后,无明显改变。

(3)小肠抽吸液检查:细菌计数多$>10^5$cfu/ml。

(4)粪便检查:大便游离脂测定,粪脂肪吸收率小于91.1%,粪脂增高。

(5)^{14}C-木糖及^{14}C-胆甘氨酸呼吸试验:呈阳性反应。

(6)X线检查:腹部X线片可见肠道出现盲袢扩张、瘘管或小肠病变。

3. 诊断要点　存在肠道手术病史,有腹泻、脂肪泻、贫血、体重减轻的临床症状可考虑该病,结合X线检查和吸收不良的实验室检查即可明确诊断。

4. 鉴别诊断

(1)短肠综合征:两者在临床症状上均可表现为腹泻、脂肪泻、贫血和营养不良,都有维生素和钙的吸收障碍,但两者的病因不一样,治疗方法也截然不同,通过详细地询问病史,同时全消化道钡剂造影检查能够加以鉴别。

（2）吸收不良综合征:吸收不良综合征内容广泛,包括各种原因引起者,如小肠黏膜损害、小肠浸润性病变、小肠免疫缺陷等,也包括盲袢综合征引起,但盲袢综合征出现吸收不良综合征与小肠手术有关,通过病史询问可以鉴别。

5. 并发症

（1）感染:术后肠道感染是最常见的并发症。肠袢综合征发生淤滞后,肠内容物排空不畅,在局部反复徘徊,结果发生肠道细菌特别是厌氧菌的过度繁殖,导致感染,出现炎症反应。

（2）肠梗阻:肠道手术后,在肠道上形成盲袢,肠内容物淤积或排空延缓;同时改变了肠道的正常结构,而肠蠕动仍沿正常方向蠕动,导致肠内容物郁积。从而出现腹痛、腹胀、不排气排便及呕吐等肠梗阻表现。

（3）肠穿孔与肠瘘:这是一种很严重的并发症。其发生机制主要是在病变肠管切除后,由于盲端肠管愈合不良导致,而且与术后感染,形成脓肿,继而溃疡穿孔相关。

二、辨证

（一）辨证要点

肠道手术后并发症的主要症状为腹痛、腹胀、泄泻。腹痛的辨证要点在于分清疼痛的性质。凡病势急剧,痛时拒按,伴腹胀、呕逆等为实证;若病势绵绵,喜揉喜按者为虚证;腹痛拘急,疼痛暴作,痛无间断,坚满急痛,遇冷痛剧,得热则减者,为寒痛;痛在脐腹,痛处有热感,时轻时重,或伴有便秘,得凉痛减者,为热痛。腹痛时轻时重,痛处不定,攻冲作痛,伴胸胁不舒、腹胀、嗳气或矢气则胀痛减轻者,属气滞痛;少腹刺痛,痛无休止,痛处不移,痛处拒按,经常夜间加剧,伴面色晦暗者,为血瘀痛。腹胀、泄泻的辨证要点在于分清虚实、寒热。腹胀痞闷,时缓时急,但喜温喜按,或慢性久泻,病程较长,反复发作,腹痛不甚,喜温喜按,神疲肢冷,多属虚证;腹胀痞闷坚满,或伴腹痛,得矢气则舒,或急性暴泻,泻下腹痛,痛势急迫拒按,泻后痛减,多属实证。腹胀,大便色黄褐色而臭,泻下急迫,肛门灼热者,多属热证;腹胀喜温,伴大便稀溏,或完谷不化者,多属寒证。肠道手术后并发症多在此基础上再进一步辨证分型。

（二）辨证分型

1. 气滞胃肠证
主症:①腹痛胀满,或攻窜作痛;②腹胀痞满。
次症:①每因情志不畅而加重;②心烦;③嗳气频作;④得矢气或嗳气则舒;⑤大便不爽。
舌脉:舌淡红,苔薄白,脉弦。

2. 血瘀滞肠证
主症:①腹痛如刺,或如刀割;②泄泻腹痛并见,痛处不移。
次症:①面色晦暗;②腹内可触及结块;③口干不欲饮。
舌脉:舌质紫暗,或见瘀点和瘀斑,脉涩或沉弦。

3. 热结肠腑证

主症：①腹痛剧烈，痛势急迫；②腹内灼热疼痛；③腹胀坚满拒按。

次症：①大便秘结；②口渴或口苦；③烦躁易怒；④小便短黄。

舌脉：舌红，苔黄腻，脉滑数。

4. 寒湿中阻证

主症：①泄泻清稀如水样；②腹痛肠鸣；③腹胀痞闷。

次症：①喜温喜按；②纳呆食少；③肢体困倦。

舌脉：舌淡苔白腻，脉濡缓。

5. 大肠湿热证

主症：①腹痛痞闷；②腹胀痞满；③泄泻便臭。

次症：①口渴烦热；②大便不爽；③肛门灼热。

舌脉：舌红苔黄腻，脉滑数。

6. 脾胃虚弱证

主症：①腹痛绵绵，或隐痛喜按；②腹胀痞闷而喜按；③泄泻便溏，完谷不化。

次症：①面色萎黄；②纳差神疲；③少气懒言。

舌脉：舌淡苔薄白，脉细弱或迟缓。

证候诊断：主症 1 项，加次症 2 项及以上，结合舌脉，即可诊断。

【治疗】

一、治疗原则

肠道手术后并发症的治疗目的在于缓解临床症状、促进肠道正常蠕动、防止并发症及预防复发。其治疗原则为药物治疗与术后治疗相结合、对因治疗与对症治疗相辅助、西医治疗与中医治疗相促进的综合治疗。

二、西医治疗

（一）术后胃肠功能障碍

1. 基础治疗　禁水、禁食和胃肠减压：严格的禁食禁水和胃肠减压，有助于减轻胃肠腹部术后胃肠道膨胀，有利于胃肠壁血液循环的恢复，加速肠壁水肿的吸收。持续有效的胃肠减压直到胃肠动力恢复，然后开始逐渐地恢复饮食。

2. 营养支持治疗　肠道手术后，会导致全身营养状况差，而低蛋白血症导致的肠壁水肿会加重肠运动功能障碍，不能进食导致能量、氮的负平衡。故诊断后，早期需给予肠外营养支持。

3. 药物治疗

（1）生长抑素：目前被认为是一种重要的胃肠运动调节剂，它能抑制胃肠道激素的释放和消化液分泌，减少肠腔内液体聚积和肠管扩张，降低腹腔和门脉压力，以助于内脏血流、肠壁血流恢复，肠壁蠕动功能恢复，同时能诱发肠道消化间期移行性复合运动，从而改善小肠运动。

（2）促动力药：应用促进胃肠运动的药物，如：西沙比利5mg，每日3次，可以加快肠蠕动，促进排气排便。

（3）激素早期使用：肾上腺皮质激素具有确切的抗炎和减轻术后肠管粘连的作用，并促进肠壁水肿的消退。

（二）术后肠粘连

治疗方法与术后粘连性肠梗阻大致相同，可参考下文"术后粘连性肠梗阻"治疗内容。

（三）术后粘连性肠梗阻

术后粘连性肠梗阻首先应选择非手术治疗，如非手术疗法无效，发现有肠绞窄或绞窄倾向时，应手术治疗。术后早期粘连性肠梗阻在短时间内确诊及判断是否绞窄比较困难，因为术后出现的肠麻痹、炎症水肿等诸多异常因素干扰诊断，故多首选非手术治疗，同时严密观察病情变化。

1. 非手术治疗

（1）胃肠减压：有效的胃肠减压不仅可有效减压、减轻腹胀，而且可观察胃肠液的量和性质，有助于梗阻解除和观察病情变化。胃肠减压一定要为有效的减压，即能通过减压管吸出胃肠道内积液、积气，减轻肠胀气，改变肠壁血液循环，减轻或使肠壁水肿消失，有利于梗阻解除。

（2）纠正水电解质和酸碱平衡失调：肠梗阻患者因剧烈呕吐及大量液体潴留于肠腔，可引起不同程度水电解质紊乱和酸碱平衡失调，其中以水和钾离子的丢失最为重要。严重时可危及患者的生命。纠正水电解质和酸碱平衡的紊乱在肠梗阻中占重要地位

（3）抗生素合理使用：根据肠道菌群的特点，针对需氧菌和厌氧菌联合用药。常用一种广谱抗生素如氨苄西林，每日2~4g，分3~4次给药，重症感染可加至12g每日联合甲硝唑7.5mg/kg，每日3次。

2. 手术治疗 手术疗法的目的主要是松解粘连，恢复肠道通畅，防止复发。根据不同情况可采用不同手术方法。常见手术方式包括：粘连松解术、肠切除吻合术、肠短路吻合术、肠造口术、肠排列术等。

（1）粘连松解术：束带状、点状或小片状粘连的梗阻只需将粘连带切断即可解除梗阻。对于广泛性粘连，原则上应先松解与腹壁的粘连，再松解肠袢间的粘连。若肠袢间的粘连不引起梗阻，可不予处理。分离不必要的粘连，可增加再发生粘连性肠梗阻的机会。

（2）肠切除吻合术和短路手术：如术中发现肠管血运差，或已发生绞窄、坏死，在粘连松解过程中肠管损伤较重或系膜血管损伤使肠管血循环障碍，肠管瘢痕使肠腔明显狭窄等情况下应行肠切除术。肠切除后一般行肠吻合术。当急性炎症粘连时，肠管因水肿而脆弱，粘连成团又无法切除时，可选择梗阻近端较正常的肠袢与远端肠袢行短路手术。

（3）肠排列术：在大部分或全部小肠粘连松解和梗阻解除后，为防止复发，应考虑行小肠排列术。小肠排列可从回盲部向十二指肠悬韧带方向进行，亦可反向进行将小肠排列成近于生理位置，形成无害的粘连。肠排列术主要可分为两大类：一是肠外固定排列术，二是肠内固定排列术。

（四）短肠综合征

1. 维持水电解质平衡　短肠综合征患者每天需要的液体应当按少量多次的原则经口摄入，严重脱水患者口服补液往往很困难，既要避免摄入高渗液体，也要限制低渗液体摄入，两者都可以加重机体水分丢失；同时存在严重吸收不良的患者，常会代偿性出现高醛固酮血症并伴有低镁血症。及时纠正水电解质失衡，常常能避免此类并发症的产生。

2. 药物治疗

（1）延缓肠内容物通过：洛哌丁胺通过与肠道阿片类受体结合，降低肠道环形肌和纵行肌的张力，从而发挥止泻作用；也可以减少胃酸、胆汁和胰液的分泌，从而减少消化液量；还可以通过增加肛门括约肌的张力，降低严重腹泻患者大便失禁的发生率，是目前控制患者腹泻的首选用药。

（2）减少胃肠道分泌：正常人体消化道每日分泌各种消化液 8L 左右。其中胃液大约分泌 1.5~2.5L；小肠能分泌 2L 左右肠液。故使用质子泵抑制剂（PPI）和组胺 H_2 受体拮抗剂可以减少消化液的丢失。奥曲肽可以有效抑制全消化道多种消化液的分泌。

3. 营养支持

（1）肠内/肠外营养支持：肠切除术后，根据剩余肠管部位、功能的不同，可出现不同程度的营养不良表现，均需要给予不同形式的营养支持治疗。营养支持应优先选择肠内营养支持，如患者剩余小肠过短，通过药物积极控制腹泻及肠康复治疗的同时，也应尝试给予部分肠内营养，能量及蛋白质不足部分再由肠外营养补充。急性期时患者腹泻明显，水、电解质失衡，此时宜使用肠外营养为主。

（2）优化饮食方案：优化饮食方案的主要目标是改善水电解质平衡与营养状态，对于短肠综合征患者非常重要。对于小肠结肠吻合型与小肠小肠吻合型患者而言，推荐的饮食方案是少食多餐，能量以碳水化合物和蛋白质为主，限制单糖的摄入。过多摄入单糖可以使肠腔处于高渗状态，从而加重腹泻。

4. 肠康复治疗　康复治疗可以促进残留肠道的代偿和适应，增加水电解质和营养物质的吸收，以重新恢复肠道的自主性，最终达到逐步减少甚至摆脱对肠内营养支持依赖。国内常使用膳食纤维、生长激素和谷氨酰胺等进行康复治疗，欧美有一项多中心临床试验推荐长期使用替度鲁肽 0.05mg/（kg·d）来进行康复治疗，但国内未有相关临床应用。

5. 手术治疗

（1）非移植外科手术：连续横向肠成形术可显著延长剩余小肠长度、增加剩余小肠吸收面积、改善对水电解质及各类营养物质的吸收能力，适用于剩余小肠肠管明显扩张的短肠综合征患者。

（2）小肠移植：由于小肠移植术后严重并发症的控制至今未得到明显改善，全球范围内小肠移植手术例数已明显减少。但当出现肝功能衰竭等严重并发症时，小肠移植仍是唯一可选择的治疗方案。

（五）盲襻综合征

1. 抗生素治疗　抗生素治疗可抑制小肠内细菌过度繁殖，改善炎症，缓解症状。常用的抗生素包括：阿莫西林 0.5g，每日 3 次；头孢类、甲硝唑 7.5mg/kg，每日 3 次；氯霉素 1.5~3g，每日 3~4 次等。

2. 营养支持治疗 营养支持在盲袢综合征的治疗中具有重要的作用。即使应用抗生素成功的患者也会出现持续轻度脂肪泻,必须补充营养。常可使用中链甘油三酯代替饮食中 60% 的脂肪,同时可以通过肠外途径补充维生素 B_{12}、矿物质和其他水溶或脂溶性维生素等。

3. 手术治疗 通过手术,切除盲袢、憩室或狭窄部位,可解除或纠正小肠的异常解剖结构,改善症状。手术的绝对适应证包括:穿孔、出血、盲袢扭转和严重吸收障碍(巨幼红细胞贫血、脂肪泻和严重营养不良)。

三、中医治疗

(一) 辨证分型治疗

1. 气滞胃肠证

治法:疏肝理气,和中止痛。

代表方:柴胡疏肝散(《景岳全书》)。

常用药:柴胡、香附、川芎、陈皮、枳壳、白芍、炙甘草。

加减:疼痛较甚者,加延胡索、川楝子;不排气,腹胀者,加槟榔、枳实;痞满胀痛不大便者,加枳实、厚朴、大黄。

2. 血瘀滞肠证

治法:活血化瘀,行气止痛。

代表方:少腹逐瘀汤(《医林改错》)。

常用药:小茴香、干姜、延胡索、没药、当归、川芎、官桂、赤芍、蒲黄、五灵脂。

加减:腹痛剧烈,腹胀不排气者,加川楝子、枳实、乌药;腹泻腹痛者,加白芍、白术、薏苡仁;血不循经致便血或黑便者,加云南白药、三七粉。

3. 热结肠腑证

治法:泄热散结,通里攻下。

代表方:大承气汤(《伤寒论》)。

常用药:生大黄、芒硝、厚朴、枳实。

加减:服上方后大便仍不通者,可酌情增加生大黄用量;腹胀明显者,加槟榔、沉香;热盛伤阴者,加麦冬、生地、沙参、玄参。

4. 寒湿中阻证

治法:温中健脾,散寒祛湿。

代表方:胃苓汤(《丹溪心法》)。

常用药:苍术、陈皮、厚朴、甘草、泽泻、猪苓、赤茯苓、白术、肉桂。

加减:腹部冷痛,喜温喜按者,加乌药、干姜;湿浊上逆,呕吐不止者,加法半夏、生姜、吴茱萸;寒湿困脾,纳差苔腻者,加藿香、苏梗。

5. 大肠湿热证

治法:清热利湿。

代表方:黄芩滑石汤(《温病条辨》)。

常用药:黄芩、滑石、茯苓皮、大腹皮、白蔻仁、通草、猪苓。

加减:湿热呕逆者,加法半夏、竹茹;腹痛、脘痞者,加乌药、川楝子;大便不通者,加大黄、厚朴。

6. 脾胃虚弱证

治法:益气健脾和胃。

代表方:四君子汤(《太平惠民和剂局方》)。

常用药:人参、白术、茯苓、甘草。

加减:脾虚气滞者,加炒枳壳、广木香;脾虚夹湿者,加砂仁、蔻仁;肠鸣腹泻者,加泽泻、猪苓;纳食减少者,加焦麦芽、焦神曲、焦山楂。

(二)中成药

1. 理气降逆

(1)四磨汤口服液:顺气降逆,消积止痛。用于婴幼儿乳食内滞证,症见腹胀、腹痛、啼哭不安、厌食纳差、腹泻或便秘;中老年气滞、食积证,症见脘腹胀满、腹痛、便秘;以及腹部手术后促进肠胃功能的恢复。口服,成人每次 20ml,每日 3 次,疗程 1 周;新生儿每次 3~5ml,每日 3 次,疗程 2 日;幼儿每次 10ml,每日 3 次,疗程 3~5 日。

(2)厚朴排气合剂:行气消胀,宽中除满。用于腹部非胃肠吻合术后早期肠麻痹,症见腹部胀满,胀痛不适,腹部膨隆,无排气、排便,舌质淡红,舌苔薄白或薄腻。于术后 6 小时、10 小时各服一次,每次 50ml。服用时摇匀,稍加热后温服。

2. 健脾消食类

(1)枳术颗粒:健脾消食,行气化湿。用于脾胃虚弱,食少不化,脘腹胀满。开水冲服,每次 1 袋,每日 3 次,1 周为 1 个疗程。

(2)香砂和胃丸:健脾开胃,行气化滞。用于脾胃虚弱,消化不良引起的食欲缺乏,脘腹胀痛,吞酸嘈杂,大便不调。口服,每次 6g,每日 2 次。

3. 清热解郁类

达立通颗粒:清热解郁、和胃降逆、通利消滞。用于肝胃郁热所致痞满证,症见胃脘胀满、嗳气、纳差、胃中灼热、嘈杂泛酸、脘腹疼痛、口干口苦;动力障碍型功能性消化不良见上述症状者。温开水冲服,每次 1 袋,每日 3 次,饭前服用。

4. 健脾益气类

(1)四君子颗粒:益气健脾。用于脾胃气虚,胃纳不佳,食少便溏。用开水冲服,每次 15g,每日 3 次。

(2)人参健脾丸:健脾益气,和胃止泻。用于脾胃虚弱所致的饮食不化、脘闷嘈杂、恶心呕吐、腹痛便溏、不思饮食、体弱倦怠。口服,大蜜丸每次 2 丸,每日 2 次。

四、中西医结合治疗

肠道手术后并发症根据其临床表现,应按中医学的"腹痛""泄泻""腹胀"等论治。主要病机总以气滞血瘀、脾胃虚弱为主,治疗上以理气活血、补益脾胃为法。中西医结合治疗常在西医治疗的同时进行中医辨证论治的基础上加用以下针对性中药或复方,以提高临床疗效。

（一）中药提取物腹腔灌注防粘连

根据彩色超声等现代技术的提示,将行气活血类中药注射液通过腹腔灌注的形式直接作用于腹腔肠道粘连的局部,可以明显减轻术后肠粘连。如莪术油注射液(使用方法:莪术油注射液150~250ml灌注于腹腔,逐层关腹,放置引流管)及川芎嗪注射液(使用方法:关腹前把川芎嗪注射液40mg用0.9%氯化钠注射液250ml稀释后灌注入腹腔,于腹腔置一引流管,依次关腹)等可以裂解纤维蛋白原,抑制局部炎症反应减少渗出,扩张血管,加快局部血液循环,改善缺血缺氧,从而防治术后肠粘连,加快肠道功能的恢复,其副作用及不良反应尚不清楚。

（二）防治肠道术后并发症的单味中药研究

1. 促动力中药

白术:补脾,益胃,燥湿,和中。主治脾胃气弱,不思饮食,倦怠少气,虚胀。有研究表明白术水煎剂可增强豚鼠体外结肠收缩,呈浓度依赖性;白术挥发油能明显增强小鼠小肠的推进率,并能对抗阿托品对小鼠肠蠕动的抑制作用,而且能明显促进正常小鼠和阿托品预处理小鼠的胃排空。

莱菔子:具有消食除胀、降气化痰之功效。用于饮食停滞,脘腹胀痛,大便秘结,积滞泻痢等。动物实验发现莱菔子含药血清具有明显的促结肠动力作用,不同浓度的莱菔子含药血清对大鼠横肌、纵肌肌条的收缩幅度均有不同程度的兴奋作用。同时,莱菔子水煎液离心后上清液对结肠纵肌肌条具有显著促动力作用,且可被M受体阻断剂阿托品部分阻断,通过细胞外Ca^{2+}内流介导。

槟榔:主要用于行气利水、驱虫消积的功效。能明显增加胃肠平滑肌张力,促进肠蠕动。体外实验表明槟榔能显著促进大鼠离体结肠平滑肌肌条收缩,且存在明确的量效关系。实验表明,长期高浓度槟榔碱灌胃,可以促进大鼠平滑肌L型钙离子通道mRNA表达,说明其机制主要与钙通道的功能作用相关。

大腹皮:下气宽中,行水消肿。主治脘腹胀闷,大便不爽,水肿胀满。大腹皮水煎液可以增加胃肠肌间神经丛胆碱能神经分布以促进Ach的释放,调节胃肠肽类激素的分泌以及增加迷走神经兴奋性以促进胃肠运动,增加胃肠蠕动。

厚朴:燥湿,消痰,下气,除满。用于湿滞伤中,脘痞吐泻,食积气滞,腹胀便秘,痰饮喘咳,是通降胃气的要药。厚朴对胃肠动力障碍患者具有确切的疗效。厚朴提取物(主要成分为厚朴酚)可提高胃排空率并且促进小肠推进率,对血清中D-木糖、胃动素、促胃液素等水平具有调节作用。

2. 防粘连中药

川芎:功效活血行气,祛风止痛。用于癥瘕腹痛,胸胁刺痛,跌仆肿痛等。川芎的主要成分为川芎嗪,动物实验显示川芎嗪喷雾可明显改善术后大鼠腹腔粘连的程度,其抗粘连作用机制复杂,既能通过抑制胶原增生过度促进组织修复,又可降低血浆中白细胞和纤维蛋白的浓度减轻组织炎症反应和渗出,还能减少腹腔毛细血管通透性,促进腹腔巨噬细胞吞噬功能和微循环,为多靶点、多环节产生作用。

丹参:祛瘀止痛,活血通经,清心除烦。研究显示丹参酮ⅡA对腹膜组织缺血诱导的大鼠术后腹腔粘连有防治作用,腹腔灌注丹参酮ⅡA可通过提高纤溶酶原激活剂水平,降低纤溶酶原激活剂抑制剂-1水平和环氧酶-2水平以减轻炎症反应,提高机体纤溶力,降低腹腔粘连。

大血藤:清热解毒,活血祛风。用于肠痈腹痛,经闭痛经,风湿痹痛,跌仆肿痛。大血藤中有效成分绿原酸对腹膜粘连的存在多靶点作用机制。有研究通过盲肠结扎加穿孔法复制大鼠腹腔粘连模型,绿原酸灌胃14天后,发现用药后显著降低粘连组织的羟脯氨酸、TNF-α、TGF-β1、TIMP-1、ICAM-1和VEGF的水平,上调MMP-1活性,抑制术后腹腔粘连发展。

丹皮:清热凉血,活血化瘀。丹皮酚是丹皮的主要有效成分,丹皮酚可抑制脂多糖(LPS)和TNF-α刺激下成纤维细胞的活化增殖,上调腹膜间皮细胞的增殖率,降低LPS刺激下巨噬细胞分泌的PAI和TNF-α含量,增加t-PA的水平,调控t-PA/PAI的动态平衡,从而降低炎性反应,调节腹膜间皮细胞功能,促纤维蛋白溶解以达到预防腹膜粘连的作用。

3. 止泻类中药

乌梅:敛肺,涩肠,生津,安蛔。用于肺虚久咳,久痢滑肠等症。有研究显示乌梅果肉、乌梅水煎液灌胃给药,对新斯的明所致小鼠小肠运动亢进有明显抑制作用,发挥止泻之功,且果肉作用强于净乌梅。

葛根:解肌退热,升阳止泻。主治外感发热头痛、项背强痛,热痢,泄泻等。葛根的止泻作用主要表现在两方面,一方面葛根可抑制肠道蠕动,研究显示葛根水煎液灌胃能够明显抑制小鼠胃排空及小肠推进运动;另一方面,葛根可以抑制肠道炎症,葛根水煎液灌胃可降低番泻叶所致腹泻大鼠的促炎性细胞因子IL-1β、TNF-α的水平,同时升高抑炎性细胞因子IL-10的水平。

白头翁:清热解毒,凉血止痢。白头翁水提取物对大肠埃希菌、金黄色葡萄球菌均有明显的抑菌作用,同时白头翁素灌胃,对轮状病毒和大肠埃希菌混合感染性腹泻模型具有良好的预防作用,其预防腹泻的机制可能与其调节黏膜修复因子EGFR和TGFβ1的表达有关。

益智:温脾,暖肾,固气,涩精。治疗冷气腹痛,中寒吐泻,小便余沥。研究发现益智的90%和95%醇提取物有较好的抗腹泻作用,其活性成分柚金黄酮具有调节NHE3和AQP4蛋白活性的作用,从而调节水电解质平衡,止泻保护肠黏膜。

(三)中药复方改善并发症的现代研究

1. 四磨汤 是治疗术后胃肠功能紊乱的常用方。其在缩短术后肠鸣音恢复时间、缩短肛门首次排气排便时间、降低术后并发症的发生率、提高术后患者的康复进程、缩短住院时间等方面效果显著。该方可调理肠胃功能,排除肠胃积滞,促进胃肠生理功能恢复,促进肠蠕动的作用。实验研究表明,四磨汤可增加正常小鼠的胃排空及小肠推进,可拮抗胃肠功能抑制的小鼠,可抑制胃肠功能亢进的小鼠。其机制可能是通过调整胃肠激素、神经递质的分泌(增高胃肠运动功能障碍大鼠兴奋性神经递质SP、5-HT、AchE表达,降低抑制性神经递质VIP的表达)以及改善ICC超微结构和数量,从而达到调节胃肠运动。

2. 柴胡疏肝散 主要功效为疏肝解郁,行气止痛,目前其对肝胃不和型胃溃疡的治疗效果已经得到了肯定。研究结果显示本方可提高小鼠胃排空率和小肠推进率,提高胃肠动力。其能降低血清炎症因子 C 反应蛋白、肿瘤坏死因子-α、白细胞介素-6 水平,调节胃肠激素,提高胃动素水平,降低血管活性肠肽(VIP)水平,从而抑制炎症反应,改善胃肠吸收,缩短食物在胃肠停留时间。

3. 大承气汤　大承气汤具有通里攻下、行气散结的功效,是治疗术后肠粘连及术后粘连性肠梗阻的有效方剂。其能使机体六腑通畅,胃气下顺而除满消胀,行气通便,并能增加内脏血流,改善梗阻肠管缺氧、低灌注状态,保护肠黏膜屏障,促进肠蠕动,有利于肠粘连的松解。现代药理研究表明,大黄含有番泻苷,能增加肠蠕动,抑制肠内水分吸收,并有抗感染的作用;芒硝含有硫酸钠,能促进肠蠕动而排便;枳实含挥发油并含黄酮苷,能促进胃肠蠕动,使胃肠运动收缩节律增强。动物实验显示,大承气汤能直接增强肠管平滑肌细胞的电兴奋性,增加血促胃液素、胃动素水平,抑制血管活性肠肽的表达和肠源性内毒素的释放,促进肠道收缩运动。

五、名医诊治经验

1. 国医大师葛琳仪认为,术后胃肠功能障碍发病的主要原因是脾胃脏腑精气累损、中焦运化失和,同时应重视肝与脾胃之间的相互影响,并兼顾气滞、痰湿、血瘀等病理产物,她将本病的病机归纳为"脾胃虚弱,中焦失和""情志郁结,肝失疏泄"和"内生诸邪、郁滞不解"三个方面。总结出以健脾和中为主,以疏肝理气、豁痰化瘀,痰瘀同治为辅的特色治疗经验。临床上,常用六君子汤加减,再佐以柴胡、木香、枳壳、佛手、苍术、厚朴、当归、丹参等药物疏肝理气、豁痰化瘀,疗效显著。

2. 国家级名老中医蔡炳勤教授认为,外科手术后患者多虚、多瘀,术后粘连性肠梗阻并非燥屎内结之承气汤证。患者多因手术刺激,久病耗气,伤及脾阳,其总的病机为中阳不足、寒湿内阻、气机不畅,治疗当以温中行气、健运中焦为主,常予温中通下法,提出了以温通为核心的中医整体辨证论治学术思想。治疗上,倡导中药内服为主,中药灌肠、外熨、艾灸、叩齿等多个方面的整体配合,常选厚朴温中汤合四磨汤口服,以大黄牡丹汤灌肠、吴茱萸外熨等。

3. 全国名中医危北海教授认为,短肠综合征所引起的顽固性腹泻、消化不良,根据其临床证候、病理变化及客观检查指标,应该属于中医的脾胃虚弱证的范畴。脾主运化,包括运化水谷精微及运化水湿,前者指脾有消化、吸收及运输营养物质的作用,后者指脾有促进调节水液代谢的作用。脾气健运则机体的消化、吸收、运输等功能旺盛,脾失运化则机体的消化、吸收、运输等功能衰退。临床上常使用健脾益气汤治疗:生黄芪 30g、党参 15g、茯苓 15g、白术 15g、陈皮 10g。

六、中医适宜技术

根据不同症状、证型选择相应的腧穴进行针灸治疗。主穴取中脘、天枢、足三里,根据不同证型配穴:①气滞胃肠证多配伍太冲、期门、内关穴;②瘀血滞肠证主要配伍大肠俞、内关、膈俞、血海穴;③热结肠腑证配伍合谷、内庭、大肠俞穴;④寒湿中阻证配伍关元、水分、上巨虚穴;⑤大肠湿热证配伍阴陵泉、内庭、上巨虚穴;⑥脾胃虚弱证配伍胃俞、脾俞穴。根据不同症状配穴:①呕吐明显多配伍胃俞、内关、神阙穴;②腹胀多配伍胃俞、内关、公孙;③腹痛难忍多配伍关元、内关、神阙穴;④泄泻不止多配伍上巨虚、阴陵泉、大肠俞、水分穴。

【预后】

肠道手术后并发症大部分经内科保守治疗后可以痊愈或缓解、稳定,但也有部分须坚持长期的治疗者,如短肠综合征,须营养饮食调治一年以上;也有易反复发作者,如术后粘连性肠梗阻。因此,这部分患者在缓解或稳定时,要加强锻炼,尤其是腹部锻炼,防止复发,促进康复。

第四篇 | 第三章

参考文献

第四章 肝脏疾病

第一节 慢性病毒性肝炎

【概述】

慢性病毒性肝炎（chronic viral hepatitis）是指由嗜肝病毒引起的、病程超过半年、肝脏组织病理学呈现慢性炎症的一组疾病。最初发病时间或肝炎病史有的较难确定，但根据肝组织病理学、临床表现、体征、实验室检查及影像学检查等综合判断，在已确认的五种嗜肝病毒中，甲、戊型肝炎病毒一般不会导致慢性肝炎；乙、丙、丁型肝炎病毒均可导致慢性肝炎，丁型肝炎不会独立存在，常伴乙型肝炎存在，故主要以乙、丙型肝炎为主。其主要经血液、体液等胃肠外途径传播，患者可进展为肝硬化或肝细胞肝癌（hepatocellular carcinoma，HCC）。慢性病毒性肝炎的慢性化与基因的易感性有一定程度上的关系，早期研究提示乙型肝炎的慢性化决定于 X 染色体上的调节基因，现认为与 *HLA-DR* 亚型有关系，确切机制有待阐明。

根据慢性病毒性肝炎的特点，大致相当于中医学"肝着""胁痛""黄疸""积聚""臌胀"等疾病范畴。

【流行病学】

（一）慢性乙型肝炎

1. 易感人群分布与传播途径 HBV 主要是经母婴、血液（包括皮肤和黏膜微小创伤）和性接触传播。在我国实施新生儿乙型肝炎疫苗免疫规划前，HBV 以母婴传播为主，占 30%~50%，多发生在围生期，通过 HBV 阳性母亲的血液和体液传播。母亲的 HBV DNA 水平与新生儿感染 HBV 风险密切相关：HBeAg 阳性、HBV DNA 高水平母亲更易造成母婴传播。成人主要经血液和性接触传播。有注射毒品史、应用免疫抑制剂治疗的患者，既往有输血史、接受血液透析的患者，HCV 感染者、HIV 感染者、HBsAg 阳性者的家庭成员、有接触血液或体液职业危险的卫生保健人员和公共安全工作人员、囚犯，以及未接种乙型肝炎疫苗的糖尿病患者等均有较高的 HBV 感染风险。由于对献血员实施严格的 HBsAg 和 HBV DNA 筛查，采取安全注射措施,经输血或血液制品传播已较少发生。HBV 也可经破损的皮肤或黏膜传播,如修足、文身、打耳洞、医务人员工作中的意外暴露,共用剃须刀和牙具等。与 HBV 感染者发生无防护的性接触,特别是有多个性伴侣者、男男同性性行为者,感染 HBV 的危险性高。

HBV 不经呼吸道和消化道传播。因此,日常学习、工作或生活接触,如在同一办公室(共用计算机)、握手、拥抱、同一宿舍、餐厅,无血液暴露不会传播,流行病学调查未发现 HBV 经吸血昆虫(蚊、臭虫)等传播。

2. 年龄分布 2014 年,中国 CDC 对全国 1~29 岁人群乙型肝炎血清流行病学调查结果示,1~4 岁、5~14 岁和 15~29 岁人群 HBsAg 流行率分别为 0.32%、0.94% 和 4.38%,与 1992 年相比,分别下降了 96.7%、91.2% 和 55.1%。我国人群 HBsAg 阳性率由 1992 年的 9.75% 下降至目前的 5%~6%,HBV 阳性人数由约 1.2 亿下降至 7 000 万。

3. 地域分布 HBV 感染呈世界性流行,但不同地区 HBV 感染的流行强度差异很大。据 WHO 报道,全球约有 2.57 亿慢性 HBV 感染者,非洲地区和西太平洋地区占 68%。全球每年约有 88.7 万人死于 HBV 感染相关疾病,其中肝硬化和 HCC 死亡分别占 52% 和 38%。

我国肝硬化和 HCC 患者中,由 HBV 所致者分别为 77% 和 84%。东南亚和西太平洋地区一般人群的 HBsAg 流行率分别为 2%(3 900 万例)和 6.2%(1.15 亿例)。亚洲 HBV 地方性流行程度各不相同,多数亚洲地区为中至高流行区,少数为低流行区。

（二）慢性丙型肝炎

1. 易感人群分布与传播途径 丙型肝炎呈全球流行趋势,不同性别、年龄、种族人群对 HCV 均易感。据世界卫生组织估计,截至 2015 年全球 7 100 万人有慢性丙型肝炎感染,39.9 万人死于 HCV 感染引起的肝硬化或 HCC。

2. 年龄分布 2006 年,我国结合全国乙型病毒性肝炎血清学流行病学调查,对剩余标本检测了抗 HCV 抗体,结果显示 1~59 岁人群抗 HCV 阳性率为 0.43%,在全球范围属于低流行区域。抗 HCV 阳性率随年龄增长而逐渐上升,1~4 岁组为 0.09%,50~59 岁组升至 0.77%。男女间无明显差异。荟萃分析显示,全国一般人群抗 HCV 阳性率为 0.60%(0.4%~0.79%);儿童抗 HCV 阳性率为 0.09%~0.26%;吸毒人群(包括社区或公共场所的毒品吸食者、静脉药瘾者等)抗 HCV 阳性率为 48.67%(45.44%~51.89%)。

3. 地域分布 全国各地抗 HCV 阳性率有一定差异,以长江为界,北方(0.53%)高于南方(0.29%)。

【病因病机】

一、西医认识

（一）病因

慢性肝炎常见于乙、丙、丁 3 型肝炎,丁型肝炎并不常见,本节着重叙述乙型肝炎、丙型肝炎。

1. 乙型肝炎　HBV 属嗜肝 DNA 病毒科，是有包膜的 DNA 病毒，基因组长约 3.2kb，为部分双链环状 DNA。其基因组编码 HBsAg、HBcAg、HBeAg、病毒聚合酶和 HBx 蛋白。HBV 通过肝细胞膜上的钠离子-牛磺胆酸-协同转运蛋白作为受体进入肝细胞。侵入肝细胞后，部分双链环状 HBV DNA 在细胞核内以负链 DNA 为模板，延长正链以修补正链中的裂隙区，形成共价闭合环状 DNA（covalently closed circular DNA，cccDNA）。cccDNA 半衰期较长，难以从体内彻底清除，对慢性感染起重要作用。HBV 至少有 9 种基因型，我国以 B 基因型和 C 基因型为主，这两型 HBV 感染者母婴垂直传播发生率高于其他基因型，C 型与较早进展为 HCC 相关。65℃ 10 小时、煮沸 10 分钟或高压蒸汽均可灭活 HBV。环氧乙烷、戊二醛、过氧乙酸和碘伏等对 HBV 也有较好的灭活效果。

HBV 感染的自然史主要取决于病毒和宿主相互作用。慢性 HBV 感染的自然史根据自然病程一般可以划分为 4 个期，即免疫耐受期（慢性 HBV 携带状态）、免疫清除期［HBeAg 阳性慢性乙型肝炎（chronic hepatitis B）］、免疫控制期（非活动 HBsAg 携带状态）和再活动期（HBeAg 阳性慢性乙型肝炎）。

免疫清除期患者可出现自发性 HBeAg 血清学转换，年发生率 2%~15%。年龄 <40 岁，ALT 升高，HBV A 基因型和 B 基因型患者的发生率较高。HBeAg 血清学转换后，每年有 0.5%~1.0% 发生 HBsAg 清除。HBsAg 消失 10 年后，约 14% 的患者仍可检出 cccDNA。

未经抗病毒治疗慢性乙型肝炎患者的肝硬化年发生率为 2%~10%，危险因素包括宿主（年龄较大、男性、发生 HBeAg 血清学转换时年龄 >40 岁，ALT 持续升高），病毒（HBV DNA>2 × 10^{3}IU/mL），HBeAg 持续阳性，C 基因型，合并 HCV、HDV 或 HIV 感染，以及合并其他肝损因素（如嗜酒或肥胖等）。代偿期肝硬化进展为失代偿期的年发生率为 3%~5%，失代偿期肝硬化 5 年生存率为 14%~35%。非肝硬化 HBV 感染者的 HCC 年发生率为 0.5%~1%，肝硬化患者 HCC 年发生率为 3%~6%。

2. 丙型肝炎　HCV 属于黄病毒科（*Flaviviridae*）肝炎病毒属（*Hepacivirus*），其基因组为单股正链 RNA，由约 9.6 × 10^3 个核苷酸组成，可分为 5′ 末端、3′ 末端和位于两者之间的病毒基因开放阅读框（open reading frame，ORF）三部分。ORF 可编码 10 余种结构和非结构蛋白（NS2、NS3、NS4A、NS5A 和 NS5B）。HCV 对一般化学消毒剂敏感，甲醛熏蒸等均可灭活 HCV，100℃ 5 分钟或 60℃ 10 小时、高压蒸汽等物理方法也可灭活 HCV。

暴露于 HCV 后 1~3 周，外周血可检测到 HCV RNA。急性 HCV 感染者出现临床症状时，仅 50%~70% 抗 HCV 阳性，3 个月后约 90% 抗 HCV 阳性。大约 45% 的急性 HCV 感染者可自发清除病毒，多发生于出现症状 12 周内。急性丙型肝炎慢性化比率约为 55%~85%。病毒清除后，抗 HCV 仍可阳性。HCV 感染进展多缓慢，感染 20 年，肝硬化一般人群发生率 5%~15%。感染 HCV 时年龄在 40 岁以上、男性、合并糖尿病、嗜酒（每日乙醇摄入量在 50g 以上）、合并感染乙型肝炎病毒（HBV）、HIV 并致免疫功能低下者可加速疾病进展。HCV 相关 HCC 发生率在感染 30 年后为 1%~3%。输血后 HCV 患者 HCC 发生率相对较高。

（二）病理生理学

1. 乙型肝炎　乙型肝炎慢性化的发生机制是目前研究关注的热点和难点。大量研究表明，HBV 不直接杀伤肝细胞，其引起的免疫应答是肝细胞损伤及炎症发生的主要机制。而炎症反复存在是 CHB 患者进展为肝硬化甚至 HCC 的重要因素。HBV 特异性 T 淋巴细胞缺乏或功能耗竭被认为是导致 HBV 感染慢性化的重要因素。慢性乙型肝炎的高病毒载量状态会引起 HBV 特异性 CD4$^+$ 和 CD8$^+$T 淋巴细胞应答反应显著减弱，呈窄谱、微弱、寡克隆应答，同时抑制分子如 PD-1（programed death-1）表达增加，导致 HBV 特异性 T 淋巴细胞发生凋亡和功能耗竭。此外，HBV 对固有免疫系统如 Toll 样受体和干扰素通路的抑制，cccDNA 在肝细胞内持续稳定地存在也是造成慢性感染的重要原因。

肝细胞病变主要取决于机体的免疫应答，尤其是细胞免疫应答。免疫应答既可清除病毒，亦可导致肝细胞损伤，甚至诱导病毒变异。各种原因导致 HBV 复制增加均可启动机体免疫对 HBV 应答反应。机体免疫反应不同，导致临床表现各异。当机体免疫功能低下、不完全免疫耐受、自身免疫反应产生、HBV 基因突变逃避免疫清除等情况下，可导致慢性肝炎。

2. 丙型肝炎 极高的慢性率是 HCV 感染的一个明显特征。HCV 感染后 60%~85% 转为慢性。慢性化的可能机制有：①HCV 的高度变异性：HCV 在复制过程中，依赖 RNA 的 RNA 聚合酶缺乏校正功能；同时由于机体免疫压力，使 HCV 不断发生变异，一是不断出现新的准种群，来逃避机体的免疫监视和免疫清除，二是导致 HCV 缺陷颗粒的产生，这种缺陷颗粒能吸收可能的中和抗体，使得 HCV 复制（非缺陷）颗粒得以生存。②HCV 对肝外细胞的泛嗜性：存在于外周血单核细胞中的 HCV，可能成为反复感染肝细胞的病毒来源。③HCV 在血液中载量低，免疫原性弱，机体对其免疫应答水平低下，容易产生免疫耐受，造成病毒持续感染。

（三）病理组织学

慢性乙型肝炎的组织学特征：慢性乙型肝炎病情轻重不一，从轻微到严重活动性表现伴重度界面性肝炎，有桥接坏死和融合性坏死。乙型肝炎中炎细胞以淋巴细胞为主，如有淋巴滤泡形成和小胆管损伤就应考虑合并丙肝的可能。嗜酸性颗粒样毛玻璃状的肝细胞胞质可作为乙型肝炎的诊断要素。毛玻璃样细胞中充满增生的滑面内质网，内含有大量的乙肝表面抗原反应丝。毛玻璃样肝细胞数量不等，可很少也可散在或片状、结节状分布，常见于慢性乙肝，而非急性乙型肝炎，且其数量与疾病活动性成反比。乙肝核心抗原在肝细胞核中聚集呈细沙状核。毛玻璃样肝细胞中的 HBsAg、肝细胞核和胞质中 HBcAg 可经免疫组化证实并确诊。没有毛玻璃表现的肝细胞中，免疫组化 HBsAg 也可阳性。线性的膜阳性通常提示疾病的活动。胞质中 HBcAg 表达提示病毒复制和显著的坏死性炎症。

慢性丙型肝炎的组织学特征：①难于与急性丙型肝炎鉴别；②时常较轻，但常进展为肝硬化；③汇管区见不同程度淋巴细胞、浆细胞浸润，可出现类淋巴细胞聚集和滤泡伴有生发中心形成，属慢性丙型肝炎典型病变；④小叶间胆管损伤；⑤小叶炎症活动性，包括嗜酸性小体；⑥大泡性脂肪变性；⑦肝窦内见淋巴细胞；⑧肉芽肿。

二、中医认识

中医并无"慢性病毒性肝炎"的病名，归属于"肝着""胁痛""黄疸""积聚""臌胀"范畴，其病因主要分为：内因、外因、不内外因三种。而慢性肝炎则是湿、热、瘀等病理产物及患者本身正虚相互作用而引起。

1. 外因

（1）湿与热：《素问·六元正纪大论》云"湿热相薄……病黄疸而为胕肿"，该病多由外感湿热疫毒之邪，毒邪内伏机体，蕴结不解，久留不去所致。则提出"湿热相搏"乃其病因。清代程国彭在《医学心悟》中指出："黄疸者……湿热郁蒸所致,如氤氲相似,湿蒸热郁而黄成矣。"说明黄疸病的发生与湿热之邪密切相关。

（2）瘀与热：《伤寒论》："阳明病……此为瘀热在里,身必发黄,茵陈蒿汤主之。"《张氏医通》："有瘀血发黄,大便必黑,腹胁有块或胀,脉沉或弦。"《临证指南医案》："湿浊内蒸,瘀热发黄。"都提出瘀热是导致慢性乙型病毒性肝炎发生的原因。

湿为阴邪,易伤阳气,久必伤脾阳而致脾虚;脾为后天之本,气血生化之源,脾不养肝则木郁土壅,气滞血瘀,肝脾同病;热为阳邪,易灼肝阴,乙癸同源,肝阴被耗,久病及肾,导致肝肾阴虚。湿热相合作祟,使病程迁延不愈,病情由实转虚,病位由浅入深,机体阴阳失调,脏腑功能失调,形成慢性肝炎。

2. 内因　《素问·刺法论》云："正气存内,邪不可干。"《素问·评热病论》曰："邪之所凑,其气必虚。"先天禀赋不足,素体虚弱;或年老体弱,阳气匮乏;或久病体虚,耗伤阴精;或劳欲太过,精血亏损。一旦正气不足,则机体防御、抵抗病邪能力下降,不能驱邪外出,以致慢性肝炎缠绵难愈。另外体质不同决定着发病倾向的不同。《灵枢·五变》云："肉不坚,腠理疏,则善病风……五脏皆柔弱者,善病消瘅……粗理而肉不坚者,善病痹。"研究表明慢性乙型肝炎患者以气虚体质、湿热体质、气郁体质最为多见。

3. 不内外因　饮食不节(洁)或饮酒过度,皆能损伤肝胆脾胃,导致脾胃运化功能失常,湿浊内生,引起脏腑功能气化失司。食积不化,阻遏气机,复致肝气不疏。脾运失司,气血生化乏源,日久可致气血亏虚,膏粱浓酒多为辛热之品,辛多发散,热易伤阴,又可致气阴两虚。情志抑郁,或性急易怒,引起木失条达,气机不畅,气滞则血瘀、水停,形成黄疸、积聚、臌胀。

综上所述,本病是在正虚邪犯的基础上形成湿、热、瘀等,最终影响到肝胆脾胃等脏腑功能。

【诊断】

一、辨病

（一）临床表现

1. 典型表现　慢性病毒性肝炎的临床症状大多为非特异性的一般症状,轻者可无症状,常见表现为乏力及消化道症状,后者包括食欲缺乏/厌食、腹胀、恶心及呕吐等,肝区不适或胀痛常见,常伴黄色尿。乏力及消化道症状的程度是反应病情轻重的主要指标,若出现极度乏力影响生活自理或厌食、频繁恶心/呕吐等,是病情迅猛发展的指标,应警惕发展为慢性重症肝炎。

2. 体征

（1）黄疸：是慢性病毒性肝炎炎症活动进展的表现之一。

（2）肝大：慢性肝炎患者肝一般不肿大或仅轻度肿大(小于锁骨中线肋下 2~3cm),如明显肿大(>4cm)者须排除酒精性肝炎、非脂肪性肝病等。

（3）脾大：慢性病毒性肝炎一般脾不肿大或轻度肿大,明显肿大者则提示可能进展至肝硬化门静脉高压症,或同时存在其他疾病(如血液病)。

（4）肝掌、蜘蛛痣：蜘蛛痣主要分布于前胸、手臂、面颈部、背部等,是肝病的特征性表现,主要原因为雌激素增多引起毛细血管扩张。典型的蜘蛛痣常决定慢性化的程度或病变的进展。肝掌为手大小鱼际的毛细血管扩张、呈红色。轻症慢性病毒性肝炎一般没有,中、重度慢性肝炎患者可出现轻度或者少数的肝掌或者蜘蛛痣。

（5）肝外表现:慢性 HCV 感染患者可有肝外表现。具体见表 4-4-1。

表 4-4-1　HCV 感染的肝外表现

关联程度	疾病名称
密切相关	特发性混合性冷球蛋白血症
	迟发性皮肤卟啉病
	膜增生性肾小球肾炎
有一定关联	蚕食性角膜溃疡
	自身免疫性甲状腺炎
	舍格伦综合征
可能相关	扁平苔藓
	特发性肺纤维化
	再生性障碍性贫血
	类风湿性关节炎
	多发性结节性动脉炎
	皮肤溃疡
	多形红斑
	结节性红斑

（二）特殊类型的表现

丙型肝炎特殊表现类型是胆汁淤积性,经过病情进行性进展,并出现肝功能衰竭。此类型见于肝移植患者。

1. 实验室及其他检查

（1）病毒血清学检测

1）HBV 血清学检测

HBV 常规血清学标志物包括 HBsAg、HBsAb、HBeAg、HBeAb、HBcAg 和 HBcAg IgM。血清 HBV 标志物不仅是诊断 HBV 感染的根据,而且有助于分析感染状态和病变活动性(表 4-4-2)。

表 4-4-2　常规检测的 HBV 血清标志物的基本解释

指标	意义
HBsAg	标志 HBV 感染,但急性肝炎或慢性病变活动;阴性不能排除 HBV 感染,因为可能有 S 基因突变株存在
HBsAb	感染后免疫;对疫苗的免疫应答;或乙肝免疫球蛋白的被动免疫
HBeAg	反映 HBV 活动性复制,传染性大;与病变程度无关
HBeAb	ALT 持续正常者表示 HBV 低复制;ALT 波动者表示可能有前 C 区基因变异,导致不能形成 HBeAg
HBcAg	低滴度表示过去感染;高滴度表示现行感染
HBcAg IgM	多见于急性乙型肝炎及 CHB 急性发作

HBV 新型标志物检测:①HBcAb 抗体定量,新型双抗原夹心法可定量检测血清 HBcAb 水平。在自然史研究中,免疫清除期和再活动期患者 HBcAg 定量水平显著高于免疫耐受期和低复制期。HBcAb 定量水平和 ALT 水平呈明显正相关;尤其在 ALT 正常患者,HBcAb 定量水平和肝脏组织学炎症坏死程度呈显著正相关。②HBV RNA 定量,与肝细胞内 cccDNA 转录活性有关,在评估 NAs(核苷酸类似物)停药后复发风险方面值得深入研究。③乙肝病毒核心相关抗原,是一种包含 HBcAg、HBeAg、p22 蛋白质的复合标志物,与肝细胞内 cccDNA 转录活性有关,在区分疾病分期、预测 Peg-IFN-α(聚乙二醇干扰素-α)和 NAs 抗病毒疗效,以及停药后复发、预测 HCC 发生风险等方面均有相关研究。

2)HCV 血清学检测

抗体检测:抗-HCV 检测(化学发光免疫分析法,或者酶免疫法)可用于 HCV 感染者的筛查。对于抗体阳性者,应进一步进行 HCV RNA 检测,以确定是否为丙型肝炎患者。一些血液透析和自身免疫性疾病患者可出现抗-HCV 假阳性,免疫功能缺陷或合并 HIV 感染者可出现抗-HCV 假阴性,急性丙型肝炎患者可因为抗-HCV 检测处于窗口期出现抗-HCV 阴性。因此,HCV RNA 检测有助于确诊这些患者是否合并感染 HCV。

(2)HCV 核心抗原检测:是 HCV 复制的标志物,在缺乏 HCV RNA 检测条件时,可考虑进行 HCV 核心抗原的检测,用于急、慢性 HCV 感染者的实验室诊断。

2. 基因学检测

(1)乙型肝炎

HBV DNA 定量检测:主要用于判断慢性 HBV 感染的病毒复制水平和传染性的强弱,可用于抗病毒治疗适应证的选择及疗效的判断。准确定量需采用实时定量聚合酶链反应(PCR)法。HBV DNA 的检测值可以 IU/ml 或拷贝/ml 表示,根据检测方法的不同,1IU 相当于 5~6 拷贝。

HBV 基因分型和耐药突变株检测:检测 HBV 基因型有助于预测干扰素疗效,判断疾病预后。基因耐药变异位点检测对核苷类似物抗病毒治疗有重要意义,有助于临床医师判断耐药发生并尽早调整治疗方案。

组织中 HBV 标志物:可用免疫组织化学法检测肝组织中 HBsAg 或 HBcAg,以及用原位杂交或原位 PCR 法检测组织中 HBV DNA,对血清中 HBV 标志物阴性患者的诊断有意义,也可用来评价抗病毒药物的疗效。

(2)丙型肝炎

HCV RNA 定量检测:适用于 HCV 现症感染的确认、抗病毒治疗前基线病毒载量分析,以及抗病毒治疗过程中和治疗结束后的应答评估。

HCV 基因分型和耐药相关基因检测:HCV 基因分型的方法有分子生物学和血清学两大类,前者包括 DNA 测序法、特异性引物扩增法、基因芯片、探针杂交等,后者是合成 HCV 特异性多肽来检测其特异性的抗体从而区分基因型,但不能区分亚型。HCV 基因分型应当在抗病毒治疗前进行。我国 HCV 感染者白细胞介素-28B 基因型以 rs12979860 CC 型为主,而该基因型对聚乙二醇干扰素 α 联合利巴韦林(RBV)抗病毒治疗应答较好。

3. 血清生物化学检查

(1)肝功能:包括丙氨酸转氨酶(ALT)、天冬氨酸转氨酶(AST)、碱性磷酸酶(ALP)、γ-谷氨酰转肽酶(γ-GT)、血清白蛋白(Alb)、凝血酶原时间(PT)、总胆红素(TBil)等,具体临床意义见表 4-4-3。

表 4-4-3　常规肝生化试验的临床意义

功能	指标	肝胆疾病	肝外原因
肝细胞损伤	ALT	肝细胞损伤	任何组织细胞损伤
	AST	肝细胞损伤的程度重	心肌梗死、肌肉损伤
肝细胞损伤、淤胆或功能减损	DBil	肝细胞损伤、淤胆	
	IBil	肝细胞损伤、淤胆	溶血、菌血症
淤胆、肝细胞损伤或功能减损	γ-GT	淤胆、肝功减损	酗酒、脂肪性肝病、药物性肝病
	AKP	淤胆、肝功减损	成骨或骨病、妊娠
	TBA	淤胆、肝功减损	
肝功能减损	Alb	慢性合成功能减损	营养不良,肾病
	PT	急性合成功能减损	应用抗凝剂,维生素 K 缺乏

（2）甲胎蛋白（AFP）测定：AFP 含量的检测是筛选和早期诊断肝细胞肝癌（HCC）的常规方法,但应注意有假阴性的情况。肝炎活动和肝细胞修复时 AFP 有不同程度的升高,应动态观察,并结合生化、影像学检查等综合分析。

维生素 K 缺乏或拮抗剂-Ⅱ诱导蛋白：又名脱 γ 羧基凝血酶原,是诊断肝癌的另一重要指标,可与甲胎蛋白互为补充。

（3）其他：肝纤维化的血清学指标特异性不高,近年已较少应用,主要有透明质酸（HA）、Ⅲ型前胶原（PC-Ⅲ）,Ⅳ型胶原（Ⅳ-C）、层黏蛋白（LN）等。

4. 肝纤维化非侵袭性诊断

（1）天冬氨酸转氨酶与血小板之比指数（aspartate aminotransferase-to-platelet ratio index,APRI）评分为天冬氨酸氨基转移酶（AST）和血小板（platelet,PLT）比率指数,可用于肝硬化的评估。成人中 APRI 评分 >2,预示患者已经发生肝硬化。APRI 计算公式为$[（AST/ULN）\times 100/PLT（10^9/L）]$。

（2）基于 ALT、AST、PLT 和患者年龄的 FIB-4 指数：可用于患者肝纤维化的诊断和分期。$FIB-4=（年龄 \times AST）\div（血小板 \times \sqrt{ALT}）$。与 APRI 评分一致,简单易行,但敏感性和特异性不强。

（3）肝脏瞬时弹性成像（transient hepatic elastography）：肝脏瞬时弹性成像作为一种较为成熟的无创检查,其优势为操作简便、可重复性好,能够比较准确地识别出轻度肝纤维化和进展性肝纤维化或早期肝硬化;但其测定成功率受肥胖、肋间隙大小以及操作者的经验等因素影响,其测定值受肝脏炎症坏死、胆汁淤积以及脂变等多种因素影响。

5. 肝脏组织病理学检查　对肝穿刺标本需做连续切片,慢性肝炎除了炎症、坏死外,有不同程度的纤维化,甚至发展为肝硬化。肝穿刺组织病理学检查在肝脏疾病的诊断及预后判定上占有重要地位,是明确诊断,了解肝脏炎症、纤维化程度,以及评价药物疗效的金标准。

6. 影像学检查　目前常用的影像学诊断方法包括腹部超声检查、肝脏硬度检测、CT 和MRI 等,可以帮助监测慢性病毒性肝炎的临床进展、判断有无肝硬化及其并发症、发现和鉴别 HCC 等占位性病变。

（三）诊断要点

1. 病史 急性肝炎病程超过半年；或原有乙、丙、丁型肝炎或 HBsAg 携带史，本次又因同一病原再次出现肝炎症状、体征及肝功能异常；或发病日期虽不明确或虽无肝炎病史，但肝组织病理学检查符合慢性肝炎特征；或根据症状、体征、化验及 B 超检查等综合分析，符合慢性肝炎的特点，均可作为相应诊断依据。

2. 实验室检查

慢性乙型肝炎：血清 HBsAg 和/或 HBV-DNA 阳性，血清 ALT 持续或反复升高，或肝组织学检查有肝炎病变。

慢性丙型肝炎：血清 ALT 正常或轻至中度升高，血清 HCV-RNA 和抗 HCV 阳性。

慢性丁型肝炎：血清 ALT 轻度或中度升高，血清 HDV-IgG 持续高滴度，HDV-RNA 持续阳性。

（四）鉴别诊断

慢性病毒性肝炎的鉴别诊断包括自身免疫性肝炎（AIH）、其他病毒所致的肝炎、感染中毒性肝炎、药物性肝损害、酒精性肝病、淋巴瘤和肝豆状核变变性。

1. AIH 表现为严重的慢性活动伴所有汇管区的大量浆细胞、嗜酸性粒细胞浸润、显著的界面性肝炎、静脉周围坏死和桥接坏死及间隔纤维化。所有的组织学改变都比慢性乙肝或丙肝严重（除严重病例以外）。

2. 其他病毒所致的肝炎 巨细胞病毒感染、传染性单核细胞增多症等。可根据原发病的临床特点和病原学、血清学检查结果进行鉴别。

3. 感染中毒性肝炎 如肾综合征出血热、恙虫病、伤寒、钩端螺旋体病、阿米巴肝病、急性血吸虫病、华支睾吸虫病等。主要根据原发病的临床特点和实验室检查进行鉴别。

4. 药物性肝损害 有使用肝损害药物的历史，停药后肝功能可逐渐恢复。初次应用至出现肝损害有一段潜伏期，再次暴露于同一药物时肝损害迅速发生。肝炎病毒标志物阴性。

5. 酒精性肝病 有长期大量饮酒的历史，肝炎病毒标志物阴性。GGT（γ-谷氨酰转移酶）增高较明显，AST/ALT 比值常大于 2 等特点有助于两者的鉴别。可根据个人史和血清学检查加以鉴别。

6. 淋巴瘤 通常在已诊断淋巴瘤患者检查时发现，或是不明原因发热患者检查时发现。

7. 肝豆状核变性（Wilson 病） 是一种以遗传性铜代谢障碍所致的肝硬化和脑部病变为主的疾病，血清铜及铜蓝蛋白降低、尿酮增加，眼底镜检查可看见眼角膜边缘多有凯-弗环（Kayser-Fleischer ring）。

（五）并发症

1. 皮肤病变 以荨麻疹最为多见，其次是血管神经性水肿、斑丘疹等。

2. 心血管病变 慢性乙肝患者会出现心悸、胸闷、心前区痛等心肌炎或者是心包炎等疾病的表现症状，但是这些症状会随病情好转而康复。

3. 肾脏病变 最常见的并发症，早期出现无症状蛋白尿、血尿，部分患者尤其是儿童，病情多变且迁延难愈,常被误诊为乙肝合并肾炎,并且按照肾炎进行治疗,却久治不愈。但治愈后,肾炎症状会逐渐消失。

4. 关节病变　约有 15% 以上的患者是以关节痛开始的,受累有单个,也可为多个,早期呈对称表现,常累及大关节,类似游走性风湿性关节炎,在患者关节液中可以检测到乙肝肝炎抗原颗粒,在疾病好转后,关节痛也会随之消失。

5. 血液病变　主要为再生障碍性贫血和溶血性贫血,多见儿童和青年。

二、辨证

(一)辨证要点

慢性肝炎病机在于湿热疫毒隐伏血分,肝阴不足,或脾肾两亏等。其中疫毒内侵为首要因素,正气虚弱是内在条件,饮食、情志与起居为诱发因素。证候病机为湿热蕴结、肝郁脾虚、肝肾阴虚、瘀血阻络、脾肾阳虚等几个主要方面。临床多表现为虚实夹杂之候。其病位主要在肝,涉及脾、肾两脏及胃、胆、三焦等腑。基本治法为清热利湿解毒,益气养阴补肾。治疗上应注意辨别邪气在气与在血、病性的正虚与邪实,而选用补虚泻实、益气、行气、活血、健脾、补肾等治法。

(二)辨证分型

1. 湿热蕴结证
主症:①纳差食少;②口干口苦。
次症:①大便溏或黏滞不爽;②困重乏力。
舌脉:舌红,苔黄腻,脉弦数或弦滑数。

2. 肝郁脾虚证
主症:①胁肋胀痛;②腹胀或便溏。
次症:①情志抑郁;②身倦乏力。
舌脉:舌质淡,有齿痕,苔白,脉弦细。

3. 肝肾阴虚证
主症:①胁肋隐痛;②腰膝酸软。
次症:①五心烦热;②失眠多梦。
舌脉:舌红少苔或无苔,脉细数。

4. 瘀血阻络证
主症:①胁肋刺痛;②面色晦暗。
次症:①赤缕红丝;②胁下痞块;③口干但欲漱水不欲饮。
舌脉:舌质紫暗或有瘀斑瘀点,脉沉细涩。

5. 脾肾阳虚证
主症:①畏寒喜暖;②少腹、腰膝冷痛。
次症:①面色无华;②腹胀便溏。
舌脉:舌质暗淡,有齿痕,脉沉细无力。
证候诊断:主症必备,加次症 2 项及以上,结合舌脉,即可诊断。

【治疗】

一、治疗原则

总的治疗原则是足够休息,合理饮食,辅以适当药物。药物包括抗病毒、免疫调节、抗炎和抗氧化、抗纤维化和对症治疗,其中抗病毒治疗是关键,只要有适应证且条件允许,就应进行规范的抗病毒治疗。避免饮酒、过度劳累和损害肝脏药物。

二、西医治疗

应根据患者具体情况、不同病原、不同临床类型及组织学损害采用综合性治疗方案。

(一)一般治疗

1. 适当休息 宜采取动静结合的疗养措施,处于活动期的患者,应以静养为主;处于静止期的患者,可从事力所能及的轻工作。

2. 合理饮食 适当的高蛋白、高热量、高维生素的易消化食物有利肝脏修复,不必过分强调高营养,以防发生脂肪肝,避免饮酒。

3. 心理平衡 使患者有正确的疾病观,对肝炎治疗应有耐心和信心。

(二)药物治疗

1. 抗病毒治疗

(1)乙型肝炎

乙型肝炎抗病毒治疗目标是最大限度地长期抑制 HBV 复制,减轻肝细胞炎症坏死及肝脏纤维组织增生,延缓和减少肝功能衰竭、肝硬化失代偿、HCC 和其他并发症的发生,改善患者生命质量,延长其生存时间。

抗病毒治疗的适应证:依据血清 HBV DNA、ALT 水平和肝脏疾病严重程度,同时需结合年龄、家族史和伴随疾病等因素,综合评估患者疾病进展风险,决定是否需要启动抗病毒治疗,见图 4-4-1。

血清 HBV DNA 阳性、ALT 持续异常(>正常值上限)且排除其他原因所致者,建议抗病毒治疗。血清 HBV DNA 阳性的代偿期乙肝肝硬化患者和 HBsAg 阳性失代偿期乙肝肝硬化患者,建议抗病毒治疗。血清 HBV DNA 阳性、ALT 正常患者,如有其他情形之一,建议抗病毒治疗:①肝组织学检查提示明显肝脏炎症和/或纤维化[G≥2 和/或 S≥2];②有乙肝肝硬化或乙肝肝癌家族史且年龄 >30 周岁;③ALT 持续正常、年龄 >30 周岁,建议肝纤维化无创诊断技术检查或肝组织学检查,存在明显肝脏炎症或纤维化;④HBV 相关肝外表现(肾小球肾炎、血管炎、结节性多动脉炎等)。

1)NAs 药物选择:核苷酸类似物作用于 HBV 的聚合酶区,通过取代病毒复制过程中延长聚合酶链所需的结构相似的核苷,终止链的延长,从而抑制病毒复制。这些药物又可分为低耐药屏障(拉米夫定、阿德福韦酯、替比夫定)和高耐药屏障(恩替卡韦、富马酸替诺福韦酯、富马酸丙酚替诺福韦)两类。

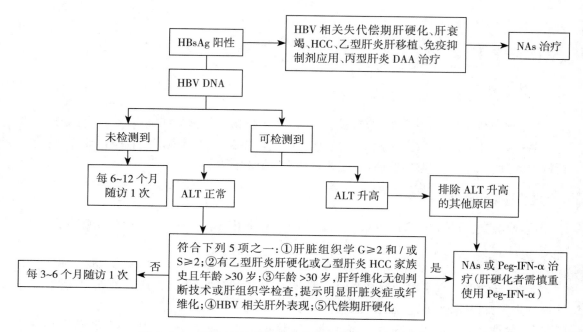

图 4-4-1　慢性 HBV 感染抗病毒治疗适应证的选择流程图

注：NAs 为核苷类似物，指恩替卡韦、富马酸替诺福韦酯、富马酸丙酚替诺福韦；DAA 为直接抗病毒药物；Peg-IFN-α 为聚乙二醇干扰素 -α；随访项目包括病毒学检查、肝脏血清生化指标、甲胎蛋白、维生素 K 缺乏或拮抗剂 -Ⅱ诱导蛋白、腹部超声检查、肝脏硬度值检测；HBV 相关的肝外表现：肾小球肾炎、血管炎等；HBV 相关肝硬化失代偿期 NAs 治疗期间的随访标准：每 3 个月 1 次，复查血常规、肝脏血清生化指标和肾功能、血氨、病毒学、甲胎蛋白、维生素 K 缺乏或拮抗剂-Ⅱ诱导蛋白，腹部超声检查，必要时行肝脏增强 MRI。

　　初始患者应首选强效低耐药药物恩替卡韦（entecavir，ETV）、富马酸替诺福韦酯（tenofovir disoproxil fumarate，TDF）、富马酸丙酚替诺福韦（tenofovir alafenamide fumarate，TAF）。不建议阿德福韦酯（ADV）和拉米夫定（LAM）用于 HBV 感染的抗病毒治疗。经治或正在应用非首选药物治疗的患者，建议换用强效低耐药药物（表 4-4-4）。

表 4-4-4　核苷酸类似物的选择

既往治疗	当前用药	推荐用药
初治	/	ETV、TDF、TAF
经治	ADV	换用 ETV、TDF 或 TAF
	LAM/LdT	换用 TDF、TAF 或 ETV
	曾有 LAM/LdT 耐药	换用 TDF 或 TAF
	曾有 ADV 耐药	换用 ETV、TDF 或 TAF
	联合 ADV 和 LAM/LdT 治疗	换用 TDF 或 TAF

注：LdT 为替比夫定。

　　A. ETV：成人每天口服 0.5mg，能有效抑制 HBV DNA 复制，安全性较好；对初治患者治疗 5 年时的耐药发生率为 1.2%，但对已发生 YMDD 变异患者治疗 5 年时的耐药发生率高达 51%。

　　B. TDF：是一种核苷酸类似物，结构与阿德福韦酯相似。TDF 每日 300mg，耐药率低，与

ETV、LAM 及 LdT 等无交叉耐药,可用于 CHB 患者的初始治疗,亦可作为这些药物治疗失败后的挽救治疗。TDF 的肾毒性比 ADV 小,妊娠安全性上与 LdT 同属 B 类药物。

C. TAF:具有靶向肝脏的特点。低于 TDF 十分之一(每日 25mg)剂量,具有更好的安全性。TDF 有非常强的抗病毒效果,且有 8 年零耐药的数据,唯一的缺点是长期服用可能对肾脏和骨密度造成损伤。TAF 克服了部分 TDF 的缺点,兼顾了疗效、安全性和耐药性。

D. 其他药物:替比夫定(telbivudine,LdT)是一种合成的胸腺嘧啶核苷类似物,具有抑制 HBV DNA 聚合酶的作用。剂量为 600mg,每日 1 次口服,不受进食影响。在阻断母婴传播中具有良好的效果和安全性,且可改善 eGFR(肾小球滤过率),但总体耐药率仍偏高。

不良反应与检测:NAs 总体安全性和耐受性良好,但临床应用中仍有少见不良反应发生,如肾功能不全(服用 TDF、ADV)、低磷性骨病(服用 TDF、ADV)、肌炎/横纹肌溶解(服用 LdT)、乳酸酸中毒(服用 ETV、LdT)。治疗前需仔细询问相关病史,治疗过程中注意检测血肌酐、肌酸激酶、乳酸脱氢酶、电解质等水平。

抗病毒治疗的停药:HBeAg 阳性慢乙肝患者抗病毒治疗 1 年,若 HBV DNA 低于检测下限、ALT 复常和 HBeAg 血清学转换后,再巩固治疗至少 3 年仍保持不变,可考虑停药。HBeAg 阳性慢乙肝患者建议 HBsAg 消失且 HBV DNA 检测不到后停药。肝硬化患者无论代偿还是失代偿,均须长期用药。

2)干扰素-α 治疗

干扰素-α(IFN-α):主要通过诱导宿主产生细胞因子起作用,在多个环节抑制病毒复制。干扰素抗病毒疗效的预测因素:HBV DNA<2×10^8IU/mL,ALT 高水平(2~10ULN)或肝组织炎症坏死 G2 以上,A 或 B 基因型,基线低 HBsAg 水平(<25 000IU/mL),性别因素等。

IFN-α 的常见不良反应:流感样综合征、骨髓抑制、精神异常、自身免疫病。其他少见的不良反应如视网膜病变、间质性肺炎、听力下降、肾脏损伤、心血管并发症等。

IFN-α 的绝对禁忌证:失代偿期肝硬化、妊娠或短期内有妊娠计划、精神病史(严重抑郁或精神分裂症)、未能控制的癫痫、未控制的自身免疫病、严重感染、视网膜疾病、心力衰竭、慢阻肺等。

(2)丙型肝炎

丙型肝炎抗病毒治疗目标是清除 HCV,获得治愈,清除或减轻 HCV 相关肝损害和肝外表现,逆转肝纤维化,阻止进展为肝硬化、失代偿期肝硬化、肝衰竭或 HCC,提高患者的长期生存率,改善患者的生活质量,预防 HCV 传播。

抗病毒治疗的适应证:所有 HCV RNA 阳性的患者,不论是否有肝硬化、合并慢性肾脏疾病或者肝外表现,均应接受抗病毒治疗。

抗病毒治疗终点为治疗结束后 12 或 24 周,采用敏感检测方法(检测下限≤15IU/mL)检测血清或血浆 HCV RNA 检测不到。

慢性丙型肝炎抗病毒治疗前,需评估肝脏疾病严重程度、肾脏功能、HCV RNA 水平、HCV 基因型、HBsAg、合并疾病以及合并用药情况。

丙型肝炎直接抗病毒药物(direct-acting antiviral agent,DAA):近年推出的 DAA 使得丙型肝炎的抗病毒治疗取得了突破性进展,这些药物与原先的干扰素和利巴韦林不同,它们通过直接抑制 HCV 的蛋白酶、RNA 聚合酶或病毒的其他位点,发挥很强的抑制病毒复制作用,使持续病毒学应答率从传统 PR 疗法的 40%~70% 提高到 90% 以上,疗程从 48 周缩短到

12~24周,副作用很少。基于DAA的丙型肝炎抗病毒治疗方案,可显著改善患者预后并降低HCV病毒传播扩散的风险,使丙型肝炎成为第一种能完全治愈的慢性病毒感染性疾病。

目前在我国已经获批或即将获批上市的DAA包括NS5B聚合酶抑制剂索磷布韦(sofosbuvir,SOF)、达塞布韦(dasabuvir,DSV)等,NS5A抑制剂维帕他韦(velpatasvir,VEL)、来迪帕韦(ledipasvir,LDV)、哌仑他韦(pibrentasvir,PIB)、达拉他韦(daclatasvir,DCV)、艾尔巴韦(elbasvir,EBR)等,NS3/4A蛋白酶抑制剂格卡瑞韦(glecaprevir,GLE)、达诺瑞韦(danoprevir,DNV)、伏西瑞韦(voxilaprevir,VOX)、格拉瑞韦(grazoprevir,GZR)、阿舒瑞韦(asunaprevir,ASV)等。

不同HCV基因型患者,初治或者经治,无肝硬化或者代偿期肝硬化,采用的DAA治疗方案和疗程有所不同。

慢性丙型肝炎患者,不论初治或经治、HCV基因型,均可采用SOF/VEL 12周、GLE/PIB 8周(除外3型经治患者需16周)方案治疗;SOF/LDV可用于1a、1b、2型初治及经治患者,4、5、6型初治患者,疗程12周(除外1b型,联合利巴韦林治疗12周,单用治疗24周);GZR/EBR 12周方案可用于HCV 1a、1b、4初治型及1b经治型患者,联合RBV 16周方案可用于1b、4经治型患者;OBV/PTV/r+DSV仅适用于1b型患者;SOF/VEL/VOX不推荐使用。

丙肝肝硬化代偿期患者,不论初治或经治、除外HCV基因3型均可采用SOF/VEL或GLE/PIB 12周方案治疗,3型HCV患者SOF/VEL可选择性联用RBV治疗12周,3型经治患者GLE/PIB疗程需延长至16周;SOF/LDV联合RBV 12周或单用24周方案可用于1a、1b、2、4、5、6型初治患者及1b、2型经治患者;SOF/VEL/VOX推荐用于3型HCV患者;OBV/PTV/r+DSV推荐用于1b型患者;GZR/EBR方案同慢性丙型肝炎患者。

2. 改善和恢复肝功能　①抗炎类药物:甘草酸制剂具有类似糖皮质激素的非特异性抗炎作用而无抑制免疫功能的不良反应,代表药物为异甘草酸镁注射液、甘草酸二铵肠溶胶囊。②肝细胞膜修复保护剂:代表药物为多烯磷脂酰胆碱。③解毒类药物:代表药物为谷胱甘肽、N-乙酰半胱氨酸(NAC)及硫普罗宁等。④抗氧化类药物:代表药物主要为水飞蓟素类和双环醇。⑤利胆类药物:主要有S-腺苷蛋氨酸及熊去氧胆酸。

3. 免疫调节　如胸腺肽或胸腺素,转移因子,特异性免疫核糖核酸等。某些中草药提取物如猪苓多糖、香菇多糖、云芝多糖等亦有免疫调节效果。

4. 抗肝纤维化　多个抗肝纤维化中药方剂如扶正化瘀片/胶囊、复方鳖甲软肝片、安络化纤丸等在临床和动物试验研究中均显示出一定的抗肝纤维化作用,对于明显肝纤维化或肝硬化患者可酌情选用。

三、中医治疗

(一)辨证分型治疗

1. 湿热蕴结证
治法:清热利湿解毒。
代表方:茵陈蒿汤(《伤寒杂病论》)或甘露消毒丹(《医效秘传》)。
常用药:茵陈、栀子、制大黄、滑石、黄芩、石菖蒲、浙贝母、藿香、射干、连翘。
加减:口苦而黏,小便黄赤,加车前草、金钱草、泽泻;发热,口干,口臭,舌苔黄厚,加黄连、草河车、白花蛇舌草;口中黏腻,腹满,便溏,加炒薏苡仁、茯苓、炒白术;齿龈红肿渗血或鼻衄,加牡丹皮、青黛、小蓟。

2. 肝郁脾虚证

治法:疏肝解郁,健脾和中。

代表方:逍遥散(《太平惠民和剂局方》)。

常用药:柴胡、当归、白芍、白术、茯苓、薄荷、甘草。

加减:胁痛明显,或妇女月经愆期,加香附、川芎、延胡索;疲乏无力,肢倦嗜卧,食入不化,苔白舌淡,边有齿痕者,加炒党参、山药、黄芪、莲子。

3. 肝肾阴虚证

治法:养血柔肝,滋阴补肾。

代表方:一贯煎(《续名医类案》)。

常用药:当归、北沙参、麦冬、生地、枸杞子、玄参、石斛、女贞子。

加减:眩晕耳鸣较甚,加天麻、钩藤、磁石;腰膝酸软较甚,加桑寄生、牛膝、杜仲、续断;面黄无华,全身乏力,气促,心悸,加黄芪、党参、山药、白术。

4. 瘀血阻络证

治法:活血化瘀,通络散结。

代表方:膈下逐瘀汤(《医林改错》)。

常用药:当归、桃仁、红花、川芎、赤芍、丹皮、枳壳、丹参、延胡索、鳖甲、甘草。

加减:口干咽燥,舌红少苔,加生地、女贞子、北沙参、麦冬;齿衄、鼻衄明显,加青黛、炒黄芩、旱莲草、茜草;女子痛经,经水色暗有块,加鸡血藤、五灵脂、蒲黄、乌药。

5. 脾肾阳虚证

治法:温补脾肾。

代表方:附子理中汤(《三因极一病证方论》)合金匮肾气丸(《金匮要略》)。

常用药:党参、白术、茯苓、甘草、制附子、桂枝、干姜、山药、生地、山茱萸、枸杞子、菟丝子、肉苁蓉。

加减:兼有畏寒,四肢不温,或男子阳痿,女子经少或经闭,加巴戟天、仙茅、淫羊藿;伴体倦乏力,自汗明显,加黄芪、黄精。

(二)中成药

1. 清热利湿类

(1)护肝宁胶囊:清热利湿,益肝化瘀,疏肝止痛;退黄,降低 ALT。用于急性肝炎及慢性肝炎。口服,每次 4~5 粒,每日 3 次。

(2)当飞利肝宁片:清利湿热,益肝退黄。用于湿热郁蒸而致的黄疸,急性黄疸型肝炎、传染性肝炎、慢性肝炎而见湿热证候者。口服,每次 2 片(0.45g/片),每日 3 次或遵医嘱,小儿酌减。

2. 清热解毒类

(1)乙肝解毒胶囊:清热解毒,疏肝利胆。用于乙型肝炎,辨证属于肝胆湿热内蕴者。临床表现为:肝区热痛,全身乏力,口苦咽干,头晕耳鸣或面红耳赤,心烦易怒,大便干结,小便少而黄,舌苔黄腻,脉滑数或弦数。口服,成人每次 4 粒,每日 3 次,小儿酌减或遵医嘱。

（2）乙肝清热解毒片：清肝，利胆，解毒。用于肝胆湿热毒瘀内阻所致的胁痛，症见黄疸或者无黄疸，发热或低热，口干苦或黏臭，厌油腻，胃肠不适；急、慢性病毒性乙型肝炎见上述证候者。口服，每次 8 片，每日 3 次。

3. 疏肝解郁类

护肝片：疏肝理气，健脾消食。具有降低转氨酶作用。用于慢性肝炎及早期肝硬化。口服，每次 4 片（0.35g/片），每日 3 次。

4. 益气养阴类

（1）舒肝康胶囊：益气养阴，柔肝健脾。用于肝郁脾虚所致的烦躁易怒，疲乏无力，食欲缺乏，胸胁胀痛。口服，每次 3 粒，每日 3 次。

（2）蚁参护肝口服液：益气养阴、通络化瘀。用于慢性乙型肝炎气阴两虚兼瘀血阻络证，症见胁肋隐痛、倦怠乏力、纳食不香、潮热、口干、面色暗滞。口服，每次 1 支，每日 3 次。

5. 健脾养肝类

安络化纤丸：健脾养肝，凉血活血，软坚散结。用于慢性乙型肝炎，乙肝后早、中期肝硬化，表现为肝脾两虚、瘀热互结证候者。症见：胁肋胀痛，脘腹胀满，神疲乏力，口干咽燥，纳食减少，便溏不爽，小便黄等。口服，每次 6g，每日 2 次或遵医嘱。

四、中西医结合诊治

"病证结合"是慢性病毒性肝炎中西医结合诊疗基本原则。诊断上，首先要求疾病诊断明确，包括病因、病情程度、是否合并其他疾病等，而后病下分证治特定疾病及疾病分期下的中医证候类型。比如慢乙肝，病因、基因型、程度、中医证候。证候特点与疾病分期有一定特征关联，如慢性乙型肝炎免疫耐受期多见肝郁脾虚，活动期多见肝胆湿热；一般活动期 ALT、AST、TBil 等指标较高，湿热邪气较盛，要注意祛邪，静止期 ALT、AST 以及 TBil 等指标多正常或较低，湿热邪气已衰，应着重扶正。

根据不同类型不同程度等病情，并基于相应的治疗目标进行中西医结合治疗。

1. 调控免疫

西药 NAs 可获得良好病毒及生化学应答，加用中药健脾补肾，如黄芪、枸杞等药等可提高 HBeAg 下降，促进免疫应答及临床治愈，甚至停药。

2. 抗肝纤维化

慢性乙型肝炎有明显肝纤维化患者，在病毒应答后可加用抗纤维化治疗，如丹参、赤芍等中药，促进肝纤维化组织学逆转。

3. 抗肝脏炎症

五味子制剂、甘草酸制剂、垂盆草制剂有抗肝细胞损伤、减轻肝细胞变性坏死、促进肝细胞再生的功效。

慢丙肝患者 DAA 可清除 HCV，一般不需要中医药抗病毒，但 HCV 感染后已有肝硬化的患者，可加用抗纤维化中药，促进肝纤维化组织学逆转；HCV 感染无肝纤维化患者亦需定期随访，防治肝纤维化进展以及肿瘤的发生。

五、名医诊治经验

1. 关幼波老中医认为发展成慢性肝炎的病因病机可归纳为两个方面：一是祛邪不利，二是忽视扶正。以致攻伐太过，屡犯虚虚实实之戒，而致正不胜邪，迁延复发，长期不愈。治疗要点为：扶正祛邪，调理气血；调理肝脾肾，中州要当先；扶正需解毒，湿热勿残留。从辨证角度归纳出治肝十证十法，即肝胆湿热证、肝胃不和证、肝郁脾虚证、脾失健运证、脾肾两虚证、气血两虚证、肝郁血滞证、气虚血滞证、痰瘀互结证、肝肾阴虚证；清热利湿、平肝和胃、健脾疏肝、健脾和中、健脾补肾、滋补肝肾、补气养血、行气活血、补气活血、活血化瘀。

2. 邓铁涛老中医认为慢性肝炎之本为脾虚，若患者湿热邪气外袭，内蕴于脾胃与肝胆，则发为急性肝炎；若患者脾气本虚，或邪郁日久伤脾气，或肝郁日久横逆乘脾，或于急性肝炎中寒凉清利太过伤及中阳，均可导致脾气虚亏，而转变为慢性肝炎。邪实（湿与热）转化为脾虚（正虚），治疗慢性肝炎则应注意"实脾"，《难经·七十七难》"见肝之病，则知肝当传之于脾，故先实其脾气"，根据这一宝贵的理论，治疗肝炎应注意"实脾"，故提出健脾补气，扶土抑木以治疗慢性肝炎的总原则。在这一思想指导下拟"慢肝六味饮"，方药配伍如下：党参、茯苓、黄皮树叶各15g，白术12g，甘草5g，川草薢10g。脾虚较甚，加黄芪15~25g；兼湿浊上泛，并见脘闷，恶心呕吐，舌苔厚浊，脉滑缓，加法半夏10g，砂仁3g；兼肝气郁结，加素馨花10g，郁金10g。

3. 徐景藩老中医认为，慢性病毒性肝炎多呈阴虚邪恋之候，阴虚则病长，阴足则邪退。一般慢性肝炎常由湿热邪毒久羁。热为阳邪，阳盛每易伤阴，湿郁经久生热，亦必伤津耗液；况慢性肝炎多由急性病毒性肝炎转变而来，病之早期，或因过用苦寒，或多用辛燥，亦常导致伤阴，也有素体阴虚之人，初感湿邪亦易从热化，故慢性肝炎表现为阴虚证型者每为多见。治疗方法上肝阴宜养，法在柔润；药治得当，平中见奇；着眼整体，善为配伍，常配用调气疏肝、益气健脾、清热解毒等药物。清代费伯雄曰："天下无神奇之法，只有平淡之法，平淡之极，乃为神奇。"徐老喜以平和之法，用平和之药，治平常之病而达到非常之效。

4. 夏德馨老中医提出肝病的治疗突出"清、补、和"三个字。对于黄疸型肝炎倡导用清热解毒化湿为主，重用茵陈、大黄、金钱草。夏老认为慢性肝炎的临床表现，多见面萎、腰膝酸软、畏寒肢冷、舌淡、脉细尺弱等肾虚之状，故治疗从本着手，药用仙茅、淫羊藿、巴戟肉、菟丝子等。慢性肝炎的治疗，总的原则是和中守方，缓缓收功。慢性肝炎从病机上看，多与湿热内阻有关，湿热内阻可见脾虚不运，胃弱损纳，故治疗上需健脾养阴清化，徐徐图之，待脾胃生机渐复，阴液渐充，诸症自解。和中方药主要有两个方面，一是以二陈汤加减为主，二是以一贯煎化裁为主。

5. 周仲瑛老中医认为"邪实正虚"是慢性肝病的基本特点，根据多年临证心得，将慢性肝炎的邪气实概括为湿热瘀毒，采用清化瘀毒法，以虎杖、平地木、半枝莲、土茯苓、垂盆草、田基黄、败酱草、片姜黄等为基本方加减治疗。到疾病后期，由于邪毒久羁，热伤阴血，湿伤阳气，出现正虚，即肝脾两伤、肝肾阴虚的证候，临床表现为邪实与正虚错杂。所以在治疗的过程中当清化湿热瘀毒为先，疾病后期宜调养肝脾和滋养肝肾为要。

6. 钱英老中医认为，慢性肝病的总病机为"湿热羁留残未尽，肝郁脾肾气血虚"。治疗的关键在于：在病情波动急发时，应详辨湿邪与热邪之孰轻孰重，湿重者当遵循化湿而不辛燥耗伤阴血的原则，宗张仲景的茵陈五苓散或吴鞠通的三仁汤；热重者当遵循清热而不苦寒困伤脾阳的原则，宗张仲景的茵陈蒿汤或吴鞠通的三石汤。慢性肝病的主要矛盾是正不胜邪，当以扶正为主，驱邪为辅，切忌清热解毒一贯到底。扶正主要指调补肝脾肾，先治后天，再治先天。用药应始终注意解毒、活血、化痰。解毒可选用土茯苓、白花蛇舌草、半边莲、虎杖、山豆根、蚕沙等；活血可选用丹参、丹皮、赤芍、桃仁、茜草、水红花子等；化痰可选用郁金、瓜蒌、川朴、生牡蛎、山慈菇、地龙等。

六、中医适宜技术

针灸治疗能调节机体的免疫力,增加机体的抗病能力,抑制病毒的复制,改善疾病引起的多种临床症状等。根据经络理论、脏腑理论等选穴,遵循辨证论治、攻补兼施原则,运用针刺、艾灸、放血等方法,以体穴为主,辅以耳穴。针灸治疗选取的穴位主要有足三里、内关、合谷、神阙、肝俞、脾俞、华佗夹脊穴、中都、日月、期门、中脘、气海、阳陵泉、三阴交、太冲等。刺激方法主要有:针刺多补法为主,针刺或灸法,针刺和灸法共用,穴位注射等。选 3~6 穴,每日针刺 1 次。

【预后】

轻度慢性肝炎患者一般预后良好;重度慢性肝炎预后较差,约 80% 五年内发展成肝硬化,少部分可转为肝癌。中度慢性肝炎预后居于轻度和重度之间。

慢性乙肝是一种严重进展性疾病。HBV 感染是 HCC 的重要相关因素,HCC 家族史也是相关因素,但在同样的遗传背景下,HBV 病毒载量更为重要。幼年感染者 15%~25% 死于 HBV 相关的肝硬化或肝癌。HBV 和 HDV 重叠感染患者发展为肝硬化和肝癌的风险比单纯感染 HBV 分别增加了 2 倍和 3 倍,预后较差。

慢性丙型肝炎预后较慢性乙型肝炎稍好。HCV 相关 HCC 发生率在感染 30 年后为 1%~3%,主要见于肝硬化和进展期肝纤维化患者,一旦发展成为肝硬化,HCC 的年发生率为 2%~4%。年龄、性别、嗜酒等促进丙型肝炎疾病进展的因素及糖尿病均可促进 HCC 的发生。输血后丙型肝炎患者的 HCC 发生率相对较高。肝硬化和 HCC 是慢性丙型肝炎患者的主要死因。肝硬化发生失代偿年发生率为 3%~4%。一旦发生肝硬化,10 年生存率约为 80%,如出现失代偿,10 年的生存率仅为 25%。

第二节　酒精性肝病

【概述】

酒精性肝病(alcoholic liver disease,ALD)是由于长期大量饮酒所致的肝脏疾病。初期通常表现为脂肪肝,进而可发展成酒精性肝炎、酒精性肝纤维化和酒精性肝硬化;严重酗酒时可诱发广泛肝细胞坏死甚至肝功能衰竭。该病是继病毒性肝炎后我国第二大常见肝病,严重危害人民健康。

中医古籍中没有关于酒精性肝病病名的记载,根据历代医家相关描述及现代病因、病理和临床特征,将其归属于中医"胁痛""伤酒""酒风""酒疸""酒癖""酒臌""酒胀""酒积"等范畴。

【流行病学】

酒精性肝病是一个全球性的公共卫生问题。随着生活水平的提高,我国饮酒人群比例和酒精性肝病的患病率呈逐渐上升趋势。20世纪80~90年代,一般人群中嗜酒者比例自0.21%上升到14.3%。21世纪初部分省市调查研究显示饮酒人群增长到26.98%~43.4%。在我国酒精性肝病的发病率为4.5%,是导致终末期肝病病例居高不下的重要原因。调查显示,该病占同期肝病住院患者的比例从2002年的1.7%增加到2013年的4.6%;酒精性肝硬化占肝硬化发病总数的比例从1999年的10.8%上升至2003年的24.0%;酒精性肝衰竭占同期收治肝衰竭患者的比例从2003年的0.3%上升到2012年的10.1%。酒精性肝病已成为我国最主要的慢性肝病之一。

一、性别分布

在6723例的有效调查问卷中,男性中患酒精性肝病所占的比重为7.20%;而女性所占的比重仅为1.11%,相较于男性低。可能与女性人口基数、酒精摄入量及频率均低于男性相关。

二、年龄分布

调查结果显示,中老年患者的患病率明显高于青年患者,其中40~49岁人群的患病率最高,达10%以上。

三、教育程度

因接受教育、文化程度的不同,受教育程度低的人群更容易发生酒精性肝病。调查显示,文化水平低的患者在工作和生活方面均存在较大压力,饮酒量大,频率高,存在较严重的肝损伤程度,更容易发生酒精性肝病。

四、地域分布

因地域风俗、地理环境等特异性,不同地区饮酒量及患病率存在明显差异。21世纪初,我国东北地区流行病学调查结果显示,嗜酒者比例高达26.98%,部分地区甚至高达42.76%;南方及中西部省份流行病学调查结果显示,饮酒人群增至30.9%~43.4%。

【病因病机】

一、西医认识

(一)发病因素

1. 饮酒习惯 酒精性肝病的发生与酒精的摄入量、饮酒年限、酒精种类及饮酒方式等相关。流行病学调查显示,乙醇(酒精)所造成的肝损伤具有阈值效应,即达到一定饮酒量或饮酒年限,肝损伤风险会大大增加。然而,饮酒量与肝损伤的量效关系存在个体差异。另外,不同种类的酒精饮料对肝脏造成的损害程度不同,且空腹饮酒风险是餐后饮酒风险的2.7倍。

饮酒后乙醇主要在小肠吸收,其中90%以上在肝内代谢,乙醇经过乙醇脱氢酶(ADH)、肝微粒体乙醇氧化酶系统(MEOS)和过氧化氢酶氧化成乙醛。血中乙醇在低至中浓度时主要通过 ADH 作用脱氢转化为乙醛；血中乙醇在高浓度时，MEOS 被诱导，在该系统催化下，NADPH（还原型烟酰胺腺嘌呤二核苷酸磷酸）与 O_2 将乙醇氧化为乙醛。形成的乙醛进入微粒体内经乙醛脱氢酶（ALDH）作用脱氢转化为乙酸，后者在外周组织中降解为水和 CO_2。在乙醇脱氢转为乙醛、再进而脱氢转化为乙酸过程中 NAD（烟酰胺腺嘌呤二核苷酸）转变为 NADH（还原型烟酰胺腺嘌呤二核苷酸）。

乙醇对肝损害的机制尚未完全阐明，可能涉及下列多种机制：①乙醇的中间代谢物乙醛是高度反应活性分子，能与蛋白质结合形成乙醛-蛋白加合物（acetaldehyde-protein adduct），后者不但对肝细胞有直接损伤作用，而且可以作为新抗原诱导细胞及体液免疫反应，导致肝细胞受免疫反应的攻击；②乙醇代谢的耗氧过程导致小叶中央区缺氧；③乙醇在 MEOS 途径中产生活性氧对肝组织的损害；④乙醇代谢过程消耗 NAD 而使 NADH 增加，导致依赖 NAD 的生化反应减弱而依赖 NADH 的生化反应增高，这一肝内代谢的紊乱可能是导致高脂血症和脂肪肝的原因之一；⑤肝脏微循环障碍和低氧血症，长期大量饮酒患者血液中酒精浓度过高，肝内血管收缩、血流减少、血流动力学紊乱、氧供减少，以及酒精代谢氧耗增加，进一步加重低氧血症，导致肝功能恶化。

2. 性别差异 与男性相比，女性对乙醇（酒精）介导的肝毒性更敏感，更小剂量和更短的饮酒期限就可能出现更重的酒精性肝病，也更易发生严重的酒精性肝炎和肝硬化。大概与女性体内脂肪比例较高、ADH 水平偏低及雌激素等因素影响有关。

3. 营养状态 维生素缺少如维生素 A 的缺少或者维生素 E 水平的下降，可能潜在加重肝脏疾病。多不饱和脂肪酸的饮食可促使酒精性肝病的进展，而饱和脂肪酸对酒精性肝病起到保护作用。研究表明，肥胖是酒精性肝病的独立危险因素，肥胖者饮酒可增加该病各阶段的发病风险；且过量饮酒可使嗜酒者食欲下降，进而导致蛋白质、脂肪、维生素和矿物质等营养物质的缺乏，肝脏酒精代谢和脂蛋白合成能力不足，造成肝细胞损伤，脂质堆积，易形成弥漫性肝脏脂肪性变和纤维化。

4. 遗传因素 调查发现，由于基因、遗传危险因素的影响，不同个体对酒精性肝病的易感性存在差异。有酗酒家族史的个体较没有酗酒家族史的个体更易产生对酒精的依赖；西方人群较中日两国人群对酒精更为耐受，不易出现不良反应，因此更容易产生对酒精的依赖。

5. 病原体感染 研究发现，乙型肝炎病毒（HBV）、丙型肝炎病毒（HCV）和细菌感染均与该病的发生发展存在一定的关联。这些因素可与乙醇产生协同的肝毒性效应，其中 HCV 的表现更为突出，可加速肝纤维化的形成。

（二）病理生理学

肝脏是酒精的主要代谢场所，长期大量饮酒可导致肝损伤，引起酒精性肝病。饮酒后乙醇主要在小肠吸收，其中 90% 以上在肝内代谢。乙醇在体内的代谢途径主要有以下几种：①由肝细胞细胞质乙醇脱氢酶（ADH）氧化为乙醛，乙醛在线粒体内通过乙醛脱氢酶（ALDH）进一步氧化为乙酸，乙酸再以乙酰辅酶 A 的形式进入三羧酸循环，最终以 H_2O 和 CO_2 的形式排出机体外；②多余的乙醇经肝微粒体乙醇氧化酶系统（MEOS）氧化为乙醛；③通过肝脏中过氧化物酶体系（CAT）参与酒精代谢氧化。乙醇对肝脏的损害机制尚不明确，可能涉及以下几个方面：

1. 乙醇及其代谢产物对肝脏的损伤 在乙醇代谢过程中氧化的乙醛是一种毒性物质，

在体内蓄积可造成肝细胞损伤;同时,乙醛能与蛋白结合形成乙醛-蛋白加合物,不仅对肝细胞有直接损害作用,而且能诱导免疫应答对自身肝细胞进行攻击;此外,在乙醇代谢过程中还伴随着大量 NADH 的产生,导致细胞内 NAD+/NADH 比率失衡,使得依赖于 NAD+ 的生化反应受到抑制,造成糖脂代谢紊乱,引起肝脏的脂肪变性。

2. 氧化应激 氧化应激是指机体在内外环境有害刺激的条件下,体内高活性分子如活性氧自由基和活性氮自由基增多,严重超出机体对其氧化程度的抵抗能力,造成氧化与抗氧化作用失衡,从而导致细胞和组织损伤。同时氧化应激引起脂质代谢紊乱,造成肝脏内脂肪的异常聚集和过氧化物的大量产生。由于超出机体自身解毒系统的能力范围,必将对线粒体、内质网和溶酶体等细胞器造成损伤,导致肝细胞变性、坏死,加剧对肝脏的损害。

3. 内毒素、细胞因子及炎症介质 长期大量酒精的摄入,引起肠黏膜结构完整性破坏和功能障碍、肠黏膜通透性增加、肠细菌移位以及正常的免疫功能受抑制等,导致肠源性内毒素血症;内毒素还能激活库普弗细胞,使其释放大量细胞因子和炎性介质,进一步引起肝损伤和肝脏炎性反应并且加重脂质积聚。

4. 组织缺氧 因酒精代谢需氧,乙醇的过量摄入会增加肝脏细胞的耗氧量,而乙醇主要在肝脏组织的小叶中心区域,过量的损耗导致小叶中心相对缺氧坏死,而缺氧因子则会导致肝脏引发炎症、脂肪变性以及肿瘤的发生,从而直接加重酒精性肝病的发展。

（三）病理组织学

酒精性肝病病理学改变主要为大泡性或以大泡性为主伴小泡性的混合性肝细胞脂肪变性。依据病变肝组织是否伴有炎症反应和纤维化,可分为单纯性脂肪肝、酒精性肝炎、肝纤维化和肝硬化。

单纯性脂肪肝:依据肝细胞脂肪变占据所获取肝组织标本量的范围,分为 3 度（F0~3）。F0:<5% 肝细胞脂肪变;F1:5%~<33% 肝细胞脂肪变;F2:33%~<66% 肝细胞脂肪变;F3:≥66% 肝细胞脂肪变。

酒精性肝炎和肝纤维化:酒精性肝炎时肝脂肪变程度与单纯性脂肪肝一致,分为 3 度（F0~3）,依据炎症程度分为 4 级（G0~4）。G0:无炎症;G1:腺泡 3 带呈现少数气球样肝细胞,腺泡内散在个别点灶状坏死和中央静脉周围炎;G2:腺泡 3 带明显气球样肝细胞,腺泡内点灶状坏死增多,出现 Mallory 小体,门管区轻至中度炎症;G3:腺泡 3 带广泛的气球样肝细胞,腺泡内点灶状坏死明显;出现 Mallory 小体和凋亡小体,门管区中度炎症和/或门管区周围炎症;G4:融合性坏死和/或桥接坏死。依据纤维化的范围和形态,肝纤维化分为 4 期（S0~4）。S0:无纤维化;S1:腺泡 3 带局灶性或广泛的窦周/细胞周围纤维化和中央静脉周围纤维化;S2:纤维化扩展到门管区,中央静脉周围硬化性玻璃样坏死,局灶性或广泛的门管区星芒状纤维化;S3:腺泡内广泛纤维化,局灶性或广泛的桥接纤维化;S4:肝硬化。

酒精性肝硬化:肝小叶结构完全毁损,代之以假小叶形成和广泛纤维化,为小结节性肝硬化。根据纤维间隔有无界面性肝炎,分为活动性和静止性。

二、中医认识

酒精性肝病在中医学中散见于"酒疸""酒癖""酒臌""酒胀""酒积"等相关病症的论述。《金匮要略》最早提出"酒疸"病名,曰"心中懊憹而热,不能食,时欲吐,名曰酒疸""酒疸,心中热,欲呕者,吐之愈"。《诸病源候论》中首见"酒癖"病名,如"夫酒癖者,因大饮酒后,渴而引饮无度,酒与饮俱不散,停滞在于胁肋下,结聚成癖,时时而痛,因而即呼为酒癖"。"酒积"之名最早见于《黄帝素问宣明论方·卷六·伤寒门》记载的白术散"治伤寒杂病,一切吐泻、烦渴、霍乱、虚损气弱,保养衰老,及治酒积呕哕"。

中医认为嗜酒无度为本病长期致病之因,而脾胃虚弱为发病的内因,与素体不足、饮食不节、情志不畅以及体质因素等密切相关。疾病的发展可分为初、中、末三期。初期由于嗜酒过度必致湿热蕴结于中焦,损伤脾胃,脾胃运化失司,壅滞气机,使气机升降失调,发为"伤酒""胁痛"。如《万氏家传养生四要》言:"酒客病酒,酒停不散,清则为饮,浊则为痰……入于肝则胁痛,为小腹满痛,为呕苦汁,为目昧不明。"中期因湿热酒毒蕴而不化,聚而为痰,痰阻气滞,瘀血内停,气、血、痰相互搏结,结为痞块,停于胁下,而为"酒癖"。《诸病源候论》云:"夫酒癖者,大饮酒后,渴而引饮无度,酒与饮俱不散,停滞在于胁肋下,结聚成癖,时时而痛,因即呼为酒癖,其状胁下弦急而痛。"末期,病情日久迁延累及多脏,致使肝脾肾诸脏功能失调,三焦气化不利,津液输布失常,水湿内停,气、血、水结于腹中发为"酒臌"。在此期,可变生他证。本病总属本虚标实,虚实夹杂,病位多在胃肝脾,久则及肾。病理基础主要是气、血、痰、湿及其相互搏结。

【诊断】

一、辨病

(一)临床表现

临床表现缺乏特异性,随病情轻重和个体耐受性而有差异,一般与饮酒的量和酗酒的时间长短有关,患者可在长时间内没有任何肝脏的症状和体征。

1. 轻症酒精性肝病　肝脏生化、影像学和组织病理学检查基本正常或轻微异常。

2. 酒精性脂肪肝　一般情况良好,常无症状或症状轻微,可有乏力、食欲缺乏、右上腹隐痛或不适,肝脏有不同程度肿大,影像学诊断符合脂肪肝标准,血清谷氨酸转氨酶(ALT)、天冬氨酸转氨酶(AST)或 γ-谷氨酰转肽酶(γ-GT)等轻微异常。

3. 酒精性肝炎　临床表现差异大,与组织学损害程度相关。常发生在近期大量饮酒后,出现全身不适、食欲减退、恶心呕吐、乏力、腹泻、肝区疼痛等症状。可有低热、黄疸、肝大并有触痛。严重者可并发急性肝衰竭。

4. 酒精性肝硬化　常有明显肝掌、蜘蛛痣、面部毛细血管扩张。可以门静脉高压为主要表现,但脾大不如肝炎肝硬化常见。此外还可出现肝外器官酒精中毒损害,如酒精性心肌病、胰腺炎、巨幼红细胞贫血、骨骼肌萎缩、生育障碍。可伴神经系统表现:谵妄、韦尼克脑病、周围神经病等。

(二)实验室及其他检查

1. 实验室检查　多有白细胞升高、营养不良性贫血。脾功能亢进时可有白细胞、血小板减少。血清 AST、ALT 轻中度升高,以 AST 为著,AST/ALT 比值可超过 2 倍。禁酒后 4 周血清 AST、ALT 基本恢复正常(低于 2 倍正常上限值),但酒精性肝炎 AST>500U/L,ALT>200U/L 较少见,需考虑其他病因;γ-GT 升高 2 倍以上,禁酒 4 周后明显下降(降到正常值的 1/3 或比戒酒前下降 40% 以上);糖缺陷转铁蛋白增高,过量乙醇抑制糖蛋白糖基转移酶活性,影响转铁蛋白糖基化过程,是反映慢性乙醇中毒的指标,但敏感性特异性有限;此外平均红细胞体积(MCV)增高。

2. 影像学检查

(1)超声:肝脏体积增大,近场回声弥漫性增强(回声强于肾脏和脾脏),远场回声逐渐衰退;肝内管道结构显示不清,但肝内血管走向正常。肝硬化为小结节性肝硬化,肝左右叶比例失调,肝脏表面凹凸不平或呈波纹状,可有门脉高压症表现。

(2)CT:弥漫性肝脏密度降低,肝脏与脾脏的 CT 值之比≤1。肝/脾 CT 比值≤1.0 但 >0.7 者为轻度,肝/脾 CT 比值≤0.7 但 >0.5 者为中度,肝/脾 CT 比值≤0.5 者为重度。

(3)MRI:磁共振波谱分析、双回波同相位和反相位肝脏 MRI 可以定量评估酒精性肝病肝脏脂肪变程度。磁共振弹性成像用来诊断肝纤维化的界值为 2.93kPa,预测的灵敏度为 98%,特异度为 99%。磁共振弹性成像可完整评估肝脏实质的病变,且不受肥胖、腹水的影响。

(4)肝脏瞬时弹性成像:能通过 1 次检测同时得到肝脏硬度和肝脏脂肪变程度 2 个指标。受控衰减参数测定系统诊断肝脏脂肪变的灵敏度很高,可检出仅有 5% 的肝脏脂肪变性,特异性高、稳定性好,且受控衰减参数测定系统诊断不同程度肝脏脂肪变的阈值不受慢性肝病病因的影响。肝脏瞬时弹性成像用于酒精性肝病进展期肝纤维化及肝硬化,肝脏弹性值临界值分别为 12.96kPa 及 22.7kPa。定期肝脏瞬时弹性成像监测,有利于患者预后评估。

3. 组织病理学检查 肝活组织检查是确定酒精性肝病及分期分级的可靠方法,是判断其严重程度和预后的重要依据。

(三)诊断要点

1. 临床诊断标准

(1)饮酒史:有长期饮酒史,一般超过 5 年,折合乙醇量男性≥40g/d,女性≥20g/d;或 2 周内有大量饮酒史,折合乙醇量 >80g/d。但应注意性别、遗传易感性等因素的影响。乙醇量(g)换算公式 = 饮酒量(ml)× 乙醇含量(%)×0.8。

(2)临床症状:为非特异性,可无症状,或有右上腹胀痛、食欲缺乏、乏力、体质量减轻、黄疸等;随着病情加重,可有神经精神症状、蜘蛛痣、肝掌等表现。

(3)实验室检查:血清天冬氨酸氨基转移酶(AST)、丙氨酸氨基转移酶(ALT)、γ-谷氨酰转移酶(GGT)、总胆红素(TBil)、凝血酶原时间(PT)、平均红细胞体积(MCV)和缺糖转铁蛋白(CDT)等指标升高。其中 AST/ALT>2、GGT 升高、MCV 升高为酒精性肝病的特点,而 CDT 测定虽然较特异但临床未常规开展。禁酒后这些指标可明显下降,通常 4 周内基本恢复正常(但 GGT 恢复至正常较慢),有助于诊断。

(4)影像学:肝脏 B 型超声、X 线计算机断层摄影术(CT)、磁共振成像(MRI)或肝脏瞬时弹性成像检查有典型表现。

(5)应排除嗜肝病毒现症感染、药物和中毒性肝损伤、自身免疫性肝病等。

符合第 1、2、3 项和第 5 项或第 1、2、4 项和第 5 项可诊断酒精性肝病;仅符合第 1、2 项和第 5 项可疑诊酒精性肝病。

2. 临床分型　根据肝脏生物化学指标、影像学和组织病理学情况可分为轻症酒精性肝病、酒精性脂肪肝、酒精性肝炎、酒精性肝纤维化、酒精性肝硬化。

3. 组织病理学诊断　酒精性肝病病理学改变主要为大泡性或大泡性为主伴小泡性的混合性肝细胞脂肪变性。依据病变肝组织是否伴有炎症反应和纤维化，可分为单纯性脂肪肝、酒精性肝炎、肝纤维化和肝硬化。

（1）单纯性脂肪肝：依据肝细胞脂肪变性占据所获取肝组织标本量的范围，分为3度（F0~F3）：F0：<5%肝细胞脂肪变；F1，5%~<33%肝细胞脂肪变；F2，33%~<66%肝细胞脂肪变；F3，≥66%肝细胞脂肪变。

（2）酒精性肝炎和肝纤维化：酒精性肝炎时肝脏脂肪变程度与单纯性脂肪肝一致，分为3度（F0~F3），依据炎症程度分为4级（G0~G4）：G0，无炎症；G1，腺泡3带呈现少数气球样肝细胞，腺泡内散在个别点灶状坏死和中央静脉周围炎；G2，腺泡3带明显气球样肝细胞，腺泡内点灶状坏死增多，出现Mallory小体，门管区轻至中度炎症；G3，腺泡3带广泛的气球样肝细胞，腺泡内点灶状坏死明显，出现Mallory小体和凋亡小体，门管区中度炎症伴和/或门管区周围炎症；G4，融合性坏死和/或桥接坏死。依据纤维化的范围和形态，肝纤维化分为4期（S0~S4）：S0，无纤维化；S1，腺泡3带局灶性或广泛的窦周/细胞周围纤维化和中央静脉周围纤维化；S2，纤维化扩展到门管区，中央静脉周围硬化性玻璃样坏死，局灶性或广泛的门管区星芒状纤维化；S3，腺泡内广泛纤维化，局灶性或广泛的桥接纤维化；S4，肝硬化。

（3）酒精性肝硬化：肝小叶结构完全毁损，代之以假小叶形成和广泛纤维化，为小结节性肝硬化。根据纤维间隔有无界面性肝炎，分为活动性和静止性肝硬化。

（四）鉴别诊断

1. 非酒精性脂肪性肝病（NAFLD）　NAFLD在病理上与酒精性脂肪性肝病常难以鉴别，两者更多是通过临床和生化检查进行鉴别。NAFLD患者不饮酒或仅少量饮酒，女性多见，与肥胖、糖尿病和高脂血症有关。酒精性脂肪性肝病患者病情常较重，血清胆红素水平、AST/ALT比值常更高，肝组织的炎症活动度和纤维化常更严重，可见许多Mallory小体，肝硬化发生率更高。

2. 病毒性肝炎　通过检测肝炎病毒标志物和询问饮酒史，较易鉴别病毒性肝炎和ALD。但当酗酒与HCV或HBV感染同时存在时，常很难鉴别肝损伤究竟以何种因素为主。特别是慢性丙型肝炎，其主要病理特征包括肝脂肪变性和纤维化。HCV基因型3的直接致细胞病变效应可能是引起慢性丙型肝炎肝细胞脂肪变性的主要因素；而在非基因型3毒株感染，肝损害多与代谢因素有关。乙醇和HCV在致肝损伤方面存在协同作用；即使是适量乙醇摄入，也可能加重慢性丙型肝炎的肝组织炎性坏死和纤维化。

3. 其他肝病　应与非酒精性代谢性肝病、自身免疫性肝病、药物性肝病、血吸虫性肝病等相鉴别。此外应对酒精性肝病和病毒性肝炎所致的肝硬化审慎鉴别；肝性脑病应与酒精性谵妄、韦尼克脑病等相鉴别。

（五）并发症

1. 消化道出血

（1）食管胃底静脉曲张出血：酒精性肝硬化时，门静脉高压等原因导致本症，为本病常见且较为严重的并发症之一,临床表现为突发大量呕血及柏油样便,出血量大时可有血便,严重者出现出血性休克甚至诱发肝性脑病。一般在出血24小时内,血流动力学稳定,急诊内镜检查(一般在入院12~24小时)可明确出血部位和病因,可鉴别食管胃底静脉曲张破裂出血,门静脉高压性胃病或消化性溃疡引起的出血。

(2)门静脉高压性胃肠病:门静脉属支血管增殖,毛细血管扩张,管壁缺陷,广泛渗血。门静脉高压性胃病,多为反复或持续少量呕血及黑便;门静脉高压性肠病,常呈反复黑便或便血。

2. 自发性腹膜炎(spontaneous peritonitis) 酒精性肝硬化患者由于病情反复迁延,机体免疫功能降低,单核吞噬细胞功能降低,无法进行有效的细菌消除。同时门静脉高压造成肠壁、肠黏膜淤血和水肿,机体黏膜屏障功能降低,通透性增加,肠道运动功能失衡,细菌进入腹腔,发生自发性细菌性腹膜炎。临床常表现为典型的腹膜炎体征和症状,如发热、腹胀或腹泻,腹肌紧张、腹部压痛和/或反跳痛。部分患者无典型的腹膜炎症状与体征,多表现为顽固性腹水、休克、肝性脑病等。实验室检查多表现为腹水细菌培养阳性,腹水检查多形核中性粒细胞(polymorphonuclear neutrophil)>0.25×10^9/L,降钙素原(PCT)>0.5ng/ml,同时排除其他部位感染,可诊断自发性腹膜炎。该并发症病情严重,应及早进行临床诊断、病原学诊断,早期进行经验性的抗感染治疗。

3. 电解质和酸碱平衡紊乱 酒精性肝硬化后期,因长期钠摄入不足及利尿、大量放腹水、腹泻和继发性醛固酮增多等导致电解质及酸碱平衡紊乱。而低钾低氯血症及代谢性碱中毒容易引发肝性脑病,持续重度低钠血症(<125mmol/L)易引起肝肾综合征,预后差。因此要定期监测患者电解质状况,及时纠正电解质及酸碱平衡紊乱。

4. 肝肾综合征(hepatorenal syndrome,HRS) 严重酒精性肝硬化后期,可出现肝肾综合征,由于严重门静脉高压,内脏高动力循环使体循环血流量明显减少;多种扩血管物质如前列腺素、一氧化氮、胰高血糖素、心房钠尿肽、内毒素和降钙素基因相关肽等不能被肝脏灭活,引起体循环血管床扩张;大量腹水引起腹腔内压明显升高,均可减少肾脏血流尤其是肾皮质灌注不足,出现肾衰竭。临床主要表现为少尿、无尿及氮质血症。诊断标准:①肝硬化合并腹水;②无休克;③血清肌酐值(SCr)升高大于基线水平50%以上,>1.5mg/dl(133μmol/L);④至少停用2天利尿剂(如使用利尿剂)并且使用人血白蛋白1g/(kg·d),直到最大100g/d扩容后肾功能无持续性改善(SCr<133μmol/L);⑤近期无肾毒性药物使用史(NSAID、氨基糖苷类抗菌药物,造影剂等);⑥无肾实质疾病。肝肾综合征预后差,一旦确诊,应尽早开始治疗,以防肾脏功能进一步恶化。

5. 肝性脑病(hepatic encephalopathy) 肝性脑病是由急、慢性肝功能严重障碍或各种门-体分流异常所致的、以代谢紊乱为基础、轻重程度不同的神经精神异常综合征。最常见的诱发因素是感染,其次是消化道出血、电解质和酸碱平衡紊乱、大量放腹水、高蛋白饮食、低血容量、利尿、腹泻、呕吐、便秘,以及使用苯二氮䓬类药物和麻醉剂等。临床表现为高级神经中枢的功能紊乱、运动和反射异常,其临床过程分为0~4期:潜伏期、前驱期、昏迷前期、昏睡期、昏迷期。肝性脑病病情凶险,应早期识别,及时治疗。

6. 肝癌 肝癌早期常缺乏典型症状,中后期常有肝区疼痛、肝脏肿大、黄疸及进行性消瘦、食欲减退、乏力、发热等症状,可结合血清甲胎蛋白(AFP)、超声、CT或MRI等影像学检查以明确诊断。

二、辨证

（一）辨证要点

本病首辨疾病阶段,初期多属"伤酒""酒痞",多为酒食伤脾,聚湿生痰,脾病及肝,症见胸膈痞满、食欲缺乏,胁肋胀闷不舒或隐痛,呕恶、吐酸等;中期多属"酒癖""酒疸",多为病延日久,酒湿浊毒蕴而不化,致气、血、痰浊与酒热湿毒相互胶结,停于胁下甚至结为痞块而成酒癖;或为肝胆疏泄失常,胆液不循常道,溢于肌肤,发为酒疸;症见胁下胀痛,纳呆恶心,倦怠乏力,发热,面色萎黄,形体逐渐消瘦,甚则出现黄疸,腹部胀大等;末期多属"酒臌",多为肝、脾、肾三脏功能失常,三焦气化不利,湿聚水生,聚于胁腹致腹大膨隆,症见面色苍黄,食少脘胀,倦怠乏力,恶心呕吐,甚则目黄、皮黄、尿黄,腹大胀满,如囊裹水,胁下积块按之坚硬,青筋暴怒,甚则脐心突起,四肢明显消瘦等;次辨虚实,初期多属实属热,以肝郁、湿热、痰热多见,中期邪气渐盛,正气渐衰,虚实夹杂,以气滞血瘀,痰瘀互结多见,末期正气已衰,正虚邪恋,本虚标实,以肝肾不足,气血水互结多见。

（二）辨证分型

1. 肝胆湿热证

主症:①胁肋灼痛胀痛;②或胁下有痞块,按之疼痛。

次症:①目黄,小便黄,身黄,色鲜明如橘子色;②发热,口苦;③纳差,恶心;④呕吐,腹胀;⑤大便或闭或溏。

舌脉:舌红,苔黄腻,脉弦数或弦滑。

2. 肝郁脾虚证

主症:①胁肋胀痛;②心情抑郁不舒。

次症:①乏力,纳差;②脘腹痞闷;③便溏。

舌脉:舌淡红,苔薄,脉弦细或沉细。

3. 痰湿内阻证

主症:①胁肋隐痛;②脘腹痞闷。

次症:①口黏纳差;②困倦乏力;③头晕恶心;④便溏不爽;⑤形体肥胖。

舌脉:舌淡红胖大,苔白腻,脉濡缓。

4. 痰瘀互结证

主症:①胁肋刺痛;②胁下痞块。

乏力,①纳差口黏;②脘腹痞闷;③便溏不爽。

舌脉:舌胖大、瘀紫,苔白腻,脉细涩。

5. 肝肾不足证

主症:①胁肋隐痛,胁下痞块;②腰膝酸软。

次症:①目涩;②头晕耳鸣,失眠;③午后潮热,盗汗;④男子遗精或女子月经不调。

舌脉:舌质紫暗,脉细或细数。

6. 瘀血内结证

主症:①胁肋胀痛;②胁下积块渐大,按之较韧。

次症:①饮食减少;②体倦乏力;③面暗无华;④女子或见经闭不行。

舌脉:舌质紫暗,或见瘀点瘀斑,脉弦滑或细涩。

证候诊断:主症必备,加次症 2 项及以上,结合舌脉,即可诊断。

【治疗】

一、治疗原则

(一)西医治疗原则

戒酒和营养支持,减轻酒精性肝病的严重程度,改善已存在的继发性营养不良和对症治疗酒精性肝硬化及其并发症。

(二)中医治疗原则

一般来说,早期宜清热利湿、疏肝利胆、化痰健脾为主;中期宜清肝利胆退黄、消瘀散结、健脾和胃;晚期宜活血化瘀、温补脾肾、利水消肿、涤痰开窍。要做到补虚不忘实,泻实不忘虚,有时要攻补兼施,才能体现中医辨证治疗的特点。

二、西医治疗

(一)一般治疗

1. 戒酒　完全戒酒是酒精性肝病最主要和最基本的治疗措施。戒酒可改善预后及肝损伤的组织学、降低门静脉压力、延缓纤维化进程、提高所有阶段酒精性肝病患者的生存率。

2. 营养支持　酒精性肝病患者需良好的营养支持,应在戒酒的基础上提供高蛋白、低脂饮食,并注意补充维生素 B、维生素 C、维生素 K 及叶酸。酒精性肝硬化患者主要补充蛋白质热量的不足,重症酒精性肝炎患者应考虑夜间加餐(约 700kcal/d),以防止肌肉萎缩,增加骨骼肌容量。韦尼克脑病症状明显者及时补充 B 族维生素。

(二)药物治疗

1. 加速乙醇清除　美他多辛可加速乙醇(酒精)从血清中清除,有助于改善乙醇(酒精)中毒症状、乙醇(酒精)依赖以及行为异常,从而提高生存率。

2. 改善肝脏功能　S-腺苷蛋氨酸治疗可以改善酒精性肝病患者的临床症状和血清生物化学指标。多烯磷脂酰胆碱对酒精性肝病患者有防止组织学恶化的趋势。甘草酸制剂、水飞蓟素类和还原型谷胱甘肽等药物有不同程度的抗氧化、抗炎、保护肝细胞膜及细胞器等作用,临床应用可改善肝脏生物化学指标。双环醇治疗也可改善酒精性肝损伤。但不宜同时应用多种抗炎保肝药物,以免加重肝脏负担及因药物间相互作用而引起不良反应。

3. 激素使用　糖皮质激素可改善重症酒精性肝炎患者 28 天的生存率,但对 90 天及半年生存率改善效果不明显。主要机制是通过抑制 NF-κB 转录活性进而抑制以肿瘤坏死因子-α(TNF-α)为主的多种炎症因子的转录,抑制肝细胞的炎症反应。泼尼松龙每天 40mg,

7天后如果 Lille 评分 <0.45，可继续激素治疗 3 周，2 周内逐步撤药；如果 7 天后 Lille 评分 >0.45，提示预后不良，合适的患者应尽早考虑肝移植。感染和消化道出血是激素应用的禁忌证。

（三）专科治疗

手术治疗：严重酒精性肝硬化患者可考虑肝移植。早期的肝移植可以提高患者的生存率，但要求患者肝移植前戒酒 3~6 个月，并且无其他脏器的严重酒精性损害。绝对禁忌证：①难以根治的肝外恶性肿瘤；②难以控制的感染（包括细菌、真菌和病毒感染）；③严重的心、肺、脑和肾等重要器官实质性病变；④难以控制的心理或精神疾病；⑤难以戒除的酗酒或吸毒。相对禁忌证：①年龄 >70 岁；②依从性差；③门静脉血栓形成或门静脉海绵样变；④HIV 感染；⑤既往有精神疾病史。

三、中医治疗

（一）辨证分型治疗

1. 肝胆湿热证
治法：清热祛湿，利胆退黄。
代表方：湿重者用茵陈五苓散（《金匮要略》）；热重者用龙胆泻肝汤（《医方集解》）。
常用药：茵陈、茯苓、泽泻、猪苓、桂枝、白术、龙胆草、黄芩、山栀子、泽泻、通草、车前子、当归、生地黄、柴胡、生甘草。
加减：黄疸较重者，加虎杖、秦艽、金钱草清热利胆退黄；热重于湿见高热烦躁者，加生石膏、知母、芦根、青蒿清热祛湿；湿重于热见脘痞纳呆者，加厚朴、苍术、砂仁燥湿行气；湿重呕逆者，加草豆蔻、佩兰芳化湿邪；若痰湿蒙蔽心包，症见神识昏蒙、时或谵语者，加用菖蒲、郁金化痰开窍。

2. 肝郁脾虚证
治法：疏肝理气，健脾化湿。
代表方：柴苓汤（《丹溪心法附余》）。
常用药：白术、茯苓、泽泻、柴胡、猪苓、薏苡仁、白蔻仁、冬瓜仁、枳椇子、甘草。
加减：胁痛重者，加川楝子、郁金行气止痛；肝胃不和，嗳气脘胀者，加竹茹、法半夏化痰和胃；腹胀纳差者，加炒麦芽、鸡内金助运消食；嗳腐吞酸者，加半夏、黄芩燥湿清热、降逆和胃。

3. 痰湿内阻证
治法：健脾利湿，化痰散结。
代表方：二陈汤（《太平惠民和剂局方》）合三仁汤（《温病条辨》）。
常用药：陈皮、半夏、茯苓、白术、薏苡仁、厚朴、白蔻仁、海蛤粉、冬瓜仁、枳椇子、甘草。
加减：痞满恶心加苍术、竹茹燥湿化痰；热重口苦者，加黄芩、黄连清热祛火；湿重身困者，加藿香、佩兰芳香化湿；腹胀纳差者，加炒麦芽、鸡内金消食助运。

4. 痰瘀互结证
治法：健脾化痰，活血化瘀。

代表方：二陈汤（《太平惠民和剂局方》）合大瓜蒌散（《杂病源流犀烛》）、酒积丸（《医学纲目》）。

常用药：木香、枳实、砂仁、杏仁、黄连、陈皮、半夏、茯苓、枳椇子、薏苡仁、苍术、白蔻仁、瓜蒌、红花、冬瓜仁、甘草。

加减：胁肋疼痛明显，加延胡索、佛手理气止痛；烦热口干者，加丹皮、赤芍、山栀清热除烦；口黏厌食，加苍术、草果仁燥湿化痰。

5. 肝肾不足证

治法：滋补肝肾，化瘀软坚。

代表方：一贯煎（《续名医类案》）合膈下逐瘀汤（《医林改错》）。

常用药：当归、生地、北沙参、麦冬、桃仁、丹皮、赤芍、泽兰、红花、浙贝、冬瓜仁、炒山药、薏苡仁、枳椇子、甘草。

加减：腰酸畏光者加女贞子、旱莲草、枸杞养肝补肾；骨蒸潮热者，加地骨皮、白薇退热除蒸；心烦失眠者，加五味子、酸枣仁、丹参养心安神；口干口渴者，加天花粉、玉竹、乌梅养阴益胃。

6. 瘀血内结证

治法：健脾化瘀，软坚散结。

代表方：水红花子汤（验方）合三仁汤（《温病条辨》）。

常用药：水红花子、黄芪、泽兰、鸡内金、郁金、丹参、川牛膝、马鞭草、炒山药、浙贝、白蔻仁、海蛤粉、冬瓜仁、薏苡仁、甘草。

加减：胸胁刺痛者，加桃仁、红花、延胡索化瘀理气；胁下积块者，加鳖甲、土鳖虫软坚散结；气虚乏力者，加人参益气补中。

（二）中成药

1. 清利湿热类

（1）垂盆草片：清利湿热，解毒。用于湿热黄疸，小便不利，痈肿疮疡；急、慢性肝炎。口服，每次 6 片，每日 3 次。

（2）肝胆双清颗粒：清热利胆、调理气血。适用于肝胆湿热、气血不调所致的胁隐痛、口干口苦，食少乏力等症的辅助治疗。口服，成人每次 1 袋，每日 2~3 次。

（3）茵栀黄颗粒：清热解毒，利湿退黄。有退黄疸和降低丙氨酸转氨酶的作用。用于湿热毒邪内蕴所致急性、慢性肝炎和重症肝炎（Ⅰ型）。也可用于其他型重症肝炎的综合治疗。开水冲服，每次 6g，每日 3 次。

（4）强肝胶囊：清热利湿、补脾养血、益气解郁。用于慢性肝炎、早期肝硬化病、脂肪肝、中毒性肝炎等。口服，每次 5 粒，每日 2 次。

2. 肝郁脾虚证

（1）逍遥丸：疏肝健脾。用于肝郁脾虚所致的郁闷不舒、胸胁胀痛、头晕目眩、食欲减退、月经不调。口服，水丸每次 6~9g，每日 1~2 次。

（2）肝爽颗粒：疏肝健脾，清热散瘀，保肝护肝，软坚散结。用于急、慢性肝炎，肝硬化，肝功能损害。口服，每次 3g，每日 3 次。

（3）护肝片：疏肝理气，健脾消食。具有降低氨基转移酶作用。用于慢性肝炎及早期肝硬化等。口服,每次 4 片(0.35g/片),每日 3 次。

3. 活血化瘀类

(1)复方鳖甲软肝片:软坚散结,化瘀解毒,益气养血。用于慢性乙型肝炎肝纤维化,以及早期肝硬化属瘀血阻络、气血亏虚兼热毒未尽证。症见:胁肋隐痛或胁下痞块,面色晦暗,脘腹胀满,纳差便溏,神疲乏力,口干且苦,赤缕红丝等。口服,每次 4 片,每日 3 次。

(2)大黄䗪虫丸:活血破瘀,通经消癥。用于瘀血内停所致的癥瘕、闭经,症见腹部肿块、肌肤甲错、面色暗黑、潮热羸瘦、经闭不行。口服,水蜜丸每次 3g,每日 1~2 次。

4. 健脾养肝类

安络化纤丸:健脾养肝,凉血活血,软坚散结。用于慢性乙型肝炎,乙肝后早、中期肝硬化,表现为肝脾两虚、瘀热互结证候者,症见:胁肋胀痛,脘腹胀满,神疲乏力,口干咽燥,纳食减少,便溏不爽,小便黄等。口服,每次 6g,每日 2 次或遵医嘱。

5. 补益肺肾类

金水宝胶囊:补益肺肾,秘精益气。用于肺肾两虚,精气不足,久咳虚喘,神疲乏力,不寐健忘,腰膝酸软,月经不调,阳痿早泄;慢性支气管炎、慢性肾功能不全、高脂血症、肝硬化见上述证候者。口服,每次 3 粒,每日 3 次。

四、中西医结合治疗

中西医结合治疗酒精性肝病是在使用美他多辛等药的基础上,加用中医辨证论治,尤其临床使用《兰室秘藏》葛花解醒汤治疗“伤酒”“酒积”,其具有化酒祛湿,温中和胃之功效;饮酒过度可导致酒精性肝纤维化甚或肝硬化,在戒酒的基础上,运用中药抗肝纤维化,甚或可逆转肝纤维化病理改变,如中药丹参、黄芪、桃仁、鳖甲、三七、枳椇子、川芎等都已被证实具有显著的抗肝纤维化作用,常用的中成药如鳖甲煎丸、安络化纤丸、扶正化瘀胶囊、复方鳖甲软肝片等具有化瘀软坚散结的功效;酒精性肝硬化失代偿期腹水是常见的并发症,在纠正低蛋白、利尿的基础上,联合中药辨证治疗,效果优于单纯西药利尿,常用药物如白茅根、猪苓、茯苓、泽泻、车前子、冬瓜皮、水红花子等;酒精性肝病引起的高胆红素血症是临床治疗的难点,在西医退黄基础上,辨证选用清热祛湿、利胆退黄、化瘀退黄、温阳退黄等方法,如重用赤芍、丹皮有较好的临床效果。目前在中西医结合治疗酒精性肝病方面进行了深入的研究,包括单味中药研究及成方研究。

1. 单味中药研究

(1)丹参:具有活血调经、祛瘀止痛、凉血消痈、除烦安神等功效。现代药理学研究显示该药具有以下作用:①促进损伤肝细胞的自我修复,抑制细胞因子的释放,进而消除炎症;②促进胶原的降解,抑制胶原的合成和 HSC 的活化;③改善肝脏微循环;④抗自由基过氧化损伤等。实验研究证实丹参能降低机体内氧自由基的产生,增强抗氧化防御能力,提高细胞膜的稳定性,减轻酒精所致的肝细胞脂肪变性和坏死以及抑制 TG 含量的增高,有明显的防护酒精性肝损伤的作用。研究还发现该药的注射剂丹参注射液可抑制酒精性肝损伤大鼠血清中 IL-8 的升高,进而防治了酒精性肝损伤。另外丹参酮Ⅱ A、丹参素等有抗肝纤维化的作用。

(2)柴胡:具有解表退热、疏肝解郁、升举阳气等功效。现代药理学研究表明,柴胡中含有柴胡皂苷、α-菠菜甾醇及春福寿草醇等,具有抑制细胞外基质的沉积,抑制 HSC 活化与增殖,从而达到抑制肝纤维化的作用。研究发现柴胡总皂苷能抑制细胞外基质的沉积,具有保护肝细胞,抗肝纤维化的作用。研究还发现柴胡皂苷d能降低α-平滑肌肌动蛋白(α-SMA)表达,抑制肝星状细胞(HSC)活化与增殖,对酒精性纤维化有明显的拮抗作用。

(3)黄芪:具有健脾补中、升阳举陷、益卫固表、利尿、托毒生肌等功效。现代药理研究表明,黄芪中含有多糖、苷类、氨基酸及微量元素等,具有抑制细胞外基质的沉积和HSC的增殖,保护肝细胞膜的作用。研究发现黄芪具有降低血清ALT、AST和保护肝细胞膜的作用;同时还发现黄芪可明显减少Ⅰ、Ⅲ、Ⅴ型胶原的沉积,抑制细胞外基质的沉积,从而达到抗肝纤维化的作用。

(4)鳖甲:具有滋阴潜阳、退热除蒸、软坚散结的功效。现代药理研究表明,鳖甲含角蛋白、动物胶、碘质及维生素D等。研究发现鳖甲具有拮抗磷脂酶A_2活性,提高血浆蛋白,促进肝功能及肝组织恢复的作用。

(5)虎杖:具有利湿退黄、清热解毒、散瘀止痛、化痰止咳的功效。现代药理研究表明,虎杖含有多种芪类化合物、蒽醌类化合物及酚化合物等。研究发现虎杖具有促进肝细胞再生及调节免疫的作用。实验结果还证明虎杖水提液能够调整和改善大鼠的脂肪和糖代谢,降低肝组织和血清甘油三酯、总胆固醇和葡萄糖水平。

(6)益母草:具有活血调经、利水消肿、清热解毒的功效。现代药理研究表明,益母草含水苏碱和益母草碱,具有清除过氧化脂质的作用,进而降低过氧化脂质。

(7)桃仁:具有活血祛瘀、润肠通便、止咳平喘的功效。现代药理研究表明,桃仁中含有苦杏仁苷、苦杏仁酶、挥发油等,其提取物具有改善肝脏表面微循环的作用,桃仁中的苦杏仁苷具有抗肝纤维化的作用。实验研究发现,桃仁提取物既能干扰连续性基底膜的形成,从而抑制肝窦毛细血管化,促进肝脏内结缔组织降解,抑制了肝纤维化的形成,又可明显防止酒精所致小鼠肝脏GSH的耗竭及脂质过氧化产物MDA的生成,对过氧化损伤也有较好的防护功效。

(8)三七:具有化瘀止血、活血定痛的功效。现代药理学研究表明,三七中含有皂苷、黄铜苷、氨基酸等。三七能降低TNF-α,TGF-β1、白细胞介素-1(IL-1)、白细胞介素-6(IL-6)的水平。实验研究发现三七可明显减轻大鼠肝脂肪变程度及肝细胞损伤程度,降低大鼠血清甘油三酯、游离脂肪酸、ALT和AST,可阻止肝细胞的脂肪变性和肝损伤,促进肝内的脂质代谢。同时还发现三七总苷能明显降低血清中HA(透明质酸)、AST、ALT和NO水平,也可降低Ⅲ型前胶原(PCⅢ)的含量及肝组织中羟脯氨酸的含量,同时减轻贮脂细胞增生及胶原的沉积,进而改善肝纤维化的发生。

(9)莪术:具有破血行气、消积止痛的功效。现代药理研究表明,莪术中主要为挥发油成分,其中含有莪术酮、莪术醇等。研究发现莪术的有效成分能使肝组织血清中Ⅰ、Ⅲ型胶原的含量降低,抑制了细胞外基质的沉积,抑制了肝纤维化的发生。另外研究还发现莪术能减少IL-1、IL-6、TNF-α的合成与释放,通过降低这些细胞因子的含量而抑制了肝星状细胞的激活,起到了抗肝纤维化作用。同时还发现莪术提取物能抑制PDGF(血小板衍生生长因子)诱导的细胞外Ca^{2+}内流和PI3K的活化,进而抑制了肝星状细胞的活化,延缓了肝纤维化的发生。

(10)枳椇子:具有利水消肿、解酒毒的功效。现代药理研究表明,枳椇子中含有黑麦草碱、枳椇苷、葡萄糖及苹果酸钾等。实验发现枳椇子早期干预组的血清AST,可使ALT显著降低,肝脏脂肪变及炎症显著改善。并可能通过利尿作用和加速体内乙醇的代谢,对抗乙醇的毒性作用,并显著缩短小鼠的醒酒时间,对急性酒精中毒有较好的疗效。实验研究还发现枳椇子提取物可以使肝组织中 TGF-β1 的表达降低。TGF-β1 促进 HSC 转化为肌成纤维样细胞,另外刺激活化的 HSC 合成、分泌大量的细胞外基质,TGF-β1 的表达降低抑制 ECM(细胞外基质)降解蛋白酶的表达,进而增加 ECM 的沉积。枳椇子能降低血清中 I、III 型胶原的含量,抑制了 HSC 活化,延缓了肝纤维化的发生。

(11)川芎:功效为活血行气,祛风止痛。川芎嗪为川芎提取物的主要成分。现代药理研究表明,川芎具有抗氧化、改善微循环、免疫调节和抗纤维化等作用。实验发现川芎嗪能显著降低酒精大鼠血清 ALT、MDA、HA、PC2 及肝组织中 MDA 水平,提高肝组织中 SOD 活性,显著减轻肝脏胶原纤维增生程度,有抗脂质过氧化及抗酒精性肝纤维化的作用。

(12)藏红花:研究发现藏红花可显著改善酒精所致的大鼠肝细胞脂肪变性和炎症坏死,显著降低 ALT 的升高,调节 LAK、NK 细胞的活性,提高免疫球蛋白等,提示其对酒精性肝损伤有一定的防护作用。

(13)枸杞:具有滋补肝肾、益精明目的功效。研究发现枸杞的有效成分枸杞多糖可降低血清转氨酶、LDL-ch、肝内 TG 和 TC,使肝内 SOD 活力和 GSH 含量升高,MDA 下降,明显改善肝脏病理组织形态学,抑制大鼠肝细胞色素 P4503A(CYP3A)活性和基因表达,减轻脂质过氧化,有效治疗酒精性脂肪肝。

(14)垂盆草:功效为利湿退黄,解毒清热。垂盆草水提取物对急性酒精中毒所致小鼠脂质过氧化损伤有一定防护作用并对氧自由基有清除作用。动物实验表明,它能明显防止酒精所致小鼠肝脏 GSH 耗竭和 MDA 的生成;其水提取物与大鼠肝微粒体体外实验显示,对 Fe-半胱氨酸所致的大鼠肝细胞的脂质过氧化损伤也有显著防护作用。

(15)牡蛎:具有重镇安神、潜阳补阴、软坚散结的功效。实验研究发现牡蛎肉提取物 TOE 可以迅速降低 AST 及血清总胆红素水平,而且可以明显抑制甘油三酯的上升,说明饮酒时摄取 TOE 有抑制肝损伤和脂质代谢障碍的作用。

(16)葛根:功效为解肌退热,生津止渴,透疹,升阳止泻,通经活络,解酒毒。现代药理研究发现,葛根富含葛根素、黄酮类物质,其中葛根素能够有效改善人体心脑血管的循环;黄酮类物质则能够有效保护人体肝脏,以此减少酒精对人体肝脏所造成的伤害;黄酮还具有修复人体受损肝脏、减少人体血液血清内丙氨酸转氨酶的含量,能够有效减少酒精中毒患者并发心血管疾病的现象;此外,葛根还具有一定抗氧化功效。实验研究结果也进一步证实了药物联合葛根煎茶饮用可以更快缓解患者的酒精中毒现象。

(17)决明子:具有清肝明目、润肠通便的功效。实验结果显示,决明子提取物可显著降低小鼠醉酒率,并明显抑制肝脏指数的增大、降低血清及肝脏 TG 水平,同时病理检查显示,决明子预处理组小鼠肝组织细胞胞质内的脂滴亦明显减少。表明决明子提取物对小鼠急性酒精性肝损伤具有一定的防护作用。

(18)黄芩:具有清热燥湿、泻火解毒、止血、安胎的功效。黄芩苷可以显著降低酒精性肝损伤大鼠血清和肝脏中 ALT、AST 活性,降低 MDA 含量,提高 SOD 和 GSH-Px 活性,降低酒精肝损伤大鼠血清中 TNF-α 含量。实验表明,黄芩苷对酒精性肝损伤大鼠具有防护作用。

(19)冬虫夏草:具有益肾补肺、止血化痰、止嗽定喘的功效。虫草菌丝可降低酒精性脂肪肝大鼠血清 AST、ALT、TC、TG 水平,同时组织病理显示,肝细胞脂肪变及炎症明显改善。

说明虫草菌丝对酒精性脂肪肝有治疗作用。

（20）丹皮：具有清热凉血、活血散瘀的功效。实验研究证明丹皮组可显著降低大鼠血清和肝脏 TG 水平、血清 ALT 和 AST、血清和肝脏游离脂肪酸（FFA）及 MDA 水平，提示丹皮药用组合物具有抗酒精性脂肪肝作用。

（21）陈皮：具有理气健脾、燥湿化痰的功效。实验发现陈皮提取物预先灌胃可明显延长小鼠醉酒发生的时间，缩短醒酒时间，降低死亡率，降低小鼠血清乙醇浓度，提高 ADH 含量，恢复肝组织中 GST 活性，提高 GSH 的含量。说明陈皮具有解酒护肝的作用。

（22）山楂：具有消食健胃、行气散瘀、化浊降浊的功效。山楂的提取物主要成分为三萜、黄酮及酚类化合物。山楂提取物可降低亚急性酒精性肝损伤小鼠血清胆固醇、总胆红素和低密度脂蛋白含量，病理检查显示，山楂提取物可减轻实验动物肝损伤程度，提示山楂提取物对亚急性酒精性肝损伤有防护作用。

（23）泽泻：泽泻是《素问·病能论》中治疗酒风病的主要药物，具有利水渗湿、清热泻火的功效。实验发现泽泻水煮液可降低醉酒大鼠血浆乙醇含量和肝匀浆中 ALT、AST 水平，升高肝脏 SOD 水平、降低 MDA 的水平，提示泽泻可以促进醉酒大鼠血浆中的乙醇代谢，从而减轻乙醇对肝脏的损伤。

（24）乌药：具有行气止痛、温肾散寒的功效。研究发现乌药可显著降低大鼠血清 ALT、AST 水平，病理检查提示乌药干预组大鼠肝脂肪变性、坏死和炎症细胞浸润等改变均明显减轻，且存在量效关系，提示乌药对大鼠急性酒精性肝损伤有一定的防护作用。

（25）野菊花：具有清热解毒、泻火平肝的功效。实验发现野菊花的提取物野菊花总黄酮具有抗炎、镇痛和免疫调节作用。野菊花总黄酮能降低酒精性脂肪肝大鼠血清 AST、ALT、TC、TG、ADH、TNF-α 水平，降低肝脏中 MDA 含量，增强 SOD 活性，同时病理检查显示，TFC 能改善大鼠的肝细胞脂肪变性，表明 TFC 对酒精性脂肪肝大鼠有防护作用。

2. 中药古方防治酒精性肝病的研究

（1）逍遥散：源自《太平惠民和剂局方》，由柴胡、茯苓、白术、白芍、当归和甘草组成。功效为疏肝解郁、健脾养血，主治肝郁脾虚证。研究发现逍遥散能降低酒精性肝损伤大鼠血清 GGT、AST 和 ALT 的含有量，降低肝组织中 MDA 含有量，升高肝组织 GSH-Px 和 SOD 活性，表明逍遥散可通过抑制氧化应激和脂质过氧化反应来减轻对肝细胞的损伤。

（2）茵陈五苓散：出自《金匮要略》，是在五苓散的基础上加茵陈而成，有温阳化气，利湿行水之功效。主治湿热、黄疸等。研究发现可降低酒精性肝损伤大鼠血清 ALT、AST 的含量，且可显著减轻肝组织病理学改变。

（3）一贯煎：出自《续名医类案》，主治肝肾阴虚证。实验发现一贯煎加味可降低酒精性肝损伤大鼠 ALT、AST，AST/ALT、γ-GT、ALP 和 TBiL 的水平，对酒精性肝损伤大鼠有一定的防治作用。

（4）四君子汤：首见于《太平惠民和剂局方》，由人参、茯苓、白术、甘草组成，历代名家皆推其为补脾之基本方剂，四君子汤通过健脾来保肝。实验研究发现四君子汤可以有效改善酒精性肝损伤大鼠脂肪变性与肝纤维化，降低血清 γ-GT 活性。并且可以升高酒精性肝损伤小鼠肝组织 GSH-Px 活性，降低肝组织 MDA 含有量以及减少 *CYP2E1* 的表达，表明四君子汤防治酒精性肝损伤的机制可能与抗氧化有关。

（5）茵陈蒿汤：来源于张仲景的《伤寒论》，由茵陈、栀子、大黄组成，具有清热利湿，利胆退黄的功效,是治疗黄疸的代表性方剂,因其药味少、配伍严谨、疗效显著等特点,一直受到后世医家的推崇。实验发现茵陈蒿汤能有效减轻 ALD 大鼠脂肪变性与肝纤维化,降低血清GGT 活性。用酒精造模后发现茵陈蒿汤治疗组小鼠 AST、ALT、TG、MDA 和 γ-GT 含有量显著低于模型组,GSH 含有量显著高于模型组,同样表明茵陈蒿汤可能通过脂质过氧化来发挥保护作用。并且利用代谢组学技术研究茵陈蒿汤发挥效应的配伍组分,结果发现 6,7-二甲氧基香豆素、京尼平苷和大黄酸的配伍组合是其主要有效组分。

五、名医诊治经验

1. 卢秉久教授认为,酒精性肝病是由于长期过量饮酒而引起的进行性肝脏损伤疾病,可分为酒痞、酒癖、酒臌三期,分别与西医学酒精性脂肪肝、酒精性肝炎或纤维化、酒精性肝硬化相对应。从中医学角度来讲,酒精性肝病的病机特点有以下进展关系:初起湿邪困脾,气滞血瘀,继则肝胆湿热,痰湿成癖,最终演变为腹大胀满,正气亏损,肝脾肾失调。卢教授在临床治疗中注重分期辨证论治,酒痞期多以"湿热内蕴",治以健脾利湿、解酒消毒,采用自创解酒利湿茶,药用柴胡 15g、山楂 20g、泽泻 20g、茯苓 20g、白术 15g、枳椇子 20g、决明子 30g、葛花 15g,以沸水冲服,代茶频饮;酒癖期多以"气滞血瘀"为主,治以利湿消积、化癖解毒,常用茵陈 30g、川芎 20g、枳椇子 15g、鸡内金 15g、陈皮 15g、大腹皮 15g、白术 15g、茯苓 20g、桂枝 20g、泽泻 20g、丹参 20g、三七 10g、阿胶 30g、赤芍 15g、当归 20g 进行加减治疗;酒臌期多"正气亏虚",治以扶正祛邪、健脾祛湿,常用以下药物加减:茵陈 30g、制大黄 10g、当归 20g、车前子 20g、熟附子 10g、茯苓 20g、桂枝 15g、泽泻 20g、猪苓 15g、陈皮 15g、大腹皮 15g、白术 20g、苍术 20g、三七 10g、阿胶 30g、侧柏炭 30g、海螵蛸 30g 等。同时卢教授在临证中善用楮实子与枳椇子,并强调戒酒对治疗该病的重要作用。

2. 田德禄教授将酒精性肝病分为 3 期,初期多为湿热之邪蕴结中焦,治以清热解毒、祛湿化痰、理气活血,常选用柴胡、益母草、木香、丹参、虎杖、茯苓、苍术、半夏、泽泻、砂仁、陈皮等。中期酒毒之邪蕴结不化,以致气血、痰浊、湿热相互搏结,停于胁下或腹中,而成酒癖,治以清热利湿化痰、理气活血、疏肝理脾,常选用平胃散合二陈汤、金铃子散和失笑散、龙胆泻肝汤化裁;若症状不明显者,常用柴胡、虎杖、益母草、丹参、土茯苓、莪术、郁金、生山楂等。后期病多由肝脾及肾,正气已伤,常选用益母草、大腹皮、炙黄芪、黄精、枸杞子、抽葫芦、茯苓皮、木香、水红花子、黄柏、白术、炙鳖甲等。

3. 叶永安教授依据酒精性肝病病情演变及临床表现将其分为早、中、晚三期。早期多为肝经郁热、肝郁痰阻,治以调肝理气为主;中期多为肝胆湿热、气滞血瘀和食滞痰阻,治以活血化痰消积为主;晚期多为肝脾血瘀、脾肾阳虚、脾虚水停、肝肾阴虚等,治以行气活血兼顾正虚为主。活血常用桃仁、红花、赤芍、王不留行、丹参、三棱、莪术、当归等;调肝理气常用青皮、陈皮、柴胡、香附、厚朴等;化痰湿常用陈皮、半夏、茯苓、薏苡仁等;解酒毒常用黄芩、黄连、枳椇子、葛花;补虚常用西洋参、党参、沙参、黄芪、冬虫夏草、茯苓、仙茅等。

4. 王希利教授将酒精性肝病按其病因病机划分三期论治:初期(相当于酒精性脂肪肝),治以理气健脾、化痰散结,方用小柴胡汤;中期(相当于酒精性肝炎),治以清热利湿,解毒疏肝,常用茵陈、藿香、金钱草、海金沙利水渗湿,鸡内金、生柴胡、炒黄芩、炒山栀、白花蛇舌草、姜半夏、生大黄、车前草等清热利胆,健脾消胀;后期(相当于酒精性肝硬化、肝癌),治以理气活血、攻补兼施,照顾兼证。酒臌者多用鳖甲、丹参、赤芍、白术、茯苓、五灵脂、泽泻、益母草等活血化瘀,散结利水;酒癖以鳖甲煎丸或膈下逐瘀汤以行气化瘀。

六、中医适宜技术

1. 针刺治疗 主穴足三里、太冲、阳陵泉、肝俞。穴位加减:呕吐者,加内关;黄疸者,加至阳;腹泻胀痛者,加期门、章门;肝郁气滞者加太冲、行间;痰湿困脾者加公孙、商丘;瘀血内阻者加血海、地机;肝肾两虚者加太溪、照海、复溜。另酒精成瘾者,耳穴配合针刺中脘、内关及足三里;实证针用泻法,虚证针用平补平泻法。

2. 隔姜灸 针对脾虚为主。选穴:神阙、水分、水道、关元、天枢。操作:生姜切成厚0.2~0.3cm、直径 3cm 的姜片,中间扎孔,将艾炷放置姜片上,置上述穴位施灸,每日 1 次,每次5 壮,7 日为 1 个疗程。

3. 耳针治疗 毫针中等强度刺激,每日 1 次,或王不留行贴压。具体取穴如:肝、胆、脾、胃等。食欲缺乏,加胰;腹胀,加皮质下、胰;失眠,加神门和心。

【预后】

ALD 的预后主要取决于患者 ALD 的临床病理类型、是否继续饮酒、是否已发展为肝硬化,大脑、胰腺等全身其他器官的受损程度,是否合并 HBV 和/或 HCV 感染以及其他肝损因素。戒酒和肝炎的存在是两个最重要的预后因素且间接相关,其中是否戒酒是决定预后的关键因素,而酒精性肝炎的严重程度是影响患者近期预后的主要因素,是否已发生肝硬化则是影响患者远期预后的主要因素。在酒精性脂肪肝阶段,一般预后良好。在禁酒和高蛋白饮食治疗后,多在 2~4 周内脂肪肝消失,但继续饮酒则易引起肝纤维化等改变;在酒精性肝炎阶段,预后较差。主要死于肝衰竭。如能禁酒和及时治疗,多数可恢复。但若恢复继续饮酒,则不可避免地发展为肝硬化或肝功能衰竭,7 年内的存活率不到 50%;而发展至酒精性肝硬化,预后较其他原因引起肝硬化略佳,5 年存活率大于 50%,戒酒者预后更好。主要死亡原因为肝衰竭、上消化道出血、感染及肾功能衰竭。有文献报道本病亦可并发原发性肝癌,占5% 左右。

第三节　非酒精性脂肪性肝病

【概述】

非酒精性脂肪性肝病(non-alcoholic fatty liver disease,NAFLD)是指肝细胞内脂质积蓄过量、以弥漫性肝细胞大泡性脂肪变为主要特征的临床病理综合征,是一种与胰岛素抵抗(insulin resistance)和遗传易感密切相关的代谢应激性肝损伤,疾病谱包括非酒精性肝脂肪变(non-alcoholic hepatic steatosis)、非酒精性脂肪性肝炎(non-alcoholic steatohepatitis,NASH)、非酒精性脂肪性肝硬化和肝细胞肝癌(hepatocellular carcinoma,HCC)。NAFLD 已取代病毒性肝炎成为我国第一大常见肝病,NASH 则成为健康体检肝脏生物化学指标异常的首要原因,严重危害人民生命健康。

中医古籍中没有关于非酒精性脂肪性肝病病名的记载,根据其症状、病因病机等特点,将其归属于中医"胁痛""肝癖""痰浊""肥气""积聚"等范畴。

【流行病学】

NAFLD 是全球最常见的慢性肝病,普通成人 NAFLD 患病率介于 6.3%~45% 之间,包括中国在内的亚洲多数国家 NAFLD 患病率处于中上水平(>25%)。随着我国人们生活水平的提高,不良生活方式增多,人口老龄化趋势明显,该病的患病率和发病率也逐年递增。我国 NAFLD 患病率达 33%~58% 左右。

一、性别分布

50~55 岁以前男性患病率高于女性,其后女性的患病率增长迅速,女性患病率显著高于男性。

二、年龄分布

NAFLD 是最常见老年疾病之一,其患病率变化与肥胖症、2 型糖尿病和代谢综合征流行趋势相平行。由于老年人群血脂异常、2 型糖尿病、向心性肥胖等患病率增加,NAFLD 患病率也随之上升。来自上海的资料显示,60 岁以上老年人 NAFLD 患病率约为 40.80%,患病率最高的年龄段为 60~64 岁,达到 45.20%。我国 NAFLD 中青年患者患病率及发病率呈明显上升趋势,来自上海、北京等地区的流行病学调查结果显示,普通成人 B 型超声诊断的 NAFLD 患病率 10 年期间从 15% 增加到 31% 以上。随着生活水平的提高和行为方式的变化,我国儿童 NAFLD 发病率也在不断增高,来自杭州的报道提示,中重度肥胖儿童中 NAFLD 的发病率已经高达 68%。

三、季节分布

冬季是脂肪肝患病率最高的季节,冬季高热量饮食增多,同时运动相对减少,更容易诱发或加重脂肪肝。

四、地域分布

本病具有显著的地理环境差异性,我国北方患病率高于南方,城市高于农村,经济发达地区高于其他地区,这可能与生活、饮食习惯和工作节奏有关。

【病因病机】

一、西医认识

(一)发病因素

NAFLD 常见病因包括肥胖、糖尿病、高脂血症、病毒感染、遗传代谢性疾病、内分泌疾病、营养不良、妊娠等。

1. 肥胖症 肥胖症是指体内脂肪堆积过多和/或分布异常、体重增加,是 NAFLD 最常见的原因。肥胖症患者 NAFLD 的患病率高达 60%~90%,肥胖程度越重 NAFLD 的患病率越高,内脏型肥胖患者更容易发生 NAFLD。

2. 糖尿病 糖尿病主要包括 1 型糖尿病和 2 型糖尿病,其中 2 型糖尿病是 NAFLD 的常见原因,2 型糖尿病患者 NAFLD 的患病率约为 50%。

3. 高脂血症 高脂血症也是 NAFLD 的常见原因,高脂血症患者 NAFLD 患病率为27%~92%。高脂血症包括高胆固醇血症,高甘油三酯血症和混合型高脂血症。各种类型的高脂血症均可引起 NAFLD,但高甘油三酯血症及混合型高脂血症可能较高胆固醇血症更易于发生 NAFLD。

4. 病毒感染 丙型肝炎病毒(尤其是基因 3 型)感染是嗜肝病毒引起脂肪肝的最常见原因。乙型肝炎病毒也可引起 NAFLD,但发生率较低。

5. 遗传代谢性疾病 肝豆状核变性,遗传性血色素沉积症,抗胰蛋白酶缺乏症,半乳糖血症,糖原贮积病及遗传性果糖不耐受症,高胱氨酸尿症,系统性肉碱缺乏症及酪氨酸血症等遗传性代谢性疾病均可引起脂肪肝。

6. 内分泌系统疾病 一些内分泌系统疾病可引起脂肪肝。甲状腺功能减退症是女性尤其是老年女性的常见疾病,60 岁以上女性其患病率可达 20%,资料表明,约 37% 的甲状腺功能减退症患者患有脂肪肝。其他内分泌系统疾病包括垂体功能减退症,库欣综合征,β-脂蛋白缺乏症,脂肪萎缩性糖尿病,急性发热性非化脓性结节性脂膜炎(Weber-Christian disease)以及瑞氏综合征(Reye syndrome)等也可以引起脂肪肝。

7. 营养因素 长期营养不良,缺少某些蛋白质和维生素,可引起营养不良性脂肪肝。营养不良分为原发性营养不良和继发性营养不良,原发性营养不良主要发生在经济落后国家和地区,继发性营养不良多继发于一些慢性疾病,包括吸收不良综合征、广泛小肠切除、空回肠旁路手术及快速减肥等也可因营养异常引起脂肪肝。

8. 妇科疾病及妊娠 多囊卵巢综合征是育龄期女性最常见的生殖及内分泌失调性疾病,发病率为 5%~10%,其中 55% 的患者有脂肪肝。妊娠可出现妊娠急性脂肪肝,妊娠急性脂肪肝虽然少见,但病情严重,如未能及时诊治,则可发生暴发性肝功能衰竭,甚至导致母婴死亡。

9. 药物或工业毒物 药物可以引起肝损伤,脂肪肝是药物性肝损伤的常见类型,引起脂肪肝的药物包括:①细胞毒性药物:氮尿苷、门冬酰胺酶及甲氨蝶呤;②抗生素:四环素、重氮丝氨酸、嘌呤霉素和博来霉素;③核苷类似物:去羟肌苷、司他夫定和齐多夫定;④其他药物:胺碘酮、二氯乙烯、溴醋酸乙酯、异烟肼、地尔硫草、香豆素、人工合成雌激素、糖皮质激素、他莫昔芬、硝苯地平、氯喹、嘌呤醇、丙戊酸钠、阿司匹林及布洛芬等。长期接触工业毒物如四氯化碳,氯仿,砷,铅及苯等均可引起脂肪肝。

10. 饮食及体质 饮食因素是引起 NAFLD 的危险因素之一。研究证明 NAFLD 患者中肝脏脂肪 15% 来自食物摄取,30% 来自肝脏自身合成,60% 来自游离脂肪酸(来自脂肪组织)。据研究,过量摄入饱和脂肪酸、胆固醇饮食和低摄入不饱和脂肪酸饮食与 NAFLD 的发病关系密切。随着体重指数和腰围的增加,NAFLD 的患病率及其程度增加,在肥胖者中更为常见。先天遗传体质对该病发生也起重要作用,如果父母均为脂肪肝患者,子女患该病的概率会大大增加。

此外,锻炼情况、肠道菌群紊乱、内外毒素等因素在 NAFLD 的发生、发展中也起一定的作用。

(二)病理生理学

NAFLD 的西医发病机制十分复杂,尚未完全明确。近年来对发病机制的认识由"二次打击"学说、"三次打击"学说逐渐向"多因素并行学说"转变。众多研究认为胰岛素抵抗是发病机制中的关键因素。炎症反应、氧化应激、内质网应激等对 NAFLD 的发生发展至关重要;脂肪组织代谢紊乱,如炎症因子(白细胞介素 6、肿瘤坏死因子等)释放过多、脂肪因子(瘦素、抵抗素、脂联素等)水平异常、肠道菌群紊乱和通透性改变、胆汁酸代谢失衡,以及铁元素增多和铜元素缺乏等金属元素含量异常亦可能对 NAFLD 造成影响。

1. NAFLD 发病机制相关学说

(1)"二次打击"学说:该学说认为:初次打击主要是胰岛素抵抗和脂质代谢紊乱所导致的肝细胞脂肪变性,引起肝脏脂质贮积,形成单纯性脂肪肝;二次打击主要为氧化应激、脂质过氧化、炎症性细胞因子的释放及线粒体功能异常等因素引起了 NASH,炎症反应的持续存在,就会发生炎症-坏死循环,形成脂肪性肝纤维化或肝硬化。"二次打击"学说的实质就是肝脏内脂质代谢的紊乱导致各种病理产物的积聚和产生的连锁效应,从而引起脂肪肝的过程。在此过程中,单纯性脂肪肝通过生活方式干预大多可获病情逆转,而一旦进展为 NASH 则可能导致不良结局。

(2)"三次打击"学说:该学说认为来自饮食、脂肪组织分解及肝细胞合成的过多的脂肪酸在肝细胞内合成脂肪,引起单纯性脂肪肝,为第一次打击;具有脂毒性的脂肪酸既可直接引起肝脏氧应激,又可在肠道内毒素、脂肪细胞因子和肝脏内质网应激等因素共同作用下导致 NASH 及肝纤维化,为第二次打击;此后肝细胞凋亡引起的肝脏祖细胞向肝细胞分化异常为第三次打击。

(3)多因素并行学说:该学说认为来源于多个组织器官的多种因素共同作用于肝脏,参与 NASH 的发生和发展。这些因素包括来源于脂肪组织的肝损伤因素,如脂肪细胞产生的游离脂肪酸、炎症因子、脂肪细胞因子等;其次是来自肠道的肝损伤因素,如食物中的脂肪酸、果糖及芳香烃受体激动剂和肠道微生态异常等;最后是肝脏自身的肝损伤因素,如肝细胞内质网应激、肝脏免疫细胞异常等。

2. NAFLD 病理机制

(1)胰岛素抵抗(IR):所谓胰岛素抵抗,是肝、外周脂肪以及肌肉组织等胰岛素代谢的主要部位,对胰岛素敏感性低于正常水平。IR 形成对肝脏细胞的第一次打击主要是通过加强周围组织脂肪分解和高胰岛素血症。胰岛素抵抗状态下,可减弱和破坏胰岛素对脂肪代谢的调节作用,并且使血清游离脂肪酸增多,导致脂肪细胞膜上胰岛素受体敏感性下降,脂蛋白酯酶活性下降,乳糜微粒、极低密度脂蛋白(VLDL)、低密度脂蛋白(LDL)及 TG 水平增加,促使肝细胞脂肪沉积和变性,增加脂质溶解,提高循环中 FFA 浓度,促进肝脏对血 FFA 的摄取和肝细胞内 TG 合成,减少 TG 从肝细胞内排出,并抑制线粒体的脂肪酸氧化,损伤线粒体 DNA,线粒体损伤亦可进一步增加脂质过氧化的产生,两者相互影响,形成恶性循环。脂联素水平降低、骨钙素或甘油二酯-氨基酰转移酶 2 水平升高均可能加重或诱发 IR。

（2）瘦素抵抗（Leptin resistance）：瘦素是一种细胞激素，主要由脂肪细胞产生，通过作用于中枢神经系统来调节食物的摄取（食欲）和脂肪代谢。瘦素是脂肪肝发生的危险因素，脂肪肝患者的血浆瘦素水平明显高于对照组，高水平的瘦素可引起并加重胰岛素抵抗，胰岛素抵抗和瘦素抵抗可能互为因果，且瘦素还可介导 T 细胞免疫导致肝脏炎症反应，刺激肝星状细胞激活，从而促进肝纤维化发展。

（3）氧化应激：氧化应激是游离原子团产生与清除失衡的一种状态，从而导致氧化产物的聚集。肝细胞中游离脂肪酸的聚集会增加线粒体内 β 氧化的反应率，并且使细胞色素 P4504A（cytochrome P4504A）和 P4502E1（cytochrome P4502E1）的水平升高，导致参与再反应的活性氧的数量增加，线粒体内的 β 氧化作用会增强，增加了肝脏受损的程度。同时增强的 β-氧化会增加 ATP 的消耗，同样导致细胞的损害和参与反应的活性氧（ROS）增加，同时免疫系统的反应也会增强。在氧化应激的整个反应过程中，还包括其他细胞的活动，如 Ⅰ 型胶原和Ⅳ型胶原细胞的沉积，它们会导致肝脏的纤维化。这也是 NAFLD 会进展为肝纤维化的原因之一。高水平的游离脂肪酸会影响肝脏的氧化通路，引起氧化应激。这一过程，反过来又会导致肝脏细胞的炎症反应和肝纤维化。肿瘤坏死因子、内毒素、白细胞介素-6（IL-6）等炎性因子增加，也会更进一步促进肝细胞炎症损伤，加重病情进展。

（4）线粒体功能障碍：线粒体氧化功能是生理状态下脂肪酸代谢的主要途径，线粒体脂肪酸氧化功能障碍可引起脂质积聚，因此可能是 NAFLD 发生发展的一个危险因素。研究表明，现在相当多的 NAFLD 患者出现了线粒体功能障碍，其线粒体的损伤主要体现在巨线粒体、线粒体内类结晶包涵体出现、线粒体嵴消失等。这些超微结构异常，可使线粒体呼吸链活性下降和氧化磷酸化缺陷，导致电子在呼吸链流动中阻断而被传递到分子氧，产生超氧化离子和过氧化氢，促进 ROS 自由基的生成，ROS 又可引起肝细胞发生炎症、坏死，形成恶性循环，从而加重 NAFLD 病情的发展。

近年来许多新的研究方向成为热点，如有研究发现 *PNPLA3*、生物钟基因紊乱、骨桥蛋白等与 NAFLD 发展进程密切相关，可能作为本病今后重要的预测因子。再如对于 NAFLD 微循环的研究显示，脂肪肝的微血管改变有可能发生在肝脏实质细胞的脂质堆积和氧化应激之后，因此从改善微循环障碍的角度开发药物、治疗疾病，将会是 NAFLD 治疗的新途径。

在 NAFLD 的发病过程中，每个"程序"都不是独立的，它们彼此之间是互为因果，相互影响着的。一般认为脂质摄取过多、胰岛素抵抗是引起脂类在肝脏细胞中聚集的首要环节，线粒体的氧化应激以及各种细胞因子的综合作用最终导致了肝细胞的脂肪变性。

（三）病理组织学

依据病变肝组织是否伴有炎症反应和纤维化，NAFLD 可分为：单纯性脂肪肝、NASH、NASH 相关性肝硬化。

1. 单纯性脂肪肝 依据肝细胞脂肪变性占据所获取肝组织标本量的范围，分为 4 度（F0~4）。F0：<5% 肝细胞脂肪变；F1：5%~30% 肝细胞脂肪变；F2：31%~50% 肝细胞脂肪变性；F3：51%~75% 肝细胞脂肪变；F4：75% 以上肝细胞脂肪变。

2. NASH NASH 的脂肪肝程度与单纯性脂肪肝一致，分为 4 度（F0~4）；依据炎症程度把 NASH 分为 3 级（G0~3）。G0：无炎症；G1：腺泡 3 带呈现少数气球样肝细胞，腺泡内散在个别点灶状坏死；G2：腺泡 3 带明显气球样肝细胞，腺泡内点灶状坏死增多，门管区轻~中度炎症;G3:腺泡3带广泛的气球样肝细胞,腺泡内点灶状坏死明显,门管区轻~中度炎症伴/或门管区周围炎症。依据纤维化的范围和形态,把NASH肝纤维化分为4期(S0~4)。S0:无纤维化;S1:腺泡3带局灶性或广泛的窦周/细胞周纤维化;S2:纤维化扩展到门管区,局灶性或广泛的门管区星芒状纤维化;S3:纤维化扩展到门管区周围,局灶性或广泛的桥接纤维化;S4:肝硬化。

3. NASH相关肝硬化 肝小叶结构完全毁损,代之以假小叶形成和广泛纤维化,大体为小结节性肝硬化。根据纤维间隔有否界面性肝炎,分为活动性和静止性。

二、中医认识

1. 病名 非酒精性脂肪性肝病在中医学中无相应病名,一般归于"肝胀""胁痛""肥气""积聚""肝癖"等范畴。与其类似的症状体征,中医文献早有记载。如《灵枢·胀论》云:"肝胀者,胁下满而痛引少腹。"肝胀、胁下满正是非酒精性脂肪性肝病的临床主要症状。《灵枢·五邪》曰:"邪在肝,则两胁中痛。"胁痛是该病主要症状之一。《素问·通评虚实论》曰:"甘肥贵人则膏粱之疾也。"故可归属"肥气"范畴。"十一五"国家中医药管理局中医肝病协作组将NAFLD的中医病名确定为"肝癖"。

2. 病因

(1)饮食所伤:《素问·痹论》曰:"饮食自倍,肠胃乃伤。"脂肪肝患者多有饮食不节,主要是嗜食肥甘厚味,或进食过饥过饱,致胃伤脾损,运化失常,痰浊、湿热阻滞中焦,化生脂膏,留积于肝;气机不畅,阻滞于肝,导致肝失疏泄,或横逆侮土,引发胁腹闷胀、纳呆呕恶一系列病症。过食肥甘厚味易发"膏粱之疾"或"膏粱之变",脂肪肝当属其中。

(2)情志所伤:《血证论·脏腑病机论》曰:"木之性主于疏泄,食气入胃,全赖肝木之气以疏泄之,而水谷乃化。"吴鞠通曰:"肝气之郁,痰瘀阻络。"若肝失疏泄,木不疏土,升降乖戾,水谷精微不归正化,痰湿脂浊内生,形成脂肪肝。

(3)贪逸少劳:《素问·宣明五气》曰:"久视伤血,久卧伤气,久坐伤肉,久立伤骨,久行伤筋。"伤气则气虚,伤肉则脾虚。少劳多逸,伤及脾气,脾伤则津液运化失调,气伤则输布失常,日久聚湿生痰,阻于胁下,发为"肝癖"。

(4)先天禀赋:《灵枢·五变》曰:"五脏皆柔弱者,善病消瘅。"《医理辑要·锦囊觉后篇》曰:"易伤食者,脾胃必亏。"素体禀赋决定着对特定病邪的易感性和特定疾病的易患性。痰湿之体,多由脾虚湿盛,痰湿瘀滞日久,结瘀胁下,渐成脂肪肝。

(5)久病体虚:《张氏医通》曰:"饮食劳动之伤,皆足以致痰凝气聚……然必因脾气衰而致。""壮者气行则已,怯者则著而成病。"患病日久,脏腑虚衰,功能减退,脾虚失运,痰湿内生,气机失畅,或肾虚肝失所养,疏泄不利,痰气交阻,久而痰瘀内结,发为本病。

3. 病机 过食肥甘,损伤脾胃,或肝郁克脾,或久坐伤气,致脾气虚弱,运化失职,不能输布水谷精微,清阳不升,浊阴不降,湿从内生,湿聚成痰,痰浊内蕴,客于肝络发为此病。病机总为本虚标实,本虚当从肝虚、脾虚、肾虚论,而以肝脾为主;标实当从痰、湿、瘀论,而以痰、湿为要。病位涉及肝脾肾三脏,多为痰、湿、瘀等病理产物胶着于肝,三者相互影响。

本病随着病情演变,病机转化及病理演变包括两个方面:一是虚实之间转化。脾气虚弱,脾失健运,易为饮食所伤,酿生湿热之邪,由虚转实;而湿邪内蕴,情志不畅,或劳逸失度,损伤脾胃,则由实转虚,虚中夹实。二是病理阶段演变。病变初起者,以气机不畅为主,疾病多在气分;随着疾病的进展,疾病中期多为脾虚,湿浊内停;湿邪日久,蕴而化热,而出现湿热内蕴;痰湿阻络,肝络涩滞不通,致瘀血内生;后期久病及肾,气化失司,痰浊不化,痰浊内结,阻滞气机,气滞血瘀,瘀血内停,阻滞脉络,痰瘀互结于肝脏,病入血分;或肾精亏虚,化火伤阴,则易致肝肾阴虚。脾虚失运、肝失疏泄、肾失气化,多重病理因素相互搏结,最终导致本病的发生。

总之,本病以痰湿内停、瘀阻气滞为主要病机,肝、脾、肾三脏功能失调是其病机关键,属本虚标实,以脾失健运为本,以痰、湿、热、瘀为标,伴有肝郁、肾虚。病位在肝,与脾、肾密切相关。

【诊断】

一、辨病

(一)临床表现

1. 症状　大多数 NAFLD 患者临床表现缺乏特异性,可在长时间内没有任何自觉症状。主要在健康体检或检查其他疾病时被发现。约半数以上的 NASH 患者无任何特殊不适。部分患者可出现一些非特异性症状,如肝区隐痛、右上腹不适或胀满感、全身乏力、恶心或其他消化道症状,其原因主要与肝脏肿大、肝包膜受到牵拉以及肝功能异常有关。如病情进展到肝硬化阶段,可出现肝硬化相关症状,少数患者可能发展至肝衰竭或者肝癌,则会出现黄疸、腹水、肝区疼痛等相关表现。

2. 肝外表现　由于 NAFLD 与肥胖、2 型糖尿病、血脂异常、动脉硬化等代谢综合征组分常互为因果,故 NAFLD 常伴有肝外临床表现,如超重/肥胖、动脉斑块形成、糖尿病相关表现等。

3. 体征　肝大是 NAFLD 常见体征。其次是脾大。少数患者可有轻度黄疸。如发展为肝硬化,则可出现肝硬化相关体征,如肝掌、蜘蛛痣、腹壁静脉曲张、脾大、腹水等。

4. 人体学指标

(1)体重指数(body mass index,BMI):肥胖是 NAFLD 最常见原因。BMI 是国际上常用的衡量人体肥胖程度的重要标准,通过测量身高、体重计算得出。计算公式:BMI= 体重(单位:kg)/身高的平方(单位 m²)。中国人 BMI 正常范围 18.5~23.9kg/m²,<18.5kg/m² 为偏瘦,>24.0kg/m² 为偏胖,>27.0kg/m² 为肥胖,>30.0kg/m² 为重度肥胖。

(2)腰臀比(waist-to-hip ratio,WHR):是判定向心性肥胖的重要指标,腰围(waist circumference)、臀围(hip circumference)有助于全身性肥胖或向心性肥胖的诊断。具体测量方法是:被测者站立,双脚分开 25~30cm,体重均匀分配,取被测者髂前上棘和第十二肋下缘连线中点,水平位绕腹一周,皮尺应紧贴软组织,但不压迫,测量值精确到 0.1cm。臀围为经臀部最隆起部位测得身体水平周径。腰围/臀围为腰臀比。正常值男性 <0.9,女性 <0.85。当男性 WHR>0.9,女性 WHR>0.85,可诊断为向心性肥胖。

(3)血压:NAFLD 患者常伴有高血压,故应常规监测动脉血压,或行动态血压监测,一旦发现血压升高,应及时处理,以防止或延缓心、脑、肾等靶器官损伤,减少并发症。

（二）实验室及其他检查

1. 实验室检查

（1）血、尿、大便常规：多数 NAFLD 患者血常规无明显异常。当进展至肝硬化阶段，出现脾功能亢进时可有白细胞、血小板减少。出现黄疸时可有尿胆红素及尿胆原增加。糖尿病肾病及代谢综合征患者可出现尿微量白蛋白。合并慢性腹泻者可出现大便稀溏等性质改变。

（2）肝功能：NAFLD 最主要的肝功能异常为血清 ALT 和 AST 轻至中度升高，但一般不超过正常上限的 4 倍，以 ALT 升高为主，ALT/AST>1；但肝硬化时 ALT/AST<1。常出现 γ-GT 升高，其升高水平与肝纤维化程度有关。血清碱性磷酸酶（ALP）升高少见。对于 NASH 相关肝硬化患者，由于肝细胞合成功能减退，则可出现血清白蛋白减少和凝血酶原时间延长。

（3）空腹血糖和糖化血红蛋白：2 型糖尿病是引起 NAFLD 的常见原因，而 NAFLD 患者更易发生 2 型糖尿病，两者常互为因果。故对于 NAFLD 患者需要常规检测空腹血糖和糖化血红蛋白，甚至进一步作 75g 葡萄糖标准口服葡萄糖糖耐量试验（OGTT），筛查空腹血糖调节受损、糖耐量异常和糖尿病。

（4）血脂：NAFLD 常伴有血脂异常，因此应对患者进行血脂检查，包括甘油三酯、总胆固醇、高密度脂蛋白、低密度脂蛋白等。

（5）肾功能：NAFLD 患者可出现高尿酸血症，甚至发生痛风，应常规检测肾功能。

（6）肝炎病毒标志物：应进行甲、乙、丙、丁及戊型肝炎病毒以及非嗜肝病毒相关的血清标志物及病毒含量检测，以明确 NAFLD 是否合并有病毒性肝炎。

（7）自身抗体：应进行抗核抗体、抗平滑肌抗体、抗线粒体抗体 M2 以及抗肝肾微粒体抗体等自身抗体检测，以排除自身免疫性肝病。

（8）血清铜蓝蛋白（ceruloplasmin）：血清铜蓝蛋白相关检测可除外肝豆状核变性引起的脂肪肝。铜蓝蛋白的正常值是 0.21~0.53g/L，低于正常值则有助于肝豆状核变性的诊断。

2. 影像学检查

（1）超声：临床上诊断脂肪肝首选的影像学检查方法。肝脏体积增大，近场回声弥漫性增强，回声强于肾脏和脾脏（"明亮肝"），远场回声衰减，以及肝内管道结构显示不清等特征诊断脂肪肝。然而，B 型超声对轻度脂肪肝诊断的敏感性低，特异性亦有待提高，因为弥漫性肝纤维化和早期肝硬化时也可观察到脂肪肝的典型特征。

（2）CT：CT 检查表现为肝脏密度弥漫性降低，肝/脾 CT 比值≤1。0.7< 肝/脾 CT 比值≤1.0 为轻度，0.5< 肝/脾 CT 比值≤0.7 者为中度，肝/脾 CT 比值≤0.5 者为重度。主要用于弥漫性脂肪肝伴有正常肝岛以及局灶性脂肪肝与肝脏占位性病变的鉴别诊断。

（3）磁共振（MRI）检查和磁共振波谱成像（MRS）：MRI 检查主要用于验证 B 超发现的局灶性脂肪肝、弥漫性脂肪肝伴正常肝岛，以及脂肪肝合并肝占位性病变，以免漏诊肝脏恶性肿瘤。MRS 可为肝脏脂肪变性提供一种非侵袭性相对定量检查方法，辅助脂肪肝诊断，能够检出 5% 以上的肝脂肪变，准确性很高，可以定量评估肝脏脂肪变程度。

（4）肝脏瞬时弹性成像技术：是一项基于超声的肝脏瞬时弹性成像平台定量诊断脂肪肝的新技术，能同时检测肝脏脂肪变程度和肝脏硬度两个指标。肝脏受控衰减参数能够检出 5% 以上的肝脂肪变，准确区分轻、中、重度肝脂肪变，特异性高、稳定性好，且肝脏受控衰减参数诊断不同程度肝脏脂肪变的阈值不受慢性肝病病因的影响。

（三）诊断要点

中华医学会肝病学分会脂肪肝和酒精性肝病学组、中国医师协会脂肪性肝病专家委员会于 2018 年的《非酒精性脂肪性肝病防治指南（2018 更新版）》中制定了 NAFLD 诊断标准，需符合以下 3 项条件：

1. 无过量饮酒史（男性饮酒折合乙醇量 <30g/d，女性 <20g/d）和其他可以导致脂肪肝的特定原因。

2. 除外酒精性肝病（alcoholic liver disease，ALD）、基因 3 型丙型肝炎病毒（hepatitis C virus，HCV）感染、自身免疫性肝炎、肝豆状核变性等可导致脂肪肝的特定肝病，并除外药物（他莫昔芬、胺碘酮、丙戊酸钠、甲氨蝶呤、糖皮质激素等）、全胃肠外营养、炎症性肠病、乳糜泻、甲状腺功能减退症、库欣综合征、β 脂蛋白缺乏血症、脂质萎缩性糖尿病、Mauriac 综合征等导致脂肪肝的特殊情况。

3. 肝活检组织学改变符合脂肪性肝病的病理学诊断标准。

同时符合以上 3 条才可诊断 NAFLD。

但是，由于肝组织学诊断难以获得，故 NAFLD 工作定义如下：

（1）肝脏影像学表现符合弥漫性脂肪肝的诊断标准且无其他原因可供解释。

（2）有代谢综合征相关组分的患者出现不明原因的血清 ALT 和/或 AST、γ-GT 持续增高半年以上。减肥和改善 IR 后，异常酶谱和影像学脂肪肝改善甚至恢复正常者可明确 NAFLD 的诊断。

4. **组织病理学诊断** NAFLD 病理特征为肝腺泡 3 区大泡性或以大泡为主的混合性肝细胞脂肪变，伴或不伴有肝细胞气球样变、小叶内混合性炎症细胞浸润以及窦周纤维化。参照美国国立卫生研究院（National Institutes of Health，NIH）的临床研究网病理工作组指南，常规进行 NAFLD 活动度积分（NAS）和肝纤维化分期。NAS 积分标准如下：

（1）肝细胞脂肪变：0 分（<5%）；1 分（5%~33%）；2 分（34%~66%）；3 分（>66%）。

（2）小叶内炎症（20 倍镜计数坏死灶）：0 分（无）；1 分（<2 个）；2 分（2~4 个）；3 分（>4 个）。

（3）肝细胞气球样变：0 分（无）；1 分（少见）；2 分（多见）。

NAS 为半定量评分系统而非诊断程序，NAS<3 分可排除 NASH，NAS>4 分则可诊断 NASH，介于两者之间者为 NASH 可能。规定不伴有小叶内炎症、气球样变和纤维化但肝脂肪变 >33% 者为 NAFL，脂肪变达不到此程度者仅称为肝细胞脂肪变。

（四）鉴别诊断

1. **酒精性肝病（ALD）** 饮酒史是鉴别 NAFLD 和 ALD 的主要依据。NAFLD 无饮酒史，或饮酒量男性饮酒量折合乙醇量 <30g/d，女性 <20g/d；ALD 一般饮酒史超过 5 年，折合乙醇量男性饮酒量 ≥40g/d，女性 ≥20g/d；或 2 周内有大量饮酒史，折合乙醇量 >80g/d。ALD 患者病情常较重，肝硬化发生率更高，较 NAFLD 更容易出现肝区疼痛、食欲减退、恶心呕吐、饮酒后腹泻、黄疸、脾大、贫血等临床表现；NAFLD 肝功能异常表现以 ALT 升高为主，AST/ALT<1。但肝硬化时 ALD 时以 AST 升高为主，AST/ALT>2，GGT 升高幅度较 NAFLD 患者更大。ALD 患者戒酒后血清学指标可显著改善，而 NAFLD 常伴有血糖升高和血脂异常。

2. HCV 或 HBV 感染 HCV 基因型 3 的直接致细胞病变效应可能是引起慢性丙型肝炎肝细胞脂肪变性的主要因素；而在非基因型 3 毒株感染，肝损害多与代谢因素有关。通过检测 HCV 和 HBV 等肝炎病毒标志物，较易鉴别病毒性肝炎。但当 NAFLD 与 HCV 或 HBV 感染同时存在时，常不易鉴别肝损伤究竟以何种因素为主。

3. 自身免疫性肝病 ①自身免疫性肝炎：部分 NAFLD 患者抗核抗体可呈阳性，因此需与自身免疫性肝炎相鉴别。自身免疫性肝炎以女性多见，其血清 ALT 及胆红素更易水平升高，NAFLD 患者抗核抗体阳性时，一般滴度较低，不超过 1∶160；当抗核抗体滴度超过 1∶160 时，应进一步做肝脏组织病理学检查，自身免疫性肝炎肝脏病理学表现多为汇管区炎症及其周围的界面炎，细胞浸润以淋巴细胞和浆细胞为主，而 NASH 患者肝脏汇管区炎症轻且没有淋巴细胞性界面炎。②原发性胆汁性肝硬化：多见于中老年女性，以乏力和皮肤瘙痒为主要临床表现，ALP 和 GGT 明显升高，免疫球蛋白 IgM 升高，血清抗线粒体抗体 M2 为该病特异性抗体，约 95% 原发性胆汁性肝硬化患者抗线粒体抗体 M2 呈阳性。

4. 肝豆状核变性 多发于儿童和青年，常以肝病为首发症状，成人患者常有不明原因的肝炎病史，患者肝脏体积肿大、质硬而有触痛，裂隙灯下可见角膜凯-弗环，血清铜及铜蓝蛋白降低。

5. 药物性脂肪肝 根据患者有服用引起脂肪肝的药物史且停用相关药物后脂肪肝逐渐恢复可资鉴别。

（五）并发症

1. 消化道出血

（1）食管胃底静脉曲张出血：酒精性肝硬化时，门静脉高压等原因导致本症，为本病常见且较为严重的并发症之一，临床表现为突发大量呕血及柏油样便，出血量大时可有血便，严重者出现出血性休克甚至诱发肝性脑病。一般在出血 24 小时内，血流动力学稳定，急诊内镜检查（一般在入院 12~24 小时）可明确出血部位和病因，可鉴别食管胃底静脉曲张破裂出血，门静脉高压性胃病或消化性溃疡引起的出血。

（2）门静脉高压性胃肠病：门静脉属支血管增殖，毛细血管扩张，管壁缺陷，广泛渗血。门静脉高压性胃病，多为反复或持续少量呕血及黑便；门静脉高压性肠病，常呈反复黑便或便血。

2. 电解质代谢紊乱和酸碱平衡失调 非酒精性肝硬化后期，因长期钠摄入不足及利尿、大量放腹水、腹泻和继发性醛固酮增多等导致电解质代谢紊乱及酸碱平衡失调。而低钾低氯血症及代谢性碱中毒容易引发肝性脑病，持续重度低钠血症（<125mmol/L）易引起肝肾综合征，预后差。因此要定期监测患者电解质状况，及时纠正电解质代谢紊乱及酸碱平衡失调。

3. 肝肾综合征（HRS） 非酒精性肝硬化后期，可出现肝肾综合征，由于严重门静脉高压，内脏高动力循环使体循环血流量明显减少；多种扩血管物质如前列腺素、一氧化氮、胰高血糖素、心房钠尿肽、内毒素和降钙素基因相关肽等不能被肝脏灭活，引起体循环血管床扩张；大量腹水引起腹腔内压明显升高，均可减少肾脏血流尤其是肾皮质灌注不足，出现肾衰竭。临床主要表现为少尿、无尿及氮质血症。诊断标准：①肝硬化合并腹水；②无休克；③SCr 升高大于基线水平 50% 以上，>1.5mg/dl（133μmol/L）；④至少停用 2d 利尿剂（如使用利尿剂)并且使用人血白蛋白 1g/(kg·d),直到最大 100g/d 扩容后肾功能无持续性改善(SCr<133μmol/L);⑤近期无肾毒性药物使用史(NSAID、氨基糖苷类抗菌药物,造影剂等);⑥无肾实质疾病。肝肾综合征预后差,一旦确诊,应尽早开始治疗,以防肾脏功能进一步恶化。

4. 肝性脑病　肝性脑病是由急、慢性肝功能严重障碍或各种门-体分流异常所致的、以代谢紊乱为基础、轻重程度不同的神经精神异常综合征。最常见的诱发因素是感染,其次是消化道出血、电解质和酸碱平衡紊乱、大量放腹水、高蛋白饮食、低血容量、利尿、腹泻、呕吐、便秘,以及使用苯二氮䓬类药物和麻醉剂等。临床表现为高级神经中枢的功能紊乱、运动和反射异常,其临床过程分为 0~4 期:潜伏期、前驱期、昏迷前期、昏睡期、昏迷期。肝性脑病病情凶险,应早期识别,及时治疗。

5. 肝癌　肝癌早期常缺乏典型症状,中后期常有肝区疼痛、肝脏肿大、黄疸及进行性消瘦、食欲减退、乏力、发热等症状,可结合血清甲胎蛋白(AFP)、超声、CT 或 MRI 等影像学检查以明确诊断。

二、辨证

(一)辨证要点

1. 辨病理性质　肝、脾、肾三脏功能失调是本病病机关键,临证当四诊合参,详辨其病位及病性。若肝气郁滞为主者,则以情志抑郁、胁肋胀痛、善太息等为主要表现;脾虚湿盛为主者,以乏力、便溏、口中黏腻为主要表现;以湿热蕴结中焦为主者,则以胁腹胀痛、身目发黄、大便黏滞为特征;痰瘀互结为主者,则见胁肋刺痛、胁下痞块、面暗、体胖等特征。

2. 辨病理阶段　病之初起多责肝气郁结,或肝郁脾虚,治以疏肝健脾、祛湿化浊;中期痰湿为患,痰湿内阻,蕴而化热,易成湿热内蕴之证,治以清利湿热、兼以化痰;晚期痰湿阻络,肝络涩滞不通每致瘀血内生,治以理气祛痰、活血化瘀。

(二)辨证分型

1. 肝郁脾虚证
主症:①胁肋胀闷;②抑郁不舒;③倦怠乏力;④腹痛欲泻。
次症:①腹胀不适;②食欲缺乏;③恶心欲吐;④大便不调;⑤时欲太息。
舌脉:舌质淡红,苔薄白或白,有齿痕,脉弦细。

2. 痰浊内阻证
主症:①体态肥胖;②右胁不适或胀闷;③周身困重;④大便黏滞不爽。
次症:①脘腹胀满,②倦怠无力;③食欲缺乏;④头晕恶心。
舌脉:舌质淡,苔白腻,脉沉滑。

3. 湿热蕴结证
主症:①右胁肋胀痛;②周身困重;③脘腹胀满或疼痛;④大便黏腻不爽。
次症:①身目发黄;②小便色黄;③口中黏滞;④口干口苦。
舌脉:舌质红,苔黄腻,脉弦滑或濡数。

4. 痰瘀互结证
主症:①胁肋刺痛或钝痛;②胁下痞块;③面色晦暗;④形体肥胖。

次症:①胸脘痞闷;②咯吐痰涎;③纳呆厌油;④四肢沉重。

舌脉:舌质暗红,有瘀斑,舌体胖大,边有齿痕,苔腻,脉弦滑或涩。

证候诊断:主症 2 项,加次症 2 项及以上,结合舌脉,即可诊断。

【治疗】

一、治疗原则

(一)西医治疗原则

1. 减肥、减少肝脏脂肪沉积、改善胰岛素抵抗,并减轻"附加打击"导致的炎症和肝纤维化。

2. 减少或防止肝硬化、肝癌及其并发症的发生。

3. 防止或延缓代谢综合征及其相关终末期器官病变,从而改善患者生活质量。

4. 加强患者宣教,从饮食、运动、改变不良生活方式等方面加以监督指导,阻止病情进展。

(二)中医治疗原则

1. **辨证分型治疗**　在四诊合参基础上,结合患者不同体质、病因、病程、证候特点,分证型论治。

2. **辨证分期治疗**　依据疾病所处不同病理阶段加以治疗。疾病初期的治疗方法主要为疏肝理气、健脾和胃;中后期的治疗方法主要为健脾益肾、化瘀散结,佐以清热化湿。

3. **辨病与辨证相结合、中西医结合治疗**　尤其是对于病情复杂、并发症多、病情危重的患者,应采取中西医结合的方法,以尽快阻止病情进展、修复肝细胞损伤为要点。

二、西医治疗

1. **健康宣传教育,改变生活方式**　通过健康宣教纠正不良生活方式和行为,参照代谢综合征的治疗意见,推荐中等程度的热量限制,肥胖成人每日热量摄入需减少 2 092~4 184kJ(500~1 000kcal),改变饮食组分,建议低糖低脂的平衡膳食,减少含蔗糖饮料以及饱和脂肪和反式脂肪的摄入并增加膳食纤维含量;中等量有氧运动,每周 4 次以上,累计锻炼时间至少150 分钟。

2. **控制体重,减少腰围**　合并肥胖的 NAFLD 患者如果改变生活方式 6~12 个月体重未能降低,建议谨慎选用二甲双胍、西布曲明、奥利司他等药物进行二级干预。除非存在肝功能衰竭、中重度食管-胃静脉曲张,重度肥胖症患者在药物减肥治疗无效时可考虑上消化道减肥手术。

3. **改善或纠正代谢紊乱**　根据临床需要,可采用相关药物治疗代谢危险因素及其合并症。除非存在明显的肝损害(例如血清转氨酶 >3 倍正常值上限)、肝功能不全或失代偿期肝硬化等情况,NAFLD 患者可安全使用血管紧张素受体阻滞剂、胰岛素增敏剂(二甲双胍、吡格列酮、罗格列酮)以及他汀类等药物,以降低血压和防治糖脂代谢紊乱及动脉硬化。

4. 减少附加打击以免加重肝脏损害　NAFLD 特别是 NASH 患者应避免体重急剧下降，禁用极低能量饮食和空-回肠短路手术减肥，避免小肠细菌过度生长，避免接触肝毒物质，慎重使用可能有肝毒性的中西药物和保健品，严禁过量饮酒。

5. 保肝抗炎药物防治肝炎和肝纤维化

（1）在基础治疗的前提下，保肝抗炎药物作为辅助治疗主要用于以下情况：

1）肝组织学确诊的 NASH 患者；

2）临床特征、实验室改变以及影像学检查等提示可能存在明显肝损伤和/或进展性肝纤维化者，例如合并血清转氨酶增高、代谢综合征、2 型糖尿病的 NAFLD 患者；

3）拟用其他药物因有可能诱发肝损伤而影响基础治疗方案实施者，或基础治疗过程中出现血清转氨酶增高者；

4）合并嗜肝病毒现症感染或其他肝病者。

（2）常用的药物有：

1）护肝降酶类：如水飞蓟宾，其对肝细胞代谢有稳定作用，能抗肝细胞坏死，减轻脂肪性变，降低 ALT；硫普罗宁是一种硫基类药物，能促进肝细胞的再生和修复，减少 TG 堆积，降低转氨酶；熊去氧胆酸能促进内源性胆汁酸分泌和排出并抑制其重吸收，拮抗疏水性胆汁酸的细胞毒作用，保护肝细胞膜，其他有甘草酸制剂、双环醇和还原型谷胱甘肽等。

2）抗脂质氧化类：如多烯磷脂酰胆碱，能激活脂解酶活性，降低 LDL-C/HDL-C 比值，改善肝脏脂质代谢功能；维生素 A、C、E 以及胡萝卜素、硒、乙酰半胱氨酸、甜菜碱等，可缓解脂质过氧化引起的肝组织损害。临床可合理选用上述 1~2 种药物，疗程通常需要 6~12 个月以上。

三、中医治疗

（一）辨证分型治疗

1. 肝郁脾虚证

治法：疏肝健脾。

代表方：逍遥散（《太平惠民和剂局方》）。

常用药：柴胡、当归、白芍、茯苓、白术、薄荷、山楂、生甘草、生姜。

加减：腹胀明显者，加枳壳、大腹皮；乏力气短者，加黄芪、党参；大便稀溏者，加山药、白扁豆。

2. 痰浊内阻证

治法：健脾益气，化痰祛湿。

代表方：二陈汤（《太平惠民和剂局方》）。

常用药：法半夏、陈皮、茯苓、泽泻、莱菔子、山楂、葛根、黄精、生白术、藿香、甘草。

加减：形体肥胖，周身困重等湿浊明显者，加薏苡仁、焦山楂；胸脘痞闷者，加佩兰；大便黏腻、肢体困重者，加木香、苍术。

3. 湿热蕴结证

治法：清热利湿。

代表方：茵陈蒿汤（《伤寒论》）。

常用药:茵陈、栀子、大黄、虎杖、厚朴、车前草、茯苓、泽泻、猪苓、白术。

加减:恶心呕吐明显者,加枳实、姜半夏、竹茹;黄疸明显者,加黄芩、龙胆等;胸脘痞满、周身困重等湿邪较重者,加通草、苍术。

4. 痰瘀互结证

治法:活血化瘀,祛痰散结。

代表方:膈下逐瘀汤(《医林改错》)合二陈汤(《太平惠民和剂局方》)。

常用药:柴胡、当归、桃仁、五灵脂、穿山甲(现有以豕甲代替者)、牡丹皮、赤芍、大腹皮、陈皮、半夏,茯苓、白术、枳实。

加减:发热、身热不扬、头痛而重、口苦者,可加茵陈、黄连;潮热烦躁者,加银柴胡、地骨皮、丹皮;肝区痛甚者,可加郁金、川楝子、延胡索;乏力气短者,加黄芪、太子参、炒白术;食少纳呆者,加山楂、鸡内金、炒谷麦芽;口干,面色晦暗等瘀血明显者,加莪术、郁金。舌红少津者,加葛根、玄参、石斛等。

(二)中成药

1. 清热利湿类

(1)当飞利肝宁胶囊:清利湿热,益肝退黄。用于湿热郁蒸而致的黄疸,急性黄疸型肝炎,传染性肝炎,慢性肝炎而见湿热证候者。另还可用于非酒精性单纯性脂肪肝湿热内蕴证者,症见脘腹痞闷、口干口苦、右胁胀痛或不适、身重困倦、恶心、大便秘结、小便黄、舌质红苔黄腻,脉滑数。口服,每次4粒,每日3次,疗程12周。

(2)水飞蓟宾胶囊:用于急性或慢性肝炎、脂肪肝的肝功能异常的恢复。口服,成人每次2~4粒,每日3次,或遵医嘱。

(3)强肝胶囊:清热利湿,补脾养血,益气解郁。用于慢性肝炎,早期肝硬化,脂肪肝,中毒性肝炎等。口服,每次5粒,每日2次,每服6日停1日,8周为1个疗程,停1周再进行第2个疗程。

(4)肝胆双清颗粒:清热利胆、调理气血。适用于肝胆湿热、气血不调所致的胁隐痛、口干口苦,食少乏力等症的辅助治疗。口服,成人每次1袋,每日2~3次。

2. 清热解毒类

茵栀黄颗粒:清热解毒,利湿退黄。用于肝胆湿热所致的黄疸,症见面目悉黄、胸胁胀痛、恶心呕吐、小便黄赤;急、慢性肝炎见上述证候者。开水冲服,每次2袋,每日3次。

3. 活血祛痰类

(1)壳脂胶囊:消化湿浊,活血散结、补益肝肾。用于治疗非酒精性脂肪性肝病湿浊内蕴,气滞血瘀或兼有肝肾不足郁热证,症见肝区闷胀不适或闷痛、耳鸣、胸闷气短、肢麻体重、腰膝酸软、口苦口黏、尿黄、舌质暗红,苔薄黄腻、脉或弦数或弦滑等。口服,每次5粒,每日3次。

(2)血脂康胶囊:化浊降脂,活血化瘀,健脾消食。用于痰阻血瘀所致的高脂血症,症见气短、乏力、头晕、头痛、胸闷、腹胀、食少纳呆;也可用于由高脂血症及动脉粥样硬化所致的其他心脑血管疾病的辅助治疗。口服,每次2粒,每日2次,早晚饭后服用;轻、中度患者每日2粒,晚饭后服用,或遵医嘱。

4. 疏肝健脾类

(1)逍遥丸:疏肝健脾。用于肝郁脾虚所致的郁闷不舒、胸胁胀痛、头晕目眩、食欲减退、月经不调。口服，水丸每次 6~9g，每日 1~2 次。

（2）肝爽颗粒：疏肝健脾，清热散瘀，保肝护肝，软坚散结。用于急、慢性肝炎，肝硬化，肝功能损害。口服，每次 3g，每日 3 次。

（3）护肝片：疏肝理气，健脾消食。具有降低氨基转移酶作用。用于慢性肝炎及早期肝硬化等。口服，每次 4 片（0.35g/片），每日 3 次。

5. 健脾养心类

绞股蓝总甙片：降血脂，养心健脾，益气和血，除痰化瘀。用于高脂血症，见有心悸气短、胸闷肢麻、眩晕头痛、健忘耳鸣、自汗乏力或脘腹胀满等心脾气虚，痰阻血瘀者。口服，每次 1 片，每日 3 次。

四、中西医结合治疗

中西医结合治疗是在西医治疗的基础上使用中医辨证论治的方法。对于单纯性非酒精性脂肪性肝病，临床认为其病机关键以脾虚为本，痰湿内蕴为标，治疗当健脾益气、化湿祛痰，方用二陈汤加减；非酒精性脂肪性肝炎病机关键为脾虚为本，痰热壅滞为标，治疗当健脾祛痰、清热化湿，方用茵陈蒿汤加减；非酒精性脂肪性肝纤维化和肝硬化的病机关键为脾肾亏虚、痰瘀互结，治疗当健脾补肾、祛瘀化痰，方用鳖甲煎丸加减。中药和中药复方研究如下：

1. 单味中药研究

（1）山楂：具有健胃消食、化瘀降浊、理气通脉之功。现代药理学研究表明：①该药具有减轻 NAFLD 对肝细胞的病理损伤，提高 Na^+-K^+-ATP 酶，Ca^{2+}-Mg^{2+}-ATP 酶的活力，降低 TG，延缓非酒精性脂肪性肝病进展的作用。②山楂叶总黄酮可明显降低血清 TG、TC、LDL-C 含量，提高 HDL-C/TC 比值，增强对氧磷酸 1（PON1）及 SOD 活性，改善脂质代谢。

（2）荷叶：具有清暑化湿、升发清阳、凉血止血作用。有降脂减肥、降血压、抗氧化、清除自由基的作用；荷叶中生物碱成分对平滑肌有解痉作用，还有抗病毒、抗有丝分裂、抗炎、抗过敏作用；荷叶还具有止血的作用。主要成分荷叶黄酮具有抗氧化作用。研究发现用荷叶黄酮治疗非酒精性脂肪性肝病小鼠模型 42 日后，血清 TC、TG、AST、ALT 含量明显下降，肝脏TG、TC 水平明显下降，说明荷叶黄酮具有治疗非酒精性脂肪性肝病的作用，其机制与降低肝脏 TG 水平有关。

（3）大黄：具有泻下攻积、凉血止血、泻火解毒、活血祛瘀、清泻湿热的功效。大黄素是大黄的有效成分之一，有保肝、防治脂肪肝、抗氧化、降血糖、改善胰岛素抵抗、消炎、抗病毒、抑菌等药理作用。张征波等人将非酒精性脂肪性肝病的小鼠模型随机分为大黄素组、罗格列酮组、模型组，选取正常喂养小鼠作为空白对照组，比较 4 周后，4 组小鼠治疗前后的甘油三酯水平，与此同时，观察脂联素受体 2 的表达情况。结果发现：大黄素组甘油三酯水平较另外 3 组明显降低，脂联素受体 2 表达明显升高；以此推测大黄素可能是通过提高脂联素受体 2 的表达从而来改善非酒精性脂肪性肝病的脂肪沉积情况。洪海棉等研究发现大黄素可通过激活 AMPK、PPARr 信号通路增加 3T3-L1 脂肪细胞的胰岛素敏感度。此外，有研究表明，大黄素会对高脂血症血糖的鼠肝细胞氧化应激产生防御作用，借此推测大黄素治疗非酒精性脂肪性肝病可能与其抗炎抗氧化作用有关。

（4）甘草：具有补脾益气，清热解毒，祛痰止咳，缓急止痛，调和诸药等功效，甘草黄酮类、甘草酸制剂是其抗炎、抗变应性炎症的主要活性成分。研究表明甘草及其有效成分可能通过活化过氧化物酶体增殖物激活受体、抑制脂肪生成基因表达等途径减少脂肪生成,改善糖脂代谢与胰岛素抵抗,因此可以有效对抗代谢综合征,对 NAFLD 有明显治疗作用。另有研究发现,甘草酸降低肝脂肪细胞的 TG 沉积主要是通过抑制 3T3-L1 前脂肪细胞的增殖和分化。

(5)鸡骨草:可利湿退黄、清热解毒,具有降血脂、抗炎、抗氧化应激、调节免疫以及改善肝组织结构等药理作用。黄凯文等人运用不同溶媒提取的鸡骨草溶液喂养大鼠 NAFLD 模型,发现鸡骨草水溶物可明显降低 TC、TG、LDL、SREBP-1(固醇调节元件结合蛋白)水平,同时提高 SOD、HDL 水平,由此说明鸡骨草对 NAFLD 大鼠有治疗作用,其作用机制可能与 SREBP-1 有关。王昀等用鸡骨草总黄酮碳苷喂养治疗组 ICR 小鼠,结果发现鸡骨草总黄酮碳苷可降低血清转氨酶及血脂水平,减少小鼠肝脏脂肪变的面积;该药物治疗非酒精性脂肪性肝病的作用可能是通过减少脂质合成,促进脂质代谢等实现的。程瑛琨等发现鸡骨草 75% 的乙醇提取物对铜绿假单胞菌有较好的抑菌作用,大肠埃希菌次之。而肠道菌群会影响非酒精性脂肪性肝病的发生发展,由此推测鸡骨草可通过改变肠道菌群治疗非酒精性脂肪性肝病。

(6)虎杖:具有利湿退黄,清热解毒,散瘀止痛,化痰止咳的功效。虎杖苷是中药虎杖的主要有效成分之一,具有降脂保肝、抗出血、抗血栓、降尿酸、抗炎护肝、抗氧化等药理作用。研究表明虎杖苷可改善血脂功能,改善肝细胞脂肪沉积,对治疗非酒精性脂肪性肝病有较好的疗效。可改善胰岛素抵抗,增加大鼠对胰岛素的敏感性,减少肝细胞氧化,从而保肝降脂,达到治疗非酒精性脂肪性肝病的作用。另有研究发现,虎杖苷可通过抑制 SREBP-1 的 mRNA 表达和增加过氧化物酶体增殖物激活受体-a(PPAR-a)的基因表达来发挥降脂作用。

(7)女贞子:有滋补肝肾、明目乌发之功,用于治疗肝肾阴虚等症,并作为保肝药物广泛用于临床。现代研究表明,女贞子主要含有三萜类、裂环环烯醚萜苷类和对羟基苯乙醇苷类等化学成分,具有保肝,降低实验动物的血清胆固醇,明显降低高龄鼠脑、肝中丙二醛含量,提高机体免疫功能、抗衰老等多种药理作用。杨念云等以高脂饮食及皮下注射小剂量四氯化碳复制 NAFLD 大鼠模型,予女贞子对其进行干预,结果表明降低了 NAFLD 大鼠血清 TG、TC、ALT、AST 水平,病理学检查可见肝细胞气球样变较少,无明显肝细胞坏死,由此可见女贞子对高脂饮食诱导的非酒精性脂肪性肝病大鼠有一定的防治效果,能改善血脂紊乱及肝功能异常,减轻肝脏脂肪沉积,有明显的保肝作用。

(8)决明子:具有清肝明目,润肠通便的功效。实验结果显示,决明子提取物有清肝明目、利水通便之功。本品苦寒泄热,甘咸益阴,可益肾阴、泄肝火。现代药理学研究表明,决明子具有降血压、降血脂、保护肝脏等多种药理作用。临床观察显示决明子有很好的降低血清甘油三酯和总胆固醇的作用。决明子乙酸乙酯提取物能明显降低实验大鼠肝脏组织及血清中 TG、TC、LDL-C 和血清中 ALT、AST 含量,升高 HDL-C,改善肝脏的病理损害,起到保肝降脂作用。

(9)丹参:有祛瘀止痛、活血通经、清心除烦之功,并可抑制肝细胞变性坏死,促进肝细胞再生。郭建利等采用高脂饲料复制 NAFLD 大鼠模型,观察丹参提取物丹参总酚酸、丹参总酮作用机制及治疗效果,实验结果显示丹参提取物能明显降低模型大鼠肝组织和血清中 TG、TC、FFA、MDA 含量,降低血清 ALT、AST,改善肝组织病理形态学,增加肝组织 SOD 活性,总体治疗效果以丹参总酚酸为佳,证实丹参可能通过改善脂质代谢、抗脂质过氧化等起到治疗 NAFLD 作用。

（10）赤芍：有散瘀镇痛、清热凉血之功，且具有降血脂、抗动脉硬化、抗肿瘤、抗血栓的功效。赵文霞等研究赤芍对 NAFLD 大鼠的治疗作用，结果显示，赤芍能有效降低肝匀浆 FFA、TG、FFA 水平，改善肝脂质代谢，病理结果显示肝组织脂变程度减轻，从而起到治疗 NAFLD 大鼠的作用，并为凉血活血法治疗 NAFLD 奠定了基础。

（11）姜黄：味辛、苦，性温，归于脾、肝两经，具有破血行气、通经止痛的功效。临床上常用于治疗寒凝血瘀气滞导致的各种疼痛症状。姜黄素是从姜黄属植物分离出来的一种多酚类化合物，在作为非甾体抗炎药使用的同时，又可作为疾病的预防药物使用。狄建彬等发现用姜黄素喂养 4 周后的大鼠血清 TC、TG、FFA、MDA、AST、ALT 等水平较模型组明显下降，同时 HDL-C，SOD 水平明显升高，由此推测姜黄素对于大鼠高脂性脂肪肝有良好的预防和治疗作用，其机制可能是通过降低血脂、抑制脂质过氧化物的产生、清除氧自由基等发生。

（12）荔枝核：荔枝核味微甘、苦、涩，其主要功效是行气散结，祛寒止痛。研究结果显示荔枝核可以改善肝细胞脂质沉积，降低游离脂肪酸，下调相关基因蛋白的表达，较好地治疗 NAFLD。

（13）淫羊藿：研究结果显示淫羊藿苷可能通过激活 AMPK/GLUT4 等通路来调节脂质代谢状态，起到治疗作用，但具体机制尚未明确。

（14）泽泻：功效主要是清热利湿，通利小便。泽泻及其水煎剂对非酒精性脂肪性肝病具有较好的治疗作用，该作用可能通过调整纤溶系统的失衡而实现，其机制可能与降低脂代谢有关。

（15）绞股蓝：具有益气养血，清肺化痰，养心安神的作用，临床还有降血压，降血脂的作用。主要成分绞股蓝皂苷辅助治疗非酒精性脂肪性肝病，能有效降低肝功能恶化与肝纤维化趋势，缓解临床症状，从而提高总体预后。

2. 中药古方防治非酒精性脂肪性肝病的研究

（1）苓桂术甘汤：出自《金匮要略》，由茯苓、白术、桂枝、甘草组成，具有温阳化饮，健脾利湿之功效。黄峰以苓桂术甘汤为主方，加入泽泻、山楂、川芎、桃仁、赤芍、川芎、姜黄、决明子、荷叶后改为颗粒剂口服，用于治疗 NAFLD，具有健脾化浊、行气化瘀之功。在临床上用该方治疗 NAFLD，能降低血清中胰岛素、瘦素水平，通过影响"瘦素胰岛素双向调节轴"减轻胰岛素抵抗，从而能延缓脂肪肝的进一步发展。

（2）黄连温胆汤：由黄连、竹茹、枳实、半夏、陈皮、甘草、生姜及茯苓等中草药组成，出自《六因条辨》卷上，有理气化痰的功效。宁碧泉认为 NAFLD 的主要病机为痰热夹瘀，故主张在黄连温胆汤的基础上加少量行气活血药以治疗本病，治疗组在改善中医证候、相关指标等方面的效果均优于对照组（水飞蓟宾胶囊），同时现代药理学研究表明其可能通过抗氧化应激，抗炎消肿来治疗本病。

（3）五苓散：出自《伤寒论》，由茯苓、猪苓、白术、桂枝、泽泻组成，具有温阳化气，利湿行水之功。洪丹认为 NAFLD 的主要病机为痰湿内停，故选用五苓散调畅全身气机，调节全身水液代谢，应用五苓散加味治疗本病结果显示，治疗组总有效率为 85.29%，可有效改善右胁胀闷、乏力等临床症状，降低转氨酶、血脂等生化指标，可明显降低 BMI。

（4）六味地黄丸：出自《小儿药证直诀》，由熟地、山药、山茱萸、茯苓、丹皮、泽泻组成，具有滋阴补肾之功效。陈敏应用六味地黄丸治疗高脂饮食诱导的 NAFLD 大鼠模型的临床研究表明，六味地黄丸可以通过增加脂联素受体 2mRNA 的表达来调节 NAFLD 大鼠的 TG、TC

代谢,从而起到改善肝损伤、保护肝脏的作用。

（5）半夏泻心汤:出自《伤寒杂病论》,原方由半夏、黄芩、干姜、人参、炙甘草、黄连、大枣组成,寒热平调、消痞散结,主治寒热错杂之痞证。以半夏泻心汤为主方加减,药物组成:党参片 20g、甘草片 5g、大枣 10g、法半夏 12g、黄芩片 10g、干姜 5g、黄连 5g、北柴胡 10g、白芍 10g、炒白术 15g、泽泻 10g、决明子 15g、炒山楂 10g、姜黄 10g、僵蚕 10g。每日 1 剂。采用煎药机,经常规水煎煮 2 次,合并药液约 300ml,分早晚 2 次服用。与化滞柔肝颗粒相比较,两组疗程均为治疗 12 周,并随访 12 周。结果显示,从腹部 B 超改善、肝脂肪含量检测、肝/脾 CT 值改善、改善肝功能、纠正血脂异常等方面,治疗组均优于对照组（$P<0.01$ 或 $P<0.05$）。

五、名医诊治经验

1. 名老中医关幼波是著名中医肝病专家,我国中医肝病学科的奠基人,又被称为"肝病大师",他在中医所谓"肥人多湿""体胖多痰"的启发下,提出脂肪肝的形成属于湿浊凝痰、痰阻血络,应从痰湿论治,主张"痰瘀学说"。关老认为脂肪肝湿浊内生,聚而成痰,日久入血,积于肝脏,血行不畅,痰瘀互结,阻滞脉络。初病在脉,久而由脉及络,发生传变,肝络损伤,肝体失养,久渐枯萎,形成肝纤维化、肝硬化。临证特点为治"痰"则痰气同治,治"瘀"则气血两调。提出"见痰休治痰,辨证求根源;治痰必治气,气顺则痰消;治痰要治血,血活则痰化;怪病责之痰,辨治法多端""见瘀休治瘀,辨证求根据;治瘀要治气,气畅瘀也祛;治瘀必化痰,痰化血亦治;急则治其标,固本更重要"。确立祛湿化痰,疏肝利胆,活血化瘀,且以化痰为重点的基本治法。因此治疗伊始,理气化痰活血应强调通透脉络,要顺其性,时时注意疏通,保护肝体,恢复肝功能,防其传变。"通"为其辨治脂肪肝的主要特点。临床使用率超过 70% 的药物有白芍、橘红、杏仁、柴胡、生赭石、旋覆花、赤芍 7 味药物,其中橘红与杏仁、旋覆花与生赭石是先生用治痰湿的特色。

2. 国医大师李振华认为,非酒精性脂肪性肝病多与饮食不节、久坐少动、精神压力、过度肥胖、过度劳累等因素有关,脾主运化,胃主受纳,"饮食自倍,肠胃乃伤";脾主肉,久坐伤肉;脾主四肢,"人动则血布四肢,人卧则血归于肝"。脾失健运,水反为湿,谷反为滞,水谷之精微化为痰饮,阻滞于肝,气机不畅,气滞血瘀,痰瘀互结而成脂肪肝。因此,李老指出,健脾是治疗该病之关键,"脾为生痰之源",脾健则痰消,气血通畅,脂肪肝可愈。他提出了"脾宜健,胃宜和,肝宜疏"的理论。经验方乃健脾豁痰汤,药物组成:白术 10g,茯苓 20g,泽泻 18g,玉米须 30g,桂枝 6g,半夏 10g,厚朴 10g,砂仁 8g,广木香 6g,山楂 15g,鸡内金 10g,橘红 10g,郁金 10g,九节菖蒲 10g,桃仁 10g,丹参 15g,莪术 15g,甘草 3g。全方具有健脾利湿,豁痰化瘀的功效。

3. 国医大师张磊认为非酒精性脂肪性肝病病位虽在肝,却与肺、脾、肾功能失调关系密切,以"痰、湿、瘀"互结于肝为基本病机,临证不能拘泥于治肝,还应从肺论治,临床采用"涤浊法"治疗,运用苇茎汤加减,疗效显著。如对于浊邪阻肺之证以苇茎汤加用轻清之品,如苏子、麻黄、桔梗之品,以合"治上焦如羽,非轻不举"之旨;若浊邪阻于中焦脾胃,治疗当循"治中焦如衡,非平不安"之则,以苇茎汤加入淡渗、轻利之品以调之,如茯苓、陈皮、半夏、苍术等,使枢机得运,气机条达、气血通畅;而对于浊阻下焦之证,因腑通为顺,"治下焦如权,非重不沉",当选择苇茎汤加滑石、赤小豆、冬葵子、怀牛膝等通利之品,使浊邪得以外趋,疗效显著。

4. 赵文霞认为遵循病机演变,分三阶段辨治,初始阶段以痰湿为患,发病阶段则郁热尤重,病重阶段以瘀血停滞为主,创立化痰祛浊方(由泽泻、荷叶、莱菔子、大黄等组成)、疏肝健脾方(由柴胡、茯苓、决明子、片姜黄等组成)、凉血活血方(由赤芍、丹参、郁金、山楂等组成)、滋阴补肾方(由何首乌、黄精、枸杞子、肉苁蓉等组成)及消脂护肝胶囊(由泽泻、山楂、黄芪、丹参等组成)等专方验方用于非酒精性脂肪性肝病的治疗,并开展了一系列临床和实验研究,取得较好疗效。赵文霞教授辨证为如下5个证型:痰瘀互结证,方用复元活血汤加减;肝郁脾虚证,方用柴胡疏肝散加减;湿热内蕴证,方用导痰汤合茵陈蒿汤加减;气滞血瘀证,方用血府逐瘀汤或膈下逐瘀汤加减;肝肾阴虚证,方用一贯煎或六味地黄丸加减。赵文霞教授结合NAFLD不同阶段的病机特点辨病治疗:以肝郁脾虚、痰湿内蕴为主的NAFLD,选用柴胡、茯苓、泽泻等治疗;以痰湿瘀阻化热为主的NASH,选垂盆草、水牛角粉等清热除湿,郁金、丹参等理气活血;以虚损日久、瘀阻胁下为主的非酒精性脂肪性肝硬化,选山药、熟地黄、枸杞等滋补肝肾、扶助正气,鳖甲、牡蛎、穿山甲(现有以豕甲代替者)等软坚散结、消除积块。

5. 李军祥就脂肪肝的病因问题,认为对年轻人而言,以饮食、劳逸以及精神等因素为主,部分幼年及青少年患者则以先天禀赋的因素为主;而对于中老年患者则以脾肾亏虚为主因。就病机而言,多数中医学者认为NAFLD的发病机制为肝失疏泄,脾失健运,湿热内蕴,痰浊内结,瘀血阻滞,而最终形成痰瘀互结,痹阻于肝脏脉络而发病。深入发掘了中医"浊""毒"致病理论,并与肝"体阴而用阳"的特点相结合,提出了从"浊""毒"论治非酒精性脂性肝病的思路。肝为"体阴用阳之脏":主藏血,血属阴,必须依靠阴血的滋养才能发挥正常功能,因此称肝体为阴;肝用为阳是指肝的行气血,主疏泄,喜条达的功能属阳。肝体与肝用相互协调即"肝体阴用阳"之义。肝为体阴用阳之脏是肝的生理特点之一,因此各种病因导致肝的病理变化即称为"肝体用失调",肝体用失调一方面导致疏泄失职,郁滞化热,肝体之阴血受损;另一方面导致脾胃运化和气血运行的紊乱,最终出现人体新陈代谢的功能发生障碍。"浊毒"是既是病理产物,又是致病因素。非酒精性脂肪性肝病的病机关键为"痰浊内阻,毒损肝络,肝体用失调。"

在"浊毒"与"体用"的关系方面,认为血浊内蕴而伤肝体,由浊致毒而伤肝用,并在此基础上创立了调肝化浊解毒方(栝蒌、水飞蓟、菊苣、马齿苋、女贞子、三七块、醋柴胡),达到调补肝阴、凉血解毒的目的。

六、中医适宜技术

1. 针灸治疗　针灸治疗NAFLD可从病证结合角度,以远部选穴结合近部选穴为原则,重视辨证穴对,远部重点选择厥阴、太阴、阳明、少阳经脉,近部以脐为中心进行选穴组方。最常用的7个主穴为足三里、丰隆、太冲、中脘、三阴交、天枢、曲池;常选用的经脉是足阳明胃经、足太阴脾经、足厥阴肝经、任脉、手阳明大肠经;用穴数量和总频次居首位者均为下肢部,每穴平均频次以上肢部最高;治疗处方多由5~13个腧穴组成,用穴数量平均为(8.8 ± 3.45)个。每次留针30分钟,每周3次,治疗3~6个月。顾亚娇等发现用电针治疗后NAFLD患者的体质量、BMI、腰围、臀围、腰臀比值均较治疗前降低;在降低体质量、BMI、减少腰围方面,也显著优于普通针刺组。

2. 穴位埋线治疗　黄振等以穴位埋线法治疗NAFLD,取穴:肝俞、太冲、丰隆、足三里、三阴交,西药组予口服多烯磷脂酰胆碱胶囊,治疗后埋线组的总有效率为88.3%,西药组为75%,比较2组疗效差异有统计学意义($P<0.05$)。说明穴位埋线治疗对NAFLD有很好的疗效。

3. 中药离子导入 苏冬梅等利用电脉冲和超声波的空化作用将中药透入体内发挥治疗作用治疗 NAFLD 患者,在饮食运动疗法的基础上,治疗组采用健脾疏肝方(炒白术 20g、吴茱萸 15g、茯苓 30g、绞股蓝 20g、泽泻 20g、丹参 30g、生山楂 15g),选穴:双侧足三里及丰隆,超声离子透入,每日 1 次,疗程 3 个月。观察 30 例患者,在 ALT、AST 水平及肝脾比值方面改善情况均比对照组明显。

4. 推拿疗法 临床研究显示,腹部推拿核心手法"揉腹法"对非酒精性脂肪性肝病临床疗效较好,在肝脏 B 超、胆固醇、甘油三酯指标方面,"揉腹法"组与西药组相比具有一定统计学差异,且优于西药组。

5. 穴位注射 实验证明,足三里穴位注射能明显降低脂肪肝大鼠的血脂、肝脂以及肝脏酶学指标,从而起到保护肝细胞的作用。

6. 穴位贴敷 叶欣用柴胡、大黄、生半夏、三七等份打粉,醋调和匀,纱布贴敷于日月、期门、肝俞、脾俞、足三里等腧穴,治疗 3 个疗程,疗效优于西药对照组。

【 预后 】

NAFLD 是一种对人体危害很大的疾病。NAFLD 大多数呈慢性、隐匿性进展,少数患者最终可导致肝硬化甚至发生癌变。目前临床中约半数隐源性肝硬化实际上为脂肪性肝硬化。NAFLD 不仅影响到患者的肝胆系统,还与动脉粥样硬化、多种血液系统疾病、肺部脂肪栓塞、病态肥胖、高脂血症、胰岛素抵抗等有着密切的联系。受 NAFLD 困扰的人群范围已从中老年人扩展到青春期后的男性和女性,甚至儿童。找出针对 NAFLD 的切实有效的诊疗方法变得越来越迫切,因此对于 NAFLD 防治手段的大量研究是非常必要的。

第四节　药物性肝损伤

【 概述 】

药物性肝损伤(drug-induced liver injury,DILI)是指由各类处方或非处方的化学药物、生物制剂、传统中药、天然药、保健品、膳食补充剂及其代谢产物乃至辅料等所诱发的肝损伤。DILI 是最常见和最严重的药物不良反应(ADR)之一,重者可致急性肝衰竭(acute liver failure,ALF)甚至死亡。根据其乏力、纳差、肝区疼痛、黄疸等临床表现,可归属于中医学"黄疸""胁痛""虚劳""痞满""臌胀"等范畴。

【 流行病学 】

近年来 DILI 在全球的发病率总体呈上升趋势,药物导致的急性肝衰竭占所有 ALF 患者的 10%~52%。但因其发病特殊性、药物临床试验例数有限等因素影响,真实的发病率很难确定,目前尚无基于流行病学统计下的确切发病率。国外流行病学数据显示,DILI 的发病率估计在 1/10 万~20/10 万或更低。2002 年法国报道的以人群为基础的针对 DILI 的研究显示年发病率为 13.9/10 万,较居民自主上报的 DILI 发病率高 16 倍。2013 年冰岛一项基于人口学的 DILI 流行病学报道堪为典范,其 DILI 发病率为 19.1/10 万。2017 年美国药物致肝损伤网络的一项基于人群的前瞻性研究显示每 10 万居民有 2.7 人患 DILI,该研究仅基于特拉华州的胃肠病学监测,其真实 DILI 的发病率可能更高。我国目前报道的 DILI 发病率主要来自相关医疗机构的住院或门诊患者,其中急性 DILI 约占急性肝损伤住院比例的 20%。国内一项收集全国 13 个地区 16 家大型综合医院的多中心回顾性调查统计显示:2000—2005 年间成人急性 DILI 住院者达 1 492 例。北京 302 医院一项回顾性分析显示,2009 年 1 月—2014 年 1 月住院期间诊断为 DILI 的患者共 1985 例(2.05%)。最近一项研究表明,中国大陆 DILI 的发病率为 23.8/10 万。由于缺乏大规模的流行病学资料,DILI 在我国一般人群中的发病率并不能准确统计。

【病因病机】

一、西医认识

随着多中心临床病例分析以及科学研究的深入,发现 DILI 的发生是药物、个体、环境 3 个方面因素相互作用的结果,与遗传因素、年龄、性别、药物因素、剂量、疗程、基础疾病、营养状况、生活方式等风险因素有关。多种因素可同时作用于人体,导致 DILI 的发生。

(一)病因

1. 危险因素包括宿主因素、药物因素和环境因素。

(1)宿主因素:包括遗传学因素和非遗传学因素。

研究表明某些遗传基因变异可增加 DILI 的易感性。目前,国内外研究重点主要集中在肝脏药物代谢酶、药物转运蛋白和人类白细胞抗原(human leukocyte antigen,HLA)的基因多态性。有研究结果显示某些药物代谢细胞色素氧化酶(cytochrome oxidase)同工酶基因多态性(CYP2C9、CYP1A2、CYP2A6)与替尼酸、双肼屈嗪、来曲唑、瑞舒伐他汀等药物诱导的自身免疫性肝病关系密切。Daly 等运用全基因组关联分析方法研究发现 *HLA-B*5701* 等位基因变异可使氟氯西林致肝损伤的风险增加 80.6 倍。Ocete-Hita 等开展的一项关于儿童发生特异质性肝损伤遗传因素的多中心前瞻性研究指出,*HLAC0401* 和 *HLADQB0603* 基因具有肝脏保护作用,而携带 *HLADQA0102* 和 *HLA-DR*12* 基因的儿童易发生药物性肝损伤,且发现 IL-10 基因多态性与 DILI 相关。虽然诸多研究表明遗传多态性增加了 DILI 的风险,但未能解释使用相同药物不能导致具有特定基因型的患者发生 DILI。这说明单个基因的变异可能仅起到一小部分的作用,特异质性药物诱导性肝损伤的发生可能是多个编码基因紊乱的结果。另外,还应考虑基因的表达受环境等因素的影响。

非遗传学风险因素众多,包括年龄、性别、妊娠、基础疾病等,但尚未发现其中任何一种是所有 DILI 的主要风险因素。

年龄:高龄可能是 DILI 的重要易感因素。冰岛一项前瞻性研究提示年龄增长和 DILI 发病率之间存在正相关性,84~106 岁老年人 DILI 年发病率最高(41/10 万)。国内也有文献报道 DILI 在中年人中高发。年龄≥45 岁患者发生 DILI 的危险度是年龄<45 岁患者的 1.838 倍。

随着年龄的增加,老年人肝脏储备功能降低、肝药酶活性降低,使老年人肝脏对药物的代谢转化能力降低,加之老年人因共病常同时服用多种药物,导致老年人 DILI 高发。

性别:有研究认为,女性可能对某些药物如米诺环素、甲基多巴等,表现出更高的易感性,且易于呈现慢性自身免疫性肝炎(autoimmune hepatitis,AIH)的特点,与 DILI 的严重程度或表型也明显相关。笔者课题组对 445 例药物性肝损伤患者进行分析,发现 69.44% 的患者为女性。也有资料显示女性未必是 DILI 的风险因素,如瑞典开展的关于他汀类药物引起的 DILI 调查中,发现患者 55% 为男性。原因可能在于男性与女性机体免疫力、激素水平及肝肾微粒体药酶活性不同,导致对不同种类的药物敏感性各异。

妊娠:妊娠期 DILI 常见可疑药物有甲基多巴、肼屈嗪、抗生素、丙硫氧嘧啶(PTU)及抗逆转录病毒药物(anti-retroviral drug)等。PTU 可致孕妇急性重型肝炎,病死率高,美国 FDA 已给予黑框警示。

基础疾病:有慢性肝病基础的患者更易发生 DILI 的证据有限。但一旦发生,出现肝功能衰竭甚至死亡的风险更高。有研究提示,HBV 或 HCV 感染可增加 ART 或抗结核药发生 DILI 的风险。人类免疫缺陷病毒(HIV)感染是某些 DILI 的易感因素,也是影响 HIV 感染者 DILI 发病率和病死率的重要因素。自身免疫性肝病也可能增加患者对 DILI 的易感性,特别是使慢性 DILI 的发生风险增加。糖尿病是某些药物引起 DILI 的易感因素,有研究提示糖尿病与 DILI 严重程度独立相关。类风湿性关节炎患者服用甲氨蝶呤发生药物肝毒性的可能性远高于牛皮癣患者。也有研究发现湿疹、白癜风、系统性红斑狼疮等免疫性基础疾病患者更容易出现何首乌所致肝损伤。

(2)药物因素:药物的化学性质、剂量、疗程,以及药物相互作用常可影响 DILI 的潜伏期、临床表型、病程和结局。Lammert 等开展的一项药物剂量与 DILI 之间关系的研究也发现,598 例中 9% 的患者日剂量≤10mg,14.2% 的患者日剂量在 11~49mg,77% 的患者日剂量≥50mg。大多数因肝毒性而撤出市场或被标记"黑框"标志的药物日常剂量均超过 100mg。一些药物在联合用药时,其肝毒性增大。如利福平、异烟肼联合用药时具有协同作用,导致肝损害程度明显增加,异烟肼、利福平、吡嗪酰胺三联用药肝损害的发生风险增高。

(3)环境因素:过量饮酒可能增加度洛西汀、对乙酰氨基酚、甲氨蝶呤及异烟肼等引起 DILI 的风险。吸烟对 DILI 易感性的影响尚不清楚。

2. 病理生理学　DILI 发病机制复杂,往往是多种机制先后或共同作用的结果,迄今尚未充分阐明。通常可概括为药物的直接肝毒性和特异质性肝毒性作用,其过程包括药物及其代谢产物导致的"上游"事件以及肝脏靶细胞损伤通路和保护通路失衡构成的"下游"事件。目前还有一种新的、尚未完全得到认可的肝毒性类别,即间接肝损伤。表 4-4-5 表明了各种发病机制的特点。

药物的直接肝毒性是指摄入体内的药物和/或其代谢产物对肝脏产生的直接损伤,往往呈剂量依赖性,通常可预测,也称固有型 DILI。直接肝毒性是由对肝脏存在固有毒性的药物引起,主要是对肝实质细胞的直接毒性。这种损伤常见、可预测、具有剂量依赖性且可在动物模型中复制。如千里光中的吡咯里西啶生物碱、麻黄碱类生物碱等。潜伏期一般较短,通常在摄入较大治疗剂量或超治疗剂量(故意或意外用药过量)后 1~5 日内发病。药物的直接肝毒性可进一步引起免疫和炎症应答等其他肝损伤机制。

特异质性肝毒性的发生机制是近年的研究热点。特异质型肝损伤机制并不清楚,目前

表 4-4-5 DILI 的发病机制特点

变量	直接肝毒性	特异质肝毒性	间接肝毒性
发生率	常见	罕见	中等
剂量相关	是	否	否
可预测	是	否	部分
可在动物模型复制	是	否	通常不可
潜伏期(至发病时间)	通常很快(数日)	不等(数日至数年)	延迟(数月)
表型	急性肝坏死,血清酶升高,肝窦阻塞、急性脂肪肝,结节性再生	急性肝细胞型肝炎、混合型或淤胆型肝炎、单纯性胆汁淤积、慢性肝炎	急性肝炎、免疫介导的肝炎、脂肪肝、慢性肝炎
最常涉及的药物	大剂量对乙酰氨基酚、烟酸、阿司匹林、可卡因、胺碘酮、甲氨蝶呤、癌症化疗	阿莫西林-克拉维酸盐、头孢菌素类、异烟肼、呋喃妥因、米诺环素、大环内脂类抗生素	抗肿瘤药、糖皮质激素、单克隆抗体(抗肿瘤坏死因子、CD20、检查点蛋白)、蛋白激酶抑制剂
原因	大剂量用药时的固有肝毒性	特异质、代谢或免疫反应	药物对肝脏或免疫系统的间接作用

形成了多种机制假说。目前研究表明机体免疫是特异质型 DILI 发生的主要诱因,形成了半抗原假说、基因多态性假说,危险因子假说、免疫药理效应假说、免疫稳态失衡假说、免疫炎症假说和中药免疫应激"三因致毒"假说,但是基本上都还未能完全证实。这类中草药发生肝毒性更多与机体特异质有关,即使服用相同药物,人群中也仅仅是少部分发生肝毒性,其机制在于其基因、免疫等特异性背景,多与适应性免疫有关。例如,何首乌诱发特异质型 DILI 的易感基因 *HLA-B*35:01*,证实了何首乌肝损伤与遗传因素,尤其是免疫相关遗传差异有关。药物代谢酶系(细胞色素 P450 等 I 相代谢酶系和多种 II 相代谢酶系)、跨膜转运蛋白及溶质转运蛋白的基因多态性可导致这些酶或转运蛋白功能异常,而 HLA 的基因多态性可导致对某些药物较易产生适应性免疫应答,这些基因多态性及其表观遗传特点可增加宿主对 DILI 的易感性。药物及其活性代谢产物诱导的肝细胞线粒体受损和氧化应激可通过多种分子机制引起肝细胞损伤和死亡。持久和过强的内质网应激反应将打破非折叠蛋白反应对应激的缓解效应,促进 DILI 进展。药物及其代谢产物可活化多种死亡信号通路,促进细胞凋亡、坏死和自噬性死亡的发生。适应性免疫攻击可能是 DILI 的最后共同事件。首先,细胞损伤和死亡所产生的危险信号可活化抗原递呈细胞而诱导适应性免疫攻击。其次,许多药物代谢产物可能作为半抗原与宿主蛋白结合形成新抗原。若适应性免疫应答针对新抗原中的宿主蛋白将导致自身免疫应答;若识别新抗原中药物代谢产物,将导致抗药物免疫应答。此外,适应性免疫应答不仅可以介导特异质型 DILI,还可能引起肝外免疫损伤,产生发热和皮疹等全身性表现。炎症应答主要是与免疫激活及一系列相关细胞和分子事件的组合,炎症和药物暴露的相互作用是 DILI 发病机制的重要假说之一。外源性炎症既是 DILI 的独立易感因素,也是促使 DILI 进展的因素;而药物或其代谢产物也可激发肝内炎症应答,促使 DILI 进展。最后需要指出,药物在启动肝损伤的同时也将激发恢复性组织修复。肝损伤启动后,

若恢复性组织修复缺乏则损伤迅速进展,若恢复性组织修复及时而充分则能限制和逆转肝损伤。因此,恢复性组织修复是肝损伤进展或消退的内在决定性因素。

而间接肝毒性,是由药物与人体相互作用引起,而不是由药物的固有肝毒性或免疫原性引起;这一类型的肝损伤表现为诱发或加重肝病。脂肪肝可能是药物产生的间接作用,其中包括导致体重增加(利培酮和氟哌啶醇)或者改变三酰甘油处置(洛美他派)或胰岛素敏感性(糖皮质激素)的药物。急性肝炎也可能是药物产生的间接作用,其中包括导致乙型肝炎病毒复活的抗癌化疗药或者导致免疫重建和丙型肝炎加重的抗逆转录病毒药物。间接肝损伤较特异质肝损伤常见,是对一整类药物(如肿瘤坏死因子拮抗剂和检查点抑制剂)产生的共同反应,而不是对某一随机的特定药物(如呋喃妥因或阿托伐他汀)产生的罕见特异质反应。间接肝损伤较为常见的形式是由各种免疫调节剂、肿瘤坏死因子拮抗剂以及抗肿瘤检查点抑制剂引起的免疫介导的肝损伤,上述药物中检查点抑制剂最为明显。这些药物中有许多是单克隆抗体,因此不太可能引起直接或特异质肝损伤。具有免疫表现的肝细胞型或混合型肝炎通常在治疗开始后的 2~12 周内(或 1~3 个疗程后)发生,并且通常在再次应用时的常规监测中检测到转氨酶的升高。许多病例无黄疸且无症状,但如果不加干预,肝炎可能加重并危及生命。间接药物性肝损伤代表了扩大的肝毒性概念,使我们深入了解出现加重的肝病(如导致乙型肝炎病毒复活的免疫调节类型)或了解对肝病的易感性。间接肝损伤的发病机制已经有合理的解释,并且这一类药物性肝损伤在大多数情况下是可预防或可治疗的。

(二)病理组织学

DILI 损伤的靶细胞主要是肝细胞、胆管上皮细胞及肝窦和肝内静脉系统的血管内皮细胞,损伤模式复杂多样,与基础肝病的组织学改变也会有相当多的重叠,故其病理变化几乎涵盖了肝脏病理改变的全部范畴。其主要病理损伤模式有急性肝炎型、慢性肝炎型、急性胆汁淤积型、慢性胆汁淤积型、胆汁淤积性肝炎型。在某些 DILI 病例,所用药物与肝损伤类型相对固定;而在大多数 DILI 病例,仅有某种药物所致肝损伤的个案报告和有限的肝穿刺活组织检查资料。病理学检查应结合患者临床表现和用药史对组织学改变进行评估,同时描述肝损伤的类型和程度,这对于明确诊断至关重要。

病理的损伤类型有助于判定鉴别诊断方向,因为大多数药物都与一组有限的肝损伤类型存在一定的相关性。损伤类型也可提示病理生理学机制,例如肝细胞弥漫性微泡性脂肪变提示线粒体损伤,肝细胞带状坏死提示有毒性代谢产物或血管损伤。由于 DILI 病理学表现的多样性,目前尚无统一的严重程度分级系统可用。

小叶中心 3 带坏死明显,炎症反应轻,是 DILI 的重要特点之一。根据病变累及范围,可表现为点灶状坏死、融合坏死、桥接坏死,甚至多小叶坏死等。急性 DILI 病理易出现重度小叶性肝炎、肝细胞结构紊乱、桥接坏死、重度界面炎。慢性 DILI 病理多见轻-中度小叶性肝炎、肝细胞点状坏死、毛细胆管胆栓形成。肝细胞坏死伴有小叶中心性肝细胞淤胆、毛细胆管胆栓及库普弗细胞淤胆时,称为急性淤胆性肝炎,是 DILI 临床出现转氨酶升高及黄疸的病理形态学基础。其特点为毛细胆管淤胆,可见以 3 带肝毛细胆管淤胆伴肝细胞变性、点灶状或融合性/桥接坏死。慢性胆汁淤积型主要表现为胆管的慢性损伤或小胆管消失,汇管区间质内单个核细胞浸润,汇管区周围细胆管反应增生、界面炎及纤维化可较明显,重者汇管区纤维化扩大相连,形成胆汁性肝纤维化,以致胆汁性肝硬化。多数特异质性 DILI,病理表现为汇管区疏松水肿为主,混合性炎性细胞浸润,无或仅有轻微界面炎,如汇管区炎性细胞浸润及界面炎明显时需要与急性发作的自身免疫性肝炎(autoimmune hepatitis,AIH)相鉴别。

药物损伤靶点除上述肝细胞、胆管上皮外,还包括肝窦或门静脉小支血管内皮细胞。DILI 的血窦或血管损伤源于内皮的损伤,表现为肝窦内皮肿胀、掀起、内皮下炎性细胞浸润,或致局部肝窦扩张伴/不伴出血,形成肝紫癜症(peliosis hepatis)。有的可致门静脉小支闭塞从而导致特发性门静脉高压(Idiopathic portal hypertension,IPH)的肝汇管区硬化和门静脉栓塞、肝脏结节性再生性增生(nodular regenerative hyperplasia)。

肝小静脉内皮损伤、内皮下纤维素形成阻塞肝脏回流,即肝窦阻塞综合征/肝小静脉闭塞病。组织病理学观察有助于识别药物导致的血管损伤及其程度,及时治疗以阻断疾病进展。

尽管肝脏病理对明确 DILI 损伤模式及严重程度至关重要,但 DILI 肝脏组织学病变常与其他肝脏疾病有相似或重叠之处,病理形态特点必须密切结合临床表现及肝功能生化演变综合判断。

二、中医认识

根据中医文献论述,中医著作中虽然没有"药物性肝损伤"的病名,但关于药物毒性有明确详细的记载明确。早在《神农本草经》中就记载有 100 余种不同程度毒性的药物,其按照"有毒、无毒、养命、养性、治病"将药物划分为上、中、下三品,其下品多用于杀虫辟邪,多为毒药。《淮南子·修务训》中记载:"尝百草之滋味……当此之时,一日而遇七十毒。"《金匮要略》中"病黄疸,发热烦喘,胸满口燥者,以病发时,火劫其汗,两热所得"及《伤寒贯珠集》中"经曰不宜下而更攻之,诸变不可胜数……或胁痛发黄"等均论述了误治、失治伤及肝胆所致疾病。

古时先人们已在实践中认识到中草药的毒副作用。《素问·五常政大论》提示有毒药物的使用,注意药物毒副作用,"病有久新,方有大小,有毒无毒,固宜常制矣。大毒治病,十去其六,常毒治病,十去其七,小毒治病,十去其八,无毒治病,十去其九。谷肉果菜,食养尽之,无使过之,伤其正也"。唐代《新修本草》乃世界第一部官修药典,以墨字标记药物有毒无毒。南北朝《本草经集注》中记载有"若有毒宜制,可用相畏相杀者,不尔勿合用也"。同时代的《雷公炮炙论》对药物质量的控制,诸如炮制等进行了总结,如何首乌"九蒸九制"。明代李时珍编纂的《本草纲目》更正历代本草学上的谬误,总结历代的药用植物资料,按照"十六部为纲,六十类为目,各以类从"的方式对药用植物进行了界定。强调药物种类的毒性差异,如葶苈子有"甘苦二种,正如牵牛,黑白二色,急、缓不同;又如壶卢,甘苦二味,良毒亦异"。

中医认为 DILI 是因药毒侵犯机体,脏腑功能失调,气血运行受阻,水湿代谢失常而形成的以胁痛、黄疸为主症的一组证候群。其病因可分为外感和内伤两个方面,外感多为外来药毒所致,内伤常与饮食、劳倦、病后有关。基本病机可概括为肝郁脾虚,湿热互结,气滞血瘀,其病位在肝,但与脾、胃、胆等脏腑密切相关,日久及肾。DILI 的基本病理特点为虚实夹杂,发病的内在原因是脾胃虚弱。杨晋翔等认为湿热瘀毒是发作期的病机关键,气虚湿阻瘀血是病机转化的特点。脾胃居中焦,主受纳水谷,运化水湿,湿邪壅阻中焦,脾失健运,胃失和降,肝气郁遏,疏泄不利;或肝郁气滞,气机不畅日久,易于化火伤阴,且肝胆湿热,亦可耗伤阴津,皆可导致肝阴耗伤;或脾失健运,湿热内生,郁遏肝胆,疏泄不畅;或肝肾同源,精血互生,若肝肾阴虚,精亏血少,肝脉失于濡养。DILI 日久,耗气伤津,导致 DILI 迁延难愈。李平教授提出"药黄"概念,认为其发病机制为化学药物直接损伤肝脾,引起肝脾失调,湿热内生,胆汁疏泄失常,发为药物性黄疸。刘冬梅认为该病主因药毒入侵伤肝以致虚实夹杂,正虚主要包括脾气虚、肝阴虚,标实有气滞、血瘀、湿热、热毒,具体结合临床辨证审因。

【诊断】

一、辨病

(一)临床表现

1. DILI 的临床分型

(1)基于发病机制分型:根据发病机制,DILI 可以分为固有型和特异质型。固有型 DILI 具有可预测性,与药物剂量密切相关,潜伏期短,个体差异不显著。特异质型 DILI 具有不可预测性,现临床上较为常见,个体差异显著,与药物剂量常无相关性,动物实验难以复制,临床表现多样化。

特异质型 DILI 又可分为免疫特异质型 DILI 和遗传特异质型 DILI。免疫特异质型 DILI 有两种表现,一种是超敏性,通常起病较快(用药后 1~6 周),临床表现为发热、皮疹、嗜酸性粒细胞增多等,再次用药可快速导致肝损伤;另一种是药物诱发的自身免疫性损伤,发生缓慢,体内可能出现多种自身抗体,可表现为 AIH 或类似原发性胆汁性肝硬化(primary biliary cirrhosis,PBC)和原发性硬化性胆管炎(primary sclerosing cholangitis,PSC)等自身免疫性肝病,多无发热、皮疹、嗜酸性粒细胞增多等表现。遗传特异质性 DILI 通常无免疫反应特征,起病缓慢(最晚可达 1 年左右),再次用药未必快速导致肝损伤。

(2)基于病程分型:根据病程药物性肝损伤可分为急性 DILI 和慢性 DILI。急性 DILI 通常指发病 6 个月以内肝功能可恢复到发病前的水平,起病急,肝功能恢复较快。慢性 DILI 定义为 DILI 发生 6 个月后,血清 ALT、AST、ALP 及 TBil 仍持续异常,或存在门静脉高压或慢性肝损伤的影像学和组织学证据。临床上急性 DILI 占绝大多数,其中 6%~20% 可发展为慢性。有研究显示,急性 DILI 发病 3 个月后约 42% 的患者仍存在肝脏生化指标异常,随访 1 年约17% 的患者仍存在肝生化指标异常。胆汁淤积型 DILI 相对易于进展为慢性。

(3)基于受损靶细胞类型:可分为肝细胞损伤型、胆汁淤积型、混合型和肝血管损伤型。由国际医学组织理事会(Council for International Organizations of Medical Sciences,CIOMS)初步建立、后经修订的前三种 DILI 的判断标准为:①肝细胞损伤型:ALT≥3ULN(正常值上限),且 R≥5;②胆汁淤积型:ALP≥2ULN,且 R≤2;③混合型:ALT≥3ULN,ALP≥2ULN,且2<R<5。若 ALT 和 ALP 达不到上述标准,则称为"肝脏生化学检查异常"。R=(ALT 实测值/ALT ULN)(ALP 实测值/ALP ULN)。在病程中的不同时机计算 R 值,有助于更准确地判断 DILI 的临床类型及其演变。新近有研究提出"新 R 值(new R,NR)",与 R 的不同是取ALT 或 AST 两者中的高值进行计算。胆汁淤积型 DILI 约占 DILI 总数的 30%,有认为此估算可能偏低。

肝血管损伤型较少见,发病机制尚不清楚,靶细胞可为肝窦、肝小静脉和肝静脉主干及门静脉等的内皮细胞,临床类型包括肝紫癜症、可引起特发性门静脉高压症(IPH)的肝汇管区硬化和门静脉栓塞、肝结节性再生性增生、肝窦阻塞综合征/肝小静脉闭塞病、巴德-吉亚利综合征(budd-chiari syndrome ,BCS)等。

　　2. DILI 的临床表现　　急性 DILI 的临床表现通常无特异性。潜伏期差异很大,可短至一到数日,长则可达数月。多数患者可无明显症状,仅有血清 ALT、AST 及 ALP、GGT 等肝脏生化指标不同程度地升高。部分患者可有乏力、食欲减退、厌油、肝区胀痛及上腹不适等消化道症状。淤胆明显者可有全身皮肤黄染、大便颜色变浅和瘙痒等。少数患者可有发热、皮疹、嗜酸性粒细胞增多甚至关节酸痛等过敏表现,还可能伴有其他肝外器官损伤的表现。病情严重者可出现 ALF 或亚急性肝衰竭(subacute liver failure,SALF)。

　　慢性 DILI 在临床上可表现为慢性肝炎、肝纤维化、代偿性和失代偿性肝硬化、AIH 样 DILI、慢性肝内胆汁淤积和胆管消失综合征(vanishing bile duct syndrome,VBDS)等。少数患者还可出现肝窦阻塞综合征/肝小静脉闭塞病及肝脏肿瘤等。肝窦阻塞综合征/肝小静脉闭塞病可呈急性,并有腹水、黄疸、肝大等表现。

　　(二)实验室及其他检查

　　1. 实验室检查
　　(1)血常规:多数药物性肝损伤患者的血常规没有明显变化,部分伴有过敏症状的患者会出现嗜酸性粒细胞比例升高(>5%)。
　　(2)生化指标:检测血清 ALT、ALP 和胆红素等水平,评价肝脏的功能,并可以计算 R 值,区分药物性肝损伤的临床类型。但这些指标有一定的局限性。近年来多项研究试图发现新型的生物标志物来提高 DILI 的诊断率。

　　2. 影像学检查　　对所有怀疑 DILI 患者都应该进行腹部 B 超检查,并根据临床情况决定是否进行其他影像学检查。急性 DILI 患者,肝脏超声多无明显改变或仅有轻度肿大。药物性 ALF 患者可出现肝脏体积缩小。少数慢性 DILI 患者可有肝硬化、脾大和门静脉内径扩大等影像学表现,肝内外胆道通常无明显扩张。赵向前等研究发现 CT 显示 DILI 类型以弥漫性肝损伤、局灶性肝损伤为主,多灶性肝损伤较少见,依次显示为肝实质密度降低、多发小片状低密度病灶、多灶性低密度斑片影。影像学对肝窦阻塞综合征/肝小静脉闭塞病的诊断有较大价值,CT 平扫见肝大,增强的门静脉期可见地图状改变(肝脏密度不均匀,呈斑片状)、肝静脉显示不清、腹水等。超声、CT 或 MRI 等常规影像学检查和必要的逆行胰胆管造影对鉴别胆汁淤积型 DILI 与胆道病变或胰胆管恶性肿瘤等有重要价值。

　　3. 病理检查　　肝组织病理活检:在 DILI 的诊断中至关重要,尤其在病史不详或合并自身免疫性肝炎等其他原因导致的肝损伤时可明确诊断,病理活检发现嗜酸性粒细胞或肉芽肿可能提示药物反应。

　　(三)诊断要点

　　由于缺乏特异性的临床症状、实验室检查及组织学改变,目前 DILI 的诊断多采用“排除法”,首先确定存在肝损伤,同时需除外其他原因导致的肝损伤,包括病毒性肝炎、酒精性肝病、胆汁淤积性疾病、PBC、血吸虫性肝硬化、肝癌等,其他如自身免疫性疾病,遗传和代谢性疾病,肝脏血液循环障碍等,有时还需要排除血色病、肝豆核变性、α1-抗胰蛋白酶缺乏症等。通过因果关系评估来确定肝损伤与可疑药物的相关性。因此,详细了解患者的用药史、既往史,特别是明确具有肝损伤的药物应用史对 DILI 的临床诊断具有重要意义。

目前国内外有多种半定量的 DILI 诊断标准,其中由 CIOMS 制定的 Roussel Uclaf 因果关系评估法(Roussel Uclaf causality assessment method,RUCAM)评分表被认为是目前设计最全面、最方便、最合理、诊断准确率相对较高的 DILI 因果关系评估工具,较为广泛地得到肝病学专家的认可。其主要参数是:用药、停药与发病的关系,风险因素(年龄、酒精、怀孕),其他肝损伤因素的排除,合并用药,对当前潜在肝毒性药物的认识水平和激发试验的结果。RUCAM量表根据评分结果将药物与肝损伤的因果关系分为 5 级:>8 分极可能(highly probable);6~8 分很可能(probable);3~5 分可能(possible);1~2 分不太可能(unlikely),≤0 分可排除(excluded)。

1. 药物性肝损伤的临床类型分型　药物性肝损害根据受损靶细胞类型的不同可以分为肝细胞损伤型、胆汁淤积型、混合型和肝血管损伤型。前三种临床分型可以根据 R 值进行计算,即 R=(ALT 实测值/ALT ULN)/(ALP 实测值/ALP ULN);肝血管损伤型药物性肝损害相对少见,发病机制尚不清楚,靶细胞可为肝窦、肝小静脉和肝静脉主干及门静脉等的内皮细胞,临床类型包括肝窦阻塞综合征/肝小静脉闭塞病、肝紫癜症、巴德-吉亚利综合征、可引起特发性门静脉高压症的肝汇管区硬化和门静脉栓塞、肝脏结节性再生性增生等。

肝细胞损伤型:ALT≥3ULN,且 R≥5;

胆汁淤积型:ALP≥2ULN,且 R≤2;

混合型:ALT≥3ULN,ALP≥2ULN,且 2<R<5。

2. 药物性肝损伤病程分类　根据发病的时间长短分为是急性和慢性药物性肝损害。

急性药物性肝损害:药物性肝损伤发生于 6 个月以内。在临床上,急性药物性肝病占绝大多数,其中 6%~20% 可发展为慢性。

慢性药物性肝损害:药物性肝损害发生 6 个月后,血清 ALT、AST、ALP 及 TBil 仍持续异常,或存在门静脉高压或慢性肝损伤的影像学和组织学证据。

3. 药物性肝损伤的严重程度分级　通常将急性 DILI 的严重程度分为 0~5 级。

0 级(无肝损伤):患者对暴露药物可耐受,无肝毒性反应。

1 级(轻度):仅转氨酶增高,大多数患者适应。患者血清转氨酶或 ALP 水平升高,但TBil<2.5mg/dl(42.75μmol/L),这种变化为可恢复性变化,并且无凝血功能异常(INR<1.5)。又可分为有症状(S)和无症状(A)2 组,DILI 症候群主要表现为疲乏、恶心、右上腹疼痛、瘙痒、皮疹、黄疸、虚弱、厌食或体重减轻。

2 级(中度):患者肝细胞功能轻度减退。转氨酶或 ALP 水平升高,且 TBil≥2.5mg/dl(42.75μmol/L)或虽无高胆红素血症但存在凝血功能异常(INR≥1.5)。

3 级(中至重度):患者血清 ALT、ALP、胆红素或 INR 升高,且因 DILI 而需要住院治疗或原已住院的患者住院时间延长。

4 级(重度):患者血清转氨酶和/或 ALP 水平升高,TBil≥2.5mg/dl(42.75μmol/L),且至少出现下述情况之一:①有肝功能衰竭的表现(INR≥1.5,腹水或肝性脑病);②出现与 DILI 事件相关的其他器官(如肾或肺)功能衰竭。

5 级(致命):患者因 DILI 死亡或需接受肝移植。

（四）鉴别诊断

本病临床表现复杂，排除其他肝病对 DILI 诊断有重要意义。需与各型病毒性肝炎、酒精性肝病、非酒精性脂肪性肝病、胆汁淤积性疾病、PBC、血吸虫性肝硬化、肝癌等，其他如遗传和代谢性疾病，肝脏血液循环障碍等，有时还需要与血色病、肝豆核变性、α1-抗胰蛋白酶缺乏症等各类肝胆疾病相鉴别。

1. 病毒性肝炎　检测抗-HAV IgM、HBsAg、抗-HCV 抗体与 HCV RNA 定量、抗戊型肝炎病毒 IgM、抗 EB 病毒 IgM、抗巨细胞病毒 IgM、抗单纯疱疹病毒 IgM 等血清学标志物，并结合流行病学病史及查体化验检查，排除甲、乙、丙、戊型肝炎病毒、EB 病毒、巨细胞病毒、单纯疱疹病毒感染导致的肝功能异常。病原学检查有明确的病毒存在的证据，血清抗体检测可呈阳性。

2. 酒精性肝病　一般有超过 5 年的长期饮酒史，肝脏易发生脂肪变，超声检查肝脏回声增强，肝脏逐渐纤维化。

3. 自身免疫性肝病　药物性肝损伤和药物诱导的自身免疫性肝病免疫学检查都可发现自身抗体，血清丙种球蛋白增高。但自身免疫性肝病病理检查具有典型特征，如 AIH 主要表现为汇管区及汇管区周围炎症，炎症始于汇管区，破坏界板，进而引起汇管周围慢性渐进性单个或小簇肝细胞坏死，其特点是界面炎、汇管区及汇管区周围淋巴和/或浆细胞浸润及肝细胞结构紊乱，呈玫瑰花样结构排列。

4. 非酒精性脂肪性肝病　通过 BMI、血脂、腹部 B 超等可排除非酒精性脂肪性肝病。

二、辨证

（一）辨证要点

DILI 以胁部不适或胀满或疼痛、恶心呕吐、食欲缺乏、黄疸、腹胀不适、倦怠乏力、口干口渴、心烦口苦、失眠多梦、腹部胀满、纳差、尿少、下肢水肿等为主要表现。单纯的肝细胞损伤型常出现肝郁脾虚、肝胃不和的表现。单纯的胆汁淤积型常出现肝胆湿热的表现。混合型则可能涉及多脏腑，如肝郁脾虚、肝胃不和、肝胆湿热、下焦湿热等。肝血管损伤型涉及肝脾肾等多个脏器，往往表现为气滞湿阻、湿瘀互结等。

（二）辨证分型

对于急性 DILI 可根据有无黄疸分类，继而分型如下：

1. 黄疸型

可分为湿重于热、热重于湿、湿热并重 3 个证型，**各证候诊断**要点如下：

（1）湿重于热

主症：①身目俱黄，不鲜明；②头重身困。

次症：①胸脘痞满；②大便溏垢；③食欲减退；④腹胀；⑤恶心呕吐。

舌脉：舌苔厚腻微黄，脉弦滑或濡缓。

（2）热重于湿

主症：①身目俱黄，黄色鲜明；②发热口渴。

次症：①腹部胀满；②小便短少黄赤；③大便秘结；④口干而苦；⑤恶心欲吐。

舌脉：舌苔黄腻，脉弦数。

（3）湿热并重

主症：①身目俱黄；②发热口渴；③头重身困。

次症：①胸脘痞满，烧灼不适；②恶心呕吐；③大便秘结黏腻；④恶心呕吐；⑤食欲减退。

舌脉：舌苔黄腻，脉弦滑数。

2. 非黄疸型

下分为肝郁气滞、肝肾阴虚 2 个证型，各**证候诊断**要点如下：

（1）肝郁气滞证

主症：①肝区不适；②两胁胀满疼痛；③胸闷善太息；④情志抑郁。

次症：①嗳气不舒；②大便不调；③女子经行不畅、乳房胀痛；④纳差。

舌脉：舌红苔白而薄，脉弦滑或弦细。

（2）肝肾阴虚证

主症：①胁痛；②腰膝酸软。

次症：①耳鸣健忘；②口燥咽干；③头目眩晕；④盗汗颧红；⑤男子遗精；⑥女子月经不调。

舌脉：舌红少苔，脉细而数。

证候诊断：主症必备，加次症 2 项及以上，结合舌脉，即可诊断。

【治疗】

一、治疗原则

　　本病尚无明确的治疗方法，关键是尽早发现并立即停用确定或疑似对肝脏有害的药物，避免再次应用导致肝损伤的药物。绝大多数患者在停药后肝功能可逐渐恢复正常，少数患者发展为慢性，仅有极少数进展至肝衰竭。一般治疗为适当休息和加强营养，严禁大量体力活动，注意补充高蛋白和维生素类。增强肝细胞的解毒作用和对自由基的保护作用，防止肝内胆汁淤积，稳定细胞膜，保护线粒体，促进肝细胞再生；对肝衰竭患者进行早期有效保肝、降酶、退黄、纠正凝血功能、防治并发症等治疗，可有效减低药物性肝衰竭的病死率。此外，还可联合应用具有清热、祛湿、利胆、退黄、活血、化瘀、疏肝、健脾、滋补肝肾等功效的中药。

二、西医治疗

（一）药物治疗

　　及时停用可疑药物，观察症状是否缓解。合理选择抗炎保肝药物，避免过度联用和预防性使用。对于停药后症状无明显缓解的患者，通过药物治疗加快引起肝损伤药物的转化和代谢，促进肝细胞修复、改善胆汁淤积。常用的保肝药物有解毒类（NAC、还原型谷胱甘肽、硫普罗宁），抗炎抗氧化类（甘草酸制剂、五味子提取物及其衍生物、水飞蓟素类），利胆类（熊

去氧胆酸、腺苷蛋氨酸)等,有不同程度的抗炎、抗氧化、保护肝细胞膜及细胞器等作用,具体如下:

1. NAC　细胞内还原性谷胱甘肽的前体,可刺激 GSH 合成、促进解毒及对氧自由基反应。

2. 还原型谷胱甘肽　由谷氨酸、半胱氨酸和甘氨酸组成,含有巯基(-SH),参与体内三羧酸循环及糖代谢,能影响细胞的代谢过程;通过转甲基及转丙氨基反应,GSH 还能保护肝脏的合成、解毒、灭活激素等功能。

3. 硫普罗宁　是含游离巯基的甘氨酸衍生物,通过巯基与自由基的可逆结合,清除自由基,保护肝线粒体结构和多种物质代谢酶,促进肝细胞修复和再生,帮助肝脏排泄重金属及药物,起到保护肝脏的作用。

4. 甘草酸类　甘草酸二铵(diammonium glycyrrhizinate)、甘草酸单胺、异甘草酸镁等,均为甘草中提取的化合物,具有抗炎、保护肝细胞膜、免疫调节作用。常用制剂有甘草酸二铵注射液、异甘草酸镁注射液、复方甘草酸苷注射液/片等。甘草酸二铵促进肝脏再生、肝损细胞修复等方面效果突出。针对有炎性反应的肝脏,该药可抑制炎性反应,保护残存肝细胞,促进肝细胞再生。此外,甘草酸二铵有膜稳定作用,可增强肝细胞对毒性物质的耐受能力。异甘草酸镁为 18α-甘草酸,是新型的甘草酸制剂,具有分布迅速、消除速度慢、抗炎保护作用强及不良反应少的特点,还能促进胆汁分泌和排泄,在改善患者临床体征上明显优于甘草酸二铵。

5. 五味子提取物及其衍生物　联苯双酯是五味子丙素的中间产物,双环醇是联苯双酯的衍生物,对降低血清丙氨酸氨基转移酶活性作用较强。常用制剂有联苯双酯片、双环醇片等。

6. 水飞蓟素类　水飞蓟素(silybin)系从菊科植物水飞蓟果实中提取的一种总黄酮,主要活性成分为水飞蓟宾,有抗脂质过氧化、清除自由基、膜稳定作用和增强蛋白质合成的作用。主要制剂有益肝灵片、当飞利肝宁胶囊等。

7. 熊去氧胆酸　熊去氧胆酸是一种无毒性的亲水胆酸,能竞争性地抑制毒性内源性胆酸在回肠的吸收。通过激活钙离子、蛋白激酶 C 组成的信号网络,并通过激活分裂活性蛋白激酶来增强胆汁淤积肝细胞的分泌能力,使血液及肝细胞中内源性疏水胆酸浓度降低,拮抗疏水性胆汁酸的细胞毒作用,保护肝细胞膜;溶解胆固醇性结石;并具有免疫调节作用。

8. 腺苷蛋氨酸(ademetionine)　具有转甲基和转巯基作用,可促进肝细胞膜流动性及肝脏解毒功能。

目前 NAC 是被美国 FDA 批准用于治疗对乙酰氨基酚引起的 DILI 的唯一解毒药物。一项随机对照试验显示 NAC 可改善非对乙酰氨基酚药物相关急性肝功能衰竭非移植患者的生存期。而对于单次急性过量服用 4 小时后对乙酰氨基酚血浆浓度超过 150μg/ml,就应开始用 NAC 治疗。2017 年美国胃肠病学会指出,针对表现为非对乙酰氨基酚相关 ALF 的患者,仅推荐在临床试验范围应用 NAC,而美国肝病学会指南对于确诊或怀疑毒蕈中毒者推荐应用青霉素 G 和 NAC 螯合剂已被用于治疗与 DILI 相关的重金属中毒。异甘草酸镁可用于治疗 ALT 明显升高的急性肝细胞型或混合型 DILI。水飞蓟宾是从菊科药用植物水飞蓟种皮中提取,具有明显的保肝、抗炎、抗肝纤维化等作用,一项随机双盲对照试验显示,水飞蓟素降低了抗结核药相关 DILI 的发生率。对护肝治疗不应答的伴有自身抗体阳性的 DILI 患者,可选择中小剂量、中短疗程的糖皮质激素治疗,但停药后容易病情复发。尽管激素可以治疗药物诱发的自身免疫性肝炎,糖皮质激素应用于 DILI 的治疗应十分谨慎,且不建议直接使用类固醇皮质激素治疗 DILI 所致的急性肝功能衰竭以及长期黄疸。UDCA 对于 DILI 造成的黄疸疗效,尚无可靠研究。胆甾醇胺作为胆汁酸洗脱形式的治疗策略已被用治疗来氟米特相关 DILI。

(二)专科治疗

1. 对于暴发性肝功能衰竭、严重黄疸者,可适时考虑血浆置换、血液滤过、吸附等血液净化治疗,其目的是及时减少体内的毒性药物和毒性代谢产物,减少炎症介质,减轻炎症风暴,提高救治成功率。

2. 对于肝窦阻塞综合征/肝小静脉闭塞病,若抗凝治疗无效,选用经颈静脉肝内门体静脉分流术(TIPS),TIPS 有缓解门静脉高压、控制出血风险、减少或消除腹水的作用对某些药物性肝硬化晚期患者,也可尝试 TIPS 治疗。

3. 急性/亚急性肝衰竭等重症患者,若经积极的对症支持和抗炎保肝等内科综合治疗后病情仍继续进展并威胁生命时,应考虑紧急肝移植。对预期可能发生死亡的高危患者亦可考虑行肝移植。

三、中医治疗

(一)辨证分型治疗

目前有一些关于中医药治疗 DILI 的文献报道,但多见于单中心、小样本的病例对照研究,尚缺少高级别的循证医学证据。针对不同分型的 DILI,结合中医辨证施治的治疗精髓,对于不同类型的肝损伤中医治疗应有不同治则。治疗中,应以扶正祛邪为原则,一方面调理肝脾,补养气血;另一方面,解毒排毒,活血化瘀。治疗宜选用安全性好的中药汤剂或中成药制剂,且宜少而精,复方中不宜配伍使用有明确肝毒性的中药。

1. 黄疸型
(1)湿重于热
治法:清热利湿。
代表方:茵陈五苓散(《金匮要略》)合甘露消毒丹(《医效秘传》)。
常用药:茵陈(后下)、栀子、大黄(后下)、茯苓、猪苓、白术、泽泻、郁金、益母草、滑石、黄芩、石菖蒲、川贝母、木通、藿香、连翘、白蔻仁、薄荷、射干。
加减:腹胀脘痞者,加厚朴、香附、砂仁(后下);胁肋疼痛者,加川楝子、延胡索;便秘者,加芒硝(冲服)、枳实;发热者,加金银花;恶心呕吐者,加陈皮、半夏;纳呆者,加鸡内金、山楂。
(2)热重于湿
治法:清热利湿。
代表方:茵陈蒿汤(《伤寒论》)。
常用药:茵陈(后下)、栀子、大黄(后下)、猪苓、茯苓、白术、泽泻、桂枝。
加减:腹胀脘痞者,加厚朴、香附、砂仁(后下);胁肋疼痛者,加川楝子、延胡索;便秘者,加芒硝(冲服)、枳实;发热者,加金银花、连翘;恶心呕吐者,加陈皮、半夏;纳呆者,加鸡内金、山楂。

(3)湿热并重

治法:清热利湿。

代表方:茵陈蒿汤(《伤寒论》)合五苓散(《伤寒论》)。

常用药:茵陈(后下)、栀子、大黄(后下)、猪苓、茯苓、白术、泽泻、桂枝。

加减:腹胀脘痞者,加厚朴、香附、砂仁(后下);胁肋疼痛者,加川楝子、延胡索;便秘者,加芒硝(冲服)、枳实;发热者,加金银花、连翘;恶心呕吐者,加陈皮、半夏;纳呆者,加鸡内金、山楂。

2. 非黄疸型

(1)肝郁气滞证

治法:疏肝理气。

代表方:柴胡疏肝散(《景岳全书》)。

常用药:醋炙柴胡、川芎、枳壳、泽泻、陈皮、法半夏、郁金、白芍、大黄、山楂、生甘草。

加减:胁痛重者,加青皮、川楝子;气郁化火,胁肋掣痛,心急烦躁,口干口苦,去川芎,加牡丹皮、栀子、黄连、川楝子、延胡索;恶心呕吐,加藿香、砂仁(后下)、生姜。

(2)肝肾阴虚证

治法:滋阴补益肝肾。

代表方:左归丸(《景岳全书》)。

常用药:熟地、山药、枸杞子、山茱萸、川牛膝、菟丝子、鹿角胶、龟甲胶。

加减:心中烦热者,加炒栀子、莲子心;头昏目眩者,加黄精、女贞子、菊花。

(二)中成药

1. 清热利湿类

(1)护肝宁胶囊:清热利湿,益肝化瘀,疏肝止痛;退黄,降低丙氨酸氨基转移酶。用于急性肝炎及慢性肝炎。口服,每次4~5粒,每日3次。

(2)当飞利肝宁片:清利湿热,益肝退黄。用于湿热郁蒸而致的黄疸,急性黄疸型肝炎,传染性肝炎,慢性肝炎而见湿热证候者。口服,每次2片(0.45g/片),每日3次或遵医嘱,小儿酌减。

2. 疏肝解郁类

护肝片:疏肝理气,健脾消食。具有降低转氨酶作用。用于慢性肝炎及早期肝硬化。口服,每次4片(0.35g/片),每日3次。

3. 益气养阴类

(1)舒肝康胶囊:益气养阴,柔肝健脾。用于肝郁脾虚所致的烦躁易怒,疲乏无力,食欲缺乏,胸胁胀痛。口服,每次3粒,每日3次。

(2)蚁参护肝口服液:益气养阴,通络化瘀。用于慢性乙型肝炎气阴两虚兼瘀血阻络证,症见胁肋隐痛、倦息乏力、纳食不香、潮热、口干、面色暗滞。口服,每次1支,每日3次。

4. 健脾养肝类

安络化纤丸:健脾养肝,凉血活血,软坚散结。用于慢性乙型肝炎、乙肝后早、中期肝硬化、表现为肝脾两虚、瘀热互结证候者,症见:胁肋胀痛,脘腹胀满,神疲乏力,口干咽燥,纳食减少,便溏不爽,小便黄等。口服,每次6g,每日2次或遵医嘱。

四、中西医结合诊治

1. 诊断　在诊断为 DILI 的基础上,如果患者有疑似中草药用药史,则做出中草药相关肝损伤(herb-induced liver injury,HILI)的疑似诊断;在此基础如排除西药影响,则可做出临床诊断;而如进一步检测出中草药肝损害的体内特异性标志物,则可做出确定诊断。因此,中药溯源在中草药相关肝损伤诊断中有重要作用。整合临床指标、服药史、生药学、生物标志物等多方面的证据、形成证据链,将极大地提高中药肝损伤诊断的准确性和可靠性。获得的证据链越长、越完整,诊断的证据力和可靠性越高。中药肝损伤诊断证据力金字塔如图 4-4-2 所示。

HILI 诊断流程详见图 4-4-3。

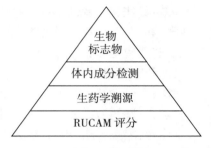

图 4-4-2　中药肝损伤诊断证据力金字塔

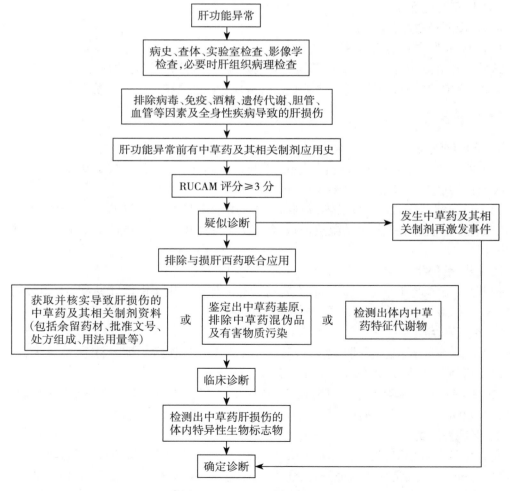

图 4-4-3　HILI 诊断流程图

2. 治疗　DILI 西医的首要治疗是停用导致肝损伤的可疑药物,成人急性重型药物性肝衰竭尽早使用 NAC,根据临床分型选用适当的药物治疗,肝细胞损伤型或混合型炎症明显的患者可选用甘草类制剂、五味子提取物及其衍生物或水飞蓟素;胆汁淤积型可选用 UDCA 或 S-腺苷蛋氨酸。中药应在中医理论基础指导下运用,以整体观辨病,辨证施治。规避中药的毒副作用,发挥其独特功效治病。中医主要通过中药药对配伍,中药复方、中成药与西药联合使用等手段防治药物性肝损伤。遣方用药时不仅要避免失治误治,遵守"十八反""十九畏"规范用药,还需依据药理研究合理配伍,如以白芍配川楝子,白芍可抑制炎症因子升高从而抗川楝子的肝损害反应。甘草是重要的解毒中药,从甘草中提取或修饰的有效成分——甘草甜素、甘草酸苷等常用的治疗 DILI 药物。

五、名医诊治经验

1. 常占杰以脾胃虚弱为辨证中心,认为 DILI 主因药毒伐胃,中虚气滞湿阻,甚则瘀血内停而成。疾病早期以茵陈蒿汤为基础方加减清热化湿;中期用黄芪四君子汤合当归补血汤或归芪建中汤加减以益脾养肝;后期善用山药及大剂量炙黄芪,温阳健脾兼顾滋阴活血,并注重将培脾土、养胃气贯穿治疗全程。

2. 黄贵华主张用六经辨证论治体系分析 DILI,认为该病当属阳明湿热兼证,即阳明湿热兼太阴血虚范畴。主予清泄阳明、温补太阴之法,治以黄芪芍药桂枝苦酒汤,方中苦酒即陈醋,可达去阳明湿热之效;余兼证皆随证选取伤寒经方治之,疗效显著。

3. 赵文霞擅以柔肝法治疗 DILI,认为该病以药毒侵害为直接病因,湿热、痰浊、血瘀为病理产物,其病机关键为肝阴血不足。遣方用药不必重投清热利湿、活血化瘀之品,宜以养血柔肝之炒白芍、当归等药为基,辨证施治,适当配伍以治本。

4. 姚乃礼临床诊疗倡导辨病辨证相结合,辨证论治的同时参考临床客观理化指标,认为 DILI 主因性偏湿热之药毒损伤脾胃肝胆,以致湿热毒邪搏结、肝脾功能失调而成。在疾病急性期可见肝功指标显著升高及湿毒弥漫三焦证候,以标实为主,当重用清热化湿解毒之品;疾病中后期处于缓解期,肝功指标常未有显著升高,当重视调和肝脾以扶正虚,另需注意,湿热毒邪这一病因当贯穿诊疗 DILI 始终。

5. 李㠠坚认为 DILI 为先天秉赋虚弱,感染疠虫,或素体肝脏有亏,复被药物副作用影响而致,肝脾失和、肝郁气滞兼湿热内蕴为其病机,以疏肝健脾解郁、清化湿热为治疗原则,自拟疏肝解郁方(北柴胡、黄芩、枳壳、炒白芍、郁金、丹参、茜草、垂盆草、枳椇子、甘草等),临床随患者所属肝郁气滞、肝脾不和、肝阴不足、肝胆湿热等不同证型加减治疗,疗效颇丰。

【预后】

急性 DILI 患者大多预后良好。慢性 DILI 的预后总体上好于组织学类型相似的非药物性慢性肝损伤。胆汁淤积型 DILI 一般在停药 3 个月~3 年恢复;少数患者病情迁延,最终可出现严重的胆管消失及胆汁淤积性肝硬化,预后不良。一项回顾性研究提示,213 例 DILI 患者的 30 日短期预后不良的比例高达 13.1%,终末期肝病模型评分(MELD)和血红蛋白水平是患者短期预后的独立预测指标,而入院时肝损伤的临床类型(肝细胞损伤型、混合型或胆汁淤积型)与 30 日短期预后的关系不大。

第五节　自身免疫性肝病

【概述】

自身免疫性肝病（autoimmune liver disease）由自身免疫反应介导的慢性肝胆系统炎症性疾病，主要包括自身免疫性肝炎（autoimmune hepatitis，AIH）、原发性胆汁性胆管炎（primary biliary cholangitis，PBC）、原发性硬化性胆管炎（primary sclerosing cholangitis，PSC），以及同时兼具 2 种病变特点的重叠综合征（overlap syndrome），如 AIH 与 PBC 重叠和 AIH 与 PSC 重叠。未经控制的自身免疫性肝病会发展到肝硬化等终末期肝病。根据其临床表现可归属于中医的"黄疸""胁痛""积聚"和"虚劳"等疾病范畴。

【流行病学】

AIH 以女性高发，男女比例约为 1∶4，可发生于各个年龄段，多数患病年龄大于 40 岁。AIH 呈全球性分布，患病率因地域差异稍有不同，亚太地区的患病率为（4~24.5）/10 万。AIH 的诊断需肝组织学支持：门脉周围淋巴-浆细胞浸润和界面性肝炎等。血清中出现自身免疫抗体、转氨酶升高、免疫球蛋白 IgG 水平升高是 AIH 的血清学特征。

PBC 是一种慢性炎症性、肝内胆汁淤积性自身免疫性肝病，以血清中出现抗线粒体抗体（anti-mitochondrial antibody，AMA）和肝内进行性非化脓性小胆管破坏为特征，最终发展成胆汁淤积性肝硬化。PBC 的发病率为（1.91~40.2）/10 万，且呈逐年增长趋势。PBC 主要累及中老年女性，男女比例约为 1∶9，发病不受人种的限制。近年来国内外报道 PBC 的患病人数与发病率均有显著增高。

PSC 以肝内外胆管进行性闭塞性纤维化导致胆源性肝硬化为特点。PSC 的发病率约为（0.9~1.3）/10 万，患病率约为（6~16.2）/10 万。PSC 可发病于任何年龄，发病高峰为 40 岁左右，男女比例约为 2∶1。

中医学上，本系统疾病主要属于"黄疸""胁痛""积聚"和"虚劳"等范畴。

【病因病机】

一、西医认识

1. 病因　自身免疫性肝病的病因目前尚不明确。肝自身抗原特异性抗体可能与疾病的发病机制有关，它们的表位特异性可能会为疾病的病因学研究提供一些思路。

AIH 的特征是肝内慢性炎症、高球蛋白血症、血清自身抗体存在、界面性肝炎的组织学证据以及对免疫抑制剂治疗的良好反应，推测 AIH 发生及严重程度可能与人类白细胞抗原（HLA）Ⅱ类等位基因相关。

PBC 的发病有明显的家族聚集倾向，直系亲属患 PBC 的风险高于一般人群，同卵双生双胞胎共同发病的概率更高。PBC 的易感性可能来自遗传和环境因素的组合,环境触发是导致 PBC 发生发展的重要因素。

PSC 是遗传易感者发生的一种免疫异常,宿主及外界因素可能也参与了疾病的发生。编码囊性纤维化跨膜受体基因发生突变以及反复发生的细菌感染可能是引起 PSC 发生的重要因素。

2. 病理生理学及病理组织学

（1）自身免疫性肝炎的病理机制为机体对自身组织蛋白失去耐受性,导致自身抗体和/或自身致敏淋巴细胞产生,攻击自身的靶抗原细胞和组织,引起病理改变和功能失常。镜下可观察到汇管区和小叶间隔周围肝细胞呈碎片样坏死伴炎症细胞浸润,汇管区-汇管区、小叶中央-汇管区的桥接样坏死和肝小叶界面性肝炎。

（2）原发性胆汁性胆管炎的病理机制可能与胆管上皮细胞异常表达线粒体抗原、T 细胞介导的异常免疫反应、细菌和异生物素有关的分子模拟和宿主自身免疫抗原发生变化等因素有关。基本病理改变为肝内小胆管非化脓性破坏性炎症,小胆管进行性减少,进而发生慢性肝内胆汁淤积、肝纤维化,最终发展为肝硬化。Ludwig 等将 PBC 病理改变分为 4 期:胆管炎期、汇管区周围炎期、进行性纤维化期、肝硬化期。

（3）原发性硬化性胆管炎的病理机制为胆管周围纤维化,累及整个肝内外胆道系统,少数仅累及肝外胆道系统。组织学上表现为胆管纤维化呈节段性分布,狭窄与扩张交替出现,导致慢性胆汁淤积。

二、中医认识

1. 病因　主要为禀赋不足,肾气亏虚,感受外邪,七情所伤,久病失治。

2. 病机　AIH 多数患者出现症状或实验室指标异常时多已久病,久病生瘀,肝络失通,最终发展为肝硬化。病机多属肝肾亏损、精血不足,兼湿热蕴结、痰瘀交阻,病性为虚实夹杂,病位在肝、胆、肾。PBC 和 PSC 的基本病机是湿毒瘀血,兼见阳虚、阴虚及气阴两虚,初病多实,久则多见虚实夹杂,病位主要在肝胆、脾胃,病久亦可及肾。

【诊断】

一、辨病

（一）临床表现

AIH 的临床表现多样,一般表现为慢性起病,但也有急性发作,甚至引起急性肝衰竭。大多数 AIH 患者起病隐匿,最常见的临床症状包括嗜睡、乏力、右侧胁肋部不适、全身不适等。体检可发现肝大、脾大、腹水、黄疸等体征。少数患者诊断时以食管胃底静脉曲张破裂出血引起的呕血、黑便为首发症状。部分患者没有明显临床症状,仅在体检时意外发现血清氨基转移酶水平升高。少数 AIH 患者急性发病,甚至可进展至急性肝衰竭。AIH 病情可呈波动性或间歇性发作,这些患者的肝组织学仍表现为慢性炎症的持续活动,不及时处理可进展至肝纤维化,需引起重视。

PBC早期大多数患者无明显临床症状。随着疾病进展可出现胆汁淤积相关临床表现和自身免疫性疾病相关临床表现。乏力是PBC最常见的症状，可发生在PBC的任何阶段，表现为嗜睡倦怠、工作能力减退或丧失、社会活动兴趣缺乏和注意力不集中等。胆汁淤积相关表现包括：骨代谢异常、脂溶性维生素缺乏和高脂血症等。

　　PSC患者临床表现多样，起病隐匿，多数患者仅在体检时发现碱性磷酸酶（alkaline phosphatase，ALP）升高而被诊断。最常见临床症状为乏力，但无特异性。其他可能出现体质量减轻、瘙痒、黄疸和肝脾大等。部分患者还可伴有反复发作的右上腹痛，酷似胆石症或胆道感染。

（二）实验室及其他检查

　　AIH的典型血清生化指标异常主要表现为AST和ALT活性升高，而ALP水平正常或轻微升高。病情严重或急性发作时血清总胆红素水平可显著升高。IgG升高是AIH特征性的血清免疫学改变之一。血清IgG水平可反映肝内炎症活动程度，在初诊和治疗随访中应常规检测。多数AIH患者血清中存在一种或多种自身抗体，但这些自身抗体缺乏特异性。AIH可根据自身抗体的不同分为两型：抗核抗体和/或抗平滑肌抗体，或抗可溶性肝抗原/肝胰抗原抗体阳性者为1型AIH；抗肝肾微粒体抗体-1型和/或抗肝细胞溶质抗原-1型阳性者为2型AIH。肝组织学检查对AIH的诊断和治疗非常重要。肝组织学检查有助于明确诊断、精确评价肝病分级和分期、与其他肝病相鉴别，以及评估治疗效果。AIH特征性肝组织学表现包括：界面性肝炎、肝细胞玫瑰花环样改变、淋巴浆细胞浸润、淋巴细胞穿入现象和小叶中央坏死等。

　　ALP是PBC最突出的生化异常，见于疾病早期及无症状患者。ALT和AST通常为正常或轻中度升高，一般不超过5倍正常值上限。血清AMA是诊断PBC的特异性指标，尤其是AMA-M2亚型的阳性率为90%~95%。IgM升高是PBC的另一个实验室特征。有胆汁淤积表现的患者需行超声检查，以除外肝外胆道梗阻。短期内胆红素明显升高或超声检查结果可疑者，可行磁共振胰胆管成像，以除外原发性硬化性胆管炎或其他大胆管病变。瞬时弹性测定检查可用于评估PBC患者肝纤维化程度。AMA阳性且有典型临床表现和生化异常的患者，肝活组织检查对诊断并非必须。但对于AMA阴性者，或转氨酶异常升高的患者，需行肝穿刺检查。PBC的基本病理改变为肝内<100μm的小胆管非化脓性破坏性炎症，导致小胆管进行性减少，进而发生肝内胆汁淤积、肝纤维化，最终发展为肝硬化。

　　PSC的血清生化异常主要表现为胆汁淤积型改变，通常ALP、γ-GT活性升高。血清转氨酶通常正常，转氨酶显著升高需考虑存在急性胆道梗阻或重叠自身免疫性肝炎可能。晚期可出现低蛋白血症及凝血功能障碍。部分PSC患者可出现IgG4轻度升高。胆道成像对于PSC诊断至关重要。PSC典型影像学表现为肝内外胆管多灶性、短节段性、环状狭窄，胆管壁僵硬似铅管样，狭窄上端的胆管可扩张呈串珠样，进展期可显示长段狭窄和胆管囊状或憩室样扩张。MRCP属非侵入性检查，目前已成为诊断PSC首选影像学检查方法。PSC的MRCP表现主要为：局限或弥漫性胆管狭窄，其间胆管正常或扩张，典型者呈"串珠"状改变，严重者可出现狭窄段融合，小胆管闭塞。肝外胆管病变主要表现为胆管粗细不均，边缘毛糙。超声可用于对PSC疾病的初始筛查。肝活组织检查对于PSC诊断并非必须。PSC患者肝活组织检查可表现为胆管纤维化呈节段性分布，狭窄与扩张交替出现；肝内小胆管典型改变为胆管周围纤维组织增生,呈同心圆性洋葱皮样纤维化。

(三)诊断要点

1. 自身免疫性肝炎的诊断　主要基于组织学特征、血清免疫学、生化检验和临床表现等综合分析诊断。①组织学特征:界面性肝炎,无胆道缺损、肉芽肿、铜沉积及其他提示不同诊断的表现;②血清免疫学:成人抗核抗体、抗平滑肌抗体或抗肝肾微粒体 1 型大于 1:80;③生化检验:血清转氨酶升高,IgG 水平升高;④排除其他可以导致慢性肝炎的病因:病毒性、代谢性、胆汁淤积性、酒精性、药物性及遗传性等疾病。

2. PBC 的诊断　符合以下 3 条标准中的 2 条即可诊断为 PBC:①存在胆汁淤积的生化学表现,如 ALP 水平升高;②血清 AMA 或 M2 亚型阳性;③肝脏组织病理学符合 PBC。PBC 与 AIH 重叠综合征的诊断需满足每种疾病诊断标准中至少两条。

3. PSC 的诊断　主要基于肝组织学特征、影像学检查、实验室检查和临床表现综合分析。

(1)肝组织学特征:肝内外胆管进行性闭塞性纤维化形成。组织学上分为 4 期。①门静脉期:表现为炎症仅局限于肝门区;②门脉周围期:表现为门脉周围实质的炎症性改变和门脉周围纤维化;③纤维间隔形成期:表现为纤维化及纤维间隔形成和/或桥接样坏死,肝实质内出现碎屑样坏死,胆管严重受损或消失;④肝硬化期:表现为胆汁性肝硬化。

(2)影像学检查:胆管造影显示肝内外胆管弥散性、多灶性环状狭窄,短带状狭窄,憩室状突出。MRCP 是目前诊断 PSC 的首选影像学检查方法,表现为:弥漫性胆管狭窄,其间胆管正常或继发性轻度扩张,呈"串珠"状改变;病变较重时可出现狭窄段融合,小胆管闭塞导致肝内胆管分支减少,较大胆管狭窄僵硬似"枯树枝"状;肝外胆管粗细不均,边缘毛糙。

(3)实验室检查:血清 ALP、转氨酶及血清胆红素水平升高。

(4)临床表现:常见有乏力、瘙痒、黄疸及体重减轻等不适症状,体征可有肝大、脾大、黄疸、色素沉着等。

(四)鉴别诊断

自身免疫性肝病需与病毒性肝炎、酒精性肝病以及药物性肝病相鉴别。

1. 病毒性肝炎　是因感染肝炎病毒引起的肝损害,包括甲、乙、丙、丁、戊型,甲型肝炎和戊型肝炎通过肠道传染,粪-口传播是主要的传播方式,预后良好,病死率低。乙型病毒性肝炎主要经血、血制品、母婴、破损的皮肤和黏膜、性接触等方式传播。病理特点有肝细胞变性、点灶状坏死、汇管区炎性细胞浸润、汇管区纤维化形成等。丙型病毒性肝炎主要通过血液、性接触、母婴途径传播,大部分患者可转化为慢性丙型肝炎。汇管区淋巴细胞聚集是其主要特征,点灶样肝细胞坏死和不同程度的炎症、胆管损伤、肝脂肪变性是丙型肝炎较为常见的病理改变。丁型病毒性肝炎临床病例较少见。

2. 酒精性肝病　由于长期大量饮酒导致肝损害,包括酒精性脂肪肝、酒精性肝炎、酒精性肝纤维化,甚至肝硬化。长期大量饮酒是该病的必备条件。

3. 药物性肝病　是因药物或其代谢产物引起的肝损害,包括处方药、非处方药、中草药及保健品等。需了解发病前 3 个月内服用的药物,包括服药剂量、途径、持续时间及合并用药等情况。以胆汁淤积为主的药物性肝病比较常见,临床表现为黄疸、皮肤瘙痒、发热、右上腹痛等症状,血清氨基转移酶轻度偏高而碱性磷酸酶明显增高,结合胆红素明显升高。一般停药后可以恢复,但有少部分人出现胆管消失,慢性进展过程,发展为胆汁淤积性肝硬化。

(五)并发症

AIH常合并其他器官疾病如:桥本甲状腺炎、糖尿病、炎症性肠病、类风湿性关节炎和干燥综合征等。

PBC可合并干燥综合征、自身免疫性甲状腺疾病、类风湿性关节炎、溶血性贫血和系统性硬化症等其他自身免疫性疾病。

PSC并发症主要包括门静脉高压、脂溶性维生素缺乏症、代谢性骨病等,还可伴有甲状腺炎、系统性红斑狼疮、风湿性关节炎等其他免疫相关疾病。

二、辨证

(一)辨证要点

AIH大多起病隐匿,主要表现为乏力、右胁肋部疼痛不适、食欲缺乏、腹胀等症状。中医辨证多属胁痛范畴。胁痛的辨证要点在于分清虚实。一般来说病程短、来势急的湿热之邪所致的胁痛属实。病程长、来势缓的因肝肾阴虚、络脉失养所致的胁痛属虚。PBC和PSC的主要症状是黄疸、皮肤瘙痒、腹胀等不适。黄疸的辨证要点在于辨阳黄与阴黄,阳黄者辨湿热轻重。

(二)辨证分型

1. AIH
(1)肝胆湿热证

主症:①胁肋胀痛;②或有痞块。

次症:①腹胀;②口苦泛恶;③大便不畅;④小便红赤;⑤或有身目发黄。

舌脉:舌红苔黄腻,脉弦数。

(2)肝肾阴虚证

主症:①胁痛;②咽干口燥。

次症:①失眠多梦;②腰膝酸软;③五心烦热;④男子遗精;⑤女子经少。

舌脉:舌红少苔,脉细数。

2. PBC和PSC
(1)肝胆湿热证

主症:①身目俱黄;②色泽鲜明。

次症:①小便黄赤;②大便色浅;③纳呆呕恶;④厌食油腻;⑤乏力。

湿重者,兼见头身困重,腹胀脘闷,口淡不渴,大便黏滞,舌红苔厚腻微黄,脉濡数热重者,兼见发热,口渴,尿少,大便臭秽或干结,舌红苔黄腻,脉弦数。

(2)瘀热互结证

主症:①黄疸较深;②经月不退。

次症:①皮肤瘙痒或有灼热感,抓后有细小出血点及瘀斑;②右胁刺痛;③口干咽燥;④大便色浅或灰白;⑤尿色深黄;⑥女子或见月事不调。

舌脉:舌质暗红或绛红,苔少,脉实有力或弦涩。

(3)痰瘀阻络证

主症:①身目俱黄;②色不甚鲜明。

次症:①口中黏腻;②脘闷不饥;③腹胀纳少;④大便溏泄,有时灰白色;⑤肢体困重;⑥倦怠嗜卧;⑦面色暗黑;⑧胁下肿块胀痛或刺痛,痛处固定不移;⑨女子行经腹痛,经水色暗有块。

舌脉:唇舌紫暗边有瘀斑,苔腻,脉沉细或细涩。

(4)寒湿内停证

主症:①黄疸较深;②色泽晦暗;③经月不解。

次症:①皮肤瘙痒;②或右胁不适;③或神疲乏力;④形寒肢冷;⑤食少脘痞;⑥大便色浅或灰白。

舌脉:舌体胖,舌质暗淡,苔白滑,脉沉缓。

(5)肝肾阴虚证

主症:①黄色晦暗;②口干咽燥。

次症:①腹部胀满;②肝区隐痛;③两目干涩;④头晕腰酸;⑤五心烦热;⑥齿鼻衄血;⑦皮肤瘙痒,入夜尤甚。

舌脉:舌红体瘦或有裂纹,少苔,脉濡细或弦细。

(6)气阴两虚证

主症:①面目肌肤发黄;②无光泽。

次症:①神疲乏力;②食少纳呆;③胃脘隐痛或灼痛;④口干咽燥;⑤排便无力或大便秘结。

舌脉:舌淡或暗红,苔少,脉濡细。

证候诊断:主症必备,加次症 2 项及以上,结合舌脉,即可诊断。

【治疗】

一、治疗原则

自身免疫性肝病治疗原则是获得肝组织学缓解、减轻肝内胆汁淤积、防止肝纤维化发展及肝衰竭的发生,减少肝硬化相关并发症,改善临床不适症状,延长患者生存期,提高生活质量。

二、西医治疗

自身免疫性肝病的病因并不明确,西药治疗重在抑制肝脏炎症反应、调节胆汁分泌与减轻胆汁酸对肝细胞的损伤,但难以去除病因,药物包括糖皮质激素、免疫抑制剂,及熊去氧胆酸(UDCA)等。

(一)药物治疗

1. AIH 的药物治疗

(1)治疗指征:所有活动性 AIH 患者均应接受免疫抑制治疗。对于轻微炎症活动患者(血清氨基转移酶 <3ULN、IgG<1.5ULN)应权衡利弊作个体化处理,年龄大于 65 岁者可暂不

启动免疫抑制剂治疗,但若出现明显临床症状,或出现明显炎症活动者需启动治疗。对于中度以上炎症活动者(血清氨基转移酶>3ULN、IgG>1.5ULN)应及时启动免疫抑制治疗。对于肝组织学上观察到中重度界面性肝炎者、桥接性坏死者、中央静脉周围炎者及多个肝小叶坏死或塌陷性坏死者应及时启动免疫抑制剂治疗。存在免疫抑制剂禁忌证者或轻度界面性肝炎者可长期密切随访。

（2）治疗目标:获得生物化学应答,血清氨基转移酶、IgG、γ-球蛋白恢复正常及肝组织学缓解。

（3）标准治疗方案:泼尼松(龙)单用或与硫唑嘌呤联用,联合治疗可减轻泼尼松(龙)的不良反应,但硫唑嘌呤需要6~8周时间才能达到最佳免疫抑制作用,多用于维持治疗。泼尼松(龙)起始剂量为每天30~40mg,于4周内逐渐减量至每天10~15mg;硫唑嘌呤剂量为每天50mg维持治疗。泼尼松(龙)单药治疗适用于合并血细胞减少、妊娠或并发恶性肿瘤等患者。欧洲肝病学会推荐使用泼尼松(龙)2周出现显著生物化学应答后再加用硫唑嘌呤。布地奈德是第二代糖皮质激素,与糖皮质激素受体的亲和性高,抗炎效果强于泼尼松(龙),全身不良反应较少,目前多适用于需要长期应用泼尼松(龙)维持治疗的AIH患者。但因其有增加门静脉血栓形成的风险,因此,不推荐在肝硬化患者中使用。若对标准治疗无效或不耐受者,可选择二线治疗药物,如吗替麦考酚酯等。免疫抑制治疗一般应维持3年以上,或者获得生化应答后至少2年。但需要注意的是停药后复发问题,初次复发者再次以起始治疗剂量予泼尼松(龙)联合硫唑嘌呤治疗,逐渐减量并以硫唑嘌呤维持治疗。硫唑嘌呤不能耐受者可予小剂量泼尼松(龙)或与吗替麦考酚酯联合长期维持治疗。

治疗过程中需监测药物不良反应,糖皮质激素常见不良反应包括满月脸、痤疮、水牛背、向心性肥胖、骨质疏松、感染、血糖代谢异常等,应尽量采用联合治疗方案,减少激素用量。硫唑嘌呤最常见的不良反应是血细胞减少,应密切监测血常规,当白细胞小于3.5×10^9/L,需停止硫唑嘌呤。

2. PBC的药物治疗　熊去氧胆酸(UDCA)是PBC的一线治疗用药,具有促进胆汁分泌、抑制疏水性胆汁酸的细胞毒作用,保护肝细胞和胆管细胞。临床推荐用量为13~15mg/(kg·d),分次或顿服。熊去氧胆酸应长期口服,停药有可能出现病情反复。对UDCA治疗生化应答欠佳者,可考虑使用糖皮质激素、吗替麦考酚酯、贝特类及其他免疫抑制剂。针对有皮肤瘙痒、骨质疏松等患者需对症治疗。考来烯胺是治疗胆汁淤积性肝病瘙痒症的一线用药,推荐剂量为每天4~16g。建议PBC患者补充钙剂和维生素D预防及治疗骨质疏松。肝移植是治疗终末期PBC患者的唯一有效方法。对于AMA阴性的PBC患者需完成肝活检明确肝内胆汁淤积的证据,治疗方法和预后与AMA阳性PBC患者无显著差异。PBC与AIH重叠综合征的治疗方案以熊去氧胆酸为基础,无生化应答者可考虑联合免疫抑制剂治疗。

3. PSC的药物治疗　UDCA是目前常用的治疗药物。研究显示小剂量UDCA[13~15mg/(kg·d)]可以改善PSC生化指标、临床症状和组织学表现;高剂量UDCA[28mg/(kg·d)]并不能得到临床获益,而且增加了不良反应发生的风险。我国PSC诊治专家共识建议可尝试使用UDCA经验性治疗,但不推荐高剂量使用。IgG4相关胆管炎的胆管病变与PSC类似,以IgG4水平升高、组织学上胆管壁密集浸润IgG4阳性的浆细胞为特征,对激素治疗较敏感,但应在激素治疗之前尽量排除恶性肿瘤的可能。

重叠综合征(AIH+PBC或AIH+PSC)的治疗选择需考虑该疾病中肝炎和胆汁淤积何者

占主要地位,对于炎症显著者予免疫抑制治疗,而对于胆汁淤积为主者予UDCA治疗,两者同时存在时考虑联合治疗。

(二) 专科治疗

1. 肝硬化门静脉高压的治疗 自身免疫性肝病疾病进展可形成肝硬化,甚至出现各种肝硬化相关并发症,预后较差。随疾病进展门静脉压力逐渐增高,使得门-体静脉交通支开放,大量门静脉血在未进入肝脏之前就经交通支进入体循环,出现腹壁、食管、胃底静脉曲张,充血性脾大及脾功能亢进等病理改变。若门静脉高压症得不到及时纠正,可引起腹水、肝性脑病、上消化道出血等严重并发症,因此,我们应积极治疗肝硬化相关门静脉高压症。

对于中重度食管、胃底静脉曲张的代偿期肝硬化患者,推荐使用非选择性β受体阻滞药、卡维地洛或食管静脉曲张内镜套扎术治疗。治疗的目标是预防首次出血。治疗后肝静脉压力梯度下降至12mmHg以下,或较基线水平下降20%,可有效预防食管、胃底静脉曲张破裂出血。

食管、胃底静脉曲张破裂急性出血应首选药物和食管静脉曲张内镜套扎术,禁用β-受体阻滞剂。药物治疗主要包括补充血容量,降低门静脉压力药物,如生长抑素及其类似物(奥曲肽)、血管升压素(特利加压素)等。食管静脉曲张内镜套扎术首次治疗后间隔10~14天可行第2次治疗,目标是直至静脉曲张消失或基本消失。建议治疗疗程结束后1个月复查胃镜,以后每隔6~12个月再次复查胃镜。

经颈静脉肝内门体静脉分流术(TIPS)能迅速降低门静脉压力,有效止血,具有创伤小、并发症少等优点。适用于食管、胃底静脉曲张破裂出血经药物和内镜下治疗效果不佳患者、外科手术后曲张静脉再度破裂出血者或肝移植等待过程中发生曲张静脉破裂出血者。无法控制的肝性脑病、肝功能Child-Pugh评分大于12分及全身严重感染者禁用TIPS。

食管、胃底静脉曲张破裂出血不宜行内镜治疗或TIPS者,可考虑行外科手术治疗。门奇静脉断流术通过阻断门奇静脉间的反常血流,达到控制门静脉高压症合并食管、胃底静脉曲张破裂出血的目的。分流术主要包括全门体分流、部分门体分流和选择性分流3类,可根据患者实际病情选择不同的术式。

2. 肝硬化失代偿期治疗 对于终末期自身免疫性肝病患者,肝移植是唯一有效的治疗手段。失代偿期肝硬化患者肝移植治疗的指征包括反复食管胃底静脉曲张出血、顽固性腹水、自发性细菌性腹膜炎、肝性脑病、肝肾综合征等并发症经内科处理效果不佳者。应尽早做好肝移植手术的术前准备工作,避免因病情严重或严重并发症出现导致患者失去肝移植手术机会。

当AIH患者病情进展到终末期肝病或出现急性肝衰竭等情况时可考虑肝移植手术治疗。PBC患者肝移植术后的生活质量得以提高,预后良好,生存率高。肝移植手术是治疗失代偿期肝硬化PSC患者的有效手段,但有部分PSC患者出现术后复发情况,病因及机制尚未明确,且术后复发的进一步处理方法仍未解决。

三、中医治疗

(一) AIH的辨证分型治疗

1. 肝胆湿热证
治法:清热利湿,疏肝利胆。

代表方:茵陈蒿汤(《伤寒论》)。

常用药:茵陈(后下)、栀子、大黄、郁金、金钱草、牡丹皮、虎杖、砂仁(后下)、苍术、木香、泽泻、猪苓、茯苓、白芍、甘草。

加减:腹胀、便秘者可加枳实、芒硝;白睛发黄、溲黄、发热口渴者,可加天花粉、黄柏等;脾虚乏力者,去栀子、大黄,加白术、神曲等。

2. 肝肾阴虚证

治法:补肝益肾,滋阴养血。

代表方:滋水清肝饮(《医宗己任编》)。

常用药:熟地黄、山茱萸、山药、牡丹皮、泽泻、茯苓、柴胡、当归、赤芍、栀子、炒酸枣仁。

加减:两目干涩、视物模糊者,可去柴胡、加草决明、女贞子;头晕目眩者可加黄精、钩藤、天麻;心中烦热、口苦甚者可加丹皮等。

(二) PBC 和 PSC 的辨证分型治疗

1. 肝胆湿热证

治法:清热化湿。

代表方:热重于湿者,茵陈蒿汤(《伤寒论》);湿重于热,温胆汤(《三因极一病证方论》);湿热并重者,茵陈蒿汤(《伤寒论》)合茵陈五苓散(《金匮要略》)。

常用药:茵陈蒿汤用茵陈、栀子、大黄、蒲公英、赤芍、郁金、葛根。温胆汤用陈皮、法半夏、茯苓、竹茹、枳实、厚朴、茵陈、甘草。茵陈蒿汤合茵陈五苓散用茵陈、栀子、大黄、茯苓、猪苓、白术、泽泻、郁金、益母草。

加减:纳呆者,加炒麦芽、鸡内金;便溏者,加苍术、茯苓;恶心、呃逆频繁者,加旋覆花、莱菔子;胁痛者,加泽兰。

2. 瘀热互结证

治法:凉血活血,解毒化瘀。

代表方:血府逐瘀汤(《医林改错》)。

常用药:赤芍、丹参、生地黄、桃仁、红花、茜草、当归、葛根、瓜蒌、牡丹皮。

加减:牙龈出血、鼻衄者,加白茅根;午后低热者,加青蒿、地骨皮;皮肤瘙痒者,加地肤子、白鲜皮;大便干结者,加大黄、芒硝等。

3. 痰瘀阻络证

治法:化瘀祛痰。

代表方:膈下逐瘀汤(《医林改错》)合导痰汤(《济生方》)。

常用药:赤芍、丹参、牡丹皮、桃仁、红花、当归、川芎、甘草、香附、橘红、白术、郁金、茵陈。

加减:白痰较多者,加白芥子、半夏、苍术等;胁痛明显者,加五灵脂、延胡索、佛手;面色黑暗、胁下肿块者,加鳖甲、牡蛎;呃逆频繁者,加旋覆花、代赭石。

4. 寒湿内停证

治法:温化寒湿。

代表方:茵陈术附汤(《医学心悟》)。

常用药:茵陈、附子、肉桂、白术、干姜、茯苓、丹参、郁金、川芎、甘草。

加减:脘腹胀满、胸闷、呕恶显著者,加苍术、厚朴、半夏、陈皮;气虚乏力者,加黄芪、党参;畏寒者,加高良姜、肉桂;下利清谷者,合用四神丸;胁下痞块者,加莪术、红花、土鳖虫。

5. 肝肾阴虚证

治法:滋阴清热。

代表方:滋水清肝饮(《医宗己任编》)。

常用药:熟地黄、山茱萸、山药、牡丹皮、泽泻、茯苓、柴胡、当归、赤芍、栀子、炒酸枣仁。

加减:口干多饮、舌红而干,加石斛、玄参、麦冬、天冬等;心神不宁、心烦不寐者,加合欢皮;大便干结者,加火麻仁、肉苁蓉;皮肤瘙痒者,加地肤子、蒺藜等。

6. 气阴两虚证

治法:益气养阴。

代表方:生脉饮(《医学启源》)。

常用药:党参、麦冬、女贞子、旱莲草、黄芪、白术、猪苓、山药、丹参、葛根。

加减:阴虚火旺者加黄柏、知母、地骨皮等;瘀血阻络,刺痛固定者,加三七粉、蒲黄;大便干结者,加火麻仁、瓜蒌仁;食少腹胀者,加莱菔子、神曲。

(三)中成药

1. 清热利湿类

(1)茵陈五苓糖浆:通阳健脾,利湿除黄。用于湿热黄疸,湿重于热,脘闷腹胀,纳呆呕恶,小便不利,舌苔黄腻。口服,每次 10ml,每日 3 次。

(2)龙胆泻肝丸:清肝胆,利湿热。用于肝胆湿热,头晕目赤,耳鸣耳聋,胁痛口苦,尿赤,湿热带下。口服,水丸每次 3~6g,每日 2 次。

(3)当飞利肝宁片:清利湿热,益肝退黄。用于湿热郁蒸而致的黄疸,急性黄疸型肝炎,传染性肝炎,慢性肝炎而见湿热证候者。口服,每次 2 片(0.45g/片),每日 3 次或遵医嘱,小儿酌减。

2. 疏肝解郁类

护肝片:疏肝理气,健脾消食。具有降低转氨酶作用。用于慢性肝炎及早期肝硬化。口服,每次 4 片(0.35g/片),每日 3 次。

3. 益气养阴类

(1)舒肝康胶囊:益气养阴,柔肝健脾。用于肝郁脾虚所致的烦躁易怒,疲乏无力,食欲缺乏,胸胁胀痛。口服,每次 3 粒,每日 3 次。

(2)蚁参护肝口服液:益气养阴,通络化瘀。用于慢性乙型肝炎气阴两虚兼瘀血阻络证,症见胁肋隐痛、倦息乏力、纳食不香、潮热、口干、面色暗滞。口服,每次 1 支,每日 3 次。

4. 健脾养肝类

安络化纤丸:健脾养肝,凉血活血,软坚散结。用于慢性乙型肝炎,乙肝后早、中期肝硬化,表现为肝脾两虚、瘀热互结证候者,症见:胁肋胀痛、脘腹胀满,神疲乏力,口干咽燥,纳食减少,便溏不爽,小便黄等。口服,每次 6g,每日 2 次或遵医嘱。

四、中西医结合治疗

自身免疫性肝炎在中医治疗上还处于探索阶段,病程不同,疾病的进展不同,在临床上表现为多种症状。其根本病机可归纳为肝肾不足,在内外之邪的影响下,耗肾伤肝所致。中西医治疗可因期而定:早期使用激素的同时,配合二至丸合当归补血汤,可减少激素阴虚火旺等征象;后期在激素维持治疗的同时,配合二仙汤合四君子丸,可防止激素长期使用所致的自分泌抑制等不良反应。临床多项研究观察到在常规激素治疗的基础上配合中医辨证用药,结果表明中西医结合治疗可明显改善患者的肝功能和临床不适症状。因此,可以根据疾病的不同时期,采取中药与西药联合应用,可减轻激素等副作用,并发挥抗炎、抗纤维化的协同增效等作用。

PBC 的中医证候分析显示常见中医证型包括脾气亏虚证、肝肾阴虚证、肝血虚证及肝气郁结证,且证型分布与疾病阶段有密切关系,早期以肝气郁结证为主,中后期以肝肾阴虚证和肝血虚证为主。因此,中医辨证治疗 PBC 需结合疾病阶段,分期论治,早期在 UDCA 治疗基础上联合疏肝解郁类方药;中后期联合滋补肝肾、补血活血类方药。曾武武等研究显示护肝逐瘀汤联合 UDCA 可改善 PBC 患者的乏力、瘙痒等临床症状和体征,改善肝功能,提高机体免疫功能。另有研究采用疏肝利胆活血方和 UDCA 联合治疗 PBC 患者,有助于改善肝功能。陈梅梅等应用复方鳖甲软肝片治疗 PBC 患者具有改善肝纤维化的作用。

中医辨证将 PSC 进行分期诊治,早期以清热利湿为主,中期以活血化瘀、健脾扶正为主,后期以健脾补肾、活血利水为主,利胆退黄为总的治疗原则,以茵陈蒿汤为基础方加减治疗。可见,中医药治疗 PSC 多根据其临床证候特点,不同时期采用不同的治疗手段。

五、名医诊治经验

1. 王彦刚教授认为 AIH 的基本病机为肝肾阴虚,以此为依据制定基本方剂加减运用,同时兼顾阴虚火旺、湿浊内蕴、瘀血阻滞等证治疗。王教授制定 AIH 基本方剂,药物组成如下:龟甲、鳖甲各15g,墨旱莲12g,女贞子9g,沙参15g,石斛12g,乌药9g。龟甲、鳖甲滋补真阴,女贞子、墨旱莲善于清补肝肾,沙参、石斛善于养阴生津,更长于滋补肝肾之阴,乌药疏肝理气,善于调理气机。兼有阴虚火旺者使用生地黄、玄参、牡丹皮、水牛角、青蒿、地骨皮、银柴胡、胡黄连等药物滋阴降火;兼有湿浊内蕴使用生薏苡仁、败酱草、木瓜、蚕沙、鹿衔草、秦艽、茵陈蒿、金钱草、龙胆草等利湿化浊;兼有瘀血阻滞者使用当归、丹参、鸡血藤、鬼箭羽、刘寄奴、苏木、蒲黄、五灵脂等活血化瘀。

2. 党中勤教授认为肝郁脾虚、湿瘀内阻为自身免疫性肝炎的基本病机,提出从肝脾相关论治,强调疏肝健脾、利湿化瘀为治疗该病之基本原则,形成了一套独特理论。其基础方药组成为:柴胡12g,茯苓30g,黄芪20g,白术18g,白芍18g,郁金15g,生薏苡仁30g,白花蛇舌草30g,丹参25g,炙甘草6g。方中柴胡疏肝解郁,茯苓健脾利湿,黄芪、白术补虚益气、健脾燥湿,白芍敛肝柔肝、缓急止痛,郁金活血行气解郁,生薏苡仁健脾利湿,白花蛇舌草利湿解毒,丹参养血活血,炙甘草调和诸药。"正气不足"是 PBC 发病的重要原因,贯穿本病发生、发展、预后始终,病性属于"本虚标实",病机为肝、脾、肾三脏功能失调。

3. 刘成海教授认为中晚期 PBC 患者以脾肾亏虚和气虚血瘀证为特征,以健脾补肾和益气补血为原则,在四君子汤合二至丸的基础上,加上活血祛湿之品,形成治疗 PBC 的经验方加味健脾补肾方。药物组成有黄芪、女贞子、墨旱莲、党参、白术、茯苓、当归、红花、鸡血藤、龙胆草、炙甘草。全方重在补脾胃之气、滋肝肾之阴,同时兼顾补血活血、燥湿利胆等功效。

4. 陕西省名中医常占杰教授结合 PBC 的现代医学发病机制、临床表现和中医的辨证论治,将 PBC 的诊疗分为三期四型:早期(血虚肝郁型)、中期(阴虚湿阻型)、晚期(脾虚水停型、阴虚瘀毒型)。早期治宜调肝养血、健脾益气,方用逍遥四物汤加减,药物组成有黄芪 20g、炒白术 20g、炒白芍 20g、当归 15g、白鲜皮 15g、炒麦芽 15g、柴胡 12g、茯苓 12g、熟地 12g、川芎 12g、薄荷 8g、炙甘草 10g。中期治以滋阴益气、和胃化湿,方用沙参麦冬汤合苍白二陈汤加减,药物组成有炒薏苡仁 30g、沙参 20g、麦冬 15g、党参 15g、茯苓 15g、枸杞子 15g、山药 15g、苍术 10g、白术 10g、法半夏 10g。晚期脾虚水停证治以健脾利水、祛湿化瘀,药用自拟健脾活血方加减,药物包括茯苓 50g、炒白术 50g、生薏苡仁 30g、桂枝 10g、川牛膝 20g、猪苓 25g、川芎 12g、当归 15g、赤芍 15g、泽兰 15g、炙甘草 6g。晚期阴虚瘀毒证治以滋阴补肾、活血软坚,可用滋水清肝饮合二甲散加减,药物包括山药 30g、牡蛎 30g、生地 15g、丹皮 15g、茯苓 15g、山萸肉 15g、当归 15g、泽泻 10g、柴胡 10g、炒白芍 20g、鳖甲 20g。

六、中医适宜技术

1. 针刺治疗

(1)体针:阳黄者,取胆俞、内庭、太冲、阴陵泉、阳陵泉等穴;阴黄者,取至阳、脾俞、胆俞、肝俞、中脘、三焦、肾俞、足三里等穴。针用泻法。

(2)耳针:取胆、肝、脾、胃、耳中等穴,毫针中等强度刺激。

2. 推拿

(1)肝郁气滞型:点按侧胸腹,按上腹部,顺气,摩按季肋,脊背拿提,揉足三里。

(2)脾虚气弱型:上腹摩按,分摩季肋,推侧腹,背部挤推,背部拳揉,揉足三里。

【预后】

免疫抑制剂的使用显著减缓了 AIH 患者的疾病进展,不仅改善了生化应答指标和临床不适症状,而且延缓或逆转了肝纤维化,从而改善了患者的生活质量。UDCA 的应用显著改变了 PBC 患者的自然病史。对 UDCA 治疗生化应答良好的患者,其生存期与年龄、性别相匹配的健康人群相似,但生化应答不佳患者的生存率明显降低。PSC 发病比较隐匿,早期可无症状,病情进行性加重,引起反复胆道梗阻和胆管炎症,最终可发展为肝硬化或肝衰竭。总体来讲,尽早确诊和及时药物干预,可提高自身免疫性肝病患者的生活质量,减缓疾病进展,预后良好。

第六节 肝 脓 肿

【概述】

肝脓肿(liver abscess)是因肝脏感染未及时处理,继发形成的脓肿,分为细菌性肝脓肿(bacterial liver abscess)和阿米巴性肝脓肿(amebic liver abscess)2 种。是肝脏疾病中常见且严重的感染性病变。

根据临床特点,相当于中医学的"肝痈"范畴,属内痈。少数病例也可分属"胁痛"范畴。

▋【流行病学】

细菌性肝脓肿在各国各地区的发病率略有差异,亚洲国家的发病率高于欧美国家,我国的发病率近年来呈上升趋势。该病男性发病率高于女性,为 2.0∶1~2.7∶1,且以发生在家庭收入较低者多见。发病高峰年龄在 55~65 岁。在 65 岁以上的患者中,在女性和有胆道病史的患者中更为常见。根据 2012 年数据,细菌性肝脓肿在台湾地区的发病率在 17.6/10 万,中国大陆的数据为 5.7/10 万,并有上升趋势。有学者认为与各地区患者的基础疾病、地理气候差异、医疗技术水平不同相关。

阿米巴感染近年来有减少趋势,与各地卫生状况改善有关,但在一些地区仍时有发现,多见于发展中国家,热带和亚热带地区为高发区。阿米巴性肝脓肿好发于青年男性(70%~95%)。该病相关流行因素还包括:社会经济状况低下、人口密集、无室内供水装置、流行区移居入境者、群居、HIV 感染、接受免疫抑制剂治疗。

▋【病因病机】

一、西医认识

(一)病因和病理生理学

1. 细菌性肝脓肿　细菌性肝脓肿是因由多种途径导致肝脏受到细菌感染时,因未及时处理从而导致肝脏感染、化脓等一系列的病理生理改变过程的感染性疾病。多由化脓性细菌引起,故亦称化脓性肝脓肿。

肝脏受肝动脉、门静脉双重血供,与胆道、肠道相通,增加了发生感染的可能性。引发肝脓肿的细菌来源分为以下几条途径:

(1)胆道途径:胆源性感染是细菌性肝脓肿的主要感染途径,包括急性胆囊炎、胆总管结石、慢性胰腺炎和肿瘤所造成的胆道梗阻,细菌可沿胆道上行而形成肝脓肿。

(2)门静脉途径:急性化脓性阑尾炎、急性盆腔炎、急性肠道炎症时,细菌可随着门静脉进入肝脏,引起门静脉炎和肝脏脓肿。

(3)肝动脉途径:呼吸系统炎症感染、全身皮肤、皮下化脓性病灶,脓毒血症等,细菌均可随动脉血流进入肝动脉到达肝脏引起肝脓肿。

(4)开放性损伤:开放性肝脏外伤性破裂,细菌可由体外带入肝脏引起肝脓肿。

(5)隐匿性途径:近年数据显示,隐匿性肝脓肿有明显上升趋势,这与基础疾病尤其是糖尿病、慢性肾脏病、肿瘤等免疫损伤的增加密切相关。约 30% 细菌性肝脓肿患者患有糖尿病,主要机制包括糖尿病患者自身免疫受损、中性粒细胞趋化及吞噬功能下降,同时高糖状态也为细菌生长提供了良好的内环境。

2. 阿米巴性肝脓肿　溶组织阿米巴以小滋养体的形态生活于盲肠和结肠的肠腔内,亦称肠腔型阿米巴,通常不致病,小滋养体随食物残渣向结肠远端运送,因环境改变形成囊壁而成包囊,随粪便排出体外,为该病的传播型。如肠腔环境适宜,小滋养体可转为大滋养体,亦称组织型,通过其伪足运动及分泌的一种穿孔肽——阿米巴穿孔素侵袭组织,吞噬红细胞和组织细胞,引起溶解性坏死。

寄生在肠道的溶组织内阿米巴大滋养体经门静脉、淋巴管或直接蔓延侵入肝脏。大多数情况下原虫可被消灭。若机体抵抗力弱,则存活的原虫在肝内继续繁殖,引起小静脉炎和静脉周围炎,并形成静脉栓塞,使肝组织缺血、坏死;大滋养体从破坏的血管溢出,凭借溶组织作用可使病灶组织液化,坏死扩大,而形成肝脓肿。因肠道病灶多位于盲肠、升结肠,该处血流大部分进入肝右叶,故肝脓肿多位于肝右叶。肝脓肿为局限性占位病变,中央为坏死灶,肝穿刺有巧克力色腥臭脓液流出,内含坏死肝细胞、红细胞、脂肪及夏科-莱登结晶等。肝脓腔中缺乏形成包囊的条件,故没有包囊。如继发细菌感染,脓液可变为黄绿色或黄白色伴恶臭,细菌培养可阳性。

（二）组织病理学

1. 细菌性肝脓肿　急性期局部肝组织充血、水肿、大量白细胞浸润,进一步白细胞崩解,组织液化坏死,形成脓腔。进而周围肉芽组织增生形成脓肿壁,脓肿壁具有吸收脓液和限制炎症扩散的作用。脓肿壁为三层结构,内层为坏死区;坏死区域周围为中间层,由胶原纤维少的肉芽组织构成;外围为向正常肝组织移行区域,为伴有细胞浸润炎性水肿带。

2. 阿米巴性肝脓肿　大体病理:脓肿大小不等,大者几乎占据整个肝右叶。脓肿腔内可见液化性坏死物质和陈旧性血液的混合物,呈棕褐色果酱样。脓肿壁上附有尚未彻底液化坏死的汇管区结缔组织、胆管、血管等,形成具有一定特征性的破絮状外观。镜下病理:脓肿腔内为液化性红染无结构坏死组织,缺乏中性粒细胞或脓细胞,这与一般化脓菌引起的脓肿不同。脓肿与正常组织交界处可查找到阿米巴滋养体。慢性脓肿周围常有较多肉芽组织和纤维组织包绕。

二、中医认识

肝脓肿在中医学可归于"内痈""肝痈"范畴。少数病例也可分属"胁痛"范畴。关于"肝痈"之病名,最早文献见于《素问·大奇论》:"肝雍,两胠满,卧则惊,不得小便。"《疡科心得集》中提到"此证多因郁怒肝火而发,或因肝胆之气不平"。中医学认为本病多因感受外来之疫毒,或嗜食肥甘厚味而生热生湿,或七情内郁化火成毒所致。机体感受外来毒邪,卫气奋起抵御,正邪相争加之脓毒较剧而发为高热;邪毒在肝,阻遏气机,病久成瘀,而致气血运行不畅、肝胆疏泄失司出现右胁疼痛;饮食不节,过食肥甘,湿聚热郁,湿热熏蒸肝胆,胆汁外溢则发为黄疸;肝藏血,以气为用,邪毒在体内瘀积日久可耗伤气血,气机不畅,输布功能失调则出现乏力;肝木克脾土,影响脾胃运化,则出现食欲缺乏。气血凝滞,卫气结聚,郁而化热,热盛肉腐,酝酿化脓,而发为痈。本病病性为本虚标实。湿热瘀毒为其基本病机。

【诊断】

一、辨病

（一）临床表现

1. 典型临床表现是寒战高热伴或不伴肝区疼痛。

2. 其他常见症状包括恶心、呕吐、乏力、食欲减退、体重减轻等。

3. 体征主要表现为肝大、压痛和肝区叩痛。

(二) 实验室及其他检查

1. 实验室检查　血常规表现为白细胞、中性粒细胞升高,严重者可出现贫血、血小板减少;降钙素原、C 反应蛋白明显升高;肝功能异常可表现为白蛋白降低,ALT、AST、ALP、γ-GT 升高等。少数患者粪便中可检出阿米巴原虫,以包囊为主。

2. 微生物检查　细菌培养在细菌性肝脓肿的诊断与治疗中十分重要。引起细菌性肝脓肿最常见的致病菌是大肠埃希菌和金黄色葡萄球菌,其次为链球菌、杆菌属。欧美国家主要致病菌是大肠埃希菌,在我国主要病原菌为克雷伯菌、大肠埃希菌、葡萄球菌和肠杆菌。既往恶性或胆道病变的肝脓肿患者细菌培养多为大肠埃希菌,病因不明或合并糖尿病的患者细菌培养多为克雷伯菌。阿米巴性肝脓肿典型脓液为巧克力样,黏稠带腥味;当合并细菌感染时,可见黄白色脓液伴恶臭;脓液中找到阿米巴滋养体或检出其抗原可明确诊断,排脓末端脓液找到滋养体可能性大。

3. 血清学检查　怀疑阿米巴性肝脓肿者,可查血清阿米巴抗体。IgG 抗体阴性者,一般可排除。特异性 IgM 抗体阳性者提示近期或现症感染,阴性者不除外阿米巴性肝脓肿。

4. 影像学检查

(1) X 线检查:发现肝区阴影增大,右侧胸腔积液和右侧膈肌升高活动受限是此病的间接征象。

(2) 超声:是肝脓肿首选检查,敏感性 85%~96%,特异性 85% 以上,可实时观察脓肿形态、大小、数量、位置、液化及分割等情况,缺点是对等回声脓肿病灶不敏感,并受限于检查者经验。

(3) CT 检查:对肝脓肿敏感性高,直径 0.5cm 左右的肝脓肿通过 CT 即可发现,特异性可达 95% 以上。平扫时,脓腔为单发或多发低密度区,圆形或椭圆形,早期病变边界多数不清楚,后期边界较为清楚,脓肿壁呈稍高于脓腔但低于正常肝的环形带。约 20% 病灶可见气体或液平。增强扫描后,脓肿壁可呈单环、双环甚至三环,由外到内分别为水肿、纤维肉芽组织和炎性坏死组织的病理结构。"花瓣征"和"簇形征"及胆道间接征象可作为 CT 检查中诊断不典型肝脓肿的有力证据。

(4) MRI 检查:特异性与敏感性不如超声和 CT。平扫脓腔呈长 T_1 和长 T_2 信号改变。脓肿壁的信号稍高于脓腔但低于正常肝组织。造影剂增强后脓肿呈环形强化(厚薄均匀),脓腔不强化。脓肿周围的水肿 MRI 敏感性高于 CT,呈 T_1WI 略低信号,T_2WI 为稍高信号,称谓"晕环征"。如果发现环形强化和在脓腔内有气体影为典型肝脓肿表现。

5. 分子生物学诊断　对穿刺的肝脓肿液通过 PCR 方法扩增到溶组织阿米巴特异性 DNA 可作为确诊感染阿米巴的依据。

(三) 诊断要点

通过病史、临床检查和影像学检查以及脓液抽吸和培养而诊断。

细菌性肝脓肿:典型三联征是发热、寒战及腹痛。超声检查是诊断的首选诊断方法。诊断性肝穿刺抽脓,是确诊的重要手段,在超声、CT 或 MRI 引导下抽吸或活检,结合明显的临床感染性证据以确诊。

阿米巴性肝脓肿：①有阿米巴流行区居住史；②有上腹痛、发热、肝大和压痛；③X线检查右侧膈肌抬高、运动减弱；④超声波检查显示肝区液平段。若肝穿刺获得典型的脓液，脓液中找到阿米巴滋养体，或超声提示阿米巴性肝脓肿同时血清学检查阳性均提示阿米巴性肝脓肿，可进行抗阿米巴性肝脓肿治疗。肝穿刺及抗阿米巴药物治疗试验有助于鉴别诊断。

（四）鉴别诊断

1. 细菌性肝脓肿与阿米巴性肝脓肿　前者高热、寒战或黄疸、休克等，急骤发病伴显著毒血症状；脓肿为多发性，脓液少、黄白色，细菌培养阳性，血清学检查阿米巴抗体阴性。后者发展过程较为缓慢，主要为发热、肝区疼痛及肝大；脓量多、棕褐色，粪便检查常能发现阿米巴包囊或滋养体（表4-4-6）。

表4-4-6　细菌性肝脓肿与阿米巴性肝脓肿鉴别要点

鉴别要点	细菌性肝脓肿	阿米巴性肝脓肿
病史	常继败血症或腹部化脓性疾患后发生	有阿米巴肠病史
症状	起病急，毒血症状显著，如寒战、高热、休克、黄疸	起病较慢、病程长
肝脏影像	肿大不显著，局部压痛亦较轻，一般无局部隆起，脓肿以小型、多个为主	肿大与压痛较显著，可有局部隆起，脓肿常为大型单个，多见于右叶
肝穿刺	脓液少，黄白色，细菌培养可获阳性结果，肝组织病理检查可见化脓性病变	脓量多，大都呈棕褐色，可找到阿米巴滋养体
实验室	白细胞计数，特别是中性粒细胞显著增多，细菌培养可获阳性结果	白细胞计数轻、中度增高，细菌培养阴性
阿米巴抗体	阴性	阳性
治疗反应	抗生素治疗有效	甲硝唑、氯喹、依米丁等有效
预后	易复发	相对好

2. 右膈下脓肿　多继发于化脓性腹膜炎或上腹部大手术后，全身反应如寒战、发热等临床表现和局部体征不如肝脓肿明显，但胸痛和右肩牵涉痛较重，X线检查右膈下常有液气平出现，超声检查更有助于病变的定位诊断。

3. 肝癌　与脓肿相比，病程较慢，无急性感染表现。肝脏呈进行性肿大坚硬、表面高低不平而无明显压痛，血清甲胎蛋白常呈阳性，超声检查有助于鉴别。但当肝癌并发高热或巨块型肝癌中心液化坏死、合并感染时，亦可有寒战、发热，可导致误诊。必要时行肝组织学活检，有助于肝脓肿与肝癌的鉴别诊断。

4. 胆道感染　多有胆绞痛与黄疸，常有反复发作病史，腹部压痛主要在胆囊区，肝大及肝区压痛不明显，超声检查肝内无液性暗区，并可发现胆道病变。

5. 其他肝棘球蚴病、肝血管瘤、肝囊肿、血吸虫病、继发性肝癌等亦应鉴别。

（五）并发症

脓肿破裂可以穿入到胸腔引起脓胸以及胸膜支气管瘘。也可溃破至腹腔，引起腹膜炎或者其他的脏器引起窦道。胆管性肝脓肿穿破血管壁,引起胆道出血。如为阿米巴性肝脓肿,脓肿穿破后可造成各脏器的阿米巴病。

二、辨证

(一)辨证要点

1. 辨热　发热为本病早期的主要症状之一,乃湿热疫毒熏蒸于里,邪正相争所致。临床辨证应注意湿热与毒热之别。湿热之邪兼热与湿之性,可见发热,但热度不高,且时起时伏,迁延日久;若湿甚于热,则见低热或无发热;热毒为患者,则起病较急,发热较高;热毒熏蒸,血败肉腐成痈者,则见恶寒高热之象。

2. 辨痛　胁痛为本病的又一主症。疼痛拒按为实,胀满疼痛者多为湿热,剧痛难忍则为热毒壅聚、瘀热互结,而隐痛多虚或正虚邪恋、虚实夹杂。

3. 辨虚　热邪久蕴,易耗气伤阴,本病后期为正虚邪恋,或邪去正伤。正虚当注意辨气阴两虚或气血两虚。气阴两虚者多有午后潮热,舌红,脉细数;气血两虚者则体倦乏力为甚,舌淡,脉细弱。

(二)辨证分型

1. 细菌性肝脓肿

(1)初期

主症:①恶寒发热;②右胁胀痛,拒按。

次症:①口干苦;②纳差;③大便干结;④尿涩短赤。

舌脉:舌质红,苔黄,脉弦数。

(2)成痈期

主症:①壮热不退;②右胁胀痛,疼痛难忍,按之则痛剧。

次症:①胸闷脘痞;②纳呆;③恶心呕吐;④口干舌燥;⑤小便黄赤。

舌脉:舌质红,苔黄腻,脉滑数或弦数。

(3)溃脓期

主症:①持续高热寒战;②右胁胀痛或刺痛;③肝大,压痛明显。

次症:①恶心呕吐;②口干;③皮肤红紫;④尿黄。

舌脉:舌质红或暗红,或边有瘀点,苔黄或黄腻,脉弦数或滑数。

(4)恢复期

主症:①倦怠无力;②右胁隐痛;③低热或不发热。

次症:气阴两虚者:①午后潮热;②失眠盗汗;③手足心热;④口干;⑤纳差。气血两虚者:①面色苍白或萎黄;②头晕;③气短懒言;④纳谷不馨。

舌脉:气阴两虚者舌质红,苔少,脉细数;气血两虚者舌质淡,苔薄白,脉细弱。

2. 阿米巴性肝脓肿

(1)初期

主症:①恶寒发热;②右胁胀痛。

次症:①下痢脓血或红白软冻大便;②肛门灼热,里急后重;③口干纳呆;④小便短赤。

舌脉:舌质红,苔薄黄,脉弦细。

(2)成痈期

主症:①发热畏寒,午后热甚;②右胁胀痛,按之痛甚。

次症:①恶心呕吐;②口苦口干;③面黄神萎;④小便短赤。

舌脉:舌质红,苔黄腻,脉弦数。

(3)溃脓期

主症:①但热不退,或热势下降;②胁痛缓解。

次症:①纳差;②神疲乏力;③汗多或盗汗。

舌脉:舌质暗淡,苔黄腻或白腻,脉细数或细弦。

(4)恢复期

主症:①低热不退或热退;②胁肋隐痛。

次症:①面色苍白或萎黄;②乏力;③盗汗;④少气懒言;⑤胃纳不佳;⑥大便溏薄。

舌脉:舌淡,苔薄,脉沉细。

证候诊断:主症必备,加次症2项及以上,结合舌脉,即可诊断。

【治疗】

一、治疗原则

治疗原发病灶,控制炎症,促进脓腔愈合,防止并发症及预防复发。

二、西医治疗

(一)细菌性肝脓肿

1.药物治疗　适合3cm以下的小脓肿和多发性小脓肿或早期肝脓肿尚未完全液化的患者,可应用广谱抗生素。根据《热病:桑福德抗微生物治疗指南2016》的推荐治疗方案,治疗细菌性肝脓肿的抗生素首选为静脉应用甲硝唑联合头孢曲松或头孢西丁或哌拉西林-他唑巴坦或环丙沙星/左氧氟沙星,备选方案为甲硝唑联合亚胺培南/美罗培南。疗程应根据患者体温、白细胞及CRP的恢复及影像学改变而调整,一般为4~6周。

有条件医院可尽早进行脓液细菌培养,确定病原菌类型,根据药敏结果选用敏感度高的药物治疗。合并糖尿病的细菌性肝脓肿患者细菌培养为克雷伯菌时,三代头孢菌素或喹诺酮类可达到有效治疗。对于感染产超广谱β-内酰胺酶(extended-spectrum β-lactamases)细菌高危风险者(包括长期住院或ICU患者、疾病严重、血液透析、辅助通气、急诊外科手术、已应用抗菌药物疗效欠佳)以及基础胆系疾病者,早期应用碳青霉烯类抗生素,可明显改善预后,降低这部分患者的病死率。

2.专科治疗

(1)经皮肝穿刺抽脓或置管引流术:对于肝脓肿直径在3~5cm、液化充分的肝脓肿,可在CT或超声引导下使用16~18G一次性穿刺针抽脓或导管引流。尽量一次抽空脓液后注入抗生素溶液(常用头孢噻肟钠或阿米卡星+0.5%甲硝唑),可保持腔内高浓度能有效地杀灭细菌,以促进脓腔快速愈合。单次穿刺抽脓不易抽净,可行穿刺置管引流,使用甲硝唑对病灶反复冲洗,反复抽取脓液,直至无脓液流出。有多个脓肿者,以先大后小依次进行,每隔5~7天做超声复查,必要时可再次穿刺,一般需1~4次。建议实验室检查及临床表现恢复正常后,引流液持续数日小于10ml,影像学证实引流后脓腔直径小于2cm即可拔管。

（2）对于直径在6cm以上者或经抗生素治疗无效者,可考虑手术治疗。传统手术治疗包括开腹肝脓肿切开引流或部分肝切除术。

1）开腹肝脓肿切开引流:主要适用于,①全身症状或临床症状经积极药物治疗、介入治疗无明显改善的肝脓肿;②脓肿破溃合并明显肺部感染如脓胸、胸膜炎等的肝脓肿;③介入或药物难以通过较厚脓肿壁达到效果的肝脓肿;④需解除胆道梗阻或其他胆道疾病的肝脓肿;⑤位置特殊的肝脓肿,如靠近心包或即将侵犯其他脏器者;⑥不除外癌变的肝脓肿;⑦多发性肝脓肿。如脓肿较大,可切开引流同时加用一条带蒂大网膜填塞治疗,尤其对于肝顶部脓肿在切开引流后,填入大网膜于脓腔内,除可促进脓腔愈合外,还可避免横膈与肝顶粘连影响引流。

2）部分肝切除术:急性生理学和慢性健康状况评价（acute physiology and chronic health evaluation,APACHE）大于15分可考虑部分肝脏切除。部分肝切除适用于:①反复发作已形成窦道的肝脓肿;②由肝内胆管结石引起伴有肝组织萎缩的肝脓肿;③位于肝脏边缘、随时有破溃可能的肝脓肿。

（二）阿米巴性肝脓肿

1. 药物治疗　抗阿米巴药物针对组织型阿米巴可迅速控制病情,针对肠腔型阿米巴可防止由肠道再感染。治疗以甲硝唑为首选药物。

（1）甲硝唑:对组织型和肠腔型均有效。其剂量与疗程报道不一。一般为每次0.6g,口服,每日3次,20~30日为1个疗程。对无并发症的病例,大多于治疗后48小时临床症状开始好转,体温于1周左右恢复正常。对于不能口服药者,采用静脉滴注,首次15mg/kg,以5mg/min的速度缓慢滴注,继以7.5mg/kg,每6~8小时重复,允许口服时改为口服。本药治愈率为70%~90%。如疗效不佳,需考虑原虫耐药（临床上往往难以证实）,可换用喹诺酮类、氯喹或依米丁。甲硝唑毒性小,不良反应偶有恶心、上腹不适、头昏等,不需特殊处理。怀孕3个月内、哺乳期妇女或有中枢神经系统疾病者禁用。

（2）替硝唑:每次0.5g,每日4次,口服,疗程一般14日。重者可用每日0.4~0.8g静脉滴注。少有不良反应,偶有一过性白细胞减少和头昏、眩晕、共济失调等神经系统障碍。妊娠期、哺乳期以及有血液病史和神经系统疾病者禁用。

（3）喹诺酮类:第三代喹诺酮类,如诺氟沙星、氧氟沙星、环丙沙星等治疗革兰氏阴性菌及金黄色葡萄球菌感染,抗菌谱广,作用强。对阿米巴肠道感染及肝脓肿亦有良好疗效。诺氟沙星每次0.2~0.3g,每日3次,口服,15日为1个疗程。重者可静脉注射。不良反应低。对少数甲硝唑治疗后无效或疗效欠佳者,可用喹诺酮类代替。孕妇及哺乳期禁用。

（4）依米丁和去氢依米丁:能直接灭杀大滋养体,疗效肯定、迅速。依米丁剂量,体重在60kg以下者按每日1mg/kg计（60kg以上者,剂量按60kg计）,每日1次或分2次做深部皮下注射,连用6~10日为1个疗程。如未愈,30日后再用第2个疗程。药物有蓄积作用,其治疗剂量和中毒量相近,易引起心肌炎、周围神经炎、严重吐泻等不良反应。治疗中应注意卧床休息,监测血压、脉搏、心电图等,如有明显改变,应减量或停药。孕妇及心、肾疾病者禁用。去氢依米丁,是合成依米丁衍生物,剂量为 1~1.5mg/(kg·d),疗程 3~10 日,总量不超过90mg/kg。注意事项同依米丁。

（5）氯喹:成人每次 500mg,每日 2 次,连服 2 日,继以 250mg,每日 2 次,连用 3~4 周。有报道主张用药 10 周以免复发。单用氯喹治愈率 60%~90%。不良反应主要有胃肠道反应、瘙痒、皮疹、耳鸣、视力调节障碍等。有时在治疗剂量内发生致命性心室颤动而致阿-斯综合征（Adams-Stokes syndrome）或心搏骤停。有慢性肝病、心脏病者慎用或不用。

2. 专科治疗

（1）穿刺抽脓:对于内科治疗效果不佳,脓肿较大或有脓肿穿破危险应及时行脓肿穿刺引流。通常抽出第一管脓液常规送细菌培养,最后一管脓液送检原虫,脓液超过 200ml 者,在 3~5 日后应反复抽脓。脓液稠厚、不易抽出时,应注入生理盐水或用 α 糜蛋白酶 5mg 溶于生理盐水 50ml 内,抽取 1/2 量注入脓腔,可使脓液变稀。对于大脓肿,在抽脓后注入杀阿米巴药物（甲硝唑 500mg 或盐酸依米丁 30~60mg）比单纯内科或外科治疗更有效,有助于脓腔愈合。

（2）手术引流:适应证包括肝脓腔穿破至腹腔引起弥漫性腹膜炎时紧急手术处理,排净腹腔脓液,并行腹腔引流;脓肿位置较深（距离体表超过 8cm）;合并细菌感染,脓液黏稠不易吸出者。

三、中医治疗

（一）辨证分型治疗

分期论治。初期及成痈期应清热解毒、活血化瘀为主;溃疡期化瘀排脓清毒;恢复期扶正祛邪。

1. 细菌性肝脓肿

（1）初期

治法:活血通络,疏肝清热。

代表方:柴胡疏肝散（《医学统旨》）合五味消毒饮（《医宗金鉴》）。

常用药:柴胡、陈皮、川芎、香附、枳壳、芍药、甘草、金银花、野菊花、蒲公英、紫花地丁、天葵子。

加减:高热者加连翘、黄芩。黄疸明显者加茵陈、金钱草。胁痛明显者加青皮、延胡索等。如纳差明显,减野菊花、紫花地丁以防药物苦寒伤及脾胃。

（2）成痈期

治法:清利湿热,行气活血。

代表方:透脓散（《外科正宗》）合大柴胡汤（《伤寒论》）。

常用药:黄芪、穿山甲（现有以豕甲代替者）、川芎、当归、皂角刺、柴胡、黄芩、大黄、枳实、半夏、白芍。

加减:黄疸者加茵陈、龙胆草、半边莲等;肝区痛甚者加乳香、没药、延胡索;呕吐甚者加佩兰、竹茹;纳呆者加白术、山药。

（3）溃脓期

治法:清热解毒,活血排脓。

代表方:龙胆泻肝汤(《医方集解》)或五味消毒饮(《医宗金鉴》)合复元活血汤(《医学发明》)。

常用药:龙胆草、栀子、黄芩、通草、泽泻、车前子、柴胡、甘草、当归、生地、瓜蒌、红花、穿山甲(现有以豕甲代替者)、大黄、桃仁。

加减:脓甚者加败酱草、皂角刺、薏苡仁等。如热势不高或无发热且畏寒肢冷,去龙胆草、栀子、黄芩,加附子、香附。

(4)恢复期

治法:益气补血,祛瘀生新。

代表方:八珍汤(《瑞竹堂经验方》)。

常用药:人参、白术、茯苓、甘草、熟地、当归、白芍、川芎。

加减:神疲纳少者加黄芪、炙鸡金;下肢不温者加补骨脂、肉桂;心悸失眠者加夜交藤、酸枣仁。

若阴伤较甚,治以养阴清热,祛瘀生新,方用青蒿鳖甲汤(《温病条辨》)加麦冬、地骨皮、龟甲、石斛等。

2.阿米巴性肝脓肿

(1)初期

治法:清热燥湿。

代表方:白头翁汤(《伤寒论》)合胃苓汤(《丹溪心法》)。

常用药:白头翁、黄连、黄柏、秦皮、苍术、厚朴、陈皮、甘草、桂枝、白术、茯苓、猪苓、泽泻。

加减:脓血多者,加赤芍、丹皮、地榆;恶寒发热者,加葛根、连翘、银花;疼痛较甚者,加乳香、没药;大便秘结者,加大黄、芒硝。

(2)成痈期

治法:清热利湿,行气活血。

代表方:甘露消毒丹(《医效秘传》)合复元活血汤(《医学发明》)。

常用药:滑石、黄芩、茵陈、石菖蒲、川贝母、木通、藿香、连翘、白蔻仁、薄荷、射干、柴胡、瓜蒌根、当归、红花、甘草、穿山甲(现有以豕甲代替者)、大黄、桃仁。

加减:下痢明显者,加白头翁、葛根、黄连;胁痛难忍者,加蒲公英、延胡索、乳香、没药。

(3)溃脓期

治法:疏肝通络,托毒排脓。

代表方:复元活血汤(《医学发明》)。

常用药:柴胡、瓜蒌根、当归、红花、甘草、穿山甲(现有以豕甲代替者)、大黄、桃仁。

加减:纳差乏力明显者,加黄芪、生首乌、升麻;脓甚者,加薏苡仁、冬瓜仁、大红藤等。

(4)恢复期

治法:益气补血。

代表方:人参养荣汤(《三因极一病证方论》)。

常用药:白芍、当归、陈皮、黄芪、桂心、人参、白术、甘草、熟地、五味子、茯苓、远志。

加减:纳少者,加山药、薏苡仁;阴虚内热为主者,加丹皮、青蒿;盗汗久而不止者,加浮小麦、糯稻根、麻黄根;口干咽燥者,加麦冬、知母;形体畏寒者,重用黄芪。

（二）中成药

1. 清利湿热类

龙胆泻肝丸：清肝胆，利湿热。用于肝胆湿热，头晕目赤，耳鸣耳聋，胁痛口苦，尿赤，湿热带下。口服，水丸每次 3~6g，每日 2 次。

2. 活血化瘀类

（1）云南白药：化瘀止血，活血止痛，解毒消肿。用于跌打损伤，瘀血肿痛，吐血、咳血、便血、痔血、崩漏下血、手术出血，疮疡肿毒及软组织挫化瘀止血，活血止痛，解毒消肿。用于跌打损伤，瘀血肿痛，吐血、咳血、便血、痔血、崩漏下血、手术出血，疮疡肿毒及软组织挫伤，闭合性骨折，支气管扩张及肺结核咳血，溃疡病出血，以及皮肤感染性疾病。口服，每次 0.25~0.5g，每日 4 次。

（2）龙血竭片：活血散瘀，定痛止血，敛疮生肌。用于跌打损伤，瘀血作痛，妇女气血凝滞，外伤出血，脓疮久不收口，以及慢性结肠炎所致的腹痛、腹泻等症。口服，每次 4~6 片（0.4g/片），每日 3 次，或遵医嘱。

3. 补益气血类

（1）人参养荣丸：温补气血。用于心脾不足，气血两亏，形瘦神疲，食少便溏，病后虚弱。口服，大蜜丸每次 1 丸，每日 1~2 次。

（2）人参归脾丸：益气补血，健脾养心。用于气血不足，心悸，失眠，食少乏力，面色萎黄，月经量少，色淡。口服，大蜜丸每次 1 丸，每日 2 次。

四、中西医结合治疗

本病不同病期特点鲜明，中西医均分期论治、审时度势，可有侧重。西医常规非手术治疗包括足量有效抗生素抗感染、全身支持治疗，对于单个脓腔较大的肝脓肿，待脓肿液化成熟后，可行超声引导下穿刺置管引流术。对于治疗长期迁延不愈的肝脓肿，单纯西医治疗效果较差，可运用中医药辨证论治加速脓肿液化，再结合穿刺置管引流术，缩短病程，减少住院时间，加速康复。临床上为了提高疗效，可选择以下具有针对性的中药或复方。

（一）具有消痈排脓作用的中药研究

生黄芪：在外科被誉为"疮家圣药"，味甘，性微温，入肺、脾经。生用，功能益卫固表，利水消肿，托毒生肌。主治"痈疽，久败疮，排脓止痛，大风癞疾，五痔，鼠瘘，补虚，小儿百病"（《神农本草经》）。治疗肝脓肿时重用黄芪，取其补气以托脓外出的功效，黄芪补气亦能生血，血充则肉长，故可生血生肌，为疮痈圣药。现代药理研究亦证明黄芪具有抗疲劳、抗炎、调节代谢、改善毛细血管通透性、扩张血管等作用。其中黄芪多糖具有显著的抗感染活性；黄酮类化合物主要具有清除氧自由基、增强免疫等作用；黄芪皂苷类化合物具有抑菌作用以及免疫调节活性。

薏苡仁：味甘淡，性凉，入脾、胃、肺经，具有利水渗湿、健脾、除痹、清热排脓之功效。多种实验性急、慢性动物炎症模型研究，发现薏苡仁具有温和的镇痛抗炎作用，其有效成分为薏仁素。

皂角刺：味辛，性温，归肝、胃经，中医认为皂角刺具有消毒透脓、搜风、杀虫的功效。现代药理研究表明,皂角刺主要含黄酮、酚类和三萜等化合物。皂角刺提取物在体内外对革兰氏阳性菌的抑制作用优于革兰氏阴性菌。皂角刺水提取物及醇提取物在体外对金黄色葡萄球菌有杀菌抑菌作用,且与浓度正相关。进一步研究皂角皂苷,发现皂荚皂苷水溶液对大肠埃希菌、金黄色葡萄球菌、铜绿假单胞菌、阴沟肠杆菌、沙门肠杆菌具有完全抑制作用。皂角刺提取物中槲皮素、咖啡酸具有抑制细菌的作用。

(二)具有抗阿米巴作用的中药研究

白头翁:味苦,性寒,归胃、大肠经,有清热解毒、凉血止痢的功效,临床常用来治疗热毒血痢,阴痒带下。研究表明,白头翁煎剂及其皂苷较大剂量时有明显的抗阿米巴原虫作用。

鸦胆子:味苦、性寒,有小毒,归大肠、肝经。具有清热解毒、治痢截疟、腐蚀赘疣的功效。口服可用来治疗热毒血痢、冷积久痢及各型痢疾,外用可治鸡眼、赘疣。鸦胆子水剂、乙醚浸膏、鸦胆子苷、苦味素等对阿米巴原虫均有杀灭作用。

大蒜:味辛,性温,归脾、胃、肺经。有散痈消肿、解毒杀虫的功效,临床常用来治疗痈肿疮毒、癣疮瘙痒、肺痨顿咳、痢疾泄泻、钩虫病及蛲虫病。大蒜主要活性物质是含硫化合物,其中最主要的是二烯丙基三硫化物,通常称为大蒜素。大蒜素对阿米巴原虫有一定的抑制和杀伤作用。

(三)中药复方治疗肝脓肿研究

透脓散:透脓散由生黄芪、当归、川芎、炮山甲(现有以豕甲代替者)、皂角刺组成,为中医外科学透托法的代表方,适用于疮疡的成脓期。实验表明,透脓散能提高碱性成纤维细胞生长因子、表皮细胞生长因子、溶菌酶水平,降低白细胞介素-2水平,从而促进脓肿愈合、组织修复、调节免疫功能。运用血浆代谢组学研究,与正常对照组相比,透脓散能够显著调控花生四烯酸类、磷脂类内源性代谢产物,其调控效应优于组方药味组,而黄芪组优于其他组方药味组,说明透脓散全方的干预作用强于各组分,体现了中药复方君臣佐使配伍的重要意义。

五、名医诊治经验

1. 曾庆骅将肝痈分为四期六证。初热期:肝气郁滞、瘀血阻络证。成痈期:肝胆湿热、瘀血停滞证;热毒炽盛、气滞血瘀证;寒湿瘀滞、瘀阻经络证。溃破期:热毒瘀血俱盛。恢复期:气血两亏、瘀毒未尽证;阴虚内热、瘀毒未尽证。治疗上以复元活血汤为主。基本方药如下:柴胡10g、当归10g、红花10g、穿山甲(现有以豕甲代替者)10g、大黄(后下)10g、桃仁10g、瓜蒌根15g、甘草6g。

2. 汪受传认为热毒壅塞、营卫瘀滞为痈肿发生初起阶段的主要病机,热、毒、痰、瘀是致病的主因,热瘀互结,壅滞于肝,致气血凝阻,毒盛血肉腐而成痈为致病机制。临证要点有三:一应当灵活运用治痈"消、托、补"三法,消法以消散、解毒、败毒之药物,达清热解毒之旨;托法有透托和补托之分,前者用于实证,后者用于正虚邪毒既不消散又难成脓,以期多发细小且深的脓肿贯通,创手术引流之机。补法之要义在于早期扶正祛邪,中期托毒防陷,后期固本以生肌。二为兼治肝病,如肝大、肝区疼痛、肝功能损害等,随证用疏肝通络、软坚散结等中药。三是防止组织粘连,为防感染后期机化粘连,使用化痰软坚散结、疏肝通络、活血化瘀中药。

3. 王文正认为肝痈初为热毒内炽,血腐为脓,治宜清解;病久者治宜清解兼佐益气托里;病将愈以益气健脾柔肝为善后之法。王老认为,肝痈与肺痈、肠痈虽发病机制相同,但肺与肠皆与外界相通,脓成后经过药物引导,或随咳痰咳出,或随大便排泄,毒邪有出路,唯肝痈脓成则郁滞于内,并无出路可言,在治疗上无论用清解或益气扶正之法,均需酌加行气解郁之药,调畅气机,以顺其肝喜条达之性,有助于脓液消散。同时,肝为藏血之脏,毒邪郁于血分,血腐为脓,因此常须加入活血凉血之剂,以增强解毒之力,以助脓溃肿消。对于正气尚实、毒邪尚盛者,以疏达清解法治之,方药如下:银花30g、连翘12g、黑山栀15g、龙胆草12g、蒲公英30g、丹皮9g、赤芍9g、鸡血藤15g、橘皮9g、川木香6g,水煎服,每日1剂。对于毒邪已减,病将愈者,以清解宣达法治之,方用洗肝散加味:黑山栀9g、黄芩12g、赤芍12g、丹皮9g、川羌活9g、薄荷6g、青黛(包煎)9g、牛蒡子9g、柴胡15g、生甘草6g。

4. 乐德行治疗肝痈从《医宗金鉴外科》五味消毒饮(银花、野菊花、蒲公英、紫花地丁、天葵子)和《外科正宗》七星剑(野菊花、苍耳子、豨莶草、半枝莲、地丁草、麻黄、紫河车)受到启发,选取蒲公英、紫地丁、半枝莲、草河车等药为主方,功效清热解毒、消肿排脓,加用败酱草、红藤疗效更显著。另外,乐老重用皂角刺30g,消肿排脓效果显著。治疗痈肿虚证,乐老采用益气健脾、活血理湿之法,应用《金匮要略》治疗肠痈方薏仁附子败酱散的变化方,其中附子扶阳、温化湿浊,加薏苡仁、败酱草共为清热解毒、温阳消散剂。

5. 王长洪认为清热解毒是治疗肝脓肿的根本大法,治疗用药用重剂。王教授清热解毒方以五味消毒饮加减,常用野菊花10g、蒲公英30g、紫花地丁30g、白头翁20g、败酱草30g、金银花10g、连翘10g等。王教授认为,肝脓肿早期,热毒炽盛正气未衰,是清热解毒药发挥作用的最佳时期,药味多、剂量大,是此期的组方特点。患者的正气虚损在本病发生发展过程中始终存在,故根据不同时期、不同患者,治疗上可采取扶正兼祛邪,或祛邪兼扶正,或先扶正后祛邪,或先祛邪后扶正的治疗方法。常选的益气扶正之品有黄芪、人参、丹参、当归、党参、白术、茯苓、薏苡仁等。临证用生黄芪,早期用20~30g,中后期用30~60g。另外,王教授认为气阻血瘀是细菌性肝脓肿的关键病机,治疗上采用活血化瘀,在早期可促进脓肿的液化,可选丹参、郁金、赤芍、丹皮清热凉血散血;在恢复期可促进脓肿的消散,常选桃仁、红花、当归、香附等。在应用活血化瘀药同时,宜配用行气之药,如枳实、陈皮、川楝子、延胡索等。

【预后】

随着诊疗技术的进步,多数细菌性肝脓肿病例采取超声或CT定位经皮肝穿刺抽脓、引流、高效广谱抗生素等非手术疗法而治愈。患者预后显著改观,整体病死率约为4%~16%,发达国家病死率为1%~2%。另外,预后与患者年龄、体质、原发病、脓肿数目、治疗时机、治疗的彻底性和有无并发症等密切相关。如不及时治疗,往往死于败血症。

阿米巴性肝脓肿用中药及甲硝唑、氯喹、依米丁等药,以及肝穿刺抽脓治疗,预后较好。脓腔多数在1~3个月内逐步愈合,愈合时间偶尔可长达1年以上。鲜有复发者。

第七节　肝纤维化

【概述】

肝纤维化（hepatic fibrosis）是各种慢性肝病向肝硬化进展的必然经过的病理学过程，指各种病因引起肝组织炎症，进而刺激肝组织内细胞外基质（extracellular matrix，ECM）的合成与降解平衡失调，导致肝脏结构的病理变化和功能异常，结构上表现为肝窦毛细血管化与肝小叶内以及汇管区纤维化；功能上可以表现为肝功能减退、门静脉高压等。其中，肝脏损伤、肝脏星状细胞与库普弗细胞被激活，是启动纤维化的关键因素。若肝纤维化持续发展，使肝内弥漫性纤维组织增生、肝细胞结节性再生及假小叶形成，则称为肝硬化（liver cirrhosis）。肝纤维化是肝硬化的早期阶段，是可逆性病变，而肝硬化则通常不可逆转。

肝纤维化是现代医学病理形态学概念，在中医古籍中无此病名记载，根据其临床表现、体征及纤维组织增生的内在病理特征，现代中医多将肝纤维化归为"胁痛""积证""痞积""肝积""肝着"等范畴来认识。

【流行病学】

总体而言，男性多于女性，中老年多于青年，与季节和地域分布无明显相关性。

【病因病机】

一、西医认识

肝纤维化的发生机制复杂，主要由于肝细胞外基质的过度增生及降解减少。肝实质细胞和间质细胞均参与肝纤维化的形成，其中肝星状细胞（hepatic stellate cell，HSC）在肝纤维化的发生发展过程中起着十分重要的作用。正常情况下，肝细胞外基质的合成与降解处于动态平衡，若平衡失调，细胞外基质的合成增多和/或降解减少，是造成细胞外基质沉积的主要机制。

（一）病因与病理生理学

参与肝纤维化过程的细胞中，活化的 HSC 是生成纤维组织的关键细胞。不同的病因刺激可以造成肝脏慢性损伤，肝细胞发生变性坏死或凋亡，导致肝组织炎症。肝细胞、库普弗细胞、肝窦内皮细胞和淋巴细胞可以通过释放细胞内容物、细胞因子和活性氧簇等，刺激位于窦周隙内的静止期 HSC，使之活化成为肌成纤维细胞，产生大量 ECM（主要由胶原、非胶原糖蛋白、蛋白多糖三种成分构成），形成纤维间隔和肝窦毛细血管化，造成肝纤维化，并伴有纤维间隔内的血管增生。有关 HSC 活化的确切机制目前尚不清楚，可能与细胞因子和氧化应激等多种因素有关。

不同病因产生肝纤维的机制也存在差异。机体感染血吸虫后,虫卵随血流行至肝窦入口处形成肉芽肿后发生肝纤维化。肝窦毛细血管化、肌成纤维细胞收缩和虫卵肉芽肿都可致肝窦狭窄、血流阻力增大,是导致门静脉高压的重要病理基础。肝窦微循环障碍会延迟抗病毒 T 淋巴细胞的募集,从而延缓病毒的清除,最后加重了由抗原持续激活的 T 细胞造成的组织损伤,成为慢性肝炎迁延不愈的原因之一。淋巴细胞可以激活 HSC 或促进其凋亡,在肝纤维化形成和消退过程中都可发挥作用。慢性肝损伤时自由基的活化导致肝内氧化应激和抗过氧化防御机制效能的降低,参与了组织重构和肝纤维化的发生,该机制在酒精性肝炎和非酒精性脂肪性肝炎时尤其重要。肝内促纤维化的微环境近年来得到关注,可吸引淋巴细胞特别是巨噬细胞的一些亚型调控肝纤维化的形成或消解。此外,肠道微生物的作用、形成厌氧促炎环境的组织缺氧的作用、肝纤维化进展调控的后天修饰的作用和肝纤维化发展过程中组织硬度等也都影响肝纤维化的进展。

此外,细胞外基质降解减少在肝纤维化形成过程中也起到重要作用。合成后的细胞外基质主要由体内四大蛋白酶(丝氨酸酯酶、金属蛋白酶、弹力蛋白酶、巯基蛋白酶)之一的基质金属蛋白酶(MMPs)降解。其中胶原酶 1(MMP-1)和胶原酶 13(MMP-13)主要降解Ⅰ、Ⅱ、Ⅲ 型胶原。许多研究表明,肝纤维化早期胶原酶的活性增高,以降解增生的胶原;晚期尤其是肝硬化时,胶原酶的活性明显降低,甚至不能测出,其原因可能与库普弗细胞数目减少,酶原合成和激活降低以及特异抑制物增加有关。此外,基质金属蛋白酶抑制剂(matrix-metalloproteinase inhibitor)、α2 巨球蛋白对细胞外基质的降解也起到重要调节作用。

(二)病理组织学

1. 肝纤维化模式 不同病因引起的肝纤维化其模式各不相同。主要分为胆管型、桥接型、细胞周围型和小叶中央型 4 型。

(1)胆管型纤维化:见于原发性胆汁性胆管炎(PBC)和原发性硬化性胆管炎(PSC)。产生机制为正常上皮间质细胞间的相互作用紊乱和慢性炎症损伤修复反应。由门静脉区肌成纤维细胞产生纤维,形成门静脉区-门静脉区的纤维间隔包绕肝小叶,其在中央静脉与门静脉区之间的间隔可一直到纤维化晚期才发生。

(2)桥接型纤维化:多见于慢性乙型肝炎和丙型肝炎。产生机制为慢性炎症损伤修复反应。由门静脉区肌成纤维细胞产生纤维,以门静脉区-中央静脉的纤维间隔和界面炎症为特征。

(3)细胞周围型纤维化:多见于酒精性和非酒精性脂肪性肝炎。产生机制为氧化应激和慢性炎症损伤修复反应。由 HSC 产生纤维,形成肝窦毛细血管化,纤维形成并包绕肝细胞。

(4)小叶中央型纤维化:多见于静脉回流障碍性疾病,如巴德-吉亚利综合征和慢性心力衰竭等。产生机制为小叶中央坏死导致慢性炎症损伤修复反应。由 HSC 产生纤维,形成中央-中央静脉纤维间隔和"中央静脉性"肝硬化。

2. 纤维化分期 如表 4-4-7 所示,肝组织损伤程度以炎症分级(G)和纤维化分期(S)来表示。分级是依据坏死和炎症的程度,评估病变的活动程度;分期是依据纤维化程度和肝硬化的形成,表示疾病进展情况,与病程有关,并影响治疗及预后。肝脏炎症坏死分级和纤维化程度分期,推荐采用国际上常用的 Metavir 评分系统。也可参照 Knodell RG、Ishak K、ScheuerPJ、Chevallier M 等评分系统了解肝脏纤维化程度。但任何一个评分系统中的数字都只代表对某种病变类型的半定量评估,而非绝对定量,对界面肝炎、汇管区炎症及肝细胞损伤等不同损伤程度的界定都不是线性相关。组织学分期按 S0~S4 区分。S0 为无纤维化;S1 为轻度纤维化;S2 为中度纤维化;S3 为进展期肝纤维化;S4 为肝硬化。目前,临床病理学分期诊断中,普遍注重判别有无显著纤维化的意义,以 S0~S1 表示无显著纤维化,以纤维间隔或桥接纤维化出现,即 Scheuer 和 METAVIR 评分≥S2 或 Ishak 评分≥S3 定义为显著纤维化(significant fibrosis,SF),Scheuer 评分和 METAVIR 评分≥S3 或 Ishak 评分 S4 定义为进展期肝纤维化(advanced fibrosis,AF)。1995 年,国内学者以 Scheuer 评分系统为基础修订了慢性肝炎的病理学诊断标准,并在临床广泛应用。

表 4-4-7 肝脏炎症活动度分级和纤维化程度分期标准

炎症活动度			纤维化程度	
分级(G)	汇管区及周围	小叶内	分期(S)	纤维化程度
0	无炎症	无炎症	0	无
1	汇管区炎症	变性及少数点状坏死	1	汇管区纤维化扩大,限局窦周及小叶内纤维
2	轻度 PN① 或嗜酸小体	变性,点、灶状坏死	2	汇管区周围纤维化,纤维间隔形成,小叶结构保留
3	中度 PN	融合坏死或见 BN②	3	纤维间隔伴小叶结构紊乱,无肝硬化
4	中度 PN	BN 广泛,累及多个小叶	4	早期肝硬化

注:①PN:碎屑坏死(界面肝炎);②BN:桥接坏死。

二、中医认识

中医学原无此病名记载。根据肝纤维化(包括肝硬化)的病理变化和临床表现,用中医病名概括,多将其归集在"积聚""胁痛"等。肝纤维化的原发病因各异,临床表现不同,最常见的病因是病毒性肝炎(毒邪入侵)、酒精性肝病与非酒精性肝病(酒毒与肥甘厚味、辛辣炙煿、生湿生热之食物)基本病机为毒邪外侵或湿邪内生,邪毒久稽,肝络受损,气滞血瘀,可归纳为"邪盛致虚,虚损生积"。依患者病情不同还可有湿热内蕴、肝气郁结、脾运失调、痰瘀互结等不同病机的证型表现。肝纤维化本质上是肝脏形质损伤,阴精亏损,无以化气为用,以致气血不行,凝血蕴里不散而成积。

【诊断】

一、辨病

(一)临床表现

1. 常见症状 肝纤维化患者的临床表现多为原发慢性肝病的临床表现,无特异性,差异较大。常见的临床表现有:疲倦乏力、食欲缺乏、大便异常、肝区不适或胀或痛、睡眠障碍、舌质暗红或暗淡、舌下静脉曲张、脉弦细等。在未进行相关检查前容易误诊为功能性或器质性胃肠病。部分患者可无明显症状与体征，或可表现为伴同于原发慢性肝病的其他临床表现。

2. 体征　肝纤维化患者还可有肝病面容（面色晦暗黝黑、黑中泛黄、"黑黄之间几丝红"）、蜘蛛痣、肝掌、胸前小血管扩张、指甲异常（有凸起的棱线或向下凹陷）、下肢水肿、舌象异常等体征。肝功能损害时下肢可见胫骨前内侧的凹陷性水肿，其发生机制是由于水钠潴留。其中蜘蛛痣的大小、数目一般与其肝脏的损伤程度成正相关，肝硬化患者更明显。脂肪肝患者由于机体存在代谢异常，其呼气往往存在特殊气味。肝纤维化患者尤其多伴有舌象异常，其舌质多为暗红，舌苔多白厚腻或黄厚腻。若舌质紫暗、瘀斑明显，舌下静脉曲张，提示其病程较长、肝损伤较重，可能已发展至进展期肝纤维化或者肝硬化。晚期肝纤维化或肝硬化患者还可以出现腹水、脾大、侧支循环建立（食管胃底静脉曲张、腹壁静脉曲张及痔静脉曲张等）等体征。

（二）实验室及其他检查

1. 肝穿刺活检组织病理学　肝活检组织病理学检查是明确诊断、衡量炎症与纤维化程度以及判定药物疗效的重要依据，是不可替代的"金标准"。肝活检检查的基本要求包括：用粗针穿刺（最好用 16G），标本长度最好 1.5cm 以上或镜下包括 10 个以上汇管区，如果标本长度 <1cm，难以做出明确病理诊断。肝活检标本应做连续切片，常规做苏木精-伊红、马松三色染色和/或网状纤维染色，以准确判断肝内炎症、结构改变及纤维化程度，将肝炎病变依炎症活动度及纤维化程度分级、分期，并根据需要增加免疫组织化学染色病毒抗原或核酸的原位检查。

因活检属于创伤性检查，不易被患者接受，约 0.3% 患者肝穿刺后发生严重并发症，因此限制了其临床应用。此外，肝纤维化不均匀性分布常导致组织学评估错误；非酒精性脂肪性肝炎（NASH）的纤维化不均匀性较慢性丙型肝炎（CHC）明显，这与肝脏不同区域肝实质损伤后愈合的差异有关。慢性肝病的炎症活动性病理学分级诊断准确性一般都相对高于纤维化的分期诊断，分级诊断可仅误差 1 级，而分期（S3 和 S4）可误差 1~2 期。肝活检获取肝组织仅是整个肝脏的 5 万分之一，标本太小可出现纤维化分期低估、肝硬化的漏诊可达15%~30%。标本长度不够和标本破碎造成的标本错误是病理学诊断失败的常见原因，由其引起的分级和分期假阴性分别占 10.1% 和 4.5%，主要与标本太小有关；而纤维化分期的假阳性发生率 3.5%，则主要与标本破碎有关。组织学诊断需要经验和技能，但仍然存在主观倾向，易在观察者内和观察者间产生差异。肝脏病理学家对纤维化分期诊断在观察者内的一致性为 60%~90%；在观察者间的一致性为 70%~90%。

2. 影像学检查　影像学诊断因无创、重复性高等优势，逐渐用于评估肝纤维化程度。常规超声、CT、MRI 对于早期肝纤维化常无特征性发现，因此，对肝纤维化的早期诊断意义不大。肝脏瞬时弹性成像（transient hepatic elastography）和磁共振弹性成像（magnetic resonance elastography，MRE）已成为目前无创性诊断和评估肝纤维化较有前景的方法。声脉冲辐射力弹性成像和二维剪切波弹性成像尚在临床研究阶段。

（1）超声：传统二维超声通常通过肝脏表面和边缘形态、肝包膜厚度、肝实质回声、肝右叶最大斜径、门静脉主干和左右支内径、脾长径和厚度、脾静脉内径和门静脉每分钟血流量、胆囊壁厚度等指标参数用于评估肝纤维化程度。但由于标准纷繁复杂、机器型号、医师主观判断等差别,使其在诊断肝纤维化方面的临床实用性欠佳。超声造影诊断肝纤维化已取得一定进展,但仅限于重度肝纤维化、肝硬化及肝脏占位诊断,对早期肝纤维化的诊断及分期尚无可靠指导意义。

（2）CT 和 MRI:常规 CT/MRI 检查包括平扫和增强扫描,可观察肝脏的形态学改变,但难以对早期肝纤维化进行定量评估,对肝硬化和肝占位有较大的价值。

（3）肝脏瞬时弹性成像:肝脏瞬时弹性成像是一种较新的无创性诊断肝纤维化技术,通过测定肝脏的弹性评估肝纤维化程度,目前已临床应用的是 Fibro Scan 和 Fibro Touch。基本原理为利用特殊探头震动产生一个瞬时低频脉冲激励,使肝组织产生瞬间位移和剪切波,跟踪并采集剪切波可获得组织弹性模量,通过肝硬度值（liver stiffness measurement,LSM）评估肝纤维化程度。剪切波速度越大,LSM 值越高,检测区内肝组织越硬。但是,肝脏瞬时弹性成像所测的 LSM 值会受多种因素影响,如肝脏炎症损伤（ALT 升高）、肝内外胆汁淤积（TBIL 升高）、肝脏水肿或淤血、肝淀粉样变性、脂肪变性以及占位性病变引起的肝包膜张力增高等,对检测结果均会有影响。中重度脂肪肝可能导致 LSM 值虚高。另外肝脏瞬时弹性成像对于纤维化分期评价的准确性尚显不足,各期 LSM 临界值也有一定重叠。临床医生须熟悉肝脏瞬时弹性成像检测的优缺点,最大限度地发挥其优势,避免其不足。

（4）磁共振弹性成像:磁共振弹性成像是在 MR 技术基础上再加入应变声波（波长）检测系统,从而将组织弹性程度和 MR 图像相结合的一门新的成像技术,也是近年来肝纤维化无创性诊断技术的研究热点。磁共振弹性成像用来诊断肝纤维化的界值为 2.93kPa,预测的灵敏度为 98%、特异性为 99%。磁共振弹性成像可完整评估肝脏实质的病变,且不受肥胖、腹水的影响。磁共振弹性成像对纤维化分期（F2~F4）诊断价值显著优于肝脏瞬时弹性成像和声频辐射加压脉冲影像技术。但检查费用昂贵、设备要求高等限制性因素使磁共振弹性成像的普及程度不及肝脏瞬时弹性成像。

3. 实验室检查

（1）血清学标志物:肝纤维化的血清学标志物分为直接血清学标志物和间接血清学标志物。常用的血清学标志物主要包括透明质酸（HA）、Ⅲ型前胶原（PCⅢ）及Ⅲ型前胶原肽或氨基端肽（PⅢP 或 PⅢNP）、Ⅳ型胶原（CⅣ）、层粘连蛋白（LN）,国内临床应用广泛。这些标志物均为 ECM 或其代谢产物,主要由 HSC 产生,代表不同的 ECM 代谢方面,如 PⅢNP 与 PCⅢ 倾向于反映胶原代谢的情况、HA 反映肝纤维化活动性及肝损伤、CⅣ反映基底膜的形成与破坏增加、而 LN 则反映基底膜转化,与门静脉高压有一定关系。血清学标志物的检测结果只能提示 ECM 代谢的异常,不能表示已沉积的肝纤维化程度,特异性受到肝细胞坏死及炎症影响,同时在一些内科疾病时,也可以出现纤维化指标的升高,容易判断混淆。因此血清纤维化 4 项指标不是判断肝纤维化程度的特异性指标。这些标志物在肝炎不同的发展时期有不同的变化,其动态观察的临床意义远远大于单次的检测。此外,反映 ECM 改变相关酶的基质蛋白酶抑制因子-1（TIMP-1）和反映纤维化形成相关的转化生长因子 β-1（TGFβ-1）进行联合检测较有意义。上述指标中有 2 项或以上指标有异常者对肝纤维化诊断有提示意义。

某些"间接"指标也可用于肝纤维化的诊断,如血小板（PLT）、白蛋白、胆红素及包括胰岛素抵抗等在内的影响纤维化的因素。理想的肝纤维化血清学标志物应具备以下条件:对肝脏特异性高;不受肝、肾和网状内皮细胞廓清的影响;能反映 ECM 合成和降解的动力学平衡;有助于诊断不同程度肝纤维化并监视其进程和治疗反应;易测定并具有良好的重复性。

（2）血清无创诊断模型:血清无创诊断模型只能在一定程度上替代肝活检,可减少约30%~40%的肝活检需要。需要注意的是这些诊断模型大多来自慢性乙型肝炎（CHB）和慢性丙型肝炎（CHC）,且只对无纤维化或重度纤维化的患者有价值,对中间程度肝纤维化和其他原因所致的肝纤维化分期的预测价值尚不尽人意。目前,较简单且有临床应用价值的主要有 APRI（天门冬氨酸氨基转移酶与血小板比值）[APRI=AST×100/PLT]和 FIB-4 [FIB-4=（年龄 ×AST)/(PLT×ALT^{1/2})]。APRI 指数的构建来自 CHC 患者,成人 APRI≥2 预示发生肝硬化,APRI<1 用于排除肝硬化。FIB-4 可用于 CHB 患者,FIB-4≥3.25 用于诊断肝纤维化≥F3 期,FIB-4<1.45 用于排除肝纤维化≥F3 期的诊断效能较高。

评估血清无创伤诊断模型时需注意:对轻度或重度进展性肝纤维化有其一定的预测价值;对于 F2/F3 的判别较差,大约 45%~65% 的受试者处于模型设置的两个界值之间的不确定值范围,难于判别中度肝纤维化分期;容易出现假阳性和假阴性,结果容易受患者年龄、炎症活动、溶血、胆汁淤积、脂肪肝、药物影响、BMI 改变、饮食因素、肾功能衰竭及实验室检测等因素影响,亦会受不同病因的影响。

（三）诊断要点

患者多有慢性乙型病毒性肝炎、慢性丙型病毒性肝炎,寄生虫感染、酒精性肝病、非酒精性脂肪性肝病、肝豆状核变性、药物性或中毒性肝病、胆汁淤积与自身免疫性肝病等病史;如经肝组织病理检查确定纤维化程度在 F2 以上,即可确诊为肝纤维化;未行肝活组织检查的患者,可用无创伤诊断方法如血清无创伤诊断模型、肝脏瞬时弹性成像检测肝硬度值、磁共振弹性成像等达到肝脏纤维化硬度值,也可确诊为肝纤维化;如不具备以上检查条件,肝脏 B 型超声检查见肝包膜粗糙、回声增粗不均匀或呈网络状,血管显示欠清晰、门脉内径增宽、脾脏增厚等;实验室肝功能持续或间断异常;血清纤维化标志物值升高等,应高度怀疑肝纤维化。

（四）鉴别诊断

肝纤维化是一种病理形态学诊断,是脂肪性肝炎、病毒性肝炎等慢性肝病过程中的一种可逆的肝组织损伤过度修复反应,与肝脏炎症、肝硬化等鉴别依赖组织病理学的"金标准"。

病毒性肝炎以肝细胞变性、坏处和炎性反应为其病变特征,为肝小叶实质细胞损伤和汇管区间质的弥漫性炎性过程。自身免疫性肝炎病变以汇管区及其周围淋巴细胞,浆细胞浸润和界面性肝炎为特征。大体上与其他肝炎类似,镜下:从肝细胞气球样变、点、灶状坏死到桥接坏死,甚至大块坏死均可能见到。

肝硬化为各种原因所致肝脏疾病的终来期改变。肝硬化的病理特征为:①肝脏弥漫地纤维组织增生;②肝小叶结构被破坏、改建和肝细胞结节状再生形成假小叶;③假小叶内肝细胞不同程度的变性坏死。肝硬化有肉眼形态学分类、病因发病学分类和病因发病学结合肉眼形态学分类。肉眼形态学上将肝硬化分为小结节型、大结带型和大小结节混合型 3 类:小结节型肝硬化的结节直径一般 <3mm,大小往往比较一致,常约肝小叶大小或更小,结节周围有比较一致的薄纤维间隔;大结节性肝硬化的结节直径多 >3mm,常大小不一,一般比肝小叶大,结节周围纤维间隔厚薄不一,混合型肝硬化由上述两类结节混合组成,肝硬化一般由完全的纤维间隔包绕肝脏组织而形成假小叶，不完全间隔性肝硬化的纤维间隔不完全包绕。后者属于大结节型肝硬化的亚型，这型肝硬化在穿刺活检诊断时较难，可误认为正常肝脏或汇管区纤维化。

（五）并发症

肝纤维化进一步进展可致肝硬化相关表现及并发症，如腹水、脾大、食管胃底静脉曲张破裂出血、肝性脑病、自发性细菌性腹膜炎、肝肾综合征、肝肺综合征及水、电解质、酸碱失衡等，甚至导致肝癌和肝衰竭。

二、辨证

（一）辨证要点

肝纤维化的主要症状为肝区不适，胁肋胀痛，辨证要点主要在于分清气血和虚实。气滞者，以胀痛为主，且走窜不定，胀痛随情志变化而起伏；血瘀者，以刺痛为主，其痛有定处，入夜加剧；因肝郁气滞、瘀血内阻、肝胆湿热而致者多属实，其疼痛较剧烈，痛而拒按，病程较短；因肝阴亏虚，肝脉失养之胁痛属虚，其病势隐隐，喜揉喜按，病程较长。

（二）辨证分型

1. 肝胆湿热证

主症：①口干苦或口臭；②胁肋胀痛；③大便黏滞臭秽或大便不爽。

次症：①纳呆；②胃脘胀闷；③倦怠乏力；④皮肤巩膜黄染。

舌脉：舌质红，苔黄腻，脉弦数或弦滑数。

2. 肝郁脾虚证

主症：①胁肋胀满疼痛；②胸闷善太息；③纳食减少；④神疲乏力。

次症：①精神抑郁或性情急躁；②脘腹痞闷；③面色萎黄；④大便不实或溏泻。

舌脉：舌质淡有齿痕，苔白，脉沉弦。

3. 痰瘀互结证

主症：①面色晦暗；②体态肥胖；③纳呆；④口渴。

次症：①呕恶痰涎；②右胁下肿块，刺痛或钝痛，推之不移。

舌脉：舌体胖大，边有齿痕或舌质暗有瘀斑，脉弦滑或弦涩。

4. 肝郁气滞证

主证：①胁肋胀痛，走窜不定，甚则引及背肩臂；②疼痛每因情志变化而增减。

次证：①胸闷腹胀，嗳气频作；②得嗳而胀痛稍舒；③纳少口苦。

舌脉：舌苔薄白，脉弦。

5. 肝肾阴虚证

主症：①胁肋隐痛，遇劳加重；②腰膝酸软；③两目干涩。

次症：①口燥咽干；②心中烦热；③头晕目眩；④失眠多梦；⑤耳鸣如蝉。

舌脉：舌质红，苔薄白少津，脉弦细数。

证候诊断：主症2项，加次症2项及以上，结合舌脉象和理化检查，即可诊断。

【治疗】

一、治疗原则

抗肝纤维化治疗的近期目标在于抑制肝纤维化进一步发展;远期目标在于逆转肝纤维化,改善患者的肝脏功能与结构,延缓肝硬化失代偿期的发生,减少肝癌的发生,改善生活质量,延长患者生存期。基本治疗策略是病因治疗联合抗肝纤维化治疗,在治疗原发病的同时需及时治疗肝纤维化。对于缺乏特异性病因治疗或不能进行特异性病因治疗的肝纤维化患者,应以抗肝纤维化作为主要治疗措施。

二、西医治疗

药物治疗

1. 病因治疗　肝纤维化治疗目前最重要的是病因治疗。有效抑制和清除慢性肝炎病毒(HBV 和 HCV),药物根除血吸虫感染,解除胆汁淤积或治疗相关的病因,非酒精性脂肪性肝病患者改变饮食结构、节食减体重及纠正相关的代谢紊乱,酒精性肝病患者戒酒,血色病患者进行放血治疗,自身免疫性肝病患者应用激素和免疫抑制剂治疗等,均可减轻肝脏持续损伤与肝纤维化,从而促进肝组织的修复。

尽管有效的病因治疗可以减缓甚至逆转部分肝纤维化,但仅少部分患者肝硬化可逆转。某些肝病目前缺乏病因治疗方法,如自身免疫性肝炎和 PBC 等自身免疫性肝病无法消除病因,某些遗传代谢性肝病也难以对因治疗。故单纯病因治疗并不能治疗所有肝纤维化,也难以逆转已经形成的肝纤维化,因此,需要同时进行有效的抗肝纤维化治疗。

2. 抗肝纤维化治疗　肝纤维化是肝组织损伤的修复过程,属于炎症过程中三大病理学变化(变质、渗出、增生)中的增生性反应。早期对肝组织的损伤(变质包括细胞变性、坏死)修复有重要的预防肝纤维化发生发展的作用。因此,在肝纤维化发生的早期阶段,以病因治疗及抗炎保肝治疗为主,进展期、显著肝纤维化期以及肝硬化期时需要强化抗肝纤维化治疗。慢性炎症反应是纤维化形成的前提及进展的驱动力,抑制肝脏炎症、肝细胞保护和抗氧化损伤是抗肝纤维化的重要基础措施。目前,尚无有效和公认的抗肝纤维化化学药物或生物制剂,肝细胞保护、抗炎、抗氧化及利胆类药有一定的治疗作用。

甘草酸类制剂衍生于甘草的主要活性成分甘草酸和甘草甜素,代表药物为异甘草酸镁注射液和甘草酸二铵肠溶胶囊。甘草酸类制剂具有类似糖皮质激素的非特异性抗炎作用,而无抑制免疫功能的不良反应,可改善肝生物化学指标、肝组织炎症和纤维化。水飞蓟素是提取自水飞蓟的黄酮类物质,具有抗炎和抗纤维化的作用。糖皮质激素可以抑制炎症及免疫反应,多年来用于治疗自身免疫性肝炎。熊去氧胆酸具有抗炎、抗氧化、促进胆汁分泌和抗凋亡的作用,是治疗 PBC 的主要药物,可以改善肝组织纤维化。奥贝胆酸也有利胆和肝细胞保护作用,增加胰岛素敏感性,调节脂肪代谢,发挥抗炎和抗肝纤维化作用。在 NASH临床试验中,奥贝胆酸可明显减轻 NASH 肝纤维化。多烯磷脂酰胆碱具有抗氧化和抗纤维化双重作用,因酒精性和非酒精性肝病常与氧化应激有关,氧化应激可以导致脂质过氧化、细胞损伤、炎症反应和纤维化,故多烯磷脂酰胆碱在酒精性肝病的治疗中备受关注。这些药物在动物实验中显示有较好的抗肝纤维化作用,但目前人体研究数据有限,需待进一步深入研究。

三、中医治疗

鉴于目前尚缺少可有效抗肝纤维化的化学药与生物药,而中医中药辨证论治显示了独特的优势和地位,但必须强调辨证论治是中医中药的精髓和灵魂,也是应用中成药或单方验方的基础与根本。

(一)辨证分型治疗

1. 肝胆湿热证

治法:清热化湿。

代表方:茵陈蒿汤(《伤寒论》)或龙胆泻肝汤(《医方集解》)。

常用药:茵陈、栀子、大黄、黄芩、泽泻、车前子、龙胆草、川楝子、柴胡、枳壳、生地黄、木通。

加减:乏力者,加党参、茯苓;肝区疼痛者,加川楝子;湿重于热、恶心呕吐、脘痞纳差者,加木香、白蔻仁;湿热伤络、齿鼻衄血明显者,加白茅根、茜草根。

2. 肝郁脾虚证

治法:疏肝健脾。

代表方:逍遥散(《太平惠民和剂局方》)。

常用药:柴胡、芍药、当归、薄荷、甘草、川芎、白术、茯苓。

加减:纳少便溏、苔腻者,加炒山药、陈皮;胁肋胀痛者,加川楝子、延胡索、莪术;脘腹满闷胀痛者,加砂仁、莱菔子、厚朴、牵牛子。

3. 痰瘀互结证

治法:燥湿化痰,活血化瘀。

代表方:二陈汤(《太平惠民和剂局方》)合鳖甲煎丸(《金匮要略》)。

常用药:法半夏、橘红、茯苓、甘草、鳖甲、黄芩、柴胡、大黄、芍药、桂枝、厚朴、土鳖虫。

加减:胁下癥积者,加海藻、三棱;口苦口干、大便溏垢或见身目发黄者,加茵陈、炒山栀、黄柏;腑气不通、便秘腹痛者,加制大黄、炒枳实。

4. 肝郁气滞证

治法:疏肝理气。

代表方:柴胡疏肝散(《景岳全书》)。

常用药:柴胡、枳壳、香附、川楝子、白芍、甘草、川芎、郁金。

加减:失眠多梦、入睡困难或心神不宁者,加酸枣仁、夜交藤、煅龙骨、煅牡蛎;头昏头痛、懒动者,加茯苓、半夏、竹茹;口咽干燥、眼干或腰膝酸软、潮热盗汗者,加沙参、麦冬、生地黄、枸杞子。

5. 肝肾阴虚证

治法:滋养肝肾。

代表方:一贯煎(《续名医类案》)合六味地黄丸(《小儿药证直诀》)。

常用药:北沙参、麦冬、生地黄、当归、枸杞子、川楝子、山药、山茱萸、丹皮、泽泻、茯苓。

加减:心烦潮热者,加地骨皮、山栀、白薇;津伤口干者,加石斛、玉竹、玄参;胁肋胀痛者,加延胡索、青皮、陈皮;恶心呕吐者,加紫苏梗、黄连、竹茹。

(二)中成药

1. 清热利湿类

(1)茵陈五苓糖浆:通阳健脾,利湿除黄。用于湿热黄疸,湿重于热,脘闷腹胀,纳呆呕恶,小便不利,舌苔黄腻。口服,每次 10ml,每日 3 次。

(2)龙胆泻肝丸:清肝胆,利湿热。用于肝胆湿热,头晕目赤,耳鸣耳聋,胁痛口苦,尿赤,湿热带下。口服,水丸每次 3~6g,每日 2 次。

2. 疏肝解郁类

舒肝调气丸:舒气开郁,健胃消食。用于两胁胀满,胸中烦闷,呕吐恶心,气逆不顺,倒饱嘈杂,消化不良,大便燥结。口服,每次 1 袋,每日 1~2 次。

3. 活血化瘀类

(1)扶正化瘀胶囊:活血祛瘀,益精养肝。用于乙型肝炎肝纤维化属"瘀血阻络,肝肾不足"证者,症见胁下痞块,胁肋疼痛,面色晦暗,或见赤缕红斑,腰膝酸软,疲倦乏力,头晕目涩,舌质暗红或有瘀斑,苔薄或微黄,脉弦细。口服,每次 5 粒(0.3g/粒),每日 3 次,24 周为 1 个疗程。

(2)甲芪肝纤颗粒:疏肝活血,健脾祛湿。用于乙型肝炎肝纤维化透明质酸、Ⅳ型胶原、层粘连蛋白等血清学指示异常属肝郁血瘀兼脾虚湿滞者,症见胁肋疼痛,肝脾大,脘腹胀满,神疲乏力,纳差,便溏,舌质紫暗或有瘀斑,舌苔腻。开水冲服,每次 1 袋,每日 3 次,3 个月为 1 个疗程。

4. 软坚散结类

复方鳖甲软肝片:软坚散结,化瘀解毒,益气养血,用于慢性乙型肝炎肝纤维化,以及早期肝硬化属瘀血阻络,气血亏虚兼热毒未尽证。症见:胁肋隐痛或肋下痞块,面色晦暗,脘腹胀满,纳差便溏,神疲乏力,口干口苦,赤缕红丝等。口服,每次 4 片,每日 3 次,6 个月为 1 个疗程,或遵医嘱。

5. 健脾养肝类

安络化纤丸:健脾养肝,凉血活血,软坚散结。用于慢性乙型肝炎,乙肝后早、中期肝硬化,表现为肝脾两虚、瘀热互结证候者,症见:胁肋胀痛,脘腹胀满,神疲乏力,口干咽燥,纳食减少,便溏不爽,小便黄等。口服,每次 6g,每日 2 次或遵医嘱。

四、中西医结合治疗

在病因防治和抗肝纤维化治疗本身,现代医药目前尚无特效或高效低毒方法与药物,中西医结合治疗肝纤维化更有明显的特色与优势;对于非酒精性脂肪性肝病改变饮食结构并节食减重,对酒精性肝病戒酒,对病毒性肝炎抗病毒治疗,病因治疗是基础;应用中药或中成药物一定在中医理论指导下,针对病因病机,四诊合参,辨证论治是根本;肝纤维化呈慢性病程,需要较长疗程。为了提高临床疗效,可选用以下中药或复方。

1. 中药单药及提取物抗肝纤维化研究

丹参:味苦,性微寒,具有活血通经、化瘀止痛之功。同时具有抗氧化、抗炎等作用。相关研究证实,丹参中的丹参素能够明显抑制肝细胞外Ⅰ、Ⅲ型胶原的表达与合成,阻碍氧化进程,清除氧自由基,从而起到抗肝纤维化的作用。大量实验研究表明,丹参的水溶性成分,如丹参酚酸A、丹参酚酸B等,对α-SMA及相关胶原的表达具有明显抑制作用。丹参酮ⅡA为其脂溶性成分,研究表明其能够明显抑制大鼠体内TGFβ1并调控相关信号通路,并能够降低TIMPs含量、增加MMPs含量,从而起到抗肝纤维化的作用。

桃仁:味苦、甘,性平,归心、肝、大肠经,具有活血祛瘀的功效。山桃仁水煎提取物对肝纤维化具有一定预防作用,研究表明其提取物通过阻止血清中Ⅰ、Ⅲ型前胶原的沉积,从而促进肝内胶原纤维的降解和吸收,一定程度上逆转了肝纤维化的进展。目前发现桃仁的化学成分主要有脂肪酸类、苷类及其糖苷等多种成分,其中苦杏仁苷属于桃仁提取物中的苷类成分,具有抗肝纤维化的作用。临床研究显示患者用桃仁水提取物治疗3个月后,结果发现血清层粘连蛋白(laminin,LN)水平及肝组织Ⅰ型、Ⅲ型胶原含量均明显降低,表明桃仁水提取物可降低血清LN水平和肝组织Ⅰ型、Ⅲ型胶原含量,从而具有抗肝纤维的作用。

莪术:味苦、辛,性温。有行气破血、消积止痛之功效。采用大鼠腹腔注射猪血清14周后,制作大鼠肝纤维化模型,结果显示生、醋莪术可使ALT、AST、PCⅢ、Ⅳ型胶原(Ⅳ-C)、LN、HA表达水平均下降、抑制HSC-T6的增殖及HSC-T6中α-SMA和Ⅰ型胶原前体表达水平降低,表明生、醋莪术都可减轻肝组织病变,减少细胞外基质的生成并促进其降解,降低肝纤维化的程度。

黄芪:味甘,性微温,归肺、脾经,具备升阳固表、排脓生肌、补中益气、利水消肿之效。相关实验发现,对于胆汁淤积型肝纤维化大鼠模型,经黄芪多糖干预后的大鼠死亡率和肝组织羟脯氨酸(hydroxyproline,HYP)含量显著降低,肝纤维组织的增生程度出现明显改善,证明黄芪多糖对胆汁淤积型肝纤维化具有良好的治疗效果。实验发现,经黄芪灌胃的模型组大鼠肝脏内MMP-1水平明显升高,TIMP-1水平明显下降,促使ECM降解,减轻肝纤维化病情。

冬虫夏草:简称虫草,其味甘,性平,归肾、肺经,具备滋肝益气、止血化痰、补肺阴益肾之效。研究发现,冬虫夏草能通过下调Smad3和TGF-β的基因表达与蛋白分泌,抑制ECM在肝脏内的合成和积聚,从而抑制肝纤维化发展,在肝纤维化后期,虫草能够抑制胶原纤维的合成。此外,冬虫夏草、发酵虫草菌粉和蛹虫草菌粉胶囊对人HSC有明显的抑制作用。

黄芩:味苦,性寒,具有清热燥湿,泻火解毒,止血等功能。黄芩苷是黄芩根茎叶中分离出来的一种黄酮类化合物,对于四氯化碳诱导所致的小鼠亚急性肝纤维化模型有明显的保护作用,其作用机制可能是通过抑制TGF-β1的表达而发挥抗肝纤维化功效。还有研究表明,黄芩苷可能是通过抑制肝纤维化相关因子如TGF-β1、PDGF和TNF-α的表达,发挥其抗肝纤维化的作用。

苦参:味苦,性寒,具有燥湿利尿、清热杀虫之功。其主要成分为苦参素,相关研究显示,苦参素具有消炎抗菌等作用,可通过抑制肝细胞外基质异常沉积,如抑制Ⅲ型胶原的异常增生,或是通过增加血清MMP-2含量间接促进肝纤维化的缓解;抑制HSC的激活与增生、促进其凋亡和减少血清相关因子,如TGF-β1表达水平等方式抗肝纤维化。对于病毒性肝炎,苦参素能够直接对乙型肝炎病毒基因进行抑制,进而降低脂质过氧化水平,减少ECM合成,逆转肝纤维化进程。

白芍:味苦、酸,性微寒,具有柔肝止痛、平肝敛阴之功。其抑制肝纤维化的主要方式包括抑制肝星状细胞增生活化、减少细胞外基质的异常沉积及调节相关信号通路。研究证实,白芍总苷对慢性肝炎具有防治作用,能够在一定条件下抑制氧化应激反应,减少胶原合成,从而起到对四氯化碳诱导的损伤肝脏的保护作用;而芍药苷减轻肝纤维化的方式主要是利用抑制肝星状细胞的活化与增殖,进而缓解病情。

2. 中药复方抗肝纤维化研究

(1)复方861合剂:北京友谊医院研制的复方861合剂,由丹参、黄芪、陈皮、香附、鸡血藤等10味中药组成,重在益气活血、健脾疏肝。复方861合剂给动物预防性灌服可以使其肝纤维化明显减轻,在肝纤维化形成后给药也可部分逆转肝纤维化和肝硬化。用免疫组化及计算机图像分析发现861合剂可使大鼠肝脏切片中Ⅰ、Ⅲ、Ⅳ、Ⅴ型胶原含量明显减少,肝组织中Ⅰ、Ⅲ、Ⅳ型胶原及转化生长因子β(TGF-β)的mRNA水平明显降低。经861合剂灌胃的大鼠肝脏和血清中间质性胶原酶的活性较模型组明显提高,表明复方861合剂不仅能抑制胶原的合成,还可促进胶原的降解。

(2)扶正化瘀方:主要由丹参、桃仁、人工虫草菌丝、绞股蓝、五味子等组成。具有扶助正气、祛瘀生新的功效。动物实验研究表明,扶正化瘀方灌胃可以明显降低四氯化碳诱导肝纤维化大鼠肝组织中α-SMA表达水平,降低大鼠肝组织纤维化面积,提示该方作用机制之一可能是诱导了HSC的凋亡。另有研究提示扶正化瘀方可有效的抑制Jak/Stat信号通路活性,抑制HSC活化,从而减轻和抑制肝纤维化的形成。

(3)清肝化瘀方:该方主要由黄芩、苦参、三棱、莪术、白术等组成。具有清利肝胆湿热,活血化瘀作用。清肝化瘀口服液用于小剂量四氯化碳(CCl_4)诱导的肝纤维化大鼠的实验研究表明,该方可抑制肝细胞变性坏死,减轻炎症反应,改善微循环,抑制Ⅰ、Ⅲ、Ⅳ、Ⅴ型胶原在肝内的沉积,并可使已形成的胶原重新溶解和吸收,使肝纤维化逆转,效果优于秋水仙碱。另外,临床研究结果显示,清肝化瘀方口服液治疗代偿期肝硬化患者8周后,患者血清Ⅲ型前胶原、Ⅳ型胶原、层粘连蛋白和透明质酸均显著下降,脾脏缩小,还可显著降低ALT和TBIL,升高血清白蛋白水平。研究表明清肝化瘀方对肝纤维化有显著的治疗作用。

(4)小柴胡汤:小柴胡汤是和解少阳的代表方剂,临床应用广泛。研究表明,小柴胡汤可以通过下调TGF-β1 mRNA的表达,抑制Smad2、Smad3的磷酸化,从而抑制肝星状细胞的增殖活化,干预肝星状细胞激活,降低细胞外基质的产生,阻碍肝纤维化的发生发展。动物实验发现,小柴胡汤治疗后血清中炎症反应标志物明显下降,小鼠IκB磷酸化水平以及NF-κB核内积累量也显著降低,说明可能通过抑制NF-κB入核而抑制肝脏的炎症反应。现代药理学研究同样发现,小柴胡汤方中甘草所含的甘草甜素具有降转氨酶及抗肝纤维化功效;黄芩中的黄芩色素通过下调Ⅰ型、Ⅲ型前胶原mRNA的表达产生抗细胞增殖和抗纤维化作用。

(5)一贯煎:一贯煎始载自清代魏之琇所著《续名医类案》,由生地黄、沙参、当归、枸杞、麦冬、川楝子组成,功擅滋阴疏肝。实验结果表明,一贯煎汤剂治疗后,四氯化碳诱导大鼠肝纤维化模型肝组织内沉积的Ⅰ型胶原明显减少,表明一贯煎汤剂能降低Ⅰ型胶原在肝细胞外的沉积发挥抗肝纤维作用。

五、名医诊治经验

1. 名老中医关幼波认为,慢性肝病(肝纤维化)的病机多为肝郁脾虚,气血失调,治疗上应以调理肝脾为主,基本治法为益气活血,辅以清热解毒、活血化痰。提出治肝十法:清利湿热、平肝和胃、健脾疏肝、健脾和中、健脾补肾、滋补肝肾、补气养血、行气活血、补气活血、活血化瘀。对于症见乏力、胁肋隐痛,伴纳差、气短、腹胀,舌暗红苔白腻、脉沉弦者,治以健脾益气,活血化痰,清利湿热。常用处方:生黄芪45g,党参10g,旋覆花10g,代赭石10g,黄芩10g,炒白术15g,茵陈15g,蒲公英15g,白花蛇舌草15g,杏仁10g,橘红10g,丹参20g。

2. 王灵台教授认为,肝纤维化是络病理论的一种具体表现,是络毒蕴结积聚的结果,也是络病发展的晚期阶段。初病在气,久病则入血入络。正气虚弱是肝纤维化的内因;湿热疫毒是外因;血瘀阻络是其病理基础;肝病传脾及肾是其病位所在,提出"补肾益气、化瘀解毒、软坚散结"的治法,用药上善用丹参、当归、鳖甲等抗纤维化。内治方面,王灵台教授根据肝纤维化治则成功研制"灵甲胶囊",组方包括淫羊藿、炙鳖甲、黄芪、枸杞子、丹参、郁金、苦参等。外治方面,成功研制治疗慢性肝病胁肋疼痛中药穴位敷贴透皮剂肝舒贴,取穴上提出肝区(期门、日月、章门)近道取穴,与肝俞及足三里远道取穴。

3. 钱英教授认为,肝纤维化主要病机为久病入络、肝失荣养,治疗上根据"肝体阴用阳"的生理特点,及肝纤维化过程中肝体损伤和肝用失调的病理特点,倡导"若欲通之,必先充之",治以养血柔肝法。养血包括"补养"及"调养"两个方面,"补养"当"补血滋阴,增液盈脉",令肝体得养,肝血得充;"调养"当"补血而活血,祛瘀而不伤正,寓消瘀于补血"。临床上常用养血柔肝丸加减治疗:当归、玉竹各12g,白芍18g,丹参20g,郁金10g,莪术3g,水红花子6g等。

4. 姜春华老中医认为,"肝纤维化以瘀血为先"。对于肝纤维化早期,病机主要为瘀血郁肝,气虚脾弱,治以活血化瘀,软肝散结,益气健脾,自创软肝汤:生大黄6~9g,桃仁、丹参、炮山甲(现有以豕甲代替者)各9g,䗪虫3~9g,鳖甲12~15g,黄芪15~30g,白术30~60g,党参15g。对于肝纤维化晚期,病情错综复杂,虚实夹杂,治以益气养阴,化瘀利水,自创验方扶正化瘀利水汤:生大黄6~9g,桃仁、䗪虫、木通各9g,党参、黄芪、泽泻、茯苓各15g,白术、黑大豆、西瓜皮、陈葫芦、玉米须、金钱草各30g,常获良效。

5. 刘平提出肝纤维化主要由于气阴亏虚(肝、脾、肾),湿热疫毒内侵,血行不利,脉络痹阻所致,提出"正虚血瘀"的病机制论。因此治疗以扶正化瘀为主,结合清热利湿、清热解毒或凉血祛瘀等方法。临床上提出"病-证-效"结合、中西医综合治疗,优化肝纤维化的个性化治疗策略。此外,提出具有不同功效的方剂:益气的黄芪汤、养阴的一贯煎、祛瘀的下瘀血汤及清热祛湿的茵陈蒿汤,可针对肝纤维化的不同病理学基础,起到抑制疾病进展的作用。

六、中医适宜技术

根据不同症状、证型选择相应的腧穴进行针灸治疗。主穴取足三里、三阴交、丰隆,根据不同证型配穴:①气滞血瘀证多配伍胆俞、阳陵泉、内庭;②肝胆湿热多配伍肝俞、脾俞、阳陵泉、太冲;③肝郁脾虚多配伍中脘、天枢、太冲、阳陵泉;④肝肾阴虚多配伍中极、关元、气海。根据不同症状配穴:①腹胀多配伍脾俞、胆俞、阳陵泉、内庭;②大便稀溏多配伍天枢、关元;③乏力多配伍胃俞、脾俞、内关、气海;④纳呆多配伍胃俞、脾俞;⑤睡眠障碍多配伍百会、神门、安眠。

【预后】

早期发现且早期进行积极有效治疗将极大改善肝纤维化患者的预后,部分肝纤维化进展得以延缓甚至逆转。若肝纤维化进一步进展可发展为肝硬化,甚至出现肝硬化失代偿期一系列并发症,甚至发展为肝癌、肝衰竭,增加死亡率。

第八节 肝 硬 化

【概述】

肝硬化(hepatic cirrhosis)是多种致病因素长期作用于肝脏引起的慢性、进行性、弥漫性肝病。主要病理变化是在肝细胞广泛变性坏死基础上肝脏纤维组织增生,形成再生结节和假小叶,导致正常肝小叶和血管解剖结构的破坏。临床上出现肝功能损害和门静脉高压的相应表现,晚期可出现肝衰竭、门静脉高压等多种并发症。

根据肝硬化临床症状和病变特点,代偿期多属于中医"胁痛""积聚"范畴,失代偿期可属"臌胀""呕血"等范畴。

【流行病学】

肝硬化代偿期由于症状隐匿实际患病率难以评估,且可能高于文献报告的数据。一项前瞻性研究表明,慢性乙型肝炎(CHB)发展为肝硬化的年发生率为2%~10%。肝硬化失代偿期是慢性肝病所致纤维化进展过程的终末阶段。一旦发生失代偿,肝硬化引起的死亡率和发病率急剧增加,根据不同的失代偿事件(腹水、食管胃底静脉曲张破裂出血等),1年病死率约为20%~57%。

全球范围内,不论性别,乙型肝炎病毒(HBV)感染均是肝硬化的主要病因,其次为丙型肝炎病毒(HCV)、酒精及非酒精性脂肪性肝病等。在我国肝硬化相关死亡病例中,慢性乙型肝炎病毒感染所致约占总数的63%。酒精性肝硬化患者的比例从2002年的3.34%增加到2013年的8.40%,是目前肝硬化的第三常见原因。NAFLD发病率近年升高,也可通过肝炎、肝纤维化发展为肝硬化。

亚太地区2015年因肝硬化而死亡的人数占全球肝硬化相关死亡人数的54.3%,同时肝硬化也是亚太地区肝病相关死亡率的最主要原因(占比48.2%)。在欧洲,肝硬化占成年人死因的第四位。在法国患病率估计为0.3%,在英国和瑞典的研究中,每年的发病率为(15.3~132.6)/10万。

【病因病机】

一、西医认识

肝硬化一词来源于希腊语Kirros,意为黄褐色。Laennec首次用来描述肝脏硬变呈黄褐色的病变特点。肝硬化虽然有共性病理特点,但其病因多样,临床表现差异较大。

（一）病因

1. 感染 最常见的是乙型肝炎病毒、丙型肝炎病毒慢性感染所致肝硬化。在我国随着大力推广 HBV 疫苗及抗病毒治疗，HBsAg 的估计发病率从 1957—1989 年 14% 下降至 1990—2013 年的 5.4%。但 HBV 感染所带来的健康威胁及医疗经济负担目前仍是中国乃至世界的难题。HCV 感染是欧洲等地区肝硬化的主要病因，随着抗病毒药物的研究及应用，其所致肝硬化发生率可能会逐渐下降。血吸虫曾是我国另一大肝硬化病因，主要发生在南方地区，目前已经得到有效控制。

2. 乙醇 是欧美常见的肝硬化病因。根据 WHO 2015 年数据，中国大陆所有因肝硬化和其他慢性肝病死亡的人中，饮酒占 20.0%；在因肝癌死亡的人群中，酒精性肝硬化占 35.5%。

3. NAFLD 随着肥胖和代谢综合征发病率日益上升，NAFLD 发病率亦呈现相同趋势。既往较多未曾诊断病因的肝硬化其实是 NAFLD 所致。

4. 药物和毒物 药物性肝损害是临床常见问题，包括对乙酰氨基酚、异烟肼、甲氨蝶呤等西药、千里光等中药均有不同程度的肝毒性，长期使用可致肝硬化。此外，黄曲霉素、四氯化碳等毒物亦可导致慢性肝损害。

5. 自身免疫性疾病 包括原发性胆汁性肝硬化（原发性胆汁性胆管炎）（primary biliary cholangitis，PBC）、自身免疫性肝炎（autoimmune hepatitis，AIH）和原发性硬化性胆管炎（primary sclerosing cholangitis，PSC）。除了肝脏自身，全身性免疫性疾病如系统性红斑狼疮也可影响肝脏。

6. 慢性胆汁淤积 其病因分为原发性和继发性两类。成人中常见的继发性原因为炎性狭窄、肿瘤、胆结石等所致胆管狭窄；在儿童中则多为先天性肝内外胆管闭锁。

7. 遗传代谢性疾病 主要包括肝豆状核变性、血色病、肝淀粉样变、遗传性高胆红素血症、α-抗胰蛋白酶缺乏症、肝性卟啉病等。其中我国以肝豆状核变性及血色病较为多见。

8. 循环障碍 常见的有巴德-吉亚利综合征和右心功能衰竭。

9. 隐源性肝硬化 部分患者由于病史不详、组织学病理难以辨认、缺乏特异性诊断依据等原因无法明确病因。随着对疾病研究不断深入，现发现多为非酒精性脂肪性肝病、自身免疫性肝炎或隐匿性乙肝感染等。应注意仔细寻找病因，不轻易做出隐源性肝硬化的诊断，以免延误对因治疗。

临床上，多数肝硬化只有一个病因，但也有多个病因同时存在，如 HBV、HCV 重叠感染；慢性乙型肝炎或丙型肝炎患者长期大量饮酒等。肝硬化的病因诊断见表 4-4-8。

表 4-4-8 肝硬化的病因诊断

病因	举例
感染性	HBV、HCV、HDV 及寄生虫（血吸虫）或细菌和其他感染引起的肝硬化
乙醇	酒精性肝硬化
代谢性	非酒精性脂肪性肝病
药物和毒物	四氯化碳、氟烷、甲氨蝶呤、黄曲霉毒素、双氯芬酸等
自身免疫性疾病	自身免疫性肝炎、系统性红斑狼疮

续表

病因	举例
慢性胆汁淤积	分为原发性(原发性胆汁性肝硬化、原发性硬化性胆管炎等)和继发性(儿童常见有先天性肝内外胆管闭锁,在成人则常为胆石、肿瘤、炎性狭窄等引起的胆管狭窄)
循环障碍	慢性心功能不全(右心衰)、巴德-吉亚利综合征
遗传代谢障碍性疾病	肝豆状核变性、血色病、α1-抗胰蛋白酶缺乏症、糖原贮积症、半乳糖血症、β脂蛋白缺乏症、酸性脂酶缺乏症、卟啉症等
隐源性(原因不明)	印度儿童型肝硬化及不明病因肝硬化的统称

(二) 病理生理学

肝硬化的形成是一种损伤后的修复反应,肝硬化发展的基本特征是肝细胞坏死、再生、肝纤维化和肝内血管增殖、循环紊乱。肝星状细胞(hepatic stellate cell,HSC)活化并转化为肌成纤维样细胞是肝纤维化发生发展的关键环节。炎症等致病因素持续或反复作用,引起肝实质细胞变性、凋亡或坏死,正常肝的网状支架塌陷,肝细胞再生形成多层板状结节状结构。同时,肝细胞、内皮细胞、库普弗细胞及血小板等释放大量细胞因子,激活HSC,细胞外基质(extracelluar matrix,ECM)如胶原纤维等合成增加、降解减少。总胶原量可增至正常的3~10倍,沉积于窦周隙,导致间隙增宽、肝窦内皮细胞下基底膜形成,内皮细胞上窗孔变小、数量减少,甚至消失,形成弥漫性屏障,称为肝窦毛细血管化。该变化导致肝细胞缺氧和养料供给障碍,加重肝细胞坏死,使始动因子得以持续。汇管区和肝包膜的纤维束向肝小叶中央静脉延伸扩展,纤维间隔包绕再生结节或将残留的肝小叶重新分割,改建成假小叶,形成典型的肝硬化组织病理形态。肝纤维化发展的同时,伴有显著的、非正常的血管增殖,使肝内门静脉、肝静脉和肝动脉三个血管系之间失去正常关系,出现交通吻合支等,这不仅是形成门静脉高压的病理基础,而且是加重肝细胞营养障碍、促进肝硬化发展的重要机制。

不同病因可通过不同的作用机制导致肝细胞损伤、肝脏炎症,激活HSC。HBV/HCV感染后经单核巨噬细胞吞噬、加工、T细胞呈递抗原进而激活免疫反应诱发肝脏的免疫病理损伤。血吸虫感染后一般不引起持续性肝细胞损伤,虫卵沉积在汇管区刺激结缔组织增生,引起肝纤维化,并出现门静脉高压等症状。在乙醇介导的肝细胞损伤中,活性氧会导致库普弗细胞的激活,从而产生促纤维化的细胞因子,激活星状细胞。而NAFLD则是经过对肝细胞的二次打击导致肝细胞炎症、坏死。持续存在的炎症被称为"三次打击",诱发ECM生成,形成脂肪性纤维化或肝硬化。慢性胆汁淤积则是由于胆汁酸中间代谢产物对肝细胞的毒性作用,过量淤积可引起肝细胞变性坏死,从而导致肝硬化。循环障碍是由于长期被动充血和循环不良导致小叶中心的肝细胞坏死,引起小叶中心纤维化,继而发展至小叶外周,导致淤血性肝硬化。

(三) 病理组织学

在大体形态上,早期肝硬化肝脏体积可有增大,晚期则明显缩小,质地变硬,重量变轻,表面呈粗糙、大小不等结节状。肝硬化病理形态学特征是弥漫性肝纤维化所形成的纤维间隔及肝小叶结构改建所形成的硬化性结节或假小叶,两者同时具备。按照结节大小可分为三种类型:①小结节性肝硬化:结节大小比较均匀,一般<3mm,最大不超过10mm,纤维间隔较规则,再生结节较少;②大结节性肝硬化:结节较粗大,大小不均,直径一般>3mm,最大可达数厘米,纤维间隔不规则,再生结节多见;③混合性肝硬化:小结节和大结节两种形态在同一肝脏中混合存在,两者比例基本相同。在应激状态下,通过继发性的坏死、再生、改建,小结节可转变为大结节或混合性肝硬化。不同病因的肝硬化虽然有共同的病理变化如纤维组织增生、假小叶形成,但又各具特点。例如长期饮酒所致纤维化可不伴有炎症和/或坏死,纤维化位于小叶中心、小叶周围和汇管区周围,以小结节型肝硬化多见。慢性乙型/丙型肝炎通常见汇管区周围纤维化伴桥接纤维化,还可见汇管区炎症细胞浸润。非酒精性脂肪性肝炎所致肝纤维化是以腺泡Ⅲ带为起始,沿窦周发展。当进展至肝硬化阶段,早期肝细胞脂肪变、气球样变等特征性改变可能逐渐消失,需结合病史及所形成的中央静脉-中央静脉、中央静脉-汇管区纤维间隔等病理特点做出判断。

从肝脏组成成分来看,晚期肝硬化具有功能的肝实质细胞只有正常的1/3,而非实质细胞如成纤维细胞较正常增加4倍,严重影响肝脏的物质代谢功能,达到一定程度时可表现为肝功能衰竭。基质成分如胶原蛋白较正常增加5倍,Ⅰ型与Ⅲ型胶原的比值由正常1∶1增加到4∶1以上,基质成分量与质的改变,影响细胞内外环境,可改变细胞的表型如肝细胞发生间变。液体间隙如肝血窦和窦周隙,因星状细胞转变为肌成纤维细胞,分泌胶原纤维沉积于肝窦壁内外,使肝窦毛细血管化并狭窄/闭塞,影响物质交换,形成窦性梗阻。小叶下肝静脉受硬化性结节压迫、纤维组织的收缩牵引及邻近炎症刺激发生闭塞扭曲,形成窦后性梗阻。这是肝硬化门静脉高压症的发病基础。

肝硬化不是一个独立的疾病,而是多种慢性肝病的共同病理结局。近年来,对"肝硬化"的概念认识发生了很大变化,主要表现为三个方面:①病因分类。过去不强调病因,认为不同病因的肝硬化具有共性形态特征、病理机制与预后;现在认为不同原因肝硬化的病理机制、形态特征及其发展预后有所不同,治疗方法也有差异。②病情变化。过去认为肝硬化属于终末期,是静止不变的;现在认为肝硬化并非完全是终末期,组织结构与功能等方面可进展也可消退变化。③治疗结局。过去认为肝硬化是不可逆的;目前认为肝硬化是可逆的。

二、中医认识

根据临床特点,代偿期肝硬化多属于中医"积聚"范畴,而失代偿期(晚期)肝硬化可属"臌胀"范畴。中医学认为本病为肝病日久演变而成,多与感受外邪、饮食不节、感受虫毒以及其他疾病转变密切相关。湿热疫毒、虫毒等病邪侵袭,损伤中焦脾胃,痰湿内聚,土壅木郁,气血凝滞,伤及肝脾。过量饮酒也是其重要因素,"又多饮人结成酒癖,肚腹积块,胀急疼痛,或全身肿满,肌黄少食……肝积在左胁下,状如覆杯……名曰肥气"(《证治要诀》)。病情迁延日久,湿浊留滞,气血蕴结;或久疟不愈,湿痰凝滞,脉络痹阻,肝阴不足,脉络失养等皆可影响肝气之条达而发病。肝脾功能失调,两者互为因果,病久肝脾愈虚,累及于肾。

本病病位在肝,涉及脾、肾,证属本虚标实。虚以肝、脾、肾气血虚弱为主,实以肝郁气滞、湿热滞留、瘀血阻络为主。《诸病源候论·积聚病诸候》提及:"诸脏受邪,初未能为积聚,留滞不去,乃成积聚。"本病初起,或湿热或气滞血瘀,邪气壅实,属实;日久病势渐深,正气耗伤,转为虚实夹杂;后期气血衰少,往往正虚更为明显。然所谓"积之成也,正气不足而后邪气踞之"(《医宗必读》)。"壮实人无积,虚人则有之,皆因脾胃虚衰,气血俱伤,七情悒郁,痰挟血液凝结而成"(《证治汇补·积聚》)。本病病机演化虚实均是相对而言,其发生总与正气不强有关。

【诊断】

一、辨病

(一)临床表现

1. 症状　肝硬化初期的临床表现无特异性;部分患者有体倦乏力,睡眠障碍,食欲缺乏,右季肋部或两季肋部不适或疼痛,体重减轻,腹胀,腹泻,皮肤瘙痒,鼻、牙龈出血,以及两目干涩、视力下降、不规则发热,夜尿增多等。男性可见性欲减退,女性可见月经减少或提前闭经。

2. 体征　肤色黝黑、晦暗、巩膜轻度黄染、肝掌及蜘蛛痣是肝硬化患者颇具特征的表现,男性可见睾丸萎缩,乳房发育。凯-弗环是肝豆状核变性(Wilson disease)的重要体征之一;黄色瘤则可见于胆汁性肝硬化患者的眼睑内眦部。半数以上的患者可出现轻重不一的黄疸。毛细血管扩张可与蜘蛛痣同时存在。腹部触诊中,脾脏可有不同程度的肿大。也可见舌下静脉、腹壁静脉曲张,皮下或舌质有瘀斑、瘀点。部分患者出现杵状指、匙状指或扁平指。

(二)实验室及其他检查

1. 肝功能及代偿能力评估

(1)肝脏生化学指标:肝脏生化学指标中的 ALT 和 AST 等血清酶学指标升高并不能反映肝脏的特定功能受损或障碍,仅能作为提示肝损伤的标志,反映肝细胞损伤程度。生化学指标中的胆红素水平、凝血酶原时间(prothrombin time,PT)及凝血酶原活动度(prothrombin activity,PTA)、白蛋白和胆碱酯酶的明显异常,通常反映肝脏的部分功能受损或障碍,如排泄功能和合成功能。疾病进展,出现慢加急性(亚急性)肝衰竭和慢性肝衰竭时,上述生化学指标可显著异常并进行性加重。

(2)肝功能分级评估

1)Child-Pugh 评分:该评分系统是基于酒精性肝硬化患者的临床数据,包括肝性脑病、腹水、白蛋白、胆红素及 PT 这 5 个指标建立的肝硬化严重程度评估方法。根据患者分值可将肝功能分为 A、B、C 3 个等级,通常,代偿期肝硬化一般属 Child-Pugh A 级,而失代偿期肝硬化则多为 Child-Pugh B、C 级,但失代偿期需要以腹水等临床事件作为判定依据。诊断时的 Child-Pugh 分级与 1 年生存期密切相关,有研究提示肝硬化患者 Child-Pugh A、B、C 级的 1 年生存率分别为 100%、80%、45%。该评分中使用了腹水量、肝性脑病分级较主观指标,可能存在主观差异,且不同病因的肝硬化病情程度不同,可能具有客观上的差别。

2）终末期肝病模型（model for end-stage liver disease，MELD）：MELD 评分系统包括血清胆红素、血清肌酐（SCr）、INR 及肝脏病因 4 个指标。MELD 评分能对肝硬化的严重程度做出较为准确的细分，可较准确地判定终末期肝病患者的预后。

3）吲哚菁绿排泄试验：吲哚菁绿排泄试验具有无创、安全、准确、灵敏、定量、可动态监测等优点。吲哚菁绿 15 分钟滞留率是临床常用指标，且与 Child-Pugh 评分一致，可用于评价肝硬化患者肝脏储备功能，特别是应用于肝硬化患者术前手术风险的评估。

2. 影像学评估

（1）腹部 B 超：是诊断肝硬化的简便方法。门静脉高压症表现为脾大、门静脉扩张和门腔侧支开放及腹水等。超声多普勒检查可发现门静脉血流速率降低和门静脉血流反向等改变。

（2）肝硬度值（liver stiffness measurement，LSM）或肝脏瞬时弹性成像（transient hepatic elastography）：是无创诊断肝纤维化及早期肝硬化最简便的方法。Fibro scan（FS）、Fibro touch（FT）是临床常用肝脏 LSM 测定工具，病因不同的肝纤维化、肝硬化，其 LSM 的临界值不同。2020 年超声医师放射学会共识推荐肝硬度 >13kPa 可考虑为代偿期进展性慢性肝病；>17kPa 则高度考虑临床显著门静脉高压。我国相关指南指出对于胆红素正常、ALT<5ULN 的 CHB 患者 LSM≥17.0kPa 考虑肝硬化，LSM<10.6kPa 则排除肝硬化可能。而慢性丙型病毒性肝炎（chronic hepatitis C，CHC）患者 LSM>14.6kPa 考虑肝硬化，LSM<10.0kPa 可排除肝硬化；对于 NAFLD 患者 LSM≥15.0kPa 考虑肝硬化；酒精性肝病患者 LSM≥20.0kPa 考虑肝硬化；自身免疫性肝炎肝纤维化诊断界值参照 ALT<2ULN 的 CHB 标准。

（3）CT：可以用于肝纤维化及肝硬化的评估，但对肝纤维化诊断敏感性低，对肝硬化诊断有较高的敏感性与特异性。影像学表现可有肝体积变化（早期增大、晚期缩小）、左右叶比例失调，包膜呈波浪状或锯齿状，肝裂增宽，肝脏密度不均匀，门静脉增宽以及侧支循环扩张。

（4）MRI 及磁共振弹性成像（magnetic resonance elastography，MRE）：可用于肝纤维化及肝硬化的评估。肝硬化 MRI 影像学特征与 CT 检查所见相似。MRE 是近年来发展的一种无创肝纤维化分期诊断方法，可用于腹水和肥胖患者或代谢综合征患者，可检测全部肝脏。MRE 成本较高，对早期肝硬化、肝纤维化分期诊断的价值仍需要临床研究。

3. 肝组织学评估　肝组织活检是诊断与评价不同病因致早期肝硬化及肝硬化炎症活动程度的"金标准"。肝穿组织长度应≥1.6cm，宽度 1.2~1.8mm，至少含有 8~10 个完整的汇管区，方能反映肝脏全貌。肝硬化在组织学上定义为纤维间隔分隔包绕肝小叶致小叶结构紊乱，肝细胞结节性再生，假小叶结构形成。组织学上肝硬化评价可分为活动期和静止期，依据纤维间隔的宽窄、硬化结节的大小，肝硬化病理诊断可进一步分为 Laennec 4A、4B、4C 亚期。门静脉高压是临床上肝硬化进展的早期征象，纤维间隔的宽度及结节的大小是门静脉高压的独立预测因素。组织学上对肝硬化的诊断应包含病因学诊断及肝硬化病变程度评价。

4. 门静脉高压症的评估　临床上，除了腹部 B 超、LSM、CT、MRI 及 MRE 可用于评估有无门静脉高压症外，以下检查是评估门静脉高压症严重程度的可靠方法。

（1）内镜检查：胃、肠镜仍然是筛查消化道静脉曲张及评估出血风险的"金标准"。90% 肝硬化患者静脉曲张发生在食管和/或胃底，胃镜检查可直接观察食管及胃底有无静脉曲张，了解其曲张程度和范围,并可确定有无门静脉高压性胃病。10% 左右肝硬化患者静脉曲张发生在十二指肠、小肠及大肠等少见部位,称为"异位静脉曲张"。

（2）肝静脉压力梯度（hepatic venous pressure gradient,HVPG）测定:HVPG 在肝硬化分期、并发症发生和治疗目标评估中具有较重要价值。其正常参考值为 3~5mmHg。HVPG 在 6~10mmHg 为轻度门静脉高压症,可无食管胃静脉曲张或轻度的食管胃静脉曲张;HVPG>10mmHg 时,为显著门静脉高压,可有明显的食管胃静脉曲张;HVPG 在 12~16mmHg 时,出现腹水、食管胃静脉曲张破裂出血的风险增加;HVPG>16mmHg,病死率增加;HVPG>22mmHg,可出现难控制或反复发生的失代偿期肝硬化并发症,如顽固性腹水、难控制食管胃静脉曲张破裂出血、肝功能严重障碍。

5. 营养风险筛查与营养不良评估 营养不良是肝硬化的常见并发症,也是肝硬化患者预后不良的独立预测因素,与肝衰竭、感染、肝性脑病、腹水的发生有关。营养风险筛查 2002（nutritional risk screening 2002,NRS 2002）包括营养状态评分、疾病严重程度评分及年龄评分 3 部分,总分≥3 分认为有营养风险,建议进行营养支持以改善临床结局。24 小时膳食回顾法和饮食称重法是较为常用的膳食摄入评定方法。

（三）诊断要点

1. 病因诊断 不同病因的肝硬化其病理机制、治疗方法和预后大相径庭,必须重视病因分类。常见的病因有感染性、酒精性、中毒性、非酒精性脂肪性肝病等。肝炎后肝硬化有明确的慢性病毒性肝炎史和/或血清病毒标记物阳性;血吸虫肝硬化有明确的血吸虫感染史或疫水接触史;酒精性肝硬化需有长期大量饮酒史（一般超过 5 年,折合乙醇量≥40g/d）;原发性胆汁性肝硬化除 GGT 明显增高外,抗线粒体抗体约 95.0% 阳性;肝静脉回流受阻如肝静脉阻塞症（巴德-吉亚利综合征）可根据影像学判断;心源性肝硬化有心脏病史,如缩窄性心包炎、右心功能不全、持续体循环淤血表现等;药物性肝硬化有长期使用损伤肝脏药物的经历;自身免疫性肝硬化的自身抗体呈阳性;遗传代谢性肝硬化如肝豆状核变性有角膜凯-弗环和血清铜蓝蛋白明显降低,α1 抗胰蛋白酶缺乏症可根据血清 α1-AT(抗凝血酶)水平判断;铁负荷过多的血色病性肝硬化可结合血清转铁蛋白及转铁蛋白饱和度等检查做出病因学诊断。

2. 病理诊断 虽然存在抽样误差,但依然是诊断肝硬化的金标准。肝活检组织病理学检查不仅可以评价肝组织炎症、纤维化等病理特征的空间位置、病变性质与程度定量,也可予特殊染色进行病因学诊断。

3. 影像与内镜诊断 B 超、CT、MRI 等可宏观上了解肝脏的大小与表面形态、内部血管与胆管结构等。食管胃静脉曲张是肝硬化门静脉高压侧支循环开放的重要表现,胃镜检查可直接诊断该静脉曲张的部位与程度。

4. 功能评价 主要包括血清肝功能、凝血功能、吲哚菁绿排泄试验、肝静脉压力梯度（HVPG）等。

5. 病情分期 肝硬化不是单一的慢性肝病终末期,可以再根据食管胃静脉曲张程度、HVPG、腹水等临床表现分为 4~5 期,不同分期的肝硬化预后差别巨大（表 4-4-9）。

表 4-4-9　肝硬化不同分期临床表现

分期	代偿期肝硬化			失代偿期肝硬化		
	1a 期	1b 期	2 期	3 期	4 期	5 期
临床特征	无显著门静脉高压,无静脉曲张	出现显著门静脉高压,但无消化道静脉曲张	消化道有静脉曲张,但无出血及腹水	出现腹水,伴或不伴消化道静脉曲张,无消化道静脉曲张破裂出血	有消化道静脉曲张出血,伴或不伴腹水或肝性脑病	脓毒症,难以控制的消化道静脉曲张出血或顽固性腹水、肝肾综合征及肝性脑病等多器官功能损伤
治疗目标	预防临床显著门静脉高压预防肝功能失代偿	预防静脉曲张预防肝功能失代偿	预防肝功能失代偿	预防失代偿期肝硬化肝功能进一步恶化,降低病死率	降低病死率	

（四）鉴别诊断

1. 病因鉴别　肝硬化的鉴别诊断最主要的是肝硬化的病因鉴别。如前所述,不同病因所致的肝硬化临床特点及组织学特点并不相同,其具体涉及的治疗用药及治疗原则也不尽相同。

2. 慢性肝炎、肝纤维化　早期肝硬化与慢性肝炎、肝纤维化临床表现十分相似,鉴别较困难。影像学检查可协助鉴别诊断。常需依据病理学检查明确诊断。

3. 原发性肝癌　原发性肝癌多数在肝硬化基础上产生。早期原发性肝癌与肝硬化鉴别主要依赖血清学与影像学检查。甲胎蛋白是原发性肝癌的特异性血清学标记。B 超、CT及磁共振检查可见明确的实质性占位性病变。

4. 与其他门静脉高压症鉴别　如巴德-吉亚利综合征、缩窄性心包炎、门静脉血栓形成、慢性胰腺炎和特发性门静脉高压症等,需肝脏血管造影等影像学检查、并结合病史,以资鉴别。此外,脾大是肝硬化门静脉高压的重要表现,部分患者可能以血小板减少或贫血等为主诉就诊。此时需与特发性血小板减少性紫癜、白血病、淋巴瘤等导致的脾大鉴别。

（五）并发症

每年约有 2%~5% 的代偿期患者进展为失代偿期;20% 的代偿期肝硬化患者在确诊后 5年内进展为失代偿期,而 10 年后则高达 60%。一旦进展为失代偿,因并发症导致的死亡风险明显增加。失代偿期肝硬化可出现:①肝脏合成功能减低,表现为低蛋白血症、凝血酶原时间延长。②排泄功能减退,表现为高胆红素血症。③门静脉高压,表现为食管胃底静脉曲张、腹水、脾大伴脾功能亢进等,严重者可出现上消化道出血及自发性腹膜炎。由于失代偿期体内激素水平紊乱、肝脏氨代谢减退、支链/芳香族氨基酸失平衡、有效循环血量降低等原因,可引起肝源性糖尿病、肝性脑病、肝肾综合征、肝肺综合征等累及其他系统的并发症。

原发性肝癌多数在肝硬化基础上产生,肝硬化本身就是发生 HCC 的最重要危险因素。早期原发性肝癌与肝硬化鉴别主要依赖血清学与影像学检查。甲胎蛋白、异常凝血酶等是原发性肝癌的重要标志物。肝组织病理学检查、B超造影、增强CT及磁共振检查可见明确的实质性占位性病变。

常见并发症见表4-4-10,部分常见并发症详参相关章节。

表4-4-10 肝硬化并发症

门静脉高压	食管胃底静脉曲张
	门静脉高压性胃肠病
	脾功能亢进
	腹水
感染	自发性细菌性腹膜炎
	其他部位感染
血液系统	贫血
	凝血功能异常
	凝血因子缺乏
	血小板减少
肝性脑病	相关神经系统损伤
肝肾综合征	Ⅰ型/Ⅱ型
肝肺综合征	
肝硬化心肌病	
肝性骨病	骨质疏松
	骨量减少
肝硬化性肌萎缩	
营养不良	
肝硬化门静脉血栓	
原发性肝癌	

二、辨证

(一) 辨证要点

中医学诊断肝硬化重在分型辨证,具体包括:

1. 基本证型 为气虚血瘀证,气虚主要表现为正气亏虚,血瘀则主要表现为瘀血阻络。

2. 主要证型 在肝硬化的不同阶段,有不同的综合病理特点,主要包括肝气郁结证、水湿内阻证、湿热蕴结证、瘀血阻络证、肝肾阴虚证、脾肾阳虚证。

3. 证候要素辨证 在临床中更为实用,从病因、病位、病性等角度辨五脏六腑、风寒暑湿燥火和阴阳、虚实、表里、寒热等。三者相互交叉,互相统一。

(二) 辨证分型

1. 肝气郁结证

主症:①胁肋胀痛或窜痛;②急躁易怒,喜太息;③口干口苦,或咽部有异物感。

次症:①纳差或食后胃脘胀满;②便溏;③腹胀;④嗳气;⑤乳房胀痛或结块。

舌脉:舌淡红,苔薄白,脉弦。

2. 湿热蕴结证

主症:①目肤黄染,色鲜明;②恶心或呕吐;③口干或口臭。

次症:①脘闷,纳呆,腹胀;②小便黄赤;③大便秘结或黏滞不畅;④胁肋灼痛。

舌脉:舌苔黄腻,脉弦滑或滑数。

3. 瘀血阻络证

主症:①胁痛如刺,痛处不移;②腹大坚满,按之不陷而硬;③腹壁青筋暴露;④胁下积块(肝或脾大);⑤唇色紫褐。

次症:①面色黧黑或晦暗;②头、项、胸腹见红点赤缕;③大便色黑。

舌脉:舌质紫暗,或有瘀斑瘀点,舌下静脉怒张,脉细涩或疒。

4. 肝肾阴虚证

主症:①腰痛或腰酸腿软;②胁肋隐痛,劳累加重。

次症:①耳鸣、耳聋;②头晕、眼花;③大便干结;④小便短赤;⑤口干咽燥;⑥眼干涩;⑦五心烦热或低烧。

舌脉:舌红少苔,脉细或细数。

5. 脾肾阳虚证

主症:①腹部胀满,入暮较甚;②大便稀薄;③阳痿早泄;④神疲怯寒。

次症:①小便清长或夜尿频数;②脘闷纳呆;③面色萎黄或苍白或晦暗;④大便稀薄;⑤阳痿早泄;⑥下肢水肿。

舌脉:舌质淡胖,苔润,脉沉细或迟。

证候诊断:主症必备,加次症 2 项及以上,结合舌脉,即可诊断。

【治疗】

一、治疗原则

肝硬化的治疗原则在于针对代偿期尽早针对病因治疗,减轻肝细胞损害,抗肝纤维化,延缓与逆转肝硬化;对于失代偿期患者则以减轻已有并发症,减少其他并发症的发生,促进肝硬化从失代偿期向代偿期的逆转,提高生存质量。

二、西医治疗

(一)药物治疗

1. 病因治疗　病因治疗是肝硬化治疗的关键,只要存在可控制的病因,均应尽快开始病因治疗。如病毒感染所致的慢性乙型/丙型病毒性肝炎,可参照相关指南尽早进行抗病毒治疗。酒精性肝硬化治疗可参考《酒精性肝病防治指南(2018 年更新版)》。非酒精性脂肪性肝病的治疗可参考《非酒精性脂肪性肝病防治指南(2018 年更新版)》。自身免疫性肝病所致肝硬化可分别参考《自身免疫性肝炎诊断和治疗共识(2015)》《原发性胆汁性肝硬化(又名原发性胆汁性胆管炎)诊断和治疗共识（2015）》和《原发性硬化性胆管炎诊断和治疗专家共识（2015）》。

IgG4相关性胆管炎酌情应用免疫抑制剂、介入治疗或外科干预。肝豆状核变性（Wilson disease）肝硬化治疗常用螯合剂为青霉胺（D-penicillamine），不能耐受者可选曲恩汀（trientine），此外口服锌制剂（如醋酸锌、葡萄糖酸锌）等，对于失代偿期患者应尽快开始肝移植评估。血色病肝硬化能耐受者可给予治疗性静脉放血，使血清铁蛋白浓度维持在50~100ng/ml（μg/L），可应用铁螯合剂（如去铁胺或地拉罗司）治疗。药物及化学物质所致肝硬化治疗可参考2015年《药物性肝损伤诊治指南》。血吸虫病肝硬化和华支睾吸虫病肝硬化存在活动性感染时均可首选吡喹酮治疗。其他原因所致肝硬化者，应尽力查明原因后针对病因进行治疗。

2. 抗炎抗纤维化治疗 常用的抗炎保肝药物有甘草酸制剂、双环醇、多烯磷脂酰胆碱、水飞蓟素类、腺苷蛋氨酸、还原型谷胱甘肽等。这些药物可通过抑制炎症反应、解毒、免疫调节、清除活性氧和自由基、调节能量代谢、改善肝细胞膜稳定性、完整性及流动性等途径，达到减轻肝组织损害，促进肝细胞修复和再生，减轻肝内胆汁淤积，改善肝功能的目的。

3. 并发症的防治

（1）腹水：请参见本章第九节肝硬化腹水。

（2）食管胃静脉曲张出血：请参见第四篇第二章第八节上消化道出血。

（3）感染：请参见本章第十节自发性细菌性腹膜炎。

肝硬化患者可出现多个部位多种病原体的感染，其中最常见的部位是腹腔，表现为自发性细菌性腹膜炎。腹腔感染的病原体以革兰氏阴性杆菌最为常见。一旦出现感染征象，应及时进行病原学检查，尽快开始经验性抗感染治疗。获得病原学检测及药敏结果后，尽快转化为目标性抗感染治疗。病原学检测结果阴性者，根据其经验性治疗的效果和病情进展情况，采取进一步检测或调整用药。同时注意防治继发真菌感染。在脓毒症及休克时，血管活性药物可改善内脏器官灌注，纠正组织缺血、缺氧。去甲肾上腺素为治疗感染性休克的一线药物。低剂量的血管加压素可有效改善感染性休克患者的血压等其他生理效应。特利加压素有类似的升压效果和较长的半衰期，升压作用更有效，维持时间更久。2016年《脓毒症和脓毒性休克的管理国际指南》建议，在去甲肾上腺素基础上加用血管加压素（最大剂量0.03U/min），可减少儿茶酚胺用量及降低心律失常的发生概率。对脓毒症及严重感染者，在使用抗菌药物的同时可给予大剂量人血白蛋白，低血压时应加用血管活性药物。

（4）肝性脑病：参见第四篇第四章第十一节肝性脑病。

（二）专科治疗

1. 门静脉血栓（portal vein thrombosis） 其危险因素包括门静脉血流速度减低、局部血管损伤及门静脉、腹腔和肠道的炎症等。2020年我国专家共识推荐根据是否存在相关临床症状，将肝硬化门静脉血栓分为急性症状性和非急性症状性。急性症状性门静脉血栓的治疗目标为开通闭塞的门静脉，避免急性血栓进展为慢性血栓，防止血栓蔓延；一旦出现肠缺血或肠坏死表现，应积极与外科医生探讨考虑手术必要性。对于非急性症状性门静脉血栓可根据严重程度、范围和动态演变，酌情考虑是否采取抗凝药物治疗。

2. 脾大伴脾功能亢进 部分脾动脉栓塞和脾切除均可升高外周血白细胞、血红蛋白和血小板水平,但适应证尚存争议。无消化道出血史者不建议行预防性脾切除。

三、中医治疗

(一)辨证分型治疗

1. 肝气郁结证

治法:疏肝理气。

代表方:柴胡疏肝散(《景岳全书》)。

常用药:柴胡、白芍、枳壳、香附、川芎、陈皮、炙甘草。

加减:兼脾虚证者加党参、白术、茯苓;伴有苔黄、口干苦、脉弦数、气郁化火者加丹皮、栀子;伴有头晕、失眠、气郁化火伤阴者加制首乌、枸杞、白芍;胁下刺痛不移、面青、舌紫者加延胡索、丹参;精神困倦、大便溏、舌质白腻、质淡体胖、脉缓、寒湿偏重者加干姜、砂仁。

2. 湿热蕴结证

治则:清热利湿,攻下逐水。

代表方:中满分消丸(《兰室秘藏》)合茵陈蒿汤(《伤寒论》)。

常用药:黄芩、黄连、知母、厚朴、枳实、陈皮、茯苓、猪苓、泽泻、白术、茵陈蒿、栀子、大黄、甘草。

加减:热毒炽盛、黄疸鲜明者加龙胆草、半边莲;小便赤涩不利者加陈葫芦、马鞭草;热迫血溢,吐血、便血者,去厚朴,加水牛角、生地、丹皮、生地榆;昏迷属热入心包者,鼻饲安宫牛黄丸。

3. 瘀血阻络证

治法:活血行气,化瘀软坚。

代表方:膈下逐瘀汤(《医林改错》)。

常用药:当归、川芎、赤芍、桃仁、红花、丹参、乌药、延胡索、牡蛎、郁金、炒五灵脂、枳壳。

加减:瘀积明显者加炮山甲(现有以豕甲代替者)、䗪虫、水蛭;腹水明显者加葶苈子、瞿麦、槟榔、大腹皮;若兼见气虚者加白术、人参、黄芪;兼见阴虚者加鳖甲(研末冲服)、石斛、沙参等;兼见湿热者加茵陈、白茅根等。

4. 肝肾阴虚证

治则:滋养肝肾,活血化瘀。

代表方:一贯煎(《续名医类案》)合膈下逐瘀汤(《医林改错》)。

常用药:生地、沙参、麦冬、阿胶(烊)、牡丹皮、当归、赤白芍、枸杞子、川楝子、丹参、桃仁、红花、枳壳。

加减:内热口干、舌红少津者加天花粉、玄参;腹胀明显者加莱菔子、大腹皮;阴虚火旺者加知母、黄柏;低热明显者加青蒿、地骨皮;鼻衄甚者加白茅根、旱莲草。

5. 脾肾阳虚证

治则:温补脾肾。

代表方:附子理中丸(《太平惠民和剂局方》)合五苓散(《伤寒论》),或济生肾气丸(《严氏济生方》)合五苓散(《伤寒论》)。

常用药:熟附子、干姜、党参、白术、猪苓、茯苓、泽泻,偏于脾阳虚者用附子理中丸合五苓散,偏于肾阳虚者用济生肾气丸合五苓散。

加减:腹部胀满,食后较甚,在附子理中丸合五苓散基础上加木香、砂仁、厚朴;如面色灰暗、畏寒神疲、脉细无力可在济生肾气丸合五苓散基础上加巴戟天、淫羊藿;如腹壁青筋显露加赤芍、桃仁。

(二)中成药

1. 活血化瘀类

(1)扶正化瘀胶囊:活血祛瘀,益精养肝。用于乙型肝炎肝纤维化属"瘀血阻络,肝肾不足"证者,症见胁下癥块,胁肋疼痛,面色晦暗,或见赤缕红斑,腰膝酸软,疲倦乏力,头晕目涩,舌质暗红或有瘀斑,苔薄或微黄,脉弦细。口服,每次3粒(0.5g/粒),每日3次,24周为1个疗程。

(2)大黄䗪虫丸:活血破瘀,通经消癥。用于瘀血内停所致的癥瘕、闭经,症见腹部肿块、肌肤甲错、面色暗黑、潮热羸瘦、经闭不行。口服,水蜜丸每次3g,每日1~2次。

(3)鳖甲煎丸:活血化瘀,软坚散结。用于胁下癥块。口服,每次3g,每日2~3次。

2. 清热利湿类

强肝胶囊:清热利湿,补脾养血,益气解郁。用于慢性肝炎,早期肝硬化,脂肪肝,中毒性肝炎等。口服,每次5粒,每日2次,每服6日停1日,8周为1个疗程,停1周再进行下一个疗程。

3. 软坚散结类

复方鳖甲软肝片:软坚散结,化瘀解毒,益气养血,用于慢性乙型肝炎肝纤维化,以及早期肝硬化属瘀血阻络,气血亏虚兼热毒未尽证。症见:胁肋隐痛或胁下癥块,面色晦暗,脘腹胀满,纳差便溏,神疲乏力,口干口苦,赤缕红丝等。口服,每次4片,每日3次,6个月为1个疗程,或遵医嘱。

4. 疏肝理气类

(1)护肝片:疏肝理气,健脾消食。具有降低转氨酶作用。用于慢性肝炎及早期肝硬化。口服,每次4片(0.35g/片),每日3次。

(2)肝爽颗粒:疏肝健脾,清热散瘀,保肝护肝,软坚散结。用于急、慢性肝炎,肝硬化,肝功能损害。口服,每次3g,每日3次。

(3)护肝胶囊:疏肝理气,健脾消食。具有降低转氨酶作用。用于慢性肝炎及早期肝硬化。口服,每次4粒,每日3次。

5. 健脾养肝类

安络化纤丸:健脾养肝,凉血活血,软坚散结。用于慢性乙型肝炎、乙肝后早、中期肝硬化、表现为肝脾两虚、瘀热互结证候者,症见:胁肋胀痛,脘腹胀满,神疲乏力,口干咽燥,纳食减少,便溏不爽,小便黄等。口服,每次6g,每日2次或遵医嘱。

6. 补益肺肾类

金水宝胶囊:补益肺肾,秘精益气。用于肺肾两虚,精气不足,久咳虚喘,神疲乏力,不寐健忘,腰膝酸软,月经不调,阳痿早泄;慢性支气管炎,慢性肾功能不全、高脂血症、肝硬化见上述证候者。口服,每次3粒,每日3次。

四、中西医结合治疗

对于中西医结合治疗肝硬化的研究,进展较为深入的是乙肝后肝硬化,在抗病毒的同时联合中药抗纤维化,可明显提高疗效。其他病因的肝硬化,也可借鉴,在控制病因的同时或

之后,联合中药抗肝纤维化或抗炎等治疗。部分代表性药物或方案研究结果列举如下:

1. 扶正化瘀胶囊/片剂 + 核苷(酸)类药物　采用荟萃分析方法系统评价核苷(酸)类抗病毒药物与扶正化瘀胶囊联合应用对乙型肝炎肝纤维化的疗效。共 8 个相关临床研究,合计 608 例纳入评价。结果显示,治疗 24~48 周后,比较患者肝纤维化血清标志物、肝功能、脾厚度的改善程度,核苷(酸)类药物 + 扶正化瘀胶囊联合组明显优于单用核苷(酸)类药物组。近期一项小样本临床试验纳入 52 例乙型肝炎肝纤维化患者,随机分为 2 组,试验组(26 例)给予扶正化瘀片联合恩替卡韦;对照组(26 例)给予安慰剂联合恩替卡韦,疗程 48 周,以治疗前后肝组织病理为主要疗效指标。结果发现,扶正化瘀片联合恩替卡韦相比单用恩替卡韦能更好地逆转肝纤维化。开展的"十二五"传染病重大专项,即针对乙型肝炎早期肝硬化"初治"与"经治"患者进行扶正化瘀片联合恩替卡韦联合治疗,开展大样本的临床研究,以肝组织病理为主要终点指标,评价联合方案较单纯抗病毒治疗的优势。部分已完成的研究结果表明,中西医结合治疗能够促进恩替卡韦经治、HBV DNA 阴性但依然高度肝纤维化患者的肝组织逆转,并改善患者肝脏硬度与肝功能等。

2. 复方鳖甲软肝片 + 核苷(酸)类药物　杨永平团队在"十二五"传染病重大专项中,以复方鳖甲软肝片联合恩替卡韦评价抗乙型肝炎肝纤维化的临床疗效和安全性。结果表明,经双盲治疗 72 周后,702 例患者接受前后 2 次肝活组织检查,联合组逆转肝纤维化达59.6%,显著高于单纯恩替卡韦治疗;对于代偿期肝硬化,联合组的肝纤维化逆转率也明显高于单纯恩替卡韦组。

3. 安络化纤丸 + 核苷(酸)类药物　黄志杰等观察恩替卡韦联合安络化纤丸治疗慢性乙型肝炎肝纤维化的临床疗效。纳入 134 例患者,随机分为对照组(66 例)和研究组(68 例),分别单服恩替卡韦,或恩替卡韦 + 安络化纤丸。治疗 48 周后,两组患者肝功能、血清肝纤维化指标及脾厚度均较治疗前明显下降,但研究组下降更为显著,提示恩替卡韦联合安络化纤丸能够改善乙型肝炎肝纤维化患者的血清肝纤维化指标与肝功能。此外,尚有大黄䗪虫丸联合恩替卡韦、强肝胶囊联合拉米夫定等,针对乙型肝炎肝纤维化,疗程 24~48 周,以肝组织学病理或血清纤维化指标为评价指标,具有不同的肝纤维化改善作用。

五、名医诊治经验

1. 名老中医关幼波认为,肝硬化病机在于气虚血瘀,痰凝阻络,自拟益气活血化痰通络方。方中君药黄芪补益后天之气以扶正祛邪,臣药瓜蒌、杏仁、橘红相配伍后理气化痰效果甚佳,佐以旋覆花、赭石化痰下气以除痞满,治疗肝硬化之腹胀。赤芍、白芍、丹参既养血柔肝,又化瘀止痛,与理气药香附相伍可理气而不破气,活血而不伤血。因痰瘀互结,久病入络,佐以小蓟、藕节、泽兰,既活血化瘀畅通络脉,缓消而散坚积,又引诸药入肝络而治络脉之疾。食欲缺乏加鸡内金、焦三仙配合旋覆花、赭石消食下气除胀满;乏力较重,加太子参、红景天佐黄芪以益气养血;口干、眼干,加女贞子、沙苑子滋养肝肾之阴,既能防诸化痰药物劫伤肝阴,又可治疗湿热久稽耗伤肝阴。肝区疼痛加延胡索、川楝子加强活血行气。舌下系带紫暗,瘀血严重者加王不留行、穿山甲(现有以猪甲代替者)以破血通络,散结除痞。黄芪还可利水消肿,补而不滞,尤其对于肝硬化腹水者疗效显著。

2. 朱良春从肝硬化的病理改变着手,认为气血郁滞、瘀凝脉络为主要矛盾。由于瘀结日久,肝脾损伤,临床表现多呈本虚标实。除肝郁血滞,瘀结为癥瘕的基本证型外,还包括肝郁脾虚、肝胆湿热、脾肾阳虚、肝肾阴虚四种证型。治疗上采取扶正祛邪的治则,拟订复肝丸益气活血、化瘀消癥,活血化瘀与健脾补肾同时兼顾。方中紫河车大补精血,红参须益气通络,两味用以扶正;参三七活血止血、散瘀定痛;土鳖虫活血消癥,和营通络;更加郁金、姜黄疏肝利胆,理气活血;生鸡内金、炮山甲(现有以豕甲代替者)消滞、软坚散结。以丸药小剂量常服之法,补不壅中,攻不伤正,促使肝脾病变的恢复。

3. 王灵台在继承前人对肝硬化病证认识的基础上,认为湿热疫毒伏于血分,湿为阴邪,易伤阳气;热为阳邪,久羁肝胆,必然灼伤肝阴,从而造成气阴两虚的病机改变。气虚则血行无力,阴虚则血行易滞,两者互相影响形成邪实正虚的恶性循环。湿热疫毒是肝硬化的始动和持续因素;正气虚弱是内因和转归;血瘀阻络是病理基础;肝病传脾及肾是重要的病机演变。由此提出"祛邪贯彻始终,毋忘补虚缓治"的治疗总则,并研制"灵甲胶囊"。方中淫羊藿温养精血而通阳气,温而不热,炙鳖甲活血化瘀,软坚散结;黄芪健脾益气,扶正培本;丹参活血化瘀;枸杞子滋肝肾阴,补而不腻;苦参以清热利湿解毒,达成益肾健脾、软坚散结、化瘀解毒等功效。

4. 王玉润教授对于血吸虫性肝硬化研究颇深。他认为血吸虫性肝硬化是由虫卵阻塞肝络引起,以致隧道壅滞,网络闭塞,气化不利,气碍血行,血瘀气滞,腹水渐成,与肝炎后肝硬化病机有所不同。如能及时运用"去积通络"来疏导,肝硬化尚可逆转。因此对于晚期血吸虫性肝硬化的患者,提出"活血化瘀,行气通络"的治则,在活肝血、化肝瘀、疏肝气、通肝络之中,还需酌加杀蛊解蛊毒之品,如桔梗、常山、槟榔、斑蝥等。方用桃红饮加减:桃仁、红花、川芎祛瘀活血,丹参、赤芍清热凉血,郁金、枳壳、槟榔行气以通肝络,大黄祛瘀以生新。

5. 姜春华认为本病由于湿热黄疸、水毒、长期饮酒等引起,肝血瘀滞,肝失疏泄,日久则肝血行不畅,瘀凝肝络;久之益甚,肝络滞塞不通,损及脾胃。治疗则以活血化瘀为主,血行通畅则瘀血化除,肝气不郁而畅。主方化裁《金匮要略》下瘀血汤(大黄、桃仁、䗪虫),湿热内蕴者加茵陈、栀子、大黄、黄柏等;脾虚有党参、白术、黄芪;伴气滞,胁肋隐痛,加枳壳、柴胡、延胡索、郁金等;后又阴虚内热,加生地、鳖甲、石斛,阴虚火旺者再加山栀、丹皮;兼有脾肾阳虚者,用桂枝、干姜、附子;若有营热络伤,则用犀角(犀角已禁用,现多用水牛角代)、生地、丹皮、连翘、赤芍、小蓟等清热凉血。

六、中医适宜技术

根据不同症状、证型选择相应的腧穴进行针灸治疗。目前使用较少。

肝气郁结证:选期门、内关、太冲,用泻法;兼水湿内停加阳陵泉、水分、气海,平补平泻。

脾虚湿盛证:选脾俞、中脘、足三里、阴陵泉、水分,平补平泻。

脾肾阳虚证:选脾俞、肾俞、水分、足三里、气海,平补平泻。

肝肾阴虚证:选肝俞、肾俞、阴陵泉、三阴交、足三里,平补平泻。

【预后】

肝硬化的预后一般不佳,积极治疗原发病,尽早进行有效的抗肝纤维化治疗,对延缓或逆转肝硬化的发生、发展有益。对于代偿期肝硬化的患者,及时进行针对病因的干预可以减少向失代偿进展的概率;对于失代偿期患者预防减缓并发症的发生是最主要的目的。

第九节 肝硬化腹水

【概述】

肝硬化腹水是肝硬化失代偿期常见并发症,系因肝硬化肝功能减退引起门静脉高压从而形成。正常人腹腔内有少量游离液体,当腹腔内积聚的游离液体超过200ml时称为腹水。

根据肝硬化腹水腹部胀满、小便短少、甚则腹大如鼓、皮色苍黄、脉络暴露为主的临床表现,大致相当于中医学"臌胀"范畴。

【流行病学】

腹水是失代偿期肝硬化患者常见且严重的并发症之一,是肝硬化自然病程进展的重要标志,占住院肝硬化患者的67.3%,约50%的代偿期肝硬化患者10年内会出现腹水。

肝硬化腹水患者可合并肝性胸腔积液、自发性细菌性腹膜炎(SBP)、肝肾综合征(HRS)、低钠血症等并发症。肝性胸腔积液发生率为5%~10%,肝性胸腔积液以右侧居多,约占85%,双侧次之,约占13%,左侧最少,约占2%。

肝硬化腹水时SBP发生率约为40%~70%,首次出现SBP后患者12个月内的SBP复发率高达40%~70%。

肝硬化腹水无氮质血症的患者,一年内HRS发生率为18%,5年发生率为39%;终末期肝硬化HRS发生率约为40%~80%。

临床发现,约60%的患者合并不同程度的等容量或高容量低钠血症。

【病因病机】

一、西医认识

(一)病因

肝硬化的病因甚多,主要有,①肝炎病毒感染:包括慢性乙型肝炎、丙型肝炎;②非酒精性脂肪性肝病与酒精性肝病;③药物或化学毒物:对乙酰氨基酚、抗结核药物(异烟肼、利福平等)、抗肿瘤化疗药物、部分中草药(雷公藤、土三七等)、抗风湿病药物、毒蕈、四氯化碳等;④寄生虫感染:血吸虫病、华支睾吸虫等;⑤遗传、代谢性疾病:血色病、肝豆状核变性、肝淀粉样便、α-抗胰蛋白酶缺乏、糖原贮积症、半乳糖血症、高酪氨酸血症、肝性卟啉病;⑥循环障碍:巴德-吉亚利综合征、右心衰竭等;⑦自身免疫性肝病:原发性胆汁性胆管炎(PBC)、原发性硬化性胆管炎、自身免疫性肝炎等。尚有部分原因不明者,为隐源性肝硬化。

（二）病理生理学

肝硬化腹水发生的病理机制迄今尚未完全阐明,有 3 种代表性的假说:充盈不足、泛溢及外周动脉扩张,以最后一种较为认可。门静脉高压是腹水形成的病理生理基础,有多种因素参与(图 4-4-4)。

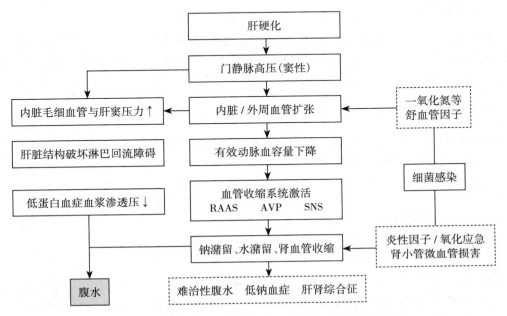

图 4-4-4 肝硬化腹水及其相关并发症的病理机制示意图
肝硬化时肝功能减退,白蛋白合成减少致低蛋白血症;细菌感染,包括门静脉高压时肠道细菌移位的隐性感染与 SBP 显性感染;RAAS:肾素-血管紧张素-醛固酮系统;AVP:精氨酸血管升压素;SNS:交感神经系统。

形成机制:肝硬化时肝组织纤维化与血管结构紊乱,肝内血流阻力增加,形成窦性门静脉高压。一方面,可使肝窦与内脏毛细血管压力增加;肝内血管阻塞,淋巴液产生大于回流;加之肝功能减退、白蛋白合成减少、血浆渗透压降低,促使液体从血浆中漏出至腹腔,形成腹水。更为重要的是,门静脉高压致使内脏血流不畅,肠道微生态紊乱,体内产生一氧化氮等舒张血管物质,引起外周血管尤其内脏血管扩张,血管阻力下降,继而有效动脉血容量不足。此时,通过压力感受器与容量感受器,激活 3 种血管收缩的神经体液系统:RAAS、AVP 及SNS,进而引起水钠潴留与肾血管收缩,致使总血容量增加,在门静脉系统毛细血管压力增加与血浆胶体渗透压下降的影响下持续产生腹水。

（三）加重因素

1. 内脏血管扩张 内脏血管扩张导致体内高动力循环状态,也可促进肝窦与内脏毛细血管压力增加。如果内脏与外周血管进一步扩张,则会导致以上病理生理反应相应加重,出现肾功能损害,失代偿期肝硬化病情进一步恶化(恶化期),形成与腹水相关的一系列并发症——难治性腹水、低钠血症与肝肾综合征。

2. 感染与炎症　无论是肠道细菌移位隐性感染，还是 SBP 显性感染，通过病原体相关分子模式（pathogen associated molecular pattern）作用，产生一系列炎性细胞因子和趋化因子，不仅可刺激内脏与外周血管扩张，也可以引起肾小管及肾脏微血管的结构破坏改变，加重水钠潴留与肾功能损害。此外，肝损伤导致的内源性损伤相关模式（damage associated molecular pattern）亦在此过程中发挥作用。

二、中医认识

肝硬化腹水临床表现以腹大如鼓、皮色苍黄、脉络暴露为主者，符合中医"单腹胀"的证候特点；临床表现以腹大、动摇有声，皮肤粗黑，下肢水肿为主者，符合中医"水臌"的证候特点；结合典籍，中医病名为"臌胀"。

（一）病因

虫毒感染；酒食不节；黄疸、胁痛、积聚失治等是肝硬化腹水的主要病因，情志所伤、劳欲过度常是本病诱发和加重的因素。

（二）病位

肝硬化腹水病位主要关系肝脾两脏，甚则及肾。

（三）病机

肝失疏泄，脾失健运，肾失气化是形成臌胀的关键病机。气滞、血瘀、水停是形成臌胀的基本病理因素；其病理性质为本虚标实，正邪交争。虚为肝脾肾亏虚，或阳气衰微，或阴血不足。实多指邪实，常气、血、水、毒互结。

（四）病机转化

初期，肝脾先伤，肝失疏泄，脾失健运，两者互为相因，乃致气滞湿阻，清浊相混，此时以实为主；进而湿浊内蕴中焦，阻滞气机，既可郁而化热，而致水热蕴结，亦可因湿从寒化，出现水湿困脾证候；久则气血凝滞，隧道水留更甚。肝脾日虚，病延及肾，肾火虚衰，不但无力温助脾阳，蒸化水湿，且开阖失司，气化不利，而致阳虚水盛；若阳伤及阴，或湿热内盛，湿聚热郁，热耗阴津，则肝肾之阴亏虚，肾阴既损，阳无以化，则水津失布，阳虚水停，故后期以虚为主，至此因肝、脾、肾三脏俱虚，运行蒸化水湿的功能更差，气滞、水停、血瘀三者错杂为患，壅结更甚，其胀日重，由于邪愈盛而正愈虚，故本虚标实，更为错综复杂，病势日益深重。

【诊断】

一、辨病

（一）临床表现

1. 常见表现　肝硬化患者近期出现乏力、食欲减退等或原有症状加重，或新近出现腹胀、双下肢水肿、少尿等表现。

2. 体征 查体见腹壁静脉曲张及腹部膨隆等。移动性浊音阳性提示患者腹腔内液体 >1 000ml,若阴性亦不能排除腹水。

3. 顽固型肝硬化腹水 是肝硬化腹水的特殊类型,指肝硬化患者的腹水对大剂量利尿剂治疗 1 周以上无应答反应或出现严重并发症及治疗腹水消退后,4 周内又复发。患者可表现为高度腹胀、腹痛,极度消瘦(如恶病质),有时出现呼吸喘憋,尿量减少,腹外疝等。

(二)实验室及其他检查

1. 诊断性腹腔穿刺 是常规实验室检查,新发且明显腹水患者,均应行腹腔穿刺术获取腹水并进行实验室检测,检测项目包括腹水细胞计数和分类、腹水总蛋白、白蛋白、细菌培养等,以判断腹水是漏出液还是渗出液,并早期发现潜在的感染。

2. 影像学检查 最常用的是腹部超声,可以确定有无腹水及腹水量,并初步判断腹水的来源、位置(肠间隙、下腹部等)。其次包括腹部 CT 和 MRI 检查。

3. 分级 腹水诊断明确后需对腹水进行程度分级,根据腹水量可分为 3 级:

1 级(轻度):患者一般无明显腹胀等症状,查体腹部无明显膨隆,移动性浊音阴性,腹水仅仅经超声检查探及,腹水位于肠间隙,深度 <3cm;

2 级(中度):患者有腹胀症状,查体腹部中度、对称的膨隆,移动性浊音阴性/阳性,超声探及腹水淹没肠管,但尚未达中腹部,检测腹水深度 3~10cm;

3 级(大量):患者腹胀明显,查体腹部明显的膨隆,移动性浊音阳性,超声检测腹水深度 >10cm。

4. 分类

(1)依据腹水的理化性质分类(表 4-4-11)

表 4-4-11 腹水漏出液和渗出液鉴别

鉴别要点	漏出液	渗出液
原因	非炎症所致	炎症、肿瘤、化学或物理性刺激
外观	淡黄,浆液性	不定,可为血性、脓性、乳糜性等
透明度	透明或微浊	多浑浊
比重	低于 1.018	高于 1.018
凝固	不自凝	能自凝
黏蛋白定性	阴性	阳性
蛋白定量	<25g/L	大于 30g/L
葡萄糖定量	与血糖相近	常低于血糖水平
细胞计数	常 $<100 \times 10^6/L$	常 $>500 \times 10^6/L$
细胞分类	以淋巴细胞、间皮细胞为主	以中性粒细胞或淋巴细胞为主
细菌学检测	阴性	可找到病原菌

(2)依据腹水形成的原因分类(表 4-4-12):通过血清-腹水白蛋白梯度(SAAG)判断是门静脉高压性或非门静脉高压性腹水。SAAG 即血清白蛋白与同日内测得的腹水白蛋白之

间的差值（SAAG= 血清白蛋白 – 腹水白蛋白）。腹水中的白蛋白含量可体现腹水的渗透压，其与血清白蛋白含量之差可间接反映血清与腹水的渗透压差，可判断腹水是否因为门静脉压力增高而引起。SAAG≥11g/L 的腹水为门静脉高压性，SAAG<11g/L 的腹水多为非门静脉高压性腹水，并可结合腹水总蛋白浓度判断腹水性质。

表 4-4-12　腹水形成的原因与 SAAG、腹水总蛋白浓度的相关性

项目	SAAG（g/L）	腹水总蛋白浓度（g/L）
肝硬化	≥11	<25
心力衰竭	≥11	≥25
腹腔恶性肿瘤	<11	≥25
炎性腹水	<11	≥25

（3）依据腹水对利尿剂应答反应分类：依据腹水对利尿剂的应答反应可分为普通型及顽固型（难治型）肝硬化腹水。

1）普通型肝硬化腹水：对利尿剂治疗有良好应答反应，腹水消退后能够得到良好的控制，短期内（4 周内）不复发。

2）顽固型肝硬化腹水：可分为两大类。①利尿药抵抗性腹水，由于对限钠和利尿药治疗无应答，腹水不能减退或治疗后不能预防早期复发。依据 2017 年中华医学会肝病分会肝硬化型腹水的参考诊断标准，利尿剂抵抗性腹水具体表现为较大剂量利尿药物（螺内酯160mg/d、呋塞米 80mg/d）治疗至少 1 周或间断治疗性放腹水（4 000~5 000ml/次）联合白蛋白（20~40g/d）治疗 2 周腹水无治疗应答反应（4 日内体质量平均下降 <0.8kg/d，尿钠排泄<50mEq/d；或已经控制的腹水 4 周内复发，腹水增加至少 1 级）。②利尿药难治性腹水，由于发生利尿药诱导的并发症而妨碍有效的利尿药剂量使用。并发症多为急性或慢性肾损伤、难控制的电解质紊乱、男性乳房肿大胀痛等。

（三）诊断要点

腹胀、食欲减退、腹围增大、体重增加、双下肢水肿等症状及肝硬化病史是肝硬化腹水诊断的主要临床依据，依据上述症状及慢性肝病病史可做出初步诊断。腹部 B 超是确诊腹水的简单、方便、无创的影像学手段，腹腔穿刺抽液行腹水常规、生化等化验可进一步鉴别腹水性质。

（四）鉴别诊断

主要鉴别腹水的原因与性质。腹水的性质可通过以上腹水的分类鉴别，对于腹水的原因，虽然大多数由肝硬化所导致，但仍有约 15% 的腹水由其他疾病引起，包括非肝硬化肝脏疾病所致及非肝脏疾病所致腹水。

1. 非肝硬化肝脏疾病所致腹水鉴别

（1）严重病毒性肝炎：各类病毒性肝炎可以出现腹水与肝硬化不同，急性肝炎病程短，起病后 3 周内出现高热、精神症状，黄疸和肝功能损害发展快，严重程度与腹水多少成正比，肝炎标志物阳性。

（2）原发性肝癌：原发性肝癌可出现腹水，其性质可以是漏出液，也可以是渗出液或介于两者之间，不少为血性腹水。腹水呈进行性迅速生长，有时腹水沉积物可找到瘤细胞，腹部超声检查，CT 检查等有利确诊。

2. 非肝脏疾病所致腹水鉴别

（1）恶性肿瘤：常源于胃肠、胰腺、卵巢等部位的肿瘤腹膜转移，主要为原发性病表现，腹水通常为血性、渗出性或介于渗出和漏出性之间，增殖迅速，可发现癌细胞，粪便隐血阳性是胃肠道肿瘤主要线索，胃肠镜检查及活检可明确诊断。女性做盆腔检查有助于卵巢等部位肿瘤的诊断。

（2）腹膜疾病：1/3 的结核性腹膜炎患者出现腹水，为渗出液，少数为血性，偶为乳糜性，ADA 明显升高，结核分枝杆菌 DNA 阳性。多有腹壁增厚、柔韧感或腹壁深压痛等体征，常有结核病史、腹膜外结核病灶及结核中毒症状，包括午后低热、食欲减退、消瘦、盗汗等，无门静脉高压表现。此外风湿热、结缔组织病等可引起腹膜、胸膜、心包等浆膜先后或同时发生炎症，导致多浆膜腔积液的发生，多有原发病表现，易于鉴别。

（3）心血管及肾脏疾病：心力衰竭、肾病综合征等可以出现漏出性腹水，但心力衰竭多有心悸、气短、颈静脉怒张、心脏扩大、心脏杂音等症状、体征，肾病综合征有大量蛋白尿、低蛋白血症等临床特征。

（4）营养障碍疾病：各种原因造成的营养不良可以引起低蛋白血症和/或维生素 B_1 缺乏，导致周身水肿和严重腹水，有时误诊为肝硬化。

（五）并发症

1. 自发性细菌性腹膜炎（SBP） 临床主要表现为发热、腹痛等症状，查体出现腹部压痛、反跳痛及肌紧张等体征，不典型患者可无以上表现，但是出现腹水增长迅速且对利尿治疗无反应或肝功能持续恶化。明确诊断依赖于腹水白细胞计数，如腹水多形核中性粒细胞计数 >250 个/mm^3 即可确诊。确诊患者或具有典型临床症状、体征的患者，应立即行经验性抗感染治疗，常用的抗生素为 3 代头孢菌素或第 3 代喹诺酮，其后根据腹水细菌培养与药敏试验结果调整抗生素。上消化道出血、既往 SBP 患者及腹水总蛋白低且伴有肾功能不全或低钠血症或严重肝功能不全者可口服抗生素预防 SBP 发生。

2. 肝肾综合征 指严重肝病患者病程后期出现的功能性肾衰竭，肾脏无明显器质性病变，是以肾功能损害、血流动力学改变和内源性血管活性物质明显异常为特征的一种综合征。依据患者病情进展和预后，HRS 分为两型：1 型 HRS 指快速进展性肾功能损伤，2 周内 SCr 成倍上升，超过基础水平 2 倍或大于 226μmol/L 或肾小球滤过率（eGFR）下降50% 以上，小于 20ml/min。2 型 HRS 指缓慢进展性肾功能损伤，中度肾功能衰竭，SCr 水平133~226μmol/L，常伴有顽固性腹水，肾功能下降过程缓慢。应避免使用利尿剂、放腹水，积极处理消化道出血，控制肝性脑病，抗感染，纠正水、电解质、酸碱平衡紊乱，治疗过程中避免应用潜在肾毒性药物等。同时，必须积极治疗原发病、改善肝功能。可输注白蛋白、血浆等扩充血容量，从而改善肾血流量，同时使用特利加压素，或奥曲肽加米多君等。可采用血液透析、人工肝及肝移植治疗。

3. 低钠血症 低钠血症的定义为血清钠 <135mmol/L，为临床常见的水盐失衡类型，其发生率占住院患者的 30%，依据血钠浓度分为三类：轻度低钠血症 130~135mmol/L，中度低

钠血症 125~129mmol/L,重度低钠血症血钠小于 125mmol/L。而临床发现 60% 的肝硬化患者合并高容量或等容量性低钠血症,肝硬化患者发生低钠血症(血清钠小于 130mmol/L)的预后不良,病死率和发病率增加,应进行肝移植评估。当血钠 <125mmol/L 时应限制水的摄入,当血钠 <110mmol/L 或出现低钠性脑病时,应静脉补充 3% 氯化钠溶液 50~100ml。高渗盐水可快速纠正低钠血症,但本身会导致更多的水钠潴留,故一般不推荐用于纠正低钠血症。托伐普坦用于肝硬化患者低钠血症的治疗,但使用过程中应检测患者尿量、电解质和体征变化,24 小时内血钠升高不能超过 12mmol/L。

4. 肝性胸腔积液 肝性胸腔积液是指无心肺疾病非肝硬化失代偿期患者出现胸腔积液,发生肝性胸的患者均应行肝移植评估。其治疗原则同肝硬化腹水,一线治疗为限制钠盐(每日不超过 2 000mg)和利尿剂,如果患者出现呼吸困难可行治疗性胸腔积液,但因并发症发生频繁,不应行长期胸膜腔引流。TIPS 是最常用的二线治疗,主要用于复发性肝性胸腔积液的治疗。不适合行肝移植或 TIPS 的顽固性肝性胸腔积液患者,建议行胸膜固定术,但该技术多合并副作用,临床应用较少。

二、辨证

(一)辨证要点

本病多因酒食不节、虫毒感染、湿热疫毒、黄疸失治或禀赋不足所致,基本病机在于肝脾肾功能失调,气滞、瘀血、水饮互结于腹中。该病初起在于肝脾功能失调,肝郁乘脾,致脾失健运,气滞湿阻。湿浊内停,阻滞气机,既可化热而出现湿热蕴结,又可因患者素体阳虚,湿从寒化而出现寒湿困脾。肝郁脾虚,疏泄失常,气滞血瘀,可致血气凝聚,肝脾血瘀。病久日延,肝脾日虚,累积肾脏,可致脾肾阳虚,或肝肾阴虚。本病往往日久形成,正气耗损,而且脾主运化水湿,脾胃气虚,水湿内停;气为血帅,气滞则血瘀,因此本病病位主要在肝、脾、肾三脏,病机特点为本虚标实,气虚血瘀水停。

(二)辨证分型

1. 气虚血瘀证

主症:①腹大胀满,撑胀不甚;②神疲乏力,少气懒言,不思饮食;③头颈胸臂或有紫斑,或红痣赤缕。

次症:①食后腹胀;②面色晦暗;③小便不利。

舌脉:舌质暗淡,脉细无力。

2. 气滞湿阻证

主症:①腹胀按之不坚;②胁下胀满或疼痛;③纳呆食少,食后胀甚,得嗳气、矢气稍减。

次症:①下肢水肿;②小便短少;③脉弦。

舌脉:舌苔薄白腻。

3. 湿热蕴结证

主症:①腹大坚满;②脘腹胀急;③烦热口苦;④渴不欲饮;⑤大便秘结或溏垢。

次症:①面目皮肤发黄;②小便赤涩。

舌脉:舌边尖红、苔黄腻或兼灰黑,脉弦数。

4. 水湿内停证

主症：①腹大胀满，按之如囊裹水；②脘腹痞胀，得热则舒。

次症：①颜面微肿，下肢浮肿；②精神困倦，怯寒懒动；③小便少，大便溏。

舌脉：舌苔白腻，脉缓。

5. 肝肾阴虚证

主症：①腹大胀满，或见青筋暴露；②面色晦滞；③唇紫；④口干而燥；⑤心烦失眠。

次症：①时或鼻衄，牙龈出血；②小便短少。

舌脉：舌红绛少津，苔少或光剥，脉弦细数。

6. 脾肾阳虚证

主症：①腹大胀满，形如蛙腹，朝宽暮急；②面色苍黄，或呈白；③便溏；④畏寒肢冷。

次症：①脘闷纳呆；②浮肿；③小便不利。

舌脉：舌体胖，质紫，苔淡白，脉沉细无力。

证候诊断：主症①必备，加另一项主症及次症2项及以上，结合舌脉，即可诊断。

【治疗】

一、治疗原则

肝硬化腹水治疗的目标是腹水消失或基本控制，改善临床症状，提高生活质量，延长生存时间。病因治疗、合理限盐及应用利尿剂为一线治疗；合理应用缩血管活性药物、大量放腹水及补充白蛋白、经颈静脉肝内门体静脉分流术（TIPS）为二线治疗；肝移植、腹水浓缩回输或肾脏替代治疗、腹腔 α-引流泵或腹腔静脉 Denver 分流为三线治疗。

二、西医治疗

一般情况下，临床上根据腹水的量及伴随疾病确定患者是否需要住院治疗。1级腹水：多数患者无症状，伴肝硬化其他并发症少，对利尿药物治疗敏感，可门诊治疗，并应督促患者期门诊随诊。2级腹水：多数患者有症状，常伴肝硬化其他并发症，需要住院治疗。3级腹水：必须住院治疗。

（一）药物治疗

1. 病因治疗 肝硬化腹水的治疗应重视对原发疾病的治疗。对于失代偿期肝硬化患者可通过病因治疗达到病情稳定或逆转成为再代偿期甚至是无肝硬化的状况；对于尚未出现腹水的代偿期肝硬化患者，治疗原发疾病同样会明显改善肝功能，逆转肝纤维化和肝硬化，是预防肝硬化失代偿及腹水发生的关键。

2. 减少钠的摄入 钠的摄入量在每日 60~90mmol（相当于每日摄入食盐 4~5g）。除非出现稀释性低血钠（血钠低于 120~125mmol/L）者，摄水量需在每日 500~1 000ml，否则不必严格限水。

3. 利尿药 中等量腹水或自发性利尿效果不显著者应在限钠基础上服用或加服利尿药。要合理使用利尿药，防止利尿过度导致细胞外液大量丢失、循环血容量下降诱发肝肾综合征等,为此服药期间应定时监测体重,合并肢体水肿者体重下降幅度以每日 0.8kg 为宜,无水肿者不应超过每日 0.5kg,同时检测血电解质。如利尿速度过快,超过水肿或腹水回吸收速度,则血容量继续减少,可出现肾前性氮质血症及其他利尿并发症。若出现未控制或复发的肝性脑病,或尽管限水,血钠仍 <120mmol/L 或血肌酐 >180μmol/L,应该终止利尿药,评估现状并考虑其他治疗方案。

(1)先单用、再联合:首用螺内酯,初始剂量为每日 40~100mg,效果不明显时再加服呋塞米 20~40mg。螺内酯、呋塞米剂量比约为 5∶2。

(2)先小量、再增量:无论单用或联合,宜从小剂量开始,效果不明显再增加剂量。如螺内酯、呋塞米分别从 40mg、20mg 开始,可增加最大剂量分别到每日 400mg 与每日 160mg。

(3)先常规、再强效:对"呋塞米 + 螺内酯"无反应者,可改用或加用托拉塞米 + 螺内酯,托拉塞米每日 5~20mg,口服或静脉注射。

醛固酮拮抗剂:螺内酯为首选,该药半衰期约 12~24 小时,故每日 1 次即可。连续服药 3 日后才发挥最大效应,可根据尿量增加和体重减轻情况,逐渐加量。长期大剂量使用应警惕发生高钾血症,肾功能不全者禁用;有时可致女性面部多毛和月经紊乱等。男性患者长期服用螺内酯可引起乳房肿胀,如不能耐受可改用氨苯蝶啶。

其他排钠保钾利尿药:氨苯蝶啶和阿米洛利皆作用在远曲肾小管和集合管皮质段,为排钠保钾利尿药,并可增加尿酸排泄。前者半衰期短,为 1.5~2 小时,需频繁服药 50~100mg,每日 3 次,最大剂量每日 <300mg。阿米洛利又称氨氯吡咪,其起效时间 2 小时,作用高峰为 3~4 小时,半衰期 6 小时,作用持续 24 小时,以原形由肾脏排出,排钠作用强于螺内酯,保钾作用稍弱。用量为每日 10mg,相当于螺内酯每日 100mg。严重肾功能减退和高血钾禁用。

袢利尿剂:袢利尿剂有强大的排钠利水作用,同时排钾。因此,一般在螺内酯效果不理想时与之联合应用。最常用呋塞米,起始剂量为每日 40mg,根据利尿反应最大剂量可增加到每日 160mg。此外,托拉塞米、布美他尼亦可选用。其用法为:托拉塞米每日 5~20mg,口服或静脉注射。布美他尼每日 1~4mg(最大量不超过每日 8mg),肌内注射或静脉注射。

4. 利水剂　肝硬化腹水时经常出现稀释性低血钠,引起原因甚多,其中原因之一是 ADH/AVP 释放增加而灭活减少,使肾小管水的回吸收增加,导致水潴留重于钠潴留,形成稀释性低血钠。其治疗往往矛盾重重,非常棘手。利水剂以排出自由水为特点,排钠作用甚微,为此类患者提供了新的治疗方法。目前主要药物有 V_2 受体拮抗剂——托伐普坦(tolvaptan)等。托伐普坦已被批准用于治疗肝硬化腹水与心功能衰竭相关的高血容量性低钠血症(<125mmol/L),部分患者可能出现血钠浓度上升过快乃至高钠血症、血容量迅速降低所致的肾功能衰竭及肝功能进一步损害等。因此,在使用血管升压素受体阻断剂过程中要注意监测血电解质和肝肾功能。常用剂量:每日 7.5~30mg,口服,出现口渴应适当饮水以免血钠上升过快。

5. 纠正低蛋白血症、提高血浆胶体渗透压　人血白蛋白每日 10~40g,连续 4 日;新鲜冰冻干血浆每日 600~1 000ml/d,连续 4 日也可试用。后者对伴有因肝功能减退造成的凝血因子缺乏更为适合。对张力性腹水可配合大量排放腹水使用。在血浆白蛋白下降至 25g/L 以下时,为维持血浆渗透压可以少量使用,输入量不超过每日 25g。给肝硬化腹水患者扩充血容量有诱发肺水肿和食管静脉曲张出血的可能,应监测中心静脉压,使维持在 0.784~0.98kPa(8~10cmH_2O)、尿量达到 30ml/h 以上为宜,并注意观察血压、呼吸、心率和血肌酐变化。予支链氨基酸或肝病用复方氨基酸配合蛋白合成剂或许在治疗脑病的同时对低蛋白血症有一定裨益。低蛋白血症患者,每周定期输注白蛋白或血浆,可通过提高胶体渗透压促进腹水消退,还可以一定程度提高生存率。

6. 应用血管活性药,改善肾脏功能 血管活性药可增加肾血流量,改善肾功能等,达到提高对腹水治疗的疗效和防治肝肾综合征的目的。目前应用的有:①特利加压素(terlipressin)。本品进入体内可代谢为赖氨酸加压素,有降低门脉压的作用,但不对周围血管产生明显作用,间接增加肾脏血流量。有报告以每日 2~4mg,连续 10~15 日治疗 I 型 HRS,可使 55% 的患者肾功能改善,血肌酐有所下降。②奥曲肽。可减少内脏高动力循环、降低门静脉高压、增加外周血管阻力,使有效动脉血液充盈不足得以改善。③米多君(甲氧胺福林)。是一种新型 α 受体激动剂,增加外周血管阻力,提高血压,在扩充血容量的基础上,与奥曲肽联合应用,常用剂量:奥曲肽 100μg,皮下注射,每日 3 次,盐酸米多君 12.5mg,每日 3 次,持续 20 日,可增加肾小球滤过率、肌酐清除率、尿钠排泄,同时使肾素、血管加压素和胰高血糖素减少。④多巴胺。有报告显示,以每分钟 2.0~3.5μg/kg 的速度持续静脉滴注多巴胺 24 小时可增加肾血流量;另有非对照研究报告,长时间滴注可增加尿量和尿钠排出。⑤8-鸟氨酸加压素(8-ornithin vasopressin)。是一种血管加压素的衍生物,可使周身血管收缩,对肾动脉无收缩作用,因此可以增加肾血流量。有报告 6μg/kg 静脉滴注,4 小时后肾功能明显改善,尿量、尿钠肌酐清除率皆增加。⑥去甲肾上腺素。主要激动 α1 受体、同时也激动 β1 受体,引起内脏及外周血管显著收缩剂心肌收缩力增强,对于 1 型 HRS 患者,剂量 0.5~3.0mg/h,旨在增加动脉压和改善肾功能,但相关研究多基于小样本研究。

(二)专科治疗

介入及手术治疗:

1. 大量排放腹水加输注白蛋白与腹水回输术 肝硬化顽固性腹水患者,腹水量大,症状明显,常规治疗疗效多不满意。频繁抽放腹水弊端甚多,甚至形成恶性循环,引起肝性脑病、肾功能衰竭、严重水电解质紊乱和酸碱失衡而危及生命,处理起来十分棘手。近年常采用集中大量排放腹水配合白蛋白输注或回输腹水的方法,可使肾血流量、自由水清除率和肾小球滤过率增加,改善肾功能和腹水消率;但伴肝性脑病、消化道出血、感染、出血倾向者不宜应用。腹腔穿刺在 1~3 小时内排放腹水 4 000~6 000ml,每放 1L 腹水补充白蛋白 4~8g,可减少并发症。同时结合限钠及口服利尿药治疗。对于合并肝性脑病或肝肾综合征者,本法应列为禁忌。

2. 经颈静脉肝内门体静脉分流术(TIPS) TIPS 是利用血管造影的方法,在肝内门静脉和肝静脉间放置支架,形成肝内分流。在门-肝静脉间的这一低阻力管道可以使门静脉减压,取得与门腔静脉侧-侧门腔分流术一样的减压效果。

3. 肝移植 肝移植可解决肝功能不全和门静脉高压两大问题,是失代偿期肝硬化、肝衰竭的最终治疗手段。当肝硬化出现难治性腹水、肝肾综合征、慢性或慢加急性肝衰竭以及反复 SBP 时需考虑进行肝移植术,当药物或内镜治疗后仍反复食管胃静脉曲张出血时可选择 TIPS 或肝移植。其禁忌证:其他重要脏器严重功能不全、肝外恶性肿瘤。合并肝脏恶性肿瘤行肝移植需符合米兰标准、UCSF(加州大学旧金山分校)标准或国内杭州标准、复旦标准。

三、中医治疗

臌胀为临床上的常见病。历代医家把它列为"风、痨、鼓、膈"四大顽证之一,治疗上较为困难。本病最早见于《黄帝内经》,对其病名、症状、治疗法则等都有了概括的认识。如《灵枢·水胀》记载其症状有"腹胀,身皆大,大与肤胀等也,色苍黄,腹筋起",《素问·腹中论》记载其症状是"心腹满,且食则不能暮食",病机是"饮食不节","气聚于腹",并"治之以鸡矢醴"。《金匮要略·水气病脉证并治》所论述的石水、肝水等与本病相似,如谓:"肝水者,其腹大,不能自转侧,胁下腹痛。"晋代葛洪在《肘后备急方·治卒大腹水病方》中首次提出放腹水的适应证和方法:"若唯腹大,下之不去,便针脐下二寸,人数分,令水出,孔合,须腹减乃止。"隋代《诸病源候论·水肿病》在病因上提出了"水毒"可引起臌胀病,并用"水蛊"名之,说明当时已认识到此病由水中之虫所致。金元时期《丹溪心法·鼓胀》认为本病病机是脾土受伤,不能运化,清浊相混,隧道壅塞,湿热相生而成。此期在治法上有主攻有主补的不同争论,深化了臌胀的研究。及至明清,多数医家认识到本病病变脏腑重点在脾,确立了臌胀的病机为气血水互结的本虚标实的病理观,治法上更加灵活多样,积累了宝贵的经验,至今仍有效地指导着临床实践。

(一)辨证分型治疗

1. 气虚血瘀证

治法:补中益气,活血祛瘀。

代表方:四君子汤(《太平惠民和剂局方》)合桃核承气汤(《伤寒论》),或补阳还五汤(《医林改错》)。

常用药:黄芪、党参、白术、丹参、桃仁、赤芍、当归、茯苓、猪苓。

加减:食少、便溏、腹胀、舌质淡者,加炒扁豆、干姜;心烦失眠、齿衄鼻衄、舌红少津者,可加天冬、麦冬、北沙参、生地;腹大坚满、青筋显露、舌质紫暗、脉细涩者,加用王不留行、穿山甲(现有以豕甲代替者)、三七粉;口苦咽干、脘腹胀满者,加用茵陈、栀子、大黄、车前草。

2. 气滞湿阻证

治法:疏肝理气,行湿散满。

代表方:柴胡疏肝散(《景岳全书》)合胃苓汤(《丹溪心法》)。

常用药:柴胡、香附、郁金、青皮、川芎、白芍、苍术、白术、厚朴、茯苓、猪苓、陈皮。

加减:胸脘痞闷,腹胀,嗳气为快,加佛手、沉香、木香;尿少、腹胀、苔腻者,加砂仁、泽泻;神倦,便溏,舌质淡者,加党参、黄芪、干姜;胁下刺痛,舌紫,脉涩者,加延胡索、莪术、丹参等行气化瘀。

3. 湿热蕴结证

治法:清热利湿,攻下逐水。

代表方:中满分消丸(《兰室秘藏》)合茵陈蒿汤(《伤寒论》)。

常用药:厚朴、枳实、姜黄、黄芩、黄连、干姜、半夏、知母、泽泻、茯苓、猪苓、白术、陈皮、砂仁。

加减:小便赤涩不利者,加滑石、陈葫芦;牙宣鼻衄者,加大蓟、小蓟、白茅根;便秘腹胀者,加生大黄、桃仁;热重发黄者,加用龙胆草、茵陈;腹大胀满,形体充实者,可试用舟车丸加减(大黄、黑牵牛、甘遂、大戟、芫花、橘红、木香、青皮、轻粉)。

4. 水湿内停证

治法:温中健脾,行气利水。

代表方:实脾饮(《济生方》)。

常用药:白术、苍术、附子、干姜、厚朴、木香、草果、陈皮、茯苓、泽泻。

加减:浮肿甚,小便短少,加肉桂、猪苓、车前子;胁腹痛胀,加郁金、香附、青皮、砂仁;脘闷纳呆、神疲、便溏,下肢浮肿,加党参、黄芪、山药;胸闷咳喘,加葶苈子、苏子、半夏。

5. 肝肾阴虚证

治法:滋养肝肾,清热利水。

代表方:一贯煎(《续名医类案》)合猪苓汤(《伤寒论》)。

常用药:北沙参、麦冬、生地、当归、枸杞子、猪苓、茯苓、泽泻、阿胶、滑石。

加减:津伤口干,加石斛、天花粉、芦根、知母;午后发热明显,酌加银柴胡、鳖甲、地骨皮、白薇、青蒿;鼻齿出血者,加栀子、芦根、藕节炭;面赤颧红者,加龟甲、鳖甲、牡蛎。

6. 脾肾阳虚证

治法:温补脾肾,行气利水。

代表方:附子理中丸(《太平惠民和剂局方》)合五苓散(《伤寒论》)。

常用药:制附子、干姜、人参、白术、猪苓、茯苓、泽泻、炙甘草、桂枝。

加减:神疲乏力,少气懒言,纳少,便溏者,加黄芪、炒薏苡仁、炒扁豆;面色苍白,怯寒肢冷,腰膝冷疼痛者,酌加肉桂、仙茅、杜仲。

(二)中成药

1. 清热利水类

仁青芒觉胶囊:清热解毒,益肝养胃,明目醒神,愈疮,滋补强身。用于自然毒、食物毒、配制毒等各种中毒症;消化道溃疡,急、慢性胃肠炎,萎缩性胃炎;腹水、麻风病等。口服,每次4~6粒,每日1次。

2. 活血化瘀类

苏孜阿甫片:活血化瘀,理气,开窍,增加皮肤色素。用于动脉硬化,冠心病,肝脏疾病,白癜风,水肿,胃病等。口服,每次4~6片,每日3次。

3. 温阳化气类

(1)济生肾气丸:温肾化气,利水消肿。用于肾阳不足、水湿内停所致的肾虚水肿、腰膝酸重、小便不利、痰饮咳喘。口服,水蜜丸每次6g,每日2~3次。

(2)五苓胶囊:温阳化气,利湿行水。用于阳不化气、水湿内停所致的水肿,症见小便不利,水肿腹胀,呕逆泄泻,渴不思饮。口服,每次3粒,每日2次。

4. 利水消肿类

臌症丸:利水消肿,除湿健脾。用于臌症,胸腹胀满,四肢浮肿,大便秘结,小便短赤。饭前服,每次10粒,每日3次,儿童酌减。

四、中西医结合诊治

1. 病证结合诊治策略 肝硬化腹水属于慢性肝病的晚期或终末期表现,虽然是一个常见症状或并发症,但是涉及的病因多种多样,病理机制复杂且各有不同,而病情轻重更是差异很大,导致肝硬化腹水患者的预后与治疗方法亦是迥乎异同。中医、西医对于涉及该病症的多个环节各有优势特点,实践上需要充分病证结合,明晰疾病的病因、病理、程度与中医证候类型等特点,合理拟定中西医结合治疗方案,并根据病情变化及时调整。

病下分证,防治结合。诊断是治疗的基础,疾病诊断除明确肝硬化腹水的程度、性质、病因等,尚需了解有无发生的诱因,如上消化道出血,有无影响腹水消退的合并用药,如 β 受体阻滞剂、血管紧张素转化酶抑制剂(ACEI)/血管紧张素Ⅱ受体阻滞剂(ARB),有无肾损害、感染等影响疾病进展的并发症。在中医证候方面,基本病机与主要病机相结合,尤其要注意根据目前的症状等表现,辨析其关键证候要素。并了解饮食习惯如食盐的摄入量等,综合判断腹水的缓急程度与发现影响刻下病变的关键因素,积极去除诱因或风险因素,并制定中西医结合治疗原则。

标本兼顾,缓急有度。大量腹水阶段,宜急则治其标,可采用利尿利水、血管收缩、抗感染、营养支持、放腹水等方法退水治标、消胀缓急。腹水缓解后,当缓则治其本,注意病因治疗、中药培本固元、抗肝纤维化等,以防水治本,减少或延缓腹水的复发,促使患者从肝功能失代偿逆转为代偿期。本病特点为本虚标实,如证偏于脾肾阳(气)虚与肝肾阴虚者,治法应以补虚为主,祛邪为辅;证偏气滞、血瘀、水停者,则宜祛邪为主,补虚为辅。勿攻伐太甚,导致正气不支,变生危象。

知常达变,同异互参。腹水有初见与复发,治疗有容易与难治。一般常见的初发腹水,无论量之多寡,容易恢复,调整饮食、适当休息、或白蛋白、利尿剂等药物治疗,常可奏效。对于迁延日久反复发作者,利尿无功,且电解质紊乱等变证蜂起,则需识变处变。此时多为难治性肝硬化腹水,注意有无感染与肾脏损害等,尚需判别非肝硬化因素,如血容量不足、门脉系统血栓、肝静脉阻塞、腹腔肿瘤、心力衰竭等引起的非肝硬化腹水。治疗上除了对症支持等共性一般处理,需要抗感染、纠正急性肾损伤等难治性肝硬化腹水的个体化处理,非肝硬化因素更需对症处理。虽然患者的中医证型差别较大,中药治法各异,但共性病机表现为气虚血瘀水停,故健脾利水、活血化瘀几乎贯穿每一个组方,常用药物包括黄芪、党参、白术、山药、丹参、赤芍、泽兰、茯苓、猪苓、泽泻、汉防己等。然而不同患者或同一患者不同阶段可主要表现为湿热蕴结、气滞湿阻、脾肾阳虚、肝肾阴虚等证型。中药治疗时,既需注意共性病机与治法,又需在此基础上参照个性与当前证型而加减用药。

2. 具有治疗肝硬化腹水的中药研究进展

茯苓:味甘、淡,性平。归心、肺、脾、肾经。茯苓的主要活性成分茯苓素,其主要功能为利尿消肿,茯苓素能激活细胞膜上的 Na^+-K^+-ATP 酶,有利于尿液排出。现代药理研究表明其具有促进白蛋白合成、加速肝细胞再生和提高人体的免疫力的作用。

泽泻:味甘、淡,性寒,归肾、膀胱经。主要用于治疗小便不利、水肿胀满、泄泻尿少、痰饮眩晕、热淋涩痛、高脂血症。泽泻含有三萜类、倍半萜类及类脂类和糖类等化学成分,而脂溶性泽泻醇类为主要有效成分。文献报道泽泻保肝作用的活性成分为泽泻醇类。同时泽泻中含有的不饱和脂肪酸具有抗氧化和清除自由基作用。24-乙酰泽泻醇 A、23-乙酰泽泻醇 B 灌胃给药,能使大鼠尿液的钠含量增加,钾含量不变;泽泻醇 B 有增加尿量的倾向。

丹参:味苦,性微寒,归心、肝经。其功能为活血通经、去瘀止痛、清心除烦、安神止痉。现代药理研究表明,丹参可明显减轻肝坏死和炎症反应,改善肝脏微循环,减轻肝脏纤维化,还可抑制过度增生的成纤维细胞和肿瘤,并能抑制凝血,促进纤维溶解;改善机体免疫功能。

当归:味甘、辛,性温,归肝、心、脾经。主要化学成分有挥发油、有机酸、多糖类、黄酮类等。其中当归有机酸中的代表阿魏酸可使 D-氨基半乳糖引起的肝糖原减少,保护氨基苷磷酸和琥珀脱氢酶等活性,拮抗四氯化碳和酒精引起的肝损伤,增强肝脏的解毒功能,当归还可通过抑制氧自由基所引起的脂质过氧化,保护肝硬化患者的肝细胞。

真武汤:是《伤寒论》中温阳利水之经典方,由炮附子、生姜、白术、茯苓、芍药 5 味药组成。具有温阳利水的功效,适用于脾肾阳虚、水液内停的各类疾病。研究发现真武汤具有强心、利尿、降脂、抗氧化、改善肾功能和平衡水液代谢等诸多功效。观察真武汤治疗脾肾阳虚型肝硬化腹水发现,ALT、AST、TBⅡ、DBⅡ 值均优于西医治疗组。

苓桂术甘汤:具有健脾利水、温阳化饮的功效,其中的一些成分更具有利水健脾的功效,比如白术、茯苓、泽泻等,而桂枝具有利水温阳的效果,更加强了利水作用;桂枝可以利尿;白术则能有效抑制癌症性腹水的产生;甘草可以抗过敏、抗炎,也具有肾上腺皮质激素样作用。

三甲散:具有活血化瘀、消积化坚的功效,抑制炎性反应的鳖甲可以改善肝内微循环,抑制纤维组织增生,促进肝细胞的再生和修复,活血化瘀的穿山甲(现有以豕甲代替者)以及养阴养血益肾的龟甲三者具有缩脾软肝、化积软坚等功效,长期使用可以使肝硬化的发展速度明显减慢。

复方鳖甲软肝片:主要成分为赤芍、三七、鳖甲、当归、党参、黄芪、冬虫夏草等,三七具有止血定痛、散癖消肿之功效;赤芍清热凉血、化癖通络;鳖甲软坚散结、滋阴潜阳;当归助鳖甲消癥积、化痞块;黄芪、党参、冬虫夏草具有益气健脾作用。现代药理学研究表明,复方鳖甲软肝片可降低血清中 LN、HA、PC-Ⅲ水平,有效抑制病情进展,改善肾脏血液循环,加快腹水消退。

五、名医诊治经验

1. 已故名老中医康良石教授认为,臌胀病属正虚邪实,正虚者乃肝、脾、肾损伤为本,邪实者以痰浊、湿热、瘀血、水邪互结为标。以此为纲,康老偏向于活血疏导行水之法的应用,认为腹水减消即可逐步加强扶正补虚的用药比例,即治疗“重在肝而不忘脾肾”。方用半边莲 30g,鸠草 30g,玉米须 30g,茯苓皮 30g,猫须草 15g,荠菜 15g,大腹皮 10g,橘皮 10g,通草 3g,三七粉 2g,琥珀粉(另冲)2g,浓煎,鸡鸣时服初遍,每日 1 剂。若伴胸闷气憋,咳喘痰白,证有水饮阻肺,加用葶苈子 15g,莱菔子 12g,桑白皮 10g,以泻肺行水。

2. 刘渡舟根据气滞、血瘀、水裹积于腹内而成臌胀的病机,提出“消胀十法”以针对性治疗:消胀除湿,活血利水;温阳行气,活血利水;滋阴清热,活血利水;清肝温脾;温脾散寒,化湿利水;补益中气;温中健脾;温补肾阳,化气利水;攻补兼施,通气助疏,活血利水;峻下通利,攻水消胀。分别选用消胀除湿汤、桂枝去芍药加麻黄细辛附子汤加减、养阴活血利水汤、柴胡桂枝干姜汤、实脾饮、寒胀中满分消汤、补中益气汤、理中汤、真武汤、“白玉消胀汤”以及桂枝汤减去甘草合消水丹法。

3. 关幼波教授在治疗上主张以扶正为主,逐水为辅,以补虚扶正为常法,逐水攻邪为权变。认为肝硬化腹水均有气虚血滞,因此在疏利三焦的同时,尤其应注意补气、调理气血,同时,脾居中州,为水湿运化之枢机,脾虚或肝病及脾,运化失职,水湿不能正常运化而胀满为臌。因此,治疗上重视补气调中,使之气足血行而水化。常重用生黄芪补气扶正以帅血行,更能走皮肤之湿而消肿,常用量为 30~60g,最大用量可达 120g。选用党参、白术、茯苓、薏苡仁、木瓜、厚朴、大腹皮等健脾运湿,亦与"见肝之病,知肝传脾,当先实脾"之旨同。另外,关老还认为由于气虚血滞,痰浊内阻为肝硬化之本,因此活血行气化痰要贯穿肝硬化治疗的全过程。补气活血化痰药常用生黄芪、当归、赤芍、泽兰、红花、坤草、藕节、杏仁、橘红、水红花子等;在腹水的治疗中,应重视活血行气化痰以助利水。常用香附、郁金、枳壳等;活血化痰软坚时加用炙鳖甲、生牡蛎。

4. 邹良才认为,治疗时宜从个体四诊所得进行综合分析,辨其属虚属实、属阴属阳。虽本病的病机性质为本虚标实,但还是虚而致实,实者水也;而虚则又有阳虚阴虚之分。以病变属脏而言,虽以脾为主,但与其他四脏亦息息相关,尤与肝、肾二脏的关系最为密切,因此临床表现错综复杂。辨证用药需根据病情所处的阶段而变化,刻板不得。辨证属脾虚气滞,常用方为平胃散合五苓散;属脾肾阳虚,常用方剂为实脾饮或附桂理中汤;辨证属肝肾阴虚,常用方剂为兰豆枫楮汤(自订方:泽兰、黑料豆、路路通、楮实子)、一贯煎、六味地黄丸等;属阴虚湿热,采用茵陈蒿汤合甘露消毒丹。

5. 颜德馨教授在病因病机的认识上,认为此病的发生与肺、脾、胃三脏密切相关,病本在肾,总为阴不胜阳。十分推崇先贤张景岳的观点:"水肿为肺、脾、肾三脏相干之病……三脏各有所主,然合而言之,则总由阴胜之害,而病本皆归于肾……肾为胃关,关门不利,故聚水而从其类也。"在治疗法则上,注重气化。认为治疗水肿,必先治水,治水者,必先利气,若气不能化,则水必不利,惟下焦之真水得注,始能分清。惟薛立斋先生加减金匮肾气丸,诚对症之方。此方旨在蒸动其关,积水始下,治水治胀,重在通阳。若病者不堪桂附之辛烈,辄代以胡芦巴与巴戟天,另以琥珀、沉香、肉桂三味研末吞服,取"气化则出矣"之义。

六、中医适宜技术

1. 中药敷脐　神阙穴是五脏六腑之本,冲脉循行之地,元气归藏之根,利用中药敷脐疗法辅助治疗肝硬化腹水,有着单纯口服中药不及的优势。敷脐中药可选用甘遂、炒牵牛子、沉香、木香、肉桂、附子等研末以醋或蜂蜜调,加冰片外敷于神阙穴,4~6 小时后取下,每日 1 次。

2. 中药灌肠　可以改善肠道环境,减少肠源性毒素的产生与吸收,促进腹水吸收。一般以健脾调肠、化湿解毒为主,也可配合通利泻水药物。中药灌肠可选用大黄、郁金、金钱草、赤芍等。

3. 穴位贴敷　黄芪、当归、生地、熟地、柴胡、桃仁、三棱等研末敷于肝区、脾区、神阙穴。

4. 针灸治疗　主穴:肝俞、足三里、肾俞、水分、三阴交。配穴:心悸失眠加内关、神门;尿少加阴陵泉、关元;纳差加胃俞。若腹部胀剧,用艾条灸腹部,以脐为中心,从左至右,从上至下,进行十字灸,可理气消胀。目前应用较少。

【预后】

肝硬化患者一旦出现腹水,往往提示预后不良,1 年病死率约 15%,5 年病死率为 44%~85%,难治性腹水中位生存时间仅 6 个月,1 年生存率仅 25%,是肝移植的重要指征。

第十节 自发性细菌性腹膜炎

【概述】

自发性细菌性腹膜炎（spontaneous bacterial peritonitis，SBP）指无腹腔内病变来源（如肠穿孔、肠脓肿）的情况下发生的腹膜炎，是病原微生物侵入腹腔，造成明显损害引起的感染性疾病。失代偿期肝硬化是 SBP 最常见的基础病变，其次为重症肝炎、伴有肝硬化的肝癌和肾病综合征等。

SBP 是在原有"肝积"或"臌胀病"基础上突起腹大坚满，脘腹撑急，外坚内胀，拒按，伴有发热的一种病证，属于中医学"臌胀"范畴。

【流行病学】

SBP 是肝硬化终末期肝病患者常见并发症，发生率约为 40%~70%，肝硬化患者住院即可行腹腔穿刺检测，SBP 发生率约为 27%，有 SBP 病史的肝硬化患者 12 个月内的 SBP 复发率高达 40%~70%。

SBP 的致病菌主要来源于肠道，少数为泌尿道、呼吸道和皮肤感染的细菌，从腹水中分离出细菌 90% 以上为单一菌种，60%~80% 为需氧革兰氏阴性菌，其中 40%~50% 为大肠埃希菌，其次是克雷伯菌，需氧革兰氏阳性菌约占 20%，厌氧菌罕见（<1%）。近年来，革兰氏阳性菌感染比例显著上升，部分研究中革兰氏阳性菌比例已经超过革兰氏阴性菌，耐药菌及真菌感染的比例也明显增加。最常见的革兰氏阳性分离株是链球菌、肠球菌和葡萄球菌，目前研究显示 SBP 的主要致病菌为大肠埃希菌、肠球菌、葡萄球菌、铜绿假单胞菌、肺炎克雷伯菌。但我国尚缺乏 SBP 致病菌的大规模流行病学的研究数据。

【病因病机】

一、西医认识

有关自发性细菌性腹膜炎最早的病例报道见于 1907 年，但美国学者 Conn 于 1964 年最先使用"自发性细菌性腹膜炎"这一术语。

病因和病理生理学

SBP 的发病机制复杂，目前尚未完全清楚，多种病理因素参与 SBP 的发生。

1. 肠道菌群失调及易位 有研究表明，肝硬化时分泌到肠道的胆汁酸组成的改变导致肠道菌群失调，同时失代偿期肝硬化和其他重症肝病时机体处于门静脉高压状态，门静脉高压状态导致肠道淤血水肿、肠道运动障碍、肠淋巴流量增加和淤积、肠道细菌过度繁殖、肠黏膜屏障削弱和通透性增加,促进肠道细菌迁移至肠系膜淋巴结。迁移的细菌可通过淋巴进入血液循环,带菌的淋巴液亦可经扩大破裂的淋巴管溢入腹腔形成细菌性腹水,此外,门静脉高压时进入肠道静脉末梢血中的细菌经肝内、外侧支循环绕过肝脏库普弗细胞进入体循环形成菌血症引起腹膜细菌感染。

2. 免疫功能障碍 肝硬化患者全身和肠道局部免疫功能受损,主要表现为免疫细胞数量减少、吞噬细胞活性和功能下降,同时肝内外分流,血液不经过免疫细胞作用,这些改变导致迁移至肠系膜淋巴结、血液及腹水中的细菌不能被有效地杀灭和清除,最终定植在腹水中导致 SBP 的发生。

3. 肝功能障碍 肝功能障碍导致肝脏合成的白蛋白、C3、C4 等免疫分子减少,肝硬化腹水中调理素、免疫球蛋白、补体、纤维连接素及趋化因子活性降低,抗菌活性降低,不能有效清除腹水中的细菌。此外肝硬化患者肝脏清除能力降低导致内毒素生成增多和内毒素血症,加速 SBP 的发生。

二、中医认识

中医认为,SBP 属"臌胀"范畴,是指在原有"肝积"或"臌胀病"基础上腹大坚满疼痛,脘腹撑急,外坚内胀,拒按,常伴有发热的一种病证。本病反复迁延,久治难愈,晚期可见吐血、便血、昏迷、悬饮等症。中医古代文献尚未见自发性腹膜炎病名记载,依其临床症状散见于"臌胀""黄疸""腹满痛""悬饮""胆胀""神昏""血证""结胸""蓄血"等病证。目前尚缺乏对其病因病机及辨证论治规律较为完善的理论体系。我们结合中医经典文献、研究和相关临床经验对其病因、病位、病机分析如下:

(一)病因

自发性细菌性腹膜炎的发生与肠道菌群异位感染、酒食不洁、情志所伤等相关,而直接原因当责之于肝积、臌胀迁延日久,使肝、脾、肾三脏功能失调,气血瘀积于腹内,以致腹部日渐胀大,热毒蕴结而发热。该病与瘀血、热毒、阳明腑实等因素有关。初期以瘀血、湿热、水湿、热毒等为最常见病因,中后期以瘀、虚、湿热、痰为最常见病因。

(二)病位

其病位初起在肝脾,日久及肾。

(三)病机

肝病日久,郁热邪毒内蕴,肝气郁结,阳明腑实,同时久病及脾、脾气亏虚,邪毒更易侵犯深入,形成瘀热、脾虚与腑实共存的复杂病机。SBP 乃湿热毒邪搏结腹中,肝衰脾败,气机阻滞,血运不畅,水湿浊气壅结于内,所谓"不通则痛",故有腹痛发生,病性属本虚标实,以标实为主。

【诊断】

一、辨病

（一）临床表现

SBP 的临床表现差异较大，与发病早晚、感染轻重有关。症状典型的患者略超过半数，1/3 临床表现不典型，无症状患者约占 10%。

1. 典型 SBP 急性起病，表现为发热、腹痛或腹泻、腹胀、乏力较前明显加重、呕吐，伴有腹部压痛和/或反跳痛、腹肌紧张等腹膜炎体征，少数患者可表现为肠梗阻，其中重者发病后数小时至一天内出现不易纠正的休克，或迅速进入肝性昏迷，并短期内死亡。

2. 不典型 SBP 患者有的表现腹胀显著，腹水增长迅速，对利尿剂治疗无反应；有的肝功能进行性恶化，黄疸日益加深，这些患者腹痛、发热相对轻微。部分患者甚至无任何腹膜炎症状和体征，而表现为顽固性腹水、休克、肝性脑病等。原来体质和肝功能较好，仅有轻微腹泻、腹胀和低热的患者，不作诊断性腹腔穿刺极易漏诊。

3. 重症 SBP、诊断或抗菌治疗延误的 SBP 常并发肝性脑病、肝肾综合征和胃底食管静脉曲张破裂出血，可表现为意识障碍、尿量减少、双下肢重度水肿、呕血、黑便等，预后极差。

（二）实验室及其他检查

1. 腹水多形核中性粒细胞计数 SBP 临床表现常不典型，早期诊断主要依赖于诊断性腹腔穿刺术。研究表明，肝硬化腹水患者入院后及时接受诊断性腹腔穿刺术，可降低 90 天病死率及 30 天内再入院率。腹水多形核中性粒细胞计数是诊断 SBP 的最重要指标。以腹水多形核中性粒细胞计数≥0.25×10^9/L 为 SBP 诊断标准，其敏感性、特异性和准确性分别为84%、93% 和 90%。

2. 腹水细菌培养 腹水细菌培养是确诊 SBP 的指标，但 SBP 患者腹水细菌浓度较低（1~10 个/ml），传统腹水细菌培养方法阳性率低于 40%。采用床边血培养瓶直接接种腹水（10ml/瓶），分别送需氧和厌氧培养，阳性率可提高至 90%。细菌培养虽然对 SBP 的诊断并非必需的，但对于指导治疗却十分重要，故所有 SBP 患者采用抗生素治疗前均应行腹水细菌培养及药敏试验。对于治疗效果不佳的患者，必要时进行真菌检测及培养。

3. 其他生物标志物 近年来，多项研究发现，腹水髓系细胞触发受体-1、中性粒细胞明胶酶相关脂质运载蛋白、脂多糖结合蛋白等可作为诊断 SBP 的有效生物学标志。

4. 其他指标 外周血白细胞计数与分类、降钙素原（PCT）、C 反应蛋白（CRP）、细胞因子水平如 IL-6、TNFα 有助于 SBP 严重程度判断及治疗效果检测，同时 G 试验（血 1，3-β-D-葡聚糖试验）、GM 试验（半乳甘露聚糖抗原试验）可协助排除真菌感染。监测肝肾功能变化，肝硬化患者出现急性肾功能损伤、高胆红素血症需怀疑 SBP 的发生。

（三）诊断要点

1. 我国指南推荐，SBP 的诊断可基于以下的症状或体征异常之一。①急性腹膜炎：腹痛、腹部压痛或反跳痛,腹肌张力增大,呕吐、腹泻或肠梗阻;②全身炎症反应综合征的表现:发热或体温不升、寒战、心动过速、呼吸急促;③无明显诱因肝功能恶化;④肝性脑病;⑤休克;⑥顽固型腹水,或对利尿剂突发无反应,或肾功能衰竭;⑦急性胃肠道出血。

2. 我国指南推荐,SBP 的诊断可基于以下实验检查异常之一:①腹水多形核中性粒细胞计数≥0.25×10⁹/L(即 250/mm³);②腹水细菌培养阳性;③降钙素原(PCT)>0.5ng/ml,排除其他部位感染。

根据腹水多形核中性粒细胞数和细菌培养结果,可将 SBP 分为 3 个亚型:

(1)经典 SBP:腹水多形核中性粒细胞≥0.25×10⁹/L,细菌培养阳性;

(2)腹水培养阴性的中性粒细胞增多性腹水(culture negative neutrocytic ascites):腹水多形核中性粒细胞≥0.25×10⁹/L,细菌培养阴性,排除继发性腹膜炎且 30 天内未使用抗菌药物治疗;

(3)细菌性腹水(bacteriascites):又称中性粒细胞不增高单株细菌性腹水,指腹水有细菌定植而无炎症反应,腹水中性粒细胞 <0.25×10⁹/L,但细菌培养阳性。

与经典的 SBP 比较,中性粒细胞增多性腹水患者的临床症状、体征、腹水分析、病死率及对抗菌药物治疗的反应性均无明显差异,因此其重要性等同于经典的 SBP,应按照 SBP 给予治疗。对于中性粒细胞不增高单株细菌性腹水,无症状者预后与无菌性腹水相似,被认为是一过性的细菌定植,可予复查腹水多形核中性粒细胞和细菌培养而暂不治疗,再次培养阳性或出现症状者给予治疗;有症状者长期预后与腹水多形核中性粒细胞计数升高者相似,被认为是 SBP 的一种变形,需要采取与 SBP 同样的治疗。

3. SBP 患者出现以下任何 2 条临床表现或实验室异常则认为是重症感染 ①高热、寒颤,体温 >39.5℃;②感染性休克;③急性呼吸窘迫综合征;④不明原因急性肾损伤 3 期;⑤外周血白细胞 >10×10⁹/μl;⑥PCT>2ng/ml。

（四）鉴别诊断

与继发性细菌性腹膜炎鉴别。少数肝硬化患者可因腹腔内脏急性感染或穿孔如急性阑尾炎、胃穿孔,并发继发性细菌性腹膜炎。后者临床表现、腹水细胞计数与 SBP 相似,常不易鉴别。由于治疗原则截然不同,两者的鉴别非常重要。下列情况综合判断,高度提示为继发性腹膜炎:①抗菌治疗反应。针对 SBP 抗生素治疗 48 小时后,全身与局部情况无改善,腹水多形核中性粒细胞计数无显著降低或反而升高;②腹水细菌培养不是单一菌种,而是多种细菌,特别是有厌氧菌生长;③腹水总蛋白 >10g/L、葡萄糖 <2.8mmol/L、LDH> 正常血清水平者。

（五）并发症

1. **感染性休克** 约 8% 的 SBP 患者发热或腹痛后迅速出现血压下降、循环衰竭,血常规白细胞增加,血培养阳性,诊断有赖于腹水检查。

2. **肝肾综合征** 自发性细菌性腹膜炎可诱发 1 型肝肾综合征,主要表现为突发少尿、无尿、氮质血症,病情在短时间内恶化;血清肌酐值在 2 周内增至基线值的 2 倍或以上,并超过 226μmol/L(2.5mg/dl)。并发肾功能不全的患者的 SBP 病死率高于未并发肾功能不全的患者。

3. **肝功能衰竭** 终末期肝病患者一旦发生自发性细菌性腹膜炎,可使原发的肝脏疾病迅速恶化,除发热、腹痛等症状外,出现明显的乏力、纳差,胆红素迅速增加、白蛋白降低、凝血功能障碍。

二、辨证

(一)辨证要点

自发性细菌性腹膜炎为本虚标实之证,其标实有气滞、血瘀、水停、热毒的侧重,本虚当分肝脾肾阴阳之不同。初期病性以实证为主,中后期和治疗后以虚实夹杂证及虚证多见。病机重点在邪气盛,表现为湿热内蕴、热毒炽盛、水湿内停等;中后期和治疗后病性多为虚实夹杂,病机关键为正虚邪恋,如肝肾阴虚、痰瘀互结、阴虚血瘀等。

(二)辨证分型

肝硬化腹水(臌胀)本身病性多为虚实错杂,湿热、瘀血、水湿、痰、虚等为其基本病因,合并 SBP 时,湿热、实热、水湿壅盛等病机显现。肝硬化腹水(臌胀)为基础病、为本病,而 SBP 为并发症、为标病。

1. 湿热蕴结证

主症:①腹大坚满,脘腹胀急;②烦热口苦,渴不欲饮。

次症:①面目皮肤发黄;②小便赤涩,大便秘结或溏垢。

舌脉:舌边尖红,苔黄腻或兼灰黑,脉象弦数。

2. 寒湿困脾证

主症:①腹大胀满,按之如囊裹水;②颜面微浮,下肢浮肿。

次症:①脘腹痞胀,得热则舒;②精神困倦;③畏寒懒动;④小便少;⑤大便溏。

舌脉:舌苔白腻,脉缓。

3. 气滞湿阻证

主症:①腹胀按之不坚;②胁下胀满或疼痛。

次症:①饮食减少,食后胀甚;②得嗳气、矢气稍减;③小便短少。

舌脉:舌苔薄白腻,脉弦。

4. 肝脾血瘀证

主症:①腹大坚满,青筋显露;②胁下疼痛如针刺。

次症:①面色晦暗黧黑;②或见赤丝血缕;③面颈胸臂出现血痣;④口干不欲饮水;⑤或见大便色黑。

舌脉:舌质紫暗,或有紫斑,脉细涩或芤。

5. 脾肾阳虚证

主症:①腹大胀满,形似蛙腹;②朝宽暮急。

次症:①面色苍黄或白;②脘闷纳呆;③神倦畏寒;④肢冷浮肿;⑤小便短少不利。

舌脉:舌紫胖,苔白,脉沉细无力。

6. 肝肾阴虚证

主症:①腹大胀满;②青筋暴露。

次症:①面色晦滞;②唇紫;③口干而燥;④心烦失眠;⑤时或鼻衄,牙龈出血;⑥小便短少。

舌脉:舌红绛少津,苔少或光剥,脉弦细数。

证候诊断:主症①必备,加次症 2 项及以上,结合舌脉,即可诊断。

 【 治疗 】

一、治疗原则

腹水多形核中性粒细胞计数 >0.25×10⁹/L 或临床怀疑为 SBP,立即开始经验性抗生素治疗,控制感染至为关键,不可等待培养结果再用药,选用的抗生素应符合的要求,即对 SBP 常见致病菌有效,能在腹水中达到治疗浓度,肝肾毒性小。

二、西医治疗

(一)药物治疗

1. 经验性抗感染原则

(1)对于社区获得性 SBP,可根据患者基础状况、既往是否反复感染及抗感染治疗、当地细菌耐药情况经验性选择治疗方案,抗感染方案需要覆盖革兰氏阴性肠杆菌和革兰氏阳性球菌,并尽可能选择可以覆盖厌氧菌的方案。

轻中度社区获得性 SBP 推荐头孢西丁、莫西沙星、替卡西林/克拉维酸单药方案,联合方案推荐头孢唑林、头孢呋辛、头孢曲松或头孢噻肟联合甲硝唑以及氟喹诺酮联合甲硝唑。

重度社区获得性 SBP,单药方案推荐亚胺培南/西司他丁、美罗培南、比阿培南、哌拉西林/他唑巴坦,联合方案推荐头孢他啶、头孢吡肟联合甲硝唑,氟喹诺酮联合甲硝唑。

(2)对于医院内获得性 SBP,需要使用包含广谱抗革兰氏阴性菌与厌氧菌的多药联合治疗方案,推荐的药物包括亚胺培南/西司他丁、美罗培南、比阿培南、哌拉西林/他唑巴坦,头孢他啶、头孢吡肟联合甲硝唑,由于医院感染病原体中革兰氏阳性菌如肠球菌、葡萄球菌比例增高,必要时使用万古霉素、利奈唑胺或替考拉宁。

(3)多重耐药菌感染,对于院内感染、长期氟喹诺酮类药物预防用药、近期曾感染耐药细菌或使用 β-内酰胺类抗菌药物的 SBP 患者,其感染的细菌多为多重耐药菌或革兰氏阳性菌,如产超广谱 β 内酰胺酶大肠埃希菌、葡萄球菌等。对于高度疑似耐药菌感染的 SBP 患者,可选择哌拉西林/他唑巴坦,或头孢哌酮舒巴坦或碳青霉烯类抗菌药物联合达托霉素、万古霉素或利奈唑胺经验性治疗策略。同时反复送检腹水细菌培养,依据药敏结果及时调整抗生素。对于难治性腹膜炎可联合使用替加环素,对于抗菌药物治疗无应答反应的肝硬化腹水患者应该监测真菌性腹膜炎。

2. 常用经验性抗菌治疗方案

(1)头孢噻肟:治疗 SBP 的首选药物,已经在临床上广泛应用。头孢噻肟剂量每 6~12 小时 2g 静脉滴注,疗程 5~8 日,疗效与以往传统 10~14 日相同,但降低了抗生素费用。

(2)新型半合成青霉素:为半合成青霉素 +β-内酰胺酶抑制剂。对 SBP 治疗的有效率与头孢噻肟相似。氨苄西林 1g+ 克拉维酸 0.2g 或阿莫西林 1g+ 克拉维酸 0.2g(奥克门汀),每 6 小时静脉注射,疗程 14 日。

（3）第三代喹诺酮类：如氧氟沙星、培氟沙星、环丙沙星，对肠道 G^+、G^- 菌有很强的杀菌作用，适用于临床状况较好、无并发症 SBP 患者。有人用氧氟沙星口服（每次 400mg，每日 2 次，给药 8 日）和头孢噻肟静脉滴注（每次 2g，每日 4 次，给药 7 日），对轻症 SBP 进行多中心随机对照研究，SBP 缓解率分别为 84.4%（54/64 例）与 84.7%（50/59 例）。但对于用喹诺酮类预防中发生的 SBP，则应改用头孢噻肟。

（4）对合并厌氧菌混合感染者，应加用甲硝唑每日 1~1.5g。氨基糖苷类抗生素因具肾毒性，一般不用于首次经验性治疗。

3. 疗效评估 治疗反应取决于开始治疗时间，发病 48 小时内即开始合理治疗，好转率 >60%，若过 48 小时后才治疗，则仅为 20%~30%。疗效评估应在抗菌治疗 48 小时进行，评估内容主要包括：全身和局部状况，腹水多形核中性粒细胞计数及细菌培养。如全身和局部症状显著改善、腹水多形核中性粒细胞减少 >25%，培养转为阴性认定为治疗成功。否则为治疗失败。治疗失败患者需考虑多重耐药菌感染或继发性细菌性腹膜炎可能，应依据体外药敏实验结果调整抗生素或考虑新的治疗策略。

（二）白蛋白的应用

SBP 可引起腹腔内一氧化氮等物质释放增加，导致全身血管扩张，循环障碍、诱发 Ⅰ 型 HRS、急性肝功能衰竭、肝性脑病等。早期曾有随机对照研究发现，对基础胆红素 ≥68μmol/L（0.77mg/dl）或肌酐 ≥88μmol/L（1mg/dl）的 SBP 患者，抗感染同时联合使用白蛋白（第 1 天 1.5g/kg 体重，第 3 天 1g/kg 体重）可显著降低 Ⅰ 型 HRS 发生率及病死率。因此，欧洲肝病协会推荐 SBP 患者联合应用广谱抗生素及白蛋白。我国指南亦指出特利加压素联合人血白蛋白、三代头孢类抗菌药物可显著提高患者住院生存率。

（三）肠道非吸收抗菌药物

利福昔明，利福霉素的衍生物，可广谱、强效抑制肠道内细菌生长，具有杀菌/抑菌，免疫调节和抗炎活性，是治疗肝性脑病的一线用药，具有良好的安全性。多项前瞻性研究表明，利福昔明能抑制肠道菌群易位，减轻炎症反应，可有效预防 SBP 的发生和复发。

三、中医治疗

（一）辨证分型治疗

1. 湿热蕴结证
治法：清热利湿，攻下逐水。
代表方：中满分消丸（《兰室秘藏》）合茵陈蒿汤（《伤寒论》）。
常用药：茵陈、栀子、大黄、黄芩、黄连、知母、猪苓、茯苓、泽泻、厚朴、枳壳、半夏、陈皮、白茅根、通草。
加减：小便赤涩不利者，加葫芦、蟋蟀粉；腹部胀急较甚，大便干结者，可用舟车丸行气逐水，但其作用峻烈，不可过用或久用。

2. 寒湿困脾证
治法：温中健脾，行气利水。

代表方:实脾饮(《重订严氏济生方》)。

常用药:白术、附子、干姜、桂枝、甘草、木瓜、大腹皮、茯苓、泽泻、厚朴、木香、草果。

加减:浮肿较甚,小便短少者,可加肉桂、猪苓、车前子;如兼胸闷咳喘者,可加葶苈子、紫苏子、半夏;如胁腹痛胀者,可加郁金、香附、青皮、砂仁。

3. 气滞湿阻证

治法:疏肝理气,运脾利湿。

代表方:柴胡疏肝散(《景岳全书》)。

常用药:柴胡、枳壳、香附、大腹皮、厚朴、郁金、川芎、车前子、白术、白芍。

加减:胸脘痞闷、腹胀、嗳气为快,属气滞偏甚,加佛手、沉香、木香;尿少,腹胀,苔腻,加砂仁、泽泻;神倦,便溏,舌质淡,宜酌加党参、干姜、蜀椒;如兼胁下刺痛、舌紫、脉涩者,可加延胡索、莪术、丹参。

4. 肝脾血瘀证

治法:活血化瘀,行气利水。

代表方:调荣饮(《证治准绳》)。

常用药:当归、王不留行、丹参、大黄、葶苈子、茯苓、槟榔、通草、延胡索。

加减:胁下癥积肿大明显者,可选加穿山甲(现有以豕甲代替者)、䗪虫、牡蛎,或配合鳖甲煎丸内服;如病久体虚,气血不足,或攻逐之后,正气受损,宜用八珍汤或人参养荣丸等补养气血;如大便色黑者,可加三七粉、茜草、侧柏叶。

5. 脾肾阳虚证

治法:温补脾肾,化气利水。

代表方:附子理中丸(《太平惠民和剂局方》)合五苓散(《伤寒论》)。

常用药:党参、白术、干姜、甘草、肉桂、附子、猪苓、茯苓、泽泻。

加减:偏于脾阳虚弱、神疲乏力、少气懒言、纳少、便溏者,加黄芪、山药、薏苡仁、炒白扁豆;偏于肾阳虚衰、面色苍白、畏寒肢冷、腰膝酸冷疼痛,加仙茅、淫羊藿。

6. 肝肾阴虚证

治法:滋肾柔肝,养阴利水。

代表方:六味地黄丸(《小儿药证直诀》)合一贯煎(《续名医类案》)。

常用药:北沙参、麦冬、生地黄、山茱萸、枸杞子、楮实子、猪苓、茯苓、泽泻、玉米须。

加减:津伤口干明显者,加石斛、玄参、芦根;腹部青筋显露、唇舌紫暗、小便短少,加丹参、益母草、泽兰、马鞭草;齿鼻衄血者,加白茅根、藕节、仙鹤草;阴虚阳浮,症见耳鸣,颧红,宜加龟甲、鳖甲、牡蛎。

(二)中成药

1. 清热利水类

仁青芒觉胶囊:清热解毒,益肝养胃,明目醒神,愈疮,滋补强身。用于自然毒、食物毒、配制毒等各种中毒症,消化道溃疡,急性或慢性胃肠炎,萎缩性胃炎,腹水,麻风病等。口服,每次4~6粒,每日1次。

2. 活血化瘀类

(1)苏孜阿甫片:活血化瘀,理气,开窍,增加皮肤色素。用于动脉硬化、冠心病、肝脏疾病、白癜风、水肿、胃病等。口服，每次 4~6 片，每日 3 次。

（2）大黄䗪虫丸：活血破瘀，通经消癥瘕。用于瘀血内停所致的癥瘕、闭经，盆腔包块、子宫内膜异位症、继发性不孕症，症见腹部肿块、肌肤甲错、面色暗黑、潮热羸瘦、经闭不行。口服，每次大蜜丸 1~2 丸，每日 1~2 次。

3. 温阳化气类

（1）济生肾气丸：温肾化气，利水消肿。用于肾阳不足、水湿内停所致的肾虚水肿、腰膝酸重、小便不利、痰饮咳喘。口服，水蜜丸每次 6g，每日 2~3 次。

（2）五苓胶囊：温阳化气，利湿行水。用于阳不化气、水湿内停所致的水肿，症见小便不利，水肿腹胀，呕逆泄泻，渴不思饮。口服，每次 3 粒，每日 2 次。

4. 利水消肿类

臌症丸：利水消肿，除湿健脾。用于臌症，胸腹胀满，四肢浮肿，大便秘结，小便短赤。饭前服，每次 10 粒，每日 3 次，儿童酌减。

5. 补虚强壮类

香云肝泰片：滋补强壮，扶正固本，益胃增食。用于黄疸胁痛，积聚癥瘕，体质虚弱，倦怠乏力，面色不华，大便不实，舌质淡，脉细弱者，慢性迁延性肝炎，慢性活动性肝炎及肿瘤的综合治疗。口服，每次 2 片，每日 3 次，或遵医嘱。

6. 消积化滞类

（1）烂积丸：消积，化滞，驱虫。用于脾胃不和引起的食滞积聚，胸满，痞闷，腹胀坚硬，嘈杂吐酸，虫积腹痛，大便秘结。口服，水丸每次 6g，每日 2 次。

（2）消积丸：消积行滞。用于食积，肉积，水积，气积。口服，每次 6g，每日 2 次。

四、中西医结合治疗

自发细菌性腹膜炎是在原有"肝积"或"臌胀病"基础上突起腹大坚满，脘腹撑急，外坚内胀，拒按，伴有发热的一种病证，此病正虚是本，而邪毒气滞、水停血瘀是标。

（一）中西医结合治疗 SBP

1. SBP 早期　当重用清下法，重在清热泻火，凉血解毒，通腑（胆、肠腑）攻下，泻水逐饮（胸腔积液、腹水、肢肿），积极治疗腹满痛、阳明腑实、发热、结胸等病证，可依据病因病机关键，灵活选用大承气汤、大柴胡汤、清瘟败毒饮、犀角地黄汤（犀角已禁用，现多用水牛角代）等方药；急性感染期，患者为腹胀、腹痛、发热等一派湿热腑实之症，可重用大黄以攻积抗炎、活血化瘀、清热解毒，但应注意中病即止，顾护正气。同时联合抗生素、肠道微生态调节制剂等西药治疗。

2. SBP 中后期　经清下法及抗生素治疗后，标实证将得到缓解，本病病性、病机重新显现，且清下中药多味苦性寒，故此时患者病性多将转化为虚实错杂，病机关键为"痰""虚""瘀"等。此时当在减少清下之力基础上，加强消补二法的实施，以消痰散结祛瘀、益气升提、养阴活血、补益肝脾肾等消补法为主，清下法为辅，重在继续清除残余毒邪，巩固疗效加快黄疸消退，减少并发症，灵活选用大黄䗪虫丸、鳖甲煎丸、肝纤方、大黄扫毒汤、硝石矾石散、六味地黄丸、金匮肾气丸（济生肾气丸）、益胃汤、补中益气汤、理中汤、升陷汤、四逆汤等消补法为主的方剂。同时西医静脉使用抗生素、补充白蛋白等。

（二）中西医结合预防 SBP 的发生

中医素来重视"治未病"，对部分消化功能尚可，胃气不衰的患者，可以根据个人特点辨证论治，运用清热利湿、疏肝健脾通腑等攻补兼施的方法调理患者的内环境，同时西医口服利福昔明调节肠道菌群、诺氟沙星等抗生素抗感染，中西医结合预防 SBP 的发生。

（三）防治 SBP 的中药研究进展

目前 SBP 西医治疗主要以三代头孢类抗生素抗炎为主，但总有效率低，特别是重症肝病患者，症状改善不明显，其不良预后与细菌耐药、肠道内环境紊乱、宿主免疫功能异常等因素相关，因此在治疗方面需兼顾控制炎症持续时间，降低耐药率、调节胃肠功能及免疫力等相关方向，进而改善预后，提高生存率。中药在此方面有独特优势。

1. 大黄　可抑制肠道革兰氏阴性菌群活跃和改善肠黏膜生理状况，有助于阻止内毒素的吸收，促进胃肠蠕动恢复，保护胃肠黏膜屏障。大黄亦具有免疫双向调节作用。

2. 乌梅　味酸，含大量柠檬酸、苹果酸和超氧化物歧化酶，也可抑制肠道菌群活跃，促进肠蠕动，收缩肠壁，保护肠黏膜。

3. 黄芪　能够活化网状内皮细胞，增强单核吞噬细胞系统吞噬功能。可促进肝细胞再生，增加白蛋白合成，提高免疫功能。

4. 丹参　具有改善微循环，增加局部血流量的作用，改善因肝硬化而造成的血流障碍，并降低炎性反应，改善毛细血管的通透性，促进炎性物质的吸收，通过抑制肉芽肿形成充分降低感染引起的损害。

（四）中药复方治疗 SBP 研究

1. 参苓白术散　首载于《太平惠民和剂局方》，由人参、白术、山药、茯苓、薏苡仁等组成。中药现代药理研究表明本方具有抗菌、镇痛、止泻、止血作用，能有效抑制肠黏膜损伤，增强机体清除自由基和抗氧化能力，调节紊乱的免疫功能，并对胃肠道疾病具有双向调节作用，其机制与胃动素、血管活性肽等胃肠动力学及调控 CD44 水平等免疫因素相关。

2. 承气合剂　由大黄、白头翁、厚朴、败酱草、枳实组成。研究证实不仅能泄热通腑，直接拮抗、排泄肠道内毒素，减少毒素对黏膜上皮细胞损伤破坏，而且有抑制细菌繁殖，减少毒素产生，改善肠道微循环，降低肠道通透性，刺激肠液分泌等多种作用，可有效防治 SBP。

3. 血必净注射液　由红花、赤芍、川芎、丹参、当归 5 味中药组成，能够降低内毒素水平，有对抗单核-巨噬细胞、T 淋巴细胞、中性粒细胞等释放内源性的炎症介质的作用。五种药物联用具有抗脂质过氧化酶活性、清除氧自由基、活血化瘀、改善微循环、促进肝细胞再生、消退黄疸等作用。免疫调理，提高整体抗感染免疫力。血必净注射液联合头孢曲松钠中西医结合方法治疗 SBP 效果良好。

4. 中满分消丸　源于李东垣《兰室秘藏》，现代可用黄芩 10g，黄连 5g，知母 10g，厚朴 10g，枳壳 10g，法半夏 10g，陈皮 10g，茯苓 15g，猪苓 15g，泽泻 15g，党参 15g，白术 10g，姜黄 10g，甘草 5g，水煎服。中满分消丸与头孢噻肟钠联用治疗 SBP 能明显改善患者临床症状、体征、腹水常规及肝功能指标，有助于阻止病情进展和恶化。

5. 参附注射液　是由红参和黑附子精制而成的中成药注射剂,其组方来源于《济生续方》之参附汤。有直接灭活黄嘌呤、氧化酶、抗氧自由基、改善血液流变性、调整免疫功能、保护血管内皮细胞、抗炎和提高对缺氧的耐受性等作用。有助于提高 SBP 患者腹水中细菌的清除率,降低细菌的替换率。

五、名医诊治经验

1. 龙慎仪等研究认为肝硬化腹水并发自发性腹膜炎的病机为水瘀互结,蕴久化热,其病位在肝脾,日久势必伤肾,而致肝肾阴虚,脾肾阳虚。治疗当以健脾养肝、化瘀利水为法,拟化瘀利水汤,采四君子汤健脾制水,合茵陈四苓汤以清利湿热,加莪术、桃仁、土鳖虫、丹参等以活血化瘀利水。

2. 甄增国等认为辨治 SBP 应辨清气、血、水和湿、热、毒;并将其分为三型:①肝郁气滞,热毒乘袭,方取龙胆泻肝汤加味。②脾虚湿盛,湿郁化热,方取甘露消毒丹合茵陈五苓散。③阴虚邪恋,水湿不化,此证最为难治,方取猪苓汤合当归六黄汤。

3. 任泽久等自拟中药"清瘟解毒汤"组成:黄芩 15g、金银花 25g、蒲公英 25g、紫花地丁 15g、栀子 15g、黄芪 30g、党参 15g、白术 15g、大黄 15g、厚朴 15g、丹参 20g;用于治疗肝硬化失代偿期合并 SBP 的患者取得较为满意的效果。

六、中医适宜技术

1. 中药灌肠　临床上 SBP 常易发生在重症肝炎、肝硬化患者,此类患者通常胃气衰败,腹胀、纳少,故给予中草药煎剂口服有一定困难,而且消化吸收功能差也影响了有效成分的作用。所以多采用中药保留灌肠清肠涤腑,以通为用,中药保留灌肠能有效软化粪便,使大便通畅,从而清洁肠道。

2. 中药敷脐　自制神农消鼓舒腹散(甘遂、大戟、牵牛子、桂枝、防己、槟榔、莱菔子各等份共研细末)敷脐。用法:取上药 10g,以食醋调成糊状外敷神阙,每日 1 次,每次 12 小时。谈勇自拟"化瘀逐水散",药物组成:甘遂 30g,大戟 30g,桃仁 20g,丹参 20g,车前子 24g,薏苡仁 30g,黄芪 30g,陈皮 24g,枳壳 20g,牡丹皮 20g,葫芦皮 30g 等,上药研磨成粉,小火熬制成膏,以脐为中心外敷全腹,每次敷 4~6 小时,每日 2 次,7 次为 1 个疗程,4 个疗程后停用。

3. 穴位贴敷　马素平教授在治疗 SBP 过程中善于用穴位(神阙穴、天枢穴、足三里)贴敷疗法。药物组成:芒硝、地龙、土鳖虫、麝香、生天南星、白芷、天花粉、姜黄、大黄、黄柏、苍术、厚朴、陈皮、甘草。可提高 SBP 患者治疗 48 小时、72 小时的应答率。

【预后】

随着早期诊断和治疗手段的进步,特别是低肾毒性抗生素的使用,SBP 导致的住院患者病死率已经由 48%~95% 下降至 5%~10%,但未经及时治疗的 SBP 患者或院内感染 SBP 患者病死率仍高达 50%~60%。发生过 SBP 者 1 年内 SBP 再发生率高达 70%,2 年生存率仅 25%~30%。因此,SBP 仍然是反映肝病进展至终末期的指标之一,是肝移植的指征。

第十一节 肝 性 脑 病

【概述】

肝性脑病（hepatic encephalopathy，HE），是肝功能衰竭或门体分流引起的中枢神经系统神经精神综合征，主要临床表现以人格改变、行为异常、睡眠颠倒、扑翼样震颤为主，严重者可出现意识障碍、昏迷。最常见于终末期肝硬化。

中医学并无肝性脑病这一名字，但根据肝性脑病的特点及临床表现，大致相当于中医学的"厥证""神昏""痴呆""郁证""失眠"等。

【流行病学】

国外文献报道多达 80% 的肝硬化患者发展为轻微肝性脑病（minimal hepatic encephalopathy，MHE），约 30% 的终末期肝病患者发展为显性肝性脑病（overt hepatic encephalopathy，OHE）。我国 HE 发生率为 10% 到 50% 不等，约 40% 肝硬化住院患者存在轻微肝性脑病。

肝性脑病发病率在年龄、性别、季节、地域分布方面无明显差别，曾峥等人通过对 409 例肝硬化患者进行数字连接试验和数字符号试验检查探讨轻微型肝性脑病的患病率及相关因素，研究显示 MHE 患病率仅与肝功 Child-pugh 分级相关，而与年龄、性别、吸烟等无关。

【病因病机】

一、西医认识

目前关于肝性脑病的一个共同概念是：在肝功能不正常和/或存在门体静脉分流时，一些对神经功能起重要作用的、主要来自肠道的正常情况下能被肝脏有效代谢的物质，未被肝脏解毒和清除，经侧支进入体循环，经通透性改变了的血脑屏障而至脑部，在脑组织内增多，多层面地引起神经生化的改变，影响相应神经递质系统，从而导致神经功能紊乱。因此肝性脑病的病因可归结为各种原因导致的肝功能异常（代谢或分流），其发病是多种因素共同作用的结果，但确切的发病机制仍未完全清楚。

（一）病因和病理生理学

1. 神经毒素 氨是促发 HE 最主要的神经毒素。虽然肾脏和肌肉均可产氨，但消化道是氨产生的主要部位，当其被吸收后通过门静脉进入体循环。肠道氨来源于：①谷氨酰胺在肠上皮细胞代谢后产生；②肠道细菌对含氮物质（摄入的蛋白质及分泌的尿素）的分解。氨以非离子型氨（NH_3）和离子型氨（NH_4^+）两种形式存在，两者的互相转化受 pH 值梯度影响。氨在肠道的吸收主要以 NH_3 弥散入肠黏膜，当结肠内 pH 值 >6 时，NH_3 大量弥散入血；pH 值 <6 时，则 NH_3 从血液转至肠腔，随粪排泄。

健康的肝脏可将门静脉输入的氨转变为尿素和谷氨酰胺,使之极少进入体循环。肝功能衰竭时,肝脏对氨的代谢能力明显减退;当有门体分流存在时,肠道的氨不经肝脏代谢而直接进入体循环,血氨增高。高含量的血氨能通过血脑屏障进入脑组织,产生对中枢神经系统的毒性。

氨对脑功能的影响是多方面的:①干扰脑细胞三羧酸循环,使大脑细胞的能量供应不足。大脑对氨的去毒作用是通过与 α-酮戊二酸结合成谷氨酸,谷氨酸与氨结合成谷氨酰胺,在大量三磷腺苷的供能条件下,消耗大量的辅酶等重要的代谢物质而实现的。过量消耗三羧酸循环中的重要中间产物 α-酮戊二酸则使大脑细胞的能量供应不足,不能维持正常功能。②增加了脑对中性氨基酸如酪氨酸、苯丙氨酸、色氨酸的摄取,这些物质对脑功能具抑制作用。③脑星形胶质细胞含有谷氨酰胺合成酶,可促进氨与谷氨酸合成为谷氨酰胺,当脑内氨浓度增加,星形胶质细胞合成的谷氨酰胺增加。谷氨酰胺是一种很强的细胞内渗透剂,其增加不仅导致星形胶质细胞而且也使神经元细胞肿胀,这是 HE 时脑水肿发生的重要原因。④氨还可直接干扰神经的电活动。

2. 神经递质的变化

(1) γ-氨基丁酸/苯二氮䓬(GABA/BZ)神经递质:大脑神经元表面 GABA 受体与 BZ 受体及巴比妥受体紧密相连,组成 GABA/BZ 复合体,共同调节氯离子通道。复合体中任何一个受体被激活均可促使氯离子内流而使神经传导被抑制。过去认为,大脑抑制性神经递质 GABA/BZ 的增加是导致 HE 的重要原因。近年的大量实验表明,脑内 GABA/BZ 的浓度在 HE 时并没有改变,但在氨的作用下,脑星形胶质细胞 BZ 受体表达上调。临床上,肝功能衰竭患者对苯二氮䓬类镇静药及巴比妥类安眠药极为敏感,而 BZ 拮抗剂如氟马西尼对部分肝性脑病患者具有苏醒作用,支持这一假说。

(2) 假性神经递质:神经冲动的传导是通过递质来完成的。神经递质分兴奋和抑制两类,正常时两者保持生理平衡。兴奋性神经递质有儿茶酚胺中的多巴胺和去甲肾上腺素、乙酰胆碱、谷氨酸和门冬氨酸等。食物中的芳香族氨基酸如酪氨酸、苯丙氨酸等经肠菌脱羧酶的作用分别转变为酪胺和苯乙胺。若肝对酪胺和苯乙胺的清除发生障碍,此两种胺可进入脑组织,在脑内经 β 羟化酶的作用分别形成 β 羟酪胺和苯乙醇胺。后两者的化学结构与正常的神经递质去甲肾上腺素相似,但不能传递神经冲动或作用很弱,因此称为假性神经递质。当假性神经递质被脑细胞摄取并取代了突触中的正常递质,则神经传导发生障碍。

(3) 色氨酸:正常情况下色氨酸与白蛋白结合不易通过血脑屏障,肝病时白蛋白合成降低,加之血浆中其他物质对白蛋白的竞争性结合造成游离的色氨酸增多,游离的色氨酸可通过血脑屏障,在大脑中代谢生成 5-HT 及 5-羟吲哚乙酸(5-HIAA),两者都是抑制性神经递质,参与肝性脑病的发生,与早期睡眠方式及日夜节律改变有关。

3. 锰离子中毒学说　在肝硬化患者血浆和脑组织中,发现的锰含量升高,因而提出了锰离子中毒学说。肝是锰排泄的重要器官,当其功能受到影响或存在门体分流时均可使血中锰离子浓度升高,并在大脑苍白球沉积。

4. 其他学说　还有一些肠源性的神经毒素,在 HE 患者的血浆和脑脊液中明显增高,在 HE 的发病中可能起一定的作用。如甲基硫醇及其衍生物二甲基亚砜,短链脂肪酸(如戊酸、己酸和辛酸)能诱导实验性 HE。此外,氨、硫醇、短链脂肪酸对中枢神经系统具有协同毒性作用。

5. 发病诱因　HE 发病多有明显的诱因,它们通过促进毒素的生成,进入体循环和脑组织,加重肝功能的损伤或改变脑组织对毒素的敏感性,增强毒素对神经系统的损伤,诱发肝性脑病的发生。这些因素实际也是 HE 预防及治疗中最重要的可控制因素。

（1）摄入过多的含氮物质如含氮食物或药物,或上消化道出血（100ml 血液约含 20g 蛋白质)时,肠内产氨增多。

（2）低钾性碱中毒:进食少、呕吐、腹泻、利尿排钾、放腹水、继发性醛固酮增多症等均可导致低钾血症,H^+ 进入细胞且尿排出增加,导致代谢性碱中毒,使细胞外液中 NH_4^+ 减少,有利于 NH_3 透过血脑屏障进入脑细胞产生毒性作用。

（3）低血容量与缺氧:见于上消化道出血、大量放腹水、利尿等情况。休克与缺氧可导致肾前性氮质血症,使血氨增高。脑细胞缺氧可降低脑对氨毒的耐受性。

（4）便秘:使含氮类等有毒衍生物与结肠黏膜接触的时间延长,增加毒物的吸收。

（5）感染:增加组织分解代谢从而增加产氨,缺氧和高热增加氨的毒性,感染和内毒素导致血清肿瘤坏死因子-α 水平增加,后者增加中枢神经系统内皮细胞中氨的弥散作用,增加脑中氨浓度。

（6）低血糖:低血糖时能量减少,脑内去氨活动停滞,毒性增加。

（7）药物:镇静、安眠药可直接抑制大脑和呼吸中枢,造成缺氧。且 BZ 类及巴比妥类药物可激活 GABA/BZ 受体复合物而诱发 HE。

（8）其他:应激,如麻醉和手术增加肝、脑、肾负担。

（二）病理组织学

急性肝功能衰竭所致的 HE 患者的脑组织通常无明显病理改变,但多有脑水肿,可能是继发性改变。慢性 HE 患者可以出现大脑和小脑灰质以及皮质下组织的星形细胞肥大和增多,在肝性脑病患者尸体脑组织中发现星形胶质细胞的特殊病理形态学改变,称阿尔茨海默（Alzheimer）D 型星形细胞。典型的形态变化是细胞的肿胀、染色体聚集、核变小且淡染、核仁突出。病程较长者则大脑皮质变薄,神经元及神经纤维消失,皮质深部有片状坏死,甚至可累及小脑和基底部。

二、中医认识

肝性脑病属于现代医学病名,中医学无确切中医病名,但根据肝性脑病的特点及临床表现,大致相当于中医学的"厥证""神昏""痴呆""郁证""失眠"等范畴。

《黄帝内经》论厥甚多,含义、范围广泛,有以暴死为厥,有以四末逆冷为厥,有以气血逆乱病机为厥,有以病情严重为厥。概括起来可分为两类表现:一种是指突然昏倒,不知人事,如《素问·大奇论》说:"暴厥者,不知与人言。"另一种是指肢体和手足逆冷,如《素问·厥论》说:"寒厥之为寒也,必从五指而上于膝。"后世医家多在此基础上各有发挥和变化,主要是两种学术观点。一是《伤寒论》《金匮要略》论厥,继承《黄帝内经》中手足逆冷为厥的论点,而且重在以感受外邪而致的发厥。此类厥证在伤寒、温病学中均有大量深入的研究,属于外感病中的发厥,对于由外邪而致厥者有重要临床指导价值。一是论内伤杂病的发厥,指突然发生神志改变的临床表现。自隋唐以来,历代医家多有论述。《诸病源候论》对尸厥的表现进行了描述:"其状如死,犹微有息而不恒,脉尚动而形无知也。"并认为其病机是"阴阳离居,营卫不通,真气厥乱,客邪乘之"。元代张子和《儒门事亲》论述厥证,不仅有手足逆冷之厥,还记载有昏不知人之厥,并将昏厥分为尸厥、痰厥、酒厥、气厥、风厥等证。如该书《指风痹痿厥近世差互说》指出:"厥之为状,手足膝下或寒或热也……厥亦令人腹暴满不知人者,或一二日稍知人者,或卒然闷乱无知觉者……有涎如拽锯,声在喉咽中为痰厥,手足搐搦者为风厥,因醉而得之为酒厥,暴怒得之为气厥。"至明代《医学入门·外感寒暑》进一步明确区分外感发厥与内伤杂病厥证。《景岳金书·厥逆》总结明代以前对厥证的认识,提出以虚实论治厥证,符合临床实际。此后医家对厥证的理论不断充实、完善和系统化,提出了气、血、痰、食、暑、尸、酒、蛔等厥,并以此作为辨证的重要依据,指导临床治疗。

中医认为本病的病因为感受湿热之邪,疫毒感染、嗜酒、饮食不节等,病机为邪毒内蕴脏腑,郁久化热,灼伤阴津,肝阴内耗,继之肝火上炎,肝风内动,日久扰乱神明;或疫毒内陷,郁滞肝胆,伤及营血,扰乱心神;饮食不节,可伤及肝脾,肝失疏泄,脾失健运,瘀血、痰浊困扰,痰湿内盛,上蒙清窍;久病可伤及肾,脏腑亏虚,阴阳离决,而神明无主。病位在肝和脑,与脾胃密切相关。

【诊断】

一、辨病

(一) 临床表现

1. 典型表现 肝性脑病的临床表现包括高级神经功能紊乱(智力和人格障碍、痴呆、构建不能、意识障碍),神经肌肉障碍(扑翼样震颤、反射亢进、肌阵挛)以及较少的帕金森样综合征和进行性下身麻痹。往往因原发性肝病的性质、肝细胞损害的轻重缓急,以及诱因的不同而很不一致。急性 HE 诱因不明显,患者在起病数日内即进入昏迷直至死亡,昏迷前可无前驱症状。

肝性脑病常伴脑水肿,可出现颅内压增高的临床表现。慢性 HE 多见于肝硬化患者,常有诱因,以慢性反复发作性木僵与昏迷为突出表现。肝功能损害严重的 HE 患者常有明显黄疸,出血倾向和肝臭,易并发各种感染,肝肾综合征等,使临床表现更加复杂。

根据意识障碍程度、神经系统表现和脑电图改变,将 HE 自轻微的精神改变到深昏迷分为四期:

Ⅰ期(前驱期):轻度的性格改变和行为异常,如欣快激动或淡漠少言,衣冠不整或随地便溺。应答尚准确,但吐词不清或缓慢。不能完成简单的计算和智力构图(如搭积木、用火柴摆五角星等)。可有扑翼样震颤。脑电图多数正常。此期历时数日或数周,有时症状不明显,易被忽视。

Ⅱ期(昏迷前期):以意识错乱、嗜睡障碍、行为异常为主。前一期的症状加重。嗜睡或昼睡夜醒。定向力和理解力均减退,对时、地、人的概念混乱。言语不清、举止反常也常见。可有幻觉、恐惧、狂躁,被视为一般精神病。此期患者有明显神经体征,如腱反射亢进、肌张力增高、踝阵挛及巴宾斯基征(Babinski sign)阳性等。此期扑翼样震颤存在,可出现不随意运动及运动失调,脑电图有特征性异常。从此期开始患者可出现肝臭。

Ⅲ期(昏睡期):以昏睡和精神错乱为主,各种神经体征持续或加重,大部分时间患者呈昏睡状态,但可唤醒。醒时尚可应答,常伴有神志不清和幻觉。扑翼样震颤仍可引出。肌张力增加,四肢被动运动常有抵抗力。锥体束征常呈阳性,脑电图有异常波形。

Ⅳ期(昏迷期):神志完全丧失,不能唤醒。浅昏迷时,对痛刺激和不适体位尚有反应,腱反射和肌张力仍亢进;由于患者不能合作,扑翼样震颤无法引出。深昏迷时各种反射消失,肌张力降低,瞳孔常散大,可出现阵发性惊厥、踝阵挛和过度换气。

2. 体征 扑翼样震颤可见于肝性脑病Ⅰ、Ⅱ、Ⅲ期患者,肝性脑病Ⅳ期由于患者不能合作,扑翼样震颤无法引出。另外肝性脑病Ⅱ期患者有明显神经体征,如腱反射亢进、肌张力增高、踝阵挛及 Babinski 征阳性等。此期可出现不随意运动及运动失调。

3. 特殊类型的肝性脑病 亚临床性肝性脑病(subclinical hepatic encephalopathy)最近已被更名为轻微肝性脑病(minimal hepatic encephalopathy,MHE),是指临床上患者虽无上述症状和体征,可从事日常生活和工作,但用精细的智力测验和/或电生理检测可发现异常,这些患者的反应力降低,不宜驾车及高空作业。

(二)实验室及其他检查

除进行常规的肝功能、肾功能、电解质、血常规、血糖等检查来诊断肝性脑病以及与其他原因引起的昏迷鉴别外,目前对肝性脑病常用的辅助检查方法包括氨的测定、脑电图、心理智能测验、神经生理测试和神经影像学检查等。

1. 血氨 正常人空腹静脉血氨为血清 $6\sim35\mu mol/L$,全血 $40\sim70\mu g/dl$,动脉血氨含量为静脉血氨的 $0.5\sim2$ 倍。B 型和 C 型的症状性 HE 多半有血氨升高,但在急性肝衰竭所致的 A 型脑病,血氨多正常。

2. 脑电图(EEG)检查 早在生化异常或精神异常出现前,脑电图即已有异常。脑电图不仅有诊断价值,且有一定的预后意义。典型的改变为节律变慢,可采用电脑分析,主要出现散在的或普遍性每秒 $4\sim7$ 次的 α 波,有的也出现每秒 $1\sim3$ 次的 α 波。随着意识障碍加深两侧同时出现对称的高波幅的 δ 波及三相波。对于 MHE 和Ⅰ期 HE 患者脑电图改变特异性变化不强,但在排除其他可能原因,如低血糖、尿毒症、呼吸衰竭、维生素 B_{12} 缺乏等之后仍具有一定的诊断意义和鉴别意义。

3. 神经生理测试 主要是各种诱发电位的测定。根据刺激的感官不同分为视觉诱发电位(visual evoked potential,VEP)、脑干听觉诱发电位(brainstem auditory evoked potential,BAEP)、躯体感觉诱发电位(somatosensory evoked potential,SSEP)和事件相关电位(event related potential,ERP)P300,被认为对 MHE 的筛选、诊断、疗效观察等方面优于常规 EEG 检查,其中以 BAEP、SSEP、P300 价值较大。与心理智能测试相比,神经生理检查更客观,且不受年龄和教育的影响,但其缺点是检测需要复杂仪器。最近研究认为 VEP 检查在不同人、不同时期变化太大,缺乏特异性和敏感性,不如简单的心理或智力测试有效。

4. 心理智能测验(psychometric test) 一般将木块图试验(block design)、数字连接试验(number connection test)及数字符号试验(digit symbol test)联合应用,适合于肝性脑病的诊断和轻微肝性脑病的筛选。这些方法简便,无需特殊器材,但受年龄、教育程度的影响。老年人和教育层次比较低者在进行测试时较为迟钝,影响结果。

5. 神经影像学检查 急性 HE 患者进行头部 CT 或 MRI 检查可发现脑水肿。慢性 HE

患者则可发现不同程度的脑萎缩。大多数肝硬化患者可出现双侧苍白球及壳核对称的 T_1 加权信号增强,提示可能与顺磁性物质猛在基底神经节的沉积有关。使用质子（H_1）磁共振波谱成像（MRS）检测慢性肝病患者发现脑部的代谢改变,包括谷氨酸或谷氨酰胺增加、肌醇与胆碱减少。谷氨酰胺可作为光谱分析的标志信号,这种改变比神经心理学检查更敏感。此外,影像学检查有利于排除其他脑病的可能。

6. 临界闪烁频率（CFF）检测　测定患者视觉功能的变化、判定视网膜胶质细胞的病变,间接反映大脑胶质星形细胞肿胀和神经传导功能障碍。是发现和监测 HE 的一项敏感、简单而可靠的指标,可对症状性 HE 进行定量诊断,目前已用作检测 MHE 常规方法。CFF 不受受试者文化程度、年龄、职业等因素的影响,但易受兴奋剂或镇静剂及疲劳等因素的干扰。

（三）诊断要点

肝硬化失代偿期并发中枢神经系统紊乱为其主要特征,一般诊断不难。主要诊断依据为:①严重肝病和/或广泛门体侧支循环;②精神紊乱、昏睡或昏迷;③有肝性脑病的诱因;④明显肝功能损害或血氨增高,扑翼样震颤和典型的脑电图改变有重要参考价值。

轻微肝性脑病的诊断目前尚无统一诊断标准。下列检查异常可提示诊断:①特殊智力定量检查(如数学连接试验、数字符号试验和木块图试验);②诱发电位(evoked potential, EP);③临界闪烁频率(CFF)检测;④脑电地形图(electroencephalography brain map),即对脑电图(EEG)中的脑电波用计算机进行量化分析。目前对各种检查的标准及评价尚不统一。若能及时发现轻微肝性脑病,及早治疗,可避免在驾驶、机械操作等作业时发生事故。

（四）鉴别诊断

肝性脑病需与以下疾病鉴别:

1. 精神障碍　以精神症状如性格改变或行为异常、失眠等为唯一突出表现的 HE 易被误诊为精神障碍。因此,凡遇有严重肝脏疾病或有门-体分流病史的患者出现神经、精神异常,应警惕 HE 的可能。

2. 颅内病变　包括:蛛网膜下腔、硬膜外或脑内出血、脑梗死、脑肿瘤、颅内感染、癫痫等。通过检查神经系统定位体征或脑膜刺激等体检,结合 CT、腰穿、动脉造影、脑电图、病毒学检测等做出相应诊断。

3. 其他代谢性脑病　包括:酮症酸中毒、低血糖症、低钠血症、肾性脑病、肺性脑病等。可通过相应的原发疾病及其血液生化分析特点,做出鉴别诊断。

4. 韦尼克脑病　多见严重酒精性肝病患者,维生素 B_1 缺乏导致,补充维生素 B_1 后患者症状可显著改善。

5. 肝性脊髓病　多发生在肝硬化基础上,以皮质脊髓侧束对称性脱髓鞘为特征性病理改变,临床表现为肢体缓慢进行性对称性痉挛性瘫痪,肌力减退,肌张力增高,痉挛性强直,腱反射亢进,常有病理反射阳性,部分患者有血氨升高。

6. 获得性肝脑变性　少见且大部分为不可逆性神经功能损害,是慢性肝病引起的一种不可逆性锥体外系综合征。表现为帕金森综合征、共济失调、意向性震颤、舞蹈症等运动障碍以及精神行为异常和智能障碍等神经心理学改变,fMRI有较好鉴别价值。

二、辨证

(一)辨证要点

本病乃本虚标实之证,临床上以虚实夹杂者多见。无论为虚为实,都能导致脏腑功能失调,因此辨证时需分清虚实。虚者,临床主要以神气不足,面色失荣,形体消瘦,言行迟弱为特征,可分为气血亏虚、脾肾两虚等证。实者,除见智能减退、表情反应呆钝外,临床还可见因浊实之邪蒙神扰窍而引起情志、性格方面或亢奋或抑制的明显改变,以及痰浊、瘀血、风火等诸实邪引起的相应证候。

(二)辨证分型

1. 肝阳上亢证

主症:①突然昏倒;②头目胀痛;③眩晕耳鸣。

次症:①多因急躁恼怒而发,遇烦劳郁怒而加重;②急躁易怒;③失眠多梦;④口苦;⑤颜面潮红。

舌脉:舌红,苔黄,脉弦或数。

2. 痰浊蒙窍证

主症:①表情呆钝,智力减退;②哭笑无常,喃喃自语;③终日无语,呆若木鸡。

次症:①不思饮食;②脘腹痞满;③口多涎沫;④头重如裹。

舌脉:舌质淡,苔白腻,脉滑。

3. 瘀血内阻证

主症:①头痛、昏蒙;②肌肤甲错;③胁肋部疼痛如刺。

次症:①肌肤甲错;②口干不欲饮;③胁下积块;④腹壁青筋暴露;⑤口唇暗紫;⑥舌下脉络迂曲。

舌脉:舌质暗或有瘀点、瘀斑,苔白,脉细涩。

4. 脾肾两虚证

主症:①表情呆滞,沉默寡言,记忆减退,失认失算;②腰膝酸软。

次症:①食少纳呆;②气短懒言;③四肢不温,腹痛喜按;④鸡鸣泄泻;⑤口涎外溢;⑥肌肉萎缩。

舌脉:舌质淡白,舌体胖大,皆白,或舌红,苔少或无苔,脉沉细弱,双尺尤甚。

5. 气血亏虚证

主症:①突然昏厥;②面色淡白、口唇少华。

次症:①神疲乏力;②自汗肢冷;③目陷口张;④呼吸微弱。

舌脉:舌质淡,脉细数无力。

证候诊断:主症必备,加次症2项及以上,结合舌脉,即可诊断。

【治疗】

一、治疗原则

肝性脑病的治疗目的是治疗基础肝病和促进意识恢复。早期治疗远比已进入昏迷期再治疗效果更好。由于其发病机制复杂，有多种因素参与，其治疗原则应采取对因治疗，中西医结合的治疗方式，针对不同病因和临床类型有重点地选择治疗方法。

二、西医治疗

（一）药物治疗

HE 目前尚无特效疗法，针对其发病机制和相关的学说，治疗应采取综合措施，一般包括以下几方面：支持治疗，维持内环境稳定；病因治疗，鉴别并去除诱因；减少肠源性毒物生成及吸收；促进体内毒物尤其是氨的清除；调节神经递质的平衡。

1. 及早识别及去除 HE 发作的诱因

（1）慎用镇静药及损伤肝功能的药物：镇静、催眠、镇痛药及麻醉剂可诱发肝性脑病，在肝硬化特别是有严重肝功能减退时应尽量避免使用。当患者发生肝性脑病出现烦躁、抽搐时应禁用阿片类、巴比妥类、苯二氮䓬类镇静剂，可试用异丙嗪、氯苯那敏（扑尔敏）等抗组胺药。

（2）纠正电解质和酸碱平衡紊乱：低钾性碱中毒是肝硬化患者在进食量减少、利尿过度及大量排放腹水后出现的内环境紊乱，是诱发或加重肝性脑病的常见原因之一。因此，应重视患者的营养支持，利尿药的剂量不宜过大，大量排放腹水时应静脉输入足量的白蛋白以维持有效血容量和防止电解质紊乱。

（3）止血和清除肠道积血：上消化道出血是肝性脑病的重要诱因之一。清除肠道积血可采取以下措施：乳果糖、乳梨醇或 25% 硫酸镁口服或鼻饲导泻，生理盐水或弱酸液（如稀醋酸溶液）清洁灌肠。

（4）预防和控制感染：失代偿期肝硬化患者容易合并感染，特别是对肝硬化大量腹水或合并静脉曲张出血者应高度警惕，必要时予抗生素预防性治疗。一旦发现感染应积极控制感染，选用对肝损害小的广谱抗生素静脉给药。

（5）其他：注意防治便秘。门体分流对蛋白不耐受者应避免大量蛋白质饮食。警惕低血糖并及时纠正。

2. 营养治疗　大多数肝硬化患者存在营养不良，长时间限制蛋白饮食会加重营养不良的严重程度。且负氮平衡会增加骨骼肌的动员，反而可能使血氨含量增高。最近的研究显示，与限制蛋白质的摄入相比，正常摄入蛋白 1.2g/（kg·d）是安全的，对血氨和肝性脑病的恢复没有负面影响。在摄入蛋白质的问题上应把握以下原则：①急性期首日患者禁蛋白饮食，给以葡萄糖保证供应能量，昏迷不能进食者可经鼻胃管供食。②慢性肝性脑病患者无禁食必要，蛋白质摄入量为 1~1.5g/（kg·d）。③口服或静脉使用支链氨基酸制剂，可调整 AAA（芳香族氨基酸）/BCAA（支链氨基酸）比值。④植物和奶制品蛋白优于动物蛋白，因植物蛋白产氨少,能增加非吸收性纤维含量从而增加粪便细菌对氨的结合和清除,而且植物蛋白被肠菌酵解产酸有利于氨的排除。

3. 减少肠道氨源性毒物的生成和吸收

（1）清洁肠道:尤其对由消化道出血和便秘所致的肝性脑病,通过灌肠或导泻等措施清洁肠道,减少肠道氨的吸收具有有益的作用。

（2）口服不吸收双糖:乳果糖（β-半乳糖果糖）口服后在结肠内被乳酸菌、厌氧菌等分解为乳酸和醋酸,降低结肠 pH 值,使肠腔呈酸性,从而减少氨的形成与吸收;其轻泻作用有助于肠内含氮毒性物质的排出;肠道酸化后,促进乳酸杆菌等有益菌大量繁殖,抑制产氨细菌生长,氨生成减少。剂量 30ml,每日 3~4 次口服,也可鼻饲。乳果糖无毒性,常见副作用为饱胀,有时出现腹痛、恶心、呕吐等。乳梨醇（P-半乳糖山梨醇）也是一种类似的双糖,其作用与乳果糖相同。对改善 HE 的效果与乳果糖相同,但乳梨醇甜度低、口感好,腹胀、腹痛等不良反应也比乳果糖少。剂量为每日 30~45g,分 3 次口服。

（3）抗生素口服:肠道不易吸收的抗生素能有效抑制肠道产尿素酶的细菌,减少氨的生成。荟萃分析表明抗生素在改善 HE 方面优于口服不吸收双糖。系统综述显示使用利福昔明（rifaximin）,其有耐受性好、起效快等优点。可作为 I~III 度肝性脑病的治疗,并可预防复发,推荐剂量是每日 1 200mg。

（4）微生态制剂:服用不产生尿素酶的某些有益菌如乳酸杆菌、肠球菌、双歧杆菌、酪酸杆菌等,可抑制产生尿素酶细菌的生长,并酸化肠道,对防止氨和有毒物质的吸收有一定作用。

4. 促进体内氨的代谢

（1）鸟氨酸门冬氨酸（ornithine-aspartate）:是一种鸟氨酸和门冬氨酸的混合制剂,可激活尿素合成过程的关键酶,提供尿素生成和谷氨酰胺合成的反应底物鸟氨酸和门冬氨酸,在残留的肝细胞和骨骼肌中增加尿素合成和促进谷氨酰胺生成,从而清除肝脏门脉血流中的氨,对防止急性 HE 在氨负荷过重时的血氨水平升高有效。使用方法:加入葡萄糖液内静脉滴注每日 20~40g。不良反应为恶心、呕吐。

（2）鸟氨酸-α-酮戊二酸:其降氨机制与鸟氨酸门冬氨酸相同,但其疗效不如鸟氨酸门冬氨酸。

（3）其他:谷氨酸钠或钾、精氨酸等药物理论上具降血氨作用,以往曾在临床上广泛应用,但至今尚无证据肯定其疗效,且这类药物对水电解质、酸碱平衡有较大影响,故近年临床已很少使用。

5. 拮抗神经毒素对神经递质的抑制作用

（1）GABA/BZ 复合受体拮抗剂:氟马西尼（flumazenil）为 BZ 受体拮抗剂,可以使内源性 BZ 衍生物导致的神经传导抑制得到短期改善。氟马西尼可能对部分急性肝性脑病患者有利。每次 1mg,静脉内用药。

（2）支链氨基酸:口服或静脉输注以支链氨基酸为主的氨基酸混合液,从理论上可纠正氨基酸代谢不平衡,提供能量,抑制大脑中假神经递质的形成,但对门体分流性脑病的疗效尚有争议。对于不能耐受蛋白食物者,补充支链氨基酸无疑有助于改善患者的氮平衡。

（3）其他药物:如 L-肉碱,驱锰药物依地酸二钠和对氨基水杨酸钠,阿片受体拮抗剂纳洛酮和纳曲酮,5-羟色胺受体拮抗剂等。其疗效还有待于进一步验证。

6. 暂时性肝脏支持 常用于急性肝功能衰竭引起的 HE,作为等待肝移植时的暂时支持措施可为肝再生赢得时间。用分子吸附剂再循环系统(molecular absorbentrecirculating system)可清除肝性脑病患者血液中部分有毒物质、降低血胆红素浓度及改善凝血酶原时间,对肝性脑病有暂时的、一定程度的疗效,为肝移植赢取时间,尤适用于急性肝功能衰竭患者。生物人工肝的研究近年有一定进展,期望可在体外代替肝的部分生物功能。

7. 对症治疗 对暴发性肝功能衰竭患者,治疗直接针对多器官功能衰竭和损伤肝脏,进行功能支持。患者应置于重症监护病房,头部抬高 20°~30°,保持低温 32~33℃。对重度 HE 必要时进行气管插管以降低呼吸骤停的危险,加强脑细胞功能的保护和给予甘露醇防治脑水肿。继发于脑水肿的颅内高压,是Ⅲ、Ⅳ期 HE 患者常见并发症,可导致患者死亡或不可逆脑损伤,注意早期识别和处理。

(二)专科治疗

肝移植是挽救患者生命的有效措施,如何选择手术适应证和把握手术时机对移植后的长期存活甚为重要。凡无脑水肿的Ⅲ级以上 HE 或 FHF(暴发性肝衰竭)且符合下列 5 条中 3 条或 3 条以上者,有急症肝移植指征:①动脉血 pH 值 <7.3;②年龄 <10 岁或 >40 岁;③出现脑病前黄疸时间 >7 天;④凝血酶原时间 >50 秒;⑤血清总胆红素 >300μmol/L。肝移植后一年生存率为 65%。

三、中医治疗

(一)辨证分型治疗

1. 肝阳上亢证
治法:平肝潜阳,清火息风。
代表方:天麻钩藤饮(《杂病证治新义》)。
常用药:天麻、石决明、钩藤、牛膝、杜仲、桑寄生、黄芩、栀子、菊花、白芍。
加减:若肝火上炎,口苦目赤,烦躁易怒者,加龙胆草、丹皮、夏枯草;若见目赤便秘,可选加大黄、芒硝以通腑泄热。

2. 痰浊蒙窍证
治法:豁痰开窍,健脾化浊。
代表方:涤痰汤(《奇效良方》)。
常用药:半夏、陈皮、茯苓、枳实、竹茹、胆南星、石菖蒲、远志、郁金、甘草、生姜。
加减:脾虚明显者,加党参、白术、麦芽、砂仁等;头重如裹,哭笑无常,喃喃自语,口多涎沫者,重用陈皮、半夏、胆南星,并加用全瓜蒌、浙贝母等化痰祛痰之品;痰浊化热,干扰清窍,舌质红,苔黄腻,脉滑数者加瓜蒌、栀子、黄芩、天竺黄、竹沥。

3. 瘀血内阻证
治法:活血化瘀,开窍醒脑。
代表方:通窍活血汤(《医林改错》)。
常用药:赤芍、川芎、桃仁、红花、麝香、大枣、葱白、生姜。
加减:久病伴气血不足,加熟地黄、党参、黄芪;气虚血瘀为主者,宜补阳还五汤加减;

气滞血瘀为主者,宜用血府逐瘀汤加减;病久入络者,宜加蜈蚣、僵蚕、全蝎、水蛭、地龙等虫类药以疏通经络;兼见肾虚者,症见口中流涎,舌淡紫胖,苔腻或滑者,可加益智仁、补骨脂、山药。

4. 脾肾两虚证

治法:补肾健脾,益气生精。

代表方:还少丹(《洪氏集验方》)。

常用药:熟地黄、小茴香、牛膝、枸杞、山茱萸、党参、白术、茯苓、山药、杜仲、远志、石菖蒲、五味子、巴戟天、肉苁蓉。

加减:食少纳呆,头重如裹,时吐痰涎,头晕时作,舌苔腻者,酌减滋肾之品,加陈皮、半夏、生薏苡仁、白蔻仁健脾化湿和胃,也可配伍藿香、佩兰芳香化湿;伴有腰膝酸软,颧红盗汗,耳鸣如蝉,舌红,少苔,脉沉弦细数者,是为肝肾阴虚,阴虚火旺之证,当改用知柏地黄丸,佐以潜阳息风之品。

5. 气血亏虚证

治法:补益气血,调养心脾。

代表方:归脾汤(《正体类要》)。

常用药:党参、白术、黄芪、当归、熟地黄、龙眼肉、大枣、茯苓、远志。

加减:若中气不足,清阳不升,兼见气短乏力,纳少神疲,便溏下坠,脉象无力者,可合用补中益气汤;若脾虚湿盛,腹泻或便溏,腹胀纳呆,舌淡舌胖,边有齿痕,可加薏苡仁、扁豆、泽泻等,当归宜炒用。

(二)中成药

1. 清热解毒类

(1)安宫牛黄丸:清热解毒,镇惊开窍。用于热病,邪入心包,高热惊厥,神昏谵语;中风昏迷及脑炎、脑膜炎、中毒性脑病、脑出血、败血症见上述证候者。口服,大蜜丸每次1丸,每日1次;小儿3岁以内每次1/4丸,4~6岁每次1/2丸,每日1次;或遵医嘱。

(2)紫雪散:清热解毒,止痉开窍,用于热病。高热烦躁,神昏谵语,惊风抽搐,斑疹吐衄,尿赤便秘。口服,每次1.5~3g,每日2次;周岁小儿每次0.3g,5岁以内小儿每增1岁,递增0.3g,每日1次;5岁以上小儿酌情服用。

(3)醒脑静注射液:清热解毒,凉血活血,开窍醒脑。用于气血逆乱,脑脉瘀阻所致中风昏迷,偏瘫口喝;外伤头痛,神志昏迷;酒毒攻心,头痛呕恶,昏迷抽搐。脑栓塞、脑出血急性期、颅脑外伤,急性酒精中毒见上述证候者。肌内注射,每次2~4ml,每日1~2次。静脉滴注每次10~20ml,用5%~10%葡萄糖注射液或氯化钠注射液250~500ml稀释后滴注,或遵医嘱。

2. 开窍醒神类

(1)局方至宝丸:开窍化浊、清热解毒剂。主治痰热内闭之症,用于昏厥而见痰盛气粗、舌红苔黄垢腻、脉滑数者,中暑、中恶突然昏倒、胸闷欲绝者,中风、小儿惊厥属痰热内闭者,癫证痰结气郁而化热者。西医诊断之脑血管意外、肝昏迷、乙脑和各种急性热病等出现神昏、抽搐者可用本剂。口服,每次1丸。

(2)清开灵注射液:开窍醒脑,凉血行气,活血化瘀,清热解毒。肌内注射:每次2~4ml,每日1~2次;静脉滴注:每次10~20ml,用5%~10%葡萄糖注射液或氯化钠注射液250~500ml

稀释后使用,或遵医嘱。

四、中西医结合治疗

肝性脑病中西医结合治疗是在西医常规治疗的基础上进行中医药治疗,具体体现如下。

(一) 根据肝性脑病临床症状辨中医证型

肝性脑病患者如果以神昏谵语,躁狂不宁等症状为主,伴有大便干结,多日一行,多为痰蒙心窍,须豁痰开窍;患者如果以神昏、头晕、耳鸣为主要表现,多为肝肾不足,虚阳上亢;患者如果以昏迷不醒、口张目开、身体瘫软,手撒肢冷为主多见于疾病后期,肝病日久,肝肾不足,阴阳俱衰,治当回阳固脱,滋补肝肾。

(二) 中医药通腑(肠)保肝、开窍治疗肝性脑病

随着对肝性脑病发病机制认识的不断深入,特别是在对氨中毒学说深化认识的基础上,相关学者逐步形成肝性脑病发病与进展的"肝-肠-脑"一体化认识,形成以肠道为核心的治疗策略,提出了中医药通腑(肠)保肝,通腑(肠)开窍的基本治疗思路。

1. 将生大黄(后下)、石菖蒲、牡蛎(先煎)各 30g,厚朴、生地黄各 20g,枳实 15g,芒硝 5g(冲),煎至 100ml 中药,进行保留灌肠,每日 1 次。对缓解便结、腹胀、热盛神昏、发狂等临床症状具有明显效果,此外还可有效阻止内毒素及其他毒素细胞因子对肝脏造成的再次损伤,明显降低 HE 的发生概率,同时直接保留灌肠可迅速荡涤患者肠胃,消除肠道残留的内毒素并改善内环境,从而显著性缓解肠道黏膜组织充血、水肿、糜烂等病理现象。

2. 大黄煎剂(醋制大黄 30g,乌梅 30g),煎至 200ml 中药,每日 2 次,口服。

3. 清开冲剂(生大黄、败酱草各 30g,石菖蒲 15g),煎至 200ml 中药,每日 2 次,口服。

4. 清腑灌肠方(生大黄、厚朴、生地黄各 20g,枳实 15g,芒硝 5g,石菖蒲、牡蛎各 30g),煎至 100ml 中药,进行保留灌肠,每日 1 次。

5. 解毒灌肠液(大黄 30g,赤芍、金银花、丹参、蒲公英、白头翁各 20g),煎至 100ml 中药,进行保留灌肠,每日 1 次。

(三) 具有治疗肝性脑病的中药研究

1. 降低血氨中药

(1) 地黄:清热凉血、滋阴润燥。关于地黄的现代药理研究:地黄主要含两种成分,以水苏糖为主的地黄低聚糖和以梓醇为主的环烯醚萜苷类。地黄对肝病的治疗作用主要体现在地黄低聚糖,主要成分为水苏糖。地黄低聚糖可改善肝功能,降低血氨,改善内毒素水平,预防大脑异常电位产生,其作用机制为水苏糖为双歧杆菌促生因子,可调节肠道微生态,降低肠道 pH 值、促进肠蠕动,促进排泄,减少肠道产生内毒素,改善肝硬化患者临床症状、肝功能,防治内毒素血症,可降低血氨,改善肝性脑病的临床症状。水苏糖对肠道菌群的改善优于乳果糖,可使有益菌如双歧杆菌、乳酸杆菌增殖,而不会使产气荚膜菌增生,同时水苏糖对腹泻、便秘患者有双向调节作用,对于轻微型肝性脑病患者具有改善肠道微环境及通便的功效。梓醇为环烯醚萜单糖苷,对脑神经有保护作用,据报道可以用以治疗阿尔茨海默病。

(2) 大黄:泻下攻积,清热泻火,凉血解毒,利湿退黄。研究显示大黄中的鞣质和结合蒽

醌含量较高,有明显的泻下作用,可减少粪便在肠道停留时间,从而减少胆红素、氨及有毒物质从肠道的重吸收,降低血氨。大黄含有的番泻苷在肠道微生物作用下,分解为可刺激肠黏膜的大黄酸蒽酮,使肠蠕动增快而泻下,加速有毒物质的排泄,降低内毒素对机体的损害。

（3）生山楂:为蔷薇科山楂属植物山里红的干燥成熟果实。味酸,具有消食化积,行气散瘀的功效。实验证实生山楂可改善肠道 pH 值,抑制氨的吸收,且山楂对大鼠肝微粒体和红细胞脂质过氧化具有较强的保护作用。

2. 改善肠道菌群失调中药

（1）乌梅:敛肺涩肠,生津安蛔。现代药理研究表明乌梅对大肠埃希菌有明显抑制作用,又有轻度收缩胆囊、促进胆汁分泌的作用,同时有酸化肠道、解毒的功能,可防止食物在胃肠里腐化,减少肠道毒物直接进入体循环引起中枢神经系统代谢紊乱,进而降低发生轻微型肝性脑病的风险。

（2）石菖蒲:《神农本草经》记载石菖蒲具有"开心窍,补五脏,通九窍"之功效,而现代临床研究也证实石菖蒲有定志宁神、通关复苏、益智健脑的作用。石菖蒲水煎剂、挥发油均有镇静及抗惊厥的作用,可促进胆汁分泌,促进肠道蠕动,抑制胃肠异常发酵。李娟发现石菖蒲对金黄色葡萄球菌、幽门螺杆菌、白假丝酵母菌等均有明显的抑制作用。郑良朴等用小鼠模拟痴呆模型研究发现,石菖蒲水煎剂能逆转自由基的损伤,增强记忆力,预防脑萎缩。

3. 保护肝细胞中药

（1）虎杖:为蓼科蓼属多年生草本植物,味苦性寒,归肝、肺、胆经。主要功效有祛风利湿、祛痰止咳、清热解毒、活血化瘀。中医临床用于治疗湿热黄疸等。研究显示虎杖的主要化学成分有游离蒽醌和蒽醌苷、芪类化合物、氨基酸及微量元素等,对过氧化脂质具有清除作用,对肝细胞有保护作用。

（2）赤芍:微寒,入肝经,《神农本草经》及《本草从新》记载,赤芍能破坚,治血痹,止痛。赤芍生用,功擅清热凉血,炒用则药性缓和,功偏活血止痛,酒制则以活血散瘀力胜,用于痛经、跌打损伤。研究表明赤芍通过延长 ATPP 时间、降低血小板黏附力明显改善全血黏度。芍药苷还有解痉镇痛、降低门脉压力的功效,且对多种病原微生物,如志贺菌、金黄色葡萄球菌、铜绿假单胞菌等有抑制作用;赤芍通过上调胆碱及 5-甲基四氢叶酸水平,对肝细胞 DNA 的合成有明显的增强作用,从而保护肝脏。

（3）郁金:辛散苦泄,归肝、心、肺经,具有利胆退黄、解郁开窍、活血止痛化瘀的功能;现代药理研究发现郁金含有挥发油、姜黄素、姜黄酮等化学成分,有动物实验研究表明提取液可阻断 $^{14}CCl4$ 与肝微粒体脂质等的结合,从而保护肝细胞膜的完整性。姜黄素及挥发油可促进胆汁分泌和排泄,郁金还有抗肝纤维化、抗血小板聚集、抑菌、抗肿瘤的作用。

（四）中药提取物治疗肝性脑病研究

中药提取物是应用现代药理学提纯原理提取出中药有效成分,以更方便地运用于临床。目前有效制剂有醒脑静注射液、隐丹参酮制剂、清开灵制剂、水苏糖。

1. 醒脑静注射液

主要药物组成为郁金、麝香、栀子、冰片,具有清热泻火、凉血解毒、开窍醒脑之效,临床中多用于治疗以神昏谵语、斑疹隐隐、高热、烦躁易怒、舌质红绛、脉滑数为主症的脑炎、肝昏迷等病。有研究表明醒脑静注射液可降低 HE 患者的血脑屏障通透性,使药物直接作用于脑部中枢神经系统,改善脑循环,减轻脑水肿,抑制细胞病理学凋亡,从而保护脑组织基本功能。

2. 隐丹参酮制剂　中药提取物丹参酮是从中药隐丹参中提取的脂溶性有效成分,可以透过血脑屏障,并与氨结合形成无毒的水溶性物质排泄体外。有研究显示:丹参酮可进入肝性脑病模型大鼠的血液、肝、脑组织中,并与氨结合以促进氨的代谢,还可以促进内源性神经再生,对 HE 具有治疗作用。

3. 清开灵制剂　在古方安宫牛黄丸基础上改制而成,由中药麝香、冰片、黄连、山栀子、黄芩、广郁金等配制而成。对各种原因引起的轻中度昏迷、抽搐有一定的苏醒、解痉、镇静作用,用于肝昏迷、神经系统感染引起的昏迷、抽搐及中毒性脑病等。有研究显示清开颗粒干预慢性肝病后肝硬化并发 MHE 患者,在降低患者血浆氨、内毒素水平方面疗效优于乳果糖口服液,提高患者注意集中能力、精神运动反应速度、精神运动的准确性、认知灵活性等方面较乳果糖口服液明显。

4. 水苏糖　中药提取物水苏糖为四聚糖,与乳果糖同属低聚糖分子。研究表明水苏糖不会被人的消化酶分解,不被肠道吸收。口服后可使肠道 pH 值下降,肠蠕动增加,因此达到减少肠道内氨吸收的作用。同时水苏糖可以提供能源,促进体内自身多种双歧杆菌成倍增长,使肠内吲哚等胺类物质减少,从而减少内毒素血症的发生。

(五)中药复方治疗肝性脑病研究

1. 地黄饮子　李晶滢等人通过选取 2017 年 2 月至 2018 年 2 月在北京佑安医院就诊的肝硬化并发轻微肝性脑病患者 65 例为研究对象,随机分为治疗组 33 例,对照组 32 例。在基础治疗一致基础上,对照组患者口服乳果糖,治疗组患者采用乳果糖联合地黄饮子治疗,疗程 2 周。研究结果显示治疗组患者在治疗前后血氨检测值、数字连接试验时间上优于观察组,差异具有统计学意义,表明地黄饮子治疗轻微型肝性脑病有良好临床疗效。

2. 六味醒神颗粒　六味醒神颗粒是在名老中医毛德文指导下,从清代名医沈尧封的六神汤化裁而出,全方由胆南星、石菖蒲、枇杷叶、白术、茯神、半夏 6 味中药组成,具有健脾化痰、醒神开窍之功效。吴娜等人通过研究发现该方 14 天短期治疗轻微型肝性脑病疗效与口服乳果糖方案基本相当,通过网络药理学预测发现六味醒神颗粒治疗 HE 的潜在有效成分有 243 个,潜在的靶点有 241 个,包括 AKT1、TP53、IL-6、TNF 等在内的 10 个药物作用关键基因,通过分子对接实验发现,与 L-鸟氨酸、L-门冬氨酸、纳洛酮及氟马西平 3 种临床常用药相比,六味醒神颗粒君药中大部分化合物与关键基因结合较好,部分化合物甚至优于西药。

3. 桃核承气汤　该方由大黄、桃仁、芒硝、桂枝、炙甘草组成,具有泄热逐瘀通便之效。段秋雯等人通过研究发现桃核承气汤在治疗轻微型肝性脑病上具有良好疗效,在降低血氨指数、数字连接试验-A 及数字符号试验改变上,有显著疗效,总体疗效及症状改善均优于对照组,且在治疗过程中未出现不良反应。桃核承气汤治疗轻微型肝性脑病(瘀热互结证),是通过"泻下瘀热"来清除肠道中的宿便,减少肠道对内毒素的吸收,改善血氨指标来治疗本病。

4. 解毒通络开窍方　该方由大黄、人参、赤芍、郁金、枳实、厚朴、石菖蒲组成,具有解毒、通络、开窍之功。何佩瑾等人通过研究发现,解毒通络开窍方能够显著降低肝硬化轻微型肝性脑病患者血氨浓度、血清 ALT、AST 水平,明显缩短肝硬化轻微型肝性脑病患者数字连接试验-A 时间及提高数字符号试验分值,临床疗效优于乳果糖对照组。

五、名医诊治经验

1. 首都国医名师、北京市名中医钱英教授长期治疗肝病及其并发症,钱英教授认为肝性脑病与中医"闭症""郁证""百合病"的早期症状极为相似。钱英教授强调体用同调,在临证时应始终铭记"肝无血养则失柔,木无水涵则枯萎"。他认为肝血充足才能肝用调和,肝用调和的前提是肝血充足,补肝血和养肝阴,并且适当使用活血化瘀之品,使肝血充足、血行通畅、肝体得以荣养,从而疏肝气,抑肝阳,和肝用。

善用和血法治疗肝性脑病,主要是应用活血化瘀之品,使肝体得以濡养、肝血充足,倡导"若欲通之,必先充之"的思想。"和血法"并非单纯的活血化瘀,而是以养血为主,活血为辅的治疗之法。正如妇科名医刘奉五所言"若欲通之,必先充之",钱英教授认为"和血"为常法,是治疗根本目的,"活血化瘀"是变法,为治疗重要手段。自拟和肝开窍饮,由生地、当归、白芍、川芎、桃仁、红花、石菖蒲、郁金、瓜蒌子、生大黄组成。全方以生地为君药,补肾水真阴,生血凉血,本方补血取治肝肾,兼调冲任,并以地、芍之阴柔凝滞合归、芎之温通流动,为补血调血之良方。

2. 施维群是浙江省名中医,全国老中医药专家学术经验继承工作指导老师。他认为肝性脑病属本虚标实,虚实夹杂之证,机体肝病日久,正气亏虚,日久耗伤气血,复感湿热秽浊之邪,侵犯中焦,胶着不化,造成脏腑气机逆乱,清窍不升,秽浊不降,故在治疗上要标本兼治,畅达气机兼以祛邪。善于应用辛开苦降法治疗肝性脑病,辛苦寒温并用,辛温发散为阳,如半夏、菖蒲等,有发散、升阳的作用,可以化湿;苦寒清泄为阴,如黄芩、大黄等,有清热、降泄的作用,可以清热,一辛一苦,一阴一阳,不仅能使湿热并除,又能避免辛温太过伤阴助热,苦寒太过耗阳助湿,辛开苦降,使湿热得以分解,中焦秽浊之气得以开化。自创清肠合剂保留灌肠治疗肝性脑病。

3. 卢秉久系全国第六批老中医专家学术经验继承工作指导老师,辽宁省名中医,知名肝胆病专家。卢秉久教授认为本病是因感受湿热疫毒之邪,邪盛正虚,湿热内结,邪热壅盛,内犯心营,扰乱神明;或邪毒内蕴脏腑,郁而化热,灼伤阴液,内耗肝阴,以致肝火上炎,肝风内动,上扰心神,从而继发神昏谵语、躁扰不宁等肝性脑病的表现。

病机特点为本虚标实。疾病初期多为疫毒、痰浊、瘀热等邪气内壅脏腑,阻滞气机,蒙蔽清窍,扰乱神明;疾病后期往往出现脏腑亏虚,阴竭阳虚,甚至阴竭阳亡,阴阳离决。治疗上必须标本兼顾,攻邪与补虚有时有制,肝性脑病早期以攻邪为主,后期以补虚为主。如过早补益,易滋腻碍脾,使痰湿之邪更盛。

急性期痰蒙心窍,急需豁痰开窍,常用九节菖蒲、远志、羚羊角粉、安宫牛黄丸、至宝丹等开窍,配合天竺黄、胆南星、半夏、陈皮、竹茹等化痰,佐以黄连、黄芩、黄柏、栀子等清热解毒,大黄、虎杖、火麻仁、柏子仁等通腑泻火。

慢性期常用龟甲、鳖甲、生地、熟地、白芍、丹皮、羚羊角粉、龙骨、牡蛎、石决明、花蕊石等滋阴潜阳、清热凉血、平肝息风,从而抑制中枢神经系统,达到息风止痉的作用。

疾病后期,肝病日久,肝肾不足,阴阳俱衰,往往出现脱证。治当回阳固脱,滋补肝肾,常予人参、附子、麦冬、五味子、熟地、山茱萸、九节菖蒲、远志、肉桂、肉苁蓉、巴戟天、紫河车等,以回其阳,以复其脉。

4. 张照兰教授认为肝性脑病多在肝硬化的基础上发展而来,且有反复发作的趋势,其病机为肝病日久,耗伤正气,正气不足,湿热疫毒之邪侵袭肝脏,使肝脏的气机阻滞,"气为血之帅",气滞则血液运行不畅而生瘀,气郁则津液输布障碍而生痰湿;"气行则血行",若肝失疏泄,气机不达,或痰饮积聚体内,脉络阻滞,血液运行不畅,形成瘀血;木不疏土,脾失健运,湿聚痰生,痰瘀内蕴,日久郁而化热,热邪与痰浊、瘀血互相结聚,阻滞气机运行,腑气亦不通,浊邪上扰清窍,发为本病。病性虽有虚实之异,单纯的实证、虚证较为少见,在 本病发病过程中肝气郁滞是不可缺少的条件,血瘀、痰湿、热毒是主要的致病产物,腑气不通,浊气夹痰、瘀、毒上蒙清窍,神明逆乱为基本病机。治疗时应重视通腑开窍,自拟解毒通络开窍方治疗肝性脑病,该方由大黄、人参、赤芍、郁金、枳实、厚朴、石菖蒲组成,具有解毒、通络、开窍之功。

六、中医适宜技术

根据不同症状、证型选择相应的腧穴进行针灸治疗。主穴取百会、四神聪、率谷、内关。根据不同证型配穴:①肝阳上亢证多配伍太冲、太溪;②痰浊蒙窍证主要配伍丰隆、足三里;③瘀血内阻证配伍合谷、三阴交、膈俞穴;④脾肾亏虚证配伍脾俞、肾俞;⑤气血亏虚证配伍足三里、手三里。

【预后】

HE 的预后主要取决于肝细胞衰竭的程度,诱因明确且容易消除者(如出血、低钾等)的预后较好。肝功能较好,作过分流手术,由于进食高蛋白而引起的门体分流性脑病预后较好。有腹水、黄疸、出血倾向的患者提示肝功能很差,其预后较差。暴发性肝衰竭所致的 HE 预后最差。随着肝移植的开展已大大改善难治性肝性脑病的预后。

第十二节　肝肾综合征

【概述】

肝肾综合征(hepatorenal syndrome,HRS)是肝病患者出现进展性肝功能衰竭和门静脉高压时并发的无其他原因可解释的功能性肾衰竭,以肾功能不全、内源性血管性物质异常和血流动力异常为特征的一组临床综合征,系终末期肝病的严重并发症。患者可突然出现少尿或无尿、氮质血症、稀释性低钠血症。该病常继发于胃肠道出血、感染、电解质紊乱、大量放腹水、剧烈呕吐、严重腹泻等之后。HRS 病情顽固,预后险恶。功能性肾衰持续存在和发展,也可导致肾脏实质性损害,而致急性肾衰竭。

根据肝肾综合征腹胀、少尿、无尿、水肿等临床症状,本病可归属于中医"臌胀""癃闭""溺毒"等范畴。部分病例合并肝性脑病、消化道出血等可归于"肝厥""血证"等病范畴。

【流行病学】

HRS 发病率尚未明确,35%~40% 终末期肝病合并腹水的患者最终可能发生 HRS。在一项肝硬化合并腹水患者的大样本随访研究中,1 年和 5 年 HRS 的发生率分别为 18% 和

39%。国内一项回顾性研究发现,在慢性肝衰竭患者中,HRS的发生率为17%,在急性肝衰竭患者中HRS发生率为45.7%。HRS的危险因素包括静脉曲张出血、门静脉高压症和自发性腹膜炎导致的脓毒症,同时存在心功能不全的患者是发生HRS的高危人群。

【病因病机】

一、西医认识

病因和病理生理学

1. 门静脉高压 门静脉高压是血流动力学改变的始动因素,肝硬化发生、发展与肝脏内血管结构的扭曲、受压和消失有关,血管壁的压力增加,造成各种舒血管物质(如一氧化氮)产生增加,细菌易位增加,内脏血管对缩血管物质的反应下降等因素造成内脏血管扩张,血管床淤血,进而导致体循环动脉的扩张,引起体循环的有效动脉血容量下降,触发了高动力学改变。门静脉高压本身可通过增加交感神经系统活性导致肾血管收缩,例如,TIPS降低门静脉压力,可改善肾脏的血流;阻断肝肾综合征患者的腰部交感神经丛可以增加肾血流,提示肾脏交感神经活性在肝肾反馈中起着重要的作用。

2. 肾脏缩血管物质增加 有效动脉血容量的下降导致各种缩血管物质系统代偿性激活,正常情况下,肾脏通过增加舒张血管物质,例如,前列腺素、激肽释放酶的产生维持肾脏血流的稳定,而肝硬化患者这些舒血管物质的产生减少,因此有利于缩血管反应;肾脏的低灌注进一步增加了各种肾内缩血管物质(如血管紧张素Ⅱ、内皮素等),进一步恶化了肾脏血流动力学,引起肾脏缺血和系膜收缩。

3. 肾脏自身调节的异常 肾脏的自身调节机制确保了血压在一定范围内波动的情况下,肾脏有相对稳定的血流供应,平均动脉压在低于65mmHg的情况下,肾血流量随肾脏灌注压的下降而下降。肝硬化时,肾脏自身调节曲线随着肝脏疾病的进展而右移,肝硬化患者随着肝脏疾病的进展,肾脏灌注压逐渐下降。

4. 动脉血管扩张 肝硬化合并门静脉高压时,由于局部一氧化氮和其他舒血管物质释放,内脏动脉血管扩张。在起始阶段,全身血管阻力下降被高动力循环(心率和心输出量升高)代偿。随着病程进展,动脉血管扩张增加,高动力循环不足以纠正有效动脉血容量降低,从而出现动脉低血压,激活压力感受器,反射性兴奋肾素-血管紧张素和交感神经系统,增加动脉压至正常或接近正常水平,发生水钠潴留和腹水。随着抗利尿激素被激活,发生稀释性低钠血症。由于局部释放NO和其他舒血管物质,内脏血液循环对血管紧张素Ⅱ、去甲肾上腺素和血管升压素抵抗,动脉血压的维持依赖于肾脏、肌肉、皮肤和脑等部位血管的收缩。肝肾综合征发生在疾病的终末阶段,这时有效动脉血容量极度降低,发生严重的动脉低血压,肾素血管紧张素、交感神经系统和抗利尿激素强烈兴奋,导致肾血管收缩、肾脏灌注和GFR明显下降,出现氮质血症、肌酐升高。

5. 心功能不全 大部分关于肝硬化血流动力学的研究都是在非氮质血症伴或不伴腹水患者中进行的,少数评价肝肾综合征或顽固性腹水(多合并Ⅱ型肝肾综合征)患者心血管功能的研究显示,与未发生肝肾综合征者相比,肝肾综合征患者心输出量显著下降,部分甚至低于正常人群,说明肝肾综合征伴有的循环功能障碍不仅由于动脉扩张引起,而且与心功能下降相关。因此,肝硬化患者循环衰竭是由动脉扩张增加和心输出量降低共同造成的,肝肾综合征继发于心血管功能受损的有效动脉血容量严重下降。

综上所述,门静脉高压时,局部血流动力应激以及由于细菌移位的肠道细菌内毒素刺激导致患者血管内皮和血管平滑肌合成一氧化氮增多,引起局部循环血管扩张和对缩血管活性物质反应性低下,加之其他血管扩张物质也增加,导致内脏动脉扩张。作为代偿,机体增强内源性血管收缩反应,肾素-血管紧张素-醛固酮系统(RAAS)等激活:增加心排出量以代偿有效血容量降低趋势,从而形成高动力循环状态,这种高动力循环状态实际上是一种进行性内脏血管扩张综合征。一旦遇到失血、严重感染等打击,心排出量降低,高动力循环状态不能维持,RAAS进一步激活,导致肾血管强力收缩,肾脏严重缺血,肾灌注和GFR明显下降,致使肝肾综合征发生。

患者的肾脏并无解剖和组织学方面的改变,而完全是由肝脏病变后代谢产物的损害。血流动力学的改变及血流量的异常,导致肾脏血流量的减少和滤过率降低所引起。由于肝脏的多方面生理病理的影响,使肾脏不能发挥正常作用,待肝功能改善或者行肝移植后,患者的肾脏很快完全恢复正常。

二、中医认识

根据中医文献论述,结合腹胀、黄疸、少尿、无尿、神昏等临床症状,可将肝肾综合征归为"臌胀""关格""癃闭""溺毒"等病范畴,多见于黄疸、积聚的晚期。

鼓胀(臌胀)病名首见于《黄帝内经》,如《素问·腹中论》曰:"有病心腹满,旦食则不能暮食,此为何病?岐伯对曰:名为鼓胀。"临床证候也有记载,如《灵枢·水胀》载:"鼓胀何如?岐伯曰:腹胀,身皆大,大与肤胀等也,色苍黄,腹筋起,此其候也。"同时治法上,首记"鸡矢醴"一方治疗鼓胀。东汉张仲景《金匮要略·水气病脉证并治》中有关肝水、脾水、肾水的记载,均有腹部胀大,类似鼓胀的特征。晋代葛洪《肘后备急方·治卒大腹水方》首次提到放腹水的治法:"若惟腹大,下之不去,便针脐下二寸,入数分,令水出,孔合,须腹减乃止。"元代朱丹溪《丹溪心法·臌胀论》指出,鼓胀与七情、六淫、饮食、房劳等因素有关。明清诸医家对鼓胀论述日益深入和切中病机,清代喻昌认为癥积不治可发展为鼓胀,《医门法律·胀病论》有言:"胀病亦不外水裹气结血凝。"

本病常因情志郁结、饮酒过多、感染湿热疫毒及肝病初起失治误治,导致肝气阻滞、肝络痹阻、瘀而成积,木郁土壅、脾失健运、痰湿内生,久病及肾、肾元耗伤、气化不利、水液停聚,终致肝、脾、肾三脏俱损,水液内停,气滞、血瘀、痰凝交阻,水液停聚腹内腹大如鼓则为鼓胀(臌胀),尿液减少甚者涓滴不出则为癃闭、关格。

【诊断】

一、辨病

(一)临床表现

1. 临床表现　包括肝硬化失代偿期及功能性肾衰竭两方面的症状和体征。患者常有脾大、门静脉高压、黄疸、腹水、各种肝功能障碍、氮质血症、少尿、低钠血症等;肾脏无原发和特有的器质性改变。多年来的研究资料证明,慢性进行性肝病晚期约有 70%~80% 的患者出现氮质血症。这些患者中,大多数无明显诱因,少数可继发于胃肠道出血、大量放腹水、大量利尿、感染或电解质紊乱等。本综合征的主要表现如下:

（1）突然出现的少尿、无尿,但也有少数患者可以没有上述表现。

（2）绝大部分的患者都有腹水和程度不同的黄疸,黄疸可波动很大,忽高忽低,但最终出现重度腹水和黄疸。

（3）常合并血压降低、乏力、恶心、呕吐、嗜睡、胃肠道出血、抽搐等症状。

（4）约 50% 以上有 HRS 的肝硬化患者可出现肝性脑病。

（5）HRS 患者出现氮质血症,有肌酐升高、尿素氮增多、低血钠、低尿钠、低血钾。晚期出现高血钾,是因为少尿或无尿不能排钾所致。早期尿检查可正常,中后期可有微量蛋白、红白细胞及少量管型。

2. 临床分期

（1）氮质血症前期:肝功能失代偿,指内生肌酐清除率已降低,但血尿素氮和血肌酐在正常范围,尿钠明显减少。进行性少尿,对利尿剂不敏感。

（2）氮质血症期:肝功能进一步恶化,黄疸加深,有出血倾向,腹水增多,低钠血症出现,血尿素氮和血肌酐已增高,表现为烦躁不安、皮肤及舌干燥、乏力、嗜睡、脉搏细快、血压偏低、脉压小。血钠 <125mmol/L、少尿（<400ml/d）或无尿（<100ml/d）,尿比重正常或升高,尿钠 <10mmol/L。大剂量利尿剂可使尿量保持正常,此期可持续数天至 6 周。

（3）后期:上述症状更趋严重,并出现恶心、呕吐、精神淡漠和昏睡,血尿素氮和血肌酐明显升高,肾小球滤过显著降低,出现少尿甚至无尿。

3. HRS 分型

（1）Ⅰ型肝肾综合征:Ⅰ型肝肾综合征表现为严重、快速、进行性肾脏功能衰竭,表现为 2 周内肌酐水平成倍升高,达到 2.5mg/dl 以上或肌酐清除率下降一半至 20ml/min 以下。可以自发出现,但常与一些促发因素紧密相关,如严重细菌感染、SBP、胃肠道出血、大手术、肝硬化合并急性肝炎等。即使应用非肾毒性药物使 SBP 快速得到控制,Ⅰ型肝肾综合征的发生率仍高达 25% 左右。严重的循环衰竭后出现感染或强烈的炎症应答者更易发生Ⅰ型肝肾综合征。SBP 诱发的Ⅰ型肝肾综合征还具有肝功能和循环功能快速恶化的症状和体征,分别表现为黄疸、凝血功能障碍、肝性脑病及动脉低血压,血浆肾素、去甲肾上腺素水平急剧升高。肝硬化患者合并其他感染导致的脓毒血症则极少诱发Ⅰ型肝肾综合征,仅在抗生素无反应情况下发生;在抗生素治疗有效的情况下,也常发生肾功能受损,但多为可逆。此外,一些严重的尿路感染者即使感染得到控制也会发生Ⅰ型肝肾综合征。若未予治疗,Ⅰ型肝肾综合征是肝硬化患者预后最差的并发症,发生肾衰竭后中位生存期仅为 2 周。

（2）Ⅱ型肝肾综合征:Ⅱ型肝肾综合征的特点为稳定、缓慢进展的中度肾衰竭,特点是肌酐在 1.55~2.5mg/dl 之间,常存在难治性腹水。也可合并肝衰竭和动脉低血压的征象,但是程度较Ⅰ型肝肾综合征轻,大部分为自发。最主要的临床表现是严重腹水,且对利尿剂反应差或无反应。Ⅱ型肝肾综合征在感染或其他诱因下易进展为Ⅰ型肝肾综合征。其中位生存期是 6 个月,预后较非氮质血症的肝硬化腹水患者差。

临床资料显示Ⅰ型肝肾综合征和Ⅱ型肝肾综合征并不是同一疾病的不同表现,而是不同的临床综合征。Ⅱ型肝肾综合征可能代表了真正的功能性肾衰竭,而Ⅰ型肝肾综合征与其他原因如感染性休克和重型胰腺炎相关的急性肾衰竭具有相似性。多脏器衰竭(包括心血管、肾脏、肝脏和脑功能的急性损伤)和肾上腺功能相对不全在Ⅰ型肝肾综合征常见,而在Ⅱ型肝肾综合征少见。

4. 肝肾综合征时其他脏器变化 传统观点认为,肝肾综合征包括严重肝硬化导致的终末期不可逆转的肝衰竭和肾血管收缩所致的功能性肾衰竭,两者的特点是全身血流动力学的恶化。越来越多的证据表明,肝肾综合征是一个更为复杂的综合征,影响的不仅仅是肝脏和肾脏。

(1)皮肤、肌肉和脑循环:肝肾综合征患者四肢血流量显著下降,表明皮肤和肌肉动脉血管床收缩;大脑动脉的平均抵抗指数也增加,表明脑部血管收缩。失代偿期肝硬化患者这些部位的血管收缩程度与肾血管收缩程度和血浆肾素水平直接相关。晚期肝硬化患者肌肉血流量下降的临床结果尚不清楚。Ⅱ型肝肾综合征和顽固性腹水者常伴有肌肉痛性痉挛,在使用白蛋白扩容后消失或改善,表明可能与肌肉血流量下降有关。肝肾综合征患者常伴发肝性脑病,脑血管收缩可能也起到一定的作用。

(2)心功能不全:Ⅱ型肝肾综合征发生时,动脉血管扩张,血浆肾素、去甲肾上腺素水平升高,内脏外器官血管收缩以维持动脉压。但是,心脏应答存在异常,心输出量轻度下降,而心率无明显变化,表明Ⅱ型肝肾综合征患者心脏受损。Ⅰ型肝肾综合征患者,心功能恶化更为明显,心输出量可达正常值以下,尽管肾素血管紧张素和交感神经系统强烈激活,但心率不变。

肝肾综合征患者心脏应答受损的机制尚不清楚。严重肝硬化时常发生特异性心肌病,以对应激发生收缩和舒张应答减退、心电复极化改变、心室肥大为特点,这种肝硬化性心肌病可能在经颈静脉肝内门体静脉分流术(TIPS)、大手术或肝移植后心力衰竭的发生中起作用。但是其他临床特征表明肝肾综合征中心肌收缩功能受损是非器质性的,主要为功能性和静脉回流减少相关。因为肝肾综合征患者心输出量下降发生在心肺压下降的情况下,心脏前负荷下降;而且静脉给予白蛋白后或 TIPS 后心功能不全可以逆转。心脏的变时性受损很可能与交感神经系统慢性刺激继发的 β 肾上腺素能受体表达下调相关。

(3)肾上腺功能不全:肝硬化和继发于严重脓毒血症的慢性肝衰竭急性加重患者常发生肾上腺功能相对不全。有研究显示,肝肾综合征组 80% 患者发生肾上腺功能不全,而 SCr<1.5mg/dl 组发生率仅为 34%,提示肾上腺功能不全和肝肾综合征间存在紧密联系。严重脓毒血症的肝硬化伴肾上腺功能不全患者,给予氢化可的松治疗可快速改善全身血流动力学,减少对缩血管药物的需求,增加住院存活率。这些患者发生肾上腺功能不全的机制不明,局部血管收缩导致的肾上腺血流减少可能是原因之一。细胞因子可以直接抑制肾上腺皮质醇的合成,因此细菌感染相关的炎症应答可能也起到一定作用。

(二)实验室及其他检查

1. 尿常规 蛋白阴性或微量(<500mg/d),尿沉渣正常或可有少量红细胞(<50 个/HP)、白细胞、透明颗粒管型或肾小管细胞管型。

2. 尿液检查 尿比重常 >1.020,尿/血渗透压 >1.5,尿钠通常 <10mmol/L。

3. 血生化检查

(1)低钠血症。

（2）低血氯。

（3）血尿素氮（BUN）和血清肌酐（SCr）升高。

（4）肝功能：①ALT升高；②白蛋白降低；③胆红素升高。

（三）诊断要点

HRS是肝病患者急性肾损伤的一种特殊形式，由极度血管扩张引起，且对扩容治疗无反应。1型HRS两周病死率极高，有明显诱因的患者预后更差。及早发现并早期干预对预防HRS发生及改善患者生存率极为重要。因此，国际腹水俱乐部（ICA）在2015年制定了新的肝肾综合征-急性肾功能损伤诊断标准，删除了以前SCr≥133μmol/L（1.5mg/dl）这一临界值作为诊断标准，强调SCr动态变化水平，具体包括以下6项：

1. 肝硬化合并腹水。

2. SCr水平在48小时内升高≥26.5μmol/L（0.3mg/dl）；在前7天内SCr水平比基线值（3个月内获得的、以最近一次SCr作为基线值）升高≥50%。

3. 连续2天停用利尿剂并输注白蛋白（1g/kg）扩充血浆容量，患者无应答。

4. 无休克。

5. 近期无肾毒性药物使用史（NSAID、氨基糖苷类抗菌药物、造影剂等）。

6. 无肾实质疾病，包括无蛋白尿（>500mg/d）、无微量血尿（>50个红细胞每高倍镜视野）、肾脏超声检查正常。

2015年ICA提出动态监测SCr更能准确反映HRS患者急性肾损伤（AKI）的过程，并对AKI进行分期。

中华医学会肝病学分会2017年发布《肝硬化腹水及相关并发症的诊疗指南》不同于ICA标准，中国HRS诊断标准需满足SCr>1.5mg/dl（133μmol/L）。

欧洲肝病学会2018年最新《失代偿期肝硬化患者的管理临床指南》提出诊断急性肾损伤（AKI）需基于KDIGO（改善全球肾脏病预后组织）标准，即48小时内SCr较基线增加>0.3mg/dl或在3个月内SCr较基线值增加≥50%，同时根据SCr<1.5mg/dl或≥1.5mg/dl，AKI 1期又细分为AKI 1A和AKI 1B。尽管对于SCr临界值133μmol/L作为诊断标准的意见不一致，但多数研究表明，SCr达到临界值133μmol/L时AKI的进展和预后不同，SCr超过133μmol/L（AKI 1B）短期病死率高于未发生AKI的肝硬化患者。

（四）鉴别诊断

HRS需与下列疾病鉴别：

1. **急性肾小管坏死**　肝硬化患者合并低血容量性或感染性休克、大手术、使用肾毒性药物时可发生急性肾小管坏死。特征为突发的肾功能损害，表现为高尿钠浓度、尿/血浆渗透压比小于1、异常尿沉淀等。

2. **肾小球疾病**　如有明显的蛋白尿、镜下血尿或经超声证实肾脏大小异常，则应怀疑器质性肾脏疾病。肾脏活组织检查有助于拟定进一步治疗方案，包括评价肝肾联合移植的潜在需要。

3. **肾前性氮质血症**　肾前性氮质血症的原因包括应用利尿剂、呕吐、腹泻、放腹水等，充分扩容后能改善肾功能，对扩容缺乏反应是HRS的一个主要诊断依据。

4. 药物诱发的肾衰竭　氨基糖苷类抗生素和非类固醇类抗炎药物是导致肝硬化患者肾衰竭的最常见药物,临床表现类似急性肾小管坏死。

二、辨证

(一)辨证要点

本病为肝硬化最严重并发症之一,总属本虚标实,虚实夹杂之证。早期以邪实为主,辨证应辨别气滞、血瘀、水停的侧重。晚期以正虚为主,辨证应首辨阴阳,次辨肝脾肾三脏虚损程度,再辨浊邪之性质。治疗宜攻补兼施,标本兼顾。

(二)辨证分型

本病为肝硬化终末阶段,临床表现腹水反复发作,难消易长,迁延日久,或2周内突然出现少尿甚至无尿,腹大如瓮,脐部凸起,脉络显露。根据中医文献资料及本病临床特点,1型HRS属中医"关格""溺毒"范畴,2型HRS属中医"臌胀"等病范畴,两者具体辨证分型如下:

1. 臌胀辨证分型(2型HRS)

(1)气滞湿阻证

主症:①腹胀按之不坚;②胁下胀满或疼痛。

次症:①饮食减少,食后胀甚,得嗳气、矢气稍减;②小便短少。

舌脉:舌苔薄白腻,脉弦。

(2)水湿困脾证

主症:①腹大胀满,按之如囊裹水;②甚则颜面微浮,下肢浮肿。

次症:①脘腹痞胀,得热则舒;②精神困倦;③怯寒懒动;④小便少,大便溏。

舌脉:舌苔白腻,脉缓。

(3)湿热蕴结证

主症:①腹大坚满;②脘腹胀急。

次症:①烦热口苦;②渴不欲饮;③小便赤涩,大便秘结或溏垢。

舌脉:舌边尖红,苔黄腻或兼灰黑,脉弦数。

(4)肝脾血瘀证

主症:①脘腹坚满,青筋显露;②胁下癥积痛如针刺。

次症:①面色晦暗黧黑;②或见赤丝血缕;③面、颈、胸、臂出现血痣或蟹爪纹;④口干不欲饮水;⑤或见大便黑色。

舌脉:舌质紫暗或有瘀斑,脉细涩。

(5)脾肾阳虚证

主症:①腹大胀满,形似蛙腹,朝宽暮急;②面色苍黄,或呈苍白。

次症:①脘闷纳呆;②神倦怯寒;③肢冷浮肿;④小便短少不利。

舌脉:舌体胖,质紫,苔淡白,脉沉细无力。

(6)肝肾阴虚证

主症:①腹大胀满;②或见青筋显露。

次症:①面色晦滞;②唇紫;③口干而燥;④心烦失眠;⑤时或鼻衄,牙龈出血;⑥小便短少。

舌脉:舌质红绛少津,苔少或光剥,脉弦细数。

2. 关格病辨证分型(1型HRS)

(1)脾肾亏虚,湿热内蕴证

主症:①腹胀如鼓,腹壁绷紧;②四肢瘦削。

次症:①面色苍黄或黧黑;②小便短少黄赤;③腰酸膝软,倦怠乏力;④少食即饱,晨起恶心,偶有呕吐;⑤头痛,夜寐不安。

舌脉:苔薄黄腻而干燥,脉细数或濡数。

(2)脾肾阳虚,寒湿内蕴证

主症:①腹部胀大如蛙腹;②腹壁松软。

次症:①小便不通、短少、色清;②面色晦滞;③畏寒怕冷,下肢欠温;④腹泻或大便稀溏;⑤呕吐清水。

舌脉:苔白滑,脉沉细或濡细。

(3)肝肾阴虚,肝风内动证

主症:①腹部胀大撑满;②四肢干枯。

次症:①小便短少;②呕恶频作;③面部烘热;④牙宣鼻衄;⑤头晕头痛;⑥手足搐搦。

舌脉:舌暗红有裂纹,苔黄腻或焦黑而干,脉弦细数。

(4)水饮凌心,邪陷心包证

主症:腹部膨隆,脐部凸起。

次症:①小便短少,甚则无尿;②胸闷、心悸或心前区疼痛;③神识昏蒙;④循衣摸床,或神昏谵语;⑤恶心呕吐;⑥面白唇暗;⑦四肢欠温。

舌脉:苔白腻,脉沉缓。

证候诊断:主症必备,加次症2项及以上,结合舌脉,即可诊断。

【治疗】

一、治疗原则

本病尚缺乏特效治疗方案,临床应加强肝脏原发疾病的救治,改善肝功能,缓解门静脉高压,从而避免肾衰竭发生。注意避免HRS的诱发因素,慎用利尿剂,尽量减少大量放腹水,禁用非甾体抗炎药,慎用肾毒性药物,迅速控制上消化道大量出血、感染等。HRS发生后积极补充人血白蛋白、合理应用血管活性药物,改善肾脏灌注。严格控制输液量,量出为入,纠正水、电解质和酸碱失衡。

二、西医治疗

(一)药物治疗

1. 一般支持疗法 食用低蛋白高糖和高热量饮食,以降低血氨减轻氮质血症,并使机体组织蛋白分解降至最低限度。肝性脑病患者应严格限制蛋白摄入,并给予泻剂、清洁灌肠以清洁肠道内含氨物质。积极治疗肝脏原发病及其他并发症如上消化道出血、肝性脑病,维持水、电解质、酸碱平衡。如继发感染应积极控制感染,宜选用第三代头孢菌素,避免使用氨基糖苷类等肾毒性较大的抗生素。应密切监测尿量、液体平衡、动脉压以及生命体征。

2. 特利加压素 2010 年欧洲肝病学会关于腹水、自发性腹膜炎以及肝肾综合征的指南,2018 年中华医学会肝病分会肝硬化腹水及相关并发症的诊疗指南,建议特利加压素(1mg/4~6h,静脉推注)联合白蛋白作为 I 型 HRS 的一线用药,对于改善患者的短期生存率有较好疗效。其治疗目标是:充分改善肾功能至 SCr<133μmol/L(1.5mg/dl)(完全应答)。如治疗 3 天后 SCr 未能下降 25%,则应将特利加压素的剂量逐步增加,直至最大剂量(2mg/4~6h)。特利加压素中位应答时间是 14d,患者基线 SCr 越低,治疗所需时间越短,应答率越高。治疗后复发的 I 型 HRS 相对少见,可再次给予特利加压素治疗,且通常仍有效。对于部分应答患者(SCr 未降至 133μmol/L 以下)或 SCr 未降低的患者,应在 14 天内终止治疗。特利加压素联合白蛋白治疗对 II 型 HRS 患者的有效率达 60%~70%,但尚无足够数据评价该治疗对临床转归的影响。特利加压素禁忌证为孕妇及未控制的高血压;相对禁忌证包括缺血性心血管疾病等。不良反应为腹部绞痛、大便次数增多、头痛和动脉压增高等。特利加压素不良反应与剂量及静脉滴注速度有关。对于应用特利加压素治疗的患者应密切监测心律失常的发生、内脏或肢端缺血体征以及液体超负荷。

3. 奥曲肽、米多君联合人血白蛋白 2009 年美国肝病学会成人肝硬化腹水处理指南关于 HRS 部分相关临床研究奥曲肽联合米多君及人血白蛋白治疗 1 型 HRS 可作为特利加压素的替代方法。米多君口服起始剂量每 8 小时 2.5~7.5mg,可增大至 12.5mg/8h。奥曲肽类似物为每 8 小时 100μg 皮下注射,如肾功能无改善,剂量分别增加至每 8 小时 12.5mg 和 200μg。

4. 去甲肾上腺素联合人血白蛋白 去甲肾上腺素联合人血白蛋白(去甲肾上腺素 0.5~3mg/h,人血白蛋白每日 10~20g,疗程 7~14 日)对 1 型或 2 型 HRS 与特利加压素有类似的结果。

5. 利尿剂与托伐普坦 临床研究证实,普通利尿剂并不能增加 HRS 患者的尿量,且有可能加重肾功能损害。原因是 HRS 患者外周动脉扩张,有效循环血量降低,压力感受器反射使心率加快,血管收缩加强,血液在内脏快速通过,形成高动力循环。此时,常规利尿剂治疗可激活神经-内分泌反射,刺激抗利尿激素的不适当释放,引起循环内游离水分大量潴留,导致渗透压进一步降低。托伐普坦可选择性结合非肽类血管升压素受体,抑制抗利尿激素作用而不刺激交感神经或醛固酮系统,排水不排钠。可明显增加患者的尿量且可纠正低钠血症,而不影响肾脏功能,不增加肝性脑病、食管静脉曲张破裂出血及 HRS 发生率。

(二)专科治疗

1. 控制腹水 支持 1 型 HRS 患者应用腹腔穿刺放液的数据尚少,但如果存在张力性腹水,腹腔穿刺放液联合白蛋白输注有助于缓解患者症状。对于 II 型 HRS 患者适度腹腔穿刺放液可减轻腹内压肾静脉压力和暂时改善肾血流动力学。但大量放腹水,特别是不补充白蛋白或血浆扩容,可诱发或加重肾衰。

2. 经颈静脉肝内门体静脉分流术 经颈静脉肝内门体静脉分流术(TIPS)是应用介入

放射技术建立门静脉-肝静脉分流,对于提高肾小球滤过率,改善肾功能有肯定疗效。虽然TIPS 支架置入可改善部分患者的肾功能,但目前尚无足够证据支持 TIPS 用于 1 型 HRS 的治疗。而有研究表明在Ⅰ型 HRS 患者中 TIPS 可改善肾功能并控制腹水。由于 TIPS 可使肝窦血流减少诱发肝性脑病、并发门静脉和肝静脉狭窄或栓塞等严重并发症,限制了其在临床的应用。

适应证:①肝功能 Child-Pugh A 级经药物和内镜治疗失败的急性出血,覆膜支架 TIPS 可以作为挽救措施;②对于食管静脉曲张及Ⅰ型、Ⅱ型食管胃静脉曲张急性出血的患者,在初次药物联合内镜治疗后,若存在治疗失败的高危因素(Child-Pugh 评分 C 级 <14 分或 Child-Pugh 评分 B 级有活动性出血),应在 72 小时内(最好在 24 小时内)行覆膜支架 TIPS 治疗;③预防食管静脉曲张再出血时,TIPS 或外科手术都可以作为内镜联合药物治疗失败后的二线治疗,而对于肝功能较差的患者,则优先选择覆膜支架 TIPS;④对保守治疗难以控制的急性胃静脉曲张出血的患者,TIPS 可考虑作为挽救措施,同时还要栓塞曲张静脉;⑤对肝硬化顽固性或复发性腹水患者,建议优先考虑覆膜支架 TIPS 治疗;⑥TIPS 能有效控制肝性胸腔积液,是治疗顽固性肝性胸腔积液的重要方法,但需确认经低盐饮食及利尿剂治疗无效。

禁忌证:①无血管入路是 TIPS 唯一技术禁忌证。②若侧支血管回流血液丰富,或血管直径足够大以致支架能够植入"门静脉锚定区",则门静脉血栓所致门静脉海绵样变性并非 TIPS 的绝对禁忌证。③临床禁忌证:严重肝衰竭(Child-Pugh 评分 >11、血清胆红素 >5mg/dl、MELD 评分 >18);严重器质性肾衰竭(血清肌酐 >3mg/dl);心脏衰竭;严重门-肺高压(右心导管测量提示平均肺动脉压 >45mmHg);经充分治疗后仍复发或持续性 2 级以上肝性脑病(WestHeaven 标准);未控制的脓毒血症。

3. 连续性肾脏替代治疗 连续性肾脏替代治疗(continuous renal replacement therapy, CRRT)是近年在血液透析基础上发展起来的一种新型血液净化技术。CRRT 是具有稳定血流动力学,精确控制血容量,维持水电解质酸碱平衡,改善氮质血症作用的血液净化技术,是治疗急、慢性肾功能衰竭的有效方法。CRRT 对 HRS 可能有一定疗效,但它仅起到血液净化作用,不能改善肝脏的合成和代谢功能。适应证:肝衰竭肝性脑病、肝肾综合征、难以纠正的水电解质紊乱和酸碱失衡,肝移植围手术期,急性中毒,尤其适用于 SIRS、MODS(多器官功能障碍综合征);禁忌证:严重感染,严重低血压或高血压,严重心律失常、心功能不全、冠心病和脑血管疾病,以及精神病或精神状态不稳定、晚期肿瘤或身体极度衰竭者。

4. 分子吸附再循环系统 分子吸附再循环系统(molecular adsorbent recirculating system)是改良的血液透析系统,含有白蛋白的透析液和活性炭-离子交换柱,可选择性清除与白蛋白结合的各种毒素及过多水分和水溶性毒素。目前认为,分子吸附再循环系统可以清除肿瘤坏死因子、白细胞介素-6 等细胞因子,对减轻炎性反应和改善肾内血液循环有益。一些患者经分子吸附再循环系统治疗可改善肝肾功能,提高短期生存率。由于分子吸附再循环系统只是一种过渡性治疗,多用于等待肝移植的患者。适应证:肝衰竭肝性脑病、肝肾综合征、难以纠正的水电解质紊乱和酸碱失衡,肝移植围手术期,急性中毒,尤其适用于 SIRS、MODS;禁忌证:严重感染,严重低血压或高血压,严重心律失常、心功能不全、冠心病和脑血管疾病,以及精神病或精神状态不稳定、晚期肿瘤或身体极度衰竭者。

5. 肝移植 肝移植是Ⅰ型和Ⅱ型 HRS 最有效的治疗方法。2009 年美国肝病学会成人肝硬化腹水处理指南推荐存在肝硬化、腹水、I型HRS患者应尽快转诊行肝移植。HRS患者的肝移植效果比无HRS的患者差。因此,在肝移植前应采用前述手段治疗,尽量恢复肾功能,以达到无HRS患者的疗效。对血管收缩剂有应答的HRS患者,可仅给予肝移植治疗;对血管收缩剂无应答且需要肾脏支持治疗的HRS患者,一般亦可仅给予肝移植治疗,因为大多数患者的肾功能在肝移植后可完全恢复。需长期肾脏支持治疗(>12周)的患者,应考虑肝肾联合移植。随着器官移植术的发展和术后抗排斥措施的完善,目前肝移植术已趋向成熟,但因供体肝源不足,使其应用受到限制。

三、中医治疗

(一)辨证分型治疗

1. 臌胀(2型HRS)
(1)气滞湿阻证
治法:疏肝理气,运脾利湿。
代表方:胃苓汤(《丹溪心法》)合柴胡疏肝散(《景岳全书》)。
常用药:茯苓、苍术、陈皮、白术、桂枝、泽泻、猪苓、厚朴、甘草、生姜、大枣、柴胡、枳壳、芍药、香附、川芎。
加减:若胸脘痞闷,腹胀,嗳气为快,气滞偏甚者,可酌加佛手、木香、陈香;如尿少,腹胀,苔腻者,可加砂仁、大腹皮、车前子;若神倦,便溏,舌质淡者,宜加党参、黄芪、附子、干姜、川椒;若胁下刺痛,舌紫,脉涩者,可加延胡索、莪术、丹参、鳖甲等。

(2)水湿困脾证
治法:温中健脾,行气利水。
代表方:实脾饮(《济生方》)。
常用药:附子、干姜、木瓜、厚朴、木香、槟榔、草果、甘草、白术、茯苓、生姜、大枣。
加减:若浮肿较甚,小便短少,可加肉桂、猪苓、车前子;若兼胸闷咳喘,可加葶苈子、苏子、半夏;若胁腹胀痛,可加郁金、香附、青皮、砂仁;若脘闷纳呆,神疲,便溏,下肢浮肿,可加党参、黄芪、山药、泽泻等。

(3)湿热蕴结证
治法:清热利湿,攻下逐水。
代表方:中满分消丸(《兰室秘藏》)合茵陈蒿汤(《伤寒论》)。
常用药:厚朴、枳实、黄连、黄芩、知母、半夏、陈皮、茯苓、猪苓、泽泻、砂仁、干姜、姜黄、人参、白术、炙甘草。
加减:若热势较重,加连翘、龙胆草、半枝莲、半边莲;小便赤涩不利者,加陈葫芦、蟋蟀粉(另吞服)以行水利窍;若胁痛明显者,可加柴胡、川楝子;若热重见面、目、皮肤发黄,可去人参、干姜,合用茵陈蒿汤。

(4)肝脾血瘀证
治法:活血化瘀,行气利水。
代表方:调荣饮(《证治准绳》)。
常用药:莪术、川芎、当归、延胡索、赤芍、瞿麦、大黄、槟榔、陈皮、大腹皮、葶苈子、赤茯苓、桑白皮、细辛、官桂、炙甘草、生姜、大枣、白芷。

加减:若胁下癥积肿大明显,可加穿山甲(现有以豕甲代替者)、地鳖虫、牡蛎;如病久体虚,气血不足,或攻逐之后,正气受损,可加黄芪、党参;如大便色黑,可加三七、茜草、侧柏叶;如病势恶化,大量吐血、下血,或出现神志昏迷等危象,当辨阴阳之盛衰予生脉注射液或参附注射液滴注。

(5)脾肾阳虚证

治法:温补脾肾,化气利水。

代表方:附子理苓汤(《内经拾遗方论》)。

常用药:附子、干姜、人参、白术、茯苓、泽泻、猪苓、桂枝、甘草。

加减:若神疲乏力,少气懒言,纳少,便溏者,可加黄芪、山药、薏苡仁、扁豆;若面色苍白,怯寒肢冷,腰膝酸冷疼痛者,酌加肉桂、仙茅、淫羊藿。

(6)肝肾阴虚证

治法:滋肾柔肝,养阴利水。

代表方:一贯煎(《续名医类案》)合六味地黄丸(《小儿药证直诀》)。

常用药:一贯煎由北沙参、麦冬、当归、生地黄、枸杞、川楝子组成;六味地黄丸由熟地黄、山药、山茱萸、茯苓、丹皮、泽泻组成。前方养阴柔肝;后方重在滋养肾阴。

加减:若津伤口干明显者,可加石斛、玄参、芦根;若青筋显露,唇舌紫暗,小便短少,可加丹参、益母草、泽兰、马鞭草;若腹胀甚,加枳壳、大腹皮、槟榔;兼有潮热、烦躁,酌加地骨皮、白薇、栀子;齿鼻衄血,加鲜茅根、藕节、仙鹤草;若阴虚阳浮,症见耳鸣、面赤、颧红,宜加龟甲、鳖甲、牡蛎;湿热留恋不清,溲赤涩少,酌加知母、黄柏、金钱草、茵陈。若兼腹内积聚痞块,痛处不移,侧卧腹坠,肾虚久泻者,可加膈下逐瘀汤。

2. 关格(1型HRS)

(1)脾肾亏虚,湿热内蕴证

治法:健脾益肾,清热化浊,利水消肿。

代表方:无比山药丸(《备急千金要方》)合黄连温胆汤(《六因条辨》)。

常用药:山药、茯苓、泽泻、熟地、山茱萸、巴戟天、菟丝子、杜仲、牛膝、五味子、肉苁蓉、半夏、陈皮、枳实、竹茹、黄连。

加减:浮肿严重,尤其有胸腔积液、腹水者,可加甘遂末 0.5~1g(空心胶囊装)吞服;皮肤瘙痒加土茯苓、地肤子、白鲜皮燥湿止痒。

(2)脾肾阳虚,寒湿内蕴证

治法:温补脾肾,化湿降浊。

代表方:温脾汤(《千金备急方》)合吴茱萸汤(《伤寒论》)。

常用药:附子、干姜、人参、甘草、大枣、大黄、吴茱萸、生姜、姜半夏、陈皮、六月雪。

加减:若尿少或小便不通,可合滋肾通关丸;水气凌心,加己椒苈黄丸;若嗜睡,神识昏昧,可加菖蒲、远志、郁金,或用苏合香丸。

(3)肝肾阴虚,肝风内动证

治法:滋补肝肾,平肝息风。

代表方:六味地黄丸(《小儿药证直诀》)合羚羊钩藤汤(《通俗伤寒论》)。

常用药:熟地、山药、山茱萸、泽泻、丹皮、山茱萸、茯苓、山药、羚羊角、钩藤、桑叶、菊花、白芍、生地、贝母、竹茹。

加减：大便秘结加生大黄清热降浊。阳风内动，导致中风者，按中风论治。

（4）水饮凌心，邪陷心包证

治法：豁痰降浊，辛温开窍。

代表方：涤痰汤（《济生方》）合苏合香丸（《苏沈良方》）。

常用药：胆南星、石菖蒲、半夏、竹茹、苏合香、安息香、冰片、水牛角浓缩粉、人工麝香、檀香、沉香、丁香、香附、木香、乳香（制）、荜茇、白术、诃子肉、朱砂。

加减：若狂躁痉厥，可改服紫雪；若见汗多，面色苍白，手足逆冷，舌质淡，脉细微，为阳虚欲脱，急宜回阳固脱，用参附汤加龙骨、牡蛎；若汗多，面色潮红，口干，舌质红，脉细数，为阴液耗竭，应益气敛阴，重用生脉散或用生脉注射液静脉滴注救治。

（二）中成药

1. 清热利水类

仁青芒觉胶囊：清热解毒，益肝养胃，明目醒神，愈疮，滋补强身。用于自然毒、食物毒、配制毒等各种中毒症；消化道溃疡、急性或慢性胃肠炎。萎缩性胃炎、腹水、麻风病等。口服，每次 4~6 粒，每日 1 次。

2. 活血化瘀类

（1）苏孜阿甫片：活血化瘀，理气，开窍，增加皮肤色素。用于动脉硬化，冠心病，肝脏疾病，白癜风，水肿，胃病等。口服，每次 4~6 片，每日 3 次。

（2）大黄䗪虫丸：活血破瘀，通经消癥瘕。用于瘀血内停所致的癥瘕、闭经、盆腔包块、子宫内膜异位症、继发性不孕症，症见腹部肿块、肌肤甲错、面色暗黑、潮热羸瘦、经闭不行。口服，大蜜丸每次 1~2 丸，每日 1~2 次。

3. 温阳化气类

（1）济生肾气丸：温肾化气，利水消肿。用于肾阳不足、水湿内停所致的肾虚水肿、腰膝酸重、小便不利、痰饮咳喘。口服，水蜜丸每次 6g，每日 2~3 次。

（2）五苓胶囊：温阳化气，利湿行水。用于阳不化气、水湿内停所致的水肿，症见小便不利，水肿腹胀，呕逆泄泻，渴不思饮。口服，每次 3 粒，每日 2 次。

4. 利水消肿类

臌症丸：利水消肿，除湿健脾。用于臌症，胸腹胀满，四肢浮肿，大便秘结，小便短赤。饭前服，每次 10 粒，每日 3 次，儿童酌减。

5. 补虚强壮类

香云肝泰片：滋补强壮，扶正固本，益胃增食。用于黄疸胁痛，积聚癥瘕，体质虚弱，倦怠乏力，面色不华，大便不实，舌质淡，脉细弱者，慢性迁延性肝炎，慢性活动性肝炎及肿瘤的综合治疗。口服，每次 2 片，每日 3 次，或遵医嘱。

6. 消积化滞类

（1）烂积丸：消积，化滞，驱虫。用于脾胃不和引起的食滞积聚，胸满痞闷，腹胀坚硬，嘈杂吐酸，虫积腹痛，大便秘结。口服，水丸每次 6g，每日 2 次。

（2）消积丸：消积行滞。用于食积，肉积，水积，气积。口服，每次 6g，每日 2 次。

四、中西医结合治疗

中医学认为,本病可归属于"臌胀""癃闭""溺毒"等病症的范畴,病因主要归结为肝、脾、肾三脏俱虚,气血阻滞、水瘀互结,治疗多采用在西医的基础治疗上加中药辨证施治以及中医外治的方法。

具有利尿作用的中药研究:

1. 利尿单味中药研究

茯苓:性平,味甘、淡,归心、肺、脾、肾经,具有健脾、利水、渗湿功效。茯苓中发挥利尿作用的成分主要为茯苓素。茯苓素是从茯苓真菌中提取的一组四环三萜类化合物,具有一定的利尿活性。茯苓素的利尿作用机制可能与醛固酮拮抗剂相似,通过竞争肾细胞表面的醛固酮受体,逆转醛固酮效应而发挥抗醛固酮的利尿活性。在一定范围内,增加茯苓素浓度可提高利尿作用,增加排尿量。另外,茯苓素还可升高尿液中 K^+/Na^+ 的比值,且呈剂量依赖关系。

茯苓皮:性、味、归经均同茯苓,具利水消肿之功效,利水作用比茯苓更强。茯苓皮乙醇提取物,具有排钠保钾的作用,其利尿作用可能与肾小管对水和电解质的重吸收受到抑制有关。

猪苓:其味甘、淡,性平,归肾、膀胱经,功效利水渗湿。麦角甾 4,6,8(14),22-四烯 3-酮是猪苓的利尿成分,其通过拮抗醛固酮使 Na^+/K^+ 离子平衡发生改变而产生利尿作用。此外,猪苓的提取物可能利用抑制肾小管重吸收作用而产生利尿活性。

泽泻:味甘、淡,性寒,归肾、膀胱经,有利水渗湿、泄热和化浊降脂的功能。泽泻以三萜类成分为主,还含有倍半萜及二萜类等成分。24-乙酰泽泻醇 A 和泽泻醇 B 为泽泻利尿作用的主要活性成分。研究发现,泽泻水提取物的利尿作用可能与其所含的钾离子有关。

2. 利尿复方研究

五苓散:五苓散作为主治"太阳经腑同病之蓄水证"的经方,方中主要含多糖类、萜类、有机酸等有效化学成分。五苓散属于生物反应修饰剂,对脱水状态的机体呈现抗利尿作用,而对水肿状态的机体则显示利尿作用。动物药理实验发现,全方及单味泽泻与桂枝均有升高心房钠尿肽(ANP)的作用,且作用较生理盐水明显。因 ANF 具有明显排钠利尿作用,所以推测 ANF 可能是五苓散利尿作用的物质基础。药效学研究进一步提示,五苓散按仲景原有用量比例用药,即泽泻、茯苓、猪苓、白术、桂枝的药量之比是 5:3:3:3:2,利尿作用最强,若药量均等,利尿作用明显减弱,若药量比例颠倒则利尿作用更差。

五、名医诊治经验

1. 名老中医刘渡舟认为,治疗臌胀首先仔细辨出其虚实寒热之情,热者清之,虚者补之,实者泻之。刘老认为,肝硬化腹水呈现虚证者,以虚寒者为多,其病变的中心主要在脾。水湿为阴邪,裹积于体内,最易戕伐脾阳(气)。脾虚日久,还易累及于肾,形成脾肾双亏的病理结果。脾居中焦,司升降之职,具坤顺之德而行干健之功,脾阳(气)虚,中土不运,则会导致三焦不通,决渎失职,进一步阻碍水液之运行。症见面色黧黑,小便不利,腹满而胀,甚者寝食俱废,大便多下利,或溏薄,或不成形,日 2 次以上。舌苔白滑,脉来沉迟,按之无力。腹胀

与便溏同见,反映脾家虚寒的病机,符合太阴病"腹满,自利益甚"的病证特点,实乃肝病传脾,脾阳虚衰,不能运化水湿的结果。因此,治疗"当先实脾",临床以温补脾气、运化寒湿为主,至于利尿、理气、活络等法,或暂缓用之,或佐以行之。临床根据兼夹病症不同,分为利胆温脾法,以柴胡桂枝干姜汤治之;温中健脾法,以理中汤治之;补益中气法,以补中益气汤治之;实脾利湿法,以实脾饮加减治疗;温肾利水法,以真武汤治之;温阳通气法,以桂枝去芍药加麻辛附子汤治疗。

肝硬化腹水虚寒证,由于阳气虚衰,不能运化水湿,使水邪充盛于内,或在水充盛之时,不注意温补阳气,惟用攻逐峻利之品,杀伤正气,均可至虚中夹实证。实邪内存,补之无效,正气内虚,则攻之不支。刘老于临证勤求博采,自制"白玉消胀汤",专治臌胀大证投补药无效,而又不能峻攻之时。药用:茯苓 30g,玉米须 30g,白茅根 30g,抽葫芦 12g,冬瓜皮 30g,大腹皮 10g,益母草 15g,车前草 15g,土鳖虫 10g,茜草 10g,川楝 10g,延胡索 10g,紫菀 10g,枳壳 10g。

本方通气行水,活血助疏,上利肺气以行治节,中厚脾土以运水湿,下开水腑而畅三焦,虽有逐邪之力,然无伤正损人之弊。

肝硬化腹水见实证者,刘老认为多是由于湿热积滞,肝胆疏泄不利,水气结聚于内所致。症见:腹胀而按之疼痛,大便不通,小便短赤不利,其人神色不衰,舌苔厚腻,脉来沉实任按。此时可考虑攻水消胀,刘老常用桂枝汤减去甘草合消水丹法。药用:甘遂 10g,沉香 10g,琥珀 10g,枳实 5g,麝香 0.15g。上药共研细末,装入胶囊中,每粒重 0.4g,每次服 4 粒。晨起空腹用桂枝 10g,白芍 10g,生姜 10g,大枣 20g,煎汤送服。消水丹辛香温开,利气导滞,功逐三焦之水邪。然利之过猛,恐劫伐脾肾元气,故又合桂枝汤,用桂枝护其阳,芍药护其阴,生姜健胃以防呕吐,大枣以制甘遂之峻驱,又能预防脾气、胃液之创伤。

2. 名老中医关幼波认为,臌胀病初患之时,多因湿热毒邪侵害肝胆,殃及脾胃,湿热困于中州,以致脾失健运;湿困日久而热蒸生痰,入于肝经,阻于血络,形成血瘀。脾为后天之本,生化之源,又有统血之功。肝为藏血之脏,性喜条达。但痰血瘀阻,肝脾运化失常,造成后天生化乏源,新血不生,恶血不去,三焦阻塞,决渎无权,终成肝硬化腹水。

此病长期反复不愈,多因本身调养失宜及治疗延误。久病则气血大伤,身体自虚。故肝硬化腹水患者以虚证为多,虚实夹杂,后期已有正不抗邪之势。患者有痰血瘀阻,腹水等邪实的一面,又有气血大亏,脾失运化等正虚的一面;正虚为本,邪实为标。此病不能单以治疗腹水为目的,而应以扶正为主,邪正兼顾,全面考虑,方可奏效。至于"舟车丸"等逐水之药,虽有驱邪之功,也有伤正之弊。此辈方药,与今人给以利尿剂大体相同,孤立运用此类方法,暂缓其胀而徒伤其正,腹水消后旋即复起。对体实的患者,此法尚可一试,攻水之后进而扶正调理,而正气大虚之患者,已如风中残烛,岌岌可危,救恐不及,安敢戕伐? 治水如此,化瘀亦然。气为血帅,血为气母,气旺血生,气帅血行。恶血久蓄,正气大伤,血失其帅,焉能自行? 况且肝硬化一病乃痰血胶凝所成。脾虚不运,痰湿滋生,如不补气扶正,健脾化痰,而单纯寄希望于活血药物,实难收效。故化瘀应先补气养血、健脾化痰,而以平和之品行血即可。基于上述观点,关老临床常用基本方为:生芪、当归、白芍、白术、茯苓、杏仁、橘红、木瓜、赤芍、泽兰、丹参、藕节、茵陈、车前、香附、腹皮、生姜。诸药共凑补气养血扶正,健脾利湿化痰,行气活血祛瘀等诸法。关老认为气虚血滞为肝硬化之本,湿热毒邪稽留血分是标。肝肾阴虚,阴虚血热和脾肾阳虚又为本病常见三种证候,而湿热未清、毒热未清,热伤血络和血热痰阻湿热发黄又为常见兼夹证。临床运用,贵在灵活权变。如湿热仍炽,伴有黄疸,舌苔厚腻者,则应先治其标。方中可去黄芪,易茵陈为君,再伍以清热利湿解毒之品,等湿热退后再扶其正。但在清理湿热之中,仍不能离去活血化瘀之品。

六、中医适宜技术

(一)传统针刺

《素问·水热穴论》曰:"水俞五十七处者,是何主也? 岐伯曰:肾俞五十七穴,积阴之所聚也,水所从出入也。"《素问·骨空论》也指出治疗水病的俞穴有五十七个腧穴。《灵枢·四时气》云:"风水肤胀,为五十七痏。"这里就指的是肾俞五十七穴。综合《黄帝内经》以上篇章的论述,水俞五十七处的位置是:尻骨上 25 穴,伏兔上方 10 穴,脐左右 10 穴,踝上 12 穴。王冰注释为 6 组腧穴:①脊中、悬枢、命门、腰俞、长强;②大肠俞、小肠俞、膀胱俞、中膂俞、白环俞;③胃仓、肓门、志室、胞肓、秩边;④中注、四满、气穴、大赫、横骨;⑤外陵、大巨、水道、归来、气街;⑥太冲、复溜、阴谷、照海、交信、筑宾。由于"水俞五十七处"腧穴个数太多,在临床应用治疗肝硬化腹水的时候每次每组选取两个腧穴,针刺一个疗程,下一个疗程再选取组中其他腧穴,交替应用。

(二)易医脐针

该针法是齐永教授发明的脐部施针治疗疾病的一种新的针刺方法,这种疗法打破了"神阙禁针"的桎梏,在易医学理论、中医基础理论、脐全息理论和时间医学理论的指导下,运用八卦的五行生克制化与人体脏腑对应的关系来治疗疾病。权春分等采用易医脐针未时治疗的方法,治疗脾虚水停型肝硬化腹水患者,治疗组在西医常规基础治疗同时,在未时加用易医脐针,选取坤、坎、艮、兑 4 个方位于每日未时治疗 1 次。10 日为 1 个疗程,共治疗 20 日。结果显示,治疗组总有效率为 91.7%(22/24),高于对照组的 87.5%($P<0.05$),提示西医基础上合用中药汤剂联合易医脐针是治疗脾虚水停证肝硬化腹水的有效治法。

(三)艾灸治疗

赵文霞等在内科常规治疗基础上,加用通阴三阳灸疗法治疗 66 例肝硬化腹水患者取得较好临床疗效。具体方法:将通阴三阳灸粉(制附子、干姜、生姜皮、细辛、肉桂、香附等)、姜泥、艾绒依次叠加铺于腹部,以神阙穴为中心,直径约为 10cm,然后再进行灸法,每次治疗时间为 30 分钟。3 日一次,3 次为 1 个疗程,共 3 个疗程。

【预后】

肝肾综合征一旦发生,预后极差,病死率极高。肝肾综合征多合并失代偿性肝硬化和严重肝病,故常有肝功能衰竭。影响预后因素:经治疗后肝病能迅速改善,或能找出诱发肾衰的原因并能及时去除或纠正者,预后较好。

第十三节 门静脉高压性胃肠病

【概述】

门静脉高压性胃肠病（portal hypertensive gastroenteropathy）是门静脉高压（portal hypertension）状态下的一种特殊胃肠道黏膜病变，指由于门静脉血流不能顺利通过肝脏回流至下腔静脉时，引起门静脉压力持续增高（>5mmHg），门静脉属支血管增殖，胃、肠黏膜下毛细血管扩张、淤血、血流量增加，动静脉短路以及毛细血管内皮和黏膜上皮细胞超微结构的改变所导致，分为门静脉高压性胃病（portal hypertensive gastropathy，PHG）和门静脉高压性肠病（portal hypertensive enteropathy，PHE）。门静脉高压性胃肠病是门静脉高压性消化道出血的重要原因，其中 PHG 常表现为反复或持续少量呕血及黑便；PHE 常呈反复黑便或便血。

根据门静脉高压性胃肠病的特点，大致相当于中医学的"胃脘痛""便血""吐血"等范畴。

【流行病学】

据报道门静脉高压患者中 PHG 患病率为 20%~75%，在肝硬化患者中为 35%~80%。PHE 分为门静脉高压性结肠病、门静脉高压性小肠病（包括十二指肠、空肠病、回肠病）等。据报道，肝硬化门静脉高压患者中 PHE 发病率在 18%~100%。

【病因病机】

一、西医认识

门静脉高压的发生是门静脉压力高于下腔静脉或肝静脉压力 5mmHg，是门静脉阻力增加与门静脉系统血流量增加的综合结果。从门脉阻力增加的病理生理角度，一般分为肝前、肝内、肝后三种类型；从门静脉血流量增加的高动力循环角度，主要有内脏血流量增加及动静脉瘘。

肝硬化是门静脉高压症最常见的原因。由于门静脉压力持久增高，患者临床表现常为门静脉高压性胃肠病：呕血、黑便、便血、贫血、腹胀、水肿等，常见体征为腹壁静脉曲张、脾大、腹水、痔静脉曲张等。

（一）病因和病理生理学

PHG 的发病机制尚不完全清楚，通常认为门静脉高压是 PHG 发生的首要条件，但不是唯一条件，血流动力学改变及其分子机制参与并导致了 PHG 形成。门静脉高压及高动力循环使胃灌注增加，胃黏膜和黏膜下毛细血管扩张、通透性增加，血浆外渗，导致胃黏膜广泛水肿；胃黏膜下血液分流使得有效血流量反而减少，导致黏膜缺血缺氧和促炎性介质大量释放,进而改变了上皮细胞的完整性,抑制了胃黏膜上皮的增生,促进细胞凋亡,损害了胃黏膜的愈合能力和防御机制,从而更容易受到阿司匹林、酒精等有害因素的影响并增加出血的风险。PHG 的严重程度与门静脉压力的高低并不一定呈线性关系,可能也与肝病严重性、食管胃静脉曲张、胃肾分流、幽门螺杆菌感染等因素有关。

　　PHE 的发病机制尚不完全清楚,大多认为门静脉高压所致肠道血流动力学改变是 PHE 的发病基础。门静脉高压导致肠毛细血管血流发生淤滞,肠组织缺血缺氧,进而肠组织细胞受损;侧支循环的建立及失代偿,使肠黏膜及黏膜下毛细血管和小静脉扩张、通透性增加、血浆外渗,导致肠黏膜广泛水肿、充血糜烂。另外,血管活性物质失衡、内毒素血症、促炎因子的过多释放也在 PHE 的发生发展中起到重要的作用。

(二)病理组织学

　　PHG 的主要组织学改变为:胃黏膜血管扩张、内皮细胞连接松散、黏膜上皮和间质水肿等。

　　PHE 患者肠黏膜的病理改变主要为黏膜水肿、黏膜及黏膜下血管扩张和黏膜固有层淋巴细胞和浆细胞浸润,但不具有特异性。

二、中医认识

　　根据其临床表现,门静脉高压性胃肠病属于中医的"胃痛""胁痛""胃痞""积聚""血证"等范畴。中医学认为本病的病因主要为感受外邪、饮食不洁或情志失调,脾胃虚弱,劳欲久病或病后所致;总的病机为脾胃气机升降失常,肝胆络脉失于濡养,正气不足,脏腑失和,瘀血阻络。瘀血阻络为其基本病理基础。其病的根本在肝,病位在胃脾,可累及心肾,病性属寒热错杂,本虚标实,"本虚"为脾胃肝气血阴阳亏虚,病日久不愈,亦会伤及心肾;"标实"是指气滞、血瘀、水饮等病邪夹杂为患。

【诊断】

一、辨病

(一)临床表现

　　PHG 临床症状不特异,部分患者有上腹部不适、隐痛、饱胀、厌食等消化道症状。少数患者以消化道出血为首发症状,包括慢性消化道出血:表现为 6 个月内血红蛋白下降 2g/dl,或存在缺铁性贫血、粪便隐血试验阳性,并且没有急性出血和非甾体抗炎药物使用的证据。急性胃肠道出血不太常见,发生率在 2%~20%,大多由重度 PHG 引起。

　　PHE 大多无症状,部分患者表现为急/慢性下消化道出血、腹痛、腹胀、腹泻、黑便,以及由此导致的贫血。

　　体征:除肝病的一些特异性体征外,常伴随上腹部轻度压痛,或是按压不适感,如合并贫血,则见贫血貌、结膜苍白、爪甲色淡等表现。

（二）实验室及其他检查

1. 内镜检查 是确诊门静脉高压性胃肠病的主要方法。

PHG 在胃镜下的典型表现为：粉色黏膜区域被白色细网格状结构分隔，呈现蛇皮或马赛克样外观，这种黏膜改变通常在胃底及胃体处最为明显，而在严重的病例中，通常可见胃底、胃体和胃窦部有明显渗血，黏膜上皮下出血及类似于血管瘤的血管分布增加；更为严重的病例可见广泛水肿，黏膜下层的毛细血管及静脉扩张延伸至黏膜面。

PHE 在内镜下一方面可表现为类炎性改变，如充血、水肿、颗粒样变、脆性增高，甚至自发性出血；另一方面表现为血管改变，包括樱桃红点征、血管扩张、血管发育不良样病变和静脉曲张。血管扩张分为 3 种类型：1 型为扁平型、蜘蛛样病变；2 型为直径小于 10mm 的扁平或稍隆起的红色病变或樱桃红色病变；3 型为略隆起的黏膜下肿瘤样病变，中央红色凹陷。静脉曲张大多发生于结直肠，可见迂曲的显著增粗的静脉，严重者可扩张呈囊状。

2. CT 灌注成像 能够较好评估组织内微循环特征，通过 CT 灌注评估胃肠道血流动力学参数改变。通过对门静脉高压性胃肠病患者的肠系膜上静脉短径与十二指肠壁血流量（BF）、血管通透性（PMB）、对比剂平均通过时间（MTT）的对比分析，显示它们具有明显关联性，随肠系膜上静脉短径增加，BF、PMB 值减低，MTT 值增加。而部分门静脉管腔短径在脾静脉侧支循环形成后明显变细，关联性减低。螺旋 CT 具有安全、可重复性好、操作简单，图像清晰、诊断准确，可从毛细血管水平对组织灌注情况进行评价的优势。

（三）诊断要点

1. 具有肝炎肝硬化病史、门静脉海绵样变性等引起门静脉高压的病史。

2. 存在门静脉高压临床表现如脾大、腹水及门静脉侧支循环形成。

3. 症状 腹胀、上腹部隐痛、贫血、呕血、黑便、血便等。

4. 内镜下，PHG 表现为粉色黏膜区域被白色细网格状结构所分隔，使胃黏膜呈现"蛇皮样"外观。这种黏膜改变通常在胃底及胃体处最为明显，而在严重的病例中，则通常可见累及胃底、胃体和胃窦部有明显渗血、出血，黏膜上皮下出血及类似于血管瘤的血管分布增加；更为严重的病例可见广泛水肿，黏膜下层的毛细血管及静脉扩张延伸至黏膜面。PHE 在内镜下一方面可表现为类炎性改变，如充血、水肿、颗粒样变、脆性增高，甚至自发性出血；另一方面表现为血管改变，包括樱桃红点征、血管扩张、血管发育不良样病变和静脉曲张。樱桃红点征是指散在的、清亮的红色斑，周围为完整的黏膜。

5. 可结合用动态增强 CT 来诊断 PHG，其表现为一过性的灌流缺陷征，定义为在肝动脉相出现一过性、胃底或胃体部的段或亚段低密度黏膜，在静脉期或平衡期图像上恢复到正常密度。

（四）鉴别诊断

1. 慢性消化道出血的鉴别 对于有慢性出血的肝硬化门静脉高压患者，需与包括整个胃肠道的疾病进行鉴别诊断，如消化道溃疡、血管畸形和肿瘤。评估隐血的来源时，需应用上消化内镜、结肠镜进行检查，必要时还可采用评估小肠的胶囊内镜或小肠镜检查。

2. 急性出血的鉴别 若肝硬化门静脉高压患者合并 PHG 的危险因素，由于肝硬化可能导致上消化道出血(尤其是食管静脉曲张),但也可能因消化道溃疡或食管炎出血,故需要进行鉴别诊断。上消化道内镜检查可用于鉴别这些不同病因的出血。

3. 内镜表现的鉴别　肝硬化患者也常合并有胃窦血管扩张症(gastric antral vascular ectasia,GAVE),需与PHG相鉴别。GAVE可通过热消融法进行治疗,而PHG的治疗目标则是降低门脉压力。内镜下观察可发现,PHG与GAVE具有不同的分布部位,PHG一般影响胃近端,而GAVE一般影响远端胃。胃黏膜马赛克样包围红色多边形区域是PHG的特征表现;而GAVE的红斑主要沿着胃窦皱襞呈线状分布,很少以弥漫性水肿为表现。当病变分布以胃窦为主,表现为经典的线状结构时,倾向于GAVE的诊断。如仍无法确定诊断,则可行病理组织学分析。GAVE的病理组织学表现包括广泛的血管扩张、纺锤状细胞增生、纤维素血栓和纤维素性玻璃样变,以此可与PHG相鉴别。由于PHG主要位于胃底和胃体部分的胃皱襞,而胃皱襞表面的线性突起可能在表面上易与胃静脉曲张相混淆,但曲张的静脉内因含缺氧的静脉血故而呈浅灰色,而胃皱襞表面的PHG则倾向于发红并被马赛克样黏膜所包绕。

(五)并发症

1. 上消化道出血　肝硬化门静脉高压性胃肠病并发上消化道出血来势凶猛,出血量大,病死率高,首次出血经止血后再出血的概率也非常高。

2. 便血　肝硬化门静脉高压性胃肠病如果有消化道出血情况,可出现便血、大便色黑,或者粪便隐血试验阳性。

3. 贫血　在肝硬化门静脉高压性胃肠的病程中,如果出现持续性的出血情况,将导致血容量减少而出现贫血。

4. 痔疮　肝硬化门静脉高压性胃肠病的胃肠消化功能下降,且多伴有肠道静脉血管的曲张,如果患者不注意个人饮食调护,暴饮暴食、肆食辛辣刺激食物,则极易并发痔疮。

5. 肝脏感染　临床上有门静脉高压性胃肠病患者会并发肝脏感染而出现相关体征。

6. 肝脏衰竭　患者如果不积极治疗,病程持续进展,症状严重会导致肝脏衰竭。

7. 肝肾综合征　临床上较少患者出现因消化大道出血而引发肝肾综合征的情况。

二、辨证

(一)辨证要点

门静脉高压性胃肠病的主要症状为"胃痛""胃痞""吐血"及"便血"。辨证要点在于分清气血、寒热和虚实。气滞者,则为胀痛或窜痛,痛无定处,连及两胁;血瘀者,则为刺痛,痛有定处而拒按;寒凝者,多为拘痛,喜按喜热,手足不温;郁热者,胃脘灼痛,喜冷饮;病虚者,痛势缠绵,体倦乏力;病实者,病势急迫。在此基础上再进一步辨证分型。

(二)辨证分型

1. 胃痛
(1)肝胃不和证
主症:①胃脘胀痛,窜及两胁;②胸闷喜叹息。
次症:①每因情志不畅而发作或加重;②心烦;③嗳气频作;④嘈杂反酸;⑤口苦纳差。

舌脉:舌淡红,苔薄白,脉弦。

(2)脾胃虚弱(寒)证

主症:①胃脘隐痛,喜温喜按;②得食痛减。

次症:①四肢倦怠;②畏寒肢冷;③口淡流涎;④便溏;⑤纳少;⑥少气懒言。

舌脉:舌淡或舌边齿痕,舌苔薄白,脉虚弱或迟缓。

(3)脾胃湿热证

主症:①脘腹痞满或疼痛;②口干或口苦。

次症:①口干不欲饮;②纳呆;③恶心或呕吐;④小便短黄,⑤肢重困倦。

舌脉:舌红,苔黄厚腻,脉滑数。

(4)胃阴不足证

主症:①胃脘痛隐隐;②饥而不欲食。

次症:①口干不欲饮;②纳呆食少;③干呕;④大便干结。

舌脉:舌红少津裂纹、少苔、无苔或剥苔,脉细数。

(5)胃络瘀阻证

主症:①胃脘刺痛,痛处不移;②胃痛拒按,食后胃痛加重。

次症:①夜间痛甚;②口干不欲饮;③可见呕血或黑便。

舌脉:舌质紫暗或见瘀斑,脉涩或沉弦。

证候诊断:主症必备,加次症2项及以上,结合舌脉,即可诊断。

2. 胃痞

(1)湿热阻胃证

主症:①胃脘痞满;②嘈杂不舒;③口干不欲饮。

次症:①口苦;②纳少;③恶心呕吐。

舌脉:舌红苔黄腻,脉滑数。

(2)饮食停滞证

主症:①胃脘痞满,按之尤甚;②嗳腐吞酸,恶心呕吐。

次症:①厌食;②大便不调。

舌脉:舌红苔黄,苔厚腻,脉弦滑。

(3)痰湿内阻证

主症:①脘腹痞满,闷塞不舒;②胸膈满闷,头重如裹。

次症:①身重肢倦,恶心呕吐,不思饮食;②口淡不渴,小便不利。

舌脉:舌体胖大,边有齿痕,苔白厚腻,脉沉滑。

(4)肝郁气滞证

主症:①胃脘痞满闷塞,脘腹不舒;②胸膈胀满。

次症:①心烦易怒,喜太息,常因情志因素而加重;②恶心嗳气,大便不爽。

舌脉:舌淡,苔薄白,脉弦。

(5)脾胃虚弱证

主症:①胃脘痞闷,胀满时减,喜温喜按;②食少不饥。

次症:①身倦乏力,少气懒言;②大便溏薄。

舌脉:舌质淡,苔薄白,脉沉弱或虚大无力。

（6）饮食停滞证

主症：①胃脘痞满,按之尤甚;②嗳腐吞酸。

次症：①恶心呕吐,厌食;②大便不调。

舌脉：苔厚腻,脉弦滑。

（7）痰湿内阻证

主症：①脘腹痞满;②闷塞不舒。

次症：①胸膈满闷;②头重如裹,身重肢倦;③恶心呕吐,不思饮食;④口淡不渴,小便不利。

舌脉：舌体胖大,边有齿痕,苔白厚腻,脉沉滑。

（8）肝郁气滞证

主症：①胃脘痞满闷塞;②脘腹不舒。

次症：①胸膈胀满心烦易怒,喜太息;②恶心嗳气;③大便不爽,常因情志因素而加重。

舌脉：苔薄白,脉弦。

证候诊断：主症2项（主症①为必备）,加次症2项及以上,结合舌脉,即可诊断。

3. 吐血

（1）胃热壅盛证

主症：吐血色红或紫暗,常夹有食物残渣。

次症：①脘腹胀闷;②嘈杂不适,甚则作痛;③口臭;④便秘,大便色黑。

舌脉：舌质红,苔黄腻,脉滑数。

（2）肝火犯胃证

主症：吐血色红或紫暗。

次症：①口苦胁痛;②心烦易怒;③寐少梦多。

舌脉：舌质红绛,脉弦数。

（3）气虚血溢证

主症：①吐血缠绵不止,时轻时重;②血色暗淡。

次症：①神疲乏力;②心悸气短;③面色苍白。

舌脉：舌质淡,脉细弱。

证候诊断：主症必备,加次症2项及以上,结合舌脉,即可诊断。

4. 便血

（1）肠道湿热证

主症：便血色红或黏稠。

次症：①大便不畅或稀溏;②腹痛;③口苦。

舌脉：舌质红,苔黄腻,脉濡数。

（2）气虚不摄证

主症：便血色红或紫暗。

次症：①面色萎黄;②食少;③体倦;④心悸;⑤少寐。

舌脉：舌质淡,脉细。

（3）脾胃虚寒证

主症：便色紫暗,甚则黑色。

次症：①腹部隐痛；②喜热饮；③面色不华；④神倦懒言；⑤便溏。

舌脉：舌质淡，脉细。

证候诊断：主症必备，加次症 2 项及以上，结合舌脉，即可诊断。

【治疗】

一、治疗原则

门静脉高压性胃肠病的治疗目的在于缓解临床症状、防止并发症及预防复发。其治疗原则为整体治疗与局部治疗、病因治疗与对症治疗、西医治疗与中医治疗相结合的全面、持久的综合治疗。

二、西医治疗

（一）药物治疗

1. 肝硬化患者常常在内镜下筛查食管胃静脉曲张的过程中发现 PHG，患者可能无任何症状和出血的迹象，通常不需要一级预防，但若有其他的适应证（如重度食管胃底静脉曲张）可以应用非选择性 β 受体阻滞剂（nonselective β-blocker）。普萘洛尔和卡维地洛是最常用的非选择性 β 受体阻滞剂，两者均能降低 PHG 的严重程度，在治疗效果方面并无显著差异。对于 PHG 出血的二级预防，也建议使用非选择性 β 受体阻滞剂。对于慢性出血的患者也可以应用非选择性 β 受体阻滞剂，如果合并 PHG 相关的缺铁性贫血，需注意补充铁剂。在急性出血中，能够降低内脏血流的药物如加压素、生长抑素及其类似物，在一定程度上是有效的。

2. 由于 PHE 的成因主要是门静脉高压，故降门脉压力是治疗 PHE 出血的主要手段。目前，大多数学者建议将非选择性 β 受体阻滞剂应用于 PHE 出血的二级预防和慢性出血的治疗。在急性出血患者中，应用血管活性药物如奥曲肽或特利加压素可能有效。与普萘洛尔相比，奥曲肽可更明显减轻黏膜毛细血管扩张和黏膜充血水肿，还可以改善因 PHE 引起的组织形态学异常。一旦血流动力学稳定，建议应用非选择性 β 受体阻滞剂稳定门脉压力。

（二）专科治疗

门静脉高压性胃肠病的成因主要是门静脉高压，应尽快行内镜检查，明确出血灶，必要时尽快行内镜下治疗，如内镜下硬化剂注射术、曲张静脉套扎术，或热力探头电凝止血等。介入治疗也可能是行之有效的措施，难治性门静脉高压性胃肠病出血的患者，可以考虑进行经颈静脉肝内门体静脉分流术（TIPS），尤其适合于严重静脉曲张或内镜难以到达的患者。美国肝病研究协会（American Association for the Study of Liver Diseases，AASLD）建议将 TIPS 作为预防异位静脉曲张（包括肠道和痔静脉曲张）再出血的首选方法。

1. 内镜下硬化剂注射术

（1）适应证：①急性食管静脉破裂出血；②既往有食管静脉破裂出血史，预防再出血；③外科手术后再发者；④内科药物治疗效果不佳、不适于手术治疗者。

（2）禁忌证：①有上消化道内镜检查禁忌者；②出血性休克难以控制。

2. 曲张静脉套扎术

（1）适应证：同硬化治疗。

（2）禁忌证：①食管静脉曲张（esophageal varices）伴明显胃底静脉曲张（gastric fundus varix）；②伴有严重肝肾功能障碍、大量腹水、黄疸以及最近多次硬化剂治疗或曲张静脉细小者。

3. TIPS

（1）适应证：肝功能 Child-Pugh 评分 A 级经药物和内镜治疗失败的急性出血，覆膜支架 TIPS 可以作为挽救措施；对于食管静脉曲张及Ⅰ型、Ⅱ型食管胃静脉曲张急性出血的患者，在初次药物联合内镜治疗后，若存在治疗失败的高危因素（Child-Pugh 评分 C 级 <14 分或 Child-Pugh 评分 B 级有活动性出血），应在 72 小时内（最好在 24 小时内）行覆膜支架 TIPS 治疗；预防食管静脉曲张再出血时，TIPS 或外科手术都可以作为内镜联合药物治疗失败后的二线治疗，而对于肝功能较差的患者，则优先选择覆膜支架 TIPS；对保守治疗难以控制的急性胃静脉曲张出血的患者，TIPS 可考虑作为挽救措施，同时还要栓塞曲张静脉；对肝硬化顽固性或复发性腹水：对肝硬化顽固性或复发性腹水患者，建议优先考虑覆膜支架 TIPS 治疗；TIPS 能有效控制肝性胸腔积液，是治疗顽固性肝性胸腔积液的重要方法，但需确认保证经低盐饮食及利尿剂治疗无效。

（2）禁忌证：①绝对禁忌证。充血性心力衰竭或重度瓣膜性心功能不全；难以控制的全身感染或炎症；Child-Pugh 评分 >13 分或者终末期肝病评分 >18 分；重度肺动脉高压；严重肾功能不全；快速进展的肝衰竭；肝脏弥漫性恶性肿瘤；对比剂过敏。②相对禁忌证。先天性肝内胆管囊状扩张（又称卡罗利病）、胆道阻塞性扩张；肝脏体积明显缩小；多囊性肝病；门静脉海绵样变；中度肺动脉高压；重度或顽固性 HE；胆红素 >3g/L；重度凝血病。

三、中医治疗

（一）辨证分型治疗

1. 胃痛

（1）肝胃不和证

治法：疏肝解郁，理气止痛。

代表方：柴胡疏肝散（《景岳全书》）。

常用药：柴胡、香附、川芎、陈皮、枳壳、芍药、甘草。

加减：如胃绞痛较甚者，可加川楝子、延胡索以加强理气止痛；嗳气较频可加沉香、旋覆花以顺气降逆；泛酸者可加乌贼骨、煅瓦楞子中和胃酸；胃痛急迫，嘈杂吐酸，口干口苦，舌红苔黄，脉弦或数，乃肝胃郁热之证，改用化肝煎或丹栀逍遥散加黄连、吴茱萸以疏肝泄热和胃。

（2）脾胃虚弱（寒）证

治法：温中健脾，和胃止痛。

代表方：黄芪建中汤（《金匮要略》）。

常用药：黄芪、桂枝、生姜、芍药、炙甘草、饴糖、大枣。

加减:若泛吐清水较多,宜加干姜、制半夏、陈皮、茯苓以温胃化饮;泛酸可去饴糖,加黄连、炒吴茱萸、乌贼骨、煅瓦楞子等以制酸和胃;胃脘冷痛、里寒较甚、呕吐、肢冷,可加理中丸以温中散寒;若兼有形寒肢冷,腰膝酸软,可用附子理中汤温肾暖脾,和胃止痛;无泛吐清水,无手足不温者,可改用香砂六君子汤以健脾益气、和胃止痛。

（3）脾胃湿热证

治法:清化湿热,理气和胃。

代表方:清中汤(《证治准绳》)。

常用药:黄连、山栀、半夏、陈皮、茯苓、甘草、白豆蔻、薏苡仁。

加减:如湿浊较甚,则加苍术、厚朴、菖蒲、砂仁等辛温燥湿之品,并辅以黄芩、蒲公英等清热药物,以防辛温助热;若为痰湿阻胃,症见脘腹胀痛,痞闷不舒,泛泛欲呕,咯吐痰涎,苔白腻或滑,可用二陈汤合平胃散,燥湿健脾,和胃降逆。

（4）胃阴不足证

治法:养阴益胃,和中止痛。

代表方:一贯煎(《柳州医话》)。

常用药:生地黄、当归、枸杞、北沙参、麦冬、川楝子。

加减:若见胃脘灼痛,嘈杂泛酸,可加珍珠粉、牡蛎、海螵蛸或配用左金丸以制酸。胃脘胀痛较剧、兼有气滞,宜加厚朴花、玫瑰花、佛手等行气止痛;大便干燥难解,宜加火麻仁、瓜蒌仁等润肠通便;若阴虚胃热,可加石斛、知母、黄连养阴清胃。

（5）胃络瘀阻证

治法:化瘀通络,理气和胃。

代表方:失笑散(《傅青主女科》)合丹参饮(《时方歌括》)。

常用药:五灵脂、蒲黄、丹参、檀香、砂仁。

加减:胃痛甚者,可加延胡索、木香、郁金、枳壳以加强活血行气止痛之功;四肢不温,舌淡脉弱者,当为气虚无以行血,加党参、黄芪等以益气活血;便黑可加三七、白及化瘀止血;出血不止,应参考血症有关内容辨证论治;若口干咽燥、舌光无苔、脉细,为阴虚无以濡养,加生地、麦冬以滋阴润燥。

2. 胃痞

（1）湿热阻胃证

治法:清热化湿,和胃消痞。

代表方:泻心汤(《伤寒论》)合连朴饮(《霍乱论》)。

常用药:黄连、黄芩、大黄、厚朴、石菖蒲、半夏、山栀、豆豉、芦根。

加减:恶心呕吐明显者,加竹茹、生姜、旋覆花以止呕;纳呆不食者,加鸡内金、谷芽、麦芽以开胃导滞;嘈杂不适者,可用左金丸;便溏者,去大黄,加扁豆、陈皮以化湿和胃;如寒热错杂,用半夏泻心汤苦辛通降。

（2）饮食停滞证

治法:消食和胃,行气消痞。

代表方:保和丸(《医学正传》)。

常用药:山楂、神曲、莱菔子、陈皮、半夏、茯苓、连翘。

加减:食积较重者,可加鸡内金、谷芽、麦芽以消食;脘腹胀满者,可加枳实、厚朴、槟榔等理气除满;食积化热,大便秘结者,加大黄、枳实通腑消胀,或用枳实导滞丸推荡积滞,清利湿热;兼脾虚便溏者,加白术、扁豆等健脾助运,化湿和中,或用枳实消痞丸消痞除满,健脾和胃。

(3)痰湿内阻证

治法:除湿化痰,理气和中。

代表方:二陈平胃汤(《观聚方要补》)。

常用药:半夏、生姜、苍术、陈皮、厚朴、茯苓、炙甘草。

加减:痰湿盛而胀满甚者,可加枳实、紫苏梗、桔梗等,或合用半夏厚朴汤以加强化痰理气;气逆不降,嗳气不止者,加旋覆花、代赭石、枳实、沉香等;痰湿郁久化热而口苦,舌苔黄者,改用黄连温胆汤;兼脾胃虚弱者,加用党参、白术、砂仁健脾和中。

(4)肝郁气滞证

治法:疏肝解郁,和胃消痞。

代表方:越鞠丸(《丹溪心法》)合枳术丸(《脾胃论》)。

常用药:香附、川芎、栀子、苍术、神曲、白术、枳实、荷叶。

加减:气郁明显胀满较甚者,酌加柴胡、郁金、厚朴等,或用五磨饮子加减,以理气导滞消胀;郁而化火,口苦而干者,可加黄连、黄芩泻火解郁;呕恶明显者,加制半夏,生姜和胃止呕;嗳气甚者加竹茹、沉香和胃降气。

(5)脾胃虚弱证

治法:泄热消痞,理气开结。

代表方:大黄黄连泻心汤(《伤寒论》)。

常用药:大黄、黄连、黄芩。

加减:便秘心烦者,可加全瓜蒌、栀子以宽中开结,清心除烦;口渴欲饮者,可加花粉、连翘以清热生津。可酌加银花、蒲公英以助泄热,加枳实、厚朴、木香等以助行气消痞之力。

(6)饮食停滞证

治法:消食导滞,行气消痞。

代表方:保和丸(《丹溪心法》)。

常用药:山楂、神曲、莱菔子、半夏、陈皮、茯苓、连翘。

加减:食积较重,脘腹胀满者,可加枳实、厚朴以行气消积;食积化热,大便秘结者,可加大黄、槟榔以清热导滞通便;脾虚食积,大便溏薄者,可加白术、黄芪以健脾益气。

(7)痰湿内阻证

治法:化痰除湿,行气消痞。

代表方:二陈汤(《医学心悟》)合平胃散(《医方考》)。

常用药:苍术、半夏、厚朴、陈皮、茯苓、甘草。

加减:气逆不降,噫气不除者,可加旋覆花、代赭石以化痰降逆;胸膈满闷较甚者,可加薤白、菖蒲、枳实、瓜蒌以理气宽中;咯痰黄稠,心烦口干者,可加黄芩、栀子以清热化痰。

(8)肝郁气滞证

治法:疏肝解郁,理气消痞。

代表方:越鞠丸(《丹溪心法》)。

常用药:香附、川芎、苍术、神曲、栀子。

加减:气郁较甚,胀满明显者,可加柴胡、郁金、枳壳,或合四逆散以助疏肝理气;气郁化火,口苦咽干者,可加龙胆草、川楝子,或合左金丸,以清肝泻火;气虚明显,神疲乏力者,可加党参、黄芪等以健脾益气。

3. 吐血

(1) 胃热壅盛证

治法:清胃泻火,化瘀止血。

代表方:泻心汤(《伤寒论》)合十灰散(《丹溪心法》)。

常用药:黄连、黄芩、大黄、大蓟、小蓟、荷叶、侧柏叶、白茅根、茜根、棕榈皮、栀子、丹皮。

加减:胃气上逆而见恶心呕吐者,可加代赭石、竹茹、旋覆花和胃降逆;胃热伤阴而表现口渴、舌红而干、脉象细数者,加麦冬、石斛、天花粉养胃生津。

(2) 肝火犯胃证

治法:泻肝清胃,凉血止血。

代表方:龙胆泻肝汤(《医方集解》)。

常用药:龙胆草、黄芩、栀子、泽泻、木通、车前子、当归、生地、柴胡、炙甘草。

加减:可加白茅根、藕节、旱莲草、茜草以达凉血止血之效。胁痛甚者,加郁金、制香附理气活络定痛;血热妄行,吐血量多加水牛角、赤芍清热凉血止血。

(3) 气虚血溢证

治法:健脾益气摄血。

代表方:归脾汤(《济生方》)。

常用药:人参、黄芪、白术、炙甘草、当归、龙眼肉、茯苓(多用茯神)、酸枣仁、远志、木香、生姜、大枣。

加减:可酌加阿胶,仙鹤草养血止血;炮姜炭、白及、乌贼骨温经固涩止血。若气损及阳,脾胃虚寒,症见肤冷畏寒便溏者,治宜温经摄血,可改用柏叶汤,方中以侧柏叶凉血止血,艾叶、炮姜炭温经止血,童便化瘀止血,共奏温经止血之效。

4. 便血

(1) 肠道湿热证

治法:清化湿热,凉血止血。

代表方:地榆散(《仁斋直指方》)合槐角丸(《太平惠民和剂局方》)。

常用药:地榆、枳壳、槟榔、当归、黄芩、赤芍、槐角。

加减:若便血日久,湿热未尽,而营阴已亏,应清热除湿与补益阴血双管齐下,虚实兼顾,扶正祛邪可酌情选用清脏汤或脏连丸。

(2) 气虚不摄证

治法:益气摄血。

代表方:归脾汤(《济生方》)。

常用药:人参、黄芪、白术、炙甘草、当归、龙眼肉、茯神、酸枣仁、远志、木香。

加减:可酌加阿胶、槐花、地榆、仙鹤草以养血止血。若中气下陷,神疲气短,肛坠,加柴胡、升麻、黄芪益气升陷。

(3) 脾胃虚寒证

治法:健脾温中,养血止血。

代表方：黄土汤（《金匮要略》）。

常用药：灶心黄土、地黄、阿胶、白术、炙甘草、附子、黄芩。

加减：阳虚较甚，畏寒肢冷者去黄芩、地黄之苦寒滋润之品，加鹿角霜、炮姜、艾叶等温阳止血。

（二）中成药

1. 针对吐血便血

（1）清热凉血类

1）紫地宁血散：清热凉血，收敛止血，主治胃中积热所致的吐血、便血；胃及十二指肠溃疡出血见上述证候者。口服，每次 8g，每日 3~4 次。

2）裸花紫珠胶囊：清热解毒，收敛止血。用于血热毒盛所致的呼吸道，消化道出血及细菌感染性炎症。口服，每次 3~5 粒（0.3g/粒），每日 3~4 次。

3）四红丹：清热凉血。用于热邪引起的吐血，衄血，便血，尿血及妇女崩漏等。蜜丸，每丸重 9g，口服，每次 1 丸，每日 2 次。

4）荷叶丸：凉血止血。用于血热所致的咯血，衄血，尿血，便血，崩漏。每丸重 9g，每次 1 丸，每日 2~3 次。

5）止血宝颗粒：凉血止血，祛瘀消肿。用于血热妄行所致鼻出血，吐血，尿血，便血，崩漏下血。口服，每次 1 袋，每日 2~3 次。

（2）收敛止血类

复方大红袍止血片：收敛止血。用于功能性子宫出血，人工流产术后出血、放取环术后出血、鼻衄、胃出血及内痔出血等。口服，每次 3~4 片，每日 3 次。

（3）化瘀止血，活血止痛类

云南白药胶囊：化瘀止血，活血止痛、解毒消肿。用于跌打损伤，瘀血肿痛，吐血、咳血、便血、痔血、崩漏下血，手术出血，疮疡肿毒及软组织挫伤，闭合性骨折，支气管扩张及肺结核咳血，溃疡病出血，以及皮肤感染性疾病。口服，每次 1~2 粒，每日 4 次。

（4）清热散寒，消瘀止血类

十五味黑药胶囊：散寒消食，破瘀消积。用于慢性肠胃炎，胃出血，胃冷痛，消化不良，食欲缺乏，呕吐泄泻，腹部有痞块及嗳气频作。口服，每次 4 粒，每日 2 次。

（5）益气止血类

1）归脾丸：益气健脾，养血安神。用于心脾两虚，气短心悸，失眠多梦、头昏头晕、肢倦乏力、食欲缺乏。水蜜丸每次 6g，小蜜丸每次 9g，大蜜丸每次 1 丸，每日 3 次。

2）益气止血颗粒：益气，止血，固表，健脾。用于咯血、吐血、久服可预防感冒。口服，每次 20g，每日 3~4 次，儿童用量酌减。

2. 针对胃痛

（1）理气类

1）气滞胃痛颗粒：疏肝理气，和胃止痛。用于肝胃气滞，胸痞胀满，胃脘疼痛；开水冲服，每次 5g，每日 3 次。

2）延胡胃安胶囊：疏肝和胃，制酸止痛。用于肝胃不和所致的呕吐吞酸，脘腹胀痛，不思饮食。口服，每次 1~2 粒，每日 3 次，饭前服。

3）胃苏颗粒：理气消胀，和胃止痛。主治气滞型胃脘痛，症见胃脘胀痛，窜及两胁，得嗳气或矢气则舒，情绪郁怒则加重，胸闷食少，排便不畅及慢性胃炎见上述证候者。开水冲服，每次 1 袋，每日 3 次，15 日为 1 个疗程。

（2）清热类

达立通颗粒：清热解郁、和胃降逆、通利消滞。用于肝胃郁热所致痞满证，症见胃脘胀满、嗳气、纳差、胃中灼热、嘈杂泛酸、脘腹疼痛、口干口苦；动力障碍型功能性消化不良见上述症状者。温开水冲服，每次 1 袋，每日 3 次，饭前服用。

（3）理气消胀类

1）摩罗丹：和胃降逆，健脾消胀，通络定痛。用于胃疼，胀满，痞闷，纳呆，嗳气、胃灼热。口服，大蜜丸每次 1~2 丸，每日 3 次，饭前用来汤或温开水送下。

2）枳术宽中胶囊：健脾和胃，理气消痞。用于胃痞（脾虚气滞），症见呕吐、反胃、纳呆、反酸等，以及功能性消化不良见以上症状者。口服，每次 3 粒，每日 3 次，疗程为 2 周。

（4）滋阴养胃类

1）阴虚胃痛颗粒：养阴益胃，缓急止痛。用于胃阴不足所致的胃脘隐隐灼痛、口干舌燥、纳呆干呕；慢性胃炎见上述症状者。开水冲服，每次 10g，每日 3 次。

2）养胃舒胶囊：滋阴养胃。用于慢性胃炎，胃脘灼热，隐隐作痛。口服，每次 3 粒，每日 2 次。

四、中西医结合诊治

治疗门静脉高压胃肠病，既要降低门脉压，又要减少攻击因子，增强胃肠黏膜屏障功能。联用中药，顾护人体正气，以助机体抵御病邪。故中西药联合用药能促进门静脉高压性胃病患者胃肠黏膜修复和重建，改善其临床症状。

（一）内镜下中医诊疗

1. 内镜下望诊　内镜下对胃肠黏膜进行望诊：黏膜下静脉及毛细血管扩张、瘀血。患者机体所存在血液氧合作用障碍，胃黏膜屏障功能降低的病理表现，其机制与中医学肝气郁结、横逆犯胃进而气滞血瘀、脉络阻滞、热毒内蕴的病机特点相一致。

2. 内镜下中药喷洒止血

（1）纯五倍子液：将五倍子打碎去杂质，称取 1 000g，用常水洗净，放入蒸汽煎煮锅内，加水约 15 000ml，浸泡 2 小时后，煎煮 3 次，每次分别为 1h，蒸汽压为 0.1MPa。合并滤液，静置 24 小时，过滤，滤液浓缩至约 2 000ml。浓缩液放入冰箱内，低温（4℃）放置 48 小时，用医用棉花滤过，滤液加蒸馏水至 1 000ml，分装 100ml 盐水瓶中，灭菌 30 分钟，性状为深褐色液体，味苦涩。出血时，内镜下喷洒使用 20~30ml，1 次即可。

（2）复方五倍子液：五倍子 180g，诃子 60g，明矾 60g，加 3 倍量蒸馏水浸渍 48 小时后，煎煮 2 次。第 1 次 1 小时，第 2 次 30 分钟。合并 2 次煎煮液，过滤，滤液加明矾煮沸 30 分钟，阴凉处静置 24 小时。过滤，取滤液加蒸馏水至 1 500ml，搅匀。分装成 10ml/瓶，封口，即得。室温放置 3 个月，冰箱-4℃放置 6 个月。

内镜下喷洒复方五倍子液于出血部位，每次 10~30ml，一次性喷洒，可立即达到止血目的。

（3）生大黄粉、三七粉和白及粉：清热化瘀止血。口服或经胃管灌胃均有一定效果。

（二）具有修复胃黏膜作用的中药研究

1. 抑酸中药

（1）乌贼骨：制酸、止痛、止血。乌贼骨中含 85% 以上的碳酸钙，可中和胃酸，缓解呕酸及胃灼热症状，又可促进溃疡面炎症吸收，减轻局部疼痛。其所含胶质、有机质和胃液作用后，可在溃疡面上形成一层保护膜，使出血趋于凝结。

（2）瓦楞子：制酸止痛，主治胃痛、泛酸。研究结果显示，瓦楞子具有保护胃黏膜的作用。瓦楞子及不同炮制品均能明显降低胃黏膜溃疡指数，并降低胃液 pH 值，显著升高大鼠血清中超氧化物歧化酶（SOD）含量及血管内皮生长因子（VEGF）含量，降低大鼠血清中丙二醛（MDA）含量。

（3）陈皮：理气，调中，燥湿，化痰。主治胸腹胀满，不思饮食，呕吐哕逆。实验表明，陈皮能抑制胃液分泌，注射皂基橙皮苷对结扎幽门引起的大鼠溃疡有明显的抑制作用；陈皮挥发油对消化道有缓和刺激的作用，利于胃肠积气排出，促进消化。

（4）半夏：具有燥湿化痰，降逆止呕之功效，有显著抑制胃液分泌的作用，亦能抑制胃液酸性成分的变化，这些作用可能与半夏所显示的微弱的对应激性溃疡的抑制作用有关。

（5）黄连：功效清热燥湿，泻火解毒。该药的小檗碱皮下注射能抑制胃液分泌，并能使胃黏膜组织中对胃液分泌起重要作用的组胺游离、耗竭。

2. 保护胃黏膜中药

（1）白及：白及甲醇提取物具有抗溃疡活性，对盐酸所致胃黏膜损伤有明显保护作用，使盐酸所致胃黏膜溃疡明显减轻，溃疡抑制率达到 94%，对胃黏膜保护作用的机制可能是通过刺激胃黏膜合成和释放内源性前列腺素（PG）实现的。

（2）砂仁：性辛温，芳香，具有行气和胃、温脾止泻的功效。在中医治疗胃肠疾病中应用非常普遍，海南砂仁醇提取物可能通过提高三叶因子 1 的表达，使胃黏膜氨基己糖含量增加，从而增强胃黏膜防御屏障的保护能力，这可能是其促进溃疡愈合及抗复发的机制之一。

（3）白及三七混剂：能明显降低 PHG 大鼠的门静脉压力，并能收缩胃黏膜血管，减轻胃黏膜血管增生扩张程度，故其有可能成为治疗 PHG 出血临床围手术期的有效方法之一。

（三）中药复方治疗门静脉高压性胃肠病的研究

1. 复方疏肝方

柴胡 10g、郁金 10g、枳壳 10g、莪术 12g、白术 15g、茯苓 20g、黄芪 15g、炙甘草 5g、薏苡仁 30g、白芍 20g、丹参 15g、蒲黄 10g、田七 5g、砂仁 6g、海螵蛸 30g、白及 15g。有研究证实，方中的柴胡、郁金、枳壳、白芍等疏肝理气，有调节自主神经功能，有利于肝功能恢复；白术、茯苓、黄芪、薏苡仁、炙甘草等健脾益气，具有增强免疫，增强胃黏膜屏障等作用；丹参、田七、蒲黄等活血化瘀，具有降低门脉压力，改善胃黏膜血液循环等作用；海螵蛸、白及制酸止痛，消肿生肌，具有抑制胃酸分泌，保护胃黏膜，促进糜烂及溃疡愈合作用；砂仁行气调中，和胃醒脾，具有增进胃肠运输功能，抗溃疡作用。诸药合用，共奏疏肝健脾、活血化瘀、养阴益胃、生肌消肿之功效。在门静脉高压性胃肠病的防治中有较好的应用前景。

2. 益气清热活血方

党参 15g、白术 15g、薏苡仁 25g、水蛭 5g、三七粉 3g、炙甘草 5g、刺猬皮 15g、陈皮 10g、白及 15g、蒲公英 15g。肝郁者加柴胡 15g、郁金 10g;湿热者加黄芩 15g、黄连 4g;阴虚者加生地 15g、麦冬 10g。方中用党参、白术健脾益气,有强加胃肠动力、抗溃疡的作用;重用薏苡仁健脾清热,增强胃黏膜屏障,现代研究表明薏苡仁可升高外周血细胞毒性淋巴细胞的数量、增强机体免疫功能;三七、水蛭活血化瘀而不伤正气,张锡纯认为三七之性,既善化血,又善止血;水蛭味咸善入血分,善破血,但破瘀血而不伤新血;刺猬皮具有清热、解毒、凉血、消炎、生肌的功效,其药理研究认为它有止血和促进平滑肌蠕动的作用;蒲公英清热解毒,具有抗溃疡作用,且有明显抑制组胺、五肽促胃液素及氨甲酰胆碱诱导的胃酸分泌作用;陈皮理气健脾,能明显抑制溃疡的发生,并能抗病理性胃液分泌增多;现代药理研究发现炙甘草有抗溃疡、抑制胃酸分泌、缓解胃肠平滑肌痉挛及镇痛作用。诸药合用,共起益气清热活血之功。经临床观察验证,本方药性平和,疗效明显,经临床验证用药期间无其他不良症状,值得临床推广使用。

3. 复方丹参注射液　有研究表明,复方丹参注射液通过其抗氧化、抑制细胞凋亡等作用机制,对门静脉高压性胃病模型大鼠胃黏膜有保护作用。复方丹参注射液在一定程度上可通过降低 iNOS 的表达来减少由于自由基引发脂质过氧化对胃黏膜造成的损伤,其机制是否是通过抑制巨噬细胞诱导其 iNOS 产生,抑或是减少细胞中已有的 NOS 活性,有待进一步探索。复方丹参注射液可抑制脂质过氧化反应,并能稳定细胞膜,SOD 水平的提高间接反映了丹参可增强机体抗氧化能力。复方丹参治疗大鼠胃黏膜组织中 ET-1 及 Bax 表达水平下调、Bcl-2 表达则上调,都从不同的途径降低了 PHG 模型大鼠胃黏膜的损伤。

4. 胃康合剂　中医多从肝论治,重在疏肝行气、活血化瘀,以改善肝硬化患者的血流状态,降低门脉压,并调节其免疫功能,来控制和延缓病情的进展,提高生存率。胃康合剂由香附、黄芪、白芍、三七等药物组成。方中香附疏肝理气止痛,为血中之气药,能祛瘀生新,为君药;黄芪以益气健脾为主,兼以生肌敛疮;鸡内金佐以健运脾胃、消食化积,改善胃肠道症状;研究表明,肝病实脾法能显著提高胃肠动力以治疗肝硬化、肝衰竭。白及"入血分以泄热,化瘀散结";三七善于散瘀止血,两者能有效保护胃黏膜,对胃黏膜出血、止血效果显著;白芍酸敛肝阴以养血,缓急止痛;海螵蛸制酸止痛、收敛止血。《医学衷中参西录》记载:乳香、没药,两者为宣通脏腑、流通经络之要药,故凡心胃胁腹诸疼痛皆能治之;百草霜止血消积、清毒散火;吴茱萸散寒止痛、降逆止呕;丹参"一味丹参饮,功同四物汤",既能养血,又能活血;较多文献表明黄芪、丹参、白芍、白及等可护肝,降低门脉压,保护胃黏膜,能有效预防及治疗 PHG。

5. 疏肝活血健脾方　疏肝活血健脾方由丹参、柴胡、茵陈、云苓等组成,研究表明疏肝活血健脾方对一期门静脉缩窄法制备 PHG 大鼠进行预防和治疗后,血清 NO 水平下降,胃黏膜的病理损伤因子减少,从而有效防治 PHG。其作用机制可能为:①改善胃黏膜微循环,提高胃黏膜有效血流量和血氧饱和度,改善胃黏膜细胞缺血缺氧状态,增强胃黏膜屏障作用。②内皮素合成并释放内毒素水平下降,NO 合成减少,改善胃黏膜高血液动力循环状态,进而降低门静脉压力。

6. 加味紫苏陈平汤　有研究表明加味紫苏陈平汤能够有效治疗门静脉高压性胃病,组方为:紫苏、苍术、厚朴、陈皮、半夏、神曲、麦芽、焦山楂、草豆蔻、赤芍各 10g,生甘草 3g,茯苓、丹参各 15g。临床随证加减,湿热内盛者加黄芩、柴胡各 10g;脾肾虚者加枸杞子、泽泻各 10g;出血者加三七粉 3g、白及 10g;反酸者加吴茱萸 6g、黄连 3g;腹胀明显者加大腹皮、槟榔、香附各 10g。方中紫苏行气和胃醒脾；厚朴、苍术温中止痛、化湿行气；陈皮、半夏理气健脾；茯苓渗湿和胃；神曲、麦芽、焦山楂消食导滞；草豆蔻燥湿健脾、行气调中；丹参、赤芍活血化瘀止痛；生甘草调和诸药，全方共奏疏肝理气、和胃止痛之功效。中医认为脾胃乃后天之本，后天的气血、水谷精微均为脾胃所化，门静脉高压性胃病，病位在"肝胃"，病因病机为肝气郁结不畅，横逆犯胃，气机不畅，血脉瘀阻，脏腑功能渐亏，脾胃亏虚尤为明显。

7. 疏和活化方　方中由丹参、当归、柴胡、白芍、枳壳、陈皮、炙甘草、白及、三七等组成。丹参、当归活血化瘀，可显著降低肝硬化门脉压力，其机制可能为通过体液因素，降低门脉压力，丹参可通过抑制磷酸二酯酶提高细胞内 cAMP 浓度，对抗血小板聚集，促进纤维蛋白降解，降低血液高黏滞性，可抑制血液内血栓素（TXA_2）生成，促进前列环素（PGI_2）样物质的产生，从而降低门脉压力。同时，丹参可激活胶原酶，促进胶原蛋白降解，丹参与当归可阻断糖胺多糖类细胞外基质，促进胶原积聚，并使肝纤维化程度得到改善。方中柴胡、白芍、枳壳、陈皮、炙甘草疏肝理气、调节自主神经功能，促进肝功能恢复。黄连辛开苦降，调和气机，有抗炎，杀灭幽门螺杆菌作用，可防止 PHG 患者胃黏膜慢性活动性炎症的发生。乌贼骨、炙甘草和胃养阴，抑制胃酸分泌，保护胃黏膜。白及、三七能够缩短凝血时间，使局部血管收缩，亦能降低血管通透性，减低血流速度，促进血液凝固，从而达到止血、促进溃疡愈合的作用。诸药合用共奏疏肝理气、活血化瘀、和胃养胃、凉血止血之功效。中西药联合治疗门静脉高压性胃病，能更有效地促进 PHG 患者胃黏膜的修复和重建，提高 PHG 的治愈率，疗效确切，不良反应少，费用低廉，值得临床推广。

8. 云南白药　主要成分是三七，内含三七皂苷、黄酮苷生物碱等成分。该药可降低毛细血管通透性，改善血管黏膜脆性，使固有黏膜血管炎症改善，修复黏膜溃疡；三七皂苷能收缩血管，缩短凝血酶原时间，能促使血小板凝集，起到止血作用，可显著增强吞噬细胞功能，促进溃疡愈合。另外云南白药对多种细菌有明显抑制作用。该药对门静脉高压性肠病的肠道细菌的调节及轻、中度出血治疗效果好。

9. 加味瓜蒌散　主要由瓜蒌散加生牡蛎、三七、白术、郁金等组成。方中瓜蒌甘寒，清热化痰，利气开郁，涤痰散结，前人谓之"能洗涤胸膈中垢腻郁热"，善治胸膈脘腹胀满诸证。现代研究表明其能够有效调节肝硬化门静脉高压症患者胃肠激素、血流动力学，降低纤维化指标，延缓门静脉高压的形成，减轻门静脉高压性胃病的程度，减少食管胃底静脉曲张破裂出血的机会及风险，疗效优于普萘洛尔，是防治肝硬化门静脉高压症的有效方剂。

10. 康复新液　其主要成分是美洲大蠊干燥虫体乙醇提取物，内含多种具有临床疗效的活性物质，包括含有多元醇类、肽类、黏糖氨酸及多种氨基酸、表皮生长因子等活性物质。研究证实，康复新液中表皮生长因子等成分促进表皮细胞生长和更新，肽类、黏糖氨酸及多种氨基酸等成分促进黏膜毛细血管生长使得胃壁血液循环加快，使得病变组织被新生组织替代，加速胃黏膜修复的作用等，在改善门静脉高压性胃病临床症状和修复胃黏膜方面，标本兼治，达到良好的治疗效果。

五、名医诊治经验

1. 张赤志教授认为门静脉高压性胃病属虚实、寒热错杂之症病位主要涉及于肝、脾、胃三脏腑，多为感受外来之邪日久，病情迁延不愈，阻滞气机，或七情内伤，导致脏腑功能失调，气机升降失常。日久可致气血津液输布障碍致使湿浊毒邪内生，迁延日久由气及血，胃络为之淤阻,气血津液难以布达胃络而成该病,因此气机不畅,寒热错杂,湿浊内蕴,淤血阻络是该病的基本病机,正气亏虚是其发病及其影响预后转归的重要因素。临床总结出以下用药原则:①辛开苦降,注重寒热并用;②疏肝健脾,注重养血活血;③清热化湿,忌用大苦大寒;④以肝为本,宜化痰祛瘀。方用半夏泻心汤加减化裁,常用干姜3g,川连5g,白芍、茯苓各15g,法半夏、广木香、蒲黄炭、五灵脂、炒二芽、生甘草各10g,白花蛇舌草、沙参、乌贼骨各30g,临床疗效显著。

2. 涂晋文教授据多年临床经验观察体会门静脉高压性肠病肝郁脾虚病机最为多见,患者初期主要为肝气郁结,气机受阻,脾胃升降失司,形成"痞证""积聚"。病变日久则肝气横逆犯脾,脾胃受损,致脾虚。"肝郁""脾虚"均是影响气机正常运行的重要因素,气机不畅日久可致气血津液输布障碍,形成"痰浊""瘀血"等病理产物停留于脘腹,"癥瘕"乃成。据此,他提出了门静脉高压性胃病肝郁脾虚证"肝郁气滞,脾气内虚,痰瘀内阻"的基本病机。提出疏肝活血,健脾除湿的治法。在治肝的过程中重视脾土,肝脾同调,不忘化痰除湿,同时兼顾活血通络。经过多年临床实践,对于门静脉高压性胃病肝郁脾虚证,涂教授善用疏肝活血健脾方为主方,该方由茵陈、党参、茯苓、丹参、三棱、莪术等药组成,临证辨证用药,每有奇效。

3. 张腊荣教授认为,本病与疫毒、湿、热、血瘀等有关,临床常多种病因兼夹出现。各种致病因素长期反复损伤肝脏,导致肝气郁结,肝络瘀滞,气滞血瘀相互为患而形成肝硬化后门静脉高压性肠病。张教授从病因入手,治疗肝硬化以消肠病的病因。肝硬化既成,又可导致肝的疏泄功能失职,脾胃运化功能失常,致使人体气血津液生化乏源,肝之阴血失于后天滋养,又可加重肝脏瘀滞。肝肾同源,肝脾日虚,阴血渐耗,病延及肾,致使肾阴亦随之耗损。肝、脾、肾三脏俱虚,则运行蒸化水湿的功能更弱,气滞、水停、血瘀错杂为患,使肝络壅结更甚,由于邪愈盛而正愈虚,故最终导致本虚标实,使病情更为错综复杂,病势日益深重。临证常用海螵蛸、白及、仙鹤草、侧柏叶、地榆、茜草、丹皮、赤芍为基本方加减治疗,临床疗效显著。

4. 赵文霞教授提出火、瘀、虚为肝硬化合并门静脉高压性胃病出血三大病机,其中血瘀贯穿病程始终,为疾病中心环节,火和虚皆可致瘀,为导致出血的关键病机。临证治疗时首当详辨火、瘀、虚何为主要病机。注重标本缓急的治疗原则,出血活动期以止血为主,出血恢复期当以防止再次出血为主,可根据病机辨证施治巩固疗效。并将"杂合以治"的理念运用于临床实践,在辨证治疗的基础上运用不同的中药剂型、给药途径,同时将中药灌肠、针灸等多种治疗方法并用以提高疗效,且强调辨证调摄以防止复发。

六、中医适宜技术

(一)针灸治疗

主穴取中脘、足三里,根据不同证型配穴:①脾胃虚寒证多配伍胃俞、脾俞、内关穴;②气滞血瘀证主要配伍胃俞、脾俞、内关、膈俞穴;③肝郁气滞证配伍胃俞、脾俞、期门穴;④肝气犯胃证配伍内关、太冲穴;⑤脾胃虚弱证配伍胃俞、脾俞;⑥胃寒证配伍胃俞、脾俞、内关、公孙穴;⑦胃阴不足证多配伍胃俞、脾俞、内关、三阴交穴;⑧痰湿壅滞证多配伍胃俞、脾俞、内关、阴陵泉、肝俞穴。

根据不同症状配穴:①泛酸多配伍胃俞、脾俞、内关、太冲;②腹胀多配伍胃俞、内关、天枢、公孙;③胃痛难忍多配伍胃俞、内关、梁丘、公孙;④乏力多配伍胃俞、脾俞、内关、气海、公孙。

（二）刮痧疗法

1. 吐血

穴位组成:肓俞、巨阙、中脘

操作方法:以下列方法刮拭以上穴位:①用毛巾蘸热黄酒部拭腹部诸穴,然后进行推擦,至患者皮肤微微发红、发热及出汗为度;②藿香、紫苏、佩兰各 15g,黄芩、柴胡、川厚朴各 10g,砂仁 3g,陈皮 9g,枳壳 15g。煎汤服用,并用药渣装入布袋内刮拭患者腹部诸穴;③用生姜片煨热后擦背部,至患者皮肤微微发红、发热为度;④用藿香 50g,佩兰 50g。研成粗末,和青盐 250g 一起炒热装入布袋,趁热刮拭患者腹部诸穴,中等刺激程度。

2. 便血

穴位组成:血愁(后正中线上,当与脐相对之脊骨处)。

操作方法:以牛角制成的刮痧片刮拭血愁穴 40 次。

（三）推拿按摩疗法

1. 吐血

穴位组成:膈俞、等足阳明胃经穴位。

操作方法:可用按压法或轻点法,治疗上腹部疾病患者。膈俞穴常出现压痛反应,局部感觉有时放射到上腹内部。

2. 便血

穴位组成:督脉、足太阳膀胱经穴位。

操作方法:双掌按法。双掌重叠,从颈下沿督脉、足太阳膀胱经,自上而下连续按 2~3 遍。按督脉要尽量合掌,用大、小鱼际外缘,避开棘突。按足太阳膀胱经近脊柱缘则用大鱼际或小鱼际略有偏重用平掌相按。

（四）灌肠疗法

1. 便血

药物组成:苦参 10g,黄连 6g,白及 30g,仙鹤草 30g,地榆炭 30g,锡类散 2~4 支。

制法用法:上药浓煎 200ml,于每晚患者排大便后做保留灌肠,每 5~10 分钟移动体位 1 次,10 次为 1 个疗程,2 个疗程间隔 2~3 天。

2. 痔疮下血

药物组成:无花果叶 40g。

制法用法:上药煎水 100ml,趁热熏痔疮,待水温 38℃时,淋洗患处,每天 1 次,5~10 次为 1 个疗程。

【预后】

近年来,随着内镜下治疗技术的广泛开展,以及有效降低门脉压力、止血、抑酸、抗感染等药物的早期应用,门静脉高压性胃肠病的病死率明显下降。Child-Pugh 分级是目前国内外应用最广泛的一种反映肝脏储备功能及预后的评价系统,Child-Pugh 积分高提示肝脏的储备功能差,预后不理想,病死率高。因此,肝硬化患者积极采取综合治疗方法来改善相关指标,降低 Child-Pugh 积分,从而改善门静脉高压性胃肠病患者的预后。

中医认为"正气存内,邪不可干",所以人体的正气强弱也是影响门静脉高压性胃肠病预后的一个至关重要的因素。把中医与现代科学相结合,把中医与西医相结合,才能更好地指导临床上对门静脉高压性胃肠病患者的治疗,造福人类。

第十四节　肝功能衰竭

【概述】

肝功能衰竭(hepatic failure)简称肝衰竭,是多种因素引起的严重肝脏损害,导致合成、解毒、代谢和生物转化功能严重障碍或失代偿,出现以黄疸、凝血功能障碍、肝肾综合征、肝性脑病、腹水等为主要表现的一组临床症候群。"肝衰竭"概念出现以前,我国以"重型肝炎"定义类似疾病。

根据肝衰竭的特点,大致相当于中医学的"黄疸""急黄""瘟黄"等范畴,在发病过程中,也可出现"血证""臌胀"及"肝厥"等病证。

【流行病学】

肝衰竭是一种全球性多发性疾病,患病率尚无确切调查资料。

一、性别分布

原发病为病毒性肝炎的肝衰竭,男性多于女性;自身免疫性肝炎所引起的肝衰竭,女性占大多数。

二、年龄分布

发病年龄以青壮年为主,高发年龄是 30 岁以后的成年人。

三、地域分布

发达国家肝衰竭的发病原因大部分是药物性肝炎,急性肝功能衰竭为主;发展中国家肝衰竭的发病原因主要是病毒性肝炎。在我国以慢加急性(亚急性)肝衰竭和慢性肝衰竭为主,其中乙肝病毒(HBV)相关肝衰竭病情严重、并发症多、治疗困难,病死率高。

【病因病机】

一、西医认识

肝功能衰竭是肝功能不全的晚期表现,由于各种致病因素的作用,肝实质细胞及库普弗细胞严重损害,导致机体全身代谢功能紊乱及免疫屏障功能障碍。引起肝功能衰竭的病因很多,包括病毒感染、药物、肝毒性物质、细菌及寄生虫、胆道疾病、代谢异常以及循环衰竭等,儿童肝衰竭还可见于遗传代谢性疾病。肝衰竭的发病机制尚未完全明确,免疫损伤、缺血缺氧和内毒素血症在肝衰竭发生、发展的过程中起着重要作用,主要通过两条作用途径:一是直接损伤肝细胞导致肝细胞死亡;二是激活体内免疫炎症反应间接造成肝细胞损伤和死亡。近年来,越来越多的学者倾向于"以免疫炎症损伤为核心的二次打击学说",即在病毒、病原体、毒性因子等对肝细胞直接损伤的基础上,通过肠源性内毒素介导的"内毒素→免疫机制→细胞因子风暴",产生过度、持久的免疫炎症反应,进而对肝脏造成"二次打击",最终导致了肝衰竭的发生。

(一)病因和病理生理学

1. 免疫调节与肝衰竭　肝脏在免疫调节和宿主防御中起着重要作用,既可保护宿主免受感染,也可防止微生物及其产物经胃肠道-门静脉流入肝脏/体循环。固有免疫系统是抵御病原体入侵和其他潜在威胁的第一道防线。多种固有免疫细胞间的精细协调对于有效地消灭和清除入侵病原体和其他分子威胁至关重要。肝脏富含固有免疫细胞、适应性免疫细胞,对微生物病原体及其产物有独特的免疫反应,影响肝衰竭的发生发展过程。

(1)先天性免疫:巨噬细胞是肝脏中重要的抗原递呈细胞,库普弗细胞占肝内巨噬细胞总数的80%~90%。库普弗细胞具有大量的病原识别受体(pattern recognition receptor,PRR)、补体受体和Fc受体,通过这些受体以增强吞噬活性和产生炎性细胞因子,在免疫调节、组织修复和肝脏再生等方面具有重要作用。无论什么原因所致肝衰竭都伴随着肠上皮屏障完整性的破坏,无论是直接的细胞毒性或是肠道微生态紊乱,都会增加肝脏的负担。在慢加急性(亚急性)肝衰竭(acute-on-chronic liver failure,ACLF)过程中,PRR和损伤相关分子模式(DAMP)联合作用引起的损伤是导致ACLF多器官损伤和衰竭的主要原因,组织损伤和细胞死亡又可进一步加剧DAMP及炎症状态,造成恶性循环。中性粒细胞是血液中含量最丰富的固有免疫细胞,其吞噬和清除细菌病原体的能力是固有免疫的关键一环。中性粒细胞可发挥胞外抗菌作用以限制各种抗菌性颗粒蛋白的扩散,从而减少中性粒细胞引起的组织损伤,但同时中性粒细胞的形成及清除障碍募集级联反应又会加重炎症损伤程度。因此,中性粒细胞上调促使慢性肝病患者易受感染,也可能促进胃肠道的失调,增加循环中的微生物或微生物成分的数量,增加发展CLF、ACLF的风险。

自然杀伤细胞(NK细胞)占肝脏淋巴细胞总数的一半,NK细胞可表达多种激活和抑制性免疫受体,是调节肝脏免疫活性的关键前哨细胞。NK细胞在ACLF病理过程中的作用较复杂,一方面,活化的NK细胞可通过增强细胞毒性而导致肝细胞损伤和死亡;另一方面,NK细胞功能减弱的ACLF患者由于免疫反应削弱而更易受感染。

树突状细胞（DC）是一种特异性抗原递呈细胞，在肝脏中较为丰富。在正常生理条件下，肝内 DC 可以维持肝脏的免疫耐受环境；当病毒等病原体感染后，过量的免疫反应又可致肝损伤。

（2）适应性免疫：T 淋巴细胞是来源于骨髓的多能干细胞（胚胎期则来源于卵黄囊和肝），在胸腺内发育为 T 淋巴细胞，随后移行至外周免疫器官的胸腺依赖区定居，并可经淋巴管、外周血和组织液等进行再循环，发挥免疫调节功能。与肝衰竭存活组相比较，肝衰竭死亡组患者外周血 CD3$^+$、CD8$^+$T 淋巴细胞和 CD4$^+$/CD25$^+$Treg 比值降低更显著，提示肝衰竭的发生发展过程与免疫功能密切相关。

ACLF 的发病机制可能由于患者外周血 CD4$^+$/CD25$^+$Treg 数量过低从而引起细胞毒性 T 淋巴细胞扩增失去控制，激发强烈的 CD8$^+$CTL 反应，从而导致大量的肝细胞坏死，最终触发凋亡机制引起肝细胞大量凋亡。

2. 炎症反应与肝衰竭 炎症反应在肝衰竭的发生发展过程中起重要作用，炎症反应通路可概括为"炎症诱导物→感受细胞→炎症介质→靶组织" 4 个步骤。炎症反应是一个多因素、多细胞、多通路、多层次的复杂病理生理反应，且与肝脏的免疫调节密切相关。

（1）炎症诱导物：外源性炎症诱导物是致病微生物的一些高度保守成分，如脂多糖、肽聚糖、脂蛋白、细菌 DNA 和病毒双链 RNA 等，可诱导肝细胞坏死和凋亡，趋化中性粒细胞和淋巴细胞浸润，加重肝细胞损伤。内源性炎症诱导物是在组织或细胞损伤的情况下产生的，包括坏死细胞释放的分子和细胞外基质分解的产物，可以识别危险信号、刺激炎症反应、调节免疫过程等。

（2）炎症介质：肿瘤坏死因子-α（TNF-α）在肝脏中主要由巨噬细胞（库普弗细胞）产生，具有免疫调节和促炎活性，既可促使炎症细胞募集、增强活性，从而启动瀑布式炎症级联反应，又可促进肝细胞增殖，在肝再生过程中起着中心作用。在肝衰竭发生过程中，TNF-α 可直接损害肝细胞，又可通过促进炎症因子的释放，激活炎症级联反应，从而加重肝细胞坏死；可诱发中性粒细胞向内皮细胞黏附或活化中性粒细胞，促使其趋化聚集于肝脏，释放蛋白酶或氧自由基造成肝细胞损伤；亦可引起血管内皮细胞损伤，微循环功能紊乱，导致缺血性肝细胞坏死。白细胞介素 1（IL-1）家族成员众多，其中 IL-1R 可导致促炎反应，IL-18 可增强 NK 细胞和细胞毒性 T 淋巴细胞杀伤肝细胞活性，导致肝衰竭，IL-32 可促使 TNF-α、IL-1β、IL-8 等炎症介质或趋化因子的释放，介导免疫损伤，加重炎症反应。

综上所述，先天性免疫和适应性免疫都参与免疫介导的肝损伤，与肝衰竭的发病机制密切相关。炎症反应是由炎症诱导物→感受细胞→炎症介质→靶组织构成的复杂过程，又与免疫反应密切相关共同参与肝衰竭的发生发展过程。

（二）病理组织学

肝衰竭发生时（慢性肝衰竭除外），肝脏组织学可观察到广泛的肝细胞坏死，坏死的部位和范围因病因和病程的不同而不同。按照坏死的范围程度，可分为大块坏死（坏死范围超过肝实质的 2/3），亚大块坏死（约占肝实质的 1/2~2/3），融合性坏死（相邻成片的肝细胞坏死）及桥接坏死（较广泛的融合性坏死并破坏肝实质结构）。不同类型的肝衰竭组织病理学呈现不同特点，具体如下：

1. 急性肝衰竭（ALF） 肝细胞呈一次性坏死，可呈大块或亚大块坏死，或桥接坏死，伴存活肝细胞严重变性,肝窦网状支架塌陷或部分塌陷。

2. 亚急性肝衰竭(SALF) 肝组织呈新旧不等的亚大块坏死或桥接坏死;较陈旧的坏死区网状纤维塌陷,或有胶原纤维沉积;残留肝细胞有程度不等的再生,并可见细、小胆管增生和胆汁淤积。

3. 慢加急性(亚急性)肝衰竭(ACLF) 在慢性肝病病理损害的基础上,发生新的程度不等的肝细胞坏死性病变。

4. 慢性肝衰竭(CLF) 呈弥漫性肝脏纤维化以及异常增生结节形成,可伴有分布不均的肝细胞坏死。

二、中医认识

肝衰竭在中医学属于"黄疸""急黄""瘟黄"范畴。"黄疸"之名最早记载于《素问·六元正纪大论》:"湿热相搏……民病黄疸。"关于黄疸的病机,东汉张仲景《金匮要略·黄疸病》提出"黄家所得,从湿得之"的病机理论;隋代巢元方《诸病源候论·急黄候》认为:"脾胃有热,谷气郁蒸,因为热毒所加,故卒然发黄,心满气喘、命在顷刻,故云急黄也。"孙思邈的《备急千金要方》中载:"凡遇时行热病,多必内瘀发黄。"沈金鳌在《沈氏尊生书》中云:"天行疫病以致发黄者,俗谓之瘟黄,杀人最急。"清代张璐《张氏医通》曰:"诸黄虽多湿热,然经脉久病,不无瘀血阻滞也。"叶天士在《临证指南医案》中指出:"阳黄之作,湿从火化,瘀热在里,胆热液泄。"总之,湿邪、热邪、寒邪、疫毒、气滞、瘀血是肝衰竭的病理因素,与外感湿热疫毒、内伤饮食劳倦及病后续发有关。其中湿热疫毒是主要病因,血分瘀热是重要病机。湿热瘀毒互结,熏蒸肝胆,弥漫三焦,阻遏气血,则皮肤目睛小便黄染深重,热入营血,内陷心包,则可见壮热神昏、吐血衄血等危重证候,病势暴急凶险。病位主在脾胃肝胆,病性为本虚标实,实证以毒、热、湿、瘀为主,虚证以阳虚、气虚、阴虚最为常见。

【诊断】

一、辨病

(一)临床表现

1. 典型表现

(1)一般症状:ALF起病酷似急性肝炎,但全身乏力极度明显,且呈进行性加重,常卧床不起,生活不能自理,反映全身能量代谢障碍。

(2)消化道症状:食欲低下,甚至发展为厌食、频繁恶心、呃逆或呕吐,腹胀明显或发展为臌胀,且呈逐渐加重趋势。ALF患者,偶见剧烈腹痛。

(3)黄疸:短期内黄疸进行性加深。血清总胆红素(TBil)≥10×正常值上限(ULN)或每日上升≥17.1μmol/L。

(4)出血:中、重度患者则有不同程度的出血倾向。最常见的是皮肤黏膜出血,皮肤注射部位渗血、紫癜、瘀斑、牙龈出血、鼻出血、球结膜出血、胃肠黏膜出血、生殖泌尿道出血等。

2. 其他症状 部分患者常呼出一种特征性气味,类似于鱼腥气味、烂苹果气味、变质鸡蛋气味或大蒜样气味,叫做肝臭。

3. 体征 周身皮肤黏膜、巩膜重度黄染,皮下出血点、瘀斑,可闻及肝臭。ALF 患者叩诊肝脏浊音界缩小。出现并发症时,可有相应的体征,如:出现腹水时可有腹部叩诊移动性浊音,合并肝性脑病时可有计算力、定向力下降,扑翼样震颤阳性等。

(二)实验室及其他检查

1. 病原学检查 病毒学、免疫学检测和相关药物或毒物检测可协助了解病因。

2. 肝生化检查

(1)血清胆红素:血清总胆红素(TBil)明显升高(≥171μmol/L)或在短期内迅速升高(每日上升幅度≥17.1μmol/L)。直接胆红素(DBil)与间接胆红素均有升高。

(2)血清酶学检查:血清丙氨酸氨基转移酶(ALT)及天冬氨酸氨基转移酶(AST)明显增高。但当肝细胞大量坏死时,ALT 及 AST 反而下降。与此形成对比的是,血清胆红素显著升高,所谓“胆酶分离”现象。

(3)蛋白质代谢检查:血清白蛋白、前白蛋白明显降低,相比于白蛋白,半衰期很短的前白蛋白能更快反映肝衰竭患者肝细胞的合成功能。

(4)血清总胆汁酸:急性肝炎、慢性肝炎,肝衰竭及胆道梗阻时,血清胆汁酸水平明显升高。

3. 凝血功能检查 凝血酶原时间(PT)明显延长,凝血酶原活动度(PTA)≤40%,或国际标准化比值(INR)≥1.5。活化部分凝血活酶时间(APTT)延长较为常见。失代偿期肝硬化 AHF 时,或并发 DIC 时,可出现血浆纤维蛋白原含量降低。

4. 血氨测定 可出现血氨增高。

5. 血清电解质测定 肝衰竭时,血清电解质平衡紊乱极为常见,其中以低钾血症、低钠血症及低氯血症最为常见,但有时也可出现高钾血症、高钠血症及高氯血症。

6. 酸碱平衡检查 AHF 时常出现酸碱平衡失调,以呼吸性碱中毒较为常见,其次是代谢性碱中毒。

(三)诊断要点

肝衰竭的临床诊断需要依据病史、临床表现和辅助检查等综合分析而确定。

1. 分型

(1)急性肝衰竭:急性起病,2 周内出现Ⅱ度及以上肝性脑病(按Ⅳ级分类法划分)并有以下表现者:①极度乏力,并伴有明显厌食、腹胀、恶心、呕吐等严重消化道症状;②短期内黄疸进行性加深,TBil≥10× 正常值上限(ULN)或每日上升≥17.1μmol/L;③有出血倾向,PTA≤40%,或 INR≥1.5,且排除其他原因;④肝脏进行性缩小。

(2)亚急性肝衰竭:起病较急,2~26 周出现以下表现者:①极度乏力,有明显的消化道症状;②黄疸迅速加深,血清 TBil≥10×ULN 或每日上升≥17.1μmol/L;③伴或不伴肝性脑病;④有出血表现,PTA≤40%(或 INR≥1.5)并排除其他原因者。

(3)慢加急性肝衰竭:在慢性肝病基础上,由各种诱因引起以急性黄疸加深、凝血功能障碍为肝衰竭表现的综合征,可合并包括肝性脑病、腹水、电解质紊乱、感染、肝肾综合征、肝肺综合征等并发症,以及肝外器官功能衰竭。患者黄疸迅速加深,血清 TBil≥10×ULN 或每日上升≥17.1μmol/L;有出血表现,PTA≤40%(或 INR≥1.5)。根据不同慢性肝病基础分为3型,A 型:在慢性非肝硬化肝病基础上发生的慢加急性肝衰竭;B 型:在代偿期肝硬化基础上发生的慢加急性肝衰竭,通常在 4 周内发生;C 型:在失代偿期肝硬化基础上发生的慢加急性肝衰竭。

（4）慢性肝衰竭:在肝硬化基础上,缓慢出现肝功能进行性减退和失代偿:①血清 TBil 升高,常 <10×ULN;②白蛋白（Alb）明显降低;③血小板明显下降,PTA≤40%(或 INR≥1.5),并排除其他原因者;④有顽固性腹水或门静脉高压等表现;⑤肝性脑病。

2. 分期　根据临床表现的严重程度,亚急性肝衰竭和慢加急性(亚急性)肝衰竭可分为前期、早期、中期和晚期。

（1）前期:①极度乏力,并有明显厌食、呕吐和腹胀等严重消化道症状;②血清 ALT 和/或 AST 大幅升高,黄疸进行性加深（85.5μmol/L≤TBil<171μmol/L）或每日上升≥17.1μmol/L;③有出血倾向,40%<PTA≤50%（INR<1.5）。

（2）早期:①极度乏力,并有明显厌食、呕吐和腹胀等严重消化道症状;②ALT 和/或 AST 继续大幅升高,黄疸进行性加深（TBil≥171μmol/L 或每日上升≥17.1μmol/L）;③有出血倾向,30%<PTA≤40%（或 1.5≤INR<1.9）;④无并发症及其他肝外器官衰竭。

（3）中期:在肝衰竭早期表现基础上,病情进一步发展,ALT 和/或 AST 快速下降,TBil 持续上升,出血表现明显(出血点或瘀斑),20%<PTA≤30%（或 1.9≤INR<2.6）,伴有 1 项并发症和/或 1 个肝外器官功能衰竭。

（4）晚期:在肝衰竭中期表现基础上,病情进一步加重,有严重出血倾向(注射部位瘀斑等),PTA≤20%（或 INR≥2.6）,并出现 2 个以上并发症和/或 2 个以上肝外器官功能衰竭。

（四）鉴别诊断

1. 胆道阻塞性疾病及严重胆道感染　此类疾病一般黄疸深,而肝功能损害轻,ALT 上升幅度小,也有"胆酶分离"现象。但常有发热、腹痛、肝大等特点可资鉴别。肝衰竭可因 ALT 正常或轻度升高而被误诊为肝外阻塞性疾病,特别是肝衰竭伴有胆囊肿大者更易混淆。

2. 淤胆性肝炎　黄疸较深时会误诊为肝衰竭。但本症存在"三分离"特点,即黄疸深而消化道症状轻,黄疸深而血清 ALT 不很高,黄疸深而 PT 延长不明显。常用黄疸深,"胆酶分离"误认为肝衰竭。患者多有明显皮肤瘙痒及粪便颜色变浅,血清 ALP 及 GGT 活性明显升高,极少出现肝性脑病、出血及腹水。

3. 高黄疸病毒性肝炎　患者血清胆红素超过 171μmol/L,甚至达到 500~600μmol/L,起病时症状较严重,但病程中一般情况较好,全身乏力和消化道症状不很严重,出血倾向不明显,PTA>40%。此类患者预后较好,但也可进一步加重而发生肝衰竭。

4. 重度肝性脑病应与其他原因引起的昏迷相鉴别　许多疾病可致昏迷,如暴发性流行性脑脊髓膜炎、中毒性菌痢、出血热肾综合征等感染性疾病,以及尿毒症、低血糖昏迷、水电解质紊乱和脑血管意外等非感染性疾病。严重输液反应亦可致意识障碍、黄疸、休克、出血及肾衰竭,应注意鉴别。

（五）并发症

1. 肝性脑病（HE）与脑水肿　是由肝衰竭引起的两种中枢神经系统并发症。肝性脑病是毒性物质在中枢神经系统内潴留引起脑功能改变,若肝衰竭改善,它呈可逆性、非致死性;脑水肿是毒性物质在中枢神经系统内潴留,引起脑容积增加,包括脑、脑脊液及其血液突然增加是引起颅内高压、脑疝及脑死亡,故在一定程度上呈不可逆性致死性。

2. 出血　最常见且严重的是消化道出血、脑出血、生殖泌尿道出血等。消化道出血轻者表现为粪便隐血阳性、黑便,重者出现呕血或暗红色血便,甚至出现失血性休克、循环衰竭。脑出血多表现为自发性、弥漫性出血,常迅速出现脑疝,危及生命。

3. 内毒素血症和感染　肝衰竭患者由于肝脏单核巨噬细胞系统清除肠源性内毒素的功能下降,故多数患者可发生肠源性内毒素血症,加重肝脏损害,形成恶性循环。感染是肝衰竭患者严重的并发症,发生率高达80%,有20%~25%患者有菌血症,25%患者因感染不能行肝移植,约40%患者的感染为致死性。主要感染部位为呼吸系统及泌尿系统,其次为胆道、肠道等,最严重的感染为败血症及自发性腹膜炎。

4. 代谢障碍　包括水、电解质平衡紊乱,酸碱平衡失调,糖代谢障碍,脂肪代谢障碍及蛋白质代谢障碍等。

5. 微循环功能障碍　肝衰竭引起微循环功能障碍主要是因为组织缺氧、高乳酸血症及酸中毒。

6. 心血管功能障碍　肝衰竭患者叠加某些并发症,如败血症、自发性腹膜炎、肝硬化心肌病等时,可使回心血量减少、每搏输出量减少、心排出量降低,并出现明显的低血压。严重时并发肝肾综合征或MODS。

7. 肺功能不全与肺水肿　肝衰竭患者常伴有肺功能不全或水肿。通气过度是毒性物质刺激呼吸中枢所致,并由此导致呼吸性碱中毒。

8. 肾衰竭　肝衰竭患者合并肾衰竭,大部分病例为功能性;部分病例归因于肾前性氮质血症,如消化道大出血、强烈利尿、大量抽腹水等;另有少数病例为急性肾小管坏死。

9. 多器官功能障碍综合征　其定义为外周血管扩张、低血压、肺水肿、肾衰竭或急性肾小管坏死、DIC,由肝衰竭通过下列环节引致:第一,微循环障碍:肝细胞坏死碎屑如肌动蛋白聚合体堵塞毛细血管床,血小板活化引起血管内皮损伤;第二,肝脏清除功能降低:舒血管物质泛溢至系统循环中累积,引起心血管功能障碍;第三,内毒素血症及细胞因子激活引起多器官损伤。

二、辨证

(一)辨证要点

本病辨证当详辨虚实。实证以毒、热、湿、瘀为主,虚证以阳虚、气虚、阴虚最为常见,临床以虚实夹杂多见。

(二)辨证分型

1. 毒热瘀结证

主症:①发病急骤,身黄、目黄,颜色鲜明甚至其色如金;②困倦乏力;③呕恶厌食或脘腹胀满;④舌质红,或红绛,或紫暗,或有瘀斑、瘀点。

次症:①口干口苦,或口渴但饮水不多;②大便秘结;③尿黄赤而短少;④皮肤瘙痒,或抓后有出血点,或皮肤灼热;⑤或见壮热、神昏谵语,或有出血表现(吐血、衄血、便血、肌肤瘀斑)。

舌脉:苔黄干燥或灰黑,脉数有力(洪数、滑数、弦数等);或舌少苔或苔薄白或薄黄,脉弦或弦涩。

2. 湿热蕴结证

主症:①身目黄染,小便短黄;②肢体困重,乏力明显;③口苦泛恶,脘腹胀满;④舌苔黄腻。

次症:①大便黏滞秽臭或先干后溏;②口干欲饮或饮而不多;③高热或身热不扬。

舌脉:舌质红,脉弦滑或弦数。

3. 脾肾阳虚证

主症:①身目黄染、色黄晦暗;②畏寒肢冷,或少腹腰膝冷痛;③神疲,纳差。

次症:①腹胀,恶心呕吐;②食少便溏或饮冷则泻;③头身困重;④口干不欲饮;⑤下肢浮肿,或朱砂掌、蜘蛛痣,或有胁下痞块。

舌脉:舌质淡胖,边有齿痕,苔厚腻水滑,脉沉弱。

4. 肝肾阴虚证

主症:①身目晦暗发黄或黄黑如烟熏;②头晕目涩,腰膝酸软;③口干,口渴。

次症:①全身燥热或五心烦热;②少寐多梦;③胁肋隐痛,遇劳加重;④腹壁青筋,朱砂掌及赤缕红丝;⑤腹胀大如鼓,水肿;⑥形体消瘦。

舌脉:舌红绛少津,脉弦细数。

证候诊断:凡具备主症 3 项(其中主症①必备),或主症 2 项(其中主症①必备)加次症 2 项,结合舌脉,即可诊断。

 【 治疗 】

一、治疗原则

目前肝衰竭的内科治疗尚缺乏特效药物和手段,原则上强调早期诊断、早期治疗,采取相应的病因治疗、对症治疗,西医治疗与中医治疗相结合的综合治疗,并积极防治各种并发症。肝衰竭诊断明确后,应动态评估病情、加强监护和治疗。

二、西医治疗

(一)药物治疗

1. 一般支持治疗 卧床休息、加强病情监护、肠道内营养、补充白蛋白或新鲜血浆、纠正水电解质及酸碱平衡紊乱,注意消毒隔离,预防医院内感染发生。

2. 对症治疗

(1)护肝药物治疗:应用抗炎护肝药物、肝细胞膜保护剂、解毒保肝药物以及利胆药物等。不同护肝药物分别通过抑制炎症反应、解毒、免疫调节、清除活性氧、调节能量代谢、改善肝细胞膜稳定性、完整性及流动性等途径减轻肝脏组织损害,促进肝细胞修复和再生,减轻肝内胆汁淤积,改善肝功能。

（2）微生态调节治疗:肝衰竭患者存在肠道微生态失衡,益生菌减少,肠道有害菌增加,而应用肠道微生态制剂可改善肝衰竭患者预后。建议选用肠道微生态调节剂、乳果糖或拉克替醇,以减少肠道细菌易位或内毒素血症。有报道粪便菌群移植作为一种治疗肝衰竭尤其是肝性脑病的新思路,可能优于单用益生菌。

（3）应用免疫调节剂:肾上腺皮质激素在肝衰竭治疗中的应用尚存在不同意见。非病毒感染性肝衰竭,如自身免疫性肝炎及急性酒精中毒(重症酒精性肝炎)等,可考虑肾上腺皮质激素治疗,治疗中需密切监测,及时评估疗效与并发症。其他原因所致的肝衰竭前期或早期,若病情发展迅速且无严重感染、出血等并发症者,可酌情短期使用。胸腺肽 α1 单独或联合乌司他丁治疗肝病合并感染患者可能有助于降低 28 天病死率。胸腺肽 α1 用于慢性肝衰竭、肝硬化合并自发性腹膜炎、肝硬化患者,有助于降低病死率和继发感染发生率。对肝衰竭合并感染患者建议早期应用。

3. 病因治疗

（1）去除诱因:如重叠感染、各种应激状态、饮酒、劳累、药物影响、出血等。

（2）针对不同病因治疗

1）肝炎病毒感染:对 HBV DNA 阳性的肝衰竭患者,不论其检测出的 HBV DNA 载量高低,建议立即使用核苷(酸)类药物抗病毒治疗。在肝衰竭前、早、中期开始抗病毒治疗,疗效相对较好;抗病毒药物建议优先使用核苷类似物,如恩替卡韦、替诺福韦。HCV RNA 阳性的肝衰竭患者,可根据肝衰竭发展情况选择抗病毒时机及药物治疗。若终末期肝病模型（MELD）评分 <18~20,可在移植术前尽快开始抗病毒治疗,部分患者经治疗后可从移植列表中退出;若 MELD 评分 ≥18~20,可先行移植术,术后再行抗病毒治疗。如果等待移植时间超过 6 个月,可在移植术前行抗病毒治疗。所有移植术后 HCV 再感染患者应在移植术后早期开始治疗。抗病毒治疗首选无干扰素的直接抗病毒药物治疗方案,并根据 HCV 基因型、患者耐受情况等进行个体化治疗。蛋白酶抑制剂是失代偿期肝硬化患者的禁忌证。在治疗过程中应定期监测血液学指标和 HCV RNA,以及不良反应等。甲型、戊型病毒性肝炎引起的急性肝衰竭,目前尚未证明病毒特异性治疗有效。其他病毒感染:确诊或疑似疱疹病毒或水痘-带状疱疹病毒感染导致急性肝衰竭的患者,应使用阿昔洛韦（5~10mg/kg,每 8 小时 1 次,静脉滴注）治疗,危重者可考虑进行肝移植。

2）药物性肝损伤:因药物毒性所致急性肝衰竭,应停用所有可疑的药物。追溯过去 6 个月服用的处方药、非处方药、某些中草药、膳食补充剂的详细信息(包括服用数量和最后一次服用的时间),尽可能确定非处方药的成分。已有研究证明,N-乙酰半胱氨酸（NAC）对药物性肝损伤所致急性肝衰竭有效。其中,确诊或疑似对乙酰氨基酚（APAP）过量引起的急性肝衰竭患者,如摄入 APAP 在 4 小时内,在给予 NAC 之前应先口服活性肽;摄入大量 APAP 患者,血清药物浓度或转氨酶升高提示即将或已经发生了肝损伤,应立即给予 NAC;怀疑 APAP 中毒的急性肝衰竭患者也可应用 NAC,必要时进行人工肝治疗。在非 APAP 引起的急性肝衰竭患者中,NAC 能改善轻度肝性脑病的急性肝衰竭成人患者的预后。确诊或疑似毒蕈中毒的急性肝衰竭患者,考虑应用青霉素 G 和水飞蓟素。

3）急性妊娠期脂肪肝/HELLP 综合征导致的肝衰竭:建议立即终止妊娠,如果终止妊娠后病情仍继续进展,需考虑人工肝和肝移植治疗。

4）肝豆状核变性：采用血浆置换、白蛋白透析、血液滤过，以及各种血液净化方法组合的人工肝支持治疗，可以在较短时间内改善病情。

4. 并发症的内科综合治疗

（1）脑水肿：①有颅内压增高者，给予甘露醇 0.5~1.0g/kg 或者高渗盐水治疗；②袢利尿剂，一般选用呋塞米，可与渗透性脱水剂交替使用；③应用人血白蛋白，特别是肝硬化白蛋白偏低的患者，提高胶体渗透压，可能有助于降低颅内压，减轻脑水肿症状；④人工肝支持治疗；⑤肾上腺皮质激素不推荐用于控制颅内高压；⑥对于存在难以控制的颅内高压，急性肝衰竭患者可考虑应用轻度低温疗法和吲哚美辛，后者只能用于大脑高血流灌注的情况下。

（2）肝性脑病：①去除诱因，如严重感染、出血及电解质紊乱等。②调整蛋白质摄入及营养支持，一般情况下蛋白质摄入量维持在 1.2~1.5g/(kg·d)，Ⅲ度以上肝性脑病者蛋白质摄入量为 0.5~1.2g/(kg·d)，营养支持能量摄入在危重期为 25~35kcal/(kg·d)，病情稳定后为 35~40kcal/(kg·d)。一旦病情改善，可给予标准饮食。告知患者在白天少食多餐，夜间也加餐复合碳水化合物，仅严重蛋白质不耐受患者需要补充支链氨基酸（BCAA）。③应用乳果糖或拉克替醇，口服或高位灌肠，可酸化肠道，促进氨的排出，调节微生态，减少肠源性毒素吸收。④视患者电解质和酸碱平衡情况酌情选择精氨酸、门冬氨酸-鸟氨酸等降氨药物。⑤酌情使用 BCAA 或 BCAA 与精氨酸混合制剂以纠正氨基酸失衡。⑥Ⅲ度以上的肝性脑病患者建议气管插管。⑦抽搐患者可酌情使用半衰期短的苯妥英或苯二氮䓬类镇静药物，不推荐预防用药。⑧人工肝支持治疗。⑨对于早期肝性脑病要转移至安静的环境中，并密切评估其病情变化，防止病情进展恶化。⑩常规评估患者的颅内压，轻度体温降低、吲哚美辛可以考虑应用于难控制的颅内高压患者。

（3）感染：①常规进行血液和体液的病原学检测；②除肝移植前围手术期患者外，不推荐常规预防性使用抗感染药物；③一旦出现感染征象，应首先根据经验选择抗感染药物，并及时根据病原学检测及药敏试验结果调整用药；④应用广谱抗感染药物，联合应用多个抗感染药物，以及应用糖皮质激素类药物等治疗时，应注意防治继发真菌感染。

（4）低钠血症及顽固性腹水：低钠血症是常见并发症，而低钠血症、顽固性腹水与急性肾损伤（acute kidney injury，AKI）等并发症相互关联。水钠潴留所致稀释性低钠血症是其常见原因，托伐普坦作为精氨酸加压素 V_2 受体阻滞剂，可通过选择性阻断集合管主细胞 V_2 受体，促进自由水的排泄，已成为治疗低钠血症及顽固性腹水的新措施。对顽固性腹水患者：①推荐螺内酯联合呋塞米起始联用，应答差者，可应用托伐普坦；②特利加压素每次 1~2mg，每 12小时 1 次；③腹腔穿刺放腹水；④输注白蛋白。

（5）急性肾损伤（AKI）及肝肾综合征：防止 AKI 的发生应纠正低血容量，积极控制感染，避免肾毒性药物，需用静脉造影剂的检查者需权衡利弊后选择。AKI 早期治疗：①减少或停用利尿治疗，停用可能肾损伤药物、血管扩张剂或非甾体抗炎药。②扩充血容量可使用晶体或白蛋白或血浆。③怀疑细菌感染时应早期控制感染。后期治疗：停用利尿剂或按照 1g/(kg·d) 剂量连续 2 日静脉使用白蛋白扩充血容量，无效者需考虑是否有肝肾综合征，可使用血管收缩剂（特利加压素或去甲肾上腺素），不符合者按照其他 AKI 类型处理（如肾性 AKI 或肾后性 AKI）。肝肾综合征治疗：①可用特利加压素［1mg/(4~6h)］联合白蛋白（每日 20~40g），治疗 3 日血肌酐下降 <25%，特利加压素可逐步增加至 2mg/4h。若有效，疗程 7~14日；若无效，停用特利加压素。②去甲肾上腺素（0.5~3.0mg/h）联合白蛋白（10~20g/L）对 1

型或 2 型肝肾综合征有与特利加压素类似效果。

（6）出血：①常规推荐预防性使用 H_2 受体阻滞剂或质子泵抑制剂。②对门静脉高压性出血患者，为降低门静脉压力，首选生长抑素类似物或特利加压素，也可使用垂体后叶激素（或联合应用硝酸酯类药物）；食管胃底静脉曲张所致出血者可用三腔管压迫止血；或行内镜下套扎、硬化剂注射或组织黏合剂治疗止血；可行介入治疗，如经颈静脉肝内门体静脉分流术（TIPS）。③对弥散性血管内凝血患者，可给予新鲜血浆、凝血酶原复合物和纤维蛋白原等补充凝血因子，血小板显著减少者可输注血小板，可酌情给予小剂量低分子肝素或普通肝素，对有纤溶亢进证据者可应用氨甲环酸或氨甲苯酸等抗纤溶药物。④在明确维生素 K_1 缺乏后可短期使用维生素 K_1（5~10mg）。

（7）肝肺综合征：$PaO_2 < 80mmHg$（1mmHg=0.133 3kPa）时给予氧疗，通过鼻导管或面罩给予低流量氧（2~4L/min），对于氧气量需要增加的患者，可以加压面罩给氧或者气管插管。

（二）专科治疗

1. 人工肝支持系统分为非生物型、生物型和混合型三种。非生物型人工肝已在临床广泛应用并被证明确有一定疗效。其治疗机制是基于肝细胞的强大再生能力，通过一个体外的机械、理化和生物装置，清除各种有害物质，补充必需物质，改善内环境，暂时替代衰竭肝脏的部分功能，为肝细胞再生及肝功能恢复创造条件或等待机会进行肝移植。

（1）适应证

1）各种原因引起的肝衰竭前期、早期、中期，PTA 介于 20%~40% 的患者为宜；晚期肝衰竭患者也可进行治疗，但并发症多见，治疗风险大，临床医生应权衡利弊，慎重进行治疗，同时积极寻求肝移植机会。

2）终末期肝病肝移植术前等待肝源、肝移植术后排异反应、移植肝无功能期的患者。

3）严重胆汁淤积性肝病，经内科治疗效果欠佳者；各种原因引起的严重高胆红素血症者。

（2）相对禁忌证

1）严重活动性出血或弥散性血管内凝血者。

2）对治疗过程中所用血制品或药品如血浆、肝素和鱼精蛋白等高度过敏者。

3）循环功能衰竭者。

4）心脑梗死非稳定期者。

5）妊娠晚期。

（3）治疗后并发症：出血、凝血、低血压、继发感染、过敏反应、失衡综合征、高枸橼酸盐血症等。需要在人工肝治疗前充分评估并预防并发症的发生，在人工肝治疗中和治疗后严密观察并发症。随着人工肝技术的发展，并发症发生率逐渐下降，一旦出现，可根据具体情况给予相应处理。

2. 肝移植 肝移植是治疗各种原因所致的中晚期肝功能衰竭的最有效方法之一，适用于经积极内科综合治疗和/或人工肝治疗疗效欠佳，不能通过上述方法好转或恢复者。

（1）适应证

1）对于急性/亚急性肝衰竭、慢性肝功能衰竭患者，MELD 评分是评估肝移植的主要参考指标，MELD 评分在 15~40 分是肝移植的最佳适应证；

2）对于慢加急性肝衰竭,经过积极的内科综合治疗及人工肝治疗后分级为 2~3 级的患者,如 CLIF-C 评分 <64 分,建议 28d 内尽早行肝移植;

3）对于合并肝癌患者,应符合肿瘤无大血管侵犯;肿瘤累计直径≤8cm 或肿瘤累计直径 >8cm、术前 AFP≤400ng/ml 且组织学分级为高/中分化。

（2）禁忌证

1）4 个及以上器官功能衰竭(肝、肾、肺、循环、脑);

2）脑水肿并发脑疝;

3）循环功能衰竭,需要 2 种及以上血管活性物质维持,且对血管活性物质剂量增加无明显反应;

4）肺动脉高压,肺动脉平均压 >50mmHg;

5）严重的呼吸功能衰竭,需要最大程度的通气支持[吸入氧浓度（FiO2）≥0.8,高呼气末正压通气（PEEP）]或者需要体外膜氧合（ECMO）支持;

6）持续严重的感染,细菌或真菌引起的败血症,感染性休克,严重的细菌或真菌性腹膜炎,组织侵袭性真菌感染,活动性肺结核;

7）持续的重症胰腺炎或坏死性胰腺炎;

8）营养不良及肌肉萎缩引起的严重的虚弱状态需谨慎评估肝移植。

三、中医治疗

（一）辨证分型论治

1. 毒热瘀结证

治法:解毒凉血,健脾化湿。

代表方:犀角散(《备急千金要方》)(犀角已禁用,现多用水牛角代)。

常用药:水牛角、黄连、升麻、栀子、茵陈、板蓝根、生地、玄参、丹皮、土茯苓。

加减:若热毒炽盛,乘其未陷入昏迷之际,宜加大剂量清热解毒药,如金银花、蒲公英、生大黄、连翘、大青叶、黄柏等,或用五味消毒饮,重用大黄,急以通腑泄热,以防热入营血。如已出现躁扰不宁,或伴出血倾向,需加清营凉血解毒药,如神犀丹(犀角已禁用,现多用水牛角代)之类,以防内陷心包,出现昏迷。如热入营血,心神昏乱,肝风内动,法宜清热凉血,开窍息风,急用温病"三宝":躁扰不宁,肝风内动者用紫雪丹;热邪内陷心包,谵语或昏愦不语者用至宝丹;热毒炽盛,湿热蒙蔽心神,神志时清时昧者,急用安宫牛黄丸。

2. 湿热蕴结证

治法:清热利湿,健脾化瘀。

代表方:甘露消毒丹(《温热经纬》)。

常用药:滑石、黄芩、茵陈、石菖蒲、川贝母、木通、藿香、连翘、白蔻仁、薄荷、射干。

加减:若热重于湿者,可加茵陈蒿汤,以增清热利湿、通腑化瘀、利胆退黄和解毒之功。若湿重于热者,可加茵陈四苓散以健脾利湿。若湿困脾胃,便溏尿少,口中甜者,可加厚朴、苍术以芳香化湿,行气悦脾。纳呆或无食欲者,再加炒麦芽、鸡内金以醒脾消食。

3. 脾肾阳虚证

治法:健脾温阳,化湿解毒。

代表方:茵陈四逆汤(《伤寒微旨论》)。

常用药:茵陈、炮附子(先煎)、干姜、炙甘草。

加减:若胁痛或胁下积块者,可加柴胡、丹参、泽兰、郁金、香附、赤芍、茜草等以疏肝利胆,活血化瘀;便溏者加茯苓、泽泻、车前子利水渗湿。黄疸日久,身倦乏力,以脾气虚弱为主者,加党参、黄芪等益气健脾。腹胀明显者(腹水),加大腹皮、白茅根、莱菔子、木香等行水散满。

4. 肝肾阴虚证

治法:滋补肝肾,健脾化湿。

代表方:一贯煎(《续名医类案》)合六味地黄丸(《小儿药证直诀》)。

常用药:北沙参、麦冬、当归、生地、枸杞子、川楝子、熟地、山药、茯苓、丹皮、泽泻、山茱萸。

加减:可加茵陈、黄柏以增清热退黄之力。呕血、黑便、齿衄、鼻衄等出血者,酌加三七、白及、藕节炭、仙鹤草、栀子等,止血散瘀,或凉血止血。若津伤口干,加石斛、花粉、芦根、知母清热生津。午后发热,酌加银柴胡、鳖甲、地骨皮、白薇、青蒿等清虚热。若兼面赤颧红者,可加鳖甲、龟甲、牡蛎等滋阴潜阳。

本病病情危重,病机复杂,在疾病不同阶段,正虚邪实各有侧重。进展期正邪交争、气血两燔,以实证为主,当以解毒、凉血、利湿为要务,逆流挽舟,避免病情急转直下;平台期以正亏邪盛、毒瘀互结为主要病机,在祛邪同时,宜及早采用滋肝、健脾、温阳、补肾等法,截断病势;终末期以毒瘀交阻、阴竭阳亡为主要病机,急当回阳救逆;恢复期以阴阳两虚、湿热残留为主要病机,当平补阴阳,兼清余邪,以防闭门留寇。本篇所举毒热瘀结证、湿热蕴结证为实证,脾肾阳虚证、肝肾阴虚证为虚证,临证当根据患者不同诱因、不同病程、不同病情(轻重)的不同病机变化,随证加减。

(二)中成药治疗

1. 清热利湿类

(1)茵陈五苓糖浆:通阳健脾,利湿除黄。用于湿热黄疸,湿重于热,脘闷腹胀,纳呆呕恶,小便不利,舌苔黄腻。口服,每次10ml,每日3次。

(2)龙胆泻肝丸:清肝胆,利湿热。用于肝胆湿热,头晕目赤,耳鸣耳聋,胁痛口苦,尿赤,湿热带下。口服,水丸每次3~6g,每日2次。

(3)当飞利肝宁片:清利湿热,益肝退黄。用于湿热郁蒸而致的黄疸,急性黄疸型肝炎,传染性肝炎,慢性肝炎而见湿热证候者。口服,每次2片(0.45g/片),每日3次或遵医嘱,小儿酌减。

(4)垂盆草片:清利湿热,解毒。用于湿热黄疸,小便不利,痈肿疮疡;急、慢性肝炎。口服,每次6片,每日3次。

(5)苦胆草片:清热燥湿,泻肝胆火。用于湿热黄疸,阴肿阴痒,带下,强中,湿疹瘙痒,目赤,耳聋,胁痛,口苦,惊风抽搐。口服,每次4片,每日3次。

(6)复方三叶香茶菜片:清热利湿,活血化瘀。用于肝胆湿热所引起的胁痛,纳差,呕吐,恶心,腹胀,身重,倦怠,黄疸等症(急性或慢性肝炎和乙肝病毒携带者)。口服,每次4片,每日3次。

(7)利胆止痛胶囊:清热利胆,理气止痛。用于肝胆湿热所致的胁痛,黄疸(如急、慢性肝炎、胆囊炎)。口服,每次3粒,每日3次。

（8）苦黄注射液：清热利湿，疏肝退黄。用于湿热内蕴，胆汁外溢，黄疸胁痛，乏力，纳差等症；黄疸型病毒性肝炎见上述证候者。静脉滴注，可用5%或10%葡萄糖注射液稀释，每500ml葡萄糖注射液最多可稀释本品60ml。每次10~60ml，每日1次，15日为1个疗程，或遵医嘱。

2. 清热解毒类

（1）新癀片：清热解毒，活血化瘀，消肿止痛。用于热毒瘀血所致的咽喉肿痛、牙痛、痹痛、胁痛、黄疸、无名肿毒等症。口服，每次2~4片，每日3次，小儿酌减。外用，用冷开水调化，敷患处。

（2）金酸萍颗粒：清热解毒，利湿退黄。有恢复肝功能、降低转氨酶的作用；用于急性黄疸型肝炎、慢性肝炎、重症肝炎。开水冲服，每次15g，每日2次，小儿酌减。

（3）茵栀黄颗粒：清热解毒，利湿退黄。用于肝胆湿热所致的黄疸，症见面目悉黄、胸胁胀痛、恶心呕吐、小便黄赤；急、慢性肝炎见上述证候者。开水冲服，每次2袋，每日3次。

（4）赤丹退黄颗粒，凉血清肝，活血退黄。用于治疗急、慢性病毒性瘀胆型肝炎之黄疸（瘀热发黄证），症见身目俱黄，小便自利，大便干，胁肋隐痛或不适，皮肤瘙痒，口渴喜饮等。口服，每日1袋，每日3次，8周为1个疗程。

3. 健胃消食类

十味黑冰片丸：温胃消食、破积利胆。用于食积不化、胆囊炎、胆结石、胆管结石、肝内胆管结石、急性或慢性肝炎、黄疸。特别对胆结石有显著疗效。口服，每次8~12丸（0.25g/丸），每日2次。

4. 养血护肝类

（1）健肝乐颗粒：养血护肝，解毒止痛。有降低转氨酶，消退黄疸以及改善各类肝炎临床症状的作用。用于治疗急性或慢性病毒性肝炎等。开水冲服，每次1袋，每日2次，12岁以下小儿酌减或遵医嘱。

（2）复方灵芝颗粒：保护肝脏降低丙氨酸转氨酶、退黄。用于急性传染性黄疸肝炎，慢性肝炎，单项ALT升高等症。口服，每次1袋（5g），每日2次，小儿减半。

四、中西医结合治疗

干细胞是一类具有自我增殖和多向分化潜能的细胞，在一定条件下可以分化为不同功能的细胞，甚至可分化形成多种组织和器官。近年来，干细胞向肝细胞分化的研究，已成为干细胞移植治疗肝衰竭等肝脏疾病的研究热点。基于传统中医理论和现代干细胞研究成果，干细胞应归于中医所说的"精"的范畴。许多实验报道中药复方、中药单体及其提取物可以促进各类干细胞诱导分化为肝细胞，并且中药与诱导干细胞分化的细胞因子相比较，具有经济廉价、安全性高、不良反应小等优势和特点，临床可参考以下研究成果，以提高临床疗效。

（一）中药单体与干细胞分化

1. 红景天苷　红景天苷具有抗缺氧以及抗肝纤维化和刺激肝细胞再生等作用。研究发现，红景天苷可能通过阻断细胞膜上的TGFβ-Smand通路诱导脐血间充质干细胞（mesenchymal stem cell，MSC）向肝细胞分化。亦可单独诱导骨髓间充质干细胞（bone marrow mesenchymal stem cell, BMSC）分化为成熟的肝细胞。

2. 葛根素 近年来研究报道，葛根素可诱导多种干细胞分化为骨细胞、心肌细胞和肝细胞等，有着十分广阔的研究前景。实验发现，葛根素通过增强转录因子骨形态发生蛋白 4 和骨形态发生蛋白 2 的表达，从而促进小鼠胚胎干细胞（embryonic stem cells, ESC）定向分化为肝细胞。但其分化效率的高低尚有待进一步实验证明。

3. 姜黄素 体外实验证明，姜黄素可联合成纤维细胞生长因子-4（FGF-4）诱导 BMSC 分化为肝细胞样细胞。与肝细胞生长因子（HGF）联合 FGF-4 诱导相比，姜黄素联合 FGF-4 分化效率更高。但其诱导干细胞分化的机制及其是否在体内仍能高效诱导 BMSC 分为肝样细胞仍需进一步探讨。

4. 虫草多糖体 现代药理研究显示，虫草多糖体具有保肝、抗肝纤维化等作用。虫草多糖体可单独诱导 BMSC 分化为肝样细胞。

5. 皂苷类 研究发现，珠子参皂苷可单独诱导 BMSC 向肝细胞分化。金锦梅、人参皂苷具有生长因子样作用，能协同生长因子刺激 BMSC 增殖并诱导其定向分化。采用人参皂苷和 HGF 联合诱导鼠源 BMSC，发现人参皂苷在体外可以诱导 BMSC 分化为肝细胞。

（二）中药方剂与干细胞分化

1. 左归丸 左归丸为滋补肾阴、益精填髓的经典古方，文献显示，左归丸可诱导 BMSC 分化成为骨细胞、神经样细胞及肝细胞。有研究对左归丸诱导 BMSC 分化为肝细胞进行大量研究，证实左归丸在体内可以诱导移植入肝的小鼠 BMSC 表达白蛋白，经左归丸含药血清诱导的 BMSC，糖原染色、Alb、CK18 阳性表达均显著提高，初步证明左归丸含药血清联合 HGF 能够促进 BMSC 分化为肝细胞，推测其机制可能是通过改变肝组织基因表达促进骨髓形成肝细胞诱导 BMSC 向肝细胞分化。该研究证明了"补肾生髓成肝"理论，为中医理论应用于干细胞诱导分化为肝细胞治疗肝脏疾病提供了实验支持。

2. 一贯煎 一贯煎有滋阴疏肝之功，是临床上治疗肝硬化、肝肾阴虚证的首选方剂。研究发现，一贯煎可使肝卵圆细胞的标志物（Thy1.1）与 AFP 共定位细胞像素密度值明显增高，间接证明了一贯煎可诱导肝卵圆细胞向肝细胞分化。其含药血清可能通过下调 Wnt/β-catenin 信号通路和 SDF-1/CXCR4 信号通路诱导 BMSC 向肝细胞分化，且一贯煎与 HGF 联合诱导可提高诱导分化效率。

3. 调肝益气通络方 研究发现调肝益气通络方血清促进 BMSC 增殖分化，高剂量调肝益气通络方含药血清组 Alb、CK18 阳性细胞率显著高于 HGF 组，并且调肝益气通络方含药血清与 HGF 联合诱导可提高细胞分化率，但目前尚不清楚通过何种途径促进分化。实验表明，调肝益气通络方可使 BMSC 体外增殖，并具有单独诱导 BMSC 分化为肝细胞的能力。

4. 扶正化瘀方 经扶正化瘀方处理后，人胚胎干细胞（human embryonic stem cell）在分化和成熟过程中白蛋白表达持续增加，并且代谢酶表达也增加，表明扶正化瘀方可以增强人胚胎干细胞向肝细胞分化。研究认为，其诱导人胚胎干细胞肝样分化的机制可能是激活经典 Wnt 和 ERK 途径以及抑制 Notch 途径介导。

5. 其他中药复方 采用鳖甲煎丸含药血清诱导 BMSC 分化，实验结果提示，鳖甲煎丸可能通过调节 Notch 信号通路中 Notch 蛋白和 mRNA 表达水平促进 BMSC 向肝细胞分化。利用剔毒护肝方含药血清对大鼠 BMSC 进行诱导培养，发现剔毒护肝方可使大鼠 BMSC 向肝细胞分化。对其进行拆方研究后发现黄芪含药血清能使 BMSC 向肝细胞分化,而莪术和叶下珠两药的含药血清则不能诱导 BMSC 分化;但是,剔毒护肝方的诱导效率明显高于黄芪单药。

(三)具有抗肝衰竭作用的中药研究

1. 抗肝衰竭单味药研究

大黄:泻下攻积、解毒止血、利湿退黄、活血化瘀、清热泻火。研究表明,其抗肝衰竭作用主要表现在以下几个方面:①免疫调控:血清 IL-6 主要由巨噬细胞和 T 淋巴细胞所产生,具有促炎和抗炎双重特性,大黄能部分阻止血清 IL-6 水平的升高,减轻肝功能损害程度。②抗炎抑菌:实验研究发现大黄通过降低 IκB(核因子 κB 抑制蛋白)降解及磷酸化,抑制 NF-κB 信号通路的激活,降低炎症因子的分泌,调节凋亡相关蛋白的表达,减轻小鼠肝功能衰竭。③改善肠道屏障功能:大黄可以上调 CD4 水平和 CD4/CD8 之比,减轻肠黏膜屏障损伤,减少肠道细菌易位,降低血浆内毒素水平,抑制肿瘤坏死因子的释放,从而起到降低血浆氨、减少肝性脑病发生的作用。

赤芍:味苦能泻,带酸入肝,具有清热凉血,散瘀止痛的功效。现代研究表明,其抗肝衰竭作用主要表现在以下几个方面。①抗氧化应激,抑制肝细胞凋亡:赤芍水提取物可显著提高小鼠血清抗活性氧化物歧化酶和谷胱甘肽过氧化物酶活性,降低肝组织丙二醛的量,从而发挥抗氧化作用,最终对 CCl_4 诱导的肝损伤起一定的保护作用。②保肝护肝,促进肝细胞再生:赤芍通过 NO 信号调节促进肝衰竭大鼠残存肝细胞的再生,提高大鼠肝组织中增殖细胞核抗原水平,促进血清中 IL-6 的水平上升,提高术后大鼠存活率,促进肝细胞再生。③改善凝血功能:赤芍总苷是赤芍的主要有效成分。赤芍总苷通过降低大鼠血液黏度、红细胞聚集指数、纤维蛋白原量、血小板聚集而达到抗凝血、抗血栓形成的作用。④抗炎:芍药苷是赤芍抗炎的主要化学成分,可抑制 β-抑制蛋白 2 抗体的表达,同时下调环磷酸腺苷-蛋白激酶 A(cAMP-PKA)信号,改善 G 蛋白偶联受体信号转导的过度脱敏,降低炎症因子水平。

茵陈:具有清利湿热,利胆退黄之功效,所含黄酮类成分具有很强的保肝、利胆退黄之效。动物实验发现茵陈有效成分能够提高 CCl_4 损伤的小鼠肝细胞的活力,降低 ALT 水平。还能够通过降低大鼠外周血中 $CD4^+CD25^+Treg$ 细胞百分率含量,改善大鼠机体炎症反应及免疫耐受,提高急性肝衰竭大鼠存活率。

栀子:泻火除烦,清热利尿,凉血解毒,可用于治疗黄疸尿赤,血热吐衄等病症。现代药理研究发现,栀子苷能够激活和增加 MEK-1 通路中 Ras/Raf/MEK-1 信号分子的表达,从而诱导谷胱甘肽 S-转移酶(glutathione S-transferase,GST)活化和 GSTM1、GSTM2 表达发挥保肝作用。在 D-Gal N/LPS 所致肝衰竭模型中,栀子的药效成分京尼平可通过抗氧化、抗细胞凋亡和抑制 p-c-Jun、NF-κB 的表达实现保肝的作用。

山药:补脾养胃,生津益肺,补肾涩精。研究发现利用山药多糖扶植双歧杆菌、乳酸杆菌的生长,抑制致病菌大肠埃希菌等的过度生长,可以调节肠道菌群,恢复肠道屏障,降低大鼠内毒素血症,缓解大鼠肝功能衰竭。

姜黄:破血行气,通经止痛。姜黄素通过诱导 DNA 上的 NF-κB 启动子易位以抑制炎症因子 TNF-α 转录,减轻细胞凋亡,可以用于预防和治疗急性肝损伤等疾病。

2. 中药复方抗肝衰竭研究

犀角散(犀角已禁用,现多用水牛角代):本方清热凉血、通腑解毒,适用于毒热瘀结证肝衰竭。动物实验显示经犀角散处理后，肝衰竭小鼠肝脏炎症程度减轻，肝组织内 NLRP3、caspase-1 蛋白及基因表达水平下降，提示犀角散可以通过影响 NOD 样受体热蛋白结构域相关蛋白 3（NLRP3）炎症复合物通路达到阻断减轻肝脏炎症反应的目的。

茵陈蒿汤：适用于湿热发黄证。研究发现茵陈蒿汤加味可促进肝衰竭患者树突状细胞成熟，提高其共刺激能力，调节 T 细胞免疫状态，同时可降低 IFN-α 水平，减轻炎症反应。茵陈蒿汤加味保留灌肠在改善慢性重型肝炎症状及肝功能、降低内毒素和血氨方面疗效显著。

大承气汤：研究发现大承气汤可以抑制肝衰竭大鼠肝组织内 FADD（Fas 相关死亡结构域蛋白）及 caspase-8 的表达，降低血浆内 TNF-α 水平，影响 caspase-8 介导细胞凋亡过程，可减轻肝细胞衰竭，降低肝细胞凋亡指数，对肝细胞具有明显的保护作用。

赤芍承气汤：由赤芍、厚朴、枳实、乌梅、生大黄组成。治疗肝衰竭的对照试验中，治疗组患者肠道有益菌群明显增加，有害菌群明显减少，生化指标等均显著改善，病死率降低。赤芍承气汤高位保留灌肠能够显著改善慢加急性肝衰竭患者的肝功能，阻断或减少肠源性内毒素及 TNF-α 的产生或吸收，并有助于改善肠道菌群紊乱，提高患者存活率。

甘露消毒丹：甘露消毒丹具有清上畅中渗下同行、清热利湿解毒并用的特点，在湿热蕴结证黄疸中广泛应用。实验研究发现，甘露消毒丹可抑制内毒素诱发的急性肝衰竭大鼠肝细胞凋亡，防治肝细胞大量死亡导致的肝衰竭，其作用机制可能与减轻肝细胞死亡因子/死亡因子受体（Fas/FasL）表达有关。甘露消毒丹治疗 HBV-ACLF 疗效尤为突出，一方面可直接杀灭病毒，抑制病毒复制，另一方面发挥双向调节机体免疫系统，通过巨噬细胞吞噬病毒发挥间接抗病毒作用，同时抑制因 HBV 病毒所致肝脏炎性反应造成的肝细胞水肿及坏死，减轻肝组织破坏重建引起的肝功能损害及黄疸症状，在一定程度上恢复免疫细胞的功能。

菖蒲郁金汤：菖蒲郁金汤具有清热利湿，化痰开窍的功效。动物实验表明，菖蒲郁金汤化裁方治疗给药可改善 ACLF 大鼠肝损伤，降低其体内血氨水平，改善脑组织星形胶质细胞水肿，其分子机制可能是调节脑内 AQP4 表达，发挥其"化痰"之功，改善大鼠脑内星形胶质细胞水肿，维持星形胶质细胞功能，达到"开窍醒神"的作用。

八宝丹：八宝丹作为多种清热利湿药的合剂，兼有凉肝息风、开窍醒神之功。动物实验显示，八宝丹可有效改善急性肝衰竭大鼠的肝功能，抑制肝细胞坏死、炎性细胞浸润，改善脑组织坏死和凋亡，调控炎症因子、神经递质和细胞凋亡因子的表达，从而起到防治 HE 发生发展的作用。

茵陈术附汤：主治寒湿阻滞中焦，胆液被阻，溢于肌肤而致的阴黄病。临床研究表明，本方可降低患者体内的 AST、ALT、TBil 含量，治疗肝衰竭导致的难治性黄疸总有效率较高。动物实验表明由其加减而来的退黄合剂可以改善肝衰竭大鼠血清中内毒素及 TNF-α、IL-1β、IL-6 水平，减轻大鼠内毒素血症。

补中益气汤：补中益气汤不仅有调补脾胃、升阳举陷之功，还有甘温除热、扶正祛邪之效。现代研究表明其具有抗炎功能，过度的炎症反应也是急性肝衰竭的病理损伤机制之一。补中益气汤通过抑制 ERK1/2 和 p38MAPK 信号通路，从而降低淋巴细胞活化和炎性细胞因子分泌，对刀豆蛋白 A 诱导的急性肝衰竭小鼠具有明显的保护作用。

五、名医诊治经验

1. 国医大师周仲瑛认为，重型肝炎的病机关键在于湿热疫毒内逼营血，血分瘀热、火毒炽盛。湿热疫毒是重型肝炎的主要病因,血分瘀热是重型肝炎的重要病机,由于血分瘀热与湿热疫毒的胶结,构成了恶性循环。辨治要点如下:

(1)清热祛湿,治有主次:湿与热的交互郁蒸是重症肝炎发病的基本要素,一般多为阳黄之重症,但仍有热重、湿重之异。治疗时当清热与祛湿兼顾,湿去则热孤,热清则湿化。针对湿与热的主次及动态转化,选药组方。①热重于湿者,当用茵陈蒿汤、黄连解毒汤合方。②湿重于热者,可用茵陈胃苓汤、加减藿香正气散合方。③湿热并重者则用甘露消毒丹与茵陈蒿汤合方。常用基本药为茵陈、栀子、黄柏、黄芩、鸡骨草、蒲公英、垂盆草、连翘、苦参、郁金等。④加减:热重加大黄、黄连、龙胆草、板蓝根等;湿重,郁遏卫表,寒热,身体疲困,胸闷,苔白罩黄加秦艽、藿香、佩兰疏表祛湿、芳香化浊;湿困中焦,胸闷脘痞,恶心呕吐,腹胀,大便溏垢,口中黏腻加苍术、厚朴、法半夏、陈皮、白豆蔻等苦温燥湿;舌苔厚浊,腹胀满者,配草果、槟榔疏利宣泄;湿在下焦,小便黄赤热涩,量少不利,加猪苓、泽泻、通草、车前草、碧玉散等淡渗利湿。

(2)清热解毒,当分气血:热毒炽盛实是疫黄重症的主要病机,清热解毒是其重要治则。解毒的具体内涵有清热、祛湿、泻火、凉血之分。根据病情阶段不同有清气分热毒为主、清血分热毒为主、气血两清之分。①在气分阶段当以"泻火解毒、通腑泄热"治法,力争阻断病势,免其侵入营血,可望提高存活率。可用栀子金花汤、龙胆泻肝汤、当归龙荟丸、五味消毒饮等方化裁。药用黄连、黄芩、栀子、龙胆草、大黄、大青叶、茵陈等。②热毒深入营血,热壅血瘀治当清营凉血以解毒,凉血活血以散瘀,可用千金犀角散(犀角已禁用,现多用水牛角代)。药用水牛角片、玄参、紫草、牡丹皮、赤芍、生地黄、升麻等。③气血两燔应清气凉血、泻火解毒,参照清瘟败毒饮方意,合凉血解毒与泻火解毒诸药于一炉,审其气与血的主次轻重组方。

(3)腑实热结,主以通泄:由于重症肝炎"疫黄"的始动因素,与酒食甘肥不节(洁)密切相关,多为湿热疫毒内蕴中焦,由脾胃而熏蒸肝胆。脾湿胃热相互郁蒸,壅结阳明,腑实热结,邪毒壅滞,不得外泄,是气热传营入血的重要病理环节。泻下通腑以大黄为首选。湿热夹滞治当清热化湿,导滞缓泻,用大黄合枳实、厚朴,轻剂频下;腑实燥结则当大黄与枳实、芒硝并用,苦寒下夺,以泻实热;瘀热里结阳明,又须大黄与芒硝、桃仁、牡丹皮合用,驱逐瘀热,通腑下结。若属肝胆湿热,疏泄失司,腑气传导不利,则应苦寒下夺与疏泄肝胆并施,再配柴胡、黄芩、赤芍、法半夏等。

(4)瘀热相搏,凉血化瘀:重症肝炎在湿热疫毒深入营血的极期,血热与血瘀互为因果,可出现血脱、水停尿闭、热毒内陷心包等危候。当凉血与化瘀联合应用,方选犀角地黄汤(犀角已禁用,现多用水牛角代),可酌加紫草、栀子、大黄、玄参等。若黄疸深重,可合茵陈蒿汤加鸡骨草等;出血量多加大黄、栀子、紫珠草、白茅根;尿少便秘配大黄、桃仁、芒硝、枳实、猪苓、白茅根、怀牛膝等下瘀热、利小便;瘀阻神机,配合清心开窍通络之丹参、连翘、郁金、石菖蒲等,同时可合用神犀丹(犀角已禁用,现多用水牛角代)凉血解毒。

(5)利水逐水,缓急有别:由于急黄所致之臌胀,病起暴急,多因湿热毒瘀互结,以邪实标急为主,故逐水缓急须权衡用之。可在淡渗利水的基础上,合己椒苈黄丸,并加马鞭草、水红花子活血行水;水气壅实,腹满胀急,二便闭塞者,可加商陆根、煨甘遂,或另用牵牛子1g,沉香、蟋蟀、琥珀各0.6g研粉和匀顿服,每天1~2次,前后分消。淡渗利湿者以茵陈四苓汤为主方,酌加通草、车前草、碧玉散、玉米须、地肤子、半边莲、金钱草等。

（6）热毒内陷,开闭防脱:病理表现总以邪毒内闭、邪正激烈交争为主要特点,且多与腑热上冲、瘀热阻窍等错杂并见。治疗当予清热解毒,凉血开窍,方选清营汤加减。药用水牛角、黄连、生地黄、牡丹皮、丹参、玄参、栀子、茵陈、板蓝根、郁金、石菖蒲等,并用安宫牛黄丸清心开闭醒神,醒脑静、清开灵亦可选用。兼有腑热上冲者,可通下与开窍并进,用牛黄承气汤;瘀热阻窍,应凉血化瘀,加桃仁、大黄、赤芍。如痰浊内闭,神昏、嗜睡、舌苔厚浊,又当化浊开窍,药用远志、石菖蒲、郁金、胆南星、天竺黄之类,并用至宝丹辛香开闭,豁痰醒神。风动抽搐,加钩藤、生石决明,另服羚羊角粉息风止痉,紫雪丹清热镇痉。若邪实窍闭不苏,既可见厥闭而亡,亦可因热毒化火耗伤阴血,肝肾衰竭,阴气耗损,发展至内闭外脱。为此,既应祛邪以存正,防其脱变,亦须适当扶正固脱,参合生脉散意。药用西洋参、太子参、麦冬、五味子、龙骨、牡蛎。阴虚风动加鳖甲、阿胶、白芍等。

2. 名中医钱英认为,慢性重型肝炎根据临床特征可归为"疫黄""急黄""黄疸""臌胀""血证""胁痛""呕吐""疫毒""积聚""厥证"等病证。认为"肝胆热毒炽盛,湿毒壅盛,毒瘀胶着,肝体肝用俱损,脾肾气阴或阴阳两伤"是慢性乙型重型肝炎发病的重要机制,提出运用"截断逆挽法"治疗慢性重型肝炎。"截断法"即"先安未受邪之地",清热解毒是截断的关键(清除病因疫毒),通腑攻下是截断的转机(净化肠道,阻断二次打击),凉血化瘀是截断的要点(顿挫病势,防治传入营血)。"逆流挽舟法"是针对慢性重型肝炎因虚致实的病机,采用扶正祛邪的方法。认为当以"祛邪扶正,内外兼治"为治则,以解毒化瘀、通腑泄浊、清利湿热、调补肝脾肾阴阳为治法。基础方药有叶下珠、瓜蒌、金钱草、莪术、生地、生黄芪、槲寄生、丹参、黑附片等,随证加减。阳毒内盛证,基础方生地加量,加用赤芍、紫草等,以加强解毒、养阴、凉血、化瘀之用;灌肠 1 号方(大黄、厚朴、枳实、生地、蒲公英等)保留灌肠。阴毒内结证,基础方中黑附片加量,加用桂枝、干姜,以加强温阳化浊之用;灌肠 2 号方(黑附片、干姜、茯苓、炙甘草、桂枝 15g 等)。阴阳兼证,口服基础方,灌肠 1 号方、2 号方,150ml 灌肠,每日 1次,两方交替使用。提出四个重型肝炎"不一定":①重型肝炎黄疸不一定是"阳黄",临床上确实有"阴黄"属寒湿证者,可投以附子、干姜、吴茱萸等暖肝散寒除湿之剂。②重型肝炎胸腔积液、腹水不一定都源于肾与膀胱失职,确有三焦气化失职者,当调理治疗肺、脾、肾或温补命门以气化三焦通调水道。③重型肝炎出血不一定都是"热迫血行",确有"气不摄血"或"脾不统血"者,当注意"补气摄血"或"健脾统血"。④重型肝炎昏迷不一定都是"热闭",确有"寒闭"或"痰闭"者,当用苏合香类以"温开",或给予十香返生丹等以"化痰开窍"。

3. 汪承柏教授认为,慢性重型肝炎以慢性肝炎为基础,其病机在于脾肾虚损,继则出现湿阻、气滞、血瘀、水聚等邪实标急之象,治以调补为治本,清利湿热、行气活血、化滞破瘀为治标。

（1）提出"瘀热发黄"观点:认为重度黄疸患者,尤其是肝硬化患者有三大共同特征"病程长、血瘀重、里热盛","血瘀血热、瘀热胶结"为本病的基本病因病机,故提出"瘀热发黄"。

（2）首创"凉血活血重用赤芍"治疗重度黄疸:凉血活血药重用赤芍,行气破血药常选用三棱、莪术、桃仁、红花等。应用行气破血之品时必须具备以下要点:①有严重的血瘀见症:如舌质紫暗、肝掌、蜘蛛痣、肝脾大等;②有胆红素结合障碍:DBil/TBil<60%,尿胆红素阴性或含量很低;③有胆红素排泄障碍,DBil/TBil>60%,尿胆红素强阳性或含量很高,但大便色浅或灰白,血清胆红素不降或进行性加深。

（3）强调治疗重度黄疸宜"早逐""猛逐":重度黄疸肝病病程长、病情重,为重疴顽疾之证,若黄疸长期不退,可导致肝细胞液化性或凝固性坏死,治疗宜"早逐""猛逐"。蓄血发黄须用重剂以直抵血分,破逐蓄血,祛瘀却黄,方能顿挫病势,力挽狂澜,效如桴鼓。汪教授对于血清 TBil>250μmol/L 患者,赤芍、三棱、莪术、桃仁、红花用至 300g,药专力厚,重剂起沉疴。

（4）须配伍益气补血之品防行气破血药伤正:在应用大剂量行气破血药治疗重度黄疸时,当配伍黄芪、当归、桑椹、紫草益气补血之品,以防行气破血之品耗气伤血。

（5）黄疸病机复杂,多生变证,创用宣畅三焦、温化水湿、行气破血、温补肾阳之黄疸系列治法:若长夏季节湿热之邪弥散三焦者宣畅三焦,用凉血活血基本方加三仁汤为治;若水湿停滞胃脘致饮停心下者,当温化水湿以凉血活血中药与苓桂竹甘汤合方加减;若黄疸持久不退致顽固性肝内胆汁淤积者,当行气破血;若大量长期应用糖皮质激素致肾阳虚者,当温补肾阳加用加肉桂、炮附子等。

（6）治黄必审查脾胃:"先实其脾气,无令得受肝之邪",治肝病必配伍黄芪、茯苓等益气健脾之品。

4. 王融冰教授认为临床治疗上重视解毒、凉血、利湿、通腑,使邪有出路,时时注意顾护中焦脾胃之气。形成了治疗乙型肝炎相关的慢加急性肝衰竭的常用基础方——凉血解毒方。此方在茵陈蒿汤基础上,加凉血活血之品(如赤芍、生地、郁金、丹参、丹皮、紫草等),再随证加减:兼脾虚湿盛者,加党参、黄芪、茯苓、白术、车前草、车前子;兼肝肾阴虚者,加女贞子、旱莲草、枸杞子;兼脾肾阳虚者,加炙附片、肉桂、补骨脂等。有出血倾向者,加三七粉;残黄消退缓慢或不退者,加用黛矾丸。

六、中医适宜技术

肝衰竭患者中,肝昏迷发生率较其他肝病明显增多,主因是肝衰竭时机体不能代谢以氨为主的神经毒性物质,加上肠道菌群失调、内毒素产生增多进入体循环,以及神经介质的失常等。这些毒素也会加重肝衰竭,因此治疗肝性脑病的重要靶位应该放在肠道。近年经规范临床观察,中药灌肠疗效确切。

1. 王融冰教授把复方大黄煎剂作为治疗肝性脑病的基本方法。复方大黄煎剂(大黄60g、乌梅 30g、芒硝 20g)800ml 水浸泡、急煎晾温灌肠。大黄是清热解毒要药,伍芒硝体现大承气汤之意,荡涤胃肠污垢,清除浊毒;乌梅味酸,含大量柠檬酸、苹果酸和超氧化物歧化酶,可抑制肠道菌群异常活跃,促进肠蠕动,收敛、保护肠黏膜。上药合用,旨在直取阳明、釜底抽薪、清泻蕴毒,事半功倍,提高了临床效果。

2. 陈国良教授应用自创的蓼薁合剂保留灌肠,具体处方为:蓼薁 100g,赤芍 60g,虎杖30g,大黄 10g,甘草 10g,煎药机煎制取汁 150ml,保留灌肠,使中药在结肠内保留 >1 小时,每天 2 次。方中蓼薁为葡萄科葡萄属植物蓼薁的块根,具有清湿热,消肿毒,利小便的功效;大黄则可泻火攻下、活血化瘀;赤芍具有凉血活血、清热和营的作用;虎杖可清热利湿退黄;甘草则可调和诸药、解毒,全方具有清热解毒、利湿退黄、凉血活血、截断疫毒内陷的功效。具有较好的减轻肠道内毒素、降低血氨水平、防治肝性脑病作用,临床疗效满意。

【预后】

病因是 ALF 重要的预后预测指标之一。对乙酰氨基酚、甲型肝炎、休克、妊娠有关的原因所致的 ALF，移植后生存率 >50%，而其他病因所致的 ALF 移植后生存率 <25%。性别，年龄，入院时肝脏临床及生化状态以及恶化高峰期肝性脑病的程度、凝血酶原时间、INR、肾功能、胆红素水平、血钠、动脉血 pH 值，磷血症等均影响预后。

第十五节　原发性肝癌

【概述】

原发性肝癌（primary liver cancer）是原发于肝细胞或肝内胆管上皮细胞的恶性肿瘤，简称肝癌。是临床上最常见的恶性肿瘤之一，其病理组织学分类为：肝细胞癌在我国占 90% 以上，其次为胆管细胞癌和混合型肝癌。肝癌早期常常缺乏特异性症状，中晚期临床表现主要有肝区疼痛，上腹部肿块，腹胀，纳差，黄疸，乏力，进行性消瘦，发热等。患者多因肝功能衰竭、肝性脑病、上消化道大出血或肝癌结节破裂内出血等原因而死亡。

中医古籍中无"原发性肝癌"病名，从其发病及临床表现看，当属中医"肝积""肥气""脾积""痞气""积聚""臌胀""胁痛""黄疸""癥瘕"等范畴。

【流行病学】

我国肝癌发患者数约占全球的 55%，发病率居我国恶性肿瘤第 2 位，世界第 6 位。病死率在消化系统恶性肿瘤中列第 3 位，仅次于胃癌和食管癌。肝癌的发生率受地理因素、性别等影响。约有七成的肝癌病例发生在亚洲，可能与嗜肝病毒的感染有关；男女患者比例为 3：1，其中机制尚未明了，可能和能够抑制白介素 6 介导炎性反应发生的雌激素有关。

【病因病机】

一、西医认识

（一）病因及病理生理学

已确定的能导致肝癌发生的危险因素有很多，但其共同特征都是发生了肝实质损伤后的肝纤维化；反之，任何原因导致肝纤维化的患者，有近 1/3 的人群罹患肝癌。在全球范围内，造成肝纤维化的原因近一半是由于 HBV 感染，20% 则是由 HCV 感染，不同的是，乙肝患者即便没有发生肝硬化也会有发生肝癌的危险。

肝毒性物质的摄入是另一种危险因素，其中黄曲霉毒素 B_1 已经证实能导致 p53 肿瘤抑制基因的突变；嚼槟榔不仅能引起食管癌，同样还是肝硬化、肝癌发生的危险因素；饮用受污染的水时，可能会摄入某种藻类所含的微囊藻毒素（microcystin），这种毒素被证实是肝癌强大的促动因子。日常生活中，饮酒和吸烟同样会对肝癌的发生起到正相关的作用。肥胖、非酒精性脂肪性肝病同样也被认为是肝癌的独立危险因素。

（二）病理组织学

根据组织学类型可将肝癌分为肝细胞肝癌（hepatocellular carcinoma，HCC）、胆管细胞癌（cholangiocarcinoma，CC）和混合型肝癌。

1. 肝细胞肝癌　最为多见，约占原发性肝癌的90%，是本章的主要内容。癌细胞来自肝细胞，异型性明显，胞质丰富，呈多边形，排列成巢状或索状，血窦丰富，有包膜者生长较缓慢。正常肝脏的肝动脉供血约占30%，与之显著不同的是，肝细胞肝癌的肝动脉供血超过90%，这是目前肝癌影像诊断及介入治疗的重要组织学基础。

2. 胆管细胞癌　较少见，癌细胞由胆管上皮细胞发展而来，呈立方或柱状，排列成腺样，纤维组织较多、血窦较少。

3. 混合型肝癌　最少见，具有肝细胞肝癌和胆管细胞癌两种结构，或呈过渡形态，既不完全像肝细胞肝癌，又不完全像胆管细胞癌。

二、中医认识

肝为刚脏，体阴而用阳，若气机升发条达，则疏泄有常，血液藏泄有度，毒无所留。肝木抑郁或外受与内生之毒邪停滞，则肝之气机失调，血海不充，血脉不畅，而形成气滞血瘀、毒邪蕴结的病机状态。故肝癌病理要素以"气、瘀、毒"为要。肝癌病位在肝，与脾、肾、胆关系密切。情志不舒，肝气郁结，克犯脾土，而致脾气亏虚；情志亢奋，肝阳上亢，耗伤肝阴，肝肾精血同源，久之则肾水匮乏。肝胆互为表里，肝失疏泄则胆汁排泄不利，胆腑功能失常。肝气郁结、脾气亏虚、肾精匮乏、胆失疏利，则痰湿、瘀血、毒邪等病理产物内停，最终形成肝癌。其病机本虚标实，以肝脾肾胆功能失常为本，以气血瘀毒胶着于胁下为标。

1. 肝郁气滞　《黄帝内经》中早就指出"内伤于忧怒，则气上逆，气上逆则六输不通，温气不行，凝血蕴里而不散，津液涩渗，著而不去，而积皆成矣"。张子和也说："积之成也，或因暴怒喜悲思恐之气。"故情志失调，七情太过或不及，均可导致脏腑虚损，肝气郁结，气机不顺，气血、津液不能正常运行，气滞血瘀，津液留著，蕴而成积。此外，积成之后，患者忧郁、恐惧加剧，进而肝气益滞，脏气益虚，恶性循环。

2. 邪毒内侵　感受毒邪，留恋体内，久治不愈，易化毒成瘀，毒瘀内聚，终成癥积。在各种毒邪中，湿热毒邪贯穿肝癌发病始末，然疾病各期湿热特点各不同。早期多因外感湿热毒邪，邪气入里，阻滞气血，湿热、瘀毒互结而致病，临床多表现为黄疸、腹水等。《金匮要略·黄疸病》曰："黄家所得，从湿得之。"《黄帝内经》言："诸胀腹大，皆属于热"。中期，肝病及脾，或患者素有脾虚，肝失疏泄，脾失运化，肝脾不和，湿邪内生，郁久化热，湿热蕴结而致病。晚期，多为脾肾双亏，肾虚水无所主，脾虚水无所制，津液运行失调，痰湿内停，同时，晚期患者瘀血内停，阻碍气津运行，亦可造成水湿内停，即所言"血不利则为水"，痰湿与瘀热互结体内，积聚难去。另一方面，本病晚期多表现为肝肾阴虚之虚热或脾肾阳虚之虚寒征象，与湿热毒邪兼夹而致疾病反复及难以向愈。肝癌术后，气血俱损，阴阳共伤，故临床表现多以寒为主；放疗多属热毒，常耗伤肝肾之阴，治疗后多以虚热为主；化疗药毒直中，损伤脾胃，脾胃阳虚，而表现以虚寒征象多见。

3. 脾胃亏虚　张子和还指出"脾虚湿聚，寒气侵袭，饮食失调，脾阳不运，湿痰内聚、气血瘀滞，积块乃成"。素体脾胃虚弱，先天禀赋不足，或过食生冷、嗜酒过度、过嗜肥甘，或外感湿热、寒湿,久而不去,则伤脾胃,脾胃亏虚,失于运化,湿浊复又自内而生,郁而化热,湿热蕴结,气血、津液留著,痰瘀互凝而成积块。积块形成之后,患者忧思郁怒,饮食失调,亦加重脾胃亏损。

4. 肾精亏虚 因"肝肾同源""脾为后天之本",肝脾同病,亦损及肾。肾为肝之母,"子病及母",则暗夺肾精;"脾为后天之本",脾胃失健,则精血化生无源,肝脾同病,常导致肾精亏虚,失于固藏,动摇人身之根本,使邪毒更难清除。

5. 禀赋不足 《医宗必读·积聚》中说"积之成也,正气不足而后邪气居之",体质的好坏决定了疾病的发生、发展与变化。素体禀赋不足、年老体弱,或他病迁延、劳倦过度等原因均可导致气血不足,五脏虚弱,阴阳失调。张元素曾言:"壮人无积,虚人则有之,脾胃虚弱,气血两衰,四时有感,皆能成积。"受之于父母的先天易感体质、机体不健或脏腑虚弱,特别是脾失健运、后天不足、气血两虚是肝癌发病的基础;而情志不遂、饮食内伤、外邪侵袭等病因,致使内外合邪、酿生癌毒、留滞体内、恶肉凝结于肝胆,是肝癌发病的条件。

肝癌为病,多因情志抑郁,肝木不舒,气机郁滞,或因感受毒邪,气血紊乱为主,故初期多见气滞、血瘀与毒邪互结之象,以标实为主,临床起病隐匿,偶有右上腹部隐痛、纳差、口干、口苦、烦躁易怒等症。本病进展迅速,一经发现即多为中晚期,此特点与毒邪为患关系密切。毒性凶猛,致病迅速,极易传变,邪毒炽盛,肝脏疏泄失常,气机升降失调,最终损及脾肾二脏,则多表现为正虚瘀毒内盛之征象,以胁下痞块坚硬、形体消瘦、腹部膨胀、腹痛、腹泻等为主要表现。瘀毒日久,气机运行紊乱,血海蓄溢失常,瘀毒化火,灼伤阴液,或腹水难消,利水日久,肝肾阴虚,则见精神萎靡、黄疸、臌胀难消之象。

总体来说,本病病位在肝,属难治之病,多与脾、肾有关;湿聚、气滞、血瘀、痰凝、毒蕴为标,脾虚、肝郁、肾亏为本,属本虚标实之证。

【诊断】

一、辨病

(一)临床表现

1. 原发性肝癌患者会显现出一系列临床表现,有轻有重,从无症状的到危及生命的,比如上消化道静脉曲张出血。也有许多患者没有典型的与肿瘤相关的症状,尤其是肝癌早期的患者。有些患者会表现出由肝硬化引起的症状。肝硬化的临床表现包括非特异性症状(如食欲减退、体重减轻、乏力、疲劳)或肝脏失代偿的体征和症状(黄疸、皮肤瘙痒、上消化道出血、腹水时出现的腹胀、肝性脑病引起的神志不清)。

2. 体格检查会发现黄疸、蜘蛛痣、男性乳房发育、腹水、脾大、掌红斑、杵状指等,可能还会出现严重的肌肉痉挛。应关注患者是否有易疲劳、下肢水肿、发热、体重减轻、腹泻、皮肤瘙痒、腹围增加、精神错乱或睡眠障碍(应考虑到是否为肝性脑病)的症状。有一部分女性患者可能会出现停止排卵,会表现为闭经或月经不规律,可能是由于肝硬化患者的雌二醇、催乳素和黄体生成素等性激素水平发生变化所引起。男性患者同样也会发生性腺功能减退,表现为性欲减退、阳痿、不育及睾丸萎缩,其中以酒精性肝硬化和血色沉着病患者更为常见。

病情稳定的肝硬化代偿期患者会因肝癌扩散或侵犯门静脉而进入失代偿期(如静脉曲张出血或腹水)。而那些没有慢性肝病或肝硬化的患者可能首先出现一系列症状(如黄疸、腹痛),然后通过影像学和/或活检确诊。

3. 进展期的肝癌患者会出现上腹部轻度至中度的疼痛、体重减轻、早饱,或在上腹部触及肿块。晚期患者会出现因瘤体破裂引起的腹腔内出血,这是一种危及生命的并发症,常伴有突发的剧烈腹痛、腹胀和低血压,一般都需要紧急处理,如血管造影、栓塞出血血管或手术。一些患者也会出现由于肝内胆管受到瘤体压迫引起的梗阻性黄疸。肝癌患者也会出现副肿瘤综合征,以下临床表现通常和预后不良有关:低血糖、高钙血症、顽固性腹泻以及红细胞增多症。

(二)实验室及其他检查

对于筛查及诊断肝癌的辅助检查,大多选择甲胎蛋白及影像学检查,其中包括超声、CT及磁共振。超声检查因操作简便、实时无创、移动便捷等特点,是临床上最常用的肝脏影像学检查方法。《原发性肝癌诊疗规范(2019年版)》中提出,借助于肝脏超声检查和血清甲胎蛋白进行肝癌早期筛查,建议高危人群至少每隔6个月进行1次检查。常规灰阶超声可早期、敏感地检出肝内占位性病变,可鉴别其是囊性或实质性、良性或恶性,并观察肝内或腹腔内相关转移灶、肝内血管及胆管侵犯情况等。彩色多普勒血流成像可观察病灶内血供,同时明确病灶性质及与肝内重要血管的毗邻关系。动态增强CT和多模态MRI扫描是肝脏超声和血清AFP筛查异常者用以明确诊断的首选影像学检查方法。肝癌影像学诊断主要为"快进快出"的强化方式,多模态MRI检出和诊断直径≤2.0cm肝癌的能力优于动态增强CT。正电子发射计算机体层显像仪(PET/CT),氟-18-脱氧葡萄糖(^{18}F-FDG)PET/CT全身显像的优势在于对肿瘤进行分期,通过一次检查能够全面评价有无淋巴结转移及远处器官的转移。

(三)诊断要点

根据国内外指南推荐,我们按照肝癌发生风险的高低将患者分为3类,诊断策略有所侧重。第一类是高风险患者,一般来说包含肝硬化患者、乙肝患者(伴有活动性肝炎,或有肝癌家族史,或非洲及非洲裔,或40岁以上男性及50岁以上女性)、丙肝患者、晚期肝纤维化患者及卟啉病患者,被称为高风险组(high-risk group)。第二类为患有慢性肝病但非病毒性且不伴肝硬化的患者,第三类为无慢性肝病的患者。

对于第一类患者,首先推荐常规定期的肝脏超声检查(每6个月),当检测到新近出现的病变时就应该提出肝癌的疑诊,并根据超声结果所提示肿物的大小进一步完善相关检查。一般以新发肿物直径1cm为分水岭,当直径小于1cm时,影像学检查及组织活检能够提供的信息有限,实施意义不大,故推荐进行为期一到两年的定期动态监测(如每3到6个月1次),如果发现病变直径继续增大至1cm,或又出现新的病变,又或者AFP水平升高,就需要进行腹部增强CT或MRI来进一步检查。影像学检查结果符合典型的肝癌标准时,可不需要活检进行组织学检查。当影像学高度怀疑但不能确诊,且诊断结果会影响后续治疗时,才考虑进一步活检。

对于第二类患者,当超声结果发现可疑肿物时,需要接受腹部增强CT或MRI以获悉影像学改变,并检测 AFP 以便进一步评估。第三类为无慢性肝病患者,没发生肝硬化的肝脏更容易受到来自肝外恶性肿瘤转移的侵犯,对于这类患者,应进行针对肝脏潜在疾病的血清学检验、肿瘤标志物(AFP、CA19-9、癌胚抗原)的筛查,以及腹部增强 CT 或 MRI。

随着超声和影像学检查准确性逐渐提高,AFP 在诊断策略中的地位也发生了变化。其血清浓度水平高低与肝癌的临床特征(如肿瘤大小或是否侵袭血管)并不相关,且高达 40% 的小肝癌患者检测不到 AFP 血清浓度的异常。由于灵敏度及特异度问题,一些指南已不再推荐将血清 AFP 检测作为肝癌的诊断试验。

国内指南诊断标准为:①有乙型病毒性肝炎或丙型病毒性肝炎,或有任何原因引起肝硬化者,至少每隔 6 个月进行 1 次超声及血清 AFP 检测,发现肝内直径≤2cm 结节,动态增强 MRI、动态增强 CT、超声造影或肝细胞特异性对比剂 Gd-EOB-DTPA(钆塞酸二钠)增强 MRI,4 项检查中至少有 2 项显示动脉期病灶明显强化、门静脉期和/或平衡期肝内病灶强化低于肝实质即“快进快出”的肝癌典型特征,则可做出肝癌的临床诊断;对于发现肝内直径 >2cm 结节,则上述 4 种影像学检查中只要有 1 项典型的肝癌特征,即可临床诊断为肝癌。②有乙型病毒性肝炎或丙型病毒性肝炎,或有任何原因引起肝硬化者,随访发现肝内直径≤2cm 结节,若上述 4 种影像学检查中无或只有 1 项检查有典型的肝癌特征,可进行肝病灶穿刺活检或每 2~3 个月的影像学检查随访并结合血清 AFP 水平以明确诊断;对于发现肝内直径 >2cm 的结节,上述 4 种影像学检查无典型的肝癌特征,则需进行肝病灶穿刺活检以明确诊断。③有乙型病毒性肝炎或丙型病毒性肝炎,或有任何原因引起肝硬化者,如血清 AFP 升高,特别是持续升高,应进行影像学检查以明确肝癌诊断;如未发现肝内结节,在排除妊娠、慢性或活动性肝病、生殖腺胚胎源性肿瘤以及消化道肿瘤的前提下,应密切随访血清 AFP 水平以及每隔 2~3 个月进行 1 次影像学复查。

(四)鉴别诊断

诊断时应注意与继发性肝癌、肝硬化、活动性病毒性肝炎、肝脓肿、肝包虫病及肝脏良性肿瘤等相鉴别。根据患者病史、影像学检查以及 AFP 检测均有助于原发性肝癌的确诊。

1. 继发性肝癌　原发于呼吸道、胃肠道、泌尿生殖道、乳房等处的癌灶常转移至肝,呈多发性结节,临床以原发癌表现为主,血清 AFP 检测一般为阴性。

2. 肝硬化结节　增强 CT/MRI 见病灶动脉期强化,呈“快进快出”,诊肝癌;若无强化,则考虑为肝硬化结节。AFP>400ng/ml 有助于肝癌诊断。

3. 活动性病毒性肝炎　病毒性肝炎活动时血清 AFP 往往呈短期低浓度高,应定期多次随访测定血清 AFP 和 ALT,或联合检测其他肝癌标志物并进行分析,如:①AFP 和 ALT 动态曲线平行或同步升高,或 ALT 持续增高至正常的数倍,则肝炎的可能性大;②两者曲线分离,AFP 持续升高,往往超过 400ng/ml,而 ALT 不升高,呈曲线分离现象,则多考虑肝癌。

4. 肝脓肿　临床表现为发热,肝区疼痛、压痛明显,白细胞计数和中性粒细胞升高。超声检查可发现脓肿的液性暗区。必要时在超声引导下做诊断性穿刺或药物试验性治疗以明确诊断。

5. 肝包虫病　患者的相关生活史非常重要。

6. 其他肝脏肿瘤或病变　当影像学与肝脏其他良性肿瘤(血管瘤、肝腺瘤等)鉴别有困难时,可随访 EUS、增强 CT/MR,必要时在超声引导下行肝活检。

（五）并发症

如前所述，除了原有的基础肝硬化疾病的症状外，肝癌患者有或轻或重的表现。合并巨大肝癌的患者瘤体破裂引起的腹腔内出血是种会危及生命的并发症，如突发剧烈腹痛、腹胀和低血压时，需要紧急处理；以及肝性脑病、梗阻性黄疸、副肿瘤综合征、肿瘤转移等。

二、辨证

（一）辨证要点

1. 辨病期　肝癌初期，癌毒多以气滞、血瘀、痰凝、湿浊、湿热、火郁热毒各有偏盛，或痰瘀互结，湿浊、湿热毒瘀互结，表现为邪实壅盛，正虚不著；中期肝癌，毒势鸱张，癌毒淫溢，多因互结，耗气伤阴竭血，而邪实不减，表现为邪实正虚兼夹；肝癌晚期，癌毒毒势仍盛，流散四方，或入血动风、内陷心包，正气大虚，可逐渐出现阴竭阳虚、阴阳离决之危象。

2. 辨气血　初痛在气，久痛在血。疼痛且胀，以胀为主，痛无定处，时痛时止，常由情志不舒引起，伴胸脘痞满，喜叹息，得嗳气或矢气则痛减者，多属气分；疼痛久延不愈，其痛如刺如锥，持续不解，痛有定处，痛而拒按，伴食后痛增，舌质紫暗，舌下脉络紫暗迂曲者，多属血分。

3. 辨虚实　虚者多见少气懒言，神倦乏力；或面色淡白或萎黄不华，唇色淡白，爪甲色淡，头晕眼花；或形体消瘦，口燥咽干，失眠多梦，五心烦热，潮热，盗汗，颧红等症；实者多见胸胁脘腹等处疼痛，疼痛时轻时重，多为窜痛、攻痛、胀痛、刺痛、灼痛；病情轻重与情绪活动有关；或伴出血，血色紫暗夹有血块，大便色黑如柏油，面色黧黑，唇甲青紫，肌肤甲错，腹部青筋外露，或面颈部出现蜘蛛痣，舌有青紫点或静脉粗张；或脘腹胀闷，口腻纳呆，泛恶欲吐，口淡不渴，溏泄，头身困重；或肢体浮肿，有腹水，小便短少；或身目发黄，口苦，泛恶身热，或寒热往来；或高热，烦渴，神昏谵语，口干欲冷饮；或吐血，衄血，色泽鲜红，大便干结，小便短赤等症。

4. 辨脏腑　肝癌病位在肝胆，涉及脾胃与肾。在肝胆者：胁下痞块，情绪忧郁，胁肋或少腹胀痛，窜痛，或有灼痛，身目发黄，尿黄，口苦，身热，或寒热往来，大便不调，小便短赤；在脾胃者：脘腹胀满，口腻纳呆，泛恶欲吐，口淡不渴，溏泄，面色萎黄，头身困重，肢体倦怠，或身体浮肿，小便短；在肝肾者：头晕目眩，耳鸣健忘，失眠多梦，口燥咽干，胁痛，腰膝酸软，五心烦热，颧红盗汗等。

5. 辨急缓　在肝癌病程中常有一些危急重症并发出现，如出血、发热、疼痛、黄疸、腹水等，当予特别重视。对于此类危症，当辨别病机，急则治标，优先急救处理，以缓解病势，争取获得进一步救治的时机。出血：血色鲜红、量多，为热毒炽盛，迫血盛行；血色暗紫为瘀血内停、血络受损；血色淡而稀薄，伴倦怠无力，为脾虚气不摄血。发热：高热、烦躁、口渴喜冷饮多为热毒炽盛；低热反复、口干咽燥、苔少或光，为阴虚内热；低热反复、食少疲倦乏力为气虚、中阳虚弱。疼痛：胀痛、气窜，嗳气、矢气为舒，以气滞为主；刺痛、痛处固定、舌暗紫，以血瘀为盛；灼痛不已、口干、大便干结多为热毒炽盛。黄疸：色黄鲜明为阳黄，多为湿热内蕴、胆汁外溢；色黄晦暗为阴黄，多为寒湿蕴积。腹水：气滞、血瘀、水停互结于腹中，肝、脾、肾损伤。

（二）辨证分型

1. 肝郁脾虚证

主症：①上腹肿块胀闷不适；②腹胀纳少，进食后胀甚。

次症：①大便稀溏；②小便不利；③消瘦乏力，倦怠短气；④出现腹水、黄疸、下肢浮肿。

舌脉：舌胖苔白，脉弦细。

2. 肝胆湿热证

主症：①胁下痞块；②胁肋胀痛灼热；③身目黄染；④纳呆呕恶。

次症：①头重身困；②发热口渴，口干而苦；③胸腹胀满；④小便短少黄赤；⑤大便秘结或不爽。

舌脉：舌红、苔黄腻，脉弦数或弦滑。

3. 肝热血瘀证

主症：①上腹肿块石硬，疼痛拒按；②烦热；③肌肤甲错。

次症：①胸胁疼痛拒按，炽痛不适；②口干唇燥；③小便黄或短赤；④大便干结。

舌脉：舌质红或暗红，舌苔白厚，脉弦数或弦滑有力。

4. 脾虚湿困证

主症：①腹大胀满；②身重纳呆；③肢重足肿。

次症：①神疲乏力；②时觉恶心；③口黏不欲饮；④尿少；⑤大便溏。

舌脉：舌淡，舌边有齿痕，苔厚腻，脉细弦或滑或濡。

5. 肝肾阴虚证

主症：①臌胀肢肿；②蛙腹青筋；③四肢柴瘦；④烦躁不眠。

次症：①短气喘促；②唇红口干；③纳呆畏食；④溺短便数；⑤甚或循衣摸床，上下血溢。

舌脉：舌质红绛、舌光无苔，脉细数无力，或脉如雀啄。

证候诊断：主症必备，加次症2项及以上，结合舌脉，即可诊断。

【 治疗 】

一、治疗原则

原发性肝癌的治疗宜分初、中、后三个阶段：初期属实者，应予消散；中期邪实正虚，予消补兼施；后期以正虚为主，应予扶正消结。根据肝郁、脾虚、湿聚、湿热、血瘀、阴虚等不同，分别与疏肝解郁、健脾益气、和胃化湿、清热退黄、活血化瘀，滋补肝肾等法。旨在恢复肝脏功能，延缓肝癌恶化进程，提高患者的生活质量，达到延年益寿的目的。

二、西医治疗

（一）药物治疗

系统治疗方面：索拉非尼（sorafenib）对于不同国家地区、不同肝病背景的晚期肝癌患者都具有一定的生存获益（证据等级1）。仑伐替尼（lenvatinib）适用于不可切除的 CNLC Ⅱb、

Ⅲa、Ⅲb 期、肝功能 Child-Pugh A 级的肝癌患者,其一线治疗效果不劣于索拉非尼,HBV 相关肝癌具有较好的生存获益(证据等级 1)。系统化疗 FOLFOX4 方案在我国被批准用于治疗不适合手术切除或局部治疗的局部晚期和转移性肝癌(证据等级 1)。其他治疗方案还有内外放射治疗等。

国内外已广泛开展免疫、基因、内分泌、干细胞等多种生物技术治疗肝癌,但已规范用于临床的方法尚有限,仍需要更加充分的循证医学证据。

(二)专科治疗

根据巴塞罗那临床肝癌分期系统(BCLC)进行治疗方案的选择的流程图(图 4-4-5),该系统被认为是最好的分期系统且在大量临床研究中得到证实。

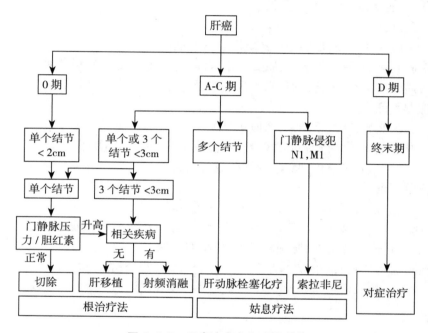

图 4-4-5 肝癌治疗方案选择流程

中国最新发布的指南,《原发性肝癌诊疗规范(2019 年版)》(以下称"规范"),所建立的中国肝癌分期方案(CNLC),根据患者功能状态评分(PS 评分)、肝功能分级、肿瘤数目及大小以及是否伴有血管侵犯、肝外转移等将肝癌分期分为 CNLC Ⅰa 期、Ⅰb 期、Ⅱa 期、Ⅱb 期、Ⅲa 期、Ⅲb 期、Ⅳ期 7 个分期。根据分期选择相应的治疗方案。

规范提出肝切除是使肝癌患者获得长期生存的重要手段,对于肝功能失代偿、不适合手术切除及局部消融的早期肝癌患者,肝移植是肝癌根治性治疗手段之一。并建议肝脏储备功能良好的 CNLC Ⅰa 期、Ⅰb 期、Ⅱa 期肝癌是手术切除首选适应证,肝移植的适应证标准推荐使用 UCSF 标准。

规范提出局部消融治疗适用于 CNLC Ⅰa 期及部分Ⅰb 期肝癌(即单个肿瘤、直径≤5cm;或 2~3 个肿瘤、最大直径≤3cm),且无血管、胆管和邻近器官侵犯以及远处转移,肝功能分级 Child-Pugh A/B 级者,可获得根治性的治疗效果(证据等级 1)。经动脉化疗栓塞术

（transarterial chemoembolization）适应证有：①CNLC Ⅱb、Ⅲa 和部分Ⅲb 期肝癌患者，肝功能 Child-Pugh A 级或 B 级，PS 评分 0~2 分；②可以手术切除，但由于其他原因（如高龄、严重肝硬化等）不能或不愿接受手术治疗的 CNLC Ⅰb、Ⅱa 期肝癌患者；③门静脉主干未完全阻塞，或虽完全阻塞但门静脉代偿性侧支血管丰富或通过门静脉支架植入可以复通门静脉血流的肝癌患者；④肝动脉-门脉静分流造成门静脉高压出血的肝癌患者；⑤肝癌切除术后，数字减影血管造影（DSA）可以早期发现残癌或复发灶，并给予经动脉化疗栓塞术治疗。

三、中医治疗

（一）辨证分型治疗

1. 肝郁脾虚证

治法：健脾益气，疏肝软坚。

代表方：逍遥散（《太平惠民和剂局方》）合四君子汤（《太平惠民和剂局方》）。

常用药：党参、白术、茯苓、柴胡、当归、白芍、生甘草。

加减：痛有定处者，加桃仁、莪术；腹胀者，加八月札、川朴；有黄疸者，加栀子、茵陈。

2. 肝胆湿热证

治法：清热利湿，凉血解毒。

代表方：茵陈蒿汤（《伤寒论》）。

常用药：茵陈、栀子、大黄。

加减：小便短赤甚者，加金钱草、猪苓、车前草、泽泻；胸胁苦满者，加柴胡、白芍、郁金、川楝子；腹胀者，加枳壳。

本方为治疗湿热黄疸要方。以茵陈清热利湿，退黄治疸为主药；栀子清利三焦湿热为辅；大黄降泄郁热为佐，配茵陈、栀子通二便，使湿热之邪下泄。

3. 肝热血瘀证

治法：清肝凉血，解毒祛瘀。

代表方：龙胆泻肝汤（《医方集解》）合下瘀血汤（《金匮要略》）。

常用药：龙胆草、栀子、泽泻、木通、车前子、生地黄、柴胡、黄芩、桃仁、大黄、生甘草。

加减：口渴、热甚者，加天花粉、石膏；肌肤甲错者，加莪术；出血者，加茜根、丹皮。

下瘀血汤为《金匮要略》中的经典方剂，具有祛瘀活血，泻下通经之效，是治疗腹中血瘀之要方。

4. 脾虚湿困证

治法：健脾益气，利湿解毒。

代表方：四君子汤（《太平惠民和剂局方》）合五皮饮（《华氏中藏经》）。

常用药：党参、白术、茯苓皮、桑白皮、生姜皮、陈皮、大腹皮、甘草。

加减：神疲乏力甚者，加黄芪；胸腹胀满者，加香附、枳实、厚朴；关节肿痛者，加薏苡仁；舌下络脉曲张者，加桃仁、莪术；加半枝莲以解毒抗癌。

四君子汤出自《太平惠民和剂局方》，有益气健脾的功效。五皮饮功能健脾益气、行气利水，通调三焦水道，用于头面四肢水肿，腹部胀满，小便不利，妊娠水肿等。

5. 肝肾阴虚证

治法:清热养阴,软坚散结。

代表方:一贯煎(《续名医类案》)合二至丸(《医方集解》)。

常用药:生地、沙参、麦冬、当归、枸杞子、川楝子、女贞子、旱莲草。

加减:肠燥便秘者,加桑椹子;夜热早凉者,加青蒿、鳖甲;溢血者,加赤芍、丹皮。

一贯煎是滋阴疏肝的著名方剂,诸药配伍共奏清热养阴,软坚散结之效。

(二)中成药

1. 活血化瘀类

(1)鳖甲煎丸:活血化瘀,软坚散结。用于胁下癥块。口服,每次 3g,每日 2~3 次。

(2)止痛化癥片:活血调经,化癥止痛,软坚散结。用于癥瘕积聚、痛经闭经、赤白带下及慢性盆腔炎等。口服,每次 2~3 片(0.6g/片),每日 2~3 次。

(3)复生康片:活血化瘀,健脾消积。用于胃癌、肝癌能增强放疗、化疗的疗效,并能增强机体免疫功能;能改善肝癌患者临床症状。口服,每次 4 片,每日 3 次;4 周为 1 个疗程。

(4)金龙胶囊:破瘀散结,解郁通络。用于原发性肝癌血瘀郁结证,症见右胁下积块,胸胁疼痛,神疲乏力,腹胀,纳差等。口服,每次 4 粒,每日 3 次。

(5)复方斑蝥胶囊:破血消瘀,攻毒蚀疮。用于原发性肝癌、肺癌、直肠癌、恶性淋巴瘤、妇科恶性肿瘤等。口服,每次 3 粒,每日 2 次。

2. 清热解毒类

秘诀清凉散:清热解毒,凉血热,化培根痰湿。用于病毒性肝炎、酒精性肝炎、肝硬化、肝癌引起的肝区疼痛、肝大、黄染,亦可用于热病余邪。每次 1g,每日 2 次。

3. 抗癌消炎类

(1)消癌平滴丸:抗癌,消炎,平喘。用于食管癌、胃癌、肺癌,对大肠癌、宫颈癌、白血病等多种恶性肿瘤,亦有一定疗效。并可配合放疗、化疗及手术后治疗。并用于治疗慢性气管炎和支气管哮喘。口服,每次 8~10 丸,每日 3 次。

(2)华蟾素片:解毒,消肿,止痛。用于中、晚期肿瘤,慢性乙型肝炎等症。口服。每次 3~4 片,每日 3~4 次。

4. 补虚强壮类

(1)香云肝泰片:滋补强壮,扶正固本,益胃增食。用于黄疸胁痛,积聚癥瘕,体质虚弱,倦怠乏力,面色不华,大便不实,舌质淡,脉细弱者,慢性迁延性肝炎,慢性活动性肝炎及肿瘤的综合治疗。口服,每次 2 片,每日 3 次,或遵医嘱。

(2)槐耳颗粒:扶正固本,活血消瘀。适用于正气虚弱,瘀血阻滞,原发性肝癌不宜手术和化疗者辅助治疗用药,有改善肝区疼痛、腹胀、乏力等症状的作用。在标准的化学药品抗癌治疗基础上,可用于肺癌、胃肠癌和乳腺癌所致的神疲乏力、少气懒言、脘腹疼痛或胀闷、纳谷少馨、大便干结或溏泄、或气促、咳嗽、多痰、面色㿠白、胸痛、痰中带血、胸胁不适等症,改善患者生活质量。口服,每次 10g,每日 3 次。用于肝癌的辅助治疗,1 个月为 1 个疗程,或遵医嘱。用于肺癌、胃肠癌和乳腺癌的辅助治疗时 6 周为 1 个疗程。

(3)康艾注射液:益气扶正,增强机体免疫功能。用于原发性肝癌、肺癌、直肠癌、恶性淋巴瘤、妇科恶性肿瘤;各种原因引起的白细胞低下及减少症以及慢性乙型肝炎的治疗。缓慢静脉注射或滴注,每日 1~2 次,每日 40~60ml,用 5% 葡萄糖或 0.9% 氯化钠注射液 250~500ml 稀释后使用。30 日为 1 个疗程或遵医嘱。

（4）至灵菌丝胶囊:补肺益肾,止咳化痰,增强机体免疫功能。用于放疗、化疗或手术后肿瘤患者,可升高白细胞,血浆蛋白,减少不良反应;对于慢性肾功能不全、慢性肾炎,慢性支气管炎及支气管哮喘、慢性肝炎,有明显疗效。对心、脑血管疾病,高脂血症及更年期综合征有一定治疗效果。口服,每日 2~3 次,每次 2 粒或遵医嘱。

四、中西医结合治疗

传统中医药学与现代主流医学方法相结合,能够起到缓解症状,增效减毒,增强免疫,改善患者的生存率及生活质量。

对罹患肝癌的患者在行手术治疗的同时,联合中医药治疗能够增强患者对手术的耐受力,术前服用中药重在预防术后并发症,术后联合中医药能够改善症状,促进患者康复。术后患者往往气血大伤,出现贫血,乏力等症状,并且恶性肝癌容易出现复发情况,及时运用中医药能够改善术后症状,预防复发。

研究表明,在内科常规保肝、化疗、营养支持、口服吗啡缓释片的基础上联合中药内服、针灸、穴位(肝区)贴敷(按)、耳穴、穴位注射等治疗原发性肝癌疼痛、腹胀、腹水、恶心呕吐等症状疗效显著,优于单纯现代内科常规治疗方案。解毒类药物"华蟾素"能够预防肝癌复发,提高患者生存率。

中药单药、提取物或复方制剂能够通过抑制肝癌细胞增殖,诱导肝癌细胞凋亡和分化,调节细胞周期进程和免疫发挥抗肿瘤作用。此外,中药联合手术、肝动脉化疗栓塞术及放化疗等西医疗法比单纯西医疗法在减轻肝癌患者临床症状、提高生存质量、控制癌瘤发展及延长生存期等方面有较好疗效,提示中西医结合防治原发性肝癌具有巨大的潜力和广阔的应用前景。

具有抗肝癌作用的中药研究

1. 丹参　苦、微寒。归心、肝经。具有活血祛瘀、通经止痛、清心除烦、凉血消痈的功效。常用于气血瘀滞、热毒内蕴类肝癌。《神农本草经》中言:"主心腹邪气,肠鸣幽幽如走水,寒热积聚,破癥除瘕,止烦满,益气。"现代药理研究表明:①丹参中的有效成分丹酚酸 B 具有抑制癌细胞增殖的作用,且具有浓度依赖。②丹参酮可以通过抑制 VEGF/VEGFR 信号通路,将肝癌细胞分裂阻滞在 G0/G1,达到抑制肝癌细胞增殖及迁移和侵袭效果。

2. 柴胡　苦、辛、微寒。归于肝、胆、肺经。具有和解表里、疏肝解郁、升阳举陷、退热截疟的功效,常用于湿热瘀结,热毒旺盛的肝癌。研究通过蛋白质印迹(Western blot)检测细胞自噬相关蛋白,在培养过程中用不同浓度的柴胡皂苷 d 对细胞进行干预,结果发现柴胡皂苷 d 通过上调 LC3-Ⅱ表达来诱导细胞自噬,从而抑制肝癌细胞生长。

3. 预知子　归肝、胆、胃、膀胱经。具有疏肝理气,活血止痛,散结,利尿的功效。现代药理研究表明:预知子种子醇提取物能抑制 Hep G2 肝癌细胞的增殖及黏附作用。

4. 斑蝥　辛,热;有大毒。归肝、胃、肾经。具有破血消癥,攻毒蚀疮,引赤发疱的功效。用于癥瘕肿块,积年顽癣,瘰疬,赘疣,痈疽不溃,恶疮死肌。研究发现:斑蝥中的有效成分斑蝥素可通过阻滞肝癌细胞于 G2/M 期来抑制肝癌细胞增殖并诱导癌细胞凋亡;采用斑蝥酸钠

维生素 B_6 注射液联合化疗法治疗 30 例肝癌患者,结果发现观察组(83.33%)治疗效果明显高于对照组(56.67%),且腹痛等不良反应明显减少,T 淋巴细胞亚群明显改善。

5. 姜黄 辛、苦、温。归脾、肝经。破血行气,通经止痛。现代研究表明:姜黄素可诱导人肝癌 SMMC-7721 细胞凋亡,发现姜黄素诱导细胞凋亡与上调 Bax 和 caspase-3,下调凋亡抑制蛋白(IAP)和 Bcl-2 基因的表达有关。进一步用信号通路抑制剂处理相关蛋白发现姜黄素激活 c-Jun 氨基端激酶(JNK)、抑制 ERK 和 p38 MAPK 信号通路与上调 caspase-3 和 Bax 的表达,下调 Survivin 和 Bcl-2 的表达有关。

五、名医诊治经验

1. 钱英名老中医"肝肾同源"治疗原发性肝癌经验

组成:党参 10g,炙甘草 6g,枸杞子 12g,生地 20g,麦冬 15g,当归 12g,野菊花 10g,槲寄生 20g,木香 6g,砂仁 6g,清半夏 10g,陈皮 10g,茯苓 15g,生白术 12g。

功效:滋补肝肾,健脾行气化湿。

主治:原发性肝癌,属于肝肾阴虚兼脾虚湿困者。症见面黑偏瘦,脘腹胀满,视物模糊,耳鸣耳聋,舌质紫暗,舌尖红,舌下静脉分叉增粗,脉沉寸关弦尺弱。

经验:钱英教授认为肝癌病程日久,病证复杂,湿热、肝郁日久很容易化火耗伤阴血,其中很重要的就是伤及肾阴。肝为藏血之脏,每当肾阴虚肾水不足,肝木得不到肾水涵养,必然导致肝血不足,即"见肝之病,其源在肾,亟当固肾",所谓"肝肾同源"。补肝阴则泉源不足,肝肾同补则生化无穷,事半功倍。故钱英教授在治疗肝癌过程中强调滋补肝肾,肝肾同治的治疗原则。本方以"香砂六君子合一贯煎"为主方加减。方中槲寄生、枸杞子、野菊花滋补肝肾;生地、麦冬、当归清热滋阴养血;党参、茯苓、白术、炙甘草健脾利湿;木香、砂仁、陈皮、半夏健脾行气化湿;诸药相配,共奏滋补肝肾,健脾行气化湿之效。钱英教授临床滋补肝肾常用药物有槲寄生、枸杞子、女贞子、山萸肉、生熟地、巴戟天、淫羊藿、怀牛膝、菟丝子、黑附片、肉桂等药物。最常用方剂:槲芪散、一贯煎、六味地黄丸、肾气丸等。

2. 郑伟达名老中医治疗原发性肝癌经验方

组成:茵陈 30g,白英 30g,白花蛇舌草 30g,茯苓 15g,猪苓 10g,白术 10g,泽泻 10g,丹参 10g,郁金 10g,虎杖 15g,金钱草 30g,姜黄 15g,栀子 10g,牡丹皮 15g,蒲公英 30g,半枝莲 30g,厚朴 10g,大腹皮 10g,莱菔子 15g。

功效:清热利胆,化瘀解毒。

主治:原发性肝癌,属湿热结毒者。症见病势加剧,发热出汗,心烦易怒,口干口苦,身黄目黄,胁肋刺痛,腹胀腹满,恶心纳少,便干尿赤,舌质红绛而暗,舌苔黄腻,脉弦滑或滑数。

辨证:肝胆湿热,瘀毒内结。

用法:水煎服,每日 1 剂。同时配合中成药慈丹胶囊,每次 5 粒,每日 4 次。

经验:郑伟达教授认为癌症的主要病因是"瘀"证加"毒"证,"瘀毒"的本质为瘀中有毒,毒中有瘀,瘀毒互结。同时"瘀毒"既是病因也是病理产物,常常催生湿热,湿热又助瘀毒,相互影响,相互胶着,相互转化。故治疗上以化瘀解毒为主,兼以清利湿热,健胃行气,使"瘀、毒、湿、热"得化,气血周行得通,以收良效。另,慈丹胶囊对肝癌具有较好的疗效,能显著减轻临床症状,改善饮食与睡眠,提高生命质量。

3. 郁仁存名老中医治疗原发性肝癌经验

组成:柴胡 10g,姜黄 15g,八月札 15g,虎杖 15g,延胡索 15g,白英 30g,龙葵 20g,蛇莓 15g,草河车 15g,白花蛇舌草 30g,女贞子 15g,枸杞子 10g,炒枣仁 30g,首乌藤 30g,远志 10g,茯神 10g,生黄芪 30g,党参 15g,焦三仙各 30g,焦鸡内金 10g,砂仁 10g。

疗效:疏肝健脾,解毒抗癌。

主治:原发性肝癌,属肝郁脾虚,癌毒未尽者。症见肝区偶胀痛,腹胀,乏力,纳可,眠差,二便调,舌淡暗尖红,薄白苔,脉沉弦细。

用法:水煎服,每日 1 剂,早晚饭后服用。

经验:"见肝之病,知肝传脾,当先实脾",除上方中所用党参,也常常加用白术、茯苓、山药健脾和胃,以防肝气不舒克犯脾土。对于肝癌,临床变证、并发症很多。如肝癌患者晚期常常出现顽固性腹水,所以在辨证论治中不可拘泥于理论,应该学会灵活变通,抓住主要矛盾,对症治疗,加减用药。如夹杂血虚者多加白芍、山萸肉以养血柔肝;夹杂瘀血者,多加土鳖虫、桃仁活血攻瘀;夹杂水肿(腹水)者,多加泽泻、白术、茯苓、猪苓、车前子、车前草、肉桂以利水消肿;夹杂黄疸者,阳黄多加小叶金钱草、龙胆草、虎杖等清肝利胆;阴黄多用附子、干姜等温补脾肾;夹杂阴虚者加生地黄、熟地、山茱萸以补肝肾;夹杂虚热者加地骨皮、银柴胡以养阴清虚热等。

4. 李春辉名老中医"自拟肝癌基本方"治疗原发性肝癌经验

组成:党参、白术、茯苓各 20g,柴胡、郁金、茵陈各 15g,壁虎、露蜂房各 10g,薏苡仁 30g,虎杖、莪术、丹参、重楼各 15g,甘草 5g。

疗效:益气健脾,疏肝行气利胆,清热解毒,散结消肿,祛瘀止痛。

主治:原发性肝癌,多证型经加减化裁适用。

经验:李东垣在《脾胃论》中提到:"百病皆由脾胃盛衰而生也。"《黄帝内经》云:"正气存内,邪不可干。"脾胃虚弱是发病的重要病理基础,脾胃乃后天之本,"五谷入于胃,其糟粕津液宗气分为三隧",说明脾胃为气血生化之源,对于消化饮食、摄取水谷精微以营养全身有着重要的作用。调理脾胃可以增强脾胃的运化功能,促进药物的吸收,提高治疗效果。又因肝主疏泄的功能异常,易引起胆汁排泄不畅,脾胃运化失司,导致正气更虚,气血津液失调,瘀毒内聚于肝。故在肝癌的治疗中,李老常用益气健脾,配合疏肝利胆之法,疏理肝脏气机,顾护后天之本,促进气血生化,以改善患者的消化道功能及全身状况,减缓病情恶化。故方中以四君子汤为底方,脾胃得运,脏腑才能和顺协调,正气方能充沛;柴胡、茵陈、郁金疏肝行气利胆,以恢复肝脏的疏泄功能;壁虎散结活络,解毒;露蜂房攻毒,消肿止痛;薏苡仁利湿、解毒散结;重楼清热解毒,消肿止痛;虎杖解毒,散瘀止痛;莪术行气消积;丹参活血祛瘀;甘草调和诸药。在遣方用药上,追求精简,且尽量选用药性平和之品,慎用大辛大热、大苦大寒、滋腻、大毒峻猛之品,以免伤及中气。其次注意各种兼症、并发症的治疗,在辨证的基础上随症加减。如出现黄疸者,以虎杖、茵陈利湿退黄;纳差者,加麦芽健脾开胃;胁痛者,加陈皮、延胡索以行气止痛;眠差者,配甘麦大枣汤、茯神以养心调神;出现顽固性腹水者,可加泽泻、猪苓、车前草以利水消肿。治疗过程中切不可急于求成,宜权衡好扶正与祛邪的关系,以防过犹不及,反助他变。

5. 闫绍华名老中医"和肝饮"治疗原发性肝癌经验

组成:黄芪 15g,人参 10g,当归 10g,白芍 10g,生地 10g,川芎 10g,鳖甲 10g,生牡蛎 10g,

香附 10g,郁金 10g,山茱萸 10g,柴胡 12g。

疗效:扶正化瘀,软坚散结,消积导泄。

主治:原发性肝癌,属气滞血瘀且夹热夹虚者。

经验:根据闫老的临床体会,急速扶正、调解免疫功能是当务之急,如《黄帝内经》云:"肝欲散、急食辛以散之。肝苦急、急食甘以缓之。"如再有拖延、则正脱。所谓邪陷于内、正脱于外,阴阳离决、精气乃绝,这便是肝癌一旦发病,病程短而进展速的道理(其中位生存期仅有 3~6 个月)。根据这一病理特点,闫老临床每遇此类患者常用自拟"和肝饮"随证加减。有黄疸者可合茵陈蒿汤。有腹水、浮肿者可合五苓散,有出血倾向者可酌加茅根、藕节等。总之,临床加减宜灵活多变,药随病转。如徐灵胎所云:"病久正虚则不忌参芪、如脉症俱实、何妨攻下,所谓药随病变。"

六、中医适宜技术

(一)针刺

取足太阳经、足阳明经、足厥阴经、足太阴经、足少阳经、足少阴经、任脉穴。主穴:肝俞、足三里。配穴:肝郁者加期门、太冲;脾虚者加脾俞、胃俞;肝胆湿热者加阳陵泉;血瘀者加血海、膈俞;湿盛者加阴陵泉、关元、中脘;肝肾阴虚者加三阴交、太溪;操作:毫针刺,实则泻之,虚则补之。

(二)灸法

脾虚湿盛夹寒者,取中脘、关元、神阙、足三里、脾俞、胃俞穴施行艾条灸法或隔姜灸。

(三)中药外敷治疗

根据贴敷部位与方法的差异可以分为肝区外敷、穴位外敷:肝区外敷是将薄贴、药物、药膏直接贴敷于肝区,经透皮吸收到达深部组织,在局部组织器官形成较高的药物浓度,并随血液循环到达全身,从而发挥治疗作用。选用:乳香、没药、红花、儿茶、血竭、蟾酥、冰片、薄荷、当归等,具有清热解毒、活血止痛作用。

穴位敷贴具有畅通经络气血、调和阴阳功效。选用当归、乳香、没药、血竭、冰片、延胡索、白芷等药物研成粉末,醋调,拌匀,制成直径 1.5~2cm 的圆形药丸。取穴:肝俞、期门、足三里、阿是穴等。本法适用于肝热血瘀型原发性肝癌疼痛。

(四)脐疗法

外敷肚脐治疗脾虚湿困型原发性肝癌腹水患者有较好的疗效,将生姜捣碎成末贴敷于患者神阙穴(肚脐)能明显改善患者腹胀、腹痛、食少纳呆、神疲乏力、恶心呕吐等症状,提高患者的生活质量。

(五)耳穴治疗

将王不留行籽粘在耳部相关穴位上,定时按压,对于防治肝癌介入化疗后恶心呕吐,疗效显著、持久,操作简单,无不良反应,安全有效,值得临床进一步推广使用。相关研究提示,耳穴贴敷可以持久抑制膈肌兴奋，达到止呃镇逆的效果。

（六）穴位注射

通过双侧足三里穴位注射山莨菪碱，对治疗中晚期肝癌顽固性呃逆，有较好疗效。

针刺在原发性肝癌的治疗中运用广泛，具有操作简便、经济实用、疗效显著及预后好等优点。灸法、脐疗法及耳穴治疗多用于脾虚湿盛型原发性肝癌；中药外敷（穴位贴敷）及穴位注射能迅速、有效地缓解癌性疼痛，且起效时间短、毒副作用小。实际临床中，上述诸法多相互结合使用，便于提高患者的生活质量。总结分析针灸治疗原发性肝癌现代临床文献的经穴选用规律，发现足三里、中脘、关元、肝俞、期门、胃俞、脾俞、阴陵泉、阳陵泉、三阴交、太溪、血海、膈俞是最常用腧穴；腧穴所属经脉主要集中于足阳明膀胱经、足厥阴肝经、足太阴脾经、足少阳胆经、足少阴肾经以及任脉；选取腧穴主要分布在下肢部、胸腹部和背腰部。针灸治疗原发性肝癌的选穴规律有着辨证取穴、循经取穴、分部取穴和特定穴的特点。

【预后】

肝癌多因湿热疫毒侵袭肝脏所致。湿为阴邪，胶着难去，湿热互结，如油入面、缠绵淹滞，湿热久羁，湿伤阳气、热损阴血、气血耗损、正气大伤，从而又导致气滞血瘀、郁久生热、热极成毒。早期湿热疫毒入侵引起肝胆脾肾等脏腑功能失调，若不及时辨证施治，湿热久羁，内陷营血而耗伤气阴，致使气阴两伤，正气大虚，无以抗邪，则邪愈盛，最终湿热疫毒鸱张莫制，正气溃败，变证多端，虚实互见，寒热错杂，或脾虚、或阴虚、或黄疸、或腹水、或出血，种种变化不一而足。

第四篇 | 第四章
参考文献

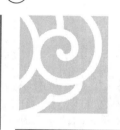

第五章　胆系疾病

第一节　胆　囊　炎

急性胆囊炎

▶【概述】

急性胆囊炎（acute cholecystitis）是由于胆囊管梗阻、化学性刺激和细菌感染等引起的胆囊的急性炎症。典型临床特征为右上腹阵发性绞痛，伴有明显的压痛和肌紧张，伴有发热、恶心、呕吐、轻度黄疸和外周血白细胞计数增高等临床表现。急性胆囊炎主要根据是否伴有胆囊结石分为急性结石性胆囊炎（acute calculous cholecystitis，ACC）和急性非结石性胆囊炎（acute acalculous cholecystitis，AAC），严重者可发生以胆囊积脓为特征的急性化脓性胆囊炎，甚至出现胆囊壁坏死的坏疽性胆囊炎。是临床常见急腹症之一。

根据急性胆囊炎右上腹疼痛的主要临床表现，大致相当于中医学的"胁痛""胆胀""黄疸"的范畴。

▶【流行病学】

急性胆囊炎是一种全球性多发性疾病，全球 5%~15% 的人群存在胆道系统结石，约 4% 的胆囊结石患者可能发生急性胆囊炎，约 20% 的患者有急性胆囊炎。我国胆道系统结石患者约占同期总住院人数的 11.5%。在所有的腹痛患者中，急性胆囊炎患者占 3%~10%。

（一）性别分布

急性结石性胆囊炎女性人数多于男性，50 岁前男女比例约为 1∶3，50 岁后男女比例约为 1∶1.5；急性非结石性胆囊炎多见于老年男性，多发生在大手术或严重创伤后，男女比例可达（2~7）∶1。

（二）年龄分布

发病年龄以 31~50 岁多见。

【病因病机】

一、西医认识

现代医学认为胆囊炎的病因主要是胆总管阻塞、细菌感染和胆汁的化学成分改变。胆囊出口的阻塞，可能因胆囊内结石阻塞胆囊管，也可因胆管系统功能失调，胆囊管括约肌或 Oddi 括约肌发生痉挛所引起。

（一）病因和发病机制

1. 胆囊管梗阻　胆囊结石是引起梗阻的主要原因，约占 90% 以上。胆囊结石与胆囊炎之间的关系是互为因果，胆囊炎促进了胆囊结石的形成，而胆囊结石又会造成胆囊管阻塞，引起胆囊炎的发生。其他导致胆囊梗阻的因素有蛔虫、梨形鞭毛虫、华支睾吸虫、炎性渗出物、胆囊管扭曲或畸形等，此外，胆囊管外的因素如肿大的淋巴结或肿瘤等压迫亦可导致胆囊管阻塞。由于梗阻，胆汁在胆囊内大量淤积，因部分水分被胆囊壁吸收致胆汁浓缩，胆盐浓度增加，高浓度的胆盐对胆囊黏膜有强烈的刺激，胆汁淤积导致胆囊内压力增高，使胆囊壁血管受压，急性胆囊炎发作后如果胆囊管梗阻不能及时解除，则胆囊内压力不断升高，使胆囊壁的血管、淋巴管受压，胆囊壁的供血量减少或断绝，可引起胆囊坏死甚至穿孔。在胆囊管、胆总管梗阻和胆囊壁血供不良的基础上，容易继发细菌性感染，从而发展为化脓性炎症。研究发现胆道内压力增高时容易引起胆道感染，肠道寄生细菌可自门静脉回流至肝脏，未能被单核巨噬细胞消灭，肝内细菌可经淋巴管蔓延至胆囊，或随胆汁排出胆囊；但如果胆道内压力低，细菌侵入少，可以被肝内单核巨噬细胞系统吞噬而不出现临床症状。因此，急性胆囊炎是在一个或多个因素作用下引起的胆囊黏膜损伤，加上胆囊管梗阻性胆囊内高压，形成的恶性循环的结果，而细菌感染则多半是上述化学性炎症的结果而非原因。

2. 细菌感染　胆囊感染的细菌以大肠埃希菌、副大肠埃希菌最为常见，其他的还有葡萄球菌、链球菌、伤寒杆菌和厌氧菌等。无论何种原因造成的胆道感染，其胆汁细菌培养结果相似，与肠道的菌群基本一致，即以肠道杆菌为主的混合感染。细菌侵入胆囊的途径有：①逆行性感染，以蛔虫携带细菌入胆道多见，可引起胆管梗阻和胆囊胆管的感染；②经动脉感染，可见于败血症和少数传染病如伤寒、猩红热等，细菌可经血流进入胆囊而引起感染；③经门静脉感染，肠道内细菌可以经门静脉进入肝脏，如在肝内未被灭活，则细菌可直接进入胆汁，或经淋巴管进入胆囊而引起感染；④经邻近器官感染，临近胆管的器官如果有炎症，可以直接蔓延至胆囊而引起感染。

3. 应激及神经精神因素　国外研究发现，严重创伤、烧伤后或以往有腹部手术史的患者，如果接受胆囊切除治疗，50% 以上的患者是由于患急性非结石性胆囊炎而手术的。疼痛、恐惧、焦虑等神经精神因素，出血、麻醉、发热、饮食不当以及战伤、车祸等均可因胆囊排空障碍而致胆汁淤积，胆囊壁受到化学性刺激而引起胆囊炎。非结石性胆囊炎好发于老年男性患者,多发生于严重损伤,如大面积烧伤、重度外伤或大手术等应急状况下。但在少数情况下,可没有创伤或遭受打击的前驱病史,尤其在小孩或者同时患有血管性疾病者,其发病机制尚未完全清楚。

4. 胰液反流入胆囊 胆总管与主胰管共同开口于十二指肠乳头者,如果共同开口处有功能性或器质性梗阻时,胰液可逆流入胆总管和胆囊,当胰液中的胰酶原被胆汁激活后,可导致胆囊黏膜强烈的化学性炎症反应。

5. 激素的影响 多种激素可以影响胆囊的功能而发生急性胆囊炎。

(1)CCK:能使肝脏胆汁分泌增加、胆囊收缩和胆总管括约肌松弛,以保持胆汁的正常分泌和排出。此作用不受阿托品的影响,不受去极化剂药物的作用,独立于自律神经系统而直接作用于胆囊肌肉,但CCK可以被胆盐、脂肪或氨基酸所影响。如果将胆盐、脂肪或者氨基酸注入释放CCK的十二指肠内时,胆囊的收缩即可减弱或停止。因此CCK的分泌受肠腔内胆盐浓度和消化产物的调节。凡是肠腔内存在有升高胆盐浓度和增加氨基酸等因素时,胆囊可以停止收缩而处于扩张状态,严重者引起胆汁的淤积,导致胆囊炎症的发生。

(2)性激素:临床上妇女在妊娠时常容易患胆囊炎。妇女在妊娠期时,由于雌激素和黄体酮水平增加,引起胆石症的发病风险增高。雌激素增加胆固醇分泌,黄体酮则降低胆汁酸分泌,并通过抑制平滑肌而减弱胆囊收缩功能。1%~3%妊娠妇女患有胆囊结石,30%的妊娠妇女胆囊内有胆泥淤积,约0.1%的妊娠妇女可发生急性胆囊炎。统计发现胆囊炎的发病与性别有明显关系。60岁后和青春期前,两性发病相似;从青春期开始,女性发病逐渐增多,50岁以前达到高峰,男女之比为1:3;50岁以后女性发病率逐渐下降。

6. 其他 部分免疫功能低下的患者(如艾滋病、接受骨髓移植的患者)的胆囊伴有隐孢子虫病、微孢子虫病和巨细胞病毒的感染,这些感染可诱发胆囊炎。同时某些药物也可称为引起急性胆囊炎的间接危险因素,如黄体酮、贝特类降脂药、雌激素、噻嗪类利尿剂、头孢曲松钠、奥曲肽、抗胆碱药、氨苯砜、抗生素类药物(如红霉素、氨苄西林)等,这些药物主要通过促进结石的形成而引起急性胆囊炎。此外,肝动脉栓塞化疗时可因误栓胆囊动脉,引起急性缺血性胆囊炎。

(二)病理

胆囊壁水肿、出血或坏死,炎细胞浸润,甚至出现化脓性炎症和/或脓肿形成。特殊类型胆囊炎:①黄色肉芽肿性胆囊炎,胆囊壁呈黄色肉芽肿性增厚,与周围组织器官紧密粘连,胆囊内因有结石,导致压力增高,罗-阿窦(Rokitansky-Aschoff sinus)破裂,胆汁渗漏到胆囊壁,被组织细胞摄取,形成由泡沫细胞构成的肉芽肿样结节,常见浆细胞、巨噬细胞或脂质细胞聚集;②气肿性胆囊炎,由于包括产气荚膜梭状芽孢杆菌在内的产气厌氧菌的感染可产生气体,导致气肿性胆囊炎,可进展为脓毒血症和坏疽性胆囊炎。

二、中医认识

根据中医文献论述,结合其临床表现应将急性胆囊炎称为"胁痛""胆胀",关于"胁痛"之病名,记载于《素问·热论》:"三日少阳受之,少阳主胆,其脉循胁络于耳,故胸胁痛而耳聋。"《素问·刺热》曰:"肝热病者,小便先黄……胁满痛。"《灵枢·五邪》曰:"邪在肝,则两胁中痛。"《医方考·胁痛门》谓:"胁者,肝胆之区也。"且肝胆经脉布于两胁,故"胁"现代又指两侧下胸胁及肋边缘部,肝胆胰所居之处。

胆胀病名源于《黄帝内经》,《灵枢·胀论》言"胆胀者,胁下痛胀,口中苦,善太息",不仅提出了病名,而且相对详细地描述了相关的症状特点。《伤寒论》中虽无胆胀之名,但其所论述的一些症状,如《辨太阳病脉证并治》中的"呕不止,心下急,郁郁微烦者",《辨少阳病脉证并治》中的"本太阳病,不解,转入少阳者,胁下硬满,干呕不能食,往来寒热"等都类似本病。

中医认为胆囊炎是由于肝胆气滞,湿热壅阻,影响肝脏的疏泄和胆腑的通降功能而发病,与饮食不节、寒温不适等因素有关。急性发作期以实证为主,慢性或缓解期以本虚标实为主。湿可从热化,亦可从寒化。

本病病位在胆腑,与肝、胃关系最为密切。本病的发生主要在于胆腑气机通降失调,起因或为忧思气恼,肝气久郁;或为湿热内蕴,胆腑不通;或为虚损劳倦,继而感寒;或为气滞及血,瘀血阻络。其病机为气滞、热郁、瘀血、沙石、湿阻致使肝胆气郁,胆失通降,久而气滞及郁而化火。疾病过程中可产生湿、热、瘀等病理产物,使病情反复发作。故湿热蕴结,气滞胆腑是急性胆囊炎的基本病机,多属实证,如急性胆囊炎反复发作,迁延不愈,发展成慢性胆囊炎,则属本虚标实,主要为正虚邪恋,运化失健,本虚多呈脾虚,亦有兼肝肾亏虚者。

【诊断】

一、辨病

(一)临床表现

1. 典型表现　急性胆囊炎发作时的典型表现为急性上腹部疼痛、局限性肌紧张、恶心和呕吐。而急性非结石性胆囊炎的临床表现常不典型,其特点为多数在损伤后合并休克和败血症等严重情况下发病,对炎症的局限性能力较差,多合并其他器官系统的损伤或功能不全,大多需在重症监护室抢救;如果没有急性胆囊炎的特征表现者,则容易延误诊断。

(1)右上腹部疼痛:如果是结石或寄生虫嵌顿胆囊管引起的急性梗阻性胆囊炎,疼痛的性质通常为阵发性绞痛。疼痛一般是突然发作,多于饱餐尤其是进食高脂肪食物后发生,也可在夜间或深夜突然发作。疼痛可呈绞痛样,阵发性发作,而且早期疼痛定位不明确。其病程进展类似于急性阑尾炎发作。疼痛可始于左上腹部或上腹部,逐渐转移至右上腹部,逐渐加重并伴肌紧张。如果梗阻在短期内不能解除,绞痛可以呈刀割样,并可以随体位改变或呼吸运动而加剧。如果引起梗阻的结石一旦松动或滑脱,则疼痛可立即缓解或消失。此外,疼痛可以放射至右肩部和右肩胛下部,其程度可以超过腹痛。在约 2/3 的患者中,曾有反复多次胆绞痛发作史。在约 3/4 的急性非结石性胆囊炎患者中,最初没有右上腹部的症状和体征,往往不能解释的发热或高淀粉酶血症是唯一的线索。一般右上腹痛通常不剧烈,并且多局限于胆囊区。当胆囊化脓或坏疽时则疼痛剧烈,可有尖锐的刺痛感;而疼痛的范围扩大,则提示炎症加重,且常伴有胆囊周围炎甚或腹膜炎的可能。与结石性胆囊炎相比较,其病情更为严重和突发。因该病多发生于较衰竭者,故病程常进展迅速,并在早期就可出现并发症。待到做出诊断时,一半以上的患者已有胆囊坏疽或局限性穿孔。

（2）畏寒发热：轻型患者可有畏寒和低热，重型患者因胆囊化脓、坏疽和并发有胆管炎或腹膜炎，则出现寒战和高热。少数患者特别是老年人在体温达到39℃以上时可出现谵妄等精神症状。高热、呕吐和进食少可引起脱水及电解质平衡失调。

（3）恶心呕吐：多数患者有恶心、呕吐。呕吐通常发生在疼痛之后，其程度没有急性胰腺炎和肠梗阻时严重。当胆囊管或胆总管梗阻时，呕吐则更频繁。一般呕吐量不大，可含有胆汁，呕吐后疼痛无明显减轻。

（4）黄疸：约20%的患者可以出现黄疸，在老年患者中可达40%。黄疸通常较轻微，总胆红素一般不超过68.4μmol/L，超过该值应怀疑胆总管结石。伴有黄疸的急性胆囊炎患者中约一半发现同时存在胆总管结石，严重黄疸是胆总管梗阻的重要征象。黄疸亦可因胆管水肿或炎症直接累及肝脏所致。

一般来说，急性胆囊炎症状发作持续7~10天后可缓解，少数患者的临床表现在住院后24~48小时内可以完全消失。疼痛可持续4~6小时，较慢性胆囊炎胆绞痛持续时间长。在少数情况下，炎症消退缓慢，疼痛和肌紧张可持续4~6周，这类患者的胆囊可有炎症、变形或皱缩，常有多处坏疽发生。由于急性胆囊炎主要是一种化学性炎症，所以一半以上没有进行手术者可以自行缓解，并不出现并发症。但在25%~35%的患者中，当疼痛和腹肌紧张明显，并出现寒战，体温超过39℃时，应怀疑有化脓性胆囊炎或并发穿孔的可能，常需要紧急手术治疗。

2. 体征

（1）右上腹胆囊区稍膨隆，炎症严重时，腹式呼吸运动受限，而多呈胸式呼吸。

（2）右上腹及中上腹部局限性压痛和肌紧张。

（3）墨菲征阳性。

（4）1/4~1/3的患者在右上腹部可扪及肿大的胆囊，有时处于锁骨中线的正常位置，但大多数偏向一边。初次发作者胆囊常较容易触及，而反复发作者则较难触及。

（5）胆囊化脓或坏疽导致局限性腹膜炎，则有肌紧张、压痛和反跳痛，腹肌呈强直表现。当这些表现扩延至腹部其他部位或全腹时，则可能是胆囊穿孔引起胆汁性腹膜炎或并发胰腺炎。应特别注意，老年急性胆囊炎常易发生积脓、坏疽和穿孔。

（二）实验室及其他检查

1. 影像学检查

（1）腹部超声检查：是急性胆囊炎的首选影像学检查手段，简单易行，且准确率高。典型表现为胆囊肿大（前后径≥4cm，长度≥8cm）、胆囊壁增厚（≥3mm）或毛糙，胆囊区明显压痛（超声墨菲征阳性）；胆囊壁可显示出强弱不同的两种回声，呈"双边征"，为浆膜下水肿所致，多伴有胆囊结石；若胆囊腔内出现稀疏或密集的分布不均的细小或粗大回声斑点，呈云雾状，则考虑胆囊积脓；若胆囊壁局部膨出或缺损，以及胆囊周围出现局限性积液，则考虑胆囊坏疽穿孔。

（2）CT及磁共振胆胰管成像（MRCP）：当腹部症状不典型或超声不能明确诊断时，可行腹部CT扫描，以提供更全面信息，或怀疑患者可能有胆囊穿孔和坏疽性胆囊炎，也应及时行腹部CT检查。CT可发现胆囊增大，胆囊壁弥漫性、向心性增厚，大于3mm；胆囊肿大，横径大于4.5cm，其内可见结石影；胆囊周围环状低密度影，提示胆囊壁水肿；病发坏疽性穿孔时，可见胆囊周围脂肪间隙消失，胆囊窝内可形成有液平的脓肿，肝胆界面不清，有时可见积气。CT 诊断急性胆囊炎的敏感性、特异性和准确性分别为 91.7%、99.1% 和 94.3%，对于并发胆囊穿孔和囊壁内脓肿形成的诊断价值最大。

MRCP 行 T_2WI（T_2 加权成像）和钆喷酸葡胺增强扫描，可提高胆囊壁水肿和脓肿的显像。T_2WI 单一表现为胆囊周围渗出液，MRCP 诊断敏感性和特异性分别为 91% 和 79%。

2. 实验室检查　绝大多数患者白细胞计数升高（10×10^9~15×10^9/L），以中性粒细胞增多为主。在无脱水的情况下，外周血白细胞计数超过 20×10^9/L 且有核左移者，常提示病情严重。部分患者可出现血清转氨酶、碱性磷酸酶、谷氨酰胺转肽酶水平的升高。

（三）诊断要点

急性胆囊炎的诊断应结合临床表现、实验室检查和影像学检查。

（1）局部炎症表现：①可触及右上腹肿块、压痛和反跳痛；②墨菲征阳性。

（2）全身炎症反应：①发热；②CRP 水平升高；③WBC 计数升高。

（3）影像学检查：提示为急性胆囊炎的特征。

"（1）"中任意一项加"（2）"中任意一项，应高度怀疑急性胆囊炎；在此基础上，若"（3）"进一步支持，则可明确诊断。

（四）严重程度评价

急性胆囊炎的严重程度不同，选择的治疗方案亦不同，且预后也不同。根据患者的病情严重程度将急性胆囊炎分为轻、中、重度三级，具体如下：

（1）轻度：急性胆囊炎局部轻度炎症改变，无器官功能障碍。

（2）中度：患者伴有以下情况之一时，应考虑病情较重：①WBC 升高（$>18 \times 10^9$/L）；②可触及右上腹肿块；③病程超过 3 天；④已出现明显局部炎症，如坏疽性胆囊炎、胆囊周围脓肿、肝脓肿、胆源性腹膜炎或胆囊穿孔。

（3）重度：患者出现以下任何一个器官/系统功能障碍时，则提示病情危重：①心血管系统：血压需要使用多巴胺（$5\mu g/kg$ 以上）或者肾上腺素维持；②神经系统：出现意识障碍，表现为嗜睡、昏睡或昏迷等意识水平下降的表现；③呼吸系统：$PaO_2/FiO_2<300$；④肾功能：少尿、肌酐 $>177\mu mol/L$；⑤凝血功能：INR>1.5；⑥血液系统：血小板 $<100 \times 10^9$/L。

（五）鉴别诊断

1. 胆瘘　急性胆囊炎或胆囊反复炎症，胆囊穿孔，与邻近的空腔器官穿透形成内瘘。最常见的是胆囊与十二指肠瘘。这种胆囊-肠瘘通常由胆囊内大结石引起。如果结石大于 3cm，可引起胆结石性肠梗阻。当瘘管形成后，胆囊内容物可顺利进入消化管腔，急性胆囊炎的临床症状可显著改善。临床上胆囊与邻近脏器形成瘘管时常常无典型临床症状，易被忽视。腹部 X 线片可见胆管分支有积气，消化道造影或内镜检查可发现瘘管存在。

2. 消化性溃疡穿孔　消化性溃疡穿孔在起病时常无发热，呕吐次数较少。随着病情进展，上腹部疼痛剧烈且迅速蔓延至全腹，较早就出现腹部压痛、反跳痛和腹肌板样强直等腹膜刺激征。肝脏浊音界缩小或消失。腹部透视可发现膈下游离气体。如果临床上更多地提示急性胆囊炎，则首先应用超声检查来区别。

3. 急性胰腺炎　急性胰腺炎有时难与急性胆囊炎区分开，原因是两者疼痛和压痛部位相同，而且急性胰腺炎的特征性血淀粉酶升高，有时候在急性胆囊炎中也可见到。但急性胰腺炎的疼痛更加剧烈，可呈刀割样痛，多位于上腹部中部和左上腹，疼痛可以向腰背部放射。血、尿淀粉酶升高较急性胆囊炎更显著。B 超检查可以发现胰腺呈弥漫性或局限性增大，胰腺回声减弱，胰管扩张等征象。核素扫描也有助于两者鉴别诊断。但必须注意胆石阻塞胆总管或壶腹乳头部后可引起急性胰腺炎，后者可以与急性胆囊炎或胆管炎同时存在。

4. 肝脓肿细菌性或阿米巴性肝脓肿　其症状首先容易被误认为急性胆囊炎所致。许多肝脓肿患者，往往没有腹部脓肿或阿米巴感染的病史，胸部 X 线检查可见到横膈抬高。B超和 CT 检查对确立肝脓肿的诊断并不困难。

5. 急性阑尾炎　急性阑尾炎是最容易与急性胆囊炎混淆的疾病，特别是位于肝或胆囊下的高位阑尾发炎，其症状与急性胆囊炎不易鉴别。高位阑尾发炎时，发热常不高，恶心呕吐亦较轻，胆囊区可无压痛和叩击痛。腹部 X 线片如果显示异位盲肠积气阴影，则有助于诊断高位阑尾炎。B 超检查可发现胆囊没有增大，胆囊壁没有增厚。

6. 淋球菌性肝周围炎　可出现右上腹部疼痛、压痛和白细胞计数增高，往往掩盖了盆腔并发症（急性输卵管炎）的症状。妇科检查时附件有压痛，宫颈涂片发现淋球菌或沙眼包涵体时有利于鉴别。当鉴别有困难时，可以做腹腔镜检查，此病的肝包膜表面可以见到特殊的琴弦状粘连带。

7. 急性肠梗阻　急性肠梗阻的疼痛多位于脐周，呈阵发性疼痛，间歇期可以完全不痛。墨菲征阴性。肠鸣音亢进呈气过水声或金属音调。麻痹性肠梗阻时肠鸣音减弱或消失。腹部 X 线透视可发现有阶梯状宽度不等的液气面。肠梗阻患者常有手术或腹疝的病史。

8. 其他　急性胆囊炎还应该与溶血-肝功能异常-血小板减少综合征（妊娠 HELLP 综合征）和第三代头孢抗生素引起的胆道假结石相鉴别，两者的临床表现都酷似急性胆囊炎。但胆道假结石行胆囊切除后组织病理学检查不能发现胆囊存在炎症的依据。

（六）并发症

1. 急性胆囊炎常见的并发症有急性穿孔形成胆汁性腹膜炎或胆囊周围脓肿。
2. 产生胆汁性或黏液性的胆囊皮肤瘘。
3. 穿透粘连的十二指肠、横结肠或胃形成内瘘。
4. 感染的胆汁流入胆总管、肝管，特别是在胆总管受阻的情况下，可产生上行性肝胆管炎或肝脓肿，胆结石排入胆总管，引起 Oddi 括约肌痉挛、水肿受压，产生阻塞性黄疸。
5. 感染的胆汁流入胰管，产生胰腺炎等。

二、辨证

（一）辨证要点

1. 辨外感内伤　外感胁痛是由湿热之邪侵犯肝胆，肝胆失于疏泄条达所致，常伴有寒热表证，且起病急骤，同时可出现恶心、呕吐、身目黄染等症状，舌质红，苔黄腻，脉浮数或滑数；内伤胁痛是由肝郁气滞，瘀血内阻，或肝阴不足引起，一般无寒热表证，且起病缓慢，病程较长。

2. 辨在气在血　胁痛在气,则痛以胀痛为主,且游走不定,痛无定处,时轻时重,症状轻重每与情绪变化有关;胁痛在血,一般以刺痛为主,且痛处固定,疼痛入夜尤甚。还有的胁痛是气血同病,气滞血瘀,则两者的特点同时存在。

(二) 辨证分型

1. 肝气郁结证

主症:右上腹轻度或短暂隐痛或钝痛,或胀痛,部位游走不定。

次症:①口苦;②咽干。

舌脉:舌苔薄白或微黄,脉弦。

2. 肝胆湿热证

主症:①上腹部绞痛,阵发性加剧;②伴有寒战或恶寒,高热。

次症:①口苦咽干;②心烦喜呕;③尿少色黄;④大便秘结;⑤身目发黄。

舌脉:舌苔薄白或微黄,脉弦或滑。

3. 脓毒内蕴证

主症:①持续性上腹部疼痛;②寒战、高热;③神志淡漠,甚至昏迷、谵语。

次症:①身目黄染;②大便燥结;③全身晦黄甚至有出血现象。

舌脉:舌质红绛,舌苔干枯或无苔,脉弦数或沉细而弱。

4. 瘀血阻络证

主症:①胁肋刺痛;②痛处固定拒按,入夜尤甚。

次症:面色晦暗。

舌脉:舌质紫暗,脉沉弦。

5. 肝阴不足证

主症:胁痛隐隐,绵绵不已。

次症:①口干咽燥;②目睛干涩;③心中烦热。

舌脉:舌红少苔,脉弦细。

证候诊断:主症必备,加次症 1 项及以上,结合舌脉,即可诊断。

【治疗】

一、治疗原则

急性胆囊炎的治疗目的在于缓解临床症状、解除致病因素、防止并发症及预防复发。一般采取外科手术治疗或中西医结合保守治疗。

二、西医治疗

(一) 药物治疗

急性胆囊炎及急性胆管炎的治疗在无严重并发症时一般采用内科治疗,关键是消炎、利胆和镇痛治疗,绝大多数可缓解,但要严格掌握手术指征,严重并发症时要尽早手术,急性重症胆管炎一经确诊需马上手术治疗。

1. **卧床休息**

2. **禁食** 为了能够使胆囊得到充分休息,减少胆汁分泌,减低胆囊张力,减轻炎症反应,急性胆囊炎患者需禁食,待病情稳定后可给予清淡流质饮食,以后逐渐过渡到正常的普通饮食。

3. **支持疗法** 静脉补充营养和液体,呕吐严重要注意复查电解质情况,纠正电解质紊乱和脱水,维持水和电解质平衡。

4. **胃肠减压** 严重病例应插鼻胃管行胃肠减压,以吸出胃腔内的气体、胃液和食物残渣,吸出十二指肠内容物,使胃、十二指肠空虚,减少对胆汁分泌的刺激,有利于胆汁的引流和排出,减轻胆绞痛及呕吐等症状。

5. **抗感染治疗** 抗生素是根据其抗菌谱、不良反应、药物在血中和胆汁中的浓度为原则来选择的。最好根据药敏试验来选择用药。若细菌感染的种类不明时,则应优先选择在胆汁中浓度最高的抗生素,对急性胆囊炎患者尤其是重度患者应进行胆汁和血液培养,选用在胆汁中浓度最高的抗生素如三代头孢菌素、喹诺酮类和氨基糖苷类等抗生素。同时也要尽可能选择对肝脏毒性小的抗生素。如合并厌氧菌感染,可选择甲硝唑或奥硝唑治疗。

在我国,引起胆道系统感染的致病菌中,革兰氏阴性菌约占 2/3,前 3 位依次为大肠埃希菌、铜绿假单胞菌、肺炎克雷伯菌。革兰氏阳性菌前 3 位依次为粪肠球菌、屎肠球菌、表皮葡萄球菌。14%~75.5% 的患者合并厌氧菌感染,以脆弱拟杆菌为主。轻度急性胆囊炎常为单一的肠道致病菌感染。如果患者腹痛程度较轻,实验室和影像学检查提示炎症反应不严重,可以口服抗菌药物治疗,甚至无需抗菌药物治疗。在解痉、止痛、利胆治疗的同时,适当使用非甾体抗炎药。如需抗菌药物治疗,应使用单一抗菌药物,首选一代或二代头孢菌素(如头孢替安等)或氟喹诺酮类药物(如莫西沙星)。由于肠道致病菌多可产生 β-内酰胺酶,对青霉素和头孢唑林耐药,推荐使用含 β-内酰胺酶抑制剂的复合制剂如头孢哌酮/舒巴坦、哌拉西林/他唑巴坦、氨苄西林/舒巴坦等。

对中度急性胆囊炎,应静脉用药。经验性用药首选含 β-内酰胺酶抑制剂的复合制剂、第二代头孢菌素或者氧头孢烯类药物。重度急性胆囊炎常为多重耐药菌感染,应静脉用药,首选含 β-内酰胺酶抑制剂的复合制剂,第三、四代头孢菌素,单环类药物。但如果首选药物无效,可改用碳青霉烯类药物,如美罗培南每日 1.0~3.0g,亚胺培南/西司他丁每日 1.5~3.0g。急性胆囊炎抗菌治疗 3~5 日后,如果急性感染症状、体征消失,体温和白细胞计数正常可以考虑停药。需要强调的是,不适当地使用或过度使用第三代、第四代头孢菌素及碳青霉烯类药物可能导致耐药菌株出现。

(1)镇痛:可选用阿托品 0.5mg 皮下或肌内注射;消旋山莨菪碱 10mg,肌内注射,或 20mg 加入 5% 葡萄糖中静脉滴注。疼痛剧烈,难以缓解可肌内注射哌替啶 50~100mg。必要时舌下含服硝酸甘油 0.3~0.5mg。慎用吗啡,因为吗啡可导致 Oddi 括约肌张力增高。

(2)利胆治疗:口服 50% 的硫酸镁每次 10ml,每日 3 次,但须注意勿泻下太过,有严重腹泻者不宜采用;口服去氢胆酸片每次 0.25g,或胆酸片每次 0.2g,或利胆素片每次 0.5~1.0g,每日 3 次。

（二）专科治疗

1. 急性胆囊炎的外科治疗

（1）手术指征：①内科治疗无效，胆囊增大，中毒症状较重，病情继续发展者；②有胆囊坏死、穿孔或弥漫性腹膜炎等严重并发症者；③内科治疗后，病情一度好转，在短期内又反复发作者；④老年患者症状较重而没有合并症者。

（2）手术时机的选择：①急诊手术，适用于胆囊结石并发胆囊破坏性病变，如化脓性胆囊炎、坏疽性胆囊炎和胆囊穿孔等。其他情况下，原则上不要采用急诊手术；②早期手术，一般是指在发病或治疗后 3~5 日内进行手术，多见于因胆石嵌顿或治疗不见好转的病例；③择期手术，只要急性症状能控制者，可采用择期手术。因为准备充分，手术安全性更有保障。而对胆囊造瘘术后的再次手术要在 3 个月后进行。

（3）手术方式：①腹腔镜胆囊切除术（laparoscopic cholecystectomy）具有创伤小、恢复快、痛苦少等优点。与传统开腹手术比较，两者并发症及住院费用相似，但腹腔镜胆囊切除术术后住院时间显著缩短；②经皮胆囊引流术在超声或 CT 及 X 线引导下进行胆囊穿刺引流，适宜于严重胆囊炎不能行腹腔镜胆囊摘除及有麻醉禁忌的患者。经皮胆囊引流术成功率 97%，临床有效率 56%~100%，并发症发生率 14%~25%，主要为出血、胆汁性腹膜炎、引流管移位或者脱落、引流管引起不适感等导致生活质量降低；③内镜下经十二指肠乳头胆囊引流术，适宜于不能耐受手术或有手术禁忌的老年患者。在成功经内镜逆行胰胆管造影术（endoscopic retrograde cholangiopancreatography，ERCP）的基础上，导丝由胆囊管进入胆囊，然后植入塑料双猪尾支架于胆囊管行胆囊引流。

2. 合并重症胆管炎的治疗 应在严重的休克或多器官功能发生不可逆改变之前就及时采用手术治疗。手术原则在于解除胆管梗阻、减轻胆管内压力和胆管引流。但必须结合有效的非手术疗法才能取得较理想的效果。①胃肠减压：可以减轻腹胀、呕吐及对胆汁分泌的刺激；②解痉镇痛和利胆治疗：肌内注射阿托品或山莨菪碱以及哌替啶解痉镇痛，而利胆则以口服 50% 硫酸镁溶液为宜；③纠正电解质紊乱和休克：患者早期即有高热、出汗，故应积极纠正脱水和电解质紊乱，静脉补充大量液体，使用各种类型的平衡盐和 5% 的葡萄糖溶液。当发生感染性休克时，应给予更大量补液，尤其是应用平衡液，迅速补充血容量，经扩容治疗后，若血压仍偏低，可酌情选用多巴胺等升压药并注意纠正酸碱平衡失调；④应用抗生素治疗：由于胆道感染的致病菌多数为大肠埃希菌，故首先应选用针对革兰氏阴性菌以及在胆道中浓度较高的抗生素；⑤外科或内镜治疗：目的是解除胆管梗阻，减轻胆管内压力和胆管引流。

三、中医治疗

（一）辨证分型治疗

1. 肝气郁结证
治法：疏肝利胆，行气化瘀。
代表方：柴胡疏肝散（《景岳全书》）。
常用药：柴胡、枳实、厚朴、茵陈、白芍、木香、槟榔、甘草、大黄、郁金、茯苓、鸡内金。

加减:若有黄疸,加栀子、车前草清热利湿;呕恶加竹茹、法半夏化湿止呕;大便秘结,大黄宜后下通腑泄热;胁痛可加川楝子、延胡索加强行气止痛之功;瘀血明显,舌有瘀斑者,加三棱、莪术活血祛瘀。

2. 肝胆湿热证

治法:清热利湿,行气利胆。

代表方:大柴胡汤(《伤寒论》)。

常用药:柴胡、金银花、蒲公英、枳实、厚朴、黄芩、茵陈、大黄、白芍、栀子、金钱草。

加减:右上腹疼痛甚,加木香、延胡索、川楝子理气止痛。

3. 脓毒内蕴证

治法:凉血活血,清热解毒,通里攻下。

代表方:犀角地黄汤(《外台秘要》)(犀角已禁用,现多用水牛角代)、龙胆泻肝汤(《医方集解》)合大承气汤(《伤寒论》)。

常用药:水牛角、赤芍、牡丹皮、生地黄、龙胆草、山栀子、柴胡、黄芩、大黄、芒硝、枳实、厚朴。

加减:神昏者加安宫牛黄丸清热解毒,涤痰通窍;脉细无力或神志淡漠加用参附汤或独参汤以固脱。

4. 瘀血阻络证

治法:活血化瘀,通络止痛。

代表方:血府逐瘀汤(《医林改错》)。

常用药:桃仁、红花、当归、生地、川芎、赤芍、柴胡、桔梗、枳壳、牛膝、甘草。

加减:如疼痛明显,可酌加三七、丹参、延胡索、郁金等加强活血止痛之功。

5. 肝阴不足证

治法:滋阴柔肝、养血通络。

代表方:一贯煎(《续名医类案》)。

常用药:生地、枸杞、沙参、麦冬、当归、川楝子。

加减:如两目干涩、视物昏花可加决明子、女贞子;头晕目眩者可加黄精、钩藤、天麻。

(二)中成药

1. 散瘀行气类

胰胆舒颗粒:散瘀行气,活血止痛。用于急、慢性胰腺炎或胆囊炎属气滞血瘀,热毒内盛者。开水冲服,一次 10g,每日 2~3 次。

2. 清热利胆类

(1)复方胆通胶囊:清热利胆,解痉止痛。用于急、慢性胆囊炎,胆管炎,胆囊、胆道结石合并感染,胆囊术后综合征,胆道功能性疾患等。口服,每次 2 粒,每日 3 次。

(2)消炎利胆片:清热,祛湿,利胆。用于肝胆湿热所致的胁痛、口苦;急性胆囊炎、胆管炎见上述证候者。口服,每次 6 片(0.25g/片),每日 3 次。

3. 消炎利胆类

(1)金胆片:利胆消炎。用于急性、慢性胆囊炎,胆石症,以及胆道感染。口服,每次 5 片,每日 2~3 次。

（2）舒胆片：清热化湿,利胆排石,行气止痛。用于肝胆湿热,黄疸胁痛,发热口苦,尿赤便燥;胆囊炎、胆道感染、胆石症见上述证候者。口服,每次 5~6 片,每日 3 次,小儿酌减,或遵医嘱。

4. 疏肝利胆类

胆康胶囊:疏肝利胆,清热解毒,理气止痛。用于急、慢性胆囊炎,胆道结石。口服,每次 4 粒,每日 3 次,30 日为 1 个疗程。

四、中西医结合治疗

轻度急性胆囊炎可考虑单纯中医治疗,但中重度急性胆囊炎需中西医结合治疗,必要时行外科手术治疗。西医对于急性胆囊炎的内科治疗大部分取决于抗生素的敏感性,但随着抗生素的耐药率升高,逐渐成为世界范围的难题,超级细菌的诞生日益威胁着我们举步维艰的抗感染治疗,中医治疗发挥越来越重要的作用。特别是在中重度急性胆囊炎中,中医辨证治疗,使中西医结合治疗相得益彰。

1. 擅用攻里通下法　“六腑以通为用”“通则不痛”,通里攻下之法可以去除热毒及荡涤积滞,排出燥粪积气,和大量细菌及其毒性产物,解除肠道缺氧状态及增强肠道运动,恢复肠黏膜毛细血管通透性和巨噬细胞吞噬功能,有效地避免了肠源性内毒素吸收,从而取得釜底抽薪的良好效果,如大承气汤。

2. 加强清热解毒治疗　方药可选用龙胆泻肝汤、五味消毒饮,药物可选用龙胆草、金银花、蒲公英、连翘、白花蛇舌草、贯众、板蓝根、山栀子、黄芩、大青叶、半枝莲等。实验研究表明这类方剂均有解毒(对抗内毒素)及抑制厌氧菌生长、保肝(防止或减轻内毒素对肝细胞的损害)和扶正(增强机体免疫功能)等方面作用。此外尚有抗过敏、促进肾上腺皮质功能,改善微循环、抑制血小板功能、抗休克、利胆、镇静、抗惊厥等作用。对改善病情,防止中毒性休克具有很大的帮助。高热,神识模糊者可予口服安宫牛黄丸或至宝丹以清热解毒,化痰开窍;抽搐者加服紫雪丹清热解毒止痉。

3. 及早加用活血祛瘀之剂　可在上述攻下通腑,清热解毒的基础上,加用赤芍、丹参、牡丹皮、桃仁、红花、郁金、延胡索等活血祛瘀之品,以改善局部的血液循环,有助于止痛和促进炎症吸收,从而促使病情向愈。

4. 加强扶正固本　因重症胆道感染多发于老年体弱者,病情易传变,致正气大衰而危及生命,故治疗过程中,应及早加强扶正固本,以增强免疫力,防止传变,提高疗效,根据辨证可选用参麦注射液或生脉注射液静脉滴注(适用于气阴亏虚者),如进一步发展出现血压下降、四肢厥冷等中毒性休克时,予大补元气、回阳救逆,可用高丽参针注射液肌内注射,静脉注射参附注射液,并灌服独参汤等。

5. 利胆中药研究

（1）促进胆囊收缩和舒张

乌梅:性味酸、涩、平,入肝、脾、肺、大肠经,具有涩肠敛肺,生津安蛔的功效。乌梅中含有大量的枸橼酸和少量的齐墩果酸类能促进胆囊收缩,促使胆汁排出。

黄芩:性味苦、寒,归肺、胆、脾、大肠、小肠经,具有清热燥湿、泻火解毒、止血安胎的功效。其主要成分为黄酮类化合物,包括黄芩素、黄芩苷、汉黄芩素、汉黄芩苷等,能促进胆囊收缩。

鹅不食草：性味辛、温,其全草提取物能促进胆囊舒张。

（2）促进胆汁的分泌

丹参：味苦,性微寒,归心、肝经,具有活血化瘀、凉血消痈等功效,其有效成分3,4-二羟基苯乳酸给大鼠注射后有加快肝脏局部微循环血流及促进胆汁分泌作用,侧重加快肝脏局部微循环血流。

藁本：性味辛、温,有发散风寒,除湿止痛之功,75%藁本乙醇提取物,给麻醉大鼠的十二指肠注射后可显著促进胆汁分泌。

美人蕉：美人蕉是我国引种栽培,实验证明从美人蕉中提取的6种酚性物质对家犬的肝胆汁分泌有明显促进作用。

姜黄：性温、味辛、苦,具有活血通经、祛风除痹、行气止痛的功效,姜黄成分中以姜黄素促进胆汁分泌和胆囊收缩的作用最强。

茵陈：利胆退黄,是治疗黄疸的要药。茵陈中主要的利胆成分6,7-二甲氧基香豆精,急性动物实验证明给予麻醉大鼠和犬此成分后,胆汁分泌量明显增加,此外,还有利尿、镇痛、消肿、止痛的功效。

栀子：苦、寒,可泻火除烦、凉血解毒。栀子的水煎剂、醇提取物以及所含的藏红花苷、藏红花酸、格尼泊素能促进胆汁分泌排泄,能促进胆囊收缩,环烯醚萜类、栀子苷（京尼平苷）能促进胆红素排泄。

溪黄草：水煎剂能促进胆囊收缩,舒张胆道括约肌,有明显利胆作用,其水提液及其主要活性成分迷迭香酸可发挥保肝利胆,抗胆汁淤积的作用。

虎杖：其水煎剂可促进胆囊收缩,舒张胆道括约肌,有明显利胆作用。

威灵仙：威灵仙醇提液具有利胆作用且优于其水煎剂。

甘草：十二指肠给甘草浸膏后,中/高剂量组均能促进麻醉大鼠的胆汁分泌和胆红素排泄,具有良好的利胆作用。

金银花：其中的绿原酸和咖啡酸能促进胆汁分泌,绿原酸还有抗菌、抗病毒作用。金银花的总皂苷能对抗CCl_4,降低肝脏坏死程度。

朝鲜蓟：有保肝和降脂减肥的作用。

龙胆草：其主要化学成分龙胆苦苷能促进胆汁向胆管排泄,机制可能与上调肝细胞毛细胆管的胆汁酸转运蛋白有关。

生姜：生姜利胆是通过姜酚的辛辣成分刺激温度调节受体,刺激结果通过反射弧影响胃液和胆汁的分泌。

胡黄连：胡黄连苦苷Ⅰ和胡黄连苷制成的标准化学试剂"picroliv"具有明显的剂量依赖性利胆作用。

赤芍：味酸、苦,性微寒,归肝、心、脾经,具有清热凉血止血,活血散瘀止痛的功效。赤芍总苷促进胆汁分泌和胆红素代谢,调控胆汁酸的合成和代谢有关。

连翘：具有清热解毒、消痈散结,疏散风热等功效,其连翘酯苷可显著增加麻醉大鼠胆汁流量,且随着连翘酯苷剂量的增加,作用强度和持续时间逐渐加强,但对胆汁中的成分无明显影响。

藏茵陈：藏茵陈总萜酮能显著促进病理状态下大鼠胆汁分泌,体现良好的保肝利胆退黄作用;促进胆汁酸外排减轻肝损伤。

泽泻:泽泻味甘、淡,性寒;归肾、膀胱经,泽泻能利水渗湿、泄热消肿;泽泻醇 B23 乙酸酯可促肝细胞再生,具有抗胆汁淤积的作用。

蒲公英:具有清热解毒,散结消肿利水等功效;蒲公英乙酸乙酯提取物及咖啡酸能抑制胆汁酸合成,同时激活肝细胞膜上 BSEP(胆盐输出泵)的转录,促进胆汁酸外排。蒲公英还能促进胆囊收缩,降低括约肌张力等。

大黄:苦寒,其大黄素可缓解肝内胆汁淤积;还有促进胆囊、胆管收缩,松弛 Oddi 括约肌的功能。

(3)溶解胆固醇

陈皮:具有理气健脾,燥湿化痰之功,其挥发油中的主要成分左旋柠檬烯和右旋柠檬烯能溶解胆固醇、抑制结石的形成,陈皮还能促进胆囊的舒张。

枳壳:性味辛、苦、微寒,具有理气宽中,行气消胀之功。其挥发油中的主要成分左旋宁烯和右旋柠檬烯能溶解胆固醇、抑制结石的形成,且枳壳可以促进胆囊先收缩后舒张,枳壳还有抗菌、镇痛等功能。

连钱草:具有清热解毒、利湿通淋、散瘀消肿等功效,其主要化学成分植物甾醇阻碍胆固醇的吸收;其柠檬烯可溶解胆固醇。

(4)促进 Oddi 括约肌和胆道括约肌舒张

黄芩:水煎醇沉制成注射液静脉推注给犬可使 Oddi 括约肌关闭。

虎杖、威灵仙、蒲公英、大黄:能松弛 Oddi 括约肌。

巴豆:巴豆油刺激肠黏膜释放缩胆囊素(CCK),使紧张的胆道括约肌松弛,同时促使胆囊迅速收缩排空。

6. 中药复方利胆研究

(1)大柴胡汤:表里双解剂,具有和解少阳、内泄热结之功,临床上常用于急性胆囊炎的治疗。研究发现大柴胡汤对于急性胆囊炎肝胆湿热证的效果已经得到临床肯定,可有效改善腹痛、纳差等证候,总有效率为90.91%,大柴胡汤对于急性胆囊炎患者的炎性因子和肝功能指标有明显的影响,降低急性胆囊炎(胆腑郁热证)患者 CRP、WBC、NEUT%(中性粒细胞比例)水平,对血清 TNF-α、IL-6 等炎性因子也有明显的改善、可有效调节 ALT、TBIL 等指标。也有研究发现大柴胡汤加减治疗急性胆囊炎效果理想,其作用机制可能与降低机体内毒素、内皮素水平有关。

(2)柴胡疏肝散:主要功效为疏肝解郁,行气止痛。研究结果显示柴胡疏肝散不仅能上调血浆白细胞介素6(IL-6)、肿瘤坏死因子-α(TNF-α)水平,明显增强其免疫功能;还可通过下调 IL-6、TNF-α 的含量改善消化系统症状,还可以提升血液中促胃液素和胃动素水平来增强胃肠蠕动。

(3)疏肝利胆汤:柴胡 20g,厚朴 15g,白芍 15g,枳实 10g,薏苡仁 20g,黄芩 15g,郁金 10g,连翘 10g,大黄(后下)10g,鸡内金 10g,甘草 10g。研究发现疏肝利胆汤能改善急性胆囊炎的腹痛、黄疸、嗳气、口干、食欲缺乏等中医证候积分;降低血清免疫球蛋白 IgA、IgG、IgM 含量和炎症因子血清 TNF-α、CRP 和 IL-6 水平。其中郁金挥发油能溶解胆固醇,促进胆汁分泌和胆囊收缩;芍药苷对多种病菌有抑制作用,具有解痉止痛及促进胆汁分泌的功能,能促进淋巴细胞转化,增强机体免疫功能。

(4)龙胆泻肝汤:清利肝经湿热,清泻肝胆实火,泻中有补,利中有滋,降中寓升,祛邪不伤正,泻火不伤胃。研究发现龙胆泻肝汤治疗可缓解急性胆囊炎患者的临床症状,降低中性粒细胞比例,降低白细胞。

五、名医诊治经验

1. 国医大师邓铁涛认为急性胆囊炎多由于胆道结石所致,其主要病因病机为肝胆湿热郁结,横逆脾土,故创立胆道排石汤,治疗上以利胆排石,益脾止痛为主,其方组成为柴胡9g,太子参15g,白芍15g,金钱草30g,郁金草12g,蒲黄6g,五灵脂6g,甘草3g。

2. 名老中医学术经验继承人指导老师李培生认为急性胆囊炎多辨证为肝胆湿热蕴结,故治疗原则多以疏肝利胆,清热除湿。其创立疏肝利胆汤,药物组成为柴胡10g,黄芩8g,海金砂15g,金钱草15g,鸡内金10g,川郁金8g,炒金铃子10g,白芍10g,炒枳实10g,赤茯苓15g,车前子10g。

3. 李氏医家五代传人李世忠老师认为急性胆囊炎多可辨证为肝胆湿热蕴结,胃肠实热,在治则方面要注意结合攻下,故治疗原则多以清热化湿,通里攻下,利胆排石。其也认为胆道结石为急性胆囊炎最常见的病因之一,故创立三黄排石汤,其药方组成为黄芩15g,生大黄(后下)15g,山栀子15g,茵陈30g,金钱草50g,双花15g,郁金15g,木香10g,厚朴12g,芒硝(冲)10g。

4. 赵绍琴教授在自己临证中认为胆之证赖于肝与大肠,肝者将军之官,谋虑出焉;大肠为传道之官,变化出焉。其认为治疗不但要注意胆道症状,更要注重肝与肠两脏腑,肝与大肠相别通,舒畅气机并给邪以出路。治疗原则应以疏肝利胆,行气通腑为主,药物为柴胡6g,香附10g,郁金10g,大黄3g,枳实6g,苦杏仁10g,黄芩10g,法半夏10g,金钱草30g。以解郁第一妙药郁金疏散肝气,联合活血行气第一妙药香附,使机体气机通畅。

六、中医适宜技术

根据不同症状、证型选择相应的腧穴进行针灸治疗。主穴取胆俞、期门、日月、肝俞、阳陵泉、胆囊穴。

1. 根据不同证型配穴　①肝气郁结证:配太冲、足三里;②肝胆湿热证:配中脘;③肝阴不足证:配三阴交。

2. 根据症状　①急性胆绞痛,常配伍阳陵泉、足三里、胆俞,合谷或加阿是穴;②高热配曲池;③乏力多配伍内关、气海等。

K 【预后】

急性胆囊炎的预后主要与患者年龄、有无并发症及其他疾病有关。老年患者并发化脓性感染或合并其他严重疾病者,死亡风险增加。

慢性胆囊炎

K 【概述】

慢性胆囊炎(chronic cholecystitis)是胆囊慢性炎症性病变,70%~95%的患者合病胆囊结石,部分患者没有急性胆囊炎发作史,称为原发性慢性胆囊炎。临床表现为慢性反复发作性上腹部隐痛、嗳气、饱胀、脂肪不耐受等消化不良的症状,右上腹压痛为最常见体征。

在中医学古代医籍中没有明确对应的病名,但根据其右上腹隐痛、进食油腻厚饱胀等临床表现,文献中关于"胆胀"病证的论述为我们提供了可借鉴的辨治经验。

【流行病学】

胆囊结石是慢性胆囊炎最常见的危险因素。慢性结石性胆囊炎占所有慢性胆囊炎的90%~95%;慢性非结石性胆囊炎则不常见,仅占所有慢性胆囊炎的4.5%~13%。

(一)性别分布

国外研究报道在接受胆囊切除术的患者中,慢性胆囊炎占92.8%,男女比例大致为4:1。

(二)年龄分布

我国慢性胆囊炎、胆囊结石患病率约为16%,占所有良性胆囊疾病的74.7%,发病高峰在50岁左右。

【病因病机】

一、西医认识

1. 病因和发病机制　常见慢性胆囊炎病因如下:

(1)慢性结石性胆囊炎

1)胆囊结石是慢性胆囊炎最重要的原因,胆囊结石阻塞胆囊管,引起胆囊慢性炎症。此外,胆囊结石长期机械性刺激胆囊壁,反复损伤胆囊黏膜,也与慢性胆囊炎发病有关。对老年慢性胆囊炎患者的研究显示,炎性反应严重程度与结石最大直径呈正相关,与结石数量和患病年龄呈负相关,孤立的大结石是慢性胆囊炎的高危因素。

2)胆囊反复发生炎症,其黏膜和肌层明显增厚,纤维结缔组织增生,可导致胆囊萎缩,称为慢性萎缩性胆囊炎。部分患者由于炎症及粘连,导致胆囊管完全阻塞,胆囊内残留胆汁部分成分被吸收,胆囊黏膜上皮不断分泌黏液,导致胆囊内充满透明水样液体,即"白胆汁"。

3)细菌感染正常胆汁无菌,但在肠道菌群紊乱、Oddi括约肌功能障碍等情况下,肠道细菌经胆道逆行进入胆囊导致胆囊炎症。研究显示,在急性和慢性胆囊炎患者中,胆汁细菌培养阳性率分别为72%和44%,而伴有黄疸者胆汁培养阳性率高达90%,不完全性胆管梗阻是细菌感染的重要危险因素。慢性胆囊炎的病原菌主要来源于肠道细菌逆行感染,致病菌的种类与肠菌基本一致,以革兰氏阴性菌为主,占74.4%。

(2)慢性非结石性胆囊炎

1)胆囊动力异常:胆囊内淤积的胆汁是慢性非结石性胆囊炎的重要原因。在无结石存在的患者中,当缩胆囊素刺激闪烁显像报告胆囊喷射指数降低(<35%),则高度提示为慢性非结石性胆囊炎。

2）胆囊缺血：多种重症疾病如败血症、休克、严重创伤、烧伤、使用缩血管升压药及大型非胆道手术等，均可导致胆囊黏膜缺血，发生局部炎性反应甚至坏死。

3）病毒、寄生虫感染：慢性病毒性胆囊炎是在长期反复发作的病毒性肝炎的基础上，引起的胆囊慢性炎症。慢性寄生虫性胆囊炎系蛔虫残体、角皮或虫卵存留于胆囊内，形成的结石核心或虫体将细菌直接带入胆囊内等因素所致。血吸虫成虫的毒素或代谢产物、华支睾吸虫、梨形鞭毛虫等均可导致慢性胆囊炎。

4）饮食因素：长期饥饿、过量进食、营养过度等均可能参与慢性非结石性胆囊炎发生。

急性结石性或非结石性胆囊炎的反复迁延发作，可使胆囊壁纤维组织增生、胆囊壁增厚、囊腔萎缩狭小甚至消失、丧失正常功能，出现胆囊萎缩。

2. 病理   胆囊壁增厚、黏膜萎缩和纤维化，常伴有单核细胞、浆细胞、嗜酸性粒细胞与组织细胞浸润。也可出现胆囊壁钙化，进而形成瓷化胆囊。慢性胆囊炎病理学有以下三个特征：①单核细胞浸润黏膜下层；②伴有或不伴有肌层和胆囊周围组织纤维化；③胆囊壁组织错构、形态改变。

二、中医认识

胆胀病名源于《黄帝内经》，《灵枢·胀论》言"胆胀者，胁下痛胀，口中苦，善太息"，不仅提出了病名，而且相对详细地描述了相关的症状特点。《伤寒论》中虽无胆胀之名，但其所论述的一些症状，如《辨太阳病脉证并治》中的"呕不止，心下急，郁郁微烦者"，《辨少阳病脉证并治》中的"本太阳病，不解，转入少阳者，胁下硬满，干呕不能食，往来寒热"等都类似本病。

中医学认为胆囊炎是由于肝胆气滞，湿热壅阻，影响肝脏的疏泄和胆腑的通降功能而发病，与饮食不节，寒温不适，情志不畅，胆石阻滞等因素有关。慢性或缓解期以本虚标实为主。饮食偏嗜，多食油腻厚味炙煿之物，伤及脾胃，气机壅塞，升降失常，土壅木郁，肝胆疏泄失职，而成胆胀；忧思暴怒，肝气郁结，疏泄失常，胆失通降久郁蕴热，而成胆胀，甚或黄疸等；寒温不适，易感外邪，使胆之疏泄通降失常，均可导致慢性胆囊炎的发生。慢性胆囊炎更侧重于缓解期间歇性发作，与肝失疏泄、胃失和降和脾失健运更为相关。

【诊断】

一、辨病

（一）临床表现

1. 临床表现   与急性胆囊炎类似，常见症状为上腹或右上腹疼痛，向右侧肩胛下区放射，多发生于夜间和饱餐后。慢性胆囊炎急性发作时可出现胆绞痛，每次持续数小时，伴有恶心、呕吐和食欲缺乏等。多数患者进食高脂食物后疼痛加重，系富含脂肪的饮食促进胆囊收缩，从而引发疼痛。患者一般无发热、黄疸。发作间歇期，可无任何症状。中老年患者，平时无明显腹痛等临床症状，而仅在体检、腹部手术时才发现有慢性胆囊炎，称为无痛性胆囊炎。

2. 体征　慢性胆囊炎患者通常无明显阳性体征,部分患者可有右上腹压痛。慢性胆囊炎急性发作时,可有胆囊触痛或墨菲征阳性。

（二）实验室及其他检查

1. 超声　典型超声图像呈胆囊壁增厚或伴有胆囊结石。如胆囊管阻塞所致的胆囊炎,则可见胆囊肿大,病程较长者可见胆囊萎缩、变形。慢性胆囊炎早期胆囊壁轻度增厚 >3mm 或无明显增厚,仅内壁线粗糙,回声增强。如果炎症明显,胆囊壁增厚,回声增强,边缘模糊,胆囊壁可有低回声带,胆囊内回声可见点状、条状、云絮状或团块回声,甚至伴有声影;体位改变时可见其缓慢移动变形。脂餐试验显示胆囊收缩功能降低或丧失。少数病例因胆囊萎缩,胆囊显示不清,仅可见胆囊区出现一弧形光带,后壁显示不清。瓷化胆囊的本质是胆囊壁钙化,超声表现为胆囊壁完全钙化,出现半月形强回声伴宽大声影。若为轻度钙化,线性强回声伴不同程度的后方声影;节段性钙化时,可见斑块状强回声伴声影。

2. CT 和 MRI　CT 常见表现为胆囊壁均匀性增厚,大于 3mm,甚至可超过 5mm。增强扫描时,增厚的胆囊壁均匀强化。胆囊体积增大提示胆囊积液;缩小则提示胆囊萎缩。胆囊壁钙化为慢性胆囊炎的特征性表现。CT 诊断慢性胆囊炎的敏感性为 79%,特异性为 99%,准确性为 89%,并不优于超声,因此一般不作为常规检查方法。MRI 对慢性胆囊炎也有临床诊断价值,其准确率高于 CT。在评估胆囊壁纤维化、胆囊缺血、胆囊周围肝组织水肿、胆囊周围脂肪堆积等方面优于 CT。此外,磁共振胆胰管成像（MRCP）可发现超声和 CT 不易发现的胆囊和胆总管结石。

（1）口服胆囊造影:主要用于发现阴性结石,不作为常规检查项目。尽管超声是慢性胆囊炎的首选诊断方法,但口服胆囊造影仍是诊断慢性胆囊炎的一种方法。若临床上高度怀疑胆囊结石而超声检查结果阴性或胆囊不显影时,可以选择口服胆囊造影检查。但近年来,口服胆囊造影检查已少有应用。

（2）胆囊收缩素刺激闪烁显像:胆囊收缩素刺激闪烁显像是评估胆囊排空的首选影像学检查,可鉴别是否存在胆囊排空障碍。对怀疑慢性非结石性胆囊炎的患者,可用胆囊收缩素刺激闪烁显像评估胆囊动力学改变。阳性表现为胆汁充盈缓慢、喷射指数降低（普通人群喷射指数为 70%,<35% 即为低喷射指数）和缩胆囊素注射后诱发胆绞痛。

（三）诊断要点

慢性胆囊炎的临床表现不典型且无特异性,病史、症状、体征和辅助检查对其诊断并无很高的价值。如果慢性胆囊炎无急性发作及胆绞痛病史,临床上很难诊断。对脂肪饮食不能耐受、腹胀及反复发作的餐后上腹部胀痛不适的患者,经超声检查显示胆囊结石、胆囊壁增厚、胆囊萎缩等可确诊慢性胆囊炎。

（四）鉴别诊断

1. 十二指肠溃疡、慢性胃炎、反流性食管炎　上述疾病均有上腹部胀满不适或疼痛、反胃等消化不良症状,上消化道钡餐造影、电子胃镜和 B 超有助于鉴别诊断。

2. 慢性胰腺炎　慢性胰腺炎多有嗜酒史,通常伴有胰腺内或外分泌功能障碍,必要时做内镜逆行胰胆管造影术（ERCP）有助于鉴别。

（五）并发症

1. 胆囊积水 慢性胆囊炎时，胆囊黏膜上皮分泌黏液过多。当胆石阻塞于胆囊管时不断增加的黏液使胆囊缓慢地无痛地逐渐扩张（如迅速地扩张会引起疼痛）。若无急性炎症发生，则胆汁为无菌性的。此时右上腹可扪及一无痛性肿大的胆囊。

2. 白胆汁 当胆囊积水持续数周，胆色素被分解、吸收后，胆汁变成无色透明。

3. 石灰乳胆汁 糊状或乳状，胶状石灰石沉积于胆囊内称之为石灰乳胆汁。1.3%~3.4%的胆石症手术患者可见有石灰乳胆汁。男女之比为 1：2.7。

4. 瓷器样胆囊 瓷器样胆囊见于 0.06%~0.8% 的胆囊摘除术。男女之比为 1：3。平均发病年龄为 54 岁。癌变率为 26%。

二、辨证

（一）辨证要点

1. 辨虚实 胆胀病临床病程呈反复发作，多为本虚标实之证。故临床辨证尤其注意辨虚实，尤以辨气滞、瘀血、结石、气血不足、阴虚火旺为关键。右胁胀痛，持续性，遇怒加重多为气滞胆腑；胁痛痛处固定如针刺感多为瘀血阻络；右胁疼痛，阵发加剧，且放射至肩背者，多为结石阻滞，胆腑不通；胁痛隐隐，反复发作，多为气血不足，正虚邪恋；胁下灼痛，时休时止，心烦，多为阴虚火旺。

2. 辨邪正盛衰 胆胀病病程较长，本虚标实，孰轻孰重，影响治疗重点及关键，故需辨清邪气轻重，正气盛衰，或是虚中夹实，虚实互见。一般根据胁痛的情况结合伴随症状、舌脉象综合分析辨别。

（二）辨证分型

1. 肝胆气郁证
主症：①右上腹隐痛或钝痛，或胀痛；②部位游走不定；③疼痛与情绪相关。
次症：①善太息；②嗳气频作；③口苦；④咽干。
舌脉：舌苔薄白或微黄，脉弦。

2. 肝胆湿热证
主症：①上腹部绞痛；②阵发性加剧；③或见黄疸。
次症：①口苦咽干；②心烦喜呕；③尿少色黄；④大便秘结或黏滞；⑤身目发黄。
舌脉：舌红，苔黄或厚腻，脉弦或滑。

3. 气滞血瘀证
主症：①胁痛刺痛；②痛处固定拒按；③入夜尤甚。
次症：面色晦暗。
舌脉：舌质紫暗，脉沉弦。

4. 肝郁脾虚证
主症：①右胁隐痛；②胸闷善太息；③神疲乏力。
次症：①嗳气频作；②食少纳呆；③大便稀溏。

舌脉:舌淡嫩苔薄白,脉弦细或细。

5. 阴虚胆郁证

主症:胁痛隐隐,绵绵不已。

次症:①口干咽燥;②目睛干涩;③心中烦热。

舌脉:舌红少苔,脉弦细。

证候诊断:主症必备,加次症 1 项及以上,结合舌脉,即可诊断。

【治疗】

一、治疗原则

对无症状的慢性胆囊炎患者,治疗原则是调整饮食,有症状的慢性胆囊炎的治疗原则是控制症状、消除炎症。对某些高危患者可积极采取胆囊切除治疗。

手术切除胆囊是治疗慢性胆囊炎的常用方法。慢性非结石性胆囊炎如反复发作也可行手术切除胆囊,手术后约 96% 的患者症状消失。如慢性非结石性胆囊炎无明显临床症状,一般采用保守治疗;但胆囊萎缩、胆囊有明显局限性增厚者,则需手术切除以防癌变。年轻女性慢性非结石性胆囊炎患者,如症状较轻、影像学检查显示胆囊无明显萎缩且具有一定功能,手术治疗应慎重。近来我国慢性胆囊炎、胆囊结石内科治疗共识对治疗观点稍有改变,重视了内科治疗的作用。对于慢性胆囊炎、胆囊结石的患者,治疗应按是否有症状及并发症进行个体化治疗。治疗目的为控制症状、预防复发和防治并发症。

二、西医治疗

(一)药物治疗

1. 解痉止痛　可用硝酸甘油酯 0.6mg,舌下含服,每 3~4 小时 1 次;异丙嗪 25mg,肌内注射;因吗啡对 Oddi 括约肌张力的影响大于哌替啶,镇痛剂常用哌替啶代替吗啡,一般 50~100mg,肌内注射,同时应用解痉剂可增强镇痛效果。但值得注意的是,解痉止痛治疗不能改变疾病的转归,可能掩盖病情,因此应根据治疗反应调整或停药。

2. 抗感染　预防菌血症和治疗化脓性并发症。根据患者胆汁培养结果、感染严重程度、抗菌药物的耐药性和抗菌谱以及患者的基础疾病合理应用选用抗菌药物;相对于急性胆囊炎,慢性胆囊炎患者可等待胆汁培养及细菌药敏试验结果完善后,再选择抗菌药物,可避免因盲目用药而产生耐药性。在缺乏胆汁培养结果时,推荐哌拉西林/三唑巴坦、头孢哌酮/舒巴坦等治疗;当疑有厌氧菌感染,可加用甲硝唑类药物。

3. 利胆　硫酸镁具有松弛 Oddi 括约肌作用,有助于滞留的胆汁排出。常用 50% 硫酸镁溶液 5~10ml 口服,每日 3 次;茴三硫片用于胆汁分泌障碍的辅助治疗,每次 25mg/片,每日 3 次,口服。

(二)专科治疗

慢性胆囊炎患者出现以下症状和表现,则需要外科手术治疗:

1. 疼痛无缓解或反复发作,影响日常生活和工作。

2. 胆囊壁逐渐增厚≥4mm。

3. 胆囊结石逐渐增多、增大,合并胆囊功能减退或障碍。

4. 胆囊壁呈陶瓷样改变。

三、中医治疗

(一)辨证分型治疗

1. 肝胆气郁证

治法:疏肝利胆,理气通降。

代表方:柴胡疏肝散(《景岳全书》)。

常用药:柴胡、枳实、厚朴、茵陈蒿、白芍、木香、槟榔、甘草、大黄、郁金、茯苓、鸡内金。

加减:伴有口干、口苦,苔黄,脉弦数,气郁化火者加丹皮、栀子。

2. 肝胆湿热证

治法:清热利湿,行气利胆。

代表方:大柴胡汤(《伤寒论》)。

常用药:柴胡、金银花、蒲公英、枳实、厚朴、黄芩、茵陈蒿、大黄、白芍、栀子、金钱草。

加减:热度炽盛,黄疸明显者加龙胆草;小便赤涩不利者加淡竹叶;热迫血溢、吐血、便血者,去厚朴,加水牛角、生地、丹皮、地榆。

3. 气滞血瘀证

治法:利胆通络,活血化瘀。

代表方:四逆散(《伤寒论》)合失笑散(《太平惠民和剂局方》)。

常用药:柴胡、枳实、白芍、甘草、五灵脂、蒲黄、郁金、延胡索、川楝子。

加减:瘀血较重者可用复元活血汤加减;胁肋刺痛而正气未衰者加三棱、莪术、䗪虫。

4. 肝郁脾虚证

治法:疏肝健脾,理气通降。

代表方:逍遥散(《太平惠民和剂局方》)或柴芍六君子汤(《医宗金鉴》)。

常用药:当归、柴胡、白芍、茯苓、白术、薄荷、党参。

加减:脾虚重者加四君子汤。

5. 阴虚胆郁证

治法:滋阴柔肝,养血通络。

代表方:一贯煎(《续名医类案》)。

常用药:生地、枸杞、沙参、麦冬、当归、川楝子。

加减:内热口干,舌红少津者加天花粉、玄参;腹胀明显者加莱菔子、大腹皮;阴虚火旺者加知母、黄柏;低热明显者加青蒿、地骨皮。

(二)中成药

1. 疏肝利胆类

(1)胆康胶囊:疏肝利胆,清热解毒,理气止痛。用于急、慢性胆囊炎,胆道结石。口服,每次 4 粒,每日 3 次;30 日为 1 个疗程。

(2)胆宁片:疏肝利胆,清热通下。用于肝郁气滞、湿热未清所致的右上腹隐隐作痛、食入作胀、胃纳不香、嗳气、便秘;慢性胆囊炎及上述证候者。口服,每次 5 片,每日 3 次。饭后服用。

(3)舒胆胶囊:疏肝理气,利胆。主要用于慢性结石性胆囊炎、慢性胆囊炎及胆结石肝胆郁结,湿热胃滞证。口服,每次 1~2 粒,每日 3 次;或遵医嘱。

(4)消石利胆胶囊:疏肝利胆,行气止痛。清热解毒排石,用于慢性胆囊炎、胆囊结石、胆管炎、胆囊手术后综合征及胆道功能性疾病。口服,每次 3 粒,每日 3 次。

2. 清热利胆类

(1)复方胆通胶囊:清热利胆,解痉止痛。用于急、慢性胆囊炎,胆管炎,胆囊、胆道结石合并感染,胆囊术后综合征,胆道功能性疾患等。口服,每次 2 粒,每日 3 次。

(2)金龙舒胆胶囊:清热利胆,疏肝理气。用于湿热型及湿热兼气滞型的急、慢性胆囊炎。口服,每次 6 粒,每日 3 次。

3. 消炎利胆类

金胆片:利胆消炎。用于急性、慢性胆囊炎,胆石症,以及胆道感染。口服,每次 5 片,每日 2~3 次。

四、中西医结合治疗

中西医结合治疗是在西医抗感染、利胆、止痛的基础上运用中医辨证论治。本病病机关键是肝胆气滞,湿热壅阻,导致肝胆疏泄和通降功能失常,治疗当疏肝利胆,清热化湿,常用方剂为大柴胡汤和柴芩温胆汤等。中药治疗慢性胆囊炎复方研究:

1. 柴芩舒胆汤　研究发现柴芩舒胆汤可以调节慢性胆囊炎患者炎性因子水平,明显提升 IL-2 水平,降低 IL-6 及 TNF-α 水平,同时也可降低中医证候积分,可有效降低胆囊壁厚度,改善胆囊容积,提高胆囊收缩率,从而改善患者胆囊收缩功能,提升临床疗效。

2. 疏肝清胆汤　研究发现疏肝清胆汤可明显缓解慢性胆囊炎的临床症状、体征,降低白介素-6(IL-6)、肿瘤坏死因子-α(TNF-α)、C 反应蛋白(CRP)水平,降低炎症的发生,调节机体状态。

3. 柴芍疏肝利胆排石汤　可有效降低慢性胆囊炎伴胆结石患者的右上腹隐痛、腹胀、恶心呕吐、舌质淡红等症状评分。治疗后患者 ALT、AST、TC、TNF-α、hs-CRP、IL-6、CEA、CA19-9、SST、MDA 水平明显降低,治疗组治疗后胃动素、促胃液素、SOD 水平明显升高。所以柴芍疏肝利胆排石汤治疗慢性胆囊炎合并胆结石可有效缓解临床症状,抑制氧化应激反应和炎症反应,改善肝胆功能和胃肠功能,降低复发率。

五、名医诊治经验

1. 国医大师颜德馨治疗慢性胆囊炎,认为宜宗六腑以通为用,以化瘀通腑、清热利胆为正治之法。首先要疏肝利胆,畅通腑气。由于本证病机的关键是肝胆湿热,因此治宜疏肝利胆、调畅气机,以应肝喜条达之性,以顺胆腑贵在通降之机,故颜老在方中首选柴胡、枳壳、陈皮三味药。二要清泻胃肠,釜底抽薪。肝胆湿热,枢机不利,壅滞胃肠,气机痞塞,致胆气横逆,燥实内结,故见高热、恶心呕吐、脘腹胀满、大便干结。治宜清泻胃肠以泻阳明腑实之热,故用大黄、牡丹皮。三要活血化瘀,通经利胆。配用金钱草、郁金、赤芍。四要辛开苦降,和胃降逆。肝胆湿热壅滞中焦,极难清解,故颜老常配用清半夏、黄连、黄芩、生麦芽四味药。如此配伍,升降相宜,温凉并用,清中有补,邪正兼顾。肝火清则胃气和,胆气降则胃腑通。

2. 国医大师朱良春根据慢性胆囊炎的寒热错杂、胆气郁滞、胆热胃寒,或气血不和、痰瘀阻络,气机升降失利,胆失通降,胃失温煦等常见证,分别用平调寒热、通降气机、调和气血、化瘀通络,疏通胁络、分化痰瘀、祛湿泄热、宣畅气机等法,选用简方效药,独辟蹊径,取仲圣柴胡桂枝干姜汤之意,自拟"柴胡桂姜胆草汤"融清胆热、温胃寒于一炉,妙拟平调寒热之法以顺应胆腑喜通降和顺的生理特点,俾寒热平调,升降复位,脾复运化,胃得温煦,药用柴胡、牡蛎、干姜、桂枝、瓜蒌仁、龙胆草、牡蛎。临床亦多见湿热中阻,三焦不利,或湿热内蕴,气机阻滞者病例,拟利胆清热,宣畅气机为治则,朱老自拟"青蒿茵陈汤",药用:青蒿、茵陈各30g,黄芩、陈皮、旋覆花各10g,生甘草6g。有黄疸者,倍茵陈量为50g且要先煎30分钟。青蒿专解湿热,其气芳香,故为湿温、疫疠要药,又能清肝胆血分之伏热。青蒿集宣气、化湿、透邪、清热于一身,其擅搜络道郁热之特性,此乃羌、防、柴、葛所不具备也,三焦不利,选用青蒿、黄芩清胆利湿,透达少阳热邪,和解枢机,黄芩亦入胆经,清少阳胆热,青蒿有化湿之力,黄芩有燥湿之功,俾气机通畅,湿去热解,炎消证除也。实践证明,青蒿重用,虽言味苦、微辛,性寒,但久用无伤阴之弊,且寒而不碍湿,方中用旋覆花之意,取其善于疏通胁络,调和气机,助青蒿搜胁肋之郁热,盖气和则郁自解,郁解则热自除。上述二方合用,颇合慢性胆囊炎治疗的通、降、和之旨,故屡收佳效。

3. 周福生教授认为慢性胆囊炎的病位在胆,其发病根于胆之特性,并与肝脾胃密切相关。胆喜通降,恶郁滞湿浊;胆寄相火,易受邪化热;胆胃相关,常同病相怜。辨证论治上提出:要明识胆喜通降、易受邪化热的特性,并与肝脾胃的结合相互联系,谨守病因病机,细辨虚实寒热,以清热祛湿、健脾理气、胆胃同治等法对症治疗,疗效显著。首先要疏肝解郁、清热祛湿以利胆:用柴胡、白芍,因柴胡畅发郁阳而疏化滞阴,白芍敛阴泄热而缓急止痛,两药伍用,一散一收,可起清肝疏胆、升阳敛阴、解郁止痛之功;重用金钱草既清肝胆之火,又可祛除湿热,利尿排石;海金沙、牛膝引火下行、利尿通淋。二要健脾理气、活血祛瘀以运胆。故周教授常用五爪龙、白术、鸡内金健运脾胃,健一身之本,用丹参、赤芍活气血、祛瘀滞;合郁金、香附行气解郁;鸡内金、穿破石消石化石。三要和胃降浊、平调寒热以舒胆。主张先以胆胃同治之法,顾护胃气,使胃气通降,则胆随胃降,胆道畅通,以使胆与石和平共处。用药上以制半夏、茯苓健脾和胃降浊;枳壳、佛手、砂仁、槟榔行气除胀;用辛温之干姜与金钱草相伍,一则可反佐以清解胆经之郁火,二则可温中逐寒,防止脾胃因过度苦寒而受伐。

4. 名老中医谢晶日认为,慢性胆囊炎治疗时应着重疏肝健脾,热化湿,利胆通腑,同时配合理气活血之法,临床常以柴胡疏肝散、龙胆泻肝汤等名方加减。方中以柴胡为君药,功可疏肝解郁,通利少阳枢机,为疏肝利胆之首选。臣以药性平和之佛手,助君药疏肝理气又无伤阴之弊;炒白术健脾益气,一者实土以防木乘,未病先防,两者助脾健运以助疏肝,实为健脾之第一要药;龙胆草、黄芩、栀子性味苦寒,清化肝胆湿热,通泻三焦实火;金钱草、郁金解郁利胆,清热利湿。佐以川芎、丹参理气活血,化瘀止痛;枳实、槟榔、大黄泻下攻积,行气通腑。使以甘草调和诸药。诸药合用,则肝胆气机调畅,脾运复健,湿邪化,热邪祛,瘀血除,故诸症自消。

六、中医适宜技术

辨证选穴可参考"急性胆囊炎"章节中的相关部分。辨证选穴参考:厉兑、梁门、足三里、阴陵泉、丰隆、章门、大敦、腹哀、太冲、胆俞、中脘、足三里、胆囊穴、阳陵泉等。①绞痛加合谷;②高热加曲池;③呕吐加内关。强刺激用泻法,持续捻针 3~5 分钟或留针 30 分钟,每日 2 次。

耳穴压豆疗法:常用的穴有肝、胆、胰、十二指肠、耳根、交感、内分泌、三焦、神门。也可用肝阳 1、肝阳 2、皮质下、耳尖等。常选用王不留行籽做贴敷物。

【预后】

慢性胆囊炎预后良好,但应警惕胆囊癌的发生。

第二节　胆 囊 结 石

【概述】

胆囊结石(cholecystolithiasis)是指发生在胆囊内的结石,是胆道系统中最常见的病变。胆囊结石主要包括胆固醇结石、胆色素结石、混合型结石 3 类。胆固醇结石是胆固醇代谢异常引起,其组成成分以胆固醇为主,含量占 80% 以上,颜色呈白黄、灰黄色或黄色,质地坚硬,X 线检查多不显影。胆色素结石分棕色和黑色两种,其组成成分以胆色素为主。混合性结石是由胆红素、胆固醇、钙盐等多种成分混合组成,因其所含成分比例的不同而呈现出不同的颜色和形状,X 线检查常可显影。混合性结石 40% 发生在胆管内,60% 发生在胆囊内。

根据胆囊结石的特点,大致相当于中医学的"胆胀"的范畴,其他少数病例也可分属"胁痛""黄疸""结胸""腹痛"等范畴。

【流行病学】

胆囊结石在世界范围内的患病率较高,根据相关研究调查显示可高达 10%~20%,欧洲 20% 人群患有胆囊结石,美国成年人患病率为 10%~15%,发达国家的患病率高于发展中国家,与发达国家的高脂肪摄入量有关。随着我国人民生活水平逐渐提高,胆囊结石发病率近年来呈上升趋势。目前尚无全国性胆囊结石流行病学资料,国内报道胆囊结石患病率为 2.3%~6.5%。

一、性别分布

女性患胆囊结石患病率高于男性,男女比为 1 :(1.07~1.69)。

二、年龄分布

我国胆囊结石患病率随年龄增长而上升,发病高峰为 50 岁以后。一项覆盖 24 个省市的针对体格检查人群的大型调查显示,20~29 岁人群胆囊结石患病率为 1.1%,30~39 岁患病率为 2.6%,40~49 岁患病率为 4.4%,50~59 岁患病率为 8.0%,60~69 岁患病率为 8.3%,70 岁的患病率为 11.2%。

三、地域分布

我国经济发达城市及西北地区的胆囊结石发病率相对较高,这可能与饮食习惯有关。

【病因病机】

一、西医认识

胆囊结石发生的危险因素分为遗传性和外源性因素。遗传危险因素包括 *UGT1A1* 和 *ABCG8p.D19H* 基因变异体、*ABCG8*、*ABCG5* 和 *UGT1A1* 基因突变,以及 *ABCB4*、*ABCB11*、*CYP7A1* 或 *CFTR* 基因罕见突变等。其中肝脏胆固醇转运体基因 *ABCG8* 是形成胆囊结石最常见的遗传危险因素之一,约占整个危险因素的 25%。外源性危险因素包括性别、年龄、肥胖、代谢综合征、妊娠、口服避孕药、雌激素替代治疗、营养过剩、减肥期间的极低热量膳食、体重快速减轻、胆囊动力下降、肝硬化、克罗恩病及溶血等。

(一)病因和病理生理学

正常胆汁是暗绿色或棕黄色的液体,由胆盐(溶质质量的 72%)、卵磷脂(溶质质量的 24%)和胆固醇(溶质质量的 4%)3 种主要脂类及水分(>90%)组成。除胆色素结石外,胆汁也包含少许蛋白质和无机盐。根据化学成分和外表颜色,结石主要分为胆固醇结石和胆色素结石,两种结石的形成具有独立的病因学机制。

胆囊结石的成因十分复杂,是多种因素综合所致,而并非单一某种病理因素所致。目前认为其基本因素是胆汁的成分和理化性质发生改变,导致胆汁中的胆固醇呈过饱和状态,易于沉淀析出和结晶而形成结石,另外胆囊结石患者胆汁中可能存在一种促成核因子,通过分泌黏液蛋白促进结石形成。胆囊收缩能力下降,胆囊内胆汁淤滞也有利于结石的形成。

1. 胆固醇结石　胆固醇结石与胆汁中胆固醇平衡紊乱有关,涉及多因素、复杂的病理生理过程,主要有以下三个方面。

(1)胆汁中胆固醇呈过饱和状态:胆固醇是强烈的疏水分子,极难溶于水,只有与卵磷脂和胆盐一起形成饱和微胶粒及小泡才能溶于水中。正常胆汁中,卵磷脂与胆盐所形成的微胶粒维持胆固醇的溶解状态。因此,胆固醇可在胆汁中以溶解状态保持相对高的浓度。在正常胆汁中,胆盐、磷脂和胆固醇三种成分之间有一定的浓度比例关系以维持胆固醇溶解状态,而不析出结晶。经典的"Admirand-Small 三角"是用胆固醇、胆盐、磷脂三者的摩尔百分数来表示它们各自在胆汁中的相对浓度,描述三种成分的关系,并提出胆固醇结石形成胆汁胆固醇过饱和理论。任何一份胆汁标本可以用三角形坐标中一个相应的点来表示,并在胆固醇结晶的过饱和与无胆固醇结晶的非饱和胆汁之间出现明确的分界线。若胆盐、磷脂与胆固醇的相应点均落在胆固醇饱和曲线外,则表示胆固醇呈过饱和状态,容易沉淀析出结晶,进而形成胆固醇结石。另外可用胆固醇饱和指数来定量地描述胆汁的饱和程度,如饱和指数大于 1,有利于胆固醇沉淀形成结石。但 "Admirand-Small 三角" 假说存在一定缺陷,并非所有胆囊内胆固醇呈过饱和状态均为胆固醇结石患者,40%~80% 的正常人胆囊内胆固醇也呈过饱和状态。虽然肝内胆汁的胆固醇饱和度要比胆囊胆汁内高很多,但是胆固醇结石却大都在胆囊内形成,这也难以用 "Admirand-Small-三角" 完全解释。

（2）胆囊中致石因子分泌增加:胆固醇单水化合物结晶的形成和聚集称为成核现象。由于未患有胆囊结石的正常人也存在胆囊内胆固醇过饱和状态,提示在胆囊结石的形成过程中,存在比胆固醇过饱和更重要的因素,如促胆石形成因子。研究发现,有胆固醇结石的患者胆囊内胆汁发生成核现象明显加快。过饱和胆汁中富含有胆固醇的囊泡,通过相互融合形成内含不稳定胆固醇的多层囊泡,聚集的多层囊泡析出单水结晶,最终这些结晶聚集在被黏蛋白覆盖的胆囊黏膜上并开始成核和成石。成核因子影响胆汁单层囊泡互相融合成多层囊泡的过程,包括促进成核过程的促成核因子和延缓成核过程的抗成核因子,从而影响成核过程。胆汁中热不稳定的黏蛋白和钙离子是促成核因子,Apo-A1 和 Apo-A2 则是抗成核因子。促成核因子和抗成核因子均存在于正常胆汁中并处于动态平衡。当这一平衡被打破,成核过程便迅速发生。

（3）胆囊收缩功能异常:胆囊排空功能正常时,即使胆汁内存在微小结石也能随胆汁排出,但当胆囊排空功能障碍时,滞留的微结石可能逐渐增大。胆囊收缩最有效的刺激剂是缩胆囊素（CCK）,正常人群在给予 CCK 后,约 95% 的胆汁可被排空。胆囊收缩减弱与胆囊平滑肌细胞上的 CCK 受体减少有关,而与血浆 CCK 水平无关。

胆囊排空障碍主要是由大量的胆固醇从过饱和胆汁中吸收至胆囊上皮细胞中引起。过量的胆固醇转变为胆固醇酯并储存在黏膜固有层,使平滑肌细胞膜变硬,破坏缩胆囊素-1 受体信号级联、解耦 G 蛋白介导的信号转导,引起胆囊收缩功能下降,使胆固醇过饱和的胆汁在胆囊中的滞留时间延长,促进胆固醇结晶逐渐变成微结石和肉眼结石。在胆囊结石形成早期,胆囊即可发生排空障碍,且胆汁的成石指数与胆囊收缩减弱的幅度呈正相关。胆囊收缩功能下降导致过饱和胆汁形成,而过饱和胆汁又抑制 CCK 收缩胆囊,成为结石形成的交互促进因素。胆囊排空障碍导致胆盐细菌代谢及脱氧胆酸形成增加,而脱氧胆酸反过来可促进肝脏分泌胆汁和胆固醇结晶形成。另有研究发现,高黄体酮水平能降低实验动物的胆囊收缩,从而增加妊娠期结石形成的风险。

2. 胆色素结石　胆色素结石形成与异常的胆红素代谢有关,棕色或黑色色素结石的患者胆汁中含有过量的非结合胆红素。其中棕色结石可在所有胆管树内形成,特别是在胆道内。棕色结石主要由非结合胆红素钙盐和不同比例的脂肪酸色素、黏蛋白、胆固醇、磷脂和残留细菌构成。胆道感染（特别是大肠埃希菌）和胆道阻塞导致的胆汁淤积是棕色色素结石形成的两个基本条件。大肠埃希菌所产生的磷脂酶 A_1、β-葡糖醛酸酶和缀合胆汁酸水解酶等物质,并能水解胆红素葡糖醛酸苷产生非结合胆红素。非结合胆红素不溶于水,可通过其羧基与钙结合形成胆红素钙而沉淀,与黏蛋白一起形成棕色结石。黑色色素结石在没有感染的胆囊内形成,在胆红素浓度增高的患者中（肝硬化、慢性溶血性贫血、无效红细胞生成、回肠疾病或回肠扩大切除术等）更易形成黑色色素结石。

（二）病理组织学

胆囊结石患者胆囊壁通常呈慢性炎症改变,其病理特点是浆膜下和黏膜下的纤维组织增生及单核细胞的浸润,反复炎症发作,引起胆囊与周围组织粘连,囊壁增厚并逐渐形成瘢痕,最终导致胆囊萎缩,完全失去功能。

二、中医认识

古代文献中并无"胆囊结石"病名的记载,但从胆囊结石的症状来看,古代医书早有记载,如《灵枢·经脉》中有"胆足少阳之脉…是动则病,口苦……心胁痛"的记述,《灵枢·胀论》中有"胆胀者,胁下痛胀,口中苦,善太息""肝胀者,胁下满而痛引少腹"的记载,明代虞抟《医学正传·胁痛》中有"外有伤寒,发寒热而胁痛者……"的记述,明代秦昌遇《症因脉治·六腑腹胀》中有"胁肋作痛,口苦太息,胆胀也"的记载,均指明胆腑有病可以引起胁肋部类似胆囊疾病的腹痛症状。《灵枢·邪气脏腑病形》载"胆病者……呕宿汁……其寒热者",则是对胆囊疾病伴有胃肠症状与寒战发热的类似记载。《灵枢·论疾诊尺》中记载的"寒热身痛,面色微黄",隋代巢元方《诸病源候论》中记载"气水饮停滞结聚成癖,因热气相搏,则郁蒸不散,故胁下满痛而身发黄,名而癖黄",明代张景岳《景岳全书·黄疸》载"黄疸一证……大约有四:曰阳黄,曰阴黄,曰表邪发黄,曰胆黄也",包括了胆石症的寒战发热、腹痛、黄疸等主要症状。汉代张仲景《伤寒论》中有记载类似症状:膈内疼痛、拒按、气短、心下部坚硬胀满、身发黄,明代李梴《医学入门》记"有结胸发黄者心胸满硬,按之痛不可近,大陷胸汤加茵陈",均与胆石症颇为相似。结合临床症状、体征、舌脉等归属于中医学"胆胀""胁痛""腹痛""结胸""黄疸"等范畴。

【诊断】

一、辨病

(一)临床表现

胆囊结石主要见于成年人,可分为两类:无症状;有症状。其自然病程一般按上述顺序发展。

1. 无症状胆囊结石　无临床症状,仅在体格检查、手术或尸体解剖时偶然发现。

2. 有症状胆囊结石　出现与否和结石的部位、大小、是否合并感染、梗阻及胆囊的功能有关。小胆石更容易出现症状,表现为:

消化不良等胃肠道症状大多数仅在进食后出现,尤其是进食油腻食物后出现上腹部或右上腹部隐痛、饱胀,伴呃逆、嗳气等,常被误诊为"胃病"。

胆绞痛是胆囊结石的典型表现,常发生在饱餐、进食油腻食物后。疼痛位于上腹部或右上腹部,呈阵发性,或者持续疼痛阵发性加剧,可向肩胛部和背部放射,多伴恶心、呕吐。此时胆囊收缩,结石移位并嵌顿于胆囊壶腹部或颈部,胆囊排空胆汁受阻,胆囊内压力升高,胆囊平滑肌强力收缩而发生绞痛。

(二)实验室及其他检查

1. 腹部超声　超声下结石表现为回声增强的光团或光斑,其后方常伴有声影,胆囊壁厚度一般在 2~3mm,也可发现胆囊壁完全或斑片状钙化(瓷化胆囊)。超声是首选的检查手段,对胆囊结石的正确诊断率超过 95%,但该检查准确率的高低常受患者胃肠道气体多少、超声仪器的性能以及检查者的经验等因素影响。超声检查未能发现胆囊结石并不能完全排除胆囊结石的诊断。临床怀疑胆囊结石但超声检查阴性时,应进行超声内镜检查术(EUS)或磁共振成像(MRI)检查,可发现腹部超声不能发现的微结石。

2. 腹部 CT　CT 胆囊结石表现:①胆固醇结石:为低密度或等密度结石,平扫多不易显示。口服胆囊造影剂后 CT 扫描为低密度充盈缺损,结石位置可随体位改变而变化。②胆色素结石:为高密度结石,CT 值多在 50HU 以上。如为泥沙样结石,其常沉积于胆囊下部呈高密度,形成胆汁结石平面。③混合性结石:结石边缘呈高密度环而中心呈低密度的结石。④钙胆汁:罕见,与胆囊管梗阻、胆囊感染及胆囊内胆汁碱化等因素有关,胆囊内呈均匀高密度,CT 值常高于 60HU。CT 对胆囊结石的敏感性和特异性分别为 79% 和 100%。

3. 腹部 MRI　MRI 诊断胆石症与 CT 基本相同。CT 和 MRI 虽可显示胆囊结石,但其价格昂贵,不推荐常规采用。

(三)诊断要点

临床症状和体征不具备特异性,且大部分患者无症状,因此,有症状者只能疑诊。
根据腹部超声、腹部 CT 或腹部 MRI 可以确诊。

(四)鉴别诊断

有症状者需与急性或慢性消化道穿孔、消化性溃疡、胃炎、胃肿瘤、功能性消化不良、胰腺疾病、功能性胆囊疾病、Oddi 括约肌功能障碍、心绞痛、心肌梗死、降主动脉瘤等疾病相鉴别。

胆固醇结石和胆色素结石不同亚型的影像学鉴别:超声中胆囊大结石中以纯胆固醇类结石多见,其声像图表现为半圆形及月牙形,胆色素类结石声像图表现全层显示,以胆固醇为主的混合型结石表现为典型月牙形强回声伴后方声影。以胆色素钙为主的混合型结石整块结石可完全显示,但结石后方的胆囊壁显示不清。CT 中高密度者(CT 值 >25HU)均为胆色素钙类石,低密度结石(CT 值 <0HU)为高胆固醇类石,等密度结石(CT 值在 0~25HU 之间)为胆固醇类石,混合密度者为混合类石。

(五)并发症

1. 急性胆囊炎　急性胆囊炎发作最初 24 小时以内多以化学性炎症为主,24 小时后细菌感染逐渐增加,感染致病菌多从胆道逆行进入胆囊,或循血液循环/淋巴途径进入胆囊,在胆汁流出不畅时造成感染,严重者可发展为化脓性胆囊炎。致病菌主要是革兰氏阴性杆菌,以大肠埃希菌、肺炎克雷伯菌常见。如胆囊管梗阻未解除,胆囊内压继续升高,胆囊壁血管受压导致血供障碍、继而缺血坏疽,则为坏疽性胆囊炎。坏疽性胆囊炎常并发胆囊穿孔,多发生在底部和颈部。

临床表现为持续性右上腹疼痛,可向右肩或背部放射。发热常见(体温多 <38.5℃),上腹或右上腹肌紧张,墨菲征阳性或右上腹包块。未经治疗的急性胆囊炎症状可在 1 周左右缓解;但如发生胆囊坏疽、胆囊穿孔、胆囊肠瘘、胆石性肠梗阻和气肿性胆囊炎等严重并发

症,可危及生命。

2. 胆囊积液 胆囊结石长期嵌顿或阻塞胆囊管但未合并感染时,胆囊黏膜吸收胆汁中的胆色素,并分泌黏液性物质,积液为无色透明。

3. 继发性胆总管结石及胆源性胰腺炎 小结石通过胆囊管进入胆总管,引起继发性胆总管结石;胆总管结石嵌顿于壶腹部或迁移过程中引起 Oddi 括约肌痉挛,可引起胆汁逆流,激活胰酶原而导致急性胆源性胰腺炎,表现为上腹部疼痛,伴或不伴皮肤巩膜黄染,实验室检查提示血、尿淀粉酶及血清脂肪酶升高,行腹部彩超及腹部 CT 可明确诊断。

4. 米里齐综合征（Mirizzi syndrome） 持续嵌顿于胆囊颈部或胆囊管的较大的结石压迫肝总管或反复发作的炎症致肝总管狭窄或胆囊胆管瘘,结石部分或全部堵塞肝总管引起反作的胆囊炎、胆管炎及梗阻性黄疸;其形成的解剖学基础是胆囊管与肝总管伴行过长或者胆囊管与肝总管汇合位置过低。

5. 胆囊十二指肠/结肠瘘 胆石性肠梗阻结石压迫引起胆囊炎症、慢性穿孔,可造成胆囊十二指肠瘘或胆囊结肠瘘;大的结石通过瘘管进入肠道,阻塞于回肠末段引起肠梗阻。

6. 慢性胆囊炎 90% 以上的患者有胆囊结石,炎症反复发作,可使胆囊与周围组织粘连、囊壁增厚并逐渐瘢痕化,胆囊萎缩,失去功能。慢性胆囊炎急性发作时,一般触及不到胆囊。

7. 胆囊癌 结石及炎症的长期刺激可诱发胆囊癌,尤其对于老年患者,>10 年胆囊结石病史,结石直径 >3cm 者,发生癌变的风险增加。

8. 胆心综合征 胆囊结石反射性引起心脏功能失调或节律性改变而出现一组临床综合征。

二、辨证

（一）辨证要点

胆囊结石的主要症状为胆绞痛,中医将胆囊结石归于"胆胀"等范畴。辨证要点在于分清脏腑气血、表里虚实。

1. 辨气血 一般来说,胆胀在气,以胀痛为主,且痛无定处,游走不定,时轻时重,症状的轻重每与情绪变化有关;胆胀在血,以刺痛为主,且痛处固定不移,疼痛持续不已,局部拒按,入夜尤甚,或胁下有积块。

2. 辨脏腑 胆胀病位主要在肝胆,但与脾、胃、肾密切相关,辨证时要注意辨别病变脏腑的不同。如肝郁气滞证发病多与情志因素有关,胆胀以胀痛为主,痛无定处,心烦易怒、胸闷腹胀、嗳气频作,属于肝脏病;肝胆湿热证见口干口苦,胸闷纳呆,或兼有身热恶寒,身目发黄,为肝胆脾脏腑同病;若肝胃不和证见胸脘痞闷,恶心呕吐,胁痛隐隐,为肝胃同病。

3. 辨表里 外感胆胀是由湿热外邪侵袭肝胆,肝胆失于疏泄条达而致,伴有寒、热表证,且起病急骤,同时可出现恶心呕吐,目睛发黄,苔黄腻等肝胆湿热症状;内伤胆胀则由肝郁气滞,瘀血内阻,或肝阴不足所引起,不伴恶寒、发热等表证,且起病缓慢,病程较长。

4. 辨虚实 实证多由肝郁气滞,瘀血阻络,外感湿热之邪所致,起病急,病程短,疼痛剧烈而拒按,脉实有力;虚证多属肝阴不足,络脉失养所引起,常因劳累而诱发,起病缓,病程长,疼痛隐隐,绵绵不休而喜按,脉虚无力。

（二）辨证分型

1. 肝郁气滞证

主症：①胁肋胀痛，走窜不定，甚则连及胸肩背臂；②疼痛每因情志变化而增减。

次症：①善太息，得嗳气则舒；②纳食减少；③脘腹胀满；④胸闷。

舌脉：舌苔薄白，脉弦。

2. 肝胆湿热证

主症：①胁肋胀痛；②触痛明显而拒按，或引及肩背。

次症：①胸闷纳呆，恶心呕吐；②厌食油腻，口干口苦；③腹胀尿少；④或兼有身热恶寒；⑤或有黄疸。

舌脉：舌苔黄腻，脉弦滑。

3. 瘀血阻络证

主症：①胁肋刺痛；②痛处固定而拒按；③疼痛持续不已，入夜尤甚。

次症：①或胁下有积块；②或面色晦暗。

舌脉：舌质紫暗，脉沉弦。

4. 胆腑郁热证

主症：右胁灼热疼痛。

次症：①口苦咽干；②面红目赤；③大便秘结；④小便短赤；⑤心烦失眠，易怒。

舌脉：舌红，苔黄厚而干，脉弦数。

5. 肝络失养证

主症：①胁肋隐痛，绵绵不已；②遇劳加重。

次症：①口干咽燥；②两目干涩；③心中烦热；④头晕目眩。

舌脉：舌红少苔，脉弦细数。

证候诊断：主症必备，加次症 2 项及以上，结合舌脉，即可诊断。

【治疗】

一、治疗原则

治疗原则是缓解症状，减少复发，消除炎性反应，消除结石，避免并发症的发生。

二、西医治疗

（一）药物治疗

1. 急性发作期　主要由胆石嵌顿于胆囊颈，引发胆囊感染而导致平滑肌痉挛。治疗以缓解症状、消除炎性反应为主。

（1）解痉止痛：临床常用阿托品、消旋山莨菪碱（654-2）或间苯三酚肌内注射或静脉注射，同时可与异丙嗪、哌替啶肌内注射增强镇痛效果，一般禁用吗啡（因吗啡可能促使 Oddi 括约肌痉挛进而增加胆管内压力加重胆绞痛）。

（2）抗感染治疗：常选用广谱抗生素，尤其对革兰氏阴性杆菌敏感的抗生素，如可选用哌拉西林他唑巴坦、头孢哌酮/舒巴坦治疗、阿莫西林、左氧氟沙星，同时针对厌氧菌使用甲硝唑类具有较好效果。胆道结石梗阻或嵌顿可引起急性化脓性胆管炎，出现脓毒血症或败血症，在加强抗生素的情况下，必要时可使用激素治疗，以减轻炎症反应，增强机体应激能力。

（3）缓解胆源性消化不良症状：可用胰酶类药物，提高消化道内胰酶的浓度从而改善腹胀症状和营养水平。

2. 缓解期（包括无症状胆石症）　主要是控制饮食，限制摄入脂肪、胆固醇过多的食物；或口服溶石药物等内科保守治疗，密切观察和随诊。

溶解胆固醇结石的药物有：①鹅去氧胆酸，剂量为 12~15/（kg·d），不良反应有腹泻与肝细胞损伤，以 ALT 升高为主。②熊去氧胆酸，是一种亲水、非细胞毒性的胆汁酸，一方面可使胆汁中亲水性胆汁酸的总量升高溶解胆结石，另一方面可协助恢复胆囊动力及时排出胆固醇结石结晶，主要用于胆囊功能良好，长径 <1cm 的胆固醇结石。口服剂量 8~12mg/（kg·d），睡前顿服的疗效好于分次服用，至少维持 6 个月，可使 40% 的患者结石完全溶解。治疗成功率与胆结石直径呈负相关，对多发小结石（<1mm）效果较好。由于胆囊结石溶解速率非常慢，在结石溶解后 3~5 年内，大约 50% 的患者胆石症复发，仍未能在临床上广泛运用。

（二）专科治疗

因为迄今尚无证据表明使用药物或其他非手术疗法能完全溶解或排尽结石，所以手术切除全部胆囊是根治胆囊结石的首选治疗方式，适用于有症状和/或有并发症的胆囊结石。

手术指征：儿童胆囊结石以及无症状的成人胆囊结石，一般不做预防性胆囊切除术，可观察和随诊。长期观察发现，约 30% 的患者会出现症状及并发症而需要手术。目前胆囊结石手术指征：①胆囊结石数量多及直径超过 2~3cm；②伴有胆囊息肉；③胆囊壁增厚（>3mm）；④胆囊壁钙化或瓷性胆囊。

（三）手术方式

1. 胆囊切除术　腹腔镜胆囊切除术，是一种微创手术，具有损伤小、疼痛轻、恢复快、住院时间短和瘢痕不易发现等优点。对于病情复杂或没有腹腔镜设备的医院，也可作开腹胆囊切除。禁忌证包括：①疑似胆囊癌变者；②合并原发性胆管结石及胆囊狭窄者；③腹腔内严重感染及腹膜炎；④已有腹腔广泛粘连；⑤合并妊娠；⑥有出血倾向或凝血功能障碍者；⑦有严重心肺等重要器官功能障碍而难以耐受全身麻醉剂手术者。

2. 内镜微创保胆取石术　主要应用于胆囊结石伴或不伴慢性胆囊炎者。由于节段型、弥漫型胆囊腺肌症和Ⅲ度罗-阿窦结石可能提示较高的术后胆囊结石复发风险，故严重的慢性胆囊炎，合并下列情况者，不建议行内镜微创保胆取石术，包括：①胆囊壁厚大于 5mm；②胆囊壁弥漫罗-阿窦结石或弥漫型腺肌症；③胆囊体部狭窄，分隔孔小于 5mm；④胆囊腔消失。这类手术主要有 2 种方式：①在超声内镜引导下，经胃壁或十二指肠球部肠壁穿刺胆囊，应用自膨式双蘑菇头支架，取出胆囊结石，保留胆囊；②经自然腔道内镜手术：用内镜在胃壁开窗，然后内镜从胃壁上窗口进入腹腔找到胆囊，将朝向胃壁的胆囊体行开窗，随后进入腹腔找到胆囊,用取石网篮将胆囊结石从胆囊取出,最后内镜下依次缝合胆囊和胃壁,完成内镜保胆取石术。对于多数患者,虽然内镜下可以完成保胆取石术,但其治疗性价比仍低于腹腔镜胆囊切除术,术后胆囊和胃或十二指肠球部粘连问题也需重视。

三、中医治疗

(一) 辨证分型治疗

1. 肝郁气滞证

治法:疏肝解郁,理气止痛。

代表方:柴胡疏肝散(《景岳全书》)。

常用药:柴胡、香附、川芎、陈皮、枳壳、白芍、炙甘草。

加减:胁痛重者,加郁金、川楝子、延胡索、青皮等;心烦急躁,口干口苦者,加栀子、黄芩、龙胆草等;伴肠鸣腹泻者,加白术、茯苓、泽泻、薏苡仁等;恶心呕吐者,加半夏、陈皮、藿香、生姜等。

2. 肝胆湿热证

治法:疏肝利胆,清热利湿。

代表方:龙胆泻肝汤(《医方集解》)。

常用药:龙胆草、栀子、黄芩、柴胡、木通、泽泻、车前子、生地、当归、甘草。

加减:肝胃不和,加郁金、半夏、青皮、川楝子等;若便秘,腹胀满者为热重于湿,加大黄、芒硝等;若白睛发黄,尿黄,发热口渴者,加茵陈、黄柏、金钱草等;久延不愈者,加三棱、莪术、丹参、当归等。

3. 瘀血阻络证

治法:活血化瘀,通络止痛。

代表方:血府逐瘀汤(《医林改错》)。

常用药:桃仁、红花、当归、生地、川芎、赤芍、柴胡、桔梗、枳壳、牛膝。

加减:若瘀血严重,有明显外伤史者,方选复原活血汤,方药为大黄、桃仁、红花、穿山甲(现有以豕甲代替者)、当归、柴胡、天花粉、甘草,亦可加三七。

4. 胆腑郁热证

治法:清泻肝胆,解郁通腑。

代表方:清胆汤(《急腹症方药新解》)。

常用药:栀子、黄连、柴胡、白芍、蒲公英、金钱草、瓜蒌、郁金、延胡索、川楝子、大黄。

加减:心烦失眠者,加丹参、炒枣仁等;黄疸者,加茵陈、枳壳等;口渴喜饮者,加天花粉、麦冬等;恶心呕吐者,加半夏、竹茹等。

5. 肝络失养证

治法:养阴柔肝,理气止痛。

代表方:一贯煎(《续名医类案》)。

常用药:生地、枸杞、沙参、麦冬、当归、川楝子。

加减:若阴亏过甚,舌干而红,加石斛、玄参、天冬等;两目干涩,视物昏花,加决明子、女贞子等;头晕目眩者,加钩藤、天麻、菊花等;若心中烦热,口苦甚者,加栀子、丹参等。

（二）中成药

1. 疏肝利胆类

（1）消石利胆胶囊：疏肝利胆，行气止痛。清热解毒排石，用于慢性胆囊炎、胆囊结石、胆管炎、胆囊手术后综合征及胆道功能性疾病。口服，每次 3 粒，每日 3 次。

（2）胆舒软胶囊：疏肝理气，利胆。主要用于慢性结石性胆囊炎、慢性胆囊炎及胆结石肝胆郁结，湿热胃滞证。口服，每次 1~2 粒，每日 3 次；或遵医嘱。

（3）胆石片：疏肝利胆、行气止痛。用于气滞所致胁痛，症见：胁痛腹胀，阵发绞痛，痛引肩背，胃脘痞满，厌食油腻；胆结石和肝内胆管结石见上述证候者。口服，每次 6 片，每日 3 次，3 个月为 1 个疗程。

2. 消食化积类

胆石清片：消食化积，清热利胆，行气止痛。用于胆囊结石。口服，每次 5~8 片，每日 3 次。

3. 清热利湿类

（1）金钱草颗粒：清利湿热，通淋，消肿。用于热淋，砂淋，尿涩作痛，黄疸尿赤，痈肿疔疮，毒蛇咬伤，肝胆结石，尿路结石。开水冲服，每次 10g，每日 3 次。

（2）复方胆通胶囊：清热利胆，解痉止痛。用于急、慢性胆囊炎，胆管炎，胆囊、胆道结石合并感染，胆囊术后综合征，胆道功能性疾患等。口服，每次 2 粒，每日 3 次。

四、中西医结合治疗

中西医结合治疗胆囊结石是在西医抗感染、解痉止痛、消石溶石或手术治疗的基础上，运用中医辨证论治，其病机关键是肝失疏泄，胆失通降，不通则痛，治疗当疏肝利胆，理气止痛，常用方剂有大柴胡汤和四金汤。

五、名医诊治经验

1. 名老中医朱培庭教授认为，胆石症中老年患者与反复发作者，常表现为肝阴不足，宜从肝论治。拟养阴柔肝方，方中生地、枸杞子、何首乌滋补肝阴，为立法之本。然"善补阴者必于阳中求阴，则阴得阳升而泉源不竭"，故用黄芪、太子参补气助阳，以促阴生。有肝气郁结表现者，可用绿梅花、佛手等甘酸性平力缓之品，以疏肝理气而不伤阴。白芍养血敛阴、柔肝止痛，白术补气健脾，两者合用可取疏肝健脾之效。另遣半夏、茯苓、甘草，是为"四君"之法，治胆勿忘脾胃，亦体现了"务必先安未受邪之地"的防治原则。诸药合用，防治结合，共奏益气养阴、柔肝止痛之功，用之于临床，确有良效。

2. 老中医季光教授认为小柴胡汤具有清肝利胆和胃之功效，非常符合胆腑与少阳病的生理病理特点。《伤寒论》小柴胡汤所治之主证口苦，咽干，目眩或往来寒热，胸胁苦满，默默不欲饮食，心烦喜呕，这些描述，正是胆囊结石伴胆囊炎的症状表现。季老治疗胆囊结石以小柴胡汤为底，加郁金、鸡内金、金钱草，若胆红素升高，可加姜黄，湿热症状重，可加清热解毒药物。

3. 黄明河教授认为肝郁脾虚为发病之本，湿浊瘀结为发病之标，疏肝健脾、化浊祛瘀是治疗之关键。自拟疏肝利胆排石汤，以疏肝利胆、理气健脾、化浊祛瘀为法，处方：柴胡 15g，郁金 20g，赤芍 20g，鸡内金 15g，金钱草 45g，海金沙 30g，枳实 20g，党参 30g，炒白术 15g，鱼脑石(打碎)15g,莪术 15g,三棱 15g,甘草 10g。

4. 张小萍教授认为胆囊结石病因病机多为情志所伤,饮食不节导致气滞、血瘀、湿热等邪气内生,阻碍肝胆疏泄,导致胆气不通则痛。治当清热利湿,活血通络,利胆消胀。自拟张氏利胆消胀汤加减治之,方中以金钱草、郁金、鸡内金、海金沙合四逆散及金铃子散加减。

5. 国医大师吴咸中认为,胆石是因肝气长期郁结、化湿蕴热、湿热交阻,从而使胆液蒸熬凝固而形成的,创制胆道排石汤 1 号方,药物组成:柴胡、郁金、枳壳各 12g,金钱草、大黄各 30g,广木香 18g。在此方中,柴胡具有疏肝理气的功效;金钱草具有清热利湿的功效;郁金具有活血止痛的功效;木香、枳壳具有理气止痛的功效;大黄具有通里攻下的功效。将上述诸药同用,可取得疏肝理气、利胆排石的作用。此方非常适合气滞型胆石症患者使用。

六、中医适宜技术

针刺取穴常选阳陵泉、丘墟、太冲、胆囊穴、日月、期门、胆俞、足三里等。耳穴常选肝、胆、胰、三焦、脾、肾、交感、神门、小肠、耳迷根等。电针可在胆经上找压痛点进行针刺,以患者能耐受为限,可同时服用 33% 硫酸镁溶液 40~100ml。

【预后】

多数无症状胆囊结石患者经积极治疗,预后较好。少数患者治疗不及时,出现并发症者可发展为重症胆管炎,预后差。对于胆囊结石患者,应每半年或 1 年复查 B 超、CT 等,以防结石复发。

第三节　肝内外胆管结石

【概述】

胆石症(cholelithiasis)包括发生在胆管和胆囊的结石,胆管结石是我国常见的胆道疾病,由于其病变复杂、复发率高,且常引起严重并发症,是我国胆道良性疾病死亡的主要原因之一。按结石的形成部位分为原发性和继发性结石,原发性胆管结石是指发生于肝内外胆管而非来自胆囊的结石。继发性胆管结石是指由于各种原因导致胆囊结石排至胆管内的结石。根据结石所在部位,分为肝外胆管结石和肝内胆管结石。根据胆石的外观和化学成分,分胆固醇结石、胆红素结石、混合性结石三类,其中绝大部分为胆红素结石。

中医学认为胆石症属于"胁痛""心下痛""胆胀""结胸""黄疸"等范畴,《黄帝内经》《金匮要略》及后世众多医著均对其有所阐述。

【流行病学】

胆管结石多发于东南亚地区,欧美国家罕见。我国多发于西南、南方沿海及长江流域。

男女性之间发病率无显著差别。随着人民生活水平的提高,我国胆管结石的发病率有下降的趋势,其中农村高于城市,低收入者高于高收入者。B 超检查自然人群的胆石症患病率为10% 左右,有逐年增长趋势,住院的人数占外科住院患者总数的 10%~25%,原发性胆管结石约占胆石症的 50.0%,易受各种因素的影响而反复发作,对人群健康的危害日益严重。

【病因病机】

一、西医认识

胆管结石的病因十分复杂,主要与患者生活环境、生活习惯、感染、胆汁淤积、胆道解剖异常以及基因变异相关。其中这些易感因素常常是相互联系、相互作用的。胆管内慢性炎症是导致结石形成的重要因素,胆汁淤积是结石形成的必要条件。胆汁滞缓并有胆道慢性炎症最易形成肝内外胆管结石。

(一)病因及病理生理学

1. 胆道解剖异常与胆汁淤滞　胆道解剖异常会导致胆汁淤积,诱发胆结石形成。解剖异常包括胆管狭窄、硬化性胆管炎、胆总管囊肿、卡罗利病(Caroli disease)以及手术引起的吻合口胆管狭窄等。胆汁淤积是形成结石的必要条件之一。胆汁淤积有利于细菌繁殖,大量产生葡糖醛酸苷酶,两者相结合则易发结石。

2. 胆道感染　正常胆道是无菌的,而并发胆管结石的胆道内常见细菌为大肠埃希菌、克雷伯菌、肠球菌、假单胞菌、脆弱类杆菌的混合感染。这些细菌来源于肠道,其侵入途径有逆行感染、血源性、经门静脉途径,以及来自肠道的感染性疾病。其中最主要的感染途径是经 Oddi 括约肌的上行感染。大肠埃希菌等细菌及感染的组织细胞均可分泌葡糖醛酸苷酶,使胆汁中的非结合胆红素分解与钙结合而形成胆红素钙结石。Oddi 括约肌功能性障碍,是胆道感染反复发生及加重的因素。十二指肠乳头旁憩室引起的 Oddi 括约肌功能性失调是肝外原发性胆管结石复发的主要原因。

3. 胆道寄生虫感染　蛔虫或蛔虫卵可作为肝内胆管结石的核心,在结石形成中起着重要作用。华支睾吸虫是最早确定与胆管结石形成有关的寄生虫。胆道蛔虫可导致胆管狭窄、胆管内结石形成。华支睾吸虫和胆道蛔虫感染多侵犯左肝管,是肝内胆管结石多位于肝左叶的原因之一。蛔虫在胆管内引起结石的方式主要有:死亡虫体在胆道内腐败、碎裂形成结石核心;虫体被排出,但蛔虫引起的胆道感染持续存在,是形成结石的重要原因;蛔虫残体在胆管内形成结石核心;蛔虫引起的胆管局部免疫反应,抗原抗体复合物也可能参与结石形成。

4. 代谢因素　长期摄入低蛋白低脂肪饮食人群的结石发生率明显升高,长期低脂肪饮食和营养不良导致胆囊收缩功能退化以及 Oddi 括约肌松弛等造成胆汁淤积和肠液反流继发感染相关;此外长期营养不良会使得胆管的葡糖醛酸内酯酶活性降低,细菌 β-葡糖醛酸苷酶失去了抑制而活性增强,提高非结合胆红素(UCB)与 Ca^{2+} 结合水平加速胆红素钙结石的形成。近年来还发现胆汁异常代谢例如胆色素或胆固醇代谢紊乱引起的胆汁各种成分比例失调,是其形成与复发的重要原因。

5. 环境和生活习惯　原发性胆管结石发病率具有明显的地域差异,东亚国家是高发区,欧美国家罕见,这可能与环境因素和饮食习惯有关,东方国家的蛋白和脂类进食含量较西方国家明显偏低。长期低蛋白饮食引起胆红素结石的发生发展。临床中接触的大部分肝内胆管结石患者来自农村,经济条件差,长期饮用井水。故生活方式、环境条件是原发性胆管结石的重要成因之一。

6. 基因突变和基因表达异常　基因突变和基因表达异常可引起胆固醇、胆汁酸代谢和胆汁成分改变,从而导致肝内胆管结石的形成,目前研究比较清楚的基因有法尼醇 X 受体(FXR)基因、三磷酸腺苷结合转运蛋白 b4(ABCB4)基因和磷脂酰胆碱转运蛋白(PCTP)等基因。

(二)病理组织学

胆总管结石引起的病理变化主要取决于结石造成的梗阻及有无继发胆道感染。由结石造成的梗阻一般是不完全的和间断性的。梗阻近侧的胆管可有不同程度的扩张和管壁增厚,胆管内常有胆汁淤积,容易继发革兰氏阴性杆菌感染。梗阻和感染可使近侧胆管内形成更多的结石,可因胆管梗阻不完全,一般较少影响肝脏。壶腹部结石易导致胆道完全梗阻,此时如发生胆道感染,将产生胆道高压。胆管内的脓性胆汁和细菌毒素经胆道逆行,突破血-胆屏障进入血液,引起胆源性败血症、休克、急性梗阻性化脓性胆管炎。此时常有肝细胞损害,肝细胞坏死,甚至形成胆源性肝脓肿。

肝胆管结石的临床病理特点是:①结石沿肝内病变胆管树呈区段性分布。②结石常并存不同程度的肝胆管狭窄,而胆管狭窄是引起结石形成和复发的重要因素。肝胆管结石合并一级分支以上肝管的狭窄时,易导致受累肝段或亚肝段萎缩;合并双侧肝门部肝管狭窄者,晚期常发生胆汁性肝硬化及胆源性门静脉高压。③由于长期反复发作的胆道梗阻和/或感染可导致肝胆管结石的病变区域内胆管树、伴行血管及肝实质弥漫而不可逆性损害,包括胆管壁结构破坏、多发性胆管狭窄和不规则性胆管扩张、胆管积脓、继发性肝内胆管癌等毁损性病变,这类病变只有手术切除才能得到有效治疗。④在肝胆管结石的病变范围内肝组织发生萎缩,而正常肝组织增大,形成肝脏萎缩增生性改变,即萎缩增生复合征。这一病理特征对于判断肝胆管结石的病变部位和选择合理治疗方法具有重要意义。

二、中医认识

中医从体质学论述其病因病机,认为患此病者多为气郁及湿热体质。肝喜条达而恶抑郁,气郁者长期情志不舒、烦躁易怒,导致肝气郁结,日久郁而化火,火热灼伤津液、煎熬胆汁,聚而为石。在此基础之上若有感染外邪、饮食不节、寒温不调等因素,可致肝气不舒,胆气郁结,久熬成石。体态肥胖者多为湿热体质,体胖者好逸懒动,久则肝胆气机不畅,胆汁疏泄失常,瘀积而为石。蛔虫上扰,肝胆气机不畅,肝失疏泄,郁久化热,湿热蕴蒸肝胆。久病耗伤,劳欲过度,或由于各种原因引起的精血亏损,水不养木,肝阴不足,疏泄失常,累及脏腑,久积成石。若胆汁逆溢肌肤或湿热熏蒸肌肤而发黄;热积不散,热毒炽盛,扩入营血而致热扰营血,出现神昏谵语之症。由于胆石系胆汁久瘀,砂石又可阻塞胆道,从而由病理产物转为致病因素,致使胆石为病,缠绵反复,难以彻底治愈。

【诊断】

一、辨病

（一）临床表现

1. 肝外胆管结石　多数患者可表现为无症状或上腹部不适,当结石造成胆管梗阻时可表现为典型的查科三联征(Charcot triad),即腹痛,寒战高热,黄疸。

（1）腹痛:发生在剑突下及右上腹部,多为绞痛,呈阵发性发作,或为持续性疼痛阵发性加剧,可向右肩背部放射,常伴恶心、呕吐。

（2）寒战高热:约 2/3 的患者可出现寒战高热,一般表现为弛张热,体温高者可达39~40℃。

（3）黄疸:胆管梗阻后即可出现,其轻重程度、发生和持续时间取决于胆管梗阻的程度,是否并发感染,有无胆囊等因素。

体格检查:部分可无阳性体征,发作时可有上腹部及右上腹压痛,或伴有肝区叩击痛,可触及肿大的胆囊等。合并胆管炎者可出现腹膜刺激征。

2. 肝内胆管结石

（1）上腹部疼痛,可能为典型的胆绞痛或持续胀痛。

（2）长期胆道疾患病史、多数患者能追溯到胆道蛔虫病史。

（3）伴有发冷、发热、黄疸等急性胆管炎症状。

（4）患侧肝区及下胸部常有疼痛不适,放射到背、肩部。

（5）肝区压痛及叩击痛。

（6）肝脏不对称肿大。

（7）一侧肝管梗阻可无黄疸或黄疸甚轻。

（8）全身感染表现。

（9）晚期有肝、脾大及门静脉高压症。

体格检查:常无阳性体征,部分患者可触及肿大肝脏或不对称肝脏,肝区可有叩击痛。

（二）实验室及其他检查

1. 实验室检查　白细胞记数及中性粒细胞升高;血清总胆红素及直接胆红素升高,血清转氨酶和/或碱性磷酸酶升高;尿中胆红素升高,尿胆原降低或消失;粪中尿胆原减少。

2. 影像学检查

（1）B 超:可发现胆管内结石及胆管扩张影像,但容易受肠气影响,致假阴性。

（2）PTC(经皮穿刺肝胆道成像)及 ERCP:提供结石的部位、数量、大小,以及胆管梗阻的部位和程度。

（三）诊断要点

肝内外胆管诊断主要依据病史、典型临床表现、实验室检查及影像学。

（四）鉴别诊断

1. 消化性溃疡病　多为慢性反复发作，与肝内外胆管结石间歇期的表现相似，抑酸治疗有效，胃镜、B 超及腹部 CT 可资鉴别。

2. 急性胰腺炎　多有暴饮暴食及高脂饮食等诱因，腹痛也为上腹部但以左上腹为主，多为持续性剧痛，也可表现为阵发性加剧，类似急性胆囊炎的表现，但急性胰腺炎多数伴有血尿淀粉酶和脂肪酶升高，腹部 CT 可呈现胰腺炎症表现。

3. 壶腹部癌　恶性肿瘤引起的梗阻性黄疸多伴有消瘦、皮肤瘙痒、陶土色大便等临床表现，梗阻性黄疸多为无痛性。ERCP、CT、MRCP、PTC 等影像学可帮助鉴别。

（五）并发症

1. 胆源性胰腺炎　胆总管结石嵌顿或迁移时，痉挛的 Oddi 括约肌可引起胆汁逆流，激活胰酶导致急性胰腺炎。上腹部胀痛有时难以鉴别，但淀粉酶和腹部 CT 可帮助鉴别。

2. 急性梗阻性化脓性胆管炎　也叫重症急性胆管炎，是肝胆管结石合并胆道感染伴全身脓毒症表现，是胆管结石的常见并发症和主要死因。

3. 胆道出血　继发于胆道化脓性感染，伴行肝动脉或门静脉受胆管溃疡的侵蚀，可导致胆道大出血。常表现为突发的胆绞痛，继而出现呕血或便血，黄疸进行性加深等。依靠病史、典型表现及影像学可帮助诊断；选择性肝动脉造影或栓塞术是胆道出血最有价值的诊断和治疗手段。

4. 癌变　反复发作、病程持续时间长的胆管炎癌变风险高。有胆管结石病史的患者近期内肝胆管梗阻进展迅速，表现为频发的重症胆管炎或胆瘘，结合影像学及升高的 CA19-9 可帮助诊断，病理学检查为诊断"金标准"。

5. 胆汁淤积性肝硬化及门静脉高压症　由于胆管结石的梗阻，胆道长期反复感染，容易造成肝实质弥漫性损害和纤维化，引起继发性胆汁淤积性肝硬化和门静脉高压症。主要表现为在胆道结石病史的基础上，出现肝脾大、食管胃底静脉曲张、肝功能损害、低蛋白血症、贫血等。

二、辨证

（一）辨证要点

肝内外胆管结石的中医病名常根据临床表现不同而称为"胆胀""黄疸""胁痛""腹痛"等。辨证要点在于分清轻重缓急、正邪虚实、脏腑气血等。

急症重症多为突发的胁痛或腹痛，伴有寒战高热、黄疸等；轻症腹痛不明显，仅表现为纳差、厌油腻等。

实证多为上腹部剧痛，发热寒战，舌红，苔黄腻，脉弦滑；正虚邪恋常仅有饱胀感、恶心欲吐，舌苔薄腻，边有齿痕，脉沉细。

疼痛与情绪有关，舌红脉弦，多为肝胆气郁；腹痛呕吐，面色萎黄，腹胀呕吐，厌食油腻，舌淡胖有齿痕，为木旺乘脾；脘腹时胀，嗳气频作，食不知味，病在气分；痛处固定，舌暗瘀紫，脉涩为病在血分。

（二）辨证分型

1. 肝郁气滞证

主症：①右上腹间歇性绞痛或闷痛，牵扯至肩背部；②食欲缺乏，遇怒加重。

次症：①胸闷嗳气或伴恶心，大便不爽；②口苦咽干。

舌脉：舌淡红，苔薄白，脉弦紧。

2. 肝胆湿热证

主症：①右上腹有持续性胀痛拒按，多向右肩部放射；②高热恶寒，身目黄染。

次症：①口苦咽干，恶心呕吐；②胸闷纳呆。

舌脉：舌红苔黄腻，脉弦滑数。

3. 肝阴不足证

主症：①右胁隐痛或灼热感，绵绵不已；②午后低热、五心烦热、双目干涩。

次症：①口干咽燥；②少寐多梦；③急躁易怒；④头晕目眩。

舌脉：舌红少苔，脉弦细。

4. 热毒内蕴证

主症：①右上腹硬满灼痛，痛且拒按，黄疸日深，壮热不止；②大便秘结，尿短赤。

次症：①神昏谵语；②呼吸急促；③声音低微；④表情淡漠，四肢厥冷。

舌脉：舌质绛红或紫，苔腻或灰黑无苔，脉弦数或弦细。

5. 瘀血阻滞证

主症：右胁部刺痛，痛有定处，拒按，入夜尤甚。

次症：①口苦口干；②大便干结；③面色晦暗。

舌脉：舌质紫暗，脉弦涩或沉细。

证候诊断： 主症必备，加次症 2 项及以上，结合舌脉，即可诊断。

【治疗】

一、治疗原则

六腑以通为用，本病总体以扶正祛邪、标本兼顾为原则，同时根据缓急、标本、虚实、寒热，分布施以疏肝利胆、清热利湿、通里攻下、活血解毒等。但无论发作期还是缓解期，均应以排石为目的。

二、西医治疗

（一）药物治疗

1. 急性发作期 主要由胆石嵌顿于胆囊颈，引发胆囊感染而导致平滑肌痉挛。治疗以缓解症状、消除炎性反应为主。

（1）解痉止痛：临床常用阿托品、消旋山莨菪碱（654-2）或间苯三酚肌内注射或静脉注射，同时可与异丙嗪、哌替啶肌内注射增强镇痛效果，一般禁用吗啡（因吗啡可能促使 Oddi

括约肌痉挛进而增加胆管内压力加重胆绞痛）。

（2）抗感染治疗：常选用广谱抗生素，尤其对革兰氏阴性杆菌敏感的抗生素，如可选用哌拉西林他唑巴坦、头孢哌酮/舒巴坦治疗、阿莫西林、左氧氟沙星，同时针对厌氧菌使用甲硝唑类具有较好效果。肝内外胆管结石可引起急性化脓性胆管炎，出现脓毒血症或败血症，在加强抗生素的情况下，必要时可使用激素治疗，以减轻炎症反应，增强机体应激能力。

2. 缓解期 主要是控制饮食，限制摄入脂肪、胆固醇过多的食物；或口服溶石药物等内科保守治疗，密切观察和随诊。

溶解胆固醇结石的药物有：①鹅去氧胆酸，剂量为 12~15/（kg·d），不良反应有腹泻与肝细胞损伤，以 ALT 升高为主。②熊去氧胆酸：是一种亲水、非细胞毒性的胆汁酸，一方面可使胆汁中亲水性胆汁酸的总量升高溶解胆结石，另一方面可协助恢复胆囊动力及时排出胆固醇结石结晶，主要用于胆囊功能良好，长径 <1cm 的胆固醇结石。口服剂量 8~12mg/（kg·d），睡前顿服的疗效好于分次服用，至少维持 6 个月，可使 40% 的患者结石完全溶解。治疗成功率与胆结石直径呈负相关，对多发小结石（<1mm）效果较好。由于胆囊结石溶解速率非常慢，在结石溶解后 3~5 年内，大约 50% 的患者胆石症复发，仍未能在临床上广泛运用。

（二）专科治疗

1. 肝外胆管结石治疗 肝外胆管结石目前仍以手术治疗为主，但传统开腹胆总管取石术逐渐被三镜（腹腔镜、胆道镜、十二指肠镜）实施的胆总管探查、取石技术所取代。

（1）内镜逆行胰胆管造影术（endoscopic retrograde cholangiopancreatography，ERCP）：与传统开腹手术比较，具有痛苦少、恢复快、不受多次手术后胆管周围粘连和年老体弱等因素限制的优点。ERCP 已成为较为安全、成熟的技术。除全身状况极差者，食管、幽门、十二指肠球部狭窄，十二指肠镜无法通过者，有严重凝血机制障碍及出血性疾病患者外，均可采用该术式。行 ERCP 取石，胆总管结石直径在 1.5cm 以下者，取石网篮钳取结石效果好；泥沙样结石可用气囊拖石；当结石直径 >1.5cm 时，特别是胆总管末端不呈圆柱状扩张者；乳头小而纵皱襞又短或无纵皱襞以及乳头旁大憩室，切开范围明显小于结石横径者；伴胆总管末端炎性狭窄，且 EST 后仍有狭窄段残留，或伴继发性硬化性胆管炎者，采用内镜机械碎石术（endoscopic mechanical lithotripsy，EML）为宜，碎石后再用网篮或气囊取出结石。

ERCP 也存在一定的并发症：如高淀粉酶血症、急性胰腺炎、出血、穿孔、胆道感染等。对 Oddi 括约肌、乳头括约肌功能破坏，胆管结石复发率增高及胆总管再狭窄等长期并发症则是进一步研究的热点。

（2）腹腔镜胆总管探查术（laparoscopic common bile duct exploration，LCBDE）：适应证：①诊断明确的原发、继发性胆总管结石，结石数 <10 枚，直径 <10mm；②超声、MRCP 及术中胆道造影不能排除胆总管结石，尤其适用于高龄、肥胖、不能耐受开腹者。禁忌证：①伴肝内胆管石；②米里齐综合征（Mirizzi syndrome）；③急性重症胆管炎；④心肺功能差，不能耐受气腹压力者。目前，可供选择的 LCBDE 方法有：①ENBD（内镜鼻胰管引流术）后行 LCBDE，胆管一期缝合，此法最常用，能有效避免 EST 可能引起后期结石复发和胆道肿瘤发生率增加；②LCBDE 后即时缝合胆管或 LCBDE 后 T 管引流，术者可根据胆管炎症程度、胆总管下端有无狭窄等因素个性化选择。

（3）胆道镜取石术：胆道镜可直视胆总管内有否狭窄、结石大小、部位及数量，特别是可了解是否有肝内二、三级胆管术前未被发现的结石,而且可指导器械取石,弥补器械取石的盲目性,减少胆道的副损伤,具有效果好、收效快、痛苦少等特点。腹腔镜联合胆道镜探查取石术可降低残石发生率。

（4）灌注溶石:适用于胆道术后结石残留、不宜手术治疗的患者,是经 T 型引流管、经皮肝穿刺胆管装置、十二指肠乳头插管等直接向胆道内灌注溶石药物的方法。

2. 肝内胆管结石的治疗

（1）肝部分切除术。肝部分切除治疗的适应证:①一侧肝叶纤维化萎缩并失去正常功能。②肝内胆管结石合并难于解除的区域性狭窄。③一侧肝内胆管结石并发局限性肝脓肿。④一侧肝胆管结石并发胆管内大出血,不能排除恶变者或肝内胆管多处囊性扩张者。

（2）胆管切开取石术。适应证:①肝内胆管结石较少易清除,且无胆管狭窄的病例。②高龄耐受性差的患者。③肝内胆管结石并胆管炎急症手术的患者。单纯胆管切开取石术残石率高,远期效果差。

（3）胆肠吻合术:胆肠内引流术是一个永久性的内引流,由于术后不可避免发生反流性胆管炎,因此要严格把握引流指征,应特别注意保留胆道生理通道和括约肌功能。目前普遍采用鲁氏 Y 形胆肠吻合术。

（4）碎石术:常用的碎石术有机械碎石、体外冲击波碎石、液电碎石、激光碎石等方法。一般多先行碎石后辅以内镜下取石,可提高取石率。

（5）肝移植术:胆道反复感染、胆汁淤积性肝硬化、肝衰竭等是肝移植的适应证,但存在费用高、风险大、肝源紧张等困难。

三、中医治疗

（一）辨证分型治疗

1. 肝郁气滞证

治法:疏肝理气,利胆排石。

代表方:柴胡疏肝散（《医学统旨》）。

常用药:柴胡、香附、川芎、陈皮、枳壳、金钱草、白芍、炙甘草。

加减:腹胀痛甚者,加木香、郁金;口干者,加蒲公英;伴胁下刺痛者,加延胡索、丹参;脾虚者,加四君子汤。

2. 肝胆湿热证

治法:清热利湿,利胆排石。

代表方:茵陈蒿汤（《伤寒论》）合大柴胡汤（《金匮要略》）。

常用药:茵陈、栀子、黄芩、大黄、枳实、半夏、芍药。

加减:热毒炽盛者,加金钱草、蒲公英、黄连;腹胀甚者,大黄加量,加芒硝;小便赤涩不利者,加淡竹叶。

3. 肝阴不足证

治法:滋阴柔肝,养血通络。

代表方:一贯煎（《续名医类案》）。

常用药:生地、沙参、麦冬、当归、阿胶、赤芍、白芍、枸杞、川楝子。

加减：两目干涩者,加决明子、女贞子；头晕目眩者,加钩藤、天麻、菊花。腹胀明显者,加莱菔子、大腹皮；内热口干者,加天花粉、玄参。

4. 热毒内蕴证

治法：清热解毒,泻火通腑。

代表方：大承气汤(《伤寒论》)合茵陈蒿汤(《伤寒论》)。

常用药：大黄、芒硝、厚朴、枳实、茵陈蒿、栀子、蒲公英、金钱草。

加减：热毒明显者加板蓝根、生地黄、金银花；热极伤阴者加玄参、麦冬、石斛；恶心呕吐者,加姜半夏、竹茹、陈皮；神昏谵语者,倍用大黄。

(二) 中成药

1. 疏肝利胆类

(1) 消石利胆胶囊：疏肝利胆,行气止痛。清热解毒排石,用于慢性胆囊炎、胆囊结石、胆管炎、胆囊手术后综合征及胆道功能性疾病。口服,每次 3 粒,每日 3 次。

(2) 胆舒软胶囊：疏肝理气,利胆。主要用于慢性结石性胆囊炎、慢性胆囊炎及胆结石肝胆郁结,湿热胃滞证。口服,每次 1~2 粒,每日 3 次；或遵医嘱。

(3) 胆石片：疏肝利胆、行气止痛。用于气滞所致胁痛,症见胁痛腹胀,阵发绞痛,痛引肩背,胃脘痞满,厌食油腻；胆结石和肝内胆管结石见上述证候者。口服,每次 6 片,每日 3 次,3 个月为 1 个疗程。

2. 消食化积类

胆石清片：消食化积,清热利胆,行气止痛。用于胆囊结石。口服,每次 5~8 片,每日 3 次。

3. 清热利湿类

(1) 金钱草颗粒：清利湿热,通淋,消肿。用于热淋,沙淋,尿涩作痛,黄疸尿赤,痈肿疔疮,毒蛇咬伤,肝胆结石,尿路结石。开水冲服,每次 10g,每日 3 次。

(2) 复方胆通胶囊：清热利胆,解痉止痛。用于急、慢性胆囊炎,胆管炎,胆囊、胆道结石合并感染,胆囊术后综合征,胆道功能性疾患等。口服,每次 2 粒,每日 3 次。

四、中西医结合治疗

中西医结合治疗肝内外胆总管结石是在西医抗感染、解痉止痛、内镜取石或手术治疗的基础上,采用中医辨证论治的方法进行治疗,如使用中药灌注溶石法可以提高疗效,常用灌注溶石药物有：青皮、金钱草、柴胡、鸡内金、大黄、穿山甲(现有以豕甲代替者)、茵陈、皂角刺、三棱、莪术、桃仁、红花、芒硝等；另外如果肝内外胆管结石直径 <1cm,胆管下端无狭窄,可试用以下排石方剂,以达到提高临床疗效。

1. 胆道排石汤(天津市南开医院)　用于各证型胆石症。

方剂组成：金钱草、茵陈、郁金各 30g,木香、枳壳各 10g,生大黄 10g。

2. 排石汤 5 号(遵义医科大学)　用于胆石症缓解期。

方剂组成：金钱草 30g,木香、枳壳、黄芩、川楝子各 10g,大黄 6g。

3. 排石汤 6 号(遵义医科大学)　用于胆石症发作期。

方剂组成：虎杖 30g,木香、三棵针各 15g,枳壳 10g,金钱草 30g,或茵陈、栀子各 12g,延胡索、大黄各 15g。

五、名医诊治经验

1. 名老中医朱培庭教授经过多年临床研究，认为胆石症静止期分为肝胆气郁与肝阴不足两个主要证型，肝胆气郁证以香附、郁金、六神曲疏肝利胆；肝阴不足证以白芍、枸杞子、何首乌养肝肾之阴，若后期阴阳两虚则以太子参、黄芪、白术调补阴阳。而胆石症急性发作期则根据病邪热化的程度分为蕴热期、湿热期、热毒期三个递进的病理阶段。蕴热期用大黄、虎杖、陈皮疏肝利胆；湿热期用茵陈、虎杖、生山楂清热化湿；热毒期用大黄、红藤、蒲公英通下解毒。朱老在胆石症的治疗中针对病机每每选用角药，取得不错的效果。

2. 赵淳教授认为痰之为病，非常广泛，既指排出体外的有形之痰，又指表现为痰的特异症状之无形之痰。由于其成因不同，所以性质上有寒、热、燥、湿、风等多种痰；痰之已成，留于体内，随气升降，无处不到，或阻于肺，或停于胃，或蒙心窍，或郁于肝，或动于肾，或流窜经络，变生诸证，而温胆汤又是治"痰"的要方。其运用柴芩温胆汤治疗急性胆囊炎、胆结石，基本方：炒柴胡 15g，黄芩 10g，茯苓 30g，京半夏 12g，化橘红 12g，枳实 15g，竹茹 10g，延胡索 15g，金钱草 30g，茵陈蒿 20g，大黄 6g，赤芍 15g，郁金 12g。腑实不通大黄加至 10g，加玄参 20g，芒硝 15g；腹痛甚加白芍 30g，厚朴 10g，佛手 15g，甘草 10g。

3. 贺瑞麟教授认为胆石症为六腑之病，而六腑以通为用，以降为顺，根据"六腑以通为用""热者寒之""塞者通之""虚者助之使通，寒者温之使通"的原则，以通里攻下治法为主，同时辨证与辨病相结合，尽早祛除病因，恢复脏腑功能为治病之根本。贺教授将急腹症分为气滞、血瘀、热壅、湿热、正虚邪恋五种证型，并采用通里攻下、清热利湿、活血化瘀、益气通下、清热解毒法分证论治。

4. 朱振铎教授认为其病位在胆，责之于肝，肝阴不足是其病理基础。临证常虚实夹杂，以虚为本，以实为标，热瘀化生，结石形成。临床自拟山甲利胆排石汤治疗胆石症，每获良效。该方以大柴胡汤、四金排石汤加味而成，药用穿山甲（现有以豕甲代替者）9g，黄芩 9g，枳壳 9g，白术 9g，柴胡 12g，郁金 12g，鸡内金 12g，赤芍 15g，白芍 15g，金钱草 15g，蒲公英 15g，紫花地丁 15g，甘草 3g。

六、中医适宜技术

（一）中药外敷法

临床上常用中药贴敷疗法作为胆石症治疗的辅助疗法。常用外敷药物有：①疏肝行气药：枳壳、香附、青皮、川楝子等；②清热利湿药：大黄、黄芩、车前草、茵陈等；③活血化瘀药：鳖甲、郁金、赤芍、川芎等；④辛香通络药：冰片、麝香、白芷等；⑤驱虫安蛔药：花椒、细辛、乌梅等。

（二）针灸

针灸取穴常选阳陵泉、丘墟、太冲、胆囊穴、日月、期门、胆俞、足三里等。耳穴常选肝、胆、胰、三焦、脾、肾、交感、神门、小肠、耳迷根等。电针可在胆经上找压痛点进行针刺，以患者能耐受为限，可同时服用 33% 硫酸镁溶液 40~100ml。

【预后】

多数胆石症患者经积极治疗,预后较好。少数患者治疗不及时,可发展为重症胆管炎,预后差。对于胆石症患者,应每半年或1年复查B超、CT等,以防结石复发。

第四节　急性梗阻性化脓性胆管炎

【概述】

急性梗阻性化脓性胆管炎(acute obstructive suppurative cholangitis)是胆道感染的严重阶段,系因急性胆道梗阻并继发细菌性化脓性感染所致,严重者可引起胆源性休克等多器官功能衰竭。

根据急性梗阻性化脓性胆管炎的特点,大致相当于中医学的"急黄""高热"等,与《伤寒论》中"身如橘子色""小便不利""腹微满"等临床表现相似。

【流行病学】

目前国内外并没有关于急性梗阻性化脓性胆管炎的流行病学研究。

【病因病机】

一、西医认识

(一)病因和发病机制

胆总管结石是最常见的梗阻原因。其他原因包括胆管肿瘤、胆道寄生虫、胆道良性狭窄、先天性胆道畸形、原发性硬化性胆管炎等。随着手术水平及微创介入治疗技术的发展,由胆肠吻合、内镜逆行胰胆管造影术(endoscopic retrograde cholangiopancreatography,ERCP)、置放内支架、经皮穿刺肝胆道成像(percutaneous transhepatic cholangiography,PTC)等引起的狭窄逐渐增多。梗阻的部位最多见于胆总管下端,也可见于肝内胆管,单纯肝内胆管感染又称为肝胆管炎。造成急性梗阻性化脓性胆管炎的致病菌以革兰氏阴性杆菌为主,其中大肠埃希菌最常见,铜绿假单胞菌、变形杆菌和克雷伯菌次之。在革兰氏阳性杆菌感染中,以肠球菌常见,且有25%~30%合并厌氧菌感染。胆道梗阻严重,管腔内压越高,病情越重;当胆管内压高达30cmH$_2$O时,胆汁中的细菌和毒素即可逆行进入肝窦,并通过肝静脉进入体循环,大量的细菌毒素引起全身炎症反应、血流动力学改变,产生严重的脓毒血症,导致感染性休克。

（二）病理组织学

急性梗阻性化脓性胆管炎胆管腔内充满脓性胆汁或脓液,胆管内压力增高,胆管壁黏膜充血水肿,上皮细胞糜烂、坏死、脱落,管壁增厚,可有散在小溃疡形成,胆管壁有不同程度的炎性细胞浸润等病理改变,由此可进一步加重胆管梗阻。在胆管高压作用下,肝脏可肿大,肝细胞肿胀、变性,汇管区炎性细胞浸润,胆小管内胆汁淤积。病变后期肝细胞发生大片坏死,可形成肝内多发性小脓肿,胆小管可破裂。

二、中医认识

急性梗阻性化脓性胆管炎属于中医黄疸病中"急黄"的范畴。中医黄疸是以巩膜黄染、身体皮肤发黄、小便发黄为主要临床表现的一类疾病。《黄帝内经》中对黄疸病因病机的论述主要是从内外因进行分析:外在因素认为黄疸病因病机主要与风邪、湿邪、疫毒等有关;内在因素认为黄疸主要由脏腑气机逆乱所造成。汉代仲景《伤寒杂病论》认为黄疸主要以外感邪气为主,从伤寒身黄而发热到伤寒黄疸七八日,"身黄如橘子色"等分析认为外感寒邪或未恰当治疗可导致黄疸,同时提出饮食不节、饮酒、房劳伤肾等内伤原因,认为病机以湿热为主,湿蒸热郁而导致,认识到黄疸的发病与湿邪密切相关。隋代巢元方《诸病源候论》认为黄疸主要病位在中焦脾胃,主要病因是热邪蓄积脾胃,与水湿相互搏结,熏蒸于外所导致。刘完素对黄疸病的病因病机通过取象比类分析,总结分析认为发黄多数是因为湿热或血虚燥热导致。到了明清时期,以张景岳为代表的将湿热论和外感内伤理论相融合,并进一步完善了黄疸病阴阳黄理论,推进了黄疸病理论体系的发展。将卫气营血理论应用到阴阳黄理论之中,指出黄疸以气逆之久,而阴阳营卫有所不调所生。《类经》在《景岳全书》的基础上将黄疸分为阳黄、阴黄、表邪发黄、胆黄四类,将湿热论融入阳黄证。

【诊断】

一、辨病

（一）临床表现

1. 症状　临床上男女发病比例接近,青壮年多见。多数患者有反复胆道感染病史和/或胆道手术史。发病急,进展迅速,病情凶险。根据患者胆道梗阻的部位,梗阻的程度以及胆道感染程度的不同,临床表现也不尽相同。

（1）左右肝管汇合以上部位梗阻合并感染黄疸较轻,可有腹痛,以高热寒战为主要临床表现,常伴有恶心、呕吐等消化道症状。腹部多无明显腹膜炎体征,常表现肝脾大;一侧肝管梗阻可出现不对称性肝大,患侧肝区压痛和叩痛。重症肝胆管炎时,也可出现感染性休克等表现。

（2）肝外胆管梗阻合并感染突发持续腹痛、寒战高热和黄疸,是本病的典型症状,称为查科三联征（Charcot triad）。可伴有恶心呕吐,当胆管梗阻和感染进一步加重时,可出现神志改变和低血压,与之前的三项统称为雷诺五联征。部分患者皮肤巩膜黄染尚不明显时,即可出现血压下降、脉搏增快、神志淡漠,甚至嗜睡、昏迷等症状;合并休克可表现为烦躁不安、谵妄等。如未予及时有效的治疗,病情继续恶化,可在短时间内出现严重的感染中毒性休克,严重者可在短期内死亡。

2. 体征 发热,体温常呈弛张热或持续升高达 39~40℃甚至更高,脉搏快而弱,可达 120~140 次/min,血压降低,呼吸浅快,皮肤巩膜黄染,剑突下压痛和肌紧张,可有腹膜刺激征,墨菲征阳性,如合并有肝脓肿时可触及肿大的肝脏并有压痛或肝区叩痛,胆总管梗阻者可扪及肿大的胆囊。

(二)实验室及其他检查

1. 实验室检查 白细胞计数可超过 20×10^9L,中性粒细胞胞质内可出现中毒颗粒。肝功能有不同程度的损害,凝血酶原时间延长,血总胆红素升高,以结合胆红素升高为主,尿胆红素阳性,ALT、AST、rGGT、ALP 等均有不同程度的升高。动脉血气分析可有氧分压下降、氧饱和度降低。多数患者出现代谢性酸中毒及脱水、低钠血症等电解质紊乱。血培养可有细菌生长。

2. 腹部超声 腹部超声是诊断急性梗阻性化脓性胆管炎的无创初始检查,特异性较高,但敏感性差。超声检查可发现肝内外胆管不同程度扩张,胆总管或肝内胆管结石,胆管壁增厚,胆囊增大以及胆道蛔虫,肝脓肿,膈下脓肿等。胆总管下端易受胃肠道气体干扰,超声显示不清时,可行 CT 检查。

3. CT CT 不受肠道气体等因素影响,可显示肝胆系统不同水平、不同层面的图像,能明确梗阻的部位和原因,以及胆道扩张的范围,有助于诊断胆管炎,明确其病因。

4. 磁共振胆胰管成像(magnetic resonance cholangiopancreatography,MRCP) MRCP 可以清晰地显示肝内外胆管树的全貌,阻塞部位和范围,图像不受梗阻部位的限制,是一种无创伤性的胆道显像技术,有助于诊断急性胆管炎、评估炎症程度和了解病因。

5. 超声内镜检查术(endoscopic ultrasonography,EUS) EUS 可以对胆总管,尤其是可以对胆总管下段与壶腹部进行近距离超声检查,不受气体干扰,准确性高,可发现超声或 CT 难以发现的阴性结石,且可在 EUS 下对胆管进行穿刺,兼有诊断和治疗双重作用。

(三)诊断要点

急性梗阻性化脓性胆管炎病情发展迅速,短时间内可因全身炎症反应综合征和/或脓毒血症造成多器官功能障碍综合征(MODS)。因此,及时诊断及评估病情十分重要。典型的查科三联征,已构成急性胆管炎的诊断;当患者具备腹痛、寒战高热、黄疸、休克和精神症状五联征时,一般不难诊断急性梗阻性化脓性胆管炎,影像学检查可进一步确诊。在急性梗阻性肝胆管炎中,由于梗阻的部位较高,肝外胆管无梗阻,临床症状可不典型,疼痛不明显,可无黄疸或黄疸程度很轻,且无腹膜刺激征象,而以全身感染和肝区叩痛为主要表现,诊断时应特别注意。如肝内胆管结石并发的急性化脓性胆管炎,因症状不典型,如无腹痛和黄疸等,常常会延误诊断。

(四)鉴别诊断

详细了解患者的病史,症状以及体征等,依据患者的相关检查,常需与以下疾病相鉴别。
1. 急性炎症
(1)急性胆囊炎:多在进食油腻食物后或午夜突发右上腹剧烈疼痛,向右肩背部放射,伴有恶心、呕吐,超声检查见胆囊壁毛糙、渗出、增厚、胆囊内结石则有助于诊断。病情严重者或胆囊内结石脱落至胆总管引起胆道梗阻可表现为急性梗阻性化脓性胆管炎症状。

（2）急性胰腺炎:常因过度进食、酗酒诱发,表现为突发剧烈腹痛,呈持续性,常向左腰背部放射,可伴腹胀、恶心、呕吐、发热,血淀粉酶及脂肪酶超过正常值高限的 3 倍,腹部 CT 显示胰腺急性水肿、渗出病变。

（3）急性阑尾炎:以转移性右下腹疼痛为特点。右下腹麦氏点局限性压痛,结肠充气试验常为阳性。需注意妊娠妇女、老年人等特殊类型的急性阑尾炎。

（4）右侧胸膜炎、右下大叶性肺炎以及膈胸膜炎等:均可引起不同程度的高热、腹痛,胸部 CT 或其他呼吸道症状有助于鉴别。

2. 消化道穿孔性疾病

（1）胃十二指肠溃疡穿孔:患者多有上消化道溃疡病史,突发剧烈腹痛、腹膜刺激征和腹部 X 线片见膈下游离气体是其特点。

（2）胃癌穿孔:患者年龄通常较大,全身情况差,明显消瘦,曾呕吐咖啡样胃内容物,穿孔前腹痛不规律,口服抑酸药无效。

（3）急性肠穿孔:可因肠坏死、溃疡或外伤等原因引起,多见于肠伤寒、肠结核、急性出血坏死性肠炎、结肠阿米巴病等。

3. 梗阻或绞窄性疾病

（1）急性肠梗阻:急性机械性肠梗阻最常见,腹部立位 X 线片常可见气液平面及肠腔扩张。

（2）腹腔脏器急性扭转:胃、大网膜、卵巢等均可发生急性扭转,但很少见。

二、辨证

（一）辨证要点

辨邪正虚实是本病治疗的关键。虚则补之,实则泻之,不辨虚实容易犯虚虚实实之戒。就本病而言,肝肾精血亏虚为发病之根本,并贯穿疾病始终。然在疾病不同阶段,其证候特点也发生了相应的变化。在疾病早期,其肝肾精血已亏,临床常表现为乏力倦怠、纳差、肝区隐痛不适等证候;随着病情进展,风燥火等邪气外侵或内生,灼伤阴津,可转化为气阴两伤证;或脾虚湿浊内生,郁久化热,可逐渐转化为以湿热蕴结为主,兼见脾胃气虚或肝郁脾虚之候,症见乏力、纳差、黄疸、瘙痒等;若久病入络,或为气滞,或为湿阻,血液运行不畅,而成瘀血阻络之证,“血不利则为水”,水湿内停,终成气、血、水互结之臌胀。

（二）辨证分型

1. 热毒炽盛

主症:①身目发黄,黄色深而鲜明并迅速加深;②高热烦躁,剧烈呕吐。

次症:①精神萎靡,极度乏力;②脘腹胀痛拒按,纳呆;③大便秘结,小便短赤。

舌脉:舌质红绛,苔黄糙而厚或焦黄起刺,脉弦数或洪数。

2. 热毒内陷

主症:①身目色黄如金,起病急骤;②高热,神昏谵语。

次症:①呕血便血,皮下瘀斑;②不思食或索食如狂,恶心呕吐频作;③腹胀如鼓,青筋暴露;④大小便闭。

舌脉:舌质红绛秽,脉弦细而数。

3. 湿毒蕴结,热重于湿证

主症:①肝区胀痛不适;②口苦;③脘腹痞闷;④呕恶纳呆;⑤便溏不爽;⑥身目发黄。

次症:①口臭;②口干;③乏力;④皮肤瘙痒;⑤肝脾大;⑥尿短赤不利;⑦带下量多,色黄或有异味;⑧外阴瘙痒。

舌脉:舌红或淡红苔黄腻,脉弦细或细滑。

4. 胆腑郁热证

主症:①身目发黄,壮热或寒热往来;②右胁痛或放射至肩背。

次症:①烦躁,口干口苦;②腹胀纳呆,恶心呕吐,厌油腻;③大便秘结,小便短赤。

舌脉:舌黄糙,脉弦滑数。

证候诊断: 主症必备,加次症2项及以上,结合舌脉,即可诊断。

【治疗】

一、治疗原则

迅速解除胆道梗阻,胆道引流,控制感染抗休克。当胆管内压降低后,患者病情常常能暂时改善,有利于争取时间进行进一步治疗。

二、西医治疗

(一)一般治疗

对休克患者,应积极进行液体复苏,在补充晶体液时,应注意补充蛋白,恢复有效循环血容量,纠正水、电解质紊乱和酸碱失衡。

(二)药物治疗

对疑诊急性胆管炎的患者,尤其是感染性休克患者,应立即经验性使用抗菌药物,控制感染的发展。在进行经皮、内镜或任何手术操作前,也应予抗菌治疗。急性梗阻性化脓性胆管炎常为多重耐药菌感染,首选含 β-内酰胺酶抑制剂的复合制剂(如头孢哌酮/舒巴坦、氨苄西林/舒巴坦、哌拉西林/他唑巴坦)、第三代和四代头孢菌素(头孢哌酮、头孢曲松)、单环类药物(氨曲南);如果无效,可改用碳青霉烯类药物,如美罗培南、亚胺培南/西司他丁。有胆肠吻合病史的患者,抗菌药物应经验性地覆盖厌氧菌。急性梗阻性化脓性胆管炎抗菌治疗应至少持续5~7天,可根据症状、体征改善以及白细胞计数等指标确定停药时间。若感染程度较轻,可选择口服羟甲烟胺片利胆保肝治疗,每次0.5~1.0g,每日3次,饭前服,连服2~4日后改为每次0.5g,每日3~4次;或服用亮菌甲素片促进胆汁分泌,松弛胆管末端括约肌,每次10~40mg(2~8片),每日4次,7~14日为1个疗程。感染得到控制后,抗菌药物疗程一般不超过7天。应尽可能进行胆汁和血液培养,在明确致病菌后,根据药敏试验结果选择合适的抗菌药物,避免出现双重感染或细菌耐药。

（三）专科治疗

降低胆道压力,才有可能中止胆汁或细菌逆流入血液,阻断病情的进一步恶化,减少抗菌药物的使用。胆道减压引流方式力求简单有效,主要包括:

1. 微创减压　微创减压首选治疗性 ERCP,包括:内镜十二指肠乳头括约肌切开术（endoscopic sphincterotomy,EST）、经内镜鼻胰管引流术（endoscopic nasobiliary drainage,ENBD）或胆管支架内引流术。患者病情容许,可在 EST 基础上,取出胆道结石,再进行引流。当患者病情危重,可以先行 ENBD 引流减压,待病情缓解,再在内镜下取石。ENBD 为外引流,可以观察引流液的情况,但引流管给患者带来不适感,一般适宜于短期引流;胆管支架内引流术为内引流,患者感觉舒适,但不能观察引流液,无法行胆道冲洗和造影,两者如何选择主要取决于患者的病情。对高位胆管梗阻,如肝门或肝门以上肝内胆管肿瘤、结石或狭窄引起胆道梗阻所致的急性胆管炎,宜采用经皮肝穿刺胆道引流术（percutaneous transhepatic cholangial drainage,PTCD）,常可缓解症状和感染,但引流管容易脱落,可能被结石或肿瘤堵塞而失效,多用于肿瘤患者的姑息治疗。近年发展的超声内镜下胆管引流技术（endoscopic ultrasound-guided-biliary drainage,EUSBD）,可在上消化道梗阻无法找到乳头时,在超声内镜引导下对胆管进行穿刺引流,也可作为 ERCP 失败后的替代手段,但技术尚不成熟,仍需进一步临床研究。对胆道减压引流困难的患者,如:①结石较大或多发结石等,建议分两次进行:先行胆管引流,待炎症得到控制后再经内镜清除结石;②若患者存在凝血功能障碍,推荐胆管支架内引流术作为首选引流方式,尽量避免 EST;③对于正在接受抗凝治疗的急性梗阻性化脓性胆管炎患者,由于抗凝药物停药后发生血栓的风险增加,胆管引流方式的选择应权衡手术出血风险与血栓栓塞风险;④对于消化道重建患者,球囊小肠镜辅助内镜逆行胰胆管造影（balloon enteroscopy-assisted-ERCP）可作为术后解剖异常的急性胆管炎患者进行胆管引流的一线治疗方式。

2. 手术减压　胆总管切开减压 T 管引流,如果患者内镜下胆道引流和 PTCD 失败,或存在禁忌证时,可考虑行开腹胆道引流术,先放置 T 管引流解除梗阻,待二期手术解决胆道梗阻病因。胆总管内结石应力争取净,尽量缩短手术时间。大多数患者在手术切开胆总管紧急减压后,患者的血压就会有回升,病情有可能立即趋于稳定,但对较高位置的肝内胆管梗阻,胆总管切开往往不能有效减压。术中冲洗肝内外胆管,吸出脓液减轻中毒症状,如手术中发现有较大的脓肿,可一并处理,如为多发小脓肿,则只能行胆管引流。选择合适的 T 形管以备术后引流或取石。胆囊造口术难以达到充分有效减压和引流胆汁的目的,一般不宜采用,仅在术中难于顺利显露胆总管时方可采用胆囊造口术。对伴有肝内胆管结石合并肝胆管狭窄者,可用胆道探子扩张狭窄处,冲洗肝内胆管并将引流管放置在狭窄以上的肝胆管内。术中不必强求取净结石,残余结石可待术后用胆道镜取出。术中抽取胆汁作细菌培养和药物敏感试验,对术后抗生素的选择有指导意义,若胆汁细菌培养为阳性,则提示急性胆管炎病情严重、预后不佳。急诊胆管减压引流一般不可能完全去除病因,如不作后续治疗,可能会反复发作。如患者一般情况恢复,宜在 1~3 个月后根据病因选择合适的手术方法。

三、中医治疗

(一) 辨证分型治疗

1. 热毒炽盛证

治法:清热解毒,泻火退黄。

代表方:清瘟败毒饮(《疫疹一得》)合茵陈蒿汤(《伤寒论》)。

常用药:黄连、黄芩、生石膏、栀子、生大黄、生地、丹皮、赤芍、知母、茵陈。

加减:高热不退甚或神昏、狂躁,加水牛角或安宫牛黄丸;恶心呕吐,加旋覆花、代赭石、竹茹;大便干结,加芒硝、瓜蒌;腹痛拒按,加川楝子、延胡索、佛手、郁金。

2. 热毒内陷证

治法:清营解毒,凉血开窍。

代表方:犀角散(《太平圣惠方》)(犀角已禁用,现多用水牛角代)。

常用药:水牛角、栀子、黄连、升麻、茵陈、生地、丹皮、赤芍、玄参。

加减:大便秘结,加大黄、芒硝;齿衄、鼻衄或皮下瘀斑等,加侧柏叶、茜草、三七粉;腹胀腹痛,加川楝子、延胡索、佛手、郁金;恶心、呕吐明显,加旋覆花、代赭石;狂躁、抽搐,加羚羊角、地龙、钩藤。

3. 湿毒蕴结,热重于湿证

治法:清热利湿。

代表方:甘露消毒丹(《医效秘传》)或柴平汤(《景岳全书》)。

常用药:甘露消毒丹用滑石、绵茵陈、黄芩、石菖蒲、川贝、木通、藿香、射干、连翘、薄荷、白豆蔻;柴平汤用柴胡、人参、半夏、厚朴、炙甘草、黄芩、苍术、陈皮、生姜、大枣。

加减:瘀血征象如面色晦暗、舌质红暗有瘀斑等,加入桃仁、红花、丹参、茜草等以活血化瘀。

4. 胆腑郁热证

治法:泄热通腑,利胆退黄。

代表方:大柴胡汤(《伤寒论》)。

常用药:柴胡、黄芩、芍药、半夏、生姜、枳实、大枣、大黄。

加减:胁痛,加川楝子、延胡索;腹胀胸闷,加佛手、香橼、八月札;恶心呕吐重,加旋覆花、代赭石、莱菔子。

(二) 中成药

1. 清热利湿类

(1) 胆炎康胶囊:用于肝胆湿热蕴结所致急、慢性胆囊炎,胆管炎,胆石症,以及胆囊手术后综合征。口服,每次 2~4 粒,每日 3 次。

(2) 乌军治胆胶囊:清热利湿,疏肝利胆。用于湿热型及湿热兼气滞型的急、慢性胆囊炎、胆囊息肉、胆结石、胆管结石、胆囊术后缺失综合征等。饭前服,每次 3~4 粒,每日 3 次。

2. 清热利胆类

(1) 复方胆通胶囊:清热利胆,解痉止痛。用于急、慢性胆囊炎,胆管炎,胆囊、胆道结石合并感染,胆囊术后综合征,胆道功能性疾患等。口服,每次2粒,每日3次。

（2）消炎利胆片:清热,祛湿,利胆。用于肝胆湿热所致的胁痛、口苦;急性胆囊炎、胆管炎见上述证候者。口服,每次6片(0.25g/片),每日3次。

3. 消炎利胆类

（1）金胆片:利胆消炎。用于急性、慢性胆囊炎,胆石症,以及胆道感染。口服,每次5片,每日2~3次。

（2）舒胆片:清热化湿,利胆排石,行气止痛。用于肝胆湿热,黄疸胁痛,发热口苦,尿赤便燥;胆囊炎、胆道感染、胆石症见上述证候者。口服,每次5~6片,每日3次,小儿酌减,或遵医嘱。

四、中西医结合治疗

中西医结合治疗本病是在西医抗感染和内镜或手术治疗的基础上,采用中医辨证论治,进行优势互补。对病情较久,反复发作者,可从整体出发,培补脾肾,益气活血,增强机体的免疫功能,促进机体的康复,同时,在本病用药过程中,强调辨证与辨病用药相结合,如皮肤瘙痒加白鲜皮、地肤子等药清热化湿止痒;发热黄疸加用茵陈、金钱草、虎杖、郁金、菖蒲等清热利胆、退黄保肝;对于肝纤维化和肝硬化的患者,结合现代药理研究,加入具有抗肝纤维化作用的中药,如丹参、赤芍、威灵仙等,以提高临床疗效。

五、名医诊治经验

1. 关幼波从血、毒和痰三方面分析黄疸病因病机,对黄疸病的论述颇具特色,他指出黄疸是血分受病,强调治疗黄疸必须先或同时治血,血行则黄疸容易退却。并重视痰在黄疸发病中的作用,认为痰作为病理产物与西医所谓血中胆固醇增高相近,中医通过化痰论治来治疗黄疸取得很好效果。治疗黄疸三原则:①治黄必治血,血行黄易却;②治黄需解毒,毒解黄易除;③治黄要治痰,痰化黄易散。常重用茵陈、酒芩、黄连清热祛湿;公英、小蓟、银花清热解毒;用车前子、瞿麦、六一散利小便,使湿热之邪下利而有出路;公英、银花、川连解毒清热;青黛、草决明清热平肝;秦皮、白头翁清血分湿热而利大肠;五味子、甘草酸甘化阴而解毒。

2. 周仲瑛认为急黄一方面感受湿热深重,更与疫毒之邪侵犯人体密切相关,疫毒侵入营血,可迫血妄行而出现各种血证;邪陷心肝而出现神志不清,甚至昏迷。急黄属于重症、急症,临床出现急性梗阻性化脓性胆管炎即由于邪毒入里,扰乱心智。我们认为黄疸主要分为肝源性与胆源性,即肝损性黄疸与阻黄。病理因素是湿、热、瘀、毒。提出清化湿热、凉血化瘀解毒法作为黄疸的基本治法,选用桃核承气汤、茵陈蒿汤与犀角地黄汤(犀角已禁用,现多用水牛角代)三方合用,并加垂盆草、白茅根、郁金以清热、化湿、开窍。

【预后】

随着诊疗技术的提高及强有力抗菌药物的应用,急性胆管炎的病死率有了明显的下降。轻型急性胆管炎治疗效果较好,其死亡与基础疾病或手术并发症有关。而急性重型胆管炎的病死率仍然较高达12.3%~34%,其中急性梗阻性化脓性胆管炎合并中毒性休克者病死率为22.4%~40%,合并胆源性肝脓肿者病死率为40.0%~53.3%,出现多器官功能衰竭者预后极差,病死率高达60%~70%。

第五节　胆道蛔虫症

【概述】

胆道蛔虫病（biliary ascariasis）是指寄生于人体小肠段的蛔虫因饥饿、胃酸减少或驱虫不当等因素，经十二指肠乳头钻入胆道引起急性上腹痛或胆道感染，是肠道蛔虫病的一种严重并发症。

根据胆道蛔虫病的特点，大致相当于中医学的"虫证""蛔厥""急疸""腹痛"等病范畴。

【流行病学】

蛔虫病在世界各地广泛流行，最常见于热带和亚热带地区。温暖潮湿的土壤利于蛔虫卵孵化，落后的卫生条件容易导致蛔虫感染。

（一）性别分布

女性较为常见，男女比例可达 1∶3，可能因高雌孕激素水平的原因，妊娠妇女更易发病。

（二）年龄分布

胆道蛔虫病是最为常见的肠道蛔虫病并发症，可发病于任何年龄，以儿童及青少年常见。随着年龄增长，多次感染后会产生一定免疫力，同时随年龄增长，免疫力增加，成人感染率较低。

（三）地域分布

本病在感染人群分布上，以亚洲人居多（73%），非洲人占 12%，南美洲人占 8%。我国胆道蛔虫病主要集中在中部和西部地区，农村较为多见，近年来随着健康教育的实施及卫生宣传的推广，发病率已有所下降。

【病因病机】

一、西医认识

（一）病因病机

1. 蛔虫感染途径　①间接食入排泄在粪便里的蛔虫卵；②食用未经烹熟的含有蛔虫幼虫的猪或鸡的肝脏；③吸入空气中含有蛔虫卵的灰尘；④通过胎盘传播。后两种途径较为罕见。

2. 发病因素　①蛔虫有喜碱厌酸的特性及钻孔习性，低胃酸可诱导蛔虫上行至十二指肠，通过胆胰壶腹开口钻入胆管中；②人体全身或局部疾病造成消化道功能紊乱，如发热、恶心、呕吐、驱虫不当等激惹蛔虫异常活动，促使蛔虫窜入十二指肠，进入胆道；③手术刺激后，可引起 Oddi 括约肌病理或生理性松弛，便于蛔虫钻入。如胆囊切除术后收缩素水平显著提高，和促胰液素共同作用导致 Oddi 括约肌松弛，并且胆总管代偿性扩张，为机体提供胆汁储存空间的同时，也为蛔虫提供了寄生场所。

（二）病理生理学

蛔虫进入胆道后，分泌多种多肽引起过敏反应，并刺激 Oddi 括约肌导致其强烈痉挛，出现典型的胆绞痛症状。同时导致胆汁淤积，并因肠道细菌（主要为革兰氏阴性杆菌和厌氧菌）被带入胆道而引起化脓性胆管炎、胆囊炎和胰腺炎等并发症。蛔虫也可上行进入肝内胆道，损伤肝实质，引起炎症、坏死甚至脓肿形成。罕见情况下，虫体也可引起胆囊管梗阻，造成胆囊积脓。蛔虫进入胆道引起的堵塞多为不完全性，故黄疸少见。

胆道蛔虫是肝胆管结石形成的重要原因之一。活体蛔虫产生的 β-葡萄糖苷酶水解可溶性结合胆红素，形成不可溶的非结合胆红素，沉淀为胆红素钙，以此为基础促使肝内外结石的形成。进入胆道的蛔虫大多数死在胆道内，死亡或分解的蛔虫可导致胆管黏膜损伤，释放大量嗜酸性粒细胞从而引发纤维性反应，在蛔虫卵、蛔虫碎片周围形成钙化灶，最终形成结石。

（三）病理组织学

该病主要病理改变为嗜酸性粒细胞浸润、浆液渗出性炎症。蛔虫及带入的肠道细菌可引起胆道炎症，进而导致化脓性胆管炎、胆囊炎、胰腺炎、肝实质炎性坏死、肝脓肿形成、胆石症等。严重者可出现胆汁性腹膜炎、胆道出血、中毒性休克等。

二、中医认识

1. 致病因素　本病多发生于青少年，且饮食卫生条件较差者。中医学认为，进食不洁食物以致虫卵或虫体误入人体而发病，加之年少脏腑虚弱，脾胃运化功能不足，运化失常则阻碍肝之疏泄功能，导致气机阻滞、胆腑不通，故出现上腹痛；病程日久则出现寒化困脾，或热化演变为脾胃湿热，湿热内生使虫得以生存繁殖。虫入胆腑，郁而不出，形成本病症，死虫不出日久则形成胆石症。正如明代医家张景岳说："虫能为患者，终是脏气之弱，行化之迟，所以停聚渐致生虫耳……惟生冷生虫为最"。

2. 病机特点　病位在胆腑，与胃肠、肝相关。病性属本虚标实、虚实夹杂证，本虚为脾胃虚弱，标实为虫留胆腑，阻碍肝失疏泄，导致寒凝胆腑或湿热内蕴。初起正气尚盛，多为实证；日久耗伤正气，由实转虚，表现为虚实夹杂证。

Ｋ【诊断】

一、辨病

（一）临床表现

1. 症状

（1）腹痛：腹痛是本病的典型表现，常为突发剑突下钻顶样剧烈绞痛，向右肩及背部放射,患者可出现面色苍白、辗转反侧、坐卧不安、大汗淋漓、十分痛苦,可伴恶心、呕吐甚至吐出蛔虫。腹痛间歇发作,呈阵发性,持续时间长短不一,间歇期患者可如常人无症状或仅感右上腹隐痛。当出现并发症时,腹痛部位和性质会发生改变。如出现胆道感染时,可表现为持续右上腹痛;急性胰腺炎时,腹痛可扩展至左上腹及腰背部;胆道出血时部分患者可表现出化脓性胆管炎的腹痛、发热和黄疸的查科三联征。

(2)恶心、呕吐:多伴随腹痛发生,呕吐物多为胃内容物,可含胆汁或黄染的蛔虫。部分患者表现为"干呕",不能正常进食。

(3)全身症状:早期无明显发热和黄疸,寒战发热多于发病24小时合并胆道感染发生时,体温升高与腹痛程度不成比例。单纯胆道蛔虫因虫体圆滑,不易造成胆道完全梗阻,若反复胆道感染及炎症引起胆道梗阻时,在梗阻后24~48小时可出现明显黄疸。

2. 体征　体征和腹痛程度不相符,常见腹痛剧烈而体征轻微。早起表现为腹软或仅剑突下轻微压痛,无反跳痛及肌紧张。若晚期合并胆管及周围炎症或胆道穿孔时,可有腹膜刺激征(腹部压痛、反跳痛、肌紧张)。合并其他并发症时,可触及肿大且有压痛的肝脏、胆囊等。

(二)实验室及其他检查

1. 实验室检查

(1)病原学检查:粪便涂片显微镜下可观察到蛔虫卵。蛔虫卵在感染至少40天后可出现在粪便中,如果只是单纯雌性蛔虫感染,粪便中蛔虫卵检测可能为阴性。胃十二指肠液镜检也可发现蛔虫卵。

(2)血常规:症状早期,外周血嗜酸性粒细胞变化不明显,随症状发展,几天后可出现血嗜酸性粒细胞增高。嗜酸性粒细胞水平通常在5%~12%,也可高达30%~50%。

(3)痰液:痰液中可发现嗜酸性粒细胞和夏科雷登晶体。

(4)其他:感染早期血清免疫球蛋白IgG和IgE升高,但血清学研究多用于流行病学调查,而非疾病的临床诊断。PCR(聚合酶链反应)技术相比粪便显微镜检查具有更高的敏感性和特异性,但尚未成为常规诊断手段。

2. 影像学检查

(1)超声:超声为诊断胆道蛔虫病的常用手段,安全、无创且具有较高敏感性和特异性。胆道内虫体表现为无声影的管状回声结构,直径3~6mm。虫体可平行于胆道,也可蜷曲。如果胆道内多发蛔虫,虫体在胆道内密集排列,超声下为无定形表现,呈高回声的假性肿瘤。超声还可观察到蛔虫在胆道内的缓慢移动,如果连续几天观察蛔虫没有改变位置,蛔虫可能已经死亡。超声也有可能仅观察到钙化的虫体或碎片。超声检查的表现有,①线样征:单条线样或弯曲不伴声影的回声结构;②细线样征:多条长线样回声结构;③管样征:单条长而厚的不伴声影的回声结构内有中空的无回声区。其他伴随表现包括胆管扩张,胆囊肿大伴扩张,有胆汁淤积回声;残留虫体形成的结石表现为伴有声影的高回声结构。

(2)CT:典型CT表现为增强扫描时牛眼样改变。对合并肝脏或胰腺疾病的胆道蛔虫病患者,CT影像学对胆道蛔虫的诊断有一定价值。

(3)磁共振胆胰管成像(MRCP):胆道蛔虫在MRCP检查中表现为胆管内线样低信号充盈缺损。"三线征"是胆道蛔虫的特征性征象,在薄层MRCP上,最中间的一条高信号为蛔虫肠道,旁边两条低信号为虫体,最外边两条高信号为胆汁。

（4）内镜逆行胰胆管造影术（ERCP）：ERCP对胆道蛔虫具有独特的诊断及治疗价值。不仅可观察到十二指肠乳头处的蛔虫，还可对胆管内的虫体进行影像重建，呈现为长线样、尖端逐渐变细平滑的充盈缺损。

（三）诊断要点

根据胆道蛔虫症的好发年龄及突发上腹部剧烈钻顶样疼痛，伴恶心呕吐等病史，结合实验室及影像学检查即可诊断。

（四）鉴别诊断

1. 急性胆管炎 表现为上腹痛、寒战发热和黄疸三联征，腹痛无钻顶感。可出现轻度肝大、白细胞增多、胆红素升高、转氨酶升高、可进展为化脓性胆管炎。需注意胆道蛔虫病合并急性胆管炎。

2. 急性胰腺炎 上腹或偏左出现持续性腹痛，向腰背部放射。血清淀粉酶、脂肪酶明显增高。也需注意胆道蛔虫病合并急性胰腺炎。

3. 急性胆囊炎 右季肋部疼痛且墨菲征阳性。疼痛可放射至右肩或肩胛间区。右上腹压痛，可触及包块。一般为低热不伴寒战，胆囊肿大并可有渗出，胆囊内可见胆汁积聚的征象。

4. 胃十二指肠溃疡急性穿孔 发病急骤，剧烈腹痛迅速波及全腹，查体可见腹膜刺激征。X线立位片检查有膈下游离气体。

（五）并发症

蛔虫进入胆道后不一定立即出现并发症，当机体抵抗力下降、胆道发生梗阻、胆汁引流不畅时才可能出现并发症。常见并发症如下：

1. 胆道感染 化脓性胆管炎，占40%；胆囊炎，占40%；败血性休克，占6%。此时，患者除右上腹绞痛外，常伴寒战、高热、皮肤巩膜黄染、腹胀加剧。查体右上腹压痛范围扩大，并有肌紧张。如出现胆道梗阻，可扪及肿大的胆囊。急性胆囊炎时，墨菲征阳性。

2. 胆道出血 出现率为3.5%。常发生于胆道感染的基础上，先有发热、腹痛等，随后出现呕血、黑便。

3. 肝脓肿 在肝内胆管炎的基础上，可继发肝炎、肝脓肿。肝脓肿常为多个分散小脓肿，脓肿破溃时，可出现膈下积脓或脓胸。

4. 急性胰腺炎 出现率为3.5%。由于蛔虫刺激Oddi括约肌痉挛及虫体堵塞，造成胆汁和胰液引流不畅，使感染的胆汁和/或胰液逆流入胰管而激活胰酶，引起急性胰腺炎；虫体钻入胰管可引起坏死性胰腺炎；虫卵沉积于胰管引起炎症、纤维化，可致慢性胰腺炎，这是早年我国胰腺炎的一种特殊原因。

5. 胆系结石症 发生率约为19%。胆道内的蛔虫残骸碎段或残留角质可作为结石核心，形成结石。此种结石多为胆色素性结石。此外，雌性蛔虫每天产出大量虫卵，也可成为结石核心。

6. 其他 胆总管穿孔率约1%，胆囊穿孔1%，腹膜炎占6%，脓胸占2%~6%，胆管狭窄占1%~3.5%。

二、辨证

(一)辨证要点

1. 辨缓急 急性腹痛,病情较急,需及时处理,慢性腹痛起病较缓,疼痛缠绵,时作时止,病程长,常反复发作,需止痛与治本结合。

2. 辨病性 痛势急剧,呈暴痛拒按,伴腹胀、呕吐者,多属实;痛势隐隐,或久痛,多属虚;伴口渴身热,便秘者属热,腹鸣切痛,遇冷加剧,得热痛减,属寒;痛时轻时重,攻冲走窜,腹胀嗳气,得矢气后好转者属气滞;刺痛拒按,痛处固定,舌质青紫者属血瘀。

(二)辨证分型

1. 蛔侵肠腑证
主症:①脐周疼痛,时作时止,坐卧不安,睡中磨齿;②面部、目睛异色斑点,不思饮食,面黄肌瘦。
次症:①腹部瘕聚;②心烦喜呕;③鼻孔作痒。
舌脉:舌淡,苔薄白或黄,脉弦。

2. 虫积脏寒证
主症:①腹痛绵绵,喜温喜按;②口吐清涎或吐虫,便虫。
次症:①时觉恶心;②畏寒肢冷;③便溏。
舌脉:舌淡,舌苔薄白,脉细弱。

3. 虫积实热证
主症:①腹痛时作;②不欲饮食,食则吐蛔。
次症:①面赤;②口燥;③便秘;④身热烦躁;⑤大便干结。
舌脉:舌红,苔黄,脉数。

4. 蛔厥证
主症:①突然发作胃脘及右肋剧烈疼痛,痛引背心及右肩;②胃脘或上腹有压痛,但腹部柔软。
次症:①疼痛阵作,痛剧时弯腰屈膝、辗转不安,痛止如常人;②恶心呕吐,甚则吐蛔。
舌脉:舌暗,苔薄,脉沉弦或沉伏。

5. 虫积腑实证
主症:①腹痛腹胀;②大便不通;③腹部攻撑,有虫瘕。
次症:①呕吐;②无矢气;③纳呆;④腹部隆起;⑤大便燥结,虫结成团。
舌脉:舌质红,苔薄腻或黄腻,脉弦。

证候诊断:主症必备,加次症2项及以上,结合舌脉,即可诊断。

【治疗】

一、治疗原则

胆道蛔虫病的治疗包括非手术治疗和手术治疗,其治疗原则为解痉镇痛、驱虫、控制感染和纠正水电解质代谢紊乱。常规将非手术治疗作为一线治疗，若对非手术治疗无效或有严重并发症的患者可考虑手术治疗。

二、西医治疗

（一）药物治疗

保守治疗　保守治疗对大多数患者有效，症状缓解率可达 68%~80%。其治疗方案包括禁食、静脉补液、抗生素、解痉镇痛及驱虫。

（1）解痉镇痛

1）抗胆碱药物：如阿托品或消旋山莨菪碱（654-2）。前者可肌内或皮下注射，成人每次0.5~1.0mg，儿童每次 0.01~0.03mg/kg。后者肌内或静脉注射。

2）镇痛药：若解痉药物止痛效果欠佳时，可联合应用镇痛药物如肌内注射盐酸哌替啶50~75mg，应注意此药可以引起 Oddi 括约肌痉挛和收缩的不良反应。

（2）驱虫：可选用苯并咪唑类药物，如阿苯达唑或甲苯咪唑，或双羟萘酸噻嘧啶等。对于无急性并发症、非孕成年人和儿童，其可作为一线药物使用。使用阿苯达唑，空腹口服400mg，单次给药；甲苯咪唑，一次口服 500mg 或每次口服 100mg，每日 2 次，连用 2~3 日。苯并咪唑类药物的不良反应包括一过性胃肠不适、头痛和罕见的白细胞减少等，因其有潜在的致畸作用，妊娠期妇女可应用双羟萘酸噻嘧啶，用法为 11mg/kg，单次给药，最大剂量 1g，其不良反应有胃肠功能紊乱、头痛、皮疹、发热等。还可口服 33% 硫酸镁溶液，10ml，每日 3 次。

（3）控制感染：因蛔虫将肠道定植菌带入胆道，可导致胆道细菌感染。推荐针对革兰氏阴性杆菌的广谱抗生素，大剂量，短疗程，必要时可合并厌氧菌药物治疗。

（4）纠正水电解质代谢紊乱与酸碱平衡失调：对于全身中毒症状重，有并发症者，应予禁食、静脉补液、维持水电解质酸碱平衡治疗。

（二）专科治疗

内镜治疗及外科手术。

（1）内镜治疗：内镜取虫治疗可在保守治疗无效时采取；或虫体在胆道中超过 3 周，可能已经死亡而不能自行退出胆道，需内镜下取虫。可用十二指肠镜、胆道镜等借助活检钳、网篮等工具取出。对于有经验的医师，通过胆胰壶腹开口钳取虫体的成功率可达 100%，从胆管或胰管中钳取虫体的成功率可达 50%。应尽可能不行 Oddi 括约肌切开术，避免日后反复胆道蛔虫病。一般取出蛔虫后，症状常迅速缓解。内镜下治疗失败原因可能是合并胆管结石或狭窄影响了虫体清除，或器械无法到达胆囊或肝内胆管中取虫。

（2）外科治疗：经非手术治疗失败者可考虑手术治疗。其他适应证还包括：①合并胆管结石，胆管梗阻，易发生梗阻性化脓性胆管炎者；②出现胆道大出血、胆道穿孔、严重胆道感染或肝脓肿等并发症者；③重症急性胰腺炎者经积极内科治疗无效者；④经治疗后急性症状缓解，但非手术治疗后 4~6 周检查仍有胆总管扩张或胆管内死虫残留。手术方法为胆总管探查、取虫及 T 管引流。一般无需切除胆囊，除非有蛔虫侵入或病变严重，可考虑切除胆囊。术中如果全身情况许可，均可行及抗菌药物冲洗胆道，以排除虫卵，控制感染。术后还需驱虫治疗，避免蛔虫病复发。

三、中医治疗

（一）辨证分型治疗

1. 蛔侵肠腑证

治法：驱除蛔虫，调理脾胃。

代表方：化虫丸（《太平惠民和剂局方》）。

常用药：鹤虱、花槟榔、苦楝根皮、枯矾、使君子、臭芜荑。

加减：腹痛剧烈，伴有胃脘嘈杂等症者，加川椒、乌梅；若虫证日久，面黄肌瘦者，可合用香砂六君子汤。

2. 虫积脏寒证

治法：温中安蛔。

代表方：理中安蛔汤（《万病回春》）。

常用药：人参、生白术、茯苓、干姜、乌梅、川椒。

加减：中阳虚甚者，可加细辛、桂枝。

3. 虫积实热证

治法：清热安蛔。

代表方：连梅安蛔汤（《重订通俗伤寒论》）。

常用药：乌梅、川椒、雷丸、胡黄连、花槟榔、川黄柏。

加减：热甚者，加地骨皮、丹皮等药。

4. 蛔厥证

治法：缓急止痛，安蛔。

代表方：乌梅丸（《伤寒论》）合四逆散（《伤寒论》）。

常用药：乌梅、蜀椒、北细辛、川黄连、黄柏、人参、当归、熟附子、川桂枝、干姜、北柴胡、枳壳、白芍。

加减：无寒证者，去干姜、附子；无虚象者，去人参、当归；痛甚者，加郁金、延胡索、木香；大便秘结者，加大黄、芒硝、槟榔。

5. 虫积腑实证

治法：攻下通里，杀虫排虫。

代表方：大承气汤（《伤寒论》）。

常用药：生大黄、芒硝、川厚朴、莱菔子、枳壳、净桃仁、赤芍、花槟榔。

加减：面色苍白、手足不温、腹部冷痛等寒象者，加附子、肉桂；窜痛难忍、腑实不甚者，亦可用乌梅丸。

（二）中成药

1. 缓急安蛔类

（1）乌梅丸：缓肝调中，清上温下。用于蛔厥，久痢，厥阴头痛，症见腹痛下痢、巅顶头痛、时发时止、躁烦呕吐、手足厥冷。口服，大蜜丸每次2丸，每日2~3次。

（2）复方鹧鸪菜散：驱虫消积。用于小儿蛔虫病。口服，早晨空腹时用温开水或糖水调服,1 岁每次 0.3g,2~3 岁每次 0.45g,4~6 岁每次 0.6g,7~9 岁每次 0.9g,10~14 岁每次 1.2g,14 岁以上每次 1.5g,每日 1 次,连服 3 日。

2. 清热利湿类

（1）乌军治胆胶囊:清热利湿,疏肝利胆。用于湿热型及湿热兼气滞型的急、慢性胆囊炎、胆囊息肉、胆结石、胆管结石、胆囊术后缺失综合征等。口服,每日 3 次,每次 3~4 粒。

（2）舒胆片:清热化湿,利胆排石,行气止痛。用于肝胆湿热,黄疸胁痛,发热口苦,尿赤便燥;胆囊炎、胆道感染、胆石症见上述证候者。口服,每次 5~6 片,每日 3 次,小儿酌减,或遵医嘱。

（3）龙胆泻肝丸:清肝胆,利湿热。用于肝胆湿热,头晕目赤,耳鸣耳聋,胁痛口苦,尿赤,湿热带下。口服,水丸每次 3~6g,每日 2 次。

（4）消炎利胆片:清热,祛湿,利胆。用于肝胆湿热所致的胁痛、口苦;急性胆囊炎、胆管炎见上述证候者。口服,每次 6 片（0.25g/片）,每日 3 次。

3. 清热利胆类

复方胆通胶囊:清热利胆,解痉止痛。用于急、慢性胆囊炎,胆管炎,胆囊、胆道结石合并感染,胆囊术后综合征,胆道功能性疾患等。口服,每次 2 粒,每日 3 次。

4. 温中补虚类

（1）附子理中丸:温中健脾。用于脾胃虚寒,脘腹冷痛,呕吐泄泻,手足不温。口服,大蜜丸每次 1 丸,每日 2~3 次。

（2）丁蔻理中丸:温中散寒,补脾健胃。用于脾胃虚寒,脘腹挛痛,呕吐泄泻,消化不良。口服,水丸每次 6~9g,每日 2 次。

（3）小建中颗粒:温中补虚,缓急止痛。用于脾胃虚寒,脘腹疼痛,喜温喜按,嘈杂吞酸,食少心悸及腹泻与便秘交替症状的慢性结肠炎,胃及十二指肠溃疡。口服,每次 15g（1 袋）,每日 3 次。

四、中西医结合治疗

胆道蛔虫病目前采用的治疗方法主要有西药治疗、手术治疗和中药治疗等方法。西药治疗常使用甲苯达唑、阿苯达唑等广谱驱虫药;手术治疗即在内镜下深入胆总管内探查虫体并取出。由于西药治疗的广谱性易使蛔虫产生抗药性,长期效果不佳,而手术治疗常取出较大虫体,对于幼虫和虫卵往往处理不净,故临床常使用中西医结合治疗。中医药治疗蛔虫病往往根据蛔虫“喜温恶寒,得酸则静,得辛则伏,得苦则下”的特性,在中医辨证论治的基础上采用以下中药或复方,可以提高临床疗效。

1. 单味中药研究

（1）大黄:寒凉泻下。已知其成分大黄素、大黄酸,药理实验证明其具有泻下、利胆、抗菌作用。

（2）乌梅:除烦生津,镇呕杀蛔。已知其成分含枸橼酸,药理实验证明其具有驱蛔、抗菌、抗过敏及通过酸性刺激反射性促使胆囊排出胆汁作用。

（3）茵陈:清利湿热,利胆退黄。现代药理学显示其成分绿原酸、对羟基苯乙酮、6,7-二甲氧基香豆素具有利胆作用,可使大鼠胆汁分泌量增加,同时增加胆汁中胆酸和胆红素的排出。

2. 中药复方研究

（1）乌梅丸:丸剂乌梅丸出自《伤寒论》原文第 338 条,乌梅丸主治蛔厥,又主久利。全方合用,可针对蛔虫特性进行安蛔、下蛔、杀蛔,具有温中驱蛔的功效。现代药理学研究显示乌梅丸可麻醉虫体,抑制蛔虫回洞,还可促进胆囊收缩,增加胆汁分泌,使胆道内压力增强,冲击没有活动能力的蛔虫回缩至十二指肠,达到利胆作用。

（2）大柴胡汤:大柴胡汤具有消除炎症,减缓痛苦的效果,能松弛 Oddi 括约肌(胆总管括约肌、胰管括约肌、壶腹部括约肌),从而通利胆道,使虫体与虫卵排出,解除梗阻,达到彻底治愈的目的。

（3）茵陈蒿汤:茵陈蒿汤具有清热利湿退黄疸之功。药理实验证明其具有驱蛔、利胆、退热、抑菌、扩张胆管、抑制肠蠕动等作用。

五、名医诊治经验

1. 尹石清根据蛔虫偏恶辛、酸、苦的特性,将乌梅丸和金铃子散二方加以化裁,定名为乌楝合剂。组方为乌梅 10g,川楝子 12g,木香 6g,延胡索 10g,吴茱萸 6g,黄连 3g,花椒 3g,大黄 6g,槟榔 15g。加减:黄疸者加茵陈、黄柏、山栀以清利肝胆;呕甚者加法半夏、陈皮以平逆和胃;烦热者加黄芩、竹茹以清除烦热;腹痛便秘有燥粪者加芒硝以软坚通便。

2. 张在保教授治疗胆道蛔虫病患者百余例,发现其中病性偏热者居多,病机表现为肠胃积热,蛔虫上扰,治疗上宜泻胃肠积热,安蛔缓痛。处方上以安蛔汤为主方进行随症加减,偏热者症见身热烦躁,口干口苦,喜饮冷水腹痛剧烈,吐物臭秽,大便秘结,舌红苔黄,脉数,可酌加大黄、黄连以清泻胃肠积热。

六、中医适宜技术

1. **体针**　主穴至阳,配穴阳陵泉、胆囊穴、足三里,用泻法。
2. **耳针**　取穴胆囊、神门、交感,留针半小时。
3. **指压止痛**　患者俯卧,术者用双手拇指按压灵台、至阳两穴,由轻至重,直至疼痛缓解为止。

【预后】

本病早期治疗,大多数患者可痊愈,部分出现化脓性胆管炎,需手术治疗;死虫不出,影响胆汁分泌者,需内镜下介入取出。出现并发症者半年内复查。

第六节　胆囊癌和胆管癌

胆　囊　癌

【概述】

胆囊癌(gallbladder carcinoma)是指发生在胆囊的恶性肿瘤,多为上皮来源,是胆道最常见的恶性病变。胆囊癌分原发性胆囊癌和继发性胆囊癌,后者只占极少一部分,主要来自消化系肿瘤的侵犯和转移。原发性胆囊癌起病隐匿，患者早期多无典型症状或可表现为上腹部疼痛、消化不良、食欲减退、黄疸等非特异性症状。大部分患者在初次诊断时已属中晚期，即使进行外科手术治疗，胆囊癌的预后仍较差。根据胆囊癌的症状，大致相当于中医学的"胁痛""黄疸""积聚"等范畴。

【流行病学】

胆囊癌的总体发病率较低，发病率为 5%~9%，在西方国家为（2.0~2.8）/10 万，发病率最低的是亚洲。在美国每年约有 6 500 例新增病例，有报道胆囊癌的发生率占所有癌肿的 2.9%，占消化道恶性肿瘤的 31.8%。国内报道，胆囊癌占胆囊切除术的 1.7%~2.7%，胆囊癌与胆囊炎、胆石症经常并存，两者的并存率为 54.3%~96.9%。主要发生在 50 岁以上的中老年人，女性发病者是男性的 3 倍多。另有国外调查显示，肥胖人群也是胆囊癌的高危群体：对于男性，BMI 高于正常值上限 5kg/m² 者，其胆囊癌发病率约为非肥胖人群的 1.6 倍。

【病因病机】

西医认识

（一）病因及病理生理学

胆囊癌的真正发病原因尚未明确，它与胆囊的慢性感染、结石的机械性刺激、胆囊息肉或乳头状瘤、胆汁淤积和胆固醇、胆汁酸代谢紊乱因素有关，尤与胆石症关系密切。胆囊癌的高危因素如下：

1. 胆囊结石和慢性胆囊炎　欧美国家胆囊癌合并胆囊结石的比例较高，为 54.3%~100%。国内为 54.3%~96.9%。美国胆结石患者比无胆结石者的胆囊癌发病危险性增加 4~5 倍，胆结石的大小与胆囊癌的发病率也密切相关，据统计，结石直径为 2.0~2.9cm 时，发生胆囊癌的风险较常人高 2.4 倍。如结石直径 >3cm，则风险增至 10.1 倍。另外，有研究发现慢性胆囊炎和胆总管或胆囊梗阻亦与胆系恶性肿瘤明显相关，它们的相对危险度分别为 19.5 和 4.4。胆道梗阻、感染使胆酸转化为更活跃的物质，如去氧胆酸和石胆酸是与芳香碳氢化合物致癌因素有关的物质。胆酸、去氧胆酸和甲基胆蒽制成的丸剂植入猫胆囊内会诱发胆囊癌。目前认为，细菌感染可能通过以下机制引起肿瘤的发生：①抑制宿主机体免疫应答反应，导致肿瘤迅速发展；②促进宿主产生致癌物质；③有些细菌被动成为致瘤病毒的宿主，病毒在细菌内增殖并与细菌共同作用促进肿瘤的生成；④部分细菌可产生雌激素类物质，从而促进肿瘤的发生、发展。胆囊癌的发生过程，可能是厌氧菌与需氧菌共同作用的结果。

慢性胆囊炎常引起胆囊钙化及胆囊上皮化生和不典型增生。有研究表明上述胆囊的改变可能与胆囊癌相关。胆囊钙化有两种类型：完全壁内钙化和选择性的黏膜钙化，部分胆囊黏膜钙化的胆囊癌的发生率大约为 7%，发生胆囊癌的相对危险度为 13.89；而完全壁内钙化尚未发现与其胆囊癌的显著关系。有研究表明：胆囊不典型增生到晚期癌的进展时间大约为 15 年。

2. 胆囊良性肿瘤　胆囊良性肿瘤与胆囊癌的关系目前也越来越受到人们的重视,其中胆囊腺瘤和腺肌增生症与胆囊癌的关系最为密切。胆囊腺瘤目前已被公认是胆囊癌前病变,其癌变率为 10% 左右。认为胆囊腺瘤可癌变的依据如下:①组织学上存在着腺瘤向腺癌的移行;②所有的胆囊原位癌都伴有腺瘤样成分;③浸润型腺癌中常有腺瘤的残存组织;④在恶化进程中病灶逐渐增大;⑤从良性腺瘤到恶性变,再到浸润型癌,患者平均年龄逐渐增大;⑥无论腺瘤还是腺癌,女性患者居多。胆囊腺肌症是一种增生性疾病,目前已被确认为是一种胆囊癌前病变。主要以胆囊黏膜和肌层增生为特点,形成壁内憩室,囊肿和罗-阿窦增多,过去认为胆囊腺肌增生症无恶变可能,但近年陆续有学者报道在胆囊腺肌增生症的基础上发生胆囊癌的病例,认为节段型腺肌增生症的胆囊癌发生率显著高于非节段型腺肌增生症,是一种癌前病变。

3. 胆胰汇合部畸形　汇合部畸形是一种先天性消化系统畸形,有研究表明胆囊癌患者的胆胰汇合部畸形发生率为 17.2%,显著高于胆囊癌患者。通过对胆胰汇合部畸形患儿的胆囊黏膜细胞增殖较对照组活跃,特别是胰管注入胆管类型患者。关于胰胆管合流异常引起胆囊癌的机制,目前较为合理的解释是胰液的反流;胰液引起胆囊癌的机制可能是由于胆汁中的卵磷脂被胰液中的磷脂酶 A2 水解产生脱脂酸卵磷脂,后者有损害细胞膜的作用,它积聚在胆囊壁内刺激胆囊上皮,使上皮细胞发生变性,不典型增生以致癌变。

4. 其他危险因素　有研究发现伤寒患者胆囊癌发生的相对危险度为 12.7%。动物实验显示偶氮甲苯可导致胆囊癌的发生,长期接触橡胶的产业容易患胆囊癌。胆囊癌的发生女性明显多于男性,有人推测这可能与体内的激素水平有一定的关系;胆囊癌的发生发展需要高浓度的胆固醇及其前体物质,雌激素可通过增加胆固醇合成限速酶的活性,加速胆固醇的内源性合成,还可通过诱导肝细胞膜上低密度脂蛋白受体的表达,加速肝细胞对血浆 LDL 中胆固醇的摄取,使胆囊胆汁的胆固醇饱和度增加,为胆囊癌细胞的生长提供了高浓度的胆固醇及其前体物质,同时还有利于胆固醇结晶的析出及结石的生长,结石的机械刺激和并发的感染促进了胆囊癌的发生。但也有学者提出胆囊癌的发生与雌激素水平无关。因此,雌激素与胆囊癌的关系还需进一步研究。另外,吸烟、饮食结构如饮酒、高脂高热量饮食和特殊的生活习惯可能对胆囊癌的发生起到促进作用。胆囊癌的发生还与年龄有关,原发性胆囊癌多于 50~70 岁的人中产生。国内还曾有报道认为胆囊癌和胆囊蛔虫病有关,这一点目前还没有确切的定论。

（二）病理组织学

1. 大体病理　胆囊癌可发生于胆囊各部,其中最常见于已被结石撞击的体部、颈部、底部。发生于胆囊颈部的癌常伴嵌顿性结石,可引起胆囊管梗阻性胆囊积液。发生于胆囊底部的癌,在广泛转移前常与邻近脏器粘连而无症状。胆囊癌早期、胆囊外观多正常,可肿大或缩小,或类似急性或慢性胆囊炎,胆囊壁薄如纤维样。中晚期胆囊癌常有孤立坚硬的肿块或体积甚大充满胆囊的肿块。肉眼观可分为乳头样增生型、结节型、弥漫浸润型。胆囊癌的组织学类型中腺癌占 71%~90%、鳞癌占 3%~10%,腺棘皮癌为腺癌和鳞癌同时并存的混合性肿瘤很少见。其他少见的类型还有间变细胞癌、乳头状癌、表皮样癌、无色素的黑色素瘤等。

2. 组织病理　在组织学上,胆囊癌可分为腺癌、鳞状细胞癌、腺鳞癌、肉瘤以及未分化癌等,其中腺癌占 85% 以上。腺癌又分为以下几种:①乳头状腺癌:可能由乳头状息肉恶变而来,肿瘤由胆囊腔内生长,影响胆囊排空,肿瘤表面可出现溃疡,易引起感染。肿瘤如果阻塞胆囊颈,可使胆囊肿大,胆囊壁变薄,外形似胆囊脓肿或积液;②浸润型腺癌:较多见,约占腺癌的 70%,可导致胆囊缩小,胆囊壁变硬且增厚;③硬化型腺癌:可同时伴有胆道硬化,导致胆道任何部位发生梗阻;④黏液型腺癌:肿瘤松软,容易破溃导致胆囊穿孔。而未分化癌、鳞状上皮细胞癌等胆囊癌组织亚型的恶性程度较高,有生长快和转移早的特点。

【诊断】

辨病

(一)临床表现

腹痛、黄疸、腹部包块。腹痛呈持续性隐痛,向右背右肩放射,可出现胆绞痛,但也有无腹痛者。约 1/3 患者有黄疸,呈进行性加重。局部常可触及肿块,质软、结节状,可与肝脏融合。可伴畏寒、发热、消瘦、食欲缺乏、腹胀,偶有腹泻、便秘,或合并消化道出血。腹膜、锁骨上淋巴结、乳腺转移。胆囊壁非常薄,血管、淋巴管丰富,癌灶容易浸润肌层向远处转移。

(二)实验室检查及其他检查

1. 实验室检查　胆囊癌的异常实验室检查大致可表现为胆汁流被肿瘤阻断后的变化和异常产生的分泌两个方面。前者多表现为血清中碱性磷酸酶、胆红素、γ-GT 和胆汁酸中度至明显升高,而氨基转移酶水平仍为正常或轻度升高。胆总管长期梗阻可导致脂溶性维生素的缺乏和凝血酶原时间延长。另外,血液检查可出现 CA19-9、CEA 等肿瘤标志物的异常升高,CA19-9 高于 20U/ml 时,诊断胆囊癌的敏感性和特异性均为 79%。CEA 高于 5ng/ml 时,诊断胆囊癌的特异性约为 92.7%,但敏感性仅为 50%。可考虑这两种肿瘤标志物联合起来提高诊断率。

2. 影像学检查

(1)B 超检查:胆囊癌患者可能发现结石阴影、胆囊肿大、囊壁增厚及隆起病变,而且可发现肿瘤内有高速之血流通过,可与其他隆起性病变鉴别。B 超对上段胆管癌检查率较高,下端胆管癌因消化道气体影响检出率低。此外亦可发现有无门静脉和肝动脉以及胆管扩张,向乳头部追踪,大致可确定肿瘤部位。

(2)超声胆管镜:从管腔内可对胆管的黏膜层、纤维肌层、浆膜层扫描,并可探明癌的深度,为现阶段诊断早期胆管癌唯一可靠的方法。早期胆管癌系指癌组织局限于黏膜内或纤维肌层。

(3)内镜逆行胰胆管造影术(ERCP):胆囊癌患者,可见胆囊壁缺损、边缘不整,如能行双重造影。效果更佳,可显示胆囊黏膜构造、对早期表面癌诊断有利。

(4)经皮穿刺肝胆道成像(PTC):PTC 对阻塞性黄疸除造影外尚可引流。由于是直接胆管造影,肿瘤部位容易发现,可呈局限性狭窄、管状狭窄、闭塞等种种形态。

(5)经皮经肝胆管镜检查:胆管镜下见管壁发红、增殖及毛细血管扩张,为胆管癌的特征。此外亦可观察黏膜内进展情况,并可在直视下活检。

（6）血管造影:胆管癌一般为缺血性的,故血管造影作用有限。但可对门静脉、肝动脉等大血管有无浸润提供信息。

（7）CT检查:CT检查对肿瘤定性和转移的判断优于B超,对胆囊癌的诊断率为75%~88%。普通扫描也可显示不同大体分型的胆囊癌病变,如胆囊壁增厚不均匀、腔内有位置及形态固定的肿物;或能发现肝转移或淋巴结肿大。动态增强扫描可显示肿块或胆囊壁的强化,延迟期达高峰,从而清晰显示胆囊壁侵犯程度、毗邻器官受累和淋巴结转移情况。

（8）MRI及MRCP检查:胆囊癌在平扫T_1WI(T_1加权成像)上呈稍低信号或等信号,在T_2WI(T_2加权成像)上为高信号或等信号。MRI动态增强扫描胆囊癌可见不同程度的持续强化或进行性强化,强化幅度不均匀,部分肿块型病例中央可见无强化区。MRI检查时也可显示病变引起的胆管系统扩张以及淋巴结、肝脏转移情况等。诊断不明时,可联合血管成像及磁共振胆胰管成像(MRCP)。MRCP利用胆汁和胰液作为天然造影剂,在胆道和胰管显像中具有独到的优势。胆囊癌在MRCP上可表现为胆囊腔内软组织肿块或胆囊壁不规则增厚。MRCP对于合并胆胰管梗阻者有较高价值,但对无胆道梗阻的早期胆囊癌效果不如B超。

3. 细胞学及组织病理检查　超声或CT引导下的细针吸取细胞学检查(FNAC)是进行细胞学及组织检查的有力手段。可用于对胆囊癌患者进行术前细胞学诊断,也可对已处于晚期且不准备进行手术治疗的胆囊癌患者进行确诊。值得注意的是,虽然活检获得的阳性病理结果能使手术依据更加充分,但其存在相当高的假阴性可能,活检阴性并不能排除胆囊癌的存在。但活检过程中胆囊癌细胞有通过腹膜、穿刺针道种植的风险,对于高度怀疑胆囊癌的患者且可疑病灶能够彻底切除者,不推荐对患者进行术前或术中的组织活检,以避免造成肿瘤的种植播散。此外,对胆管进行刷检以及胆汁的细胞学检查对胆囊癌也有一定诊断意义,能够避免肿瘤的播撒和种植,但其诊断的敏感性较低,容易造成漏诊。

4. 胆囊癌的分期　胆囊癌的分期与患者的临床预后有密切关系,目前常用的临床分期主要有Nevin分期和TNM分期。

（1）Nevin分期:该分期是由Nevin等在1976年提出的分期方案,主要分期依据是胆囊癌的浸润深度以及累及范围。

Ⅰ期:癌组织仅位于黏膜内,即原位癌。

Ⅱ期:癌肿侵及胆囊黏膜和肌层。

Ⅲ期:癌肿侵及胆囊壁全层。

Ⅳ期:癌肿侵及胆囊壁全层并伴有淋巴结转移。

Ⅴ期:胆囊癌累及肝脏、胆囊周围邻近器官或有远处转移。

（2）TNM分期:TNM分期是由国际抗癌联盟(UICC)以及美国癌症联合委员会(AJCC)制定的。该分期系统以肿瘤侵犯范围为基础,能够较好预测患者预后。

（三）诊断要点

胆囊癌的诊断需要全面考虑患者的危险因素、症状、体征、实验室检查以及影像学检查结果,必要时需要依赖术中和/或术后组织病理检查的结果来综合判断。临床上胆囊癌的早期诊断较为复杂,导致能治愈性手术切除的患者不多,术后5年生存率较低。

（四）鉴别诊断

1. 胆囊息肉　早期胆囊癌和胆囊息肉不易鉴别。但胆囊息肉一般不出现肿瘤标志物的增高。B超检查时,胆囊息肉、腺瘤等病变在声像图上均可变现为自囊壁凸向腔内的小光团,后方不伴声影。在形态学上,腺瘤、息肉的体积多较小,在3~10mm,基底部窄,表面光整;而小结节型胆囊癌大多在10mm以上,基底宽,表面不光滑。影像学上对于直径>10mm、单个宽基底的息肉,需要警惕胆囊癌可能。同时对于年龄>60岁、既往有胆囊结石或长期慢性胆囊炎病史者,更应高度怀疑胆囊癌,需积极考虑手术可能,并在术中行病理检查进行确诊。

2. 慢性胆囊炎　胆囊癌患者常可出现与慢性胆囊炎相似的临床表现,而胆囊癌患者往往又可同时伴有慢性胆囊炎,故胆囊癌容易被误认为是慢性胆囊炎,从而延误诊断治疗。值得注意的是,在慢性胆囊炎长期炎症刺激下,黏膜可发生不典型增生,甚至发生原位癌。故对存在胆囊癌危险因素的慢性胆囊炎患者进行诊断时,也应注意早癌的可能。通过超声、CT以及肿瘤标志物等检查有助于慢性胆囊炎和早期胆囊癌的鉴别。

3. 急性胆囊炎　部分胆囊癌患者以急性胆囊炎为主要表现,其主要机制是由于胆囊癌伴发的胆囊结石在胆囊颈部形成嵌顿或位于胆囊颈部的肿瘤阻塞胆囊管导致。对于以急性胆囊炎为首发表现者,B超及CT检查若发现胆囊内肿块或胆囊壁局部增厚,需要考虑胆囊癌的可能。胆囊癌合并坏死、感染,也需要与急性胆囊炎或胆囊坏疽形成的脓肿鉴别,虽然影像学检查可能无法区分,但胆囊癌血供丰富,CA19-9或CEA升高明显。为避免仅为诊断而行腹腔镜或剖腹探查,此时可考虑行超声引导下的细针抽吸活检,有助于获得诊断。

4. 黄色肉芽肿性胆囊炎　该病是一种特殊类型的胆囊炎症,也可表现为对肝脏和周围组织、器官的侵犯,术前影像检查甚至术中探查很难将两者区别,因而误诊为胆囊癌而进行不必要的治疗。黄色肉芽肿性胆囊炎患者既往多有糖尿病病史,肿瘤标志物正常。其影像学特点表现为胆囊壁较均匀增厚,胆囊壁呈现"轨道征",孤立的结节状突起较少见。

（五）并发症

并发症有胆囊感染、积脓、穿孔,以及肝脓肿、膈下脓肿、胰腺炎、门静脉血栓形成,肠梗阻、胃肠道与腹腔内出血等,也可与附近胃肠道形成瘘管。

【治疗】

治疗原则

胆囊癌的治疗很大程度上依赖患者的临床表现和临床分期(cTNM staging)。胆囊癌的诊断有三种形式。①认为是良性疾病,如胆囊炎、胆结石:在进行手术后术后发现为胆囊癌;②通过临床分析怀疑为胆囊癌或确诊为胆囊癌,但病变有可能被切除;③诊断为进展期不能手术切除的腹腔内肿瘤,胆囊癌可能性大。这三种情况的治疗措施是不同的。

（一）药物治疗

对于晚期胆囊癌、广泛癌浸润附近器官或远处转移、胆总管淋巴结转移或直接癌浸润有梗阻、恶病质、重度黄疸、肝功能严重损害或术后复发等无手术治疗可能者,可行非手术治疗。

化疗胆囊癌的化疗效果不佳,应用尚不广泛,迄今仍缺少系统的研究和行之有效的化疗方案。另外,术前或术后化疗并不能显著改善胆囊癌的存活率或生活质量。大多数制剂如5-Fu、丝裂霉素、氨甲蝶呤、依托泊苷(VP-16)、阿霉素及顺铂等,不论单用或联用,已经证实并无明显效用,据报道仅10%~20%的患者可获得几周到几个月的部分反应。常用的化疗药物及方案与其他消化道癌的治疗相似。

(二)专科治疗

1. 外科手术治疗　对于胆囊癌患者来说手术切除是唯一延长其生存期的方法,但不同临床分期手术切除的范围和方法不同。0期和I期(TNM分期)的胆囊癌可经腹腔镜切除胆囊或单纯胆囊切除得到有效的治疗;但有学者认为,术前已确诊为胆囊癌的患者最好应用开腹手术的治疗方法。II期的胆囊癌虽也可经腹腔镜得到根治,但开腹手术可做更广泛的清除,存活率更高。对于大多数II、III、IV期胆囊癌可做扩大或根治性胆囊切除。除切除胆囊之外,邻近的肝组织和区域淋巴结也应切除。胆囊癌在切除前不易判断其淋巴结转移状况,一般 T_2~T_4 期的胆囊癌其淋巴结转移率较高。有学者报道, T_2 期胆囊癌约有33%有淋巴结转移, T_3 期转移为58%, T_4 期转移为69%。因此, T_2 期以上的胆囊癌最好行根治手术治疗,不易行单纯胆囊切除治疗。有日本学者报道,局限于黏膜层、肌层或黏膜下层的胆囊癌,做扩大性胆囊切除后,五年存活率可达75%~80%。然而,当胆囊癌已侵及十二指肠、胰腺、结肠或肾窝,其病死率与并发症均高,除0期和I期的患者外,各期胆囊癌的综合五年存活率只为5%~10%。

2. 放疗　胆囊癌对放疗有一定的敏感性,术后放疗可略提高手术切除率,且不会增加组织脆性和术中出血。术中放疗具有定位准确、减少或避免正常组织器官放射损伤的优点。术后放疗包括体外照射和腔内照射。一般胆囊癌只用外照射放疗很难达到局部控制,但可缓解疼痛和减轻肿瘤对胆道的压迫症状。完全切除但切缘阳性的患者,使用外照射或补充性经导管近距离放疗或与5-Fu联用,似乎可延长存活率,少数病例尚可获得长期存活。但有作者未发现这项措施有明显的效果。据报道,放疗剂量逐步增加可提高存活率。一般选择的剂量既为肿瘤的治疗量又应该在正常组织耐受范围之内。一般每周照射5天,每天1次,每次1.8~2.0Gy,治愈性切除的预防性照射疗程为5周,总量为50Gy,非治愈性切除的根治性放射总量为60~65Gy。

3. 其他治疗　大多数不能进行手术治疗的患者,经内镜或经皮穿刺放置塑料或金属支架可缓解胆汁淤积及其所引起的症状。塑料支架易发生闭塞,需3个月左右更换一次,金属支架可保持较长时间的通畅。疼痛剧烈者可口服或注射麻醉剂镇痛,必要时可做腹腔神经丛阻滞。

胆 管 癌

【概述】

胆管系统肿瘤包括胆囊和胆管(左、右肝管至胆总管下段的肝外胆管)肿瘤,有良恶性之分,恶性肿瘤以癌占多数。胆管癌按所发生的部位可分为肝内胆管癌和肝外胆管癌两大类。

肝内胆管癌起源于肝内胆管及其分支至小叶间细胆管树的衬覆上皮;肝外胆管癌又以胆囊管与肝总管汇合点为界分为肝门部胆管癌和远端胆管癌。胆管癌约占所有消化道恶性肿瘤的3%,可引起胆管各个层面的梗阻,其诊断和治疗困难,主要症状是胆道的恶性梗阻。由于症状出现晚,治疗效果欠佳,往往预后不良。

【流行病学】

胆管癌是一种少见的恶性肿瘤,占恶性肿瘤的不足2%。全球的胆管癌的总体发病率为1.2/10万,而我国的胆管癌的发病率已经达到6/10万。近年来,流行病学调查结果显示,肝内胆管癌的发病率和病死率呈逐年上升趋势,其中2/3的患者超过65岁,而年龄超过80岁者发病率增加近10倍,男性高于女性。

慢性胆道炎症是胆管癌的主要危险因素,在慢性寄生虫感染的流行区域,如我国和泰国,华支睾吸虫造成的慢性胆道感染和胆管癌发生的相关性十分明显。而在西方国家,原发性硬化性胆管炎(primary sclerosing cholangitis,PSC)则是胆管癌的重要因素。高龄、男性、卡罗利病(Caroli disease)病、胆管腺瘤、多囊肝以及肥胖、糖尿病、病毒性肝炎、吸烟、饮酒等也与胆管肿瘤的发生密切相关。

【病因病机】

西医认识

(一)病因及病理生理学

绝大多数胆管癌病因尚难确定,但一系列危险因素造成胆管上皮的长期炎症及慢性损伤,在胆管肿瘤中发挥重要作用。原发性硬化性胆管炎是临床少见疾病,多见于中年男性。病理学特征是胆管系统的炎症、纤维化及狭窄,可伴或不伴有溃疡性结肠炎,国外报道有10%~20%的患者是最终发展为胆囊癌。胆总管囊肿及卡罗利病等少见的先天性胆管系统囊肿性疾病被认为与胆管癌的发生相关。有10%的胆总管囊肿患者会发生胆管癌,年发病率为1%,在15~20年后达到高峰。而在我国,华支睾吸虫及后睾吸虫造成的慢性胆道感染和胆囊癌发生密切相关。胆管癌罕见于肝硬化,并与丙型肝炎等病毒性感染的关系不明显。胆管癌其他危险因素包括多囊肝、肝内胆管结石、毒物接触史、遗传性疾病等。胆管上皮内瘤变、导管内乳头状肿瘤、胆管微小错构瘤被认为是胆囊癌的癌前病变。

(二)病理组织学

胆管癌可发生于肝外胆管任何部位,最常见的为上段1/3胆管,胆管癌一般较小,单发性占95%,其余为弥漫性或多发性。其中肝门周围的胆管癌,按Bismuth的分类可分为4型:Ⅰ型指肿瘤位于左右肝管汇合处以下;Ⅱ型指肿瘤已累及汇合处;Ⅲa和Ⅲb指肿瘤占据总肝管和右或左肝管;Ⅳ型指肿瘤为多中心或已累及左右肝管的汇合处及左右肝管本身。病理组织类型以腺癌、乳头状癌和黏蛋白癌多见,而鳞癌、小细胞癌和间质肿瘤仅占5%。

【诊断】

辨病

(一) 临床表现

早期胆管癌并无特异性表现,仅仅表现为体重减轻、食欲减退等。进展期胆管癌因肿瘤部位及大小不同,其临床表现不尽相同。肝内胆管癌患者早期常无特殊临床症状,随着病情的进展,可出现腹部不适、腹痛、乏力、恶心、上腹肿块、黄疸、发热等症状,黄疸较少见。肝门部胆管癌一般不引起临床症状,除非梗阻累及双侧胆道,其症状和黄疸的程度与梗阻的水平直接相关。肝外胆管癌出现胆道梗阻时,高胆红素血症可导致恶心、皮肤瘙痒、尿色加深、巩膜黄染、陶土样便等。无论哪一型胆管癌,出现胆道梗阻时一般已经到了疾病晚期。除胆道梗阻外,疾病会迅速发生局部侵袭,压迫或阻塞如胃、十二指肠、血管等邻近器官,出现消化道的梗阻。如果出现疼痛,通常会出现在中上腹或右上腹,可能有背部放射痛,腰背痛说明肿瘤已侵犯腹膜后,也预示着肿瘤可能无法切除。

(二) 实验室检查及其他检查

1. 血液检查　虽然肝功能检查对于胆管癌的诊断没有特异性,但可提示有无胆道梗阻。胆红素等指标升高的程度取决于梗阻的位置、严重程度和是否慢性梗阻。肝内胆管的肿瘤可以仅出现碱性磷酸酶升高,慢性胆道梗阻患者可能出现凝血酶原时间的延长。

2. 肿瘤标志物　肿瘤标志物也是非特异性的,由于其在肿瘤与良性疾病有显著的重叠,并且在疾病的早期敏感性也较低。癌胚抗原(CEA)和糖类抗原 19-9(CA19-9)临床使用最为广泛。CEA 本身对于诊断胆管癌既不敏感也不够特异。CEA 升高也可见于良性疾病,如胃炎、消化性溃疡、慢性阻塞性肺疾病、糖尿病以及其他急性或慢性炎症,但是其可监测肿瘤复发,CEA 升高在肿瘤患者可提示肿瘤复发的可能。血清 CA19-9 作为胆管癌的检测指标已被临床广泛应用。主要的局限是敏感性和特异性均不高,患者有各种胆胰疾病,包括胰腺炎、胆管炎、胰腺癌和恶性肿瘤都可以发现 CA19-9 升高。此外,各种原因引起的胆道梗阻都可导致血清 CA19-9 升高。

3. 影像学检查　绝大多数患者在专科诊治前已行腹部超声检查,超声下胆管癌的主要表现是肝外胆管或肝内胆管明显扩张。多普勒超声检查可明确胆道梗阻的部位,可判断肿瘤是否侵及血管,为外科手术决策提供支持。其敏感性与特异性分别为 93% 和 99%。对于无痛性黄疸,CT 和 MRI 仍是首选的检查方法。MRCP 作为一种无创的检测方法,可以获取肝内胆管和肝外胆管的可靠、精确的解剖学信息,指导诊断及治疗计划。增强 CT 扫描对于发现胆道肿瘤、了解胆道梗阻水平较为敏感,并可了解相关淋巴结情况。正电子发射计算机断层显像(PET/CT)可检测到小于 1cm 的结节性胆管癌,但其对浸润性肿瘤检测不够敏感,且其灵敏度还依赖于临床医生的经验。另外,有研究报道 PET/CT 检测对于提高远处转移灶的发现率有一定价值。

4. 内镜检查

(1) 超声内镜检查术(EUS):EUS 可以评估肝门部胆管癌并可以超声内镜引导下细针吸

取检查（EUS-FNA），用以评估肝门淋巴结病变和邻近的肝脏病变。EUS 与 ERCP 比较显著的优势是创伤小，可为不需要引流的患者提供诊断信息。

（2）ERCP：ERCP 是获得组织学诊断的首选方法，并能进行胆道引流。其他方法可提高 ERCP 对狭窄的检查水平，包括经口胆道镜、共聚焦成像、窄带成像技术（NBI）。在初次 ERCP 时，因为导管和支架操作会影响后续操作的判断。

（3）管腔内超声检查术（IDUS）：IDUS 探头直径约为 2mm，可以无需胆管括约肌切开而沿导丝置入。IDUS 能比胆道镜更精确地确实肿瘤的纵向范围。但随着经口胆道镜的进一步熟练操作与普及，IDUS 已较少使用。

（4）经口胆道镜：经口胆道镜有可能成为最常用的观察胆道的手段，因其不仅可以在直视下进一步明确狭窄的性质，还可以进行靶向活检，尤其现在的 2 代 SpyGlass 系统更能清晰地显示胆道恶性肿瘤形态。

（5）激光共聚焦显微内镜（CLE）：目前已被应用到内镜检查中。CLE 使用低功率的激光照射组织，检测反射的荧光。一项多中心研究发现，ERCP 联合探头式共聚焦激光显微内镜比 ERCP 联合组织学检查的准确率更高。

5. 组织学诊断　关于术前是否必须要有病理依据目前仍有争议，超声内镜或 CT 引导下穿刺。虽然可以进行组织学检查，但是有可能在操作过程中导致种植转移。

细胞学：在进行 ERCP 检查过程中，可进行胆汁细胞学检查，但其阳性率仅为 30%，刷检也只有 35%~69% 的敏感性，特异性为 90%。

组织学：ERCP 检查过程中，可以使用胆道镜在直视下进行定向活检，也可以透视引导下活检。当在胆道狭窄处活检与刷检同时进行时，可明显提高肿瘤阳性诊断率。

（三）诊断要点

胆管癌的诊断需要全面考虑患者的危险因素、症状、体征、实验室检查以及影像学检查结果，必要时需要依赖术中和/或术后组织病理检查的结果来综合判断。临床上胆管癌的早期诊断较为复杂，导致能治愈性手术切除的患者不多，术后 5 年生存率较低。

（四）鉴别诊断

1. 胰头癌　本病多伴有胰管的梗阻，在 ERCP 影像上可见胰管狭窄或闭塞。在 B 超和 CT 影像上可见胰头部肿块和胰体尾部胰管显著扩张。十二指肠引流液中多有胰酶的显著减少或缺乏。临床上，黄疸较为显著，多为无痛性进行性加重。出现疼痛时多已属晚期。

2. 胆囊癌　本病侵及肝门部胆管或上段胆管时很难与胆管癌鉴别。但 B 超和 CT 可见胆囊实变或占位，选择性动脉造影可见胆囊区的缺血性肿瘤影。

（五）并发症

胆管癌最主要的并发症之一就是由于胆管堵塞继发胆道感染，这种并发症一旦出现，患者往往会出现明显的腹痛、寒战、高热以及黄疸的进一步加重，黄疸的进一步加重会加重肝脏的负担，严重的患者还会出现感染中毒性休克。

【治疗】

治疗原则

胆管恶性肿瘤的治疗首先要明确肿瘤的分期情况。CT和MRI可明确肿瘤生长部位、血管侵袭情况和有无转移的信息。EUS可以获取胆管和周围肿大淋巴结的标本。一般情况下，影像学就可提示肿瘤诊断并能精确进行分期，但仍有一部分患者需要靠手术和术后病理明确诊断和分期。肿瘤分期对明确是否进行手术切除根治非常关键。

（一）肝内及肝门部胆管癌

对于肝内及肝门部胆管癌来说，大部分不可切除且预后较差。对于不适合手术切除的患者，可通过胆肠吻合、PTC或ERCP引流以改善临床症状。

1. 手术引流　一般情况下主要用于本来计划进行根治性手术，术中发现无法切除时，术中行旁路手术。

2. PTC和ERCP　如采用影像学介导的方法引流，ERCP是首选方法。但是研究发现，比较PTC和ERCP两种方法，PTC具有成功率高、胆管炎发生率低的优点。随着ERCP技术的发展和推广，非选择性造影剂的使用以及自膨式金属支架的应用，ERCP相关胆管炎发生率已经明显下降。在降低胆管炎发生的同时，也降低了重复干预的必要性和医疗成本。同时，PTC也有造成肿瘤种植转移的可能，其出血的发生率也高于ERCP。这些因素再加上患者不愿意进行外引流的社会因素，使PTC不会成为首选，而通常在内镜治疗失败的情况下使用。

3. 超声内镜引导胆管引流术（EUS-BD）　EUS主要用于ERCP操作不成功或解剖结构发生变化时，是一种对经皮引导下穿刺引流的替代疗法。同时可以安排在首次ERCP操作过程中，从而避免重复麻醉和额外的操作，另一个优点是EUS胆道引流是内引流，患者较易接受。

4. 影像学介导下支架放置　由于对解剖的理解加深、断层成像技术的进步和胆道金属支架的广泛使用，影像学介导下支架放置已应用较少。但在一些ERCP不成熟的单位，其仍不失为一种ERCP的替代疗法。

5. 光动力疗法（photodynamic therapy,PDT）　通过静脉注射光敏剂，其可在肿瘤细胞中选择性聚积，通过ERCP用特定波长的光照可激活肿瘤部位的光敏剂，释放具有细胞毒性的活性氧，可对肿瘤细胞造成破坏，从而达到局部控制肿瘤的作用。有研究发现，PDT单独使用可以延缓肿瘤生长，与金属支架联合使用能明显提高支架的通畅性，延长生存时间。与化学治疗药物联用可获得一定疗效。同时还有研究显示，对于拟行肝转移的肝门部胆管癌患者，行PDT可以辅助局部治疗，减少等待肝源过程中疾病进展的概率。近年来随着胆道镜发展，从胆道镜下行PDT并可以在胆道镜下观察治疗效果，使得PDT的治疗更加精准。目前总体看来，PDT作为不可切除肝门部胆管癌的局部治疗是有效且安全可行的，但对于是否可用于术后复发的患者，以及是否可作为新辅助治疗尚需要进一步研究。

6. 内镜下射频消融术（endoscopic radio frequency ablation,ERFA）　ERFA

可以产生热损伤,导致细胞凝固性坏死,在原发性肝癌等肿瘤的治疗中已有较成熟的应用,近年来有学者尝试内镜下的射频消融治疗胆管癌,为一些不能手术切除的患者提供了治疗手段。有研究显示,射频消融可以较好地控制局部肿瘤,在支架前行射频消融可提高支架植入的成功率,对于覆膜金属支架闭塞的患者行射频消融可使支架再通。一项荟萃分析比较ERFA 联合胆道支架植入与单纯支架植入在患者生存期、支架通畅时间,安全有效,且 ERFA治疗胆管癌出现胆管炎、急性胆囊炎、胰腺炎和胆道出血风险无明显增加。

7. ERCP 治疗原则　对于肝内或肝门部胆管癌患者进行 ERCP 检查前,要充分评估胆道情况,认真研判影像,了解肝叶解剖及胆管汇合处常见的解剖变异。

预防性使用抗生素:ERCP 治疗肝内或肝门部胆管癌时,即使很小心注入造影剂,仍有一些被污染的胆管不能够被引流,因此为避免胆管炎,应常规给予抗生素治疗。

仅针对拟引流的肝段进行选择性插管及注入造影剂:一旦影像学显示导丝已经成功地植入目的胆管,回抽切开刀或造影导管,有胆汁流出,则可缓慢注入造影剂。必要时可先行空气造影,透视下显示为扩张的肝内胆管,再注入造影剂,可以显著减少进入未引流胆管的可能性。也可以留置导丝于目的胆管,更换鼻胆引流管,利用其侧孔较多,反复抽吸扩张胆管内胆汁,并可应用生理盐水进行胆道冲洗。

插管后乳头括约肌切开与否,应根据下一步拟实施的治疗方案确定,如需要放入多根塑料支架或金属支架,常需行 EST。

可考虑应用胆道镜对病变处进行评估和取材,应对所有病例均进行组织取样,至少要进行细胞刷检。

支架植入肝内或肝门部胆管癌患者姑息性支架植入的目标是通畅引流足够体积的肝脏(50% 或更多),不论单侧、双侧或多段支架植入,在 Bismuth Ⅰ型肝门部胆管癌患者中,普遍认为只需要植入单根支架。然而对于 Bismuth Ⅱ~Ⅳ型肝门部胆管癌患者,双侧还是单侧引流尚未达成共识。一般肝右叶占肝脏 55%~60% 的体积,而左叶和尾状叶分别覆盖肝体积的30%~35% 和 10%。引流超过 50% 肝脏体积的情况通常需要 1 个以上的支架,应用双侧支架还是多段支架,取决于个人解剖结构。此外,在尝试胆道引流之前,需要通过非侵入性影像方法评估胆管的缩窄情况及异常解剖结构。内镜胆道引流治疗晚期肝门部胆管癌应由经验丰富的胆道内镜医师进行,并提供多学科支持。对于肝门部胆管癌患者的内镜下金属支架植入术,需要经验丰富的操作。另外,在执行这种高难度 ERCP 操作时,需要多学科支持。例如,当胆管阻塞没有获得有效引流时,往往需要采用另一种方法,如及时经皮胆道引流,否则可能导致 ERCP 术后胆管炎。对于进展期 Bismuth Ⅲ~Ⅳ型的肝门部胆管癌患者,胆管梗阻缓解的成功率较低,且 ERCP 术后胆管炎发生率较高,可采用经皮支架植入、PTCD 或 EUS-BD。在不能切除的肝门部胆管癌患者中,经皮和内镜下支架植入与手术胆道旁路引流相比是更有效和微创的方法。经皮支架植入的优点是可以精确选择引流的肝叶,理论上这种方法可以降低胆管炎的发生率,但会导致穿刺部位的疼痛及潜在的肿瘤种植转移。

(二)肝外胆管癌

1. 根治性手术　对于可切除的肝外胆管恶性肿瘤,在手术前不推荐常规实施经内镜胆管引流,除非患者严重营养不良、化脓性胆管炎、肝肾功能严重受损及其他原因需推迟手术。远端胆管癌可选择改良惠普尔手术、胆管切除术和肝胆切除术,其 5 年生存率可在

20%~30%。对于手术前是否需要经内镜胆汁引流,现有的研究结论仍有争议。术前进行内镜下胆汁引流将增加菌血症、真菌易位、术后败血症及伤口感染的风险,同时可能增加住院时间和总费用。一项荟萃分析显示,术前胆汁引流和直接外科手术相比,发病率、病死率和并发症发生率之间无明显差异,并且术前进行内镜下胆汁引流会增加住院时间和费用。

2. 姑息性治疗　对于不可切除的胆管恶性肿瘤导致梗阻的患者,初始植入支架应选择塑料支架或自膨式覆膜金属支架,从而进行胆管减压治疗,尤其是对于诊断和治疗决策尚未决定的患者,不仅可以减轻症状而且能提高患者的生存质量。在化学治疗前进行支架植入也是必要的,以避免化学治疗药物造成的肝毒性,自膨式覆膜金属支架被推荐应用于拟行新辅助化疗的患者。由于非覆膜金属支架存在内镜下取出困难、增加手术难度等缺点,在未评估肿瘤能否手术切除之前不应植入非覆膜金属支架。如果初始的塑料支架阻塞,对于预期生存时间超过 6 个月的患者,建议更换金属支架。大部分使用塑料支架的胆管恶性狭窄病例至少需要更换支架 1 次。金属支架较塑料支架有很多的优点,金属支架的通畅率明显高于塑料支架。对于生存期超过 6 个月的患者,植入金属支架者行 ERCP 的次数更少、住院时间更短、并发症更少。其他研究也显示,对于生存期超过 6 个月的患者,金属支架的成本效益更佳,而塑料支架对生存期较短的患者更有益。肿瘤长入金属支架的网眼内将造成胆道梗阻,可以通过在金属支架腔内植入塑料支架或者金属支架解决。远端胆管癌常改变正常解剖结构,导致 ERCP 插管失败。这种情况下可尝试其他内镜技术,包括 EUS-ERCP 会师术、EUS 引导下经皮经肝支架植入术和 EUS 引导下经胃壁自膨式金属支架植入术。

【胆囊癌与胆管癌的中医诊治】

一、中医认识

胆囊癌和胆管癌均为西医学的概念,在中医学古代医籍中没有明确对应的病名,但根据其右上腹部疼痛、黄疸、消瘦、右上腹包块等临床表现,文献中关于"胁痛""黄疸""积聚"病证的论述为我们提供了可借鉴的辨治经验。胁痛是以胁肋部疼痛为主要表现的一种肝胆病证。胁,指侧胸部,为腋以下至十二肋骨部位的统称。如清代吴谦《医宗金鉴·卷八十九》明确指出:"其两侧自腋而下,至肋骨之尽处,统名曰胁。"明代吴崑《医方考·胁痛门》又谓:"胁者,肝胆之区也。"且肝胆经脉布于两胁,故"胁"现代又指两侧下胸肋及肋缘部,肝胆胰所居之处。胆囊癌和胆管癌如主要以右上腹痛为主要症状时,可按"胁痛"辨证论治。当胆囊癌和胆管癌晚期出现身黄、目黄时,可按中医学"黄疸"辨证论治。黄疸是由感受湿热疫毒等外邪,导致湿浊阻滞,脾胃肝胆功能失调,胆液不循常道,随血泛溢引起的以目黄、身黄、尿黄为主要临床表现的一种肝胆病证。《黄帝内经》已有黄疸之名,并对黄疸的病因、病机、症状等都有了初步的认识,如《素问·平人气象论》云:"溺黄赤,安卧者,黄疸……目黄者曰黄疸。"《金匮要略·黄疸病脉证并治》:"黄家所得,从湿得之"。元代罗天益《卫生宝鉴》总结了前人的经验,进一步明确湿从热化为阳黄,湿从寒化为阴黄,把阳黄和阴黄的辨证论治系统化,对临床实践指导意义较大,至今仍被采用。胆囊癌和胆管癌晚期可由于肿瘤压迫形成阻塞性黄疸,可参照黄疸相关部分进行辨证论治。胆囊癌和胆管癌病程较长,可发现右上腹包块,此时可参照中医学"积聚"进行中医辨证。积聚是由于正气亏虚,脏腑失和,气滞、血瘀、痰浊蕴结腹内而致,以腹内结块,或胀或痛为主要临床表现特征的一类病证。积聚之名,首见于《灵枢·五变》:"人之善病肠中积聚者……皮肤薄而不泽,肉不坚而淖泽。如此,则肠胃恶,恶则邪气留止,积聚乃伤。"清代沈金鳌《杂病源流犀烛》:"壮盛之人,必无积聚。必其人正气不足,邪气留着,而后患此。"

二、辨证

(一)辨证要点

1. 辨虚实 胆囊癌和胆管癌临床多为本虚标实之证。故临床辨证尤其注意辨虚实。尤以辨气滞、血瘀、湿热、邪毒、正虚为关键。右肋胀痛,持续性,遇怒加重多为气滞胆腑;胁痛痛处固定如针刺感多为瘀血阻络;右上腹坚硬肿物拒按,伴黄疸、腹水、脘腹胀满等多为湿热标实;胁痛隐隐,反复发作,伴乏力倦怠,形体消瘦,面色萎黄多为气血不足,正虚邪恋。

2. 辨邪正盛衰 胆囊癌和胆管癌病程较长,本虚标实,孰轻孰重,影响治疗重点及关键,故需辨清邪气轻重,正气盛衰,或是虚中夹实,虚实互见。一般根据临床症状、舌脉象综合分析辨别。

(二)辨证分型

1. 气滞血瘀证
主症:①右上腹刺痛;②痛处固定拒按,入夜尤甚;③甚则痞块巨大,胁痛引背。
次症:面色晦暗。
舌脉:舌质紫暗,脉沉弦。

2. 湿热聚毒证
主症:①胁肋刺痛;②腹胀满;③身黄目黄。
次症:①口苦咽干;②心烦易怒;③尿少色黄;④大便秘结或黏滞。
舌脉:舌红,苔黄或厚腻,脉弦或滑。

3. 脾虚湿阻证
主症:①右胁肋隐痛;②神疲乏力;③胃纳差;④大便溏薄。
次症:①少气懒言;②面色萎黄;③恶心呕吐;④排便无力。
舌脉:舌淡红,舌体胖大,舌苔白稍腻,脉细或细弱。

4. 正虚瘀毒互结证
主症:①右胁隐痛;②积块坚硬,疼痛;③胃纳差;④神疲乏力。
次症:①面色萎黄或黧黑;②消瘦脱形;③大便稀溏。
舌脉:舌淡暗,苔薄白,脉弦细或细涩。
证候诊断:主症必备,加次症1项及以上,结合舌脉,即可诊断。

三、中医治疗

(一)治疗原则

胆囊癌和胆管癌属于中医的"积聚"中的"积证",积证病在血分,以活血化瘀,软坚散结为基本治则。但是需注意区分病程的不同阶段,应根据邪正虚实情况,掌握攻补分寸。病程初期,积块不大,软而不坚,正气尚可,治疗以攻邪为主,应以行气活血,软坚散结;病程中期,积块渐大,正气渐伤,此时宜攻补兼施;末期积块坚硬,正气伤残,治疗宜扶正培本为主,酌加理气、化瘀、消积之品,切忌攻伐太过。另一方面,胆囊癌和胆管癌手术后患者的中医辨证治疗也必须注意培元固本,辨证施治。

(二) 辨证分型治疗

1. 气滞血瘀证

治法:理气活血,通络消积。

代表方:膈下逐瘀汤(《医林改错》)。

常用药:当归、川芎、桃仁、红花、赤芍、五灵脂、延胡索、香附、乌药、枳壳、甘草。

加减:若气滞明显,可加青陈皮;大便秘结,可加枳实、麻子仁;纳少,可加鸡内金、砂仁;气虚,可加党参、黄芪、西洋参。

2. 湿热聚毒证

治法:清热利胆,泻火解毒。

代表方:茵陈蒿汤(《伤寒论》)。

常用药:茵陈、栀子、大黄、厚朴、半枝莲、鸡内金、金钱草、黄芩。

加减:疼痛明显,加延胡索、川楝子;热盛,可加虎杖;气郁,可加青陈皮、木香、郁金。

3. 脾虚湿阻证

治法:健脾化湿,利胆通络。

代表方:参苓白术散(《太平惠民和剂局方》)。

常用药:党参、茯苓、白术、白扁豆、陈皮、山药、莲子、砂仁、薏苡仁、枳壳、郁金、延胡索、鸡内金。

加减:腹痛,加焦艾;腰痛,加杜仲、续断、补骨脂、肉豆蔻、诃子。

4. 正虚瘀毒互结证

治法:补益气血,化瘀解毒消积。

代表方:八珍汤(《瑞竹堂经验方》)合化积丸(《丹溪心法》)。

常用药:党参、白术、茯苓、当归、川芎、熟地、白芍、黄芪、山药、薏苡仁、三棱、莪术、香附、苏木、五灵脂、瓦楞子、海浮石、槟榔、丹参、鳖甲。

加减:若血瘀明显,可加赤芍、郁金;气虚明显,可加太子参;气滞明显,加佛手、香橼;食少,加谷麦芽、神曲等。

(三) 中成药

1. 活血化瘀类

(1)鳖甲煎丸:活血化瘀,软坚散结。用于胁下癥块。口服,每次 3g,每日 2~3 次。

(2)止痛化癥片:活血调经,化癥止痛,软坚散结。用于癥瘕积聚、痛经闭经、赤白带下及慢性盆腔炎等。口服,每次 2~3 片(0.6g/片),每日 2~3 次。

(3)复方斑蝥胶囊:破血消瘀,攻毒蚀疮。用于原发性肝癌、肺癌、直肠癌、恶性淋巴癌、妇科恶性肿瘤等。口服,每次 3 粒,每日 2 次。

（4）十五味黑药胶囊：散寒消食，破瘀消积。用于慢性肠胃炎，胃出血、胃冷痛、胃溃疡、萎缩性胃炎、十二指肠溃疡、胃胀、胃痉挛、胃脘痛、糜烂性胃炎、细菌性肠炎、消化不良、呕吐泄泻、腹部有痞块等症。口服，每次 4 粒，每日 2 次。

（5）安康欣胶囊：活血化瘀、软坚散结、清热解毒、扶正固本。用于肺癌、胃癌、肝癌等肿瘤的辅助治疗。口服，每日 3 次，每次 4~6 粒，饭后温开水送服。疗程 30 天。

（6）平消胶囊：活血化瘀，散结消肿，解毒止痛。对毒瘀内结所致的肿瘤患者具有缓解症状，缩小瘤体，提高机体免疫力，延长患者生存时间作用。口服，每次 4~8 粒，每日 3 次。

2. 清热解毒类

（1）一粒止痛丸：清热解毒，活血止痛。用于刀枪伤、跌打伤所致的疼痛，妇女经痛及部分晚期恶性肿瘤疼痛等症。痛时口服，每次 1 粒，每隔 4 小时服 1 次，或遵医嘱。

（2）仁青芒觉胶囊：清热解毒，益肝养胃，明目醒神，愈疮，滋补强身。用于自然毒、食物毒、配制毒等各种中毒症；消化道溃疡、急性或慢性胃肠炎。萎缩性胃炎，腹水、麻风病等。口服，每次 4~6 粒，每日 1 次。

（3）艾迪注射液：清热解毒，消瘀散结。用于原发性肝癌，肺癌，直肠癌，恶性淋巴瘤，妇科恶性肿瘤等。静脉滴注。成人每次 50~100ml，加入 0.9% 氯化钠注射液或 5%~10% 葡萄糖注射液 400~450ml 中，每日 1 次；与放、化疗合用时，疗程与放、化疗同步；手术前后使用本品 10 日为 1 个疗程；介入治疗 10 日为 1 个疗程；单独使用 15 日为一个周期，间隔 3 日，2 个周期为 1 个疗程；晚期恶病质患者，连用 30 日为 1 个疗程，或视病情而定。

（4）西黄丸：清热解毒，消肿散结。用于热毒壅结所致的痈疽疔毒、瘰疬、流注、癌肿。口服，每次 3g，每日 2 次。

3. 消积化滞类

（1）烂积丸：消积，化滞，驱虫。用于脾胃不和引起的食滞积聚，胸满，痞闷，腹胀坚硬，嘈杂吐酸，虫积腹痛，大便秘结。口服，水丸每次 6g，每日 2 次；小儿酌减。

（2）消积丸：消积行滞。用于食积、肉积、水积、气积。口服，每次 6g，每日 2 次。

4. 消炎抗癌类

（1）榄香烯注射液：合并放、化疗常规方案对肺癌、肝癌、食管癌、鼻咽癌、脑瘤、骨转移癌等恶性肿瘤可以增强疗效，降低放、化疗的毒副作用。并可用于介入、腔内化疗及癌性胸腔积液、癌性腹水的治疗。静脉注射：每次 0.4~0.6g，每日 1 次，2~3 周为 1 个疗程。

（2）华蟾素片：解毒，消肿，止痛。用于中、晚期肿瘤，慢性乙型肝炎等症。口服，每次 3~4 片，每日 3~4 次。

（3）消癌平滴丸：抗癌，消炎，平喘。用于食管癌、胃癌、肺癌，对大肠癌、宫颈癌、白血病等多种恶性肿瘤，亦有一定疗效。并可配合放疗、化疗及手术后治疗。并用于治疗慢性气管炎和支气管哮喘。口服，每次 8~10 丸，每日 3 次。

5. 利水消肿类

臌症丸：利水消肿，除湿健脾。用于臌症，胸腹胀满，四肢浮肿，大便秘结，小便短赤。饭前服，每次 10 粒，每日 3 次，儿童酌减。

6. 补虚强壮类

（1）香云肝泰片：滋补强壮，扶正固本，益胃增食。适用于黄疸胁痛，积聚癥瘕，体质虚弱，倦怠乏力，面色不华，大便不实，舌质淡，脉细弱者。用于慢性迁延性肝炎，慢性活动性肝炎及肿瘤的综合治疗。口服,每次 3 片,每日 3 次,或遵医嘱。

（2）槐耳颗粒:扶正固本,活血消癥。适用于正气虚弱,瘀血阻滞,原发性肝癌不宜手术和化疗者辅助治疗用药,有改善肝区疼痛,腹胀,乏力等症状的作用。在标准的化学药品抗癌治疗基础上,可用于肺癌、胃肠癌和乳腺癌所致的神疲乏力、少气懒言、脘腹疼痛或胀闷、纳谷少馨、大便干结或溏泄、或气促、咳嗽、多痰、面色㿠白、胸痛、痰中带血、胸胁不适等症,改善患者生活质量。口服,每次 10g,每日 3 次。肝癌的辅助治疗 1 个月为 1 个疗程,或遵医嘱。肺癌、胃肠癌和乳腺癌的辅助治疗时 6 周为 1 个疗程。

（3）至灵菌丝胶囊:补肺益肾,止咳化痰,增强机体免疫功能。用于放疗、化疗或手术后肿瘤患者,可升高白细胞,血浆蛋白,减少不良反应;对于慢性肾功能不全、慢性肾炎,慢性支气管炎及支气管哮喘、慢性肝炎,有明显疗效。对心、脑血管疾病,高脂血症及更年期综合征有一定治疗效果。口服,每日 2~3 次,每次 2 粒或遵医嘱。

（4）灵芝孢子粉胶囊:健脾益气,养心安神。用于心脾两虚,病后体弱,肿瘤患者的辅助治疗。口服,每次 4~6 粒,每日 3 次。

（5）博尔宁胶囊:扶正祛邪,益气活血,软坚散结,消肿止痛。本品为癌症辅助治疗药物,可配合化疗使用,有一定的减毒、增效作用。口服,每次 4 粒,每日 3 次。或遵医嘱。

四、中西医结治疗

中西医结合治疗胆囊癌和胆管癌是在西医内镜和手术治疗的基础上,采用中医辨证论治的方法,结合中医适宜技术的综合治疗,这样能最大限度改善患者生存质量,延长生存时间,一定程度上稳定肿瘤,减轻化疗毒性的作用。临床常在辨证论治的基础上选用以下有针对性的抗胆囊和胆管癌中药,以提高临床疗效。

1. 抑制肿瘤细胞增殖、转移和迁徙

（1）广藿香:化湿、止呕、解暑。广藿香酮可以抑制胆囊癌 SGC-996 细胞的增殖,将肿瘤细胞阻滞在细胞周期的脱氧核糖核酸合成期（S 期）,这一途径可能和广藿香酮调控细胞周期相关蛋白及线粒体凋亡相关蛋白的表达有关。

（2）厚朴:燥湿消痰,下气消积。厚朴酚对胆囊癌细胞的生长具有抑制作用,其机制是通过下调细胞周期蛋白 D_1（Cyclin D1）,细胞周期分裂因子 25A（CDC25A）,细胞周期依赖性蛋白激酶 2（Cdk2）的水平及上调细胞增殖周期抑制因子（p53）和细胞周期调控蛋白（p21）蛋白的水平诱导线粒体相关细胞凋亡和阻滞细胞周期在暂时停止分裂期（G0 期）,G1 期。

（3）苦参:清热燥湿、祛风、杀虫、利尿。氧化苦参碱同样可以抑制人胆囊癌细胞 GBC-SD 和 SGC-996 细胞的增殖。

（4）黄芩:清热燥湿、泻火解毒、止血、安胎。黄芩素具有较好的抗胆囊癌细胞活性,其机制可能和抑制 X 染色体蛋白（ZFX）的表达相关。

（5）青蒿:清虚热,除骨蒸,解暑,截疟。青蒿素能明显抑制胆囊癌 GBC-SD 细胞的生长,诱导肿瘤细胞凋亡,并呈一定的时间-效应,量-效应关系。

（6）斑蝥:攻毒蚀疮,逐瘀散结。去甲斑蝥素可明显抑制胆囊癌 GBC-SD 细胞的生长和增殖,并随着时间的延长和浓度的增加,呈时间剂量效应关系,其机制可能和去甲斑蝥素干扰 GBC-SD 细胞增殖相关蛋白（ki67）和增殖细胞核抗原（PCNA）及细胞机制相关溶解蛋白（TIMP2）,基质金属蛋白酶-2（MMP-2）表达相关。

（7）人参：大补元气、回阳救逆、生津。人参皂苷 Rg3 可以激活胆囊癌细胞内质网激酶（PERK）通路，进而抑制胆囊癌荷瘤裸鼠移植瘤的生长。

（8）砒霜：劫痰，蚀疮去腐，截疟，杀虫。三氧化二砷（As_2O_3）可以抑制体内、外的胆囊癌细胞的生长，其机制可能和 As_2O_3 能将细胞周期阻滞在脱氧核糖核酸合成前期（G1 期）有关。

2. 诱导肿瘤细胞凋亡

（1）冬凌草：清热解毒、活血止痛。冬凌草甲素通过调节线粒体的途径，诱导胆囊癌细胞的凋亡。

（2）雷公藤：祛风除湿、活血通络、消肿定痛。雷公藤内酯醇可以诱导胆囊癌 GBC-SD 细胞凋亡和抑制增殖。还可调节细胞凋亡相关蛋白诱导胆囊癌细胞的凋亡，其机制可能是激活半胱氨酸天冬氨酸蛋白酶-3（caspase-3），半胱氨酸天冬氨酸蛋白酶-9（caspase-9）、聚腺苷酸二磷酸核糖聚合酶（PARP）和 Bcl-2 介导的细胞凋亡有关。

（3）防己：祛风除湿、止痛、利水。汉防己甲素可以调节 Bcl-2/Bax，激活 caspase-3 的表达，诱导胆囊癌 SGC-996 细胞的凋亡。

（4）紫草：凉血、活血、透疹、解毒疗疮。紫草素通过应激活化蛋白激酶（JNK）信号传导诱导线粒体相关的凋亡，另外紫草素还可以抑制携带胆囊癌细胞异体移植小鼠肿瘤的增殖。

（5）姜黄：破血、行气、通经、止痛。姜黄素可以明显促进人胆囊癌细胞株 QBC939 的凋亡，研究表明姜黄素可以显著促进细胞凋亡相关蛋白 caspase-3 的表达。

3. 增强化疗药物的敏感性

（1）大黄：利湿退黄、泄热通便、解毒消痈。大黄素可以通过活性氧（ROS）相关机制，增强铂类药物在抗胆囊癌细胞的作用。

（2）山楂：消食健胃、活血化瘀、收敛止痢。山楂酸通过抑制 NF-κB 及其下游基因产物的活化，进而增强吉西他滨在人胆囊癌细胞中的抗肿瘤作用。

（3）淫羊藿：补肾阳，强筋骨，祛风湿。通过抑制 NF-κB 的活化，增强吉西他滨抗人胆囊癌 SGC-996 及 GBC-SD 细胞的活性。

4. 抗肿瘤血管生成

斑蝥：攻毒蚀疮，逐瘀散结。可以抑制和破坏胆囊癌肿瘤血管生成，进而抑制胆囊癌细胞的生长，其机制可能和去甲斑蝥素（norcantharidin）诱导血管内皮细胞凋亡、破坏血管内皮细胞相关。

五、名医诊治经验

1. 刘鲁明教授认为中晚期胆囊癌的主要病机为湿热毒邪郁积肝胆，兼有脾虚证，自拟清胰化积方加味功擅清热解毒，扶正化积，辅以健脾、运脾。清胰化积方用药主入肝、脾两经，药味以辛、甘、苦为主，辛能行能散，甘能补能缓，苦能清能泄，寒温并进，攻补兼施，方中半枝莲、白花蛇舌草清热解毒、利湿消肿为君药；蛇六谷化痰散积、解毒消肿为臣药；太子参、白术、薏苡仁健脾化湿，顾护脾胃，使"脾旺不受邪"，祛邪不伤正，绞股蓝扶正清热、解毒化痰为佐；蔻仁芳香醒脾、化湿和胃、行气宽中为使，诸药合用，共奏消积扶正之功。其次，刘教授在临证中，对于兼有便秘合并腰腹痛患者，常使用大剂量半枝莲，起始剂量多为 30g，若用药过程中未出现明显不良反应则可逐渐加量,每次增加量为 30~60g,一般加至 90g,如服药后出现大便稀溏或次数超过正常时即减少用量,遇有腹泻时停止用药,便秘时再增加用量。

2. 李秀荣教授认为大多数肿瘤患者在疾病进展过程中,体质多为正气虚损、正不胜邪。在胆囊癌患者中,李教授认为治胆必从肝论,疏肝利胆以使肝恢复气机调畅;扶正与祛邪并重,既顾及患者久病体虚,又不纵容留邪;重视健脾益气,脾胃强则胆囊亦不逊,李教授在疏肝利胆的同时,极其重视胆囊癌患者脾胃的养护,在太子参、白术、甘草基础上酌加鸡内金、陈皮、焦三仙、砂仁、茯苓等多种健脾益气和中之品;兼以中医辅助疗法以利疏,如胆囊癌患者疼痛时,在其背部第 10 胸椎棘突下,左右二指宽处近胆俞穴的区域从上到下按摩疼痛可缓解。若对此区域刮痧,可见比正常人多的大量紫色瘀血甚至蚊虫叮咬样红色斑丘疹,说明此穴位处经络堵塞严重,同样,胆囊癌患者两侧胁肋区肝之募穴期门、胆之募穴日月相连的区域若刮痧亦较常人有明显的瘀血,膝关节外侧足少阳胆经阳陵泉处也有明显压痛,经常按压或刮拭上述区域有利于经络通畅,进而利于身体气机调畅。

3. 朱培庭教授在多年的临床实践中,发现胆囊癌患者大多有肝阴不足的证候,如胁痛隐隐、头晕目眩、口干口苦、纳差、乏力、日渐消瘦、小便不利、大便干结、舌质红、苔光剥或有裂纹、脉弦细或细数等。因此,不论是胆囊床周围的肝楔形切除还是肝段肝叶切除,均直接损伤肝的正常形态结构而致肝阴不足。所以,朱老提出胆囊癌的治疗应以养肝柔肝之法以从其本,常用生地黄、白芍、枸杞子、何首乌、石斛、黄精、女贞子、墨旱莲、桑椹等滋养肝肾以正本清源。肝的生理特性是主升主动,喜条达而恶抑郁,肝气具有疏通、畅达全身气机,进而促进精血津液的运行输布、脾胃之气的升降、胆汁的分泌排泄以及情志的舒畅等作用。临床所见胆囊癌患者除肝阴不足证候外,尚有右胁胀满疼痛、纳差、口苦、郁怒思悲等肝气郁滞之候。因此,朱老在遣方用药时酌加玫瑰花、绿萼梅、佛手等疏肝理气而又不伤阴之品。这与陆以湉“若专用疏泄,则肝阴愈耗,病安得痊”、张山雷“既已横决矣,亦当抚驭而柔驯之,不可再用气药助其刚燥,否则气益横而血益伤”之论不谋而合。

4. 孙桂芝教授认为,胆的生理功能是“传化物”,生理特点是“泻而不藏”,“实而不能满”。胆囊内储存的胆汁由肝的精气所化生,肝的疏泄功能控制和调节胆汁的排泄,因此,胆的功能失常,则胆汁排出受阻,胆汁淤积而致肝失疏泄,气机失调,治疗时必须通过疏肝理气,疏通气机阻滞。胆助脾运化,治胆必健脾,孙教授认为如果肝气郁结,肝失疏泄,胆汁的分泌和排泄就会失常,从而能导致脾胃运化功能失常。故胆囊癌患者常常表现出倦怠乏力、腹胀、纳差等脾胃虚弱的证候,治疗时应予健脾益气之法;其次孙教授认为胆囊癌多因郁化火,灼津为痰,结而成疾。蕴生湿热,遏阻中焦,清阳失权,致脾失健运。故胆囊癌应从肝脾论治,以和解法为主。疏肝理气为主,兼以健脾益气、软坚散结、解毒抗癌。总体上孙教授主张从肝脾论治胆囊癌,包括肝胆相照,治胆必调肝;胆助脾运化,治胆必健脾;胆为少阳,法宜和解等治法特色。在延长患者生存期、减轻症状、提高生活质量等方面疗效显著。

六、中医适宜技术

1. **体针**　取阳陵泉、足三里、胆囊穴、中脘、丘墟、太冲、胆俞为主穴;痛剧加合谷;高热加曲池;恶心呕吐加内关。用深、强刺激手法,每日 1~2 次,留针半小时,用电针更佳。

2. **耳针**　取交感、神门、肝、胆为主穴;耳针取皮质下、内分泌、肾上腺等穴。

K 【预后】

一直以来胆囊癌和胆管癌都被认为是恶性程度高、预后极差的恶性肿瘤。临床病理分期对胆囊癌的预后非常重要。TNM 分期能清楚地显示肿瘤病灶的浸润深度（T 分期）、淋巴结转移情况（N 分期）及有无远处转移（M 分期），是影响疾病预后的重要因素。早期切除合并慢性结石、慢性炎症或腺瘤样息肉的胆囊，是预防胆囊癌和胆管癌发生的必要手段。

第四篇 | 第五章

参考文献

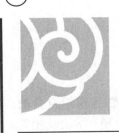

第六章　胰腺疾病

第一节　急性胰腺炎

【概述】

急性胰腺炎（acute pancreatitis，AP）指胰腺急性炎症，常诱发的全身和局部并发症，可见胰腺水肿、坏死、出血或感染，伴有胰周液体积聚、包裹性坏死、胰外器官功能障碍或衰竭。按病因可分胆源性、酒精性、高脂血症性、创伤性、药物性和妊娠胰腺炎等。根据器官功能衰竭的有无和持续时间、并发症情况而分为轻症急性胰腺炎（mild acute pancreatitis，MAP）、中重症急性胰腺炎（moderate severe acute pancreatitis，MSAP）和重症急性胰腺炎（severe acute pancreatitis，SAP）三种。另外，基于器官功能衰竭有无及其持续时间、胰腺坏死有无及是否继发感染等疾病严重程度决定因素的分类方法［基于决定因素的分级（determinant-based classification，DBC）］也受到重视和应用。

根据急性胰腺炎的临床特点，属于中医"腹痛""脾心痛"范畴。

【流行病学】

急性胰腺炎是一种全球性多发性疾病，其年发病率为（13~45）/10万；在我国上海市（1988—1995年）急性胰腺炎估计发病率为18.6/10万，其中男性17.0/10万，女性23.0/10万。急性胰腺炎发病性别和年龄变化具有很强的地域性，主要与急性胰腺炎的病因密切相关。各个年龄阶段的男女均可发生急性胰腺炎，且随着年龄增加，发病率也逐渐增高；但以男性为多，男性尤其在西方国家多为酒精性胰腺炎。但有报道称在酒精消费量相似的前提下，男女的发病率无统计学差异。女性主要以胆源性、ERCP术后和自身免疫性胰腺炎为主。

【病因病机】

一、西医认识

急性胰腺炎是由多种病因导致胰酶在胰腺组织内被异常激活后引起胰腺组织自身消化,出现水肿、出血甚至坏死的炎症反应。1909 年 Opie 等首先提出"共同通道"学说及相关的"胆石游走"学说、"肠胰反流"学说。基于共同通道的胰腺自身消化学说及随后的炎症介质学说、胰腺微循环障碍、肠道细菌易位学说、细胞凋亡学说、胰腺腺泡内钙超载学说、胰腺星形细胞活化等,丰富了对急性胰腺炎发病机制的认识。

（一）病因和病理生理学

1. 自身消化学说 在各种致病因素的作用下,突破胰腺自身防御机制,使胰腺腺泡细胞内钙稳态异常,激活胰蛋白酶原等消化酶原,进而导致胰腺自身消化;胰腺细胞的坏死又增加了消化酶的释出,形成恶性循环,这就是急性胰腺炎发生的"自身消化"学说,是急性胰腺炎的基本发病机制,也是共同通道学说的基础。

2. 胆石症与共同通道学说 1909 年 Opie 等首先提出急性胰腺炎发病机制的"共同通道"学说,随后有"胆石游走"学说,认为胆石嵌顿导致壶腹部水肿和 Oddi 括约肌痉挛,胆汁反流入胰管诱发急性胰腺炎;或阻止肠液反流的屏障机制减弱,肠液反流入胰管激活胰酶诱发急性胰腺炎;或胆道微结石、胆泥,或其相关的胆道炎症、狭窄使胰液排出受阻,诱发急性胰腺炎。胆石症仍是我国 AP 的主要病因,需要在诊断急性胰腺炎后进行胆源性因素的鉴别。

3. 胰腺微循环障碍学说 胰腺小叶是胰腺循环形态学的基本单位,小叶内微动脉因炎症性水肿、痉挛、栓塞、血栓形成、或间质水肿而出现局部组织供血不足,胰腺这一解剖学结构特点决定胰腺易发生缺血和坏死,成为急性胰腺炎发病的始动因子;炎症介质、血管活性物质与肾素血管紧张素系统的激活、胰腺持续缺血-再灌注损伤可能是胰腺微循环障碍、诱发加重胰腺腺泡细胞坏死进一步加重疾病的主要原因,可能是促进急性胰腺炎由水肿向出血坏死发展的主要机制。

4. 炎症风暴学说 急性胰腺炎发病后,白细胞过度激活形成炎症因子级联反应,通过诱导自由基释放、产生大量促炎细胞因子;或诱导发生中性粒细胞胞外诱捕网,介导全身炎症反应;或诱导胰源性外泌体产生,导致系列炎症反应逐级放大反应、失控的瀑布样效应,导致患者发生全身炎症反应、胰腺及胰外器官损伤。

5. 胰腺腺泡细胞内钙超载学说 1995 年 Ward 等提出胰腺腺泡细胞钙超载是 AP 发病"触发点"的假说,众多研究证实急性胰腺炎早期胰腺腺泡细胞内游离 $[Ca^{2+}]i$ 明显增高,伴随有胰腺病理损伤的加重;使用钙离子拮抗剂能降低胰腺腺泡细胞内 $[Ca^{2+}]i$,还能明显改善胰腺组织的出血、坏死程度和胰腺腺泡细胞超微结构的损害,从而认为胰腺腺泡细胞内钙超载可能是 AP 的重要发病机制之一。

6. 肠道菌群易位学说 胰腺感染性坏死及继发的脓毒血症是导致重症急性胰腺炎第二个死亡高峰的主要原因。患者早期禁食、呕吐等破坏肠黏膜屏障;入院时肠道菌群中的肠杆菌及肠球菌含量显著增加,与肠道黏膜屏障功能相关的内毒素水平、二胺氧化酶活性以及D-乳酸含量显著增加,双歧杆菌显著减少而肠道菌群失衡,细菌和内毒素移位到胰腺及胰外坏死组织内,可能是急性胰腺炎易位感染发生的主要原因之一。

7. 细胞凋亡学说　1995 年有实验研究发现,重症急性胰腺炎大鼠存在明显的胰腺腺泡细胞坏死,细胞凋亡少,伴随剧烈的炎症反应;而轻症急性胰腺炎大鼠有大量的细胞凋亡,坏死很少,由此推断细胞凋亡可能是对急性胰腺炎胰腺腺泡细胞的有利反应,通过凋亡的方式死亡来阻止坏死发生、减轻炎症反应,以降低疾病严重程度。诱导胰腺细胞凋亡、减少坏死,促进胰腺腺泡细胞坏死-凋亡转换以减轻炎症反应,是重症急性胰腺炎的重要措施和途径。

8. 胰腺星状细胞活化学说　有报道认为炎症介质与 AP 病程中全身炎症反应、多脏器功能衰竭密切相关,而 AP 后期伴随着早期炎症因子与炎症细胞浸润的显著减少,胰腺组织开始再生与修复。AP 后期胰腺坏死组织周围细胞外基质的增多与胰腺星状细胞的活化、增殖相关。

9. 基因突变　多种基因遗传或突变可能参与急性胰腺炎的发生发展过程,包括阳离子胰蛋白酶原基因(*PRSS1*)。囊性纤维化转膜传导调节因子基因(*CFTR* 基因),胰腺分泌胰蛋白酶抑制剂基因 Kazal1 型(*SPINK1* 基因)等热点基因突变。而临床研究发现,急性胰腺炎患者出现 *SPINK1*、*CFTR*、*CTRC* 基因突变,其中 *SPINK1* 中 *p.N34S* 位点突变可能使患者更易发生急性胰腺炎,尤其是酗酒者,且其病情更重。而脂蛋白脂肪酶(LPL)、甘油磷酸肌醇锚定高密度脂蛋白结合蛋白 1(GPIHBP1)及载脂蛋白 A-V(apoA-V)的基因突变对高脂血症特别是高乳糜微粒血症及随之发生的复发性胰腺炎的影响最为显著。

10. 酒精因素　虽然无饮酒史的患者也会得胰腺炎,但研究证实胰腺炎的患病率与酒精的消耗量呈正相关,且有饮酒史患者的患病率是无饮酒史的 4 倍。在西方国家,酗酒是急、慢性胰腺炎的主要病因之一,而在我国此病因占次要地位。酒精性胰腺炎的发病可能机制包括:①酒精刺激胰腺分泌,增加胰腺对缩胆囊素(CCK)刺激的敏感性,使胰液中胰酶和蛋白质的含量增加,小胰管内蛋白质栓形成,引起胰管阻塞,胰液排出受阻;②酒精刺激引起胆胰 Oddi 括约肌痉挛,致胰液引流不畅,胰管内压力升高;③酒精改变体内的细胞结构,胰腺腺泡细胞膜的流动性和完整性发生改变,线粒体肿胀,细胞代谢障碍,细胞变性、坏死;④酒精使胰腺腺泡对 CCK 致敏,刺激胰酶激活;⑤酒精刺激胰腺形成炎性记忆而反复发作。

11. 高脂血症　高三酰甘油血症是重要病因,也是导致复发性胰腺炎的主要原因,发病率呈逐年上升趋势,且甘油三酯与胆固醇相比,更与急性胰腺炎发病相关,血清水平高于11.3mmol/L 时容易诱发胰腺炎。其机制可能有:①胰腺毛细血管内高浓度的三酰甘油被脂肪酶大量水解,产生大量游离脂肪酸引起毛细血管栓塞及内膜损伤,导致胰腺炎;②高脂血症诱发动脉粥样硬化,使内皮细胞损伤,合成和分泌前列环素(PGI_2)减少;亦可激活血小板,释放血栓烷素(TXA_2),致使 PGI2-TX-A_2 平衡失调,使胰腺发生缺血性损伤或血栓;同时,高脂血症致血液黏度增加,血流动力学变化而有利于血栓形成,引起胰腺炎发作;③浓度过高的乳糜微粒栓塞胰腺的微血管,或胰腺中发生黄色瘤致胰腺炎发作。高脂血症诱发急性胰腺炎时,血淀粉酶、脂肪酶可能测不准,降低甘油三酯可预防复发。酒精、口服避孕药、妊娠、长期应用雌激素等容易引起高脂血症,具有两项以上者,很容易发生胰腺炎。

12. 肥胖　肥胖不仅可使急性胰腺炎的发生风险增加,且肥胖患者的病情更为严重,更容易出现多器官损伤,还是急性胰腺炎预后不良的危险因素。BMI 增高与急性胰腺炎复杂病程相关,腹型肥胖作为肥胖的一种类型,是急性胰腺炎的独立危险因素;且腰围与急性胰腺炎的发生风险相关,腰围每增加 10cm,急性胰腺炎的首次发生风险增加 40%;也有研究显示,急性胆源性胰腺炎的初始发病风险也随腹围的增加而增加。肥胖是脂肪组织的不成比例的增加,主要以白色脂肪为主;肥胖可导致脂肪因子失衡,从而导致促炎反应,并且可使能量平衡、代谢平衡失调以及多靶器官损;研究发现,肥胖使全身器官发生慢性炎症性改变,诱发急性胰腺炎后多器官损伤等并发症更严重。在急性胰腺炎发作期间,肥胖患者易发生局部并发症(即胰腺假性囊肿、坏死或脓肿)、全身性并发症(脓毒症、肺和肾衰竭),并且肥胖还增加了急性胰腺炎患者的死亡风险。腹围增加使局部并发症风险增加的原因可能与腹膜后、胰周或胰腺内体积增大有关,超重或肥胖患者的住院时间延长。

13. 香烟　香烟烟雾可能增加急性胰腺炎的患病风险。吸烟在不同类型的急性胰腺炎中风险不同,吸烟的时间、量、状态均与急性胰腺炎存在一定的关系,吸烟可增加急性胰腺炎转化为慢性的风险,与饮酒一起更会增加急性胰腺炎的发病风险;吸烟要引起急性胰腺炎,最低需有 20 年的吸烟史;吸烟的量对急性胰腺炎的发病关系不及吸烟持续时间重要,更甚的是这种危险关系在戒烟后仍将持续约 20 年;在吸烟中断 20 年后,相关的风险才会降低到相比较的不吸烟人群的水平。目前吸烟超过 20 包/年的病例与从不吸烟的病例相比,患非胆结石相关性急性胰腺炎的风险超过了两倍。吸烟持续时间会影响患非胆结石相关性急性胰腺炎的风险。吸烟时间的长短而不是吸烟强度能增加非结石性急性胰腺炎风险;在戒烟超过 20 年后,患非胆结石相关性急性胰腺炎的风险减少到了与不吸烟患者相当的水平。吸烟和胆结石相关性急性胰腺炎间没有关系。吸烟是一个重要的非胆结石相关性急性胰腺炎风险因子。建议急性胰腺炎患者尽早戒烟是临床管理的必须内容。

14. ERCP　急性胰腺炎是 ERCP 术后最常见和最严重的并发症,显著增加患者的住院时间及费用,少部分可能发展为重症急性胰腺炎。国内外报道 ERCP 术后胰腺炎的发病率在 1%~40% 之间,中国 ERCP 术后 AP 总体发生率达 4.31%,其发生率可能与 ERCP 术后胰腺炎的定义、不同报道的数据收集区域、医院的级别、ERCP 的目的、术者的熟练程度、药物预防的使用与否等有关,也可能与造影时胆道感染扩散、压力过高、插管次数过多及黏膜误伤或过度灼伤等有关。

15. 其他　外科创伤性腹部手术、外伤、十二指肠乳头旁憩室、胆道或壶腹部肿瘤、胰腺癌、胰腺分裂、血管炎、先天性胆总管囊肿、肝包虫病、胆道蛔虫、胆道畸形、某些药物、高钙血症、感染性因素(柯萨奇病毒、腮腺炎病毒、人类免疫缺陷病毒、蛔虫病),自身免疫性因素(系统性红斑狼疮、干燥综合征),α1-抗胰蛋白酶缺乏症,或某些药物均可诱发急性胰腺炎。

(二) 病理组织学

1. 急性水肿型　亦称间质型。此型较多见,占 90% 以上。胰腺肿大变硬,病变可累及部分或整个胰腺,以尾部为多见。组织学检查,间质中有充血、水肿和炎细胞浸润,可有轻微的灶性脂肪坏死,少有出血。

2. 急性出血坏死型　此型相对少。除上述水肿型的病理特点外,胰腺、周围脂肪组织坏死以及出血是本型的特点。肉眼可见胰腺内有灰白色或黄色斑块的脂肪组织坏死病变,出血严重者,则胰腺呈棕黑色并伴有新鲜出血。单纯胰腺实质坏死、胰周脂肪坏死及胰腺实质伴胰周脂肪坏死发生的概率分别约为 5%、20% 及 75%。组织学检查见胰腺坏死病变呈间隔性小叶周围分布,坏死灶外周有炎性细胞包绕;常见静脉炎、淋巴管炎和血栓形成。

（1）不同阶段的胰腺坏死：急性坏死物积聚（acute necrotic collection,ANC）即胰腺内、胰周或胰腺远隔间隙液体积聚,含有实性及液体成分,通常边界不清,缺乏包膜,可以单发或多发。随着病变周围网膜包裹、纤维组织增生,实性及液性坏死物被包裹、局限,这种成熟的、包膜界限分明的囊实性结构称为包裹性坏死（walled-off necrosis,WON）。

（2）胰腺假性囊肿（pancreatic pseudocyst）：多在坏死性胰腺炎病程4周左右出现,初期为液体积聚,无明显囊壁,此后形成的囊壁由肉芽或纤维组织构成,缺乏上皮（与真性囊肿的区别所在）,囊内无菌生长,含有胰酶。假性囊肿形态多样、大小不一,容积可波动于10~5 000ml。假性囊肿可以延伸至横结肠系膜、肾前、肾后间隙以及后腹膜。

（3）胰瘘（pancreatic fistula）：胰腺炎症致胰管破裂,胰液从胰管漏出,即为胰瘘。胰内瘘是难以吸收的胰腺假性囊肿及胰性胸、腹水的原因。胰液经腹腔引流管或切口流出体表,为胰外瘘。

（4）胰腺脓肿（pancreatic abscess）/感染：在ANC、WON及胰腺假性囊肿基础上感染,发展为脓肿。

（5）左侧门静脉高压（left-side portal hypertension）：胰腺严重坏死、大量渗出、假性囊肿压迫和迁延不愈之炎症,导致脾静脉血栓形成,继而脾大、胃底静脉曲张。

3. SAP导致其他的器官损伤　小肠、肺、肝、肾等脏器常有急性炎性损伤病理改变;胰腺脂肪坏死可累及肠系膜、大网膜、胸膜等,大量炎性渗出导致腹、胸腔积液。少数患者可有腹部皮下瘀斑、腹壁水肿、臀部皮下脂肪坏死等。

二、中医认识

中医学文献中无胰腺脏器及急性胰腺炎疾病病名相关的直接记述,但有许多相关论述。《难经·四十二难》:"脾重二斤二两,扁广三寸,长五寸,有散膏半斤。"描述的就与胰腺类似。王清任《医林改错》描述:"津管一物最难查看。因上有总提遮盖,总提俗名胰子,其体长,于贲门之后,幽门之左,正盖津门。"这些描述都与胰腺的解剖相吻合。而历代中医文献没有胰腺炎的病名,只有与胰腺炎临床表现相似的症状描述。如《灵枢·厥病》:"厥心痛,腹胀胸满,心尤痛甚,胃心痛也。"《杂病源流犀烛·心病源流》:"腹胀胸满,胃脘当心痛,上支两胁,咽膈不通,胃心痛也。"这些症状描述与急性胰腺炎的临床表现较符合。而《灵枢·厥病》"厥心痛,痛如以锥针刺其心,心痛甚者,脾心痛也",《伤寒论》"心下至少腹硬满而痛不可近,大便秘结,日晡小有潮热,脉沉紧""心下痛,按之石硬"的结胸证,《三因极一病证方论》卷九"脾心痛者,如针锥刺其心腹,蕴蕴然气满"等病情演变过程中出现的"胃心痛""脾心痛""结胸"都与急性胰腺炎常出现腹痛表现相吻合,且疼痛程度逐渐加重,这与不同轻重程度急性胰腺炎时腹痛腹胀的部位和性质等主要临床表一致。因此,一般认为急性胰腺炎属中医"胃脘病""腹痛""胃心痛""脾心痛""结胸""阳明腑实证""厥脱"等范畴。

基于热病观理论,中医提出用热病气分、血分、脏衰、恢复分期概括本病的证候类型和病机传变规律。急性胰腺炎多由暴饮暴食、过食肥甘厚味或肝气郁结,或肥胖高脂血症人群湿热内蕴,横逆犯胃所致;气滞食积,或肝胆脾胃郁热,化燥入里成实,进一步演变为热毒炽盛的气分证,表现为热壅于肺、热扰胸膈、热在肺胃,也可以热迫大肠,此期的特点是大热耗伤大量津气,燥热更甚而转入营血分证期。邪热灼伤真阴,扰及心神或内陷心包,或热伤血络津血不足,导致肝风内动;或热与血结,热壅血瘀,血败肉腐形成痈脓;或迫血妄行,血液丢失,瘀血内停。阳明腑实,下之不通而无水舟停、瘀热内阻,或上迫于心肺,瘀阻于脑,或下伤肝肾而为脏衰期;其早期病机关键是"实热内蕴阳明、耗气伤津;瘀热互结、耗血动血"的实证。恢复期由于邪去正衰,或正虚邪恋、余热未尽,或邪热滞留、瘀血停留不去、水饮内停,而表现出气阴两伤、脾虚湿困、湿热留恋、癥瘕积聚等证候。热邪贯穿急性胰腺炎疾病的始终。

【诊断】

一、辨病

(一)临床表现

1. 症状 多见急性上腹痛,疼痛持续、剧烈而难以忍耐;可以累及两侧季肋部,放射到腰背部;常伴恶心、呕吐、腹胀、大便秘结;小便量少色黄,甚至无尿;可伴发热、恶寒或寒战、黄疸,严重者可出现呼吸困难、心慌心悸、不能平卧、烦躁不安、四肢厥冷、少尿或无尿、胡言乱语、神志淡漠、消化道出血等表现。

2. 体征 轻症者仅为上腹局部轻压痛,SAP 可见上腹或全腹压痛、反跳痛和肌紧张;少数重症患者可见腹部膨隆、脐周或两侧腹部皮下、大腿内外侧、腰肋部或阴囊等青紫色瘀斑;腹部包块、肠型或蠕动波、腹壁静脉曲张等表现。

(二)实验室及其他检查

1. 诊断 AP 的重要标志物 血清淀粉酶与脂肪酶超过正常值上限(upper limit of normal,ULN)3 倍可诊断 AP,胆石症、胆囊炎、消化性溃疡等急腹症时,血清胰酶一般低于 2 倍 ULN。血清胰酶高低与病情程度无确切关联,部分 SAP 患者血清胰酶可不升高。

(1)淀粉酶:血清淀粉酶于起病后 6~24 小时开始升高,48 小时开始下降,3~7 天降至正常。由于唾液腺也可产生淀粉酶,当患者尿淀粉酶升高而血淀粉酶不高时,应考虑其来源于唾液腺。胰源性胸腔积液、腹水,胰腺假性囊肿中的淀粉酶常明显升高。

(2)脂肪酶:血清脂肪酶于起病后 4~8 小时开始升高,峰值多在病后 24 小时左右,8~24 天降至正常,对就诊较晚的患者有诊断价值,其敏感性和特异性均略优于血淀粉酶。

2. 影像学检查 所有诊断或疑似 AP 患者均行腹部超声检查,了解胰腺及胰周变化,也有助于发现胆道病变。超声不能确诊 AP 时,鼓励行全腹部和下胸部平扫 CT 检查确诊;1 周内不需要复查 CT;确诊患者发病 1 周内(尤其 48 小时内)不推荐行增强 CT 检查,除非有难以鉴别的腹部血栓或肠绞窄等血管病变。对于肝脏酶学升高、可疑胆道结石或梗阻、超声检查分辨不清、或超声未见明显异常者,可行磁共振胆胰管成像(MRCP),不鼓励诊断性 ERCP检查。

(1)腹部超声:是急性胰腺炎在发病初期 24~48 小时的常规初筛影像学检查。可见胰腺肿大及胰内、胰周回声异常,同时有助于判断有无胆道疾病。因常受胃肠道积气的影响,对 AP 不能做出准确判断。当胰腺发生假性囊肿时,常用腹部超声诊断、随访及协助穿刺定位。

（2）腹部 CT：平扫有助于确定有无胰腺炎；增强 CT 一般应在起病 5 天后进行，有助于区分液体积聚和了解坏死的范围，旨在对胰腺炎程度进行分级。

3. 特殊检查　经手术治疗或经皮穿刺引流术的患者，应常规行腹腔引流液常规和生化检查、隐血、引流液酶学检查、乳糜实验。ERCP 后的鼻胆管引流可行引流液（胆汁）培养。怀疑腹腔感染者，应尽可能在第一次经皮穿刺或第一次手术时留取标本送细菌培养。有自身免疫性疾病者查血清 IgG4。

（三）诊断要点

1. 诊断标准　对腹痛而怀疑 AP 的患者，明确有无 AP；明确 AP 并发症、器官功能和内环境状态，动态判断疾病轻重，明确严重程度分型并进行预后判断。通过典型的临床症状体征及实验室检查和/或影像学检查来确立：存在与 AP 相一致的腹痛症状；血清淀粉酶和/或脂肪酶水平 ≥3 倍正常值上限；腹部超声或者 CT、MRI 等影像学检查显示胰腺炎特征性改变。通过临床症状、血清学检查和超声无法确诊者，建议行全腹部 CT 等影像学检查以明确诊断。完整诊断包括急性胰腺炎分类、病因和全身/局部并发症。

2. 病情严重程度评价　运用 2012 年 RAC 严重程度分级标准，急性胰腺炎临床上分为轻症 AP、中度重症 AP、重症 AP 三类：首先将 AP 病程分为早期（发病第 1 周）和后期（发病 1 周后）。基于患者入院后 24 小时内有无器官功能衰竭（Marshall 评分 >2 分）区分 MAP 和 SAP，根据器官功能衰竭在 48 小时内是否恢复区分 MSAP 和 SAP。早期阶段主要关注是否出现器官功能损伤/衰竭；后期阶以胰腺/胰周形态学标准作为严重程度分类依据并指导治疗。可以同时结合基于决定因素的分级（DBC）、急性胰腺炎严重程度估计指标（Ranson）、急性生理与慢性健康评分（APACHE Ⅱ）、Balthazar CT 分级、改良 CT 严重指数（MCTSI）、CRP、床旁严重程度评价指数（BISAP）、无害化评分（HAPS）等严重程度评价指标。

（四）鉴别诊断

1. 慢性胆囊炎急性发作和胆绞痛　疼痛与进食油腻有关，多位于右上腹，常常放射至右侧背部且伴发热、黄疸的典型病例，结合既往胆结石、慢性胆囊炎反复发作的病史、淀粉酶、脂肪酶等结果进行鉴别。对不典型的患者，可能需借助腹部 B 超或内镜下逆行胆管造影检查。

2. 慢性胰腺炎　由遗传、环境等多因素引起的胰腺组织形态和功能不可逆性改变的慢性炎症性疾病；其基本病理特征为不同程度的胰腺实质破坏、胰腺腺泡萎缩和间质纤维化，出现胰腺萎缩、胰腺钙化、胰胆管结石、胰管扩张或狭窄、胰腺假性囊肿形成、营养不良及血管病变等改变，最终导致胰腺内分泌和/或外分泌功能不全。对怀疑诊断 CP 患者应利用超声内镜检查术（EUS）、CT 或 MRCP 等检查以诊断，活检结合胰腺穿刺活检等手段排除胰腺癌等恶性疾病。

（五）并发症

1. 腹内高压与腹腔间室综合征　重症急性胰腺炎常诱发腹内压升高，最终可导致腹腔高压/腹腔间室综合征（abdominal compartment syndrome，ACS），诱发器官损伤或衰竭。选择经膀胱的腹内压测定与监测，腹腔高压定义为持续或反复腹内压病理性升高 ≥16cmH₂O，并无器官功能障碍，分为 4 级。ACS 为持续性腹内压 ≥26.6cmH₂O，合并新的器官功能障碍和衰竭。

2. 腹腔感染 重症患者常继发胰腺或腹腔感染、胆源性 AP 需注意胆道感染,可见精神萎靡或淡漠、发热、畏寒或寒战、黄疸、汗出、心率加快、呼吸浅快或急促、白细胞总数升高或低于正常下限伴核左移、PCT 升高等表现,CT 影像在胰腺坏死液化区和胰周积液增加或胰腺区出现非肠道内积气,周围组织的炎性反应加重;或经积极液体复苏后仍不能维持生命体征,或器官功能不能恢复甚至恶化。B 超或 CT 引导下经皮细针穿刺抽吸物、腹腔穿刺液、血液中检出细菌;或首次手术标本检查出细菌。当存在二重感染易感因素而见广谱抗生素无效的高热、神志变化、视物模糊或者不明原因胆道出血时,应考虑合并深部真菌感染。

3. 脓毒血症 急性胰腺炎病程中并发感染,患者机体对感染的反应失调,诱发危及生命的器官功能损害。

4. 急性胰周液体积聚（acute peripancreatic fluid accumulation） 发生于病程早期,表现为胰周或胰腺远隔间隙液体积聚,并缺乏完整包膜,可以单发或多发;多数中西医结合保守治疗会减少或自然消退,部分包裹形成后期的假性囊肿。

5. 急性坏死物积聚（acute necrotic accumulation,ANC） 发生于病程早期,为混合有炎性液体和坏死组织的积聚,坏死物包括坏死的胰腺实质或胰周组织,绝大多数无需干预;部分后期演变为包裹性坏死。

6. 假性囊肿 病程 4 周后出现的有完整非上皮性包膜包裹的囊性液体积聚,仅当出现梗阻压迫、出血或感染并发症时,才需要干预。

7. 包裹性坏死（walled-off necroses） 起病 4 周后,包含胰腺和/或胰周坏死组织且具有界限清晰、有明确炎性包膜的囊实性结构。

8. 血管性并发症 急性胰腺炎期间可以出现门静脉血栓与胰源性门静脉高压症、假性动脉瘤、动脉出血等血管并发症。

9. 多器官功能不全 重症急性胰腺炎容易并发呼吸、肾脏和心血管等胰外器官功能损伤,进一步恶化发展为有两个或两个以上器官同时或相继发生功能障碍甚至衰竭,临床常用 Marshall 标准结合 SOFA(脓毒症相关性器官功能衰竭评价)进行器官功能损伤或衰竭评价,包括 ARDS 柏林定义、急性肾损伤、肝脏功能损伤、胃肠功能障碍、血液系统、心血管系统和中枢神经系统损伤与衰竭的诊断、监测和处理。

10. 消化道出血 急性胰腺炎病程期间出现的上消化道、下消化道出血。

11. 胰源性糖尿病 又称 3c 型糖尿病,继发于胰腺受损的糖尿病,包括重症急性胰腺炎、胰腺外伤、胰腺肿瘤、胰腺囊性纤维化等,主要特征为胰腺内分泌腺及外分泌腺均受损。常见于重症急性胰腺炎胰腺坏死后、胰腺内分泌功能障碍的患者。

12. 胰管离断综合征 MRCP 是诊断胰管被破坏而形成的胰漏的最佳方法,多数可保守治疗;干预治疗仅用于保守治疗失败、胰源性腹水、胰源性胸腔积液、高流量胰外瘘等情况。

13. 胰性脑病 急性胰腺炎的严重并发症,临床可见烦躁、谵妄、语言障碍及肢体僵硬、昏迷等,多发生于疾病早期,伴有脑白质脱髓鞘改变。

二、辨证

（一）辨证要点

急性胰腺炎临床表现复杂多样,不同病情严重程度的患者早期和后期各不相同,中医证候多样,治疗选方复杂多变,一方一药不能解决其全部问题。其病性以里、实、热证为主,病位在脾、胃、肝、胆、肠,涉及心、肺、肾、脑;病机演变以气郁、湿热、瘀血、食滞蕴结中焦而脾胃升降失司,肝失疏泄、胃失和降为基本病机。注重器官功能状态和局部并发症,强调早期通泻不可一味苦寒、活血化瘀贯穿始终、时时顾护阴液。

（二）辨证分型

1. 早期

（1）肝郁气滞证

主症:①右中上腹痛;②两胁胀痛、矢气则舒。

次症:①抑郁易怒,善太息;②恶心呕吐;③嗳气呃逆;④大便不畅。

舌脉:舌淡红,苔薄白或薄黄,脉弦紧或弦数,左关脉明显。

（2）肝胆湿热证

主症:①胁肋胀痛;②口苦泛恶。

次症:①身目发黄;②大便不调;③小便短黄;④乏力纳差。

舌脉:舌质红,苔黄腻或薄黄,脉弦数或弦滑数,左关脉为主。

（3）结胸里实证

主症:①胸胁上腹硬满疼痛拒按;②胸胁苦满。

次症:①寒热往来;②心烦喜呕;③小便短赤涩痛;④大便秘结。

舌脉:舌红苔黄腻或黄厚而燥,脉滑数或沉紧、沉数有力。

（4）瘀热（毒）互结证

主症:①腹部刺痛拒按,痛处不移;②出血,皮肤青紫瘀斑。

次症:①发热夜甚;②小便短赤;③大便燥结;④腹部可扪及包块。

舌脉:舌质红或有瘀斑,脉弦数或涩。

（5）内闭外脱证

主症:①寒战发热,烦渴多汗;②呼吸喘促、烦躁不宁。

次症:①恶心呕吐;②神志不清;③二便不通;④皮肤花斑。

舌脉:舌质干绛,苔灰黑而燥,或苍老无苔,脉沉细而弱,或细数。

2. 后期

（1）脾气虚证

主症:①腹胀纳差;②少气懒言;③神疲乏力。

次症:①恶心呕吐;②呕吐清水;③大便稀溏;④面色萎黄或㿠白。

舌脉:舌淡红,苔薄白,脉沉弱,右关弱而无力,或双寸沉弱无力,尺脉不弱者。

（2）气阴两伤证

主症:①少气懒言;②潮热盗汗。

次症:①短气自汗;②口干舌燥;③五心烦热,④食欲缺乏。

舌脉:舌淡或舌红少苔,左脉细,或双寸脉细或细数。

（3）中焦虚寒证

主症:①腹部拘急疼痛,②喜温喜按。

次症:①心悸虚烦;②虚怯少气;③面色无华;④乏力纳差。

舌脉：舌淡或舌红少苔，左脉细，或寸脉微弱而涩，尺脉紧弦。

（4）寒热错杂证

主症：①心下痞满不痛；②呕吐下利。

次症：①口干口苦；②纳差；③少气懒言；④呃气频频。

舌脉：舌淡，舌苔黄白相间或黄厚腻、干，右关轻取浮滑，沉取无力。

（5）瘀血阻滞证

主症：①腹部包块；②影像学发现腹水、假性囊肿、包裹性坏死。

次症：①口干不欲饮；②局部刺痛；③局部压痛；④皮下瘀斑。

舌脉：舌淡暗、紫暗，苔薄白或黄白，脉沉弦或涩。

证候诊断：主症必备，加次症 2 项及以上，结合舌脉，即可诊断。

【治疗】

一、治疗原则

中西医结合早期治疗的首要目标是维持内环境稳定、改善胃肠动力、抑制炎症损伤以维护重要器官功能，减少器官衰竭的发生以降低早期病死率；后期以恢复器官功能、减少感染和局部并发症为主要目标，降低手术率、中转 ICU 比率，缩短住院时间并降低病死率。

二、西医治疗

（一）药物治疗

1. 加强监护监测　包括患者生命体征、腹部症状体征变化；血常规、肝肾功能、血脂、电解质；血气分析：呼吸功能，氧合指数、酸碱、血糖、红细胞压积、血浆乳酸；小时尿量和膀胱压；大便频次；腹部超声、CT 或 MRI；根据目的调整监测频率和指标，每 4~6 小时重复监测。

2. 液体复苏　SAP 需要执行限制性液体复苏策略，保证脏器灌注以防止急性肺损伤、急性肾损伤、急性冠脉综合征和心衰的发生；AP 治疗需要强化水的管理，应明确液体复苏的启动时机、种类、晶胶比例、液体量、输注速度、终止时机；所有液体纳入总量管理，滴定到终点；并进行床旁液体反应性评估。注重血流动力学治疗，以血流动力学紊乱缓慢缓解（心率开始减慢、MAP 趋于正常）为目标，不追求在短时间内显著缓解血容量缺乏。以中心静脉压为主的早期目标导向性治疗不适用于 AP 患者。

3. 感染的防治　MAP 和无菌性胰腺坏死者不推荐常规使用抗生素。急性胆源性胰腺炎（ABP）应常规使用抗生素；合并胰外感染（如肺炎，导管相关性感染等）或者经治疗 7~10d 后病情恶化或无改善者，应当使用抗生素治疗。对于感染性坏死的患者，应使用有效的抗生素。不推荐常规抗真菌治疗。

4. 营养支持　鼓励早期肠内营养（early enteral nutrition，EEN），尽量避免肠外营养（parenteral nutrition，PN）；当出现未控制的休克、低氧血症和酸中毒、上消化道出血，胃液引流量 >500ml/6h，肠缺血，肠梗阻，腹腔间室综合征和高排量的远端不能喂饲的瘘，应推迟肠内营养。轻中度患者症状改善后，或出现饥饿感即可经口进食，低脂固体饮食和流质饮食同样安全,必要时安置饲管给予肠内营养。鼓励 SAP 肠内营养,麻痹性肠梗阻是唯一禁忌。入院后尽早启动肠内营养,除非不能经口进食、进食不耐受或一周后 EN 不能满足能量需求,并努力解决进食不耐受问题。

5. 生长抑素、酶抑制剂使用　生长抑素不常规用于 AP 的治疗。使用指征包括胰腺假性囊肿、WON 进行性长大;胰瘘;合并消化道出血。乌司他丁、加贝酯等可能有助于降低并发症发生率,可以根据病情使用。

6. 血糖管理　SAP 并发高血糖或患者既往有糖尿病病史,需要积极监测调控血糖、糖化血红蛋白(HbA1C)、胰岛素及 C 肽。在急性炎症期首选胰岛素治疗,遵循"先基础再餐时"管理步骤;积极调整剂量,安全达标;强化后续"4 退 1"策略。警惕低血糖的发生。

7. 镇痛镇静　镇痛镇静治疗可以消除 AP 患者疼痛,减轻患者焦虑和躁动,并有助于拮抗炎症反应、改善患者腹壁顺应性以防治 ACS。可硬膜外麻醉、经皮或经直肠给药镇痛,但缺乏 AP 疼痛的优先镇痛药及给药方式的推荐。建议入院 24 小时内的 SAP 患者建议接受一定程度止痛处理,或运用中药针灸镇痛镇静。

8. 胆道疾病处理　胆源性因素包括结石或感染、急/慢性胆囊炎、胆道肿瘤、胆道结构异常、胆道囊肿、蛔虫病等;治疗方式包括 ERCP 或手术治疗。需要鉴别诊断急性胆源性胰腺炎(acute biliary pancreatitis);对胆结石的治疗分为内科、手术和内镜介入治疗。不主张早期急诊手术解除胆道梗阻;早期内镜治疗已成为急性胆源性胰腺炎的一线治疗手段,鼓励早期行 ERCP/EST。无进行性胆道梗阻的急性胆源性胰腺炎患者,不需要行 ERCP;有胆道梗阻的 ABP 患者应早期先行 ERCP/EST 及鼻胆管引流,择期行腹腔镜下胆囊切除术;高度怀疑胆总管结石,应行 MRCP 或超声内镜检查;胆管结石引起梗阻、内科治疗后无缓解者,应在入院 72 小时内施行 ERCP;合并急性胆管炎者,应在 24 小时内行急诊 ERCP;为预防坏死性 ABP 患者感染,应推迟胆囊切除术至活动性炎症缓解、液体积聚消退或稳定后实施;不推荐非胆源性 SAP、单次发作的 AP 行诊断性 ERCP 检查。加强预防 ERCP 术后胰腺炎,包括暂时性胰管支架留置、术前直肠给予非甾体抗炎栓剂;谨慎筛选识别 ERCP 术后胰腺炎高危患者。

9. 血脂监测与处理　高脂血症 AP 患者应常规检测、动态监测血脂,根据甘油三酯水平决定营养支持治疗方式;可用胰岛素、肝素协助将甘油三酯降到 5.65mmol/L 以下;出院后加强血脂控制、监测。

10. 戒烟戒酒　酗酒是急、慢性胰腺炎的主要病因,与酒精摄入量相关。长期酒精摄入易致胰腺炎反复发作,并向慢性化发展;应终身戒酒。吸烟为 CP 的重要风险因素,且烟酒与钙化发生有关。吸烟诱发胰腺慢性炎症;与酒精、高脂饮食等因素协同诱发 AP 发作;20 年以上吸烟史影响更明显,且在戒烟后仍将持续约 20 年。吸烟和饮酒是 AP 的共同危险因素,酒精会使吸烟成为更强的危险因素,有助于 AP 转化为慢性;初期戒烟可减少胰腺钙化风险。因此,胰腺炎患者须无条件立即戒烟。

11. 血糖管理　糖尿病患者 AP 发生率高于非糖尿病患者,且病情严重程度、住院时间等亦显著高于非糖尿病患者;因此糖尿病患者需要严格血糖的监测与控制的同时加强血脂等其他因素的协同管理。

12. 妊娠胰腺炎　妊娠时各种激素水平变化影响血脂代谢,油腻煎炸等饮食结构的变化,容易并发高脂血症和胆道结石;胎儿使胆囊、胆道受压而胆汁淤积,更易形成胆结石,使妊娠胰腺炎具有高脂血症和胆源性胰腺炎两个特点,需要综合进行病因处理。不同妊娠阶段,急性胰腺炎不同严重程度对胎儿的影响不一,应该动态监测胎儿状态,警惕胎儿宫内窘迫的发生。具备分娩条件时,重症患者鼓励及时终止妊娠,挽救母子生命。

13. 其他因素　还需要注意肥胖、药物对 AP 的影响。住院期间及出院后均需加强体重控制和相关药物的管理。

14. 腹内高压与腹腔间室综合征的处理　防止持续性腹腔内高压(IAH);有效镇痛镇静,保持适当体位,避免床头高于 30°,改善腹壁顺应性;胃肠减压和直肠肛管减压,麻痹性肠梗阻者使用新斯的明,胃肠动力药和中药针灸治疗;液体复苏完成后尽力避免液体正平衡;血流动力学稳定者,可以使用利尿剂或血液滤过以纠正液体正平衡;明显腹水、包裹性积液者,鼓励经皮穿刺置管引流,必要时手术减压治疗。

15. 急性胰周液体积聚与假性囊肿　常常发生于急性胰腺炎病程早期,中西医结合保守治疗常会减少或自然消退;4 周后形成假性囊肿,仅当出现梗阻压迫、出血或感染并发症时,才需要干预。

16. 急性坏死物积聚(ANC)　发生于病程早期,绝大多数无需干预;在等待向 WON 演化过程中,若器官功能衰竭仍持续或出现新发的器官功能衰竭、并发感染、脓毒症,或坏死合并出血、梗阻则需要手术干预。干预应尽可能延迟至起病 4 周以后,采取包括经皮穿刺引流或经胃穿刺引流、必要时行微创入路坏死组织清除术的升阶梯策略。

17. 脓毒血症　AP 常并发脓毒血症,应基于脓毒血症相关指南,监测生命体征、乳酸和乳酸清除率,积极抗感染、液体复苏、营养支持、维持器官功能等综合治疗;寻找感染原,进行病原菌培养、药物敏感实验并指导临床用药。

18. 多器官功能障碍　合并急性肺损伤(ALI)/急性呼吸窘迫综合征(ARDS)、急性肾损伤(AKI)时,注意恰当的液体复苏及胃肠减压、必要的胸腔穿刺引流和机械呼吸支持、适时而必要的 CRRT 等治疗;不能轻易使用床旁透析或血液滤过治疗。合并急性肝脏功能损伤,根据病情进行利胆退黄、保肝护肝治疗。合并急性心脏、脑损伤、凝血功能障碍,应该积极治疗 SAP 原发病、减轻炎症反应,对症处理。必要时转入 ICU 加强监护治疗。

19. 其他并发症　AP 期间出现脾静脉血栓形成、胰源性门静脉高压症、假性动脉瘤、动脉出血等血管并发症,治疗期间应该常规检查、诊断并进行相应治疗。同时,AP 病程中出现黄疸、出口障碍并发症时,积极处理。

(二)专科治疗

经皮穿刺引流、超声内镜引流与外科手术指征　手术治疗强调"Step-up"升阶梯治疗理念,鼓励先行经皮穿刺引流、微创治疗,最后开腹手术。早期不建议常规手术治疗,除非严重 ACS 或持续器官功能衰竭不能缓解超过 2 周;大量腹水并有明显中毒症状,经积极的保守治疗腹水不能控制,全身症状无好转或加重;在 ICU 积极治疗 2~3 天全身症状或局部体征不好转或继续恶化,休克或重要器官功能障碍不能纠正。根据病程病情决定阶梯治疗中经皮穿刺引流实行时间。后期(约 4 周后)的手术指针包括胰腺脓肿和/或胰周/腹腔感染、胰腺假性囊肿或包裹性坏死进行性增大,推荐采用先微创、后期必要时开腹的阶梯式治疗方案。假性囊肿和包裹性坏死进一步转归为感染、脓肿,或破裂、出血,则需引流、内镜或手术等方式处理:假性囊肿进行性增大、或出现消化道压迫症状时,可行引流术。WON 出现压迫症状或脓肿,后期先引流结合必要的坏死组织清除术。

三、中医治疗

（一）辨证分型治疗

1. 早期

（1）肝郁气滞证

治法：疏肝和胃、理气止痛。

代表方：柴胡疏肝散（《景岳全书》）合清胰汤（《外伤科学》）。

常用药：柴胡、枳壳、泽泻、川芎、陈皮、法半夏、厚朴、郁金、丹参、白芍、大黄、生甘草。

加减：心烦易怒者，加佛手、青皮；口干者，加石斛、沙参；反酸者，加浙贝母、瓦楞子。

（2）肝胆湿热证

治法：清利肝胆湿热。

代表方：茵陈蒿汤（《伤寒论》）合龙胆泻肝汤（《医方集解》）或清胰汤（《外伤科学》）。

常用药：茵陈、龙胆草、大黄、栀子、柴胡、枳实、木香、黄连、延胡索、黄芩、车前子、通草、生地黄、当归。并发黄疸时可从阴黄、阳黄辨证论治。

（3）结胸里实证

治法：通里攻下、理气活血

代表方：清胰汤（《外伤科学》）合大陷胸汤（《伤寒论》）。

常用药：柴胡、黄芩、枳实、厚朴、丹皮、延胡索、川楝、生大黄、芒硝、甘遂末。

（4）瘀热（毒）互结证

治法：清热泻火，祛瘀通腑。

代表方：泻心汤（《伤寒论》）或大黄牡丹皮汤（《金匮要略》）合膈下逐瘀汤（《医林改错》）。

常用药：大黄、黄连、黄芩、当归、川芎、桃仁、红花、赤芍、延胡索、生地黄、丹参、厚朴、炒五灵脂、牡丹皮、芒硝（冲）。

加减：毒热重者酌情加用黄连解毒汤、犀角地黄汤（犀角已禁用，现多用水牛角代）、清胰解毒汤、安宫牛黄丸。AP病程中常常因炎症反应或继发感染而发热，后期残余感染或积液等导致正虚邪恋而发热，需要顾护阳气而不得专事清热解毒。

（5）内闭外脱证

治法：通腑逐瘀，回阳救逆。

代表方：小承气汤（《伤寒论》）合四逆汤（《伤寒论》）。

常用药：生大黄、厚朴、枳实、熟附子、干姜、甘草、葛根、赤芍、红花、生晒参。

加减：并发神志改变等胰性脑病时，进行相应辨证论治。

2. 后期

（1）脾气虚证

治法：益气健脾。

代表方：补中益气汤（《内外伤辨惑论》）。

常用药：黄芪、炙甘草、人参、当归、陈皮、升麻、柴胡、白术、丹参。

加减：中焦阳虚明显可加理中汤。脾虚湿盛者可与参苓白术散加减。

（2）气阴两伤证

治法：益气养阴。

代表方：生脉散（《内外伤辨惑论》）与益胃汤（《温病条辨》）。

常用药：人参、麦冬、五味子、生地、玄参、玉竹、北沙参。

（3）中焦虚寒

治法：温中补虚，和里缓急。

代表方：小建中汤（《伤寒论》）。

常用药：饴糖、桂枝、芍药、生姜、大枣、炙甘草、丹参。

（4）寒热错杂证

治法：寒热平调，消痞散结。

代表方：半夏泻心汤（《伤寒论》）。

常用药：半夏、黄连、黄芩、干姜、甘草、大枣、人参、丹参。

（5）瘀血阻滞证

治法：活血化瘀，行气止痛。

代表方：血府逐瘀汤（《医林改错》）。

常用药：桃仁、红花、当归、生地黄、牛膝、川芎、桔梗、赤芍、枳壳、甘草、柴胡。

加减：若瘀血阻滞于左侧腹，可与桂枝茯苓丸加减；瘀血阻滞于小腹，可与桃核承气汤加减；瘀血阻滞于右侧腹，可与奔豚汤加减。瘀血水湿阻滞于脐周者，可与当归芍药散加减。

（二）中成药

1. 活血化瘀类

（1）桂枝茯苓丸：活血，化瘀，消癥。用于血瘀证，瘀血积液集聚阻滞于左侧者。口服，浓缩水丸大丸每次6丸，每日1~2次。

（2）血府逐瘀胶囊：活血祛瘀，行气止痛。用于气滞血瘀所致的胸痹、头痛日久、痛如针刺而有定处、内热烦闷、心悸失眠、急躁易怒。用于瘀血内阻证。口服，每次6粒，每日2次，1个月为1个疗程。

（3）康复新液：通利血脉，养阴生肌。内服：用于瘀血阻滞，胃痛出血，胃、十二指肠溃疡；阴虚肺痨，肺结核的辅助治疗。外用：用于金疮、外伤、溃疡、瘘管、烧伤、烫伤、压疮之创面。每次10ml，每日3次。

（4）胰胆舒颗粒，散瘀行气，活血止痛。用于急、慢性胰腺炎或胆囊炎属气滞血瘀，热毒内盛者。开水冲服，每次10g，每日2~3次。

2. 清热化湿类

（1）龙胆泻肝丸：清肝胆，利湿热。用于肝胆湿热，头晕目赤，耳鸣耳聋，胁痛口苦，尿赤，湿热带下。口服，水丸每次3~6g，每日2次。

（2）消炎利胆片：清热，祛湿，利胆。用于肝胆湿热所致的胁痛、口苦；急性胆囊炎、胆管炎见上述证候者。适用于肝胆湿热证。口服，每次6片（0.25g/片），每日3次。

（3）大黄利胆胶囊：清热利湿，解毒退黄。用于肝胆湿热所致的胁痛，口苦，食欲缺乏等症；胆囊炎、脂肪肝见上述证候者，用于肝胆湿热证。口服，每次2粒，每日2~3次。

（4）茵栀黄颗粒：清热解毒，利湿退黄。用于肝胆湿热所致的黄疸，症见面目悉黄、胸胁胀痛、恶心呕吐、小便黄赤;急、慢性肝炎见上述证候者。开水冲服,每次 2 袋,每日 3 次。

3. 行气解郁类

(1)清胰利胆颗粒:行气解郁,活血止痛,疏肝利胆,解毒通便。用于急性胰腺炎,急性胃炎等症。开水冲服,每次 10g(1 袋),每日 2~3 次。

(2)柴胡舒肝丸:疏肝理气,消胀止痛之功效。主治肝气不舒,胸胁痞闷,食滞不消,呕吐酸水。临床常用于痞证,呕吐,胁痛。用于肝气不舒证。口服,每次 1 丸,每日 2 次,温开水送下。

4. 健脾和胃类

(1)香砂六君丸:益气健脾,和胃。用于脾虚气滞,消化不良,嗳气食少,脘腹胀满,大便溏泄。口服,浓缩丸每次 12 丸,每日 3 次。

(2)附子理中丸:温中健脾。用于脾胃虚寒,脘腹冷痛,呕吐泄泻,手足不温。口服,大蜜丸每次 1 丸,每日 2~3 次。

四、中西医结合治疗

1. 中医药通里攻下防治急性胃肠道损伤(acute gastrointestinal tract injury)**和 ACS 的发生** SAP 引起急性胃肠道损伤表现为胃肠功能障碍、胃肠黏膜受损、肠道水肿出血、麻痹性肠梗阻及肠系膜上动脉周围脂肪浸润。而急性胃肠道损伤是 SAP 触发心、肺、脑等胰外器官损伤源头和扳机点;近年来研究发现,SAP 患者的胃肠道损伤在其病理生理过程中起关键作用,可导致腹腔内高压(IAH)和 ACS、肠道细菌的移位和肠源性内毒素血症,致发生 SIRS/MODS。因此,有效防治急性胃肠道损伤是改善 AP 预后的关键环节之一。在制酸止血、促进胃肠动力、减轻胰周炎症反应等治疗的基础上,可以中药针灸行气通腑、活血化瘀等治疗急性胃肠道损伤,阻断对危急重症 MODS 的影响;有助于脾胃功能尽早恢复而抛弃传统的"胰腺休息"概念、强化尽早"肠道唤醒"以指导早期再进食。

2. 益气养阴以防治早期血容量不足和/或休克,改善器官灌注 AP 炎性渗出导致液体丢失到第三间隙大量,有效血容量不足,或合并胆道、腹腔感染而出现休克,在限制性液体复苏的同时,加强中医药益气养阴以防治早期血容量不足、改善循环以有效治疗休克,保护重要器官功能。

3. 基于肺与大肠相表里早期防治器官功能损伤/衰竭 AP 诱发的急性胃肠道损伤是引起 MODS 的重要因素,进而诱发呼吸、肾脏、心脑损伤,相互促进而形成恶性循环、影响病情进展,总体病死率都在 20% 以上;第一周内病死率可高达 35%~50%,主要死于心脏、呼吸等单个或多个器官损伤或衰竭。因此,积极调控炎症反应、进行有效器官功能支持的同时,应进行中医药治疗急性胃肠道损伤以缓解 ACS,防止新发器官损伤或原有器官损伤的加重,最终减少 MODS 的发生,降低早期病死率;有助于尽早撤离呼吸机。

4. 清热解毒防治感染 感染是 SAP 后期的病死率高的主要原因,在早期正确液体复苏、改善胃肠动力、防止细菌移位等治疗基础上,后期应加强坏死、积液或假性囊肿、包裹性坏死的处理,适时而必要地进行经皮穿刺引流或外科手术引流、中药活血利水等治疗,尽量减少有创介入操作,尽早拔除有创介入管道,尽快转出 ICU 病房,以减少感染的发生率。加强感染的监测,采集怀疑感染患者的标本进行细菌培养、积极获取药敏结果指导抗生素选择;同时进行中药清热解毒、活血化瘀等治疗,协同降低感染的发生率,降低后期病死率。

5. 活血化瘀防治后期对局部并发症,降低手术率　SAP 后期假性囊肿、包裹性坏死、感染性坏死、出血、胰源性门静脉高压、胃出口障碍、炎性粘连性肠梗阻或包块压迫所致肠梗阻,既影响患者出院后的生活质量,又可能引发严重病变而增加手术率和病死率。因此,需要根据不同并发症及原因进行针对性辨证论治处理,以降低手术率,改善预后。

6. 加强 AP 病因管理以"治未病"　加强 AP 患者的病因管理,有效减少复发,减轻家庭和社会经济负担。出院前需要结合患者的具体病因进行健康教育和必要的干预,包括戒烟戒酒、改变饮食习惯和结构、监测并控制血脂血糖、控制体重、预防胆道结石等,并坚持长期随访复查,最终有效减少复发。

五、名医诊治经验

1. 吴咸中院士在坚持中西医结合治疗的基础上,注重分期分型辨证治疗,按病程将 SAP 分为初期(气血瘀闭期)、进展期(毒热炽热期)、恢复期(热去正伤期),初期重用通里攻下,以大承气汤或清胰陷胸汤为主;进展期以清热解毒、活血化瘀为主,辅以通里攻下,代表方剂为清胰汤或清胰承气汤,引领国内急腹症中医药治疗的潮流。

2. 国医大师张志远基于疾病发生的机制、临床表现和自己的临床实践,常常柴胡配伍黄芩、白芍。张老创制胰炎饮来治疗胰腺炎,组方:柴胡 10~20g,白芍 20~40g,枳壳 10~15g,黄芩 10~15g,郁金 15~20g,银花 20~40g,连翘 15~20g,木香 10~15g,大黄 6~10g,元明粉 6~10g。胰炎饮是由经方大柴胡汤化裁而来,方中用柴胡发散郁邪,配伍白芍来疏肝利胆止痛,用于上腹两胁胀满隐痛,大便秘结不通,脉弦,呈现肝胆脾胃实热证,当清火解毒、通利肠胃,即用胰炎饮。针对胰腺炎,张老还根据《伤寒论》中的四逆散加味,创制利胰汤,组方:柴胡 15g,枳壳 15g,白芍 30g,甘草 9g,黄芩 15g,大黄 9g,川楝子 20g,元明粉 6g,蒲公英 30g,平地木 30g,金荞麦 30g,一般 3 剂便可收效。方中巧用柴胡、白芍,开泄、祛火、解毒、疏利少阳,用于患者肝气郁结、脾失运化,出现胸闷、胁痛、情志不畅,当理肝和胃,通利气机。

3. 国医大师徐景藩认为急性胰腺炎的病机以邪实为主,食滞中焦,胃气失降,湿与热合。宗"通则不痛"之旨,重在通下,治宜消食导滞、和降胃气、清化湿热。常用方如大柴胡汤、泻心汤、保和丸、藿朴夏苓汤、香苏散、四逆散等,根据病情,立方遣药。

4. 蔡炳勤教授结合重症急性胰腺炎的临床表现特点,认为其属于《伤寒论》"结胸""腹痛""阳明腑实证""痞证"等范畴。蔡老主张将现代医学的病程分期与中医辨证施治相结合,提出分期分型论治的观点。发病 1 周内的急性炎症反应以"痛、胀、闭"为主,腹部常按之硬、痛,或发热,或呕吐,舌质偏红,苔薄黄,脉滑数等。辨证为水热互结的结胸证,泄热逐水同施,前后腹腔并重为法;常选用甘遂末、复方大承气汤等加减;配合外敷四黄散以清热,外敷芒硝以吸水,实现水热互结之邪分消运转,避免邪滞局部、化浊成毒。发病第 2~4 周为全身感染期,根据病情转归又分为早期、中期、晚期。全身感染早期水热之邪进一步胶着不化,化痰成浊,阻滞全身气机,腑气不降,正邪剧烈交争于气分,"痛、胀、闭"的基础上,出现高热、大汗出、口干苦等气分邪盛之证,腹部常痛而拒按,舌红苔黄腻、脉洪等。病位当在三焦,以水热痰浊诸邪为患,弥漫三焦气分,以少阳阳明合病为主,以"清少阳,泻阳明"为法,在泄热逐水基础上,加用清泻三焦气分之水热痰浊之药,常选用大柴胡汤、清胰汤等加减。若高热者,加石膏、知母取白虎之意;若腹痛甚,重用白芍、枳实;兼呕吐者,重用半夏、生姜。全身感染中期,病情继续恶化,由气及血,高热、神昏谵语、烦躁不安、气促、呼吸困难、少尿或无尿、腹腔穿刺引流呈暗褐色血性液体、舌红绛等血分热毒证,从血热论治。在泄热逐水基础上,加用清热凉血解毒方药。方药常选用清瘟败毒饮加减。若邪热内陷,窍闭神昏者,可仿"温病三宝"之意,加用牛黄、水牛角、皂角豁痰开窍;若高热抽搐者,酌加地龙、羚羊角、钩藤息风止痉;若痰热壅滞者,重用竹沥、天竺黄涤痰。全身感染后期,患者机体正气大伤,余邪留恋,而水热痰浊等余邪乘正虚而深伏于膜原(即"伏脊之前,胃肠之后")。邪伏膜原,当透达膜原,兼清余毒,选用柴胡达原饮加减。痰多者,加半夏、陈皮燥湿化痰;若胁痛者,加香附、郁金等疏肝理气;若气虚者,加太子参、黄芪健脾益气;阴伤者,加鳖甲、玄参养阴散结。最后,残余感染期以正虚邪恋为主要特点,心下满,精神疲倦,呼吸短促,咳嗽咳痰,腹胀,进食后加重,腹部按之软而不痛,辨证为痞证,从痞证来论治,寒热并调,扶正祛邪。选用半夏泻心汤加减。腹胀甚者,加枳实、白术益气消胀;咳嗽气逆者,加旋覆花、代赭石仿旋覆代赭汤之意,降气化痰;食积者,加鸡内金、焦山楂消食除满;便秘者,加火麻仁、杏仁润肠通便。

5. 党中勤教授认为胰似脏非脏、似腑非腑,故应归属为奇恒之腑,胰类似胆属中空有腔的器官而具有六腑的功能特点,认为急性胰腺炎应急症急治,标本同治,以通腑止痛,清利湿热为基本治则,针对其邪阻气机,肝胆不利,湿热蕴结中焦,气机郁滞、腑气不通的基本特点,立足全身气机运化,六腑以通为用,以降为顺,自拟通腑止痛汤以通腑行气、清利肝胆湿热、解毒祛邪,其方药组成为:金钱草45g,枳实15g,厚朴12g,木香12g,延胡索15g,大黄15g,败酱草30g,芒硝9g,半边莲30g,白芍12g,甘草6g。此方中"通""清""下"三法并用。

六、中医适宜技术

1. 针刺治疗　根据不同中医证型,可选取足三里、三阴交、阳陵泉、内关、支沟、合谷,以1.5寸毫针刺入。根据辨证论治结果进行穴位加减、采用不同补泻手法,结合电针。每次取6~12个穴位,留针30分钟,每日1~2次,治疗1~3周。

2. 穴位注射　选取双侧足三里,心率大于100次/min,无心脏病病史和前列腺肥大者,注射新斯的明每次1ml;有上述病史者,甲氧氯普胺每次10mg,每日2~3次,疗程3~7日,视胃肠动力和大便情况决定使用频次并停用。

3. 中药膏剂外敷　选择六合丹或自制活血止痛膏剂,根据积液、囊肿或包裹性坏死在腹腔的位置、腹腔间室综合征的分型,外敷在相应部位。每日1次,每次6~8小时。

4. 芒硝外敷　选择精制细颗粒芒硝,棉布包装,根据腹水和胰腺及其周围组织水肿的范围、部位,外敷在相应部位。每日1~3次,每次2~8小时。

【预后】

轻症急性胰腺炎患者预后良好,病死率极低。中度重症急性胰腺炎病死率明显增加,重症急性胰腺炎并发症多,预后更差,国际上病死率最高可达40%。国内中西医结合治疗的病死率低。

第二节 自身免疫性胰腺炎

【概述】

自身免疫性胰腺炎（autoimmune pancreatitis，AIP）是一种由自身免疫介导的特殊类型胰腺炎。临床上主要表现为梗阻性黄疸、胰腺肿大、胰管不规则狭窄；而治疗上表现为对类固醇激素反应异常敏感。根据 AIP 特定的病理学表现及胰腺外临床表现的存在，AIP 曾有多个名称，包括硬化性胰腺炎、肿瘤样胰腺炎及非酒精性破坏性胰腺炎等。然而，目前普遍认为其病理异质性可能反映的是同一疾病的不同临床表现。根据自身免疫性胰腺炎的临床表现，大致相当于中医学的"黄疸""腹痛""腰痛""癥瘕积聚"等范畴。

【流行病学】

目前 AIP 的确切发病率和患病率不清，据估计其患病率 <1/10 万，约占所有慢性胰腺炎患者总数的 5%~6%，但近年来其患病率有上升趋势。据 2016 年日本的一项全国性调查结果显示：AIP 在日本的患病率为 10.1/10 万，新增发病率为 3.1/10 万，患病率和新增发病率均较之前有所升高。两种类型 AIP 流行病学特点有所不同。1 型 AIP 占 AIP 中的大多数，世界各地报道 1 型 AIP 占比为 70%~90%，亚洲 1 型 AIP 占比高于欧美，占病例总数 96% 以上，其发病年龄以 60~70 岁多见，男性明显多于女性。2 型 AIP 发病率总体较低，欧美一般占20%~40%，亚洲国家占比更低，欧美国家偏多，我国约占总数的 4.7%。本型发病较早，发病年龄以 40~50 岁多见，且男女发病率相近。

【病因病机】

一、西医认识

（一）病因及病理生理学

AIP 的病因及发病机制尚不明确，自身免疫性损伤是其发病基础。目前研究认为 AIP 的发病可能与遗传，环境，免疫等多种致病因素相关，其中关于免疫因素的研究最多。

1. **遗传因素** 目前研究认为 AIP 是一种与多个基因相关的具有复杂遗传背景的疾病，特别是 1 型 AIP，但对于 AIP 的遗传易感性仍然知之甚少。据研究报道，人类白细胞抗原 HLA-II类基因中的 *DRB1*0405* 和 *HLA-DQB1*0401* 及 HLA-I 类基因 C3-2-11 近端的 *ABCF1*、细胞毒性 T 淋巴细胞相关抗原-4（*CTLA-4*）外显子 1 上的 49A 等位基因、Fc 受体样3（*FcRL3*）、*PRSS1* 和 *KCNA3* 可能是 AIP 的遗传易感基因，而 *HLA-DQB1*0302* 可能与 AIP 的复发相关。

2. **环境因素** 环境因素对 AIP 发病的影响尚不明确，但据 2014 年欧洲的一项观察性研究结果显示:长期暴露于溶剂、工业粉尘、工业油或者聚合物的易感人群更易罹患 1 型 AIP。

3. 免疫相关因素　AIP 是一种免疫性疾病,以自身免疫性炎症反应为特征,尽管确切的致病机制仍不清楚,但多种免疫反应的异常状态参与了 AIP 的发生发展过程,主要包括先天免疫、自身抗体及靶抗原候选物的激活、补体系统激活、疾病特异性或相关抗原、B 淋巴细胞-浆细胞的转化增殖、调节性 T 细胞的功能及 Th1 和 Th2 免疫细胞的平衡等。

(二) 病理组织学

AIP 的大体特征表现胰腺肿胀增大,疾病后期胰腺实质广泛纤维化。根据胰腺病变范围可分为弥漫性增大和局灶性肿块两种。弥漫性增大较常见,局灶性肿块多位于胰头部。AIP 通常没有胰腺钙化、胰管扩张、假性囊肿或结石。

两种亚型均有胰腺导管周围淋巴细胞浆细胞浸润及纤维化,但又存在不同之处。1 型 AIP 患者胰腺组织学变化的特点:①小叶内、小叶间及胰周脂肪组织弥漫性淋巴细胞浆细胞浸润和纤维化,常合并有嗜酸性粒细胞浸润,但无中性粒细胞浸润。炎症细胞浸润于导管上皮周围,导管上皮未受浸润及损害;②大量(>10 个细胞/HPF)IgG4 阳性浆细胞浸润;③席纹状纤维化;④闭塞性静脉炎。典型 2 型 AIP 组织病理学表现为:①中、小胰管的管腔及胰管上皮组织中有大量中性粒细胞浸润,即粒细胞性上皮损损害,引起导管上皮毁损、管腔闭塞,有时见小叶内导管有微脓肿形成,腺泡内也可有粒细胞浸润;②免疫组化显示无或仅有少量 lgG4 阳性浆细胞(≤10 个/HPF)。

二、中医认识

中医典籍中无自身免疫性胰腺炎的相关论述,但根据其临床表现可归属于中医学"黄疸""腹痛""腰痛""癥瘕积聚"等范畴。由于自身免疫性胰腺炎最主要临床表现是黄疸和胰腺肿块,最本质的病因为免疫损伤,究其病机当属本虚标实。病位在肝、胆(胰)、脾胃和肾。先天不足、后天失养、年老体虚、情志不畅等导致脏腑功能紊乱,脾、肾、肝三脏亏虚。脾虚运化不力,湿浊内生,蕴而化热,壅遏脾胃,阻塞肝胆,肝失疏泄,胆汁外溢发为黄疸;湿热内蕴,聚而成痰,阻滞气机,瘀血阻络,肝藏血失常,疏泄失职,或瘀阻胆道,胆汁不循常道外溢发黄;久病及肾,正气亏虚,虚又致瘀,瘀血阻滞气机,虚瘀胶着,互为因果。气虚致气滞、痰凝、血瘀,发为癥瘕。"虚"和"瘀"为自身免疫性胰腺炎最主要病机。

【诊断】

一、辨病

(一) 临床表现

根据病理特点及发病机制的不同,AIP 诊断标准国际共识(International Consensus Diagnostic Criteria,ICDC)将 AIP 分为两种亚型:1 型和 2 型。1 型 AIP 又称淋巴浆细胞硬化性胰腺炎(lymphoplasmacytic sclerosing pancreatitis),是 IgG4 相关性全身疾病的胰腺表现,也称 IgG4 相关性胰腺炎。其在组织学上表现为受累胰腺组织见大量 IgG4 阳性淋巴细胞、浆细胞浸润,间质的席纹状纤维化。临床可见血清 IgG4 水平明显升高,可合并有 IgG4 相关性硬化性胆管炎、自身免疫性涎腺炎、自身免疫性肾炎、腹膜后纤维化等胰外器官表现,尤以合并胆管炎致梗阻性黄疸多见。2 型 AIP 又称特发性导管中心性胰腺炎(idiopathic duct central pancreatitis),其组织病理特点为粒细胞-上皮损伤,即以导管上皮为主的损伤伴有大量中性粒细胞浸润。临床上缺乏敏感的血清标志物,不伴血清 IgG4 水平升高,部分患者合并炎症性肠病,但极少累计胰外组织及器官,常常以急性胰腺炎作为首发症状被发现。

AIP 患者缺乏特异性临床表现。我国 AIP 患者常见的临床症状依次为无痛性梗阻性黄疸、腹部不适、腰痛、体重减轻及血糖升高等,其临床表现常涉及胰腺本身和胰外改变。

1. 胰腺表现　胰腺肿块是 AIP 在胰腺最主要的临床表现,据报道,约 85% 的 AIP 患者存在胰腺肿块、增大或突起等影像学表现。AIP 早期大多数患者有明显的弥漫性或局灶性胰腺肿胀,少数患者表现为低密度的胰腺肿块。对 AIP 患者进行长期随访可发现胰腺萎缩、钙化、导管扩张等晚期表现。部分患者可出现腹痛伴急性或慢性胰腺炎的表现,其中复发性胰腺炎较常见。极少数患者可出现胰周血管并发症。

2. 胆道表现　梗阻性黄疸是 AIP 最常见的临床表现。90% 的 AIP 患者会出现胆道受累,尤其多见于胰内胆管受累,受累胆管表现为管壁增厚伴或不伴近端胆管扩张。

3. 其他表现　由于 1 型 AIP 为 IgG4 相关性系统性疾病,超过 50% 的患者合并胰外器官受累,除 IgG4 相关性硬化性胆管炎外可见垂体炎、会阴肿块、慢性硬化性泪腺炎、慢性硬化性唾液腺炎、淋巴结肿大、甲状腺炎或甲状腺功能减退、假淋巴瘤、乳腺炎性假瘤或乳腺炎、肺炎性假瘤、结节性胸膜炎、慢性胃炎、肝胰壶腹假瘤、淋巴浆细胞硬化性胆囊炎、肝脏炎性假瘤、自身免疫性肝炎、腹膜后纤维化、主动脉/动脉周炎、炎性动脉瘤、肾小管间质性肾炎等。约 30% 的 2 型 AIP 患者合并炎性肠病,这些都为 AIP 的临床诊断提供线索。

(二)实验室及其他检查

1. 实验室检查　IgG4 是诊断 1 型 AIP 的重要血清标志物。当血清 IgG4≥140mg/dl 时诊断 1 型 AIP 的敏感性达到 86%,特异性达到 90%~96%;而血清 IgG4≥280mg/dl 对 1 型 AIP 的诊断具有高度特异性。2 型 AIP 患者血清 IgG4 水平通常无升高。约有 10% 的胰腺癌患者可出现 IgG4 轻度升高。因此,IgG4 对于鉴别 AIP 和胰腺癌有辅助意义。一项荟萃分析发现,以 IgG4 鉴别 AIP、慢性胰腺炎和胰腺癌显示出了较高的准确性,其受试者工作特征(ROC)曲线下面积达 0.9 以上。IgG4 虽然具有较高的特异度,但灵敏度仍稍显不足,因此需结合其他血清标志物辅助诊断 AIP。研究显示,AIP 患者通常出现血清 IgG(≥1 800mg/dl)及 γ-球蛋白(>2.0g/dl)的升高,而血清 IgE、类风湿因子(RF)和抗核抗体(ANA)的阳性率也分别达 43.4%、20%~30% 及 60%,但这些指标均缺乏特异性。

2. 影像学检查　由于 AIP 通常由影像学检查被首先发现,因此影像学检查对于 AIP 的诊断有重要意义。胰腺肿大和胰管狭窄是 AIP 典型影像学表现。AIP 患者罕见胰周积液、假性囊肿和胰管结石。对于存在胰腺肿块的患者在排除胰腺癌后应考虑 AIP 的诊断。AIP 在形态学上可表现为 3 种类型:弥漫型、局灶型和多灶型。弥漫型更多见于 1 型 AIP,约占 AIP 总数的 50%~70%;而 80% 的局灶型见于 2 型 AIP 患者;多灶型 AIP 患者较少,约占 AIP 总数的 5%。常用的影像学检查方法主要包括腹部 CT、MRI、腹部彩超以及 PET/CT。

(1)腹部 CT/MRI:AIP 在 CT 和 MRI 上的特征性表现为,①胰腺弥漫性或节段性肿大伴增强延迟(增强 CT 在胰腺实质期通常延迟 40~45 秒,门脉期通常延迟 60~70 秒),呈"腊肠样"改变,密度均匀,MRI 则表现为 T_1 加权低信号,T_2 加权稍高信号,DWI 加权高信号。当出现胰周脂肪纤维化,病变胰腺周边呈低密度囊状缘,类似包膜的影像学表现时,可见"晕环征",也称"假包膜征""鞘膜征"等,仅有 30%~40% 的患者可出现假包膜征,但这对 AIP 的诊断具有相当的特异性。②胰管狭窄:表现为单发或多发的隧道样狭窄,可出现长狭窄(超过胰管总长度的 1/3),而狭窄近端胰管不扩张或仅轻度扩张。当出现胆总管胰腺段局限性狭窄伴增厚强化时,通常合并 IgG4 相关性硬化性胆管炎。如出现明显的胰管扩张伴中断,应考虑胰腺癌的可能。磁共振胆胰管成像(MRCP)对于 AIP 胰管改变的识别具有重要意义,特别合并胆道系统疾病时为最优影像学选择。此外,AIP 在 CT 上还可出现胰周淋巴结增大、胰周脂肪组织内条纹状密度增高影,严重者可包绕门静脉,肠系膜血管以及脾静脉,但胰周动脉累计较少。通常情况下 CT/MRI 发现胰腺肿大伴增强延迟足以评估 AIP 的变化。当临床或最初的影像学疑诊 AIP,通常选择增强 CT 或 MRI 以评估诊断 AIP。但值得注意的是,当 CT 或 MRI 未发现胰腺改变时仍不能排除 AIP 存在的可能。

(2)腹部彩超:AIP 患者腹部彩超提示胰腺弥漫性或局灶型肿大,胰腺实质内多没有明显血流信号。当 AIP 伴腹膜后纤维化时可见包绕腹主动脉及其分支的低回声软组织肿块。但腹部彩超缺乏特异性,不能单独用于 AIP 诊断。

(3)PET/CT:PET/CT 通常不用于 AIP 的常规诊断。当影像学表现不典型时,PET/CT 有利于 AIP 辅助诊断,其优势在于一次扫描实现全身成像,对于 AIP 合并胰外器官受累时优于其他检查。当出现胰腺弥漫性 FDG 高摄取伴胰外组织如唾液腺高摄取时高度提示 AIP。同时,PET/CT 有利于区分不典型 AIP 和胰腺癌。

3. 内镜检查

(1)超声内镜检查术(EUS):EUS 是另一种诊断 AIP 的重要手段,实现了形态学与影像学的结合,可以更直观地观察胰腺、胆道系统和胰周淋巴结侵犯情况。AIP 的 EUS 特征性表现为胰腺弥漫性或局灶性肿大的低回声胰腺伴主胰管狭窄。EUS 的另一重要优点是获得超声引导下活检的可能性,以便进行病理学诊断。临床常用 EUS 引导下的细针吸取检查、细针穿刺活检术和粗针穿刺活检术来获取胰腺组织学样本行病理诊断。

(2)内镜逆行胰胆管造影术(ERCP):ERCP 是另一种辅助诊断 AIP 的内镜手段,它能更准确描绘 AIP 的胰管改变。AIP 的 ERCP 检查表现:①主胰管狭窄,范围超过 1/3;②狭窄远端胰管扩张不超过 5mm;③狭窄处可有侧枝胰管扩张,此改变比胰胆管的外观改变更有价值。由于 ERCP 是有创检查,且其刷检阳性率与 EUS 相近,仅在胰头病变累计乳头行乳头活检时比细针吸取检查/细针穿刺活检术更具优势,因此 ERCP 通常在合并需要处理导管梗阻的病例中使用,而不常规用于 AIP 的诊断。

4. 组织活检

病理学改变是诊断 AIP 的金标准。1 型 AIP 的典型组织病理学特征包括:①浆细胞和淋巴细胞的密集浸润,特别是导管周围;②间质的席纹状纤维化;③有淋巴细胞和浆细胞的静脉炎往往导致受影响静脉的闭塞,形成闭塞性静脉炎;④大量 IgG4 阳性浆细胞浸润,每高倍镜视野 ≥10 个。2 型 AIP 的典型组织病理学特征为导管上皮损伤,伴大量中性粒细胞浸润。临床常用获取组织样本方法包括:超声内镜引导下细针吸取检查(EUS-FNA)、细针吸取检查和粗粗针穿刺活检术;CT 或超声引导下经皮胰腺穿刺活检及经 ERCP 胰腺穿刺活检等;极少部分患者通过手术或腹腔镜下活检。

（三）诊断要点

1. 诊断思路 AIP 缺乏特异性的临床表现，通常由于影像学改变而被首先发现。当临床表现或初步的影像学检查怀疑 AIP 诊断时，需要进一步结合血清学、组织病理学、胰外器官病变情况等方面做出诊断，而组织病理学是诊断 AIP 的金标准。

2. 诊断标准 由于 AIP 缺乏特异性的临床表现，需要综合影像学、血清学、组织病理学、胰外器官受累及激素治疗反应等方面做出诊断。其中，1 型 AIP 的诊断多基于临床诊断，而 2 型 AIP 则多依靠病理诊断。目前常用的诊断标准大多基于 HISORt 标准补充修订而来，包括亚洲指南、日本指南、韩国指南、意大利指南等。为了更加准确地诊断 AIP，第 14 届国际胰腺病协会通过综合多国 AIP 指南，于 2011 年发布 AIP 诊断标准国际共识（International Consensus Diagnostic Criteria）。该共识从胰腺实质影像、主胰管影像、血清学、胰外病变、组织病理学及对激素治疗的反应等 6 个方面对两种类型 AIP 的典型诊断特征进行了概括，并按照循证医学将证据强度分为 1 级和 2 级，是当前临床诊断 AIP 的重要依据。（见表 4-6-1、表 4-6-2）

表 4-6-1　1 型 AIP 国际诊断标准

项目	1 级	2 级
A. 胰腺实质影响	胰腺弥漫性肿大伴增强延迟	胰腺节段性或局灶性肿大伴增强延迟
B. 主胰管影像	弥漫性（>1/3 主胰管全长）或多发性主胰管狭窄，不伴远端胰管扩张	胰腺节段性或局灶性肿大伴增强延迟节段性主胰管狭窄，不伴远端胰管扩张（直径 <5mm）
C. 血清学	IgG4 大于正常参考值 2 倍	IgG4 升高未超过正常参考值 2 倍
D. 胰腺外病变	a. 胰腺外器官病变组织学至少具备 3 项 （1）大量淋巴浆细胞浸润伴纤维化，无粒细胞浸润 （2）席纹状纤维化 （3）闭塞性脉管炎 （4）大量 IgG4+ 细胞（>10 细胞/HPF） b. 典型的影像学至少具备 1 项 （1）节段/多发性近端或远端胆管狭窄 （2）腹膜后纤维化	a. 胰腺外器官病变组织学（包括内镜下胆道活检）具备以下 2 项 大量淋巴浆细胞浸润伴纤维化，无粒细胞浸润 大量 IgG4+ 细胞（>10 个细胞/HPF） b. 体检或影像学至少具备 1 项 （1）腮腺或泪腺对称性肿大 （2）AIP 相关肾脏受累的影像学表现
E. 胰腺组织病理	手术标本或活检至少具备 3 项 （1）导管周围淋巴浆细胞浸润伴纤维化，无粒细胞浸润 （2）闭塞性脉管炎 （3）席纹状纤维化 （4）大量 IgG4+ 细胞（>10 个细胞/HPF）	活检至少具备 2 项 （1）导管周围淋巴浆细胞浸润伴纤维化，无粒细胞浸润 （2）闭塞性脉管炎 （3）席纹状纤维化 （4）大量 IgG4+ 细胞（>10 个细胞/HPF）
F. 激素治疗反应	2 周内胰腺影像学显著好转，胰腺或胰腺外病变消退或明显改善	
诊断依据	确诊：E1+A、A1+C/D/E、A2+（B/C1/D1/E1）≥2 项、F+C1/D1、F+B1+C2/D2/E2 疑似：C2/D2/E2+F	

表 4-6-2 2 型 AIP 国际诊断标准

项目	1 级	2 级
A. 胰腺实质影响	胰腺弥漫性肿大伴增强延迟	胰腺节段性或局灶性肿大伴增强延迟
B. 主胰管影像	弥漫性(>1/3 主胰管全长)或多发性主胰管狭窄,不伴远端胰管扩张	节段性主胰管狭窄,不伴远端胰管扩张(直径 <5mm)
C. 血清学	无	无
D. 胰腺外病变	炎性肠病	无
E. 胰腺组织病理	标本或活检具备以下 2 条 导管壁粒细胞浸润或不伴腺泡粒细胞浸润 少量或无 IgG4+ 浸润(0~10 个细胞/HPF)	具备以下 2 条 粒细胞及淋巴浆细胞浸润 少量或无 IgG4+ 浸润(0~10 个细胞/HPF)
F. 激素治疗反应	胰腺或胰腺外病变表现短期内(<2 周)消退或明显改善	
诊断依据	确诊:A+B+E1、A+B+E2+D+F 疑似:A+B+E2+F、A+B+D+F	

(四)鉴别诊断

AIP 应当与胰腺导管腺癌相鉴别。影像学发现通常是临床怀疑胰腺癌或 AIP 的第一线索。AIP 的典型影像学表现为弥漫性或局灶性胰腺肿大及伴或不伴囊状边缘的增强延迟,通常无胰管扩张或中断;而胰腺导管腺癌的典型影像学表现为低密度肿块,通常伴有胰管扩张或中断,或伴远端胰腺萎缩。另外,血清 IgG4、CA19-9 水平有助于鉴别 AIP 和胰腺导管腺癌。大约 7%~10% 的胰腺癌患者出现血清 IgG4 水平升高,但升高超过 2 倍上限的胰腺癌患者不超过 1%。与之相反的是,血清 CA19-9 是胰腺癌的标准生物标志物,其诊断胰腺癌的敏感性和特异性分别达 79%~81% 和 82%~90%。对于 AIP 是否会增加胰腺癌的风险目前尚无定论,但关于 AIP 合并胰腺肿瘤的报道逐渐增多,甚至有研究认为,AIP 可能是胰腺外恶性肿瘤的"伴癌病变"。

(五)并发症

1. 糖尿病 糖尿病是 AIP 常见的并发症。研究表明:约 70% 的 AIP 患者合并糖尿病,约 33.3% 的患者在 AIP 发病前诊断糖尿病,51.6% 的患者同时诊断出 AIP 和糖尿病,还有 8.8% 的患者在 AIP 发病后诊断为糖尿病。吸烟和大量饮酒患者发生糖尿病的风险更高。目前研究认为 AIP 相关糖尿病的发生可能与炎症反应相关。AIP 患者胰腺导管细胞周围存在明显的淋巴细胞和巨噬细胞浸润,这些浸润细胞分泌多种细胞因子和炎症介质导致胰腺 β 细胞破坏,这可能是糖尿病早期出现的原因。同时,胰腺组织纤维化和炎症反应导致的胰岛血管数量减少均会影响胰岛 β 细胞的数量及功能,并最终导致糖尿病的发生。

2. 胰腺外分泌功能不全 据报道,高达 82% 的 AIP 患者存在胰腺外分泌功能不全。AIP 时,炎症反应导致胰腺实质损伤及纤维化改变,进而影响胰腺外分泌功能。胰腺外分泌功能不全患者早期可能无特殊临床表现,后期可出现腹胀、脂肪泻等消化不良的表现,严重者出现消瘦甚至营养不良。

3. 胰管结石 约 10% 的 AIP 患者在随访期间发现胰管结石,其发生与大量饮酒以及 AIP 复发明显相关。主腺管的不规则狭窄导致胰液积聚可能是 AIP 并发胰管结石的主要原因。

二、辨证

(一)辨证要点

自身免疫性胰腺炎的主要临床表现是黄疸、腹部不适、腰痛,病位在肝、胆、脾胃和肾,病因根本为免疫损伤,病机为本虚标实。黄疸辨证要点:①辨阳黄阴黄。身目发黄,黄色鲜明如橘皮为阳黄;而黄色晦暗如烟熏为阴黄。②辨黄疸病因。黄疸色泽鲜明,伴口苦口干,小便短赤,大便干结,舌红,苔黄腻,脉弦滑数者多为湿热发黄;黄疸颜色晦暗,伴神疲乏力,腹胀纳呆,大便不实,舌淡苔白或白腻,脉沉弱或濡缓者多为气虚瘀黄;黄疸颜色晦暗,伴气短乏力,脘腹痞满,腹痛如针刺,舌质暗或有瘀斑瘀点,脉沉缓或弦涩者多为血瘀发黄。

(二)辨证分型

1. 肝郁脾虚证
主症:①身目发黄,黄色偏晦暗;②情志不畅,喜太息。
次症:①腹胀纳差;②面色无华、神疲乏力;③抑郁易怒;④大便干结或溏薄。
舌脉:舌淡红,苔薄白,或舌质淡胖有齿痕,脉弦细,左关脉明显。

2. 肝胆湿热证
主症:①身目发黄,黄色鲜明;②口干口苦。
次症:①小便黄赤;②大便不爽;③口中黏腻或口臭。
舌脉:舌红苔黄腻,脉弦数或弦滑数。

3. 湿滞血瘀证
主症:①身目发黄,颜色晦暗;②腰腹疼痛,痛处固定。
次症:①口干口苦;②牙龈出血;③脘腹痞满;④小便黄赤、大便不爽。
舌脉:舌质暗,或有瘀斑瘀点,苔腻,脉弦细涩。

4. 肝肾阴虚证
主症:①身目发黄,颜色晦暗;②腰膝酸软。
次症:①口干眼燥;②手足心热;③自汗盗汗;④小便短赤、大便秘结。
舌脉:舌红干,苔少或剥脱,脉沉细。

5. 脾肾阳虚证
主症:①身目发黄,颜色晦暗;②形寒肢冷。
次症:①久泄久痢、下利清谷;②腹胀呕吐;③小便不利;④腹中冷痛、遇寒则更甚。
舌脉:舌质淡胖而有齿痕,苔白水滑,脉沉迟或沉弱。
证候诊断:主症必备,加次症 2 项及以上,结合舌脉,即可诊断。

【治疗】

一、治疗原则

自身免疫性胰腺炎的治疗原则是控制症状,改善胰腺内外分泌功能,防治并发症及预防复发。

二、西医治疗

(一) 药物治疗

由于部分(10%~25%)AIP患者可自行缓解,因此对大多数无症状患者可采取"观察等待"的策略。2016年国际胰腺病协会共识意见推荐的AIP治疗指针包括:对于有症状的患者,如出现胰腺受累(如梗阻性黄疸、腹痛、背痛等)或其他器官受累(如胆管狭窄继发黄疸)时需给予治疗;对于没有症状的AIP患者,如出现胰腺受累(影像学提示胰腺占位持续存在)或其他器官受累(如伴有IgG4相关性硬化性胆管炎且肝功能持续异常者)时需给予治疗。

1. **初始治疗**　对于未经治疗或处于活动期的AIP患者,如无使用禁忌,类固醇激素是诱导治疗的首选药物,其治疗缓解率高,且安全性相对较好。目前推荐激素治疗方案为:泼尼松0.6~1mg/(kg·d)(30~40mg/d)口服,治疗2周后进行血清学及影像学的治疗效果评估,基于患者临床表现、血清指标及影像学检测的变化情况,在服药2~4周后开始减量。激素减量方案主要有两种:第一种为每间隔1~2周减量5~10mg/d,直到减为20mg/d,之后每2周减量5mg;第二种为40mg/d连服4周,之后每周减量5mg直至停药,诱导治疗的总疗程一般应持续12周,不推荐过于短期的(<4周)高剂量(激素≥20mg/d)类固醇激素诱导治疗。当糖皮质激素存在使用禁忌时,推荐使用利妥昔单抗替代治疗,当利妥昔单抗无效时,可使用其他激素替代药物,如免疫抑制剂。激素对1、2型AIP的诱导缓解成功率均在90%以上。但研究显示,随着随访时间的延长,1型AIP的长期复发率高达40%~60%。因此,关于激素维持治疗的时间目前尚存争议。但根据2016年国际胰腺病协会共识意见推荐:对于2型AIP和疾病活动度较低的1型AIP患者(如只表现为节段性或者局限提示病灶完全缓解或血清IgG4水平恢复正常),激素可在3个月内减停并不需要维持治疗。而对于经治疗后影像学显示病灶缓解延迟、血清IgG4水平持续高水平,或治疗前累计至少2个胰外器官,或伴近端胆管受累的IgG4相关硬化性胆管炎的1型AIP患者,推荐使用低剂量激素、免疫调节剂或者利妥昔单抗长期维持治疗。免疫调节剂如硫唑嘌呤、西罗莫司、甲氨蝶呤及环磷酰胺等也被用于AIP治疗,但其临床效果有待进一步评估。

2. **复发治疗**　目前尚无治疗AIP复发的金标准,但类固醇激素依然是复发治疗的首选,激素用量与初始治疗相同,但激素减量速度应当更慢。对于存在类固醇激素治疗禁忌的患者,可采用激素替代药物如免疫调节剂或利妥昔单抗治疗。

3. **梗阻性黄疸的处置**　目前对于以梗阻性黄疸为主要临床表现的AIP患者是否需要行胆道引流仍存在争议。胆道引流能有效预防胆道感染,但大多数AIP患者对激素治疗敏感,且经激素治疗后黄疸会逐渐消退,因此对于无胆道感染或轻中度黄疸患者无需常规行胆道引流。

4. 胰腺内外分泌功能不全的治疗　炎症反应可导致 AIP 患者胰腺内外分泌功能受损而出现糖尿病及营养不良。若 AIP 处于早期阶段,糖尿病在接受激素治疗后可明显好转;若 AIP 患者出现明显的胰岛功能损伤难以恢复,则在使用激素后血糖不降反升且控制困难。对于轻度血糖升高的患者,可口服二甲双胍控制血糖;对于胰岛功能严重受损,血糖波动大或者合并严重营养不良的患者,首选胰岛素控制血糖。日本指南推荐在使用激素治疗前先做好血糖管理。伴有胰腺外分泌功能受损的 AIP 患者常出现腹泻、腹胀等消化不良症状,严重者出现营养不良。这类患者建议酌情补充胰酶制剂以保证患者营养状态正常。

(二)专科治疗

大多数 AIP 患者无需手术治疗。部分难治性 AIP 患者(药物治疗反应差)或 IgG 相关疾病累及其他器官需要外科干预时(如高度纤维化的眼眶假性肿瘤),可考虑手术治疗。外科胰腺组织切除术或旁路手术(如胆肠吻合)可有效解除压迫,实现临床缓解并可有效防止复发,伴有梗阻性黄疸且对药物治疗欠敏感或需长期胆汁引流者可寻求外科手术治疗。

三、中医治疗

(一)辨证分型治疗

1. 肝郁脾虚证
治法:疏肝解郁,健脾利湿。
代表方:逍遥散(《太平惠民和剂局方》)。
常用药:当归、白芍、柴胡、茯苓、白术、甘草、薄荷、生姜。
加减:黄疸明显者加茵陈、栀子、威灵仙、赤芍;腹胀明显者加青皮、槟榔;若气滞较重,胁肋胀痛者或侧腹痛者加川楝子、郁金;心烦易怒者加佛手、青皮;腹泻明显者加薏苡仁、干姜健脾益气;合并饮食停滞者可加神曲、山楂等消食和胃;若久泻不止,中气下陷,加黄芪、党参等益气健脾。

2. 肝胆湿热证
治法:清热解毒,利湿退黄。
代表方:茵陈蒿汤(《伤寒论》)或龙胆泻肝汤(《医方集解》)。
常用药:茵陈、栀子、生大黄(后下)、龙胆草、黄芩、泽泻、车前子、当归、生地、柴胡、枳实、黄连。
加减:热重者加双花、连翘等;湿重者加金钱草、滑石等;合并结石者加金钱草、海金沙、鸡内金等;若伴明显的腑实症状者合用大柴胡汤。

3. 湿滞血瘀证
治法:健脾利湿、活血化瘀。
代表方:柴平汤(《内经拾遗方论》)合膈下逐瘀汤(《医林改错》)。
常用药:柴胡、黄芩、人参、半夏、陈皮、苍术、厚朴、五灵脂、当归、川芎、桃仁、丹皮、赤芍、乌药、延胡索、甘草、香附、红花、枳壳、柴胡、郁金。
加减:湿重者加金钱草、滑石、通草等;有明显胰腺肿块者,可加丹参、莪术、三棱、威灵仙、煅瓦楞子等活血消癥;合并神疲乏力、腹胀腹泻等脾虚症状者可服用六君子汤健脾益气。

4. 肝肾阴虚证

治法:滋补肝肾,养阴利湿。

代表方:六味地黄汤(《小儿药证直诀》)合猪苓汤(《伤寒论》)。

常用药:熟地、山药、山茱萸、泽泻、茯苓、泽泻、阿胶、滑石。

加减:黄疸明显者加茵陈蒿汤;伴目涩、目眩者加女贞子、旱莲草、枸杞、菊花等;伴虚火上炎者加黄柏、知母等;自汗盗汗明显者加浮小麦、煅牡蛎等。

5. 脾肾阳虚证

治法:温阳健脾。

代表方:附子理中汤(《三因极一病证方论》)。

常用药:附子、干姜、白术、人参、甘草。

加减:久泄久痢者加诃子、赤石脂、禹余粮等;呕吐明显者加半夏、旋覆花、代赭石等;脘腹痞满明显者加厚朴、白豆蔻、木香等。

(二)中成药

1. 活血化瘀类

(1)桂枝茯苓丸:活血,化瘀,消癥。用于血瘀证,瘀血积液集聚阻滞于左侧者。口服,浓缩水丸大丸每次 6 丸,每日 1~2 次。

(2)血府逐瘀胶囊:活血祛瘀,行气止痛。用于气滞血瘀所致的胸痹、头痛日久、痛如针刺而有定处、内热烦闷、心悸失眠、急躁易怒。用于淤血内阻证。口服,每次 6 粒,每日 2 次;1 个月为 1 个疗程。

(3)康复新液:通利血脉,养阴生肌。内服:用于瘀血阻滞,胃痛出血,胃、十二指肠溃疡;以及阴虚肺痨,肺结核的辅助治疗。外用,用于金疮、外伤、溃疡、瘘管、烧伤、烫伤、压疮之创面。每次 10ml,每日 3 次。

(4)胰胆舒颗粒:散瘀行气,活血止痛。用于急、慢性胰腺炎或胆囊炎属气滞血瘀,热毒内盛者。开水冲服,每次 10g,每日 2~3 次。

2. 清热化湿类

(1)龙胆泻肝丸:清肝胆,利湿热。用于肝胆湿热,头晕目赤,耳鸣耳聋,胁痛口苦,尿赤,湿热带下。口服,水丸每次 3~6g,每日 2 次。

(2)消炎利胆片:清热,祛湿,利胆。用于肝胆湿热所致的胁痛、口苦;急性胆囊炎、胆管炎见上述证候者。适用于肝胆湿热证。口服,每次 6 片(0.25g/片),每日 3 次。

(3)大黄利胆胶囊:清热利湿,解毒退黄。用于肝胆湿热所致的胁痛,口苦,食欲缺乏等症;胆囊炎,脂肪肝见上述证候者,用于肝胆湿热证。口服,每次 2 粒,每日 2~3 次。

(4)茵栀黄颗粒:清热解毒,利湿退黄。用于肝胆湿热所致的黄疸,症见面目悉黄、胸胁胀痛、恶心呕吐、小便黄赤;急、慢性肝炎见上述证候者。开水冲服,每次 2 袋,每日 3 次。

3. 行气解郁类

(1)清胰利胆颗粒:行气解郁,活血止痛,疏肝利胆,解毒通便。用于急性胰腺炎,急性胃炎等症。开水冲服,每次 10g(1 袋),每日 2~3 次。

(2)柴胡舒肝丸:疏肝理气,消胀止痛之功效。主治肝气不舒,胸胁痞闷,食滞不消,呕吐酸水。临床常用于痞证,呕吐,胁痛。用于肝气不舒证。口服,大蜜丸每次 1 丸,每日 2 次,温开水送下。

4. 健脾和胃类

（1）香砂六君丸：益气健脾，和胃。用于脾虚气滞，消化不良，嗳气食少，脘腹胀满，大便溏泄。口服，浓缩丸每次 12 丸，每日 3 次。

（2）附子理中丸：温中健脾。用于脾胃虚寒，脘腹冷痛，呕吐泄泻，手足不温。口服，大蜜丸每次 1 丸，每日 2~3 次。

四、中西医结合治疗

1. 自身免疫性胰腺炎根据其主要临床表现属于传统医学"黄疸""腹痛""腰痛""癥瘕积聚"等范畴，最主要临床表现是黄疸和胰腺肿块，最本质的病因为免疫损伤，其总体病机当属本虚标实。在使用激素诱导缓解的同时，使用疏肝解郁、利湿退黄及活血化瘀中医药以促进黄疸消退、腹痛、腰痛等症状缓解。在改善症状的同时，基于治病求本，使用中医药健脾益气、滋补肝肾以防治新发症状、胰腺内外功能损伤加重及疾病复发。

2. 中西结合协同防治 AIP 外分泌功能异常，在胰酶替代治疗的基础上，基于 AIP 患者慢性腹泻或脂肪泻的临床表现进行中医辨证论治，选择健脾除湿、理气和胃、消食化积、温阳止泻等治法，中西医结合协同改善患者消化功能，保证患者正常的营养状态。

3. 中西结合协同防治 AIP 内分泌功能障碍，基于内外分泌功能协同管理的理念，监测 AIP 患者的胰岛素释放情况、血糖水平，对于轻度血糖升高患者，选择二甲双胍和阿卡波糖口服降糖药；对于胰岛功能明显受损患者，推荐基础胰岛素和短效胰岛素相结合的方案控制血糖，这对采用激素诱导缓解的 AIP 患者能保证更好的血糖控制。同时，对于合并胰腺外分泌功能异常的患者，有利于促进患者合理进食和营养状态的改善。结合 AIP 的病因病机，可采用复方黄连素、清胃散等清热解毒，养阴生津，或参苓白术散等健脾除湿治疗，以提高患者的胰岛素敏感性，控制血糖，促进胰腺内分泌功能的修复；同时，有利于改善患者脾胃功能，缓解外分泌功能障碍，保证营养、改善消瘦状态而有利于血糖控制。

五、名医诊治经验

目前关于中西医结合诊治 AIP 的研究报道十分稀少。根据 AIP 本虚标实的中医病机认识，新疆医科大学附属中医医院段红霞等以活血化瘀、益气扶正为治疗原则，采用自拟方通胰汤加减治疗 AIP 能显著改善其临床症状，防止复发。其基本方为：陈皮 9g、茯苓 12g、法半夏 9g、桃仁 9g、红花 6g、当归 9g、生地 15~30g、川芎 9g、白芍 9g、党参 15g、白术 12g、甘草 6g、柴胡 9g、鸡内金 15~30g、制大黄 6g。辨证加减：湿热者加茵陈 30g、滑石 10g；热甚者加栀子 15g，金银花 30g；瘀血内阻者加怀牛膝 15g、莪术 15g；痰湿重者加全瓜蒌 15~30g，白芥子 3~6g，花粉 9g；食积加神曲 15~20g、生山楂 15g、生麦芽 30g；气虚加黄芪 30g、山药 30g；阴虚加麦冬 15g、天冬 15g、沙参 15g、女贞子 15~30g 等；阳虚加肉苁蓉 9~15g、淫羊藿 15~30g；血虚加丹参 15~30g、阿胶 9~12g，每天 1 剂，水煎服。

六、中医适宜技术

针灸治疗：根据不同中医证型，可选取脾俞、阳陵泉、太冲、至阳、足三里、三阴交等穴位，以 1.5 寸毫针刺入。根据辨证论治结果进行穴位加减、采用不同补泻手法，结合电针。每次取 6~12 个穴位,留针 30 分钟,每天 1 次,治疗 4~8 周。

【预后】

AIP 在激素治疗后的短期预后良好,长期预后不清。但因 AIP 相关并发症导致的死亡很罕见,有报道显示 AIP 患者 5 年生存率与相同性别和年龄的健康对照相似。

第三节　胰　腺　癌

【概述】

胰腺癌(pancreatic cancer)是一种发病隐匿、进展迅速,治疗效果和预后极差的消化道恶性肿瘤,绝大多数患者在诊断时已处于疾病的晚期而丧失了根治性手术的机会。由于胰腺位置深及胰腺本身组织病理学的特殊性,患者出现临床症状时多已处于疾病局部进展期或出现了远处转移。随着研究的不断深入,越来越多的专家学者认为,胰腺癌并非单一疾病,而是系统性疾病,单纯依靠手术不能完全改善患者预后及延长生存期。胰腺癌的诊治需要多个学科共同努力,以改善胰腺癌患者的生存状况。

根据胰腺癌的特点及临床证候表现,大致相当于中医学的"伏梁""癥积""黄疸"等范畴。"伏梁"多是由气血凝结而成的腹部痞块,"癥积"为部位固定不移、痛有定处的体内结块,若以腹部包块、腹痛腹胀为主症表现则归属于"伏梁""癥积"范畴;若以身目黄染为主症表现则归属于"黄疸"范畴。

【流行病学】

据世界卫生组织统计,2012 年全球胰腺癌发病率和死亡率分别位列恶性肿瘤第 13 位和第 7 位。中国国家癌症中心最新统计数据显示,从 2000 年至 2011 年中国胰腺癌的发病率逐年增加,2015 年我国胰腺癌发病率位居恶性肿瘤第 9 位,死亡率位居恶性肿瘤第 6 位。

男性比女性多见。可发生于任何年龄段,40 岁以上好发。

【病因病机】

一、西医认识

胰腺癌的病因和发病机制尚未完全明确。

(一)病因和病理生理学

流行病学调查显示胰腺癌发病与多种危险因素有关。长期吸烟、高龄、高脂饮食、体重指数超标、慢性胰腺炎或伴发糖尿病等是胰腺癌可能的非遗传性危险因素。家族遗传也是胰腺癌的高危因素,大约 10% 胰腺癌病例具有家族遗传性。有遗传性胰腺炎、黑斑息肉综合征(Peutz-Jeghers syndrome)、家族性恶性黑色素瘤及其他遗传性肿瘤疾病的患者,胰腺癌的风险显著增加。目前这些遗传易感性的遗传基础尚不清楚,多达 80% 的胰腺癌患者没有已知的遗传原因。*CDKN2A*、*BRCA1/2*、*PALB2* 等基因突变被证实与家族性胰腺癌发病密切相关。

（二）病理组织学

胰腺癌根据病灶原发部位包括胰头癌、胰体尾部癌等。90% 的胰腺癌为导管细胞腺癌,少见黏液性囊腺癌、腺泡细胞癌、鳞状细胞癌等。病理学检查是胰腺癌确诊的金标准。获取标本的方法包括:①EUS 或 CT 下穿刺活检;②腹水脱落细胞学检查;③腹腔镜或开腹手术下探查活检。

二、中医认识

根据中医文献论述,结合胰腺癌的症状、体征和影像特征,胰腺癌属于中医的"伏梁""癥积""黄疸"范畴。关于"伏梁"之病名,最早记载于《黄帝内经》的《素问·腹中论》:"病有少腹盛,上下左右皆有根……病名曰伏梁。"随后《难经》提出:"心之积,名曰伏梁,起脐上,大如臂,上至心下。久不愈,令人病烦心。"伏梁病位可发生在心下、少腹、脐周、膜原等,涉及心、肺、肠、肾、胃等脏腑,古病伏梁包含的范围非常广,涵盖了现代解剖学腹腔内的肝、胆囊、胃、胰、脾、十二指肠、小肠、大肠等诸多器官的肿瘤性疾病。关于"癥积"之病名,最早记载于《黄帝内经·素问》:"积聚……癥瘕坚硬、腹满,皆太阴湿土,乃脾胃中气,积聚之根也。"后世医家多有发挥,《景岳全书·积聚》:"诸有形者……旋成癥块者,皆积之类,其病多在血分,血有形而静也……皆聚之类,其病多在气分,气无形而动也。"由此可见古之癥积,有形而不动,病属血分,专指固定不移的有形结块。中医认为正气亏虚是发病基础,气机不畅是发病关键,饮食不节、情志所伤、外感六淫、脾胃受损是发病原因。饮食内伤、情志失调、外邪侵袭等各种致病因素作用于人体,导致脏腑功能失调,正气亏虚,气血瘀阻,湿热痰瘀胶结,日久蕴结为毒,积聚成块,发为本病。总之,胰腺癌的核心病机为本虚标实,本虚为后天脾胃受损、肝脾失调,或先天肾气不足、脏腑虚损;标实为外邪内侵、或气滞痰凝、或内生瘀血热毒。

【诊断】

一、辨病

（一）临床表现

胰腺癌起病隐匿、早期症状不典型,就诊时大部分患者已属于中晚期。首发症状往往取决于肿瘤的部位和范围,如胰头癌早期便可出现梗阻性黄疸;而早期胰体尾部肿瘤一般无黄疸。主要临床表现以上腹疼痛、饱胀不适,黄疸,食欲降低和消瘦最为多见。

1. 腹部不适或腹痛 是常见的首发症状。多数胰腺癌患者仅表现为上腹部不适或隐痛、钝痛、胀痛等,易与胃肠和肝胆疾病相混淆。早期因肿块压迫胰管,使胰管不同程度的梗阻、扩张、扭曲及压力升高,出现腹部不适或隐痛、钝痛、胀痛。少数患者可无疼痛,通常因对早期症状的忽视而延误诊断。中晚期肿瘤侵犯腹腔神经丛,出现持续性剧烈腹痛,向腰背部放射,导致不能平卧,常呈蜷曲坐位,严重影响睡眠和饮食。

2. 黄疸　是胰头癌最主要的临床表现,与胆道出口梗阻有关,多数由于胰头癌压迫或浸润胆总管所致,呈进行性加重。黄疸出现的早晚和肿瘤的位置密切相关,肿瘤距胆总管越近,黄疸出现越早。常伴有皮肤瘙痒、深茶色尿和陶土样便,日久可有出血倾向。体格检查可见巩膜或皮肤黄染,有时因胆汁淤积可触及胀大的肝脏及胆囊。

3. 消瘦和乏力　80%~90% 胰腺癌患者在疾病初期即有消瘦、乏力、体重下降,与食欲不佳、消化不良、焦虑、睡眠不足和肿瘤消耗等有关。

4. 消化道症状　如食欲缺乏、腹胀、消化不良、腹泻或便秘、恶心呕吐等。当肿瘤阻塞胆总管下端和胰腺导管时,胆汁和胰液不能进入十二指肠,导致消化不良症状;而胰腺外分泌功能损害可能导致腹泻。晚期胰腺癌侵及十二指肠,可导致上消化道梗阻或出血。

5. 其他症状　部分患者可伴有持续或间歇低热,且一般无胆道感染。部分患者还可出现血糖异常。部分患者表现为抑郁、焦虑、性格狂躁等精神障碍。晚期偶可触及上腹肿块,质硬,固定;腹水征阳性。少数患者可发现左锁骨上淋巴结转移,直肠指诊扪及盆腔转移。

（二）实验室及其他检查

1. 影像学检查　影像学检查是胰腺癌早期诊断和准确分期的重要工具,科学合理使用各种影像检查方法,对规范化诊治具有重要作用。影像学检查应遵循完整（显示整个胰腺）、精细（层厚 1~2mm 的薄层扫描）、动态（动态增强、定期随访）、立体（多轴面重建,全面了解毗邻关系）的基本原则。

（1）超声:超声具有无创、简便、价廉、无辐射等优势。可较好地显示胰腺内部结构,观察胆道梗阻情况,判断肝内外胆管扩张、胰管扩张、胰头部占位,同时可观察有无血管侵犯、肝转移和淋巴结转移等。

（2）CT:目前检查胰腺最佳的无创性影像检查方法,主要用于胰腺癌的鉴别、诊断和分期。增强扫描能够较好地显示胰腺肿物的大小、部位、形态、内部结构及与周围结构的关系,并能够准确判断有无肝转移,可以显示肿大的淋巴结。联合应用 CT 的各种后处理技术可准确提供胰腺癌病变本身情况、病变与扩张胰管及周围结构的关系等信息。近年来 CT 灌注成像技术日趋成熟,它可以通过量化的方式反映肿瘤内部的血流特点和血管特性,以期鉴别肿瘤的良恶性、评价肿瘤疗效、预测肿瘤的恶性程度以及转归等。

（3）MRI 或 MRCP:单纯的 MRI 诊断并不优于增强 CT,不作为诊断胰腺癌的首选方法。胰腺病变鉴别诊断困难时,可作为 CT 增强扫描的补充;当患者对 CT 增强对比剂过敏时,可采用 MRI 代替 CT 扫描进行诊断和临床分期。MRCP 可以清楚显示胰胆管的全貌,帮助判断病变部位,具有重要的诊断价值,具有无创性、多角度成像等优势。

（4）PET/CT:在发现胰外转移、评价全身肿瘤负荷方面具有明显的优势。临床实践过程中:①不推荐作为胰腺癌诊断的常规检查方法,但它可作为 CT 和/或 MRI 的补充手段对不能明确诊断的病灶鉴别肿瘤的良恶性;②PET/CT 检查在排除及检测远处转移病灶方面具有优势,对于原发病灶较大、疑有区域淋巴结转移及 CA19-9 显著升高的患者推荐应用。

（5）超声内镜:在内镜技术的基础上结合超声成像,提高了胰腺癌诊断的灵敏度和特异度,特别对病灶较小的胰腺癌诊断价值极高;超声内镜引导细针穿刺活检,成为目前胰腺癌定位和定性诊断最准确的方法;超声内镜也有助于肿瘤分期的判断;另外,超声内镜引导下可开展各种介入治疗技术,如细针注射治疗、射频治疗、胆管引流术、胰管引流术、胃肠吻合术等。

(6)ERCP:ERCP 并不能直接显示肿瘤病变,主要依靠胰管的改变及胆总管的形态变化对胰腺癌做出诊断,对胆道下端和胰管阻塞或有异常改变者有较大价值。胰腺癌还具有一些特殊的 ERCP 征象,如双管征、软藤征,这些征象对胰腺癌有特异性诊断价值。另外,采用 ERCP 插管至胰胆管内收集胆汁、胰液,进行胰胆管内细胞刷检或钳夹活检组织,可行细胞学检查或病理学诊断。同时也可以通过 ERCP 置入胆道支架、胰管支架解除胆道梗阻和胰管梗阻。

2. 生化指标检测

(1)肿瘤标志物检查:临床上常用的与胰腺癌诊断相关肿瘤标志物有 CA19-9、CEA、CA125(糖类抗原 125)等。CA19-9 是诊断胰腺癌价值最高的肿瘤标志物,取 CA19-9>37U/ml 作为阳性指标时其灵敏度和特异度分别为 78.2% 和 82.8%,可用于辅助诊断、疗效监测和复发监测,预测胰腺癌手术切除率及判断手术预后,同时对预测化疗疗效有重要意义,不过准确性尚待进一步证实。

(2)血液生化检查:早期无特异性改变,当肿瘤引起胆道梗阻或转移至肝脏时可引起相应的生化指标变化,如丙氨酸转氨酶、天冬氨酸转氨酶、碱性磷酸酶、γ-谷氨酰转肽酶、胆汁酸、胆红素等升高。肿瘤晚期伴随恶病质,可出现电解质紊乱以及低蛋白血症。另外,血糖变化也与胰腺癌发病或进展有关,特别是没有糖尿病家族史的患者突然出现血糖异常,需要注意有无胰腺肿瘤的可能。

(3)组织病理学和细胞学检测:通过术前或术中细胞学穿刺、活检,获得组织病理学或细胞学检测结果可确定胰腺癌诊断。细胞病理学诊断标准:采用美国细胞病理学会推荐的 6 级报告系统:Ⅰ级,不能诊断;Ⅱ级,未见恶性;Ⅲ级,非典型;Ⅳ A 级,肿瘤性病变,良性;Ⅳ B 级,肿瘤性病变,其他;Ⅴ级,可疑恶性;Ⅵ级,恶性。病理学诊断标准:胰腺占位病灶、转移灶活检或手术切除组织标本,经病理组织学和/或细胞学检查诊断为胰腺癌。

(三)诊断要点

胰腺癌的诊断应结合临床表现、实验室检测及影像学检查综合判断,金标准为组织病理学或细胞学检查。

由于胰腺癌起病隐匿、发展迅速,早期发现主要依靠常规体检。影像学的胰管扩张和胰腺囊性病变是早期诊断胰腺癌的重要的间接征象。当超声和 CT 检查难以直接发现肿瘤时,建议行 EUS 或 MRCP。当 EUS 检查发现肿块时,建议在 EUS 引导下行细针抽吸细胞学检查,是目前胰腺癌定位和定性诊断最准确的方法。当胰管存在局限性狭窄,管径变化及分支胰管扩张时,建议行 ERCP 并获取胰液行细胞学检查。

胰腺癌的分期:采用 AJCC 第 8 版胰腺癌 TNM 分期胰腺癌,其中 T、N、M 的定义:

(1)原发肿瘤(pT)

1)pT$_x$:不能评估;pT$_0$:无原发肿瘤证据;pTis:原位癌,包括胰腺高级别上皮内肿瘤、导管内乳头状黏液性肿瘤伴高级别上皮内瘤变、导管内管状乳头状肿瘤伴高级别上皮内瘤变以及黏液性囊性肿瘤伴高级别上皮内瘤变。

2）pT_1：肿瘤最大径 ≤2cm；pT_{1a}：肿瘤最大径 ≤0.5cm；pT_{1b}：肿瘤最大径 ≤1cm 且 >0.5cm；pT_{1c}：肿瘤最大径 1~2cm；pT_2：肿瘤最大径 >2cm 且 ≤4cm；pT_3：肿瘤最大径 >4cm；pT_4：任何大小肿瘤，累及腹腔干、肠系膜上动脉或肝总动脉。

（2）区域淋巴结（pN）

1）pN_x：无法评估。

2）pN_0：无区域淋巴结转移。

3）pN_1：1~3 个区域淋巴结转移。

4）pN_2：≥4 个区域淋巴结转移。

（3）远处转移（pM）

1）pM_x：无法评估。

2）pM_0：无远处转移。

3）pM_1：有远处转移。

（四）鉴别诊断

1. 慢性胰腺炎 慢性胰腺炎是一种反复发作、渐进性的广泛胰腺纤维化病变，导致胰管狭窄阻塞，胰液排出受阻，胰管扩张。慢性胰腺炎与胰腺癌均可有上腹不适、消化不良、腹泻、食欲减退、体重下降等临床表现。鉴别如下：①慢性胰腺炎发病缓慢，病史长，常反复发作，一般有长期饮酒史，急性发作可出现血、尿淀粉酶升高；②慢性胰腺炎 CT 可见胰腺轮廓不规整，胰腺实质密度不均，胰腺部位的钙化灶、胰管结石或胰管成串珠样改变有助于诊断；③自身免疫性胰腺炎是一种特殊类型的胰腺炎，不同于酒精、胰管结石等引起的慢性胰腺炎。血清 IgG4 的升高是诊断自身免疫性胰腺炎较敏感和特异的实验室指标，CT 显示胰腺呈"腊肠样肿大"或局部肿块形成，病理活检发现伴随大量 IgG4 阳性浆细胞浸润和席纹状纤维化，此类患者对类固醇治疗反应良好。该疾病可通过检测血清 IgG4、影像学改变和组织病理学特征进行鉴别诊断。

2. 壶腹癌 壶腹癌发生在胆总管与胰管交汇处。黄疸是其最常见症状，肿瘤发生早期即会出现黄疸。与胰腺癌鉴别如下：①超声、CT、MRI、ERCP 等检查可显示胰管和胆管扩张，呈双管征，发现壶腹部位占位病变；②EUS 有助于鉴别胰腺癌和壶腹癌，能发现较小的病变并且能观察到病变浸润的深度、范围、周围肿大淋巴结等。

3. 十二指肠乳头癌 较早出现黄疸，有时伴有轻度胆管炎、胰腺炎，与胰腺癌鉴别如下：①十二指肠乳头癌因肿瘤坏死脱落，胆道梗阻缓解，可出现间断性黄疸；②行十二指肠镜检查能够清晰看到十二指肠乳头呈菜花样改变，触之易出血，取病理活检有助于诊断。

4. 胰腺囊腺瘤与囊腺癌 多发生于女性患者。影像学检查是与胰腺癌鉴别的重要手段，一般 CA19-9 无升高。超声、CT、EUS 可显示胰腺内囊性病变、囊腔规则，而胰腺癌只有中心坏死时才出现囊变且囊腔不规则。

5. 胰腺导管内乳头状黏液性肿瘤 以中老年人多见，男女发病率无差异。多伴有反复发作的胰腺炎病史。影像学表现为胰管囊状扩张，依据肿瘤起源部位分为主胰管型、分支胰管型、混合型。ERCP 检查可以发现十二指肠乳头开口扩大，有黏蛋白液体溢出。经口胆道子镜光纤直视系统（Spyglass）进入扩张的胰管内，可以观察到胰管内大量胶冻样黏蛋白栓，胰管壁呈乳头状突起病变，表现为"鱼卵征"。

6. 胰腺其他占位性病变 主要包括胰腺假性囊肿、胰岛素瘤、实性假乳头状瘤等，临床上肿物生长一般较缓慢，病程较长，同时可有特定的临床表现：如胰岛素瘤可表现为发作性低血糖症状、胰腺假性囊肿患者多有急性胰腺炎病史，结合 CT 等影像学检查一般不难鉴别，必要时可通过穿刺活检及病理检查协助诊断。

（五）并发症

1. 症状性糖尿病 少数患者起病的最初表现为糖尿病的症状。因此，若糖尿病患者出现持续性腹痛，或老年人突然出现糖尿病，或原有糖尿病而近期突然病情加重时，应警惕发生胰腺癌的可能。

2. 血栓性静脉炎 晚期胰腺癌患者出现游走性血栓性静脉炎或动脉血栓形成。这也是胰腺癌晚期的并发症中最常见的一种表现。

3. 精神症状 部分胰腺癌患者可表现焦虑、急躁、抑郁、个性改变等精神症状。

二、中医辨证

（一）辨证要点

胰腺癌的主要症状为疼痛和黄疸。辨证要点在于分清部位、气血、寒热和虚实。气滞疼痛者，上腹疼痛，连及两胁，时痛时止，脘痞腹胀；血瘀疼痛者，上腹刺痛，固定不移，夜痛明显，舌紫暗有瘀斑；虚寒疼痛者，腹痛绵绵，喜温喜热，背部恶寒；毒热疼痛者，腹痛连背，疼痛剧烈，热象明显，脉象弦滑。湿热黄疸者，黄色鲜明，胸闷痞满，口苦咽干，腹胀便秘，舌红苔黄腻；寒湿黄疸者，黄色晦暗，神疲畏寒，食欲缺乏，大便溏稀，舌淡苔白腻。在此基础上再进一步辨证分型。

（二）辨证分型

1. 肝郁气滞证
主症：①上腹疼痛，窜及两胁或少腹；②胸闷喜叹息。
次症：①每因情志不畅而发作或加重；②心烦易怒；③嗳气则舒；④食欲缺乏。
舌脉：舌淡，苔薄白，脉弦。

2. 肝胆湿热证
主症：①脘胁胀满，腹痛拒按；②口苦呕恶。
次症：①身目发黄；②小便短赤或涩痛；③大便干燥或黏腻；④寒热往来；⑤阴囊潮湿或带下黄臭。
舌脉：舌红，舌苔黄腻，脉弦滑或滑数。

3. 瘀血阻滞证
主症：①疼痛剧烈，甚则彻背；②刺痛，固定不移。
次症：①腹部结块；②夜间加重；③妇女月经夹血块；④胸闷胸痛。
舌脉：舌紫暗或有瘀斑，脉细涩。

4. 气血两虚证
主症：①腹痛绵绵，喜按喜温；②气短乏力。

次症：①头晕心悸；②动则汗出；③食少纳差；④面色淡白；⑤失眠健忘。

舌脉：舌淡，苔薄白，脉细弱。

5. 肝阴不足证

主症：①胁肋隐痛，持续不休；②吞酸吐苦。

次症：①潮热盗汗；②五心烦热；③两目干涩；④眩晕耳鸣；⑤口燥咽干。

舌脉：舌红少苔，脉弦细数。

证候诊断：主症必备，加次症 2 项及以上，结合舌脉，即可诊断。

【治疗】

一、治疗原则

胰腺癌由于分期的不同，选择的治疗方式也不尽相同。根据不同患者身体状况、肿瘤部位、侵及范围、临床症状，采用多学科会诊的模式，有计划、合理地应用现有的诊疗手段，以期最大幅度地根治、控制肿瘤，减少并发症和改善患者生活质量。

二、西医治疗

（一）药物治疗

胰腺癌化学治疗疗效有限，主要包括术后辅助化疗，术前的新辅助化疗，局部进展期不可切除或合并远处转移患者的姑息性化疗等。①可切除胰腺癌：根治术后的胰腺癌患者如无禁忌证，均应行辅助化疗。辅助化疗方案推荐以吉西他滨或氟尿嘧啶类药物为主的单药治疗；体能状态良好的患者，建议联合化疗；②交界可切除胰腺癌：体能状态良好的交界可切除胰腺癌患者，建议开展术前新辅助治疗，术后经多学科诊疗评估后再决定是否追加辅助化疗；③不可切除的局部进展期或合并远处转移的胰腺癌：可依据体能状态选择一线化疗方案开展化疗（以吉西他滨为基础的化疗、以氟尿嘧啶为基础的化疗、分子靶向治疗）。

（二）手术治疗

手术切除是胰腺癌患者获得治愈机会和长期生存的唯一有效方法。

1. 手术治疗的原则　外科治疗前对患者全身及肿瘤情况进行评估具有重要临床意义。术前依据影像学检查结果将肿瘤分为可切除、可能切除和不可切除三类而制定具体治疗方案。规范的外科治疗是获得良好预后的最佳途径，应遵循如下原则。①无瘤原则：包括肿瘤不接触原则、肿瘤整块切除原则及肿瘤供应血管的阻断等；②足够的切除范围和安全的切缘：切除的标本要进行规范化病理取材，为保证足够的切缘可于手术中对切缘行冰冻病理检查，以距切缘 1mm 内有无肿瘤浸润为判断 R0 或 R1 切除的标准；③淋巴结清扫：在标准的淋巴结清扫范围下，应获取 15 枚以上的淋巴结。新辅助治疗后的患者，获取淋巴结数目可少于 15 枚。

2. 术前减黄　主要目的是缓解胆道梗阻、减轻黄疸等症状，同时改善肝脏功能、纠正凝血功能异常、降低手术死亡率，但不推荐术前常规行胆道引流。对重度黄疸（总胆红素

>340μmol/L）患者,肝脏功能、凝血功能明显异常,或伴有发热、败血症、化脓性胆管炎患者可行术前减黄。一般于减黄术2周以后,胆红素下降至初始数值一半以下,肝功能逐步恢复,体温、血常规正常时可行手术。

3. 根治性手术切除指征　①全身状况良好;②临床分期为Ⅱ期以下的胰腺癌;③无远处播散和转移,无腹水;④术中探查肿物局限于胰腺内,未侵犯肠系膜上动脉和/或肝总动脉等重要血管。

4. 手术方式　①肿瘤位于胰头、钩突、胰颈部可行胰十二指肠切除术;②肿瘤位于胰腺体尾部可行胰体尾加脾切除术;③肿瘤较大,范围包括胰头、颈、体时可行全胰切除术。

5. 肿瘤可能切除者的外科治疗　对于肿瘤可能切除的患者最佳治疗策略一直存在争议。目前提倡新辅助治疗先行的治疗模式,即经多学科诊疗评估后,对于通过新辅助治疗（化疗、放化疗、诱导化疗后同期放化疗等）可能获益的患者,新辅助治疗后评估达到肿瘤降期可以再行根治性手术切除。

6. 局部晚期不可切除胰腺癌的外科治疗　对于此部分患者,积极治疗仍有可能获得较好的治疗效果。对出现十二指肠梗阻的患者,可行内镜金属支架植入术或胃空肠吻合术缓解十二指肠梗阻;肿瘤无法切除但合并胆道梗阻患者,可行ERCP胆管支架植入术或经皮经肝穿刺置管外引流术、胆总管/肝总管空肠吻合术。

（三）放射治疗

放射治疗是胰腺癌的重要治疗手段,贯穿各个分期。可手术切除局限性胰腺癌,如因内科疾病不耐受手术或拒绝手术的患者,推荐精准根治性放射治疗。临界可手术切除患者可直接接受高剂量放疗或联合化疗,根据治疗后疗效决定是否行手术切除。放化疗是局部晚期胰腺癌的首选治疗手段。胰腺癌术后放疗的作用尚存争议,对于胰腺癌R1切除者,术后同步放化疗可以弥补手术的不足。

（四）介入治疗

胰腺癌的介入治疗主要包括针对胰腺癌及胰腺癌转移瘤的介入治疗及胰腺癌相关并发症的治疗,主要治疗手段包括经动脉灌注化疗、射频消融治疗、PTCD解除梗阻性黄疸、胆道支架植入、肠道支架植入、出血栓塞治疗等。

（五）支持治疗

支持治疗的目的是预防或减轻患者痛苦,提高生活质量。疼痛治疗以镇痛药物治疗为基础,遵循WHO三阶梯镇痛原则,选择最佳的镇痛治疗方法。另外,对胰腺癌患者需要进行常规营养评估,给予积极的营养支持治疗,以预防恶病质的发生。

三、中医治疗

（一）辨证分型治疗

1. 肝郁气滞证
治法:疏肝散结,理气解郁。

代表方:柴胡疏肝散(《景岳全书》)。

常用药:柴胡、香附、川芎、陈皮、枳壳、白芍、炙甘草。

加减:心烦易怒者,加青皮、栀子;畏寒者,加乌药、桂枝;痛剧者,加延胡索、川楝子;胸闷者,加郁金、木香;纳差者,加鸡内金、炒麦芽。

2. 肝胆湿热证

治法:清热利湿,散结止痛。

代表方:龙胆泻肝汤(《太平惠民和剂局方》)。

常用药:龙胆草、栀子、黄芩、泽泻、通草、车前子、当归、生地、柴胡、生甘草。

加减:头痛眩晕者,加天麻、钩藤;目赤肿痛者,加菊花、桑叶;口疮舌痛者,加黄连、升麻;热盛者,加石膏、知母;大便燥结者,加大黄、芒硝;身目黄染者,加茵陈、栀子。

3. 瘀血阻滞证

治法:活血化瘀,软坚散结。

代表方:膈下逐瘀汤(《医林改错》)。

常用药:桃仁、丹皮、赤芍、乌药、延胡索、当归、川芎、香附、红花、枳壳、五灵脂、甘草。

加减:瘀血日久发热者,加丹参、生地;兼有寒象、得温则舒,加桂枝、炮姜;瘀热黄疸,加大黄、茵陈。

4. 气血两虚证

治法:益气养血,活血散结。

代表方:黄芪建中汤(《金匮要略》)合八珍汤(《瑞竹堂经验方》)。

常用药:黄芪、桂枝、白芍、党参、茯苓、白术、当归、川芎、生地、炙甘草。

加减:纳差者,加木香、鸡内金;腹泻者,加薏苡仁、防风;畏寒者,加炮附子、炮姜;失眠者,加酸枣仁、龙眼肉;心悸者,加重炙甘草剂量;动则汗出者,加防风。

5. 肝阴不足证

治法:养阴柔肝,理气通络。

代表方:一贯煎(《续名医类案》)。

常用药:北沙参、麦冬、当归、生地黄、枸杞子、川楝子。

加减:大便秘结者,加瓜蒌、生白术;潮热盗汗者,加地骨皮、牡丹皮;肋胁胀痛伴结块者,加鳖甲;烦热消渴,加石膏、天花粉。

(二)中成药

1. 活血化瘀类

(1)鳖甲煎丸:活血化瘀,软坚散结。用于胁下癥块。口服,每次 3g,每日 2~3 次。

(2)止痛化癥片:活血调经,化癥止痛,软坚散结。用于癥瘕积聚、痛经闭经、赤白带下及慢性盆腔炎等。口服,每次 2~3 片(0.6g/片),每日 2~3 次。

(3)平消胶囊:活血化瘀,散结消肿,解毒止痛。对毒瘀内结所致的肿瘤患者具有缓解症状,缩小瘤体,提高机体免疫力,延长患者生存时间作用。口服,每次 4~8 粒,每日 3 次。

(4)脉血康胶囊:破血、逐瘀,通脉止痛。用于癥瘕痞块、血瘀经闭,跌打损伤。口服,每次 2~4 粒,每日 3 次。

(5)得生胶囊:调经养血,理气化瘀。用于月经不调,经期腹痛,血瘀气滞,癥瘕痞块。口服,每次 4 粒(0.4g/粒),每日 2 次。

(6)大黄䗪虫丸:活血破瘀,通经消癥。用于瘀血内停所致的癥瘕、闭经,症见腹部肿块、肌肤甲错、面色暗黑、潮热羸瘦、经闭不行。口服,水蜜丸每次 3g,每日 1~2 次。

(7)康力欣胶囊:扶正祛邪,软坚散结。用于消化道恶性肿瘤,乳腺恶性肿瘤,肺恶性肿瘤见于气血瘀阻证者。口服,每次 2~3 粒,每日 3 次,或遵医嘱。

2. 清热解毒类

(1)一粒止痛丸:清热解毒,活血止痛。用于刀枪伤、跌打伤所致的疼痛,妇女经痛及部分晚期恶性肿瘤疼痛等症。痛时口服,每次 1 粒,每隔 4 小时服 1 次,或遵医嘱。

(2)西黄丸:清热解毒,消肿散结。用于热毒壅结所致的痈疽疔毒、瘰疬、流注、癌肿。口服,每次 3g,每日 2 次。

(3)抗癌平丸:清热解毒,散瘀止痛。用于热毒淤血壅滞肠胃而致的胃癌、食管癌、贲门癌,直肠癌等消化道肿瘤。口服,每次 0.5g~1g(每次半瓶~1 瓶),每日 3 次,饭后半小时服,或遵医嘱。

3. 消积化滞类

(1)烂积丸:消积,化滞,驱虫。用于脾胃不和引起的食滞积聚,胸满,痞闷,腹胀坚硬,嘈杂吐酸,虫积腹痛,大便秘结。口服,水丸每次 6g,每日 2 次;小儿酌减。

(2)消积丸:消积行滞。用于食积,肉积,水积,气积。口服,每次 6g,每日 2 次。

4. 消炎抗癌类

(1)华蟾素片:解毒,消肿,止痛。用于中、晚期肿瘤,慢性乙型肝炎等症。口服,每次 3~4 片,每日 3~4 次。

(2)鸦胆子油软胶囊:抗癌药。用于肺癌、肺癌脑转移,消化道肿瘤及肝癌的辅助治疗。口服,每次 4 粒(0.53g/粒),每日 2~3 次,30 日为 1 个疗程。

5. 补虚强壮类

(1)香云肝泰片:滋补强壮,扶正固本,益胃增食。用于黄疸胁痛,积聚癥瘕,体质虚弱,倦怠乏力,面色不华,大便不实,舌质淡,脉细弱者,慢性迁延性肝炎,慢性活动性肝炎及肿瘤的综合治疗。口服,每次 2 片,每日 3 次,或遵医嘱。

(2)灵芝孢子粉胶囊:健脾益气,养心安神。用于心脾两虚,病后体弱,肿瘤患者的辅助治疗。口服,每次 4~6 粒,每日 3 次。

(3)博尔宁胶囊:扶正祛邪,益气活血,软坚散结,消肿止痛。本品为癌症辅助治疗药物,可配合化疗使用,有一定的减毒、增效作用。口服,每次 4 粒,每日 3 次,或遵医嘱。

(4)芪鹿补血颗粒:健脾补肾,益气养血。适用于脾肾两虚,气血虚弱证肿瘤患者。放化疗所致白细胞减少症的辅助治疗。症见神疲乏力、面色无华、头晕目眩、腰膝酸软等。开水冲服,每次 7g,每日 3 次。

四、中西医结合治疗

胰腺癌属于中医的"伏梁""癥积""黄疸"范畴,根据其临床表现应按中医学的"胃脘痛""胁痛""腹痛""黄疸"等论治。主要病机总以正气亏虚、气滞痰浊瘀毒胶结为根本,治疗上以扶助正气、行气活血、化痰散结、清热解毒为大法。胰腺癌目前唯一的根治性手段为手术切除,中医对胰腺癌围术期调护、放化疗的增效减毒、晚期胰腺癌治疗等方面具有一定的优势,因此,中西医结合、多学科协作治疗是目前胰腺癌最有效的治疗手段。针对胰腺癌的临床辨证,除了望、闻、问、切,还应结合影像学表现、术中所见及西医治疗措施。

1. 从痈论治　痈,壅也,指气血被邪毒壅聚而发生的化脓性疾病。《灵枢·痈疽》《金匮要略》将营卫不和、气血凝滞、化火为毒、热盛肉腐作为痈的基本病机。胰腺癌气滞、湿滞、热滞、瘀滞、毒滞是发病的关键环节,尤以湿热瘀毒为核心病机,与痈的病机吻合。因此,大连医科大学附属第一医院提出从痈论治胰腺癌的理论,在辨证论治的基础上加用桃仁、薏苡仁、冬瓜仁、浙贝母、天花粉、没药、三棱、莪术、皂角刺、穿山甲(现有以豕甲代替者)等消痈散结的药物,能有效提高治疗效果。

2. 中西医结合微创治疗(SELECT)　随着微创理念的深入和微创技术的发展,胰腺癌诊断及治疗均可采用微创技术,同时配合中医药治疗。大连医科大学附属第一医院胆胰疾病中西医结合治疗中心总结多年来诊治的成功经验,提出了中西医结合微创治疗的SELECT 理念[Spyglass(经口胆道子镜光纤直视系统)+ERCP+Laparoscopy(腹腔镜)+EUS(超声内镜检查术)+Choledochoscopy(胆道镜)+Traditional Chinese Medicine(中医药),SELECT],即以 EUS、Spyglass、ERCP 等内镜技术对胰腺肿瘤进行鉴别诊断,以腹腔镜技术进行根治性手术,对不能行根治性手术的患者采用内镜技术缓解消化道梗阻等并发症,围手术期采用中医辨证论治治疗,发挥中医药的协同作用,助力患者加速康复,协同放化疗增效减毒,延长患者生存期,提高生存质量。采用 SELECT 理念,通过多镜联合中西医微创诊疗一站式平台,实现对胰腺肿瘤患者的微创化、多元化、个体化、精准化的中西医结合诊疗,从而达到以患者为根本、以疾病为中心的目标,使患者利益最大化。

3. 围手术期调护　中药复方对围术期准备及减少术后并发症具有一定的作用。

(1)术前增强免疫力:胰腺癌发病时间长,部分患者伴有食欲不佳,饮食减少,或合并黄疸、消化道梗阻等,影响机体正常消化吸收功能,出现负氮平衡、低蛋白血症,影响手术预后,应用健脾益气、气血双补、温阳补气等方法,能有效激发机体功能,增强免疫力、改善营养状态、提高胃肠动力。现代药理研究表明黄芪、党参能增强免疫力,提高吞噬细胞功能。

(2)术后改善胃肠动力,预防肠粘连及梗阻、胃肠功能紊乱,常见症状为腹胀,这是术后肠麻痹、吻合部水肿、胃扩张、肠梗阻的共同症状。使用通里攻下、理气活血的中药复方可增加胃肠平滑肌兴奋性,使胃肠蠕动规律化,并增加组织供氧,减少纤维蛋白的渗出,抑制纤维组织增生和促进纤维组织降解,预防肠粘连及梗阻。

(3)术后抗感染:感染是胰腺癌术后常见的并发症,中药复方联合抗生素,能提高抗生素的效力,减少耐药性的产生。研究表明,清热解毒药有广谱抗生素作用;通里攻下药能促进肠蠕动,恢复肠功能,有利于腹腔炎症吸收;行气活血药改善血管和腹膜的血液循环,增加血流量,降低毛细血管通透性,减少渗出,促进炎症吸收;补益药可提高机体免疫能力,增加抵抗力。

4. 联合化疗及放疗　中药联合放、化疗治疗胰腺癌,能起到增效减毒的作用,提高放、化疗的效果,并减少其引起的副作用。相关研究表明,中药复方联合化疗,可显著降低胰腺癌患者血清肿瘤标志物水平、可显著延长胰腺癌患者生存期、改善临床症状和体力状况,并能减轻化疗药物引起的骨髓抑制;中药复方联合放疗,在症状积分、肿瘤标志物水平、近期有效率、肿瘤复发转移率和不良反应发生率等方面均存在明显优势。

5. 具有抗肿瘤作用的中药研究

（1）动物类中药

①蟾蜍：主祛邪气，破癥消坚。有研究报道大蟾蜍卵子中的蟾蜍活性多肽、耳后腺与皮肤腺的分泌物蟾酥等可诱导不同组织的肿瘤细胞凋亡，继而起到抗肿瘤作用。②水蛭：主逐恶血，散瘀血，破血癥、积聚等。有研究发现水蛭提取物可通过抑制肿瘤细胞的生长及增殖、抑制肿瘤新生血管的生成及诱导肿瘤细胞凋亡等多种途径，起到抗肿瘤的作用。③斑蝥：主破血逐瘀，散结消癥。斑蝥最主要的抗肿瘤活性物质为具有一定毒性的斑蝥素，有研究报道斑蝥素可抑制肿瘤细胞增殖、诱导肿瘤细胞凋亡及抑制肿瘤新生血管生成。

（2）扶正补益类中药

①人参：主补五脏，祛邪气，安精神，定魂魄。人参多糖致敏血清对人和鼠的肿瘤细胞株有不同程度的杀伤作用，其机制可能是人参多糖在体内作用于单核巨噬细胞系统，激活产生肿瘤坏死因子。人参多糖已广泛用于多种恶性肿瘤的治疗。②黄芪：主补虚，痈疽，排脓，止痛。黄芪多糖通过促进 TNF-α 和 γ 干扰素（IFN-γ）的产生，增强机体免疫功能而达到抗肿瘤作用。③灵芝：主胸中结，益心气，补中。灵芝多糖在小鼠体内能较好地抑制 Lewis 肺癌细胞的生长，通过调节肿瘤抑癌基因（bax 基因和 $p53$ 基因）表达实现抗肿瘤作用。

（3）活血化瘀类中草药

①莪术：破积聚，行瘀血。莪术中的姜黄素类、莪术醇、β-榄香烯、莪术二酮等单体成分，具有很好的抗肿瘤作用。②三七：活血止血，行瘀止痛。三七主要药理活性成分为人参皂苷和三七皂苷 R1、R2 等，通过抑制某些肿瘤坏死因子的生成、抵抗化疗耐药、防止肿瘤细胞转移等，起到直接抗肿瘤的作用。③川芎：活血行气止痛。川芎嗪注射液能增强化学药物治疗食管癌的作用，其机制一方面是通过改善血液高凝及低纤溶状态，增强血中脂蛋白酶活性，使肿瘤组织通透性增大，使药物易于渗入；另一方面是川芎嗪注射液能脆化细胞溶酶体，使其释放酸性水解酶而增强化疗药物疗效。④鸡血藤：行血活血，舒筋活络。鸡血藤通过促进肿瘤细胞死亡、阻滞细胞周期和抗肿瘤转移等三种机制起到抗肿瘤作用。⑤丹参：活血祛瘀，凉血养血。丹参促进肿瘤浸润淋巴细胞的体外扩增，进而起到抗肿瘤作用。

（4）清热解毒类中药

①白花蛇舌草：清热利湿解毒。白花蛇舌草提取物 HDNF，在体外可显著抑制 Hep G2、A549、HCT-116 肿瘤细胞的增殖，体内能显著抑制荷瘤小鼠 S180 肉瘤生长并能调节荷瘤小鼠的免疫功能。②半枝莲：半枝莲黄酮与多糖的抗肿瘤机制都有抑制肿瘤细胞生长、抑制肿瘤血管生成和调节机体免疫功能等作用；而不同成分之间也可以相同途径起到抗肿瘤作用，如半枝莲黄酮、多糖、二萜、卟啉等均可通过激活线粒体凋亡途径诱导肿瘤细胞凋亡，从而发挥抗肿瘤作用。③半边莲：清热解毒，利水消肿。其主要抗肿瘤活性成分可能是生物碱类。

五、名医诊治经验

1. 国医大师刘嘉湘认为，肝郁脾虚是胰腺肿瘤的病机根本，疏肝健脾扶助正气则是中医治疗胰腺肿瘤的基本法则，以柴芍六君子汤为主加减治疗。柴芍六君子汤，出自《医宗金鉴》卷五十一，具有健脾平肝、化痰祛风之功效。主治慢惊，脾虚肝旺，风痰盛者。此方可认为是四逆散与六君子汤合方而成，方中党参、白术、茯苓、甘草为四君子汤组成，功在健脾益气渗湿，为治疗脾虚的基础方；柴胡、白芍散收并具，可柔肝敛阴和营；陈皮、半夏配伍降逆和胃理气;诸药合用,共奏疏肝健脾和胃之功。将柴芍六君子汤灵活运用于胰腺癌的治疗当中,主要是基于柴芍六君子汤扶助正气,提高自身抵抗防御能力,来抵御癌病侵犯,收效显著。

2. 国医大师何任创"不断扶正,适时祛邪,随证治之"的肿瘤十二字治疗法则。认为胰腺癌总属本虚标实之病证,基本病机为在机体气阴两虚基础上,六淫邪毒久袭,或七情怫郁,或饮食失节,或久患宿疾,或年老体衰,或先天禀赋异常,致机体脏腑阴阳气血失调,气阴两虚,气滞湿聚,痰凝血瘀,癌毒弥漫,最终形成肿块,产生各种变证。基本治法为"益气养阴,祛湿化痰,活血解毒,软坚散结",基本用方为自拟三参二苓汤。三参二苓汤由生晒参、玄参、猫人参、茯苓、猪苓、黄芪、枸杞、延胡索、白芍、白花蛇舌草、生甘草等药物组成,方中生晒参、黄芪、白芍、枸杞益气养阴,玄参、猫人参、白花蛇舌草清热解毒散结,茯苓、猪苓健脾化痰祛湿,延胡索活血止痛散结,生甘草健脾益气、调和诸药。

3. 国医大师徐经世从"郁"论治胰腺癌,认为胰腺癌的临床症状体征如发热、口干苦、大便秘结或腹胀泄泻、小便短赤、纳差乏力、脘腹胀满疼痛、恶心呕吐、黄疸等皆是肝经郁热、脾湿困阻、湿热相搏的表现。拟定出了治疗胰腺癌的基本方药:北柴胡 10g,黄芩 10g,熟大黄 10g,清半夏 12g,半枝莲 30g,枳壳 15g,赤芍 15g,浙贝母 10g,白花蛇舌草 30g,薏苡仁 40g,人中黄 10g,甘草 6g。

4. 国医大师周仲瑛认为,胰腺癌多为肝脾两伤,土败木贼,气不化水,湿热瘀毒互结所致。早期癌毒留结,阻隔经络气血,气滞津凝,痰阻血瘀,癌毒与痰瘀搏结;癌瘤狂夺精微以自养,形体日瘦。中期癌毒蕴藉,阻滞气机则腹痛,脏腑经络功能失调,或脾胃升降失常,或胃纳失和,或肝胆疏泄不利,或肠腑传导失司;晚期癌毒伤正,津气亏耗,正气无力制约癌毒,癌毒走注,病损广泛。癌毒理论指出,癌毒必须依附其他病邪致病,在胰腺癌中,主要依附湿、热、瘀邪。治疗以抗癌解毒为基本大法,早期癌肿尚小,正气尚盛,治疗重用抗癌解毒、软坚散结之品,中期邪正交争、脾虚不运,肝胆疏泄不利,故适当加入健脾和胃、疏肝利胆、清热利湿之药,晚期癌肿增大,机体气血阴阳耗竭,故益气养阴、健脾开胃为主,辅以抗癌解毒。

5. 首都国医名师李佩文主张从脾论治胰腺癌,脾虚是所有胰腺癌患者的特性,湿热在胰腺癌的发病中也起重要作用。认为脾虚湿热内蕴是贯穿胰腺癌发病始终的核心病机,因此提出"健脾益气、清热化湿"为主要治则,临证常用健脾益气、清热化湿之品,方选参苓白术散化裁。此外,创立"止痛灵"外用,由延胡索、丹参、乌药、重楼、土鳖虫、血竭、冰片组成,能够有效缓解肿瘤患者的疼痛症状,提高患者的生存质量。

六、中医适宜技术

1. **针灸**　根据不同症状、证型选择相应的腧穴进行针灸治疗。主穴取内关、足三里,然后根据不同临床表现选穴:①止痛:配伍阿是穴、合谷、三阴交等;②疲乏:配伍合谷、三阴交、太溪穴;③肠梗阻:上巨虚、下巨虚、气海、中脘穴;④腹胀:三阴交、曲池、中脘、天枢、上巨虚、大肠俞;⑤呃逆:三阴交、曲池、中脘、天枢、上巨虚、大肠俞;⑥白细胞减少:合谷、气海、关元、三阴交、阴陵泉。另可结合穴位封闭止痛法,穴位选取厥阴俞、期门、大包,药物使用 1% 利多卡因 1.0ml、维生素 B_{12} 250mg,每日 1 次,5~7 天为 1 个疗程,适用于癌性疼痛。

2. **中药外治**　①蟾酥膏:用药前清洁疼痛部位皮肤,然后再将膏药贴上,每天 1 次,每24 小时调换,7 天为 1 个疗程。用于胰腺癌疼痛患者。②芒硝外敷:芒硝 120g,单层纱布包扎,敷脐部。适用于胰腺癌腹水。

【预后】

胰腺癌恶性程度极高、进展迅速,早期诊断及根治性手术是唯一可能治愈的方法,但胰腺癌由于缺乏特异性症状,大部分患者确诊时已处于晚期,因此预后极差,90% 的患者常在诊断后 5 年内死亡。在我国,根据 2018 年国家癌症中心发布的 2003—2013 年居民癌症数据显示,胰腺癌的死亡率在所有恶性肿瘤中排第 5 位,且 5 年相对生存率在常见恶性肿瘤中最差。所以应加大普及科学防癌的理念,提高防癌、抗癌意识,远离不良生活习惯,建立健康生活方式,促进胰腺癌的早发现、早诊断、早治疗,实现对胰腺癌的有效防控。

第四篇｜第六章

参考文献

第七章 腹膜疾病

结核性腹膜炎

【概述】

结核性腹膜炎（tuberculous peritonitis，TBP）是由于结核分枝杆菌感染引起的慢性弥漫性腹膜炎症，属于肺外结核的一种，本病临床表现多样且不典型，往往给诊断带来很大困难。

中医文献对结核性腹膜炎尚无确切记载，根据结核性腹膜炎的特点及临床证候表现，大致相当于中医学的"痨病""臌胀""虚劳"等范畴。

【流行病学】

结核性腹膜炎约占肺外结核病的4%~10%，是继肺结核、肠结核之后的第3大结核疾病。在贫困地区在免疫功能严重低下的人群中发病率较高，尤其是长期服用激素或免疫抑制剂、腹膜透析及艾滋病患者。

（一）性别分布

女性多见，男女比例为1：（1.4~1.8）。

（二）年龄分布

好发于青壮年，以20~40岁最多。

【病因病机】

一、西医认识

结核性腹膜炎是由结核分枝杆菌引起的腹膜原发性特异性感染。

（一）病因和发病机制

结核分枝杆菌可通过以下途径侵犯腹膜：

1. 来自腹腔器官的结核病灶 最常见，占 2/3，如肠结核、肠系膜淋巴结结核经淋巴管或直接蔓延至腹腔。

2. 来自盆腔器官的结核病灶 如结核性输卵管炎经淋巴管或直接蔓延至腹腔。

3. 来自远处的结核病灶 主要是肺结核，经血行播散至腹膜。

（二）病理

根据病理，结核性腹膜炎可分为三型：

1. 腹水型 大量腹水，多为草黄色，清亮或稍浑浊。

2. 粘连型 腹腔内广泛粘连。

3. 包裹型 干酪样坏死灶，或融合后液化形成脓肿，常多房。

二、中医认识

中医认为禀赋不足、肝肾阴亏是结核性腹膜炎的基本发病机制，湿热痰火互结是其发病关键。脏腑虚损、外感六淫、内伤情志是其发病原因。先天禀赋不足，加之后天感染痨虫、情志失调、外邪侵袭等各种致病因素，导致脏腑功能失调，痰湿内生，郁久化热，湿热痰火凝结于腹膜，导致水液代谢紊乱，浊水内停，形成腹腔内积液。总之，结核性腹膜炎的核心病机为本虚标实，肝肾阴液亏虚、脏腑气血亏耗为本，气滞、湿热、痰火、血水凝结为标。

【诊断】

一、辨病

（一）临床表现

典型病例诊断并不困难，但结核性腹膜炎临床表现多样，不典型的病例容易漏诊和误诊。主要临床表现以腹痛、腹水为多见，多伴有低热、盗汗、乏力、消瘦等消耗表现。

1. 腹痛 急性腹痛表现类似于急腹症，但全身中毒症状及体征均较细菌性腹膜炎轻；慢性腹痛多见，可伴有腹部轻压痛，腹部触诊质韧，有揉面感。

2. 腹水 可有大量腹水或局限性积液，伴感染时有积脓。

3. 发热 不明原因低热，通常伴有盗汗。

4. 腹部包块或肠梗阻 常可扪及压痛的肿块；腹腔内粘连可引起肠梗阻。

5. 其他症状 乏力，消瘦；脓肿向肠内穿透可形成肠瘘，向腹外穿透可形成窦道。

（二）实验室及其他检查

1. 实验室检查 血常规提示轻中度贫血，血沉增快，白细胞计数大部分正常，淋巴细胞分类增高。结核菌素试验强阳性对诊断有一定帮助，T 细胞斑点（TSPOT）试验阳性亦具有一定临床意义。既往认为 CA125 对诊断的特异性不高,但腹水、血清 CA125 两项水平的变化对结核性腹膜炎的疗效评价有一定的临床意义。

2. 影像学检查 超声下可见丝带样回声浮动或多条相互牵连呈网格样分隔特征。粘连型可见轮廓模糊、边界不整的局限性光团或光斑,其间或边缘有小低回声区;混合型者腹部可探及边界模糊的光团或光斑,伴有无回声区和光带。CT 检查可见肠系膜淋巴结肿大,中心呈低密度,肠系膜及大网膜增厚,有时可见肺部浸润或胸膜渗出。

3. 腹水检查 是最重要的初选诊断方法,阳性标准包括:蛋白 >2.5g/L,葡萄糖 <0.3g/L,白细胞 <250 × 10^3/L,其中单核细胞 >80%。腹水结核菌培养阳性率约 40%,如果腹水量大于 1L,阳性率可达 80% 以上。腹水 ADA 检测有一定的诊断意义。

4. 腹腔镜检查 为确诊最可靠的手段。可见腹膜色泽的改变(潮红或灰白)、粟粒小结节、纤维束带、腹膜粘连、网膜萎缩和腹水等肉眼病理改变。对病变腹膜尤其是粟粒小结节可行腹腔镜下直视活检,能够提供确切诊断。

5. γ 干扰素释放实验 是用于判断有无结核菌感染的重要诊断参考,其试验结果对于 TBP 的诊断有一定价值。据研究,该试验对 TBP 的检测敏感率、特异度分别达到 47.6%、93.3%。

(三)诊断要点

结核性腹膜炎的诊断应结合既往结核病史、临床表现、腹水检查等综合判断,找到结核菌生长为确诊依据。若临床可疑而无法确诊者,可给予抗结核诊断性治疗,若病情得到缓解则有助于诊断。

(四)鉴别诊断

1. 继发性细菌性腹膜炎 由腹腔器官炎症、穿孔、外伤、梗阻或术后并发症等引起。腹痛一般为持续性,伴有全身中毒表现,腹部体征相对明显,全腹压痛、肌紧张,有时出现板状腹,严重者可出现感染性休克、肠麻痹及多器官功能不全。诊断性腹腔穿刺有助于鉴别。

2. 腹膜恶性肿瘤 包括原发性和继发性。原发性恶性间皮瘤较常见,主要表现为腹痛、腹部肿块,伴厌食、恶心、呕吐及体重减轻,有时伴不明原因的发热,肿瘤标志物升高,CT 显示片块状肿块累及大网膜、肠系膜及腹膜,确诊仍有赖于病理学检查。腹膜继发性转移癌,主要来自胃、卵巢、胰腺及结肠肿瘤,出现腹胀、腹痛、恶心、呕吐,尤其是进行性腹水加重,CT 或 MRI 通常可看到原发病灶,确诊也需病理活检。

3. 肝硬化腹水 患者既往有乙肝等肝脏原发病史,主要表现为腹胀、乏力、食欲差及营养不良,体检可发现蜘蛛痣、肝掌、脾大、腹壁静脉曲张等,超声或 CT 可有助于诊断。

(五)并发症

1. 后期可并发贫血、浮肿、舌炎、口角炎及维生素 A 缺乏症等营养不良的表现。育龄妇女常见停经不育。

2. 急性肠穿孔:可由肠系膜淋巴结或腹腔其他结核干酪样坏死病灶溃破后导致。

3. 腹泻:通常是由于腹膜炎症刺激所致,也可因肠曲间瘘管形成所引起。粘连型患者,便秘较为常见,有时腹泻与便秘交替出现。

二、辨证

(一) 辨证要点

结核性腹膜炎的主要症状为腹痛和腹水,属于肺外结核的一种,应辨病与辨证相结合,病位在腹膜,病性为本虚标实,治疗以祛邪扶正为总则。腹痛急迫、痛势剧烈者,舌红苔黄腻,脉滑数,多为湿热化毒,热毒刺激腹膜而痛;腹痛缠绵、痛势隐隐者,舌淡苔薄白,脉细数,多为气血不足,无以荣养,不荣则痛;另有腹部按之柔韧,疼痛不剧者,多为痰浊瘀阻,不通则痛。腹水多为肺脾功能失调,水液代谢失司,三焦决渎不利,水湿、瘀血、痰浊阻结而成。若水湿郁久化热,热盛肉腐而成脓,则从痈辨治;若伴有肠梗阻等并发症时,肠腑通降失常、传导失司,宜通腑导滞、宽肠降气。在此基础上再进一步分型论治。

(二) 辨证分型

1. 气滞痰凝证
主症:①腹中隐痛,缠绵反复,情绪不畅则加重;②无腹水或腹水不甚。
次症:①情志抑郁;②矢气则腹痛略缓;③无明显全身症状。
舌脉:舌淡,苔腻,脉弦滑。

2. 湿热化毒证
主症:①腹痛拒按,痛势剧烈,严重者伴有肌紧张;②发热,甚或高热寒战。
次症:①恶心呕吐;②形成腹腔内脓肿或肠瘘;③大便燥结不通。
舌脉:舌红,舌苔黄腻,脉弦滑或滑数。

3. 阴虚湿热证
主症:①腹部隐隐灼痛;②腹水、腹部胀满。
次症:①午后潮热;②夜间盗汗;③形体消瘦;④小便赤少;⑤口燥咽干。
舌脉:舌红绛,舌苔黄厚腻,脉细弦。

4. 阳虚水泛证
主症:①腹水、腹胀大、下肢浮肿;②神疲怕冷,面色苍白。
次症:①纳呆脘痞;②大便溏稀;③小便量少质清。
舌脉:舌淡,苔薄白,脉细弱。
证候诊断:主症必备,加次症2项及以上,结合舌脉,即可诊断。

【治疗】

一、治疗原则

抗结核药物应遵循早期、联合、规则、足量和全程的原则。同时注意营养和休息,调整全身情况,增强机体抗病能力。

二、西医治疗

（一）药物治疗

目前结核性腹膜炎的治疗以内科为主,主要包括抗结核、适当糖皮质激素治疗等,伴有并发症时可手术治疗。

1. 抗结核　抗结核药对本病的疗效低于肠结核,因此用药及疗程应予加强或适当延长。可选择异烟肼为基础,加上其他具有杀菌作用的药物。常用的有利福平、链霉素或吡嗪酰胺,以及抑菌作用的乙胺丁醇或对氨基水杨酸,一般应连续用药12个月以上。

（1）异烟肼:抗结核作用较强,对结核分枝杆菌有抑制和杀灭作用,其生物膜穿透性好,由于疗效佳、毒性小、价廉、口服方便,故被列为首选抗结核药。异烟肼主要通过细菌内触酶-过氧化酶的活化作用,抑制机体产生敏感细菌分枝菌酸,继而加速结核分枝杆菌的细胞壁破裂,从而杀死细胞内外代谢旺盛或无活动的静止结核菌。异烟肼易通过血脑屏障。主要用于各型肺结核的进展期、溶解播散期、吸收好转期,尚可用于结核性脑膜炎和其他肺外结核等。异烟肼易产生耐药性,可能与基因突变有关。该品常需和其他抗结核病药联合应用,以增强疗效和克服耐药菌。

（2）利福平:是一种广谱抗生素,抗结核分枝杆菌作用较强,对革兰氏阴性菌、革兰氏阳性菌、病毒等导致的疾病有很好的抗感染作用。利福平主要作用于结核分枝杆菌的 RNA 聚合酶,阻止结核分枝杆菌生长,达到杀灭结核分枝杆菌、抗结核的目的。

（3）链霉素:属于氨基糖苷类药物,通过结合结核分枝杆菌菌体 RNA,干扰蛋白质合成过程,发挥抑制或杀灭结核分枝杆菌的作用。链霉素多采用肌内注射给药,注射部位易出现硬结,致使药物吸收率降低,影响疗效。

（4）吡嗪酰胺:对人型结核分枝杆菌具有较好抗菌作用,药物可渗透吞噬细胞,并进入结核分枝杆菌内转化为吡嗪酸,进而产生抗菌作用。吡嗪酰胺有肝毒性,可导致肝脏细胞坏死、变性。通常采用小剂量给药的方式,可在不影响疗效的同时,降低药物性肝损伤的风险。

2. 糖皮质激素　对有严重的结核毒血症、血行播散病例,可使用糖皮质激素短期治疗;对腹水型的患者,放腹水后,在腹腔内注入糖皮质激素,可加速腹水吸收和防止纤维化和粘连的发生。

（二）专科治疗

手术治疗:在并发肠梗阻、肠穿孔、化脓性腹膜炎时,可选择手术治疗。手术适应证包括:①并发完全性急性肠梗阻,或有不完全性慢性肠梗阻经内科治疗而未见好转者;②急性肠穿孔或慢性肠穿孔引起腹腔内脓肿者,肠瘘经内科保守治疗无效者;③大量肠道出血经内科积极治疗无效者;④诊断虽不能确定,但有明显的急腹症或腹腔内包块者;⑤不能排除恶性肿瘤者。

三、中医治疗

（一）辨证分型治疗

1. 气滞痰凝证
治法:疏肝理气,化痰散结。

代表方：柴胡疏肝散（《景岳全书》）合消瘰丸（《医学心悟》）。

常用药：柴胡、香附、川芎、陈皮、枳壳、白芍、炙甘草、生牡蛎、浙贝母、玄参。

加减：腹胀者，加厚朴、大腹皮；纳差者，加鸡内金、木香；痛剧者，加延胡索、乌药；潮热盗汗者，加生地、地骨皮；咳嗽痰血者，加百合、阿胶。

2. 湿热化毒证

治法：清化湿热，通腑解毒。

代表方：大柴胡汤（《伤寒论》）合小陷胸汤（《伤寒论》）。

常用药：柴胡、黄芩、半夏、大黄、枳实、炒白芍、黄连、瓜蒌。

加减：热毒炽盛者，加石膏、知母；大便燥结者，加厚朴、芒硝；小便涩痛者，加生地、竹叶；高热神昏者，加水牛角、生地，配服安宫牛黄丸；胸闷呕恶者，加用竹茹、陈皮。

3. 阴虚湿热证

治法：清热解毒，养阴利湿。

代表方：甘露饮（《太平惠民和剂局方》）。

常用药：生地、熟地、麦冬、天冬、石斛、枳壳、枇杷叶、黄芩、茵陈、炙甘草。

加减：潮热者，加青蒿、知母；盗汗者，加地骨皮、丹皮；腹水重者，加大腹皮、茯苓皮；乏力消瘦者，加五味子。

4. 阳虚水泛证

治法：温补脾肾，化瘀利水。

代表方：实脾饮（《济生方》）合五苓散（《伤寒论》）。

常用药：炮附子、干姜、草果、茯苓、大腹皮、炙甘草、木香、木瓜、炒白术、厚朴、桂枝、泽泻、猪苓。

加减：腹泻者，加补骨脂、肉豆蔻；汗出者，加黄芪、防风；纳呆脘痞者，加陈皮、半夏。

（二）中成药

1. 清热利水类

仁青芒觉胶囊：清热解毒，益肝养胃，明目醒神，愈疮，滋补强身。用于自然毒、食物毒、配制毒等各种中毒症；消化道溃疡、急性或慢性胃肠炎。萎缩性胃炎、腹水、麻风病等。口服，每次 4~6 粒，每日 1 次。

2. 活血化瘀类

大黄䗪虫丸：活血破瘀，通经消癥瘕。用于瘀血内停所致的癥瘕、闭经，盆腔包块、子宫内膜异位症、继发性不孕症，症见腹部肿块、肌肤甲错、面色暗黑、潮热羸瘦、经闭不行。口服，大蜜丸每次 1~2 丸，每日 1~2 次。

3. 温阳化气类

（1）济生肾气丸：温肾化气，利水消肿。用于肾阳不足、水湿内停所致的肾虚水肿、腰膝酸重、小便不利、痰饮咳喘。口服，水蜜丸每次 6g，每日 2~3 次。

（2）五苓胶囊：温阳化气，利湿行水。用于阳不化气、水湿内停所致的水肿，症见小便不利，水肿腹胀，呕逆泄泻，渴不思饮。口服，每次 3 粒，每日 2 次。

4. 利水消肿类

臌症丸：利水消肿，除湿健脾。用于臌症，胸腹胀满，四肢浮肿，大便秘结，小便短赤。饭前服,每次 10 粒,每日 3 次,儿童酌减。

5. 消积化滞类

消积丸:消积行滞。用于食积、肉积、水积、气积。口服,每次 6g,每日 2 次。

6. 散结消肿类

猫爪草胶囊:散结,消肿。用于瘰疬,淋巴结核未溃者,亦可用于肺结核。口服,每次 4~6 粒,每日 3 次,黄酒送服。连服 6 日,隔 3 日后再服,老人及儿童酌减。

7. 补虚强壮类

香云肝泰片:滋补强壮,扶正固本,益胃增食。用于黄疸胁痛,积聚癥瘕,体质虚弱,倦怠乏力,面色不华,大便不实,舌质淡,脉细弱者,慢性迁延性肝炎,慢性活动性肝炎及肿瘤的综合治疗。口服,每次 2 片,每日 3 次,或遵医嘱。

8. 滋阴清热类

(1)结核丸:滋阴降火,补肺止嗽。用于阴虚火旺引起的潮热盗汗,咳痰咳血,胸胁闷痛,骨蒸痨嗽,肺结核、骨结核。口服,浓缩丸每次 3.5g,每日 2 次。骨结核患者每次用生鹿角 15g 煎汤服药。

(2)回生甘露丸:滋阴养肺,制菌排脓。用于肺脓肿,肺结核,体虚气喘,新旧肺病等。口服,水丸每次 1~2g,每日 1~2 次。

四、中西医结合治疗

结核性腹膜炎属于中医的"痨病""臌胀""虚劳"范畴,根据其临床表现应按中医学的"虚劳""腹痛""故障"等论治。主要病机总以禀赋不足、肝肾阴亏、感染痨虫、湿热痰浊、瘀毒阻滞为根本,治疗上以补益肝肾、行气利水、化痰解毒为大法。在早期、全程、足量使用抗结核药物的基础上,配合中医辨证论治治疗,中医药不仅能增强抗结核药物的疗效并降低其副作用,还能有效提高体质并缓解潮热、盗汗、乏力、消瘦、腹痛等症状。针对结核性腹膜炎的临床辨证,应结合该病本身的特点进行中西医结合辨证施治。

1. 中西药联用,减毒增效　中医药与抗结核药物联用,可以增强抗结核分枝杆菌的疗效,减轻抗结核药物的毒副作用,减轻结核中毒症状。中医药能提高机体免疫力,改善微循环,降低纤维化,预防腹膜粘连,降低肠梗阻的发生率。另外,中西医联用,有助于预防结核复发和转移。

2. 中医药的优势　经研究发现中医药治疗结核性腹膜炎具有以下作用:

(1)直接杀灭或抑制结核菌:研究表明,黄芩、苦参碱、百部、车前草等具有一定的杀菌抑菌作用,这些药物对结核分枝杆菌有直接作用,是治疗的关键。

(2)增强免疫力:中药通过益气养阴等补益作用起到固本扶正的作用,常用中药有人参、黄芪、麦冬、枸杞子等,可有效改善临床症状,提高细胞免疫功能,正如《医学正传》曰:"一则杀其虫以绝其根,一则补其虚以复其真元。"

3. 具有抗结核作用的中药研究

(1)中药单体:①青蒿。退虚热,凉血,截疟。主邪气,破癥坚血。青蒿提取物二氢青蒿素或青蒿琥酯具有逆转耐药结核分枝杆菌的作用,但单独使用时无杀菌作用,但联合利福平或者异烟肼时,可以使利福平、异烟肼耐药结核分枝杆菌变为敏感,且青蒿琥酯比二氢青蒿素的敏感率高。②黄芩。清热燥湿,泻火解毒。黄芩提取物黄芩苷在体外有抑菌作用,能够上调 TLR2 蛋白和 *MyD88*mRNA 表达,黄芩苷抗结核治疗机制可能与此相关。③狼毒。主破积聚水气。大连医科大学中西医结合研究院等研究发现狼毒大戟具有较好的抗结核作用。狼毒类中药乙醇提取物在 1/100 稀释度下均有一定的抑菌作用,其中以狼毒大戟的抑菌作用最强,最低抑菌浓度(MIC)为 1/3 200;月腺大戟亦呈现较好的抑菌作用,MIC 为 1/400。且狼毒提取物可以通过上调基因转录水平增强小鼠的细胞免疫功能。④白头翁。清热解毒凉血。白头翁提取物对结核分枝杆菌标准菌株、多药耐药菌株以及速生菌株均有抑制作用。⑤黄连。清热燥湿,泻火解毒。黄连素作用于标准结核菌株及临床分离菌株,结果显示:对于标准菌株,在 100μg/ml 浓度时作用 24 小时几乎能够杀灭全部菌株,60μg/ml 浓度时能够杀灭大部分菌株。高浓度可以杀灭除个别抗药性结核菌之外所有菌株,中浓度具有抑制结核分枝杆菌生长作用并能杀灭大部分菌株,低浓度抑制早期结核分枝杆菌生长。⑥苦参。清热燥湿,祛风杀虫,利尿。苦参提取物感染多耐药结核分枝杆菌小鼠血清中 CD3、CD4、CD4/CD8、TNF-γ、IL-12 水平显著上升,CD8、IL-4、IL-10 水平显著下降,同时提高耐多药结核病小鼠的细胞及体液免疫水平。

（2）中药外治:①如意金黄散外敷。如意金黄散箍围,有箍集围聚、消肿止痛的作用,适用于急性期、腹痛伴肌紧张的患者。②芒硝外敷:芒硝 120g,单层纱布包敷于脐部。适用于伴有腹水患者。

五、名医诊治经验

1. 上海市名中医秦亮甫认为,结核性腹膜炎辨证为痰湿凝结于腹壁,治拟逐水消散疏化法,联合针刺治疗效果好。以腹水为主者,可用黑白二丑、甘遂、大戟等峻下水邪,车前子、大腹皮、冬瓜皮淡渗利湿;以肿块为主者,可用三棱、莪术、桃仁、鳖甲、牡蛎等消瘀散结。

2. 山西老中医李可认为,结核性腹膜炎,满腹板硬疼痛、舌淡齿痕、脉细涩,辨证为寒凝下焦、血瘀经闭,以少腹逐瘀汤合海藻甘草汤加减治疗,加入土鳖虫、全蝎、蜈蚣等虫类药物。李可认为猫爪草为抗结核的要药。

六、中医适宜技术

针灸治疗 根据不同症状、证型选择相应的腧穴进行针灸治疗。主穴取足三里、关元、中极,行平补平泻法。

【预后】

结核性腹膜炎是一种可治愈的疾病,预后尚可。

第四篇 | 第七章
参考文献